Préface

Les médicaments, leurs indications thérapeutiques et la connaissance des effets indésirables évoluent de façon régulière. Ces dernières années, de nombreuses molécules ont été retirées du marché et les précautions d'emploi ont été renforcées. Les professionnels de santé doivent donc disposer d'une information parfaitement actualisée. Le *Guide des médicaments* a connu un extraordinaire succès grâce à sa consultation aisée, à sa qualité rédactionnelle et à ses mises à jour régulières.

Cette 34e édition a été conduite par une équipe d'universitaires, membres de l'Association pédagogique nationale pour l'enseignement de la Thérapeutique (APNET), qui a assuré une actualisation complète de l'ouvrage. Ces experts se sont inspirés des principes qui doivent guider la prescription et le bon usage des médicaments :

• respect des indications, conformément au libellé de la Commission d'AMM ;

• respect des posologies, chez l'adulte et chez l'enfant ;

• contrôle des contre-indications et des associations déconseillées ;

• informations concernant les propriétés, les effets indésirables (classés selon leur fréquence) et les précautions d'emploi, en particulier chez les sujets âgés et/ou affectés de pathologies diverses.

Cette nouvelle édition correspond à la révision de l'ensemble du *Guide des médicaments* et des molécules référencées :

• les médicaments sont cités sous leur nom commercial avec leur modalité de dispensation en France et leur taux de remboursement ;

• lorsque des génériques sont disponibles, la dénomination commune internationale (DCI) apparaît avec le sigle ^{G} ou B^{S} pour des médicaments biosimilaires ;

• les nouveaux médicaments sont présentés dans chaque discipline à côté des traitements comparables ;

• les médicaments retirés du marché pour des raisons de pharmacovigilance ou dont la commercialisation est interrompue sont signalés en fin d'ouvrage ;

• les pansements, d'une part, et la nutrition artificielle, d'autre part, font l'objet d'un développement spécifique ;

• des recommandations pour les patients à risque ont été introduites ainsi que des informations sur la iatrogénie courante ;

• des conseils ou des avertissements pour la prescription sont notés NdR ;

• la liste des médicaments ayant obtenu un niveau I ou II d'ASMR depuis 2010 est fournie au chapitre des informations réglementaires ;

• les valeurs biologiques usuelles, les taux plasmatiques des principaux médicaments et les tables de surface corporelle sont fournis en fin d'ouvrage.

Cet important travail, réalisé par des praticiens expérimentés, a pour objectif de constituer une référence pour tous ceux qui participent à la prescription et à la distribution des médicaments ainsi qu'à la surveillance des malades.

Alors que la pharmacopée ne cesse de s'enrichir, notamment par des autorisations de mise sur le marché de plus en plus souvent « européennes », nous souhaitons que ce guide de poche soit facile à compulser, en consultation, à l'officine ou à l'hôpital, et qu'il apporte l'essentiel de l'information aux étudiants comme aux professionnels.

Professeur Denis VITAL DURAND

Avant-propos

Cet ouvrage se veut un « Guide du bon usage des médicaments » apportant sur le terrain, au lit du malade comme en consultation, l'essentiel des informations indispensables à leur prescription, leur dispensation et leur administration.

Les médicaments cités sont ceux qui sont disponibles en France et contiennent un principe actif unique ou deux principes actifs complémentaires, rarement plus. Figurent également des préparations magistrales ou officinales ayant largement fait leur preuve, des médicaments à prescription restreinte, et des médicaments dits « orphelins ».

Pour les médicaments dont le brevet est arrivé à expiration et faisant l'objet de copies, il a été choisi de citer en premier la spécialité princeps, suivie des noms de ses différentes copies. Car la fixation du prix des médicaments est affaire conjoncturelle voire politique, et ne relève pas de la médecine *stricto sensu*.

Les produits sont regroupés de façon comparative par spécialités médicales, familles thérapeutiques et classes pharmacologiques.

Les données fournies correspondent aux documents officiels sur les caractéristiques des médicaments validés par les comités d'experts du Ministère de la Santé français : indications, posologies, mode d'administration, contre-indications, précautions d'emploi, interactions médicamenteuses, modalités d'emploi chez la femme enceinte et en cas d'allaitement, effets indésirables (dont la fréquence est précisée quand elle est connue), pharmacodynamie et pharmacocinétique, taux de remboursement par la Sécurité Sociale, inscription sur une liste des substances vénéneuses, agrément aux collectivités, rétrocession par les hôpitaux.

Elles sont issues également de nombreux ouvrages de référence, de multiples publications scientifiques, des références médicales opposables et des comptes rendus de conférences de consensus. L'abondance des documents consultés ne permet évidemment pas d'en donner ici une bibliographie exhaustive.

Pour les médicaments utilisés en situation d'urgence, ont été mis en exergue leur délai d'action et leur durée d'action, données essentielles, mais souvent absentes même dans les RCP officiels des médicaments.

Cet ouvrage est réalisé de façon indépendante, ce qu'il n'est peut-être pas inutile de rappeler à l'heure où une présentation standardisée tente de s'imposer au risque de rendre floue voire opaque, et en tout cas très difficilement lisible, une information pertinente sur les médicaments.

L'auteur tient à remercier les lecteurs de plus en plus nombreux, médecins, pharmaciens, internes, étudiants, infirmières et autres acteurs de la santé, qui ont eu l'amabilité de lui faire part de remarques constructives sur cet ouvrage réalisé à leur intention.

Docteur Philippe DOROSZ †

Table des matières

Chapitre 1

ANALGÉSIQUES, ANTIPYRÉTIQUES, ANTISPASMODIQUES, ANTI-INFLAMMATOIRES NON STÉROÏDIENS ET ANESTHÉSIQUES LOCAUX

Douleurs : schémas thérapeutiques 2
Doses équi-analgésiques des différents antalgiques 5

Analgésiques d'action périphérique prépondérante

Analgésiques-antipyrétiques purs :
Paracétamol : DAFALGAN. DOLIPRANE. EFFERALGAN. etc. 6
Formes rectales pour adulte : DOLIPRANE. DAFALGAN. etc. 6
Formes orales pédiatriques 8
Formes rectales pédiatriques 9
Formes injectables : PERFALGAN 6
Spécialités contenant du paracétamol 9
Analgésiques-antipyrétiques et anti-inflammatoires :
Aspirine et salicylés
ASPÉGIC. ASPIRINE. etc. 10
+ Métoclopramide : MIGPRIV 10
Formes orales pédiatriques 12
Formes injectables : ASPÉGIC Injectable 12
Spécialités contenant de l'aspirine 10
Analgésiques non antipyrétiques :
Dérivés de l'amino-4-quinoléine: Floctafénine : IDARAC 13
Caféine ou Méthylxanthine : CAFEINE 14
Anti-inflammatoires non stéroïdiens utilisés comme analgésiques
Ibuprofène : ADVIL. ANTARENE. NUREFLEX. etc. 46
Kétoprofène : TOPREC. Diclofénac : VOLTARENDOLO. etc. 48

Analgésiques d'action centrale prépondérante

Analgésiques centraux non morphiniques
Néfopam : ACUPAN 15
Analgésiques morphiniques mineurs (de niveau II)
Codéine : CODENFAN. CODOLIPRANE. DAFALGAN-CODEINE. etc. 16
Tramadol : CONTRAMAL. TOPALGIC. ZAMUDOL. etc. 18
Tramadol + Paracétamol : IXPRIM. ZALDIAR 18
Opium + Paracétamol : LAMALINE 20
Analgésiques morphiniques majeurs (de niveau III)
– Morphine par voie injectable :
MORPHINE INJECTABLE 21

– *Morphine par voie orale :*
ACTISKENAN. ORAMORPH. SEVREDOL 22
MOSCONTIN LP. SKENAN LP 22
– *Utilisation pratique de la morphine dans la douleur aiguë* 24
Titration par voie orale 24
Titration par voie intraveineuse 25
– *Agonistes morphiniques majeurs sans effets antagonistes :*
Hydromorphone : SOPHIDONE LP 26
Péthidine : PÉTHIDINE 27
Oxycodone : OXYNORM. OXYCONTIN LP. OXYNORM injectable 28
Fentanyl percutané : DUROGÉSIC. MATRIFEN 30
Fentanyl oral transmuqueux : ACTIQ 32
Fentanyl sublingual ou gingival : ABSTRAL, EFFENTORA 34
Fentanyl par voie nasale : INSTANYL et par voie injectable 36
– *Agonistes-antagonistes morphiniques :*
Buprénorphine : TEMGÉSIC sublingual et injectable 37
Nalbuphine : NALBUPHINE. NUBAIN 38
Ziconotide : PRIALT 39
MEOPA ou Mélange équimoléculaire d'oxygène et de protoxyde d'azote : KALINOX. ENTONOX 40

Antispasmodiques

Antispasmodiques musculotropes
DEBRIDAT. DUSPATALIN. SPASFON. etc. 42
Antispasmodiques neurotropes (anticholinergiques)
SPASMODEX. SCOBUREN. SCOPOLAMINE. SCOPODERM 44

Anti-inflammatoires non stéroïdiens ou AINS

Anti-inflammatoires non stéroïdiens utilisés comme analgésiques
Ibuprofène : ADVIL. ANTARENE. GELUFENE. NUROFEN. etc. 46
Kétoprofène : TOPREC. Diclofénac : VOLTARENDOLO. etc. 48
Anti-inflammatoires non stéroïdiens arylcarboxyliques
Diclofénac : VOLTARENE. FLECTOR. etc. 50
Diclofénac + Misoprostol : ARTOTEC 50
Acéclofénac : CARTREX. Flurbiprofène : CÉBUTID. ANTADYS 52
Ibuprofène : BRUFEN. Nabumétone : NABUCOX 52
Kétoprofène : BI-PROFÉNID. PROFÉNID. Dexkétoprofène : KETESSE 53
Alminoprofène : MINALFENE 53
Naproxène : APRANAX. NAPROSYNE. Etodolac : LODINE 54
Acide tiaprofénique : FLANID. SURGAM 54
Anti-inflammatoires non stéroïdiens anthraniliques ou Fénamates
Acide niflumique et Morniflumate : NIFLURIL 55
Anti-inflammatoires non stéroïdiens inhibant sélectivement la Cox-2
Célécoxib : CELEBREX. Etoricoxib : ARCOXIA 56
Parécoxib injectable : DYNASTAT 56

Anti-inflammatoires non stéroïdiens du groupe des oxicams
Meloxicam : MOBIC. Piroxicam : BREXIN. CYCLADOL. FELDENE 58
Ténoxicam : TILCOTIL 58
Anti-inflammatoires non stéroïdiens indoliques
Indométacine : INDOCID. Sulindac : ARTHROCINE 60
Baumes anti-inflammatoires et analgésiques percutanés 62

Anti-inflammatoires stéroïdiens ou Corticoïdes

Corticoïdes systémiques : *cf.* le chapitre « Immunologie-Allergologie ».
Corticoïdes locaux : *cf.* les différents chapitres concernés.

Anesthésiques locaux injectables

Lidocaïne : XYLOCAINE ± Adrénaline. Mépivacaïne : CARBOCAINE 64
Ropivacaïne : NAROPEINE 64

Anesthésiques locaux de surface (non injectables)

Lidocaïne : XYLOCAINE 5 % en pulvérisation 66
Lidocaïne : XYLOCAINE 2 % en gel. DYNEXAN 2 % 66
Lidocaïne + Prilocaïne voie cutanée : EMLA. ANESDERM 68
Lidocaïne emplâtre : VERSATIS 5 % 70
XYLOCAINE GEL URETRAL (*cf.* le chapitre « Urologie »).
Capsaïcine patch cutané : QUTENZA 71

Chapitre 2

ANTIBIOTIQUES ET ANTIBACTÉRIENS À ACTION SYSTÉMIQUE ANTITUBERCULEUX INFECTIONS À MYCOBACTÉRIES

Généralités

Maladies infectieuses à déclaration obligatoire 75
Schémas thérapeutiques dans les infections 76
– Indications cliniques 77
– Indications bactériologiques 86
Prophylaxie des endocardites 85
Antibiothérapies courtes validées 98
Insuffisance rénale et antibiotiques 99
Mycobactéries: schémas thérapeutiques 101

Bêta-lactamines

Pénames ou Pénicillines classiques

Pénicillines du groupe G (sensibles aux pénicillinases)

Benzylpénicilline : PÉNICILLINE G 104

Pénicilline V : ORACILLINE 106
Pénicilline retard : SIGMACCILINA 107

Pénicillines du groupe M (antistaphylococciques)
Isoxazolylpénicillines : BRISTOPEN. ORBENINE 108

Pénicillines du groupe A ou Aminopénicillines (spectre large)
Amoxicilline orale : AMODEX. BACTOX. CLAMOXYL. etc. 110
Amoxicilline injectable : CLAMOXYL. BACTOX 110

Pénicillines à spectre antibactérien très large
Amoxicilline + Acide clavulanique : AUGMENTIN 112
Ampicilline + Sulbactam : UNACIM 114

Carboxypénicillines
Ticarcilline : TICARPEN 116
Ticarcilline + Acide clavulanique : CLAVENTIN 118

Uréidopénicillines
Pipéracilline + Tazobactam : TAZOCILLINE 120

Amidinopénicillines (spectre limité aux germes Gram négatif)
SELEXID (*cf.* le chapitre « Urologie »).

Céphalosporines

Céphalosporines de première génération

– Formes orales :
Céfadroxil : ORACEFAL. Céfalexine : KEFORAL 121
Céfaclor : ALFATIL. Céfatrizine : CEFAPEROS 122

– Formes injectables :
Céfazoline : CEFAZOLINE 122

Céphalosporines de deuxième génération
Céfuroxime : ZINNAT. Céfamandole : CEFAMANDOLE.
Céfoxitine : MEFOXIN 124

Céphalosporines de troisième génération

– Formes injectables :
Céfotaxime : CLAFORAN 126
Ceftriaxone : ROCEPHINE. TRIACEFAN 128
Ceftazidime : FORTUM 130

– Formes orales :
Céfixime : OROKEN 131
Cefpodoxime : ORELOX 132
Céfotiam : TAKETIAM. TEXODIL 133

Céphalosporines de quatrième génération à spectre élargi
Céfépime : AXEPIM. Cefpirome : CEFROM 134

Céphalosporines de cinquième génération (active contre le SARM)
Ceftaroline : ZIMFORO 136

Carbapénèmes (spectre antibactérien très large)
Imipénème : TIENAM 138
Méropénème : MERONEM 140
Ertapénem : INVANZ 142
Doripénème : DORIBAX 144

Monobactams
Aztréonam : AZACTAM. CAYSTON 146

Aminosides ou Aminoglycosides
Formes injectables
GENTAMICINE. NEBCINE. AMIKACINE 148
STREPTOMYCINE (*cf.* le chapitre « Antituberculeux »).
Formes pour inhalation par nébuliseur
Tobramycine : TOBI 148

Macrolides et apparentés
Macrolides à 16 atomes
Spiramycine : ROVAMYCINE. Josamycine : JOSACINE 150
Midécamycine : MOSIL 150
Macrolides à 14 atomes
Clarithromycine : ZECLAR. MONOZECLAR 152
Érythromycine : EGERY. ABBOTICINE. ERYTHROCINE. ERY. etc. 154
Roxithromycine : RULID. Télithromycine : KETEK 155
Macrolides à 15 atomes
Azithromycine : ZITHROMAX. AZADOSE. ORDIPHA 156

Antibiotiques à action antistaphylococcique

Synergistines ou Streptogramines
Pristinamycine : PYOSTACINE 158

Fusidanines
Acide fusidique : FUCIDINE 160

Lincosanides
Clindamycine : DALACINE. Lincomycine : LINCOCINE 162

Antibiotiques phosphoniques
Fosfomycine : FOSFOCINE 164
Fosfomycine-Trométamol par voie orale (*cf.* le chapitre « Urologie »).

Antibiotiques glycopeptidiques
Vancomycine : VANCOCINE 166
Téicoplanine : TARGOCID 168

Rifamycines
Rifampicine (*cf.* le chapitre « Antituberculeux »).

Antibiotiques actifs sur des bactéries « résistantes »

Oxazolidinones
Linézolide : ZYVOXID 170

Lipopeptides cycliques
Daptomycine : CUBICIN 172

Glycylcyclines
Tigécycline : TYGACIL 174

Tétracyclines ou Cyclines
Doxycycline : VIBRAMYCINE. Minocycline : MYNOCINE. etc. 176
Doxycycline injectable : VIBRAVEINEUSE 176

Phénicolés
Thiamphénicol : THIOPHENICOL. Chloramphénicol 178

Polypeptides cycliques ou Polymyxines
Colistine injectable : COLIMYCINE 180

Sulfamides et Diaminopyrimidines
Sulfaméthoxazole + Triméthoprime : BACTRIM 182
Sulfamides-retard
Sulfadoxine : FANASIL. Sulfadoxine + Pyriméthamine : FANSIDAR 184
Autres sulfamides
SALAZOPYRINE (*cf.* le chapitre « Gastro-Entérologie »).
RUFOL (*cf.* « Antibactériens urinaires »).
Diaminopyrimidines
Pyriméthamine (*cf.* le chapitre « Parasitologie »).

Quinolones

Quinolones de première génération
Antibactériens urinaires
Fluméquine : APURONE. Acide pipémidique : PIPRAM FORT 195

Quinolones de deuxième génération ou Fluoroquinolones
– D'action systémique :
Ciprofloxacine : CIFLOX. UNIFLOX. Lévofloxacine : TAVANIC 186
Ofloxacine : OFLOCET. Loméfloxacine : DECALOGIFLOX 187
Péfloxacine : PEFLACINE. Moxifloxacine : IZILOX 188
– D'action essentiellement génito-urinaire :
Enoxacine : ENOXOR 190

Dérivés nitro-imidazolés
– Utilisés dans les infections à anaérobies 192
Métronidazole : FLAGYL. Ornidazole : TIBERAL.
Métronidazole + Spiramycine : BIRODOGYL. RODOGYL.

– *Utilisés dans l'amibiase et la trichomonase uro-génitale*
Cf. le chapitre « Parasitologie ».

Antibiotiques divers (antigonococciques surtout)
Spectinomycine : TROBICINE 194

Antibactériens urinaires
Quinolones de première génération
Fluméquine : APURONE. Acide pipémidique : PIPRAM FORT 195
Quinolones de deuxième génération
Cf. Fluoroquinolones 186
Autres antibactériens urinaires
Pivmécillinam : SELEXID 196
Fosfomycine-Trométamol : FOSFOPHARM. MONURIL. URIDOZ 197
Sulfaméthizol : RUFOL 198
Nitrofurantoïne : FURADANTINE 199

Antituberculeux
Antibiotiques antituberculeux seuls
Isoniazide ou INH : RIMIFON 200
Rifampicine : RIFADINE. RIMACTAN 202
Rifabutine : ANSATIPINE 204
Ethambutol : MYAMBUTOL. DEXAMBUTOL 206
Pyrazinamide : PIRILENE 208
Streptomycine : STREPTOMYCINE 209
Antituberculeux en associations à doses fixes
Isoniazide + Rifampicine : RIFINAH 200
Isoniazide + Rifampicine + Pyrazinamide : RIFATER 200

Chapitre 3
ANTIFONGIQUES
Schémas thérapeutiques 212

Antifongiques peu ou pas absorbés par voie orale
Antifongiques polyèniques
Amphotéricine B : FUNGIZONE. Nystatine : MYCOSTATINE 216
Antifongiques azolés
Miconazole : DAKTARIN GEL ORAL. LORAMYC gingival 234

Antifongiques ayant une action systémique
Antifongiques polyèniques : Amphotéricine B injectable
FUNGIZONE. ABELCET. AMBISOME 218
Flucytosine ou 5-fluorocytosine
Flucytosine : ANCOTIL 220
Echinocandines
Caspofungine : CANCIDAS 222

Micafungine : MYCAMINE 224
Anidulafungine : ECALTA 225

Antifongiques azolés

Fluconazole : TRIFLUCAN. BEAGYNE 226
Itraconazole : SPORANOX 228
Voriconazole : VFEND 230
Posaconazole : NOXAFIL 232
Miconazole : DAKTARIN. LORAMYC 234

Antifongiques à usage dermatologique (cf. le chapitre « Dermatologie »).
Antifongiques à usage gynécologique (cf. le chapitre « Gynécologie »).

Chapitre 4

ANTIVIRAUX

Affections virales et schémas thérapeutiques 237

Antiviraux actifs sur le VIH ou Antirétroviraux

Inhibiteurs de fusion du VIH

Enfuvirtide : FUZEON 248

Inhibiteurs de la transcriptase inverse du VIH

Inhibiteurs nucléosidiques (INTI)

Zidovudine ou AZT : RETROVIR 250
Lamivudine ou 3TC : EPIVIR. ZEFFIX 252
Lamivudine + Zidovudine : COMBIVIR 252
Emtricitabine ou FTC : EMTRIVA 254
Didanosine ou ddI : VIDEX 256
Stavudine ou d4T : ZERIT 258
Abacavir ou ABC : ZIAGEN 260
Abacavir + Lamivudine : KIVEXA 260
Abacavir + Lamivudine + Zidovudine : TRIZIVIR 260

Inhibiteurs nucléotidiques

Ténofovir ou TDF : VIREAD 262
Ténofovir + Emtricitabine : TRUVADA 262
Ténofovir + Emtricitabine + Efavirenz : ATRIPLA 262
Ténofovir + Emtricitabine + Rilpivirine : EVIPLERA 262

Inhibiteurs non nucléosidiques (INNTI)

Efavirenz : SUSTIVA. ATRIPLA 264
Rilpivirine : EDURANT. EVIPLERA 266
Névirapine : VIRAMUNE 268
Étravirine : INTELENCE 270

Inhibiteurs de la protéase du VIH ou Antiprotéases

Ritonavir : NORVIR 272
Ritonavir + Lopinavir : KALETRA 272

Fosamprénavir : TELZIR 274
Indinavir : CRIXIVAN 276
Saquinavir : INVIRASE 278
Atazanavir : REYATAZ 280
Tipranavir : APTIVUS 281
Darunavir : PREZISTA 282

Inhibiteur du récepteur CCR-5
Maraviroc : CELSENTRI 283

Inhibiteur de l'intégrase
Raltégravir : ISENTRESS 284

Antigrippaux inhibiteurs des neuraminidases
Oseltamivir : TAMIFLU. Zanamivir : RELENZA 286
Amantadine (*cf.* le chapitre « Neurologie »).

Antiviraux actifs sur les virus du groupe herpesviridae
Valganciclovir : ROVALCYTE. Ganciclovir : CYMEVAN 288
Foscarnet : FOSCAVIR 290
Cidofovir : VISTIDE 292
Aciclovir : ZOVIRAX 294
Valaciclovir : ZELITREX 296
Famciclovir : ORAVIR 298

Antiviraux actifs sur le virus respiratoire syncytial (VRS)
Palivizumab : SYNAGIS 299

Antiviraux actifs sur les virus des hépatites virales
Cf. le chapitre « Gastro-Entérologie et Hépatologie ».

Vaccins et immunoglobulines (*cf.* le chapitre « Vaccins »)

Antiviraux à usage local
Cf. les chapitres « Dermatologie » et « Ophtalmologie ».

Chapitre 5

CANCÉROLOGIE ET HÉMOPATHIES MALIGNES

Extravasation des chimiothérapies anticancéreuses 302
Alopécies iatrogènes 302
Nausées/vomissements et chimiothérapies anticancéreuses 303
Neutropénie fébrile survenant après une chimiothérapie 304
Protocoles anticancéreux classiques 305
Hématologie : schémas thérapeutiques 310

Alkylants (induisant des modifications covalentes de l'ADN)
Moutardes à l'azote
Chlorambucil : CHLORAMINOPHENE 313

Melphalan : ALKERAN 314
Chlorméthine : CARYOLYSINE 316
Estramustine : ESTRACYT 318
Ifosfamide : HOLOXAN 319
Cyclophosphamide : ENDOXAN 320

Nitroso-urées

Fotémustine : MUPHORAN 322
Lomustine : BELUSTINE 323
Carmustine ou BCNU : BICNU 324
Streptozocine : ZANOSAR 326

Organoplatines

Carboplatine : CARBOPLATINE 328
Cisplatine : CISPLATINE 330
Oxaliplatine : ELOXATINE 332

Ethylène-imines

Triéthylène-thiophosphoramide : THIOTEPA 334
Altrétamine : HEXASTAT 335

Triazènes

Procarbazine : NATULAN 336
Témozolomide : TEMODAL 337
Dacarbazine : DETICENE 338

Autres agents alkylants

Busulfan : BUSILVEX. MYLERAN 339
Mitomycine C : AMETYCINE 340
Bendamustine : LEVACT 341

Antimétabolites (agissant sur la biosynthèse de l'ADN)

Antifoliques

Méthotrexate (chimiothérapie) : METHOTREXATE. LEDERTREXATE 342
Raltitrexed : TOMUDEX 344
Pémétrexed : ALIMTA 346

Antipuriques

Mercaptopurine : PURINETHOL. XALUPRINE 348
Thioguanine : LANVIS 349
Clofarabine : EVOLTRA 350
Pentostatine : NIPENT 351
Cladribine : LEUSTATINE. LITAK 352
Fludarabine : FLUDARA 354
Nélarabine : ATRIANGE 356

Antipyrimidiques

Azacytidine : VIDAZA 357
5-Fluoro-uracile : FLUORO-URACILE 358
Capécitabine : XELODA 360

Cytarabine : ARACYTINE. DEPOCYTE ... 362
Décitabine : DACOGEN ... 364

Autres antimétabolites
Hydroxycarbamide ou Hydroxyurée : HYDREA. SIKLOS ... 365
Gemcitabine ou dFdC : GEMZAR ... 366

Intercalants (induisant ou stabilisant des coupures de l'ADN)

Inhibiteurs de la topoisomérase I

Dérivés de la camptothécine
Irinotécan ou CTP11 : CAMPTO ... 368
Topotécan : HYCAMTIN ... 370

Inhibiteurs de la topoisomérase II

Anthracyclines
Epirubicine : FARMORUBICINE ... 372
Idarubicine : ZAVEDOS ... 373
Daunorubicine : CERUBIDINE. DAUNOXOME ... 374
Doxorubicine ou Adriamycine : ADRIBLASTINE. CAELYX. MYOCET ... 376

Anthracènediones
Mitoxantrone : NOVANTRONE ... 378

Agents intercalants divers
Actinomycine D ou Dactinomycine : COSMEGEN ... 379
Etoposide : CELLTOP. ETOPOPHOS ... 380

Agents scindants
Bléomycine : BLEOMYCINE ... 382

Médicaments interagissant avec la tubuline

Poisons du fuseau : Alcaloïdes de la pervenche ou Vinca-alcaloïdes
Vinflunine : JAVLOR ... 383
Vinorelbine : NAVELBINE ... 384
Vindésine : ELDISINE ... 385
Vincristine : ONCOVIN ... 386
Vinblastine : VELBÉ ... 387

Stabilisants du fuseau : Taxoïdes ou Taxanes
Paclitaxel : TAXOL. PAXENE. ABRAXANE ... 388
Docétaxel : TAXOTERE ... 390
Cabazitaxel : JEVTANA ... 382

Inhibiteurs des microtubules
Eribuline : HALAVEN ... 393

Agents différenciateurs

Rétinoïdes
Acide tout-trans-rétinoïque ou ATRA : VESANOID ... 394

Rexinoïdes
Bexarotène : TARGRETIN ... 396

Anticorps monoclonaux et radio-isotopes en cancérologie
Immunothérapie par anticorps monoclonaux
Trastuzumab : HERCEPTIN ... 398
Pertuzumab : PERJETA ... 400
Rituximab : MABTHERA ... 402
Brentuximab : ADCETRIS ou ADC ... 404
Bevacizumab : AVASTIN ... 406
Cétuximab : ERBITUX ... 408
Panitumumab : VECTIBIX ... 410
Catumaxomab : REMOVAB ... 411
Ofatumumab : ARZERRA ... 412
Ipilimumab : YERVOY ... 414
Inhibiteur des ostéoclastes par anticorps monoclonaux
Dénosumab : XGEVA (cf. le chapitre « Rhumatologie »)
Radio-immunothérapie (anticorps monoclonaux + radio-isotopes)
Ibritumomab + Tiuxétan : ZEVALIN ... 415
Radio-isotopes anticancéreux
Samarium-153 lexidronam : QUADRAMET ... 416
Strontium-89 : METASTRON ... 417

Inhibiteurs du protéasome
Bortézomib : VELCADE ... 418

Immunomodulateurs anticancéreux
Thalidomide : THALIDOMIDE ... 420
Lénalidomide : REVLIMID ... 422
Pomalidomide : IMNOVID ... 424

Inhibiteurs de protéines kinases
Imatinib : GLIVEC ... 426
Dasatinib : SPRYCEL ... 428
Nilotinib : TASIGNA ... 429
Bosutinib : BOSULIF ... 430
Ponatinib : ICLUSIG ... 431
Géfitinib : IRESSA ... 432
Erlotinib : TARCEVA ... 433
Lapatinib : TYVERB ... 434
Sunitinib malate : SUTENT ... 435
Pazopanib : VOTRIENT ... 436
Regorafénib : STIVARGA ... 437
Axitinib : INLYTA ... 438
Sorafénib : NEXAVAR ... 439
Crizotinib : XALKORI ... 440
Vandetanib : CAPRELSA ... 441
Ruxolitinib : JAKARI ... 442

Vémurafénib : ZELBORAF 443
Dabrafénib : TAFINLAR 444
Temsirolimus : TORISEL 445
Évérolimus : AFINITOR. VOTUBIA 446

Inhibiteur de la voie Hedgehod
Vismodégib : ERIVEDGE 448

Inhibiteur du VEGF
Aflibercept : ZALTRAP 449

Anticancéreux divers
Asparaginase : KIDROLASE 450
Anagrélide : XAGRID 451
Porfimère sodique : PHOTOFRIN 452
Trioxyde d'arsenic : TRISENOX 453
Trabectédine : YONDELIS 454
Aldesleukine : PROLEUKIN. Dichlorhydrate d'histamine: CEPLENE 456

Hormonothérapie en cancérologie
Progestatifs utilisés dans les cancers
Médroxyprogestérone : DEPO-PRODASONE 458
Mégestrol : MEGACE 458
Œstrogènes utilisés dans les cancers
Diéthylstilbestrol ou DES : DISTILBENE 459
Antiœstrogènes utilisés dans les cancers
Inhibiteurs de la liaison de l'œstradiol
Tamoxifène : NOLVADEX 460
Fulverstrant : FASLODEX 461
Inhibiteurs de l'aromatase
Létrozole : FEMARA 462
Anastrozole : ARIMIDEX 463
Exemestane : AROMASINE 464
Antiandrogènes utilisés dans les cancers
Abiratérone : ZYTIGA 465
Bicalutamide : CASODEX. Nilutamide : ANANDRON 466
Enzalutamide : XTANDI 467
Cyprotérone : ANDROCUR 468
Dégarelix : FIRMAGON 469
Agonistes de la LR-RH
Triptoréline : DÉCAPEPTYL. GONAPEPTYL. SALVACYL 470
Leuproréline : ENANTONE. ELIGARD 470
Histréline acétate : VANTAS 50 implant 470
Nafaréline : SYNAREL. Buséréline : BIGONIST. SUPREFACT 472
Goséréline : ZOLADEX 472

Cytoprotecteurs divers en cancérologie
Protecteur de la muqueuse vésicale
Mesna : UROMITEXAN 473
Protecteur détoxifiant
Amifostine : ETHYOL 474
Protecteur du myocarde
Dexrazoxane : CARDIOXANE. CYRDAMAX 476
Protecteur de la muqueuse buccale
Palifermin : KEPIVANCE 477
Protecteur en cas d'extravasation d'anthracyclines
Dexrazoxane : SAVENE 478

Cytokines
Facteur de mobilisation des cellules souches hématopoïétiques ....
Plérixafor : MOZOBIL 479
Facteur de croissance des neutrophiles = G-CSF
Filgrastim : NEUPOGEN. NIVESTIM. etc. Pegfilgrastim : NEULASTA 480
Lénograstim : GRANOCYTE 480

Chapitre 6
CARDIOLOGIE
Conduite à tenir devant une urgence hypertensive 485
Traitement antithrombotique de la maladie veineuse trombo-embolique 486
Schémas thérapeutiques 487

Bêta-bloquants
Propriétés générales 493

Bêta-bloquants non cardio-sélectifs
Sans ASI, sans propriétés ancillaires
Nadolol : CORGARD. Propranolol : AVLOCARDYL. Timolol : TIMACOR 496
Timolol + Hydrochlorothiazide + Amiloride : MODUCREN 496
Avec ASI, sans propriétés ancillaires
Pindolol : VISKEN. Pindolol + Clopamide : VISKALDIX 497
Avec propriétés ancillaires
Carvédilol : KREDEX. Labétalol : TRANDATE 498
Sotalol : SOTALEX. Tertatolol : ARTEX 498

Bêta-bloquants cardio-sélectifs
Sans ASI, sans propriétés ancillaires
Aténolol : TENORMINE. Aténolol + Chlortalidone : TÉNORETIC 499
Bétaxolol : KERLONE 499
Bisoprolol : DETENSIEL. CARDENSIEL. CARDIOCOR. BISOCE 499
Bisoprolol + Hydrochlorothiazide : LODOZ. WYTENS 499

Métaprolol : LOPRESSOR. SELOKEN. SELOKOZ 499
Métoprolol + Chlortalidone : LOGROTON 499

Avec ASI, sans propriétés ancillaires
Acébutolol : SECTRAL 500

Avec propriétés ancillaires
Céliprolol : CELECTOL. Nébivolol : NEBILOX. TEMERIT 501
Nébivolol + Hydrochlorothiazine : TEMERITDUO. COMEBICOX 501

Bêta-bloquants injectables
Propranolol : AVLOCARDYL. Esmolol : BREVIBLOC 502
Aténolol : TENORMINE. Labétalol : TRANDATE 502

Bêta-bloquants + Dihydropyridines
Cf. Inhibiteurs calciques ci-dessous.

Dérivés nitrés

D'action rapide et brève par voie veineuse
RISORDAN INJECTABLE. NITRONAL 504

D'action rapide et brève par voie sublinguale
NATISPRAY. ISOCARD SPRAY 506

D'action prolongée par voie orale
RISORDAN. LANGORAN. MONICOR 507

D'action prolongée par voie percutanée
CORDIPATCH. DIAFUSOR. DISCOTRINE. EPINITRIL.
NITRIDERM TTS. TRINIPATCH 508

Urgences hypertensives
Nitroprussiate de sodium : NITRIATE 510

Antihypertenseurs vasodilatateurs

Vasodilatateurs directs
Minoxidil : LONOTEN 511
Dihydralazine injectable : NEPRESSOL 512

Alpha-1-bloquants
Urapidil : EUPRESSYL. MEDIATENSYL 513
Prazosine : MINIPRESS. ALPRESS LP 514

Antihypertenseurs d'action centrale
Rilménidine : HYPERIUM 516
Moxonidine : PHYSIOTENS 517
Clonidine : CATAPRESSAN 518
Alphaméthyldopa : ALDOMET 519

Sydnonimines
Molsidomine : CORVASAL 520

Activateurs des canaux potassiques
Nicorandil : ADANCOR. IKOREL 521

Inhibiteur sélectif du courant I_f
Ivabradine : PROCOROLAN ... 522

Agents inotropes ou tonicardiaques
Amines sympathomimétiques
Epinéphrine : ADRÉNALINE. ANAPEN. JEXT ... 524
Norépinéphrine : NORADRÉNALINE ... 526
Dopamine : DOPAMINE ... 528
Dobutamine : DOBUTAMINE ... 530
Isoprénaline : ISUPREL ... 532
Inhibiteurs des phosphodiestérases
Milrinone : COROTROPE. Enoximone : PERFANE ... 534
Digitaliques ou Glucosides cardiotoniques
Digoxine : DIGOXINE. HÉMIGOXINE ... 536

Diurétiques

Diurétiques hypokaliémiants
Diurétiques de l'anse de Henlé
Furosémide : LASILIX. Bumétanide : BURINEX. Pirétanide : EURELIX ... 538
Diurétiques thiazidiques et apparentés
Hydrochlorothiazide : ESIDREX ... 540
Antihypertenseurs natriurétiques
Indapamide : FLUDEX ... 542
Ciclétanine : TENSTATEN ... 543
Inhibiteurs de l'anhydrase carbonique
Acétazolamide : DIAMOX (*cf.* le chapitre « Ophtalmologie »).

Diurétiques hyperkaliémiants et associations
Spironolactone : ALDACTONE. SPIROCTAN. etc. ... 544
Spironolactone + Altizide : ALDACTAZINE. SPIROCTAZINE. etc. ... 544
Eplérénone : INSPRA ... 544
Canrénoate de potassium injectable : SOLUDACTONE ... 544
Amiloride : MODAMIDE ... 546
Amiloride + Furosémide : LOGIRENE ... 546
Amiloride + Hydrochlorothiazide : MODURETIC ... 546
Triamtérène + Méthyclothiazide : ISOBAR ... 546
Triamtérène + Hydrochlorothiazide : PRESTOLE ... 546

Diurétiques + Autres antihypertenseurs
Cf. Bêta-bloquants (ci-dessus), Inhibiteurs de l'enzyme de conversion et Antagonistes de l'angiotensine II (ci-dessous).

Inhibiteurs de l'enzyme de conversion ou IEC
Inhibiteurs de l'enzyme de conversion non associés
Enalapril : RENITEC. Cilazapril : JUSTOR ... 548

Lisinopril : PRINIVIL. ZESTRIL. Trandolapril : ODRIK. Moexipril : MOEX 550
Quinapril : ACUITEL. Bénazépril : BRIEM. CIBACENE 551
Perindopril : COVERSYL. PERINDOPRIL 552
Fosinopril : FOZITEC. Ramipril : TRIATEC 553
Imidapril : TANATRIL. Zofénopril : ZOFENIL 554
Captopril : LOPRIL 555

Inhibiteurs de l'enzyme de conversion + Diurétiques hypokaliémiants
Enalapril + Hydrochlorothiazide : CO-RENITEC 548
Lisinopril + Hydrochlorothiazide : PRINZIDE. ZESTORETIC 550
Quinapril + Hydrochlorothiazide : ACUILIX 551
Bénazépril + Hydrochlorothiazide : BRIAZIDE. CIBADREX 551
Perindopril + Indapamide : PRETERAX. BIPRETERAX. PARATERAX 552
Fosinopril + Hydrochlorothiazide : FOZIRETIC 553
Ramipril + Hydrochlorothiazide : COTRIATEC 553
Zofénopril + Hydrochlorothiazide : ZOFENILDUO 554
Captopril + Hydrochlorothiazide : CAPTEA. ECAZIDE 555

Inhibiteurs de l'enzyme de conversion + Inhibiteurs calciques
Énalapril + Lercanidipine : ZANEXTRA. LERCAPRESS 548
Périndopril + Amlodipine : COVERAM 552
Trandolapril + Vérapamil : TARKA LP 564

Antagonistes de l'angiotensine II ou ARA II ou Sartans

Antagonistes de l'angiotensine II non associés 556
Losartan : COZAAR. Valsartan : NISIS. TAREG
Irbésartan : APROVEL. Candésartan : ATACAND. KENZEN
Telmisartan : MICARDIS. PRITOR. TOLURA. Eprosartan : TEVETEN
Olmésartan : ALTEIS. OLMETEC

Antagonistes de l'angiotensine II + Diurétiques hypokaliémiants 558
Olmésartan + Hydrochlorothiazide : ALTEISDUO. COOLMETEC
Irbésartan + Hydrochlorothiazide : COAPROVEL. IFIRMACOMBI
Candésartan + Hydrochlorothiazide : COKENZEN. HYTACAND
Valsartan + Hydrochlorothiazide : COTAREG. NISISCO
Losartan + Hydrochlorothiazide : HYZAAR. FORTZAAR
Telmisartan + Hydrochlorothiazide : MICARDISPLUS. PRITORPLUS. etc.

Antagonistes de l'angiotensine II + Inhibiteur calcique
Olmésartan + Amlodipine : AXELER. SEVIKAR 558
Valsartan + Amlodipine : EXFORGE
Telmisartan + Amlodipine : TWYNSTA

Antagonistes de l'angiotensine II + Inhibiteur calcique + Hydrochlorothiazide
Valsartan + Amlodipine + Hydrochlorothiazide : EXFORGE HCT 558

Inhibiteur de la rénine

Aliskiren : RASILEZ 560

Inhibiteurs calciques

Type 1 : Effets cardiaques et vasculaires

Diltiazem : TILDIEM. BI-TILDIEM. MONO-TILDIEM LP. DELTAZEN. etc. 562
Vérapamil : ISOPTINE 564
Vérapamil + Trandolapril : TARKA LP 564

Type 2 : Effets vasculaires prédominants (Dihydropyridines)

Amlodipine : AMLOR. Félodipine : FLODIL LP 566
Isradipine : ICAZ LP. Lacidipine : CALDINE
Nicardipine : LOXEN. Nitrendipine : NIDREL 568
Lercanidipine : LERCAN. ZANIDIP. Manidipine : IPERTEN
Nifédipine : ADALATE. CHRONADALATE LP 570

Type 3 : Effets vasculaires sélectifs

Flunarizine : SIBELIUM (*cf.* le chapitre « Oto-Rhino-Laryngologie »).

Dihydropyridines associées avec des bêta-bloquants

Félodipine + Métoprolol : LOGIMAX 566
Nifédipine + Aténolol : BETA ADALATE. TENORDATE 570

Dihydropyridines associées avec des statines

Amlodipine + Atorvastatine : CADUET 566

Antiarythmiques

Propriétés générales 572

Classe Ia de Vaughan-Williams

Disopyramide : RYTHMODAN. ISORYTHM 574
Hydroquinidine : SÉRÉCOR 576

Classe Ib de Vaughan-Williams

Lidocaïne : XYLOCARD 577
Phénytoïne (*cf.* le chapitre « Neurologie »).

Classe Ic de Vaughan-Williams

Cibenzoline : CIPRALAN. EXACOR 578
Propafénone : RYTHMOL 579
Flécaïnide : FLECAINE 580

Classe II de Vaughan-Williams

Bêta-bloquants excepté le sotalol (*cf.* en début de chapitre).

Classe III de Vaughan-Williams

Amiodarone : CORDARONE 582
Sotalol (*cf.* Bêta-bloquants en début de chapitre).

Classe IV de Vaughan-Williams

Diltiazem. Vérapamil. Bépridil (*cf.* Inhibiteurs calciques ci-dessus).

Antiarythmiques actifs uniquement à l'étage supraventriculaire

Dronédarone : MULTAQ 584
Adénosine injectable : KRENOSIN. ADENOSCAN. STRIADYNE 586
Regadénoson : RAPISCAN
Digitaliques (*cf.* Agents inotropes ci-dessus)

Correcteurs des bradycardies

Atropine injectable : ATROPINE 588
Isoprénaline (*cf.* Agents inotropes ci-dessus).

Correcteurs des hypotensions

Sympathomimétiques
Epinéphrine, Norépinéphrine, Dopamine (*cf.* Agents inotropes ci-dessus).
Midodrine : GUTRON 590
Heptaminol : HEPT-A-MYL. Etiléfrine : EFFORTIL 591

Autres produits
Solutés de remplissage vasculaire (*cf.* le chapitre « Solutés de perfusion »).
Fludrocortisone (*cf.* le chapitre « Endocrinologie »).
Indométacine (*cf.* le chapitre « Anti-inflammatoires »).

Anti-ischémiques périphériques

Iloprost : ILOMEDINE 592
Naftidrofuryl : PRAXILENE. DIACTANE. NAFTILUX 593
Piribédil : TRIVASTAL
Vinburnine : CERVOXAN 594
Ginkgo biloba : TANAKAN. VITALOGINK. TRAMISAL. GINKOGINK
Ifenprodil : VADILEX. Moxisylyte : CARLYTENE. Raubasine : ISKEDYL
Vincamine : VINCARUTINE. Trimétazidine : VASTAREL 595

Antiagrégants plaquettaires

Antiagrégants plaquettaires classiques
Acide acétylsalicylique (AAS) : ASPIRINE. KARDEGIC 596
Acide acétylsalicylique (AAS) + Dipyridamole : ASASANTINE 596
Acide acétylsalicylique (AAS) + Clopidogrel : DUOPLAVIN 598
Clopidogrel : PLAVIX 596
Ticlopidine : TICLID 599
Prasugrel : EFIENT 600
Dipyridamole : CLÉRIDIUM. PERSANTINE 601
Ticagrelor : BRILIQUE 602

Antagonistes des récepteurs GP IIb/IIIa des plaquettes
Abciximab : RÉOPRO. Eptifibatide : INTEGRILIN. Tirofiban : AGRASTAT 604

Thrombolytiques

Alteplase : ACTILYSE. Ténectéplase : METALYSE 606
Retéplase : RAPILYSIN 608
Streptokinase : STREPTASE. Urokinase : ACTOSOLV 610

Veinotropes et antihémorroïdaires

Veinotoniques et vasculoprotecteurs par voie orale 612
Veinotoniques par voie locale 615
Sclérosants veineux 616

Chapitre 7

DERMATOLOGIE

Schémas thérapeutiques 620
Absorption percutanée des médicaments 620

Dermocorticoïdes ou Corticoïdes topiques cutanés
Dermocorticoïdes non associés 626
Dermocorticoïdes + antiseptiques ou antifongiques 628

Immunosuppresseur topique
Tacrolimus : PROTOPIC 629

Antiacnéiques

Antiacnéiques locaux anti-inflammatoires et anti-infectieux
Peroxyde de benzoyle
CUTACNYL. ECLARAN. EFFACNÉ. PANOXYL. PANOGEL 630
Antibiotiques locaux utilisés dans l'acné 632
Érythromycine percutanée : ERYACNÉ. ERYFLUID. ERYTHROGEL.
Clindamycine percutanée : DALACINE T TOPIC. ZINDACLINE.

Antiacnéiques locaux kératolytiques : Rétinoïdes locaux
Trétinoïne ou Acide rétinoïque ou Vitamine A acide 634
EFFEDERM. ERYLIK. KÉTREL. RETACNYL. LOCACID. etc.
Isotrétinoïne ou Acide 13-cis rétinoïque 636
ROACCUTANE. ANTIBIOTREX (+ Érythromycine)
Adapalène : DIFFERINE. EPIDUO 637

Antiacnéiques locaux divers
Acide azélaïque : SKINOREN 638

Antiacnéiques par voie orale
Antibiotiques utilisés dans l'acné par voie orale
Tétracyclines et Macrolides (*cf.* le chapitre « Antibiotiques »).
Zinc par voie orale
EFFIZINC. RUBOZINC. GRANIONS DE ZINC 639
Rétinoïdes par voie orale : Isotrétinoïne ou Acide 13-cis rétinoïque
CONTRACNÉ. CURACNÉ. PROCUTA. TEVA 640
Progestatif antiandrogénique (cf. le chapitre « Gynécologie »)
Cypratérone : DIANE

Traitements locaux de la rosacée
Métronidazole topique : ROZEX. ROZACREME. ROZAGEL. etc. 642
Acide azélaïque : FINACEA 642
Anticouperosiques locaux : DITAVENE 643

Traitements utilisables dans le psoriasis
Dermocorticoïdes ou Corticoïdes percutanés 626

Kératolytiques

Pommades et lotions kératolytiques (Acide salicylique ± Corticoïdes)
VASELINE SALICYLÉE. COLD-CREAM SALICYLÉ.
BETNESALIC. DIPROSALIC. NERISALIC. LOCALONE. etc. 644

Rétinoïdes aromatiques par voie orale
Acitrétine : SORIATANE 646
Acide lactique : préparation officinale 646

Rétinoïdes acétyléniques par voie locale
Tazarotène : ZORAC 648

Kératolytiques divers par voie locale
Trétinoïne ou Acide rétinoïque ou Vitamine A acide 634

Biothérapies utilisables dans le psoriasis
Ustekinumab : STERALA 649

Réducteurs

Antipsoriasiques locaux dérivés de la vitamine D 650
Tacalcitol : APSOR. Calcipotriol : DAIVONEX. Calcitriol : SILKIS.
Calcipotriol + Bétaméthasone : DAIVOBET. XAMIOL.

Immunosuppresseurs utilisés dans les psoriasis sévères
Méthotrexate, Ciclosporine, Etanercept, Léflunomide (voir ces termes).

Médicaments agissant sur la pigmentation

Photosensibilisants (Psoralènes) : PUVAthérapie ou Photochimiothérapie
Méthoxalène ou 8 MDP : MELADININE 652

Antiphotosensibilisants
Bêta-carotène (Préparation magistrale) 654
Acide para-aminobenzoïque : PARAMINAN, PABASUN 655
Hydroxychloroquine et chloroquine (Antipaludéens de synthèse) 655

Topiques pour la protection solaire
Écrans solaires 656

Dépigmentants locaux
Hydroquinone : LEUCODININE B. ANY 657

Médicaments des affections du cuir chevelu

Antipelliculaires
Shampooings antipelliculaires 648
Lotions antimycosiques : PEVARYL Lotion 659
Lotions antipelliculaires diverses 659
Lotions kératolytiques (*cf.* Kératolytiques ci-dessus) 659

Antialopéciques et antiséborrhéiques
Minoxidil percutané : ALOPEX. ALOSTIL. UNIPEXIL. etc. 660
Finastéride : PROPECIA 661
Lotions « anti-chute » diverses et shampooings antiséborrhéiques 662

Cystine : CYSTINE B6. GELUCYSTINE 663
Lithium percutané : LITHIODERM 663

Antiseptiques à usage externe

Iode : Antiseptiques iodés
BETADINE. ALCOOL IODÉ 664
Chlore : Hypochlorite de sodium
AMUKINE. DAKIN COOPER 665
Carbanilides : Triclocarban
SOLUBACTER 666
Amidines : Hexamidine
HEXOMEDINE 667
Chlorhexidine
CYTÉAL. HIBIDIL. HIBITANE. MERCRYL. SEPTÉAL. SEPTIVON. etc. 668
Antiseptiques alcooliques
ALCOOL ÉTHYLIQUE OFFICINAL À 70° 670
Antiseptiques oxydants
EAU OXYGÉNÉE 671
Antiseptiques colorants
ÉOSINE. SOLUTION DE MILIAN 672
Surfactifs cationiques ou ammoniums quaternaires
Benzalkonium : STERLANE. Cétrimide : STERILENE. CETAVLON 673
Autres antiseptiques à usage externe
Sulfate de cuivre : DALIBOUR. DERMOCUIVRE 674
NITRATE D'ARGENT 675

Agents antilépreux

Dapsone : DISULONE. Acédapsone : HANSOLAR 676
Clofazimine : LAMPRENE 678
Thalidomide : THALIDOMIDE 680

Antibactériens à usage local en dermatologie

Chlortétracycline : AURÉOMYCINE 681
Mupirocine : BACTROBAN. MUPIDERM 681
Acide fusidique : DIACUTIS. FUCIDINE 681
Sulfadiazine : FLAMMAZINE. FLAMMACERIUM 681

Antiviraux à usage local en dermatologie : Antiherpétiques

Aciclovir : ZOVIRAX. ACICLOVIVAX. ACTIVIR. VIRUCALM. etc. 682
Aciclovir + Hydrocortisone : XERCLEAR 682
Ibacitabine : CUTERPES. Doconasol : ERAZABAN 683

Préparations antiverrues et coricides

Pommades 684
Podophyllotoxine : CONDYLINE 685

Antifongiques à usage dermatologique

Antifongiques par voie générale
Griséofulvine : GRISEFULINE 686
Terbinafine : FUNGSTER. LAMISIL 687
Antifongiques locaux azolés
AMYCOR. FONGAMIL. FONX. KETODERM. LOMEXIN. PÉVARYL. etc. 688
Antifongiques locaux pour traitement des onychomycoses
Bifonazole + urée : AMYCOR ONYCHOSET 690
Amorolfine : LOCERYL. CURANAIL 691
Ciclopirox : MYCOSTER 8 %. Ciclopiroxolamine : ONYTEC 8 % 692
Autres antifongiques locaux
Ciclopiroxolamine : MYCOSTER 1 %. SEBIPROX 1,5 % 692
Terbinafine : LAMISIL. LAMISILDERMGEL 693
Sulfure de sélénium : SELSUN 694
Triphénylméthanes : SOLUTION DE MILIAN 695

Antiparasitaires d'usage externe

Antiscabieux et anti-poux
Benzoate de benzyle : ASCABIOL 696
Malathion : PRIODERM. PARA PLUS 697
Pyréthrines : ITEM ANTI-POUX. SPRAY PAX. SPRÉGAL. etc. 698
Acaricide
ACARDUST. PARAGERM AK 699

Pansements

Hydrocolloïdes : COMFEEL PLUS. DUODERM. etc. 700
Hydrocellulaires : ALLEVYN. BIATIN. CELLOSORB. etc. 702
Alginates : ALGOSTERIL. MELGISORB. etc. 704
Hydrogels : DUODERM HYDROGEL. HYDROSORB. etc. 704
Hydrofibres : AQUACEL. VERSIVA XC 705
Charbon actif : ASKINA. CARBONET. ACTISORB 705
Pansements interface : ADAPTIC. URGOTUL. etc. 706
Pansements à l'argent : URGOTUL Ag. URGOCELL Ag. 707
Acide hyaluronique : IALUSET 708
Tulle neutre : GRASSOLIND. JELONET. TULLE GRAS 708
Films adhésifs : CLIP DERM. HYDROFILM. etc. 709

Agents de détersion des plaies et cicatrisants

Agents de détersion des plaies : IODOSORB 710

Colles pour sutures cutanées

Cyanoacrylate : DERMABOND. INDERMIL 711

Autres médicaments utilisés en dermatologie

Antiphlogistiques ou astringents
ALOPLASTINE. NITRATE D'ARGENT 712

Pommades à action protectrice
AVIBON POMMADE. MITOSYL. BEPANTHEN 712
Produits divers
Alitrétinoïne topique : PANRETIN 713
Alitrétinoïne orale : TOCTINO 714
Imiquimod : ALDARA CREME 716
Diclofénac dermique : SOLARAZE 717
Aminolévulinate de méthyle : METVIXIA. EFFALA 718
Mébutate d'ingénol : PICATO 719
Pains de toilette et bases lavantes sans savon 720
Trolamine : BIAFINE EMULSION 720
Antiprurigineux locaux : EURAX. TRONOTHANE 721
Émollient : DEXERYL CRÈME 721
Antiperspirants locaux 722
Eflornithine percutanée : VANIQA 723

Chapitre 8

DIABÈTES DE TYPE I ET DE TYPE II ET AUTRES ANOMALIES DU MÉTABOLISME GLUCIDIQUE

Schémas thérapeutiques 726
Objectifs glycémiques dans le diabète de type II et messages clés 727
Régime des diabétiques 728
Aliments riches en glucides 729
Équivalences glucidiques 729

Insulinothérapie

Propriétés générales 730
Insulines ordinaires d'action rapide : ACTRAPID. INSUMAN. UMULINE 732
Analogues de l'insuline d'action rapide :
APIDRA. HUMALOG. NOVORAPID 732
Insulines isophane (NPH) d'action intermédiaire :
INSULATARD. UMULINE NPH 733
Analogues de l'insuline d'action prolongée : LANTUS. LEVEMIR 733
Analogues d'insuline d'action intermédiaire en mélanges fixes :
HUMALOG MIX. NOVOMIX. MIXTARD 30. UMULINE Profil 30 734
Stylos à insuline pour cartouches (réutilisables) 735

Antidiabétiques oraux

Biguanides
Metformine : GLUCOPHAGE. STAGID 736
Metformine + Glibenclamide : GLUCOVANCE 736
Inhibiteurs des alpha-glucosidases
Acarbose : GLUCOR. Miglitol : DIASTABOL 738

Médicaments stimulant l'insulino-sécrétion
Sulfamides hypoglycémiants : AMAREL. GLIBÉNESE. DAONIL. etc. 740
Glinides ou Métaglinides : Répaglinide : NOVONORM 742
Incrétinomimétiques
Sitagliptine : JUVANIA. XELEXIA 744
Vildagliptine : GALVUS
Saxagliptine : ONGLYZA
Linagliptine : TRAJENTA
Sitagliptine + Metformine : JANUMET. VELMETIA
Vildagliptine + Metformine : EUCREAS
Saxaglipine + Metformine : KOMBOGLYSE
Linagliptine + Metformine : JENTADUETO
Exénatide : BYETTA. Litaglutide : VICTOZA 746
Lecteurs de glycémie et bandelettes réactives 748
Électrodes pour corps cétoniques dans le sang 748
Réactifs urinaires (sucres, corps cétoniques, pH, protéines, sang, nitrites...) 749

Médicaments hyperglycémiants
Glucagon : GLUCAGEN Kit et Solutés glucosés injectables 750
Diazoxide : PROGLYCEM 752

Chapitre 9
DIÉTÉTIQUE ET NUTRITION

Éléments de diététique et nutrition
Nutrition : généralités 757
Composition des aliments (valeur calorique et énergétique) 758
Régime hypocalorique global 760
Régime hypocholestérolémiant 762
– Aliments riches en cholestérol 762
– Corps gras alimentaires (composition en acides gras et intérêt) 764
Régime hyposodé 766
– Aliments riches en sodium 767
Régime sans gluten 768
Régime des lithiases urinaires 770
– Eaux minérales (composition et intérêt) 770
– Aliments riches en acide oxalique 770
– Aliments riches en acide urique 770
Régime sans résidus 771
– Aliments riches en fibres végétales 771
Régime des colopathies fonctionnelles 771
Régime des gastrectomisés 772
Régime de la goutte ou régime hypo-uricémiant 772
Régime riche en fer 772

Aliments riches en calcium, en magnésium, en potassium (*cf.* le chapitre « Troubles métaboliques »).

Diététique pharmaceutique

Sels désodés au potassium ... 773
Huile acalorique : RESTRICAL. Huile de paraffine, de vaseline, etc. ... 773
Edulcorants sans sucre : Aspartam, Cyclamates, Saccharine ... 774
Aliments hyperprotidiques ... 776
Aliments pour phénylcétonurie : LOFENALAC ... 777
Triglycérides à chaîne moyenne : LIPROCIL. LIPROGRAM. LIQUIGEN ... 778
L-ornithine : CETORNAN ... 779

Médicaments utilisés dans les obésités et surpoids

Inhibiteurs des lipases gastro-intestinales
Orlistat : XENICAL. ALLI ... 780

Nutrition artificielle entérale ou parentérale

Nutrition artificielle entérale et compléments alimentaires ... 781
Nutrition artificielle parentérale ... 785
Mélanges ternaires : lipido-protido-glucidiques – Mélanges binaires : solutions d'acides aminés avec glucose – Solutions d'acides aminés – Solutions d'acides aminés à usage pédiatrique – Émulsions lipidiques – Suppléments nutritionnels.

Chapitre 10

ENDOCRINOLOGIE

Schémas thérapeutiques ... 792

Hormones thyroïdiennes et antithyroïdiens

Hormones thyroïdiennes
L-THYROXINE. LEVOTHYROX. CYNOMEL. EUTHYRAL ... 794
Tiratricol : TEATROIS ... 796
Antithyroïdiens de synthèse
NEO-MERCAZOLE. THYROZOL. BASDENE. PROPYLEX ... 798
Traitement radio-isotopique
Iode 131 : THERACAP 131. CAPSION ... 800

Hormones surrénaliennes et anticortisoliques

Hormones gluco-corticoïdes
HYDROCORTISONE ... 802
Hormones minéralo-corticoïdes
Fludrocortisone : FLUCORTAC. Désoxycortone : SYNCORTYL ... 803
Anticortisoliques
Métyrapone : MÉTOPIRONE ... 804

Tests de stimulation en endocrinologie
Exploration thyroïdienne : THYROGEN 806
Exploration surrénalienne : SYNACTHENE 807

Agents antiparathyroïdiens : Inhibiteurs de la sécrétion
Cinacalcet : MIMPARA 808

Androgènes
Stéroïdes anabolisants
Noréthandrolone : NILEVAR 809
Androgènes utilisés en traitement substitutif
ANDRACTIM. ANDROGEL. PANTESTONE. ANDROTARDYL. NEBIDO 810
Androgènes antigonadotropes
Danazol : DANATROL 812

Hormone de croissance ou GH
Somatropine recombinante (r-hGH) ou hormone de croissance
GÉNOTONORM. NORDITROPINE. NUTROPINAQ. SAIZEN. etc. 814
Analogues de l'hormone de croissance
Mécasermine : INCRELEX 818

Inhibiteurs de l'hormone de croissance
Analogues de la somatostatine, inhibant la sécrétion de GH
Lanréotide : SOMATULINE LP 820
Octréotide : SANDOSTATINE. SIROCTID 821
Analogue de la GH, antagoniste du récepteur de la GH
Pegvisomant : SOMAVERT 822
Analogue de la somatostatine, inhibant la sécrétion d'ACTH
Pasiréotide : SIGNIFOR 824

Inhibiteurs de la sécrétion de prolactine
Cabergoline : DOSTINEX. Quinagolide : NORPROLAC 826
Bromocriptine : PARLODEL. Lisuride : AROLAX. DOPERGINE 826

Analogue de l'hormone antidiurétique
Utilisé dans le diabète insipide et l'énurésie
Desmopressine : MINIRIN. MINIRINMELT 828
Utilisé à titre d'antihémorragique
Desmopressine : OCTIM SPRAY. MINIRIN INJECTABLE 830

Inhibiteur de l'hormone antidiurétique ou ADH
Déméclocycline : ALKONATREM. LEDERMYCINE 831

Produits divers
Mitotane ou OP'DDD : LYSODREN 832

Chapitre 11

GASTRO-ENTÉROLOGIE ET HÉPATOLOGIE

Conduite à tenir en cas d'hémorragie digestive haute 836
Traitement de l'infection spontanée du liquide d'ascite 836
Schémas thérapeutiques 837
Allergies alimentaires 842
Intoxications alimentaires 843
Test d'éradication de Helicobacter pylori 844
Test de recherche de sang dans les selles
HEMOCCULT II 845

Pansements gastro-intestinaux
Alginates (Gels anti-reflux) : GAVISCON. TOPAAL 846
Charbon (Topique digestif) : CARBOLEVURE. CARBOSYLANE. etc. 847
Silicates ou Argiles : ACTAPULGITE, BEDELIX, SMECTA. etc. 848
Silicones (Diméticone ou Polysilane) : PEPSANE. POLYSIANE 848

Antiémétiques et antireflux
Antagonistes de la dopamine
Dompéridone : MOTILIUM. PÉRIDYS. MOTILYO. BIPÉRIDYSFLASH 850
Métoclopramide : PRIMPÉRAN. ANAUSIN. PROKINYL 851
Métopimazine : VOGALENE. VOGALIB 852
Alizapride : PLITICAN 853
Neuroleptique antiémétique
Dropéridol injectable : DROLEPTAN 853
Antagonistes des récepteurs 5 HT3 de la sérotonine ou Sétrons
Granisétron : KYTRIL. SANCUSO. Ondansétron : ZOPHREN 854
Palonosétron : ALOXI
Antagoniste des récepteurs NK1 de la substance P
Aprépitant : EMEND 856
Médicaments du mal des transports
Scopolamine : SCOPODERM TTS 858
Antihistaminiques H1 : MERCALM. NAUSICALM. NAUTAMINE 858

Antiulcéreux

Antisécrétoires gastriques
Inhibiteurs de la pompe à protons : Benzimidazoles PO et IV 860
Lansoprazole : LANZOR. OGAST. OGASTORO
Oméprazole : MOPRAL. ZOLTUM. Esoméprazole : INEXIUM.
Pantoprazole : EUPANTOL. INIPOMP. Rabéprazole : PARIET
Antihistaminiques H2
– À faible potentiel d'interactions médicamenteuses 862
Ranitidine : AZANTAC. RANIPLEX

Famotidine : FAMOTIDINE. PEPCIDAC. PEPCIDDUO
Nizatidine : NIZAXID
– *À fort potentiel d'interactions (inhibiteur enzymatique)*
Cimétidine : CIMÉTIDINE. STOMÉDINE 864

Analogues de la prostaglandine E1
Misoprostol : CYTOTEC 866
Misoprostol + Diclofénac (AINS) (*cf.* le chapitre « Anti-inflammatoires »).

Topiques antiulcéreux et antiacides (peu ou pas absorbés)

Sucralfate
KÉAL 867

Bismuth + biantibiothérapie
Citrate de bismuth + Métronidazole + Tétracycline : PYLERA 868

Hydroxydes d'aluminium et de magnésium
GELOX. MAALOX. ROCGEL. XOLAAM. etc. 870

Phosphate d'aluminium
PHOSPHALUGEL 870

Oxyde et phosphate d'aluminium et hydroxyde de magnésium
MOXYDAR 870

Antidiarrhéiques

Réhydratation (traitement de base essentiel de toute diarrhée)
Solutions de réhydratation orale ou SRO 872
Solutés de réhydratation par voie veineuse
(*cf.* le chapitre « Solutés de perfusion »).

Ralentisseurs du transit intestinal
Lopéramide : IMODIUM. ALTOCEL. ARESTAL. etc. 874

Antisécrétoires intestinaux
Racécadotril : TIORFAN. DIARFIX 875

Autres produits
Antidiarrhéiques d'origine levurique et bactérienne : ULTRA-LEVURE 876
Adsorbants antidiarrhéiques : GÉLOPECTOSE. SACOLENE 877

Anti-infectieux intestinaux

Nitrofuranes intestinaux
Nifuroxazide : BIFIX. EDISTON. IMOSEPTYL. PANFUREX. etc.. 878

Anti-inflammatoires coliques

Corticoïdes par voie rectale 879
Lavements : BETNESOL. Mousses rectales : COLOFOAM.

Acide 5-aminosalicylique ou 5-ASA 880
Mésalazine : PENTASA. ROWASA. FIVASA. Olsalazine : DIPENTUM
Para-aminosalicylate de sodium : QUADRASA

Acide 5-aminosalicylique ou 5-ASA + Sulfapyridine
Sulfasalazine ou Salazosulfapyridine : SALAZOPYRINE 882

Laxatifs ou Accélérateurs du transit intestinal

Laxatifs osmotiques hypoammoniémiants (Acidifiants coliques)
Lactulose : DUPHALAC. Lactitol : IMPORTAL 884
Laxatifs osmotiques divers
Pentaérythritol : AUXITRANS. Sorbitol : SORBITOL 885
Macrogols ou PEG : TRANSIPEG. MOVICOL. FORLAX 885
Laxatif salin : LUBENTYL-MAGNÉSIE 892
Laxatifs mécaniques
Laxatifs mucilagineux ou Mucilages : NORMACOL. PSYLIA. SPAGULAX. etc. 886
Fibres diététiques (Son de blé et son d'orge) 887
Teneur moyenne en fibres de quelques aliments 887
Laxatifs lubrifiants (Huile de paraffine) : LANSOYL. LUBENTYL. etc. 888
Laxatifs par voie rectale : ÉDUCTYL. MICROLAX. NORGALAX 889
Laxatifs péristaltogènes
Prucalopride : RESOLOR. Linaclotide : CONSTELLA 890
Méthylnaltrexone : RELISTOR 891
Bisacodyl : CONTALAX. Docusate sodique. Picosulfate de sodium 892
Laxatifs anthraqu noniques. Laxatifs salins 892
Préparation colique aux examens et à la chirurgie colique
PEG : COLOPEG. FORTRANS. KLEAN-PREP. MOVIPREP 894
Purgatifs salins : CITRAFLEET. COLOKIT. FLEET. PICOPREP 896
Anthraquinoniques : X-PREP. PRÉPACOL. NORMACOL Lavement 897

Antihémorroïdaires

Suppositoires et crèmes 898
Sclérosants hémorroïdaires. KINUREA 899

Antiviraux actifs sur les virus des hépatites

Analogues nucléosidiques actifs sur le virus B
Adéfovir dipivoxil : HEPSERA 900
Entecavir : BARACLUDE 901
Ténofovir disoproxyl : VIREAD 908
Inhibiteurs de protéase du virus C
Bocéprévir : VICTRELIS. Télaprévir : INCIVO 902
Inhibiteurs nucléosidiques actifs sur le virus C
Ribavirine : REBETOL. COPEGUS 904
Sofosbuvir : SOVALDI 906
Telbivudine : SEBIVO 907
Ténofovir disoproxyl : VIREAD 908

Immunothérapie active sur les virus des hépatites

Interféron alpha pégylé : VIRAFERONPEG. PEGASYS 909
Interféron alpha : INTRONA. ROFERON-A 910

Médicaments utilisés en soins intensifs
Somatostatine : SOMATOSTATINE 912
Terlipressine : GLYPRESSINE. HAEMOPRESSIN 913
Lanréotide et Octréotide (*cf.* le chapitre « Endocrinologie »).

Extraits pancréatiques
Enzymes pancréatiques substitutifs : CRÉON. EUROBIOL 914

Médicaments des affections hépato-biliaires
Antilithiasiques biliaires ou cholélitholytiques
Ursodiol : CHOLURSO. DÉLURSAN. URSOLVAN 916
Hépatotropes
Silymarine : LÉGALON 917
Cholérétiques et cholagogues
Hymécromone : CANTABILINE. Sorbitol : SORBITOL 918
Chélateurs des sels biliaires
Colestyramine : QUESTRAN (*cf.* le chapitre « Troubles métaboliques »).
Hypoammoniémiants
Lactulose et Lactitol (*cf.* Laxatifs osmotiques ci-dessus).

Chapitre 12
GYNÉCOLOGIE-OBSTÉTRIQUE ET CONTRACEPTION
Schémas thérapeutiques 922

Contraception
Contraception hormonale et risque vasculaire 925
Choix d'une contraception œstro-progestative 926
Contraception d'urgence
Comitialité et contraception hormonale 927
Contraceptifs locaux
Condoms ou Préservatifs masculins 929
Diaphragmes ou Obturateurs vaginaux 930
Produits spermicides (crèmes, ovules, éponges) 932
Stérilets ou Dispositifs intra-utérins 934
Contraceptifs hormonaux
Pilules contraceptives œstro-progestatives de 1re génération 936
Pilules contraceptives œstro-progestatives de 2e génération 936
Pilules contraceptives œstro-progestatives de 3e génération 937
Pilules contraceptives œstro-progestatives autres 940
– contenant de la drospirénone
– dites normodosées
– contenant de l'estradiol
Patch contraceptif œstro-progestatif : EVRA 941

Anneau vaginal contraceptif œstro-progestatif : NUVARING 941
Contraception d'urgence, dite « pilule du lendemain » : NORLEVO 942
Contraception d'urgence : ELLAONE 943
Progestatifs microdosés en continu : CERAZETTE. MICROVAL 944
Progestatifs en implant SC : NEXPLANON 946
Progestatifs injectables en IM : DÉPO-PROVERA 947
Contraception en préménopause (*cf.* Progestatifs ci-dessous).

Contraception d'urgence post-coïtale
Progestatifs à forte dose : NORLEVO 942
Modulateur des récepteurs de la progestérone : ELLAONE 943
Œstro-progestatifs à forte dose : STÉDIRIL 940
Stérilets ou Dispositifs intra-utérins 934
Mifépristone ou RU 486 : MIFEGYNE 948

Interruption de la grossesse

Antiprogestérone
Mifépristone ou RU 486 : MIFEGYNE 948
Analogues des prostaglandines utilisés dans le cadre de l'IVG
Misoprostol : GYMISO. CYTOTEC. MISOONE 948
IVG chirurgicale 928

Œstrogènes, androgènes et progestatifs

Œstrogénothérapie substitutive par voie percutanée
Gels Estradiol 17 bêta :
DÉLIDOSE. ESTREVA. ŒSTRODOSE. ŒSTROGEL 950
Patchs œstrogéniques Estradiol 17 bêta :
CLIMARA. FEMSEPT. DERMESTRIL. THAÏS SEPT. etc. 950
Patchs œstroprogestatifs : FEMSEPTCOMBI. FEMSEPTEVO 954
Œstrogénothérapie substitutive par voie orale
Œstrogènes par voie orale : ESTRÉVA. OROMONE. etc. 954
Œstroprogestatifs par voie orale : ACTIVELLE. ANGELIQ. etc. 952
Œstrogénothérapie trophique vaginale
Promestriène : COLPOTROPHINE. Estriol : TROPHIGIL. etc. 955
Progestatif ayant une action œstrogénique
Tibolone : LIVIAL 956
Progestérone et dérivés proches
– Formes orales :
Dydrogestérone : DUPHASTON 958
Progestérone : ESTIMA. MENAELLE. UTROGESTAN. etc. 958
– Formes injectables :
Hydroxyprogestérone : PROGESTÉRONE Retard 958
– Formes locales :
Progestérone : PROGESTOGEL 958

Progestatifs de synthèse
Progestatifs à noyau prégnane : ANDROCUR. LUTENYL. LUTÉRAN. etc... 960
Dérivé de la nortestostérone : VISANNE 962
Modulateurs des récepteurs de la progestérone
Ulipristal acétate : ESMYA 963

Inducteurs de l'ovulation
Clomifène : CLOMID. PERGOTIME 964
FSH recombinante : GONAL-F. PURÉGON 965
Gonadotrophines urinaires : FOSTIMON. MENOPUR 965
LH recombinante : LUVERIS 966
Gonadotrophines chorioniques : OVITRELLE 966
Combinaison de FSH et de LH : PERGOVERIS 966
Gonadoréline, analogue de la LH-RH : LUTRELEF 968
Inhibiteurs de la sécrétion de prolactine (*cf.* le chapitre « Endocrinologie »).

Ocytociques
Alpha-adrénergiques dérivés de l'ergot de seigle
Méthylergométrine : MÉTHERGIN 970
Analogues de l'ocytocine post-hypophysaire
Oxytocine : SYNTOCINON 971
Agoniste de l'ocytocyne
Carbétocine : PABAL 972
Analogues des prostaglandines
Dinoprostone injectable : PROSTINE E2 INJECTABLE 974
Dinoprostone par voie intracervicale : PREPIDIL 976
Dinoprostone par voie vaginale : PROSTINE E2 Gel. PROPESS 976
Géméprost : CERVAGEME 978
Sulprostone : NALADOR 980
Misoprostol (*cf.* le chapitre « Gastro-Entérologie »).

Utérorelaxants
Progestérone et dérivés proches : DUPHASTON. UTROGESTAN. etc. 958
Bêta-2 stimulants : SALBUMOL. BRICANYL. 982
Atosiban : TRACTOCILE. 984

Anti-infectieux locaux à usage gynécologique
Antifongiques locaux à usage gynécologique 986
Anti-infectieux locaux polyvalents à usage gynécologique 988
Trichomonacides locaux non associés (*cf.* le chapitre « Parasitologie »).

Autres produits
Inhibiteurs non œstrogéniques des bouffées de chaleur
Bêta-alamine : ABUFENE 990
Complément nutritionnel non hormonal : SERELYS 990

Produits divers
Stimulant de la sécrétion lactée : GALACTOGIL 991
Lubrifiant vaginal : REPLENS 991
Hémostatiques utérins
Progestatifs et Ocytociques (*cf.* ci-dessus).
Acide tranexamique (*cf.* le chapitre « Hématologie »).
Médicaments des endométrioses
Progestatifs de synthèse (*cf.* ci-dessus).
Danazol et Analogues de la LH-RH (*cf.* le chapitre « Endocrinologie »).

Annexes

Tests de grossesse 992
Table d'obstétrique : date d'accouchement 993

Chapitre 13

HÉMATOLOGIE

Surdosages en antivitamines K 996
Actes programmés et antivitamines K 997
Conduite à tenir devant une anémie 998
Schémas thérapeutiques 999

Antianémiques

Antianémiques non dérivés du sang
Fer par voie orale : FERO-GRAD. FUMAFER. TARDYFERON. etc. 1002
Fer par voie injectable : FERINJECT. FERRISAT. VENOFER 1004
Acide folique : SPÉCIAFOLDINE 1005
Acide folinique et acide L-folinique : LEDERFOLINE, ELVORINE 1006
Vitamine B12 1008
Erythropoïétine humaine recombinante (EPO) :
EPREX, NEORECORMON. EPORATIO. ARANESP. MIRCERA 1010
Transfusion sanguine
Concentrés érythrocytaires ou culots globulaires 1012

Anticoagulants et antithrombotiques

Héparines
Héparines non fractionnées ou standard 1014
– Voie intraveineuse : HÉPARINE SODIQUE
– Voie sous-cutanée : CALCIPARINE
Héparines de bas poids moléculaire ou HBPM
Daltéparine : FRAGMINE 1016
Enoxaparine : LOVENOX 1018
Tinzaparine : INNOHEP 1018
Nadroparine : FRAXIPARINE, FRAXODI 1019
Danaparoïde : ORGARAN 1020

Anticoagulants oraux ou Antivitamines K (AVK)
Interactions médicamenteuses et alimentaires des AVK 1021
Teneur des aliments en vitamine K 1021
Dérivés coumariniques : COUMADINE, MINISINTROM, SINTROM 1022
Dérivés de l'indane-dione : PRÉVISCAN 1022

Hirudines recombinantes
Bivalirudine : ANGIOX 1024

Inhibiteurs directs de la thrombine
Argatroban : ARGANOVA 1025
Dabigatran : PRADAXA 1026

Inhibiteurs sélectifs du facteur Xa
Injectables : Fondaparinux : ARIXTRA 1028
Oraux : Rivaroxaban : XARELTO 1030
Apixabam : ELIQUIS 1032

Hémostatiques généraux

Antifibrinolytiques et hémostatiques généraux non dérivés du sang
Acide tranexamique : EXACYL. SPOTOF 1034
Phytoménadione : VITAMINE K1 1035
Antidote de l'héparine : PROTAMINE 1036
Etamsylate : DICYNONE 1037
Desmopressine (*cf.* le chapitre « Endocrinologie »).

Facteur VIII ou facteur antihémophilique A
Facteur VIII recombinant : ADVATE. HELIXATE. KOGENATE. REFACTO 1038
Facteur VIII humain THP : FACTANE 1038

Facteur IX ou facteur antihémophilique B
Facteur IX recombinant : BENE FIX 1040
Facteur IX humain filtré : BETAFACT. MONONINE 1040

Autres hémostatiques généraux dérivés du sang
Facteur VIII spécial Von Willebrand THP : WILSTART 1042
Facteur Von Willebrand THP : WILFACTIN 1043
Facteur VII recombinant activé : NOVOSEVEN 1044
Facteur XI humain : HEMOLEVEN 1046
Facteur XIII humain : FIBROGAMMIN 1047
Facteurs de coagulation divers : FEIBA 1048
Concentré de complexe prothrombique (CCP) ou PPSB :
CONFIDEX. KANOKAD. KASKADIL. OCTAPLEX. etc. 1049
Fibrinogène humain : CLOTTAFACT. RIASTAP 1050
Concentrés de plaquettes : MCP et CPA 1051
Plasma frais congelé à risque viral atténué : PFC 1052

Produits sanguins divers

Facteurs de croissance hématopoïétique
Erythropoïétine (*cf.* Antianémiques ci-dessus).
Facteurs de croissance granulocytaires (*cf.* le chapitre « Cancérologie »).

Stimulant de la thrombopoïèse
Romiplostim : NPLATE 1054
Eltrombopag : REVOLADE 1055
Produits sanguins divers
Concentrés de granulocytes d'aphérèse (CGrA) 1056
Antithrombine III humaine : ACLOTINE 1057
Protéine C humaine : PROTEXEL 1058
Dérivé sanguin antiporphyrie
Hémine arginine : NORMOSANG 1059
Immunomodulateur pour l'hémoglobinurie paroxystique nocturne
Eculizumab : SOLIRIS 1060
Chélateurs du fer
Déféroxamine : DESFÉRAL 1061
Déférasinox : EXJADE 1062
Défériprone : FERRIPROX 1063
Hémostatiques locaux
Colles biologiques : ARTISS Colle. BERIPLAST. TISSUCOL KIT. etc. 1064
Gazes hémostatiques résorbables : SURGICEL 1065
Collagène hémostatique résorbable : PANGEN 1066
Hémostatiques à usage externe : ALGOSTERIL. COALGAN 1067

Chapitre 14
IMMUNOLOGIE-ALLERGOLOGIE
Schémas thérapeutiques 1070

Antiallergiques
Médicament de référence du choc anaphylactique
Adrénaline ou Epinéphrine (*cf.* le chapitre « Cardiologie »).
Corticoïdes ou Corticostéroïdes
Propriétés générales 1072
Formes orales 1074
Prednisone : CORTANCYL. Prednisolone : SOLUPRED
Méthylprednisolone : MEDROL
Bétaméthasone : CELESTENE
Déxaméthasone : DECTANCYL. NEODEX
Budésonide : ENTOCORT. RAFTON
Formes injectables d'action rapide 1076
Méthylprednisolone : SOLUMÉDROL
Bétaméthasone : CELESTENE. BETNESOL
Déxaméthasone : DEXAMETHASONE
Formes injectables à effet retard 1077
Formes locales (*cf.* chaque spécialité).

Antihistaminiques H1 peu sédatifs
AERIUS. CLARITYNE. KESTIN. KESTINLYO. MIZOLLEN. PRIMALAN. TELFAST. VIRLIX. WYSTAMM. XYZALL. ZYRTEC. etc. 1078
Antihistaminiques H1 sédatifs
Phénothiazines et autres antihistaminiques H1 : FERVEX. DIMÉGAN. PÉRIACTINE. PHÉNERGAN. POLARAMINE. THÉRALÈNE. 1080
Autres antiallergiques
Cromoglycate disodique *per os* : INTERCRON 1082
Kétotifène : ZADITEN 1083
Antiasthmatiques (*cf.* le chapitre « Pneumologie »).

Immunosuppresseurs
*Corticoïdes à fortes doses (*cf. *Corticoïdes ci-dessus)*
Inhibiteurs de la synthèse des cytokines
Ciclosporine : NÉORAL. SANDIMMUN 1084
Tacrolimus : PROGRAF. ADVAGRAF. MODIGRAF 1086
Inhibiteurs de la mTOR
Sirolimus : RAPAMUNE 1088
Evérolimus : CERTICAN 1090
Inhibiteurs de la synthèse d'ADN
Azathioprine : IMUREL 1092
Mycophénolate : CELLCEPT. MYFORTIC 1094
Anticorps antilymphocytaires monoclonaux
Basiliximab : SIMULECT 1096
Bélimumab : BENLYSTA 1097
Protéine de fusion antilymphocytaire T
Bélatacept : NULOJIX 1098
Anticorps antilymphocytaires polyclonaux
THYMOGLOBULINE 1099
*Inhibiteurs du TNF-alpha (*cf. *le chapitre « Rhumatologie »).*
Divers
Méthotrexate, Cyclophosphamide (*cf.* le chapitre « Cancérologie »)
Immunoglobulines polyvalentes (*cf.* le chapitre « Vaccins, Immunoglobulines »).

Interférons humains recombinants
*Interféron alpha (*cf. *le chapitre « Gastro-Entérologie et Hépatologie »)*
Interféron gamma
Interféron gamma-1b recombinant : IMUKIN 1100

Traitements de l'œdème angioneurotique héréditaire (AOH)
Inhibiteur de la C1-estérase
C1-INH d'origine humaine : BERINERT 1101

C1-INH d'origine humaine : CINRYSE 1102
C1-INH d'origine lapine : RUCONEST 1103
Antagoniste de la bradykinine
Icatibant : FIRAZYR 1104

Traitements des syndromes périodiques/cryopyrine (CAPS)
Inhibiteur de l'interleukine Ib
Canakinumab : ILARYS 1105

Traitements de désensibilisation
Extraits allergéniques
Pollen de phéole des prés : GRAZAX 1106
Pollen de graminées diverses : ORALAIR 1107

Chapitre 15
NEUROLOGIE

Traitement de la maladie d'Alzheimer 1112
Traitement de la sclérose en plaques
Schémas thérapeutiques 1113

Analgésiques spécifiques de certaines douleurs rebelles
Antidépresseurs imipraminiques (*cf.* le chapitre « Psychiatrie »).
Bêta-bloquants (*cf.* le chapitre « Cardiologie »).
Carbamazépine, Clonazépam, Gabapentine, Phénytoïne, Prégabaline (*cf.* Antiépileptiques ci-dessous).
Indométacine (*cf.* le chapitre « Analgésiques et anti-inflammatoires »).
Lévomépromazine et Tiapride (*cf.* le chapitre « Psychiatrie »).
Triptans (*cf.* Antimigraineux ci-dessous).

Antiépileptiques
Antiépileptiques polyvalents
Valproate de sodium : DÉPAKINE. MICROPAKINE 1116
Diazépam : VALIUM. Clonazépam : RIVOTRIL. Clobazam : URBANYL 1118
Midazolam : BUCCOLAM 1120
Antiépileptiques sans action sur les absences
Phénobarbital : GARDÉNAL. APAROXAL. ALEPSAL. KANEVRON 1122
Primidone : MYSOLINE 1122
Phénytoïne : DI-HYDAN. DILANTIN 1124
Fosphénytoïne sodique : PRODILANTIN 1126
Carbamazépine : TÉGRÉTOL 1128
Oxcarbazépine : TRILEPTAL 1130
Rufinamide : INOVELON 1132
Eslicarbazépine : ZEBINIX 1134
Antiépileptiques spécifiques des absences du petit mal épileptique
Ethosuximide : ZARONTIN 1135

Antiépileptiques utilisés dans les crises partielles et épilepsies rebelles
Topiramate : EPITOMAX 1136
Tiagabine : GABITRIL 1138
Gabapentine : NEURONTIN 1140
Prégabaline : LYRICA 1142
Lamotrigine : LAMICTAL 1144
Lévétiracétam : KEPPRA 1146
Zonisamide : ZONEGRAN 1148
Antiépileptiques réservés à certaines formes d'épilepsies graves
Vigabatrin : SABRIL 1150
Felbamate : TALOXA 1152
Lacosamide : VIMPAT 1154
Rétigabine : TROBALT 1156
Stiripentol : DIACOMIT 1158
Pérampanel : FYCOMPA 1159

Antimigraineux

Traitement de la crise migraineuse

Analgésiques non spécifiques
(cf. le chapitre « Analgésiques et anti-inflammatoires »).
Triptans 1160
– Formes pernasales :
Sumatriptan : IMIGRANE.
– Formes orales :
Sumatriptan : IMIGRANE. Naratriptan : NARAMIG.
Zolmitriptan : ZOMIG. ZOMIGORO. Elétriptan : RELPAX.
Almotriptan : ALMOGRAN. Frovatriptan : TIGREAT. ISIMIG
Rizatriptan : MAXALT. MAXALTLYO
– Formes injectables :
Sumatriptan : IMIGRANE. IMIJECT.
Antisérotoninergiques dérivés de l'ergot de seigle
Tartrate d'ergotamine par voie orale : GYNERGENE-CAFÉINÉ 1162
Dihydroergotamine pernasale : DIERGO-SPRAY 1162
Dihydroergotamine injectable 1162
Anti-inflammatoires non stéroïdiens et Aspirine
IBUPROFÈNE. MIGPRIV 1162

Traitement de fond des migraines

Antisérotoninergiques dérivés de l'ergot de seigle
Méthysergide : DÉSERNIL 1164
Autres antimigraineux en traitement de fond
Oxétorone : NOCERTONE 1166
Pizotifène : SANMIGRAN 1167
Flunarizine : SIBELIUM 1168

Amitriptyline : LAROXYL. ELAVIL 1169
Bêta-bloquants sans ASI : AVLOCARDYL. etc. 1169
Topiramate : EPITOMAX 1169
Vérapamil : ISOPTINE 1169

Antiparkinsoniens

Lévodopa avec inhibiteur de la décarboxylase périphérique
Lévodopa + Bensérazide : MODOPAR 1170
Lévodopa + Carbidopa : SINEMET. DUODOPA 1170
Lévodopa + Carbidopa + Entacapone : STALEVO 1172
Inhibiteurs de la catéchol-O-méthyltransférase ou COMT
Entacapone : COMTAN. STALEVO 1172
Tolcapone : TASMAR 1174
IMAO sélectifs de type B (inhibiteurs du catabolisme de la dopamine)
Sélégiline : DÉPRÉNYL. OTRASEL. Rasagiline : AZILECT 1176
Agonistes dopaminergiques
– Dérivés de l'ergot de seigle
Bromocriptine : PARLODEL 1178
– De type « non ergoline »
Ropinirole : REQUIP 1180
Pramipexole : OPRYMEA. SIFROL 1182
Piribédil : TRIVASTAL 1184
Rotigotine : NEUPRO Transdermique 1185
Apomorphine injectable : APOKINON 1186
Amantadine : MANTADIX 1188
Antiparkinsoniens anticholinergiques per os et injectables
AKINETON. ARTANE. LEPTICUR. PARKINANE 1190

Produits utilisés dans le syndrome des jambes sans repos

Agonistes dopaminergiques
Ropinirole : ADARTREL 1180
Pramipexole : OPRYMEA. SIFROL 1182

Antiœdémateux cérébraux

Diurétique osmotique : MANNITOL injectable 1192
Tétracoside : SYNACTHENE 1193

Anticholinestérasiques utilisés dans la myasthénie

Formes orales et injectables
MESTINON. MYTÉLASE. PROSTIGMINE 1194
Amifampridine : FIRDAPSE 1196

Médicaments de la maladie d'Alzheimer

Inhibiteurs de la cholinestérase
– Peu ou pas métabolisés par le cytochrome P450
Rivastigmine : EXELON 1198

– Métabolisés par les CYP 3A4 et 2D6
Donepezil : ARICEPT 1200
Galantamine : REMINYL. REMINYL LP 1202
Antagonistes des récepteurs NMDA
Mémantine : EBIXA 1204

Médicaments de la sclérose en plaques
Interférons bêta
Interféron bêta-1a : AVONEX. REBIF 1206
Interféron bêta-1b : BETAFERON. EXTAVIA 1206
Autres immunomodulateurs ou immunosuppresseurs
Anthracyclines : Mitioxantrone : ELSEP 1208
Bloqueur des canaux potassiques : FAMPYRA 1209
Immunomodulateur polypeptidique : Glatiramère : COPAXONE 1210
Immunosuppresseur : Natalizumab : TYSABRI 1211
Fingolimob : GILENYA 1212

Antispastiques
Baclofène : LIORESAL 1214
Dantrolène : DANTRIUM 1216
Diazépam : VALIUM 1216

Médicaments de la sclérose latérale amyotrophique
Riluzole : RILUTEK 1218

Toxines botuliques
Toxine botulique de type A : BOTOX. DYSPORT. XEOMIN. etc. 1220
Toxine botulique de type B : NEUROBLOC 1220

Autres médicaments du système nerveux
Nimodipine : NIMOTOP 1222
Fibrinolyse : Altéplase : ACTILYSE 1222
Myoclonies post-anoxiques : Oxitriptan : LÉVOTONINE 1224
Myotonies : Mexilétine : MEXILÉTINE AP-HP 1225
Maladie de Huntington : Tétrabénazine : XENAZINE. TEMODIS 1226
Amylose TTR : Tafamadis meglumide : VYNDAQUEL 1227
Piracétam : NOOTROPYL. GABACET 1228
Catalepsie : Psychostimulants : MODIODAL. RITALINE
(*cf.* le chapitre « Psychiatrie et addictologie ») 1229
Catalepsie : Oxybate de sodium : XYREM 1230

Chapitre 16
OPHTALMOLOGIE
Conservation des collyres entamés 1233
Conduite à tenir devant un œil rouge et douloureux 1234

Conduite à tenir devant une baisse d'acuité visuelle rapidement progressive 1235
Schémas thérapeutiques 1236

Collyres d'examen et mydriatiques
Collyres anesthésiques : Oxybuprocaïne : CÉBÉSINE. etc. 1239
Collyres colorants : FLUORESCÉINE Collyre 1239
Collyres mydriatiques parasympatholytiques : Atropiniques 1240
Collyres mydriatiques sympathomimétiques : NÉOSYNÉPHRINE 1242
Insert mydriatique : MYDRIASERT 1243

Anti-infectieux locaux en ophtalmologie
Antiseptiques pour irrigation oculaire pré-opératoire 1244
Collyres antiseptiques sans vasoconstricteurs 1244
Collyres antiseptiques pour lavage oculaire 1244
Collyres antiseptiques avec vasoconstricteurs 1246
Collyres et pommades antibiotiques 1248

Antiviraux locaux en ophtalmologie
Ganciclovir : VIRGAN 1250
Aciclovir : ZOVIRAX Pommade OPH 1250
Trifluridine : VIROPHTA 1251

Cicatrisants en ophtalmologie
Collyres et pommades cicatrisantes 1252
Collyres antiœdémateux cornéens 1252

Antiglaucomateux
Médicaments hypotonisants par voie générale
Acétazolamide : DIAMOX 1254
Collyres antiglaucomateux
Collyres et gels bêta-bloquants non associés 1256
Collyres parasympathomimétiques : Pilocarpine 1258
Collyres inhibiteurs de l'anhydrase carbonique : Dorzolamide, etc. 1260
+ Bêta-bloquants : AZARGA. COSOPT 1260
Collyres aux prostaglandines : Bimatoprost, Latanoprost, Travoprost 1262
Collyres alpha-2 adrénergiques : Brimonidine, Apraclonidine 1264
+ Bêta-bloquants : COMBIGAN 1264

Correcteurs des sécheresses lacrymales
Généralités et précautions d'emploi 1265
Produits à très haute et haute viscosité 1266
Produits à faible viscosité 1267
Anétholtrothione : SULFARLEM 1310
Pilocarpine per os : SALAGEN 1311

Collyres anti-inflammatoires
Collyres et pommades cortisoniques seuls ou associés OPH 1268
Collyres anti-inflammatoires non stéroïdiens 1270

Implant intravitréen de corticoïdes
Dexaméthasone : ILUVIEN. OZURDEX 1272

Collyres antiallergiques non cortisoniques
Antidégranulants mastocytaires 1273
Anti-histaminiques H1 : lévocabastine 1273
Antiallergiques à action mixte 1274

Médicaments divers utilisés en ophtalmologie
Myotiques pour usage per-opératoire 1276
Vertéporfine : VISUDYNE 1277
Inhibiteurs du facteur de croissance vasculaire endothélial (VEGF)
Pégaptanib : MACUGEN. Ranibizumab : LUCENTIS 1278
Aflibercept : EYLEA
Compléments alimentaires proposés en ophtalmologie 1280
Conseils pour l'entretien et le port des lentilles 1282

Chapitre 17
OTO-RHINO-LARYNGOLOGIE ET STOMATOLOGIE
Traitement de la sinusite aiguë purulente de l'adulte 1286
Schémas thérapeutiques 1287

Antivertigineux
Produits utilisés dans la crise vertigineuse
Acétyl-dl-leucine : TANGANIL 1291
Soluté glucosé hypertonique à 30 % et Diazépam injectable 1291
Autres antivertigineux
Bétahistine : EXTOVYL. LECTIL. SERC. etc. 1292
Méclozine : AGYRAX 1293
Piracétam (voir ce terme)

Décongestionnants ORL ou Vasoconstricteurs ORL
Vasoconstricteurs ORL par voie orale 1294
Vasoconstricteurs ORL par voie nasale 1296

Autres médicaments utilisés par voie nasale
Anticholinergiques par voie nasale : ATROVENT Nasal 1298
Solutions de lavage nasal 1299
Antiseptiques par voie nasale 1299
Antiallergiques cortisoniques par voie nasale 1300
Antiallergiques non cortisoniques par voie nasale 1301

Gouttes auriculaires
Antibiotiques + Corticoïdes 1302
Antibiotiques + Antifongique + Corticoïde 1302
Ofloxacine : OFLOCET AURICULAIRE 1304

Rifamycine : OTOFA
Ciprofloxacine : COLIXAN Auriculaire
Céruménolytiques : CERULYSE 1304
Anesthésiques locaux : OTIPAX 1305

Bains de bouche antiseptiques
Chlorhexidine : ELUDRIL. PAROEX. PREXIDINE. THIOVALONE 1306
Hexétidine : HEXTRIL 1306
Iode (Povidone iodée) : BÉTADINE BUCCALE 1306
Divers : DENTEX. ALODONT. SYNTHOL Liquide 1306

Prévention des caries dentaires
Fluor en stomatologie : FLUOREX. ZYMAFLUOR. FLUOSTÉROL. etc. 1308

Correcteurs des hyposialies et xérostomies
Substituts salivaires : ARTISIAL Solution 1310
Anétholtrithione : SULFARLEM 1310
Pilocarpine par voie orale : SALAGEN 1311

Produits utilisés dans les aphtes buccaux
Aliments réputés aphtogènes 1312
Produits utilisés par voie locale
Lidocaïne : XYLOCAÏNE VISQUEUSE. DYNEXAN. AFTAGEL 1312
Lysozyme : HEXALYSE. LYSO 6. LYSOPAINE 1313
Corticoïdes par voie locale : Bétaméthasone : BUCCOBET 1313
Produits utilisés par voie générale
Colchicine. Corticoïdes. Thalidomide 1312

Produits utilisés dans les parodontopathies
Insaponifiables d'avocat et de soja : PIASCLÉDINE 1314

Annexe
Numérotation internationale des dents 1315

Chapitre 18

PARASITOLOGIE ET MÉDECINE TROPICALE

Schémas thérapeutiques 1318
Animaux venimeux et envenimations 1324
Sérum antivenimeux : VIPERFAV 1327

Antifongiques
Cf. le chapitre « Antifongiques ».

Médicaments des protozooses

Trichomonacides (Nitro-imidazolés)
Métronidazole : FLAGYL. Secnidazole : SECNOL 1328

Antiamibiens ou Amœbicides

Amoebicides diffusibles : Nitro-imidazolés

Métronidazole : FLAGYL. Secnidazole : SECNOL. Ornidazole : TIBERAL ... 1330

Amœbicides de contact : Hydroxyquinoléines

INTÉTRIX ... 1332

Antipaludéens ou Antimalariques

Chimioprophylaxie antipaludéenne

Chimioprophylaxie conseillée selon les pays ... 1333
Chloroquine : NIVAQUINE ... 1334
Proguanil : PALUDRINE. Proguanil + Chloroquine : SAVARINE ... 1336
Méfloquine : LARIAM ... 1340
Atovaquone + Proguanil : MALARONE ... 1352
Doxycycline (*cf.* les Tétracyclines au chapitre « Antibiotiques »).

Traitement curatif du paludisme

Chloroquine : NIVAQUINE ... 1334
Quinine : QUININE. SURQUINA. QUINIMAX ... 1338
Méfloquine : LARIAM ... 1340
Halofantrine : HALFAN ... 1342
Artéméther + Luméfantrine : RIAMET ... 1344
Pipéraquine + Arténimol : EVRASTESIM ... 1346
Atovaquone + Proguanil : MALARONE ... 1352

Insectifuges ou Répulsifs (cf. *à la fin de ce chapitre).*

Médicaments actifs sur Toxoplasma gondii

Pyriméthamine : MALOCIDE ... 1347
Spiramycine et Sulfamides (*cf.* le chapitre « Antibiotiques »).

Antileishmaniens

Antimoniate de méglumine : GLUCANTIME ... 1348
Pentamidine : PENTACARINAT ... 1350

Trypanocides

Pentamidine : PENTACARINAT ... 1350

Médicaments actifs sur Pneumocystis carinii

Cotrimoxazole (*cf.* le chapitre « Antibiotiques »)
Pentamidine : PENTACARINAT ... 1350
Atovaquone : WELLVONE ... 1352

Anthelminthiques

Médicaments des nématodoses

Flubendazole : FLUVERMAL ... 1354
Pyrantel : COMBANTRIN. HELMINTOX ... 1355
Triclabendazole : EGATEN ... 1356
Albendazole : ZENTEL. ESKAZOLE ... 1358
Ivermectine : MECTIZAN. STROMECTOL ... 1362

Médicaments des cestodoses ou Taenicides
Niclosamide : TRÉDÉMINE 1360
Praziquantel : BILTRICIDE 1361

Médicaments des trématodoses
Antibilharziens
Praziquantel : BILTRICIDE 1361
Médicaments des distomatoses
Praziquantel : BILTRICIDE 1361
Triclabendazole : EGATEN 1356
Niclosamide : TRÉDÉMINE 1360

Médicaments des filarioses ou Antifilariens
Ivermectine : MECTIZAN. STROMECTOL 1362
Diéthylcarbamazine : NOTÉZINE 1364

Insectifuges ou Répulsifs
Prévention des piqûres diurnes (recommandations) 1366
Prévention des piqûres nocturnes (recommandations) 1367
Perméthrine : INSECT ÉCRAN TISSU 1367
Deltaméthrine et moustiquaires insectifuges 1368

Produits divers
Médicament des microsporisioses
Fumagilline : FLISINT 1369
Désinfection de l'eau de boisson
AQUATABS. MICROPUR 1370

Chapitre 19
PNEUMOLOGIE
Schémas thérapeutiques 1375

Bronchodilatateurs et antiasthmatiques
Bronchodilatateurs bêta-2 stimulants
Bêta-2 stimulants inhalés avec gaz propulseur
Salbutamol : VENTOLINE. AIROMIR 1378
Bêta-2 stimulants inhalés en poudre sans gaz propulseur
BRICANYL. ASMASAL. VENTILASTIN 1380
Bêta-2 stimulants inhalés en solution pour nébuliseur
Salbutamol : VENTOLINE. Terbutaline : BRICANYL 1381
Bêta-2 stimulants par voie injectable
Terbutaline : BRICANYL. Salbumol : VENTOLINE 1382
Bêta-2 stimulants inhalés d'action prolongée
Formotérol : ASMELOR. ATIMOS. FORMOAIR. FORADIL 1384
Salmétérol : SEREVENT 1384

Indacatérol : ONBREZ BREEZHALER. OSLIF BREEZHALER 1386
Gormotérol + Béclométasone : FORMODUAL INNOVAIR 1388
Formotérol + Budésonide : SYMBICORT 1388
Salmétérol + Fluticasone : SERETIDE 1388

Bêta-2 stimulants par voie orale à libération prolongée
Terbutaline : BRICANYL LP. Bambutérol : OXEOL 1390

Autres bronchodilatateurs et antiasthmatiques

Bronchodilatateurs anticholinergiques 1392
Glycopyrronium : SEEBRI BREEZHALER 1394
Tiotropium : SPIRIVA. Aclidinium : EKLIRA GENUAIR

Anticorps monoclonal recombinant anti-IgE
Omalizumab : XOLAIR 1395

Antileucotriènes (antagonistes des récepteurs aux leucotriènes)
Montelukast : SINGULAIR 1396

Méthylxanthines
Théophylline : DILATRANE LP. TÉDRALAN LP. XANTHIUM LP. etc. 1398
Bamifylline : TRENTADIL 1398
Formes injectables : AMINOPHYLLINE 1400

Antiasthmatiques de la classe des cromones
Cromoglycate disodique : LOMUDAL Solution 1401

Corticoïdes inhalés avec ou sans gaz propulseur
Béclométasone : BÉCLOJET. BÉCLONE. BÉCLOSPRAY. QVAR. BECLOSPIN. ASMABEC. BÉMÉDREX. MIFLASONE 1402
Fluticasone : FLIXOTIDE. Ciclésonide : ALVESCO 1404
Budésonide : MIFLONIL. NOVOPULMON. PULMICORT 1406

Corticoïdes par voie générale (cf. *le chapitre « Immuno-Allergologie »).*

Traitement de la mucoviscidose

Activateur de la protéine CFTR
Ivacalfor : KALYDECO 1407

Hydrolyseur de l'ADN extracellulaire bronchique
Désoxyribonucléase recombinante humaine : PULMOZYME 1408

Fluidifiants ou Mucolytiques

Fluidifiants par voie locale : MUCOMYSTENDO 1409
Fluidifiants par voie orale : BISOLVON. SURBRONC. MUCOMYST. etc. 1410
Citrate de caféine : CAFEINE 1412
Doxapram : DOPRAM 1413

Antitussifs

Antitussifs opiacés : Dextrométhorphane, Noscapine, Codéthyline 1414
Antitussifs opiacés : Pholcodine, Codéine 1416
Antitussifs non opiacés et non antihistaminiques : Hélicidine, Pentoxyvérine, Oxéladine 1417

Antitussifs antihistaminiques H1 anticholinergiques 1418
Fenspiride : PNEUMOREL 1419

Médicaments de l'hypertension artérielle pulmonaire

Traitements conventionnels
Cf. Oxygénothérapie, AVK, Inhibiteurs calciques, Diurétiques, Digitaliques
Analogues de la prostacycline (vasodilatateurs)
Epoprosténol : FLOLAN 1420
Trépostilnil : REMODULIN 1422
Iloprost en inhalation : VENTAVIS 1424
Inhibiteurs de la PDE5 (vasodilatateurs)
Sildénafil : REVATIO 1426
Tadalafil : ADCIRCA 1428
Antagonistes de l'endothéline (anti-vasoconstricteurs)
Bosentan : TRACLEER 1430
Ambrisentan : VOLIBRIS 1432

Autres médicaments utilisés en pneumologie

Immunosuppresseur antifibrosant
Pirfénidone : ESBRIET 1434
Surfactants pulmonaires
Poractant alpha : CUROSURF 1435
Alpha-1 antitrypsine humaine
ALFALASTIN 1436
Atropinique en soins palliatifs
Bromhydrate : SCOPOLAMINE Injectable. SCOPODERM TTS 1437

Annexes

Chambres d'inhalation 1438
Oxygène à usage médical 1440

Chapitre 20

PSYCHIATRIE ET ADDICTOLOGIE

Conduite à tenir en cas d'agitation 1444
Conduite à tenir en cas de crise suicidaire 1444
Schémas thérapeutiques 1445

Anxiolytiques

Benzodiazépines (utilisées comme anxiolytiques)
LEXOMIL. SÉRESTA. TÉMESTA. TRANXENE, VALIUM, etc. 1450
Autres anxiolytiques
Hydroxyzine : ATARAX 1452
Buspirone : BUSPIRONE 1454

Captodiame : COVATINE. Etifoxine : STRESAM 1455
Neuroleptiques à faible dose (*cf.* ci-dessous).

Hypnotiques

Cyclopyrrolones
Zopiclone : IMOVANE 1456
Imidazopyridines
Zolpidem : STILNOX 1457
Mélatonine
Mélatonine : CIRCADIN 1458
Benzodiazépines (utilisées comme anesthésiques)
Midazolam : MIDAZOLAM 1459
Benzodiazépines (utilisées comme hypnotiques)
HAVLANE. MOGADON. NOCTAMIDE. NORMISON. NUCTALON 1460
Ethanolamines
Doxylamine : DONORMYL. LIDENE. NOCTYL 1462
Phénothiazines
THÉRALÈNE 1462

Antidépresseurs ou Thymo-analeptiques

Antidépresseurs imipraminiques, tricycliques ou non

Antidépresseurs intermédiaires ou médians 1464
Clomipramine : ANAFRANIL. Dosulépine : PROTHIADEN.
Imipramine : TOFRANIL
Antidépresseurs sédatifs et anxiolytiques 1464
Amitriptyline : ELAVIL. LAROXYL.
Doxépine : QUITAXON. Amoxapine : DÉFANYL.
Trimipramine : SURMONTIL. Maprotiline : LUDIOMIL

Antidépresseurs sérotoninergiques et noradrénergiques (IRSNA)

Milnacipran : IXEL. Duloxétine : CYMBALTA 1467
Venlafaxine : EFFEXOR LP 1468

Antidépresseurs sérotoninergiques purs (ISRS)

Fluoxétine : PROZAC. Fluvoxamine : FLOXYFRAL 1469
Paroxétine : DEROXAT. DIVARIUS. Sertraline : ZOLOFT 1469
Citalopram : SEROPRAM. Escitalopram : SEROPLEX 1470

Antidépresseurs divers

Agomélatine : VALDOXAN 1473
Tianeptine : STABLON 1474
Miansérine : MIANSÉRINE 1475
Mirtazapine : NORSET 1476

Antidépresseurs IMAO

IMAO sélectifs de type A (Antidépresseurs intermédiaires ou médians)
Moclobémide : MOCLAMINE 1477

IMAO classiques non sélectifs (Antidépresseurs psychotoniques)
Iproniazide : MARSILID 1478
Phytothérapie antidépressive
Millepertuis : MILDAC 1479

Normothymiques ou Thymo-régulateurs
Lithium : TÉRALITHE 1480
Divalproate de sodium : DÉPAKOTE. DEPAMIDE 1482
Carbamazépine. Lamotrigine (*cf.* le chapitre « Neurologie »).

Neuroleptiques

Neuroleptiques de première génération
Phénothiazines : chlorpromazine, lévomépromazine, etc.
LARGACTIL. NOZINAN. NEULEPTIL. PIPORTIL. TERCIAN 1484
Butyrophénones
Halopéridol : HALDOL. Pipampérone : DIPIPÉRON 1486
Thioxanthènes
Flupentixol : FLUANXOL. Zuclopenthixol : CLOPIXOL 1488
Pimozide : ORAP 1489
Benzamides substitués 1490
Sulpiride : DOGMATIL. SYNÉDIL. Amisulpride : SOLIAN.
Tiapride : TIAPRIDAL.

Neuroleptiques de deuxième génération dits « atypiques »
Benzisoxazoles
Rispéridone : RISPERDAL. RISPERDALORO 1492
Dérivés de la quinolinone
Aripiprazole : ABILIFY 1494
Dibenzo-oxazépines
Loxapine : LOXAPAC 1495
Dibenzodiazépines
Olanzapine : ZALASTA. ZYPREXA. ZYPREXA VELOTAB 1496
Quétiapine : XÉROQUEL LP 1496
Clozapine : LEPONEX 1498
Dibenzo-oxépino-pyrroles
Asépine : SYCREST 1500

Neuroleptiques injectables
Neuroleptiques injectables d'action rapide 1502
ABILIFY. HALDOL. LARGACTIL. LOXAPAC. ZYPREXA. SOLIAN.
DROLEPTAN. NOZINAN. TERCIAN. TIAPRIDAL
Neuroleptiques injectables à effet retard 1503
CLOPIXOL. FLUANXOL HALDOL DÉCANOAS. PIPORTIL L4. MODECATE.
RISPERDALCONSTA. SEMAP. XEPLION. ZYPADHERA

Psychotropes désinhibiteurs
Carpipramine : PRAZINIL 1504

Médicament utilisé dans les déviances sexuelles

Triptoréline : SALVACYL 1505

Psychostimulants ou Noo-analeptiques

Psychostimulants amphétaminiques

Méthylphénidate : RITALINE. CONCERTA LP. STRATTERA 1506

Psychostimulants non amphétaminiques

Modafinil : MODIODAL 1508

Antiasthéniques divers

Déanol ou diméthylaminoéthanol : DEBRUMYL. ACTI 5 1509

Sulbutiamine : ARCALION 1509

Médicaments utilisés contre les toxicomanies

Toxicomanie aux opiacés

Buprénorphine : SUBUTEX 1510

Buprénorphine + Naloxone : SUBOXONE 1510

Méthadone chlorhydrate : MÉTHADONE AP-HP 1512

Alcoolisme

Disulfirame : ESPÉRAL. Naltrexone : REVIA 1514

Baclofène 1514

Acamprosate : AOTAL 1516

Tabagisme

Nicotine par voie percutanée. Patchs 1517

Nicotine par voie perlinguale ou orale 1518

Bupropion : ZYBAN LP 1519

Varénicline : CHAMPIX 1520

Chapitre 21

RHUMATOLOGIE

Schémas thérapeutiques 1524

Analgésiques et anti-inflammatoires

Analgésiques (*cf.* le chapitre « Analgésiques... »).

Anti-inflammatoires non stéroïdiens (*cf.* le chapitre « Analgésiques... »).

Corticoïdes par voie générale
(*cf.* le chapitre « Immunologie-Allergologie »).

Corticoïdes en infiltrations 1528

Troubles du métabolisme phospho-calcique

Cf. le chapitre « Troubles métaboliques ».

Antigoutteux et hypo-uricémiants

Traitement de la crise de goutte

Colchicine : COLCHICINE. COLCHIMAX 1530

Anti-inflammatoires non stéroïdiens (*cf.* le chapitre « Analgésiques... »).

Médicaments qui accroissent l'uricémie 1530

Hypo-uricémiants ou Inhibiteurs de la synthèse de l'acide urique
Allopurinol : ZYLORIC. Fébuxostat : ADENURIC ... 1532
Uricosuriques ou uricoéliminateurs
Probénécide : BÉNÉMIDE ... 1534
Uricolytiques : Urate-oxydase recombinante
Rasburicase : FASTURTEC ... 1535

Traitements des ostéopathies

Diphosphonates ou Bisphosphonates
– Utilisés dans l'ostéoporose :
Acide alendronique : FOSAMAX ... 1536
Acide alendronique + Colécalciférol : FOSAVANCE ... 1536
Acide risédronique : ACTONEL ... 1536
Acide ibandronique : BONVIVA ... 1538
Acide zolédronique : ACLASTA ... 1540
– Utilisés dans la maladie de Paget :
Acide risédronique : ACTONEL ... 1536
Acide tiludronique : SKELID ... 1539
Acide zolédronique : ACLASTA ... 1540
Acide pamidronique : ARÉDIA ... 1542
– Utilisés en cancérologie :
Acide ibandronique : BONDRONAT ... 1538
Acide zolédronique : ZOMETA ... 1540
Acide pamidronique : ARÉDIA. OSTEPAM ... 1542
Acide clodronique : CLASTOBAN. LYTOS ... 1542
Serms (Modulateurs sélectifs de l'activation des récepteurs œstrogéniques)
Raloxifène : EVISTA. OPTRUMA ... 1544
Analogue de la parathormone : rhPTH (1-34)
Tériparatide : FORSTEO ... 1545
Inhibiteurs des ostéoclastes
Dénosumab : PROLIA. XGEVA ... 1546
Strontium (cation divalent)
Ralénate de strontium : PROTELOS ... 1547
Calcitonine
CADENS. CALSYN. MIACALCIC ... 1548

Traitements de fond de la polyarthrite rhumatoïde

Traitements de fond de première intention
Hydroxychloroquine : PLAQUENIL ... 1549
Sulfasalazine : SALAZOPYRINE (*cf.* le chapitre « Gastro-Entérologie »).
Traitements de fond des formes sévères ou réfractaires
– Dérivés sulfhydrilés
D-Pénicillamine : TROLOVOL ... 1550
Tiopronine : ACADIONE ... 1551

– *Immunomodulateur*
Méthotrexate : IMETH. NOVATREX. METOJECT 1552
– *Inhibiteurs du TNF-alpha*
Adalimumab : HUMIRA 1554
Étanercept : ENBREL 1555
Infliximab : REMICADE 1556
Certolizumab pegol : CIMZIA 1557
Golimumab : SIMPONI 1558
– *Autres immunodépresseurs*
Léflunomide : ARAVA 1553
Abatacept : ORENCIA 1559
Anakinra : KINERET 1560
Tocilizumab : ROACTEMRA 1561
Azathioprine, Ciclosporine, Corticoïdes, Cyclophosphamide (voir ces termes).

Myorelaxants et antispastiques

Myorelaxants
Thiocolchicoside : COLTRAMYL. MIOREL 1562
Méphénésine : DÉCONTRACTYL 1562
Méthocarbamol : LUMIRELAX 1562
Médicaments des crampes
Quinine : HEXAQUINE. OKIMUS. QUININE Vit C 1563

Antiarthrosiques d'action lente

Produits utilisés par voie orale
Chondroïtine sulfate : CHONDROSULF. STRUCTUM 1564
Diacéréine : ART. ZONDAR 1568
Glucosamine : DOLENIO. FLEXEA. OSAFLEXAN. etc. 1565
Fluides visco-élastiques par voie intra-articulaire 1566
Hyaluronate de sodium : ADANT. ARTHRUM H. EUFLEXXA. HYALGAN. ORTHOVISC. OSTENIL. OSTENIL MINI. SINOVIAL. STRUCTOVIAL. SUPLASYN. SYNOCROM. SYNVISC. DUROLANE. OSTENIL TENDON

Chapitre 22

SOLUTÉS DE PERFUSION

Perfusion périphérique sur cathéter court veineux 1572
Perfusion sous-cutané ou hyperdermoclyse 1572
Débit des perfusions veineuses 1573
Troubles hydro-électrolytiques et schémas thérapeutiques 1574
Déséquilibres acido-basiques et schémas thérapeutiques 1576

Apport d'eau, apport d'ions et apport d'oligo-éléments

Solutés de réhydratation orale (*cf.* le chapitre « Gastro-Entérologie »).
Solutés glucosés injectables (apport d'eau et de glucose) 1578

Solutés salés injectables (apport d'eau et de chlorure de sodium) 1580
Solutés alcalinisants injectables (bicarbonate et lactate de sodium) 1582
Apport d'autres ions (potassium, calcium, phosphore, magnésium) et d'oligo-éléments (*cf.* le chapitre « Troubles métaboliques »).

Solutés de remplissage vasculaire

Hydroxyéthylamidons (HEA)
HYPERHES. ISOVOL. RESTORVOL. VOLUVEN. etc. 1584
Gélatines fluides
GÉLOFUSINE. PLASMION 1586
Albumine humaine à 4 %, 5 %, 20 %
ALBUMINE. ALBUNORM. VIALEBEX 1588

Chapitre 23

TOXICOLOGIE

Schémas thérapeutiques 1592

Évacuation digestive des toxiques

Lavage gastrique 1595

Adsorbants en toxicologie

Charbon activé : TOXICARB. CARBOMIX 1596
Liste des toxiques carbo-adsorbables 1596

Antidotes utilisés par voie orale

IODURE DE POTASSIUM 1597
Succimer ou DMSA : SUCCICAPTAL. Terre de Fulller 1598
N-acétylcystéïne : MUCOMYST Solution (*cf.* le chapitre « Pneumologie »).

Antidotes injectables

Benzodiazépines : Flumazénil : FLUMAZENIL 1599
Opiacés : Naloxone : NARCAN 1600
Paracétamol : N-acétylcystéïne injectable : FLUIMUCIL 5 g/25 ml 1601
Méthémoglobine : Méthylthioninium : BLEU DE MÉTHYLÈNE 1602
Liste des toxiques méthémoglobinisants 1602
Anticorps antidigitaliques : DIGIFAB 40 1603
Éthylène glycol : 4-méthylpyrazole : FOMEPIZOLE 1604
Organophosphorés : Pralidoxime : CONTRATHION 1605
Métaux : Dimercaprol : B.A.L. 1606
Métaux : Calcicodisodique : CALCIUM ÉDÉTATE DE SODIUM EDTA 1607
Cyanures : Hydroxocobalamine à forte dose : CYANOKIT 1608
Cyanures : THIOSULFATE DE SODIUM 1609
Cyanures : EDTA Dicobaltique : KÉLOCYANOR 1609
AVK : Protamine (*cf.* le chapitre « Hématologie »).

Chapitre 24
TROUBLES MÉTABOLIQUES

Schémas thérapeutiques 1612
Surcharges pondérales 1615

Troubles de la glyco-régulation

Traitements diététiques des diabètes sucrés
Cf. au chapitre « Diabètes »

Troubles du métabolisme des lipides

Traitements diététiques des hyperlipidémies
Cf. au chapitre « Diététique » : Corps gras alimentaires, Régime hypocholestérolémiant et Régime hypocalorique global

Médicaments hypolipémiants
Inhibiteurs de l'HMG-CoA réductase ou Statines 1616
Pravastatine : ELISOR. VASTEN. Simvastatine : LODALES. ZOCOR.
Fluvastatine : FRACTAL. LESCOL. Atorvastatine : TAHOR.
Rosuvastatine : CRESTOR.
Inhibiteurs de l'HMG-CoA réductase en associations à doses fixes 1616
Simvastatine + Ezétimibe : INEGY.
Pravastatine + Aspirine : PRAVADUAL.
Atorvastatine + Amlodipine : CADUET.
Fibrates de deuxième génération
BEFIZAL. LIPANOR. LIPANTHYL. LIPUR, etc. 1618
Résines hypocholestérolémiantes chélatrices des sels biliaires
Colestyramine : QUESTRAN 1620
Inhibiteurs sélectifs de l'absorption intestinale du cholestérol
Ezétimibe : EZETROL 1622
Ezétimibe + Simvastatine : INEGY 1622
Acides oméga 3 polyinsaturés
OMACOR. TRIGLISTAB. YSOMEGA 1623

Troubles du métabolisme du potassium

Aliments riches en potassium 1624
Traitement des hypokaliémies
Potassium oral et injectable : DIFFU-K. KALÉORID. Sirop de potassium 1624
Médicaments hypokaliémiants
Résines hypokaliémiantes : KAYEXALATE 1626
Polystyrène calcique : RESIKALI 1626
Solutés alcalinisants molaires injectables 1626

Troubles du métabolisme phospho-calcique

Apport de phosphore
Phosphore oral et injectable : PHOSPHONEUROS. PHOCYTAN. etc. 1628

Hypophosphorémiants
Carbonate de calcium : CALCIDIA 1630
Acétate de calcium : PHOSPHOSORB 1631
Sévélamer : RENAGEL. RENVELA 1632
Lantane : FOSRENOL 1633
Traitements des hypocalcémies, rachitismes et ostéomalacies
Aliments riches en calcium 1634
Calcium oral et injectable : CACIT. OSTRAM. PERICAL. etc. 1634
Associations de calcium et vitamine D3 : CACIT D3. OSTRAM D3. etc. 1636
Vitamine D3 ou Colécalciférol : ZYMAD. UVEDOSE. etc. 1638
Vitamine D2 ou Ergocalciférol : STÉROGYL. UVESTEROL. etc. 1640
Dérivés hydroxylés de la vitamine D 1641
25 (OH) D3 ou calcifédiol : DÉDROGYL
1,25 $(OH)_2$ D3 ou calcitriol : ROCALTROL
1 a (OH) D3 ou alfacalcidol : UN-ALPHA. ALPHACALCIDOL
Hypocalcémiants (cf. *les médicaments suivants) :*
Diphosphonates, Calcitonine, Corticoïdes, Furosémide.
Anticalciuriques
Thiazidiques, Phytat DB et Phosphore (*cf.* le chapitre « Urologie »).

Vitamines

Aliments riches en vitamine A 1642
Vitamine A ou Rétinol A313 1642
Vitamine B1ou Thiamine : BÉNERVA. BÉVITINE 1644
Vitamine B6 ou Pyridoxine : BÉCILAN. etc. 1645
Vitamine B3 ou Vitamine PP ou Nicotinamide : NICOBION. etc. 1646
Vitamine B8 ou Vitamine H ou Biotine : BIOTINE 1646
Vitamine B2 ou Riboflavine : BÉFLAVINE. etc. 1647
Vitamine B5 ou Acide pantothénique : BÉPANTHENE 1647
Vitamine B9 : SPECIAFOLDINE (*cf.* le chapitre « Hématologie »).
Vitamine B12 (*cf.* le chapitre « Hématologie »).
Vitamines du groupe B associées : BÉCOZYME. VITAMINES B1-B6. etc. 1648
Aliments riches en vitamine C 1650
Vitamine C ou Acide ascorbique : LAROSCORBINE. VITASCORBOL 1650
Vitamine D et dérivés hydroxylés 1638
Vitamine E ou Tocophérol : DERMORELLE. TOCO 500. VEDROP. etc. 1652
Vitamine K ou Phytoménadione (*cf.* le chapitre « Hématologie »).
Aliments riches en vitamine K (*cf.* le chapitre « Hématologie »).
Polyvitamines à doses physiologiques 1654
Orales : HYDROSOL polyvitaminé.
Avec oligo-éléments : BEROCCA. etc.
Injectables : CERNÉVIT. SOLUVIT. VITALIPIDE. etc.

Magnésium

Aliments riches en magnésium 1656
Magnésium oral et injectable : MAG 2. OROMAG. SPASMAG. etc. 1656

Oligo-éléments
Oligo-éléments associés injectables : DECAN. NONAN. TRACUTIL. etc..... 1658
Sélénium 1659
Zinc (Gluconate de zinc) : EFFIZINC. RUBOZINC 1660

Traitements de troubles métaboliques rares
Maladie de Wilson
Zinc (Acétate de zinc) : WILZIN 1661
Maladie de Gaucher
Imiglucérase : CÉRÉZYME 1662
Miglustat : ZAVESCA 1663
Vélaglucérase alpha : VPRIV 1664
Déficit du cycle de l'urée
Acide carglumique : CARBAGLU 1665
Phénylbutyrate de sodium : AMMONAPS. PHEBURANE 1666
Chlorhydrate d'arginine 1668
Cystinose
Mercaptamine ou cystéamine : CYSTAGON 1669
Tyrosinémie héréditaire
Nitisinone : ORFADIN 1670
Déficit en carnitine
L-carnitine : LEVOCARNIL 1671
Maladie de Pompe
Alpha alglucosidase : MYOZYME 1672
Hyperphénylalaninémie
Saproptérine dichlorhydrate : KUVAN 1673
Maladie de Fabry
Algasidase bêta : FABRAZYME 1674
Algasidase alpha : REPLAGAL 1676
Mucopolysaccharidoses
L-iduronidase alpha : ALDURAZYME 1678
Galsulfase : NAGLAZYME 1680
Idursulfate : ELAPRASE 1682
Elosulfase alpha : VIMIZIN 1683
Homocystinurie
Bétaïne anhydre : CYSTADANE 1684

Chapitre 25
UROLOGIE
Traitement des coliques néphrétiques de l'adulte 1688
Schémas thérapeutiques 1689

Modificateurs du pH urinaire
Alcalinisants urinaires : EAU DE VICHY. FONCITRIL. ALCAPHOR 1691

Traitements des lithiases urinaires

Régime des lithiases urinaires (cf. le chapitre « Diététique »).

Anticalciuriques

Hydrochlorothiazide : ESIDREX 1692
Acide fytique : PHYTAT DB 1692
Phosphore 1692

Antioxaluriques

SUCCINIMIDE 1693

Médicaments de l'adénome prostatique

Produits extraits de plantes

PERMIXON. PRODINAN. TADENAN 1694

Inhibiteurs de la 5 alpha-réductase

Dutastéride : AVODART. Finastéride : CHIBRO-PROSCAR 1695

Alpha-1-bloquants 1696

Alfuzosine : XATRAL. XATRAL LP. URION
Doxazosine : ZOXAN LP. Silodosine : UROREC. SILODYX
Tamsulosine : JOSIR LP. MECIR LP. OMEXEL LP. OMIX LP. COMBODART
Térazosine : DYSALFA. HYTRINE

Médicaments de la vessie instable

Antispasmodiques anticholinergiques

Oxybutynine : DITROPAN. etc. Trospium : CERIS 1698
Toltérodine : DÉTRUSITOL. Solifénacine : VESICARE
Fosétérodine : TOVIAZ LP

Antispasmodiques musculotropes

Flavoxate : URISPAS 1700

Médicaments antiénurétiques

Desmopressine. Imipraminiques. Oxybutynine 1701

Traitement du carcinome urothélial

BCG par voie endovésicale

IMMUCYST 1702

Médicaments de l'insuffisance érectile

Inhibiteurs de la PDE5

Tadalafil : CIALIS. Vardénafil : LEVITRA. Sildénafil : VIAGRA 1704
Avanafil : SPEDRA

Autres produits

Yohimbine : YOCORAL 1706
Alprostadil intracaverneux : CAVERJECT. CAVERJECTDUAL. EDEX 1707

Médicaments de l'éjaculation précoce

Dapoxétine : PRILIGY 1708

Autres médicaments

Anesthésiques urétraux de contact
Lidocaïne : INSTILLAGEL. XYLOCAINE GEL 1709
Lubrification des sondes urinaires
Goménol : GOMENOLEO 1710

Chapitre 26

VACCINS ET IMMUNOGLOBULINES

Vaccins

Généralités concernant les vaccinations
Calendrier vaccinal français 1714
Vaccins proposés par l'OMS dans les pays défavorisés 1715
Vaccins et grossesse 1715
Vaccins et infection antérieure 1715
Vaccins et anticoagulants 1715
Vaccins et déficits immunitaires 1715
Vaccins conseillés chez les voyageurs 1716
Vaccinations rapides (quelques programmes) 1717
Vaccins associés (associations possibles ou déconseillées) 1717
Vaccins (voies d'injection) 1717

Vaccins vivants atténués

Vaccins antibactériens
Vaccin antituberculeux ou BCG : VACCIN BCG SSI 1718
– Intradermo-réaction tuberculinique : TUBERTEST 1719
Vaccins antiviraux
Vaccins combinés [Rougeole + Rubéole + Oreillons] : ROR VAX 1720
Vaccin antirougeoleux : ROUVAX 1721
Vaccin antiourlien 1722
Vaccin antiamaril contre la fièvre jaune : STAMARIL 1723
Vaccin antivaricelle : VARILRIX. VARIVAX 1724
Vaccin antirotavirus : ROTARIX. ROTATEQ 1725
Vaccin antipoliomyélitique oral 1726

Vaccins inactivés et anatoxines purifiées

Vaccin antipoliomyélitique injectable : IMOVAX POLIO 1727
Vaccin antitétanique 1728
Vaccin antidiphtérique 1729
Vaccin anticoquelucheux 1730
Vaccin antihaemophilus de type b 1731
Vaccins combinés [DTCP/HIB ± Hépatite B], DTCP, DTP 1732
Vaccin antigrippal saisonnier inactivé 1734
Vaccin antipneumococcique à 13 valences : PREVENAR 1736

Vaccin antipneumococcique à 23 valences : PNEUMO 23 1738
Vaccin antihépatite A : AVAXIM. HAVRIX 1739
Vaccin antihépatite B : GENHEVAC B. FENDRIX. etc. 1740
Vaccin antihépatites A + B : TWINRIX 1741
Vaccin anti-papillomavirus des sérotypes 16 et 18 : CERVARIX 1742
Vaccin anti-papillomavirus des sérotypes 6, 11, 16 et 18 : GARDASIL 1743
Vaccin antityphoïdique Vi : TYPHERIX. TYPHIM Vi 1744
Vaccin antityphoïdique Vi + antihépatite A : TYAVAX 1744
Vaccin antibrucellique 1745
Vaccin antileptospires : SPIROLEPT 1746
Vaccin antiméningococcique C 1747
Vaccin antiméningococcique A + C 1748
Vaccin antiméningococcique A + C + Y + W-135 1749
Vaccin anticholérique oral : DUKORAL 1750
Vaccin antirabique 1751
Vaccin antiencéphalite japonaise : JEVAX. IXIARO 1752
Vaccin antiencéphalite à tiques : TICOVAC. ENCEPUR 1754

Immunoglobulines humaines d'origine plasmatique

Immunoglobulines humaines polyvalentes
Par voie IV : GAMMAGARD. KIOVIG. TÉGÉLINE. etc. 1756
Par voie SC : GAMMANORM. HIZENTRA 1758

Immunoglobulines humaines spécifiques
Immunoglobulines antitétaniques : GAMMATÉTANOS 1760
Immunoglobulines anti-D ou antirhésus : RHOPHYLAC 1761
Immunoglobulines antihépatite B : IVHEBEX 1762
Immunoglobulines antihépatite B 1763
Immunoglobulines antirabiques : IMOGAM RAGE 1764

Sérums hétérologues d'origine équine
Sérum antidiphtérique 1765
Sérum antivenimeux contre les vipères d'Europe : VIPERFAV 1327

Chapitre 27

PRESCRIPTIONS CHEZ DES PATIENTS À RISQUE, IATROGÉNIE, INFORMATIONS RÉGLEMENTAIRES

Patients à risque

Prescription chez l'enfant
Principes généraux 1768
Traitement de la douleur 1772
Traitement de la fièvre 1773

Prescription chez la femme enceinte
Médicaments utilisables 1774
Médicaments tératogènes 1775

Prescription chez la femme qui allaite ... 1776
Prescription sur défaillance viscérale
Insuffisance hépato-cellulaire ... 1778
Insuffisance respiratoire chronique ... 1778
Insuffisance rénale chronique ... 1779
Prescription chez la personne âgée
Principes généraux ... 1780
Classes thérapeutiques à risque ... 1782
Prescription en soins palliatifs
Principes généraux ... 1784
Médicaments utilisables par voie sous-cutanée (hypodermoclyse) ... 1784
Divers
Canicule et médicaments ... 1786
Myasthénie et médicaments ... 1787
Porphyries et médicaments ... 1788
Maladie cœliaque, dermatite herpétiforme et médicaments ... 1789
Déficit en G6PD et médicaments ... 1789

Iatrogénie
Médicaments à effet antabuse ... 1790
Médicaments photosensibilisants ... 1790
Médicaments responsables de neuropathies ... 1790
Médicaments dépresseurs du SNC ... 1791
Torsades de pointe iatrogènes et allongement de QT ... 1791
Hépatites iatrogènes ... 1792
Pancréatites iatrogènes ... 1792
Dysthyroïdies iatrogènes ... 1793
Œsophagites iatrogènes ... 1793
Calculs urinaires iatrogènes ... 1793
Glaucome et médicaments ... 1794
Myopies iatrogènes ... 1794
Gynécomasties iatrogènes ... 1795
Impuissances iatrogènes ... 1795
Troubles ioniques iatrogènes ... 1796
Inducteurs et inhibiteurs enzymatiques ... 1797
Pamplemousse et médicaments ... 1799
Inducteurs et inhibiteurs de la glycoprotéine P ... 1799
Millepertuis et médicaments ... 1799

Informations règlementaires
Médicaments : Listes des substances vénéneuses ... 1800
Médicaments à prescription restreinte ... 1801
Médicaments d'exception ... 1801
SMR ou Service médical rendu ... 1802
ASMR ou Amélioration du service médical rendu ... 1802

Tarif forfaitaire de responsabilité 1802
Médicaments de niveau I ou II d'ASMR en 2010, 2011, 2012 et 2013 1803
Médicaments et procédés dopants interdits 1804
Mélanges racémiques, stéréoisomères, énantiomères, isomères 1804
Liste des médicaments orphelins 1805
Liste des affections dites de longue durée 1807
Médicaments retirés du marché pour raisons de pharmacovigilance 1808
Arrêts de commercialisation relevés de 2010 à 2014 1810

Chapitre 28

ADRESSES UTILES

Adresses utiles 1812
Centres régionaux de pharmacovigilance 1813
Centres antipoison et de toxicovigilance 1814

VALEURS BIOLOGIQUES USUELLES 1815

TABLES DE SURFACE CORPORELLE 1832

INDEX ALPHABÉTIQUE 1835

Abréviations

A.	Adulte et adolescent à partir de l'âge de 15 ans
ac.	Acide
ADH	Hormone anti-diurétique
ADN *et* ARN	Acide désoxyribonucléique *et* Acide ribonucléique
Ag	Argent
AINS	Anti-inflammatoire non stéroïdien
Al	Aluminium
ALAT	ALamine Amino Transférase (Transaminase)
AMM *et* ATU	Autorisation de mise sur le marché *et* Autorisation temporaire d'utilisation
amp. *ou* amp. buv.	Ampoule *ou* Ampoule buvable
ASAT	ASpartate Amino Transférase (Transaminase)
ASI	Activité sympathomimétique intrinsèque (d'un bêta-bloquant)
ATCD	Antécédents
AUC	*Area Under the Curve* (mesure l'exposition sanguine à un médicament)
AVC	Accident vasculaire cérébral
AVK	Antivitamine K
BAV	Bloc auriculo-ventriculaire
Ca^{++}	Calcium (cation divalent)
Cal. *ou* kcal	Calorie *ou* kilocalorie (1 kilocalorie = 4,185 kilojoules)
càc	Cuillerée à café (correspond à un volume théorique de 5 ml)
càd	Cuillerée à dessert (correspond à un volume théorique de 10 ml)
càs	Cuillerée à soupe (correspond à un volume théorique de 15 ml)
cap.	Capsule
CEC	Circulation extracorporelle
cg	Centigramme (= 0,01 gramme = 10^{-2} gramme)
CIVD	Coagulation intravasculaire disséminée
Cl^-	Chlore (anion monovalent)
CMI *ou* CMB	Concentration minimale inhibitrice *ou* Concentration minimale bactéricide
Coll	Signale l'agrément des médicaments dans les hôpitaux
cp. *ou* cp. séc.	Comprimé (non sécable) *ou* Comprimé sécable
cp. gyn.	Comprimé gynécologique
Cu	Cuivre
°C	Degré Celsius *ou* centigrade
D. max.	Dose maximale du Codex
DCI	Dénomination commune internationale
DIU	Dispositif intra-utérin

DRESS syndrome	Drug Rash with Eosinophilia ans Systemic Symptoms (réaction grave d'hypersensibilité médicamenteuse)
E.	Enfant (de 30 mois à 15 ans)
ECBU	Examen cytobactériologique urinaire
ECG	Électrocardiogramme
EEG	Électroencéphalogramme
EER	Épuration extrarénale (dialyse externe ou péritonéale)
FA *ou* FV	Fibrillation auriculaire *ou* Fibrillation ventriculaire
Fe^{++}	Fer (ion ferreux)
FEVG	Fraction d'éjection ventriculaire gauche
fl.	Flacon
G6PD	Glucose-6-phosphate déshydrogénase
g	Gramme
g/jour	Gramme par jour *soit* par 24 heures
g/kg	Gramme par kilogramme de poids corporel
g/l	Gramme par litre
Gé ou méd^G	Générique
gél.	Gélule
gte	Goutte
h	Heure
HCO_3^-	Bicarbonate (anion monovalent)
Hg	Mercure
HTA	Hypertension artérielle
IA *ou* ID *ou* IM *ou* IV	Voie intra-artérielle *ou* intradermique *ou* intramusculaire *ou* intraveineuse
IDM	Infarctus du myocarde
IMC (BMI en anglais)	Indice de masse corporelle = poids (kg)/taille^2 (m^2)
K^+	Potassium (cation monovalent)
KCl	Chlorure de potassium
kcal *ou* Cal.	Kilocalorie *ou* Calorie (1 kilocalorie = 4,185 kilojoules)
kJ	Kilojoule (1 kilojoule = 0,24 kilocalorie)
kg	Kilogramme (= 1 000 grammes)
l	Litre
LCR	Liquide céphalo-rachidien
Li	Lithium
LP	Libération prolongée
LPPR (ex-TIPS)	Liste des produits et prestations remboursables
m^2	Mètre carré (notamment de surface corporelle)
mEq	Milliéquivalent
mes.	Mesure
mg *ou* mg/kg	Milligramme (= 0,001 gramme = 10^{-3} gramme) *ou* milligramme par kilo de poids

Mg^{++}	Magnésium (cation divalent)
min.	Minute
ml	Millilitre (= 0,001 litre = 10^{-3} litre = 1 cm^3)
mm^3	Millimètre cube
mmHg	Millimètres de mercure
mmol	Millimole (= 0,001 mole = 10^{-3} mole)
mOsm	Milliosmole
M U *ou* M UI	Million d'unités *ou* Million d'unités internationales
µg	Microgramme (= 10^{-6} gramme)
µg/kg	Microgramme par kilogramme de poids corporel
µmol	Micromole (= 10^{-6} mole)
µU	Micro-unité
N. *et* NN.	Nourrisson (enfant de 1 à 30 mois) *et* Nouveau-né (enfant de 0 à 1 mois)
Na^+	Sodium (cation monovalent)
NaCl	Chlorure de sodium
NFS	Numération-formule sanguine
ng	Nanogramme (= 10^{-9} gramme)
nmol	Nanomole (= 10^{-9} mole)
NR	Médicament non inscrit sur la liste des spécialités remboursables (prix libre)
NYHA (classification)	New York Heart Association (4 stades cliniques de l'insuffisance cardiaque)
O_2	Oxygène
OAP	Œdème aigu du poumon
OTC	Over the counter (médicament en vente libre sans prescription)
PCH AP-HP	Pharmacie Centrale des Hôpitaux de l'Assistance Publique de Paris
Perf. IV	Perfusion intraveineuse
pg	Picogramme (= 10^{-12} gramme)
pmol	Picomole (= 10^{-12} mole)
PM	Poids moléculaire
PO	*per os* = voie orale
ppi	Pour préparation injectable
PVC	Pression veineuse centrale
qs *ou* qsp	Quantité suffisante *ou* quantité suffisante pour
QTc	ECG : intervalle QT corrigé en fonction de la fréquence cardiaque
RCP	Résumé des caractéristiques du produit
sac.	Sachet
SC	Voie sous-cutanée
sec	Seconde
SIADH	Sécrétion inappropriée d'hormone anti-diurétique
SNA *et* SNC	Système nerveux autonome *et* Système nerveux central
sol. *ou* sol. buv.	Solution *ou* Solution buvable

sup. *ou* suppo	Suppositoire
susp. *ou* susp. buv.	Suspension *ou* Suspension buvable
TA *ou* PA	Tension artérielle *ou* Pression artérielle
TP *et* TCA *et* TS	Taux de Prothrombine *et* Temps de céphaline activé *et* Temps de saignement
TS	Tentative de suicide
TSH	Thyroid Stimulating Hormone ou Thyréostimuline
TV	Tachycardie ventriculaire
U *ou* UI	Unité *ou* Unité internationale
VS	Vitesse de sédimentation globulaire

Chapitre 1

Analgésiques
Antipyrétiques
Antispasmodiques
Anti-inflammatoires non stéroïdiens
Anesthésiques locaux

DOULEURS : Schémas thérapeutiques

Ces schémas ne sont qu'un simple aide-mémoire (les traitements de première intention figurent en 2e colonne, et les alternatives thérapeutiques en 3e colonne).

États douloureux non spécifiques

Douleurs non spécifiques par excès de stimulation nociceptive (1)	**Antalgiques de niveau I** : Paracétamol, Salicylés, AINS **Antalgiques de niveau II** : Opioïdes d'action faible (Codéine, Dihydrocodéine, Extrait d'opium, Tramadol), Néfopam **Antalgiques de niveau II *bis*** : Opioïdes agonistes-antagonistes (Buprénorphine, Nalbuphine) **Antalgiques de niveau III** : Morphine et autres opioïdes forts (Hydromorphone, Fentanyl, Oxycodone)

1. Les antalgiques sont présentés ici selon une échelle d'activité croissante du niveau I au niveau III, inspirée de celle de l'OMS.
   Les douleurs intenses ou rebelles, notamment, mais pas exclusivement, d'origine néoplasique, *doivent être traitées par un opioïde fort* (l'analgésie doit être rapide, totale et permanente, et non pas réalisée "à la demande") associée si besoin à un antalgique non opiacé ou à un co-analgésique. Penser à associer un accélérateur du transit et un anti-émétique à toute prescription d'opioïde fort.

Douleurs neuropathiques (souvent rebelles aux antalgiques usuels et aussi aux morphiniques = 30-50 % des patients consultant dans les centres antidouleur)	Antidépresseurs tricycliques Amitriptyline ou Clomipramine (2)	Antiépileptiques – Gabapentine (3) – Prégabaline (3) – Carbamazépine (3) Neurostimulation (4)

2. Ces antidépresseurs ont un effet antalgique démontré mais retardé de 5 à 15 jours, *surtout dans les douleurs neuropathiques*, à une dose inférieure à la dose antidépressive (10 à 150 mg/jour, avec une moyenne de 40 à 75 mg/jour chez l'adulte et 1 mg/kg/jour chez l'enfant).
3. Produits ayant une AMM pour le traitement des douleurs neuropathiques périphériques ou centrales.
4. Neurostimulation transcutanée : technique non médicamenteuse utilisée dans les douleurs neuropathiques.

Douleurs par spasmes de la musculature lisse : Spasmes viscéraux	Antispasmodique ± Antalgique non morphinique
Colique néphrétique	*Cf.* le chapitre "Urologie"
Colique hépatique	*Cf.* le chapitre "Gastro-entérologie"
Douleurs en rhumatologie	*Cf.* le chapitre "Rhumatologie"

DOULEURS : Schémas thérapeutiques

Migraines et Céphalées diverses

Crise migraineuse Traitement de la crise	AINS (Ibuprofène ou Kétoprofène) ou Aspirine	Triptans ou Gynergène caféiné
	Les associations d'antalgiques ne sont pas recommandées	
Maladies migraineuses Traitement de fond	Propranolol, Métoprolol, Amitriptyline, Oxétorone	Flunarizine, Indoramine, Pizotifène, Aténolol, Gabapentine, Timolol, Topiramate
Céphalées de tension ou Céphalées psychogènes ou Céphalées chroniques quotidiennes	Psychothérapies + Arrêt de l'abus d'antalgiques (1) ± Amitriptyline	
Algie vasculaire de la face ou *Cluster headache* (douleurs souvent rebelles aux antalgiques usuels)	Traitement de la crise : Sumatriptan ou Oxygène pur au masque (7 l/minute pendant 15 minutes)	
	Traitements préventifs : Vérapamil, Bêta-bloquants sans activité sympathomimétique, Divalproate ou Valproate de Na, Lithium	
Hémicrânie paroxystique chronique	Indométacine (traitement spécifique et même test diagnostique de cette céphalée très rare)	
Névralgie du trijumeau ou Maladie de Trousseau ou Névralgie faciale essentielle (douleurs souvent rebelles aux antalgiques usuels)	– Carbamazépine (2) ou Oxcarbazépine, Gabapentine, Prégabaline – Amitriptyline ou Clomipramine ou Imipramine (3) – Divers : Phénytoïne, Lévomépromazine, Tiapride, Propranolol, Baclofène... – Traitement chirurgical	
Maladie de Horton	*Cf.* le chapitre "Ophtalmologie"	

1. Une consommation abusive d'antalgiques (consommation à titre préventif et non plus curatif) peut créer un véritable *état de pharmacodépendance* conduisant à des céphalées chroniques quotidiennes avec un *syndrome de sevrage à l'arrêt brutal* (augmentation importante des céphalées dans les jours suivant l'arrêt), contribuant à maintenir cet usage abusif.
2. L'efficacité de la carbamazépine en fait un test diagnostique dans la névralgie du trijumeau qu'elle améliore à court terme dans 80 % des cas, avec une résistance ultérieure dans 10 % des cas.
3. Ces antidépresseurs ont un effet antalgique démontré, mais retardé de 5 à 15 jours, à une dose inférieure à la dose antidépressive (10 à 150 mg/jour, avec une moyenne de 40 à 75 mg/jour).

FIÈVRE : Schémas thérapeutiques

États fébriles : Antipyrétiques

Fièvre = Température rectale ≥ 38 °C	Retrait des épaisseurs superflues de vêtements *sans laisser un enfant nu* (avec tee-shirt en coton) + Supplément hydrique + Température ambiante à 18-19 °C maximum (+ utilisation de ventilateur en cas de forte chaleur) + Paracétamol si fièvre ≥ 39 °C ou mal tolérée	– Ibuprofène ou Kétoprofène – Aspirine ou autres dérivés salicylés (en troisième intention car risque de syndrome de Reye dans les viroses)
Hyperthermie majeure (1) = Température rectale > 40 °C	Paracétamol ou Aspirine ou Association des deux + Mesures générales décrites ci-dessus	Hospitalisation

1. Toute fièvre restant supérieure à 40 °C chez l'enfant < 3 ans malgré les antipyrétiques usuels *nécessite l'hospitalisation d'urgence*.

Hyperthermie d'effort ou Coup de chaleur d'exercice	Arrêt de l'effort + Refroidissement + Réhydratation + Contrôle de l'acidose métabolique (alcalinisation)
Hyperthermie maligne per-anesthésique	Dantrolène (2)
Syndrome malin des neuroleptiques	Arrêter tous les neuroleptiques + Refroidissement + Réhydratation + Contrôle de l'acidose métabolique (alcalinisation) ± Dantrolène par voie IV ± Agoniste dopaminergique (Bromocriptine par exemple)

2. Produit actif dans l'hyperthermie maligne per-anesthésique, utilisable en traitement préventif (par voie orale ou injectable) et en traitement curatif (par voie injectable, en complément des autres mesures thérapeutiques = arrêt de l'anesthésie et de la chirurgie, hyperventilation en oxygène pur, contrôle de l'acidose métabolique, refroidissement et, si nécessaire, maintien de la diurèse et régulation des électrolytes).

ANALGÉSIQUES : Doses équi-analgésiques

Doses équi-analgésiques de différents antalgiques de puissance moyenne administrés par voie orale

Du fait de la variabilité interindividuelle importante, les données ci-dessous ne sont qu'indicatives.

DCI	Doses équi-analgésiques
Paracétamol	650 mg
Aspirine	650 mg
Floctafénine	200 mg
Codéine	30 à 60 mg
Néfopam	20 mg

Doses équi-analgésiques de différents antalgiques majeurs administrés par voie orale ou injectable

DCI	Doses équi-analgésiques	
	Par voie orale	Par voie injectable
Morphine	30 mg	15 mg SC ou 10 mg IV
Fentanyl	–	0,1 mg
Buprénorphine	0,4 mg	0,3 mg
Phénopéridine	–	1 mg
Hydromorphone	4 mg	–
Nalbuphine	–	10 mg
Oxycodone	15 mg	–
Pentazocine	60 mg	30 mg

Doses équi-analgésiques de la morphine selon la voie d'administration

Voie orale	Voie SC	Voie IV	Péridurale	Intrathécale
1 mg	1/2 à 1/3 mg	1/3 à 1/4 mg	1/10 à 1/20 mg	1/50 à 1/200 mg

Analgésiques périphériques (I) : Paracétamol^{G} (I)

Formes orales pour adulte *Remboursement 65 %-Coll*

DOLIPRANE 500 mg DOLKO 500 mg EFFERALGAN 500 mg CLARADOL 500 mg EXPANDOX 500 mg DAFALGAN 500 mg GELUPRANE 500 mg ALGODOL *NR*	16 cp. séc. 500 mg 16 cp. séc. 500 mg 12 sac. 500 mg 16 cp. 500 mg effervescents (412 mg de Na/cp.) 16 cp. ou 16 gél. 500 mg 16 gél. 500 mg 12 sac. 500 mg	A. et E. > 15 ans : 500 mg à 1 g x 1 à 4 fois/24 h en prises espacées de 6 heures (minimum 4 heures)
PARALYOC 500 mg	16 lyocs 500 mg	*Idem*
DAFALGAN 1 g DOLKO 1 g DOLIPRANE 1 000 mg EFFERALGAN 1 000 mg	8 cp. 1 000 mg 8 cp. séc. 1 000 mg 8 cp. ou 8 gél. 1 000 mg effervescents 8 cp. 1 000 mg (548 mg de Na/cp.)	*Idem*
CLARADOL Caféiné ALGODOL Caféiné *NR*	16 cp. 500 mg/50 mg effervescents ou non (422 mg de Na/cp. effervescent)	*Idem*

Formes rectales pour adulte *Remboursement 65 %-Coll*

DOLIPRANE 1 000 mg Suppos	8 sup. 1 000 mg	A. et E. > 15 ans : 1 sup. x 1 à 3 fois/24 h
DAFALGAN 600 mg Suppos	6 ou 10 sup. 600 mg	A. et E. > 15 ans : 1 sup. x 1 à 4 fois/24 h

Paracétamol injectable (1) *Réservé aux hôpitaux-Coll*

PERFALGAN Délai d'action = 15 à 30 minutes Durée d'action = 4 à 6 heures	12 fl. 1 000 mg/100 ml (10 mg/ml) (solution prête à l'emploi)	Perfusion IV en 15 minutes : A. 1 g/perfusion E. > 33 kg (≈ 11 ans) : 15 mg/kg/perfusion
PERFALGAN ENFANTS ET NOURRISSONS Délai d'action = 15 à 30 minutes Durée d'action = 4 à 6 heures	12 fl. 500 mg/50 ml (10 mg/ml) (solution prête à l'emploi)	Perfusion IV en 15 minutes : N. et E. < 33 kg : 15 mg/kg/perfusion Nouveau-né < 10 jours : 7,5 mg/kg/perfusion

1. Espacer les perfusions de 6 heures (4 heures minimum), sans dépasser une dose maximale de 4 g/24 h chez l'adulte et 60 mg/kg/24 h chez l'enfant.

Contre-indications
Insuffisance hépato-cellulaire
Hypersensibilité connue au paracétamol

Propriétés

– Analgésique-antipyrétique d'efficacité comparable à celle de l'aspirine mais sans effet anti-inflammatoire, avec l'avantage d'une excellente tolérance en particulier digestive justifiant son emploi en première intention en particulier chez l'enfant, la femme enceinte ou qui allaite
– Absorption digestive rapide et complète (action *per os* en 20 à 60 minutes pendant 4 à 6 heures), métabolisme hépatique saturable en dérivés glycuro- et sulfoconjugués et en N-acétyl-p-benzoquinone imine (métabolite hépatotoxique inactivé par le glutathion réduit), élimination urinaire (95 % en 24 heures sous forme de métabolites conjugués inactifs et moins de 5 % sous forme active), demi-vie de 2 à 3 heures

Indications

– Traitement symptomatique des affections douloureuses et/ou fébriles, en première intention (à préférer à l'aspirine chez l'enfant < 16 ans dans les infections virales, dont la varicelle et les syndromes grippaux, en raison du risque de syndrome de Reye)

Effets indésirables

– Très rares : réactions cutanées allergiques, érythème pigmenté fixe, thrombopénies allergiques
– Hépatotoxicité possible à doses suprathérapeutiques (> 4 g/jour chez l'adulte), en cas de dénutrition, atteinte hépatique préalable ou chez l'alcoolique (glutathion hépatique abaissé), et en cas de déficit en glutathion-synthétase notamment chez l'homozygote
– Les injections par voie IM sont très douloureuses → *utiliser en perfusion IV uniquement* (risque d'hypotension artérielle → surveillance)
– **Surdosage aigu** (dose ≥ 120 mg/kg en 1 prise chez l'adulte ou 150 mg/kg en 1 prise chez l'enfant) : *cytolyse hépatique apparaissant dans les 24 premières heures* (due au métabolite toxique normalement détoxifié par le glutathion, et pouvant aboutir à une nécrose hépatique irréversible), et *hypophosphorémie par atteinte tubulaire rénale* → lavage gastrique précoce (6 premières heures) et *administration d'acétylcystéine per os* (*cf.* Mucomyst solution) ou en perfusion IV lente (*cf.* Acétylcystéine injectable)

Taux plasmatiques toxiques du paracétamol

– Taux toxiques au-delà de 200 mg/l à la 4ᵉ heure, 100 mg/l à la 8ᵉ heure, 60 mg/l à la 10ᵉ heure, 30 mg/l à la 15ᵉ heure

Précautions d'emploi

– Ne pas dépasser les doses maximales recommandées (car risque d'hépatotoxicité notamment chez l'alcoolique, en cas de dénutrition ou d'atteinte hépatique préalable)
– Espacer les prises de 6 heures (4 heures minimum), ou de 8 heures minimum en cas d'insuffisance rénale sévère (clairance de la créatinine < 10 ml/min)
– Grossesse et allaitement : utilisation possible aux doses usuelles

Doses maximales quotidiennes à ne pas dépasser

Adulte : 4 g/24 h en 4 prises espacées de 6 heures
Enfant : 60 mg/kg/24 h en 4 prises espacées de 6 heures

Analgésiques périphériques (II) : Paracétamol (II)*

Formes orales pédiatriques (1) *Remboursement 65 %-Coll*

DAFALGAN 80 mg Poudre DAFALGAN 150 mg Poudre DAFALGAN 250 mg Poudre	12 sac. 80 mg 12 sac. 150 mg 12 sac. 250 mg	Posologie chez l'enfant : 60 mg/kg/24 h en 4 prises orales espacées de 6 heures *soit* 15 mg/kg et par prise toutes les 6 heures
DOLIPRANE 100 mg Poudre DOLIPRANE 150 mg Poudre DOLIPRANE 200 mg Poudre DOLIPRANE 300 mg Poudre	12 sac. 100 mg 12 sac. 150 mg 12 sac. 200 mg 12 sac. 300 mg	*Idem*
EFFERALGAN 80 mg Poudre EFFERALGAN 150 mg Poudre EFFERALGAN 250 mg Poudre	12 sac. 80 mg 12 sac. 150 mg 12 sac. 250 mg	*Idem*
PARALYOC 250 mg	10 lyocs 250 mg	*Idem*
DAFALGAN Solution buvable à 3 %	Fl. 90 ml avec système doseur gradué en kg permettant d'administrer 15 mg/kg et par prise	*Idem*
DOLIPRANE Suspension buvable à 2,4 % sans sucre	Fl. 100 ml à 24 mg/ml avec une pipette graduée en kg jusqu'à 8 kg maximum (permet d'administrer 15 mg/kg et par prise)	*Idem*
EFFERALGAN Pédiatrique	Fl. 90 ml avec mesurette graduée à 4 kg, 8 kg, 12 kg, 16 kg (1 graduation de 4 kg = 2 ml = 60 mg)	*Idem*
DOLKO Solution buvable 60 mg/2 ml	Fl. 90 ml avec seringue graduée en kg (1 graduation de 1 kg = 15 mg)	*Idem*
DOLSTIC Solution buvable 100 mg/ml	Fl. 30 ml compte-gouttes (enfant < 13 kg) Fl. 60 ml avec seringue graduée (enfant de 13 à 32 kg)	*Idem*

1. La posologie recommandée chez l'enfant est de 60 mg/kg/24 h en 4 prises orales espacées de 6 heures soit 15 mg/kg toutes les 6 heures (en cas d'insuffisance rénale sévère avec clairance de la créatinine < 10 ml/min, l'intervalle entre 2 prises sera au minimum de 8 heures).

* Voir les propriétés générales et les conditions d'emploi pages précédentes.

Analgésiques périphériques (III) :
Paracétamol (III)*

Formes rectales pédiatriques (1) *Remboursement 65 %-Coll*

DAFALGAN 80 mg Suppos DAFALGAN 150 mg Suppos DAFALGAN 300 mg Suppos	10 sup. 80 mg 10 sup. 150 mg 10 sup. 300 mg	Posologie chez l'enfant : 60 mg/kg/24 h en 4 administrations espacées de 6 heures *soit* 15 mg/kg/administration toutes les 6 heures
DOLIPRANE 100 mg Suppos DOLIPRANE 150 mg Suppos DOLIPRANE 200 mg Suppos DOLIPRANE 300 mg Suppos	10 sup. 100 mg 10 sup. 150 mg 10 sup. 200 mg 10 sup. 300 mg	*Idem*
EFFERALGAN 80 mg Suppos EFFERALGAN 150 mg Suppos EFFERALGAN 300 mg Suppos	10 sup. 80 mg 10 sup. 150 mg 10 sup. 300 mg	*Idem*

1. La posologie recommandée par voie rectale est la même que celle qui est recommandée par voie orale = 60 mg/kg/24 h en 4 fois, soit 15 mg/kg toutes les 6 heures.

Spécialités contenant du paracétamol

Non associé : ALGODOL, BRILIVO, CLARADOL, DAFALGAN, DOLIPRANE, DOLKO, DOLSTIC, EFFERALGAN, GÉLUPRANE, PANADOL, PARALYOC, PARATABS, PERFALGAN
En association : ACTIFED, ACTRON, ALGICALM, ALGISÉDAL, ALGODOL, ALGOTROPYL, CÉFALINE, CLARADOL, CODOLIPRANE, COMPRALGYL, COQUELUSÉDAL-PARACÉTAMOL, DAFALGAN-CODÉINE, DOLIPRANE VIT C, DOLIRHUME, DRILL, EFFERALGAN-CODÉINE, FERVEX, GAOSEDAL, HUMEX, IXPRIM, KLIPAL, LAMALINE, LINDILANE, MIGRALGINE, NOVACÉTOL, PANADOL-CODÉINE, PARACÉTAMOL-CODÉINE, PARATABS, PRONTALGINE, RHUMAGRIP, THEINOL, TROPHIRES-COMPOSÉ, ZALDIAR

* Voir les propriétés générales et les conditions d'emploi pages précédentes.

Analgésiques périphériques (IV) :
Aspirine[G] et salicylés (I)*

Formes orales pour adulte et enfant > 10 ans (1)

Remboursement 65 %-Coll (sauf autre mention)

ASPÉGIC 500 mg ASPÉGIC 1 000 mg Acétylsalicylate de lysine	20 sac. 500 mg 20 sac. 1 000 mg (sans sodium)	A. 500 mg à 1 g x 1 à 3 fois/24 h E. > 10 ans : 25 à 50 mg/kg/jour en 3 à 4 prises
ASPIRINE 500 mg ASPIRINE 1 000 mg Acide acétylsalicylique	20 cp. 500 mg effervescents (250 mg de Na/cp.) 20 cp. 1 000 mg effervescents (460 mg de Na/cp.)	*Idem*
HUVANOF *NR*	Poudre pour sol. buv. 100 mg, 200 mg, 500 mg ou 1 000 mg	*Idem*
ASPIRISUCRE 400 mg Acide acétylsalicylique *Non remboursé*	20 cp. 400 mg à croquer (2)	*Idem*

1. Les spécialités dosées à 1 000 mg par unité de prise sont réservées à l'adulte.
2. *Attention au risque d'intoxication salicylée et de fausses routes* chez l'enfant avec les "aspirines à croquer ou à sucer".

Formes orales pour adulte avec métoclopramide *Liste II-65 %*

MIGPRIV (3)	6 sachets contenant : 900 mg d'aspirine + 10 mg de métoclopramide	A. 1 sac. dès le début de la crise migraineuse (D. max. : 3 sac./jour)

3. Association d'aspirine et de métoclopramide (qui augmente la biodisponibilité de l'aspirine), utile dans le traitement de la crise migraineuse.

Spécialités contenant de l'aspirine ou d'autres salicylés

Non associée : ALKASELTZER, ASPÉGIC, ASPIRINE, ASPIRISUCRE, ASPRO, HUVANOF, KARDÉGIC, MODIXIS
En association : ACTRON, ANTIGRIPPINE, ASASANTINE LP, ASPIRINE VIT C, ASPROACCEL, CÉPHYL, DUOPLAVIN, ISOFEBRILL VIT C, MÉTASPIRINE, MIGPRIV, NOVACÉTOL, PRAVADUAL, SÉDASPIR

* Voir le chapitre "Cardiologie" pour les produits, les propriétés et les indications des antiagrégants plaquettaires.

Contre-indications
Allergie à l'aspirine et aux salicylés Maladies ulcéreuses gastro-duodénales Maladies hémorragiques constitutionnelles ou acquises, risques hémorragiques Grossesse au 3e trimestre, certaines associations (*cf.* Interactions)

Propriétés

- Analgésique-antipyrétique (10-13 mg/kg/4-6 h), anti-inflammatoire et uricosurique à fortes doses (3 g/jour chez l'adulte et 80 à 100 mg/kg/jour chez l'enfant), antiagrégant plaquettaire à faible dose (75 à 325 mg/jour chez l'adulte)
- Absorption digestive rapide et complète (action en 30 minutes pendant 4 à 6 heures *per os*), liaison à 80 % aux protéines plasmatiques, métabolisation en dérivés inactifs, élimination urinaire lente (50 % en 24 heures) accrue par l'alcalinisation des urines

Indications

- Traitement symptomatique des affections fébriles (en deuxième intention) et/ou douloureuses
- Affections rhumatismales (à forte dose)

Effets indésirables

- *Troubles digestifs* : gastralgies, ulcérations gastriques et/ou duodénales, hémorragie digestive occulte ou patente (hématémèse, mélæna) pouvant entraîner une anémie ferriprive
- *Réactions allergiques* (2 ‰) : éruptions cutanées, bronchospasme, choc anaphylactique
- *Syndromes hémorragiques* avec allongement du TS persistant 4 à 8 jours après l'arrêt
- Syndrome de Reye rare mais très grave (encéphalopathie et atteinte hépatique aiguë chez l'enfant ou le jeune adulte atteint de virose, dont grippe B, varicelle, adénovirus)
- **Surdosage aigu** (fréquent et sévère chez l'enfant) : hyperpnée et alcalose gazeuse, acouphènes, hypoacousie, vertiges, céphalées, nausées, vomissements, hémorragies digestives, hyperthermie, hypersudation, déshydratation, acidose métabolique, coma et convulsions (enfants surtout), apnée → lavage gastrique même tardif puis charbon activé, assistance respiratoire, correction des troubles hydro-électrolytiques *avant* la diurèse alcalinisante

Précautions d'emploi et interactions médicamenteuses

- Déconseillé dans les viroses chez l'enfant < 16 ans (risque de syndrome de Reye)
- Déconseillé en cas d'antécédents d'ulcères ou d'hémorragies digestives, d'asthme, d'insuffisance hépatique ou rénale, éviter dans la goutte et les ménorragies
- Grossesse : aux 1er et 2e trimestres, prise ponctuelle autorisée et ne pas dépasser 150 mg/24 h en prise chronique. Au 3e trimestre, les salicylés exposent le fœtus à des troubles parfois mortels (hypertension artérielle pulmonaire, insuffisance rénale), mais l'aspirine a un effet démontré pour prévenir les pré-éclampsies sévères précoces, sous surveillance très spécialisée
- ***Associations contre-indiquées*** : avec salicylés à forte dose : AVK, méthotrexate à forte dose
- ***Associations déconseillées*** : avec salicylés à faible dose : probénécide
- *Associations à surveiller* : corticoïdes, diurétiques, insulines et sulfamides hypoglycémiants, thrombolytiques, méthotrexate à dose ≤ 15 mg/semaine
- *Topiques gastro-intestinaux* : intervalle de 2 heures ou plus entre les prises orales

Doses maximales

Adulte : 1 g par prise orale sans dépasser 4 g/24 h en 3 à 4 prises orales, ou 1 g par injection sans dépasser 4 g/24 h en 4 injections
Enfant : 80 mg/kg/24 h de 0 à 30 mois ou 100 mg/kg/24 h de 30 mois à 15 ans par voie orale en 4 prises espacées de 6 heures, ou 8 mg/kg et par injection x 6 fois/24 h

Analgésiques périphériques (V) :
Aspirine et salicylés (II)*

Formes orales pédiatriques à 250 mg *Remboursement 65 %-Coll*

ASPÉGIC 250 mg Acétylsalicylate de lysine	20 sac. 250 mg (sans sodium)	E. de 3 à 10 ans : 25 à 60 mg/kg/jour en 3 à 4 prises, *soit* : – 3 à 4 ans : 1 à 3 sac./jour – 4 à 8 ans : 1 à 4 sac./jour – 8 à 10 ans : 1 à 6 sac./jour

Formes orales pédiatriques à 100 mg *Remboursement 65 %-Coll*

ASPÉGIC 100 mg Acétylsalicylate de lysine	20 sac. 100 mg (sans sodium)	N. et E. < 6 ans : 25 à 60 mg/kg/jour en 3 à 4 prises, *soit* : – 0 à 1 an : 1 à 5 sac./jour – 1 à 2 ans : 2 à 6 sac./jour – 2 à 6 ans : 3 à 9 sac./jour

Formes injectables *Remboursement 65 %-Coll*

ASPÉGIC Injectable Acétylsalicylate de lysine Délai d'action = 10 minutes Durée d'action = 4 à 6 heures	6 fl. 5 ml = 1 000 mg 6 fl. 5 ml = 500 mg	Par voie **IM** (ou **IV** lente) : A. 500 mg à 1 g x 1 à 4 fois/24 h (D. max. : 4 g/24 h) E. > 6 ans : 10 à 25 mg/kg/24 h en 4 à 6 injections (D. max. : 8 mg/kg x 6 fois/24 h)

* Voir les propriétés générales et les conditions d'emploi pages précédentes.

Analgésiques périphériques (VI) :
Dérivés de l'amino-4 quinoléine

Floctafénine *Liste II-15 %-Coll*

IDARAC (1) Délai d'action = 15 à 30 minutes Durée d'action = 5 à 8 heures	20 cp. séc. 200 mg (solubles dans l'eau)	A. 1 à 2 cp. x 1 à 3 fois/jour

1. Médicament qui n'est pratiquement plus prescrit du fait de sa toxicité potentielle, particulièrement allergique.

Contre-indications

Allergie connue à la floctafénine ou à la glafénine ou à l'antrafénine (allergie croisée)
Association aux bêta-bloquants (réactions anaphylactiques aggravées)
Cardiopathies ischémiques, insuffisance cardiaque sévère, déficit en G6PD

Propriétés

- Analgésique périphérique pur (effets antipyrétique et anti-inflammatoire très faibles), relativement bien toléré, mais ayant une activité variable et imprévisible selon les sujets
- Absorption rapide mais variable selon les sujets, hydrolyse partielle, demi-vie de 3 heures, élimination rapide (70 % en 6 heures) par voie biliaire et urinaire, réduite en cas d'insuffisance rénale, passage transplacentaire et dans le lait maternel

Indications (prescription à éviter compte tenu des effets indésirables potentiels)

- Traitement symptomatique des douleurs d'intensité légère à modérée

Effets indésirables

- Des réactions d'hypersensibilité, cutanéo-muqueuses ou générales, peuvent survenir, pouvant aller jusqu'au choc anaphylactique : urticaire, œdème de Quincke, prurit, lipothymie, dyspnée asthmatiforme, insuffisance rénale aiguë oligo-anurique → traitement corticoïde et antihistaminique et utilisation d'adrénaline en cas de collapsus
- Rares : nausées, vomissements, somnolence chez certains sujets (majorée par l'alcool), anémie hémolytique (en cas de déficit en G6PD), sensations de brûlure à la miction
- **Surdosage massif** : nausées, vomissements, diarrhée, gastralgies, possibilité d'insuffisance rénale aiguë à diurèse conservée ou oligo-anurique réversible sans séquelles en 1 à 3 semaines → traitement symptomatique

Précautions d'emploi

- Proscrire toute utilisation ultérieure en cas de manifestation allergique : fourmillements des extrémités, rougeur du visage et/ou du cou, éruptions, malaise
- Utiliser avec prudence chez les conducteurs et utilisateurs de machines (somnolence)
- Éviter les prises unitaires trop importantes (notamment en cas d'inefficacité pouvant témoigner d'une résistance individuelle à l'effet antalgique du produit) et l'alcool
- Réduire la posologie en cas d'insuffisance rénale

Interactions médicamenteuses

- ***Associations contre-indiquées*** : bêta-bloquants (réactions allergiques aggravées)

Caféine ou Méthylxanthine

Citrate de caféine *Liste I-65 %-Coll*

CAFÉINE	10 amp. 2 ml = 50 mg (soit 25 mg de caféine base)	*Cf.* indications et posologies ci-dessous

Contre-indications
Hypersensibilité à la caféine ou aux xanthines Administration par voie IM

Propriétés

- La méthylxanthine, par l'inhibition de la phosphodiestérase et l'accroissement du taux d'AMPc intra-cellulaire, est un stimulant du système nerveux central et des centres respiratoires. Elle est utilisée en association à de nombreux antalgiques et comme traitement du syndrome post-ponction lombaire
- Absorption rapide et complète par voie orale (Cmax : 15 à 45 minutes), faible liaison aux protéines circulantes (15 %), passage de la barrière hémato-encéphalique, métabolisation hépatique et demi-vie de 3 à 7 heures, élimination lente chez le nouveau-né (36 à 144 heures)

Indications et posologies

- Traitement de l'apnée du nouveau-né prématuré : premier jour : 20 mg/kg/jour par voie IV lente puis relais oral ou IV avec suivi des concentrations plasmatiques (zone thérapeutique : 8 à 15 mg/l)
- *Hors AMM* : traitement du syndrome post-ponction lombaire : 300 à 500 mg/jour chez l'adulte, par voie entérale ou intraveineuse

Effets indésirables

- Agitation, anxiété, insomnie, tremblements, diarrhée, vomissements, polyurie, palpitations, tachycardie, hyperglycémie
- **En cas de surdosage** : arythmie, fibrillation auriculaire, confusion, ataxie, convulsions, déshydratation, acidose métabolique

Précautions d'emploi et interactions médicamenteuses

- Utiliser avec précaution si antécédents d'arythmie, d'épilepsie ou d'hyperthyroïdie
- La caféine peut aggraver un reflux gastro-œsophagien
- *Associations déconseillées* : énoxacine (risque de surdosage en caféine)
- *Associations à prendre en compte* : quinolones, cimétidine, phénytoïne, bêta-2 mimétiques, autres psychostimulants

Autres médicaments contenant de la caféine

Caféine base : ASPROACCEL, CEFALINE, CEPHYL, CLARADOL CAFÉINE, DIHYDROERGOCRYPTINE CAFÉINE, GURONSAN, LAMALINE, LIPOFÉINE, MERCALM, METASPIRINE, MIGRALGINE, PERCUTAFÉINE, SEDASPIR, VASOBRAL
Caféine anhydre : ACTRON, ALEPSAL, ALGODOL CAFÉINE, ANTIGRIPPINE ASPIRINE, DOLIDON, ERGOTAMINE CAFÉINE, EXIDOL, GYNERGENE CAFÉINE, PRONTALGINE
Caféine monohydrate : THEINOL

Remarque

- Les boissons dites "énergisantes" sont riches en caféine. Une canette de 250 ml correspond en moyenne à 2 cafés expressos

Analgésiques centraux non morphiniques

Néfopam[G] *Liste I-65 %-Coll*

ACUPAN (1) Délai d'action = 15 à 30 minutes Durée d'action = 4 à 6 heures	5 amp. 2 ml = 20 mg (diluer dans un soluté salé ou glucosé isotonique en cas de perfusion veineuse)	Par voie **IV** (en 5 minutes au minimum) ou perfusion **IV**, voire en injection **IM** : A. 20 mg par injection à répéter si besoin toutes les 4 à 6 heures (D. max. : 120 mg/24 h)

1. Les ampoules injectables peuvent être utilisées par voie orale, sur un sucre par exemple, sans dépasser 6 prises/jour (hors AMM).

Contre-indications

Épilepsie et antécédents de troubles convulsifs
Risque de glaucome par fermeture de l'angle
Risque de rétention urinaire par obstacle urétro-prostatique
Enfant < 15 ans (absence d'étude clinique)

Propriétés

- Analgésique non morphinique d'action centrale (par inhibition du recaptage de la sérotonine, de la noradrénaline et de la dopamine), ayant des propriétés anticholinergiques faibles, dépourvu d'effet dépresseur respiratoire (l'injection de 20 mg aurait une activité antalgique comparable à celle de l'injection de 10 mg de morphine en SC ou de 100 mg de péthidine en IM)
- Demi-vie d'environ 4 heures après injection, élimination urinaire (87 %) en majeure partie sous forme de métabolites

Indications

- Traitement symptomatique des affections douloureuses aiguës, notamment des douleurs post-opératoires

Effets indésirables

- Sueurs, somnolence, nausées, plus rarement vomissements, vertiges
- Effets atropiniques : sécheresse buccale, tachycardie, palpitations, rétention d'urines, excitabilité, irritabilité, confusion mentale, hallucinations, convulsions

Précautions d'emploi

- Utiliser avec prudence en cas d'insuffisance hépatique ou rénale
- Administrer toujours chez un sujet couché
- Ne prévient pas le syndrome de sevrage morphinique
- En raison d'un risque de pharmacodépendance, éviter son utilisation dans les douleurs chroniques
- Grossesse et allaitement : utilisation déconseillée (absence d'étude clinique)

Interactions médicamenteuses

- *Associations à prendre en compte* : autres anticholinergiques car addition des effets (atropine, antiparkinsoniens, antispasmodiques, antisécrétoires, antidépresseurs imipraminiques, maprotiline, certains antihistaminiques H1, disopyramide, oxybutynine, neuroleptiques phénothiaziniques)

Analgésiques opioïdes faibles (I)

Codéine (analgésique) *Liste I-65 %-Coll (sauf autre mention)*

CODENFAN	Sirop : fl. 200 ml à 1 mg pour 1 ml avec dispositif doseur gradué de 1 à 15 mg	E. > 1 an : 3 mg/kg/24 h en 4 à 6 prises *sans dépasser* 1 mg/kg x 6 fois/24 h (1)
EFFERALGAN-CODÉINE PARACÉTAMOL-CODÉINE	16 cp. séc. 30 mg effervescents + Paracétamol 500 mg (460 mg de Na/cp.)	A. 1 à 2 cp. x 1 à 3 fois/jour E. > 3 ans : 3 mg/kg/24 h en 4 à 6 prises, *sans dépasser* 6 cp./24 h (1)
DAFALGAN-CODÉINE	16 cp. 30 mg + Paracétamol 500 mg	A. 1 à 2 cp. x 1 à 3 fois/jour
KLIPAL-CODÉINE 600 mg//50 mg	12 cp. séc. 50 mg + Paracétamol 600 mg	A. 1 cp. x 1 à 4 fois/jour
KLIPAL-CODÉINE 300 mg//25 mg (2)	16 cp. 25 mg + Paracétamol 300 mg	A. 1 à 2 cp. x 1 à 3 fois/jour
LINDILANE	16 cp. 25 mg + Paracétamol 400 mg	A. 1 à 2 cp. x 1 à 3 fois/jour
CLARADOL-CODÉINE (2)	16 cp. 20 mg + Paracétamol 500 mg	A. 1 à 2 cp. x 1 à 3 fois/jour
CODOLIPRANE	16 cp. 30 mg + Paracétamol 500 mg	A. > 15 ans : 1 à 6 cp./jour
CODOLIPRANE Adulte (2) *(hors liste)*	16 cp. séc. 20 mg + Paracétamol 400 mg 16 cp. eff. 30 mg + Paracétamol 500 mg	A. 1 à 2 cp. x 1 à 3 fois/jour
ANTARÈNE-CODÉINE ***NR***	20 cp. 30 mg + Ibuprofène 200 mg	A. et E. > 15 ans : 1 à 2 cp. puis 1 cp. toutes les 4 à 6 heures
	10 cp. 60 mg + Ibuprofène 400 mg	A. 1 cp. puis 1 cp. toutes les 6 à 8 heures (D. max. : 3 cp./jour)
DICODIN LP 60 mg Dihydrocodéine	20 cp. 60 mg à libération prolongée	A. 1 cp. x 1 à 2 fois/jour (12 heures entre 2 prises)

1. Chez l'enfant, les posologies indiquées ici sont exprimées en mg de codéine/kg de poids. Ces produits doivent être mis absolument hors de portée des enfants.
2. Spécialités dispensées de l'inscription en Liste I (= *Remboursement 65 %-Coll*).

Contre-indications

Allergie à la codéine ou à la dihydrocodéine (croisée entre ces deux produits)
Asthme, insuffisance respiratoire, insuffisance hépatique, toxicomanes
Association aux agonistes-antagonistes morphiniques
Suites d'amygdalectomie ou d'adénoïdectomie
Pour Dicodin : grossesse, allaitement, insuffisance rénale grave, association aux IMAO
Celles du paracétamol, des AINS et de l'aspirine s'ils sont associés

Propriétés

- Dérivé semi-synthétique de la morphine, considéré comme un antalgique de niveau II selon la classification de l'OMS (effet analgésique 5 à 10 fois plus faible que celui de la morphine et durée d'action de 4 heures), ayant un effet dépresseur respiratoire faible, considéré comme peu toxicomanogène (mais en réalité utilisé par les toxicomanes, surtout sous forme de sirop antitussif), employé de façon optimale avec un analgésique périphérique (la dihydrocodéine est un dérivé de la codéine d'action comparable)
- Absorption digestive rapide, métabolisation hépatique en dérivés glycuro-conjugués, élimination urinaire, passage transplacentaire et dans le lait maternel

Indications

- Traitement symptomatique des affections douloureuses ne répondant pas à l'utilisation d'analgésiques périphériques en première intention

Effets indésirables

- Constipation, nausées et somnolence
- Rares : réactions cutanées allergiques, bronchospasme, vomissements, sensations vertigineuses, dépression respiratoire (modérée aux doses thérapeutiques)
- Aux doses suprathérapeutiques : risque de dépendance et de syndrome de sevrage à l'arrêt brutal (chez l'utilisateur et chez le nouveau-né de mère toxicomane)
- Ceux du paracétamol, des AINS et de l'aspirine s'ils sont associés
- **Surdosage** (codéine base ≥ 2 mg/kg/prise) : tableau d'intoxication morphinique avec myosis, excitation, somnolence, vomissements, convulsions, risques de bronchoconstriction, laryngospasme et arrêt respiratoire → à traiter par naloxone, lavage gastrique, réanimation cardio-respiratoire (et N-acétylcystéine si intoxication par paracétamol)

Précautions d'emploi

- Éviter toute utilisation prolongée à forte dose (risque de dépendance)
- Utiliser avec prudence chez les conducteurs et utilisateurs de machines (somnolence), le sujet âgé (réduire la posologie de 50 %) et en cas d'hypertension intracrânienne
- Codéine → espacer les prises de 4 heures au minimum (ou 8 heures au minimum en cas d'insuffisance rénale sévère avec clairance de la créatinine < 10 ml/min)
- Déconseillé chez l'enfant < 12 ans en raison du risque de dépression respiratoire
- Grossesse (au 1er trimestre et au voisinage du terme) et allaitement : éviter la codéine (risques d'apnée et syndrome de sevrage chez le nouveau-né)

Interactions médicamenteuses

- ***Associations contre-indiquées*** : agonistes-antagonistes morphiniques (et IMAO non-sélectifs avec la dihydrocodéine)
- ***Associations déconseillées*** : alcool (effets sédatifs accrus)
- *Associations à prendre en compte* : autres morphiniques et antitussifs opiacés, autres dépresseurs du SNC (effets sédatifs accrus). Pour l'ibuprofène : médicaments hyperkaliémiants, anticoagulants, antiagrégants plaquettaires

Analgésiques opioïdes faibles (II) : Tramadol

Tramadol[G] (1) *Liste I-65 %-Coll*

CONTRAMAL TOPALGIC	30 gél. 50 mg 100 gél. 50 mg *Réservé aux hôpitaux*	A. et E. > 12 ans : 50 à 100 mg toutes les 4 à 6 heures, sans dépasser 400 mg/24 h
OROZAMUDOL	30 cp. 50 mg orodispersibles	*Idem*
BIODALGIC efferv. ZUMALGIC efferv.	30 cp. 50 mg (214 mg de Na/cp.)	*Idem*
TAKADOL efferv. ZUMALGIC efferv.	30 cp. séc. 100 mg (320 mg de Na/cp.)	*Idem*
CONTRAMAL LP TOPALGIC LP ZAMUDOL LP	30 cp. ou gél. 100 mg, 150 mg ou 200 mg 30 cp. 50 mg, 100 mg, 150 mg ou 200 mg (à libération prolongée)	A. et E. > 12 ans : 100 mg matin et soir, puis si besoin jusqu'à 200 mg matin et soir
MONOCRIXO LP	15 gél. 100 mg, 150 mg ou 200 mg (à libération prolongée)	A. et E. > 15 ans : 100 à 400 mg/24 h en 1 seule prise
MONOALGIC LP MONOTRAMAL LP	15 cp. 100 mg, 200 mg ou 300 mg (à libération prolongée)	A. et E. > 12 ans : 100 à 400 mg/24 h en 1 seule prise
IXPRIM ZALDIAR	20 cp. 37,5 mg + Paracétamol 325 mg	A. et E. > 15 ans : 1 à 2 cp. toutes les 4 à 6 heures sans dépasser 8 cp./24 h
CONTRAMAL Buvable TOPALGIC Buvable	Solution buvable : 10 ml à 100 mg/ml (1 goutte = 2,5 mg)	E. > 3 ans : 1-2 mg/kg/prise x 3 à 4 fois/jour, sans dépasser 400 mg/24 h
CONTRAMAL Injectable TOPALGIC Injectable Délai d'action = qqs minutes Durée d'action = 6 à 8 heures *Réservé aux hôpitaux*	5 amp. 2 ml = 100 mg	A. 50 à 100 mg en **IV** lente (2-3 minutes), puis si besoin ≤ 250 mg la 1re heure et ≤ 600 mg/24 h

1. Insuffisance hépatique → réduire la dose unitaire de moitié ou espacer les prises de 12 heures.
Insuffisance rénale → espacer les prises de 12 heures quand la clairance de la créatinine est < 30 ml/min.
Patients > 75 ans → espacer les prises de 9 heures.
Insuffisance rénale et insuffisance hépatique sévères → utilisation non recommandée.

Contre-indications

Hypersensibilité connue au tramadol ou aux opiacés
Insuffisance respiratoire sévère, insuffisance hépatique grave, épilepsie non contrôlée
Intoxication aiguë ou surdosage avec produits dépresseurs du SNC et/ou alcool
Phénylcétonurie (pour les comprimés effervescents car présence d'aspartam)
Association aux agonistes-antagonistes morphiniques et aux IMAO
Celles du paracétamol s'il est associé (*cf.* en début de chapitre)
Grossesse, allaitement, enfants < 3 ans ou 12 ans (selon les formes)

Propriétés

- Analgésique opioïde faible, considéré comme un antalgique de niveau II selon la classification de l'OMS, agissant par fixation sur les récepteurs opioïdes de type μ et par inhibition du recaptage de la noradrénaline et de la sérotonine, ayant des effets dépresseur respiratoire et toxicomanogène plus faibles que ceux de la morphine
- Biodisponibilité de 90 % et pic sérique atteint en 2 heures par voie orale, faible liaison aux protéines plasmatiques (20 %), métabolisation hépatique, élimination rénale, demi-vie de 5 à 7 heures, passage transplacentaire et dans le lait maternel (0,1 %)

Indications

- Traitement des douleurs modérées à intenses

Effets indésirables

- Très fréquents (> 10 %) en particulier chez les sujets âgés : étourdissements, nausées, constipation, céphalées, somnolence
- Fréquents (1 à 10 %) : vomissements, prurit, hyponatrémie, œdèmes, anxiété, agitation, états confusionnels et hallucinations, sueurs, sécheresse buccale, douleurs abdominales, asthénie, troubles visuels, dépression respiratoire, réactions allergiques (urticaire, œdème de Quincke, bronchospasme, choc anaphylactique), troubles mictionnels voire rétention urinaire, diarrhée
- Rares (< 1 %) : convulsions (attention aux facteurs favorisants : épilepsie, médicaments abaissant le seuil épileptogène), hypoglycémies parfois sévères, cholestase, hypertransaminasémies, pancréatite
- **Surdosage** : tableau d'intoxication morphinique avec myosis, vomissements, troubles de la conscience, convulsions, collapsus → naloxone et réanimation

Précautions d'emploi

- Éviter l'utilisation prolongée (risque de dépendance et de syndrome de sevrage)
- Utiliser avec prudence chez les conducteurs et utilisateurs de machines, les patients présentant une hypertension intracrânienne ou des convulsions
- Réduire la posologie chez le sujet âgé et en cas d'insuffisance rénale ou hépatique
- Par voie IV : utiliser sous surveillance médicale stricte, en disposant d'un matériel de réanimation (risques d'hypotension, défaillance respiratoire, choc anaphylactique)

Interactions médicamenteuses

- ***Associations contre-indiquées*** : IMAO sélectifs ou non (intervalle de 15 jours après arrêt des IMAO), agonistes-antagonistes morphiniques
- ***Associations déconseillées*** : médicaments abaissant le seuil épileptogène (antidépresseurs, neuroleptiques, anesthésiques généraux, autres analgésiques centraux), antidépresseurs sérotoninergiques (risque de syndrome sérotoninergique parfois grave), alcool, carbamazépine et autres inducteurs enzymatiques
- *Associations à prendre en compte* : antivitamines K et digoxine (risque de surdosage en ces produits), anti-acides (intervalle de 2 heures entre les prises orales), autres morphiniques et antitussifs opiacés, dépresseurs du SNC

Analgésiques opioïdes faibles (III) : Opium

Opium + Paracétamol *Liste II-65 %-Coll*

LAMALINE Gélule	16 gél. de poudre d'opium (= 1 mg de morphine) + Paracétamol 300 mg + Caféine 30 mg	A. 3 à 5 gél./jour, sans dépasser 10 gél./jour
LAMALINE Suppositoire	10 suppos 15 mg d'extrait sec d'opium (= 3 mg de morphine) + Paracétamol 500 mg + Caféine 50 mg	A. 1 sup. 2 à 3 fois/jour, sans dépasser 6 sup./jour

Contre-indications

Hypersensibilité au paracétamol ou à l'opium
Insuffisance hépato-cellulaire
Enfant < 15 ans, grossesse, allaitement

Propriétés

- Analgésique opioïde faible, considéré comme antalgique de niveau II, agissant par stimulation des récepteurs opioïdes μ (opium) et par effet analgésique périphérique
- Absorption complète et rapide (30 à 60 minutes), faible liaison aux protéines, distribution dans tous les tissus, métabolisme essentiellement hépatique (glycuro- et sulfoconjugaison), demi-vie d'environ 2 heures, élimination urinaire (> 90 % en 24 heures)

Indications

- Traitement des douleurs modérées à intenses et/ou ne répondant pas aux antalgiques périphériques seuls

Effets indésirables

- Paracétamol : *cf. Paracétamol* en début de chapitre
- Opium : majoration d'une tendance à la constipation, voire syndrome occlusif
- Caféine : possibilité d'excitation, d'insomnie et de palpitations
- Rares (< 1 %) : confusion, hallucinations, hépatite, pancréatite aiguë

Précautions d'emploi

- Risque de somnolence chez les conducteurs de véhicules ou de machines
- Réduire les doses chez les sujets âgés et l'insuffisant respiratoire chronique
- Éviter l'utilisation prolongée à fortes doses (risque de dépendance)
- Insuffisance rénale sévère : intervalle minimum de 8 heures entre 2 prises
- Attention pour les sportifs : liste des substances dopantes

Interactions médicamenteuses

- ***Associations contre-indiquées*** : agonistes-antagonistes morphiniques
- ***Associations déconseillées*** : alcool (majoration de l'effet sédatif de l'opium)
- *Associations à prendre en compte* : morphiniques, barbituriques, benzodiazépines (risque de dépression respiratoire) ; autres dépresseurs du SNC : antidépresseurs sédatifs, anti-histaminiques H_1 sédatifs, anxiolytiques, hypnotiques, neuroleptiques

Analgésiques opioïdes forts (I)

Morphine injectable *Stupéfiants (règle des 7 ou 28 jours)-65 %-Coll*

MORPHINE INJECTABLE Chlorhydrate de morphine ou Sulfate de morphine (sels d'action équivalente) Délai d'action = 15 à 20 minutes en SC, 5 minutes en IV Durée d'action = 3 à 5 heures en SC, 2 à 3 heures en IV	10 amp. 0,5 mg/5 ml 10 amp. 1 mg/1 ml 10 amp. 10 mg/1 ml 10 amp. 20 mg/1 ml 10 amp. 50 mg/5 ml 10 amp. 100 mg/10 ml 10 amp. 200 mg/10 ml 10 amp. 400 mg/10 ml 10 amp. 500 mg/10 ml 10 fl. 50 mg/50 ml 10 poches 100 mg/100 ml 1 poche 1 000 mg/100 ml 1 poche 2 000 mg/100 ml	Par *voie* **SC** *ou* **IV** : A. 5 à 10 mg/injection **SC** *ou* 1 à 3 mg/injection **IV** (espacées de 4 à 6 heures) E. utiliser la *voie* **IV** (car *voie* **SC** *douloureuse*)

Propriétés particulières (1)

- Règle des 7 jours (sauf pour la morphine par pompe = règle des 28 jours) : la morphine injectable est plus active que la morphine par voie orale (voir tableau des équivalences ci-dessous)
- Utilisation par voie IV chez l'adulte : 1 à 3 mg par injection IV, avec si besoin relais en perfusion SC continue (0,5 mg/kg/jour) ou en perfusion IV continue (0,3 mg/kg/jour) ou en injections SC
- Utilisation par voie IV chez l'enfant : 0,3 mg/kg/24 h en 6 injections ou perfusion continue
- La morphine (*sans conservateur*) peut être administrée par voie péridurale (0,05 à 0,15 mg/kg/j), intrathécale (0,015 à 0,15 mg/kg/j) ou intraventriculaire (0,0015 à 0,03 mg/kg/j), notamment dans les cancers ORL et pulmonaires et les algies diffuses liées à des métastases

Doses équi-analgésiques de morphine selon la voie d'administration

Voie orale	Voie SC	Voie IV	Péridurale	Intrathécale
1 mg	1/2 à 1/3 mg	1/3 à 1/4 mg	1/10 à 1/20 mg	1/50 à 1/200 mg

- La voie IM n'est pas recommandée car elle est douloureuse et n'est pas supérieure à la voie SC
- Éviter l'administration simultanée de morphine par deux voies differentes en raison d'un risque accru de surdosage

Technique pratique de titration de la morphine par voie intraveineuse

- Détail pages suivantes

1. Voir les propriétés générales et les conditions d'emploi à *Morphine* (pages suivantes).

Analgésiques opioïdes forts (II)

Morphine orale d'action brève *Stupéfiants (règle des 28 jours)-65 %-Coll*

ACTISKENAN Délai d'action = 30 minutes Durée d'action = 4 heures Sulfate de morphine	14 gél. 5 mg, 10 mg, 20 mg ou 30 mg	A. et E. > 6 mois : en 6 prises par 24 heures espacées de 4 heures
ORAMORPH Délai d'action = 30 minutes Durée d'action = 4 heures Sulfate de morphine	Sol. buv. à 20 mg/ml (fl. compte-gouttes ; 8 gouttes = 10 mg) 10 amp. buv. à 10 mg/5 ml, 30 mg/5 ml ou 100 mg/5 ml	*Idem*
SEVREDOL Délai d'action = 30 minutes Durée d'action = 4 heures Sulfate de morphine	14 cp. séc. 10 mg ou 20 mg	*Idem*

Morphine orale à libération prolongée (LP)

Stupéfiants (règle des 28 jours)-65 %-Coll

MOSCONTIN LP comprimés SKENAN LP gélules Délai d'action = 2 heures Durée d'action = 12 heures Sulfate de morphine	14 cp. ou gél. 10 mg, 30 mg, 60 mg, 100 mg ou 200 mg	A. et E. > 6 mois : en 2 prises par 24 heures espacées de 12 heures (1)

1. *Posologie initiale* = 1 mg/kg/24 h chez l'adulte et l'enfant, *soit* 50 à 60 mg/24 h chez l'adulte (mais réduire les doses de 50 % *soit* seulement 20 à 30 mg/24 h chez le sujet âgé ou insuffisant rénal).
Adaptation posologique : augmenter de 25-50 % la dose par prise en cas d'inefficacité (*appréciée après deux périodes de durée d'action*) jusqu'à la posologie efficace qui est très variable selon les sujets (de 20 à 600 mg/24 h chez l'adulte avec une posologie moyenne de 120 mg/24 h).
Lors du relais d'une forme orale à libération immédiate par une forme orale à libération prolongée, la dose quotidienne sera inchangée.
En cas de difficulté d'ingestion et chez le jeune enfant, on peut ouvrir les gélules et mélanger les microgranules qu'elles renferment à un aliment liquide ou semi-solide *sans les écraser*, ou les introduire dans une sonde de nutrition entérale rincée ensuite avec 10 à 50 ml d'eau.

Technique pratique de titration de la morphine par voie orale

– Détail pages suivantes

Contre-indications

Insuffisance respiratoire décompensée, insuffisance hépato-cellulaire sévère
Syndrome abdominal aigu d'étiologie non déterminée
Traumatismes crâniens, hypertension intracrânienne, épilepsie non contrôlée
Intoxication alcoolique aiguë, delirium tremens, allergie aux différents produits
Grossesse (2e partie du travail), allaitement, certaines associations (*cf.* Interactions)

Propriétés

- Analgésique majeur de référence (agoniste opioïde pur des récepteurs µ), ayant un effet antalgique dose-dépendant sans plafonnement de l'action antalgique, déprimant les centres respiratoires et de la toux, augmentant le tonus des sphincters musculaires lisses, entraînant une bronchoconstriction, un myosis, ayant un effet psychodysleptique et toxicomanogène
- Biodisponibilité orale faible (30 %) car effet de premier passage hépatique important, liaison à 30 % aux protéines plasmatiques, métabolisme intense en dérivés plus actifs éliminés par voie urinaire, demi-vie de 2 à 3 heures, avec risque d'accumulation en cas d'insuffisance rénale

Indications

- Douleurs intenses et/ou rebelles aux autres produits, notamment algies post-opératoires ou d'origine cancéreuse (où l'analgésie doit être totale et permanente, et non pas réalisée "à la demande")
- Hors AMM : *syndrome de sevrage* du nouveau-né de mère toxicomane aux opiacés

Effets indésirables

- *Constipation et nausées* à prévenir systématiquement dès le début du traitement : coprescrire un laxatif et un anti-émétique, plus rarement vomissements, dépression respiratoire (modérée aux doses thérapeutiques mais sévère en cas de surdosage), sédation, manifestations dysphoriques (chez les sujets âgés surtout), confusion mentale, vertiges, hypotension orthostatique, bradycardie, augmentation de la pression intracrânienne, de la pression dans les voies biliaires, rétention urinaire en cas d'obstacle urétro-prostatique
- *Dépendance physique et psychique* avec *accoutumance* pouvant apparaître après 1 à 2 semaines et *syndrome de sevrage* (sueurs, bâillements, rhinorrhée, larmoiement, puis dans les 12 heures, agitation, sensations de froid, mydriase, myalgies, douleurs osseuses, anxiété, insomnie, *nausées*, tachycardie, hypertension artérielle, diarrhée, parfois vomissements et fièvre, ces troubles s'estompant au bout de 4 à 5 jours)
- **Surdosage** : dépression respiratoire, myosis extrême, hypotension, hypothermie avec coma profond → naloxone et réanimation cardio-respiratoire

Précautions d'emploi et interactions médicamenteuses

- Utiliser avec prudence chez le sujet âgé (accroissement très progressif des doses), l'enfant, les conducteurs et utilisateurs de machines, en cas d'insuffisance rénale, hépatique ou surrénalienne, d'hypothyroïdie, de risque de rétention urinaire, de choc, ne pas utiliser après 5 cm de dilatation du col au cours du travail et en cas de prématurité (dépression respiratoire du nouveau-né)
- Associer un antispasmodique dans les coliques hépatiques ou néphrétiques
- ***Associations contre-indiquées*** : agonistes-antagonistes morphiniques (avec tous les autres morphiniques), naltrexone, IMAO sélectifs ou non
- ***Associations déconseillées*** : phloroglucinol, alcool
- *Associations à prendre en compte* : analgésiques morphiniques mineurs et antitussifs opiacés, autres dépresseurs du SNC, anticholinestérasiques

Utilisation pratique de la morphine dans la douleur aiguë

Titration par voie orale chez l'adulte

Début du traitement par la morphine à libération immédiate (LI)

- Dose initiale :
  - 10 mg de morphine LI à proposer toutes les 4 heures
  - Une auto-évaluation (échelle visuelle analogique = EVA, ou échelle numérique = EN) ou une hétéro-évaluation pluriquotidienne est nécessaire toutes les heures jusqu'à efficacité antalgique
- Adaptation :
  - En cas de douleur mal soulagée (EVA > 30 mm) : l'intervalle entre les prises de morphine LI peut être raccourci jusqu'à 1 heure, sans dépasser 4 prises successives en 4 heures (si tel est le cas, une nouvelle évaluation médicale doit être faite)
  - Si amélioration (EVA < 30 mm) : continuer de proposer un intervalle de 4 heures entre les prises
  - Au bout de 24 heures : la dose totale de morphine consommée sur 24 heures doit être calculée avec réajustement des doses proposées toutes les 4 heures si nécessaire
  - Chez les malades équilibrés sous morphine LI depuis 48 heures, il est recommandé de prescrire une morphine à libération prolongée à dose équivalente

Début du traitement par la morphine à libération prolongée (LP)

- Dose initiale :
  - Il est possible de commencer d'emblée par la morphine LP : 30 mg toutes les 12 heures
  - On rajoute alors des interdoses de morphine LI, à la demande en fonction de la douleur, toutes les 4 heures (l'intervalle peut être raccourci jusqu'à 1 heure). La posologie de l'interdose se situe entre le 1/10e et le 1/6e de la dose journalière de morphine LP
- Adaptation :
  - Au bout de 24 heures, la dose totale consommée sur 24 heures est calculée et la dose de morphine LP est réajustée en fonction. On conservera la possibilité de prendre des interdoses pour couvrir des accès douloureux. La posologie des interdoses doit être réajustée chaque fois pour rester comprise entre le 1/10e et le 1/6e de la dose journalière de morphine LP
- Chez les personnes âgées ou en cas d'insuffisance rénale :
  - Privilégier la titration avec uniquement de la morphine LI à faible dose
  - Il est nécessaire de calculer la clairance de la créatinine pour l'adaptation des posologies :
    - En l'absence d'insuffisance rénale : 5 mg de morphine LI toutes les 4 heures
    - En cas d'insuffisance rénale, les posologies doivent être adaptées. À titre indicatif, clairance de la créatinine entre 60 et 30 ml/min : 2 à 3 mg toutes les 4 heures et entre 30 et 15 ml/min : 2 à 3 mg toutes les 6 à 8 heures

Utilisation pratique de la morphine dans la douleur aiguë

Titration par voie intraveineuse chez l'adulte

Début du traitement par la morphine à libération immédiate (LI)

- Présentation : seule la présentation en ampoule 1 ml = 10 mg = 1 cg est utilisée pour la titration
- Posologie : la dose maximale recommandée pour la période de titration est de 0,05 mg/kg à 0,15 mg/kg. Elle est délivrée selon les conseils d'utilisation
- Conseils d'utilisation
  - Utiliser toujours la méthode de titration : ramener une ampoule de morphine de 1 ml (10 mg) à 10 ml avec de l'eau pour préparation injectable. On obtient 1 ml = 1 mg
  - Injecter la dose initiale (2 mg) lentement puis réinjecter 2 mg toutes les 6 à 10 minutes jusqu'à sédation de la douleur
  - Toujours prescrire un antiémétique. Le plus efficace en prophylaxie est le dropéridol : ampoule de 1 ml = 2,5 mg (pendant l'analgésie autocontrôlée en post-opératoire, chaque bolus de 1 mg de morphine est couplé à un bolus de 0,05 à 0,1 mg de dropéridol IV, jusqu'à une dose maximale journalière de 5 mg)
  - Surveillance permanente des paramètres suivants pendant la période de titration : conscience, pupilles, fréquence respiratoire et cardiaque, pression artérielle
  - Oxygénothérapie à 3 l/min minimum au masque
- Rechercher les effets secondaires des morphiniques : globe vésical, nausées, prurit
- La poursuite de l'antalgie peut s'effectuer :
  - Soit par voie intraveineuse avec des bolus de 2 mg auto-administrés à la demande
  - Soit par voie orale avec une titration par la morphine à libération immédiate

Analgésiques opioïdes forts (III)

Hydromorphone (1) *Stupéfiants (règle des 28 jours)-65 %-Coll*

SOPHIDONE LP Délai d'action = 2 heures Durée d'action = 12 heures	14 gél. 4 mg, 8 mg, 16 mg ou 24 mg (à libération prolongée)	A. et E. > 7 ans : en 2 prises par 24 heures espacées de 12 heures (4 mg = 30 mg de sulfate de morphine *per os*)

1. Voir les propriétés générales et les conditions d'emploi à *Morphine* (pages précédentes).

Contre-indications

Douleur aiguë
Insuffisance respiratoire décompensée, insuffisance hépatique sévère
Épilepsie non contrôlée
Enfant < 7 ans, grossesse, allaitement

Propriétés particulières

– Agoniste opioïde des récepteurs µ (dérivé semi-synthétique de la morphine), 7,5 fois plus puissant que la morphine (biodisponibilité orale d'environ 50 %, fixation à seulement 8 % aux protéines plasmatiques), ayant un métabolisme hépatique non dépendant du cytochrome P450 (meilleur profil de tolérance que la morphine en cas d'insuffisance rénale)

Indications

– Douleurs chroniques intenses d'origine cancéreuse en cas de résistance ou d'intolérance à la morphine (alternative possible dans le cadre de la "rotation des opioïdes")

Précautions d'emploi et interactions médicamenteuses

– Dose équi-analgésique : 4 mg *per os* correspondent à 30 mg de morphine *per os*
– *Adaptation posologique* : augmenter de 25-50 % la dose par prise en cas d'inefficacité (*appréciée après 24 à 48 heures*) jusqu'à la posologie efficace qui est très variable
– ***Associations contre-indiquées*** : morphiniques agonistes antagonistes, IMAO (sélectifs ou non) car risque de syndrome sérotoninergique
– ***Associations déconseillées*** : naltrexone (réduction d'effet), alcool (majoration de l'effet sédatif)
– *Associations à prendre en compte* : autres analgésiques morphiniques, autres médicaments sédatifs (antitussifs, psychotropes...)

Analgésiques opioïdes forts (IV)

Péthidine *Stupéfiants (règle des 7 jours)-15 %-Coll*

PÉTHIDINE Délai d'action = 20 à 60 minutes Durée d'action = 3 à 4 heures	5 amp. 2 ml = 100 mg	A. en perfusion **IV** (15 minutes) ou par voie **IM** : 100 mg/injection x 1 à 6 fois/jour (espacement d'au moins 4 heures) (D. max. : 100 mg /injection et 600 mg/24 h) Relais possible en perfusion continue (D. max. : 600 mg/24 h) E. (D. max. : 10 mg/kg/24 h)

Contre-indications

Hypersensibilité à la péthidine
Insuffisance hépatocellulaire grave
Traumatisme crânien, hypertension intracrânienne
États convulsifs
Intoxication alcoolique aiguë et delirium tremens
Allaitement et enfant < 6 ans
Traitement par les IMAO

Propriétés particulières (1)

- Agoniste opioïde pur (dérivé synthétique de la phénylpipéridine) peu utilisé, ayant une action antalgique 5 à 10 fois plus faible que celle de la morphine, mais avec un effet tachycardisant, des propriétés anticholinergiques modérées, un pouvoir histaminolibérateur plus important
- C'est le seul morphinique spasmolytique pouvant prendre le relais des antispasmodiques dans certaines douleurs viscérales ou lutter contre l'hypertonie utérine au cours des accouchements dystociques, mais sa durée d'action est trop courte pour traiter les douleurs chroniques
- Cependant, il entraîne des convulsions en cas de surdosage (par accumulation d'un métabolite toxique, la norpéthidine) et il a des propriétés inotropes négatives le faisant déconseiller chez les patients cardiaques ou en état hémodynamique précaire
- **Association formellement contre-indiquée** avec les IMAO sélectifs ou non (possibilité d'encéphalopathie sévère et parfois mortelle)
- Dose équi-analgésique : 100 mg IM correspondent à 10 mg de morphine en IV ou 15 mg en SC

1. Voir les propriétés générales et les conditions d'emploi à *Morphine* (pages précédentes).

Analgésiques opioïdes forts (V)

Oxycodone* *Stupéfiants (règle des 28 jours)-65 %-Coll*

OXYNORM OXYNORMORO (1) Délai d'action = 30 minutes Durée d'action = 4 à 6 heures	14 gél. ou 14 cp. orodispersibles 5 mg, 10 mg ou 20 mg (à libération immédiate) -------------------------------- 1 fl. 30 ml 10 mg/ml sol. buv.	A. (à partir de 18 ans) : en 4 à 6 prises par 24 heures espacées de 4 à 6 heures (10 mg = 20 mg de sulfate de morphine *per os*)
OXYCONTIN LP Délai d'action = 2 heures Durée d'action = 12 heures	28 cp. 5 mg, 10 mg, 15 mg, 20 mg, 30 mg, 40 mg, 60 mg, 80 mg ou 120 mg	A. (à partir de 18 ans) : en 2 prises par 24 heures espacées de 12 heures
TARGINACT Oxycodone + Naloxone *Remboursement 15 %*	14 ou 28 cp. 5 mg/2,5 mg 14 ou 28 cp. 10 mg/5 mg 14 ou 28 cp. 20 mg/10 mg 14 ou 28 cp. 40 mg/20 mg	*Idem*
OXYNORM Injectable (2)	10 mg/ml : 5 amp. 1 ml ou 2 ml 4 amp. 20 ml 50 mg/ml : 5 amp. 1 ml	A. à partir de 18 ans Première administration : par voie **IV**, **SC** ou perfusion continue 0,125 mg/kg/jour en perfusion continue Relais de la voie orale : réduire la posologie

1. Le comprimé se disperse au contact de la salive et peut être pris avec ou sans eau.
2. **Équivalence indicative des doses selon la voie d'administration**

Voie orale	Voie sous-cutanée	Voie intraveineuse
1 mg	0,5 mg	0,5 mg

* Voir les propriétés générales et les conditions d'emploi à *Morphine* (pages précédentes).

Contre-indications
Hypersensibilité connue au produit ou à un excipient
Insuffisance respiratoire décompensée, insuffisance hépatique sévère
Iléus paralytique, cœur pulmonaire chronique
Enfant < 18 ans, allaitement

Propriétés particulières

- *Oxycodone* : agoniste opioïde des récepteurs μ et κ (dérivé de la codéine), 2 fois plus puissant que la morphine (biodisponibilité orale de 60 à 87 %), métabolisé par voie hépatique par le cytochrome P450 en dérivé actif (noroxycodone) et en dérivés inactifs éliminés par voie urinaire (meilleure tolérance que la morphine en cas d'insuffisance rénale)
- *Naxolone* : antagoniste opioïde qui possède une biodisponibilité < 3 % par voie orale. L'effet systémique est donc négligeable. Par contre, l'effet compétitif local sur l'intestin est susceptible de réduire le risque de constipation

Indications

- Douleurs sévères qui ne peuvent être correctement traitées que par des analgésiques opioïdes forts, en particulier dans les douleurs d'origine cancéreuse

Précautions d'emploi

- Dose équi-analgésique : 10 mg d'oxycodone *per os* = 20 mg de morphine *per os*
- *Adaptation posologique* : augmenter de 25-50 % la dose par prise en cas d'inefficacité (*appréciée après 24 à 48 heures* pour la forme LP) jusqu'à la posologie efficace

Interactions médicamenteuses

- ***Associations contre-indiquées*** : morphiniques agonistes antagonistes, IMAO (sélectifs ou non)
- ***Associations déconseillées*** : naltrexone (réduction d'effet), alcool (effet sédatif)
- *Associations à prendre en compte* : autre analgésiques morphoniques, autres médicaments sédatifs (antitussifs, psychotropes...)

Analgésiques opioïdes forts (VI)

Fentanyl percutané[G]* *Stupéfiants (règle des 28 jours)-65 %-Coll*

DUROGÉSIC MATRIFEN Délai d'action = 12 heures Durée d'action = 72 heures	5 patchs 12 µg/h 5 patchs 25 µg/h 5 patchs 50 µg/h 5 patchs 75 µg/h 5 patchs 100 µg/h	A. et E. > 2 ans : dispositifs transdermiques à coller sur une zone cutanée non irritée et non irradiée (torse ou bras notamment) : *cf.* la posologie ci-dessous

Posologie et mode d'emploi

– Dose équi-analgésique : 12 µg/h correspondent à environ 30 mg/24 h de morphine *per os*

– Calculer les besoins en analgésiques morphiniques des 24 heures précédentes, puis extrapoler les doses de fentanyl recommandées en fonction des doses de morphine orale par 24 heures :

Morphine orale (mg/24 h)	**Fentanyl** (µg/h)	Morphine orale (mg/24 h)	**Fentanyl** (µg/h)
≤ 90	25	391 à 450	175
91 à 150	50	451 à 510	200
151 à 210	75	511 à 570	225
211 à 270	100	571 à 630	250
271 à 330	125	631 à 690	275
331 à 390	150	> 690	300

– Remplacer les patchs après 72 heures (en changeant de site à chaque fois et en notant la date de pose sur le patch) : en cas d'efficacité insuffisante, l'augmentation des doses doit se faire par paliers de 25 µg/h tous les 3 jours jusqu'à détermination de la dose optimale (utiliser plusieurs patchs pour les doses de plus de 100 µg/h)

* Voir les propriétés générales et les conditions d'emploi à *Morphine* (pages précédentes).

Propriétés

– Analgésique morphinique de synthèse ayant une action antalgique qualitativement identique à celle de la morphine, présenté sous forme de dispositifs transdermiques (délai d'action très long mais délivrance systémique continue avec une *durée d'action prolongée 72 heures*) → utiliser au début *en association avec un analgésique d'action rapide*, puis, après identification de la dose optimale, en monothérapie si la douleur est stable, ou mieux, après titration par morphine *per os*

Indications

– Douleurs chroniques d'origine cancéreuse, intenses ou rebelles aux autres antalgiques, en cas de douleurs stables (alternative possible à la morphine chez les sujets intolérants à celle-ci, ou en cas d'impossibilité des voies orale et injectable, avec une action antalgique équivalente à celle des spécialités de morphine *per os* à libération prolongée)
– *NDR* : chez certains patients, le soulagement de douleurs paroxystiques pourra nécessiter l'adjonction d'un analgésique (non antagoniste morphinique) d'action rapide et à courte durée d'action

Effets indésirables particuliers

– Possibilité d'intolérance locale au dispositif adhésif (environ 3 % des cas)
– Les autres effets indésirables sont globalement semblables à ceux des agonistes morphiniques, mais, pour un malade donné intolérant à la morphine, le fentanyl percutané peut constituer un recours, ainsi qu'en cas d'administration orale ou injectable impossible

Précautions d'emploi

– Ces patchs sont *transparents et de petite dimension* (0,5 à 2 cm^2), *donc peu visibles* (ne pas les oublier et les rechercher en cas de signes de surdosage)
– Danger mortel en cas d'ingestion par des enfants en bas âge → jeter les dispositifs usagés dans une poubelle fermée

Analgésiques opioïdes forts (VII)

Fentanyl oral transmuqueux* *Stupéfiants (règle des 28 jours)-65 %-Coll*

ACTIQ Délai d'action = 5 à 15 minutes Durée d'action = 2 à 4 heures	3 cp. (avec 1 applicateur buccal) dosés à 200 µg, 400 µg, 600 µg, 800 µg, 1 200 µg ou 1 600 µg (dissolution en 15 minutes) Chaque comprimé contient 2 g de glucose	À l'aide de l'applicateur : A. 200 µg/prise unitaire, puis adaptation jusqu'à la dose efficace utile (D. max. : 4 unités/24 h)
BREAKYL	Film orodispersible 14 ou 28 films 200 µg 14 ou 28 films 400 µg 14 ou 28 films 600 µg 14 ou 28 films 800 µg 14 ou 28 films 1 200 µg	Film orodispersible à appliquer sur la muqueuse interne de la joue : A. 200 µg/prise unitaire, puis adaptation jusqu'à la dose efficace utile Espacement d'au moins 4 heures entre 2 prises

* Voir les propriétés générales et les conditions d'emploi à *Morphine* (pages précédentes).

Propriétés particulières

- Analgésique morphinique de synthèse ayant une action antalgique qualitativement identique à celle de la morphine, présenté sous forme de comprimés avec applicateur buccal ou de film orodispersible

Indications

- Accès douloureux paroxystiques, en complément d'un traitement morphinique de fond, stabilisé au moins depuis 3 semaines, chez les patients présentant des douleurs chroniques d'origine cancéreuse
- *NB :*
  - *Le fentanyl ne doit pas être prescrit aux patients ne recevant pas de traitement morphinique en raison d'un risque respiratoire*
  - *Le fentanyl n'est pas adapté aux traitements des douleurs aiguës en dehors des accès douloureux paroxystiques*

Effets indésirables

- L'administration par voie buccale expose à des douleurs et irritations de la muqueuse buccale, des ulcérations, une détoriation de l'état dentaire (richesse en glucose)
- *NB : une mise en garde de l'ANSM a été faite concernant une augmentation préoccupante du mésusage du fentanyl transmuqueux (utilisation hors AMM, doses excessives)*

Précautions d'emploi

- ***Important pour l'Actiq*** : produit réservé à l'adulte et aux sujets âgés de plus de 15 ans, *à laisser absolument hors de portée des enfants*, car chaque comprimé ressemble à une sucette (aromatisée au goût de framboise afin de masquer le goût amer) et *le contenu d'un seul comprimé peut être mortel pour un enfant* → dissoudre immédiatement sous un robinet d'eau chaude le reste de tout comprimé non utilisé en totalité et placer le bâtonnet dans le container spécial fourni

Détermination des doses utiles

- Commencer par une unité dosée à 200 µg (dissolution en 15 minutes), puis attendre 15 minutes supplémentaires (30 minutes en tout), puis, si l'analgésie est insuffisante, prendre une deuxième unité : mais, pour chaque accès douloureux paroxystique, ne pas utiliser plus de 2 unités
- Si le soulagement n'est pas suffisant sur plusieurs accès successifs, passer au dosage supérieur jusqu'à détermination de la dose efficace utile pour chaque patient

Analgésiques opioïdes forts (VIII)

Fentanyl sublingual ou gingival* *Stupéfiant (règle des 28 jours)-65 %-Coll*

ABSTRAL Délai d'action = 15 minutes Durée d'action = 2 à 4 heures	10 ou 30 cp. sublinguaux 100 µg, 200 µg, 300 µg, 400 µg, 600 µg ou 800 µg	A. Cp. à laisser fondre sous la langue à la dose initiale de 100 µg à adapter par titration
EFFENTORA Délai d'action = 10 minutes Durée d'action = 2 heures	4 ou 28 cp. gingivaux 100 µg, 200 µg, 400 µg, 600 µg ou 800 µg	A. Cp. gingivaux à placer entre la joue et la gencive supérieure et à laisser fondre sans sucer ni mâcher, ni boire, ni manger pendant 30 minutes

* Voir les propriétés générales et les conditions d'emploi à *Morphine* (pages précédentes).

Propriétés particulières

– Analgésique morphinique de synthèse ayant une action antalgique qualitativement identique à celle de la morphine, présenté sous forme de comprimés sublinguaux ou gingivaux

Indications

– Accès douloureux paroxystiques chez les patients adultes utilisant des morphiniques pour traiter des douleurs chroniques cancéreuses
– *NB :*
  – *Le fentanyl ne doit pas être prescrit aux patients ne recevant pas de traitement morphinique en raison d'un risque respiratoire*
  – *Le fentanyl n'est pas adapté aux traitements des douleurs aiguës en dehors des accès douloureux paroxystiques*

Détermination des doses utiles = titration

– *Voie sublinguale* : commencer par 1 comprimé sublingual à 100 µg puis attendre 15 à 30 minutes, administrer un 2ᵉ comprimé à 100 µg si l'analgésie est insuffisante. En cas d'échec des 2 comprimés, lors d'un nouvel accès douloureux, passer au comprimé au dosage immédiatement supérieur, suivi si nécessaire d'un comprimé à 100 µg 15 à 30 minutes plus tard. À partir d'une dose initiale de 400 µg, le 2ᵉ comprimé est à 200 µg
– *Voie gingivale* : commencer par 1 comprimé gingival à 100 µg puis attendre 30 minutes, administrer un 2ᵉ comprimé à 100 µg si l'analgésie est insuffisante. En cas d'échec, lors d'un nouvel accès douloureux, passer à 2 comprimés à 100 µg (1 de chaque côté de la cavité buccale), à renouveler 30 minutes plus tard si nécessaire. En cas de succès, traiter ensuite avec 1 comprimé à 200 µg, en cas d'échec 2 comprimés à 200 µg, etc. Ne pas dépasser 800 µg. Attendre au moins 4 heures pour traiter un 2ᵉ accès douloureux

Effets indésirables

– L'administration par voie buccale expose à des douleurs et irritations de la muqueuse buccale, des ulcérations, une détoriation de l'état dentaire (richesse en glucose)
– *NB : une mise en garde de l'ANSM a été faite concernant une augmentation préoccupante du mésusage du fentanyl transmuqueux (utilisation hors AMM, doses excessives)*

Analgésiques opioïdes forts (IX)

Fentanyl par voie nasale* *Stupéfiant (règle des 28 jours)-65 %-Coll*

INSTANYL Délai d'action = 10 minutes Durée d'action = 1 heure	Fl. 10 doses, 50 µg/dose Fl. 10 doses, 100 µg/dose Fl. 10 doses, 200 µg/dose 6 fl. unidose, 50 µg ou 100 µg ou 200 µg/dose *Disponible à l'hôpital*	A. Solution avec pulvérisation nasale, à la dose initiale de 50 µg à adapter par titration
PECFENT Délai d'action = 10 minutes Durée d'action = 1 heure	Fl. 8 doses, 100 µg/dose Fl. 8 doses, 400 µg/dose	A. Solution avec pulvérisation nasale à la dose initiale de 100 µg à adapter par titration

Détermination des doses utiles = titration

– *Instanyl* : commencer par une pulvérisation à 50 µg dans une narine, à réitérer 10 minutes plus tard si nécessaire. Dans ce cas, utiliser la dose immédiatement supérieure lors d'un nouvel accès douloureux. Laisser au moins 4 heures avant de traiter un autre accès douloureux. Ne pas traiter plus de 4 accès douloureux par jour
– *Pecfent* : commencer par une pulvérisation à 100 µg, à réitérer 30 minutes plus tard si nécessaire. Dans ce cas, utiliser la dose immédiatement supérieure lors d'un nouvel accès douloureux. Laisser au moins 4 heures avant de traiter un autre accès douloureux. Ne pas traiter plus de 4 accès douloureux par jour

Propriétés particulières

– Analgésique morphinique de synthèse ayant une action antalgique qualitativement identique à celle de la morphine, présenté sous forme de pulvérisateur nasal

Indications et effets indésirables

– Accès douloureux paroxystiques chez les patients adultes utilisant des morphiniques pour traiter des douleurs chroniques cancéreuses
– L'administration par voie nasale expose à des sensations de gêne nasale, à des rhinorrhées, épistaxis et perforations de la cloison nasale
– *NB : une mise en garde de l'ANSM a été faite concernant une augmentation préoccupante du mésusage du fentanyl transmuqueux (utilisation hors AMM, doses excessives)*

Fentanyl[G] par voie injectable* *Stupéfiant réservé aux anesthésistes-réanimateurs et aux urgentistes*

FENTANYL Solution injectable – voie IV – voie péridurale	5 amp. 2 ml (100 µg) 10 amp. 10 ml (500 µg)	Indications spécialisées (1)

1. Analgésique central réservé à l'anesthésie, à des protocoles de neuroleptanalgésie, à l'analgésie post-opératoire en salle de réveil et à l'anesthésie péridurale.

* Voir les propriétés générales et les conditions d'emploi à *Morphine* (pages précédentes).

Analgésiques opioïdes forts (X) : Agonistes-antagonistes morphiniques (I)

Buprénorphine (analgésique) *Liste I-65 %-Coll-Règle des 28 jours*

TEMGÉSIC Sublingual Délai d'action = 15 à 45 minutes Durée d'action = 6 à 8 heures *Disponible en ville*	20 cp. 0,2 mg à laisser fondre sous la langue	Par voie sublinguale : A. 1 à 2 cp. x 3 fois/24 h (puis si besoin jusqu'à 1 mg x 3 fois/24 h *soit* 5 cp. toutes les 8 heures) E. > 7 ans : 6 µg/kg/24 h
TEMGÉSIC Injectable Délai d'action = 15 à 25 minutes en IM ou SC, 10 à 15 minutes en IV Durée d'action = 6 à 8 heures *Réservé aux hôpitaux*	10 amp. 1 ml = 0,3 mg	Par voie **SC**, **IM** ou **IV** : A. 0,3 mg (jusqu'à 0,6 mg) toutes les 6 à 8 heures Par voie médullaire : *cf.* ci-dessous

Propriétés particulières (1)

- Analgésique morphinique de synthèse dérivé de l'oripavine, inefficace par voie orale en raison d'un effet de premier passage hépatique trop important (évité par la voie sublinguale), ayant une action antalgique qualitativement identique à celle de la morphine avec une *durée d'action plus longue*, mais un *effet plafond* au-delà de 1 mg par voie sublinguale ou 0,6 mg par voie IM
- Ses *propriétés antagonistes vis-à-vis des opiacés* peuvent déclencher un syndrome de sevrage chez les sujets présentant un état de dépendance aux opiacés ou diminuer l'effet antalgique de ces produits → **Association contre-indiquée** avec les autres morphiniques
- Ses effets indésirables à type de somnolence, nausées et/ou vomissements sont plus fréquents qu'avec la morphine, du moins en début du traitement (souvent transitoires) → utiliser initialement à une posologie réduite de moitié chez les sujets âgés, sensibles aux morphiniques
- On n'observe généralement pas de syndrome de sevrage après arrêt brutal ou administration de naloxone, qui n'antagonise que très partiellement ses effets (en raison de son affinité 50 fois supérieure à celle de la morphine pour les récepteurs µ) → en cas de surdosage avec peu probable dépression respiratoire profonde, utiliser d'abord la naloxone puis le doxapram
- La buprénorphine en comprimés (Temgésic sublingual) est *inscrite en liste I mais doit être prescrite aux patients non hospitalisés sur une ordonnance sécurisée avec posologie en toutes lettres comme pour les autres stupéfiants et limitation de la durée de prescription à 28 jours*
- Dose équi-analgésique : 0,3 mg en IM correspondent à 10 mg de morphine en SC
- La voie médullaire a été utilisée avec succès car elle permet d'administrer des doses plus faibles à proximité des récepteurs opioïdes
- Par voie épidurale : 1,2 à 1,5 µg/kg en solution dans 7 à 8 ml de chlorure de sodium à 0,9 %
  Par voie sous-arachnoïdienne : 1,2 µg/kg en solution dans 4 ml de soluté glucosé à 10 %

1. Voir les propriétés générales et les conditions d'emploi à *Morphine* (pages précédentes).

Analgésiques opioïdes forts (XI) :
Agonistes-antagonistes morphiniques (II)

Nalbuphine *Liste I-Non remboursé-Coll*

NALBUPHINE NUBAIN Délai d'action = 2 à 3 minutes en IV et 15 à 30 minutes en SC ou IM Durée d'action = 3 à 6 heures	10 amp. 2 ml = 20 mg	Par voie **SC, IM** ou **IV** : A. 10 à 20 mg toutes les 3 à 6 heures (D. max. : 160 mg/24 h) E. > 18 mois : 0,2 mg/kg toutes les 4 à 6 heures

Propriétés particulières (1)

– Analgésique morphinique de la série des phénantrènes (dérivé de la noroxymorphine), ayant une action antalgique qualitativement identique à celle de la morphine mais un effet plafond au-delà de 30 mg et un effet nettement sédatif n'autorisant pas la conduite de véhicules ou de machines
→ Sa bonne tolérance hémodynamique et cardiaque permet son emploi pour traiter la douleur de l'IDM chez le sujet couché, mais sa durée d'action est trop courte pour les douleurs chroniques
– Dose équi-analgésique : 10 mg correspondent à 10 mg de morphine

Précautions d'emploi et associations contre-indiquées

– Ses *propriétés antagonistes vis-à-vis des opiacés* peuvent déclencher un syndrome de sevrage chez les sujets présentant un état de dépendance aux opiacés ou diminuer l'effet antalgique de ces produits → **Association contre-indiquée** avec les autres morphiniques, incompatibilité physico-chimique avec le diazépam et la prométhazine
– La possibilité de dépendance psychique et physique à la nalbuphine et les risques d'abus sont possibles mais plus faibles qu'avec les autres morphiniques

1. Voir les propriétés générales et les conditions d'emploi à *Morphine* (pages précédentes).

Analgésie intrarachidienne :
Bloqueur sélectif des canaux calciques de type N

Ziconotide *Liste I-Réservé à l'usage hospitalier*

PRIALT Injectable	Fl. 1 ml = 100 µg Fl. 5 ml = 500 µg	Par voie exclusivement intrarachidienne : A. 2,4 µg/jour à augmenter par paliers maximum de 2,4 µg/jour toutes les 48 heures jusqu'à la dose maximale de 21,6 µg/jour Adaptation en fonction de la réponse analgésique

Contre-indications

Hypersensibilité au produit ou à un excipient
Association à une chimiothérapie intrarachidienne
Grossesse et allaitement, enfant < 18 ans

Propriétés

- Analogue synthétique d'un conopeptide présent dans le venin d'escargots marins, antagoniste des canaux calciques de type N, canaux régulant la libération des neurotransmetteurs spécifiques de la douleur au niveau rachidien, et inhibant ainsi la signalisation rachidienne de la douleur

Indications

- Traitement des douleurs intenses et chroniques chez les adultes nécessitant une analgésie intrarachidienne
- *NB : l'AMM a été donnée "sous circonstances exceptionnelles", ce qui conduit à une réévaluation annuelle par l'Agence européenne du médicament*

Effets indésirables

- Très fréquents (> 10 %) : vertiges, nausées, nystagmus, état confusionnel, troubles de la démarche, troubles mnésiques, flou visuel, céphalées, asthénie, vomissements, somnolence
- Fréquents (1 à 10 %) : anorexie, anxiété, hallucinations auditives, insomnie, agitation, désorientation, dépression, dysgueusie, troubles de l'équilibre, paresthésies, hypoesthésie, troubles de la vision, hypotension, dyspnée, troubles du transit, douleurs abdominales, myalgies, arthralgies, troubles urinaires, élévation des CPK

Précautions d'emploi

- L'association à une chimiothérapie intra-rachidienne n'est pas possible, mais celle aux opioïdes intrarachidiens est possible nécessitant une attention particulière du fait de l'augmentation du risque des effets indésirables
- Surveillance régulière des CPK et arrêt si manifestations cliniques ou biologiques de myopathie
- ***Associations déconseillées*** : baclofène, clonidine, bupivacaïne ou propofol (risque important de somnolence)

MEOPA ou Mélange équimoléculaire d'oxygène et de protoxyde d'azote (N_2O)

Protoxyde d'azote + Oxygène (1) *Liste I-Réservé aux hôpitaux-Coll*

KALINOX N_2O : 50 % O_2 : 50 %	Bouteilles de 5 l ou 15 l ou 20 l sous une pression de 170 bars Apport de gaz sous une pression de 1 bar à 15 °C : 1,5 m^3 (5 l) ou 4,5 m^3 (15 l) ou 6 m^3 (20 l)
ENTONOX N_2O : 50 % O_2 : 50 %	Bouteilles de 5 l ou 15 l sous une pression de 135 bars Apport de gaz sous une pression de 1 bar à 15 °C : 1 m^3 (5 l) ou 3 m^3 (15 l)

1. Les bouteilles de mélange équimoléculaire de protoxyde d'azote et d'oxygène sont réservées à l'usage médical exclusivement.
Conserver de 0 °C à + 50 °C, à l'abri du gel : à une température inférieure à 0 °C, il peut apparaître une séparation des gaz, avec inhalation de trop d'oxygène au début (mélange peu analgésique) puis un surdosage rapide en protoxyde d'azote (exposant alors le patient au risque d'hypoxie).
Précautions importantes :
Ne jamais fumer, ni approcher une flamme ou une étincelle.
Ne jamais tenter de réparer un robinet défectueux, ni graisser les bouteilles, ni serrer à la pince le manodétendeur-débimètre (risque de détérioration du joint).
Ne jamais transvaser de gaz sous pression d'une bouteille à une autre.

Effets de différents mélanges [N_2O + O_2] en fonction de la teneur en N_2O

Concentration en N_2O	Effets observés
< 40 %	Analgésie légère à modérée
40 à 60 %	Effet analgésique optimal, sans perte de conscience
60 à 70 %	Somnolence discrète, puis perte de conscience
80 à 90 %	Stade d'anesthésie, avec dépression cardio-vasculaire par hypoxie en cas d'administration prolongée
100 %	Perte de conscience obtenue en 1 minute, puis paralysie bulbaire, apnée et arrêt cardio-vasculaire

Contre-indications
Patients nécessitant une ventilation en oxygène pur, hypertension intracrânienne
Toute altération de la conscience empêchant la coopération du patient
Pneumothorax, bulles d'emphysème, embolie gazeuse, accident de plongée
Distension gazeuse abdominale
Traumatisme facial empêchant l'application du masque

Propriétés (médicament essentiel, devant être détenu par tout service d'urgence)

- Mélange équimoléculaire de protoxyde d'azote et oxygène, ayant un effet analgésique majeur (équivalent à celui de 15 mg de morphine en IM) *apparaissant en 3 minutes*, sans effet anesthésique notable à la concentration de 50 % dans de l'oxygène
- Absorption et élimination très rapides par voie pulmonaire sous forme inchangée (son effet disparaît dans les minutes suivant l'arrêt de l'inhalation, sans effet rémanent)

Indications

- Analgésie au cours de l'aide médicale d'urgence : traumatologie, brûlés, transport de patients algiques
- Préparation aux actes douloureux de courte durée chez l'adulte et l'enfant, notamment : ponction lombaire, biopsie ostéo-médullaire, petite chirurgie, pansements de brûlés, réductions de fractures simples et de certaines luxations
- Soins dentaires (en milieu hospitalier exclusivement) chez les enfants, les patients anxieux ou handicapés
- Obstétrique : analgésie dans l'attente d'une analgésie péridurale, ou en cas de refus ou d'impossibilité de la réaliser (surveiller la FiO_2 en continu dans cette indication)

Posologie

- Appliquer un masque respiratoire adapté à la morphologie du patient et le raccorder au débit-litre de la bouteille : le débit sera déterminé par la ventilation spontanée du patient (toujours favoriser l'auto-administration)
- La durée de l'inhalation dépend de l'acte et ne doit pas dépasser 60 minutes en continu

Effets indésirables (mineurs et fugaces, rares en l'absence de surdosage)

- Euphorie, hilarité, rêves, agitation, sensations d'ébriété, nausées/vomissements, céphalées, hallucinations, approfondissement de la sédation, endormissement avec perte du contact verbal → interrompre l'administration et, éventuellement, mettre le patient sous oxygène à 6 l/min (les signes régressent en général en quelques minutes)
- Possibilité d'otalgie par augmentation de la pression au niveau de la caisse du tympan en cas d'obstruction de la trompe d'Eustache

Précautions d'emploi et interactions médicamenteuses

- Nécessité de source d'oxygène et matériel de réanimation disponibles immédiatement
- Mettre les sujets drépanocytaires sous oxygène pur pendant quelques minutes avant et après l'administration du mélange
- Surveillance continue du patient par un *personnel spécifiquement formé se consacrant uniquement à cette tâche et maintenant le contact verbal avec le patient* (qui doit être détendu, respirer normalement et répondre aux ordres simples)
- Arrêter l'administration si un antalgique par voie IV est mis en place et efficace ou que le geste douloureux a été effectué, puis mettre éventuellement le patient sous oxygène pendant quelques minutes si l'administration a été prolongée
- Aérer ensuite le local dans lequel le gaz a été administré
- Surveillance accrue chez les patients prenant des médicaments dépresseurs du SNC (dont morphiniques, benzodiazépines et autres psychotropes, etc.)

Antispasmodiques (I)

Antispasmodiques musculotropes *Remboursement 15 %-Coll*

DÉBRIDAT Trimébutine[G] TRANSACALM	30 cp. 100 mg 30 cp. 200 mg 10 sup. 100 mg 30 sac. 74,4 mg Susp. buv. : 125 ml à 4,8 mg par ml (avec pipette graduée en kg)	A. 100 mg x 3 fois/jour (jusqu'à 600 mg/jour) ou 1 à 2 sup./jour ou 1 sac. x 3 fois/jour ou 1 càs x 3 fois/jour E. et N. 1 dose (selon le poids) x 2 fois/jour
DÉBRIDAT Injectable *Idem* *Conserver de + 2 °C à + 8 °C*	5 amp. 5 ml = 50 mg	A. 1 à 2 amp./jour par voie **IM** ou **IV** très lente
DICÉTEL Pinavérium[G]	20 cp. 50 mg 30 cp. 100 mg	A. 50 mg x 3 à 4 fois/jour ou 100 mg x 2 fois/jour aux repas avec de l'eau
DUSPATALIN Mébévérine[G]	30 gél. ou cp. 200 mg 30 cp. 100 mg	A. 200 mg x 2-3 fois/jour
MÉTÉOSPASMYL Alvérine citrate + Siméticone	20 cap. 60 mg 30 cap. 60 mg ***NR***	A. 1 cap. x 1 à 3 fois/jour
SPASFON Phloroglucinol[G]	30 cp. 80 mg 10 sup. 150 mg	A. 2 cp. x 2 à 3 fois/jour ou 2 à 3 sup./jour
SPASFON-LYOC *Idem* SOLISPASM SPASMOCALM	10 lyocs 80 mg 5 lyocs 160 mg 20 cp. 80 mg solubles ou à sucer	A. 2 lyocs x 2-3 fois/jour E. 1 lyoc x 2 fois/jour A. 2 cp. x 2 à 3 fois/jour E. 1 cp. x 2 fois/jour
SPASFON Injectable *Idem* Délai d'action = 15 à 30 minutes en IM et 10 à 15 minutes en IV Durée d'action = 6 à 8 heures	6 amp. 4 ml = 40 mg	A. 1 à 3 amp./jour par voie **IM** ou **IV** très lente E. 1/2 à 1 amp. par voie **IM** (répétée si besoin)

Contre-indications
Hypersensibilité connue à l'un ou l'autre de ces produits Myasthénie (mébévérine)

Propriétés

– Antispasmodiques musculotropes (sans effets anticholinergiques), agissant de façon directe au niveau des fibres musculaires lisses du tube digestif, des voies urinaires et du muscle utérin

Indications

– Manifestations spasmodiques et/ou douloureuses au niveau du tube digestif (colopathies fonctionnelles notamment), des voies biliaires (coliques hépatiques) et urinaires (coliques néphrétiques)
– Manifestations spasmodiques et/ou douloureuses d'origine utérine (spasmes du col utérin, dysménorrhées d'origine spasmodique)
– Traitement adjuvant des contractions au cours de la grossesse, en association au repos (phloroglucinol)

Effets indésirables

– Rares : épigastralgies
– Avec le pinavérium : possibilité d'œsophagite voire d'ulcérations iatrogènes par adhérence à la muqueuse œsophagienne en cas d'ingestion en position couchée et/ou sans une quantité suffisante d'eau
– Avec la trimébutine et le phloroglucinol, manifestations cutanées allergiques : éruption, urticaire, prurit → arrêt immédiat car possibilité de réactions sévères : choc anaphylactique, œdème de Quincke, vascularite cutanée, syndrome de Lyell
– Avec la trimébutine à forte dose et/ou au long cours, de nombreuses intoxications sévères ont été recensées avec troubles neurologiques (perte de connaissance, convulsions, coma) et cardiaques (bradycardies, tachycardie ventriculaire, HTA), ce qui doit inciter à la prudence si suspicion d'abus et/ou de dépendance

Précautions d'emploi

– Possibilité de lipothymies en cas d'injection veineuse trop rapide → l'injection par voie IV doit être faite en 3 à 5 minutes
– Pinavérium : avaler les comprimés en position debout ou assise mais jamais en position allongée ni juste avant l'heure du coucher, sans les croquer ni les sucer, et avec une quantité suffisante d'eau afin d'éviter toute adhérence à la muqueuse œsophagienne
– Grossesse : utilisation possible du phloroglucinol (mais absence de données cliniques pour les autres produits, contre-indiqués par précaution)
– Allaitement déconseillé

Interactions médicamenteuses et incompatibilités physico-chimiques

– *Associations déconseillées* : phloroglucinol et analgésiques morphiniques majeurs (effet antispasmodique annulé)
– *Trimébutine* : incompatibilité physico-chimique avec bipénicilline, gamma-OH, pentobarbital sodique, dihydrostreptomycine

Antispasmodiques (II) : Anticholinergiques antispasmodiques

Formes entérales

SPASMODEX Dihexyvérine *Liste II-Non remboursé*	30 cp. 10 mg 6 sup. 50 mg	A. 1 à 2 cp. x 2 à 3 fois/jour ou 1 à 3 sup./jour
LIBRAX Clinidium bromure *Liste I-Non remboursé*	30 cp. 2,5 mg + Chlordiazépoxide 5 mg (1)	A. 1 cp. x 2 à 4 fois/jour

1. Voir les effets indésirables et les précautions d'emploi des benzodiazépines au chapitre "Psychiatrie et addictologie".

Formes rectales

SPASMODEX Dihexyvérine *Liste II-Non remboursé*	6 sup. 50 mg	A. 1 à 3 sup./jour

Formes injectables

SCOBUREN (2) Scopolamine injectable *Liste I-Non remboursé-Coll*	10 amp. 1 ml = 20 mg	A. 1 amp. x 1 à 3 fois/jour par voie **IV** ou **IM** ou **SC** E. > 5 ans : demi-dose par voie **IM** E. < 5 ans : 1/4 de dose par voie **IM**
SCOPOLAMINE Cooper (3) Scopolamine injectable *Liste I-65 %-Coll*	10 amp. 2 ml = 0,5 mg 50 amp. 2 ml = 0,5 mg	A. 1/2 à 2 amp. toutes les 4 heures par voie **SC** ou 2 à 7 amp./24 h en perfusion **SC**

2. Spécialité indiquée en soins palliatifs dans le traitement de l'occlusion intestinale (une alternative étant la perfusion SC continue d'octréotide à la dose de 0,3 à 0,8 mg/jour).
3. Spécialité indiquée en soins palliatifs dans le traitement des râles agoniques par encombrement des voies aériennes supérieures lié à un excès de sécrétions salivaires (*cf.* le chapitre "Pneumologie").

Formes percutanées *Liste I-Non remboursé-Coll*

SCOPODERM TTS (4) Délai d'action = 6 à 8 heures Durée d'action = 72 heures	5 systèmes adhésifs contenant 1,31 mg de scopolamine = délivrance de 1 mg sur 72 heures	A. Application sur une zone cutanée sèche, saine et sans poils

4. Spécialité indiquée en soins palliatifs dans le traitement des râles agoniques par encombrement des voies aériennes supérieures lié à un excès de sécrétions salivaires (1 patch au début, puis jusqu'à 2 voire 3 patchs peuvent être appliqués simultanément ensuite si besoin).

Contre-indications
Hypersensibilité aux différents produits
Risque de glaucome par fermeture de l'angle
Risque de rétention urinaire par obstacle urétro-prostatique
Iléus paralytique, achalasie, spasmes de l'œsophage
Cardiopathies décompensées
Chlordiazépoxide : insuffisance respiratoire ou hépatique, myasthénie, enfant < 6 ans, âge > 75 ans

Propriétés

- Anticholinergiques de synthèse agissant par antagonisme des effets muscariniques de l'acétylcholine, ayant une action antispasmodique au niveau des fibres musculaires lisses du tube digestif, des voies biliaires et urinaires. Le chlordiazépoxide est une benzodiazépine anxiolytique et myorelaxante
- Absorption digestive rapide et importante, inactivation hépatique partielle (hydrolyse enzymatique), élimination urinaire, passage transplacentaire et dans le lait maternel

Indications

- Manifestations spasmodiques et/ou douloureuses au niveau du tube digestif (dans les colopathies fonctionnelles notamment), des voies biliaires et des voies urinaires
- Manifestations spasmodiques et/ou douloureuses d'origine utérine (spasmes du col utérin, dysménorrhées d'origine spasmodique)
- Librax : traitement symptomatique des manifestations anxieuses sévères s'accompagnant de troubles fonctionnels digestifs à composante spasmodique
- Scopolamine : traitement en soins palliatifs des râles agoniques par encombrement des voies aériennes supérieures et de l'occlusion intestinale

Effets indésirables

- Effets atropiniques dose-dépendants : bouche sèche, constipation, mydriase, troubles de l'accommodation, élévation de la pression intra-oculaire, diminution de la sécrétion lacrymale, tachycardie, palpitations, risque de rétention urinaire en cas d'obstacle urétro-prostatique et de glaucome aigu en cas de glaucome à angle fermé, plus rarement effets centraux (excitation, euphorie et hallucinations expliquant certains usages abusifs, confusion mentale et effet amnésiant notamment chez les sujets âgés)
- Rares : parotidite suppurative, éruptions cutanées allergiques
- Risque de tachycardie en cas d'injection IV trop rapide → injection IV en 3 à 5 minutes
- **Surdosage**: effets atropiniques décrits ci-dessus avec surtout tachycardie, agitation, confusion mentale, hallucinations, dépression respiratoire → évacuation digestive, éventuellement prostigmine (0,5 à 2,5 mg par voie IM ou IV lente)

Précautions d'emploi

- Utiliser avec prudence en cas de troubles du rythme, angor, hyperthyroïdie, bronchite chronique (viscosité accrue des sécrétions bronchiques), chez les sujets âgés, chez les conducteurs et utilisateurs de machines (troubles de l'accommodation)
- Grossesse : à éviter en fin de grossesse (risques d'iléus méconial chez l'enfant)
- Allaitement déconseillé : réduction de la sécrétion lactée et passage dans le lait

Interactions médicamenteuses

- ***Associations déconseillées*** : cisapride, dompéridone et métoclopramide (inhibition de leurs effets sur la motricité digestive), triphosadénine injectable (antagonisme), anticholinestérasiques (antagonisme)
- *Associations à utiliser avec précaution* : amantadine, lisuride
- *Associations à prendre en compte* : autres anticholinergiques, neuroleptiques

Anti-inflammatoires non stéroïdiens ou AINS (I) :
AINS commercialisés comme antalgiques-antipyrétiques (I)

Ibuprofène[G] (antalgique) (1) *Hors liste-65 %-Coll ou Non remboursé (NR)*

ADVIL 200 ***NR*** ADVILCAPS 200 ***NR*** ADVILEFF 200 ***NR*** ANTARENE 200 IBUTABS 200 ***NR*** NUREFLEX 200 NUROFEN 200 ***NR*** NUROFENFLASH 200 ***NR*** NUROFENTABS ***NR*** SPIFEN 200 UPFEN 200 ***NR***	20 ou 30 cp. ou gél. ou cap. 200 mg 12 cp. effervescents 12 cp. enrobés 12 cp. effervescents	A. et E. > 15 ans : 200 à 400 mg par prise aux repas, à renouveler si besoin toutes les 4 à 6 heures (≤ 1 200 mg/jour)
NUREFLEX LP 300 mg *Liste II-65 %-Coll*	30 gél. 300 mg à libération prolongée	A. 1 à 2 gél. x 2 fois/jour aux repas (≤ 1 200 mg/jour)
ADVILMED 400 ***NR*** ADVILCAPS 400 ***NR*** ADVILTABS 400 ***NR*** ANTARENE 400 IBUTABS 400 ***NR*** NUREFLEX 400 NUROFEN 400 ***NR*** NUROFENFLASH 400 ***NR*** (2) SPEDIFEN 400 ***NR*** SPIFEN 400	20 cap. 400 mg 12 cp. 400 mg 10 sac. 400 mg pour sol. buv.	A. et E. > 30 kg : 400 mg aux repas à renouveler si besoin après 6 heures (≤ 1 200 mg/jour)
ADVILMED 100 mg ANTARENE 100 mg	30 cp. 100 mg	E. de 6 ans à 15 ans : 20 à 30 mg/kg/jour en 3 à 4 prises espacées de 6 à 8 heures (≤ 1 200 mg/jour)
ADVILMED 20 mg/ml ANTARENE 20 mg/ml NUROFEN PRO	Suspension buvable à 20 mg/ml : fl. 200 ml avec mesure graduée en kg/prise (1 à 25 kg) Suspension buvable à 20 mg/ml : fl. 150 ml avec seringue graduée en kg/prise (1 à 10 kg)	E. de 3 mois à 12 ans : 20 à 30 mg/kg/jour en 3 à 4 prises espacées de 6 à 8 heures *soit* 1 dose/kg et par prise x 3 à 4 fois/jour

1. *Pédiatrie* : l'utilisation d'AINS en pédiatrie nécessite une extrême prudence et doit être réservée au traitement des rhumatismes inflammatoires chroniques.
2. Indication spécifique : traitement symptomatique de la crise de migraine légère à modérée, avec ou sans aura, chez l'adulte.

Contre-indications
Allergie connue à l'un de ces produits ou aux AINS apparentés ou à l'aspirine
Ulcère gastro-duodénal en évolution
Insuffisance hépato-cellulaire sévère, insuffisance rénale sévère
Lupus érythémateux disséminé
Antécédents récents de rectites ou rectorragies (pour les suppositoires)
Grossesse (au 1er trimestre et formellement au 3e trimestre) et allaitement

Propriétés

- Anti-inflammatoires non stéroïdiens ou AINS, du groupe des acides arylcarboxyliques (ibuprofène), inhibant la synthèse des prostaglandines, commercialisés à faible dose pour leur effet antalgique et antipyrétique, leur effet anti-inflammatoire n'apparaissant qu'à des doses plus élevées (chez l'adulte au-delà de 1 200 mg/jour)
- Absorption digestive rapide (action pendant 6 à 8 heures *per os*), fixation à 99 % aux protéines plasmatiques, métabolisation hépatique (90 %), élimination par voie urinaire

Indications

- Traitement symptomatique de courte durée des affections douloureuses et/ou fébriles
- Traitement symptomatique de courte durée des dysménorrhées essentielles

Effets indésirables

- *Digestifs* : nausées, gastralgies, vomissements, dyspepsie, diarrhée, hémorragie digestive occulte, intolérance locale (par voie rectale), plus rarement ulcère gastro-duodénal, perforation et hémorragie digestive patente
- *Allergiques* : prurit, éruptions cutanées, œdème de Quincke, crise d'asthme, voire choc anaphylactique, exceptionnellement dermatoses bulleuses (syndrome de Stevens-Johnson, syndrome de Lyell)
- *Neurologiques* (dose-dépendants) : vertiges, céphalées, plus rarement troubles visuels bénins, somnolence, acouphènes, asthénie, insomnie, méningite aseptique
- *Divers* : œdèmes, HTA, élévation des transaminases, exceptionnellement hépatite, insuffisance rénale aiguë, oligurie, syndrome néphrotique, cystite médicamenteuse, anémie, leucopénie, agranulocytose (imposant l'arrêt immédiat)

Précautions d'emploi

- Utiliser avec prudence en cas de déshydratation, HTA, antécédents d'ulcère, hernie hiatale ou hémorragie digestive, insuffisance cardiaque, hépatique ou rénale, chez le sujet âgé et chez les conducteurs et utilisateurs de machines
- Arrêt immédiat du traitement en cas de réaction allergique ou autres troubles graves
- Grossesse : les salicylés ou AINS au 3e trimestre de la grossesse exposent le fœtus à des troubles parfois mortels (hypertension artérielle pulmonaire, insuffisance rénale)

Interactions médicamenteuses

- *Associations déconseillées* : AINS associés, anticoagulants, lithium, méthotrexate, salicylés à forte dose, ticlopidine
- *Associations à surveiller* : antihypertenseurs, corticoïdes, digoxine (avec l'ibuprofène), diurétiques, interféron alpha, ISRS, analogues des prostaglandines, thrombolytiques
- *Topiques gastro-intestinaux* : intervalle de 2 heures ou plus entre les prises orales

Anti-inflammatoires non stéroïdiens (II) : AINS commercialisés comme antalgiques-antipyrétiques (II)

AINS divers (1) *Liste II ou hors liste-65 %-Coll*

TOPREC Kétoprofène (antalgique)	10 ou 20 cp. 25 mg	A. et E. > 15 ans : 1 cp. x 1 à 3 fois/jour (toutes les 8 à 12 heures) au cours des repas
TOPREC Sirop Kétoprofène (antalgique)	Sirop à 1 mg/ml : 150 ml *soit* 300 doses-kg avec seringue graduée en kg par prise (de 1 kg à 20 kg)	N. > 6 mois et E. ≤ 11 ans : 0,5 mg/kg x 3 à 4 fois/jour (en prises espacées de 4 heures minimum, sans dépasser 2 mg/kg/jour) *soit* 1 dose/kg et par prise x 3 à 4 fois/jour
STREFEN (2) Flurbiprofène	16 pastilles 8,75 mg	A. et E. > 12 ans : 1 pastille toutes les 3 à 6 heures (D. max. : 5 pastilles/jour)
VOLTARENDOLO[G] Diclofénac (antalgique)	30 cp. 12,5 mg	A. et E. > 15 ans : 1 voire 2 cp. à renouveler si besoin toutes les 4 à 6 heures (sans dépasser 6 cp./jour) au cours des repas
ALEVETABS Naproxène (antalgique)	20 cp. 220 mg	A. et E. > 15 ans : 1 cp. x 1 à 3 fois/jour (toutes les 8 à 12 heures) au cours des repas
PONSTYL Acide méfénamique	20 gél. 250 mg	A. et E. > 12 ans : 1 à 2 gél. x 1 à 3 fois/jour (toutes les 8 à 12 heures) au cours des repas
NALGESIC Fénoprofène (2)	16 cp. 300 mg	A. 1 cp. x 1 à 4 fois/jour (toutes les 6 à 8 heures) au cours des repas

1. *Pédiatrie* : l'utilisation d'AINS en pédiatrie nécessite une extrême prudence et doit être réservée au traitement des rhumatismes inflammatoires chroniques.
2. Traitement symptomatique des maux de gorge aigus chez l'adulte et l'enfant > 12 ans. Durée de traitement limitée à 3 jours.

Contre-indications
Allergie connue à l'un de ces produits ou aux AINS apparentés ou à l'aspirine
Ulcère gastro-duodénal en évolution
Insuffisance hépato-cellulaire sévère, insuffisance rénale sévère
Antécédents récents de rectites ou rectorragies (pour les suppositoires)
Grossesse (au 1er trimestre et formellement au 3e trimestre) et allaitement

Propriétés

- Anti-inflammatoires non stéroïdiens ou AINS, du groupe des acides arylcarboxyliques (fénoprofène, kétoprofène, diclofénac, naproxène) ou des fénamates (acide méfénamique), inhibant la synthèse des prostaglandines, commercialisés à faible dose pour leur effet antalgique et antipyrétique, leur effet anti-inflammatoire n'apparaissant qu'à des doses plus élevées (chez l'adulte au-delà de 150 mg/jour pour le kétoprofène)
- Résorption digestive rapide (action pendant 6 à 8 heures *per os*), fixation à 99 % aux protéines plasmatiques, métabolisation hépatique (90 %), élimination par voie urinaire

Indications

- Traitement symptomatique de courte durée des affections douloureuses et/ou fébriles
- Traitement symptomatique de courte durée des dysménorrhées essentielles

Effets indésirables

- *Digestifs* : nausées, gastralgies, vomissements, dyspepsie, diarrhée, hémorragie digestive occulte, intolérance locale (par voie rectale), plus rarement ulcère gastro-duodénal, perforation et hémorragie digestive patente
- *Allergiques* : prurit, éruptions cutanées, œdème de Quincke, crise d'asthme, voire choc anaphylactique, exceptionnellement dermatoses bulleuses (syndrome de Stevens-Johnson, syndrome de Lyell)
- *Neurologiques* (dose-dépendants) : vertiges, céphalées, plus rarement troubles visuels bénins, somnolence, acouphènes, asthénie, insomnie, méningite aseptique
- *Divers* : œdèmes, HTA, élévation des transaminases, exceptionnellement hépatite, insuffisance rénale aiguë, oligurie, syndrome néphrotique, cystite médicamenteuse, anémie, leucopénie, agranulocytose (imposant l'arrêt immédiat)

Précautions d'emploi

- Utiliser avec prudence en cas de déshydratation, HTA, antécédents d'ulcère, hernie hiatale ou hémorragie digestive, insuffisance cardiaque, hépatique ou rénale, chez le sujet âgé et chez les conducteurs et utilisateurs de machines
- Arrêt immédiat du traitement en cas de réaction allergique ou autres troubles graves
- Grossesse : les salicylés ou AINS au 3e trimestre de la grossesse exposent le fœtus à des troubles parfois mortels (hypertension artérielle pulmonaire, insuffisance rénale)

Interactions médicamenteuses

- ***Associations déconseillées*** : AINS associés, anticoagulants, lithium, méthotrexate, salicylés à forte dose, ticlopidine
- *Associations à surveiller* : antihypertenseurs, corticoïdes, digoxine (avec l'ibuprofène), diurétiques, interféron alpha, ISRS, analogues des prostaglandines, thrombolytiques
- *Topiques gastro-intestinaux* : intervalle de 2 heures ou plus entre les prises orales

Anti-inflammatoires non stéroïdiens (III) : Arylcarboxyliques (I)

Diclofénac[G] *Liste II-65 %-Coll (sauf autre mention)*

VOLTARÈNE Délai d'action = 1 à 2 heures	30 cp. 25 mg ou 50 mg	A. 75 à 150 mg/jour en 2 à 3 prises aux repas E. > 35 kg (cp. à 25 mg) : 2 à 3 mg/kg/jour en 2 à 3 prises aux repas
VOLTARÈNE LP 75 mg	30 cp. 75 mg à libération prolongée	A. 75 à 150 mg/jour en 1 à 2 prises aux repas
VOLTARÈNE LP 100 mg	15 cp. 100 mg à libération prolongée	A. 100 mg/jour en 1 prise à un repas
VOLTARÈNE 100 mg Suppos Délai d'action = 30 à 60 minutes *Liste I-30 %-Coll*	10 sup. 100 mg pour adultes	A. 100 mg/jour le soir
VOLTARÈNE 25 mg Suppos *Liste I-30 %-Coll*	10 sup. 25 mg pour enfants	E. > 35 kg : 2 à 3 mg/kg/jour en 2 à 3 fois
FLECTOR Diclofénac épolamine	21 sac. 50 mg à action rapide	A. 150 mg/jour en 3 prises aux repas
VOLTARÈNE Injectable Délai d'action = 20 à 30 minutes Durée d'action = 8 à 12 heures *Liste I-30 %-Coll*	2 amp. 3 ml = 75 mg *contenant des sulfites*	Par voie IM stricte : A. 1 amp./jour (pendant 2 jours au maximum) puis relais avec cp. ou suppos

Diclofénac + Misoprostol (1) *Liste I-15 %-Coll*

ARTOTEC 50 mg/0,2 mg	30 cp. 50 mg (+ Misoprostol 200 µg)	A. 1 cp. x 2 à 3 fois/jour au cours des repas
ARTOTEC 75 mg/0,2 mg	20 cp. 75 mg (+ Misoprostol 200 µg)	A. 1 cp. x 2 fois/jour au cours des repas

1. Associations à doses fixes réservées à l'adulte, indiquées dans le traitement symptomatique des affections rhumatismales chez les patients à risque (notamment âgés de plus de 65 ans, ou ayant des antécédents d'ulcère gastro-duodénal ou d'intolérance aux AINS) pour lesquels un traitement anti-inflammatoire est indispensable.
Contre-indiquées (hormis les contre-indications propres au diclofénac) en cas d'hypersensibilité au misoprostol et chez la femme en période d'activité génitale sans contraception efficace (voir le misoprostol pour les propriétés générales et conditions d'emploi de ce produit).

Contre-indications
Allergie connue à l'un de ces produits ou aux AINS apparentés ou à l'aspirine Ulcère gastro-duodénal en évolution, insuffisance hépatique ou rénale sévère Antécédents récents de rectites ou rectorragies (pour les suppositoires) Insuffisance cardiaque (stades II à IV), athérome compliqué Grossesse, allaitement et enfant < 15 ans

Propriétés

- Anti-inflammatoire non stéroïdien ou AINS, du groupe des acides arylcarboxyliques, dont les effets antalgique, anti-inflammatoire, antipyrétique et antiagrégant plaquettaire sont liés à l'inhibition des cyclo-oxygénases 1 et 2 (Cox-1 et Cox-2)
- Absorption digestive rapide, liaison à 99 % aux protéines plasmatiques, métabolisation hépatique, élimination urinaire sous forme de métabolites

Indications (restreindre aux traitements de courte durée et à la dose la plus faible possible)

- Traitement symptomatique au long cours des rhumatismes inflammatoires chroniques et de certaines arthroses douloureuses et invalidantes
- Traitement symptomatique de courte durée des poussées aiguës des rhumatismes abarticulaires, arthroses, arthrites microcristallines, lombalgies, radiculalgies sévères
- Douleurs post-opératoires ou d'origine néoplasique, crises de migraine, crises de coliques néphrétiques (kétoprofène), traumatologie, dysménorrhées essentielles

Effets indésirables

- *Digestifs* (10 %) : nausées, gastralgies, vomissements, dyspepsie, diarrhée, hémorragie digestive occulte, intolérance locale (par voie rectale), plus rarement ulcère gastro-duodénal, perforation et hémorragie digestive patente, colites, rectites
- *Allergiques* : prurit, éruptions cutanées, œdème de Quincke, crise d'asthme, voire choc anaphylactique, exceptionnellement syndrome de Lyell ou de Stevens-Johnson
- *Neuro-psychiques* (≤ 1 %) (dose-dépendants) : vertiges, céphalées, troubles visuels, somnolence, acouphènes, asthénie, insomnie, troubles psychiques, méningite aseptique
- *Divers* : œdèmes, HTA, élévation des transaminases, exceptionnellement hépatite, insuffisance rénale aiguë, oligurie, syndrome néphrotique, cystite médicamenteuse, anémie, leucopénie, agranulocytose (imposant l'arrêt immédiat)
- Risque accru de thromboses et d'accidents cardio-vasculaires et cérébraux, comparable à celui des inhibiteurs de Cox-2

Précautions d'emploi

- Évaluer particulièrement le rapport bénéfice/risque chez les patients vasculaires ou porteurs de facteurs de risque cardio-vasculaire
- Utiliser avec prudence en cas de déshydratation, HTA, antécédents d'ulcère, hernie hiatale ou hémorragie digestive, insuffisance cardiaque, hépatique ou rénale, chez le sujet âgé et chez les conducteurs et utilisateurs de machines
- Arrêt immédiat du traitement en cas de réaction allergique ou autres troubles graves
- Grossesse : les salicylés ou AINS au 3e trimestre de la grossesse exposent le fœtus à des troubles parfois mortels (hypertension artérielle pulmonaire, insuffisance rénale)
- *Pédiatrie* : l'utilisation d'AINS en pédiatrie nécessite une extrême prudence et doit être réservée, pour certains auteurs, au traitement des polyarthrites rhumatoïdes juvéniles

Interactions médicamenteuses

- ***Associations déconseillées*** : AINS associés, anticoagulants, lithium, méthotrexate à forte dose, salicylés à forte dose, énoxacine (avec le fenbufène), fénoprofène, ticlopidine
- *Associations à surveiller* : antihypertenseurs, corticoïdes, diurétiques, interféron alpha, ISRS, analogues des prostaglandines, thrombolytiques, méthotrexate
- *Topiques gastro-intestinaux* : intervalle de 2 heures ou plus entre les prises orales

Anti-inflammatoires non stéroïdiens (IV) : Arylcarboxyliques (II)*

Acéclofénac[G] *Liste II-65 %-Coll*

CARTREX	30 cp. 100 mg	A. 100 mg x 2 fois/jour (1) au cours des repas

1. Réduire la posologie à 100 mg/jour en cas d'insuffisance hépatique légère à modérée.

Flurbiprofène[G] (2) *Liste II-65 %-Coll*

CÉBUTID 50 mg CÉBUTID 100 mg	30 cp. 50 mg 15 cp. 100 mg	A. 50 à 100 mg x 2 à 3 fois/jour au cours des repas
CÉBUTID LP 200 mg	16 gél. 200 mg à libération prolongée	A. 200 mg/jour en 1 prise à un repas
ANTADYS	15 cp. 100 mg	A. 100 mg x 2 à 3 fois/jour au cours des repas

2. Produit ayant un effet antiagrégant plaquettaire démontré à faible dose (50 mg x 2 fois/24 h) en prévention secondaire dans les suites d'infarctus du myocarde ou après une désobstruction (thrombolyse, angioplastie transluminale) en cas de contre-indication à l'aspirine.

Ibuprofène[G] *Liste II-65 %-Coll*

ADVIL 400 mg ANTARENE 400 mg BRUFEN 400 mg NUREFLEX 400 mg SPIFEN 400 mg	20 ou 30 cp. 400 mg 20 ou 30 sac. 400 mg	A. 1 200 à 1 600 mg/jour (jusqu'à 2 400 mg/jour) en 3 prises aux repas

Nabumétone *Liste I-65 %-Coll*

NABUCOX 1 000 mg NABUCOX 500 mg	14 ou 28 cp. 1 000 mg dispersibles 28 cp. 500 mg	A. 1 g/jour (en 1 prise) à 2 g/jour (en 2 prises) avec ou sans aliments

* Voir les propriétés générales et les conditions d'emploi pages précédentes.

Anti-inflammatoires non stéroïdiens (V) : Arylcarboxyliques (III)*

Kétoprofène[G] *Liste II-65 %-Coll (sauf autre mention)*

BI-PROFÉNID LP 100 mg	20 cp. séc. 100 mg à libération mixte	A. 100 mg x 1 à 2 fois/jour au cours des repas (D. max. : 200 mg/jour)
PROFÉNID 50 mg ou 100 mg KETUM 100 mg comprimés	24 gél. 50 mg 30 cp. 100 mg 12 sup. 100 mg	A. 100 à 200 mg/jour en 2 prises aux repas ou 1 à 2 sup./jour
PROFEMIG 150 mg	10 cp. 150 mg	A. et E. > 15 ans : 150 mg en cas de crise de migraine
PROFÉNID LP 200 mg	14 cp. ou gél. 200 mg à libération prolongée	A. 200 mg/jour en 1 prise à un repas
KETUM LP 200 mg	14 gél. 200 mg à libération prolongée	A. 100 à 200 mg/jour en 1 prise à un repas
PROFÉNID IM 100 mg/2 ml Délai d'action = 20 à 30 minutes Durée d'action = 8 à 12 heures *Liste II-30 %-Coll*	2 ou 6 amp. 100 mg	Par voie **IM** lente : A. 100 mg/injection x 1 à 2 fois/jour
PROFÉNID 100 mg Perfusion IV Délai d'action = 20 à 30 minutes Durée d'action = 8 à 12 heures *Réservé aux hôpitaux*	50 fl. 100 mg (1)	En perfusion **IV** lente (en 20 minutes environ) : A. 100 mg/injection x 1 à 2 fois/jour durant 48 heures maximum

1. Dissoudre extemporanément le contenu d'un flacon dans 100 à 150 ml de soluté glucosé ou salé isotonique et administrer par perfusion veineuse lente (environ 20 minutes) : cette présentation réservée selon son AMM au traitement des douleurs post-opératoires chez l'adulte lorsque la voie IM est contre-indiquée (traitement anticoagulant), est aussi utilisable et très utilisée hors AMM dans les coliques néphrétiques et dans les lombo-sciatiques.

Dexkétoprofène *Liste II-Non remboursé*

KETESSE	10 ou 20 ou 30 ou 40 ou 50 ou 500 cp. 25 mg	A. 25 mg x 4 à 6 fois/jour
KETESSE	6 ou 100 amp. 2 ml à 50 mg/2 ml	A. en perfusion **IV** : 50 à 150 mg/jour

Alminoprofène *Liste II-65 %-Coll*

MINALFÈNE 300 mg	15 cp. 300 mg	A. 600 à 900 mg/jour en 2 à 3 prises aux repas

* Voir les propriétés générales et les conditions d'emploi pages précédentes.

Anti-inflammatoires non stéroïdiens (VI) : Arylcarboxyliques (IV)*

Naproxène[G] *Liste II-65 %-Coll*

APRANAX ANTALNOX	10 ou 30 cp. 275 mg 16 cp. séc. 550 mg 15 cp. 750 mg à libération prolongée 16 cp. 550 mg	A. 500 à 1 100 mg/jour en 1 ou 2 prises aux repas ou 1 sup. le soir E. > 25 kg : 10 mg/kg/jour en 2 prises aux repas
NAPROSYNE NAPROSYNE 500 mg suppos *Liste II-35 %*	12 cp. 250 mg 15 cp. 500 mg 8 cp. 1 000 mg 12 sup. 500 mg	*Idem*

Étodolac *Liste II-65 %-Coll*

LODINE	30 cp. 200 mg 20 cp. 300 mg	A. 200 à 600 mg/jour en 2 à 3 prises aux repas

Acide tiaprofénique[G] (1) *Liste II-65 %-Coll*

FLANID 100 mg ou 200 mg SURGAM 100 mg ou 200 mg	30 cp. séc. 100 mg délitables dans l'eau 15 cp. séc. 200 mg	A. 300 à 600 mg/jour E. > 20 kg : 10 mg/kg/jour en 3 prises aux repas

1. AINS entraînant des cystites médicamenteuses 20 fois plus fréquentes qu'avec les autres AINS.

* Voir les propriétés générales et les conditions d'emploi pages précédentes.

Anti-inflammatoires non stéroïdiens (VII) : Anthraniliques ou Fénamates*

Acide niflumique *Liste II-65 %-Coll (sauf autre mention)*

NIFLURIL 250 mg gélules Acide niflumique	30 gél. 250 mg	A. 3 gél./jour (jusqu'à 6) en 3 prises aux repas E. > 13 ans : 2 à 3 gél./jour aux repas
NIFLURIL Adulte suppos Morniflumate *Liste II-30 %-Coll*	8 sup. 700 mg	A. 1 sup. x 2 fois/jour E. > 13 ans : *idem*
NIFLURIL Enfant suppos (1) Morniflumate *Liste II-30 %-Coll*	8 sup. séc. 400 mg	E. de 30 mois à 12 ans : 1 sup./10 kg/jour sans dépasser 3 sup./jour N. de 6 mois à 30 mois : 1/2 sup. x 2 fois/jour x 5 jours maximum

1. Ce médicament possède une AMM pour l'indication "Traitement symptomatique de la douleur ORL et stomatologique au cours des manifestations inflammatoires", mais cette indication est contestable voire dangereuse.

Indications

- Traitement symptomatique au long cours des rhumatismes inflammatoires chroniques et de certaines arthroses douloureuses et invalidantes
- Traitement symptomatique de courte durée des poussées aiguës des rhumatismes abarticulaires, arthrites microcristallines, arthroses, lombalgies, radiculalgies sévères
- Traitement symptomatique de la douleur en ORL (sinusites, angines, otites aiguës) et en stomatologie, en appoint de l'antibiothérapie, en cure de 4 à 5 jours

Précautions d'emploi et interactions médicamenteuses

- Utiliser avec prudence en cas de déshydratation, HTA, antécédents d'ulcère, hernie hiatale ou hémorragie digestive, insuffisance cardiaque, hépatique ou rénale, chez le sujet âgé et chez les conducteurs et utilisateurs de machines
- Le risque d'extension d'un processus septique doit être pris en compte dans l'évaluation du rapport bénéfice/risque
- Arrêt immédiat du traitement en cas de réaction allergique ou autres troubles graves
- Grossesse : les salicylés ou AINS au 3e trimestre de la grossesse exposent le fœtus à des troubles parfois mortels (hypertension artérielle pulmonaire, insuffisance rénale)
- *Pédiatrie* : l'utilisation d'AINS en pédiatrie nécessite une extrême prudence et doit être réservée, pour certains auteurs, au traitement des rhumatismes inflammatoires chroniques
- ***Associations déconseillées*** : AINS associés, anticoagulants, lithium, méthotrexate à forte dose, salicylés à forte dose, fénoprofène, ticlopidine
- *Associations à surveiller* : antihypertenseurs, corticoïdes, diurétiques, interféron alpha, ISRS, analogues des prostaglandines, thrombolytiques, méthotrexate à faible dose (≤ 15 mg/semaine)
- *Topiques gastro-intestinaux* : intervalle de 2 heures ou plus entre les prises orales

* Voir les propriétés générales et les conditions d'emploi pages précédentes.

Anti-inflammatoires non stéroïdiens (VIII) : Coxibs

Célécoxib[G] (1) *Liste I-65 % ou Non remboursé (NR)*

CELEBREX 100 mg CELEBREX 200 mg	30 gél. 100 mg 30 gél. 200 mg	A. 200 mg/jour en 1 prise voire en 2 prises/jour puis si besoin jusqu'à 400 mg/jour en 2 prises *avec ou sans aliments* (D. max. : 400 mg/jour)

1. Ne pas dépasser 200 mg/jour en cas d'insuffisance hépatique légère (score de Child-Pugh compris entre 5 et 6), et en traitement initial chez le sujet âgé.

Étoricoxib *Liste I-30 %-Coll*

ARCOXIA 30 mg ARCOXIA 60 mg	Gél. 30 mg Gél. 60 mg	Arthrose : A. 30 à 60 mg x 1 fois/jour Polyarthrite rhumatoïde : A. 90 mg x 1 fois/jour Goutte : A. 120 mg x 1 fois/jour (Max. : 8 jours)

Parécoxib injectable (2) et (3) *Liste I-30 %-Coll*

DYNASTAT injectable **IV** ou **IM**	10 fl. 40 mg	A. 40 mg **IV** ou **IM** puis 20 à 40 mg toutes les 6 à 12 heures (D. max. : 80 mg/ jour)

2. Traitement à court terme des douleurs post-opératoires.
3. Les analgésiques opioïdes peuvent être utilisés en même temps que le parécoxib.

Contre-indications
Allergie connue aux coxibs ou à d'autres AINS ou à l'aspirine ou aux sulfamides
Ulcère gastro-duodénal en évolution, saignement gastro-intestinal
Maladie inflammatoire de l'intestin
Insuffisance hépatique modérée ou sévère (score de Child-Pugh ≥ 7)
Insuffisance rénale sévère (clairance de la créatinine < 30 ml/min)
Insuffisance cardiaque congestive
Cardiopathie ischémique, AIT, AVC, artériopathie
Grossesse (au 1er trimestre et formellement au 3e trimestre) et allaitement

Propriétés

- AINS inhibant sélectivement la cyclo-oxygénase 2 aux doses indiquées, avec effets antalgiques, anti-inflammatoires, antipyrétiques comparables à ceux des AINS non sélectifs, avec une tolérance digestive un peu supérieure mais un risque vasculaire accru (x 2), d'autant qu'il n'y a pas d'effet antiagrégant plaquettaire
- Biodisponibilité orale de 93 %, pic plasmatique en 2 à 4 heures, liaison à 85-97 % aux protéines plasmatiques, métabolisation hépatique en dérivés inactifs éliminés par voie urinaire essentiellement, demi-vie d'élimination de 12 à 17 heures

Indications

- Traitement symptomatique des douleurs de l'arthrose et de la polyarthrite rhumatoïde. *NB : l'utilisation des coxibs doit faire l'objet d'une évaluation approfondie du rapport bénéfice/risque pour chaque patient en raison de l'augmentation du risque cardio-vasculaire*

Effets indésirables

- Fréquents (1 à 10 %) : dyspepsie, nausées, diarrhée, douleur abdominale, œdèmes, HTA, étourdissements, céphalées, prurit, élévation des transaminases
- Rares (≤ 1 %) : asthénie, somnolence, insomnie, constipation, ulcérations buccales, vomissements, acouphènes, vertiges, crampes musculaires, prise de poids, dépression, troubles visuels, insuffisance rénale aiguë, insuffisance cardiaque congestive, réactions d'hypersensibilité, élévation des phosphatases alcalines, diminution de l'hémoglobinémie et des leucocytes, protéinurie
- Réactions allergiques (éruptions cutanées, érythème polymorphe, dermatite exfoliatrice, syndrome de Stevens-Johnson, urticaire, angiœdème, bronchospasme, choc anaphylactique) parfois fatales
- *À noter* : l'augmentation de la fréquence des IDM et des AVC a conduit au retrait mondial en 2004 du rofécoxib (Vioxx), et le risque de syndrome de Lyell au retrait du valdécoxib (Bextra). *Une réévaluation du rapport bénéfice/risque des coxibs est en cours*

Précautions d'emploi et interactions médicamenteuses

- Utiliser avec prudence en cas de facteurs de risque cardio-vasculaire (HTA, hyperlipidémie, diabète, tabagisme), de déshydratation, antécédents d'ulcère, hernie hiatale ou hémorragie digestive, hépatique ou rénale, chez le sujet âgé et chez les conducteurs et utilisateurs de machines
- Surveiller les fonctions rénale et hépatique
- ***Associations déconseillées*** : autres AINS, anticoagulants, lithium, méthotrexate, salicylés à forte dose
- *Associations à utiliser avec précaution* : antihypertenseurs, antiarythmiques, ciclosporine et tacrolimus, corticoïdes, diurétiques, rifampicine, fluconazole, dextrométhorphane, antidépresseurs, neuroleptiques
- *Association possible* avec l'aspirine à faible dose (à titre d'antiagrégant plaquettaire)

Anti-inflammatoires non stéroïdiens (IX) : Oxicams

Meloxicam[G] *Liste I-65 %-Coll (sauf autre mention)*

MOBIC	14 cp. 7,5 mg 14 cp. séc. 15 mg	A. 7,5 à 15 mg/jour en 1 prise à un repas
MOBIC Injectable *Liste I-30 %-Coll*	3 amp. 1,5 ml = 15 mg	A. 7,5 à 15 mg/jour en IM pendant 2 à 3 jours

Piroxicam[G] *Liste I-30 %-Coll (sauf autre mention)*

FELDENE INFLACED	30 gél. 10 mg 15 gél. ou sac. 20 mg	A. 10 à 20 mg/jour (voire 30 mg/jour sur une courte durée) en 1 à 2 prises aux repas (D. max. : 40 mg/jour)
FELDENE Dispersible	15 cp. séc. 20 mg (dispersibles)	*Idem*
FELDENE Suppos *Liste I-15 %-Coll*	15 sup. 20 mg	A. 1 sup./jour
FELDENE Injectable ZOFORA *Liste I-15 %-Coll*	2 amp. 20 mg	A. 20 à 40 mg/jour en IM pendant 1 à 2 jours
BREXIN (1) CYCLADOL (1) Piroxicam-ß-cyclodextrine	14 cp. séc. 20 mg (à avaler ou effervescents)	A. 10 à 20 mg/jour (voire 30 mg/jour sur une courte durée) en 1 à 2 prises aux repas (D. max. : 40 mg/jour)

1. Spécialités où le piroxicam est complexé à la bêta-cyclodextrine ("molécule-hôte") pour faciliter son absorption digestive.

Ténoxicam *Liste I-65 %-Coll (sauf autre mention)*

TILCOTIL	15 cp. séc. 20 mg	A. 10 à 20 mg/jour en 1 prise à un repas
TILCOTIL Suppos *Liste I-30 %-Coll*	10 sup. 20 mg	A. 1 sup./jour

Contre-indications

Allergie connue à l'un de ces produits ou à l'aspirine
Ulcère, hémorragie ou perforation gastro-duodénal(e), enfant < 15 ans
Insuffisance hépato-cellulaire sévère, insuffisance rénale sévère
Antécédents récents de rectites ou rectorragies (pour les suppositoires)
Grossesse (au 1er trimestre et formellement au 3e trimestre) et allaitement

Propriétés

- Anti-inflammatoires non stéroïdiens ou AINS, du groupe des oxicams, dont les effets antalgique, anti-inflammatoire, antipyrétique et antiagrégant plaquettaire sont liés à l'inhibition des cyclo-oxygénases 1 et 2 (Cox-1 et Cox-2)
- Absorption rapide par voie orale, forte liaison aux protéines plasmatiques (> 99 %), longue demi-vie (50 heures pour le piroxicam et 72 heures pour le ténoxicam), métabolisation hépatique pratiquement totale, élimination par voie urinaire et fécale

Indications (*en raison du profil de tolérance et d'une demi-vie prolongée, les oxicams ne doivent pas être prescrits en première intention lorsqu'un traitement AINS est indiqué*)

- Traitement symptomatique au long cours des rhumatismes inflammatoires chroniques
- Traitement symptomatique de courte durée des poussées aiguës des rhumatismes abarticulaires, arthrites microcristallines, arthroses, lombalgies, radiculalgies sévères

Effets indésirables

- *Digestifs* : nausées, gastralgies, vomissements, dyspepsie, diarrhée, hémorragie digestive occulte, intolérance locale (par voie rectale), plus rarement ulcère gastro-duodénal, perforation et hémorragie digestive patente, colites, rectites
- *Allergiques* : prurit, éruptions cutanées, œdème de Quincke, crise d'asthme, voire choc anaphylactique, exceptionnellement dermatoses bulleuses graves
- *Neuro-psychiques* (dose-dépendants) : étourdissements, vertiges, céphalées, somnolence, acouphènes
- *Divers* : œdèmes, HTA, élévation réversible des transaminases et/ou de la créatininémie, allongement du temps de saignement, exceptionnellement hépatite, insuffisance rénale aiguë, oligurie, syndrome néphrotique, cystite médicamenteuse, anémie, leucopénie, thrombopénie, agranulocytose, augmentation légère du risque thrombique artériel (infarctus du myocarde ou accident vasculaire cérébral)

Précautions d'emploi

- Utiliser avec prudence en cas de déshydratation, HTA, antécédents d'ulcère, hernie hiatale ou hémorragie digestive, insuffisance cardiaque, hépatique ou rénale, chez le sujet âgé (longue demi-vie) et chez les conducteurs et utilisateurs de machines
- Arrêt immédiat du traitement en cas de réaction allergique, de réactions cutanées, de manifestations gastro-intestinales ou autres troubles graves
- Grossesse : les salicylés ou AINS au 3e trimestre de la grossesse exposent le fœtus à des troubles parfois mortels (hypertension artérielle pulmonaire, insuffisance rénale)

Interactions médicamenteuses

- ***Associations déconseillées*** : AINS associés, anticoagulants, lithium, méthotrexate à forte dose (≥ 15 mg/semaine), salicylés à forte dose, fénoprofène, ticlopidine
- *Associations à surveiller* : antihypertenseurs, corticoïdes, diurétiques, interféron alpha, ISRS, analogues des prostaglandines, thrombolytiques, méthotrexate à faible dose
- *Topiques gastro-intestinaux* : intervalle de 2 heures ou plus entre les prises orales

Anti-inflammatoires non stéroïdiens (X) : Indoliques

Indométacine[G] *Liste I-65 %-Coll (sauf autre mention)*

INDOCID 25 mg (1)	30 gél. 25 mg	A. 50 à 150 mg/jour (jusqu'à 200 mg/jour) en 2 à 3 prises au cours des repas
INDOCID 100 mg Suppos *Liste I-30 %-Coll*	10 sup. 100 mg	A. 100 mg/jour (D. max. : 200 mg/jour)
CHRONO-INDOCID (1)	20 gél. 75 mg	A. 1 à 2 gél./jour en 1 à 2 prises aux repas

1. Fréquentes ruptures de stock en ville et à l'hôpital.

Sulindac *Liste I-65 %-Coll*

ARTHROCINE 100 mg ARTHROCINE 200 mg	30 cp. séc. 100 mg 40 cp. séc. 200 mg	A. 200 à 400 mg/jour en 1 ou 2 prises au cours des repas

Contre-indications

Allergie connue à l'un de ces produits ou aux AINS apparentés ou à l'aspirine
Ulcère gastro-duodénal évolutif ou antécédents d'ulcération digestive récidivante
Insuffisance hépato-cellulaire sévère, insuffisance rénale sévère
Antécédents récents de rectites ou rectorragies (pour les suppositoires)
Enfant < 15 ans, association au diflunisal, grossesse et allaitement

Propriétés

- Anti-inflammatoires non stéroïdiens ou AINS, du groupe des dérivés indoliques, dont les effets antalgique, anti-inflammatoire, antipyrétique et antiagrégant plaquettaire sont liés à l'inhibition des cyclo-oxygénases 1 et 2 (Cox-1 et Cox-2)
- Absorption digestive à 90 %, forte liaison aux protéines plasmatiques (90 %), métabolisation partielle, élimination urinaire (60 %) et fécale, délai d'action d'environ 20 à 60 minutes par voie IM, 30 à 90 minutes par voie rectale, 60 à 120 minutes par voie orale

Indications

- Traitement symptomatique au long cours des rhumatismes inflammatoires chroniques et de certaines arthroses douloureuses et invalidantes, douleurs post-opératoires
- Traitement symptomatique de courte durée des poussées aiguës des rhumatismes abarticulaires, arthrites microcristallines, arthroses, lombalgies, radiculalgies sévères

Effets indésirables

- *Digestifs* : nausées, gastralgies, vomissements, douleurs abdominales, constipation, diarrhée, intolérance locale (par voie rectale), plus rarement ulcérations digestives et parfois perforation et hémorragie digestive, stomatites, iléites, colites, rectites
- *Neuro-psychiques* (dose-dépendants) : céphalées, étourdissements, vertiges, asthénie, dépression, plus rarement confusion mentale, syncope, somnolence, insomnie, angoisse, convulsions, neuropathies périphériques, épisodes psychotiques, dysarthrie, méningite aseptique
- *Allergiques* : prurit, éruptions cutanées, œdème de Quincke, crise d'asthme, voire choc anaphylactique, exceptionnellement syndrome de Stevens-Johnson ou de Lyell
- *Divers* : tachycardie, arythmies, hypotension ou HTA, œdèmes, hépatites, insuffisance rénale aiguë, protéinurie, hématurie, cystite médicamenteuse, toxicité médullaire, douleurs oculaires, flou visuel, diplopie, dépôts cornéens, altérations rétiniennes, acouphènes, surdité, gynécomastie, hyperglycémie, hyperkaliémie

Précautions d'emploi

- Utiliser avec prudence en cas de déshydratation, HTA, antécédents d'ulcère, hernie hiatale ou hémorragie digestive, insuffisance cardiaque, hépatique ou rénale, épilepsie ou troubles psychiques, chez le sujet âgé, les conducteurs et utilisateurs de machines
- Nécessité d'une surveillance oculaire périodique en cas de traitement prolongé
- Arrêt immédiat du traitement en cas de réaction allergique ou autres troubles graves
- Grossesse : les salicylés ou AINS au 3e trimestre de la grossesse exposent le fœtus à des troubles parfois mortels (hypertension artérielle pulmonaire, insuffisance rénale)

Interactions médicamenteuses

- ***Associations déconseillées*** : AINS associés, anticoagulants, lithium, méthotrexate à forte dose, salicylés, fénoprofène, ticlopidine
- *Associations à surveiller* : antihypertenseurs, corticoïdes, diurétiques, interféron alpha, ISRS, analogues des prostaglandines, desmopressine, digoxine, thrombolytiques, méthotrexate à faible dose (≤ 15 mg/semaine)
- *Topiques gastro-intestinaux* : intervalle de 2 heures ou plus entre les prises orales

Anti-inflammatoires percutanés

Baumes anti-inflammatoires (AINS percutanés) *Remboursement 30 %*

VOLTARENE Emulgel[G] FLECTOR Gel XENID Gel	Diclofénac à 1 % : Tube de 50 g ou 60 g Fl. de 100 ml	Application locale en massant légèrement, répétée 2 à 3 fois/jour
VOLTARENACTIGO *NR*	Diclofénac à 2 % : Tube de 30 g	2 applications/jour
KÉTOPROFÈNE Gel[G] KETUM Gel *Liste II-30 %*	Kétoprofène à 2,5 % : Tube de 60 g ou 120 g	*Idem*
ADVIL 5 % Gel[G] IBUFETUM Gel	Ibuprofène à 5 % : Tube de 50 ou 100 g	*Idem*
CLIPTOL *Non remboursé*	Ibuprofène + Lévomenthol : Tube de 50 g	A. et E. > 15 ans : 1 application x 1 à 3 fois/jour
GELDENE	Piroxicam à 0,5 % : Tube de 50 g	Application locale répétée 2 à 4 fois/jour
NIFLUGEL	Acide niflumique à 2,5 % : Tube de 60 g	*Idem*

Emplâtres anti-inflammatoires (AINS percutanés) *Non remboursé*

FLECTOR Tissugel EP VOLTARENPLAST	Diclofénac à 1 % : emplâtre de 140 mg	1 à 2 applications/jour
FLECTOR Tissugel + Héparine	Diclofénac à 1 % : emplâtre de 140 mg + 5 600 UI d'héparine	1 application/jour pendant 3 jours maximum

Baumes analgésiques et antiœdémateux divers

ALGÉSAL SURACTIVÉ *Non remboursé*	Myrtécaïne + Salicylé : Tube de 40 g	Application locale répétée 2 à 4 fois/jour
PERCUTALGINE *Liste I-Non remboursé*	Dexaméthasone : + Salicylé : Gel (30 g) ou 10 amp. 2 ml	*Idem*
CORTISAL Crème *Remboursement 15 %*	Prednisolone 10 % + Dipropylèneglycol salicylate 0,5 %	A. et E. > 7 ans : 2 à 3 applications/jour en massant légérement

Contre-indications
Hypersensibilité aux différents constituants (principes actifs ou excipients)
Antécédents de photosensibilité ou d'intolérance aux AINS
Exposition solaire ou aux UV
Insuffisance rénale sévère
Application sur les yeux, les muqueuses et les peaux lésées
Cortisal et Percutalgine : hypersensibilité aux salicylés

Propriétés

- Topiques utilisés localement pour leur action antalgique, anti-inflammatoire et antiœdémateuse
- Les "baumes anti-inflammatoires" classés comme tels ci-contre bénéficient d'un *passage transcutané démontré du principe actif* avec distribution dans les structures périarticulaires et articulaires sous-jacentes et concentration dans le liquide synovial de 30 à 50 fois supérieure à la concentration plasmatique qui reste faible (le passage dans la circulation générale est d'environ 6 % de la dose appliquée avec le gel de diclofénac)

Indications

- Rhumatismes abarticulaires (tendinites, épicondylites, épitrochléites)
- Arthroses des petites articulations ou du genou en poussée douloureuse
- Traumatologie bénigne : entorses bénignes, contusions, œdèmes et douleurs post-traumatiques, courbatures, élongations musculaires

Effets indésirables (*parfois sévères, qui doivent conduire à limiter l'utilisation des AINS percutanés*)

- Réaction érythémateuse fréquente au site d'application
- Possibilité de réactions allergiques nécessitant l'arrêt immédiat : eczéma de contact voire éruption eczématiforme ou bulleuse sévère (parfois aggravée par l'exposition solaire) et réactions allergiques générales (chez l'asthmatique en particulier) avec des cas de bronchospasme et de choc anaphylactique après application de topiques contenant notamment un dérivé salicylé
- Des réactions de photosensibilité parfois sévères ont été rapportées, en particulier avec le gel de kétoprofène, qui conduisent à limiter cette prescription qui est par ailleurs contre-indiquée chez les sujets photosensibles et/ou allergiques et sur peau lésée
- Plusieurs cas d'insuffisance rénale ont été rapportés après application cutanée d'AINS
- Les corticoïdes locaux peuvent entraîner éruption acnéiforme, hypertrichose, vergetures, atrophie cutanée et syndrome cushingoïde

Précautions d'emploi

- Éviter l'exposition solaire de la zone traitée (porter des vêtements durant le traitement et les 2 semaines suivantes), ne pas appliquer sous pansement occlusif, se laver très soigneusement les mains après l'application
- Interrompre immédiatement en cas de réaction allergique locale ou générale
- Ne pas utiliser de pansements occlusifs
- Ne pas utiliser pendant la grossesse et chez l'enfant < 15 ans
- Le Geldene colore transitoirement la peau en jaune et tache le linge

Anesthésiques locaux injectables

Lidocaïne[G] (sans conservateur) *Liste II-65 %-Coll*

XYLOCAÏNE (1) Délai d'action = 5 à 10 minutes Durée d'action = 45 à 90 minutes	Fl. 20 ml 0,5 % (100 mg) Fl. 20 ml 1 % (200 mg) Fl. 20 ml 2 % (400 mg)	D. max. ≤ 200 mg de lidocaïne par acte anesthésique

Lidocaïne avec adrénaline[G] (sans conservateur) (1)

XYLOCAÏNE-ADRÉNALINE (Lidocaïne + Adrénaline + Métabisulfite de sodium) *Liste I-65 %-Coll*	Fl. 20 ml 1 % = 200 mg (+ Adrénaline 50 µg) Fl. 20 ml 2 % = 400 mg (+ Adrénaline 50 µg)	D. max. ≤ 500 mg de lidocaïne par acte anesthésique en infiltration locale
LIDOCAÏNE-ADRÉNALINE (Lidocaïne + Adrénaline + Métabisulfite de sodium) *Conservation de + 2 °C à + 8 °C* Délai d'action = 5 à 10 minutes Durée d'action = 60 à 90 minutes *Non remboursé*	Amp. 10 ml 1 % = 100 mg (+ Adrénaline 50 µg) Amp. 10 ml 2 % = 200 mg (+ Adrénaline 50 µg)	*Idem*

1.– Anesthésie locale par infiltration (5 à 20 ml à 0,5 ou 1 ou 2 % chez l'adulte, 5 mg/kg chez l'enfant en utilisant chez lui de la lidocaïne *sans adrénaline* à 0,5 ou 1 ou 2 %).
– Infiltrations sympathiques (3 à 20 ml à 0,5 ou 1 ou 2 %), injections périarticulaires (10 à 15 ml à 1 %), injections intra-articulaires (2 à 3 ml à 1 %).
– Anesthésie loco-régionale intraveineuse (5 à 20 ml à 0,5 % en 5 à 20 minutes par voie IV, soit 5 à 10 mg/min en moyenne, sans dépasser 200 mg).

Mépivacaïne (sans conservateur) *Liste II-Réservé aux hôpitaux-Coll*

CARBOCAÏNE Délai d'action = 10 à 30 minutes Durée d'action = 1 à 3 heures	Amp. 20 ml à 1 % (200 mg) Amp. 20 ml à 2 % (400 mg)	A. et E. > 1 mois (2)

2. *Chez l'adulte :*
– Anesthésie locale par infiltration : ne pas dépasser 200 mg.
– Anesthésies péridurales, caudales, blocs périphériques : ne pas dépasser 400 mg.
Chez l'enfant > 1 mois :
– Anesthésie locale par infiltration : ne pas dépasser 5 mg/kg.
– Anesthésie caudale : 0,5 à 1 mg/kg.

Ropivacaïne (sans conservateur) *Liste II-Réservé aux hôpitaux-Coll*

NAROPEÏNE	2 mg/ml : 5 amp. 10 ml ou 20 ml ou 5 poches 100 ml ou 200 ml 5 mg/ml : 5 amp. 10 ml 7,5 mg/ml : 5 amp. 10 ml ou 20 ml 10 mg/ml : 5 amp. 10 ml ou 20 ml	Anesthésie-réanimation (3)

3. Traitement de la douleur aiguë par bloc périphérique nerveux continu.

Contre-indications

Allergie aux anesthésiques à liaison amide ou au parahydroxybenzoate de méthyle
Patients sous anticoagulants (sauf par voie IV), épilepsies non contrôlées, porphyries
Enfant < 30 mois, troubles de la conduction auriculo-ventriculaire non appareillés
Antécédents d'hyperthermie maligne, anesthésie de zones infectées
Formes adrénalinées : allergie aux sulfites, anesthésie des extrémités
Hyperthyroïdie, injection IV, insuffisance coronaire, arythmie ventriculaire
Cardiomyopathie obstructive, certaines associations (*cf.* Interactions)
Grossesse (mépivacaïne)

Propriétés

- Anesthésiques locaux du groupe des anesthésiques à liaison amide, à courte durée d'action pour la lidocaïne (en 5 à 10 minutes, durant 45 à 90 minutes environ) et un peu plus prolongée pour la mépivacaïne
- Absorption rapide par voie sous-cutanée (ralentie par les vasoconstricteurs), diffusion à l'ensemble des tissus, inactivation hépatique avec cycle entéro-hépatique, élimination urinaire essentiellement sous forme de métabolites, passage transplacentaire

Indications

- Anesthésie locale par infiltration
- Anesthésie régionale lors d'intervention chirurgicale
- Anesthésie tronculaire, plexique, caudale, péridurale

Effets indésirables

- *Malaise vagal* : bâillements, fatigue, pâleur, sueurs, nausées, oppression respiratoire, bradycardie, hypotension, lipothymie voire perte de connaissance brève → mise en décubitus jambes surélevées, voire injection d'atropine
- Réactions allergiques exceptionnelles (ne pas confondre avec un malaise vagal, plus fréquent) : malaise avec prurit, urticaire, œdème sous-cutané, toux, bronchospasme, œdème laryngé, chute tensionnelle, voire collapsus cardio-vasculaire
- **Surdosage** (taux plasmatique > 5 µg/ml) : paresthésies des extrémités et des lèvres, puis angoisse, agitation, hallucinations, nausées, céphalées, acouphènes, nystagmus, confusion, tachypnée, tremblements, convulsions, somnolence puis coma, dépression respiratoire, troubles du rythme et de la conduction cardiaque, collapsus cardio-vasculaire → réanimation cardio-respiratoire, atropine, benzodiazépine

Précautions d'emploi

- Réduire si besoin la posologie en cas d'insuffisance cardiaque ou hépatique sévère, d'hypovolémie, d'hypoxie, d'hyperkaliémie ou d'acidose, d'épilepsie, et lors de l'emploi de certains médicaments (*cf.* Interactions)
- Injecter strictement par voie extravasculaire (à contrôler par des aspirations répétées), sauf anesthésie loco-régionale intraveineuse
- Ne pas utiliser les formes adrénalinées pour l'anesthésie des extrémités
- Grossesse : la lidocaïne peut être utilisée, quelque soit le terme, si elle est vraiment nécessaire. La mépivacaïne est contre-indiquée

Interactions médicamenteuses

- ***Associations contre-indiquées*** : IMAO non sélectifs avec les formes adrénalinées, anti-arythmiques donnant des torsades de pointes, bêta-bloquants dans l'insuffisance cardiaque
- *Associations à utiliser avec précaution* : bêta-bloquants, cordarone et cimétidine (réduction du catabolisme de la lidocaïne), imipraminiques avec les formes adrénalinées (ne pas dépasser 0,1 mg d'adrénaline en 10 minutes ou 0,3 mg en 1 heure chez l'adulte)

Anesthésiques locaux de surface (I)

Lidocaïne non injectable à 5 % *Liste II-65 %-Coll*

XYLOCAÏNE à 5 % À LA NAPHAZOLINE	Fl. 24 ml à 5 % + 4,8 mg de naphazoline + Parahydroxybenzoate de méthyle	Pulvérisation locale ou instillation ou tamponnement (D. max. : 4 ml par acte anesthésique)

Indications : anesthésie de la peau et des muqueuses en ORL, en odonto-stomatologie, et avant les bronchoscopies (instillation locale à la seringue laryngée).

XYLOCAÏNE à 5 % EN NÉBULISEUR Délai d'action = 1 à 3 minutes Durée d'action = 10 à 15 minutes	Fl. 20 g à 5 % + Parahydroxybenzoate de méthyle (+ canules courtes ou longues ou longues et orientables)	Pulvérisation locale au niveau des muqueuses : A. 90 à 225 mg, soit 10 à 25 pulvérisations E. > 6 ans : 2 à 4 mg/kg

Indications : anesthésie des muqueuses avant les intubations, les examens endoscopiques en ORL, pneumologie, gastro-entérologie, et les actes de petite chirurgie en ORL (chaque pulvérisation délivre 9 mg de chlorhydrate de lidocaïne).

Lidocaïne non injectable à 2 % *Liste II-65 %-Coll (ou autre mention)*

XYLOCAÏNE VISQUEUSE	Tube de 100 g à 2 % soit 20 mg/ml + Parahydroxybenzoate de méthyle	Anesthésie oro-pharyngée : A. 1 c. à dessert ou à soupe répartie avec la langue dans la cavité buccale puis avalée sans eau Anesthésie gingivale chez le nourrisson et le jeune enfant : 2 mg/kg (soit 1 ml/10 kg) à répartir dans la journée en massage des gencives Syndromes hyperalgiques œsophago-gastriques : A. 1 c. à dessert ou à soupe avant chaque repas

Indications : anesthésie des voies digestives supérieures (bronchoscopie, fibroscopie digestive, explorations instrumentales ORL, odonto-stomatologie), traitement symptomatique de certains états douloureux (inflammations gingivales, stomatites, pharyngites, syndromes hyperalgiques œsophago-gastriques).

DYNEXAN 2 % *Liste II-30 %-Coll* DYNEXANGIVAL 1 % *Non remboursé*	Tube de 10 g Crème buccale + Chlorure de benzalkonium	A. et E. > 6 ans : 0,5 g de crème x 4 fois/jour Ne pas dépasser 200 mg de lidocaïne/jour

Indications : traitement symptomatique de courte durée des lésions douloureuses de la cavité buccale. Le traitement ne doit pas être prolongé.

Contre-indications

Allergie à la lidocaïne (exceptionnelle) ou au parahydroxybenzoate de méthyle
Porphyries, infection ou traumatisme important de la zone d'application
Épilepsie non contrôlée
Nourrisson et enfant < 6 ans (pour la lidocaïne à 5 %)

Propriétés

- Anesthésique local du groupe des anesthésiques à liaison amide (dépourvu de groupe amino en para, contrairement à la procaïne)
- Absorption très faible par voie orale ou lors de l'application sur les muqueuses (concentrations plasmatiques ≤ 1 µg/ml), cette très faible fraction résorbée étant ensuite métabolisée au niveau hépatique et éliminée par voie urinaire sous forme de dérivés inactifs

Indications, mode d'emploi et posologie

- *Cf.* ci-contre pour chaque produit

Effets indésirables

- Réactions allergiques exceptionnelles : prurit, urticaire, œdème sous-cutané, toux, bronchospasme, œdème laryngé, chute tensionnelle, voire collapsus cardio-vasculaire → réactions exceptionnelles à ne pas confondre avec un *malaise vagal* beaucoup plus fréquent (bâillements, fatigue intense, pâleur, sueurs, sécheresse buccale, nausées, oppression respiratoire, bradycardie, hypotension, lipothymie voire perte de connaissance brève) ou avec un surdosage (*cf.* ci-dessous)
- Lidocaïne à 5 % : risques d'absorption non souhaitée et possibilité de spasme laryngé réflexe lors de la pulvérisation des voies aériennes hautes chez le nourrisson et l'enfant de moins de 6 ans (contre-indication)
- Anesthésie bucco-pharyngo-laryngée : risques de fausse route si alimentation et/ou boissons (à proscrire toujours) pendant les 2 heures suivant l'anesthésie
- **Surdosage** (si concentrations plasmatiques > 5 µg/ml donc très peu probable avec ces voies d'administration) : nervosité, agitation, tremblements, nystagmus, logorrhée, céphalées, nausées, acouphènes, tachypnée, hypotension, puis convulsions, dépression respiratoire, troubles du rythme et de la conduction cardiaque, collapsus cardio-vasculaire, apnée ou arrêt cardiaque → à traiter par réanimation cardiaque et respiratoire, atropine si bradycardie, benzodiazépines si convulsions

Précautions d'emploi

- Utiliser avec précaution en cas de muqueuse traumatisée ou inflammatoire (risque de résorption non souhaitée)
- Éviter toute alimentation et toute boisson pendant les 2 heures qui suivent une anesthésie bucco-pharyngo-laryngée (risques de fausse route)

Anesthésiques locaux de surface (II)

Crème anesthésique locale[G] *Liste II-65 %-Coll*

EMLA 5 % Crème ANESDERM 5 % Crème *Sur la peau saine :* Délai d'action = 60 à 90 minutes Durée d'action = 1 à 2 heures *Sur les muqueuses génitales :* Délai d'action = 5 à 10 minutes Durée d'action = 15 à 20 minutes	Tube de 5 g = 125 mg de prilocaïne + 125 mg de lidocaïne + 2 pansements occlusifs Tube de 30 g = 750 mg de prilocaïne + 750 mg de lidocaïne sans pansement occlusif	En application locale : posologie ci-dessous (1)
EMLAPATCH 5 % *Sur la peau saine :* Délai d'action = 60 à 90 minutes Durée d'action = 1 à 2 heures	Pansement adhésif de 10 cm^2 contenant 1 g d'émulsion soit : 25 mg de prilocaïne + 25 mg de lidocaïne	*Idem*
PLIAGLIS *Non remboursé*	Tube de 15 g ou 30 g contenant 70 mg de lidocaïne et 70 mg de tétracaïne par gramme de crème	En application locale (2)

1. *Pour l'anesthésie de la peau* : appliquer en couche épaisse sur la zone cutanée visée, recouvrir d'un pansement adhésif hermétique, laisser agir le produit 60 à 90 minutes (minimum 1 heure) voire plus longtemps chez le sujet de race noire, puis l'enlever soigneusement, en respectant les posologies suivantes :
   - Adultes et enfants > 12 ans : 2 à 3 g pour des actes portant sur de petites surfaces, 1 à 1,5 g/10 cm^2 pour des surfaces plus étentues, avec une dose maximale de 50 g.
   - Enfants de 6 à 12 ans : 1 à 2 g pour des actes portant sur de petites surfaces, avec une dose maximale de 20 g (pour une surface de 200 cm^2).
   - Enfants de 1 à 6 ans : 1 à 2 g pour des actes portant sur de petites surfaces, avec une dose maximale de 10 g (pour une surface de 100 cm^2).
   - Nourrissons de 3 à 12 mois : 0,5 g pour des actes portant sur de petites surfaces, avec une dose maximale de 2 g (pour une surface de 20 cm^2).
   - Nourrissons de 0 à 3 mois : 0,5 g pour des actes portant sur de petites surfaces, avec une dose maximale de 1 g (pour une surface de 10 cm^2) et en application pendant 1 heure maximum, l'application ne devant pas être renouvelée avant 12 heures.

   Pour l'anesthésie des muqueuses génitales chez l'adulte : appliquer 5 à 10 g de crème pendant 5 à 10 minutes seulement, sans recouvrir de pansement occlusif, le geste thérapeutique devant être effectué dès le retrait de la crème car l'anesthésie ne dure que 15 à 20 minutes.

   Pour l'anesthésie des ulcères de jambe exigeant une détersion mécanique longue et douloureuse : appliquer 1 à 2 g de crème pour 10 cm^2 (au maximum 10 g) pendant 30 minutes seulement (à recouvrir par un pansement occlusif), puis retirer complètement la crème à l'aide d'une compresse et pratiquer immédiatement la détersion mécanique de l'ulcère.
2. *Avant intervention dermatologique*, appliquer 1 mm de crème avec un film pendant 30 minutes (épilation laser, resurfaçage du visage au laser) ou 60 minutes (ablation de tatouage au laser). Décoller le film avant l'intervention.

Contre-indications
Porphyries, méthémoglobinémie congénitale Application dans le conduit auditif externe en cas de tympan lésé ou sur l'œil Allergie aux anesthésiques locaux du groupe à liaison amide (exceptionnelle)

Propriétés

- Anesthésique constitué d'un mélange de deux anesthésiques du groupe des anesthésiques à liaison amide, diffusant dans la couche cornée, l'épiderme et le derme pour atteindre les terminaisons nerveuses superficielles, ce qui permet d'atténuer ou de supprimer les douleurs liées aux ponctions ou aux gestes chirurgicaux superficiels
- L'anesthésie par voie percutanée est obtenue en 60 à 90 minutes environ et persiste pendant 1 à 2 heures en moyenne, l'anesthésie des muqueuses génitales est obtenue en 5 à 10 minutes et persiste pendant 15 à 20 minutes en moyenne
- Absorption faible et retardée (3 % pour la lidocaïne et 5 % pour la prilocaïne) avec des taux sériques très inférieurs à ceux qui sont considérés comme toxiques (< 450 ng/ml alors que les taux toxiques sont d'environ 4 000 ng/ml), la faible fraction résorbée étant métabolisée au niveau du foie et éliminée dans les urines sous forme de métabolites

Indications

- Anesthésie par voie percutanée de la peau saine, par exemple avant les ponctions lombaires, notamment chez l'enfant, les ponctions de fistules artério-veineuses chez les hémodialysés, les ponctions veineuses ou sous-cutanées, la chirurgie cutanée superficielle instrumentale ou par rayon laser
- Anesthésie des muqueuses génitales chez l'adulte, par exemple avant la chirurgie superficielle (biopsie ou exérèse de lésions, instrumentales ou par rayon laser) ou avant l'infiltration à l'aiguille d'anesthésiques locaux
- Anesthésie locale des ulcères de jambe exigeant une détersion mécanique longue et douloureuse

Effets indésirables (assez rares)

- Locaux : pâleur, érythème, œdème, prurit, sensations de brûlure, exceptionnellement allergie à la lidocaïne ou à la prilocaïne
- Ototoxicité chez l'animal en cas de contact avec l'oreille moyenne
- **Surdosage** (peu probable, sauf application de doses massives) : possibilité de convulsions et dépression du SNC → Traitement symptomatique, notamment par réanimation respiratoire, benzodiazépines en cas de convulsions, bleu de méthylène en cas de méthémoglobinémie

Précautions d'emploi

- Ne pas appliquer sur l'œil ou à proximité des yeux (risque de lésions cornéennes), ni dans le conduit auditif externe en cas de tympan lésé (risque d'ototoxicité)
- Utiliser avec prudence chez les sujets porteurs de lésions cutanées atopiques (car réactions cutanées marquées mais réversibles, de nature non allergique)
- Grossesse et allaitement : utilisation possible

Interactions médicamenteuses

- ***Associations déconseillées*** : autres produits méthémoglobinisants (en particulier dapsone, sulfamides, métoclopramide, et paracétamol chez le nourrisson)
- *Associations à prendre en compte* : métabolisme hépatique modifié par les inducteurs (rifampicine, rifabutine, etc.) ou inhibiteurs enzymatiques, ou par les médicaments réduisant le débit sanguin hépatique (cimétidine, propranolol)

Anesthésiques locaux de surface (III)

Lidocaïne emplâtre médicamenteux *Liste II-65 %*

VERSATIS 5 %	Compresse imprégnée de Lidocaïne 5 % Boîtes de 5, 20 ou 30 compresses	A. > 18 ans : compresse à appliquer sur peau saine 1 fois/jour pendant 12 heures (1) 3 compresses au maximum pour couvrir la zone douloureuse

1. Appliquer la compresse sur la zone douloureuse en évitant la peau inflammatoire ou lésée. Recouvrir toute la zone en utilisant au maximum 3 compresses. Laisser la ou les compresses 12 heures de suite, 1 fois par jour. Interrompre le traitement en cas d'inefficacité au bout de 2 semaines de traitement.

Contre-indications

Hypersensibilité connue à la substance active ou à l'un des excipients
Hypersensibilité connue aux autres anesthésiques locaux de type amide
Déconseillé chez les patients < 18 ans

Propriétés

- Anesthésique local du groupe des anesthésiques à liaison amide
- Absorption très faible par voie transcutanée

Indications

- Traitement symptomatique des douleurs neuropathiques post-zoostériennes

Effets indésirables

- Réactions locales au site d'application : érythème, rash, prurit, vésicules
- Exceptionnellement : réaction anaphylactique et d'hypersensibilité
- La survenue d'effets indésirables est peu probable compte tenu des faibles concentrations circulantes de lidocaïne : les effets indésirables potentiels sont ceux de la lidocaïne (*cf.* pages précédentes)

Précautions d'emploi

- Ne pas utiliser pendant la grossesse et l'allaitement

Anesthésiques locaux de surface (IV)

Capsaïcine Patch cutané *Liste I-Réservé à l'usage hospitalier*

QUTENZA *Conserver à < + 25 °C*	Patch cutané de capsaïcine à 8 %, de 14 x 18 cm contenant 179 mg de capsaïcine Boîte de 1 ou 2 patchs + 1 tube de 50 g de gel nettoyant	A. > 18 ans : patch à appliquer (1 à 4) par une équipe soignante formée à la technique, sous la responsabilité d'un médecin (1)

1. Application sur la zone cutanée la plus douloureuse, après application de lidocaïne topique à 4 %, dépassant 2 cm la zone à traiter, pendant 1 heure. Peau saine, rasée, nettoyée, port de gants nitrile (et non en latex), port de lunettes et masque de protection. Suivre rigoureusement les recommandations d'utilisation. Une application renouvelable, si justifiée, tous les 90 jours. L'application du ou des patchs dure 1 heure sauf aux pieds où elle n'excède pas 30 minutes. Un sachet ouvert doit être appliqué dans les 2 heures qui suivent.

Contre-indications

Hypersensibilité à la substance active ou à un excipient
Application sur le visage, au-dessus de la ligne des cheveux du cuir chevelu et à proximité des muqueuses

Propriétés

- Anesthésique local, agoniste hautement sélectif du récepteur vanilloïde 1 (TRPV1), récepteur impliqué dans le mécanisme des douleurs neuropathiques. Dans un premier temps, la capsaïcine active les récepteurs TRPV1, induisant ainsi une douleur de type brûlure et un érythème, puis secondairement les récepteurs TRPV1 deviennent de moins en moins sensibles aux stimuli douloureux, par un phénomène dit de désensibilisation, d'où l'effet antalgique apparaissant dans la première semaine suivant l'application et perdurant 12 semaines

Indications

- Traitement des douleurs neuropathiques périphériques chez les adultes non diabétiques, seul ou en association avec d'autres médicaments antidouleur

Effets indésirables

- Constamment : douleur, érythème et prurit au site d'application
- Fréquents (1 à 10 %) : prurit, papules, vésicules, œdèmes, gonflement et sécheresse au site d'application
- Rares (< 1 %) : douleurs des extrémités, spasmes musculaires, toux, nausées, dysgueusie, hypoesthésie, BAV, tachycardie, hypertension, infection herpétique, irritation des yeux, brûlure

Précautions d'emploi

- La douleur initiale induite par l'application du patch doit conduire, outre l'application préalable de lidocaïne pendant 1 heure, à la prescription d'un antalgique adapté à l'intensité et à la durée des douleurs (un opioïde fort est recommandé dès le début et pendant 2 à 3 jours). En cas de douleurs intenses, retrait du patch pour s'assurer de l'absence de brûlure clinique
- Déconseillé chez la femme enceinte ou allaitante et chez l'enfant

Notes

Chapitre 2

Antibiotiques et antibactériens à action systémique Antituberculeux Infections à mycobactéries

Maladies infectieuses à déclaration obligatoire
Botulisme
Brucellose
Charbon
Chikungunya
Choléra
Dengue
Diphtérie
Fièvres hémorragiques africaines
Fièvre jaune
Fièvre typhoïde et fièvres paratyphoïdes
Hépatite aiguë A
Infection aiguë symptomatique par le virus de l'hépatite B
Infection par le VIH quel qu'en soit le stade
Infection invasive à méningocoque
Légionellose
Listériose
Orthopoxviroses dont la variole
Paludisme autochtone
Paludisme d'importation dans les départements d'outre-mer
Peste
Poliomyélite
Rage
Rougeole
Suspicion de maladie de Creutzfeldt-Jakob et autres encéphalopathies subaiguës spongiformes transmissibles humaines
Tétanos
Toxi-infection alimentaire collective
Tuberculose
Tularémie
Typhus exanthématique

Schémas thérapeutiques dans les infections

Le lecteur trouvera dans les pages suivantes des tableaux résumant les indications préférentielles des antibiotiques, d'une part, en fonction du tableau clinique (indications cliniques), dans les cas où l'étiologie de l'infection est univoque et/ou lorsque l'isolement du germe est aléatoire voire impossible, par exemple dans les bronchites, d'autre part, en fonction du germe qui a pu être éventuellement isolé (indications bactériologiques).
Les choix proposés dans ces tableaux tiennent compte des données générales actuellement connues sur le spectre antibactérien des antibiotiques, leur diffusion au site de l'infection, leur mode d'inactivation dans l'organisme, leur mode d'élimination et leur tolérance, et reflètent les choix proposés actuellement par les auteurs autorisés : le médicament proposé ici en première intention est donc celui qui est le plus actif contre le ou les micro-organismes en cause ou celui qui est le moins toxique parmi plusieurs produits efficaces. Le traitement sera évidemment adapté en fonction des données bactériologiques, notamment en milieu hospitalier où l'écologie bactérienne est variable dans le temps et selon les services (chirurgie, réanimation, pédiatrie).
Ces tableaux sont constitués de trois colonnes où figurent :
- 1re colonne : noms des germes et/ou des infections.
- 2e colonne : antibiothérapie préconisée en première intention (avec la durée de traitement communément recommandée).
- 3e colonne : alternatives thérapeutiques pouvant être utilisées, notamment en cas de contre-indication, d'allergie ou de résistance aux antibiotiques préconisés en première intention.

Les sigles et abréviations utilisés dans ces tableaux sont les suivants :
- Germes précédés d'un point (•) = germes dont la sensibilité devrait être testée *in vitro*, car leur résistance aux antibiotiques peut poser des problèmes.
- Antibiotique suivi d'un astérisque (*) = antibiotique utilisable notamment en cas d'allergie aux antibiotiques préconisés en première intention.

Le lecteur trouvera par ailleurs dans le texte, pour chaque antibiotique, une étude pharmacologique complète comprenant une revue détaillée de son spectre d'action et des résistances naturelles ou acquises observées actuellement, avec ses indications habituelles et ses indications potentielles encore à l'étude.

ANTIBIOTIQUES : Indications cliniques

Infections ORL

Infections pharyngées : Angines, Amygdalites Pharyngites bactériennes	Pénicilline V x 10 jours Pénicilline A x 8 jours si streptocoque A (1)	– Macrolide* – Synergistine* – Céphalosporine – sauf C3G orales
Rhinopharyngites Rhinites purulentes *Virus dans la majorité des cas* *Streptocoques A* *Pneumocoques* (2)	Pas d'antibiotique si rhinopharyngite aiguë (sauf complications = otite, sinusite)	– Pénicilline V x 10 jours – Céphalosporine – Macrolide*
Otites moyennes aiguës (3) Sinusites aiguës *Pneumocoques : 50 %* (2) *Haemophilus influenzae : 30-40 %* (2) *Branhamella cattarhalis : 5-15 %* *Streptococcus pyogenes ≤ 5 %* *Staphylococus aureus : 6 %* (4) *Bacilles Gram négatif* (4)	Co-amoxiclav x 8-10 jours ou Céfuroxine axetil ou Cefpodoxime	– Érythromycine* – Pristinamycine*
Otites chroniques Sinusites chroniques *Anaérobies, Pseudomonas* *Streptocoques, Pneumocoques* *Bacilles Gram négatif, Autres germes*	Antibiothérapie selon la sensibilité *in vitro* du germe isolé, donc après prélèvements	
Épiglottite aiguë ou Laryngite supraglottique *Haemophilus influenzae* (5) (enfant de 2 à 3 ans surtout)	Hospitalisation *d'extrême urgence* (intubation à la moindre gêne respiratoire) + Antibiothérapie de 10-15 jours par Céfotaxime ou Ceftriaxone	

1. Tests streptococciques : des tests de diagnostic rapide de la présence de *streptocoques A* sont disponibles et utilisables en consultation, avec une spécificité de 95 % et une sensibilité supérieure à 90 %.
2. *Pneumocoques* : plus de 25 % des souches sont résistantes aux macrolides, plus de 20 % aux tétracyclines, 30 % au cotrimoxazole, 12 % aux bêta-lactamines, 6 % au thiamphénicol.
3. L'échec du traitement après 48 à 72 heures impose une paracentèse avec prélèvement pour examen bactériologique et un changement d'antibiotique.
4. *Staphylococcus aureus*, *Pseudomonas aeruginosa* et d'autres bacilles Gram négatif sont les germes les plus fréquents en cas d'otite du nourrisson < 3 mois → Co-amoxiclav en première intention.
5. *Haemophilus influenzae* : 60 % des souches sont résistantes aux macrolides, 30 à 40 % aux aminopénicillines, environ 1 % le sont au thiamphénicol et au chloramphénicol → intérêt du co-amoxiclav et des céphalosporines orales de 2e et 3e générations dans les infections ORL (ne pas utiliser les macrolides seuls dans les otites chez l'enfant < 6 ans, des cas de méningite à *Haemophilus influenzae* ayant été observés avec ces traitements).

Infections broncho-pulmonaires

Bronchites aiguës virales *(Mycoplasme, Chlamydia)* Adulte sain	Pas d'antibiotique en règle générale	Prescription d'un macrolide en l'absence d'amélioration après 5 jours
Exacerbations des BPCO	Co-amoxiclav ou Macrolide ou Synergistine ou Fluoroquinolone active sur le pneumocoque	
Pneumonies *Pneumocoques = 90 %* *Haemophilus influenzae* *Klebsiella pneumoniae* *Streptocoques, Staphylocoques*	Aminopénicilline (traitement à modifier si pas d'amélioration après 3 jours)	– Co-amoxiclav – Synergistine* – Télithromycine*
Pneumonies atypiques *Mycoplasma pneumoniae ++* *Chlamydiae* *Legionella* *Coxiella burnetii* *Francisella tularensis*	Macrolide x 10 jours ou Fluoroquinolone	Fluoroquinolone ± Macrolide
Abcès du poumon Pleurésies purulentes *Anaérobies stricts (> 75 %)* *Klebsiella pneumoniae* *Staphylocoques* *Autres germes*	Avis spécialisé	

Infections ostéo-articulaires

Arthrites infectieuses Ostéites aiguës Ostéomyélites Spondylodiscites *Staphylococcus aureus +++* *Brucella +* *Streptocoques, N. gonorrhoeae* *H. influenzae (jeune enfant +++)* *Salmonella (drépanocytose)* *Bacilles Gram négatif (inoculation)*	Fluoroquinolone + Rifampicine x 4 à 6 semaines (traitement à modifier selon résultats bactériologiques)	Avis spécialisé
Ostéites chroniques	Traitement chirurgical avant tout + Antibiothérapie adaptée à la sensibilité *in vitro* du germe isolé	

Infections cutanées et infections sous-cutanées

Impétigos Ecthyma (impétigo creusant) *Staphylococcus aureus* *et/ou Streptococcus du groupe A*	Pénicilline M x 10 jours + Antiseptique local	– Synergistine* – Acide fusidique* – Macrolide*
Érysipèle ou Dermo-hypodermite aiguë bactérienne non nécrosante *Streptococcus pyogenes surtout*	Aminopénicilline ou Co-amoxiclav → 10 jours après apyrexie	– Synergistine* – Macrolide* – Linézolide
Lymphangite *Staphylococcus aureus* *Streptococcus pyogenes*	Pénicilline M x 10 à 20 jours	– Synergistine* – Macrolide*
Folliculites Furonculose *Staphylococcus aureus*	Antiseptique local sur les lésions + Antibiotique local sur les gîtes microbiens (1)	Pénicilline M ou Synergistine* si localisation faciale ou complications
Anthrax Hydrosadénite Panaris (2) *Staphylococcus aureus*	Pénicilline M x 10 à 15 jours	– Synergistine* – Acide fusidique*
Infections de plaie *Staphylococcus aureus* *Streptococcus pyogenes*	Parage chirurgical Co-amoxiclav	Synergistine*
Cellulites superficielles et Pyodermites *Streptococcus pyogenes ++* *Staphylococcus aureus ++* *Entérobactéries* *Bacilles Gram négatif*	Co-amoxiclav x 10 à 20 jours	– Synergistine* – Macrolide* – Linézolide
Cellulites crépitantes et Fasciites nécrosantes = Dermo-hypodermites bactériennes nécrosantes *Anaérobies stricts* *Streptococcus pyogenes* *Staphylococcus aureus* *Coliformes*	Excision chirurgicale très précoce et totale des tissus nécrosés + Co-amoxiclav	– Pénicilline G ou Uréidopénicilline + Métronidazole ± Aminoside – Clindamycine* ± Aminoside

1. La désinfection des gîtes microbiens (narines, anus) par un antibiotique antistaphylococcique local (mupirocine, virginiamycine, acide fusidique ou aminoside) est utile dans ces infections.
2. L'antibiothérapie antistaphylococcique précoce est indispensable en cas de panaris au stade phlegmoneux (sous surveillance rapprochée pour ne pas différer un éventuel geste chirurgical, *qui s'impose* d'emblée en cas de panaris collecté, ou en l'absence de régression des signes cliniques après 48 heures d'antibiothérapie).

Infections uro-génitales (1)

Cystite aiguë *Escherichia coli (80-90 %)* *Proteus mirabilis (10 %)* *Autres germes (10 %)*	Fosfomycine-trométamol ou Cotrimoxazole ou Fluoroquinolone en prise unique (2)	Antibactérien urinaire x 3 à 5 jours voire 10 jours
Infection urinaire basse récidivante *Escherichia coli (90 %)* *Autres germes (10 %)*	Quinolone ou Nitrofurane ou Triméthoprime ou Cotrimoxazole	
Pyélonéphrite aiguë (3) *Escherichia coli > 90 %* *Autres germes*	Céphalosporine III ou Fluoroquinolone ou Cotrimoxazole x 10 jours	Aminopénicilline ou Carboxypénicilline ± Acide clavulanique ou Céphalosporine III
Prostatites Épididymites Orchi-épididymites *Entérobactéries +++* *Entérocoques, Staphylocoques* *Chlamydiae et Mycoplasmes*	Fluoroquinolone ou Cotrimoxazole x 4 semaines	– Céphalosporine III ou Azrtéonam + Aminoside – Doxycycline (4) – Clariithromycine (4) ou Azithromycine (4)
Salpingites Endométrites *Souvent polymicrobiennes :* *Bacilles Gram négatif (40 %)* *Chlamydiae (30 %)* *Gonocoques, Mycoplasmes* *Staphylocoques, Streptocoques*	Co-amoxiclav (10-15 jours) + Doxycycline (21 jours) ou + Ofloxacine (21 jours)	– Céphalosporine III + Métronidazole + Doxycycline (21 jours) – Azithromycine (4)
Urétrite non gonococcique Cervicite non gonococcique Vaginite non gonococcique *Chlamydiae et Mycoplasmes ++* *Gardnerella vaginalis +* *Trichomonas vaginalis* *Autres germes*	Azithromycine (4) *en prise unique de 2 g*	– Doxycycline x 7 jours (4) – Macrolide x 7 jours (4) – Nitro-imidazolé (5) – Fluoroquinolone

1. Chez l'enfant, toute infection urinaire doit faire rechercher une uropathie malformative.
2. Le traitement probabiliste *d'une cystite aiguë non compliquée de la femme jeune non enceinte* peut être effectué *par prise unique* de fosfomycine-trométamol (3 g) ou cotrimoxazole (3 comprimés de Bactrim forte) ou ofloxacine (400 mg) ou péfloxacine (800 mg), mais un ECBU sera indispensable en cas de récidive.
3. L'association à un aminoside est possible durant 2 jours (avant réception de l'antibiogramme).
4. *Antibiotiques* indiqués dans les infections à *Chlamydiae* ou *Mycoplasmes*.
5. Antibactériens indiqués dans les infections à *Trichomonas vaginalis* ou *Gardnerella vaginalis*.

Infections digestives

Gastro-entérites (1) *Rotavirus (dans la majorité des diarrhées aiguës de l'enfant)* *Bactéries (10 % des diarrhées en France) : Salmonella, Campylobacter*, plus rarement *Shigella, Escherichia coli, Yersinia enterocolitica, Vibrio*	Réhydratation orale (ou par voie IV en cas de diarrhée sévère) ± Antidiarrhéique symptomatique	– Fluoroquinolone (2) x 5 à 10 jours – Cotrimoxazole x 5 jours – Macrolide (3) x 5 à 10 jours
Colite pseudomembraneuse Entérocolite iatrogène Diarrhée post-antibiotiques *Clostridium difficile (20 à 80 %)* *Klensiella oxytoca* *Staphylocoques*	Arrêt immédiat de l'antibiotique impliqué + Métronidazole x 10 jours	Vancomycine *per os* x 10 jours (4)
Diverticulites aiguës Abcès péridiverticulaire Sigmoïdites diverticulaires *Anaérobies stricts* *Entérobactéries* *Entérocoques*	Co-amoxiclav ± Traitement chirurgical différé ("à froid")	Fluoroquinolone*
Infections biliaires : Cholécystites *Angiocholites* *Entérobactéries +++* *Entérocoques ++* *Bactéroides +* *Streptocoques*	Co-amoxiclav ou Uréidopénicilline ± Aminoside x 15 jours	– Aminopénicilline ou Céphalosporine + Métronidazole ± Aminoside – Fluoroquinolone* ± Aminoside
Infections intra-abdominales : Péritonites Abcès intra-abdominaux *Bacteroides fragilis +++* *Clostridium perfringens +++* *Entérobactéries +++* *Entérocoques, Streptocoques* *Pseudomonas aeruginosa*	Co-amoxiclav ou Céfoxitine ± Aminoside	Céphalosporine de 3e génération + Métronidazole

1. L'antibiothérapie est facultative (guérison spontanée, prolongation du portage de germes), sauf en cas de fièvre élevée, de diffusion bactériémique, de déficit immunitaire, de drépanocytose, d'âge < 3 mois, et chez les sujets ayant une prothèse valvulaire, artérielle ou ostéo-articulaire.
2. Antibiotique actif sur de nombreuses souches des germes responsables des gastro-entérites (*Escherichia coli, Salmonella, Shigella, Yersinia, Campylobacter jejuni, Vibrio*).
3. Antibiotique actif sur *Campylobacter jejuni*.
4. L'administration orale de vancomycine est actuellement remise en cause (risques de résistances à cet antibiotique précieux, encore actif sur les staphylocoques méti-R et les entérocoques).

Infections neuro-méningées

1. Méningites bactériennes (avant les résultats bactériologiques)

① Adultes et enfants > 6 ans *S. pneumoniae (40-50 %)* *N. meningitidis (25-40 %)* *H. influenzae (5-10 %)* *Listeria monocytogenes (5 %)* *Autres germes (5-20 %)*	Céfotaxime (1) ou Ceftriaxone (1) ± Aminoside (2)	Vancomycine + Rifampicine
② Enfants de 3 mois à 6 ans *H. influenzae (40-60 %)* *N. meningitidis (20-30 %)* *S. pneumoniae (10-30 %)* *Streptococcus agalactiae (2-5 %)* *Autres germes (5-15 %)*	Ceftriaxone + Vancomycine	
③ Nourrissons < 3 mois *E. coli et autres Gram (30-50 %)* *Streptococcus agalactiae (30-40 %)* *Listeria monocytogenes (2-8 %)* *Staphylocoques (2-5 %)* *S. pneumoniae (1-4 %)* *H. influenzae (≤ 2 %)* *N. meningitidis (≤ 1 %)* *Autres germes (5-10 %)*	Céfotaxime (1) ou Ceftriaxone (1) + Vancomycine	Aminopénicilline si listériose

1. En premier choix si l'examen direct montre des bacilles Gram négatif (*Haemophilus influenzae, Entérobactéries* ou autres), ou en l'absence de germes visibles chez l'enfant âgé de 3 mois à 6 ans (prépondérance épidémiologique d'*Haemophilus influenzae*).
2. L'association à un aminoside est justifiée si l'examen direct montre des bacilles Gram positif (*Listeria* probable), ou chez le nouveau-né et le nourrisson en l'absence de bactéries visibles (*Listeria* éventuelle ?) et dans les autres cas tant qu'une listériose n'a pas été éliminée.

2. Méningites (antibiothérapie de première intention en fonction du germe isolé)

Neisseria meningitidis	Céfotaxime ou Ceftriaxone → 7 jours	Fluoroquinolone*
Chimioprophylaxie de la méningite à méningocoques	Rifampicine x 2 jours (1) ou Ciprofloxacine : 500 mg en prise unique	Spiramycine x 5 jours si contre-indication
Pneumocoque	Céfotaxime ou Ceftriaxone → 7 jours après apyrexie	Vancomycine* + Rifampicine* ou + Ceftriaxone
Streptocoque B	Aminopénicilline ± Aminoside → 10 jours après apyrexie	Céphalosporine III
Listeria monocytogenes	Aminopénicilline ± Aminoside x 21 à 30 jours	Cotrimoxazole*
Haemophilus influenzae (2)	Céfotaxime ou Ceftriaxone → 10 jours après apyrexie	– Thiamphénicol* (3) – Fluoroquinolone*

1. Chimioprophylaxie destinée à éradiquer *Neisseria meningitidis* du nasopharynx, sans passage méningé (pas de risque de décapitation), recommandée *chez le malade* après son traitement curatif et *chez les sujets exposés* aux sécrétions nasopharyngées du malade dans les 10 jours précédant son hospitalisation (mais la prophylaxie d'une école entière est inutile).
2. En cas de méningite à *Haemophilus influenzae*, une chimioprophylaxie de 5 jours par rifampicine (20 mg/kg/jour en 1 prise) est recommandée pour les sujets contacts de moins de 4 ans (un vaccin est disponible, dont la généralisation devrait réduire la fréquence de ces méningites).
3. Dans les méningites sévères, ou dues à des pneumocoques, notamment en pédiatrie, certains auteurs préfèrent utiliser ce produit qui a une meilleure pénétration méningée mais également intracérébrale : il est par ailleurs toujours utilisé avec succès (notamment dans les pays à niveau économique faible) dans les méningites à *Haemophilus influenzae*.

3. Abcès cérébraux

Abcès du cerveau *Anaérobies stricts +* *Bacilles Gram négatif* *Staphylocoques*	Aminopénicilline + Métronidazole x 20 à 30 jours	Uréidopénicilline + Métronidazole

Endocardites bactériennes

1. Endocardites (selon la porte d'entrée, avant les résultats bactériologiques)

① Porte d'entrée buccale ou dentaire : *Streptocoques*	Pénicilline A + Aminoside	Vancomycine* ± Aminoside
② Porte d'entrée cutanée : *Staphylocoques*	Pénicilline M + Aminoside	– Vancomycine* + Rifampicine – Fluoroquinolone* (relais) + Aminoside

2. Endocardites (antibiothérapie de première intention en fonction du germe isolé)

Streptocoques (sauf les entérocoques)	Pénicilline A x 30 jours + Aminoside < 5 jours	Vancomycine* + Aminoside
Entérocoques	Aminopénicilline + Aminoside	Vancomycine* + Aminoside
Staphylocoques Méti-S	Pénicilline M + Aminoside x 2 jours	Vancomycine* ± Aminoside
Staphylocoques Méti-R	Vancomycine + Aminoside x 2 jours	– Vancomycine + Rifampicine ou + Fosfomycine – Fluoroquinolone + Rifampicine ou + Aminoside
Gonocoques	Ceftriaxone → 10 jours après apyrexie	– Pénicilline G ou Aminopénicilline – Fluoroquinolone* – Thiamphénicol*
Hémocultures négatives	Céphalosporine III + Aminoside x 4 à 6 semaines	Vancomycine* + Aminoside

Endocardites (Prophylaxie) chez les patients à risque*

Cardiopathies	
Groupe A = haut risque	Groupe B = faible risque
– Prothèse mécanique, bioprothèse, homogreffe – Cardiopathie congénitale cyanogène non opérée – Dérivation pulmonaire-systémique – Antécédent d'endocardite infectieuse	– IA, IM, RA – Prolapsus mitral avec IM – Bicuspidie AO – Cardiopathie congénitale non cyanogène sauf CIA (1) – CMO avec souffle

1. La CIA est une cardiopathie non à risque.

Recommandations
– **Amoxicilline** : 3 g *per os*, 1 heure avant le geste ou **Pristinamycine** : 1 g *per os*, 1 heure avant le geste ou **Vancomycine** : 1 g IV en perfusion ≥ 60 minutes – À renouveler 6 heures plus tard si geste long – Si intervention urologique ou digestive, ajouter la Gentamycine : 1,5 mg/kg en perfusion IV ou en injection IM sans 2e dose
Indications selon l'acte bucco-dentaire
– **Actes bucco-dentaires contre-indiqués (groupes A et B)** – Anesthésie locale intraligamentaire – Soins endodontiques : traitements des dents à pulpe non vivante – Actes chirurgicaux : amputation radiculaire, transplantation, réimplantation, chirurgie périapicale/parodontale/implantaire, matériaux de comblement – Orthopédie dento-faciale : chirurgie des dents incluses – **Actes bucco-dentaires invasifs : prophylaxie recommandée (groupe A), optionnelle (groupe B)** – Mise en place d'une digue, de bagues – Soins parodontaux : détartrage, sondage – Soins prothétiques à risque de saignement – Actes chirurgicaux : avulsions, freinectomie, biopsie des glandes salivaires accessoires – Orthopédie dento-faciale – **Actes bucco-dentaires non invasifs : prophylaxie non recommandée (groupes A et B)** – **En cas d'infection, antibiothérapie curative**

* Référence : www.infectiologie.com (consensus de 2002).

ANTIBIOTIQUES : Indications bactériologiques

Cocci Gram positif

• *Staphylococcus Méti-S*	Pénicilline M ou Céphalosporine I ± Aminoside	– Synergistine* ou Acide fusidique* ± Aminoside – Fluoroquinolone*
• *Staphylococcus Méti-R* *= 20 % des souches hospitalières et 1 % des souches extra-hospitalières*	Vancomycine ± Aminoside et/ou ± Rifampicine ou ± Fosfomycine	– Synergistine* ou Acide fusidique* ± Rifampicine ou ± Aminoside – Cotrimoxazole – Linézolide
• *Streptococcus pneumoniae ou Pneumocoques* (1)		
Méningites (20 % des méningites bactériennes)	Céfotaxime ou Ceftriaxone → 10 à 14 jours	Vancomycine* ou + Ceftriaxone
Pneumonie	Amoxicilline ou Lévofloxacine ou Moxifloxacine	
Sinusites, otites (50 % des pneumonies bactériennes, 30-35 % des otites moyennes aiguës)	Co-amoxyclav ou C_3G orale ou C_2G orale x 10 à 15 jours	– Synergistine* – Vancomycine*

1. *Pneumocoques* : plus de 25 % des souches sont résistantes aux macrolides, plus de 20 % aux tétracyclines, 30 % au cotrimoxazole, 12 % aux bêta-lactamines, 6 % au thiamphénicol.

Streptococcus pyogenes (groupe A et streptocoques des groupes C et G)		
Angines et infections ORL Érysipèle, impétigo, Scarlatine, pyodermites	Pénicilline A ou Macrolide x 8 à 10 jours	– Céphalosporine* – Synergistine*
Septicémies Pneumonies	Pénicilline A ± Aminoside	Céphalosporine* ou Vancomycine* ± Aminoside
Chimioprophylaxie du RAA (traitement continu)	Benzathine-benzylpénicilline IM	– Pénicilline V *per os* – Macrolide *per os*
• *Streptococcus viridans, Streptococcus bovis, Streptococcus avium*		
Endocardites Septicémies	Pénicilline A ou Céphalosporine + Aminoside	Vancomycine* ou Téicoplanine* ou Érythromycine* + Aminoside

Streptococcus agalactiae (groupe B)		
Méningites	Aminopénicilline ± Aminoside → 10 jours	– Céphalosporine III (sauf latamoxef) ou IV – Thiamphénicol*
Septicémies	Pénicilline A ou Céphalosporine + Aminoside x 30 jours	– Vancomycine* ou Téicoplanine* ± Aminoside – Érythromycine* + Aminoside
• *Entérocoques :* *Streptococcus faecalis, Streptococcus faecium, Streptococcus durans*		
Endocardites Septicémies Infections sévères	Aminopénicilline + Aminoside	– Vancomycine* ou Téicoplanine* + Aminoside – Imipénème – Synercid*
Infection urinaire non compliquée	Aminopénicilline	– Nitrofurantoïne* – Vancomycine* ou Téicoplanine*

Bacilles Gram positif

Bacillus anthracis Charbon (Maladie du) ou Anthrax ou Maladie du charbon (1)	Fluoroquinolone dont Ciprofloxacine	– Doxycycline* – Amoxicilline si souche sensible
Corynebacterium diphteriae Diphtérie (2) Angine diphtérique	Sérothérapie + Vaccin + Antibiotique x 14 jours (Pénicilline G puis V, ou Amoxicilline, ou en cas d'allergie Érythromycine)	
Corynebacterium souches JK Infections sur cathéter	Vancomycine ou Téicoplanine	Pénicilline G + Gentamicine
Corynebacterium minutissimum Érythrasma	Antifongique local imidazolé x 15 jours	Érythromycine *per os* ou locale x 10 à 15 jours
Erysipelothrix rhusiopathiae Érysipèloïde ou Rouget du porc	Pénicilline G ou V ou A x 7 à 21 jours	– Macrolide* – Tétracycline*
Listeria monocytogenes Listériose (200 à 300 cas/an déclarés en France)	Aminopénicilline ± Aminoside x 3 à 6 semaines	– Thiamphénicol* ± Aminoside – Cotrimoxazole*
Rhodococcus equi	Co-amoxiclav	– Macrolide* – Doxycycline* – Cotrimoxazole*

1. Traitement de 8 semaines chez les sujets symptomatiques (en perfusion IV avec relais *per os* dans les formes graves), et traitement prophylactique de 8 semaines chez les sujets exposés.
2. La sérothérapie est l'essentiel du traitement : l'antibiothérapie ne modifie pas l'évolution mais réduit les risques de contagion. Les sujets-contacts bénéficieront d'une antibioprophylaxie par un macrolide, après prélèvement de gorge, et d'un rappel vaccinal (ou du vaccin complet).

Cocci Gram négatif

Branhamella catarrhalis ou Moraxella catarrhalis (1)		
Bronchopneumonies Otites (5 à 15 % des otites) Sinusites	Co-amoxiclav x 10 jours ou Céfuroxime axetil ou Céphalosporine III	– Tétracycline* – Macrolide* – Cotrimoxazole*

1. De 70 à 90 % des souches sont productrices de bêta-lactamases (mais restent sensibles au co-amoxiclav, aux céphalosporines, aux macrolides, au cotrimoxazole).

• *Neisseria gonorrhoeae ou Gonocoques* (2)		
Infections génitales : Blennorragie gonococcique ou Urétrite gonococcique Vaginite gonococcique Cervicite gonococcique	Ceftriaxone ou Céfixime ou Fluoroquinolone* (3) ou Spectinomycine* (3)	– Synergistine* – Tétracycline* (4) – Thiamphénicol* (4)
Gonococcies disséminées Arthrites gonococciques Rectites gonococciques	Ceftriaxone ou Céfotaxime x 7 à 14 jours	– Pénicilline G ou Aminopénicilline – Fluoroquinolone*
Endocardites et méningites gonococciques	Ceftriaxone → 10 jours après apyrexie	– Pénicilline G ou Aminopénicilline – Fluoroquinolone* – Thiamphénicol*

2. Les sujets atteints d'infection gonococcique ont aussi dans 10 à 45 % des cas une infection à *Chlamydiae* et devraient recevoir *en plus* un traitement de 7-14 jours par tétracycline ou macrolide (traitant aussi une syphilis en période d'incubation) ou un traitement-minute par azithromycine.
3. Antibiotiques inactifs sur les *Tréponèmes*.
4. Antibiotiques actifs sur les *Chlamydiae* en traitement de 7 jours (mais pas en traitement-minute).

Neisseria méningitidis ou Méningocoques		
Méningite	Céfotaxime ou Ceftriaxone → 7 jours après apyrexie	– Fluoroquinolone* – Thiamphénicol*
Chimioprophylaxie (5)	Rifampicine x 2 jours	Spiramycine x 5 jours si contre-indication
Purpura fulminans ou Purpura infectieux sévère ou Méningococcémie fulminante (incidence annuelle en France = 1,2 cas/100 000 enfants < 15 ans)	URGENCE ABSOLUE : Ceftriaxone ou Céfotaxime (ou à défaut Amoxicilline) par voie IM ou IV *et sans attendre la PL (rare exception à la règle)*, et hospitalisation immédiate	

5. Chimioprophylaxie destinée à éradiquer *Neisseria meningitidis* du nasopharynx, sans passage méningé (pas de risque de décapitation), recommandée *chez le malade* après son traitement curatif et *chez les sujets exposés* aux sécrétions nasopharyngées du malade dans les 10 jours précédant l'hospitalisation (mais la prophylaxie d'une école entière est inutile).

Bacilles Gram négatif : entérobactéries

• *Escherichia coli* = 80 à 90 % des cystites et la majorité des pyélonéphrites • *Proteus mirabilis* = 10 % des infections urinaires	Céphalosporine (1) ou Aminopénicilline ± Aminoside	– Co-amoxiclav ou Carboxypénicilline ou Uréidopénicilline ou Co-ticarciclav ou Aztréonam ou Imipénème ± Aminoside – Fluoroquinolone* ± Aminoside – Cotrimoxazole* – Triméthoprime* – Quinolone* – Aminoside*

1. Une céphalosporine est préférable en cas d'infection à *Escherichia coli* (20 à 40 % de souches résistantes aux aminopénicillines), celles-ci étant toutefois encore assez efficaces sur *Proteus mirabilis* (10 à 15 % de souches résistantes seulement). Une céphalosporine de 3e génération est indiquée en premier choix dans les infections graves (avec un aminoside éventuellement).

• *Klebsiella pneumoniae*	Céphalosporine ± Aminoside	– Co-amoxiclav ou Co-ticarciclav ou Aztréonam ou Imipénème ± Aminoside – Fluoroquinolone* ± Aminoside – Cotrimoxazole* – Aminoside*
• *Enterobacter* • *Citrobacter*	Céphalosporine III ± Aminoside	– Carboxypénicilline ou Uréidopénicilline ou Aztréonam ou Imipénème ± Aminoside – Fluoroquinolone* ± Aminoside – Cotrimoxazole*
• *Proteus indologenes* : *Proteus vulgaris* *Proteus morganii* ou *Morganella morganii* *Proteus rettgeri* ou *Providencia rettgeri*	Céphalosporine III ± Aminoside	– Carboxypénicilline ou Uréidopénicilline ou Co-ticarciclav ou Aztréonam ou Imipenème ± Aminoside – Fluoroquinolone* ± Aminoside – Cotrimoxazole*

Entérobactéries (suite)

• *Proteus inconstans* ou *Providencia stuartii*	Céphalosporine III ± Aminoside	– Imipénème ou Co-ticarciclav ou Uréidopénicilline ou Carboxypénicilline ou Aztréonam ± Aminoside – Fluoroquinolone* ± Aminoside – Cotrimoxazole*
• *Serratia* Infections hospitalières	Céphalosporine III + Aminoside	– Fluoroquinolone* ± Aminoside – Imipénème ou Aztréonam ou Uréidopénicilline ou Carboxypénicilline ± Aminoside – Fosfomycine* ± Aminoside – Cotrimoxazole*
• *Salmonella typhi* Fièvre typhoïde = Typhoïde • *Salmonella paratyphi* Fièvres typhoparatyphoïdiques	Ceftriaxone x 5 à 10 jours ou Fluoroquinolone x 10 jours	Thiamphénicol ou Cotrimoxazole ou Aminopénicilline (1) x 15 jours après apyrexie

1. Il existe des souches résistantes aux aminopénicillines, au chloramphénicol et au cotrimoxazole.

• *Salmonella non typhiques* Salmonelloses digestives Infections disséminées chez les immunodéprimés	Abstention si gastro-entérite chez le sujet immunocompétent (2)	– Céfotaxime ou Ceftriaxone – Fluoroquinolone – Aminopénicilline (3)

2. La plupart des gastro-entérites à salmonelles guérissent spontanément sans antibiotique chez les sujets immunocompétents : l'antibiothérapie est indiquée par contre dans les infections disséminées à salmonelles chez les sujets immunodéprimés.
3. 20 à 30 % des souches de salmonelles non typhiques sont résistantes aux aminopénicillines.

• *Shigella* Dysenterie bacillaire	Cotrimoxazole x 5 jours	– Norfloxacine x 5 jours – Aminopénicilline x 5 jours
Yersinia enterocolitica, Yersinia pseudotuberculosis		
Yersinioses intestinales	Fluoroquinolone x 5 jours	– Doxycycline x 5 jours – Cotrimoxazole x 5 jours
Yersinioses systémiques	Fluoroquinolone	Céphalosporine III
Yersinia pestis Peste (4)	Fluoroquinolone x 7 jours	Doxycycline x 7 jours

4. Chimioprophylaxie des sujets-contacts par tétracycline ou sulfamide pendant 7 jours.

Autres bacilles Gram négatif

• *Acinetobacter* • *Mima polymorpha* • *Herrellea vaginicola* Infections nosocomiales	Imipénème ± Sulbactam ± Aminoside	Carboxypénicilline ou Uréidopénicilline ou Ceftazidime ± Aminoside
• *Aeromonas hydrophila*	Cotrimoxazole	– Aminoside – Imipénème
• *Alcaligenes* Infections nosocomiales	Cotrimoxazole	– Polymyxine – Tétracycline
Bartonella bacilliformis Bartonellose	Thiamphénicol x 7 jours	Tétracycline
Bordetella pertussis Coqueluche	Macrolide (ou Synergistine si contre-indication) + Hospitalisation si nourrisson < 3 mois	
• *Brucella* Brucellose ou Fièvre de Malte (1)	Doxycycline x 45 jours + Rifampicine x 45 jours	Cotrimoxazole + Rifampicine (grossesse) ou + Aminoside (enfant)

1. Le traitement de 45 jours de la brucellose aiguë peut être prolongé pendant 2 à 6 mois dans les formes focalisées, notamment ostéo-articulaires, voire 12 mois dans les spondylodiscites.

Calymmatobacterium granulomatis Granulome inguinal ou Donovanose	Tétracycline x 10 jours	Cotrimoxazole x 10 jours
• *Campylobacter fetus* Septicémies	Imipénème ou Aminoside	–Thiamphénicol – Fluoroquinolone
Campylobacter jejuni Campylobactériose	Macrolide x 5 jours	Fluoroquinolone
Helicobacter pylori	Deux schémas thérapeutiques possibles (2)	

2. Traitement séquentiel IPP double dose + amoxicilline 1 mg matin et soir pendant 5 jours puis IPP matin et soir + métronidazole 500 mg matin et soir + clarithromycine 500 mg matin et soir pendant 5 jours. Quadrithérapie bismuthée : Pylera 3 gélules x 3 fois/jour (après les repas et au coucher) + oméprazole 20 mg matin et soir.

• *Eikenella corrodens* Infections opportunistes	Aminopénicilline ou Co-amoxiclav (R)	– Érythromycine* – Tétracycline*
• *Flavobacterium meningosepticum*	Érythromycine + Rifampicine	
• *Francisella tularensis* Tularémie	Fluoroquinolone x 15 jours	Doxycycline x 15 jours
Gardnerella vaginalis *Mobiluncus curtisii* *Mobiluncus mulieris* Vaginose bactérienne	Métronidazole ou Tinidazole en 1 prise de 2 g	– Co-amoxiclav x 7 jours – Acidifiant vaginal pour la prévention des récidives

Autres bacilles Gram négatif (suite)

• *Haemophilus ducreyi* Chancre mou ou Chancroïde	Azithromycine en dose unique de 2 g	– Ceftriaxone (dose unique) – Érythromycine x 7 à 15 jours – Fluoroquinolone x 3 jours
• *Haemophilus influenzae* (1)		
Otites du jeune enfant (25 à 40 % des otites aiguës) Sinusites Bronchites	Co-amoxiclav ou Céfaclor chez l'enfant < 6 ans ou Aminopénicilline dans les autres cas x 10 à 15 jours	– Co-amoxiclav – Céphalosporine orale de 2e ou 3e génération – Synergistine* – Érythromycine + Sulfafurazole*
Méningites Épiglottites aiguës Arthrites, infections sévères	Céfotaxime ou Ceftriaxone → 10 jours après apyrexie	– Thiamphénicol* – Aminopénicilline (si souche Ampi-S)

1. *Haemophilus influenzae* : 60 % des souches sont résistantes aux macrolides, 30 à 40 % aux aminopénicillines, environ 1 % le sont au thiamphénicol et au chloramphénicol → intérêt du co-amoxiclav et des céphalosporines orales de 2e et 3e générations dans les infections ORL et respiratoires, et du céfotaxime ou de la ceftriaxone dans les méningites et infections sévères. En cas de méningite à *Haemophilus influenzae*, une chimioprophylaxie de 5 jours par la rifampicine (20 mg/kg/jour en une prise) est recommandée pour les sujets-contacts de moins de 4 ans (un vaccin à base d'antigène capsulaire spécifique du type b est disponible).

Legionella pneumophila	Érythomycine ou Macrolide ou Fluoroquinolone	– Macrolide + Rifampicine – Fluoroquinolone + Rifampicine
Leptotrichia buccalis Angine de Vincent	Pénicilline V ou G ou A x 8 à 10 jours	Métronidazole
Pasteurella multocida Pasteurellose	Co-amoxiclav x 10 jours ou Aminopénicilline (M)	– Céphalosporine – Tétracycline* – Thiamphénicol*
• *Pseudomonas aeruginosa* ou Bacille pyocyanique (2)		
Infections sévères (2) : septicémies, pneumonies, et autres infections sévères	Carboxypénicilline ou Uréidopénicilline ou Cefsulodine ou Ceftazidime + Aminoside → 10 jours après apyrexie	– Imipénème ou Aztréonam + Aminoside – Ceftazidime + Fosfomycine – Fluoroquinolone* + Aminoside
Infections urinaires	Fluoroquinolone ou Aztréonam ou Aminoside x 10 jours	Carboxypénicilline ou Uréidopénicilline ou Imipénème ou Colistine

2. On utilise actuellement en première intention surtout la ceftazidime ou l'imipénème ou la ciprofloxacine (en association avec un aminoside, essentiellement l'amikacine ou l'isépamicine).

Autres bacilles Gram négatif (suite)

• *Burkholderia cepacia* ou *Pseudomonas cepacia* • *Xanthomonas maltophilia*	Ceftazidime	– Fluoroquinolone* – Thiamphénicol* – Cotrimoxazole*
Pseudomonas mallei Morve	Streptomycine + Tétracycline x 21 jours	Thiamphénicol + Streptomycine
Burkholderia pseudomallei ou *Pseudomonas pseudomallei* Mélioïdose	Cotrimoxazole x 30 jours	– Tétracycline ± Thiamphénicol – Co-amoxiclav – Ceftazidime
Spirillum minus Sodoku	Pénicilline G x 10 à 30 jours	– Tétracycline* – Streptomycine*
Streptobacillus moniliformis Haverhilliose	Pénicilline G x 10 à 30 jours	– Tétracycline* – Streptomycine*
Vibrio cholerae *Vibrio vulnificus* Choléra (1)	Doxycycline (300 mg en prise unique) Tétracycline x 3 à 4 jours	– Norfloxacine x 2 à 4 jours – Cotrimoxazole x 3 jours – Sulfadoxine (dose unique)

1. L'essentiel du traitement est la réhydratation orale ou IV, l'antibiothérapie n'étant qu'une mesure adjuvante ; la chimioprophylaxie fait appel à une tétracycline ou à la sulfadoxine.

Rickettsiae

Coxiella burnetii Fièvre Q	Doxycycline (2) → 15 jours après apyrexie	– Fluoroquinolone – Thiamphénicol

2. Avec Fluoroquinolone et Hydroxychloroquine pendant 18 mois dans les formes chroniques.

Rickettsia prowazekii Typhus épidémique *Rickettsia typhi* Typhus murin *Rickettsia tsutsugamushi* Typhus oriental	Doxycycline → 3 jours après apyrexie (la prise unique est très souvent utilisée dans les pays à niveau économique faible, mais avec un risque de rechute dans ce cas)	– Macrolide ± Rifampicine (chez l'enfant < 8 ans et la femme enceinte) – Fluoroquinolone – Thiamphénicol
Rickettsia conorii Fièvre boutonneuse *Rickettsia rickettsii* Fièvre pourprée *Rickettsia akari* Fièvre varicelliforme	Tétracycline → 3 jours après apyrexie	– Macrolide ± Rifampicine (chez l'enfant et chez la femme enceinte) – Fluoroquinolone – Thiamphénicol
Rochalimaea quintana Fièvre des tranchées	Tétracycline → 3 jours après apyrexie	Thiamphénicol
Rochalimaea henselae Angiomatose bacillaire	Érythromycine x 3 à 6 semaines	– Doxycycline – Fluoroquinolone
Ehrlichia canis Ehrlichiose	Doxycycline	Thiamphénicol

Mycoplasmes

Mycoplasma pneumoniae Pneumonies atypiques	Macrolide x 10 jours	– Tétracycline – Fluoroquinolone
Ureaplasma urealyticum *Mycoplasma hominis* Uréthrites, cervico-vaginites, salpingites	Macrolide (1) x 10 jours	Tétracycline

1. Seuls les macrolides à 16 atomes sont actifs sur *Mycoplasma hominis*.

Chlamydiae

Chlamydia psittaci		
Ornithose et Psittacose	Tétracyclines → 7 jours après apyrexie (14 à 21 jours en moyenne)	– Macrolide – Thiamphénicol
Chlamydia pneumoniae (souches TWAR)		
Infections respiratoires, pharyngites, sinusites	Macrolide x 10 jours	Tétracycline
Chlamydia trachomatis		
Trachome (2) Conjonctivite à inclusions	Azithromycine (2 g en monoprise)	– Tétracycline – Sulfamide

2. Dans les pays où le trachome sévit à l'état endémique, et pour des raisons socio-économiques avant tout, l'antibiothérapie à la phase d'état est souvent locale (tétracycline pendant 2 mois) : un lavage régulier du visage semble utile dans la lutte contre la récurrence du trachome.

Pneumonies atypiques	Macrolides x 14 jours	– Tétracycline – Sulfamide
Infections génitales non compliquées : uréthrites et cervico-vaginites (= MST les plus fréquentes)	Azithromycine (1 g en monoprise)	– Doxycycline x 7 jours – Érythromycine x 7 jours – Ofloxacine x 7 jours
Salpingites, prostatites, orchi-épididymites, rectites, et Lymphogranulome vénérien ou Maladie de Nicolas-Favre	Doxycycline x 3 à 6 semaines	Érythromycine x 21 jours
Endométrites et péritonites localisées chez la femme (souvent polymicrobiennes)	Co-amoxiclav + Doxycycline ou Fluoroquinolone x 2 à 3 semaines	Céphalosporine II ou III + Métronidazole + Doxycycline (21 jours)

Spirochètes

Agents responsables de fièvre récurrente : *Borrelia recurrentis*, *Borrelia hermsii*, *Borrelia hispanica*, *Borrelia duttonii*, *Borrelia crocidurae*, *Borrelia venezuelensis*, *Borrelia persica*, *Borrelia caucasica*, *Borrelia parkeri*, *Borrelia turicatae*, etc.		
Borrélioses ou Fièvres récurrentes	Tétracycline x 2 jours au moins (risque de rechute si prise unique)	– Pénicilline G x 10 jours – Ceftriaxone (en cas d'atteinte nerveuse)
Borrelia burgdorferi, *Borrelia garinii*, *Borrelia afzelii*		
Maladie de Lyme Érythème migrant Arthrites de Lyme (environ 10 000 cas/an en France)	Amoxicilline (1) x 14 à 28 jours	– Doxycycline* (1) – Ceftriaxone (2)

1. Traitement de 14 à 21 jours à la phase primaire (érythème chronique migrant), 21 à 28 jours en cas d'atteinte cardiaque, 28 jours en cas d'atteinte neurologique ou articulaire.
2. Traitement de 14 jours à la phase primaire (érythème chronique migrant), 14 à 28 jours en cas d'atteinte cardiaque ou neurologique ou articulaire.

Leptospira ictero-haemorragiae (≈ 60 %), *Leptospira grippo-typhosa* (≈ 23 %), *Leptospira australis*, *Leptospira sejroe*, *Leptospira canicola*, *Leptospira pomona*, *Leptospira hardjo*, *Leptospira tarassovi*, etc.		
Leptospiroses (un vaccin efficace est disponible)	Aminopénicilline x 10 à 15 jours	Tétracycline* x 10 à 15 jours
Treponema pallidum pallidum : Syphilis (3)		
Syphilis primo-secondaire et syphilis latente récente (< 1an) (400 à 500 cas/an déclarés en France)	Benzathine-benzylpénicilline en injection IM unique	Érythromycine* ou Doxycycline* x 15 jours
Syphilis latente tardive (> 1 an) et syphilis de début inconnu	Benzathine-benzylpénicilline (4)	Érythromycine* ou Doxycycline* x 30 jours
Syphilis tertiaire viscérale et syphilis cardio-vasculaire	Benzathine-benzylpénicilline (4)	Érythromycine* ou Doxycycline* x 30 jours
Syphilis congénitale	Benzathine-benzylpénicilline ou Pénicilline G (5)	
Neurosyphilis	Pénicilline G x 15 jours	

3. Réaction d'Herxheimer : une corticothérapie (0,5 mg/kg/jour de prednisone x 3 jours) débutée 48 heures avant l'antibiothérapie est indiquée pour prévenir cette réaction, notamment chez la femme enceinte et en cas de syphilis congénitale ou de syphilis tertiaire viscérale.
4. Injections IM de benzathine-benzylpénicilline pendant 3 semaines (2,4 MU x 1 fois/semaine).
5. Injection IM unique de benzathine-benzylpénicilline (50 000 U/kg) si le LCR est normal, ou injections IM de pénicilline G (25 000 U/kg x 2 fois/jour pendant 10 jours) si le LCR est anormal.

Agents des Tréponematoses endémiques : *Treponema pallidum pertenue* (Pian), *Treponema pallidum endemicum* (Béjel), *Treponema carateum* (Caraté ou Pinta)		
Béjel ou Syphilis endémique Caraté ou Pinta Pian	Benzathine-benzylpénicilline (1 seule voire 2 injections)	Tétracycline* x 15 jours

Anaérobies stricts

• *Bacteroides du groupe I* : *Bacteroides fragilis*, *Bacteroides vulgatus*, *Bacteroides thetaïotaomicron*, *Bacteroides distasonis*, *Bacteroides ovatus*, *Bacteroides uniformis*, *Bacteroides eggerthii*		
Septicémies Infections pleuro-pulmonaires Infections abdominales Abcès tissulaires	Métronidazole ou Co-amoxiclav ou Co-ticarciclav ou Imipénème	– Céphamycine – Clindamycine* – Thiamphénicol*
• *Prevotella*, *Porphyromonas et Bacteroides du groupe IV*		
Infections pleuro-pulmonaires Infections gynécologiques Infections de la sphère ORL	Co-amoxiclav ou Métronidazole	– Céphamycine – Clindamycine* – Thiamphénicol*
Fusobacterium Angines ulcéreuses Phlegmons amygdaliens Infections pleuro-pulmonaires	Métronidazole ou Co-amoxiclav ou Imipénème	– Clindamycine* – Thiamphénicol*
Cocci anaérobies : *Peptococcus* *Peptostreptococcus* Abcès, Myosites Cellulites crépitantes Infections gynécologiques	Pénicilline G	– Céphamycine – Clindamycine*
Clostridium botulinum Botulisme	Réanimation + Sérothérapie	
Clostridium difficile (1) Colite pseudomembraneuse Diarrhées post-antibiotiques	Arrêt immédiat de l'antibiotique impliqué ± Métronidazole x 10 jours (1) puis Ultra-Levure	– Vancomycine *per os* x 10 jours (2) – Bacitracine *per os* (non commercialisée)
Clostridium perfringens Gangrène gazeuse Myonécrose clostridiale	Pénicilline G + Chirurgie (3)	Érythromycine* + Chirurgie (3)
Clostridium tetani Tétanos	Réanimation (4) + Immunoglobulines spécifiques + Nettoyage de la porte d'entrée + Pénicilline G ou Macrolide + Vaccin antitétanique	

1. L'arrêt de l'antibiotique responsable suffit souvent à faire disparaître les diarrhées à *Clostridium difficile* (proscrire les antidiarrhéiques et antispasmodiques) ; le métronidazole est presque aussi efficace que la vancomycine et moins onéreux. Ce traitement sera suivi par une préparation à base de *Saccharomyces boulardii* (Ultra-Levure).
2. L'administration orale de vancomycine est actuellement remise en cause (risques de résistances à cet antibiotique précieux, encore actif sur les staphylocoques méti-R et les entérocoques).
3. Le débridement chirurgical est essentiel, avec éventuellement oxygénothérapie hyperbare en cas de lésions nécrotiques extensives.
4. Diazépam ou clorazépate dipotassique en IV sous ventilation après intubation ou trachéotomie et alimentation par sonde gastrique (la prévention du tétanos par le vaccin est indispensable).

Autres bactéries

Actinomyces israelii Actinobactériose	Pénicilline G ou V x 2 à 12 mois	Tétracycline*
Nocardia asteroïdes Nocardiose (Infection opportuniste chez les sujets immunodéprimés)	Sulfadiazine ou Cotrimoxazole x 2 à 12 mois	– Céfuroxime* + Amikacine – Minocycline* – Aminopénicilline* – Érythromycine*
Tropheryma whipplei Maladie de Whipple	Classiquement : Pénicilline G et Streptomycine pendant 15 jours, puis Cotrimoxazole pendant 1 à 2 ans Alternative actuelle : Ceftriaxone pendant 15 jours, puis Céfixime (ou Cotrimoxazole) pendant 1 à 2 ans	
Bartonella henselae Maladie des griffes du chat	Azithromycine ou Doxycycline ou Fluoroquinolone x 1 mois (si adénite simple)	Ponction-aspiration du ganglion (au stade de ramollissement)
Mycobactéries	*Cf.* plus loin dans ce chapitre	

ANTIBIOTIQUES EN CURES COURTES

Antibiothérapies courtes validées en ORL et dans les exacerbations aiguës de bronchite chronique

Angines aiguës streptococciques avec test de diagnostic positif *Traitement classique = 10 jours*	Amoxicilline x 6 jours Céfotiam héxétil ou Cefpodoxime proxétil x 5 jours Céfuroxime axétil x 4 jours Azithromycine x 3 jours (1) Clarithromycine ou Josamycine x 5 jours (1) Télithromycine x 5 jours (1)
Otites moyennes aiguës *Traitement classique = 8 à 10 jours*	Cefpodoxime proxétil x 5 jours Ceftriaxone IM x 3 jours Ceftriaxone en injection IM unique
Sinusites maxillaires aiguës *Traitement classique = 8 à 10 jours*	Cefpodoxime proxétil ou Céfuroxime axétil x 5 jours Pristinamycine x 4 jours (1) Télithromycine x 5 jours (1)
Exacerbations aiguës des bronchites chroniques peu fréquentes (< 3/an) *Traitement classique = 7 à 10 jours*	Azithromycine x 5 jours (1) Pristinamycine x 4 jours (1) Télithromycine x 5 jours (1)

1. Antibiotiques utilisables, par ailleurs, en cas d'allergie aux bêta-lactamines.

Antibiothérapies courtes validées dans les cystites de la femme et certaines maladies sexuellement transmissibles

Cystites aiguës non compliquées de la femme *Traitement classique = 7 à 10 jours*	Loméfloxacine ou Norfloxacine x 3 jours en première intention Ciprofloxacine ou Ofloxacine ou Péfloxacine en monodose Cotrimoxazole-fort en monodose Fosfomycine-trométamol en monodose
Cystites aiguës de la femme vues tardivement ou récidivantes *Traitement classique = 7 à 10 jours*	Ofloxacine ou Lévofloxacine x 5 jours Pas de traitement "minute"
Syphilis primo-secondaire ou latente *Traitement classique = 14 jours*	Benzathine-benzylpénicilline en injection IM unique
Uréthrites gonococciques	Céfixime *per os* ou Ceftriaxone IM en monodose (2) Ciprofloxacine ou Péfloxacine en monodose (2) et (3) Spectinomycine en injection IM unique (2) et (3)
Uréthrites et cervicites à *Chlamydia trachomatis* *Traitement classique = 10 à 14 jours*	Azithromycine en monodose

2. Antibiotiques inactifs dans les infections à *Chlamydia trachomatis*.
3. Antibiotiques utilisables, par ailleurs, en cas d'allergie aux bêta-lactamines.

INSUFFISANCE RÉNALE ET ANTIBIOTIQUES*

DFG (ml/min)	> 80	< 80	< 60	< 50	< 40	< 30	< 20	< 10	< 5	HDI
Métilcilline										
Oxacilline										
Amoxicilline	2-12 g/j		2-4 g/j			1 g puis 500 mg/12 h		1 g puis 500 mg/24 h		
Co-amoxiclav	3 g/j					1 g puis 500 mg/12 h		1 g puis 500 mg/24 h		
Ticarcilline	15 g/j		5 g/8 h			5 g/12 h		2 g/24 h		2 g post-D
Ticar + Ac. clav.	12-15 g/j		3-5 g/8 h			3 g/12 h		1,5 g/24 h		3 g post-D
Pipé + Tazo	12-16 g/j				4 g/8 h		4 g/12 h			2 g post-D
Céfaclor	750-1 500 mg/j				500 mg/12 h		30-50 % de la dose normale			
Céfadroxil	2 g/j				500 mg/12 h		500 mg/24 h			
Céfradine	2 g/j						1 g/12-24 h			
Céfuroxime	500-1 000 mg/j						50 % de la dose normale			
Céfotaxime	3-4 g/j								– 50 %	1 g post-D
Ceftriaxone	1-2 g/j								– 50 %	
Ceftazidime	3-6 g/j			1 g/12-24 h		1 g/24 h		1 g/36 h	500 mg/48 h	1 g post-D
Céfixime	400 mg/j ; (E) 8 mg/kg/j						200 mg/j ; (E) 4 mg/kg/j			

* Voir dans ce chapitre, pour chaque produit, les antibiotiques qui ne figurent pas ici.

INSUFFISANCE RÉNALE ET ANTIBIOTIQUES*

DFG (ml/min)	> 80	< 80	< 60	< 50	< 40	< 30	< 20	< 10	< 5	HDI
Cefpodoxime	400 mg/j ; (E) 8 mg/kg/j				200 mg/j ; (E) 4 mg/kg/j					
Cefsulodine	6 g/j			1,5 g puis 1 g/8 h			1,5 g puis 1 g/12 h		1 g/24 h	1 g pré + post-D
Céfépime	2-6 g/j					1-2 g/24 h		0,5-1 g/24 h		
Cefpirome	2-4 g/j			0,5-1 g/12 h			0,5-1 g/24 h			0,25-0,5 g post-D
Imipénème	1-2 g/j		0,5 g/6-8 h si DFG < 70			0,5 g/8-12 h		0,25-0,5 g/12 h		
Méropénème	0,5-1 g/8 h			0,5-1 g/12 h		250-500 mg/12 h		250-500 mg/24 h		
Aztréonam	1 g/8-12 h, maxi 2 g/6 h					1/2 dose		1/4 dose		1/8 dose post-D
Clarithromycine	500-2 000 mg/j					1/2 dose				
Télithromycine	800 mg/j					1/2 dose				
Fosfomycine	100-200 mg/j		4 g/12 h		4 g/24 h	4 g/36 h	4 g/48 h	4 g/75 h		2 g post-D
Thiamphénicol	1,5-3 g/j		0,5 g/12 h			0,5 g/24 h				
Colistine	50 000 U/kg/j	30 000 U/kg/j				15 000 U/kg/j			10^6 U/j	10^6 U/j post-D
Ciprofloxacine	400-600 mg à 800-1 200 mg/j					200-400 mg/12 h		200-400 mg/24 h		
Léyofloxacine	500 mg/12-24 h			500 mg puis + 250 mg/12-24 h			+ 125 mg/12 h	500 mg + 125 mg/24 h		
Ofloxacine	400 mg/j			200 mg/24 h			200 mg/48 h			*Idem* + Taux

* Voir dans ce chapitre, pour chaque produit, les antibiotiques qui ne figurent pas ici.

Mycobacterium tuberculosis : Schémas thérapeutiques

Tuberculose pulmonaire (traitement simplifié standard qui permet la guérison sans rechute dans plus de 97 % des cas)	Isoniazide 3 à 5 mg/kg/jour sans dépasser 300 mg/jour + Rifampicine 10 mg/kg/jour + Pyrazinamide 30 mg/kg/jour (sans dépasser 1 500 mg/jour) + Éthambutol 20 mg/kg/jour Quadrithérapie 2 mois puis INH + Rifampicine pendant 4 mois
Miliaires tuberculeuses	Même traitement + Corticothérapie si hypoxie
Pleurésies tuberculeuses	Même traitement + Kinésithérapie + Évacuations répétées de l'épanchement
Méningites tuberculeuses	Même traitement + Corticoïdes
Tuberculome cérébral	Quadrithérapie (Corticoïdes si hypertension intracrânienne)
Tuberculose ganglionnaire	Même traitement mais prolonger pendant 12 mois
Tuberculose uro-génitale	Même traitement
Tuberculose et grossesse (associer toujours de la pyridoxine à l'isoniazide)	Même traitement (sans le pyrazinamide) commencé après le 3e mois de grossesse par précaution (sauf tuberculose évolutive) et poursuivi pendant 9 mois
Tuberculose et insuffisance rénale	Même traitement mais en adaptant la posologie de l'éthambutol et éventuellement celle de l'isoniazide
Tuberculose et insuffisance hépato-cellulaire sévère	Rifampicine + Éthambutol pendant 12 mois + Streptomycine (1 g/jour pendant 1 mois puis 1 g x 1 jour sur 2 pendant 2 mois)
Chimioprophylaxie primaire	Traitement de 3 mois par isoniazide seul ou associé à la rifampicine (1)
Chimioprophylaxie secondaire	Primo-infection tuberculeuse : bithérapie de 3 mois par rifampicine et isoniazide (2)
Bécégite simple	Pas de traitement général

1. Chez les nourrissons et enfants à tests tuberculiniques négatifs et soumis à un contage bacillaire.
2. Chez tout sujet ayant un virage récent des tests tuberculiniques en dehors de tout vaccin BCG.

Mycobacterium leprae : Schémas thérapeutiques

Lèpres paucibacillaires = Lèpre tuberculoïde polaire (≈ 70 % des lépreux), Lèpre borderline tuberculoïde et Lèpre indéterminée (≈ 14 % des lépreux)	Bithérapie de 6 mois (schéma de l'OMS) : Rifampicine .... 600 mg x 1 fois/mois (supervisé) + Dapsone .... 100 mg/jour (auto-administré) + Clofazimine .... 150 mg x 1 fois/mois (supervisé) + 50 mg/jour (auto-administré)
Lèpres multibacillaires = Lèpre lépromateuse, Lèpre borderline lépromateuse et Lèpre borderline-borderline (≈ 16 % des lépreux)	Trithérapie de 12 mois (schéma de l'OMS) : Rifampicine .... 600 mg x 1 fois/mois (supervisé) + Dapsone .... 100 mg/jour (auto-administré) + Clofazimine .... 150 mg x 1 fois/mois (supervisé) + 50 mg/jour (auto-administré)
Réactions lépreuses de type I ou de réversion : Névrites lépreuses aiguës Œdèmes cutanés lépreux (dans les lèpres tuberculoïdes et les formes borderline)	Corticothérapie pendant plusieurs mois ± Neurolyse chirurgicale suivie d'une rééducation + Poursuite du traitement antilépreux
Réactions lépreuses de type II : Érythème noueux lépreux (dans les lèpres multibacillaires)	Thalidomide = 100 mg x 3 à 4 fois/jour x 7 jours puis à dose dégressive jusqu'à 25 à 100 mg/jour pendant plusieurs mois (1) + Poursuite du traitement antilépreux
Lèpre et grossesse	La rifampicine et la dapsone sont dénuées d'effets tératogènes (contrairement à la thalidomide)

1. La thalidomide (voir ce terme), extrêmement tératogène, réservée aux hôpitaux, *ne peut être administrée à la femme en période d'activité génitale que sous contraception strictement surveillée* : elle a une *action spectaculaire sur les érythèmes noueux lépreux* (disparition de la fièvre en 24 à 48 heures, des douleurs et des nodules d'érythème noueux), mais doit être associée à un traitement antilépreux car elle n'a pas d'action antibacillaire.

Remarque

Fin 2000, l'OMS estimait à *1 million le nombre de lépreux dans le monde*, dont 70 % en Asie du Sud-Est (Inde = près de 400 000 cas, Bangladesh, Pakistan, Myanmar, Népal, Indonésie), 15 % en Amérique du Sud (Brésil = plus de 60 000 cas, Argentine, Colombie, Mexique, Paraguay), 9 % en Afrique (Madagascar = plus de 9 000 cas, Mozambique = plus de 6 000 cas, Angola, Congo, Côte-d'Ivoire, Égypte, Éthiopie, Guinée, Liberia, Niger, République centrafricaine, Soudan, Tanzanie), le reste en Chine (= plus de 6 000 cas), Malaisie, Philippines, Viêtnam et Iran.

En 2007, l'OMS estimait à *environ 250 000 le nombre de nouveaux cas par an* dans le monde (dont plus de 500 en Europe et une vingtaine en France), et à environ 2 millions le nombre de personnes dans le monde ayant un handicap physique définitif lié à la maladie.

À noter : des études randomisées ont montré que la vaccination par BCG assure une immunoprophylaxie de la lèpre dans 20 à 80 % des cas.

Mycobactéries atypiques : Schémas thérapeutiques

Mycobacterium ulcerans Ulcère de Buruli (troisième mycobactériose dans le monde, après tuberculose et lèpre)	Excision chirurgicale large avec greffe cutanée
Mycobacterium marinum Maladie des aquariums (mycobactériose assez fréquente)	Infection spontanément régressive en 15 mois *M. marinum* est sensible aux rifamycines (CMI très basses), aux cyclines, à la clarithromycine, l'amikacine, l'éthambutol et aux fluoroquinolones
Mycobacterium avium complex = *M. avium* et *M. intracellulare* (environ 96 % des infections disséminées à mycobactéries chez les immunodéprimés)	Prophylaxie = Azithromycine (plus efficace, plus pratique et moins coûteuse que la rifabutine) --- Traitement curatif = [Clarithromycine + Rifabutine + Éthambutol] ou [Amikacine (le plus bactéricide) + Rifabutine + Éthambutol + Clofazimine]
Mycobacterium kansasii *Mycobacterium xenopi* (environ 3 % des infections disséminées à mycobactéries chez les immunodéprimés)	Traitement curatif en cours d'évaluation : *M. kansasii* est sensible aux aminosides, à la cyclosérine, à l'isoniazide, à la rifampicine et à l'éthambutol *M. xenopi* est sensible aux aminosides, à la cyclosérine, au pyrazinamide, à l'éthionamide (mais résistant à la rifampicine et à l'éthambutol)
Mycobacterium fortuitum *Mycobacterium chelonae* *Mycobacterium gordonae* *Mycobacterium scrofulaceum* (entre 0,3 et 0,6 % des infections disséminées à mycobactéries chez les immunodéprimés)	Traitement curatif en cours d'évaluation : *M. fortuitum* et *M. cheloneae* sont sensibles aux aminosides (gentamicine, amikacine) associés à la clarithromycine ou à la minocycline (voire à la sparfloxacine pour *M. fortuitum*)

Pénicillines du groupe G (I) :
Benzylpénicilline

Benzylpénicilline sodique (2 mmol de Na^+ pour 1 million d'UI)

Liste I-65 %-Coll

PÉNICILLINE G	1 ou 50 fl. 1 M UI 25 fl. 5 M UI	Par voie **IM** ou **IV** en injections toutes les 6 à 8 heures : (1) A. 50 000 à 100 000 UI/kg/jour soit 3 à 6 M UI/jour (jusqu'à 50 M UI/jour) E. 50 000 à 100 000 UI/kg/jour (jusqu'à 250 000 UI/kg/jour) Nouveau-né : 75 000 à 200 000 UI/kg/jour (jusqu'à 750 000 UI/kg/jour)

1. Préparer la solution en introduisant dans le flacon 2 à 5 ml d'eau pour préparations injectables (on dispose aussi en milieu hospitalier de benzylpénicillinate de potassium contenant 1,5 mmol de potassium par flacon de 1 M UI).
Certaines infections sévères imposent le recours à la perfusion IV continue (ou à défaut aux injections **IV** toutes les 4 à 6 heures dans une tubulure de perfusion, sans dépasser 5 M UI par injection) en raison des fortes posologies nécessaires, qui peuvent atteindre :
– Chez l'adulte, jusqu'à 500 000 UI/kg/jour dans les ménigites et les endocardites, sans dépasser 50 M UI/jour.
– Chez l'enfant, jusqu'à 250 000 UI/kg/jour, sans dépasser 20 M UI/jour.
– Chez le nouveau-né, jusqu'à 750 000 UI/kg/jour.

Contre-indications
Allergie connue aux pénicillines

Propriétés

- Antibiotique bactéricide agissant, comme toutes les bêta-lactamines, en inhibant la synthèse du peptidoglycane de la paroi bactérienne, après fixation sur des enzymes de la membrane cytoplasmique bactérienne (PLP ou protéines liant les pénicillines)
- Inactivité *per os* (instabilité en milieu acide) imposant l'administration parentérale, demi-vie de 30 minutes, diffusion tissulaire correcte (sauf dans le SNC, l'œil, la prostate, le tissu osseux) avec passage dans le LCR faible et seulement en cas d'inflammation méningée (10 % des taux sériques), élimination urinaire rapide sous forme active (60 à 90 % en 6 heures), passage transplacentaire et dans le lait maternel

Activité antibactérienne

- Spectre d'action : streptocoques et pneumocoques, *Neisseria* (gonocoques, méningocoques), bacilles Gram positif (*Bacillus anthracis*, *Corynebacterium diphteriae*, *Erysipelothrix*, *Listeria*), spirochètes (*Borrelia*, *Leptospira*, *Treponema*), *Streptobacillus moniliformis*, *Spirillum minus*, *Pasteurella multocida*, anaérobies stricts (*Actinomyces*, *Clostridium*, *Fusobacterium*, *Peptococcus*, *Peptostreptococcus*) sauf *Bacteroides fragilis*
- Résistance acquise de nombreuses souches de staphylocoques (85-95 %), résistance croissante des gonocoques (≤ 15 %) et pneumocoques (12 % en France)
- Résistance naturelle des bacilles Gram négatif, *Bacteroides fragilis*, *Legionella*, *Mycoplasma*, *Chlamydiae*, *Rickettsieae*, *Mycobacterium*, *Nocardia*

Indications

- Infections à streptocoques, pneumocoques, méningocoques, tréponèmes
- Infections à *Clostridium perfringens*, prévention de la gangrène gazeuse
- Charbon, érysipèloïde, leptospiroses, sodoku, streptobacillose, actinobactériose
- Infections à germes sensibles dans leurs localisations broncho-pulmonaires, ORL, stomatologiques, rénales, uro-génitales, cutanées, des tissus mous, endocardiques et septicémiques (en association à un aminoside dans les infections sévères)

Effets indésirables

- *Réactions allergiques* (0,01-0,05 %) : urticaires, exanthèmes maculo-papuleux, œdème de Quincke, éosinophilie, fièvre, arthralgies, voire choc anaphylactique (0,01 ‰) : l'allergie est croisée avec les céphalosporines dans 2 % des cas environ
- *À posologie élevée par voie veineuse* : possibilité d'encéphalopathies avec vertiges, hallucinations, troubles de la conscience, contractions myocloniques, convulsions (surtout chez les insuffisants rénaux), et possibilité d'intoxication cationique (Na ou K)
- *À forte concentration :* possibilité de douleurs et de thrombophlébite locale au point d'injection, et risque de convulsions lors de l'injection intrarachidienne quand les taux dans le LCR dépassent 8 UI/ml
- *Rares* : neutropénie (1 %), anémie hémolytique très rare, thrombopénie latente en règle générale, allongement du TS
- *Réaction de Herxheimer* dans la syphilis (à prévenir par une posologie progressive)

Interactions médicamenteuses et précautions d'emploi

- ***Associations déconseillées*** : méthotrexate
- Doses maximales chez l'adulte si insuffisance rénale sévère : 30 M UI/jour si clairance de la créatinine < 80 ml/min, 15 M UI/jour si < 50 ml/min, 10 M UI/jour si < 10 ml/min

Pénicillines du groupe G (II)

Pénicilline V ou Phénoxyméthylpénicilline* *Liste I-65 %-Coll*

ORACILLINE	12 cp. séc. 1 M UI Suspension buvable à 1 M UI/dose (18 doses) Suspension buvable à 0,5 M UI/dose (24 doses) Suspension buvable à 0,25 M UI/dose (24 doses)	*Traitement curatif* en 2 prises par jour durant 10 jours dans les angines, ou en 3 à 4 prises dans les autres indications : A. 2 à 4 M UI/jour E. < 40 kg : 50 000 UI/kg/jour N. ≤ 10 kg : 100 000 UI/kg/jour *Traitement prophylactique* en 2 prises par jour : A. 2 M UI/jour E. < 40 kg : 50 000 UI/kg/jour sans dépasser 2 M UI/jour N. ≤ 10 kg : 100 000 UI/kg/jour

Propriétés particulières

– Analogue de la pénicilline G *utilisable par voie orale* en raison de sa stabilité en milieu acide et de son absorption digestive correcte (40 à 60 %), éliminé rapidement par voie urinaire après transformation partielle en dérivés inactifs (30 à 50 %), ce qui impose l'administration en 3 à 4 prises/jour (*mais administration possible en 2 prises/jour lors des traitements prophylactiques et dans le traitement curatif des angines*)

Indications particulières

– Infections d'intensité moyenne à germes pénicillino-sensibles dans leurs localisations cutanées, respiratoires, oto-rhino-laryngologiques, stomatologiques, notamment les infections dues à des streptocoques (angines, impétigo streptococcique, érysipèle, scarlatine,...)
– Prophylaxie des rechutes de RAA (en traitement continu + amygdalectomie)
– Prophylaxie de l'érysipèle récidivant
– Prophylaxie de la scarlatine dans l'entourage d'un patient (en traitement de 7 jours)
– Prophylaxie des infections à pneumocoques chez les sujets splénectomisés, drépanocytaires ou aspléniques (associé au vaccin antipneumococcique), en traitement prolongé jusqu'à l'âge de 5 ans au moins chez l'enfant drépanocytaire, et pendant au moins 5 ans chez le splénectomisé
– Prophylaxie de la gangrène gazeuse et des infections streptococciques en milieu chirurgical (en traitement de 3 à 5 jours)

Contre-indications particulières des suspensions buvables

– Allergie aux sulfites (présents dans l'excipient)

* Voir les propriétés générales et les conditions d'emploi pages précédentes.

Pénicillines du groupe G (III)

Pénicillines retard : Benzathine-benzylpénicilline*

Distribution hospitalière

SIGMACCILINA (1) *Conserver de + 2 °C à + 8 °C et à l'abri de la lumière*	Fl. 1,2 M UI/2,5 ml (seringue préremplie)	Dose par injection **IM** stricte : A. 2,4 M UI E. > 25 kg : 1,2 M UI E. < 25 kg : 0,6 M UI

1. La distribution d'Extencilline a été interrompue en 2014. En accord avec l'ANSM, une spécialité équivalente distribuée en Italie peut être obtenue en pharmacie hospitalière.

Propriétés particulières

– Pénicilline de type long-retard *injectable uniquement par voie intramusculaire*, libérant lentement de la pénicilline G par hydrolyse, ce qui assure des taux sériques efficaces sur les streptocoques A et tréponèmes avec des injections espacées (0,12 µg/ml au 14e jour et 0,06 µg/ml au 21e jour)

Indications particulières

– Tréponématoses (Syphilis, Béjel, Pian, Pinta) : injection IM unique (à répéter 2 fois à intervalles de 7 jours en cas de syphilis latente tardive, d'évolution inconnue, tertiaire bénigne, cardio-vasculaire)
– Prévention des rechutes de RAA : injection IM tous les 15 jours (+ amygdalectomie)
– Prévention des infections à pneumocoques chez les sujets splénectomisés, drépanocytaires ou aspléniques (injection IM tous les 15 jours en traitement continu prolongé jusqu'à l'âge de 5 ans au moins chez le drépanocytaire, ou pendant les 5 années suivant le geste chirurgical chez le splénectomisé, associé au vaccin antipneumococcique)

* Voir les propriétés générales et les conditions d'emploi pages précédentes.

Pénicillines du groupe M (antistaphylococciques) : Isoxazolylpénicillines

Formes orales *Liste I-65 %-Coll*

ORBÉNINE Cloxacilline	16 gél. 500 mg	A. et E. : 50 mg/kg/jour, sans dépasser 4 g/jour, en 3 prises avant les repas

Formes injectables (2,3 mmol de Na^+ pour 1 g) *Liste I-65 %-Coll*

BRISTOPEN INJECTABLE Oxacilline[G]	Fl. 1 000 mg **IV** (1)	Par perfusion **IV** : A. 8 à 12 g/jour en 4 à 6 administrations E. 100 à 200 mg/kg/jour en 4 à 6 administrations (D. max. : 12 g/jour)
ORBÉNINE INJECTABLE Cloxacilline	Fl. 1 000 mg **IV** (1) et (2)	Par perfusion **IV** : A. 50 à 100 mg/kg/jour E. et N. 50 à 100 mg/kg/jour (jusqu'à 200 mg/kg/jour) en 2 à 6 injections

1. En prévention des infections post-opératoires en chirurgie : antibioprophylaxie de courte durée (24 à 48 heures maximum) : 2 g IV à l'induction anesthésique puis 1 g IV toutes les 2 heures jusqu'à la fermeture cutanée.
2. Présentation pour perfusions veineuses réservée aux hôpitaux (4 à 6 perfusions par 24 heures) : diluer 1 g dans 16 ml d'eau ppi ou de sérum salé ou glucosé isotonique, puis diluer cette solution dans 100 ml de soluté salé ou glucosé isotonique et perfuser en 60 minutes.

Contre-indications
Allergie connue aux pénicillines

Propriétés

- Pénicillines *résistantes aux pénicillinases des staphylocoques*, utilisables en ville en première intention dans les infections staphylococciques, mais dont l'intérêt a diminué en milieu hospitalier à cause de l'émergence de souches méti-R résistantes
- Absorption digestive rapide (sauf pour la méticilline) meilleure en dehors des repas, bonne diffusion dans l'organisme, faible métabolisation (sauf l'oxacilline, métabolisée à 45 % dans le foie), élimination essentiellement urinaire sous forme active (30 % en 24 heures pour l'oxacilline, 80 % en 24 heures pour les autres isoxazolylpénicillines)

Activité antibactérienne

- Spectre d'action étroit : staphylocoques (sauf les souches méti-R résistantes à toutes les bêta-lactamines), et streptocoques (excepté les entérocoques), pneumocoques, gonocoques, méningocoques, *Clostridium perfringens*
- Staphylocoques méti-R ou résistants hétérogènes : seulement 1 % des souches en ville, mais 12 à 30 % dans certains services hospitaliers (ces souches sont résistantes à toutes les bêta-lactamines, mais aussi actuellement dans la plupart des cas aux macrolides, lincosanides, aminosides, et parfois aux fluoroquinolones)
- Résistance naturelle des bacilles Gram négatif, *Legionella*, *Bacteroides*, *Mycoplasma*, *Chlamydiae*, *Rickettsieae*, *Mycobacterium*

Indications (en association dans les infections sévères)

- *Antibiotiques* de première intention des infections à staphylocoques sensibles à ce groupe de pénicillines, dans leurs localisations cutanées ou des parties molles, ostéo-articulaires, pleuro-pulmonaires, ORL, génito-urinaires, neuro-méningées, endocardiques et septicémiques
- Forme injectable : prophylaxie des infections post-opératoires en neurochirurgie

Effets indésirables

- *Réactions allergiques* (0,01-0,05 %) : urticaires, exanthèmes maculo-papuleux, œdème de Quincke, éosinophilie, fièvre, arthralgies, voire choc anaphylactique (0,01 ‰) : l'allergie est croisée avec les céphalosporines dans 2 % des cas environ
- *Troubles digestifs* : nausées, vomissements, diarrhée
- *Rares* : neutropénie, anémie, thrombopénie latente en règle générale, allongement du TS, augmentation modérée des transaminases, rares cas d'hépatites (surtout avec l'oxacilline à forte dose), néphrite interstitielle aiguë

Précautions d'emploi

- Insuffisance rénale : aucune adaptation n'est requise
- Grossesse et allaitement : utilisation possible

Interactions médicamenteuses

- Association synergique avec fosfomycine (même sur les souches méti-R), aminosides, acide fusidique
- Incompatibilités physico-chimiques nombreuses → ne pas mélanger avec d'autres produits dans les flacons de perfusion (en particulier avec des solutés de lipides, d'acides aminés et d'autres antibiotiques)

Aminopénicillines ou Pénicillines du groupe A (I)

Amoxicilline[G] par voie orale (résorption digestive à 90 %)

Liste I-65 %-Coll

AMODEX BACTOX CLAMOXYL	6 ou 14 cp. 1 g dispersibles 12 gél. 500 mg Sirop à 125 mg/dose Sirop à 250 mg/dose Sirop à 500 mg/dose	En 2 prises ou mieux 3 prises par 24 heures (1) : A. 15 à 20 mg/kg/24 h *soit* 1 à 1,5 g/24 h E. 25 à 50 mg/kg/24 h N. 35 à 50 mg/kg/24 h

1. Ces posologies *doivent être augmentées et administrées en 3 prises quotidiennes à 8 heures* d'intervalle (voire même en 4 prises à 6 heures *d'intervalle*) *dans les indications suivantes* :
   - Infections ORL de l'enfant < 6 ans, notamment les otites (50 à 100 mg/kg/24 h) après documentation bactériologique.
   - Infections sévères et/ou infections chroniques notamment broncho-pulmonaires (2 g/24 h chez l'adulte et 100 mg/kg/24 h chez l'enfant).
   - Maladie de Lyme (4 g/24 h chez l'adulte et 50 mg/kg/24 h chez l'enfant au stade d'érythème chronique migrant strictement isolé, jusqu'à 6 g/24 h chez l'adulte et 100 à 150 mg/kg/24 h chez l'enfant en cas de manifestations systémiques).
   - Traitement de relais des septicémies, endocardites et méningites (3 à 6 g/24 h chez l'adulte et 150 mg/kg/24 h chez l'enfant).
   - Traitement curatif et chimioprophylaxie de la maladie du charbon si la souche isolée est sensible (3 g/24 h chez l'adulte et 80 mg/kg/24 h chez l'enfant, pendant 8 semaines).

   À l'opposé, dans les cystites simples de la femme, on peut utiliser un traitement-minute (prise orale unique d'une dose de 3 g).

Amoxicilline[G] injectable *Liste I-65 %-Coll*

CLAMOXYL IM BACTOX IM	Fl. 500 mg ou 1 000 mg	Par voie **IM** en 2 fois (2) : A. 2 g/24 h E. 50 mg/kg/24 h N. 50 mg/kg/24 h
CLAMOXYL IV *Réservé aux hôpitaux*	10 fl. 1 000 mg ou 2 000 mg 25 fl. 500 mg	Par voie **IV** (en 3 à 4 minutes) ou en perfusion **IV** continue ou en perfusions **IV** discontinues d'une durée de 30 à 60 minutes toutes les 6 à 8 heures (2) : A. 2 à 12 g/24 h E. 100 à 200 mg/kg/24 h N. 100 à 200 mg/kg/24 h

2. Par voie intramusculaire ou par voie IV directe, ne pas injecter plus de 1 g à la fois chez l'adulte ou plus de 25 mg/kg à la fois chez l'enfant.

   Pour les perfusions IV discontinues (en 30 à 60 minutes toutes les 6 à 8 heures), diluer le produit dans un soluté salé ou glucosé isotonique et ne pas dépasser 2 g par perfusion chez l'adulte ou 50 mg/kg et par perfusion chez l'enfant.

   Pour les perfusions IV continues, diluer le produit dans un soluté salé ou glucosé isotonique.

   En extrême urgence dans le purpura fulminans (à défaut de ceftriaxone ou de céfotaxime), on recommande l'injection IV ou IM de 1 g chez l'adulte, et de 50 mg/kg (sans dépasser 1 g) chez le nourrisson et l'enfant, *dose à répéter dans les 2 heures suivant la première injection*.

   Dans le traitement curatif de la maladie du charbon, si la souche isolée est sensible, la posologie est de 3 g/24 h chez l'adulte et 80 mg/kg/24 h chez l'enfant, en 3 perfusions IV quotidiennes avec relais par voie orale pendant 8 semaines.

Contre-indications
Allergie connue aux pénicillines Mononucléose infectieuse (risque accru d'éruptions cutanées)

Propriétés

- Pénicillines du groupe A ou aminopénicillines, ayant, par rapport à la pénicilline G, un spectre d'action élargi aux entérocoques et à certains bacilles Gram négatif, diffusant bien dans la plupart des tissus et liquides biologiques (20 à 30 % dans le LCR), éliminées sous forme active par les urines (75 % en 6 heures) et par la bile (5 à 20 %), passant à travers la barrière placentaire et dans le lait maternel
- Les aminopénicillines se différencient avant tout par leur absorption digestive qui est environ 2 fois plus importante pour l'amoxicilline, la bacampicilline et la pivampicilline (*environ 90 % des doses administrées, sans diminution par les aliments*) que pour l'ampicilline et les autres aminopénicillines (*seulement 40 % des doses administrées*)

Activité antibactérienne

- Spectre d'action de la pénicilline G mais élargi aux entérocoques et à certains bacilles Gram négatif : *Escherichia coli*, *Proteus mirabilis, Salmonella*, *Shigella*, *Brucella*, *Haemophilus influenzae*, *Bordetella*, *Eikenella corrodens*, *Pasteurella*, *Vibrio cholerae*
- Résistances acquises croissantes de *Branhamella catarrhalis* (75 %), *Escherichia coli* (30 %), *Haemophilus influenzae* (25 %), *Proteus mirabilis* (10 à 15 %), *Salmonella* (≤ 10 %), *Shigella* (≤ 30 %), gonocoques (≤ 15 %), pneumocoques (12 % en France, mais beaucoup plus dans d'autres pays), staphylocoques (90 %)
- Résistance naturelle de certaines entérobactéries (*Klebsiella*, *Enterobacter*, *Serratia*, *Proteus indologenes*, *Providencia*, *Yersinia*), *Pseudomonas*, *Acinetobacter*, *Alcaligenes*, *Citrobacter*, *Campylobacter*, *Bacteroides*, *Clostridium difficile*, *Legionella*, *Mycoplasma*, *Chlamydiae*, *Rickettsieae*, *Mycobacterium*, *Nocardia*

Indications (en association dans les infections sévères, notamment à un aminoside)

- Infections à germes sensibles dans leurs localisations ORL, broncho-pulmonaires, rénales, uro-génitales, biliaires, digestives, méningées, endocardiques, septicémiques
- Purpura fulminans (*cf.* formes injectables page suivante), maladie de Lyme, listériose, pasteurellose, typhoïde, éradication de *Helicobacter pylori* (voir ce terme), charbon

Effets indésirables

- *Réactions allergiques* (0,01-0,05 %) : urticaires, exanthèmes maculo-papuleux, œdème de Quincke, éosinophilie, fièvre, arthralgies, voire choc anaphylactique (0,01 ‰) : l'allergie est croisée avec les céphalosporines dans 2 % des cas environ
- *Éruptions cutanées non allergiques* fréquentes si association à l'allopurinol (> 22 % des cas), mononucléose infectieuse ou infection à CMV, leucémie lymphoïde
- *Troubles digestifs* (plus fréquents avec l'ampicilline) : diarrhée, quelques cas de colites pseudomembraneuses, nausées, vomissements, candidoses digestives
- *Rares* : augmentation modérée et transitoire des transaminases, neutropénie, anémie hémolytique, allongement du TS, thrombopénie, néphrite interstitielle aiguë
- *A très fortes doses chez les insuffisants rénaux* : possibilité d'encéphalopathies avec troubles de la conscience puis convulsions (plus rares qu'avec la pénicilline G)

Interactions médicamenteuses et précautions d'emploi

- ***Associations déconseillées*** : allopurinol (éruptions), méthotrexate
- Association synergique avec les aminosides, l'acide clavulanique
- Réduire la posologie en cas d'insuffisance rénale sévère (*cf.* Insuffisance rénale)
- Grossesse et allaitement : utilisation possible

Aminopénicillines (II) :
Co-amoxiclav ou Amoxicilline + Acide clavulanique

Formes orales[G] *Liste I-65 %-Coll*

(les posologies sont exprimées en milligrammes d'amoxicilline)

AUGMENTIN	8 ou 12 sac. 1 000 mg + Acide clavulanique 125 mg 16 ou 24 cp. 500 mg + Acide clavulanique 62,5 mg -------------------------------- Susp. buv. Enfant ou Nourrisson à 100 mg/ml + Acide clavulanique 12,5 mg (pipette graduée de 0 à 30 kg)	Par voie orale 3 prises *au début des repas* (1) : A. 1 g x 3 fois/jour E. > 30 mois : 80 mg/kg/jour en 3 prises par jour (sans dépasser 3 g/jour) N. < 30 mois : 80 mg/kg/jour soit 1 dose/kg x 3 fois/jour

1. *Réduire la posologie en cas d'insuffisance rénale sévère* selon la clairance de la créatinine :
   - Clairance ≤ 30 ml/min : chez l'adulte, dose initiale de 1 g puis 500 mg toutes les 12 heures. Chez l'enfant, 15 mg/kg toutes les 12 heures.
   - Clairance < 10 ml/min : chez l'adulte, dose initiale de 1 g puis 500 mg toutes les 24 heures. Chez l'enfant, 15 mg/kg/24 heures au maximum.

Formes injectables[G] *Liste I-65 %-Coll*

(les posologies sont exprimées en milligrammes d'amoxicilline)

AUGMENTIN (2,7 mmol de Na^+ par gramme d'amoxicilline)	10 fl. 500 mg Enfant + Acide clavulanique 50 mg 10 fl. 1 000 mg Enfant + Acide clavulanique 100 mg 10 fl. 1 000 mg Adulte + Acide clavulanique 200 mg 10 fl. 2 000 mg Adulte + Acide clavulanique 200 mg	Par voie **IV** (3 à 4 minutes) ou perfusion **IV** de 30 minutes (2) : A. 1 000 mg x 3 à 4 fois/jour E. > 3 mois (5 à 40 kg) : 25 à 50 mg/kg x 4 fois/jour N. < 3 mois (2,5 à 5 kg) : 30 à 50 mg/kg x 3 fois/jour Prématurés (< 2,5 kg) : 50 mg/kg x 2 fois/jour

2. Diluer les flacons d'Augmentin injectable dans un soluté salé isotonique ou dans du Ringer lactate (mais pas dans du soluté glucosé) à raison de 10 ml pour 500 mg lors des injections IV directes ou 25 ml pour 500 mg lors des perfusions IV, et ne pas dépasser les posologies suivantes :
   - Chez l'adulte : 1 g par injection IV directe ou 2 g par perfusion IV de 30 minutes, sans dépasser 8 g/jour en 4 perfusions IV de 30 minutes.
   - Chez l'enfant : 25 mg/kg et par injection IV directe, ou 50 mg/kg et par perfusion IV de 30 minutes.

   Réduire la posologie en cas d'insuffisance rénale sévère selon la clairance de la créatinine :
   - Clairance ≤ 30 ml/min : chez l'adulte, dose initiale de 1 g puis 500 mg toutes les 12 heures. Chez l'enfant, 25 mg/kg toutes les 12 heures.
   - Clairance < 10 ml/min : chez l'adulte, dose initiale de 1 g puis 500 mg toutes les 24 heures. Chez l'enfant, 25 mg/kg/24 h au maximum.

Contre-indications
Allergie connue aux pénicillines ou à l'acide clavulanique Mononucléose infectieuse (risque accru d'éruptions cutanées)

Propriétés

- Association d'amoxicilline et d'acide clavulanique (*inhibiteur des bêta-lactamases* qui permet de restituer l'activité bactéricide des pénicillines sur des souches bactériennes résistantes par production de pénicillinases, notamment : *Haemophilus influenzae*, *Branhamella catarrhalis*, *Escherichia coli*, *Proteus mirabilis*, *Proteus vulgaris*, *Klebsiella*, *Bacteroides fragilis*, staphylocoques hormis les souches Méti-R, gonocoques)
- Pharmacocinétique comparable pour l'amoxicilline et l'acide clavulanique, *mais celui-ci* a une diffusion faible dans le LCR (absence d'intérêt dans les méningites)

Activité antibactérienne

- *Spectre d'action très large* : cocci Gram positif (sauf staphylocoques Méti-R), cocci Gram négatif, bacilles Gram positif, bacilles Gram négatif (*Haemophilus*, *Escherichia coli*, *Proteus mirabilis*, *Proteus vulgaris*, *Klebsiella*, *Salmonella*, *Shigella*, *Vibrio cholerae*, *Yersinia enterocolitica*, *Brucella*, *Pasteurella*, *Campylobacter fetus*, spirochètes), anaérobies Gram positif (*Clostridium*, *Peptostreptococcus*, *Peptococcus*) et anaérobies Gram négatif (*Bacteroides*, *Fusobacterium*)
- Résistance des staphylocoques Méti-R, *Acinetobacter*, *Citrobacter*, *Enterobacter*, *Proteus rettgeri*, *Proteus morganii*, *Providencia*, *Pseudomonas*, *Serratia*, *Legionella*, *Mycoplasma*, *Chlamydiae*, *Rickettsieae*, *Mycobacterium*

Indications (associer avec un aminoside dans les infections sévères)

- Otites du jeune enfant et infections respiratoires du jeune enfant et des bronchopathes chroniques (fréquence des *H. influenzae ampi-R* et de *Branhamella catarrhalis*)
- Infections à germes sensibles dans leurs localisations ORL, broncho-pulmonaires, rénales, uro-génitales, biliaires, digestives, intra-abdominales, cutanées et des tissus mous, endocardiques et septicémiques (sauf les méningites), *notamment les infections récidivantes ou résistantes à la prescription en première intention d'une aminopénicilline*

Effets indésirables

- *Réactions allergiques* (0,01-0,05 %) : urticaires, exanthèmes maculo-papuleux, œdème de Quincke, éosinophilie, fièvre, arthralgies, voire choc anaphylactique (0,01 ‰) : l'allergie est croisée avec les céphalosporines dans 2 % des cas environ
- *Éruptions cutanées non allergiques* fréquentes si association à l'allopurinol (> 22 % des cas), mononucléose infectieuse ou infection à CMV, leucémie lymphoïde
- *Troubles digestifs* (plus fréquents qu'avec l'amoxicilline seule) diarrhée, nausées, vomissements, candidoses, douleurs abdominales, colite pseudomembraneuse rare
- *Rares* : augmentation modérée et transitoire des transaminases (exceptionnellement hépatite immuno-allergique cholestatique ou mixte attribuée à l'acide clavulanique), néphrite interstitielle aiguë, neutropénie, anémie hémolytique, allongement du TS

Interactions médicamenteuses et précautions d'emploi

- ***Associations déconseillées*** : allopurinol et tisopurine (éruptions), méthotrexate
- Association synergique avec les aminosides (ne pas mélanger dans le même flacon)
- Réduire la posologie en cas d'insuffisance rénale sévère (*cf.* notes ci-contre)
- Acide clavulanique : ne pas dépasser 750 mg/jour *per os* ou 1 200 mg/jour par voie IV
- Grossesse et allaitement : non tératogène mais innocuité non établie

Aminopénicillines (III) :
Ampicilline + Sulbactam

Formes injectables *Liste I-65 %-Coll*

(les posologies sont exprimées en milligrammes d'ampicilline)

UNACIM Injectable *Réservé aux hôpitaux*	Fl. 250 mg + Sulbactam 125 mg Fl. 500 mg + Sulbactam 250 mg Fl. 1 000 mg + Sulbactam 500 mg *(contenant 5 mmol de Na^+ par gramme d'ampicilline)*	Par voie ou perfusion **IV** (1) : A. 1 000 à 2 000 mg x 3 à 4 fois/jour (jusqu'à 12 g/jour, sans dépasser 4 g/jour de sulbactam) E. 100 à 150 mg/kg/jour (jusqu'à 300 mg/kg/jour, sans dépasser 75 mg/kg/jour de sulbactam) Par voie **IM** (1) : A. 1 000 mg x 2 fois/jour
UNACIM Injectable à 1 g par voie IM *Disponible en ville*	Fl. 1 000 mg + Sulbactam 500 mg + 3,2 ml de lidocaïne à 0,5 % *(contenant 5 mmol de Na^+ par gramme d'ampicilline)*	Par voie **IM** uniquement : A. 1 000 mg x 2 fois/jour

1. Pour l'injection IV, diluer les flacons d'Unacim injectable dans un soluté salé isotonique ou dans de l'eau ppi afin d'obtenir une concentration en ampicilline de 250 mg/ml (pour l'injection IV directe) ou de 20 mg/ml (pour la perfusion IV).
Pour l'injection IM (réservée à l'adulte), diluer un flacon d'Unacim injectable à 1 000 mg d'ampicilline dans 3,2 ml d'eau ppi ou de lidocaïne à 0,5 %.

Contre-indications
Allergie connue aux pénicillines ou au sulbactam Mononucléose infectieuse (risque accru d'éruptions cutanées)

Propriétés

- Association comportant *Ampicilline* + *Sulbactam (inhibiteur des bêta-lactamases* qui permet de restituer l'activité bactéricide des pénicillines sur des souches bactériennes résistantes par production de pénicillinases), comparable à l'association *Amoxicilline* + *Acide clavulanique*
- Pharmacocinétique comparable pour l'ampicilline et le sulbactam, *mais celui-ci a une diffusion faible dans le LCR* (absence d'intérêt dans les méningites)

Activité antibactérienne

- *Spectre d'action très large* : cocci Gram positif (sauf staphylocoques Méti-R), cocci Gram négatif, bacilles Gram positif, bacilles Gram négatif (*Haemophilus*, *Escherichia coli*, *Proteus mirabilis*, *Proteus vulgaris*, *Klebsiella*, *Salmonella*, *Shigella*, *Vibrio cholerae*, *Yersinia enterocolitica*, *Brucella*, *Pasteurella*, *Campylobacter fetus*, spirochètes), anaérobies Gram positif (*Clostridium*, *Peptostreptococcus*, *Peptococcus*) et anaérobies Gram négatif (*Bacteroides*, *Fusobacterium*)
- Résistance des staphylocoques Méti-R, *Acinetobacter*, *Citrobacter*, *Enterobacter*, *Proteus rettgeri*, *Proteus morganii*, *Providencia*, *Pseudomonas*, *Serratia*, *Legionella*, *Mycoplasma*, *Chlamydiae*, *Rickettsieae*, *Mycobacterium*

Indications (associer avec un aminoside dans les infections sévères)

- Infections à germes sensibles dans leurs localisations ORL, broncho-pulmonaires, rénales, uro-génitales, biliaires, digestives, intra-abdominales, cutanées et des tissus mous, endocardiques et septicémiques (sauf les méningites), *notamment les infections récidivantes ou résistantes à la prescription en première intention d'une aminopénicilline*

Effets indésirables

- *Réactions allergiques* (0,01-0,05 %) : urticaires, exanthèmes maculo-papuleux, œdème de Quincke, éosinophilie, fièvre, arthralgies, voire choc anaphylactique (0,01 ‰) : l'allergie est croisée avec les céphalosporines dans 2 % des cas environ
- *Éruptions cutanées non allergiques* fréquentes si association à l'allopurinol (> 22 % des cas), mononucléose infectieuse ou infection à CMV, leucémie lymphoïde
- *Troubles digestifs* (80 % chez l'enfant atteint de mucoviscidose) : diarrhée, nausées, vomissements, candidoses, douleurs abdominales, colite pseudo-membraneuse (rare)
- *Rares* : augmentation modérée et transitoire des transaminases, néphrite interstitielle aiguë, neutropénie, anémie hémolytique, allongement du TS

Interactions médicamenteuses et précautions d'emploi

- ***Associations déconseillées*** : allopurinol et tisopurine (éruptions), méthotrexate
- Association synergique avec les aminosides (ne pas mélanger dans le même flacon)
- Réduire la posologie en cas d'insuffisance rénale sévère, soit chez l'adulte :
  - Clairance de la créatinine < 30 ml/min : 1 g puis 500 mg/12 h, ou 2 cp./jour
  - Clairance de la créatinine < 10 ml/min : 1 g puis 250 mg/12 h, ou 1 cp./jour
  - Clairance de la créatinine < 5 ml/min : 1 cp. tous les 2 jours ou 1/2 cp./jour
- Sulbactam : ne pas dépasser 4 g/jour (adulte) ou 75 mg/kg/jour (enfant)
- Grossesse et allaitement : non tératogène mais innocuité non établie

Carboxypénicillines (I) : Ticarcilline

Ticarcilline (5,2 mmol de Na^+ pour 1 g) *Liste I-Réservé aux hôpitaux*

TICARPEN	Fl. 5 000 mg	A. 250 mg/kg/jour E. 300 mg/kg/jour N. 225 à 300 mg/kg/jour en 3 perfusions IV de 20 à 30 minutes ou en 3 à 8 injections IV ou IM (1)

1. Par voie IM : diluer chaque flacon à raison de 1 g dans 2 ml d'eau ppi ou 2 ml de lidocaïne à 0,5 %, sans dépasser 2 g par injection intramusculaire (les formes avec lidocaïne sont contre-indiquées chez l'enfant < 30 mois et en cas d'allergie à la lidocaïne).
   Par voie IV : diluer chaque flacon à raison de 1 g dans 20 à 30 ml d'eau ppi, sans dépasser 2 g par injection IV directe en 3 à 4 minutes.

Contre-indications
Allergie connue aux pénicillines

Propriétés

- Pénicillines se distinguant des aminopénicillines par un spectre d'action plus étendu, notamment sur les *Pseudomonas aeruginosa*, *Bacteroides fragilis* et entérobactéries productrices de céphalosporinases de bas niveau (*Proteus indologenes*, *Providencia*, *Acinetobacter*, *Citrobacter*, *Serratia*, *Enterobacter*) : la ticarcilline est aussi active que la carbénicilline à doses moindres (charge sodée inférieure)
- Absence d'absorption orale imposant la voie IM ou IV, bonne diffusion dans les tissus et liquides biologiques (moins que les aminopénicillines dans le LCR), élimination urinaire sous forme active (80 % en 8 heures), passage transplacentaire et dans le lait maternel

Activité antibactérienne

- Spectre d'action des aminopénicillines élargi à la grande majorité des souches de *Pseudomonas aeruginosa* (70-80 % des souches) et *Proteus* (60-90 % des souches)
- Résistances des *Providencia*, *Acinetobacter*, *Serratia* et *Citrobacter*, *Proteus vulgaris*, *Enterobacter*, *Bacteroides*, *Proteus mirabilis* et *Escherichia coli*, et résistance d'*Enterococcus faecium* des entérocoques
- Résistance des staphylocoques (90 %), *Neisseria*, *Klebsiella*, *Yersinia*, *Nocardia*, *Legionella*, *Haemophilus influenzae*, *Mycoplasma*, *Chlamydiae*, *Rickettsieae*, *Mycobacterium*

Indications (associer à un aminoside dans les infections sévères)

- Infections localisées et généralisées à germes sensibles, notamment les infections à *Pseudomonas* et à *Proteus* résistants aux aminopénicillines
- Infections urinaires d'origine exogène (après sondage, explorations instrumentales) à *Pseudomonas* et autres germes sensibles aux carboxypénicillines mais résistants aux aminopénicillines : 1 à 2 g de ticarcilline 3 fois par jour par voie IM (ou IV)

Effets indésirables

- *Réactions allergiques* (0,01-0,05 %) : urticaires, exanthèmes maculo-papuleux, œdème de Quincke, éosinophilie, fièvre, arthralgies, voire choc anaphylactique (0,01 ‰) : l'allergie est croisée avec les céphalosporines dans 2 % des cas environ
- *Troubles ioniques* : apport sodique important (possibilité de surcharge sodée et d'œdème aigu du poumon chez l'insuffisant cardiaque), hypokaliémie avec alcalose
- *Troubles digestifs* : diarrhée, nausées, vomissements, candidoses digestives, quelques cas de colites pseudomembraneuses
- *Rares* : augmentation transitoire des transaminases, neutropénie, anémie hémolytique, allongement du TS, thrombopénie, néphrite interstitielle aiguë, cystites hémorragiques

Précautions d'emploi

- Surveiller l'ionogramme en cas de traitement prolongé (kaliémie notamment)
- Adapter la posologie en cas d'insuffisance rénale (*cf.* Insuffisance rénale)

Interactions médicamenteuses

- ***Associations déconseillées*** : allopurinol et tisopurine (éruptions), méthotrexate
- Association synergique avec les aminosides (mais ne pas mélanger ces produits dans le même flacon de perfusion) et avec l'acide clavulanique (*cf.* page suivante)
- Incompatibilités physico-chimiques nombreuses → ne pas mélanger dans les flacons de perfusion notamment avec les produits suivants : sang, plasma, dextrans, solutions d'acides aminés et de lipides, céfalotine, aminosides, amphotéricine B, tétracyclines, néosynéphrine, hydrocortisone, vitamines B et C

Carboxypénicillines (II) : Co-ticarciclav

Ticarcilline + Acide clavulanique (5,2 mmol de Na^+ pour 1 g)

Liste I-Réservé aux hôpitaux

CLAVENTIN	10 fl. 3 000 mg + Acide clavulanique 200 mg Fl. 5 000 mg + Acide clavulanique 200 mg	En 3 à 6 perfusions IV ou en 3 à 6 injections IV lentes (1) : A. 12 à 15 g/jour en 3 à 6 injections E. de 30 mois à 14 ans : 225 à 300 mg/kg/jour en 3 à 4 injections N. de 1 mois à 30 mois : 225 mg/kg/jour en 3 à 4 injections Nouveau-nés < 1 mois : 225 mg/kg/jour en 3 injections

1. Administration en perfusions IV de 20 à 30 minutes : diluer chaque flacon dans un soluté salé ou glucosé isotonique à raison de 100 ml par flacon de 3 ou 5 g ou 50 ml par flacon de 1,5 g. Administration en injections IV de 3 à 4 minutes : diluer chaque flacon dans un soluté salé ou glucosé isotonique à raison de 20 ml par flacon de 3 g ou 10 ml par flacon de 1,5 g.

Contre-indications
Allergie connue aux pénicillines ou à l'acide clavulanique

Propriétés

- Association de ticarcilline et d'acide clavulanique (*inhibiteur des bêta-lactamases* qui permet de restituer l'activité bactéricide des pénicillines sur des souches bactériennes résistantes par production de pénicillinases), élargissant le spectre de la ticarcilline
- Absence d'absorption digestive imposant la voie parentérale, bonne diffusion dans la plupart des tissus et liquides biologiques *mais la diffusion de l'acide clavulanique dans le LCR est faible* (absence d'intérêt dans les méningites), élimination urinaire sous forme active (70-80 % en 8 heures), passage transplacentaire et dans le lait maternel

Activité antibactérienne

- *Spectre d'action très large* : entérobactéries (dont *Yersinia* et *Klebsiella*), *Acinetobacter*, *Pseudomonas aeruginosa* (activité sur la grande majorité des souches), *Xanthomonas maltophilia*, *Burkholderia cepacia*, *Aeromonas hydrophila*, anaérobies Gram positif et Gram négatif (y compris *Bacteroides fragilis*), *Haemophilus influenzae*, *Pasteurella*, *Brucella*, *Vibrio*, cocci Gram positif (sauf les staphylocoques Méti-R), cocci Gram négatif (y compris *Branhamella catarrhalis*), bacilles Gram positif
- Résistance des staphylocoques Méti-R, *Legionella*, *Mycoplasma*, *Chlamydiae*, *Rickettsieae*, *Mycobacterium*

Indications (associer à un aminoside dans les infections sévères)

- Infections localisées et généralisées à germes sensibles (sauf les méningites)

Effets indésirables

- *Réactions allergiques* (0,01-0,05 %) : urticaires, exanthèmes maculo-papuleux, œdème de Quincke, éosinophilie, fièvre, arthralgies, voire choc anaphylactique (0,01 ‰) : l'allergie est croisée avec les céphalosporines dans 2 % des cas environ
- *Troubles ioniques* : apport sodique important (possibilité de surcharge sodée et d'œdème aigu du poumon chez l'insuffisant cardiaque), hypokaliémie avec alcalose
- *Troubles digestifs* : diarrhée, nausées, vomissements, candidoses digestives, colites pseudomembraneuses (la tolérance digestive est moins bonne qu'avec la ticarcilline)
- *Rares* : augmentation modérée et transitoire des transaminases (très rarement hépatite immuno-allergique attribuée à l'acide clavulanique), néphrite interstitielle aiguë, cystites hémorragiques, neutropénie, anémie hémolytique, allongement du TS

Précautions d'emploi

- Surveiller l'ionogramme en cas de traitement prolongé (kaliémie notamment)
- Adapter la posologie en cas d'insuffisance rénale (*cf.* Insuffisance rénale)
- Ne pas dépasser une posologie maximale d'acide clavulanique de 1 200 mg/jour et de 200 mg/injection chez l'adulte, et de 20 mg/kg/jour chez l'enfant ou 15 mg/kg/jour chez le nourrisson < 3 mois (avec au maximum 5 mg/kg/injection chez l'enfant)

Interactions médicamenteuses

- ***Associations déconseillées*** : allopurinol et tisopurine (éruptions), méthotrexate
- Association synergique avec les aminosides (ne pas mélanger dans le même flacon)
- Incompatibilités physico-chimiques nombreuses → ne pas mélanger dans les flacons de perfusion notamment avec les produits suivants : sang, plasma, dextrans, solutions d'acides aminés et de lipides, céfalotine, aminosides, amphotéricine B, tétracyclines, néosynéphrine, hydrocortisone, vitamines B et C, bicarbonate de sodium

Uréidopénicillines

Pipéracilline + Tazobactam[G] *Liste I-65 %-Coll-Prescription hospitalière*

TAZOCILLINE (avec set de transfert) (2,35 mmol de Na^+ pour 1 g)	Fl. 2 g Pipéracilline + Tazobactam 250 mg Fl. 4 g Pipéracilline + Tazobactam 500 mg	Par voie **IV** en 3 perfusions de 30 minutes (1) et (2) : A. et E. > 12 ans : 12 g/jour (jusqu'à 16 g/jour) E. > 2 ans (3)

1. Reconstituer chaque flacon par adjonction de sérum physiologique et perfuser en 30 minutes.
2. Ne pas dépasser 4 g de pipéracilline et 0,5 g de tazobactam par dose en 30 minutes.
3. Indiqué à partir de 2 ans :
   - Dans le traitement des infections intra-abdominales compliquées. Posologie : 100 mg pipéracilline + 12,5 mg tazobactam/kg toutes les 8 heures.
   - Dans les neutropénies fébriles susceptibles d'être liées à une infection bactérienne. Posologie : 80 mg pipéracilline + 10 mg tazobactam/kg toutes les 6 heures.

Contre-indications

Allergie connue aux pénicillines, aux céphalosporines ou au tazobactam

Propriétés et activité antibactérienne

- Association de pipéracilline et de tazobactam *(inhibiteur des bêta-lactamases* qui permet de restituer l'activité bactéricide des pénicillines, élargissant le spectre
- Bonne diffusion dans la plupart des tissus *mais la diffusion du tazobactam est faible* dans le LCR, la prostate, les os et articulations, élimination sous forme active par voie urinaire (65 %) et biliaire (35 %), passage transplacentaire et dans le lait maternel
- Spectre d'action de la pipéracilline, élargi à des souches résistantes par production de pénicillinases (entérobactéries et *Pseudomonas aeruginosa* notamment)
- Sensibilité inconstante de souches productrices de bêta-lactamases d'entérobactéries, *Pseudomonas aeruginosa*, *Aeromonas hydrophila*, *Bacteroides*
- Résistance des staphylocoques Méti-R, streptocoques Péni-R, *Xanthomonas maltophilia*, *Pseudomonas aeruginosa* et d'entérobactéries productrices de céphalosporinase, *Legionella*, *Mycoplasma*, *Chlamydiae*, *Rickettsieae*, *Mycobacterium*

Indications (associer à un aminoside dans les infections sévères)

- Infections à germes sensibles mais résistants à la pipéracilline, notamment dans leurs localisations respiratoires basses, urinaires (sauf les prostatites), biliaires et intra-abdominales, cutanées, épisodes fébriles chez le patient neutropénique

Effets indésirables

- *Réactions allergiques* : urticaires, exanthèmes maculo-papuleux, œdème de Quincke, éosinophilie, fièvre, arthralgies, voire choc anaphylactique
- *Troubles digestifs* : diarrhée, nausées, vomissements, candidoses digestives, colites
- *Rares* : augmentation des transaminases, hypokaliémie avec alcalose, neutropénie, anémie hémolytique, allongement du TS, thrombopénie, néphrite interstitielle aiguë

Précautions d'emploi et interactions médicamenteuses

- Surveiller le ionogramme en cas de traitement prolongé (kaliémie notamment)
- En cas d'insuffisance rénale sévère, adaptation nécessaire (*cf.* tableau en début de chapitre)
- ***Associations déconseillées*** : allopurinol (éruptions), méthotrexate
- Association synergique avec les aminosides (ne pas mélanger dans le même flacon)
- Incompatibilités physico-chimiques nombreuses → ne pas mélanger les flacons de perfusion notamment avec bicarbonate

Céphalosporines de 1re génération (I)*

CéfadroxilG (1) *Liste I-65 %-Coll*

ORACÉFAL	6 cp. ou sac. 1 000 mg 12 gél. 500 mg 12 sac. 250 mg ou 500 mg Sirop (12 doses) : – à 125 mg par dose – à 250 mg par dose – à 500 mg par dose	A. 2 g/jour E. et N. 50 mg/kg/jour en 2 prises

1. La posologie peut être portée à 100 mg/kg/jour chez l'enfant et 3 g/jour chez l'adulte notamment en cas d'infection ORL grave ou récidivante ou d'infection respiratoire.

CéfalexineG (2) *Liste I-65 %-Coll*

KEFORAL	6 cp. séc. 1 000 mg 10 cp. séc. 500 mg 12 sac. 250 mg Sirop (12 doses) : – à 250 mg par dose – à 500 mg par dose	A. 2 g/jour E. et N. 25 à 50 mg/kg/jour en 3 à 4 prises
CÉPOREXINE	6 cp. séc. 1 000 mg 12 gél. 500 mg	*Idem*

2. La posologie peut être portée à 3 g/jour chez l'adulte notamment en cas d'infection ORL grave ou récidivante ou d'infection respiratoire.

Céfazoline (3) *Liste I-65 %-Coll*

CÉFAZOLINE	25 fl. 0,5 g/5 ml **IV** 25 fl. 1 g/5 ml **IV** ou **IM** 25 fl. 2 g/10 ml **IV** ou **IM**	Voie **IV** en 2 à 3 fois : A. 1,5 à 3 g/jour E. et N. 25 à 50 mg/kg/jour

3. Les formes injectables IM contenant de la lidocaïne sont contre-indiquées chez l'enfant < 30 mois et en cas d'allergie à la lidocaïne.
Antibioprophylaxie en chirurgie cardiaque et orthopédique : injection IV de 2 g en préopératoire (avec réinjection de 1 g si durée > 4 heures), puis 1 g toutes les 8 heures sans dépasser 48 heures.

* Voir les propriétés générales et les conditions d'emploi pages suivantes.

Céphalosporines de 1re génération (II)

Céfaclor^G (1) *Liste I-65 %-Coll*

ALFATIL	12 gél. 250 mg Sirop (12 doses) : – à 125 mg par 5 ml – à 250 mg par 5 ml (avec pipette graduée en mg et cuillère-doseuse de 5 ml)	A. 750 mg/jour (jusqu'à 1 500 mg/jour) en 3 prises E. et N. 20 mg/kg/jour (jusqu'à 40 mg/kg/jour) en 3 prises
ALFATIL 375 mg LP ALFATIL 500 mg LP	8 cp. 375 mg ou 500 mg à libération prolongée	A. 750 à 1 000 mg/jour (2) en 2 prises par jour *toujours après un repas*

1. Céphalosporine de 1re génération dite "améliorée" car particulièrement active sur *Haemophilus influenzae*, y compris sur les souches résistantes aux aminopénicillines (intérêt dans les otites et les infections respiratoires du jeune enfant et des bronchopathes chroniques), mais qui paraît être plus souvent responsable de maladie sérique que les autres bêta-lactamines notamment chez l'enfant < 6 ans et en cas de traitements répétés : dans les otites, infections ORL graves ou récidivantes et infections respiratoires, *la posologie peut être augmentée* à 40 mg/kg/jour chez l'enfant et 1,5 g/jour chez l'adulte.
2. Les infections urinaires basses aiguës non compliquées de l'adulte peuvent être traitées à la dose de 500 mg/jour en 1 seule prise quotidienne avec les comprimés à 500 mg à libération prolongée.

Céfatrizine^G (3) *Liste I-65 %-Coll*

CÉFAPÉROS	12 gél. 500 mg Sirop (12 doses) : – à 125 mg par dose – à 250 mg par dose – à 500 mg par dose (avec cuillère-doseuse de 5 ml)	A. 1 g/jour (jusqu'à 1 500 mg/jour) E. et N. 15 à 35 mg/kg/jour (jusqu'à 50 mg/kg/jour) en 2 prises

3. Céphalosporine de première génération dite "améliorée", paraissant moins active que le céfaclor sur *Haemophilus influenzae* mais plus active sur ce germe que les autres céphalosporines orales : dans les otites, infections ORL graves ou récidivantes et infections respiratoires, *la posologie peut être augmentée* à 50 mg/kg/jour chez l'enfant, 50 à 100 mg/kg/jour chez le nourrisson, 1,5 g/jour chez l'adulte.

Céfazoline (4) *Liste I-65 %-Coll*

CEFAZOLINE	25 fl. 1 g/5 ml **IV** ou **IM** 25 fl. 2 g/10 ml **IV** ou **IM**	Voie **IV** en 2 à 3 fois : A. 1,5 à 3 g/jour E. et N. 25 à 50 mg/kg/jour

4. Les formes injectables IM contenant de la lidocaïne sont contre-indiquées chez l'enfant < 30 mois et en cas d'allergie à la lidocaïne.
Antibioprophylaxie en chirurgie cardiaque et orthopédique : injection IV de 2 g en préopératoire (avec réinjection de 1 g si durée > 4 heures), puis 1 g toutes les 8 heures sans dépasser 48 heures.

Contre-indications
Allergie aux céphalosporines Méningites (diffusion insuffisante)

Propriétés

- *Antibiotiques* bactéricides agissant, comme toutes les bêta-lactamines, en inhibant la synthèse du peptidoglycane de la paroi bactérienne, ayant l'avantage, par rapport aux aminopénicillines, d'une meilleure activité sur certaines souches d'entérobactéries (*Klebsiella*, *Escherichia coli* et *Proteus mirabilis* ampi-R), sur les staphylocoques non Méti-R (formes parentérales surtout) et sur *Haemophilus influenzae* même ampi-R (le céfaclor est la plus active des céphalosporines de 1re génération sur ce germe)
- Absorption digestive bonne pour certaines (céfaclor, céfadroxil, céfalexine, céfatrizine, céfradine) mais nulle pour les autres, large distribution dans l'organisme (*à l'exception du LCR*), biotransformations assez faibles et variables selon les molécules, élimination essentiellement urinaire sous forme active, passage transplacentaire (non tératogènes chez l'animal) et dans le lait maternel

Activité antibactérienne

- Spectre d'action large : entérobactéries (*Klebsiella*, *Escherichia coli*, *Proteus mirabilis*, *Salmonella*, *Shigella*), *Haemophilus influenzae*, cocci Gram positif (sauf entérocoques et staphylocoques Méti-R) et Gram négatif, *Corynebacterium diphteriae*, *Clostridium perfringens*, *Fusobacterium*, *Peptococcus*, *Peptostreptococcus*, *Treponema*, *Leptospira*
- Résistance possible de certaines souches d'*Escherichia coli* et *Klebsiella* (10 %), *Proteus mirabilis* (15 %), *Haemophilus influenzae* (le céfaclor est le plus actif)
- Résistance des staphylocoques Méti-R, entérocoques, *Enterobacter*, *Serratia*, *Proteus indologenes*, *Providencia*, *Pseudomonas*, *Acinetobacter*, *Alcaligenes*, *Citrobacter*, *Campylobacter jejuni*, *Listeria*, *Legionella*, *Bacteroides*, *Clostridium difficile*, *Nocardia*, *Yersinia*, *Pasteurella*, *Mycoplasma*, *Chlamydiae*, *Rickettsieae*, *Mycobacterium*

Indications

- Infections à germes sensibles, dont les infections ORL, respiratoires, urinaires, ostéo-articulaires, cutanées et des parties molles, à l'exclusion des méningites

Effets indésirables

- *Réactions allergiques* (≤ 0,05 % ?) : urticaires, exanthèmes maculo-papuleux, œdème de Quincke, éosinophilie, fièvre, arthralgies, voire choc anaphylactique, possibilité de maladie sérique paraissant plus fréquente avec le céfaclor qu'avec les autres bêta-lactamines surtout chez l'enfant < 6 ans et en cas de traitements répétés (l'allergie est croisée avec les pénicillines dans 2 % des cas environ)
- Troubles digestifs : diarrhée, nausées, vomissements, candidoses digestives
- Rares : leucopénie, thrombopénie, élévation modérée des transaminases
- Par voie parentérale : douleur et thrombophlébite locale (céfalotine surtout), rarement possibilité d'encéphalopathies avec troubles de la conscience puis convulsions (à très forte dose chez les insuffisants rénaux)

Interactions médicamenteuses et précautions d'emploi

- Céphalosporines injectables : surveiller la fonction rénale en cas d association avec les aminosides, les diurétiques de l'anse, les polymyxines
- Réduire la posologie en cas d'insuffisance rénale (*cf.* Insuffisance rénale)
- Grossesse et allaitement : utilisation possible

Céphalosporines de 2e génération : Céfuroxime

Céfuroxime axetil[G] (1) *Liste I-65 %-Coll*

ZINNAT	8 cp. 125 mg ou 250 mg ou 500 mg 8 sac. 125 mg (granulés) Susp. buv. : fl. de 40 ml ou 80 ml à 125 mg/5 ml avec une seringue graduée en kg de 0 à 8 kg (1 kg = 15 mg)	Par voie orale en 2 prises espacées de 12 heures *toujours après les repas* : A. 500 mg/jour (jusqu'à g/jour) E. 30 mg/kg/jour sans dépasser 500 mg/jour

1. Prodrogue dé-estérifiée par la muqueuse intestinale en céfuroxime active.
Chez l'adulte, la posologie sera portée à 1 g/jour dans les pneumopathies bactériennes mais réduite de 50 % si la clairance de la créatinine est inférieure à 20 ml/min.
Un traitement court de 4 jours est validé dans les angines documentées à streptocoques A.

Céfuroxime injectable *Liste I-65 %-Coll*

ZINNAT IM *Disponible en ville*	2 fl. 750 mg (avec fl. de solvant contenant 1 % de lidocaïne)	Par voie **IM** stricte : A. 1,5 g/jour en 2 injections
ZINNAT *Réservé aux hôpitaux*	Fl. 250 mg ou 750 mg ou 1 500 mg (perfusion IV)	Par voie **IV** ou **IM** (2) : A. 1,5 à 2 g/jour E. 30 à 60 mg/kg/jour N. 30 à 60 mg/kg/jour en 2 à 4 injections

2. Par voie IM : injecter la suspension obtenue après adjonction du solvant.
Par voie IV directe : injecter la solution obtenue après adjonction du solvant.
Perfusion IV : ajouter 50 ml d'eau ppi au flacon de 1 500 mg et perfuser la solution obtenue en 20 à 30 minutes.
Antibioprophylaxie en chirurgie cardiaque et orthopédique : perfusion IV de 1,5 g en 20 à 30 minutes à l'induction anesthésique, puis 750 mg **IV** directe toutes les 6 à 8 heures sans dépasser 48 heures.

Céfamandole *Liste I-65 %-Coll*

CEFAMANDOLE	10 fl. 750 ml	Par voie **IV** lente : 750 mg en **prophylaxie chirurgicale** (uniquement)

Céfotoxine *Liste I-65 %-Coll*

CEFOTOXINE	Fl. 1 g ou 2 g	Par voie **IVL** : A. 1 à 2 g x 3 fois/jour

Contre-indications
Allergie aux céphalosporines (ou à la lidocaïne pour les formes IM) Méningites (diffusion insuffisante)

Propriétés

- Céphalosporine de 2e génération ayant, par rapport aux céphalosporines de 1re génération, une activité meilleure sur certaines entérobactéries, mais dont l'intérêt a diminué dans le traitement des infections sévères en milieu hospitalier depuis l'apparition des céphalosporines de 3e génération, qui ont une activité supérieure des CMI plus basses et une meilleure diffusion : le céfuroxime axetil, prodrogue utilisable par voie orale, est toutefois intéressant notamment pour le traitement en ville des infections ORL et broncho-pulmonaires (action sur *Haemophilus influenzae*, même les souches ampi-R, et sur *Branhamella catarrhalis*)
- Absorption digestive à 60 % au cours des repas (céfuroxime axetil), large distribution dans l'organisme sauf dans le LCR, fixation à 40 % aux protéines plasmatiques, pas de métabolisation, élimination urinaire sous forme active, passage transplacentaire et dans le lait maternel

Activité antibactérienne

- Spectre d'action large : entérobactéries (*Klebsiella*, *Escherichia coli*, *Proteus mirabilis*, *Providencia*, *Salmonella*, *Shigella*), *Haemophilus influenzae*, cocci Gram positif (sauf les entérocoques et les staphylocoques Méti-R), cocci Gram négatif (*Branhamella catarrhalis* y compris), clostridies (sauf *Clostridium difficile*), *Treponema*, *Leptospira*
- Sensibilité inconstante des *Proteus rettgeri* et *morganii*, *Enterobacter*, *Citrobacter*
- Résistance des staphylocoques Méti-R, entérocoques, *Bacteroides fragilis*, *Proteus vulgaris*, *Serratia*, *Yersinia*, *Pseudomonas*, *Acinetobacter*, *Clostridium difficile*, *Listeria*, *Campylobacter*, *Legionella*, *Nocardia*, *Mycoplasma*, *Chlamydiae*, *Rickettsieae*, *Mycobacterium*

Indications

- Céfuroxime axetil : infections à germes sensibles et d'intensité modérée autorisant l'administration par voie orale (infections ORL et broncho-pulmonaires notamment)
- Céfuroxime : infections à germes sensibles à l'exclusion des méningites (associer avec un aminoside dans les infections sévères)
- Antibioprophylaxie en chirurgie cardiaque et orthopédique (*cf.* note ci-contre)

Effets indésirables

- *Réactions allergiques* (≤ 0,05 % ?) : urticaires, exanthèmes maculo-papuleux, œdème de Quincke, éosinophilie, fièvre, arthralgies, voire choc anaphylactique (l'allergie est croisée avec les pénicillines dans 2 % des cas environ)
- Troubles digestifs (3 %) : diarrhée, nausées, vomissements, candidoses digestives
- Rares : leucopénie, thrombopénie, élévation modérée des transaminases
- Par voie parentérale : douleurs au point d'injection, thrombophlébites, et très rarement possibilité d'encéphalopathies avec troubles de la conscience puis convulsions (à très forte dose chez les insuffisants rénaux)

Interactions médicamenteuses et précautions d'emploi

- Réduire la posologie en cas d'insuffisance rénale (*cf.* Insuffisance rénale)
- Surveiller la fonction rénale en cas d'association avec les aminosides, les diurétiques de l'anse, les polymyxines
- Grossesse : innocuité non démontrée mais absence d'effets tératogènes chez l'animal
- Allaitement déconseillé : passage dans le lait maternel

Céphalosporines de 3e génération (I)

Céfotaxime[G] *Liste I-Réservé aux hôpitaux-Coll*

CEFOTAXIME (2,09 mmol de Na^{+} pour 1 g)	25 fl. 500 mg pour IV ou IM 10 ou 25 fl. 1 g pour IV ou IM 10 fl. 2 g pour IV ou IM	Par voie IV lente ou IM en 3 injections (1) : A. 3 à 4 g/jour E. 50 mg/kg/jour N. 50 à 100 mg/kg/jour

1. Les posologies moyennes indiquées ici peuvent être réduites à 2 g/ jour dans les infections urinaires, ou augmentées dans les infections sévères à 85 mg/kg/jour chez l'adulte et 100 mg/kg/jour chez l'enfant.
Dans les méningites, la posologie recommandée chez l'adulte, l'enfant et le nourrisson est désormais de 200 à 300 mg/kg/jour en 4 perfusions IV (avec un maximum de 24 g/jour chez l'adulte).
En extrême urgence dans le purpura fulminans, on recommande l'injection IV ou IM de 1 g chez l'adulte, et de 50 mg/kg (sans dépasser 1 g) chez le nourrisson et l'enfant.
Par voie IM : dissoudre à raison de 1 g dans 4 ml d'eau ppi ou de lidocaïne à 0,5 % (les formes injectables IM contenant de la lidocaïne sont contre-indiquées chez l'enfant < 30 mois et en cas d'allergie à la lidocaïne).
Par voie IV : injections veineuses lentes en 3 à 5 minutes (1 g dans 4 à 10 ml d'eau ppi) ou perfusions veineuses en 20 à 60 minutes (1 g dans 250 ml de soluté salé ou glucosé isotonique ou de Ringer lactate).

Contre-indications
Allergie aux céphalosporines
Allergie à la lidocaïne et enfant < 30 mois (pour les formes avec lidocaïne)

Propriétés

- Céphalosporine de 3e génération, groupe qui se distingue des céphalosporines de 1re et 2e générations, par une *haute résistance aux bêta-lactamases*, un *spectre d'action plus large*, une *activité supérieure avec des CMI plus basses*, et une *diffusion meilleure* : le céfotaxime est l'antibiotique de ce groupe *le plus actif sur les entérobactéries*
- Absence d'absorption digestive imposant la voie parentérale, bonne diffusion dans l'organisme y compris dans le LCR (20 % des taux sériques), biotransformation faible en dérivé désacétylé moins actif (20 %), demi-vie de 1 heure, élimination dans les urines et la bile sous forme inchangée (60 % en 24 heures) et sous forme de dérivé désacétylé (20 % en 24 heures), passage transplacentaire et dans le lait maternel

Activité antibactérienne

- Spectre d'action large : entérobactéries (*Klebsiella*, *Escherichia coli*, *Proteus mirabilis*, *Proteus indologenes*, *Salmonella*, *Shigella*), *Haemophilus influenzae*, *Haemophilus ducreyi*, *Aeromonas hydrophila*, *Yersinia*, *Bordetella*, *Pasteurella*, cocci Gram positif (sauf entérocoques et staphylocoques Méti-R) et Gram négatif (*Neisseria*, *Branhamella catarrhalis*), *Corynebacterium diphteriae*, *Erysipelothrix*, *Bacillus subtilis*, certains anaérobies stricts Gram positif (*Clostridium perfringens*, *Eubacterium*, *Propionibacterium*, *Peptococcus*, *Peptostreptococcus*) et Gram négatif (*Bacteroides melaninogenicus*, *Fusobacterium*, *Veillonella*)
- Sensibilité inconstante des *Acinetobacter*, *Alcaligenes*, *Campylobacter*, *Bacteroides fragilis*, résistance de certaines souches (mutants déréprimés stables) *d'Enterobacter*, *Citrobacter*, *Serratia*, *Pseudomonas*, *Providencia*
- Résistance des staphylocoques Méti-R (mais association synergique avec fosfomycine dans les méningites), entérocoques, *Listeria*, *Legionella*, *Brucella*, *Clostridium difficile*, *Mycoplasma*, *Chlamydiae*, *Rickettsieae*, *Mycobacterium*, *Nocardia*

Indications

- Infections sévères à germes sensibles, en particulier les septicémies, endocardites et méningites (à l'exception des méningites à *Listeria monocytogenes*)

Effets indésirables

- *Réactions allergiques* (≤ 0,05 % ?) : urticaires, exanthèmes maculo-papuleux, œdème de Quincke, éosinophilie, fièvre, arthralgies, voire choc anaphylactique (l'allergie est croisée avec les pénicillines dans 2 % des cas environ)
- Divers : diarrhée, possibilité de colites pseudomembraneuses, leucopénie, élévation des transaminases, douleurs au point d'injection, thrombophlébites, et très rarement troubles de la conscience puis convulsions (à très forte dose chez l'insuffisant rénal)

Précautions d'emploi

- Méningites : étude nécessaire des concentrations et du pouvoir bactéricide du LCR
- Insuffisance rénale sévère : diminuer la posologie de moitié uniquement si la clairance de la créatinine est inférieure à 5 ml/min
- Grossesse : innocuité non démontrée mais absence d'effets tératogènes chez l'animal
- Allaitement déconseillé : passage dans le lait maternel

Interactions médicamenteuses

- Surveiller la fonction rénale avec les aminosides, diurétiques de l'anse, polymyxines

Céphalosporines de 3e génération (II) : Ceftriaxone*

Ceftriaxone[G] (3,3 mmol de Na^+ pour 1 g) *Liste I-65 %-Coll*

ROCEPHINE TRIACEFAN *Disponible en ville sauf les flacons à 250 et 2 000 mg*	Fl. 500 mg, 1 000 mg ou 2 000 mg IV Fl. 500 mg IM (+ lidocaïne) Fl. 1 000 mg IM (+ lidocaïne)	Par voie **IV** lente ou **IM** ou **SC** en 1 injection quotidienne (1) : A. 1 g/jour et 2g/jour si endocardite ou méningite E. 50 mg/kg/jour N. 50 mg/kg/jour

1. Dans les méningites et la typhoïde, la posologie sera de 3 à 4 g/24 h chez l'adulte et de 50-100 mg/kg/24 h chez l'enfant (en 1 perfusion IV ou en perfusions IV espacées de 12 heures).

* Voir les contre-indications, effets indésirables et interactions médicamenteuses à *Céfotaxime*.

Propriétés

- Céphalosporine de 3e génération disponible en ville, ayant un spectre d'action comparable à celui du céfotaxime, caractérisée par sa *demi-vie longue autorisant une seule injection quotidienne* et son élimination urinaire et biliaire qui permet de l'utiliser dans les *infections biliaires* et la *typhoïde*
- Absence d'absorption digestive imposant la voie parentérale, bonne diffusion dans l'organisme y compris dans le LCR, demi-vie de 6 à 8 heures, élimination sous forme inchangée par les urines (60 % en 24 heures) et la bile (40 % en 24 heures) passage transplacentaire et dans le lait

Activité antibactérienne

- Spectre d'action large : entérobactéries (*Klebsiella*, *Escherichia coli*, *Proteus mirabilis*, *Proteus indologenes*, *Salmonella*, *Shigella*, *Citrobacter*, *Enterobacter*, *Serratia*), *Haemophilus influenzae*, *Haemophilus para-influenzae*, *Haemophilus ducreyi*, *Yersinia*, *Brucella*, *Pasteurella multocida*, *Vibrio*, cocci Gram positif aérobies (sauf entérocoques et staphylocoques Méti-R) et anaérobies (*Peptococcus*, *Peptostreptococcus*), gonocoques, méningocoques
- Sensibilité inconstante des *Pseudomonas aeruginosa*, *Staphylococcus epidermidis*, *Bacteroides fragilis*, *Clostridium perfringens*, *Chlamydia trachomatis*
- Résistance des staphylocoques Méti-R, entérocoques, *Listeria*, *Legionella*, *Clostridium difficile*, *Acinetobacter*, *Campylobacter*, *Mycoplasma*, *Chlamydiae*, *Rickettsieae*, *Mycobacterium*

Indications

- Infections sévères à germes sensibles, y compris les méningites (sauf celles à *Listeria*), infections respiratoires, urinaires, prostatiques, biliaires
- Typhoïde (traitement de 5 jours), gonococcie et chancre mou (injection unique de 250-500 mg chez l'adulte ou 125 mg chez l'enfant)
- Otites de l'enfant et du nourrisson : la posologie recommandée est de 50 mg/kg IM en injection unique (en cas de traitement oral impossible) ou de 50 mg/kg/jour IM pendant 3 jours (en cas d'échec d'un traitement conventionnel préalable de 72 heures)
- Uréthrites gonococciques (injection IM unique de 1 g)
- *En extrême urgence dans le purpura fulminans*, on recommande l'injection IV ou IM de 1 à 2 g chez l'adulte, et de 50 à 100 mg/kg (sans dépasser 1 g) chez le nourrisson et l'enfant

Effets indésirables

- *Réactions allergiques* ($\leq$ 0,05 % ?) : urticaires, exanthèmes maculo-papuleux, œdème de Quincke, éosinophilie, fièvre, arthralgies, voire choc anaphylactique (l'allergie est croisée avec les pénicillines dans 2 % des cas environ)
- Divers : diarrhée, possibilité de colites pseudomembraneuses, leucopénie, élévation des transaminases, douleurs au point d'injection, thrombophlébites, et très rarement troubles de la conscience puis convulsions (à très forte dose chez l'insuffisant rénal)

Précautions et mode d'emploi

- **Ne mélanger à aucun autre médicament ni à des solutions contenant du calcium** (accidents mortels) → diluer dans du G5 ou du NaCl isotonique (40 ml pour 2 g) et perfuser en 5 à 15 minutes, ou diluer dans de l'eau ppi (10 ml pour 1 g) et injecter en IV lente en 2 à 4 minutes
- Par voie IM : ne pas dépasser 1 g par site d'injection (contre-indication si allergie à la lidocaïne)
- Méningites : étude nécessaire des concentrations et du pouvoir bactéricide du LCR
- Insuffisance rénale sévère : diminuer la posologie uniquement si insuffisance hépatique associée
- Grossesse et allaitement : utilisation déconseillée (innocuité non établie, passage dans le lait)
- À noter : possibilité de précipitations biliaires notamment chez l'enfant

Interactions médicamenteuses

- Surveiller la fonction rénale avec les aminosides, diurétiques de l'anse, polymyxines

Céphalosporines de 3e génération (III) : Ceftazidime*

CeftazidimeG (2,3 mmol de Na^+ pour 1 g) *Liste I-65 %-Coll*

FORTUM	Fl. 250 mg, 500 mg, 1 000 mg ou 2 000 mg	Par voie **IV** lente ou **IM** en 3 injections (1) : A. 3 g/jour N. et E. 50 mg/kg/jour Nouveau-né : 25 à 50 mg/kg/j
FORTUMSET	Fl. 1 000 mg ou 2 000 mg *(fournis avec set de transfert)*	En 3 perfusions **IV** : mêmes posologies (1)

1. Dans les méningites et les infections à *Pseudomonas* ou les infections chez les sujets immunodéprimés, la posologie peut atteindre 6 g/24 h chez l'adulte et 100 à 200 mg/kg/24 h chez l'enfant (en 6 perfusions veineuses espacées de 4 heures).

Propriétés

– Céphalosporine de 3e génération qui est l'une des plus efficaces sur les *Pseudomonas*, avec une excellente activité sur les entérobactéries et sur de nombreuses souches *d'Acinetobacter* (seule céphalosporine active sur ce germe)

– Absence d'absorption digestive imposant la voie parentérale, bonne diffusion y compris dans le LCR (15 % des taux sériques) mais pas dans la bile, demi-vie de 1,6 heure, élimination urinaire sous forme active (88 % en 24 heures), passage transplacentaire et dans le lait maternel

Activité antibactérienne

– Spectre d'action large : *Pseudomonas aeruginosa*, *Xanthomonas maltophilia*, *Burkholderia cepacia*, entérobactéries (*Klebsiella*, *Enterobacter*, *Serratia*, *Citrobacter*, *Escherichia coli*, *Proteus mirabilis* et *Proteus indologenes*, *Salmonella*, *Shigella*), *Haemophilus influenzae*, *Pasteurella*, *Yersinia enterocolitica*, *Bordetella pertussis*, cocci Gram négatif et Gram positif (sauf entérocoques et staphylocoques Méti-R), cocci anaérobies (*Peptococcus*, *Peptostreptococcus*)

– Sensibilité inconstante des *Acinetobacter* et des anaérobies stricts (*Bacteroides*, *Fusobacterium*, *Veillonella*, *Actinomyces*, *Bifidobacterium*, *Propionibacterium acnes*)

– Résistance des staphylocoques Méti-R, entérocoques, *Listeria*, *Legionella*, *Clostridium difficile*, *Campylobacter*, *Mycoplasma*, *Chlamydiae*, *Rickettsieae*, *Mycobacterium*

Indications

– Infections sévères à germes sensibles y compris les méningites, notamment les infections à *Pseudomonas aeruginosa* (à l'exception des infections biliaires)

Précautions et mode d'emploi

– Méningites : étude nécessaire des concentrations et du pouvoir bactéricide du LCR
– Diminuer la posologie en cas d'insuffisance rénale :
  – Clairance de la créatinine < 50 ml/min : 1 g x 1 à 2 fois/24 h
  – Clairance de la créatinine < 30 ml/min : 1 g x 1 fois/24 h
  – Clairance de la créatinine < 15 ml/min : 1 g x 1 fois/36 h
  – Clairance de la créatinine < 5 ml/min : 0,5 g x 1 fois/48 h
– Patients sous hémodialyse : 1 g après chaque séance
– Grossesse : innocuité non démontrée, mais non tératogène chez l'animal
– Allaitement déconseillé : passage dans le lait maternel
– Par voie IM : diluer dans de l'eau ppi (1 ml pour 250 mg, 2 ml pour 500 mg, 3 ml pour 1 g)
– Perfusions IV : diluer dans un soluté glucosé ou salé isotonique (50 ml pour 1 g)

* Voir les contre-indications, effets indésirables et interactions médicamenteuses à *Céfotaxime*.

Céphalosporines de 3e génération (IV) : Céfixime*

Céfixime^G *Liste I-65 %-Coll*

OROKEN 200 mg OROKEN 100 mg/5 ml OROKEN 40 mg/5 ml	8 cp. 200 mg Suspension buvable à 40 mg/5 ml ou 100 mg/5 ml (+ pipette graduée en kg)	En 2 prises quotidiennes : A. 400 mg/jour (1) E. > 6 mois : 8 mg/kg/jour (2)

1. Dans les urétrites gonococciques, un traitement-minute de 400 mg en 1 prise est validé.
2. Chez l'enfant, la posologie doit être portée à 16 mg/kg/jour en cas d'infection grave.

Propriétés

- Céphalosporine de 3e génération *utilisable par voie orale*, plus active que les céphalosporines de 1re et 2e générations sur *Haemophilus influenzae*, sur *Branhamella catarrhalis* et sur *Neisseria gonorrhoeae* (même sur les souches résistantes aux aminopénicillines et au céfaclor), mais *sans action sur les staphylocoques et les anaérobies*, et *moins active sur les bacilles Gram négatif* que les céphalosporines de 3e génération utilisables par voie parentérale
- Absorption digestive incomplète (biodisponibilité d'environ 50 % non modifiée par les aliments), fixation à 65 % aux protéines sériques, diffusion dans la majorité des tissus (sauf dans le cerveau), absence de métabolisation, élimination sous forme inchangée par voie urinaire (16 à 20 %) et biliaire (80 %), demi-vie longue (3 à 4 heures), passage transplacentaire et dans le lait maternel

Activité antibactérienne

- Spectre d'action large : entérobactéries (*Klebsiella*, *Escherichia coli*, *Proteus mirabilis*, *Proteus indologenes*, *Providencia*, *Salmonella*, *Shigella*), *Haemophilus influenzae*, *Branhamella catarrhalis*, *Neisseria*, *Streptococcus pyogenes*, *Streptococcus pneumoniae*, *Streptococcus agalactiae*, streptocoques des groupes C, F et G, *Aeromonas hydrophila*, *Pasteurella multocida*
- Sensibilité inconstante des *Enterobacter*, *Serratia*, *Proteus morganii*, *Yersinia enterocolitica*, *Acinetobacter*, *Achromobacter*, *Campylobacter jejuni*, *Streptococcus bovis* et *viridans*
- Résistance des staphylocoques, entérocoques, *Listeria*, *Corynebacterium*, *Legionella*, *Clostridium difficile*, *Pseudomonas*, *Achromobacter*, *Flavobacterium meningosepticum*, bactéries anaérobies, *Mycoplasma*, *Chlamydiae*, *Rickettsieae*, *Mycobacterium*

Indications

- Infections urinaires hautes ou basses, urétrites gonococciques

Précautions et mode d'emploi

- Diminuer la posologie à 200 mg/jour ou 4 mg/kg/jour en une prise en cas d'insuffisance rénale sévère avec clairance de la créatinine inférieure à 20 ml/min
- Grossesse : innocuité non démontrée, mais non tératogène chez l'animal
- Allaitement : passage faible dans le lait maternel

Interactions médicamenteuses

- Aucune interaction médicamenteuse significative n'a été rapportée

* Voir les contre-indications et les effets indésirables à *Céfotaxime*.

Céphalosporines de 3e génération (V) : Céfpodoxime*

Cefpodoxime proxétyl^G *Liste I-65 %-Coll*

ORÉLOX	10 cp. 100 mg Suspension buvable à 8 mg/ml : fl. de 50 ou 100 ml avec cuillère-doseuse (1)	En 2 prises espacées de 12 heures *au cours ou à la fin des repas* : A. 400 mg/jour (2) E. et N. 8 mg/kg/jour

1. Cuillère-doseuse graduée de 5 à 25 kg, chaque graduation correspondant à la dose par prise.
2. Dans les angines aiguës streptococciques, les otites moyennes aiguës et les sinusites maxillaires aiguës, une antibiothérapie courte de 5 jours est validée.

Propriétés

– Céphalosporine de 3e génération *utilisable par voie orale*, assez comparable au céfixime : activité sur *Haemophilus influenzae*, *Branhamella catarrhalis* et *Neisseria gonorrhoeae* supérieure à celle des céphalosporines de 1re et 2e générations, mais pas d'action sur *staphylocoques et anaérobies*, et action sur les *bacilles Gram négatif* plus faible que celle des céphalosporines de 3e génération utilisables par voie parentérale
– Absorption digestive incomplète (biodisponibilité d'environ 50 %, *augmentée par la prise aux repas*), fixation à 40 % aux protéines sériques, bonne diffusion dans la muqueuse bronchique, les poumons, les amygdales, le liquide pleural, le liquide interstitiel (mais pas dans le cerveau et le LCR), hydrolyse en cefpodoxime active très peu métabolisée, élimination sous forme inchangée par les urines essentiellement, demi-vie de 2,4 heures, passage transplacentaire

Activité antibactérienne

– Spectre d'action large : entérobactéries (*Klebsiella, Escherichia coli, Proteus mirabilis, Citrobacter diversus, Providencia, Salmonella, Shigella*), *Haemophilus influenzae, Branhamella catarrhalis, Neisseria, Streptococcus pyogenes, Streptococcus pneumoniae, Streptococcus agalactiae*, streptocoques des groupes C, F, G et non groupables, *Corynebacterium diphteriae, Pasteurella multocida*
– Sensibilité inconstante des *Citrobacter freundii, Enterobacter, Serratia, Proteus vulgaris, Proteus morganii, Yersinia enterocolitica, Acinetobacter, Aeromonas hydrophila, Campylobacter jejuni, Staphylococcus* Méti-S, *Peptostreptococcus, Fusobacterium, Clostridium perfringens*
– Résistance des staphylocoques Méti-R, entérocoques, *Listeria, Corynébactéries type JK, Legionella, Clostridium difficile, Pseudomonas, Acinetobacter, Mycoplasma, Chlamydiae, Rickettsieae, Mycobacterium, Bacteroides fragilis*

Indications

– Infections à germes sensibles notamment les infections bronchiques, pulmonaires et ORL (otites, sinusites, angines récidivantes, amygdalites chroniques)

Précautions et mode d'emploi

– Diminuer la posologie de moitié et l'administrer en une prise quotidienne en cas d'insuffisance rénale sévère avec clairance de la créatinine inférieure à 40 ml/min
– Grossesse : innocuité non démontrée, mais non tératogène chez l'animal
– Allaitement : passage dans le lait maternel non étudié

Interactions médicamenteuses

– Aucune interaction médicamenteuse significative (la biodisponibilité est augmentée par la prise au cours des *repas* et réduite en cas d'association aux anti-acides)

* Voir les contre-indications et les effets indésirables à *Céfotaxime*.

Céphalosporines de 3e génération (VI) : Céfotiam

Céfotiam hexétil *Liste I-65 %-Coll*

TAKETIAM TEXODIL	10 cp. 200 mg	En 2 prises quotidiennes : A. 400 à 800 mg/jour

Contre-indications

Allergie aux céphalosporines, méningites (diffusion insuffisante)
Insuffisance hépatique et insuffisance rénale sévère (pour le céfotiam hexétil)
Allergie à la lidocaïne et enfant < 30 mois

Propriétés

- Céphalosporine difficile à classer, intermédiaire entre les céphalosporines de 2e et 3e générations (car activité inférieure à celle des céphalosporines de 3e génération sur les entérobactéries, mais meilleure sur les cocci Gram positif, et absence d'activité sur les *Pseudomonas*)
- Absorption digestive à 45 % (céfotiam hexétil), large distribution dans l'organisme sauf dans le LCR, fixation à 40 % aux protéines plasmatiques, pas de métabolisation, élimination urinaire sous forme active, passage transplacentaire et dans le lait maternel

Activité antibactérienne

- Spectre d'action large : entérobactéries (*Klebsiella*, *Escherichia coli*, *Proteus mirabilis*, *Salmonella, Shigella, Yersinia enterocolitica*), cocci Gram positif (sauf entérocoques, staphylocoques Méti-R, pneumocoques résistants à la pénicilline), cocci Gram négatif
- Sensibilité inconstante des *Proteus indologenes*, *Enterobacter*, *Citrobacter*, *Serratia*, *Haemophilus influenzae*, *Listeria monocytogenes*, *Clostridium perfringens*
- Résistance des staphylocoques Méti-R, entérocoques, *Acinetobacter*, *Pseudomonas*, *Bacteroides fragilis*, *Campylobacter*, *Legionella*, *Clostridium difficile*, *Nocardia*, *Mycoplasma*, *Chlamydiae*, *Rickettsieae*, *Mycobacterium*

Indications

- Sinusites, angines et pharyngites, suppurations bronchiques aiguës (400 mg/jour)
- Surinfections des bronchites chroniques, pneumopathies bactériennes (800 mg/jour)

Effets indésirables

- *Réactions allergiques* : urticaires, exanthèmes maculo-papuleux, œdème de Quincke, éosinophilie, fièvre, arthralgies, voire choc anaphylactique (l'allergie est croisée avec les pénicillines dans 2 % des cas environ)
- Troubles digestifs : diarrhée, nausées, vomissements, candidoses digestives, possibilité de colites pseudo-membraneuses
- Divers : leucopénie, élévation des transaminases, thrombophlébites, et très rarement troubles de la conscience puis convulsions (à très forte dose chez l'insuffisant rénal)

Précautions d'emploi et interactions médicamenteuses

- Grossesse : innocuité non démontrée mais absence d'effets tératogènes chez l'animal
- Allaitement déconseillé : passage dans le lait maternel
- Surveiller la fonction rénale avec les aminosides, diurétiques de l'anse, polymyxines

Céphalosporines de 4e génération à spectre élargi

Céfépime *Liste I-Réservé aux hôpitaux-Coll*

AXEPIM	Fl. 500 mg, 1 000 mg ou 2 000 mg	Par voie **IV** lente ou **IM** en 2 injections (voire 3) : A. 2 à 6 g/jour (1) E. et N. > 2 mois : 50 mg/kg IV x 3 fois/jour

1. Les posologies recommandées sont de 1 g IM ou IV x 2 fois/jour dans les pyélonéphrites non compliquées et les infections respiratoires communautaires, 2 g IV x 2 fois/jour dans les infections plus sévères (septicémies, bactériémies, pneumonies, infections biliaires, infections urinaires compliquées), et 2 g IV x 3 fois/jour chez les patients neutropéniques et dans les infections à *Pseudomonas aeruginosa*.
Par voie IM : injecter après mise en solution dans de l'eau ppi ou de la lidocaïne à 0,5 %, à raison de 500 mg dans 1,5 ml ou 1 g dans 3 ml (les formes injectables IM contenant de la lidocaïne sont contre-indiquées chez l'enfant < 30 mois et en cas d'allergie à la lidocaïne).
Par voie IV : injections IV lentes en 3 à 5 minutes ou par l'intermédiaire d'une tubulure de perfusion ou directement dans le liquide de perfusion, après mise en solution dans de l'eau ppi (500 mg dans 5 ml, 1 g dans 10 ml, 2 g dans 10 ml). Le céfépime est aussi compatible avec les solvants et solutions suivants : soluté salé isotonique à 0,9 %, solutés glucosés à 5 ou 10 %, liquide de Ringer, lactate de sodium M/6.

Cefpirome *Liste I-Réservé aux hôpitaux-Coll*

CEFROM	Fl. 2 000 mg	Par voie **IV** uniquement en 2 injections : A. 2 à 4 g/jour (2)

2. Les posologies recommandées sont de 1 g IV x 2 fois/jour dans les infections urinaires basses, 1 à 2 g IV x 2 fois/jour dans les infections respiratoires basses, et de 2 g IV x 2 fois/jour dans les autres infections (septicémies, bactériémies, infections urinaires hautes, fièvre chez les patients neutropéniques et infections à *Pseudomonas aeruginosa*).
Par voie IV lente en 3 à 5 minutes ou par l'intermédiaire d'une tubulure de perfusion : diluer les flacons dans de l'eau ppi (500 mg dans 5 ml, 1 g dans 10 ml, 2 g dans 20 ml).
En perfusion IV courte en 20 à 30 minutes : diluer les flacons dans de l'eau ppi (1 ou 2 g dans 100 ml). Le cefpirome est aussi compatible avec les solvants et solutions suivants : soluté salé isotonique à 0,9 %, solutés glucosés à 5 ou 10 %, liquide de Ringer (mais incompatible avec le bicarbonate de sodium).

Contre-indications
Allergie aux céphalosporines
Allergie à la L-arginine (pour le céfépime)
Allergie à la lidocaïne et enfant < 30 mois (pour les formes avec lidocaïne)

Propriétés

- Céphalosporines à très large spectre d'action, actives sur les souches déréprimées des bacilles Gram négatif, ayant une haute résistance vis-à-vis des bêta-lactamases, avec notamment une faible affinité pour les céphalosporinases des entérobactéries et de *Pseudomonas aeruginosa*
- Après injection parentérale, faible fixation aux protéines plasmatiques, demi-vie de 2 heures, bonne diffusion tissulaire, métabolisation réduite, élimination essentiellement urinaire (90-95 % en 24 heures), passage transplacentaire et dans le lait maternel

Activité antibactérienne

- Spectre d'action très étendu : entérobactéries, *Haemophilus influenzae*, *Branhamella catarrhalis*, *Neisseria*, streptocoques, pneumocoques Péni-S, *Peptostreptococcus*, *Clostridium perfringens* et, à un degré moindre, staphylocoques Méti-S, *Pseudomonas aeruginosa*, *Enterobacter*
- Sensibilité inconstante des *Acinetobacter*, *Klebsiella pneumoniae*, pneumocoques résistants à la pénicilline
- Résistance des staphylocoques Méti-R, entérocoques, *Listeria*, *Burkholderia cepacia*, *Xanthomonas maltophilia*, *Clostridium difficile*, anaérobies Gram négatif, *Legionella*, *Brucella*, *Mycoplasma*, *Chlamydiae*, *Rickettsieae*, *Mycobacterium*, *Nocardia*

Indications

- Infections de l'adulte à germes sensibles, en particulier les septicémies, bactériémies, infections respiratoires, urinaires, biliaires, fièvre chez les patients neutropéniques

Effets indésirables

- *Réactions allergiques* : urticaires, exanthèmes maculo-papuleux, œdème de Quincke, éosinophilie, fièvre, arthralgies, voire choc anaphylactique (l'allergie est croisée avec les pénicillines dans 2 % des cas environ)
- Divers : diarrhée, possibilité de colites pseudomembraneuses, leucopénie, élévation des transaminases, douleurs au point d'injection, thrombophlébites, et très rarement troubles de la conscience puis convulsions (à très forte dose chez l'insuffisant rénal)

Précautions d'emploi

- Réduire la posologie en cas d'insuffisance rénale, soit chez l'adulte :
  - Pour le céfépime :
    - Clairance de la créatinine < 30 ml/min : 1 à 2 g toutes les 24 heures
    - Clairance de la créatinine ≤ 10 ml/min : 500 mg à 1 g toutes les 24 heures
  - Pour le cefpirome (après une dose de charge de 1 à 2 g selon la sévérité) :
    - Clairance de la créatinine < 50 ml/min : 0,5 à 1 g toutes les 12 heures
    - Clairance de la créatinine < 20 ml/min : 0,5 à 1 g toutes les 24 heures
    - Hémodialysés : 0,5 à 1 g x 1 fois/jour + 0,25 à 0,5 g après dialyse
- Grossesse : innocuité non démontrée mais absence d'effets tératogènes chez l'animal
- Allaitement déconseillé : passage dans le lait maternel

Interactions médicamenteuses

- Surveiller la fonction rénale avec les aminosides, diurétiques de l'anse, polymyxines

Céphalosporines de 5e génération active contre le SARM

Ceftaroline fosamil *Liste I-Prescription hospitalière*

ZINFORO	10 fl. 600 mg Contient de l'arginine	A. Par voie IV : 600 mg x 2 fois/jour en perfusion de 1 heure (1) et (2)

1. Durée du traitement : 5 à 14 jours si infection compliquée de la peau et des tissus mous (ICPTM) et 5 à 7 jours pour la pneumopathie communautaire.
2. Adaptation posologique si clairance de la créatininémie < 50 ml/min et > 30 ml/min : 400 mg/12 h. Pas de données pour les insuffisances rénales sévères (clcr < 30 ml/min).

Contre-indications
Allergie connue aux céphalosporines
Allergie immédiate ou sévère à une bêtalactamine

Propriétés

– Antibiotique bactéricide pour *Staphylococcus aureus* y compris résistant à la méticilline et pour *Streptococcus pneumoniae* sensible à la pénicilline
– Prodrogue avec Ic max et AUC proportionnelles aux doses administrées sans accumulation. Fixation faible (20 %) aux protéines plasmatiques, VD de 20 litres, faible métabolisation hépatique et élimination rénale avec une demi-vie de 2,45 heures

Activité antibactérienne

– Espèces habituellement sensibles :
  – Aérobies à Gram positif : *Staphylococcus aureus* (y compris les souches résistantes à la méticilline), *Streptococcus pneumoniae*, *Streptococcus pyogenes*, *S. agalactiae*, *S. anginosus*, *S. dysgalactiae*
  – Aérobies à Gram négatif : *Escherichia coli*, *Klebsiella pneumoniae*, *Haemophilus influenzae*, *Haemophilus parainfluenzae*, *Klebsiella oxytoca*, *Morganella morganii*
  – Anaérobies : *Peptostreptococcus spp*, *Fusarium spp*
– Espèces résistantes : entérobactéries produisant des bêtalactamases à spectre étendu (BLSE) de type TEM, SHV ou CTX-M, des carbapénémases à sérine (KPC), des métallo-bêtalactamases de classe B ou des céphalosporinases de classe C

Indications

– Infection compliquée de la peau et des tissus mous (ICPTM)
– Pneumonies communautaires

Précautions d'emploi

– Diminution de dose en cas d'insuffisance rénale modérée
– Séroconversion du test de Coombs et risque d'anémie hémolytique
– Pas de données chez le nourrisson et l'enfant < 18 ans
– Pas de données chez la femme enceinte ou allaitante

Effets indésirables

– Très fréquents (> 10 %) : positivité du test de Coombs
– Fréquents (1 à 10 %) : éruption cutanée, prurit, céphalées, vertiges, nausées, vomissements, diarrhée, douleurs abdominales, fièvre, phlébite de la veine de perfusion, élévation des transaminases
– Rares (< 1 %) : colite à *Clostridium difficile*, anémie, leucopénie, thrombopénie, allongement du TCA, élévation de l'INR, de la créatinine, réactions d'hypersensibilité

Carbapénèmes (I)

Imipénème[G] *Liste I-65 %-Coll-Prescription hospitalière-Disponible en ville*

TIENAM 500 mg IV avec set de transfert	10 fl. 500 mg pour perfusion IV + Cilastatine sodique 500 mg	Perfusions IV (1) : A. 1 à 2 g/jour en 3 à 4 perfusions (jusqu'à 50 mg/kg/jour sans dépasser 4 g/jour) E. > 40 kg : *idem* E. < 40 kg et N. > 3 mois : 60 mg/kg/jour en 4 perfusions

1. Administration en 3 à 4 perfusions veineuses (20 à 30 minutes pour une dose de 250 à 500 mg, 40 à 60 minutes pour une dose de 1 000 mg), après dissolution dans du sérum salé ou glucosé isotonique à raison de 5 mg d'imipénème par millilitre.

Contre-indications
Allergie connue aux pénicillines ou à la cilastatine

Propriétés

- Pénicilline du groupe des carbapénèmes, très résistante aux bêta-lactamases, *ayant le spectre d'activité le plus étendu de toutes les bêta-lactamines* : l'imipénème est actif en particulier sur de nombreuses souches hospitalières de bacilles Gram négatif déjà devenues résistantes aux céphalosporines de 3e génération et à l aztréonam
- Absence d'absorption digestive, bonne diffusion dans les tissus et dans les liquides biologiques (mais sa diffusion dans le LCR est variable), élimination par voie urinaire (70 % en 10 heures), passage transplacentaire : on lui associe la cilastatine (inhibiteur de la déhydro-peptidase rénale, enzyme qui hydrolyse et inactive le métabolite toxique de l'imipénème) pour augmenter son élimination urinaire sous forme active

Activité antibactérienne

- *Spectre d'action très large* : cocci Gram positif (sauf les staphylocoques Méti-R) et Gram négatif, bacilles Gram positif et Gram négatif (à l'exception de *Burkholderia cepacia* et *Xanthomonas maltophilia*), anaérobies Gram positif et Gram négatif, *Nocardia*
- Résistances : staphylocoques Méti-R, *Burkholderia cepacia*, *Xanthomonas maltophilia*, *Mycoplasma*, *Chlamydiae*, *Rickettsiae*, *Mycobaccterium*, *Flavobacterium*, *Clostridium difficile*, *Corynebacterium*

Indications

- Infections sévères notamment d'origine hospitalière (à l'exclusion des méningites) dues à des germes particulièrement résistants mais sensibles à l'imipénème, surtout les infections à *Acinetobacter*, entérocoques, mutants déréprimés hyperproducteurs de céphalosporinases (*Acinetobacter*, *Pseudomonas*, *Serratia*) résistants à l'aztréonam et aux céphalosporines de 3e génération

Effets indésirables

- *Réactions allergiques* : urticaires, exanthèmes maculo-papuleux, œdème de Quincke, éosinophilie, fièvre, arthralgies, voire choc anaphylactique (allergie à l'imipénème, croisée avec les céphalosporines dans 2 % des cas, ou allergie à la cilastatine)
- Troubles digestifs : diarrhée, nausées, vomissements, candidoses digestives, quelques cas de colites pseudomembraneuses
- Réactions locales : érythème, douleurs, thrombophlébite au point d'injection
- Rares : augmentation modérée et transitoire des transaminases, neutropénie, anémie hémolytique, allongement du TS, néphrite interstitielle aiguë, possibilité d'encéphalopathies avec troubles de la conscience puis convulsions (surtout à posologie élevée chez les insuffisants rénaux)

Précautions d'emploi et interactions médicamenteuses

- Diminuer la posologie en cas d'insuffisance rénale, en fonction de la clairance de la créatinine :
  - Clairance < 70 ml/min : 0,5 g x 3 à 4 fois/jour (maximum 30 mg/kg/jour)
  - Clairance < 30 ml/min : 0,5 g x 2 à 3 fois/jour (maximum 20 mg/kg/jour)
  - Clairance < 10 ml/min : 0,25 à 0,5 g x 2 fois/jour (maximum 12,5 mg/kg/jour)
- Incompatibilité physico-chimique avec les lactates
- Grossesse et allaitement : innocuité non démontrée (fœtotoxicité chez l'animal)
- *Associations à utiliser avec précaution* : valproate et divalproate (diminution de leurs taux plasmatiques avec risque de crises convulsives)

Carbapénèmes (II)

Méropénème[G] *Liste I-Réservé aux hôpitaux-Coll*

MÉRONEM	10 fl. 1 000 mg Poudre pour solution injectable	Par voie IV (1) : A. 500 à 1 000 mg toutes les 8 heures (2) E. > 3 mois : 20 mg/kg toutes les 8 heures (3)

1. Administration soit en injection IV directe en 5 minutes environ (diluer dans de l'eau ppi à raison de 5 ml pour 250 mg de méropénème), soit en perfusion IV courte de 15 à 30 minutes (diluer dans 50 à 200 ml de solutés salés ou glucosés isotoniques).
2. Chez l'adulte, posologie de 500 mg toutes les 8 heures dans les infections respiratoires basses communautaires, et de 1 g toutes les 8 heures dans les autres indications. La posologie est de 2 g/8 h pour les infections bronchopulmonaires de la mucoviscidose et pour la méningite aiguë bactérienne.
3. Chez l'enfant, le méropénème est réservé aux épisodes fébriles chez le patient neutropénique (mais absence de données en cas d'insuffisance rénale ou hépatique).

Contre-indications
Hypersensibilité connue au méropénème, aux autres carbapénèmes ou aux bêta-lactamines

Propriétés

- Pénicilline du groupe des carbapénèmes, très résistante aux bêta-lactamases, proche de l'imipénème mais stable à la déhydropeptidase humaine 1 (DHP-1) contrairement à celui-ci (pas de nécéssité d'adjoindre un inhibiteur type cilastatine) : le méropénème serait moins neurotoxique que l'imipénème, moins actif sur les cocci Gram positifs, mais actif sur des souches de *Pseudomonas aeruginosa* résistantes à l'imipénème
- Absence d'absorption digestive, bonne diffusion dans les tissus et dans les liquides biologiques, élimination par voie urinaire sous forme inchangée (demi-vie de 1 heure), passage transplacentaire et dans le lait maternel

Activité antibactérienne

- *Spectre d'action très large* : cocci Gram positif (sauf staphylocoques Méti-R et *Enterococcus faecium*), corynébactéries (sauf *Corynebacterium jeikeium*), bacilles Gram négatif (sauf *Burkholderiacepacia*, *Xanthomonas maltophilia*), bactéries anaérobies strictes
- Sensibilité inconstante des entérocoques, *Pseudomonas aeruginosa*, *Burkholderia cepacia*, *Clostridium difficile*
- Résistance des staphylocoques Méti-R, *Enterococcus faecium*, *Corynebacterium jeikeium*, *Xanthomonas maltophilia*, mycobactéries, mycoplasmes, *Chlamydiae*, *Rickettsiae*, *Legionella*

Indications

- Infections sévères, bactériémiques ou non, dues à des germes sensibles au produit, dont infections respiratoires basses, infections abdominales, épisodes fébriles chez les patients neutropéniques

Effets indésirables

- *Réactions allergiques* : urticaires, exanthèmes maculo-papuleux, œdème de Quincke, éosinophilie, fièvre, arthralgies, voire choc anaphylactique (l'allergie au méropénème pouvant être croisée avec les autres bêta-lactamines)
- Troubles digestifs : diarrhée, nausées, vomissements, candidoses digestives, quelques cas de colites pseudomembraneuses
- Réactions locales : érythème, douleurs, thrombophlébite au point d'injection
- Rares et réversibles : augmentation des transaminases, de la bilirubine, de la LDH, des phosphatases alcalines, neutropénie, thrombocytose, thrombopénie, céphalées, paresthésies, convulsions (surtout à posologie élevée chez les insuffisants rénaux)

Précautions d'emploi et interactions médicamenteuses

- Utiliser avec une extrême prudence en cas d'allergie aux autres bêta-lactamines
- Chez l'adulte (pas d'études chez l'enfant), diminuer la posologie en cas d'insuffisance rénale, en fonction de la clairance de la créatinine :
  - Clairance = 26-50 ml/min : 1 dose unitaire (500 à 1 000 mg) toutes les 12 heures
  - Clairance = 10-25 ml/min : 1/2 dose unitaire toutes les 12 heures
  - Clairance < 10 ml/min : 1/2 dose unitaire toutes les 24 heures
- Grossesse : innocuité non démontrée
- Allaitement : à suspendre (passage dans le lait)
- Absence de données chez l'enfant < 3 mois et l'enfant insuffisant rénal ou hépatique
- *Associations à utiliser avec précaution* : acide valproïque et valpromide (diminution de leurs taux plasmatiques avec risque de crises convulsives)

Carbapénèmes (III)

Ertapénem (6 mmol de Na^+ pour 1 g) *Liste I-Réservé aux hôpitaux-Coll*

INVANZ *Conserver de + 2 °C à + 8 °C*	Fl. 1 000 mg	Perfusion IV quotidienne (1) : A. et E. > 13 ans : 1 000 mg/jour E. de 3 mois à 12 ans : 15 mg/kg/jour (≤ 1 000 mg)

1. Administration en perfusion IV courte de 30 minutes (reconstituer avec 10 ml d'eau ppi, puis diluer dans 50 ml de soluté salé isotonique, mais pas dans un soluté glucosé, et utiliser immédiatement).

Contre-indications
Allergie connue à l'ertapénem ou aux autres bêta-lactamines

Propriétés

- Pénicilline du groupe des carbapénèmes, très résistante aux bêta-lactamases, proche de l'imipénème, mais pas active sur *Pseudomonas aeruginosa* et *Acinetobacter*
- Absence d'absorption digestive, bonne diffusion dans les tissus et dans les liquides biologiques, élimination urinaire (80 %) et fécale sous forme inchangée et sous forme de métabolite à cycle ouvert (demi-vie de 4 heures), passage transplacentaire et dans le lait maternel

Activité antibactérienne

- *Spectre d'action très large* : cocci Gram positif (sauf les staphylocoques Méti-R et les entérocoques), corynébactéries (sauf *Corynebacterium jeikeium*), bacilles Gram négatif, bactéries anaérobies strictes
- Résistance des staphylocoques Méti-R, entérocoques, *Pseudomonas aeruginosa*, *Burkholderia cepacia*, *Clostridium difficile, Corynebacterium jeikeium*, *Xanthomonas maltophilia*, mycobactéries, mycoplasmes, *Chlamydiae*, *Rickettsiae*, *Legionella*

Indications

- Infections sévères, bactériémiques ou non, dues à des germes sensibles au produit, dont pneumopathies communautaires, infections intra-abdominales, infections gynécologiques aiguës, infections de la peau et des tissus mous du pied diabétique

Effets indésirables

- *Réactions allergiques* : urticaires, exanthèmes maculo-papuleux, œdème de Quincke, éosinophilie, fièvre, arthralgies, voire choc anaphylactique (l'allergie à l'ertapénem pouvant être croisée avec les autres bêta-lactamines)
- Troubles digestifs : diarrhée, nausées, vomissements, candidoses digestives, quelques cas de colites pseudomembraneuses
- Réactions locales : érythème, douleurs, thrombophlébite au point d'injection
- Rares et réversibles : augmentation des transaminases, de la bilirubine, de la LDH, des phosphatases alcalines, neutropénie, thrombocytose, thrombopénie, céphalées, paresthésies, convulsions (surtout à posologie élevée chez les insuffisants rénaux)

Précautions d'emploi et interactions médicamenteuses

- Absence d'études chez le sujet < 18 ans
- Insuffisance hépatique : aucune adaptation posologique n'est nécessaire
- Insuffisance rénale : aucune adaptation posologique si la clairance de la créatinine est > 30 ml/min (absence de données en cas d'insuffisance rénale sévère)
- Grossesse : innocuité non démontrée
- Allaitement : à suspendre (passage dans le lait)
- *Associations à utiliser avec précaution* : valproate et divalproate (diminution de leurs taux plasmatiques avec risque de crises convulsives)

Carbapénèmes (IV)

Doripénème *Liste I-Prescription hospitalière*

DORIBAX	10 fl. 250 mg ou 500 mg (ne contient pas d'exipient)	A. 500 mg x 3 fois/jour Perfusion de 1 heure prolongée à 4 heures si infection grave et/ou nosocomiale (1)

1.– Pneumopathies nosocomiales, en particulier sous ventilation mécanique : 1 g toutes les 8 heures en perfusion de 4 heures si clairance de la créatinine augmentée (en particulier si ≥ 150 ml/min).
– Infections dues à des bactéries pathogènes non fermentaires à Gram négatif (comme *Pseudomonas spp.* et *Acinetobacter spp.*).

Contre-indications
Allergie grave aux bêta-lactamines, allergie connue aux carbapénèmes

Propriétés

- Agent antibactérien de synthèse de la classe des carbapénèmes, bactéricide en inhibant la synthèse de la paroi bactérienne. Activité additive ou faible synergie avec l'amikacine et la lévofloxacine pour *Pseudomonas aeruginosa*, et avec la daptomycine, le linézolide, la lévofloxacine et la vancomycine pour les bactéries à Gram positif
- Relation entre la pharmacocinétique et la pharmacodynamie (PK/PD), le temps durant lequel la concentration plasmatique de doripénème dépasse la CMI (% T > CMI) de la bactérie est le paramètre le mieux corrélé à l'efficacité
- Propriétés pharmacocinétiques : doripénème à 500 mg en perfusion de 1 heure, C_{max} et $AUC_{0\text{-infini}}$ moyennes de l'ordre de 23 g/ml et 36 h/ml, respectivement ; à 500 mg ou à 1 g en perfusion sur 4 heures, C_{max} et $AUC_{0\text{-infini}}$ moyennes de l'ordre de 8 g/ml et 17 g/ml et de 34 g.h/ml et 68 g.h/ml, respectivement. Aucune accumulation du doripénème n'a été mise en évidence après plusieurs perfusions intraveineuses à la dose de 500 mg ou de 1 g administrées toutes les 8 heures pendant 7 à 10 jours chez les patients à la fonction rénale normale. Le taux moyen de fixation aux protéines plasmatiques est de 8,1 % environ, et est indépendant de la concentration plasmatique. Le volume de distribution à l'état d'équilibre est de 16,8 l environ, ce qui est similaire au volume du liquide extracellulaire chez l'homme. Le métabolisme se fait sous l'action de la déshydropeptidase-I. Le doripénème est peu ou pas métabolisé par le cytochrome P450 (CYP 450). Les études *in vitro* ont montré que le doripénème n'inhibe pas ou n'induit pas d'activités des isoformes du CYP 1A2, 2A6, 2C9, 2C19, 2D6, 2E1 et 3A4
- Élimination : le doripénème est principalement éliminé sous forme inchangé par les reins

Activité antibactérienne

- Espèces habituellement sensibles :
  - Aérobies à Gram positif : *Enterococcus faecalis*, *Staphylococcus aureus* (seulement souches sensibles à la méticilline), *Staphylococcus spp* (seulement souches sensibles à la méticilline), *Streptococcus pneumoniae*, *Sreptococcus spp*
  - Aérobies à Gram négatif : *Citrobacter diversus*, *Citrobacter freundii*, *Enterobacter aerogenes*, *Enterobacter cloacae*, *Haemophilus influenzae*, *Escherichia coli*, *Klebsiella pneumoniae*, *Klebsiella oxytoca spp*, *Morganii*, *Proteus mirabilis*, *Proteus vulgaris*, *Providencia rettgeri*, *Providencia stuartii*, *Salmonella spp*, *Serratia marcescens*, *Shigella spp*
- Anaérobies : *Bacteroides fragilis*, *Bilophila wadsworthia*, *Peptostreptococcus magnus*, *Peptostreptococcus micros*, *Porphyromonas spp*, *Prevotella spp*, *Sutterella wadsworthenis*
- Espèces inconstamment sensibles (Résistance acquise > 10 %) : *Acinetobacter baumannii*, *Acinetobacter spp*, *Burkholderia cepacia*, *Pseudomonas aeruginosa*

Indications

- Pneumonies nosocomiales (dont pneumonies acquises sous ventilation mécanique)
- Infections intra-abdominales compliquées
- Infections des voies urinaires compliquées

Précautions d'emploi et effets indésirables

- Des crises convulsives ont été rapportées peu fréquemment au cours d'un traitement avec d'autres carbapénèmes
- Ne doit pas être utilisé pendant la grossesse sauf en cas de nécessité absolue
- Diminution significative de l'élimination avec le probénécide
- Réduire les doses en cas d'insuffisance rénale
- Céphalées, diarrhées, nausées, prurit, mycose vulvaire, élévation de l'activité des enzymes hépatiques, éruption cutanée

Monobactames

Aztréonam *Liste I-65 %-Coll-Prescription hospitalière-Disponible en ville*

AZACTAM (1)	Fl. 1 000 mg (ne contient pas de sodium)	Perfusion **IV** : A. 1 g x 2 à 3 fois/jour (jusqu'à 2 g x 4 fois/jour) Par voie **IV** directe : A. 1 g x 2 à 3 fois/jour Par voie **IM** : A. 1 g x 1 à 2 fois/jour
CAYSTON (2)	Fl. 75 mg (contient du chlorure de sodium à 0,17 %)	Par voie inhalée : A. 75 mg x 3 fois/jour pendant 28 jours

1. En perfusion IV : diluer chaque flacon dans 3 ml d'eau ppi, puis diluer cette solution dans du sérum salé ou glucosé isotonique pour obtenir une dilution de 50 à 100 ml par gramme et perfuser en 20 à 60 minutes.
   Par voie IV directe : diluer chaque flacon à raison de 1 g dans 10 ml d'eau ppi et injecter en 3 à 5 minutes.
   Par voie IM : diluer chaque flacon à raison de 1 g dans 3 ml d'eau ppi (une injection unique de 1 g dans les cystites et gonococcies non compliquées, posologie de 1 g x 2 fois/jour dans les infections urinaires hautes et/ou compliquées).
2. Un bronchodilatateur peut être pris 15 minutes à 4 heures avant l'administration.

Contre-indications
Allergie connue à l'aztréonam

Propriétés

- Bêta-lactamine monocyclique de la famille des monobactams, caractérisée par sa grande stabilité aux bêta-lactamases et son spectre d'action original et étroit, limité aux *bactéries et aux cocci Gram négatif aérobies* (activité comparable à celle des céphalosporines de 3ᵉ génération) : l'aztréonam peut être actif sur certaines souches de *Pseudomonas aeruginosa* résistantes à la ceftazidime et à l'imipénème
- Absorption digestive pratiquement nulle imposant la voie parentérale, bonne diffusion dans les tissus et liquides biologiques, demi-vie de 2 heures, biotransformation faible (13 %), élimination sous forme active essentiellement urinaire (87 % en 8 heures) et accessoirement biliaire, passage transplacentaire et faiblement dans le lait maternel

Activité antibactérienne

- Spectre d'action limité aux bactéries et cocci Gram négatif aérobies : entérobactéries, *Pseudomonas aeruginosa*, *Haemophilus influenzae*, *Pasteurella*, *Neisseria*
- Sensibilité inconstante des *Acinetobacter* (50 % des souches), *Bordetella*, *Moraxella*
- Résistance des *Alcaligenes*, *Flavobacterium*, *Mycoplasma*, *Chlamydiae*, *Rickettsieae*, *Mycobacterium*, de tous les germes Gram positif et des germes anaérobies stricts

Indications

- Infections sévères (à l'exclusion des méningites) à bactéries Gram négatif aérobies sensibles, notamment les infections à entérobactéries et à *Pseudomonas aeruginosa*
- Infections urinaires hautes ou basses, prostatites, urétrites gonococciques
- Infections pulmonaires chroniques à *Pseudomonas aeruginosa* chez les patients > 18 ans atteints de mucoviscidose (Cayston)

Effets indésirables

- Réactions allergiques spécifiques (1,6 %) : prurit, urticaires, érythèmes, purpuras, voire réactions anaphylactiques (l'allergie croisée avec les autres bêta-lactamines serait très rare, en raison de sa structure monocyclique, mais ne peut être exclue formellement)
- Troubles digestifs (2,3 %) : diarrhée, nausées, vomissements, quelques cas de colites pseudomembraneuses
- Réactions locales : irritation veineuse (0,5 %), douleur au point d'injection IM (1,7 %)
- Divers : augmentation transitoire des transaminases (5 %), éosinophilie (1,7 %), hypoprothrombinémie (1,7 %), thrombopénie (0,3 %)

Précautions d'emploi et interactions médicamenteuses

- *Allergie aux bêta-lactamines* : utiliser avec prudence, malgré la rareté des allergies croisées entre l'aztréonam et les autres bêta-lactamines
- *Insuffisance rénale* : dose initiale normale, puis selon la clairance de la créatinine :
  - Clairance ≥ 30 ml/min : posologie normale
  - Clairance < 30 ml/min : la moitié de la posologie normale
  - Clairance < 10 ml/min : le quart de la posologie normale
  - Sujet sous hémodialyse : 1/8 de la posologie normale après l'hémodialyse
- *Infections à germes multiples* (notamment abdominales et gynécologiques) : associer un antibiotique actif sur les germes Gram positif (sélection possible en monothérapie de cocci Gram positif, notamment d'entérocoques) et/ou sur les anaérobies
- Grossesse et allaitement : à éviter (innocuité non démontrée)
- Incompatibilité physico-chimique avec la céfradine, le métronidazole, la nafcilline
- *Associations à utiliser avec précaution* : acide valproïque et valpromide (diminution de leurs taux plasmatiques avec risque de crises convulsives)

Aminosides ou Aminoglycosides

Formes injectables *Liste I-65 %-Coll*

GENTAMICINE Gentamicine	Amp. 10 mg (1) Amp. 40 mg (1) Amp. 80 mg (1)	Voie **IM** (ou perfusion **IV**) : A. et E. 3 mg/kg/jour N. 3 à 4,5 mg/kg/jour en 2 ou 3 injections
	Amp. 160 mg (1)	Voie **IM** : A. 1 amp./jour (2)
NEBCINE Tobramycine	Fl. 25 mg (1) Fl. 75 mg (1) Fl. 100 mg (1)	Voie **IM** (ou perfusion **IV**) : A., E. et N. 3 mg/kg/jour en 3 injections
AMIKACINE Amikacine^G *Liste I-Réservé aux hôpitaux-Coll*	20 fl. 250 mg 20 fl. 500 mg Fl. 1 000 mg	Voie **IM** (ou perfusion **IV**) : A. et E. 15 mg/kg/jour en 1 à 3 injections
AMIKACINE Pédiatrique *Liste I-Réservé aux hôpitaux-Coll*	20 fl. 1 ml = 50 mg	Voie **IM** (ou perfusion **IV**) : E. et N. 15 mg/kg/jour en 2 à 3 injections

1. Les sulfites de l'excipient peuvent entraîner dès la première injection un choc anaphylactique ou un bronchospasme notamment chez les asthmatiques.
2. Formes réservées au traitement des infections urinaires à germes sensibles.

Formes pour nébuliseur *Liste I-65 %-Coll*

TOBI (3) Tobramycine *Conserver entre + 2 °C et + 8 °C*	56 amp. 300 mg/5 ml	À l'aide d'un nébuliseur : A. et E. ≥ 6 ans : 1 amp. x 2 fois/24 h en cures de 28 jours
TOBI PODHALER (4) *Idem* *Non remboursé*	28 mg Poudre pour inhalateur	A. et E. ≥ 6 ans : 112 mg x 2 fois/jour pendant 28 jours

3. Spécialité à prescription initiale hospitalière de 6 mois, avec un renouvellement non restreint, indiquée dans le traitement au long cours des infections pulmonaires chroniques à *Pseudomonas aeruginosa* chez les patients atteints de mucoviscidose âgés de 6 ans et plus (cycles comprenant 28 jours de traitement, suivis de 28 jours sans traitement, etc.).
4. Traitement semestriel : 28 jours de traitement, suivis de 28 jours sans traitement, etc.

Contre-indications
Allergie aux aminosides (rare), myasthénie, certaines associations (*cf.* Interactions)

Propriétés

- *Antibiotiques* bactéricides de la famille des aminoglycosides, agissant en inhibant la synthèse protéique des bactéries par fixation sur le ribosome 30 S, pratiquement pas absorbés *per os*, diffusant peu dans le LCR, la prostate, le pus, l'humeur aqueuse, les sécrétions bronchiques et la bile, éliminés par les urines sous forme active (50 à 90 % en 24 heures) : la nétilmicine et surtout l'amikacine présentent le moins de résistances bactériennes, la nétilmicine semble l'aminoside le moins néphrotoxique et ototoxique

Activité antibactérienne

- *Spectre d'action large* : entérobactéries, *Listeria*, *Corynebacterium diphteriae*, *Bacillus anthracis*, *Brucella*, *Pasteurella multocida*, *Francisella tularensis*, *Yersinia pestis*
- Sensibilité inconstante des staphylocoques (surtout les souches Méti-R), *Proteus indologenes*, *Pseudomonas*, *Acinetobacter*
- Résistance des streptocoques et entérocoques, pneumocoques (mais synergie avec bêtalactamines), méningocoques, gonocoques, *Treponema*, *Leptospira*, *Haemophilus*, *Providencia*, *Legionella*, *Nocardia*, *Mycoplasma*, *Chlamydiae*, *Rickettsieae*, *Mycobacterium* (sauf pour la streptomycine, la kanamycine et l'amikacine), anaérobies

Indications

- En monothérapie : certaines infections rénales et urinaires à germes sensibles, utilisation rare
- En association : infections sévères à germes sensibles, notamment rénales, urinaires, génitales, respiratoires, ostéo-articulaires, cutanées, endocardiques, septicémiques
- Peste : gentamicine ou streptomycine pendant 10 jours
- Tobi et Tobi Podhaler : infections pulmonaires chroniques à *Pseudomonas aeruginosa* chez les adultes et les enfants > 6 ans atteints de mucoviscidose

Effets indésirables

- *Toxicité cochléovestibulaire* favorisée par les doses résiduelles élevées, les traitements prolongés, les administrations pluriquotidiennes, l'âge (nouveau-nés, prématurés, sujets âgés), l'insuffisance rénale, l'hypovolémie, les diurétiques de l'anse, les autres produits ototoxiques
- *Toxicité rénale* réversible favorisée par l'association d'autres produits néphrotoxiques, l'âge avancé, les doses élevées, l'hypovolémie, l'insuffisance rénale, les doses répétées pluriquotidiennes
- Rares : réactions allergiques (surtout dues à l'excipient, sulfites notamment), possibilité de blocage neuro-musculaire antagonisé par le chlorure de calcium et la néostigmine

Précautions d'emploi

- L'administration de la dose *en 1 seule injection quotidienne* réduit la néphrotoxicité
- Surveiller les fonctions rénales et auditives (taux en résiduel), *calculer la posologie sur le poids idéal chez l'obèse*
- Réduire la posologie en cas d'insuffisance rénale (*cf.* Insuffisance rénale)
- Déconseillés chez la femme enceinte (atteinte cochléovestibulaire du fœtus décrite avec streptomycine et kanamycine) et en cas d'ATCD d'atteinte cochléovestibulaire

Interactions médicamenteuses

- ***Associations contre-indiquées*** : céfaloridine, dérivés du platine
- ***Associations déconseillées*** : *elliptinium*, polymyxines, toxine botulique
- *Associations à prendre en compte* : amphotéricine B IV, céphalosporines injectables, ciclosporine, curarisants, diurétiques de l'anse, tacrolimus, vancomycine, zalcitabine
- Association synergique avec bêta-lactamines (sans les mélanger en perfusion car incompatibilité), acide fusidique, fosfomycine, rifampicine, vancomycine, téicoplanine, fluoroquinolones, macrolides, synergistines

Macrolides (I)

Spiramycine[G] (1) (macrolide à 16 atomes, ayant peu d'interactions) *Liste I-65 %-Coll*

ROVAMYCINE 3 M UI	10 ou 16 cp. 3 M UI	En 2 à 3 prises quotidiennes : A. 2 à 3 cp./jour (6 à 9 M UI)
ROVAMYCINE 1,5 M UI	16 cp. séc. 1,5 M UI	En 2 à 3 prises quotidiennes : A. 4 à 6 cp./jour (6 à 9 M UI) E. > 20 kg : 1 cp./10 kg/jour (150 000-300 000 UI/kg/jour)
ROVAMYCINE IV *Liste I-Réservé aux hôpitaux*	Fl. 1,5 M UI (2)	Perfusion IV en 1 heure : A. 1,5 M UI x 3 fois/24 h

1. Chimioprophylaxie des méningites cérébro-spinales à méningocoques (chez le malade après son traitement curatif et chez les sujets exposés aux sécrétions nasopharyngées du malade dans les 10 jours précédant son hospitalisation) : la spiramycine doit être réservée aux cas où la rifampicine est contre-indiquée, et utilisée alors en traitement de cinq jours (3 M UI matin et soir chez l'adulte, 75 000 UI/kg matin et soir chez l'enfant).
2. Dissoudre le contenu du flacon avec 4 ml d'eau ppi, puis administrer en perfusion IV de 1 heure dans un volume minimal de 100 ml de G5 (perfusion toutes les 8 heures).

Josamycine (macrolide à 16 atomes) *Liste I-65 %-Coll*

JOSACINE	10 cp. dispersibles 20 cp. 500 mg	En 2 prises quotidiennes *1 heure avant les repas* : A. 1 à 2 g/jour
JOSACINE 125 Sirop JOSACINE 250 Sirop JOSACINE 500 Sirop	Sirop (avec pipettes graduées en kg) dosé : – à 125 mg/5 ml – à 250 mg/5 ml – à 500 mg/5 ml	En 2 prises quotidiennes *1 heure avant les repas* : N. et E. 50 mg/kg/jour *soit* 1 dose-poids x 2 fois/jour (sans dépasser 2 g/jour)

Midécamycine (macrolide à 16 atomes) *Liste I-65 %-Coll*

MOSIL 800 mg ou 400 mg	20 sac. 800 mg 20 cp. 400 mg	En 2 prises quotidiennes *au cours des repas* : A. 1 600 mg/jour

Contre-indications
Allergie aux macrolides (rare), certaines associations (*cf.* Interactions)
Allongement de l'espace QT (pour l'érythromycine injectable)

Propriétés
- *Antibiotiques* bactériostatiques agissant au niveau des sous-unités ribosomales 50 S, bactéricides à bonne concentration
- Absorption digestive correcte, excellente diffusion tissulaire et intracellulaire (sauf dans le cerveau, le LCR, les urines), élimination biliaire et fécale sous forme active

Activité antibactérienne
- Spectre d'action moyen : streptocoques, gonocoques, méningocoques, *Branhamella catarrhalis*, bacilles Gram positif, *Legionella*, *Bordetella*, *Campylobacter*, *Treponema*, *Leptospira*, *Mycoplasma pneumoniae*, *Ureaplasma urealyticum*, *Haemophilus ducreyi*, *Chlamydiae*, *Rickettsieae*, *Clostridium*, certaines mycobactéries atypiques
- Résistance des entérobactéries, *Pseudomonas*, *Acinetobacter*, *Mycoplasma hominis*, et souvent des *Haemophilus influenzae*, entérocoques, staphylocoques, pneumocoques, gonocoques, *Bacteroides fragilis*

Indications
- Infections dentaires (± métronidazole), légionellose (± rifampicine), pneumonies atypiques, coqueluche, diphtérie, chancre mou, infections à *Mycoplasma* ou *Chlamydiae*, acné juvénile sévère en traitement starter de 1 à 2 mois (et pour la spiramycine : chimioprophylaxie de la MCS, toxoplasmose, cryptosporidiose intestinale)
- Alternative aux pénicillines si allergie : angines, rhinopharyngites, bronchites, infections à streptocoques et chimioprophylaxie du RAA et de la scarlatine, syphilis, érysipèloïde, charbon, actinobactériose, infections à *Clostridium*

Effets indésirables
- Troubles digestifs (plus fréquents avec les macrolides à 14 atomes, érythromycine en particulier) : nausées, gastralgies, vomissements, diarrhée, douleurs abdominales
- Troubles neuropsychiques : délire, hallucinations, épisodes maniaques
- Hépatites exceptionnelles (risque très réduit avec les macrolides à 16 atomes, voire nul avec la spiramycine), réactions cutanées allergiques rares (environ 0,5 %)
- Érythromycine IV : irritation veineuse, exceptionnellement surdité transitoire (dose-dépendante), allongement de QT, ESV, torsades de pointe, bloc auriculo-ventriculaire
- *Risque d'ergotisme* avec les dérivés de l'ergot de seigle (sauf pour la spiramycine)

Précautions d'emploi
- Ne pas utiliser dans les otites de l'enfant < 6 ans (cas des méningites à *H. influenzae*)
- Insuffisance hépatique : non recommandé (sinon surveiller les tests hépatiques)
- Allaitement : suspendre l'allaitement en cas de traitement par la spiramycine

Interactions médicamenteuses (uniquement avec la lévodopa pour la spiramycine)
- ***Associations contre-indiquées*** : érythromycine IV (avec autres produits entraînant des torsades de pointe), vasoconstricteurs dérivés de l'ergot de seigle, bépridil, cisapride, statines, halofantrine
- ***Associations déconseillées*** : carbamazépine, colchicine (risque de surdosage toxique), théophylline et dérivés, midazolam, lincosanides, bromocriptine, tacrolimus, disopyramide
- *Associations à utiliser avec précaution* : rifabutine (avec clarithromycine), sildénafil (avec clarithromycine, érythromycine), AVK, ciclosporine, digitaliques, lisuride
- *Associations à prendre en compte* : lévodopa + carbidopa (avec spiramycine)

Macrolides (II) : Clarithromycine

Formes orales[G] *Liste I-65 %-Coll*

CLARITHROMYCINE ZECLAR	10 ou 16 cp. 250 mg 10, 14 ou 30 cp. 500 mg	En 2 prises quotidiennes : A. 500 à 2 000 mg/jour selon les indications (*cf.* Indications ci-contre)
ZECLAR 50 mg/ml	Suspension buvable : 60 ml (= 400 doses-kg) + seringue graduée en kg jusqu'à 50 kg (7,5 mg par graduation de 1 kg)	En 2 prises quotidiennes : E. 15 mg/kg/jour, *soit* 1 dose-poids x 2 fois/jour (D. max. : 1 000 mg/jour)
ZECLAR 25 mg/ml	Suspension buvable : 100 ml (= 332 doses-kg) + seringue graduée en kg jusqu'à 25 kg (7,5 mg par graduation de 1 kg)	*Idem*
MONOZECLAR LM	5 ou 10 cp. 500 mg à "libération modifiée"	En 1 prise quotidienne *au cours d'un repas* : A. 500 à 1 000 mg/jour (1)

1. La posologie est de 500 mg/jour pendant 5 jours dans les angines, 1 000 mg/jour pendant 5 jours dans les exacerbations des bronchites chroniques, et 1 000 mg/jour dans les sinusites aiguës.

Formes injectables *Liste I-Réservé aux hôpitaux-Coll*

ZECLAR 0,5 g IV	Fl. 500 mg (2)	Perfusion IV en 1 heure : A. 500 mg x 2 fois/jour

2. Reconstituer en ajoutant 10 ml d'eau ppi au flacon, puis diluer cette solution dans 250 ml de soluté salé ou glucosé isotonique et perfuser en 1 heure.
La forme injectable est indiquée lorsque des taux sériques élevés doivent être rapidement atteints ou quand l'administration orale est impossible, notamment dans les infections suivantes :
– Pneumopathies aiguës notamment les légionelloses.
– Surinfections des bronchopneumopathies chroniques.
– Infections des voies aériennes supérieures.
– Infections cutanées et des parties molles.
– Infections à mycobactéries atypiques disséminées ou localisées.

Contre-indications

Allergie aux macrolides (rare), certaines associations (*cf.* Interactions)

Propriétés

- Macrolide à 14 atomes, plus actif que l'érythromycine en particulier sur les bactéries Gram positif, *Haemophilus influenzae* et *Branhamella catarrhalis*
- Absorption digestive non modifiée par les aliments, excellente diffusion tissulaire et intracellulaire, métabolisation hépatique intense (notamment en dérivé 14-hydroxylé actif), élimination urinaire (40 %) et biliaire (40 %), passage dans le lait maternel

Activité antibactérienne

- Spectre d'action : streptocoques, méningocoques, *B. catarrhalis*, *C. diphteriae*, *H. pylori*, *Listeria*, *Legionella*, *Bordetella pertussis*, *Campylobacter*, *Chlamydiae*, *Mycoplasma pneumoniae*, *Ureaplasma urealyticum*, *Pasteurella multocida*, *Gardnerella vaginalis*, *Clostridium*, *Propionibacterium acnes*, *Mycobacterium avium* et *leprae*
- Sensibilité inconstante des pneumocoques, staphylocoques, *Haemophilus influenzae*, *Bacteroides fragilis*, *Vibrio*, résistance des entérobactéries et *Pseudomonas*

Indications (*cf.* note ci-contre pour la forme injectable)

- Angines, pharyngites, infections cutanées bénignes : 500 mg/jour chez l'adulte ou 15 mg/kg/jour chez l'enfant pendant 5 jours
- Suppurations bronchiques aiguës et surinfections des bronchites chroniques : 500 à 1 000 mg/jour chez l'adulte
- Pneumopathies aiguës : 1 000 mg/jour chez l'adulte
- Éradication de *Helicobacter pylori* : *trithérapie de 7 jours* par inhibiteur de la pompe à protons + clarithromycine (500 mg matin et soir) + amoxicilline (1 g matin et soir) ou métronidazole ou tinidazole (500 mg matin et soir)
- Traitement curatif des infections à *Mycobacterium avium* chez les patients infectés par le VIH (en association avec rifabutine et éthambutol) : 2 000 mg/jour chez l'adulte > 50 kg, ou 1 500 mg/jour chez l'adulte < 50 kg

Effets indésirables

- Troubles digestifs : nausées, gastralgies, vomissements, diarrhée, dysgueusies
- Très rares : réactions cutanées allergiques, épisodes maniaques, hallucinations, hépatites toxiques exceptionnelles
- *Risque d'ergotisme* avec les vasoconstricteurs dérivés de l'ergot de seigle

Précautions d'emploi

- Insuffisance hépatique sévère : non recommandé (sinon surveiller les tests hépatiques)
- Insuffisance rénale sévère (clairance < 30 ml/min) : réduire la posologie de 50 %
- Grossesse et allaitement : innocuité non établie

Interactions médicamenteuses (inhibiteur enzymatique : risque de surdosage !)

- ***Associations contre-indiquées*** : vasoconstricteurs dérivés de l'ergot de seigle, bépridil, cisapride, statines, halofantrine
- ***Associations déconseillées*** : carbamazépine, cimétidine, colchicine (risque de surdosage toxique), digoxine, disopyramide, théophylline, lincosanides, triazolam, bromocriptine, tacrolimus
- *Associations à utiliser avec précaution* : antivitamines K, ciclosporine, isuride, rifabutine, sildénafil

Macrolides (III) : Érythromycine*

Dihydrate d'érythromycine *Liste I-65 %-Coll*

EGERY	20 ou 40 gél. 250 mg gastro-résistantes	A. 500 mg x 2 fois/jour E. > 5 ans : 30 à 50 mg/kg/jour

Éthylsuccinate d'érythromycine[G] (1) *Liste I-65 %-Coll*

ABBOTICINE SIROP	Fl. 12 doses à 200 mg/dose	E. 1/2 à 1 dose x 4 fois/jour N. 1 dose/5 kg/jour en 3 à 4 prises
ÉRYTHROCINE	8 sac. 1 000 mg 12 sac. 500 mg	A. 1 g x 2 à 3 fois/jour E. 30 à 50 mg/kg/jour N. 30 à 50 mg/kg/jour en 2 à 3 prises
ERY 250 mg ERY 125 mg	24 sac. 250 mg 24 sac. 125 mg	E. 30 à 50 mg/kg/jour N. 30 à 50 mg/kg/jour en 2 à 3 prises

1. Voir aussi Pédiazole (association au sulfafurazole, utilisable dans les otites moyennes aiguës à germe sensible de l'enfant, notamment à *Haemophilus influenzae* sécréteur de bêta-lactamases).

Propionate d'érythromycine[G] *Liste I-65 %-Coll*

ÉRY 500 mg	20 cp. séc. 500 mg	A. 500 mg x 2 à 3 fois/jour E. > 12 ans : 500 mg x 2 fois/jour *45 minutes avant les repas*

Érythromycine injectable : lactobionate d'érythromycine

Liste I-65 %-Coll

ÉRYTHROCINE IV *Réservé aux hôpitaux*	Fl. 500 mg ou 1 000 mg	Perfusion IV continue, ou en 1 heure x 4 fois/jour : A. 2 g/jour (jusqu'à 4 g/jour) E. et N. 30 à 40 mg/kg/jour

* Voir les propriétés générales et les conditions d'emploi pages précédentes.

Macrolides (IV)*

Roxithromycine[G] *Liste I-65 %-Coll*

RULID	10 ou 16 cp. 150 mg	A. 150 mg x 2 fois/jour en 2 prises quotidiennes *15 minutes avant les repas*
	10 ou 16 cp. séc. 50 mg pour suspension buvable pédiatrique	E. et N. : 5 à 8 mg/kg/jour en 2 prises quotidiennes *15 minutes avant les repas*

Télithromycine *Liste I-65 %-Coll*

KETEK	10 cp. 400 mg	A. et E. > 12 ans : 800 mg soit 2 cp./jour en 1 seule prise quotidienne (1)

1. Traitement de 5 jours dans les angines aiguës streptococciques, les sinusites aiguës et les exacerbations aiguës des bronchites chroniques.
Traitement de 7 à 10 jours dans les pneumopathies communautaires.

* Voir les propriétés générales et les conditions d'emploi pages précédentes.

Macrolides (V)

Azithromycine[G] (macrolide à 15 atomes) *Liste I-65 %-Coll*

ZITHROMAX 250 mg (1)	6 cp. 250 mg	En 1 seule prise quotidienne *en dehors ou lors des repas* : A. Posologie variable selon les indications (*cf.* ci-contre)
ZITHROMAX Enfants (1)	Suspension buvable à 40 mg/ml : fl. de 1 500 mg/37,5 ml ou 1 200 mg/30 ml (seringue-doseuse)	En 1 seule prise quotidienne, *en dehors ou lors des repas* : E. > 25 kg : 500 mg/jour E. < 25 kg : 20 mg/kg/jour pendant 3 jours
ZITHROMAX Monodose (2)	4 cp. 250 mg	En 1 prise orale unique, *en dehors ou lors des repas* : A. 1 g en 1 prise
AZADOSE 600 mg (3)	8 cp. 600 mg	En 1 prise hebdomadaire, *en dehors des repas* : A. 1 200 mg/semaine
ORDIPHA 500 mg	3 cp. 500 mg orodispersibles	A. 500 mg/jour pendant 3 jours sauf bronchite aiguë : 500 mg J1 puis 250 mg J2 à J4

1. Un traitement court est validé, comme alternative aux bêta-lactamines, dans les angines aiguës streptococciques documentées (traitement de 3 jours) et dans les exacerbations aiguës des bronchites chroniques (traitement de 5 jours).
2. Spécialité réservée au traitement en monoprise des uréthrites et cervico-vaginites à *Chlamydia trachomatis* (MST les plus fréquentes), et du trachome.
3. Spécialité réservée à la prévention des infections à *Mycobacterium avium-intracellulare.*

Contre-indications
Allergie aux macrolides (rare), certaines associations (*cf.* Interactions)
Galactosémie congénitale ou déficit en lactase (présence de lactose)

Propriétés

- Macrolide à 15 atomes (classe des azalides), moins actif que l'érythromycine sur les bactéries Gram positif mais plus actif sur les bactéries Gram négatif
- Absorption digestive à 40 %, pic plasmatique en 2 à 3 heures, excellente diffusion tissulaire et intracellulaire, métabolisation hépatique partielle (N-déméthylation), élimination lente surtout biliaire et accessoirement urinaire, demi-vie terminale de 68 heures

Activité antibactérienne

- Spectre d'action : streptocoques, staphylocoques Méti-S, *Branhamella catarrhalis*, *Rhodococcus equi*, *Corynebacterium diphteriae*, *Bordetella pertussis*, *Helicobacter pylori*, *Campylobacter jejuni*, *Mycoplasma pneumoniae*, *Chlamydiae*, *Coxiella*, *Borrelia burgdorferi*, *Treponema*, *Leptospira*, *Propionibacterium acnes*, *Actinomyces*, *Eubacterium*, *Porphyromonas*, *Mobiluncus*, et à un moindre degré *Vibrio*, *Haemophilus influenzae*, *Legionella pneumophila*, *Ureaplasma urealyticum*, gonocoques
- Sensibilité inconstante des pneumocoques (25 % de souches résistantes à tous les macrolides), entérocoques, *Peptostreptococcus*, *Clostridium perfringens*
- Résistance des staphylocoques Méti-R, entérobactéries, *Pseudomonas*, *Acinetobacter*, *Mycoplasma hominis*, *Nocardia*, *Fusobacterium*, *Bacteroides fragilis*

Indications et posologies

- Angines aiguës streptococciques et infections stomatologiques
- Suppurations bronchiques aiguës et surinfection des bronchites chroniques (500 mg le premier jour puis 250 mg/jour pendant 4 jours)
- Uréthrites et cervico-vaginites à *Chlamydia trachomatis* (prise unique de 1 à 2 g)
- Trachome (prise unique de 1 g chez l'adulte ou 20 mg/kg chez l'enfant)
- Prévention des infections à *Mycobacterium avium-intracellulare* chez les patients infectés par le VIH et ayant un taux de CD4 < 100/mm^3 (1 200 mg/semaine en 1 prise), ce traitement étant plus efficace, plus pratique et moins coûteux que la rifabutine
- Hors AMM mais paraissant efficace : traitement de la babésiose en association avec l'atovaquone (traitement de 7 jours), maladie des griffes du chat (traitement de 1 mois)

Effets indésirables

- Troubles digestifs : nausées, gastralgies, vomissements, diarrhée, flatulence
- Hépatites toxiques exceptionnelles, réactions cutanées allergiques très rares
- *Risque d'ergotisme* avec les vasoconstricteurs dérivés de l'ergot de seigle

Précautions d'emploi

- Effet pro-arythmogène et allongement de QT → à éviter si facteurs de risque cardio-vasculaires multiples (risque accru de mort subite, environ 2/10 000)
- Insuffisance hépatique sévère : non recommandé (sinon surveiller les tests hépatiques)
- Insuffisance rénale sévère (clairance < 40 ml/min) : absence de données
- Grossesse et allaitement : innocuité non établie

Interactions médicamenteuses

- ***Associations contre-indiquées*** : vasoconstricteurs et agonistes dopaminergiques dérivés de l'ergot de seigle, cisapride
- ***Associations déconseillées*** : tacrolimus, colchicine
- *Associations à utiliser avec précaution* : ciclosporine

Streptogramines ou Synergistines

Pristinamycine *Liste I-65 %-Coll*

PYOSTACINE 500 mg	16 cp. 500 mg	A. 2 à 3 g/jour en 2 à 3 prises aux repas
PYOSTACINE 250 mg	16 cp. 250 mg	E. > 6 ans : 50 mg/kg/jour en 2 à 3 prises aux repas (1) et (2)

1. Indications, posologie et mode d'administration :
   - Sinusites maxillaires aiguës : 1 g x 2 fois/jour pendant 4 jours.
   - Exacerbations aiguës de bronchites chroniques : 1 g x 3 fois/jour pendant 4 jours.
   - Pneumonies communautaires de gravité légère à modérée : 1 g x 3 fois/jour pendant 7 à 14 jours.
   - Infections de la peau et des tissus mous : 1 g x 2 ou 3 fois/jour pendant 8 à 14 jours.
2. Chez le jeune enfant, les comprimés peuvent être écrasés dans un peu de lait ou un excipient sucré (confiture).

Contre-indications
Hypersensibilité connue aux streptogramines (très rare) Méningites (absence de diffusion méningée) Administration concomitante avec la colchicine

Propriétés

- *Antibiotiques* de la famille des streptogramines, composés de 2 facteurs synergiques agissant par fixation sur la sous-unité ribosomale 50 S, bactériostatiques voire bactéricides (car fortes concentrations tissulaires), *ayant l'intérêt d'avoir conservé après 30 ans d'utilisation une excellente activité sur les staphylocoques même Méti-R, les pneumocoques et Haemophilus influenzae même producteurs de bêta-lactamases*
- Absorption digestive moyenne (15 à 20 %), excellente diffusion tissulaire (sauf dans le LCR) notamment dans la peau, les os, les poumons, le foie, les reins, métabolisation mal connue, élimination rapide essentiellement biliaire (90 %)

Activité antibactérienne et association synergique

- *Spectre d'action original* : staphylocoques (95 % des souches Méti-R sont sensibles), streptocoques, pneumocoques, gonocoques et méningocoques, bacilles Gram positif (*Corynebacterium*, *Bacillus anthracis*, *Erysipelothrix*, *Listeria*), *Haemophilus influenzae* (85 % des souches sont sensibles), *Haemophilus ducreyi*, *Gardnerella vaginalis*, *Bordetella pertussis*, anaérobies stricts (*Clostridium perfringens*, *Clostridium tetani*, *Actinomyces*, *Bacteroides* sauf *asaccharolyticus*, *Fusobacterium*), *Mycoplasma pneumoniae*, *Mycoplasma hominis*, *Leptospira*, *Chlamydiae*, *Legionella*
- Sensibilité inconstante des streptocoques autres que ceux du groupe A (30 à 60 % des entérocoques sont résistants) et d'*Ureaplasma urealyticum*
- Résistance naturelle des bacilles Gram négatif aérobies (dont *Brucella*, *Pseudomonas*, entérobactéries, *Treponema*, *Campylobacter jejuni*)
- Association synergique notamment sur les staphylocoques avec aminosides, rifampicine, fluoroquinolones, vancomycine, téicoplanine, acide fusidique

Indications (en association en cas d'infection sévère, notamment aux aminosides)

- Infections staphylococciques (sauf les méningites), notamment les infections cutanées et des tissus mous, pleuro-pulmonaires
- Infections broncho-pulmonaires et ORL (angines, otites, sinusites, exacerbations des BPCO), infections à *Haemophilus influenzae*, anaérobies, streptocoques, pneumocoques

Effets indésirables

- Troubles digestifs dose-dépendants (transitoires et réduits par la prise aux repas) : nausées, pesanteur gastrique, gastralgies, plus rarement vomissements, diarrhée
- Rares : réactions allergiques, pustulose exanthématique aiguë généralisée, vascularite, purpura, réactions d'hypersensibilité

Précautions d'emploi

- La pristinamycine n'est pas adaptée dans le traitement de l'angine ; son efficacité n'est pas démontrée dans les sinusites chroniques et les données sont très limitées dans le traitement des otites
- Grossesse et allaitement : utilisation possible de la pristinamycine

Interactions médicamenteuses

- ***Associations contre-indiquées*** : colchicine
- *Associations à surveiller* : ciclosporine (élévation de ses taux plasmatiques), anticoagulants oraux (augmentation d'activité)
- Association plutôt antagoniste avec chloramphénicol, macrolides, lincosanides

Fusidanines : acide fusidique

Formes orales (1) *Liste I-65 %-Coll*

FUCIDINE	10 cp. 250 mg	A. 1 à 1,5 g/jour E. 30 à 50 mg/kg/jour *en 2 à 3 prises aux repas*
FUCIDINE Enfant	Suspension buvable à 250 mg/mesure (5 ml)	E. 40 à 60 mg/kg/jour *en 2 à 3 prises aux repas*
FUCIDINE Nourrisson	Suspension buvable à 100 mg/mesure (2 ml)	N. 40 à 60 mg/kg/jour *en 2 à 3 prises aux repas*

1. La posologie peut être augmentée dans les infections sévères à 3 g/jour chez l'adulte et 80 mg/kg/jour chez l'enfant, en 3 prises au cours des repas.

Contre-indications
Allergie à l'acide fusidique (exceptionnelle) Insuffisance hépatique

Propriétés

- Antibiotique stéroïdique du groupe des fusidanines, bactériostatique, empêchant la traduction de l'ARN messager, *utilisé surtout contre les staphylocoques* car encore très actif (mais la résistance chromosomique acquise est rapide ce qui incite à l'utiliser en association uniquement)
- Absorption digestive à 70 %, bonne diffusion dans l'organisme y compris dans l'os, les sécrétions bronchiques, le pus, la bile (mais pas dans le LCF, les urines, l'humeur aqueuse), métabolisation hépatique intense, élimination lente sous forme métabolisée surtout par la bile (95 %), demi-vie de 5 à 6 heures, passage transplacentaire et dans le lait maternel

Activité antibactérienne

- Spectre d'action étroit : staphylocoques (95 % des souches Méti-R sont sensibles), *Clostridiae* (y compris *Cl. difficile*), *Corynebacterium diphteriae*, *Bordetella pertussis*, *Bacillus anthracis*, gonocoques, méningocoques, *Actinomyces*, *Propionibacterium acnes*, *Peptococcus*, *Peptostreptococcus*, et à un moindre degré streptocoques, pneumocoques, *Mycobacterium tuberculosis*, *Chlamydia*, *Mycoplasma*
- Sensibilité inconstante des *Bacteroides fragilis*, flore de Veillon *Nocardia*, *Brucella*, *Chlamydia trachomatis*
- Résistance des bacilles Gram négatif (entérobactéries, *Pseudomonas*, *Haemophilus influenzae*), *Listeria monocytogenes*, *Fusobacterium*

Indications

- Infections staphylococciques (à l'exclusion des méningites et des infections urinaires), notamment dans leurs localisations cutanées, ostéo-articulaires, broncho-pulmonaires, endocardiques, septicémiques (toujours en association dans les infections sévères)

Effets indésirables

- Troubles digestifs : nausées, vomissements, gastralgies, diarrhée (minimisés par la prise au cours des repas et/ou l'association avec des anti-acides)
- Rares : réactions cutanées allergiques, troubles hématologiques parfois graves (leucopénies, anémies sidéroblastiques, thrombopénies, dont des cas mortels)
- Possibilité d'hépatites cholestatiques à forte dose et d'ictères réversibles par compétition avec la bilirubine chez le nouveau-né et le prématuré

Précautions d'emploi

- Surveiller les fonctions hépatiques lors des traitements prolongés ou à forte dose, chez les insuffisants hépatiques, en cas d'ictère préexistant, d'acidose ou d'affections graves, et chez les nouveau-nés (risque d'ictère nucléaire chez le nourrisson surtout en cas de prématurité), et surveiller la NFS
- **Utiliser toujours en association (pénicillines M, aminoside, vancomycine, téicoplanine, fosfomycine, rifampicine, macrolide, streptogramine)**
- Grossesse et allaitement : utilisation déconseillée (innocuité non démontrée)

Interactions médicamenteuses

- ***Associations déconseillées*** : statines (risque de rhabdomyolyse aiguë)

Lincosanides

Clindamycine (1) (absorption digestive à 90 %, non modifiée par les aliments) *Liste I-65 %-Coll*

DALACINE 75 mg DALACINE 150 mg DALACINE 300 mg	16 gél. 75 mg 12 gél. 150 mg 12 gél. 300 mg	A. 0,6 à 2,4 g/jour E. > 1 mois : 15 mg/kg/jour en 3 à 4 prises aux repas
DALACINE Injectable *Réservé aux hôpitaux*	25 amp. 4 ml = 600 mg 10 amp. 6 ml = 900 mg	Voie **IM** ou perfusion **IV** : A. 0,6 à 2,4 g/jour E. > 1 mois : 15 à 40 mg/kg/jour en 3 à 4 fois

1. Ne pas injecter plus de 600 mg à la fois par voie intramusculaire, et en perfusion IV respecter une dilution minimale de 6 mg/ml sans dépasser un débit maximal de 30 mg/min.
Babésiose (traitement de 7 jours = 2 400 mg/24 h de clindamycine en 3 perfusions IV ou 1 800 mg/24 h *per os* + 25 mg/kg/24 h de quinine en 3 prises orales).
Prophylaxie des endocardites : 600 mg *per os* chez l'adulte ou 15 mg/kg *per os* chez l'enfant > 6 ans, dans l'heure qui précède le geste.

Lincomycine (absorption digestive à 20-30 %, réduite par les aliments) *Liste I-65 %-Coll*

LINCOCINE	12 gél. 500 mg	A. 1,5 à 2 g/jour E. > 1 mois : 30 à 60 mg/kg/jour en 3 à 4 prises avant les repas (1 à 2 heures avant)
LINCOCINE Injectable *Réservé aux hôpitaux*	Amp. 2 ml = 600 mg	Voie **IM** ou perfusion **IV** (2) : A. 0,6 à 1,8 g/jour E. > 1 mois : 10 à 20 mg/kg/jour en 2 à 3 fois

2. Ne pas injecter plus de 600 mg à la fois par voie intramusculaire, et en perfusion IV respecter une dilution minimale de 6 mg/ml sans dépasser un débit maximal de 10 mg/min.

Contre-indications
Allergie aux lincosanides (rare), nourrisson < 1 mois, méningites (diffusion insuffisante)

Propriétés
- *Antibiotiques* bactéricides agissant par fixation au niveau de la sous-unité ribosomale 50 S
- Absorption digestive bien meilleure pour la clindamycine, bonne diffusion tissulaire notamment osseuse et cérébrale (faible dans le LCR), forte métabolisation hépatique, élimination surtout biliaire et fécale sous forme active, moindre par les urines (5 à 10 % *per os*, 30 % par voie parentérale), passage transplacentaire et dans le lait maternel

Activité antibactérienne (meilleure pour la clindamycine, surtout sur *B. fragilis*)
- *Spectre d'action original* : anaérobies (*Bacteroides fragilis*, *Fusobacterium*, *Clostridium perfringens*, *Peptococcus*, *Peptostreptococcus*, *Veillonella*, *Propionibacterium*, *Eubacterium*, *Actinomyces*), staphylocoques même producteurs de pénicillinases, *Mycoplasma hominis*, *Toxoplasma gondii*, *Plasmodium*, *Pneumocystis carinii* et pour mémoire les streptocoques, pneumocoques, *Bacillus anthracis* et *Corynebacterium*)
- Sensibilité inconstante des *Clostridiae* sauf *Cl. perfringens* et *Bacteroides fragilis* (10 à 20 % de résistance) et des staphylocoques Méti-R ou résistants aux macrolides (10 %)
- Résistance des entérocoques, *Neisseria*, *Haemophilus influenzae*, entérobactéries, *Pseudomonas*, *Acinetobacter*, *Legionella*, *Listeria*, *Erysipelothrix*, *Clostridium difficile*, *Mycoplasma pneumoniae*, *Chlamydiae*

Indications (la clindamycine, plus active, tend à remplacer la lincomycine)
- Infections sévères à germes sensibles (sauf les méningites et les infections rénales et urinaires), notamment les infections à anaérobies ou flore mixte et à staphylocoques
- Babésiose (*cf.* ci-contre), toxoplasmose (+ pyriméthamine), paludisme (+ quinine)
- Prophylaxie des endocardites au cours des soins dentaires ou d'actes portant sur les voies aériennes supérieures lors de soins ambulatoires, en cas d'allergie aux bêta-lactamines (clindamycine)

Effets indésirables
- Troubles digestifs : diarrhée bénigne (20 %), nausées, vomissements, plus rarement (2 à 10 %) *colite pseudo-membraneuse à Clostridium difficile* (diarrhée profuse parfois sanglante, fièvre, douleurs abdominales) pouvant aboutir à une colectomie → arrêt immédiat et administration de métronidazole ou vancomycine *per os* pendant 10 jours
- Troubles hépatiques : élévation des transaminases fréquente, hépatites plus rares
- Troubles hématologiques : leucopénie, thrombopénie, agranulocytose, pancytopénie
- Réactions allergiques rares (0,5 %) : prurit, urticaire, éruptions cutanées, très rares cas de toxidermies bulleuses (syndromes de Lyell et de Stevens-Johnson)
- Par voie parentérale : thrombophlébites (à forte dose), hypotension et bradyarythmies, voire arrêt cardiaque (si perfusion IV trop rapide), effet curarisant (à doses élevées)

Précautions d'emploi et interactions médicamenteuses
- Réduire les doses en cas d'insuffisance rénale (*cf.* Insuffisance rénale) ou hépatique
- Ne pas utiliser les ralentisseurs du transit en cas de diarrhée persistante, risque de colite pseudo-membraneuse
- Grossesse et allaitement : à éviter (innocuité non établie)
- ***Associations déconseillées*** (plutôt antagonistes) : macrolides et streptogramines
- *Associations à utiliser avec précaution* : curarisants (potentialisation), ciclosporine
- *Anti-acides et colestyramine* (intervalle de 2 heures entre les prises orales)
- Synergie avec aminosides, rifampicine, métronidazole, pyriméthamine, quinine

Antibiotiques phosphoniques

Fosfomycine injectable sodique (14,4 mmol de Na^+ pour 1 g)

Liste I-Réservé aux hôpitaux

FOSFOCINE	Fl. 1 000 mg ou 4 000 mg	Perfusions IV lentes (1) : A. 100 à 200 mg/kg/jour E. 100 à 200 mg/kg/jour en 2 à 3 perfusions

1. Perfusions veineuses lentes (4 g en 4 heures) après dissolution dans du chlorure de sodium isotonique ou du sérum glucosé isotonique (4 g dans 250 ml au minimum).

Fosfomycine-Trométamol

Cf. Antibactériens urinaires.

Contre-indications
Allergie à la fosfomycine (rare), utilisation en monothérapie

Propriétés

- Antibiotique phosphonique bactéricide, inhibant l'enzyme catalysant la première étape de la synthèse de la paroi bactérienne (pyruvyl-transférase), *ayant un spectre d'action intéressant mais dont l'intérêt est limité* par ses modalités d'administration (perfusions veineuses de 4 heures), sa médiocre tolérance veineuse et sa forte teneur en sodium
- Absence d'absorption digestive imposant la voie parentérale, liaison faible aux protéines plasmatiques, diffusion très bonne dans tous les tissus et humeurs de l'organisme (y compris dans le LCR), élimination dans les urines essentiellement sous forme active (> 85 % en 12 heures), demi-vie de 2 heures, passage faible dans le lait maternel

Activité antibactérienne

- Spectre d'action large : *staphylocoques* (activité sur environ 80 % des souches Méti-R), entérobactéries (sauf *Acinetobacter*, *Proteus morganii*, *Proteus stuartii*), *Haemophilus*, pneumocoques, *Neisseria*, certaines souches de *Pseudomonas*
- Sensibilité inconstante (< 40 % des souches) des *Staphylococcus hemolyticus*, *Pseudomonas*, *Providencia*, *Klebsiella*
- Résistance des streptocoques, entérocoques, *Staphylococcus saprophyticus*, *Listeria*, *Acinetobacter*, *Proteus morganii*, *Proteus stuartii*, *Pasteurella*, *Corynebacterium*, *Chlamydiae*, *Mycoplasma*, anaérobies Gram positif et Gram négatif

Indications (toujours en association, après antibiogramme, en l'absence d'alternatives)

- Strictement réservé aux méningites et infections sévères dues à des germes multi-résistants mais sensibles à la fosfomycine, notamment les infections à *staphylocoques Méti-R* (avec céfotaxime, voire rifampicine ou fluoroquinolone dans les méningites, avec vancomycine ou téicoplanine dans les endocardites et les septicémies) ou à des bacilles Gram négatifs dont les *Serratia* (avec un aminoside)

Effets indésirables

- *Apport de sodium* très important (pouvant entraîner une surcharge sodée), possibilité d'hypokaliémie à fortes doses prolongées, veinites (changer les sites de perfusion)
- Risque de sélection rapide de mutants résistants en cas d'utilisation en monothérapie (résistance acquise de haut niveau par mutation) → *utiliser toujours en association*
- Éruptions cutanées allergiques rares

Interactions médicamenteuses et précautions d'emploi

- Surveiller l'ionogramme et renforcer cette surveillance en cas d'association avec les digitaliques, médicaments hypokaliémiants, médicaments responsables de torsades de pointe
- *Associer toujours* un autre antibiotique actif et synergique (aminoside, bêta-lactamine, vancomycine, téicoplanine, fucidine, rifampicine, triméthoprime, fluoroquinolone)
- Espacer les perfusions en cas d'insuffisance rénale quand la clairance de la créatinine est inférieure à 60 ml/min, soit pour une perfusion de 4 g un intervalle de :
  - Clairance < 60 ml/min : 12 heures. Clairance < 20 ml/min : 48 heures
  - Clairance < 40 ml/min : 24 heures. Clairance < 10 ml/min : 75 heures
  - Clairance < 30 ml/min : 36 heures. Hémodialyse : 2 g après chaque séance
- Grossesse : à éviter notamment au premier trimestre (innocuité non établie)
- Allaitement : utilisation déconseillée (passage en faible quantité dans le lait maternel)

Antibiotiques glycopeptidiques (I) : Vancomycine

Formes injectables *Liste I-Réservé aux hôpitaux*

VANCOCINE[G]	Fl. 125 mg, 250 mg, 500 mg ou 1 000 mg	En perfusion IV (1) : A. 2 g/jour (= 30 mg/kg/jour) en 2 à 4 perfusions E. 40 mg/kg/jour en 4 perfusions Nouveau-né : 30 à 40 mg/kg/jour en 2 à 3 perfusions

1. Les perfusions IV seront effectuées en 60 minutes au moins (ou en continu) et de préférence à l'aide d'un cathéter central, *toujours après reconstitution des flacons puis dilution de la solution reconstituée* dans 200 ml de sérum salé ou glucosé isotonique.

Utilisation par voie orale *Liste I-Réservé aux hôpitaux*

VANCOCINE	Utiliser les flacons pour perfusion IV en les diluant à raison de 500 mg dans 6 ml d'eau distillée stérile ou d'eau ppi	Par voie orale (2) : A. 1 à 2 g/jour E. 40 mg/kg/jour (≤ 2 g/jour) en 3 à 4 prises pendant 10 jours

2. L'administration orale de vancomycine est actuellement *remise en cause* (risques de résistances à cet antibiotique précieux, encore actif sur les staphylocoques Méti-R et les entérocoques).

Contre-indications
Allergie à la vancomycine, injection non strictement IV (produit très irritant)

Propriétés

- Antibiotique bactéricide de structure glycopeptidique, inhibant la synthèse de la paroi bactérienne, peu affecté par la résistance des staphylocoques (résistance exceptionnelle) et des entérocoques
- Pas d'absorption digestive, demi-vie de 3 à 12 heures, diffusion tissulaire correcte (mais aléatoire dans le LCR), élimination urinaire sous forme active (90 % en 24 heures)

Activité antibactérienne

- Spectre d'action étroit : staphylocoques même les souches Méti-R, entérocoques (< 5 % de résistance en France), streptocoques, pneumocoques, bacilles Gram positif (*Bacillus anthracis*, *Corynebacterium* même *JK*, *Listeria*), anaérobies Gram positif (même *Clostridium difficile*, *Flavobacterium* étant peu sensible)
- Résistance des bacilles Gram négatif, *Nocardia*, *Lactobacillus*, mycobactéries

Indications

- Par voie IV : infections sévères à germes sensibles, notamment à staphylocoques (y compris Méti-R), streptocoques, entérocoques, infection sur cathéter à corynebactéries (type JK compris), fièvre chez le neutropénique, péritonites au cours des dialyses péritonéales, prophylaxie des endocardites, antibioprophylaxie en chirurgie notamment chez les sujets allergiques aux bêta-lactamines
- *Per os* : colites post-antibiotiques, décontamination microbienne du tube digestif (mais *cf.* note ci-contre)

Effets indésirables (pour la voie parentérale)

- *Réactions allergiques rares* : prurit, fièvre, éruptions cutanées, bronchospasme, voire réactions anaphylactiques (allergie pouvant être croisée avec la téicoplanine)
- *Otoxicité à prédominance cochléaire* dose-dépendante (exceptionnelle) : possibilité de surdité précédée d'acouphènes et vertiges (si taux sériques ≥ 50 µg/ml)
- *Réactions locales* : risque de nécrose tissulaire par voies IM ou SC (contre-indiquées) imposant la voie IV, thrombophlébites au point d'injection IV (13 %) → cathéter central
- Divers : neutropénie (2 %), nausées, vomissements, douleurs pulsatiles des muscles du dos et du cou et flush cervico-facial avec hypotension (si perfusion trop rapide), néphrotoxicité si surdosage (et augmentation de celle des produits néphrotoxiques)

Précautions d'emploi et interactions médicamenteuses (par voie parentérale)

- Utiliser avec prudence en cas de surdité préexistante (adapter la posologie en fonction des taux sériques résiduels, normalement de 15 à 20 µg/ml)
- Surveiller les fonctions rénales et auditives pendant la durée du traitement et adapter la posologie selon la clairance de la créatinine en cas d'insuffisance rénale :
  - Clairance = 100 ml/min : 1 545 mg/24 h
  - Clairance = 90 ml/min : 1 390 mg/24 h
  - Clairance = 80 ml/min : 1 235 mg/24 h
  - Clairance = 70 ml/min : 1 080 mg/24 h
  - Clairance = 60 ml/min : 925 mg/24 h
  - Clairance = 50 ml/min : 770 mg/24 h
  - Clairance = 40 ml/min : 620 mg/24 h
  - Clairance = 30 ml/min : 465 mg/24 h
  - Clairance = 20 ml/min : 310 mg/24 h
  - Clairance = 10 ml/min : 155 mg/24 h
- Grossesse : innocuité non établie
- *Associations à surveiller* : aminosides et médicaments néphrotoxiques ou ototoxiques
- Association synergique avec aminosides, rifampicine, fosfomycine, fluoroquinolones, bêta-lactamines antistaphylococciques, acide fusidique

Antibiotiques glycopeptidiques (II) : Téicoplanine

Téicoplanine *Liste I-Réservé aux hôpitaux*

TARGOCID (1)	Fl. 100 mg, 200 mg ou 400 mg	Infections sévères (2) : A. 6 mg/kg (= 400 mg) par voie **IV** toutes les 12 heures pendant 1 à 4 jours, puis 6 mg/kg/jour (= 400 mg) en 1 injection **IM** ou **IV** Infections de gravité moyenne (3) : A. 6 mg/kg (= 400 mg) en 1 injection **IV** le premier jour, puis 3 mg/kg/jour (= 200 mg) en 1 injection **IM** ou **IV** E. et N. (excepté le nouveau-né) : 10 mg/kg par voie **IV** toutes les 12 heures pour les 3 premières injections, puis 10 mg/kg toutes les 24 heures

1. L'administration veineuse peut être réalisée par injection IV directe (en 1 minute) ou en perfusion de 30 minutes après dilution du produit dans du sérum salé isotonique ou dans un soluté à base de lactate de sodium (Ringer lactate, solution de Hartmann). La voie SC est utilisable en cas de contre-indication à la voie IM (chez les patients sous anticoagulants). Il faut faire une dose de charge de 400 mg.
2. Infections sévères = infections ostéo-articulaires, septicémies, endocardites, pneumopathies sévères et autres infections sévères (dans certaines situations, notamment les endocardites à staphylocoques et les infections chez les grands brûlés, une dose d'entretien de 12 mg/kg/jour en 1 seule perfusion veineuse a pu être administrée).
3. Infections de gravité moyenne = infections de la peau et des parties molles, infections urinaires, infections ORL, infections pulmonaires communes et autres infections de gravité moyenne.

Contre-indications
Antécédents d'allergie à la téicoplanine
Grossesse, allaitement et utilisation chez le nouveau-né (innocuité non établie)

Propriétés

- Antibiotique bactéricide de structure glycopeptidique (comme la vancomycine), ayant des *propriétés antibactériennes comparables* mais des *propriétés pharmacocinétiques plus intéressantes* (demi-vie longue autorisant une seule injection quotidienne quand l'état d'équilibre est atteint et lipophilie élevée permettant l'injection intramusculaire)
- Pas d'absorption digestive, demi-vie de 40 à 100 heures, diffusion tissulaire correcte (mais aléatoire dans le LCR), élimination urinaire sous forme active (80 % en 16 jours)

Activité antibactérienne

- Spectre d'action étroit, superposable à celui de la vancomycine (*cf.* page précédente) notamment action équivalente sur les *Staphylococcus aureus*, la téicoplanine étant plus active sur les streptocoques, pneumocoques, *Listeria*, anaérobies Gram positif et sur les entérocoques (certaines souches de *Streptococcus faecium* résistantes à la vancomycine restent sensibles à la téicoplanine), et la vancomycine plus active sur les staphylocoques coagulase négatifs (par exemple *Staphylococcus hemolyticus*)
- Résistance des bacilles Gram négatif, *Nocardia*, *Lactobacillus*, mycobactéries

Indications

- Infections sévères à germes sensibles, notamment à staphylocoques même Méti-R, streptocoques ou entérocoques, infections sur cathéter à corynebactéries (type JK compris), fièvre chez le neutropénique, péritonites au cours des dialyses péritonéales
- Prophylaxie des endocardites en chirurgie dentaire (400 mg en IV au moment de l'induction anesthésique) notamment chez les sujets allergiques aux bêta-lactamines

Effets indésirables

- *Réactions allergiques rares* : prurit, fièvre, éruptions cutanées, bronchospasme, voire réactions anaphylactiques (allergie pouvant être croisée avec la vancomycine)
- *Otoxicité à prédominance cochléaire* dose-dépendante (moins fréquente qu'avec la vancomycine) : possibilité de surdité précédée d'acouphènes et vertiges
- *Réactions locales* : douleurs, érythème, abcès ou thrombophlébite au point d'injection
- Divers : nausées, vomissements, diarrhée, céphalées, éosinophilie, leucopénie, thrombopénie, élévation transitoire des transaminases, de la créatininémie (néphrotoxicité paraissant inférieure à celle de la vancomycine)

Précautions d'emploi et interactions médicamenteuses

- Utiliser avec prudence en cas de surdité préexistante (adapter la posologie en fonction des taux sériques résiduels, normalement de 10 µg/ml)
- Surveiller les fonctions rénales et auditives pendant la durée du traitement et adapter la posologie à partir du 4ᵉ jour de traitement selon la clairance de la créatinine en cas d'insuffisance rénale :
  - Clairance > 60 ml/min : posologie usuelle
  - Clairance < 60 ml/min : 50 % de la posologie usuelle
  - Clairance < 40 ml/min et hémodialyse (non dialysable) : 1/3 de la posologie usuelle
- *Associations à surveiller* : aminosides et médicaments néphrotoxiques ou ototoxiques
- Association synergique avec aminosides, rifampicine, fosfomycine, fluoroquinolones, bêta-lactamines antistaphylococciques, acide fusidique

Oxazolidinones

Linézolide (1) *Liste I-Réservé aux hôpitaux-Coll-Rétrocédable*

ZYVOXID	10 cp. 600 mg Suspension buvable : 150 ml à 100 mg/5 ml	Par voie orale *pendant ou en dehors des repas* : A. 600 mg x 2 fois/jour pendant 10 à 14 jours
ZYVOXID Injectable	Poches prêtes à l'emploi de 300 ml à 2 mg/ml	En perfusion IV : A. 600 mg x 2 fois/jour pendant 10 à 14 jours

1. La posologie est identique par voie orale (biodisponibilité de 100 %) ou par voie IV : la solution pour perfusion IV devra être administrée en 30 à 120 minutes.

Contre-indications
Hypersensibilité au produit ou à l'un des excipients HTA non contrôlée, phéochromocytome, syndrome carcinoïde, hyperthyroïdie Dépression bipolaire, schizophrénie dysthymique, état confusionnel aigu Certaines associations (*cf.* Interactions médicamenteuses), allaitement

Propriétés

- Antibiotique de la famille des oxazolidinones, actif *in vitro* sur les bactéries aérobies Gram positif et sur quelques germes anaérobies, en inhibant la synthèse des protéines bactériennes par fixation sur le ribosome bactérien, ayant aussi un faible effet inhibiteur sur la monoamine oxydase (mais sans effet antidépresseur aux doses utilisées)
- Absorption digestive complète, liaison faible aux protéines plasmatiques (31 %), métabolisation par oxydation en métabolites inactifs, élimination essentiellement urinaire (30 % sous forme inchangée), demi-vie d'élimination de 5 à 7 heures, passage transplacentaire et dans le lait maternel

Activité antibactérienne

- Espèces sensibles : entérocoques (même résistants à la vancomycine), streptocoques (même résistants à la pénicilline et à l'érythromycine), staphylocoques (même Méti-R), anaérobies Gram positif (*Clostridium perfringens*, *Peptostreptococcus*)
- Espèces résistantes : *Haemophilus influenzae*, *Moraxella catarrhalis*, *Neisseria sp*, entérobactéries, *Pseudomonas sp*

Indications

- Infections bactériennes documentées ou suspectées à bactéries Gram positif sensibles : pneumonies nosocomiales, pneumonies communautaires, infections compliquées de la peau et des tissus mous

Effets indésirables

- Les plus fréquents : diarrhées (8,3 %), céphalées (6,5 %), nausées (6,2 %), vomissements (3,7 %), candidoses digestives et vaginales (3 %), insomnie (2,5 %), constipation (2,2 %), éruptions cutanées (2 %), sensations vertigineuses (2 %)
- Moins fréquents (≥ 1 %) : élévation des transaminases, goût métallique, signes de myélosuppression (thrombopénie, anémie, leucopénie, voire pancytopénie)
- Peu fréquents (< 1 %) : douleurs abdominales, bouche sèche, gastrite, glossite, stomatite, frissons, fatigue, fièvre, éosinophilie, prurit, HTA, acouphènes, paresthésies, vision trouble, pancréatite, polyurie, insuffisance rénale, réactions au site d'injection
- Lors des traitements > 28 jours (déconseillés) : possibilité de neuropathie périphérique, neuropathie optique, anémie pouvant nécessiter une transfusion sanguine, acidose lactique

Précautions d'emploi, interactions médicamenteuses et alimentaires

- Surveiller la NFS et les plaquettes → arrêt en cas de signes de myélosuppression
- Éviter la prescription prolongée (> 28 jours) en cas de neuropathie périphérique ou optique
- Administrer après la dialyse chez les patients dialysés
- Utiliser avec prudence chez les conducteurs et utilisateurs de machines (vertiges)
- Grossesse et allaitement : utilisation déconseillée (innocuité non établie)
- ***Associations contre-indiquées*** : IMAO A ou B, antidépresseurs tricycliques ou IRS, triptans, sympathomimétiques directs ou indirects (même par voie nasale), dopamine, dobutamine, péthidine, buspirone, bupropion, tramadol
- ***Aliments déconseillés*** : aliments riches en tyramine (*cf.* IMAO non sélectifs)
- *Associations à utiliser avec précaution* : millepertuis

Lipopeptides cycliques

Daptomycine *Liste I-Réservé aux hôpitaux-Coll*

CUBICIN *Conserver de + 2 °C à + 8 °C*	Fl. 350 mg (reconstituer avec 7 ml de NaCl à 0,9 % = 50 mg/ml) Fl. 500 mg (reconstituer avec 10 ml de NaCl à 0,9 % = 50 mg/ml)	Perfusion IV en 30 minutes (1) : A. 4 mg/kg x 1 fois/24 h pendant 7 à 14 jours

1. *Insuffisance rénale* :
- Posologie inchangée si clairance de la créatinine ≥ 30 ml/min.
- Posologie réduite à 4 mg/kg toutes les 48 heures si clairance de la créatinine < 30 ml/min, dialyse.

Insuffisance hépatique :
- Posologie inchangée en cas d'insuffisance hépatique légère à modérée.
- Absence de données en cas d'insuffisance hépatique sévère.

Contre-indications
Hypersensibilité à la substance active ou à l'un des excipients

Propriétés

- Antibiotique bactéricide de la classe des lipopeptides, actif sur de nombreuses bactéries Gram positif résistantes à d'autres antibiotiques (dont staphylocoques, streptocoques, entérocoques), inactif sur les bactéries Gram négatif
- Liaison à 90 % aux protéines plasmatiques, diffusion principalement dans les tissus fortement vascularisés, passage de la barrière hémato-encéphalique, métabolisation très faible, élimination essentiellement urinaire (78 %), passage transplacentaire, passage dans le lait maternel non étudié

Activité antibactérienne

- *Spectre d'action original* : *Staphylococcus aureus*, *Staphylococcus haemolyticus*, staphylocoques coagulase négative, *Streptococcus agalactiae*, *Streptococcus dysgalactiae equisimilis*, *Streptococcus pyogenes*, streptocoques groupe G *Clostridium perfringens*, *Peptostreptococcus spp*
- Sensibilité inconstante de *Enterococcus faecalis* et *Enterococcus faecium*
- Résistance naturelle des bactéries Gram négatif

Indications

- Infections compliquées de la peau et des tissus mous chez l'adulte
- Endocardite infectieuse due à *S. aureus*
- Bactériémie à *S. aureus*

Effets indésirables

- Fréquents (1 à 10 %) : céphalées, nausées, vomissements, diarrhée, rash cutané, infections mycosiques, réaction locale au site d'injection, élévation des transaminases, de la CPK et des phosphatases alcalines
- Peu fréquents (< 1 %) : anxiété, insomnie, étourdissements, paresthésies, troubles du goût, anorexie, constipation, douleurs abdominales, dyspepsie, glossite, extrasystoles, tachycardie, bouffées vaso-motrices, hypertension, hypotension, ictère, prurit, urticaire, infection urinaire, vaginite, myosite, myalgies, faiblesse musculaire, arthralgies, fièvre, anémie, thrombocytémie, hyperglycémie, élévation de la créatininémie, de la myoglobine, de la LDH
- Très rares (< 0,1 ‰) : réactions d'hypersensibilité (éosinophilie, éruptions vésiculo-bulleuses, pneumonies à éosinophiles, réactions anaphylactiques), rhabdomyolyse

Précautions d'emploi

- Surveiller les CPK (au moins 1 fois par semaine, et tous les 2 à 3 jours chez les patients à risque de myopathie, notamment insuffisance rénale sévère, traitements par statines, fibrates, ciclosporine, etc.), les transaminases, la créatininémie, la NFS, la LDH : arrêt en cas de symptômes musculaires inexpliqués et CPK > 5N, neuropathie périphérique ou autres effets indésirables graves
- Grossesse : utilisation uniquement si nécessité absolue

Interactions médicamenteuses

- ***Associations déconseillées*** : médicaments connus pour entraîner des atteintes musculaires (statines, fénovérine, fibrates, ciclosporine, etc.)
- *Associations à utiliser avec précaution* : médicaments réduisant la filtration rénale (AINS par exemple)

Glycylcyclines

Tigécycline *Liste I-Réservé aux hôpitaux-Coll*

TYGACIL	5 fl. 50 mg (poudre à reconstituer avec 5,3 ml de G5 ou de NaCl à 0,9 %)	En perfusion IV (1) et (2) : A. dose initiale de 100 mg puis 50 mg x 2 fois/jour (toutes les 12 heures) pendant 5 à 14 jours

1. Après reconstitution de la poudre, prélever 5 ml de la solution et les injecter dans une poche de perfusion (ou tout autre récipient récipient adapté, par exemple flacon en verre) contenant 100 ml de G5 ou de NaCl à 0,9 %, et perfuser en 20 à 30 minutes.
   Insuffisance rénale et sujet âgé : aucune adaptation posologique.
2. Insuffisance hépatique :
   – Légère à modérée (scores A et B de Child-Pugh) : aucune adaptation posologique.
   – Sévère (score C de Child-Pugh) : dose initiale de 100 mg, puis 25 mg toutes les 12 heures.

Contre-indications
Hypersensibilité au produit ou à l'un des excipients (allergie pouvant être croisée avec les tétracyclines) Grossesse (sauf nécessité absolue) et allaitement, enfant < 8 ans

Propriétés

- Antibiotique bactériostatique de structure proche de celle des tétracyclines, inhibant la synthèse protéique des bactéries en se fixant sur la sous-unité ribosomale 30 S, ne présentant pas de résistance croisée avec la plupart des classes d'antibiotiques
- Fixation aux protéines plasmatiques entre 71 et 89 %, large distribution dans l'organisme (mais pas de données sur le passage dans le LCR), métabolisation faible (< 20 %), élimination par voie bilio-fécale (59 %) et urinaire (33 %) sous forme inchangée, demi-vie d'élimination de 42 heures, passage transplacentaire et dans le lait maternel

Activité antibactérienne

- Spectre d'action large : staphylocoques, streptocoques, entérocoques, *Citrobacter*, *Enterobacter*, *Escherichia coli*, *Klebsiella*, *Serratia marcescens*, anaérobies (*Bacteroides*, *Clostridium*, *Peptostreptococcus*, *Prevotella*)
- Sensibilité inconstante des *Acinetobacter baumannii*, *Burkholderia cepacia*, *Proteus*, *Providencia*, *Morganella*, *Stenotrophomonas maltophilia*
- Résistance de *Pseudomonas aeruginosa*

Indications

- Infections compliquées de la peau et des tissus mous, à l'exclusion des infections du pied chez les diabétiques
- Infections intra-abdominales compliquées en l'absence d'alternative thérapeutique appropriée
- *NDR : les taux de mortalité plus élevés par rapport aux traitements comparateurs doivent restreindre l'utilisation au dernier recours*

Effets indésirables

- Très fréquents (> 10 %) : nausées (20 %), vomissements (14 %), diarrhée
- Fréquents (1 à 10 %) : douleurs abdominales, dyspepsie, anorexie, vertiges, céphalées, abcès, infections, prurit, rash cutané, pneumonie, augmentation des transaminases, de la bilirubinémie, de l'amylasémie, allongement du TCA, hypoglycémie
- Peu fréquents (< 1 %) : réactions au site d'injection (douleur, inflammation, thrombophlébite), pancréatite aiguë, sepsis, choc septique, photosensibilité, hypertension intracrânienne bénigne, effet anti-anabolique (pouvant entraîner une augmentation de l'urée sanguine avec hyperazotémie, acidose, hypophosphatémie), augmentation de l'INR, hypoprotéinémie, thrombopénie, réactions cutanées sévères

Précautions d'emploi

- Insuffisance hépatique : *cf.* note ci-contre
- Insuffisance rénale et sujet âgé : aucune adaptation posologique
- La sécurité d'emploi et l'efficacité n'ont pas été établies chez les sujets < 18 ans
- Risque de dyschromies ou d'hypoplasies dentaires définitives chez le fœtus (contre-indication pendant la grossesse) et l'enfant < 8 ans (contre-indication)

Interactions médicamenteuses et incompatibilités physicochimiques

- *Associations à utiliser avec précaution* : antivitamines K (surveillance renforcée)
- *Incompatibilité en perfusion IV* avec amphotéricine B, chlorpromazine, méthylprednisolone, voriconazole

Tétracyclines ou Cyclines

Tétracyclines par voie orale *Liste I-65 %-Coll*

VIBRAMYCINE N Doxycycline[G] (1)	5 ou 30 cp. séc. 100 mg (délitables dans de l'eau si besoin)	A. > 60 kg : 200 mg/jour A. < 60 kg : 200 mg le 1er jour, puis 100 mg/jour E. > 8 ans : 4 mg/kg/jour en 1 prise quotidienne
DOXY 100 mg *Idem* DOXYLIS GRANUDOXY SPANOR TOLEXINE 100 mg	5, 15 ou 28 cp. séc. 100 mg	*Idem*
DOXY 50 mg *Idem* TOLEXINE 50 mg	14 ou 28 cp. 50 mg	*Idem*
DOXYPALU (2) *Idem* *Liste I-Non remboursé-Coll*	28 cp. 50 mg ou 100 mg	A. 100 mg/jour E. > 8 ans : > 40 kg : 100 mg/jour < 40 kg : 50 mg/jour en 1 prise quotidienne

1. Tétracycline de 2e génération (absorption digestive non modifiée par les aliments, les laitages et les cations, liposolubilité meilleure, utilisation possible en cas d'insuffisance rénale).
2. Spécialité commercialisée pour la chimioprophylaxie du paludisme (*à commencer la veille du départ et à prolonger 4 semaines après le retour*) avec une prise quotidienne à heure fixe.

MESTACINE Minocycline[G]	6 ou 14 cp. 100 mg sécables	A. 200 mg/jour E. > 8 ans : 4 mg/kg/jour en 2 prises quotidiennes
MYNOCINE *Idem*	28 gél. 50 mg 6 ou 14 gél. 100 mg	*Idem*
LYSOCLINE Métacycline PHYSIOMYCINE	12 ou 16 gél. 300 mg	A. 600 mg/jour E. > 8 ans : 75 à 150 mg/10 kg/jour
TETRALYSAL Lymécycline	16 ou 56 gél. 150 mg 28 gél. 300 mg	A. 600 mg/jour en 2 prises

Tétracyclines par voie intraveineuse *Liste I-Coll-Réservé aux hôpitaux*

VIBRAVEINEUSE Doxycycline anhydre	Amp. 5 ml	A. 200 mg à J1 puis 100 mg/jour Syphilis I et II : 300 mg/jour pendant 10 jours E. > 8 ans et < 50 kg : 4 mg/kg/jour à J1 puis 2 mg/kg/jour

Contre-indications
Enfant < 8 ans, grossesse (2e et 3e trimestres) et allaitement, insuffisance hépatique Insuffisance rénale (sauf pour la doxycycline), allergie aux tétracyclines (très rare) Exposition au soleil ou aux UV, certaines associations (*cf.* Interactions)

Propriétés

- Antibiotiques bactériostatiques à diffusion intracellulaire et extracellulaire (sauf dans le SNC, le LCR, les articulations), peu ou pas métabolisés (sauf la doxycycline), éliminés en majeure partie sous forme active par la bile, les fèces et les urines

Activité antibactérienne (résistance plasmidique acquise fréquente)

- Spectre d'action large : *Brucella*, *Francisella*, *Pasteurella*, *Mycoplasma*, *Chlamydiae*, *Rickettsieae*, *Treponema*, *Leptospira*, *Vibrio*, *Corynebacterium acnes*, *Borrelia*, *Nocardia*, *Aeromonas hydrophila*, *Actinomyces*, *Neisseria gonorrhoeae*, *Neisseria meningitidis* et *Listeria* (diffusion méningée insuffisante pour traiter les méningites), *Burkholderia pseudomallei*, *Yersinia*, *Bacillus anthracis*, *Balantidium coli*, *Plasmodium*
- Résistance naturelle des *Serratia*, *Enterobacter*, *Providencia*, *Proteus mirabilis*, *Proteus rettgeri* et souvent des autres *Proteus*, *Pseudomonas*, *Citrobacter*, *Mycobacterium*
- Résistance fréquente des anaérobies (50-80 %), staphylocoques (70 %), entérocoques (75 %), streptocoques B, C et G (50 %), streptocoques A et ingroupables (30-45 %), pneumocoques (30-40 %), *Haemophilus ducreyi* (> 90 %), *Haemophilus influenzae* (10-30 %), *Branhamella catarrhalis* (60-80 %), entérobactéries (25-50 % des souches)

Indications (la doxycycline doit être préférée aux autres tétracyclines)

- Brucellose (doxycycline + rifampicine), fièvres récurrentes, rickettsioses, infections à *Chlamydiae* ou mycoplasmes, pasteurellose, tularémie, charbon, maladie des griffes du chat, peste, choléra (300 mg ou 4 mg/kg de doxycycline en 1 prise), nocardiose, mélioïdose, granulome inguinal
- Chimioprophylaxie du paludisme (*cf.* note 2) et traitement (doxycycline + quinine), chimioprophylaxie du choléra, de la peste et du charbon, balantidiose
- Acné polymorphe juvénile et rosacée (100 mg/jour de doxycycline pendant 3 à 6 mois)
- *NDR : la minocycline ne doit plus être prescrite dans l'acné et la rosacée*

Effets indésirables et interactions médicamenteuses

- Dyschromies ou hypoplasies dentaires définitives chez le fœtus et l'enfant < 8 ans
- Photosensibilisation cutanée fréquente avec parfois photo-onycholyse
- Troubles digestifs fréquents : nausées, gastralgies, vomissements, diarrhée, stomatites, candidose digestive, ulcération œsophagienne (→ *ingérer toujours avec 100 ml d'eau*)
- Rares : anémie hémolytique, leucopénie, thrombopénie, péricardites, hyperazotémie, réactions allergiques, syndrome d'hypersensibilité médicamenteuse (DRESS), hypertension intracrânienne, pneumopathies, hépatites, myocardites
- Très rares : colite pseudo-membraneuse à *Cl. difficile*, entérocolite à staphylocoques
- *Propres à la minocycline* : troubles vestibulaires (70 %), pigmentation brun-bleu parfois définitive des cicatrices d'acné ou brûlures (non liée à la dose) ou pigmentation diffuse prédominant au visage (dose cumulée > 100 g), rares cas d'hépatites et lupus
- ***Associations contre-indiquées*** : rétinoïdes (acitrétine, isotrétinoïne)
- ***Associations déconseillées*** : psoralènes, zinc
- *Associations à utiliser avec précaution* : antivitamines K, atovaquone
- *Aluminium, calcium, fer, magnésium, didanosine, topiques gastro-intestinaux* : prendre les tétracyclines par voie orale 2 à 3 heures avant ces produits
- *Inducteurs enzymatiques* (avec la doxycycline) : administrer la doxycycline en 2 prises quotidiennes ou augmenter sa posologie si un inducteur enzymatique lui est associé

Phénicolés

Thiamphénicol *Liste I-65 %-Coll*

THIOPHÉNICOL	16 cp. 250 mg en 3 à 4 prises	A. 1,5 à 3 g/jour (1) E. 30 à 100 mg/kg/jour
THIOPHÉNICOL Injectable	Fl. 750 mg en 2 injections	Par voie **SC**, **IM** ou **IV** (2) : A. 1,5 à 3 g/jour E. 30 à 100 mg/kg/jour

1. *Uréthrite gonococcique* : utilisation possible en traitement-minute (2,5 g en 1 seule prise).
2. *Purpura fulminans* (*médicament d'urgence en cas d'allergie aux bêta-lactamines*) : injecter le plus tôt possible 50 mg/kg par voie IV ou IM (avant la PL si elle doit faire perdre du temps) puis hospitaliser de toute urgence par transport médicalisé.

Chloramphénicol

Il n'y a plus en France de formes orales ou injectables commercialisées, mais ce produit est encore utilisé dans certains territoires d'outre-mer, en Afrique et dans certains autres pays, notamment en raison de son efficacité et de son faible coût.

Sa posologie par voie orale (en 3 à 4 prises espacées de 6 à 8 heures) est chez l'adulte de 1,5 à 3 g/24h et chez l'enfant de 50 à 100 mg/kg/24h.

Sa posologie par voie IM ou IV (succinate de chloramphénicol) est chez l'adulte de 1,5 à 3 g/24h et chez l'enfant de 50 à 75 mg/kg/24h voire 100 mg/kg/24h (en 3 à 4 injections espacées de 6 à 8 heures).

Contre-indications
Antécédents d'aplasie médullaire, anémie, leucopénie, thrombopénie, déficit en G6PD
Allergie au chloramphénicol ou au thiamphénicol (rare)
Insuffisance rénale sévère (pour le thiamphénicol)
Grossesse, allaitement et nourrisson < 6 mois (pour le chloramphénicol)

Propriétés

- Antibiotiques bactériostatiques agissant au niveau de la sous-unité ribosomale 50 S, ayant un spectre d'action large et une excellente diffusion tissulaire et intracellulaire, mais d'indications limitées (si allergie prouvée ou résistance aux autres antibiotiques)
- Absorption digestive rapide, excellente diffusion tissulaire, intracellulaire, dans le SNC et le LCR (50 % des taux sériques), élimination urinaire et biliaire sous forme active pour le thiamphénicol, passage transplacentaire et dans le lait maternel

Activité antibactérienne

- Spectre d'action très large : *Rickettsieae*, *Chlamydiae*, *Mycoplasma*, *Haemophilus influenzae* et *ducreyi*, *Salmonella, Shigella, Brucella, Pasteurella, Bordetella, Listeria, Bacillus anthracis, Corynebacterium diphteriae, Burkholderia pseudomallei, Legionella, Campylobacter, Leptospira, Treponema, Branhamella catarrhalis,* cocci Gram positif et Gram négatif, anaérobies Gram positif et Gram négatif (*Peptostreptococcus, Peptococcus, Clostridium, Actinomyces, Fusobacterium*, *Bacteroides*, *Eubacterium*, *Aeromonas*)
- Résistance naturelle des *Pseudomonas*, *Acinetobacter*, *Providencia*, *Serratia*, *Nocardia*, *Vibrio*, *Mycobacterium*, et résistance croissante des entérocoques et entérobactéries

Indications

- En deuxième intention : méningococcémie fulminante ou *purpura fulminans* (*cf.* ci-contre), abcès cérébraux et infections méningées à germes résistants (*Haemophilus influenzae*, *Campylobacter fetus*, germes anaérobies), infections respiratoires à germes multirésistants, infections à anaérobies, mélioïdose, typhoïde, rickettsioses, ornithose-psittacose, morve, listériose, brucellose, urétrite gonococcique, peste

Effets indésirables

- Cytopénies dose-dépendantes précoces (5 à 7 jours), prédominant sur l'érythropoïèse (anémie, plus rarement leucopénie ou thrombopénie), réversibles à l'arrêt
- Troubles digestifs (< 10 % des cas) : nausées, vomissements, diarrhée, candidoses
- Réaction de Herxheimer (typhoïde, syphilis, brucellose), réactions allergiques rares
- *Propres au chloramphénicol* (qui n'est plus commercialisé en France depuis 1996) : aplasie médullaire irréversible (1 cas/20 000 traitements), retardée (2 à 12 semaines ou plus) et mortelle dans 60 % des cas, risque de syndrome gris néonatal mortel, effet antabuse, exceptionnellement (à dose élevée et prolongée) névrite optique, atrophie optique avec cécité, paresthésies et troubles psychiques

Précautions d'emploi

- *Hémogramme complet avec les réticulocytes* préalablement puis chaque semaine
- Éviter toute administration prolongée ou répétée, même par voie locale
- Éviter le thiamphénicol en cas d'insuffisance rénale ou réduire sa posologie le cas échéant (*cf.* Insuffisance rénale), en cas de grossesse, d'allaitement, chez le prématuré et le nouveau-né (le chloramphénicol est contre-indiqué dans tous ces cas)

Interactions médicamenteuses (avec le chloramphénicol uniquement)

- ***Associations déconseillées*** : alcool (effet antabuse), antivitamines K, phénytoïne
- *Associations à utiliser avec précaution* : sulfamides hypoglycémiants

Polypeptides cycliques ou Polymyxines

Formes injectables *Liste I-65 %-Coll*

COLIMYCINE Injectable Colistine Injectable	Fl. 500 000 U ou 1 000 000 U	Voie **IM** ou perfusion **IV** lente en 1 heure (1) : A. 50 000 U/kg/jour E. 50 000 U/kg/jour N. 50 à 100 000 U/kg/jour en 2 à 3 fois

1. La colistine peut être utilisée exceptionnellement par voie intrarachidienne dans les méningites à germes sensibles à la dose de 20 000 unités le 1er jour, 40 000 unités le 2e jour, puis 60 000 unités par jour chez l'adulte, et à la dose de 10 000 à 20 000 unités par jour chez l'enfant.

Contre-indications
Allergie aux polymyxines (exceptionnelle), myasthénie Ouverture ou destruction tympanique (pour la voie locale)

Propriétés

- Antibiotiques bactéricides à spectre étroit (certains bacilles Gram négatif), agissant sur les phospholipides de la membrane externe des bactéries qui devient anormalement perméable, ayant des propriétés curarisantes, d'usage restreint par voie parentérale en raison de leur néphro- et neurotoxicité et de leur diffusion tissulaire réduite
- Absence d'absorption digestive, faible liaison aux protéines plasmatiques, diffusion tissulaire faible (pas de diffusion dans le SNC, le LCR, les liquides pleuraux, oculaires, synoviaux et fœto-placentaires), peu de métabolisation, élimination par voie urinaire sous forme active (70 à 80 % en 24 heures), demi-vie de 2 à 3 heures

Activité antibactérienne (résistance acquise exceptionnelle)

- Spectre d'action étroit : *Pseudomonas aeruginosa*, *Xanthomonas maltophilia*, *Escherichia coli*, *Klebsiella*, *Enterobacter*, *Citrobacter*, *Acinetobacter*, *Haemophilus influenzae*, *Salmonella*, *Pasteurella*, *Bordetella*, *Fusobacterium*, *Veillonella*
- Résistance naturelle des cocci Gram positif, cocci Gram négatif, bacilles Gram positif, *Proteus*, *Providencia*, *Serratia*, *Brucella*, *Burkholderia pseudomallei*, *Burkholderia cepacia*, *Campylobacter*, *Nocardia*, *Mycobacterium*, anaérobies (sauf *Fusobacterium* et *Veillonella*)

Indications

- Par voie injectable : infections rénales, urinaires et septicémiques à germes sensibles

Effets indésirables

- Néphrotoxicité dose-dépendante : protéinurie, hématurie, insuffisance rénale souvent brutale avec nécrose tubulaire aiguë et cylindrurie (lentement réversible à l'arrêt)
- Neurotoxicité dose-dépendante (surtout si surdosage) : paresthésies, neuropathies périphériques, vertiges, ataxie, voire convulsions, désorientation temporo-spatiale, syndromes confusionnels, coma
- Possibilité de blocage neuro-musculaire pouvant être responsable d'arrêt respiratoire (en cas de surdosage ou d'association aux curarisants) → assistance respiratoire et administration de calcium (car pas d'antagonisme par la néostigmine)
- Possibilité de réactions allergiques (exceptionnelles)
- Par voie locale : possibilité d'ototoxicité en cas de tympan ouvert, d'irritation méningée par voie intrarachidienne, et possibilité de diffusion systémique

Précautions d'emploi

- Surveiller la fonction rénale et réduire la posologie en cas d'insuffisance rénale (*cf.* Insuffisance rénale)

Interactions médicamenteuses

- ***Associations déconseillées*** : aminosides et céfaloridine (néphrotoxicité accrue)
- *Associations à surveiller* : autres céphalosporines injectables, curarisants
- Synergie avec les quinolones, les sulfamides, la rifampicine

Sulfamides (I) :
Triméthoprime + Sulfaméthoxazole

Cotrimoxazole par voie orale^G *Liste I-65 %-Coll*

BACTRIM FORTE	10 cp. dosés à : Sulfaméthoxazole 800 mg + Triméthoprime 160 mg	A. 2 cp./jour (jusqu'à 3 cp./jour) en 2 à 3 prises (1)
BACTRIM	20 cp. dosés à : Sulfaméthoxazole 400 mg + Triméthoprime 80 mg	A. 4 cp./jour (jusqu'à 6 cp./jour) en 2 à 3 prises
BACTRIM Enfant	20 mesures dosées à : Sulfaméthoxazole 200 mg + Triméthoprime 40 mg	E. et N. 1 mes./5 kg/jour en 2 prises (≤ 8 mes./jour)

1. Prévention des infections à *Pneumocystis carinii* : sujets HIV = 1 cp. x 3 fois/semaine ; greffes de moelle : 1 cp. x 2 fois/jour, 2 jours/semaine durant 6 mois ; transplantation d'organe : 1 cp./jour à 3 cp./semaine.

Cotrimoxazole par voie injectable *Liste I-Réservé aux hôpitaux*

BACTRIM PERFUSION (2)	12 ou 25 amp. 5 ml à : Sulfaméthoxazole 400 mg + Triméthoprime 80 mg (*contient des sulfites*)	En 2 perfusions IV : A. 4 amp./jour (jusqu'à 12 amp./jour) E. 2 ml/5 kg/jour

2. Perfuser en 1 heure minimum (60 à 90 minutes) après dilution dans un soluté glucosé ou salé isotonique (à raison de 1 ml dans 25 ml de soluté, soit 1 ampoule de 5 ml dans 125 ml de soluté), la dose pour 24 heures étant répartie en 3 perfusions (attention aux sulfites de l'excipient pouvant entraîner dès la 1re injection un choc anaphylactique ou un bronchospasme notamment chez les asthmatiques).

Contre-indications

Allergie aux sulfamides ou au triméthoprime (ou aux sulfites des formes injectables)
Insuffisances rénales ou hépatiques sévères, porphyries, déficit en G6PD
Anémies mégaloblastiques par carence en acide folique, dyscrasies sanguines
Grossesse et allaitement, prématuré, nouveau-né

Propriétés

– Association bactéricide ayant une *activité 20 à 100 fois plus puissante* que le sulfamide employé en monothérapie et un *spectre d'action plus large* que celui de leurs deux composants, agissant en inhibant la synthèse de l'acide folique (inhibition de la dihydrofolate réductase par le triméthoprime et de la dihydrofolate synthétase par le sulfamide)
– Absorption rapide et importante (90 %), excellente diffusion notamment dans le LCR, la prostate, la bile, l'oreille moyenne, les poumons, métabolisation hépatique importante pour le sulfamide, élimination essentiellement urinaire (dont 75 % sous forme active pour le triméthoprime et 20 % sous forme active pour le sulfamide), demi-vie de 10 heures

Activité antibactérienne

– Germes sensibles : *Branhamella catarrhalis*, *Yersinia*, *Vibrio*, *Chlamydiae*, *Toxoplasma gondii*, *Pneumocystis carinii*, *Nocardia asteroides*, et souvent *Haemophilus influenzae* et *ducreyi*, *Bacillus anthracis*, *Listeria*, *Corynebacterium*, *Burkholderia pseudomallei*, entérobactéries (*Escherichia coli*, *Proteus*, *Salmonella*, *Shigella*, et à un degré moindre *Klebsiella*, *Enterobacter*, *Citrobacter*)
– Sensibilité inconstante des cocci Gram positif et Gram négatif et ces entérobactéries
– Résistance des entérocoques, anaérobies (pour la plupart), *Pseudomonas aeruginosa*, *Acinetobacter*, *Campylobacter*, *Bordetella*, *Brucella*, *Francisella tularensis*, *Gardnerella vaginalis*, *Borrelia*, *Treponema*, *Leptospira*, *Lactobacillus*, *Mycoplasma*, *Ureaplasma*, *Rickettsieae*, *Mycobacterium tuberculosis*, *Histoplasma*, *Blastomyces*

Indications

– Traitement curatif : des infections à *Pneumocystis carinii* ; des infections uro-génitales de l'homme, notamment les prostatites
– Traitement préventif des infections à *Pneumocystis carinii* chez l'immunodéprimé (notamment chez les patients VIH et en cas de greffe de moelle ou de transplantation d'organe)
– Traitement possible, en tenant compte du rapport bénéfice/risque, des infections urinaires de l'enfant et de la femme, des otites et sinusites, de certaines infections broncho-pulmonaires et disgestives

Effets indésirables (6 à 8 % en pathologie générale, 25 à 80 % en cas de sida)

– Ceux des sulfamides
– Hyperkaliémie réversible mais parfois sévère, surtout en association à un IEC

Précautions d'emploi et interactions médicamenteuses

– Surveillance hématologique lors des traitements prolongés ou sujets âgés
– Réduction de la posologie de 50 % si la clairance de la créatinine est comprise entre 15 et 30 ml/min, abstention si elle est inférieure à 15 ml/min (sauf hémodialyse)
– ***Associations contre-indiquées*** : méthotrexate
– ***Associations déconseillées*** : acidifiants urinaires, phénytoïne, hyperkaliémiants
– *Associations à surveiller* : AVK, chlorpropamide, ciclosporine, pyréthamine, sulfamides hypoglycémiants, zidovudine

Sulfamides (II) : Sulfamides-retard

Sulfadoxine + Pyriméthamine (1) *Liste I-Non remboursé-Coll*

FANSIDAR	3 cp. séc. contenant : Sulfadoxine 500 mg + Pyriméthamine 25 mg	Prise orale **unique** dans le traitement curatif de certains paludismes : A. 2 à 3 cp. E. > 30 kg : 1,5 à 2 cp. E. > 20 kg : 1 à 1,5 cp. E. > 12 kg : 1 cp.
FANSIDAR Injectable	2 amp. 2,5 ml contenant : Sulfadoxine 500 mg + Pyriméthamine 25 mg	Injection **IM unique** dans le traitement curatif de certains paludismes : A. 2 à 3 amp. E. > 30 kg : 1,5 à 2 amp. E. > 20 kg : 1 à 1,5 amp. E. > 12 kg : 0,5 à 1 amp.

1. Ce médicament est réservé au traitement curatif des accès palustres à *Plasmodium falciparum* en cas de résistance ou de contre-indication aux autres antipaludéens (généralement en traitement de relais de la quinine intraveineuse), *mais son intérêt est actuellement limité* car les résistances atteignent 60 % des souches dans certaines zones de Thaïlande et 40 % des souches dans certaines zones d'Afrique de l'Est (par ailleurs il s'agit d'un traitement potentiellement dangereux car pouvant être à l'origine d'agranulocytoses et de réactions allergiques gravissimes à type de syndromes de Lyell et de Stevens-Johnson souvent mortels, *et il ne doit plus être utilisé en chimioprophylaxie* du paludisme). Un intervalle minimum de 8 jours doit être respecté entre deux prises en cas de renouvellement du traitement.

Sulfadoxine (2) *Liste I-Non remboursé-Coll*

FANASIL Demi-vie = 100 à 200 heures	Cp. 500 mg	A. 3 cp./semaine en 1 seule prise

2. Sulfamide-retard non commercialisé en France métropolitaine, utilisé dans le traitement de la lèpre tuberculoïde (comme alternative aux sulfones, mais il existe une résistance croisée entre les deux groupes de produits), utilisable également en *chimioprophylaxie* du choléra (par une prise unique de 2 g chez l'adulte).

Contre-indications
Allergie connue aux sulfamides, exposition au soleil ou aux ultraviolets Affections hématologiques, déficit en G6PD, porphyries Grossesse et allaitement, nouveau-né, prématuré Insuffisance rénale ou hépatique sévère

Propriétés

- Antibactériens bactériostatiques dérivés du sulfanilamide, inhibant la dihydrofolate synthétase, ayant un spectre d'action théoriquement large (mais résistances acquises très nombreuses et imposant un antibiogramme)
- Absorption digestive bonne, diffusion très bonne dans tous les tissus y compris dans le LCR, inactivation par acétylation hépatique, élimination essentiellement urinaire (avec concentration aboutissant à un effet bactéricide) et biliaire

Activité antibactérienne

- Germes sensibles : *Branhamella catarrhalis*, *Yersinia*, *Vibrio*, *Chlamydiae*, *Toxoplasma gondii*, *Pneumocystis carinii*, *Nocardia asteroides*, et souvent *Haemophilus influenzae* et *ducreyi*, *Bacillus anthracis*, *Listeria*, *Corynebacterium*, *Burkholderia pseudomallei*
- Résistance acquise fréquente actuellement des cocci Gram positif et négatif (plus de 50 % des souches de méningocoques), *Escherichia coli*, *Klebsiella* et *Proteus* (30-50 % de souches résistantes), *Salmonella*, *Shigella*, *Serratia*
- Résistance des entérocoques, anaérobies (pour la plupart), *Pseudomonas aeruginosa*, *Acinetobacter*, *Campylobacter*, *Bordetella*, *Brucella*, *Francisella tularensis*, *Gardnerella vaginalis*, *Borrelia*, *Treponema*, *Leptospira*, *Lactobacillus*, *Mycoplasma*, *Ureaplasma*, *Rickettsieae*, *Mycobacterium tuberculosis*, *Histoplasma*, *Blastomyces*

Indications

- Fanasil : lèpre tuberculoïde (alternative aux sulfones, mais une résistance croisée entre les deux groupes de produits existe), chimioprophylaxie du choléra
- Fansidar : réservé au traitement curatif de certains accès palustres à *Plasmodium falciparum* en cas de résistance ou de contre-indication aux autres antipaludéens

Effets indésirables et précautions d'emploi

- *Réactions allergiques* (1 à 8 %) : urticaires, érythèmes maculo-papuleux, œdème de Quincke, bronchospasme, fièvre, arthralgies, érythème pigmenté fixe, érythème noueux, vascularites, dermite exfoliatrice, voire syndrome de Lyell (0,2 cas/1 million)
- *Troubles hématologiques* : neutropénie réversible en 7 jours après l'arrêt du traitement, plus rarement anémie mégaloblastique par carence en folates (traitements prolongés), anémie hémolytique (en cas de déficit en G6PD), exceptionnellement agranulocytose, thrombopénie ou pancytopénie → surveillance hématologique si traitement prolongé
- Troubles digestifs (1 à 2 %) : anorexie, nausées, vomissements, diarrhée à forte dose
- Cristallurie (sulfadiazine surtout) → diurèse abondante (et alcalinisante si sulfadiazine)
- Divers : photosensibilisation, ictère nucléaire (chez le nouveau-né), hépatites immuno-allergiques (< 0,1 %), très rarement granulomes hépatiques, pancréatites, céphalées, somnolence, méningite aseptique (avec cotrimoxazole et sulfaméthizol notamment)

Interactions médicamenteuses

- ***Associations déconseillées*** : acidifiants urinaires, méthénamine, phénytoïne
- *Associations à surveiller* : AVK, méthotrexate, sulfamides hypoglycémiants
- Association synergique avec les diaminopyrimidines (triméthoprime, pyriméthamine)

Quinolones de 2e génération ou Fluoroquinolones (I)*

Ciprofloxacine[G] *Liste I-65 %-Coll*

CIFLOX	12 cp. 250 mg 12 cp. séc. 500 mg Suspension buvable : 100 ml à 500 mg/5 ml 100 cp. 750 mg *Réservé aux hôpitaux*	En 2 prises par jour *au cours des repas* : A. 500 à 1 500 mg/jour (1)
UNIFLOX 500 mg	1 cp. séc. 500 mg	En 1 prise orale unique *à l'un des repas* : A. 250 à 500 mg (2)
CIFLOX *Réservé aux hôpitaux*	Fl. à 200 mg/100 ml Fl. à 400 mg/200 ml	En 2 à 3 perfusions IV : A. 200 à 400 mg x 2 à 3 fois/jour (3)

1. La posologie peut être limitée à 500 mg/jour en 2 prises dans les infections urinaires basses non compliquées ou être augmentée à 1 500 mg/jour en 2 prises dans les infections sévères. Cette posologie usuelle doit être réduite de 50 % en cas d'insuffisance rénale sévère (clairance de la créatinine < 30 ml/min), et d'insuffisance hépato-cellulaire sévère avec ascite.
2. Spécialité destinée au traitement-minute de la cystite aiguë non compliquée de la femme (500 mg en 1 prise unique) et de l'uréthrite gonococcique de l'homme (250 mg en 1 prise unique).
3. La posologie peut atteindre 1 200 mg/jour en 3 perfusions IV dans les infections sévères, mais elle devra être réduite de moitié en cas d'insuffisance rénale sévère (avec clairance de la créatinine < 30 ml/min), et en cas d'insuffisance hépato-cellulaire sévère avec ascite.

Lévofloxacine[G] (4) et (5) *Liste I-65 %-Coll*

TAVANIC Comprimés	5 cp. séc. 250 mg ou 500 mg	En 1 à 2 prises par jour : A. 500 à 1 000 mg/jour
TAVANIC pour perfusion *Réservé aux hôpitaux*	Fl. à 250 mg/50 ml Fl. à 500 mg/100 ml	En 1 à 2 perfusions IV (en 30 min pour 250 mg ou 60 min pour 500 mg) : A. 500 à 1 000 mg/jour

4. Isomère lévogyre de l'ofloxacine, environ 2 fois plus actif notamment sur les pneumocoques résistants aux pénicillines.
   La posologie est identique par voie orale ou IV : elle est de 500 mg/jour dans les sinusites aiguës et exacerbations aiguës des bronchites chroniques, 500 à 1 000 mg/jour dans les pneumopathies communautaires, 500 mg/jour dans les pyélonéphrites aiguës, angiocholites, cholécystites et infections intestinales aiguës, mais elle devra être adaptée en cas d'insuffisance rénale et chez le sujet âgé (en fonction de la clairance de la créatinine) :
   - Clcr < 50 ml/min : dose initiale de 500 mg, puis 250 mg toutes les 12 à 24 heures.
   - Clcr < 20 ml/min : dose initiale de 500 mg, puis 125 mg toutes les 12 à 24 heures.
   - Clcr < 10 ml/min : dose initiale de 500 mg, puis 125 mg toutes les 24 heures.
5. Infections respiratoires et cutanées : indication lorsque les antibiotiques de première intention sont inappropriés.

* Voir les propriétés et conditions d'utilisation pages suivantes.

Quinolones de 2e génération ou Fluoroquinolones (II)*

Ofloxacine[G] *Liste I-65 %-Coll*

OFLOCET 200 mg	10 cp. séc. 200 mg	En 2 prises quotidiennes : A. 400 mg/jour (1)
MONOFLOCET 200 mg	2 cp. 200 mg	En 1 prise orale unique : A. 400 mg en 1 prise (2)
OFLOCET 200 mg/40 ml *Réservé aux hôpitaux*	Fl. à 200 mg/40 ml Poche à 200 mg/40 ml	Perfusion IV lente en 30 minutes : A. 400 mg/jour en 2 perfusions (3)

1. Posologie moyenne, qui peut être portée à 600 ou 800 mg/jour dans les infections sévères ou chez les sujets de poids élevé, mais doit être réduite chez les sujets âgés et en cas d'insuffisance rénale (en fonction de la clairance de la créatinine, et si possible des taux sériques) :
   - Clairance de la créatinine < 50 ml/min : 1 prise de 200 mg toutes les 24 heures.
   - Clairance de la créatinine ≤ 20 ml/min : 1 prise de 200 mg toutes les 48 heures.
2. Spécialité destinée au traitement-minute de la cystite aiguë non compliquée chez la femme < 65 ans (400 mg en prise unique). Un traitement court de 5 jours est validé dans les cystites de la femme > 65 ans et les cystites récidivantes.
3. Posologie moyenne, qui peut être portée à 600 mg/jour dans les infections sévères ou chez les sujets de poids élevé, mais doit être réduite chez les sujets âgés, et en cas d'insuffisance rénale (en fonction de la clairance de la créatinine, et si possible des taux sériques) :
   - Clairance de la créatinine < 50 ml/min : 1 perfusion de 200 mg toutes les 24 heures.
   - Clairance de la créatinine ≤ 20 ml/min : 1 perfusion de 200 mg toutes les 48 heures.

Loméfloxacine *Liste I-65 %-Coll*

DECALOGIFLOX (4)	10 cp. séc. 400 mg	En 1 prise quotidienne : A. 400 mg/jour
LOGIFLOX (5)	3 cp. séc. 400 mg	En 1 prise quotidienne : A. 400 mg/jour pendant 3 jours

4. Spécialité indiquée dans les infections urinaires hautes ou basses non compliquées et les prostatites aiguës. Chez l'insuffisant rénal (clairance de la créatinine < 30 ml/min), réduire la dose de moitié à partir du 2e jour de traitement (200 mg/jour ou 400 mg tous les 2 jours).
5. Spécialité indiquée dans les cystites aiguës non compliquées de la femme.

* Voir les propriétés et conditions d'utilisation pages suivantes.

Quinolones de 2e génération ou Fluoroquinolones (III)

Péfloxacine *Liste I-65 %-Coll*

PÉFLACINE 400 mg *Médicament à prescription initiale hospitalière*	28 cp. séc. 400 mg	En 2 prises quotidiennes *au cours des repas* : A. 800 mg/jour (1)
PÉFLACINE MONODOSE *Non remboursé-Disponible en ville*	2 cp. 400 mg	En 1 prise orale unique *à l'un des repas* : A. 800 mg en 1 prise (2)
PÉFLACINE INJECTABLE *Réservé aux hôpitaux*	10 amp. 5 ml = 400 mg à diluer dans du G5	Perfusion **IV** en 1 heure : A. 800 mg/jour en 2 perfusions (3)

1. Réduire la posologie à 400 mg/jour en cas d'insuffisance hépatique et chez le sujet > 70 ans.
2. Spécialité destinée au traitement-minute de la cystite aiguë non compliquée chez la femme et de l'uréthrite gonococcique chez l'homme (800 mg en prise unique dans ces deux indications).
3. Réduire la posologie chez le sujet > 70 ans (200 mg x 2 fois/jour) et en cas d'insuffisance hépatique (en espaçant les perfusions, par exemple par perfusion **IV** de 8 mg/kg en 1 heure, effectuée toutes les 12 heures si pas d'ictère ni d'ascite, toutes les 24 heures en cas d'ictère, toutes les 36 heures en cas d'ascite, ou toutes les 48 heures en cas d'ascite avec ictère).

Moxifloxacine^{G} (4) *Liste I-65 %-Coll*

IZILOX	5 ou 7 cp. 400 mg	A. 400 mg/jour en 1 prise par jour *au cours ou hors des repas*
	5 fl. 400 mg/250 ml	A. 400 mg/jour en perfusion **IV**

4. Fluoroquinolone se distinguant des autres par une action meilleure sur les bactéries Gram positif (dont les pneumocoques), mais qui présente un risque d'allongement de l'espace QT supérieur à celui des autres fluoroquinolones (risque d'arythmies ventriculaires dont des torsades de pointe). Indiquée dans les sinusites aiguës (traitement de 7 jours), exacerbations aiguës des bronchites chroniques (traitement de 5 à 10 jours) et pneumopathies communautaires (traitement de 10 jours).
Posologie inchangée en cas d'insuffisance rénale légère à modérée, absence de données en cas d'insuffisance hépatique et d'insuffisance rénale sévère (clairance de la créatinine > 30 ml/min).

Contre-indications
Antécédents de tendinopathie ou d'allergie dues aux fluoroquinolones Déficit en G6PD, exposition au soleil ou aux rayons UV Pour la moxifloxacine : allongement congénital ou acquis de l'espace QT, hypokaliémie, bradycardie, insuffisance cardiaque, certaines associations Grossesse et allaitement, enfants jusqu'à la fin de la période de croissance

Propriétés

- Antibiotiques bactéricides, inhibiteurs de l'ADN-gyrase bactérienne, ayant une activité *in vitro* environ 100 fois supérieure à celle des quinolones de 1re génération
- Absorption digestive rapide et importante, faible liaison aux protéines plasmatiques, excellente diffusion tissulaire, humorale et intracellulaire, y compris dans le LCR, la prostate, les os, la bile, métabolisation hépatique variable (≥ 80 % pour la péfloxacine, 52 % pour la moxifloxacine, 25 % pour la ciprofloxacine, 5-10 % pour l'ofloxacine et la loméfloxacine, < 5 % pour la lévofloxacine), élimination urinaire et bilio-fécale

Activité antibactérienne (absence de résistance plasmidique)

- Spectre d'action très large : entérobactéries, *Legionella*, *Rickettsieae*, *Coxiella burnetii*, staphylocoques Méti-S, *Neisseria*, *Branhamella catarrhalis*, *Haemophilus*, *Pasteurella*, *Campylobacter*, *Vibrio*, *Flavobacterium*, et avec des CMI plus élevées *Acinetobacter* et *Pseudomonas aeruginosa* (sur lesquels la ciprofloxacine est la plus active), pneumocoque pour la lévofloxacine
- Sensibilité inconstante des pneumocoques (sur lesquels la lévofloxacine est la plus active), streptocoques, entérocoques, anaérobies, *Brucella*, *Chlamydiae*, *Mycoplasma*, *Ureaplasma*, *Gardnerella vaginalis*, mycobactéries
- Résistance des staphylocoques Méti-R, *Treponema*, *Leptospira*, *Xanthomonas maltophilia*, *Burkholderia cepacia*, *Burkholderia pseudomallei*, *Clostridium difficile*, *Nocardia*, *Mycobacterium avium intracellulare*, *Mycobacterium chelonei*

Indications

- Légionellose, infections sévères à bacilles Gram négatif ou staphylocoques sensibles notamment ostéo-articulaires, génito-urinaires dont prostatites, hépato-biliaires, digestives, respiratoires, ORL, cutanées, septicémies, endocardites et méningites (association possible avec bêta-lactamine, aminoside ou fosfomycine)
- Tuberculose résistante aux traitements classiques, peste (moxifloxacine)
- Traitement et prophylaxie avant exposition de la maladie du charbon (ciprofloxacine)

Effets indésirables, précautions d'emploi et interactions médicamenteuses

- Arthro-myalgies et/ou tendinopathies achiléennes parfois dès les premiers jours (arrêt car risque de rupture, accru après 65 ans), altération des cartilages de conjugaison chez l'enfant, phototoxicité, nausées, douleurs digestives, vomissements, diarrhée
- Rares : réactions allergiques ou anaphylactiques (en particulier cutanées, parfois sévères), céphalées, vertiges, élévation des transaminases, hépatite, leucopénie, thrombopénie, allongement de l'espace QT, dysgueusies, hypoglycémie ou hyperglycémie, HIC bénigne
- Exceptionnels : troubles visuels, insomnie, confusion, hallucinations, convulsions, hépatite, insuffisance rénale aiguë, torsades de pointe (avec la moxifloxacine)
- ***Associations contre-indiquées*** : médicaments entraînant des torsades de pointe (avec la moxifloxacine), héparine en perfusion, agomélatine (pour la ciprofloxacine)
- ***Associations déconseillées*** : théophylline et dérivés (avec ciprofloxacine et péfloxacine), ropinirole (avec ciprofloxacine), nitrofuranes, psoralènes
- *Associations à utiliser avec précaution :* antivitamines K, caféine (avec ciprofloxacine)
- *Topiques gastro-intestinaux, sucralfate, fer, zinc, didanosine* : espacer de 2 heures les prises

Quinolones de 2e génération ou Fluoroquinolones (IV)

Énoxacine *Liste I-65 %-Coll*

ÉNOXOR	10 cp. 200 mg	En 2 prises quotidiennes *au cours des repas* : A. 400 à 800 mg/jour (1)

1. La posologie est de 800 mg/jour en 2 prises dans les prostatites, de 400 mg/jour en 2 prises dans les infections urinaires basses, et de 200 à 400 mg en 1 prise unique dans le traitement-minute de l'uréthrite gonococcique masculine.

Contre-indications
Antécédents de tendinopathie ou d'allergie dues aux fluoroquinolones Déficit en G6PD, exposition au soleil ou aux rayons UV Grossesse et allaitement, enfants jusqu'à la fin de la période de croissance

Propriétés

- Quinolones de 2e génération ayant une activité *in vitro* comparable à celle des autres, utilisées surtout dans les infections génito-urinaires (pharmacocinétique particulière)
- Absorption digestive forte (80 %), fixation faible aux protéines plasmatiques, excellente diffusion rénale et urinaire et dans la prostate, métabolisme hépatique faible (20 %), élimination urinaire, demi-vie de 6 à 7 heures

Activité antibactérienne (absence de résistance plasmidique)

- Spectre d'action large : entérobactéries (*Escherichia coli*, *Proteus mirabilis* et *Proteus indologenes*, *Klebsiella*, *Enterobacter*, *Serratia*, *Citrobacter*, *Shigella*, *Salmonella*), gonocoques, *Campylobacter*, *Haemophilus influenzae*, *Vibrio*
- Sensibilité inconstante des staphylocoques, *Pseudomonas aeruginosa*, *Acinetobacter*
- Résistance des bactéries anaérobies strictes, staphylocoques Méti-R, streptocoques, entérocoques, pneumocoques, *Burkholderia cepacia*, *Burkholderia pseudomallei*, *Xanthomonas maltophilia*, *Chlamydiae*, *Mycoplasma*, *Treponema*, *Leptospira*, *Clostridium difficile*, *Nocardia*

Indications

- Infections urinaires basses, prostatites, uréthrite gonococcique masculine

Effets indésirables (rares)

- Arthro-myalgies et/ou tendinopathies achiléennes imposant l'arrêt (risque de rupture), altération des cartilages de conjugaison chez l'enfant, photosensibilisation, nausées, douleurs gastro-intestinales, vomissements, diarrhée
- Très rarement réactions allergiques ou anaphylactiques, céphalées, étourdissements, élévation des transaminases, de la créatinine, éosinophilie, leucopénie, thrombopénie
- Exceptionnellement troubles visuels, insomnie, hallucinations, confusion, convulsions, acouphènes, dépression, syndrome néphrotique, hépatite

Précautions d'emploi

- Utiliser avec prudence en cas d'épilepsie ou d'antécédents de convulsions
- Insuffisance rénale avec clairance de la créatinine < 30 ml/min posologie limitée à 400 mg/jour dans les prostatites

Interactions médicamenteuses (inhibiteurs enzymatiques)

- ***Associations contre-indiquées*** : théophylline et dérivés
- ***Associations déconseillées*** : fenbufène, caféine, nitrofuranes, psoralènes
- *Associations à utiliser avec précaution* : AVK et ciclosporine
- *Topiques gastro-intestinaux, sucralfate, sels de fer et de zinc* : espacer de 2 heures au moins les prises orales

Nitro-imidazolés (Antianaérobies)

Métronidazole (Antianaérobies) (1) *Liste I-65 %-Coll*

FLAGYL (antianaérobies)	4 ou 14 cp. 500 mg 20 cp. 250 mg Susp. buvable : 120 ml à 125 mg par càc	A. 1 à 1,5 g/jour E. 20 à 30 mg/kg/jour en 3 prises aux repas
FLAGYL 0,5 % Injectable *Réservé aux hôpitaux*	Fl. 100 ml = 500 mg	Perfusion IV lente en 30 à 60 minutes : A. 1 à 1,5 g/jour en 2 ou 3 perfusions E. 20 à 30 mg/kg/jour

1. Les posologies indiquées ici concernent les infections à anaérobies : *cf.* le chapitre "Parasitologie" pour l'utilisation dans les autres indications et les autres dérivés nitro-imidazolés.

Ornidazole (Antianaérobies) (2)

TIBÉRAL (antianaérobies) *Non remboursé* *Réservé aux hôpitaux*	10 cp. 500 mg 12 amp. 3 ml = 500 mg 12 amp. 6 ml = 1 000 mg	A. 1 à 1,5 g/jour E. 10 à 30 mg/kg/jour Perfusion IV lente en 30 à 60 minutes : A. 1 à 1,5 g/jour E. 20 à 30 mg/kg/jour en 1 ou 2 perfusions
ORNIDAZOLE Injectable *Réservé aux hôpitaux*	Fl. 100 ml = 500 mg Fl. 200 ml = 1 000 mg	*Idem*

2. Les posologies indiquées ici concernent les infections à anaérobies : *cf.* le chapitre "Parasitologie" pour l'utilisation dans les autres indications et les autres dérivés nitro-imidazolés.

Métronidazole + Spiramycine[G] (3) *Liste I-65 %-Coll*

BIRODOGYL	10 cp. contenant : Métronidazole 250 mg + Spiramycine 1,5 M UI	A. et E. > 15 ans : 2 à 3 cp./jour en 2 ou 3 prises aux repas
RODOGYL MISSILOR	20 cp. contenant : Métronidazole 125 mg + Spiramycine 0,75 M UI	A. et E. > 15 ans : 4 à 6 cp./jour E. > 10 ans : 3 cp./jour E. > 6 ans : 2 cp./jour en 2 ou 3 prises aux repas

3. Association réservée au traitement des infections aiguës, chroniques ou récidivantes observées en stomatologie (abcès dentaires, phlegmons, cellulites périmaxilaires, péricoronarites, ostéites, gingivites, stomatites, parodontites, parotidites, sous-maxilites) et à la prévention des infections post-opératoires en odonto-stomatologie.

Contre-indications
Hypersensibilité aux dérivés nitro-imidazolés (rare), allaitement

Propriétés

- Dérivés nitro-imidazolés de synthèse ayant un *mode d'action particulier* (réduction intracellulaire en produits cytotoxiques) qui explique leur *spectre d'activité original* (germes anaérobies et protozoaires, qui, seuls, possèdent cette capacité de réduction)
- Absorption digestive rapide et importante, excellente diffusion tissulaire y compris dans le SNC et le LCR, métabolisation hépatique partielle, élimination principalement urinaire (40 à 70 %) et biliaire, passage transplacentaire et dans le lait maternel, demi-vie de 8 à 12 heures pour le métronidazole et 12 à 14 heures pour l'ornidazole

Activité antibactérienne et antiparasitaire

- Activité bactéricide : bacilles anaérobies Gram négatif (*Bacteroides*, *Fusobacterium*), bacilles anaérobies Gram positif sporulés (*Clostridium*) et *Gardnerella vaginalis*
- Sensibilité inconstante des cocci anaérobies Gram négatif (*Veillonella*) et Gram positif (*Peptococcus*, *Peptostreptococcus*), et résistance habituelle des bacilles Gram positif anaérobies non sporulés (*Actinomyces*, *Propionibacterium*)
- Activité parasiticide : *Entamoeba histolytica* (amoebicide tissulaire, et de contact à un moindre degré), *Giardia intestinalis, Trichomonas vaginalis* (il existe de rares souches de *Trichomonas* résistantes au métronidazole), *Balantidium coli*

Indications

- Infections à bactéries anaérobies sensibles dans toutes leurs localisations, colites pseudomembraneuses post-antibiotiques à *Clostridium difficile*, infections dentaires (métronidazole + spiramycine), prophylaxie des infections à anaérobies en chirurgie
- Amibiase, trichomonase, lambliase, balantidiose (*cf.* le chapitre "Parasitologie")
- En trithérapie : éradication de *Helicobacter pylori* (voir ce terme)

Effets indésirables

- Troubles digestifs (5 à 10 %) : nausées, modifications du goût (métallique), anorexie, vomissements, diarrhée, épigastralgies, glossites, stomatites, muguet buccal
- Leucopénie modérée réversible à l'arrêt, plus rarement prurit, urticaire, troubles neurologiques (céphalées, vertiges, ataxie, paresthésies, polynévrites sensitivo-motrices), coloration brun/rouge des urines avec le métronidazole
- Effet antabuse avec l'alcool (25 %) : nausées, vomissements, douleurs abdominales, bouffées vasomotrices, céphalées, hypotension orthostatique

Précautions d'emploi

- Surveillance de la NFS et examen neurologique lors des traitements prolongés plus de 10 jours ou à forte posologie : arrêter le traitement en cas d'apparition de vertiges, ataxie, polynévrites, confusion mentale ou convulsions
- Réduire les doses en cas d'insuffisance rénale sévère (*cf.* Insuffisance rénale)

Interactions médicamenteuses

- ***Associations déconseillées*** : disulfirame (troubles psychiques), alcool
- *Associations à utiliser avec précaution* : antivitamines K, fluoro-uracile, vécuronium (diminution de l'élimination de ces médicaments)
- Action synergique avec les macrolides (dont la spiramycine) et les lincosanides

Antibiotiques divers :
Spectinomycine

Spectinomycine *Liste I-65 %-Coll*

TROBICINE	Fl. 2 000 mg	Par voie **IM** stricte : A. 2 g en 1 fois

Contre-indications

Allergie à la spectinomycine (rare)
Enfant < 15 ans (innocuité non établie)

Propriétés

- Antibiotique bactéricide apparenté aux aminosides, utilisé essentiellement dans le traitement-minute des gonococcies (ce produit est actuellement actif sur la plupart des souches de gonocoques aux faibles doses utilisées, avec des CMI < 8 µg/ml), dénué de toute toxicité cochléo-vestibulaire et dénué de toxicité rénale aux doses utilisées
- Absorption rapide par voie intramusculaire (pic sérique de 100 µg/ml 1 heure après l'injection), pas de liaison aux protéines plasmatiques ni de métabolisation, élimination essentiellement par voie urinaire (75 à 90 % en 24 à 48 heures)

Activité antibactérienne

- Spectre d'action étroit : *Neisseria gonorrheae*, et accessoirement cocci Gram positif et certaines entérobactéries (*Escherichia coli*, *Klebsiella*, *Enterobacter*, *Proteus*), mais les tréponèmes sont résistants (*cf.* Précautions d'emploi)
- Les souches de gonocoques résistantes à la spectinomycine sont rares, mais on a pu en observer, notamment en cas d'usage abusif de cet antibiotique pour traiter d'autres infections (résistance plasmidique)

Indications

- Traitement-minute de la gonococcie aiguë, y compris pour les souches de gonocoques résistantes aux autres antibiotiques, notamment chez les sujets allergiques aux bêtalactamines

Effets indésirables (rares)

- Vertiges, nausées, céphalées, somnolence
- Fièvre, frissons, réactions cutanées allergiques (urticaire)
- Douleurs au point d'injection intramusculaire (moins de 1 % des cas)

Précautions d'emploi

- Gonococcies : nécessité d'un *traitement simultané du partenaire sexuel* et également d'une *surveillance de la sérologie de la syphilis* au moment du traitement et 3 mois après car ce produit est inactif sur les tréponèmes
- Augmenter la posologie à 4 g en 2 injections intramusculaires en deux sites différents dans les cas rebelles
- Grossesse et allaitement : innocuité non établie

Antibactériens urinaires (I) : Quinolones de 1re génération

Formes orales pour adulte *Liste I-65 %-Coll*

APURONE Fluméquine	30 cp. 400 mg	A. 1 cp. x 3 fois/jour aux repas
PIPRAM FORT Acide pipémidique	10 cp. 400 mg	A. 1 cp. x 2 fois/jour

Contre-indications

Grossesse et allaitement
Allergie aux quinolones (rare), déficit en G6PD

Propriétés et activité antibactérienne (absence de résistance plasmidique)

- Bactéricides inhibiteurs de l'ADN-gyrase bactérienne, actifs seulement dans les infections urinaires après administration orale en raison de leur élimination urinaire rapide
- Absorption digestive rapide et importante, métabolisation hépatique intense en dérivés actifs et inactifs (sauf l'acide pipémidique dont seulement 4 % des doses ingérées sont métabolisés), diffusion tissulaire faible sauf dans le tissu rénal (et le tissu prostatique pour l'acide pipémidique), élimination biliaire et urinaire très rapide, demi-vie variable selon les produits (10 heures pour la fluméquine, 3 à 4 heures pour l'acide pipémidique), passage transplacentaire et dans le lait maternel
- Spectre étroit : *Escherichia coli*, *Proteus mirabilis*, et plus inconstamment *Klebsiella*, *Enterobacter*, *Citrobacter*, *Proteus indologènes*, *Providencia*, *Serratia*, *Acinetobacter*
- Résistance des cocci et bacilles Gram positif, *Pseudomonas aeruginosa*, anaérobies stricts, *Leptospira*, *Treponema*, *Mycoplasma*, *Chlamydiae*, *Rickettsieae*, *Mycobacterium*

Indications

- Infections urinaires basses non compliquées à germes sensibles

Effets indésirables

- Troubles digestifs : gastralgies, nausées, plus rarement vomissements, diarrhée
- Photosensibilisation, rarement réactions cutanées allergiques, œdeme de Quincke
- Neuro-sensoriels : sensations visuelles colorées, céphalées, vertiges, somnolence, plus rarement hallucinations, convulsions et/ou hypertension intracrânienne
- Rares : leucopénie, thrombopénie, anémie hémolytique en cas de déficit en G6PD
- **Surdosage** (et chez l'enfant) : hypertension intracrânienne, convulsions, acidose métabolique, confusion mentale, hallucinations, céphalées

Précautions d'emploi

- Ne pas utiliser chez l'enfant < 15 ans et avec prudence en cas de comitialité
- Réduire la posologie de moitié si la clairance de la créatinine est inférieure à 10 ml/min, et en cas d'insuffisance hépatique sévère
- Éviter l'exposition solaire ou aux rayons ultraviolets (photosensibilisation)

Interactions médicamenteuses

- ***Associations déconseillées*** : nitrofuranes (antagonisme), psoralènes
- *Associations à utiliser avec précaution* : antivitamines K
- Synergie avec les aminosides, les polymyxines, les sulfamides

Antibactériens urinaires (II) : Amidinopénicillines

Pivmécillinam *Liste I-65 %-Coll*

SELEXID	12 cp. 200 mg	A. 10 à 13 mg/kg/jour soit 3 à 4 cp./jour en 2 à 3 prises (jusqu'à 8 cp./jour)

Contre-indications

Hypersensibilité aux pénicillines, mononucléose infectieuse
Association avec les hypo-uricémiants type allopurinol

Propriétés et activité antibactérienne

- Antibiotique bactéricide (bêta-lactamine) à spectre limité aux germes Gram négatif : *Escherichia coli*, *Salmonella*, *Shigella*, *Yersinia*, et plus inconstamment *Enterobacter*, *Proteus*, *Klebsiella*, *Providencia* et *Citrobacter* (synergie avec les aminopénicillines)
- Absorption digestive (75 %) non réduite par les aliments, transformation en mécillinam, élimination urinaire rapide, passage transplacentaire et passage dans le lait maternel

Résistances

- *Pseudomonas*, *Proteus indologenes*, *Providencia*, *Serratia*, *Acinetobacter*, *Neisseria*, *Campylobacter*, *Haemophilus influenzae*, bacilles Gram positif, cocci Gram positif (staphylocoques, streptocoques, entérocoques), anaérobies
- Les souches hautement productrices de pénicillinases de *Klebsiella*, *Enterobacter* et *Citrobacter* sont résistantes

Indications

- Cystite aiguë simple chez la femme uniquement

Effets indésirables

- Éruptions cutanées non allergiques fréquentes si association à l'allopurinol (> 22 % des cas), mononucléose infectieuse ou infection à CMV, leucémie lymphoïde
- Éruptions cutanées allergiques
- Rares : nausées, vomissements, diarrhées, œsophagites, candidoses
- Très rares : augmentation modérée et transitoire des transaminases et phosphatases alcalines, irritation vaginale, possibilité de carence en carnitine (comme avec tous les esters pivaliques des bêta-lactamines, surtout chez l'enfant et en usage prolongé)

Précautions d'emploi

- Insuffisance rénale : diviser la posologie par 2 quand la clairance de la créatinine est comprise entre 15 et 30 ml/min et par 3 quand elle est inférieure à 15 ml/min
- Actuellement réservé à l'adulte, faute d'expérience clinique chez l'enfant

Interactions médicamenteuses

- *Associations contre-indiquées* : allopurinol et tisopurine (éruptions cutanées)

Antibactériens urinaires (III) : Fosfomycine par voie orale

Fosfomycine-Trométamol[G] *Liste I-65 %-Coll*

FOSFOPHARM MONURIL URIDOZ	Sac. 3 g adulte	A. 1 sac. à jeun en 1 prise unique

Contre-indications

Allergie connue à la fosfomycine (rare)
Insuffisance rénale sévère (clairance de la créatinine < 10 ml/min)

Propriétés

- Antibiotique phosphonique bactéricide, inhibant l'enzyme catalysant la première étape de la synthèse de la paroi bactérienne (pyruvyl-transférase), absorbé *per os* à 50 % sous forme de sel de trométamol, éliminé sous forme active par les urines (concentration maximale en 2 à 4 heures et bactériologiquement efficace pendant 36 à 48 heures)

Activité antibactérienne

- Spectre d'action large : staphylocoques (activité sur environ 80 % des souches Méti-R), entérobactéries (sauf *Acinetobacter*, *Proteus morganii*, *Proteus stuartii*), *Haemophilus*, pneumocoques, *Neisseria*, certaines souches de *Pseudomonas*
- Sensibilité inconstante (< 40 % des souches) des *Staphylococcus hemolyticus*, *Pseudomonas*, *Providencia*, *Klebsiella*
- Résistance des streptocoques, entérocoques, *Staphylococcus saprophyticus*, *Listeria*, *Acinetobacter*, *Proteus morganii*, *Proteus stuartii*, *Pasteurella*, *Corynebacterium*, *Chlamydiae*, *Mycoplasma*, anaérobies Gram positif et Gram négatif

Indications

- Cystite aiguë non compliquée de la femme (traitement en 1 prise unique)

Effets indésirables

- Troubles digestifs transitoires : nausées et diarrhée (surtout si dose > 3 g)
- Éruptions cutanées allergiques rares

Précautions d'emploi

- Ce traitement par prise unique n'est pas adapté aux infections urinaires récidivantes ou dont la symptomatologie date de plus de 5 jours, aux infections urinaires de la femme enceinte ou allaitant, de la femme diabétique ou immunodéprimée
- Grossesse : utilisation déconseillée par prudence (innocuité non établie)
- Allaitement : utilisation déconseillée (passage en faible quantité dans le lait maternel)

Interactions médicamenteuses et alimentaires

- Administrer à jeun (2 à 3 heures avant ou après un repas), les aliments réduisant la résorption digestive du produit
- *Interactions diverses* : métoclopramide (résorption digestive de la fosfomycine réduite)

Antibactériens urinaires (IV) : Sulfamides urinaires

Sulfaméthizol *Liste I-Non remboursé-Coll*

RUFOL	50 cp. 100 mg	A. 200 mg x 3 fois/jour E. > 12 ans : 200 mg x 2 fois/jour pendant 3 à 7 jours

Contre-indications

Allergie connue aux sulfamides, exposition au soleil ou aux ultraviolets
Affections hématologiques, déficit en G6PD, porphyries
Grossesse, allaitement, enfant < 12 ans
Insuffisances rénales ou hépatiques sévères

Propriétés et indications

– Antibactérien bactériostatique dérivé du sulfanilamide, inhibant la dihydrofolate synthétase, bien absorbé par voie orale, éliminé très rapidement sous forme active dans les urines (80 % en 2 heures)
– Indiqué dans les infections urinaires basses non compliquées à germes sensibles

Activité antibactérienne

– Spectre antibactérien théoriquement large (mais les résistances acquises sont très fréquentes actuellement, ce qui impose un antibiogramme), notamment résistance très fréquente des entérobactéries et des cocci Gram positif et Gram négatif
– Résistance des entérocoques, anaérobies (la plupart), *Pseudomonas aeruginosa*, *Acinetobacter*, *Campylobacter*, *Bordetella*, *Brucella*, *Francisella tularensis*, *Gardnerella vaginalis*, *Borrelia*, *Treponema*, *Leptospira*, *Lactobacillus*, *Mycoplasma*, *Ureaplasma*, *Rickettsieae*, *Mycobacterium tuberculosis*, *Histoplasma*, *Blastomyces*

Effets indésirables et précautions d'emploi

– *Réactions allergiques* (1 à 8 %) : urticaires, érythèmes maculo-papuleux, œdème de Quincke, bronchospasme, fièvre, arthralgies, érythème noueux, vascularites, dermite exfoliatrice, voire syndrome de Lyell
– *Troubles hématologiques* : neutropénie réversible en 7 jours après l'arrêt du traitement, plus rarement anémie mégaloblastique par carence en folates (traitements prolongés), anémie hémolytique (en cas de déficit en G6PD), exceptionnellement agranulocytose, thrombopénie ou pancytopénie
– Cristallurie (risque moindre qu'avec la sulfadiazine) → assurer une diurèse abondante
– Rares : photosensibilisation, hépatites immuno-allergiques, céphalées, somnolence, méningites aseptiques, anorexie, vomissements, diarrhée

Interactions médicamenteuses

– ***Associations déconseillées*** : acidifiants urinaires, méthénamine, phénytoïne
– *Associations à surveiller* : antivitamines K, méthotrexate, sulfamides hypoglycémiants

Antibactériens urinaires (V) : Nitrofuranes urinaires

Nitrofurantoïne *Liste I-65 %-Coll*

FURADANTINE	21 gél. 50 mg	A. 50 à 100 mg x 3 fois/jour *à la fin des repas* E. > 6 ans : 1 à 2 mg/kg/jour *le soir au coucher*

Contre-indications

Insuffisance rénale sévère (clairance de la créatinine < 40 ml/min)
Allergie connue aux nitrofuranes (rare), déficit en G6PD
Grossesse au 9e mois (risque d'hémolyse néo-natale)

Propriétés et activité antibactérienne

- Antibactériens bactériostatiques de la famille des nitrofuranes (altérant l'ADN bactérien après activation par les réductases bactériennes), toxiques en cas d'usage prolongé
- Absorbés par voie orale et éliminés par voie urinaire surtout sous forme active
- Spectre d'action : *Escherichia coli*, *Staphylococcus saprophyticus*, streptocoques, entérocoques, *Bacteroides*, et à un moindre degré *Klebsiella*, *Enterobacter*, *Serratia*
- Résistance très fréquente des *Proteus*, *Providencia*, *Pseudomonas*

Indications

- Cystites aiguës bactériennes documentées et non compliquées de la femme, de l'enfant > 6 ans et de l'adolescent, dues à des germes sensibles lorsqu'un autre antibiotique présentant un meilleur rapport bénéfice/risque ne peut pas être utilisé *per os*. *Pas de traitement prophylactique prolongé* (durée de traitement : 5 à 7 jours)
- Prévention de cystite récidivante (enfant)
- Prévention des infections urinaires à risque de pyélonéphrite (enfant)

Effets indésirables

- Assez fréquents : nausées et vomissements (dose-dépendants, réduits par la prise aux repas et l'abstention d'alcool), plus rarement diarrhée, parotidites
- Réactions allergiques : urticaire, éruptions, fièvre, éosinophilie, voire réactions anaphylactiques, angiœdème, pneumopathies aiguës, subaiguës ou chroniques (plusieurs centaines de cas) imposant l'arrêt immédiat du traitement et une corticothérapie
- Anémie hémolytique en cas de déficit en G6PD
- Très rares : neuropathies optiques et/ou périphériques, hépatites cholestatiques ou hépatites chroniques actives, hypertension intracrânienne

Précautions d'emploi et interactions médicamenteuses

- Bilan hépatique préalable, à renouveler si traitement prolongé
- Administrer aux repas et en évitant la prise d'alcool (nausées accrues)
- Réduire la posologie en cas d'insuffisance rénale
- Aucune indication dans le sexe masculin
- Éviter les traitements répétés (risque immuno-allergique)
- Acidification urinaire utile (action antibactérienne meilleure en milieu acide)
- ***Associations déconseillées*** : quinolones (antagonisme)
- *Topiques gastro-intestinaux* : respecter un intervalle de 2 heures entre les prises orales

Antituberculeux (I) :
Isoniazide ou INH

Isoniazide *Liste I-65 %-Coll*

RIMIFON	100 cp. 150 mg 200 cp. 50 mg	En 1 prise par jour *à jeun* : A. 3 à 5 mg/kg/jour E. 5 à 10 mg/kg/jour sans dépasser 300 mg/jour
RIMIFON Injectable *Disponible en échantillons pour les hôpitaux*	6 amp. 5 ml = 500 mg (diluer dans du G5 ou NaCl 0,9 % à raison de 300 mg dans 125 ml)	En perfusion **IV** de 1 heure (1) : A. 4 à 5 mg/kg/jour E. 5 à 10 mg/kg/jour

1. La voie intramusculaire est inhabituelle mais peut être utilisée aux mêmes doses.

Isoniazide associé à d'autres antituberculeux (2) *Liste I-65 %-Coll*

RIFINAH	30 cp. contenant : Isoniazide .... 150 mg Rifampicine .... 300 mg	En 1 prise par jour *à jeun* : A. > 50 kg : 2 cp/jour soit 5 mg/kg/jour d'isoniazide + 8-12 mg/kg/jour de rifampicine
RIFATER	60 cp. contenant : Isoniazide .... 50 mg Rifampicine .... 120 mg Pyrazinamide ...... 300 mg	En 1 prise par jour *à jeun* : Poids > 65 kg : 6 cp/jour Poids > 50 kg : 5 cp/jour Poids > 40 kg : 4 cp/jour Poids > 30 kg : 3 cp/jour soit 5 mg/kg/jour d'isoniazide + 8-12 mg/kg/jour de rifampicine + 15-30 mg/kg/jour de pyrazinamide

2. *Cf.* pages suivantes, *Ripampicine*, *Pyrazinamide* et *Éthambutol*, pour les propriétés, contre-indications, effets indésirables et précautions d'emploi de ces produits.

Contre-indications
Insuffisance hépatique sévère
Hypersensibilité à l'isoniazide (rare), association au niridazole

Propriétés

- Antituberculeux majeur bactéricide, actif sur les mycobactéries typiques (résistances d'emblée de 6 % et résistances acquises après traitement incorrect de 16 à 20 %), peu coûteux et ayant une excellente biodisponibilité
- Absorption digestive rapide et importante (90 %), diffusion ubiquitaire avec pénétration intracellulaire, catabolisme hépatique en dérivé désacétylé inactif (la N-acétylation est déterminée génétiquement) avec formation d'un *métabolite réactif responsable de l'hépatotoxicité*, élimination urinaire (50-70 % en 24 heures), demi-vie de 1 à 6 heures selon la vitesse d'acétylation, taux sériques efficaces = 1 à 2 µg/ml à la 3ᵉ heure

Indications

- Tuberculose (en association avec les autres antituberculeux)
- Chimioprophylaxie antituberculeuse primaire (monothérapie pendant 3 mois), chimioprophylaxie antituberculeuse secondaire (avec la rifampicine pendant 6 mois)

Effets indésirables

- *Hépatotoxicité* (favorisée par l'alcoolisme et par l'association de rifampicine et/ou de pyrazinamide, mais pas par le phénotype d'acétylation) : élévation des transaminases (10 % en monothérapie, 30 % en association avec la rifampicine), plus rarement hépatite cytolytique aiguë ou chronique (1 % en monothérapie, 5 à 8 % en association avec la rifampicine) régressive à l'arrêt (mais des hépatites mortelles ont été décrites)
- *Neuropathies périphériques* (2 %), plus rarement névrite optique, anémie, convulsions (troubles attribués à une carence en pyridoxine)
- *Exceptionnellement* : syndrome lupique (1 %), syndrome épaule-main, fièvre, éruptions cutanées, éosinophilie, pellagre, acné, troubles digestifs (nausées, vomissements, gastralgies), myalgies, troubles psychiques accrus par l'association de disulfirame, d'éthionamide ou de niridazole (excitation, insomnie, somnolence, amnésie, syndrome de Korsakoff, accès maniaques, délires), coma convulsif et acidocétose si surdosage

Précautions d'emploi et interactions médicamenteuses

- *Bilan hépatique* préalable, puis hebdomadaire le premier mois, puis mensuel → arrêt du traitement en cas d'élévation des transaminases au-delà de 5 fois la normale et baisse de moitié si transaminases > 3N et < 5N
- Adjonction à titre préventif ou curatif de pyridoxine (15 à 50 mg/jour) et si besoin de nicotinamide (troubles pellagroïdes) et d'anticonvulsivants
- Utiliser avec prudence en cas d'antécédents convulsifs ou psychiatriques, d'alcoolisme
- Réduire la posologie en cas d'insuffisance rénale sévère (2 à 3 mg/kg/jour, en fonction des taux sériques) et si besoin chez les acétyleurs lents (60 à 70 % des Européens)
- Grossesse : déconseillé par prudence au 1ᵉʳ trimestre sauf tuberculose active
- Allaitement : à éviter (passage important dans le lait et innocuité non établie)
- ***Associations déconseillées*** : anesthésiques volatils halogénés, carbamazépine, disulfirame
- *Associations à utiliser avec précaution* : rifampicine et pyrazinamide (surveiller les transaminases), corticoïdes, griséofulvine et médicaments hépatotoxiques, phénytoïne, stavudine
- *Kétoconazole* : respecter un intervalle de 12 heures entre les prises orales
- *Topiques gastro-intestinaux* : respecter un intervalle de 2 heures entre les prises orales

Antituberculeux (II) :
Rifamycines (I)

Rifampicine (1) *Liste I-65 %-Coll*

RIFADINE RIMACTAN	8 ou 30 gél. 300 mg	En 1 prise par jour *à jeun* : A. 10 mg/kg/jour
RIFADINE Suspension (2)	Susp. buv. : 24 mes. à 100 mg/mes. (contenant des sulfites)	En 1 prise par jour *à jeun* : A. 10 mg/kg/jour E. > 7 ans : 8 à 12 mg/kg/jour E. de 1 mois à 7 ans : 10 à 20 mg/kg/jour N. < 1 mois : 10 mg/kg/jour
RIFADINE Injectable *Prescription hospitalière mais disponible en ville*	Fl. 600 mg + 10 ml de solvant (rediluer chaque fl. dans 250 ml de soluté glucosé isotonique)	Perfusion **IV** en 90 minutes : A. 10 mg/kg/jour E. 10 mg/kg/jour N. 10 mg/kg/jour en 1 perfusion par jour

1. Les posologies indiquées ici concernent le traitement de la tuberculose (*cf.* aussi à *Isoniazide* la spécialité Rifinah associant l'isoniazide et la rifampicine et la spécialité Rifater associant l'isoniazide avec le pyrazinamide et la rifampicine).
   Les posologies recommandées sont différentes dans les autres indications, notamment :
   – *Brucelloses* : 900 mg/jour en 1 prise pendant 45 jours (associée avec de la doxycycline).
   – *Légionelloses* : 20 à 30 mg/kg/jour en 2 administrations quotidiennes (avec de l'érythromycine).
   – *Infections sévères à staphylocoques ou autres germes multirésistants* : 20 à 30 mg/kg/jour en 2 administrations quotidiennes (associée avec un autre antibiotique actif et synergique).
   – *Lèpre lépromateuse, borderline ou multibacillaire* : 1 500 mg en prise unique ou 900 mg/jour en 1 prise pendant 15 jours, associée avec les autres antilépreux (*cf.* en début de chapitre).
   – *Chimioprophylaxie des méningites cérébro-spinales à méningocoques* (chez le malade après son traitement curatif et chez les sujets exposés aux sécrétions oro-pharyngées du malade dans les 10 jours précédant son hospitalisation) : *actuellement la rifampicine est l'antibiotique recommandé pour cette chimioprophylaxie en traitement de 2 jours* (600 mg matin et soir pendant 2 jours chez l'adulte, 10 mg/kg matin et soir pendant 2 jours chez l'enfant de 1 mois à 12 ans, 5 mg/kg matin et soir pendant 2 jours chez le nourrisson de moins de 1 mois). L'emploi de la *spiramycine pendant 5 jours* est réservé aux sujets ayant une contre-indication à l'emploi de la rifampicine.
   – *Chimioprophylaxie des méningites à* Haemophilus influenzae (chez les sujets-contacts de moins de 6 ans) : la rifampicine est préconisée pour cette chimioprophylaxie en *traitement de 5 jours* (20 mg/kg/jour en 2 prises pendant 5 jours).
2. L'excipient de cette suspension buvable contient des sulfites pouvant entraîner des réactions anaphylactiques ou un bronchospasme notamment chez les asthmatiques.

Contre-indications
Hypersensibilité aux rifamycines, porphyries, certaines associations (*cf.* Interactions)

Propriétés

- Antituberculeux majeur bactéricide, à diffusion intra- et extracellulaire, agissant sur les mycobactéries typiques et atypiques (résistance d'emblée ≤ 0,5 %, résistance acquise = 5 %), bactéricide aussi sur *Mycobacterium leprae* et de nombreux germes dont : cocci Gram positif et Gram négatif, *Brucella*, *Legionella*, *Listeria*, *Bacteroides fragilis*, *Flavobacterium*, *Clostridium perfringens*, *C. diphteriae*, *Chlamydia trachomatis*
- Résistance des *Treponema*, *Erysipelotrix*, *Clostridium ramosum*, *Sphaerophorus*
- Absorption digestive presque totale (réduite par les aliments), effet de premier passage hépatique intense (*administrer en 1 seule prise à jeun*) avec désacétylation hépatique, induction enzymatique et auto-induction, diffusion ubiquitaire y compris intracellulaire, élimination surtout biliaire (75 %), demi-vie de 2 à 3 heures, passage dans le lait

Indications

- Tuberculose (en association aux autres antituberculeux) et chimioprophylaxie antituberculeuse secondaire (avec l'isoniazide pendant 6 mois)
- Lèpre lépromateuse, borderline ou multibacillaire (avec dapsone et/ou clofazimine)
- Brucellose (avec doxycycline), légionelloses (avec érythromycine), infections sévères à staphylocoques ou à autres germes multirésistants (toujours en association)
- Chimioprophylaxie de certaines méningites (*cf.* note ci-contre)

Effets indésirables (rares)

- Coloration orangée des urines (permettant de contrôler la bonne prise du traitement), des selles, des larmes et des lentilles cornéennes souples
- Nausées et vomissements (1,5 %) cédant à la prise au cours d'un repas
- Hépatotoxicité faible en monothérapie, plus fréquente chez les acétyleurs lents ou en cas d'atteinte hépatique préexistante, et surtout *en association à l'isoniazide* (élévation des transaminases dans 30 % des cas et hépatite clinique dans 5 à 8 % des cas)
- Réactions allergiques (0,5 à 5 %) : éruption cutanée, fièvre
- Manifestations immunologiques en rapport avec l'administration discontinue, imposant l'arrêt définitif du traitement : dyspnée paroxystique, thrombopénie, leucopénie, anémie hémolytique, pancréatite, oligo-anurie aiguë → administration continue et régulière

Précautions d'emploi

- NFS et bilan hépatique et rénal préalable, puis à J8 et J30, puis régulièrement
- Réduire la posologie (5 mg/kg/jour) en cas d'insuffisance hépatique (une insuffisance hépatique, même sévère, autorise son emploi contrairement à l'isoniazide), espacer les prises en cas d'insuffisance rénale avec clairance de la créatinine < 30 ml/min
- Grossesse : utilisable en cas de nécessité absolue (fœtotoxicité chez l'animal), mais administrer de la vitamine K à la mère en fin de grossesse et au nouveau-né (risque de syndrome hémorragique néo-natal) ; l'allaitement est déconseillé (passage dans le lait)

Interactions médicamenteuses (inducteur très puissant des CYP 3A4, 2C9, 2C19)

- ***Associations contre-indiquées*** : contraceptifs oraux, antiprotéases, atovaquone
- *Associations à utiliser avec précaution* : isoniazide (surveiller les transaminases), AVK, bêta-bloquants à forte métabolisation hépatique, carbamazépine, ciclosporine, glucocorticoïdes et minéralocorticoïdes, disopyramide, efavirenz, inhibiteurs calciques, hormones thyroïdiennes, méthadone, méxilétine, névirapine, phénytoïne, quinidiques, sulfamides hypoglycémiants, tacrolimus, terbinafine, théophylline
- *Nécessité d'un intervalle de 12 heures avec* fluconazole, itraconazole et kétoconazole

Antituberculeux (III) :
Rifamycines (II)

Rifabutine *Liste I-65 %-Coll*

ANSATIPINE 150 mg	30 ou 90 gél. 150 mg	Traitement préventif des infections à *Mycobacterium avium complex* chez les sujets infectés par le VIH : A. 300 mg/jour en 1 prise en traitement continu (1) Traitement curatif des infections à *Mycobacterium avium complex* chez les sujets infectés par le VIH : A. > 50 kg : 600 mg/jour A. < 50 kg : 450 mg/jour en polychimiothérapie (2) Traitement de la tuberculose multirésistante (notamment résistante à la rifampicine) : A. 450 à 600 mg/jour (3)

1. Il est possible de répartir la dose en 2 prises quotidiennes de 150 mg en cas de troubles digestifs, notamment en cas de nausées. Ce traitement doit être continu, mais, en cas de survenue d'une mycobactériose, un traitement curatif est nécessaire et la rifabutine doit être arrêtée.
À noter que, dans cette indication préventive, l'azithromycine est plus efficace, plus facile à prendre (1 seule prise par semaine) et moins coûteuse.
2. La posologie recommandée est de 600 mg/jour chez le sujet > 50 kg et 450 mg/jour chez le sujet < 50 kg pendant au moins 6 mois après négativation des dernières cultures, et dans le cadre d'une polychimiothérapie (notamment rifabutine + clarithromycine + éthambutol) : mais la posologie doit être réduite à 300 mg/jour si la clarithromycine est associée.
3. La posologie optimale n'est pas définitivement établie mais semble être au moins de 450 mg/jour, et probablement de 600 mg/jour (la durée de traitement ne doit pas être inférieure à 6 mois après négativation des cultures de prélèvements faits à 2 examens successifs à 1 mois d'intervalle).

Contre-indications
Hypersensibilité aux rifamycines, insuffisance rénale Antécédents d'uvéite imputable au produit

Propriétés

- Antibiotique bactériostatique actif sur certaines mycobactéries atypiques (*M. avium complex*, *M. xenopi*, *M. kansasii*, *M. fortuitum*, *M. ulcerans*), sur *M. tuberculosis* (action sur 30 à 40 % des souches résistantes à la rifampicine), sur les bactéries Gram positif, plus faiblement sur les bactéries Gram négatif (sauf *Legionella* et *Chlamydiae*)
- Absorption digestive rapide, liaison à 90 % aux protéines plasmatiques, diffusion dans tous les organes (sauf le cerveau) avec pénétration intracellulaire, forte métabolisation par désacétylation (métabolites actifs), élimination lente essentiellement urinaire (53 % en 5 jours) réduite en cas d'insuffisance rénale, demi-vie de 35 à 40 heures

Indications

- Traitement curatif des infections à *Mycobacterium avium complex* chez les sujets infectés par le VIH dans le cadre d'une polychimiothérapie (avec clarithromycine et éthambutol)
- Traitement curatif de la tuberculose multirésistante, en particulier à la rifampicine
- Traitement préventif des infections à *Mycobacterium avium complex* chez les sujets infectés par le VIH et ayant un taux de CD4 ≤ 100/mm^3, après avoir éliminé une infection à mycobactéries atypiques ou une tuberculose évolutive

Effets indésirables (rares mais à surveiller car médicament nouveau)

- Coloration orangée des urines, des selles, des larmes et lentilles cornéennes souples
- Exanthème (11 %), nausées (9 %), modifications du goût (3 %), dyspepsie et éructations (3 %), neutropénie nécessitant l'arrêt dans 2 % des cas, uvéites *imposant l'arrêt définitif*, plus rarement vomissements, flatulences, myalgies, arthralgies
- Association à d'autres antituberculeux : élévation des transaminases et ictère (8-12 %), nausées, vomissements (8-12 %), thrombocytopénie et anémie (4-9 %), fièvre (2-4 %)
- **Surdosage** : évacuation digestive et traitement symptomatique en service spécialisé (des cas d'uvéites ont été rapportés lors de l'utilisation de doses > 1 g/jour sur une période prolongée)

Précautions d'emploi

- S'assurer que le patient ne relève pas d'un traitement curatif d'une tuberculose ou d'une mycobactériose atypique avant la mise sous traitement préventif des infections à *Mycobacterium avium complex*
- Bilan préalable (NFS, plaquettes, bilan hépatique, rénal et ophtalmologique), puis surveillance régulière de la NFS, des plaquettes et des fonctions hépatiques
- Insuffisance hépatique : ne pas réduire la posologie en cas d'insuffisance hépatique modérée, mais utiliser avec prudence en cas d'insuffisance hépatique sévère
- Grossesse et allaitement : absence d'études
- Enfants : absence d'études
- Surveiller les concentrations sériques des anti-protéases

Interactions médicamenteuses (inducteur enzymatique)

- ***Associations déconseillées*** : contraceptifs oraux œstroprogestatifs et progestatifs, saquinavir, ritonavir
- *Associations à utiliser avec précaution* : clarithromycine, fluconazole, nelfinavir (diminuer la posologie de la rifabutine car risque d'uvéite accru), ciclosporine, digitoxine, glucocorticoïdes et minéralocorticoïdes, indinavir, méthadone, tacrolimus, théophylline et dérivés

Antituberculeux (IV) : Éthambutol

Formes orales (1) *Liste I-65 %-Coll*

MYAMBUTOL 400 mg	50 cp. séc. 400 mg	En 1 prise par jour *à jeun* : A. 20 mg/kg/jour (D. max. : 2 g/jour) E. 25 à 30 mg/kg/jour N. < 10 kg : 40 mg/kg/jour
DEXAMBUTOL	50 cp. 500 mg	*Idem*

1. Adapter la posologie en cas d'insuffisance rénale :
   - Clairance de la créatinine > 100 ml/min : 20 mg/kg/24 h.
   - Clairance de la créatinine > 70 ml/min : 15 mg/kg/24 h.
   - Clairance de la créatinine < 70 ml/min : 10 mg/kg/24 h.
   - Sujets hémodialysés : 5 mg/kg/24 h sauf le jour de la dialyse (7,5 mg/kg le jour de la dialyse).

   Cf. à *Isoniazide* la spécialité Dexambutol-INH associant l'isoniazide avec l'éthambutol.

Formes injectables (2) *Liste I-Réservé aux hôpitaux-Coll*

MYAMBUTOL 1 000 mg	50 amp. 10 ml = 1 000 mg (diluer dans 250 à 500 ml de G5 avant d'injecter en perfusion IV)	Voie IM ou perfusion IV dans du glucosé à 5 % : A. 20 mg/kg/jour E. 25 à 30 mg/kg/jour en 1 injection quotidienne

2. La voie injectable est réservée aux cas où la voie orale est impossible.
   Adapter la posologie en cas d'insuffisance rénale :
   - Clairance de la créatinine > 100 ml/min : 20 mg/kg/24 h.
   - Clairance de la créatinine > 70 ml/min : 15 mg/kg/24 h.
   - Clairance de la créatinine < 70 ml/min : 10 mg/kg/24 h.
   - Sujets hémodialysés : 5 mg/kg/24 h sauf le jour de la dialyse (7,5 mg/kg le jour de la dialyse).

Contre-indications
Névrite optique
Hypersensibilité à l'éthambutol (très rare)

Propriétés

- Antituberculeux majeur moins actif que l'isoniazide ou la rifampicine, ayant un effet bactériostatique sur *Mycobacterium tuberculosis* (résistances d'emblée de 1,2 % et résistances acquises d'environ 5 %), *Mycobacterium bovis, Mycobacterium kansasii, Mycobacterium scrofulaceum, Mycobacterium avium*
- Absorption digestive rapide et importante (80 %), excellente diffusion tissulaire et *intracellulaire avec stockage érythrocytaire*, élimination rapide essentiellement sous forme active, par les urines (80 %) et les fèces, demi-vie d'environ 4 heures (en l'absence d'insuffisance rénale), absence de passage dans le lait maternel, passage faible dans le LCR même en cas de méningite

Indications

- Tuberculose (en association avec les autres antituberculeux)

Effets indésirables

- *Troubles oculaires* (0,5 à 2 %) : possibilité de *névrite optique rétrobulbaire* sans atteinte rétinienne, apparaissant après 2 à 3 mois de traitement, favorisée par les fortes doses ou un surdosage, notamment en cas d'insuffisance rénale (fréquence portée à 30 % des cas aux doses supérieures à 40 mg/kg/jour) → troubles oculaires bilatéraux ou à prédominance unilatérale : dyschromatopsie pour le vert et le rouge, baisse de l'acuité visuelle, scotome central ou périaxial, rétrécissement du champ visuel (ces troubles sont régressifs en règle générale en 3 à 12 mois après l'arrêt du traitement, qui doit être immédiat, mais on a décrit des cas d'amaurose définitive)
- *Exceptionnellement* : troubles digestifs (nausées, anorexie, vomissements), éruption cutanée et purpura allergiques, céphalées, vertiges, leucopénie, hyperuricémie, neuropathies périphériques sensitivo-motrices

Précautions d'emploi

- *Nécessité d'un bilan de la fonction rénale* avant le traitement pour adapter la posologie en fonction de la clairance de la créatinine (*cf.* note ci-contre)
- *Nécessité d'un examen ophtalmologique* (sur chaque œil séparément) préalable, puis entre le 15e et le 21e jour, puis mensuel = étude de l'acuité visuelle, du champ visuel, du fond d'œil, de la vision des couleurs : cet examen sera particulièrement attentif chez les sujets diabétiques, alcoolo-tabagiques, ayant des lésions oculaires antérieures, ou traités par d'autres médicaments ayant le même potentiel toxique (isoniazide, disulfiram, quinine, antipaludéens de synthèse, chloramphénicol, phénothiazines) → *tout signe d'appel évoquant une névrite optique impose l'arrêt immédiat du traitement jusqu'à la disparition complète de toute anomalie* (qui peut demander plusieurs mois), la reprise du traitement étant alors possible mais seulement en cas de nécessité absolue et à une posologie inférieure à celle qui était utilisée auparavant
- *Surveiller l'uricémie* (possibilité d'hyperuricémie mais crises de goutte rares)
- Grossesse et allaitement : utilisation possible (passage transplacentaire mais sans effet tératogène, et absence de passage dans le lait)
- Enfant jeune : utilisation restrictive (surveillance oculaire difficile à cet âge)

Interactions médicamenteuses

- *Topiques gastro-intestinaux* : respecter un intervalle de 2 heures entre les prises orales

Antituberculeux (V) : Pyrazinamide

Pyrazinamide (1) *Liste I-65 %-Coll*

PIRILENE	60 cp. séc. 500 mg	Par voie orale en 1 prise, pendant 2 mois seulement : A. 30 mg/kg/jour (D. max. : 2 g/jour) E. 20 mg/kg/jour

1. *Cf.* à *Isoniazide* la spécialité Rifater associant l'isoniazide avec le pyrazinamide et la rifampicine.

Contre-indications

Insuffisance hépatique, insuffisance rénale, porphyries
Hyperuricémie non contrôlée par la benzbromarone
Grossesse et allaitement (absence d'études)

Propriétés

– Antituberculeux bactéricide dérivé du nicotinamide, *agissant principalement sur les bacilles intracellulaires* (milieu acide nécessaire à son activité), ayant un spectre d'action limité à *Mycobacterium tuberculosis* et *Mycobacterium africanum*, les souches de *Mycobacterium bovis* et les mycobactéries atypiques étant résistantes
– Absorption digestive rapide et complète, bonne diffusion tissulaire et humorale même dans le LCR, avec pénétration intracellulaire, demi-vie de 10 heures, métabolisation hépatique en acide pyrazinoïque actif, élimination urinaire sous forme active

Indications

– Tuberculose (en association avec les autres antituberculeux)

Effets indésirables

– *Hépatotoxicité dose-dépendante* (1 à 5 % des cas) : élévation des transaminases assez fréquente, ictères, rares *hépatites fulminantes* (traitements prolongés en association)
– *Arthralgies* prédominant aux épaules, genoux et doigts avec hyperuricémie parfois supérieure à 100 mg/l → traiter si > 100 mg/l ou associée à des arthralgies
– *Divers* : nausées et vomissements (3 à 9 %), anorexie, fièvre, réaction cutanée allergique, possibilité de photosensibilisation, anémie

Précautions d'emploi et interactions médicamenteuses

– *Bilan hépatique et rénal avec dosage de l'uricémie* avant tout traitement, puis *bilan hépatique régulier* (hebdomadaire puis bimensuel) → arrêt définitif du traitement si les transaminases augmentent au-delà de 3 fois la normale à deux examens successifs, et temporairement ou définitivement en cas d'arthralgies et/ou d'hyperuricémie
– *Utiliser toujours en association* (isoniazide + rifampicine + éthambutol ou parfois streptomycine) mais arrêter le pyrazinamide après 2 mois de traitement, comme le 3e antituberculeux (éthambutol ou streptomycine)
– Grossesse et allaitement : passage transplacentaire et dans le lait non étudiés
– *À noter* : le pyrazinamide est inefficace sur les souches de la spécialité Immucyst (BCG intravésical utilisé dans certaines tumeurs de la vessie)
– *Associations à surveiller* : éthionamide, isoniazide et tout médicament hépatotoxique (hépatotoxicité accrue → arrêt de l'association si transaminases > 3N)

Antituberculeux (VI) : Streptomycine

Streptomycine *Liste I-65 %-Coll*

STREPTOMYCINE	Fl. 1 000 mg	Par voie **IM** stricte en 1 ou 2 injections (1) : A. 15 mg/kg/jour (D. max. : 1 g/jour) E. 20 à 40 mg/kg/jour

1. Administration possible en perfusion veineuse lente d'une durée de 30 à 60 minutes, aux mêmes doses, dans du sérum glucosé ou salé isotonique ou dans de l'eau distillée stérile.

Contre-indications

Allergie aux aminosides (rare), myasthénie
Association avec les autres aminosides ou avec la céphaloridine
Grossesse (toxicité cochléovestibulaire pour le fœtus) et allaitement

Propriétés

- Antibiotique de la famille des aminosides, actif sur *Mycobacterium tuberculosis* (résistance dans 8,7 % des cas), *Yersinia pestis*, *Francisella tularensis*, *Brucella*, *Haemophilus influenzae*, *Escherichia coli*, *Klebsiella*, *Shigella*. Résistances : Cocci Gram positif, bactéries anaérobies strictes, *Pseudomonas*, *Rickettsieae*, *Mycoplasma*, *Chlamydiae*
- Absorption digestive faible imposant la voie IM, bonne diffusion humorale, pulmonaire, rénale, biliaire (mais mauvaise diffusion dans les autres tissus et le LCR), biotransformations faibles (10 à 30 %), élimination urinaire (70 à 90 % en 24 heures), demi-vie de 2 à 3 heures, passage transplacentaire et passage modéré dans le lait

Indications (restreintes car inactivité sur les germes intracellulaires)

- Tuberculose (en association avec les autres antituberculeux)
- Brucellose (en association à une tétracycline), peste, tularémie

Effets indésirables

- *Toxicité cochléovestibulaire* supérieure à celle des autres aminosides, favorisée par les doses trop élevées, l'âge avancé, l'insuffisance rénale, l'association à d'autres médicaments ototoxiques
- *Toxicité rénale faible*, favorisée par l'association à d'autres produits néphrotoxiques, l'âge avancé, l'existence de troubles hémodynamiques
- Rares : réaction cutanée allergique, possibilité de blocage neuro-musculaire (favorisé par certains anesthésiques et myorelaxants)

Précautions d'emploi et interactions médicamenteuses

- *Surveiller les fonctions rénale et cochléovestibulaire*, et utiliser seulement en cas d'indication impérative chez les insuffisants rénaux → adapter la posologie en fonction de la clairance de la créatinine (*cf.* Insuffisance rénale)
- *Utiliser en association* dans la tuberculose, la brucellose et les septicémies
- ***Associations déconseillées*** : autres aminosides, polypeptides cycliques
- *Associations à surveiller* : dimenhydrinate (ototoxicité masquée), cisplatine, céphalosporines, ciclosporine, diurétiques de l'anse, vancomycine, curarisants

Notes

Chapitre 3

Antifongiques

Nous remercions pour son aide le Pr Jean-Pierre Gangneux.

AFFECTIONS MYCOSIQUES : Schémas thérapeutiques

Les schémas thérapeutiques cités ici ne sont qu'un simple aide-mémoire sur un sujet éminemment évolutif, en particulier dans les mycoses opportunistes chez les sujets immunodéprimés.

Mycoses cutanées

Candidoses cutanées *Candida albicans*	Amphotéricine B ou Antifongique azolé ou Ciclopiroxolamine ou Terbinafine ou Solution de Milian par voie locale (1) x 2 à 3 semaines	– Terbinafine *per os* x 2 à 4 semaines – Fluconazole *per os* x 2 semaines
Dermatophyties de la peau glabre et des zones pileuses : *Epidermophyton* *Microsporum* *Trichophyton*	Antifongique azolé ou Ciclopiroxolamine ou Tolnaftate ou Terbinafine *par voie locale*	– Griséofulvine *per os* x 2 à 12 semaines – Terbinafine *per os* x 2 à 6 semaines – Kétoconazole *per os* x 4 à 8 semaines
Mycoses des ongles ou Onychomycoses *Trichophyton (85 % des cas)* *Epidermophyton* *Microsporum* *Candida albicans*	Traitement local : Amycor-Onychoset, Amorolfine ou Ciclopirox x 2 à 9 mois Traitement oral traditionnel : Terbinafine, Griséofulvine (voire Kétoconazole mais hépatotoxique) Traitement oral intermittent : Fluconazole, voire Itraconazole	
Pityriasis versicolor *Malassezia*	Kétoconazole en gel moussant à 2 % en application unique	– Autre azolé local ou Ciclopiroxolamine ou Sulfure de Sélénium ou Tolnaftate x 21 jours – Imidazole *per os* (dans la forme profuse et récidivante exceptionnellement)
Pityriasis capitis *Malassezia sp.*	Sulfure de sélénium ou Amphotéricine B ou Antifongique azolé	

1. Un antifongique par voie orale (amphotéricine B, nystatine ou imidazolé) est utile pour traiter un éventuel foyer de candidose digestive.

AFFECTIONS MYCOSIQUES : Schémas thérapeutiques

Mycoses digestives (1)

Candidoses buccales et Candidoses digestives : Muguet buccal Langue noire candidosique Stomatites candidosiques Muguet œsophagien Colite candidosique Rectites candidosiques Anites candidosiques *Candida albicans* *Geotrichum candidum*	Amphotéricine B ou Nystatine *per os* x 2 à 3 semaines ou Miconazole *per os* x 10 jours ou Fluconazole *per os* x 7 à 14 jours	– Itraconazole – Voriconazole – Capsofungine – Micafungine

1. Dans les mycoses digestives chez les sujets immunodéprimés, notamment dans les candidoses œsophagiennes chez les sujets infectés par le VIH, le fluconazole est le traitement de choix en première intention.

Mycoses vaginales

Candidoses vulvo-vaginales Vaginite candidosique Cervicite candidosique *Candida albicans*	Antifongique local par voie vaginale + Décontamination digestive (2)	– Fluconazole – Itraconazole

2. Associer au traitement local une décontamination digestive pendant 15 jours par un antifongique oral non absorbé (amphotéricine B ou nystatine ou miconazole).
Dans les candidoses vulvo-vaginales récidivantes après échec d'un traitement local bien conduit, certains antifongiques ont prouvé leur efficacité en traitement par voie orale pendant 6 mois : fluconazole (ayant une AMM) ou itraconazole (200 mg/jour pendant 2 jours, puis à J5 et J6 de chaque cycle menstruel).

Mycoses sous-cutanées

Chromomycoses *Phialophora verrucosa* *Fonsecaea species* *Wangellia dermatitidis* *Clasdosporium carrionii*	Exérèse chirurgicale à un stade précoce	– Itraconazole – Kétoconazole
Mycétomes fongiques *Madurella* *Leptosphaeria*	Itraconazole ou Posaconazole avant de faire une exérèse chirurgicale (souvent nécessaire)	
Sporothrichose cutanée *Sporothrix schenckii*	Itraconazole	Iodure de potassium

AFFECTIONS MYCOSIQUES : Schémas thérapeutiques

Mycoses profondes

Aspergillose *Aspergillus species*	Voriconazole ou Amphotéricine B liposomale	– Caspofungine – Itraconazole – Posaconazole
Blastomycose *Blastomyces brasiliensis* *Blastomyces dermatitidis* Paracoccidioïdomycose *Paracoccidioïdes brasiliensis*	Itraconazole ou Amphotéricine B ou Voriconazole	Kétoconazole
Candidoses urinaires Candidoses profondes Candidoses disséminées Candidoses systémiques Granulome moniliasique *Candida species*	Si neutropénie : Caspofungine ou Micafungine ou Amphotéricine B liposomale Si pas de neutropénie : – Fungizone – Fluconazole – Voriconazole	
Coccidioïdomycose *Coccidioides immitis*	Amphotéricine B ou Voriconazole	– Fluconazole – Kétoconazole – Itraconazole – Posaconazole
Cryptococcose *Cryptococcus neoformans*	Fluconazole ou Amphotéricine B ± Flucytosine	Itraconazole
Histoplasmose américaine (cosmopolite en réalité) ou Maladie de Darling ou Maladie des spéléologues *Histoplasma capsulatum*	Amphotéricine B liposomale ou Itraconazole	– Fluconazole – Amphotéricine B
Histoplasmose africaine *Histoplasma duboisii*	Amphotéricine B liposomale + Kétoconazole ou Itraconazole	Exérèse chirurgicale
Mucormycoses *Mucor species*	Amphotéricine B liposomale ou Posaconazole	
Pénicilliose *Pénicillium marneffei*	Amphotéricine B + Flucytosine x 2 à 3 semaines puis Kétoconazole	

AFFECTIONS MYCOSIQUES : Schémas thérapeutiques

Mycoses profondes (suite)

Pneumocystose *Pneumocystis jirovecii* (ex-*Pneumocystis carinii*) (infection opportuniste la plus fréquente chez les sujets immuno-déprimés, notamment lors du sida)	Traitement préventif : Cotrimoxazole (en première intention), Pentamidine en aérosol, Dapsone (1) Traitement curatif : Cotrimoxazole x 21 jours (en première intention) ou Pentamidine IV ou Atovaquone (+ Corticoïdes si hypoxémie)	
Sporothrichose systémique *Sporothrix schenckii*	Amphotéricine B	Itraconazole
Alleschériose ou Pseudalleschériose *Scedosporium apiospermum* ou *Pseudallescheria boydii* *Monosporium apiospermum*	Kétoconazole ou Itraconazole ou Voriconazole	

1. Le cotrimoxazole est recommandé en première intention, les aérosols de pentamidine en deuxième intention, la dapsone représentant une alternative (l'association de pyriméthamine et sulfadiazine prescrite en prévention secondaire de la toxoplasmose prévient aussi probablement la pneumocystose).

Antifongiques polyèniques (I)

Formes orales (pratiquement pas absorbées)

FUNGIZONE Orale Amphotéricine B orale (Heptaène polyènique extrait de *Streptomyces nodosus*) *Liste I-65 %-Coll*	40 gél. 250 mg Susp. buv. à 10 % : fl. 40 ml à 500 mg par càc Susp. buv. enfant/nourrisson fl. 40 ml avec pipette-doseuse de 1 ml = 100 mg	En 2 à 3 prises orales *en dehors des repas* : A. 1,5 à 2 g/jour ou 3 à 4 càc/jour E. 50 mg/kg/jour *soit* 1 càc x 3 fois/jour N. 50 mg/kg/jour *soit* 1 ml/2 kg/jour
MYCOSTATINE Nystatine (Tétraène polyènique extrait de *Streptomyces noursei*) *Liste I-30 %-Coll*	Susp. buv. : fl. 24 ml à 100 000 U par ml, avec mesure graduée en ml	En 3 à 4 prises orales *en dehors des repas* : A. 4 à 6 M UI/jour E. 1 à 4 M UI/jour *soit* 10 à 40 ml/jour N. 0,5 à 3 M UI/jour *soit* 5 à 30 ml/jour

Contre-indications
Hypersensibilité connue aux produits

Propriétés

– Antifongiques de structure polyénique, fongistatiques *in vivo* sur les *Candida albicans* par contact direct, agissant en altérant la membrane fongique (fixation sur l'ergostérol), pratiquement pas absorbés par le tube digestif et donc dénués de toute toxicité par voie orale, n'entraînant pas de résistances même après des traitements prolongés

Indications

– Candidoses intestinales (gélules) avec extériorisation clinique (diarrhée et/ou entérocolite à candida, candidoses ano-rectales)
– Candidoses buccales (suspension buvable) (muguet buccal, perlèche, glossite, stomatite, gingivite, langue noire) et digestives (muguet œsophagien, diarrhée, entérocolite, anorectite) : traitement de 2 à 3 semaines
– Stérilisation des foyers de candidose intestinale pouvant entretenir une candidose cutanée, vaginale, viscérale ou généralisée : traitement de 2 à 3 semaines
– Prévention des candidoses buccales au cours des traitements antibiotiques, corticoïdes ou immunosuppresseurs

Effets indésirables (exceptionnels)

– Nausées voire vomissements avec les formes orales (nystatine)
– Allergie

Précautions d'emploi

– Candidoses buccales : pour une efficacité optimale, utiliser les suspensions buvables *en dehors des repas* (au moins 10 minutes après), en bain de bouche de quelques minutes ou en applications locales, puis les avaler pour traiter un éventuel foyer de candidose digestive
– Candidoses cutanéo-muqueuses : ne pas utiliser de savons à pH acide (ayant un rôle favorisant sur la multiplication des *Candida albicans*)

Interactions médicamenteuses

– Éviter les pansements et topiques digestifs lors de l'administration orale

Antifongiques polyèniques (II) : Formes injectables

Amphotéricine B injectable *Liste I-Réservé aux hôpitaux-Coll*

FUNGIZONE Injectable (Heptaène polyènique extrait *de Streptomyces nodosus*) *Conserver de + 2 °C à + 8 °C*	Fl. 50 mg (poudre) à diluer exclusivement dans un soluté de G5 ayant un pH > 4,2	Perfusion IV en 2 à 6 heures et à dose très progressive (1) : dose-test de 1 mg en 30 minutes, puis 0,1 à 0,3 mg/kg/jour, puis par paliers jusqu'à 0,5 à 1 mg/kg/jour

1. Diluer la poudre uniquement dans du sérum glucosé isotonique de pH > 4,2 (50 mg dans 10 ml, puis dilution de cette suspension concentrée dans 500 ml) : perfuser initialement une dose-test de 1 mg en 30 minutes pour dépister un éventuel choc, puis le reste du flacon en l'absence de problème en 2 à 6 heures (agiter le flacon de perfusion toutes les 30 minutes pour assurer une dilution homogène).
   La posologie initiale sera augmentée très progressivement (de 5 à 10 mg/jour) jusqu'à la posologie optimale de 0,5 à 1 mg/kg/jour (0,5 mg/kg/jour seulement en cas d'association à la flucytosine), sans dépasser une dose totale cumulée de 2 g par cure.
   L'administration est possible très exceptionnellement (en complément des perfusions IV) en administration locale :
   - Par voie intrarachidienne (0,5 mg x 1 à 2 fois/semaine dans les méningites à *Cryptococcus*).
   - Par voie intrapéritonale (10 à 30 mg dans les péritonites à *Candida*).
   - Par voie intrapleurale (10 à 30 mg dans les pleurésies à *Candida* ou à *Aspergillus*).

ABELCET (2) (Amphotéricine B complexée avec des phospholipides) *Conserver de + 2 °C à + 8 °C*	10 fl. 100 mg/20 ml à diluer exclusivement dans un soluté de G5 (5 mg/ml)	Perfusion IV (2,5 mg/kg/h) : dose-test de 1 mg en 15 minutes, puis 5 mg/kg/jour
AMBISOME (2) (Amphotéricine B liposomale) *Conserver de + 2 °C à + 8 °C*	10 fl. 50 mg (poudre) à diluer exclusivement dans un soluté de G5	Perfusion IV en 30 à 60 minutes : dose-test de 1 mg en 15 minutes, 3 mg/kg/jour

2. Produits indiqués chez les sujets ayant développé une insuffisance rénale avec l'amphotéricine B conventionnelle ou ceux ayant une insuffisance rénale préexistante et persistante (clairance de la créatinine < 25 ml/min), car leur néphrotoxicité serait environ deux fois moins fréquente sans être nulle (14 à 18 % des patients).
   En cas de détérioration de la fonction rénale, la poursuite du traitement sera discutée en fonction du rapport bénéfice/risque estimé. En l'absence de schéma validé d'adaptation posologique, il est proposé d'espacer temporairement les perfusions ou de réduire la posologie de moitié.

Contre-indications
Hypersensibilité connue à l'amphotéricine B (exceptionnelle)
Grossesse (sauf indication vitale)

Propriétés

- Antifongique systémique majeur, assez toxique par voie générale, agissant en altérant la membrane fongique (par fixation sur l'ergostérol), fongicide sur la plupart des agents de mycoses profondes (*Candida*, *Cryptococcus*, *Blastomyces*, *Histoplasma*, *Aspergillus*, *Sporothrix*, certains étant moins sensibles, voire résistants : *Coccidioides immitis*, *Scedosporium apiospermum*, mycétomes fongiques) : résistance acquise exceptionnelle
- Taux plasmatiques de 3 à 4 µg/ml dès le début de la perfusion et de 1 à 2 µg/ml après 24 heures (concentrations efficaces = 0,5 à 2 µg/ml), passage méningé assez faible (0,46 µg/ml), forte liaison aux protéines plasmatiques (90 à 95 %), stockage tissulaire important notamment hépatique, rénal et splénique, élimination biliaire et urinaire lente (40 % en 7 jours), produit non dialysable

Indications

- Mycoses systémiques opportunistes (*Candida*, *Aspergillus*, *Cryptococcus*, *Torulepsis*) ou exotiques (histoplasmoses, blastomycoses, sporotrichoses, coccidioïdomycoses)
- Méningo-encéphalite amibienne primitive suraiguë
- Leishmanioses stibio-résistantes (Ambisome en cure courte selon protocole spécifique)

Effets indésirables

- *Pendant la perfusion* : fièvre dose-dépendante, frissons, crampes, céphalées, nausées, vomissements, hypotension, exceptionnellement choc anaphylactique, gastro-entérite hémorragique, vertiges, paresthésies, convulsions, collapsus cardio-vasculaire
- *Néphrotoxicité dose-dépendante* par acidose tubulaire, avec diminution de la filtration glomérulaire, hypokaliémie et parfois hypomagnésémie (toxicité réversible, réduite par une hydratation suffisante et le respect d'une dose cumulée de 2 g par cure)
- *Thrombophébite fréquente* → dilution correcte et usage de cathéters en plastiques fins
- Anémie normochrome, exceptionnellement thrombopénie, agranulocytose
- **Surdosage** : atteinte rénale et troubles électrolytiques → arrêt immédiat du traitement

Précautions d'emploi

- *Médicament toxique* à n'utiliser qu'en milieu hospitalier spécialisé, sous surveillance clinique et biologique stricte (fonction rénale, NFS et ionogramme plasmatique chaque semaine, et si besoin détermination des concentrations plasmatiques du médicament)
- *Associer à un traitement préalable* par aspirine ou paracétamol (60 minutes avant la perfusion), antihistaminique injectable (30 minutes avant la perfusion), hydrocortisone (25 à 50 mg en injection IV directe juste avant la perfusion)
- *Insuffisance rénale* (uniquement si indication vitale) : réduire la posologie ou espacer les perfusions, et déterminer les taux plasmatiques de l'amphotéricine B si possible → arrêt si créatininémie > 30 mg/l

Interactions médicamenteuses

- ***Associations déconseillées*** : médicaments responsables de torsades de pointe
- *Associations à prendre en compte* : aminosides, ciclosporine, digitaliques, halofantrine, produits hypokaliémiants (corticostéroïdes, diurétiques, laxatifs stimulants, pentadimine, perfusions insulino-glucosées, moxifloxacine), tacrolimus, zalcitabine

Flucytosine ou 5-Fluorocytosine

Formes orales *Liste I-30 %-Coll*

ANCOTIL	100 cp. séc. 500 mg	Par voie orale : 100 à 200 mg/kg/24 h en 3 ou mieux 4 prises (1)

1. La posologie et la durée du traitement sont variables selon les indications :
   - 100 mg/kg/jour pendant 15 à 30 jours dans les candidoses digestives et urinaires.
   - 100 mg/kg/jour pendant 30 à 60 jours dans les candidoses respiratoires.
   - 200 mg/kg/jour pendant 20 à 120 jours dans les endocardites et candidoses septicémiques.
   - 150 à 200 mg/kg/jour pendant 60 à 120 jours dans les granulomes moniliasiques.
   - 100 à 150 mg/kg/jour pendant 60 à 90 jours dans les cryptococcoses.
   - 200 mg/kg/jour pendant 120 jours dans les méningo-encéphalites cryptococciques.
   - 100 mg/kg/jour pendant 90 à 120 jours dans les chromomycoses.
   - 150 à 200 mg/kg/jour pendant 60 à 360 jours dans les aspergilloses.

Formes injectables (2 g de NaCl soit 34 mmol de Na^+ par flacon)

Liste I-Réservé aux hôpitaux

ANCOTIL Injectable 1 %	4 fl. 250 ml = 2 500 mg	Perfusion IV : 100 à 200 mg/kg/jour en 3 ou mieux 4 perfusions de 45 minutes chacune ou en perfusion continue sur 24 heures

Contre-indications
Grossesse sauf indication vitale (tératogène chez le rat)

Propriétés

– Antifongique de synthèse (dérivé fluoré de la cytosine) ayant une biodisponibilité orale et une diffusion excellentes, une toxicité inférieure à celle de l'amphotéricine B, une activité fongistatique *in vivo* sur les levures (*Candida*, *Torulopsis*, *Cryptococcus*), les agents des chromomycoses et à un degré moindre sur les *Aspergillus*, mais utilisé essentiellement en association en raison des résistances primaires et acquises assez fréquentes, sauf dans les chromomycoses où il peut être utilisé seul
– Absorption digestive à 90 %, bonne diffusion dans l'organisme y compris dans le LCR (taux comparables aux taux sériques), l'humeur aqueuse, les sécrétions bronchiques, fixation aux protéines plasmatiques faible (< 5 %), pas de biotransformation, élimination urinaire rapide sous forme active (90 % en 48 heures), réduite en cas d'insuffisance rénale, demi-vie de 6 à 8 heures

Indications (en association avec l'amphotéricine B injectable)

– Candidoses urinaires, digestives, respiratoires, unifocales, plurifocales ou diffuses, endocardites et septicémies à *Candida*, granulomes moniliasiques
– Cryptococcoses, chromomycoses, certaines formes d'aspergillose

Effets indésirables

– *Toxicité hématologique dose-dépendante* : leucopénie, thrombopénie, anémie, risque d'aplasie médullaire potentiellement mortelle si les taux sériques dépassent 100 µg/ml (certains cliniciens recommandent de ne pas dépasser 60 µg/ml)
– Troubles digestifs dose-dépendants par transformation en fluoro-uracile toxique : nausées, diarrhée, plus rarement vomissements, voire entérocolite sévère
– Élévation des transaminases avec parfois hépatomégalie réversible à l'arrêt du traitement, éruptions cutanées allergiques
– Par voie veineuse : apport assez élevé de sodium (34 mmol par flacon)
– Par voie endotrachéale : toux et saignements locaux

Précautions d'emploi

– Traitement à n'instituer qu'après identification et étude de la sensibilité de la souche mycosique, et toujours avec un autre antifongique pour éviter l'apparition de résistance (amphotéricine B le plus souvent, kétoconazole si elle est contre-indiquée)
– Contrôler périodiquement l'hémogramme et les transaminases
– Diminuer absolument la posologie en cas d'insuffisance rénale sévère en fonction de la clairance de la créatinine :
  – Clairance > 40 ml/min : 25 à 50 mg/kg toutes les 6 heures
  – Clairance ≤ 40 ml/min : 25 à 50 mg/kg toutes les 12 heures
  – Clairance < 25 ml/min : 25 à 50 mg/kg toutes les 24 heures
  – Clairance < 10 ml/min : 25 mg/kg répétés selon les dosages plasmatiques
– **Taux plasmatiques** (2 heures après prise orale ou 30 minutes après perfusion)
– Taux efficaces et non toxiques = 35 à 70 µg/ml (toxicité au delà de 100 µg/ml)

Interactions médicamenteuses

– Toxicité hématologique majoré par les médicaments leucopéniants
– Association synergique avec l'amphotéricine B, additive avec le kétoconazole

Échinocandines (I)

Caspofungine *Liste I-Réservé aux hôpitaux-Coll*

CANCIDAS *Conserver de + 2 °C à + 8 °C*	Fl. 50 mg ou 70 mg (poudre à diluer)	Perfusion IV en 1 heure : A. Posologie ci-dessous (1)

1. Reconstituer la poudre avec 10,5 ml d'eau ppi par flacon, puis diluer dans 250 ml de chlorure de sodium isotonique ou de solution de Ringer lactate, *à l'exclusion de tout autre produit* (instabilité dans les solutions de glucose notamment), et perfuser en 1 heure environ aux doses suivantes :
   - Adultes :
     - Dose de charge unique de 70 mg le premier jour.
     - Puis 50 mg/jour à partir du 2e jour (70 mg/jour pour les patients > 80 kg).
   - Enfants âgés de 12 mois à 17 ans :
     - Dose de charge de 70 mg/m^2 le premier jour (sans dépasser 70 mg/jour).
     - Puis 50 mg/m^2 (sans dépasser 70 mg/jour).
     - En l'absence d'amélioration clinique, on peut augmenter à 70 mg/m^2 (sans dépasser 70 mg/jour).

   En général, le traitement doit être poursuivi pendant au moins 7 jours après la résolution des symptômes et des signes et au moins 72 heures après la sortie de la neutropénie.

   En cas d'insuffisance hépatique :
   - Insuffisance hépatique légère (score de Child-Pugh de 5 à 6) : posologie habituelle.
   - Insuffisance hépatique modérée (score de Child-Pugh de 7 à 9) : dose de charge de 70 mg, puis 35 mg/jour à partir du 2e jour.
   - Insuffisance hépatique grave (score de Child-Pugh > 9) : pas d'expérience clinique.

Contre-indications

Hypersensibilité à l'acétate de caspofungine ou à l'un des excipients

Propriétés

- Antifongique de la famille des échinocandines (agissant en inhibant la synthèse des glucanes qui constituent un élément essentiel de la paroi fongique), ayant une activité *in vitro* sur les différentes espèces d'*Aspergillus* et de *Candida*
- Forte fixation à l'albumine (97 %), dégradation spontanée en composé cyclique ouvert puis hydrolyse et N-acétylation, élimination par voie urinaire (41 %) et fécale, demi-vie d'élimination de 12 à 15 jours, passage transplacentaire et dans le lait maternel

Indications

- Candidoses invasives chez les patients adultes ou pédiatriques
- Aspergillose invasive chez les patients adultes ou pédiatriques réfractaires ou intolérants à l'amphotéricine B, à des formulations lipidiques d'amphotéricine B et/ou à l'itraconazole (réponse clinique ou radiologique au moins partielle dans 40 % de ces cas, avec un risque de rechute ultérieure paraissant limité)
- Traitement empirique des infections fongiques présumées (notamment à *Candida* ou *Aspergillus*) chez des patients adultes ou pédiatriques neutropériques fébriles

Effets indésirables

- Très fréquents (> 10 %) : élévation des phosphatases alcalines (21 %) et des transaminases, réactions locales au site d'injection
- Fréquents (1 à 10 %) : rash cutané, fièvre, nausées, vomissements, bouffées vasomotrices, douleurs abdominales, diarrhée, céphalées, anémie, thromboses veineuses, dyspnée, arthralgies
- Rares (< 1 %) : réactions d'histaminolibération brutale (rash, œdème de la face, érythème, prurit, hypotension), cas isolés de choc anaphylactique
- Anomalies biologiques diverses : hypoalbuminémie, hypokaliémie, leucopénie, thrombopénie, hématurie, protéinurie, leucocyturie, hyponatrémie, hypochlorémie, hypercalcémie ou hypocalcémie, hyperglycémie, allongement du temps de Quick

Précautions d'emploi

- Surveillance des fonctions hépatiques (renforcée si association à la ciclosporine)
- Insuffisance hépatique : *cf.* les recommandations ci-contre
- Grossesse, allaitement, sujet < 18 ans : absence de données

Interactions médicamenteuses

- ***Associations déconseillées*** : ciclosporine (sinon, surveiller les transaminases)
- *Associations à utiliser avec précaution* : tacrolimus (surveiller les taux plasmatiques), inducteurs enzymatiques dont la rifampicine (la dose d'entretien sera de 70 mg/jour)
- Incompatibilité en perfusion veineuse avec le glucose et tout produit autre que le NaCl isotonique ou la solution de Ringer lactate

Échinocandines (II)

Micafungine *Liste I-Rétrocession à 65 %-Prescription hospitalière*

MYCAMINE	Fl. 50 mg ou 100 mg (poudre à diluer)	Perfusion IV en 1 heure : x 1 fois/jour Posologie ci-dessous (1)

1.– Candidose invasive : ≥ 40 kg : 100 mg/jour et jusqu'à 200 mg/jour ; ≤ 40 kg : 2 mg/kg/jour et jusqu'à 4 mg/kg/jour.
– Candidose œsophagienne : ≥ 40 kg : 150 mg/jour ; ≤ 40 kg : 3 mg/kg/jour.
– Prévention des infections à *Candida* : ≥ 40 kg : 50 mg/jour ; ≤ 40 kg : 1 mg/kg/jour.

Contre-indications

Hypersensibilité à la substance active ou à l'un des excipients

Propriétés

– Antifongique de la famille des échinocandines, agissant en inhibant la synthèse des glucanes, constituant essentiel de la paroi fongique, ayant une activité *in vitro* sur les différentes espèces d'*Aspergillus* et de *Candida*, ainsi que sur la forme mycélienne de champignons dimorphiques (ex. : *Histoplasma capsulatum*, *Blastomyces dermatitidis*)
– Pharmacocinétique linéaire sans accumulation systémique. L'état d'équilibre est généralement atteint dans les 4 à 5 jours
– Forte fixation aux protéines plasmatiques (> 99 %), peu de transformation métabolique, demi-vie terminale de 10 à 17 heures et élimination extrarénale (selles, 71 %)

Indications

– Traitement de la candidose invasive (quel que soit l'âge, y compris nouveau-né)
– Traitement de la candidose œsophagienne chez les patients pour lesquels un traitement intraveineux est approprié (sujets > 16 ans)
– Prévention des infections à *Candida* chez les patients bénéficiant d'une allogreffe de cellules souches hématopoïétiques ou chez les patients chez qui une neutropénie est attendue (taux absolu de neutrophiles < 500 cellules/µl) pendant au moins 10 jours

Effets indésirables

– Fréquents (1 % à 10 %) : leucopénie, neutropénie, anémie, hypokaliémie, hypomagnésémie, hypocalcémie, céphalées, phlébite, dyspnée, nausées, vomissements, diarrhée, douleurs abdominales, augmentation des enzymes hépatiques
– Réactions allergiques possibles : éruption cutanée et frissons. Réactions graves (0,2 %) possibles chez des patients atteints de pathologies nécessitant de multiples traitements concomitants (sida à un stade avancé, tumeurs malignes)

Précautions d'emploi et interactions médicamenteuses

– Évaluation soigneuse du rapport bénéfice/risque, en particulier chez les patients ayant une altération de la fonction hépatique ou des atteintes hépatiques chroniques ou en cas de traitement concomitant hépatotoxique et/ou génotoxique. La décision d'utilisation de traitement doit tenir compte du risque potentiel de développement de tumeur hépatique et la fonction hépatique doit être étroitement surveillée
– Faibles interactions avec les médicaments métabolisés par les voies du CYP 3A
– *Associations à utiliser avec précaution* : sirolimus, nifédipine et itraconazole doivent être surveillés à la recherche d'une toxicité du sirolimus, de la nifédipine ou de l'itraconazole, et la posologie de ces médicaments doit être réduite si nécessaire

Échinochandines (III)

Anidulafungine *Liste I-Rétrocession à 65 %-Prescription hospitalière*

ECALTA	Fl. 100 mg	Perfusion **IV** en 1 heure : 200 mg à J1 (dose de charge), puis 100 mg/jour (1) et (2)

1. Doit être reconstitué à une concentration de 3,33 mg/ml puis dilué à une concentration de 0,77 mg/ml avant l'administration.
2. En général, le traitement doit être poursuivi pendant 14 jours au moins après la dernière culture positive mais les données sont insuffisantes pour recommander un traitement de plus de 35 jours.

Contre-indications

Hypersensibilité à l'un des composants
Hypersensibilité aux échinocandines
Intolérance au fructose

Propriétés

- Échinocandine semi-synthétique = lipopeptide synthétisé à partir de la fermentation d'*Aspergillus nidulans*. Inhibiteur de la bêta-1,3-D glucane synthase donc actif uniquement sur la paroi fongique, mais pas sur les cellules mammifères
- Efficacité contre *Candida sp.* et *Aspergillus fumigatus*
- État d'équilibre atteint dès le premier jour, forte liaison aux protéines (> 99 %), Vdn 30 à 50 litres, aucun métabolisme hépatique, demi-vie de 24 à 48 heures

Indications

- Traitement des candidoses invasives chez l'adulte **non** neutropénique (a été étudié essentiellement chez des patients présentant une candidémie et sur un nombre limité de patients ayant des candidoses profondes ou des infections avec abcès en formation)
- Pas d'intérêt supérieur au fluconazole dans le traitement des candidoses invasives de l'adulte non neutropénique (HAS 2011)

Effets indésirables

- Fréquents (1 à 10 %) : céphalées, bouffées vasomotrices, nausées, vomissements, diarrhée, éruption cutanée, prurit, convulsions, hypokaliémie, élévation de la créatininémie et des enzymes hépatiques, coagulopathie
- Rares (< 1 %) : hypertension, bronchospasme, urticaire, choc anaphylactique, hyperglycémie

Précautions d'emploi

- Surveillance des fonctions hépatiques pendant le traitement

Interactions médicamenteuses

- Pas d'interactions (substrat ou inducteur ou inhibiteur) du CYP 450
- Pas de modification de dose avec tacrolimus, ciclosporine, amphotéricine B, rifampicine, voriconazole

Antifongiques azolés par voie générale (I) : Fluconazole

Fluconazole[G] *Liste I-65 %-Coll (formes injectables réservées aux hôpitaux)*

TRIFLUCAN 50 mg	7 gél. 50 mg Susp. buv. à 50 mg/5 ml (fl. 35 ml, soit 7 mesures de 50 mg)	En 1 prise orale par jour : *cf.* indications et posologie ci-dessous (1)
BEAGYNE 150 mg	1 gél. 150 mg	Candidoses vaginales et périnéales récidivantes : A. 150 mg en prise unique
TRIFLUCAN 100 mg TRIFLUCAN 200 mg	7 ou 60 gél. 100 mg 7 ou 30 gél. 200 mg Susp. buv. (35 ml) à 200 mg/5 ml	En 1 prise orale par jour : *cf.* indications et posologie ci-dessous (2) et (3)
TRIFLUCAN 2 mg/ml (15 mmol de Na+/100 ml) *Réservé aux hôpitaux-Coll*	Fl. 200 ml = 400 mg Fl. 100 ml = 200 mg Fl. 50 ml = 100 mg Poche 200 ml = 400 mg Poche 100 ml = 200 mg	Perfusion **IV** lente 1 fois par jour : *cf.* indications et posologie ci-dessous (2)

1. Spécialités indiquées dans les candidoses oropharyngées chez les immunodéprimés (50 à 100 mg/jour chez l'adulte ou 3 mg/kg/24 h chez l'enfant, pendant 14 jours ou plus), et dans les candidoses buccales atrophiques liées aux prothèses dentaires chez l'adulte (50 mg/jour pendant 14 jours).
2. Le choix de la voie d'administration dépend de l'état clinique du patient, la dose étant identique par voie orale ou en perfusion IV (administrée en 30 minutes, au débit de 10 ml/min au maximum) :
   - Cryptococcoses neuro-méningées : 400 mg/jour pendant 6 à 8 semaines puis 200 mg/jour en traitement d'entretien chez l'adulte ou 6-12 mg/kg/24 h chez l'enfant (traitement indéfini chez les patients atteints de sida).
   - Candidoses œsophagiennes et urinaires : 100 à 200 mg/jour chez l'adulte ou 6-12 mg/kg/24 h chez l'enfant (durée selon la réponse clinique).
   - Candidoses systémiques (candidoses disséminées profondes, candidémies, péritonites) : dose de charge de 800 mg le premier jour puis 400 mg/jour chez l'adulte ou 6-12 mg/kg/24 h chez l'enfant (durée selon la réponse clinique).
   - Prévention des infections à *Candida* sensibles en onco-hématologie : 400 mg/jour chez l'adulte à initier dès le début de la chimiothérapie ou du conditionnement de la greffe et à poursuivre 7 jours après la remontée du taux de polynucléaires neutrophiles au-dessus de 1 000/mm^3.
   - Candidoses vaginales : prophylaxie des récidives (≥ 4 épisodes/an) : 150 mg dans les 3 jours à raison de 3 doses (J1, J4 et J7) suivies d'une dose d'entretien de 150 mg x 1 fois/semaine pendant 6 mois.
3. *Indications hors AMM* (mais validées en schémas thérapeutiques intermittents ou "pulsethérapies" chez l'adulte) :
   - Onychomycoses à dermatophytes (150 à 400 mg x 1 fois/semaine pendant 6 mois = guérison dans 67 à 86 % des cas).
   - Dermatomycoses (150 mg x 1 fois/semaine pendant 1 à 6 semaines).
   - Candidoses vaginales et périnéales récidivantes, après échec d'un traitement bien conduit (150 mg tous les 10 jours x 1 mois, puis tous les 21 jours x 2 mois, puis 1 fois/mois x 3 mois).

Contre-indications
Allergie au fluconazole ou aux antifongiques du groupe des triazolés
Enfant < 6 ans (pour les gélules, en raison de la forme galénique)
Certaines associations (*cf.* Interactions médicamenteuses)
Grossesse (effet tératogène), allaitement (absence d'études)

Propriétés

- Antifongique bis-triazolé ayant des propriétés pharmacocinétiques très intéressantes (biodisponibilité élevée par voie orale, demi-vie prolongée, hydrosolubilité, diffusion dans le LCR excellente, élimination urinaire sous forme active), fongistatique *in vivo* sur *Candida albicans* et *Cryptococcus neoformans* (efficacité comparable à l'amphotéricine B injectable), *Blastomyces dermatitidis*, *Coccidioides immitis*, *Histoplasma capsulatum*, dermatophytes (*Trichophyton*, *Epidermophyton*, *Microsporum*)
- Résistance habituelle des *Candida krusei*, *Aspergillus fumigatus*, *Aspergillus flavus*
- Absorption digestive importante (90 %) non modifiée par les aliments, faible fixation protéique (12 %), demi-vie d'élimination de 20 à 30 heures, excellente diffusion dans le LCR (50 à 90 % des taux plasmatiques), métabolisation hépatique faible (11 %), élimination urinaire en majeure partie sous forme active (80 % de la dose) réduite en cas d'insuffisance rénale, taux plasmatiques thérapeutiques de 5 à 20 µg/ml

Indications

- Cryptococcoses neuro-méningées (efficacité comparable à celle de l'amphotéricine B)
- Candidoses oropharyngées, œsophagiennes, urinaires, systémiques (notamment chez les immunodéprimés), candidoses vaginales et périnéales récidivantes, candidoses buccales atrophiques liées aux prothèses dentaires (avec des soins d'hygiène locale)
- Autres indications hors AMM (*cf.* ci-contre)

Effets indésirables

- Fréquents (1 à 10 %) : nausées, douleurs abdominales, céphalées
- Rares (< 1 %) : diarrhée, vomissements, vertiges, réactions cutanées allergiques, élévation des transaminases, hépatites, troubles du rythme cardiaque (torsades de pointe)
- **Surdosage** : traitement symptomatique (élimination favorisée par diurèse provoquée, une hémodialyse de 3 heures réduisant de 50 % les taux plasmatiques)

Précautions d'emploi et interactions médicamenteuses (inhibiteur puissant du CYP 450)

- Insuffisance rénale : diminuer la posologie si la clairance de la créatinine est inférieure à 40 ml/min en espaçant les prises ou en réduisant la posologie quotidienne :
  - Clairance > 50 ml/min : posologie usuelle
  - Clairance ≤ 50 ml/min : posologie usuelle les 2 premiers jours, puis intervalle de 48 heures entre les prises (ou 50 % de la posologie usuelle)
  - Clairance ≤ 20 ml/min : posologie usuelle les 2 premiers jours, puis intervalle de 72 heures entre les prises (ou 1/3 de la posologie usuelle)
  - Hémodialysés : une administration après chaque séance de dialyse
- ***Associations contre-indiquées*** : pimozide, halofantrine (torsades de pointe)
- *Associations à utiliser avec précaution* : AVK, ciclosporine, tacrolimus, phénytoïne, sulfamides hypoglycémiants, théophylline, disopyramide (potentialisation de ces produits), rifampicine (espacer les prises de 12 heures), rifabutine (risque d'uvéites)
- Compatibilité en perfusion veineuse avec soluté glucosé à 20 %, soluté de Ringer, bicarbonate de sodium, KCl en soluté glucosé, solution de Hartmann
- Incompatibilité en perfusion veineuse avec la ceftriaxone

Antifongiques azolés par voie générale (II) : Itraconazole

Formes orales[G] *Liste I-65 %-Coll*

SPORANOX	30 gél. 100 mg	A. 200 à 400 mg/jour (1) en 1 prise *après un repas*
SPORANOX Buvable *Réservé aux hôpitaux*	Sol. buv. : 150 ml (100 mg/mesure de 10 ml)	À prendre *en dehors des repas*, garder 20 secondes dans la bouche, puis avaler : posologie ci-dessous (2)

1. Une posologie de 200 mg/jour peut être suffisante chez les patients dont la réponse immunitaire est normale, une posologie de 400 mg/jour étant recommandée chez l'immunodéprimé : la durée du traitement dépend de l'affection traitée et de la pathologie sous-jacente (environ 6 à 12 mois dans les blastomycoses, environ 3 à 6 mois dans l'histoplasmose pulmonaire chez le sujet immunocompétent, traitement indéfini chez les patients atteints de sida).
   Indications hors AMM :
   - Dans les candidoses vulvo-vaginales récidivantes après échec d'un traitement local bien conduit, l'itraconazole a prouvé son efficacité en traitement pendant 6 mois (200 mg/jour pendant 2 jours puis à J5 et J6 de chaque cycle menstruel).
   - Dans les onychomycoses (200 mg matin et soir x 1 semaine par mois pendant 2 à 3 mois).
   - Dans la maladie de Chagas ou trypanosomiase humaine américaine, l'itraconazole a été utilisé avec succès à la dose de 6 mg/kg/jour pendant 120 jours.
2. Indiqué dans les candidoses orales et/ou œsophagiennes chez les patients infectés par le VIH :
   - Candidoses orales et/ou œsophagiennes : 100 mg x 2 fois/jour pendant 1 semaine (en l'absence de réponse le traitement doit être poursuivi pendant 1 semaine supplémentaire).
   - Candidoses orales et/ou œsophagiennes résistantes au fluconazole : 100 à 200 mg x 2 fois/jour pendant 2 semaines (en l'absence de réponse après 2 semaines le traitement doit être poursuivi pendant 2 semaines supplémentaires; la dose de 400 mg/jour ne doit pas être utilisée pendant une durée supérieure à 14 jours en l'absence d'amélioration clinique). La forme injectable est réservée au traitement des mycoses systémiques et viscérales en cas d'administration orale impossible : la posologie est de 200 mg x 2 fois/jour pendant 48 heures, puis 200 mg/jour (la sécurité d'emploi n'étant pas établie au-delà de 14 jours par voie IV, le relais sera pris en cas de nécessité par voie orale).

Contre-indications
Allergie à l'itraconazole ou aux antifongiques du groupe des triazolés Certaines associations (*cf.* Interactions médicamenteuses) Insuffisance cardiaque, grossesse (tératogène chez l'animal) et allaitement

Propriétés

- Antifongique triazolé à très large spectre, actif sur la plupart des champignons pathogènes pour l'homme, dont dermatophytes, levures (*Cryptococcus neoformans*, *Candida sp.*, *Pityrosporum sp.*), champignons dimorphiques (*Histoplasma sp.*, *Blastomyces dermatitidis*, *Paracoccidioides brasiliensis*, *Sporothrix schenckii*, *Fonsecaea sp.*, *Cladosporium sp.*), et sur des champignons filamenteux (*Aspergillus*, Dematiées, *Fusarium*, *Acremonium*, Mucorales)
- Biodisponibilité d'environ 55 %, fixation protéique > 99 %, forte affinité tissulaire, métabolisation hépatique notamment en hydroxy-itraconazole actif, élimination fécale (50 % en 4 jours) et urinaire (35 % en 4 jours), demi-vie d'élimination de 30 heures, taux plasmatiques thérapeutiques d'environ 1 000 ng/ml

Indications

- Candidoses orales et/ou œsophagiennes (utiliser la solution buvable chez le VIH)
- Aspergillose bronchopulmonaire et pulmonaire nécrosante y compris chez l'immunodéprimé, aspergillose invasive chez l'immunodéprimé, aspergillomes inopérables
- Histoplasmose, blastomycose, paracoccidioïdomycose, chromomycose, sporotrichose et autres mycoses rares à germes sensibles
- Kératite fongique et pityriasis versicolor, dermatophytie cutanée

Effets indésirables

- Rares (< 1 %) lors des traitements < 1 mois : nausées, douleurs abdominales, céphalées, dyspepsies, réactions cutanées allergiques
- Plus fréquents lors des traitements prolongés (18 %), particulièrement chez les sujets polymédicamentés ou ayant une pathologie sous-jacente grave : nausées, gastralgies, élévation des transaminases, hépatite quelques cas d'hypokaliémie, hypocalcémie, insuffisance cardiaque (car diminution de la fraction d'éjection du VG)

Précautions d'emploi

- Insuffisance rénale : élimination non réduite mais biodisponibilité variable (adapter la posologie en fonction des taux plasmatiques)
- Insuffisance hépatique sévère : demi-vie allongée (surveiller les taux plasmatiques)
- Sujets neutropéniques et sida : utiliser à la posologie de 400 mg/jour et surveiller les taux plasmatiques au début si besoin
- Traitements > 1 mois : surveillance mensuelle des transaminases
- Femmes en période d'activité génitale : contraception efficace obligatoire
- Enfants : absence de données disponibles

Interactions médicamenteuses (inhibiteur du CYP 3A4)

- ***Associations contre-indiquées*** : bépridil, cisapride, halofantrine (risque de torsades de pointe par inhibition de leur métabolisme), statines, triazolam
- ***Associations déconseillées*** : buspirone, midazolam IV, phénytoïne, tacrolimus, vinca-alcaloïdes cytostatiques
- *Associations à utiliser avec précaution* : didanosine (prendre l'itraconazole 2 heures avant au moins), rifampicine (espacer les prises orales de 12 heures), antiprotéases, antivitamines K, ciclosporine, digoxine, dihydropyridines, disopyramide, quinidiques, inducteurs enzymatiques, antihistaminiques H2 et inhibiteurs de la pompe à protons

Antifongiques azolés par voie générale (III) : Voriconazole

Formes orales *Liste I-65 %-Coll*

VFEND	28 ou 56 cp. 50 mg 14, 28 ou 56 cp. 200 mg Susp. buv. : fl. 70 ml à 40 mg/ml (avec une seringue-doseuse graduée de 0,5 en 0,5 ml)	En 2 prises par jour *au moins 1 h avant ou 2 h après les repas* : posologie ci-dessous (1)

1. Les posologies recommandées (*en 2 prises orales par 24 heures*) sont les suivantes :
   - Adulte ≥ 40 kg : 800 mg le premier jour, puis 200 mg toutes les 12 heures.
   - Adulte < 40 kg : 400 mg le premier jour, puis 100 mg toutes les 12 heures.
   - Enfant de 2 à 12 ans : 12 mg/kg le premier jour, puis 4 mg/kg toutes les 12 heures.

Formes injectables *Liste I-65 %-Coll*

VFEND Injectable *Conserver au réfrigérateur après reconstitution*	Amp. 30 ml = 200 mg (à diluer avant perfusion)	Perfusion IV 2 fois/24 h sans dépasser 3 mg/kg/h : posologie ci-dessous (2)

2. Les posologies recommandées (*en 2 administrations par 24 heures*) sont les suivantes :
   - Adulte : 12 mg/kg le premier jour, puis 4 mg/kg toutes les 12 heures.
   - Enfant de 2 à 12 ans : 12 mg/kg le premier jour, puis 4 mg/kg toutes les 12 heures.

Contre-indications

Hypersensibilité au voriconazole ou à l'un des excipients
Certaines associations (*cf.* Interactions médicamenteuses)
Grossesse (effet tératogène chez l'animal), allaitement,
intolérance au galactose, déficit en lactase

Propriétés

- Antifongique triazolé à très large spectre, proche du fluconazole, fongicide *in vitro* sur toutes les espèces de *Candida* et *Aspergillus*, et certains champignons pathogènes émergents partiellement sensibles aux autres antifongiques (*Fusarium*, *Scedosporium*)
- Absorption digestive importante (96 %) *réduite par les aliments*, fixation aux protéines plasmatiques faible (58 %), métabolisme hépatique très important par les CYP 2C19, 2C9 et 3A4, élimination urinaire sous forme inactive, demi-vie de 6 heures

Indications

- Candidémie du patient non neutropénique
- Aspergilloses invasives, mycoses graves à *Scedosporium* ou *Fusarium*
- Candidoses invasives graves (y compris à *Candida krusei*) résistant au fluconazole

Effets indésirables (très fréquents)

- Très fréquents (> 10 %) : troubles visuels (30 %), fièvre, céphalées, nausées, vomissements, douleurs abdominales, diarrhée, œdèmes périphériques, dysgueusie
- Fréquents (1-10 %) : élévation des enzymes hépatiques, hépatites (avec cas mortels), thrombopénie, purpura, anémie, leucopénie, pancytopénie, hypokaliémie, hypoglycémie, élévation de la créatininémie, anxiété, agitation, confusion mentale, dépression, tremblements, étourdissements, hallucinations, paresthésies, œdème pulmonaire, syndrome de détresse respiratoire, sinusite, prurit, éruptions cutanées (dont rares cas de syndrome de Lyell ou de Stevens-Johnson ou érythème polymorphe), phototoxicité, hématurie, syndrome pseudo-grippal, hypotension, thrombo-phlebite, inflammation au site d'injection
- Rares (< 1 %) : réactions anaphylactiques, troubles du rythme, constipation, lithiase biliaire, gingivite, glossite, pancréatite, CIVD, lymphadénopathie, éosinophilie, agranulocytose, arthralgies, ataxie, vertiges, nystagmus, œdème cérébral, insuffisance rénale, plus rarement troubles de la conduction, cholécystite, lymphangite, douleurs osseuses liées à une fluorose

Précautions d'emploi

- Surveillance clinique, de la NFS, des fonctions hépatique et rénale, du ionogramme
- Utiliser avec prudence chez les conducteurs et utilisateurs de machines (troubles visuels), en cas d'allergie aux autres azolés, éviter toute exposition solaire ou aux UV
- Réduire de 50 % la dose d'entretien en cas de cirrhose hépatique

Interactions médicamenteuses (très nombreuses car inhibiteur enzymatique)

- ***Associations contre-indiquées*** : médicaments entraînant des torsades de pointe (voir ce terme), inducteurs enzymatiques (rifampicine, phénobarbital, carbamazépine), alcaloïdes de l'ergot de seigle, sirolimus, certains substrats du CYP 3A4 (cisapride, pimozide, quinidine, ...), efavirenz, ritonavir
- *Associations à utiliser avec précaution* : AVK, ciclosporine, tacrolimus, phénytoïne, rifabutine, sulfamides hypoglycémiants, statines, benzodiazépines, alcaloïdes de la pervenche (vinblastine, vincristine), oméprazole, inhibiteurs de la protéase du VIH, INNTI
- Incompatibilité en perfusion IV avec le bicarbonate de sodium et les produits sanguins

Antifongiques azolés par voie générale (IV) : Posaconazole

Posaconazole *Liste I-Prescription hospitalière-Coll-Rétrocédable*

NOXAFIL 40 mg/ml	Susp. buv. : fl. 105 ml à 40 mg/ml (avec cuillère-doseuse graduée)	*Toujours avec des aliments* : A. Posologie ci-dessous (1)

1. Ce traitement est réservé aux sujets adultes (> 18 ans) :
   - Infections fongiques invasives : 200 mg x 4 fois/jour ou 400 mg x 2 fois/jour au cours d'un repas.
   - Candidoses oropharyngées : 200 mg en 1 prise le premier jour puis 100 mg/jour pendant 13 jours.
   - Prophylaxie des infections fongiques invasives : 200 mg x 3 fois/jour au cours d'un repas.

Insuffisance hépatique : augmentation de l'exposition au produit et de sa demi-vie d'élimination, et risque d'altération des fonctions hépatiques → surveillance étroite.
Insuffisance rénale : aucune adaptation posologique n'est nécessaire, vu l'élimination fécale prédominante.

Contre-indications

Hypersensibilité au posaconazole ou à l'un des excipients
Certaines associations médicamenteuses
Grossesse, allaitement, sujet < 18 ans (innocuité non établie)

Propriétés

- Antifongique triazolé à très large spectre, actif *in vitro* sur les *Aspergillus*, *Coccidioides immitis*, *Fonsecae pedrosoi* et *Fusarium*
- Absorption digestive lente et incomplète, *améliorée par les aliments riches en graisses*, forte fixation à l'albumine sérique (> 98 %), faible métabolisation en dérivés glycuro-conjugués (17 %), élimination par voie fécale (77 %) et urinaire, demi-vie d'élimination moyenne de 35 heures, état d'équilibre atteint en 7 à 10 jours, passage transplacentaire (contraception efficace nécessaire) et dans le lait maternel

Indications

- Infections fongiques invasives chez les patients adultes réfractaires ou intolérants à l'amphotéricine B ou à l'itraconazole ou au fluconazole : aspergilloses invasives, fusarioses, coccidioïdomycoses, chromoblastomycoses, mycétome
- Candidoses oropharyngées
- Prophylaxie des infections fongiques invasives

Effets indésirables

- Fréquents : céphalées, nausées, anorexie, dyspepsie, bouche sèche, flatulences, douleurs abdominales, diarrhée, vomissements, étourdissements, paresthésies, somnolence, insomnie, asthénie, fatigue, fièvre, neutropénie, bouffées de chaleur, sécheresse cutanée, prurit, rash cutané
- Rares : candidose orale ou œsophagienne, pneumonie, sinusite, anémie, thrombopénie, éosinophilie, lymphadénopathie, pancytopénie, hyperglycémie, hypertriglycéridémie, hyperuricémie, hyperamylasémie, perte de poids, déshydratation, troubles électrolytiques, troubles psychiques (anxiété, confusion mentale, paranoïa), neurologiques (neuropathies, hyperréflexie, hypoesthésie, convulsions, tremblements, vertiges, acouphènes, baisse de l'audition), oculaires (conjonctivite, vision trouble, douleur oculaire, œdème périorbital), cardio-vasculaires (allongement de l'espace QT, troubles du rythme, insuffisance cardiaque, hypotension ou hypertension), douleur thoracique, toux, dyspnée, congestion nasale, épistaxis, altération du goût, constipation, élévation des enzymes hépatiques, réactions cutanées allergiques, acné, alopécie, stomatite, myalgies, arthralgies, albuminurie, dysurie, décoloration des dents
- Exceptionnels (< 1 ‰) : réactions allergiques sévères dont syndrome de Stevens-Johnson, hépatites, pancréatite, insuffisance rénale, insuffisance surrénalienne

Précautions d'emploi

- Surveillance clinique, de la NFS, des fonctions hépatique et rénale, du ionogramme
- Utiliser avec prudence en cas d'allergie aux autres azolés (allergie croisée possible), insuffisance hépatique, allongement congénital ou acquis de l'espace QT, troubles du rythme ou insuffisance cardiaque, et chez les conducteurs et utilisateurs de machines

Interactions médicamenteuses (très nombreuses car inhibiteur du CYP 3A4)

- ***Associations contre-indiquées*** : alcaloïdes de l'ergot de seigle, médicaments pouvant entraîner des torsades de pointe (voir ce terme), statines
- ***Associations déconseillées*** : rifabutine, phérytoïne, antisécrétoires gastriques, substrats du CYP 3A4, inducteurs et inhibiteurs du CYP 3A4 ou de la P-gp (voir ces termes), vinca-alcaloïdes
- *Associations à utiliser avec précaution* : antirétroviraux, digoxine, ciclosporine, tacrolimus, sirolimus, inhibiteurs calciques, etc.

Antifongiques azolés par voie générale (V) : Miconazole

Miconazole *Liste I-65 %-Coll*

DAKTARIN Gel oral (1)	Tube de 40 g soit 12 cuillères-mesures à 62,5 mg par mesure	*En dehors des repas* : A. 125 mg x 4 fois/jour E. 62,5 mg x 4 fois/jour N. 62,5 mg x 4 fois/jour
LORAMYC cp. gingival muco-adhésif (2)	14 cp. 50 mg	*Après le petit déjeuner et après le brossage des dents* : A. 1 cp./jour pendant 7 à 14 jours

1. Cette présentation est destinée au traitement des mycoses buccales (muguet, perlèche, glossite, gingivite, stomatite) par application locale de 2 à 3 minutes x 4 fois/jour pendant 7 à 15 jours : pour une efficacité optimale, elle doit être administrée à distance des repas (au moins 10 minutes après) et gardée dans la bouche 2 à 3 minutes avant d'être avalée pour traiter le reste du tube digestif.
2. Traitement des candidoses oropharyngées chez les patients immunodéprimés, notamment les patients atteints d'un cancer de la tête et du cou ayant reçu un traitement par radiothérapie et chez les patients infectés par le VIH. Les modalités d'administration doivent être strictes :
   - Repérer la fosse canine.
   - Positionner le comprimé le matin sur la gencive supérieure au niveau de la fosse canine puis exercer une pression avec le doigt sur l'extérieur de la lèvre supérieure pendant 30 secondes).
   - Garder le comprimé jusqu'à sa disparition complète.
   - Le lendemain matin, positionner un nouveau comprimé sur le côté opposé de la gencive supérieure. En cas de réponse clinique complète après 7 jours de traitement, la prise de Loramyc peut être interrompue. En l'absence d'amélioration, 7 jours supplémentaires peuvent être prescrits. Si le comprimé tombe ou est avalé accidentellement dans les 6 premières heures, il doit être remplacé immédiatement.

Contre-indications

Hypersensibilité connue au produit
Certaines associations médicamenteuses
Insuffisance hépatique
Nourrisson < 6 mois

Propriétés

- Antifongique imidazolé mal résorbé par voie orale (action systémique uniquement par voie veineuse), fongistatique *in vivo* sur les *Candida*, *Cryptococcus*, *Aspergillus fumigatus* et *Aspergillus niger*, *Histoplasma*, *Blastomyces*, *Scedosporium apiospermum*
- Sensibilité inconstante des *Candida tropicalis*, *Candida glabrata*, *Aspergillus flavus* et *nidulans*, *Geotrichum candidum*, *Madurella*, *Phialophoria verrucosa*, *Scopulariopsis brevicaulis*
- Absorption intestinale médiocre et variable avec important effet de premier passage hépatique, pic plasmatique de 0,3-1,9 µg/ml 2 heures après ingestion (contre 2-9 µg/ml 15 minutes après perfusion veineuse), fixation protéique à 98 %, absence de diffusion méningée, métabolisation hépatique en dérivés inactifs éliminés par voie biliofécale surtout, demi-vie d'élimination d'environ 20 heures

Indications

- Traitement des candidoses buccales (muguet, perlèche, glossite, gingivite, stomatite)

Effets indésirables

- Troubles digestifs bénins : nausées, diarrhée, plus rarement vomissements
- Rares : éruptions cutanées allergiques, élévation des transaminases

Précautions d'emploi

- Grossesse : utilisation déconseillée (pas d'effet tératogène mais fœtotoxicité dans plusieurs espèces animales)
- Allaitement déconseillé (absence de données) et contre-indiqué en cas de prise de cisapride par le nourrisson allaité (risque de torsades de pointe chez le nourrisson)
- Prescription contre-indiquée si les réflexes de déglutition ne sont pas suffisamment développés

Interactions médicamenteuses (inhibiteur enzymatique)

- ***Associations contre-indiquées*** : antivitamines K, astémizole, cisapride, pimozide, sulfamides hypoglycémiants, halofantrine (inhibition de leur métabolisme)
- *Associations à utiliser avec précaution* : phénytoïne, disopyramide

Notes

Chapitre 4

Antiviraux

Schémas thérapeutiques dans les affections virales

Les schémas thérapeutiques cités ici ne sont qu'un simple aide-mémoire sur un sujet éminemment évolutif, en particulier dans les infections à VIH où les traitements évoluent rapidement et où les recommandations sont susceptibles d'être modifiées à court terme.

AFFECTIONS VIRALES : Virus à transcriptase inverse

Retroviridae du genre Lentivirus : VIH

Patient	CD4/mm^3	Traitement antiviral (1)
Asymptomatique	> 350 et < 500	Recommandé sauf si le patient ne le souhaite pas
	< 350	Recommandé
	≥ 500	Recommandé si : – Charge virale > 100 000 copies/ml – Co-infection VHB ou VHC – Baisse rapide des CD4 – Âge > 50 ans – Facteurs de risque cardiovasculaires – Souhait de réduction de transmission sexuelle
Symptomatique = infection opportuniste majeure Autres affections classées C de la CDC 1993, symptômes marqués de la classe B	Traitement antiviral recommandé quel que soit le nombre de CD4 et quelle que soit la charge virale	

1. *Le traitement antiviral doit être puissant afin de rendre la charge virale indétectable*, les trithérapies suivantes étant actuellement recommandées en première intention :
   - Ténofovir + Emtricitabine + [ATV/r 300/100] ou [DRV/r 800/100] ou [LPV/r 400/100 x 2]
   - Abacavir + 3 TC + [ATV/r 300/100] ou [LPV/r 400/100 x 2]
   - 2 INTI (comme ci-dessus) + 1 INNTI [Efavirenz]

   Associations à ne pas utiliser :
   - [Stavudine + Didanosine], [Stavudine + Zidovudine], [Ténofovir + Didanosine], [Ténofovir + Abacavir + Lamivudine], [2 INTI] [1 INTI + IP], [Stavudine] car toxicité mitochondriale

   En cas de résistance au traitement, il faut changer les molécules de l'association initiale, en sachant qu'il existe des résistances croisées dans 70-90 % des cas entre les antiprotéases et des résistances croisées entre les inhibiteurs non nucléosidiques de la TI.

AFFECTIONS VIRALES : Virus à transcriptase inverse

Modes de transmission du VIH

Transmission sexuelle du VIH si rapport sans préservatif avec partenaire VIH+
La prévention repose sur *l'usage de préservatif systématiquement à chaque rapport sexuel*, lors de contact avec partenaires récent ou multiples. *Risque à chaque rapport* = 5 à 30 ‰ si rapport sexuel anal réceptif, 0,1 à 1,3 ‰ si rapport sexuel anal insertif, 0,3 à 0,7 ‰ si rapport sexuel vaginal réceptif, 0,2 à 0,5 ‰ si rapport sexuel vaginal insertif, 0,3 à 1,8 ‰ si rapport sexuel oral réceptif, risque mal quantifié mais réel si rapport sexuel oral insertif. Ce risque augmente beaucoup en cas d'infection ou lésion locales, de rapport pendant les règles, de saignement lors du rapport et si la charge virale du partenaire est élevée.
Piqûre accidentelle et VIH ou autre risque accidentel de transmission
En cas d'accident d'exposition au sang et/ou aux produits biologiques, on recommande une trithérapie débutée dans les *4 heures (au plus tard 48 heures) et durant 1 mois, avec sérologies VIH, VHB et VHC dans les 8 jours*, puis à l'arrêt, puis 3 et 6 mois après, mais **au mieux des antirétroviraux différents** de ceux pris par la personne supposée infectante.
Grossesse et VIH (prévention de la transmission transplacentaire mère-enfant)
Le traitement de la future mère est obligatoire afin de diminuer le risque de transmission materno-fœtale. On choisit 2 INTI + IP "bosté" (exemple : [Lamivudine + AZT] + Lopinavir ou Saquinavir ou Indinavir ou Nelfinavir). L'association Starudine + Didanosine est contre-indiquée. Perfusion de Zidovudine pendant l'accouchement. Zidovudine chez l'enfant dès la naissance (1,5 mg/kg x 4 fois/jour). La durée est d'au moins 4 semaines.
Allaitement et VIH (prévention de la transmission mère-enfant par le lait maternel)
L'allaitement maternel est l'une des voies de transmission du VIH (taux de transmission de 25 %) : l'allaitement artificiel exclusif d'enfant né de mère séropositive est donc **absolument impératif**.

Retroviridae du genre Deltaretrovirus : HTLV

HTLV-1 et HTLV-2 (2 sérotypes)	Leucémies/lymphomes T de l'adulte (ATLL), paraparésie spastique tropicale, neuromyélopathies

Hepadnaviridae (et Deltavirus dépendants du VHB)

Hépatite virale B (1) Hepatitis virus B ou VHB En France : 400 000 porteurs, dont 7 000 à 8 000 co-infectés par le VIH, et 3 000 nouveaux cas/an (350 millions de porteurs sur terre)	Prévention par **vaccin inactivé** (à généraliser) Abstention d'alcool et de médicaments métabolisés par le foie ou hépatotoxiques Hépatite chronique : Interféron alpha, Lamivudine, Adéfovir ou Emtricitabine
Hépatite virale delta (2) Hepatitis delta virus ou VHD (virus à ARN incomplet, dépendant du VHB pour se reproduire)	Repos + Abstention d'alcool et de médicaments métabolisés par le foie ou hépatotoxiques Hépatite chronique : même traitement que VHB

1. Hépatite transmise par le sang, le sperme, les sécrétions cervicales et le lait maternel.
2. Hépatite transmise par toxicomanie IV surtout, ou par transfusion sanguine.

AFFECTIONS VIRALES :
Virus à ARN simple brin de polarité positive

Flaviviridae

Flavivirus transmis par les moustiques (*Arbovirus* = transmis par arthropodes)	
Dengue (4 sérotypes)	Prévention par protection contre les moustiques
Fièvre jaune	Prévention par **vaccin vivant atténué**
Encéphalite japonaise	Prévention par **vaccin inactivé**
Autres virus du groupe de l'encéphalite japonaise	Encéphalite West-Nile, Encéphalite Saint-Louis et de la Vallée de la Murray, virus Kunjin et Rocio
***Flavivirus* transmis par les tiques (*Arbovirus* = transmis par arthropodes)**	
Encéphalite à tiques d'Europe centrale	Prévention par **vaccin inactivé**
Autres virus de ce groupe	Méningo-encéphalite verno-estivale de Russie, Fièvre d'Omsk, Maladie de la forêt de Kayasnur
Hepacivirus	
Hépatite virale C (1) Hepatitis virus C ou VHC En France : 600 000 porteurs, dont 30 000 à 35 000 co-infectés par le VIH, et 5 000 nouveaux cas/an (150 millions de porteurs sur terre)	Repos + Abstention d'alcool et de médicaments métabolisés par le foie pendant 3 à 6 mois ------------------------------------ Hépatite chronique : [Interféron alpha + Ribavirine], autres antiviraux en expérimentation
Virus GBV-C	Hépatites (mais pouvoir pathogène mal connu)

1. Hépatite transmise par toxicomanie IV, piercing, tatouage, transfusion sanguine faite avant 1990, voie sexuelle ou materno-fœtale.

Picornaviridae (I)

Enterovirus	
Poliomyélite antérieure aiguë *Poliovirus* (3 sérotypes)	Prévention par **vaccin inactivé** (à généraliser car protection absolue et aucun traitement curatif)
Coxsackievirus A (23 sérotypes)	Herpangine et Syndrome pied-main-bouche Conjonctivite hémorragique, Méningite
Coxsackievirus B (6 sérotypes)	Myalgie épidémique ou Maladie de Bornholm Myocardite/péricardite, Méningite, Pancréatite (et diabète insulinodépendant)
Echovirus (28 sérotypes)	Exanthème de Boston, Méningite
Enterovirus types 68 à 72	Bronchiolites, Conjonctivite hémorragique
Rhinovirus	
Rhinovirus (100 sérotypes)	Rhume ou Coryza (90 % des rhinites virales)

AFFECTIONS VIRALES : Virus à ARN simple brin de polarité positive

Picornaviridae (II)

Hepatovirus (transmission féco-orale essentiellement)	
Hépatite virale A *Hepatovirus A ou VHA* Formes fulminantes rares (< 1 ‰) et pas de portage chronique	Repos + Abstention d'alcool et de médicaments métabolisés par le foie pendant 3 à 6 mois Prévention possible par **vaccin inactivé**
Autres picornavirus	
Parechovirus (2 sérotypes)	Méningite lymphocytaire, Éruptions rubéoliformes
Kobuvirus : virus Aichi ou AiV	Gastro-entérites
Cardiovirus :*Theilovirus*	Encéphalomyélite humaine de Vilyuisk (Sibérie)

Togaviridae

Alphavirus (Arbovirus = virus transmis par arthropodes) (26 virus)	Chikungunya (syndrome fébrile et arthralgique) Autres virus du groupe Semliki Forest, virus divers responsables d'encéphalites
Rubéole (1) *Rubivirus (seul togavirus non transmis par un arthropode)*	Prévention par **vaccin vivant atténué** devant être généralisé par vaccination de masse avant la puberté de tous les enfants (filles et garçons)

1. Embryopathies rubéoliques : encore 5 cas/100 000 naissances en France, dont surdités (87 %), cataracte et malformations oculaires (87 %), cardiopathies diverses (59 %), retard mental, panencéphalite subaiguë tardive, microcéphalie...

Caliciviridae

Hépatite virale E (2) *Virus de l'hépaite E ou VHE*	Repos + Abstention d'alcool et de médicaments métabolisés par le foie pendant 3 à 6 mois

2. Hépatite à transmission essentiellement féco-orale (comme l'hépatite A), mais sévère en fin de grossesse (20 % de mortalité environ) et avec un risque bien plus élevé de forme fulminante.

Norovirus	Gastro-entérites : Virus Norwalk, Hawaii, Bristol, Mexico, Snow Mountain, Southampton
Sapovirus	Gastro-entérites : Virus Sapporo, Parkville, London

Astroviridae et Coronaviridae

Astrovirus (8 sérotypes)	Gastro-entérites, surtout chez l'enfant < 5 ans
Coronavirus (2 sérotypes)	Rhume ou Coryza (2 à 10 % des rhinites virales), infections respiratoires basses

AFFECTIONS VIRALES :
Virus à ARN simple brin de polarité négative

Filoviridae

Ebola-like virus Fièvre hémorragique Ebola *Marburg-like virus* Fièvre hémorragique Marburg	Fièvres hémorragiques létales dans 50 à 90 % des cas pour Ebola et 25 % des cas pour Marburg (isoler les cas cliniques et contacts, et traitement symptomatique car pas de traitement spécifique)

Orthomyxoviridae

Influenzavirus genres A, B, C Grippe (épidémies annuelles)	Prévention chaque année par **vaccin inactivé** Sinon : Paracétamol (1) ± Zanamivir ou Oseltamivir

1. En période d'épidémie grippale, 1 enfant/3 est touché (contre 1 adulte/10), et il ne faut pas utiliser d'aspirine chez l'enfant ayant un syndrome grippal (risque de syndrome de Reye).

Paramyxoviridae

Parainfluenza virus ou *PIV* (4 sérotypes)	Environ 30 % des infections respiratoires, et 50 % de celles de l'enfant : Pharyngo-trachéobronchites et laryngites (types 1 et 2), Bronchiolites (type 3)
Pneumovirus : *Virus respiratoire syncytial* A et B Infections respiratoires dont la majorité des bronchiolites aiguës du nourrisson (2)	Traitement symptomatique : Couchage en position proclive dorsale à 30° + Désobstruction nasale ± Kinésithérapie respiratoire mais non systématique (car risque de fracture de côte dans 1 cas/1 000) ± Salbutamol en nébulisation, Oxygène, Ventilation --- Ribavirine en aérosols dans des cas précis Prévention par Palivizumab dans des cas précis

2. Environ 460 000 cas/an en France (30 % des nourrissons < 2 ans) : le VRS est responsable de 60 à 80 % des bronchiolites aiguës du nourrisson (épidémies d'octobre à mars avec un pic en décembre-janvier); les autres virus responsables de bronchiolites aiguës sont les *Adenovirus*, *Rhinovirus*, virus *Influenzae* A et B, virus *Parainfluenzae*.

Morbillivirus : Rougeole	Prévention par **vaccin vivant atténué** (à noter que la **vaccino-prophylaxie** est efficace *si elle est effectuée dans les 4 jours suivant le contage*)
Rubulavirus : Oreillons	Prévention par **vaccin vivant atténué**

Rhabdoviridae du genre Lyssavirus

Rage humaine Environ 70 000 cas/an dans le monde, dont la majorité en Inde, et les autres au Maghreb, en Amérique centrale et en Amérique du Sud	Prévention par **vaccin inactivé** (efficace dans pratiquement 100 % des cas) --- **Vaccin et immunoglobulines antirabiques** en cas d'exposition avérée ou suspectée

AFFECTIONS VIRALES :
Virus à ARN simple brin de polarité négative

Arenaviridae

Groupe LCMV/Lassa (transmis par les excrétions de rongeurs)	
LCMV ou Lymphocytic *choriomeningitis virus*	Choriomeningite lymphocytaire (distribution mondiale, dont Europe et Amérique)
Lassa virus *(environ 350 000 cas/an dans le monde)*	Fièvre de Lassa (Nigeria et Sierra Leone surtout) Traitement antiviral : la ribavirine est efficace en traitement préventif (7 jours) et curatif (10 jours)
Groupe des *arénavirus* américains (transmis par les excrétions de rongeurs)	
Fièvres hémorragiques dues aux *arénavirus* d'Amérique	Identifiées en Argentine (*Junin virus*), en Bolivie (*Machupo virus*), en Californie (*Whitewater Arroyo virus*) et au Venezuela (Guanarito *virus*)

Bornaviridae

Bornavirus	Rôle pathogène chez l'homme mal connu

Bunyaviridae

***Hantavirus* (transmis par les excrétions de rongeurs)**	
Virus Dobrova, Hantaan, Puumala, Seoul	Fièvre hémorragique à hantavirus avec syndrome rénal (1) : la ribavirine en IV peut avoir un intérêt
Virus Bayou, Black Creek Canal, New-York, Sin Nombre	Syndrome pulmonaire à hantavirus (Amérique du Nord et du Sud, avec décès dans 80 % des cas)

1. En Europe de l'ouest, les hantaviroses (*virus* Puumala) sévissent dans le quart nord-est de la France et en Belgique dans le Sud-Hainaut (massif ardennais), avec poussées épidémiques tous les 3 ans, le réservoir du *virus* étant le campagnol roussâtre (intérêt de la dératisation). Dans le monde, il y aurait environ 2 millions de cas/an dont plus de 7 000 décès.

***Nairovirus* (transmis par les tiques)**	
Crimean-Congo virus	Fièvre hémorragique Crimée-Congo
***Orthobunyavirus* (transmis par les moustiques)**	
California encephalitis virus	Encéphalite californienne
***Phlebovirus* (transmis par les moustiques)**	
Rift Valley fever virus	Fièvre de la vallée du Rift

AFFECTIONS VIRALES : Virus à ADN double brin

Adenoviridae

Mastadenovirus (51 sérotypes)	Rhino-pharyngites, fièvre pharyngo-conjonctivale, laryngites, infections respiratoires, gastro-entérites de l'enfant (types 40 et 41), cystite hémorragique

Alphaherpesvirinae

Simplexvirus ou Herpesvirus 1 et 2 ou HSV 1 et 2		
Herpès oral à **HSV 1** (1)	Aciclovir ou Valaciclovir x 5 à 10 jours	
Herpès génital à **HSV 2** (1)	Aciclovir ou Valaciclovir x 5 à 10 jours	
Prévention des rechutes très fréquentes (≥ 6 fois/an), et chez les immunodéprimés	Aciclovir ou Valaciclovir en traitement prolongé (la durée optimale de traitement n'est pas connue, une évaluation doit être faite tous les 6 à 12 mois)	
Herpès sévères chez les patients immunodéprimés	Aciclovir IV x 8 à 21 jours	Foscarnet IV (souches TK déficientes)
Encéphalite herpétique	Traitement d'urgence = Aciclovir IV x 21 jours	
Herpès néo-natal	Traitement d'urgence = Aciclovir IV x 21 jours	
Herpès cornéen Kératites herpétiques	Trifluridine (topique) + Collyre antiseptique ou antibiotique	– Aciclovir (topique) – Ganciclovir (topique) – Idoxuridine (topique)

1. En France, 70 % des adultes seraient porteurs du HSV 1, et 17 % porteurs du HSV 2 (risque de contamination de 10 % par an si rapports sexuels réguliers et non protégés par préservatifs).

Varicellovirus ou Herpesvirus 3 ou VZV		
Varicelle (2) (environ 95 % des cas chez des sujets âgés de moins de 20 ans, avec un âge médian de 4 ans)	Antiseptique local ± Antihistaminique H1 (si prurit) ± Streptogramine ou Macrolide (si surinfection) + Aciclovir IV si forme sévère ou immunodéprimés Un **vaccin vivant atténué** est disponible	
Zona (3) (= réactivation du virus latent dans un ganglion sensitif)	Antiseptique local ± Antalgique ± Aciclovir ou Valaciclovir ou Famciclovir *per os* x 7 jours Aciclovir IV si forme sévère ou immunodéprimés	
Kératites zostériennes	Trifluridine (topique) + Collyre antiseptique ou antibiotique	– Aciclovir (topique) – Idoxuridine (topique)

2. Ne pas utiliser aspirine ou autre AINS chez l'enfant et l'adolescent (risque de syndrome de Reye).
3. L'aciclovir, le valaciclovir et le famciclovir sont indiqués en prévention des douleurs associées au zona chez le sujet immunocompétent de plus de 50 ans, et en prévention des complications oculaires du zona ophtalmique (en administration précoce, avant la 72e heure).

AFFECTIONS VIRALES : Virus à ADN double brin

Betaherpesvirinae

Cytomegalovirus ou Herpesvirus 5 ou CMV		
Infections à CMV chez les sujets immunocompétents	Syndrome mononucléosique d'évolution bénigne (traitement symptomatique)	
Prévention des infections à CMV chez l'immunodéprimé	Prévention par Valaciclovir après greffe d'organe	
Infections à CMV chez le sujet immunodéprimé : pneumonie, rétinite, colite, œsophagite	Foscarnet x 14 à 21 jours	– Valganciclovir ou Ganciclovir – Cidofovir
Rétinite à CMV (suppression chronique)	Valganciclovir ou Ganciclovir	– Foscarnet – Cidofovir
Roseolovirus ou Herpesvirus 6 et 7		
Roséole ou Exanthème subit (Herpesvirus type 6)	Traitement antipyrétique (Paracétamol) car risque de convulsions fébriles chez le nourrisson	
Pityriasis rosé de Gibert (Herpesvirus type 7)	Abstention (guérison spontanée en 3 à 8 semaines) Antihistaminique H1 ± Dermocorticoïde si prurit	

Gammaherpesvirinae

Herpesvirus 4 ou Epstein-Barr virus ou EBV	
Mononucléose infectieuse ou MNI	Traitement symptomatique (les aminopénicillines sont à proscrire car risque d'exanthème fréquent)
Pathologies malignes	Lymphome de Burkitt, Lymphomes B, Carcinome naso-pharyngé, Maladie de Hodgkin
Herpesvirus 8 ou Virus associé au sarcome de Kaposi ou KSHV	
Pathologies malignes	Sarcome de Kaposi et lymphome B, Maladie de Castleman multicentrique

Polyomaviridae

Polyomavirus JC	Leuco-encéphalopathie multifocale progressive = LEMP chez les sujets immunodéprimés, Infections urinaires chez les sujets immunocompétents
Polyomavirus BK	Néphropathies à BKV chez les greffés du rein, Infections très fréquentes et inapparentes chez les sujets immunocompétents

AFFECTIONS VIRALES : Virus à ADN double brin

Papillomaviridae ou HPV (plus de 70 génotypes)

Condylomes acuminés (1) ou Végétations vénériennes ou Verrues ano-génitales ou Crêtes de coq	Podophyllotoxine ou Imiquimod Fluoro-uracil local, ou Destruction au laser ou par électrocoagulation ou cryothérapie
Papillomavirus liés à des affections bénignes	Verrues vulgaires (types 2 et 4), verrues palmo-plantaires (types 1, 2, 4), verrues planes (type 3), verrues du boucher (type 7), papillomes juvéniles laryngés (types 6 et 11)
Papillomavirus liés à des affections malignes ou potentiellement malignes (1)	Dysplasies épithéliales et cancers du col utérin, de la vulve ou du pénis, papulose de Bowen, carcinomes laryngés, épidermolyse verruciforme

1. MST dues aux *HPV* des types 6, 11, 16 et 18 (utiliser des préservatifs pendant 6 mois au moins après le traitement, rechercher d'autres MST associées et traiter le ou les partenaires sexuels).
Un vaccin quadrivalent contre les HPV des types 6, 11, 16 et 18 est commercialisé depuis fin 2006 pour la prévention des condylomes acuminés, des dysplasies et des cancers du col de l'utérus (environ 3 400 cas et 1 000 décès en France chaque année) : il est destiné actuellement aux jeunes filles et jeunes femmes n'ayant pas encore eu de rapport sexuel.

Chordopoxvirinae ou Poxvirus

Vaccine : *Virus de la vaccine*	Lésion vésiculeuse de la vaccination
Variole (2) *Variola virus* En France, la production de vaccin antivariolique, reprise en 2001, peut dorénavant permettre de protéger si besoin l'ensemble de la population	Prophylaxie post-exposition par le **vaccin** dès le contact (protection obtenue en 10 jours après une primovaccination ou immédiate si revaccination) Pénicilline du groupe M ou Pristinamycine en cas de surinfection cutanée bactérienne Traitement curatif des complications cutanées et neurologiques par Ribavirine ou Cidofovir

2. Maladie déclarée éradiquée par l'OMS en 1979 (dernier cas de variole endémique en 1977 en Somalie), extrêmement contagieuse par voie respiratoire et accessoirement par voie cutanée (de l'apparition de l'éruption cutanée jusqu'à la chute des croûtes, soit jusqu'à 21 jours), avec incubation de 7 à 17 jours (14 jours en moyenne), et mortalité dans 1 à 30 % des cas.

Molluscum contagiosum *Molluscipoxvirus*	Multiples petits nodules cutanés, souvent sur le tronc : ablation par cryothérapie ou par curetage
Cowpox virus	Lésions vésiculeuses des mains et du visage
Pseudo-cowpox	Lésions nodulaires = Nodules des trayeurs
Virus de l'Orf	Lésions vésiculo-granulomateuses
Yatapoxvirus : *Tanapoxvirus*	Lésion cutanée vésiculeuse localisée avec fièvre
Monkeypox virus (Afrique)	Variole du singe (pouvant contaminer l'homme)

AFFECTIONS VIRALES : Autres virus et prions

Virus à ARN double brin : Reoviridae

Rotavirus (7 sérotypes) Diarrhée d'origine virale (1)	Réhydratation orale (ou en IV si diarrhée sévère) ± Antidiarrhéique symptomatique Prévention par **vaccin vivant atténué**

1. Les rotavirus sont la principale cause de gastro-entérites aiguës chez le jeune enfant (30 à 50 % des hospitalisations pour diarrhées sévères, environ 150 millions de cas/an dans le monde, dont 600 000 à 1 million de décès dans les pays défavorisés).

Coltivirus (2 sérotypes)	Fièvre à tiques du Colorado, virus Eyach
Orbivirus	Changuinola virus (12 sérotypes), Lebombo virus, Orungo virus (4 sérotypes), Great Island virus
Orthoreovirus	Assez peu pathogènes pour l'homme
Seadornavirus	Virus Banna, virus Kadipiro

Virus à ADN simple brin

Parvoviridae	
Erythrovirus : *Parvovirus B19*	Mégalérythème épidémique (ou 5ᵉ maladie ou érythème infectieux), infections fœtales pouvant être létales, érythroblastopénies
Adeno-associated virus ou AAV ou Dependovirus	Infections fœtales (virus AAV 2)
Circoviridae	
Annelovirus	TTV (3 génotypes), TTV-like minivirus (TLMV), SEN virus (7 types) = Infections asymptomatiques de prévalence élevée (75-80 % de la population)

Prions = agents d'encéphalopathies spongiformes subaiguës transmissibles ou ESST

Maladie de Creutzfeld-Jakob ou MCJ	MCJ sporadiques (80 % des ESST), familiales (15 % des ESST) ou iatrogènes (par hormone de croissance extractive, abandonnée depuis 1988)
Encéphalopathie spongiforme bovine ou ESB	ESST par recyclage de l'agent de l'ESB dans la fabrication de farines alimentaires pour animaux
Insomnie familiale fatale	ESST avec susceptibilité héritable par mutation
Kuru	ESST transmise par endocannibalisme rituel

Inhibiteurs de fusion du VIH

Enfuvirtide (1) *Liste I-100 %-Coll-Prescription initiale hospitalière annuelle*

FUZEON *Conserver au réfrigérateur la solution reconstituée (à utiliser dans les 24 heures, ou au mieux dès sa reconstitution)*	60 fl. 90 mg/ml (poudre + eau ppi) + seringues montées	Par voie **SC** 2 fois/jour (1) : A. et adolescents ≥ 16 ans : 90 mg x 2 fois/jour E. ≥ 42,6 kg : 90 mg x 2 fois/jour E. ≥ 38,1 kg : 81 mg x 2 fois/jour E. ≥ 33,6 kg : 72 mg x 2 fois/jour E. ≥ 29,1 kg : 63 mg x 2 fois/jour E. ≥ 24,6 kg : 54 mg x 2 fois/jour E. ≥ 20,1 kg : 45 mg x 2 fois/jour E. ≥ 15,6 kg : 36 mg x 2 fois/jour E. ≥ 11,0 kg : 27 mg x 2 fois/jour E. < 6 ans : pas de données

1. *Mode d'emploi :*
   - Lors de la reconstitution, *ne jamais secouer le flacon ou le renverser pour mélanger car cela entraînerait la formation d'un excès de mousse*, mais le tapoter doucement avec l'index jusqu'à ce que la poudre commence à se dissoudre puis le reposer (la dissolution complète peut demander jusqu'à 45 minutes).
   - L'injection sous-cutanée peut ensuite être faite dans la partie haute du bras, la face antérieure de la cuisse ou l'abdomen (biodisponibilités identiques).

   Insuffisance rénale :
   - Posologie inchangée chez l'insuffisant rénal avec clairance de la créatinine > 35 ml/min (pas de donnée disponible pour l'adaptation posologique si insuffisance rénale sévère ou chez les patients dialysés).

Contre-indications

Hypersensibilité connue au produit ou aux excipients

Propriétés

- Antirétroviral, premier représentant de la classe des inhibiteurs de fusion, bloquant la fusion entre l'enveloppe virale et la membrane de la cellule-cible et donc l'entrée de l'ARN du VIH dans celle-ci, possédant une très grande activité chez les patients prétraités (il existe peu de résistances et il n'y a pas de résistances croisées avec les antirétroviraux des autres classes en raison d'un mode d'action très différent)
- Après injection SC, liaison à 92 % aux protéines plasmatiques (albumine surtout, et glycoprotéine alpha-1 acide), catabolisme en ses acides aminés constitutifs (peptide de 36 acides aminés, recyclés dans l'organisme), demi-vie d'élimination de 3,8 heures

Indications (en association à d'autres médicaments antirétroviraux)

- Traitement de l'infection par le VIH chez les patients présentant un échec ou une intolérance à un traitement comprenant au moins un produit de chacune des classes antirétrovirales suivantes : antiprotéases, INTI, INNTI

Effets indésirables

- Réactions au site d'injection très fréquentes (92 %, surtout pendant la première semaine, mais nécessitant l'arrêt dans 3 % des cas seulement) : douleur ou gêne légère à modérée sans limitation des activités courantes (85,6 %), induration et/ou érythème (89 %), nodules et kystes (76 %), prurit (62 %), ecchymoses (48 %), plus rarement douleur ou gêne nécessitant un antalgique ou limitant les activités courantes (9,4 %), rarement infection au site d'injection (1,1 %)
- Très fréquents (≥ 10 %) : céphalées, insomnie, éosinophilie isolée (10 %)
- Fréquents (> 1 % mais < 10 %) : anorexie, perte d'appétit, dysgueusie, perte de poids, constipation, douleurs abdominales hautes, dysphagie, pancréatite, asthénie, anxiété, dépression, neuropathie périphérique, étourdissements (sans vertiges réels), sinusite, conjonctivite, candidose buccale, adénopathie, grippe, herpès, papillome cutané, folliculites, toux, syndrome pseudo-grippal, pneumonie bactérienne, myalgies, arthralgies, douleurs dorsales, douleurs dans les membres, crampes musculaires, sueurs nocturnes ou hypersudation ou sécheresse cutanée, prurit, élévation de l'amylasémie, des enzymes hépatiques, des triglycérides
- Réactions allergiques systémiques rares (0,6 %)

Précautions d'emploi

- Insuffisance rénale : *cf.* note ci-contre
- L'efficacité (diminution significative de la charge virale avec gain de 50 CD4/mm^3 au moins) doit être appréciée *après 12 semaines* afin d'éviter de poursuivre inutilement le traitement ou au contraire de favoriser l'observance du patient
- Grossesse et allaitement : pas d'effets délétères sur le fœtus lors des études animales, mais l'allaitement est déconseillé (comme chez toute femme séropositive pour le VIH)
- Sujets < 6 ans ou > 65 ans : absence de données disponibles

Interactions médicamenteuses et incompatibilités physico-chimiques

- Aucune interaction pharmacocinétique cliniquement significative n'a été observée (pas d'influence sur les iso-enzymes du cytochrome P450, notamment)
- Ne jamais mélanger à un produit autre que le solvant fourni

INTI ou Analogue nucléosidique de la transcriptase inverse du VIH (I)

Zidovudine ou AZT (1) *Liste I-100 %-Coll-Prescription initiale hospitalière*

RETROVIR Zidovudine ou Azidothymidine	100 gél. 100 mg 40 gél. 250 mg Sol. buv. : 200 ml à 100 mg/10 ml (+ seringue de 10 ml graduée par 0,5 ml) Sol. buv. : 200 ml à 100 mg/10 ml (+ seringue de 1 ml graduée par 0,1 ml)	En 2 prises quotidiennes, *en dehors ou au cours des repas* : A. 500 à 600 mg/24 h en 2 prises E. de 8 à 13 kg : 100 mg x 2 fois/jour E. de 14 à 21 kg : 100 mg le matin et 200 mg le soir E. de 22 à 29 kg : 200 mg ou 250 mg x 2 fois/jour

1. Les connaissances concernant les antirétroviraux sont évolutives et ces traitements doivent être initiés et surveillés par un médecin expérimenté dans la prise en charge de l'infection par le VIH. On recommande actuellement des posologies de 600 mg/24 h en 2 prises orales, mieux tolérées et aussi efficaces que les posologies plus fortes.
Pour les patients qui tolèrent mal le produit, on recommande de fractionner la posologie en prises de 100 mg toutes les 4 heures (soit en 6 prises par 24 heures).
Hémoglobinémie < 7,5 g/100 ml ou neutrophiles < 750/mm^3 → arrêter le traitement jusqu'à normalisation (soit 2 semaines environ), changer de molécule.

Zidovudine injectable (2) *Liste I-100 %-Coll-Réservé aux hôpitaux*

RETROVIR IV	5 fl. 20 ml = 200 mg	Perfusion IV en 1 heure quand la prise orale n'est pas possible et pendant 15 jours au maximum : 1 à 2 mg/kg toutes les 4 heures

2. Diluer le contenu des flacons dans du soluté glucosé isotonique à 5 % afin d'obtenir une concentration de 2 à 4 mg/ml (≤ 4 mg/ml), cette solution devant être utilisée immédiatement après préparation et perfusée en 1 heure minimum.

Zidovudine en associations à doses fixes

Cf. pages suivantes : *Combivir* et *Trizivir*

Contre-indications

Antécédents d'hypersensibilité à la zidovudine, allaitement
Hémoglobinémie < 7,5 g/100 ml, neutrophiles < 750/mm³

Propriétés

- Analogue nucléosidique, inhibiteur de la transcriptase inverse du VIH, virustatique sur les rétrovirus humains, félins et murins (après phosphorylation par la thymidine-kinase virale et des kinases cellulaires non spécifiques) : l'AZT réduit la mortalité due au VIH et la fréquence et la gravité des infections opportunistes, en association avec d'autres antiviraux (résistance en monothérapie après 12 mois chez 15 à 20 % des patients si CD4 > 400/mm³ et 60 à 80 % des patients si CD4 < 400/mm³)
- Absorption digestive à 65 %, fixation à 35 % aux protéines plasmatiques, assez bonne diffusion dans le LCR (55 % des taux sériques), glycuro-conjugaison hépatique, demi-vie de 1 heure, élimination urinaire (dont 80 % sous forme glycuroconjuguée)

Indications (associé à d'autres antirétroviraux, sauf prévention chez l'enfant à naître)

- Traitement précoce des sujets VIH séropositifs asymptomatiques si les lymphocytes CD4 sont < 200/mm³ ou compris entre 200/mm³ et 500/mm³ mais en diminution rapide
- Manifestations précoces des infections à VIH si les lymphocytes CD4 sont < 350/mm³
- Manifestations des infections à VIH au stade de sida
- Traitement des femmes enceintes VIH séropositives après 14 semaines de grossesse et traitement de leur nouveau-né (réduction considérable du risque de transmission du VIH à l'enfant : 8,3 % avec AZT en monothérapie *versus* 25,5 % sans AZT)

Effets indésirables (arrêt du traitement surtout pour anémie ou atteinte musculaire)

- Toxicité hématologique : anémie fréquente après 2 à 6 semaines, neutropénie après 4 à 6 semaines (30-47 %) nécessitant souvent l'arrêt du traitement
- Céphalées (50 %), nausées (50 %), douleurs abdominales (20 %), asthénie (20 %), diarrhée (12 %), éruptions cutanées (10 %), risque d'ulcérations œsophagiennes en cas de prise des gélules sans eau et en décubitus
- Plus rares : myalgies, paresthésies, possibilité de polymyosite après 6,5 à 11 mois (faiblesse et atrophie musculaire, élévation des CPK), vomissements, somnolence, insomnie, étourdissements, agitation, pigmentations unguéales, hypertrichose ciliaire, acidose lactique
- Statistiquement non significatifs : fièvre, frissons, sueurs, toux, syndrome pseudo-grippal, douleurs thoraciques ou généralisées, anorexie, dyspepsie, malaise, troubles anxio-dépressifs, vertiges, convulsions, tremblements, ataxie, hallucinations
- Risque évoqué de maladie mitochondriale chez les enfants exposés *in utero*

Précautions d'emploi et interactions médicamenteuses

- *Surveillance hématologique stricte*, au minimum tous les 15 jours pendant 3 mois, puis tous les mois
- Risque potentiel de sélection de souches résistantes à l'AZT en traitement prolongé
- ***Associations déconseillées*** : stavudine, ribavirine
- *Associations à utiliser avec précaution* : probénécide, pyriméthamine, sulfamides, triméthoprime, médicaments néphrotoxiques et/ou myélotoxiques (amphotéricine B IV, dapsone, doxorubicine, flucytosine, ganciclovir, interféron, pentamidine, pyriméthamine, vinblastine, vincristine), produits modifiant le métabolisme de l'AZT (AINS, aspirine et salicylés, benzodiazépines, cimétidine, codéine, clofibrate, dapsone, indométacine, isoprinosine, morphine, ribavirine)

INTI ou Inhibiteurs nucléosidiques de la transcriptase inverse du VIH (II)

Lamivudine[G] ou 3TC (1) *Liste I-100 %-Coll-Prescription initiale hospitalière*

EPIVIR Lamivudine	60 cp. 150 mg 30 cp. 300 mg Sol. buv. : fl. 240 ml à 10 mg/ml (stable 1 mois après ouverture)	En 1 ou 2 prises par jour, *à jeun ou au cours des repas* : A. et E. > 12 ans : 300 mg/jour en 1 prise ou 150 mg toutes les 12 heures E. de 3 mois à 12 ans : 4 mg/kg toutes les 12 heures sans dépasser 300 mg/24 h
COMBIVIR (2) Lamivudine + Zidovudine	60 cp. contenant : 150 mg de lamivudine + 300 mg de zidovudine	En 2 prises par jour, *à jeun ou au cours des repas* : A. et E. > 30 kg : 1 cp. x 2 fois/jour E. entre 21 et 30 kg : 1/2 cp. x 2 fois/jour E. entre 14 et 21 kg : 1/2 cp. x 2 fois/jour E. < 14 kg : non indiqué

1. Les connaissances concernant les antirétroviraux sont évolutives et ces traitements doivent être initiés et surveillés par un médecin expérimenté dans la prise en charge de l'infection par le VIH.
2. Association à doses fixes permettant une prise plus simple et une meilleure observance (*cf.* pages précédentes les propriétés générales et les conditions d'emploi de la zidovudine). Utiliser toutefois la lamivudine et la zidovudine sous forme de spécialités séparées, afin d'adapter leur posologie, en cas de mauvaise tolérance hématologique à la zidovudine, insuffisance rénale avec clairance de la créatinine ≤ 50 ml/min, insuffisance hépatique sévère.

Lamivudine dans l'hépatite B chronique *Liste I-65 %-Coll*

ZEFFIX (3) Lamivudine	28 cp. 100 mg Sol. buv. : fl. 240 ml à 5 mg/ml (stable 2 mois après ouverture)	En 1 prise quotidienne, *à jeun ou au cours des repas* : A. 100 mg/jour

3. Médicament à prescription initiale hospitalière réservée aux spécialistes ou services spécialisés en gastro-entérologie, hépatologie, maladies de l'appareil digestif, médecine interne, infectiologie, indiqué dans le traitement de l'hépatite B chronique de l'adulte avec mise en évidence d'une réplication virale, avec atteinte hépatique décompensée ou inflammation hépatique active histologiquement documentée et/ou fibrose (durée optimale de traitement encore mal connue).
En cas d'insuffisance rénale, réduire la posologie si la clairance de la créatinine est < 50 ml/min (en utilisant la solution buvable) :
– Clairance < 50 ml/min : dose initiale de 100 mg puis 50 mg/jour.
– Clairance < 30 ml/min : dose initiale de 100 mg puis 25 mg/jour.
– Clairance < 15 ml/min : dose initiale de 35 mg puis 15 mg/jour.
– Clairance < 5 ml/min : dose initiale de 35 mg puis 10 mg/jour.
Surveillance clinique et biologique (ALAT tous les 3 mois, ADN-VHB et Ag-Hbe tous les 6 mois), poursuivie pendant 4 mois après l'arrêt du traitement puis régulièrement car risque de réactivation de l'hépatite à l'arrêt chez certains patients.

Contre-indications
Hypersensibilité connue à la lamivudine ou à l'un des composants, allaitement

Propriétés

- Analogue nucléosidique, inhibiteur de la transcriptase inverse du VIH (*la lamivudine est l'INTI le mieux toléré*), ne présentant pas de résistance croisée avec la plupart des autres INTI (sauf avec l'emtricitabine qui est son dérivé fluoré), actif aussi sur le virus de l'hépatite B (mais des résistances du VHB surviennent chez environ 15 à 30 % des patients après 1 an et environ 50 % des patients après 3 ans)
- Biodisponibilité orale de 85 %, faible fixation aux protéines plasmatiques (< 36 %), diffusion dans le LCR, métabolisme hépatique faible (5-10 %), élimination urinaire sous forme inchangée essentiellement (par sécrétion tubulaire active *via* le système de transport cationique), demi-vie de 5 à 7 heures

Indications (en association à d'autres médicaments antirétroviraux pour le VIH)

- Traitement de l'infection par le VIH en association à d'autres antirétroviraux, chez les adultes et enfants de plus de 3 mois, ayant un déficit immunitaire évolutif et moins de 350 CD4/mm^3
- Traitement de l'hépatite B chronique chez l'adulte (*cf. Zeffix* ci-contre)

Effets indésirables

- Les plus fréquents : céphalées, malaise, fatique, nausées, diarrhée, vomissements, douleurs abdominales, insomnie, toux, douleurs ostéo-musculaires
- Plus rares : neutropénie et anémie parfois sévères en association à la zidovudine, thrombopénies, pancréatites, acidose lactique (→ arrêt du traitement au moindre signe de pancréatite ou d'acidose lactique), neuropathies périphériques (paresthésies), élévation transitoire des transaminases et de l'amylasémie
- Comparables au placebo aux doses utilisées dans le traitement de l'hépatite B

Précautions d'emploi (*cf.* ci-contre pour le traitement de l'hépatite B)

- Surveillance clinique et biologique régulière (NFS, transaminases, amylasémie) → arrêt du traitement au moindre signe de pancréatite ou d'acidose lactique
- En cas d'insuffisance rénale, réduire la posologie si la clairance de la créatinine est inférieure à 50 ml/min (en utilisant la solution buvable si elle est < 30 ml/min) :
  - Clairance < 50 ml/min : 150 mg (ou 4 mg/kg chez l'enfant) x 1 fois/jour
  - Clairance < 30 ml/min : dose initiale de 150 mg (ou 4 mg/kg chez l'enfant), puis 100 mg (ou 2,6 mg/kg chez l'enfant) x 1 fois/jour
  - Clairance < 15 ml/min : dose initiale de 150 mg (ou 4 mg/kg chez l'enfant), puis 50 mg (ou 1,3 mg/kg chez l'enfant) x 1 fois/jour
  - Clairance < 5 ml/min : dose initiale de 50 mg (ou 1,3 mg/kg chez l'enfant), puis 25 mg (ou 0,7 mg/kg chez l'enfant) x 1 fois/jour
- Grossesse et enfant < 3 mois : innocuité non établie

Interactions médicamenteuses

- ***Associations déconseillées*** : emtricitabine (qui est son dérivé fluoré), zalcitabine, pentamidine (risque de pancréatite)
- Association déconseillée au ténofovir et à l'abacavir (échec virologique) et à la didanosine en monoprise
- *Associations à utiliser avec précaution* : triméthoprime (diminution de l'élimination urinaire de la lamivudine nécessitant une réduction de sa posologie uniquement en cas d'insuffisance rénale), médicaments induisant des neuropathies périphériques

INTI ou Inhibiteurs nucléosidiques de la transcriptase inverse du VIH (III)

Emtricitabine (1) *Liste I-100 %-Coll-Prescription initiale hospitalière*

EMTRIVA	30 gél. 200 mg	En 1 prise par jour, *à jeun ou au cours d'un repas* : A. 200 mg/jour en 1 prise E. > 33 kg et capable d'avaler : 200 mg/jour en 1 prise
EMTRIVA BUVABLE (2) *Conserver au réfrigérateur jusqu'à ouverture, puis 28 jours à moins de + 25 °C*	Solution buvable à 10 mg/ml : 170 ml avec doseur de 30 ml gradué tous les 1 ml	En 1 prise par jour, *à jeun ou au cours d'un repas* : E. > 33 kg : 6 mg/kg en 1 prise sans dépasser 240 mg/jour

1. Les connaissances concernant les antirétroviraux sont évolutives, et ces traitements doivent être initiés et surveillés par un médecin expérimenté dans la prise en charge de l'infection par le VIH. En cas d'insuffisance rénale, réduire la posologie si la clairance de la créatinine est < 50 ml/m :
   - Clairance < 50 ml/min : espacer les prises de 48 heures.
   - Clairance < 30 ml/min : espacer les prises de 72 heures.
   - Clairance < 15 ml/min : espacer les prises de 96 heures.
   - Sujets sous dialyse : espacer les prises de 96 heures (prendre 12 heures avant la dialyse).
2. *À noter* : la posologie maximale avec la solution buvable est légèrement plus élevée qu'avec les gélules en raison d'une biodisponibilité orale moindre (75 % contre 93 %).

Emtricitabine en association à doses fixes

Cf. pages suivantes : *Truvada*, *Eviplera*.

Contre-indications
Hypersensibilité connue à l'emtricitabine ou à l'un des excipients, allaitement

Propriétés

- Analogue nucléosidique, inhibiteur de la transcriptase inverse du VIH (dérivé fluoré de la lamivudine *avec laquelle existe une résistance croisée*), ne présentant pas de résistance croisée avec la plupart des autres INTI, très actif aussi sur le virus de l'hépatite B, administrable en une seule prise quotidienne en raison de sa longue demi-vie d'élimination
- Biodisponibilité orale de 93 % (gélules) ou de 75 % (solution buvable), très faible fixation aux protéines plasmatiques (< 4 %), métabolisme hépatique faible (13 %), élimination essentiellement urinaire (84 %, par filtration glomérulaire et par sécrétion tubulaire active) et fécale (16 %), demi-vie d'élimination d'environ 10 heures

Indications (en association à d'autres médicaments antirétroviraux)

- Traitement de l'infection par le VIH en association à d'autres antirétroviraux, chez les adultes et enfants de plus de 33 kg

Effets indésirables

- Très fréquents (> 10 %) : céphalées, nausées, diarrhée, élévation des CPK
- Fréquents (> 1 % mais < 10 %) : prurit, éruptions cutanées, réactions allergiques, vertiges, asthénie, insomnie, dyspepsie, douleurs abdominales, vomissements, douleurs, hyperpigmentation modérée des paumes des mains et des plantes des pieds, élévation des transaminases, de l'amylasémie, de la lipase sérique, de la bilirubine
- Hépatomégalie sévère avec stéatose hépatique, acidose lactique, exacerbation de l'hépatite B chez les patients co-infectés à VIH et VHB si l'emtricitabine est arrêtée

Précautions d'emploi

- Surveillance clinique et biologique régulière (NFS, transaminases amylasémie, fonction rénale) → arrêt au moindre signe de pancréatite ou d'acidose lactique
- Réduire les doses en cas d'insuffisance rénale (*cf.* note ci-contre)
- Insuffisance hépatique : absence de données (mais faible métabolisation et élimination rénale prédominante donc pas de nécessité d'adaptation posologique)
- Utiliser avec prudence chez les conducteurs et utilisateurs de machines (vertiges)
- Grossesse et enfant < 33 kg : innocuité non établie

Interactions médicamenteuses

- ***Associations déconseillées*** : analogues de la cytidine (lamivudine, zalcitabine)
- *Associations à prendre en compte* : médicaments éliminés par sécrétion tubulaire active (risque de compétition), mais pas d'interactions avec les médicaments métabolisés par le cytochrome P450

INTI ou Inhibiteurs nucléosidiques de la transcriptase inverse du VIH (IV)

Didanosine ou ddI (1) *Liste I-100 %-Coll-Prescription initiale hospitalière*

VIDEX COMPRIMÉS Didanosine ou Didéoxyinosine	60 cp. 25 mg, 50 mg, 100 mg ou 150 mg (cp. à croquer ou mâcher ou mettre en suspension dans de l'eau plate)	En 1 ou 2 prises par jour *impérativement à jeun (30 min avant un repas)* : A. ≥ 60 kg : 400 mg/jour A. < 60 kg : 250 mg/jour E. Posologie ci-dessous
VIDEX GÉLULES	30 gél. 125 mg, 200 mg, 250 mg ou 400 mg (gélules gastro-résistantes)	En 1 ou 2 prises par jour *impérativement à jeun (2 heures avant un repas)* : A. ≥ 60 kg : 400 mg/jour A. < 60 kg : 250 mg/jour
VIDEX POUDRE (2)	Poudre pour solution buvable : fl. 2 g à reconstituer avec 100 ml d'eau plate, puis rajouter 100 ml de Maalox ou Xolaam = concentration finale de 10 mg/ml	En 1 ou 2 prises par jour *impérativement à jeun (30 min avant un repas)* : A. ≥ 60 kg : 400 mg/jour A. < 60 kg : 250 mg/jour E. Posologie ci-dessous

1. Les connaissances concernant les antirétroviraux sont évolutives et ces traitements doivent être initiés et surveillés par un médecin expérimenté dans la prise en charge de l'infection par le VIH.
Posologie chez l'enfant : la dose recommandée en début de traitement est de 240 mg/m^2/jour (180 mg/m^2/jour en association avec la zidovudine). L'expérience clinique est insuffisante pour recommander une adaptation posologique chez l'enfant < 3 mois.
La didanosine sera toujours ingérée à jeun (30 minutes au moins avant un repas) en 1 ou 2 prises par jour (efficacité identique) en évitant toute boisson acide (jus de fruit) ou gazeuse.
Comprimés : chaque prise doit comporter *2 comprimés quelle que soit la posologie adoptée* (afin de fournir une quantité d'anti-acide suffisante pour neutraliser l'acidité gastrique), ces comprimés pouvant être mâchés, croqués ou dissous dans 30 ml d'eau plate (solution à prendre rapidement car stable pendant 1 heure seulement).
Gélules gastro-résistantes : ces gélules ne nécessitent pas d'adjonction d'un anti-acide, mais sont contre-indiquées chez l'enfant < 6 ans en raison du risque de fausse route.
2. Poudre pour solution buvable : après reconstitution de la solution (à 20 mg/ml), *mélanger avec un même volume de suspension anti-acide type Maalox ou Xolaam* (ce qui donne une concentration finale de 10 mg/ml), ce mélange étant stable pendant 30 jours au réfrigérateur (bien l'agiter avant chaque prise).

Contre-indications
Hypersensibilité à l'un des composants, allaitement

Propriétés

- Analogue nucléosidique, inhibiteur de la transcriptase inverse du VIH, actif sur des souches de VIH résistantes à la zidovudine, ayant une myélotoxicité plus faible mais une toxicité pancréatique et une toxicité neurologique dose-dépendantes
- Efficacité (diminution de la charge virale) : diminution de 1,7 log avec AZT, de 2 log avec D4T
- Absorption digestive *réduite de 50 % par les aliments* (→ prendre à jeun), dégradation rapide à pH gastrique acide, faible fixation aux protéines plasmatiques (< 5 %), bonne diffusion dans le LCR, métabolisation en didéoxyadénosine triphosphate (métabolite actif), élimination urinaire, passage transplacentaire (passage dans le lait non étudié)

Indications (en association à d'autres médicaments antirétroviraux)

- Traitement des adultes et enfants VIH séropositifs présentant un déficit immunitaire évolutif ou avancé

Effets indésirables

- Pancréatites (7 %) pouvant être fatales → arrêt immédiat au moindre doute
- Neuropathies périphériques (9 %) → arrêt jusqu'à guérison (survenant en 2 à 6 mois)
- Élévation des transaminases (13 %) avec rares cas d'hépatites imposant l'arrêt
- Autres : diarrhée (18 %), nausées et/ou vomissements (8 %), fièvre et frissons (5 %), céphalées (5 %), douleurs (4 %), prurit et/ou rashs cutanés (4 %), asthénie (3 %), convulsions (3 %), insomnie (2 %), confusion mentale (2 %), infections (2 %), hyperuricémie généralement asymptomatique mais pouvant nécessiter l'arrêt
- Rares cas de dépigmentation rétinienne et de diabète insipide ou de diabète sucré (en particulier chez l'enfant) et d'acidose lactique
- Rares et non imputables formellement au produit : leucopénie, thrombopénie, anémie

Précautions d'emploi

- Surveiller l'amylasémie (chaque mois), les transaminases, la fonction rénale et la NFS, et faire un examen de la rétine tous les 6 mois (et en cas de modifications de la vision)
- Utiliser avec une extrême prudence en cas d'antécédents de pancréatite (risque de pancréatite passant de 3 à 30 %) et/ou d'hypertriglycéridémie → surveiller chaque mois l'amylasémie et arrêter immédiatement le traitement au moindre doute
- Neuropathie périphérique → arrêt jusqu'à guérison (survenant en 2 à 6 mois)
- Insuffisance rénale ou insuffisance hépatique : réduire la posologie (réduction de 50 % et administration après la dialyse chez l'hémodialysé)
- Comprimés : utiliser avec prudence si régime hyposodé (265 mg de Na/cp), insuffisance rénale sévère (8,7 mEq de Mg/cp), phénylcétonurie (36,5 mg de phénylalanine/cp)
- Grossesse : innocuité non établie

Interactions médicamenteuses (encore mal connues)

- ***Associations déconseillées*** : stavudine et zalcitabine (toxicité majorée), ténofovir (échecs virologiques), ganciclovir (augmentation de l'AUC de la ddI)
- *Associations à utiliser avec précaution* : pentamidine (risque de pancréatite), ribavirine (risque d'acidose lactique), médicaments responsables de neuropathies périphériques (chloramphénicol, cisplatine, disulfirame, hydralazines, isoniazide, nitro-imidazolés, nitrofurantoïne, phénytoïne, vidarabine, vincristine)
- *Associations nécessitant la prise 2 heures avant ou 4 heures après la ddI* : indinavir, dapsone, fluoroquinolones, itraconazole, kétoconazole, pyriméthamine, tétracyclines

INTI ou Inhibiteurs nucléosidiques de la transcriptase inverse du VIH (V)

Stavudine ou d4T (1) *Liste I-100 %-Coll-Prescription initiale hospitalière*

ZERIT	56 gél. 20 mg, 30 mg ou 40 mg Sol. buv. : fl. 200 ml à 1 mg/ml avec doseur	En 2 prises quotidiennes, *1 heure avant les repas si possible ou à un repas léger* : A. : – Poids ≥ 60 kg : 40 mg toutes les 12 heures – Poids < 60 kg : 30 mg toutes les 12 heures Population pédiatrique : – ≥ 30 kg : posologie adulte – ≥ 14 jours : 1 mg/kg toutes les 12 heures – < 14 jours : 0,5 mg/kg toutes les 12 heures

1. En cas d'insuffisance rénale, réduire la posologie en fonction de la clairance de la créatinine :
   - Clairance de la créatinine ≥ 50 ml/min : posologie usuelle.
   - Clairance de la créatinine < 50 ml/min :
     - 20 mg x 2 fois/jour si poids ≥ 60 kg.
     - 15 mg x 2 fois/jour si poids < 60 kg.
   - Clairance de la créatinine < 25 ml/min : 20 mg x 1 fois/jour si poids ≥ 60 kg.

Contre-indications
Hypersensibilité connue à la stavudine ou à l'un des excipients

Propriétés

- Analogue nucléosidique, inhibiteur de la transcriptase inverse du VIH, ayant une toxicité neurologique dose-dépendante à type de neuropathies périphériques dont l'incidence paraît proche de celle de la zalcitabine
- Biodisponibilité orale de 86 %, élimination urinaire sous forme inchangée (40 %) par sécrétion tubulaire active et par filtration glomérulaire, métabolisation endogène par des voies métaboliques mal connues pour les 60 % restant, demi-vie de 3,5 heures dans les cellules CEM T impliquant une administration bi-quotidienne

Indications (en association à d'autres médicaments antirétroviraux)

- Traitement des adultes et des enfants (dès la naissance) infectés par le virus VIH et présentant un déficit immunitaire avancé ou évolutif (pour utilisation en association)
- *NDR* : n'est plus recommandé en première intention en raison d'effets indésirables potentiellement sévères

Effets indésirables

- Toxicité neurologique dose-dépendante (> 20 %) : neuropathies périphériques (engourdissement, fourmillements, douleurs des pieds et des mains) → arrêt du traitement
- Élévation des transaminases → arrêt du traitement si élévation rapide
- Pancréatites (1 à 3 %) pouvant être fatales → arrêt immédiat au moindre doute
- Très fréquents (> 10 %) : céphalées (55 %), diarrhée (50 %), fièvre (38 %), nausées et vomissements (35 %), élévation de l'amylasémie (22 %)
- Fréquents (1 à 10 %) : dyspepsie, asthénie, anorexie, dépression, douleurs thoraciques et/ou abdominales, myalgies, arthralgies, syndrome pseudo-grippal, dyspnée, vertiges, insomnie, état dépressif, réactions allergiques, anémie, neutropénie, thrombopénie, acidose lactique, lipoatrophie
- Troubles lipidiques et métaboliques

Précautions d'emploi

- Surveillance clinique et biologique régulière (NFS, transaminases, amylasémie) → arrêt du traitement en cas de signes de pancréatite, de neuropathie périphérique, d'élévation des transaminases
- Insuffisance rénale : réduire la posologie (*cf.* note ci-contre)
- Grossesse et allaitement : ne doit pas être utilisé
- Acidose lactique, **lipoatrophie**

Interactions médicamenteuses (encore mal connues)

- ***Associations déconseillées*** : zidovudine, zalcitabine, didanosine, doxorubicine
- *Associations à utiliser avec précaution* : autres médicaments éliminés au niveau rénal par sécrétion active, autres médicaments induisant des neuropathies périphériques ou des pancréatites (isoniazide, pentamidine, thalidomide), ribavirine

INTI ou Inhibiteurs nucléosidiques de la transcriptase inverse du VIH (VI)

Abacavir ou ABC (1) *Liste I-100 %-Coll-Prescription restreinte*

ZIAGEN *Conserver à température ambiante*	60 cp. 300 mg Sol. buvable : fl. 240 ml à 20 mg/ml avec pipette de 10 ml (15 ml = 1 cp.)	En 1 ou 2 prises par jour, *en dehors ou au cours des repas* : A. et E. > 12 ans : 300 mg toutes les 12 heures ou 600 mg/24 h en 1 prise E. de 3 mois à 12 ans : 8 mg/kg toutes les 12 heures sans dépasser 600 mg/24 h

1. Les connaissances concernant les antirétroviraux sont évolutives et ces traitements doivent être initiés et surveillés par un médecin expérimenté dans la prise en charge de l'infection par le VIH.
Insuffisance rénale → aucun ajustement posologique n'est nécessaire (mais déconseillé au stade terminal de l'insuffisance rénale).
Insuffisance hépatique → aucun ajustement posologique n'est nécessaire en cas d'insuffisance hépatique légère (absence de données en cas d'insuffisance hépatique modérée, et contre-indication en cas d'insuffisance hépatique sévère).

Abacavir en association (2) *Liste I-100 %-Coll-Prescription restreinte*

KIVEXA *Conserver à température ambiante*	30 cp. contenant : 600 mg d'abacavir + 300 mg de lamivudine	En 1 prise quotidienne, *en dehors ou au cours des repas* : A. 1 cp./24 h
TRIZIVIR *Conserver à température ambiante*	60 cp. contenant : 300 mg d'abacavir + 150 mg de lamivudine + 300 mg de zidovudine	En 2 prises quotidiennes, *en dehors ou au cours des repas* : A. 1 cp. toutes les 12 heures soit 2 cp./24 h

2. Les connaissances concernant les antirétroviraux sont évolutives et ces traitements doivent être initiés et surveillés par un médecin expérimenté dans la prise en charge de l'infection par le VIH.
Ces associations à doses fixes permettent de réduire le nombre de comprimés et d'améliorer l'observance (*cf. Lamivudine* et *Zidovudine* pour les conditions d'emploi de ces deux produits).
Mais, pendant les 6 à 8 premières semaines de traitement, il est recommandé d'initier le traitement par la prise séparée des différents antirétroviraux, en raison, notamment, du risque de réactions d'hypersensibilité graves, voire mortelles, à l'abacavir.
Insuffisance rénale → produits non recommandés en cas d'insuffisance rénale (administrer chaque produit séparément avec les précautions qui s'imposent) et contre-indiqués au stade terminal de l'insuffisance rénale.
Insuffisance hépatique → produits non recommandés en cas d'insuffisance hépatique modérée et contre-indiqués en cas d'insuffisance hépatique sévère.

Contre-indications

HLA-B5701 positif

Hypersensibilité connue à l'abacavir ou à l'un des excipients

Insuffisance hépatique sévère

Intolérance héréditaire au fructose (pour la solution buvable), allaitement

Propriétés

- Analogue nucléosidique, inhibiteur de la transcriptase inverse du VIH, actif sur des souches de VIH résistantes aux autres analogues nucléosidiques ou à la névirapine (des résistances croisées sont peu probables avec les inhibiteurs non nucléosidiques de la transcriptase inverse ou les antiprotéases)
- Biodisponibilité orale de 83 %, métabolisation hépatique par l'alcool déshydrogénase et la glycuronyl transférase, élimination principalement urinaire (83 % sous forme de métabolites et 2 % sous forme inchangée) et fécale, demi-vie de 1,5 heures, passage transplacentaire et dans le lait maternel

Indications (en association à d'autres médicaments antirétroviraux)

- Traitement des adultes infectés par le virus VIH, en association à au moins deux autres agents antirétroviraux

Effets indésirables

- *Réactions d'hypersensibilité* des patients porteurs du HLA-B5701 dans les 6 premières semaines en général, *ayant pu avoir une évolution fatale* en l'absence d'arrêt ou en cas de reprise du produit : fièvre et/ou éruptions cutanées, nausées, vomissements, diarrhée, douleurs abdominales, léthargie, malaise, dyspnée, pharyngite, toux, essoufflement, myalgies, arthralgies, céphalées, paresthésies, œdème, réactions anaphylactiques, insuffisance rénale → arrêt *immédiat et définitif* du traitement
- Divers (≥ 10 %) : nausées, vomissements, fatigue
- Des cas d'acidose lactique parfois fatale, associée en général à une hépatomégalie importante et à une stéatose hépatique (notamment chez des femmes obèses), ont été observés avec des analogues nucléosidiques (*cf.* Précautions d'emploi)

Précautions d'emploi

- Prescription uniquement si HLA-B5701 négatif en raison de réactions d'hypersensibilité parfois mortelles
- Utiliser sous surveillance clinique et biologique régulière (NFS, transaminases, CPK, créatinine) avec consultation tous les 15 jours pendant les 2 premiers mois puis régulièrement → arrêt *immédiat et définitif* du traitement qui ne devra jamais être réintroduit *en cas de réactions d'hypersensibilité* (les patients devant restituer le reste du produit à la pharmacie), et arrêt du traitement en cas d'élévation rapide des transaminases ou d'hépatomégalie progressive ou d'acidose lactique d'étiologie inconnue
- Insuffisance hépatique ou rénale : *cf.* notes ci-contre
- Grossesse : innocuité non établie (mais fœtotoxicité chez le rat)

Interactions médicamenteuses (encore mal connues)

- ***Associations déconseillées*** : névirapine
- Absence d'interactions avec zidovudine, lamivudine, interactions peu probables avec d'autres médicaments dont les antiprotéases, AUC augmentée d'environ 41 % par l'alcool mais interaction non cliniquement significative, interactions non étudiées avec les rétinoïdes éliminés par l'alcool déshydrogénase

Inhibiteurs nucléotidiques de la transcriptase inverse du VIH

Ténofovir disoproxil ou TDF (1) *Liste I-100 %-Coll-Prescription restreinte*

VIREAD	30 cp. 245 mg Granulés (33 mg/g)	En 1 prise quotidienne *toujours lors d'un repas* : A. 1 cp./jour E. 6 à 12 ans : < 22 kg : 123 mg/jour < 28 kg : 163 mg/jour < 35 kg : 204 mg/jour E. dès 2 ans : forme cp. inadaptée

1. Les connaissances concernant les antirétroviraux sont évolutives et ces traitements doivent être initiés et surveillés par un médecin expérimenté dans la prise en charge de l'infection par le VIH. Insuffisance hépatique, insuffisance rénale, sujets > 65 ans ou < 18 ans → absence de données disponibles permettant une recommandation posologique dans ces cas.

Ténofovir en association (2) *Liste I-100 %-Coll-Prescription restreinte*

TRUVADA	30 cp. 245 mg + 200 mg d'emtricitabine	A. 1 cp./jour *toujours lors d'un repas*
ATRIPLA	Cp. 245 mg + 200 mg d'emtricitabine + 600 mg d'efavirenz	A. 1 cp./jour *à jeun, le soir au coucher*
EVIPLERA	30 cp. 245 mg + 200 mg d'emtricitabine + 25 mg de rilpivirine	A. 1 cp./jour *toujours lors d'un repas*

2. Les connaissances concernant les antirétroviraux sont évolutives et ces traitements doivent être initiés et surveillés par un médecin expérimenté dans la prise en charge de l'infection par le VIH. Cette association à doses fixes permet de réduire le nombre de comprimés et d'améliorer l'observance (*cf. Emtricitabine* pour les conditions d'emploi de ce produit). Insuffisance hépatique, insuffisance rénale, sujets > 65 ans ou < 18 ans → absence de données disponibles permettant une recommandation posologique dans ces cas.

Contre-indications
Hypersensibilité au produit ou à l'un des excipients Insuffisance rénale sévère

Propriétés

- Inhibiteur "nucléotidique" de la transcriptase inverse du VIH, de structure acyclique, bien toléré, ayant une activité antivirale très puissante même sur des souches de VIH résistantes aux INTI, aux INNTI et aux antiprotéases, et sur le VHB (même sur des souches résistantes à la lamivudine)
- Résistances : au cours des essais cliniques, environ 3 % des patients ont développé la mutation K65R (associée à une résistance *in vivo* à la zalcitabine, à la didanosine, à l'abacavir, et à une résistance génotypique *in vitro* au ténofovir)
- Absorption digestive rapide (40 % avec des aliments), liaison faible aux protéines plasmatiques, transformation intracellulaire en ténofovir diphosphate actif, pas de métabolisation par les enzymes hépatiques, élimination principalement urinaire par filtration glomérulaire et surtout sécrétion tubulaire active (par le *human organic anion transporter 1* ou hOAT1), demi-vie d'élimination de 12 à 18 heures, passage transplacentaire et dans le lait maternel

Indications (en association à d'autres médicaments antirétroviraux)

- Traitement des patients > 18 ans infectés par le VIH, en association avec d'autres agents antirétroviraux
- Traitement des infections par le virus de l'hépatite B des patients adultes atteints d'hépatite B chronique compensée avec replication virale

Effets indésirables

- Très fréquents (> 10 %) : hypophosphorémie, nausées et vomissements, diarrhée, vertiges, rash, asthénie
- Fréquents (1 à 10 %) : élévation de la créatininémie, flatulences, céphalées, douleurs abdominales, hypokaliémie
- Rares : insuffisance rénale, tubulopathie proximale (y compris syndrome de Fanconi)
- Très rares : nécrose tubulaire aiguë, néphrite, diabète insipide néphrogénique

Précautions d'emploi

- Surveiller la fonction rénale (clairance de la créatinine, protéinurie) et la phosphorémie, avant traitement puis chaque mois (ou 1 fois/semaine si association à des médicaments néphrotoxiques) pendant la première année, puis tous les 3 mois → arrêt du traitement si clairance de la créatinine < 50 ml/min ou phosphorémie < 10 mg/l (0,32 mmol/l) → risque de Fanconi
- Grossesse et allaitement : traitement déconseillé (absence de données)

Interactions médicamenteuses

- ***Associations déconseillées*** : médicaments sécrétés par le même transporteur rénal (*human organic anion transporter 1* ou hOAT1) dont cidofovir, didanosine (toxicité de la DDI majorée car biodisponibilité accrue de 40 à 60 % et échecs virologiques), médicaments néphrotoxiques (amphotéricine B injectable, aminosides, foscarnet, ganciclovir, pentamidine, vancomycine, etc.)
- Absence d'interactions avec efavirenz, indinavir, lamivudine, lopinavir, ritonavir
- Syndrome de restauration immunitaire : une réaction inflammatoire à des infections opportunistes peut entraîner des manifestations cliniques graves

INNTI ou Inhibiteurs non nucléosidiques de la transcriptase inverse du VIH (I)

Efavirenz[G] (1) *Liste I-100 %-Coll-Prescription initiale hospitalière*

SUSTIVA	30 gél. 50 mg 90 gél. 200 mg 30 cp. 600 mg (réservées chez l'enfant à ceux qui sont capables d'avaler ces gélules) ------------------------------ Suspension buvable : 180 ml avec seringue graduée (30 mg/ml)	En 1 prise le soir au coucher, *avec ou sans nourriture* : A. 600 mg/jour E. ≥ 40 kg : 600 mg/jour 32 à 40 kg : 400 mg/jour 25 à 32 kg : 350 mg/jour 20 à 25 kg : 300 mg/jour 15 à 20 kg : 250 mg/jour 13 à 15 kg : 200 mg/jour

1. Les connaissances concernant les antirétroviraux sont évolutives et ces traitements doivent être initiés et surveillés par un médecin expérimenté dans la prise en charge de l'infection par le VIH.
Insuffisance hépatique légère à modérée → utiliser avec prudence, en surveillant les effets indésirables dose-dépendants, notamment ceux affectant le système nerveux.
Insuffisance rénale → absence d'études (mais seulement 1 % est excrété dans les urines sous forme inchangée, ce qui ne devrait pas avoir de conséquences sur l'accumulation du produit).
En cas de survenue d'une éruption cutanée, l'utilisation d'un antihistaminique H1 et/ou d'un corticoïde peut améliorer la tolérance et accélérer la guérison, cependant le traitement doit être interrompu en cas d'éruption cutanée sévère notamment avec phlyctènes, desquamation, lésions des muqueuses et/ou fièvre.

Efavirenz en association *Liste I-100 %-Coll-Prescription restreinte*

ATRIPLA	Cp. 245 mg 200 mg d'emtricitabine 600 mg d'efavirenz	A. 1 cp./jour en 1 prise *à jeun, le soir au coucher*

Contre-indications
Antécédents d'hypersensibilité au produit, grossesse et allaitement Insuffisance hépatique sévère, certaines associations (*cf.* Interactions)

Propriétés

- Inhibiteur non nucléosidique de la transcriptase inverse du VIH-1 (INNTI), inactif sur le VIH-2 et les autres rétrovirus (simiens, félins et murins), agissant directement sans être phosphorylé (contrairement aux analogues nucléosidiques antirétroviraux) ce qui lui permet de rester actif sur des souches de VIH-1 multirésistantes à ceux-ci ou aux antiprotéases, mais *devant toujours être utilisé au sein d'une multithérapie puissante pour éviter l'émergence rapide de résistances* (les résistances sont croisées entre les différents INNTI : névirapine, efavirenz, delavirdine)
- Absorption digestive rapide, liaison ≥ 99,5 % aux protéines plasmatiques, métabolisation hépatique intense surtout par les iso-enzymes CYP 3A4 et CYP 2B6 du cytochrome P450, élimination urinaire sous forme de métabolites glycuroconjugués, demi-vie terminale de 40 à 55 heures, passage transplacentaire et dans le lait maternel

Indications (en association à d'autres médicaments antirétroviraux)

- Traitement des adultes, adolescents et enfants de 3 ans ou plus infectés par le VIH-1, en association à au moins deux autres agents antirétroviraux

Effets indésirables (mieux toléré que la névirapine)

- Cutanés (18 %) en général au cours des 2 premières semaines, plus fréquents chez l'enfant : éruptions maculo-papuleuses bénignes disparaissant après 1 mois malgré la poursuite du traitement, plus rarement éruptions cutanées sévères (0,7 % des cas, avec rares cas de syndrome de Stevens-Johnson et de syndrome de Lyell) *nécessitant l'arrêt immédiat du traitement*
- Neuro-psychiques, en général au cours des premiers jours, disparaissant souvent en 2 à 4 semaines : somnolence et sensations vertigineuses (9,2 %), céphalées (6,3 %), insomnie (6,1 %), fatigue (5,6 %), troubles de la concentration (5,3 %), réactions de type psychotique rares (1 à 2 ‰), très rares cas de dépression sévère
- Nausées (10,4 %), diarrhée (6,8 %), élévation des transaminases (3 %), du cholestérol, des triglycérides, rares cas de pancréatite non imputés formellement au produit

Précautions d'emploi

- Utiliser avec prudence chez les conducteurs et utilisateurs de machines (somnolence)
- Administrer préventivement un antihistaminique H1 notamment chez l'enfant
- Surveiller régulièrement la peau, les transaminases, le cholestérol, les triglycérides
- Insuffisance rénale ou hépatique : *cf.* note ci-contre
- Grossesse : traitement déconseillé (tératogène chez l'animal) sauf nécessité absolue
- En raison de la demi-vie prolongée, utiliser des mesures contraceptives adéquates pendant 12 semaines après l'arrêt du traitement

Interactions médicamenteuses (inducteur enzymatique du CYP 3A4)

- ***Associations contre-indiquées*** : contraceptifs oraux, kétoconazole, saquinavir
- *Associations à utiliser avec précaution* : indinavir (augmenter sa posologie à 1 000 mg toutes les 8 heures), ritonavir (surveiller les transaminases), rifampicine (augmenter la dose d'efavirenz à 800 mg/jour), méthadone et opioïdes, ciclosporine et tacrolimus et AVK (risque de diminution de leur activité)
- Pas d'interactions avec INTI, nelfinavir, azithromycine, fluconazole, anti-acides
- Absence d'études avec autres INNTI, rifabutine, itraconazole, érythromycine, phénytoïne, phénobarbital

INNTI ou Inhibiteurs non nucléosidiques de la transcriptase inverse du VIH (II)

Rilpivirine *Liste I-100 %-Coll-Prescription hospitalière annuelle*

EDURANT	30 cp. 25 mg	1 cp./jour (1), (2) et (3) *au cours d'un repas*

1. Doit toujours être administré en association avec d'autres antirétroviraux.
2. Chez les patients qui reçoivent de façon concomitante de la rifabutine, la posologie de rilpivirine doit être doublée.
3. Aucune adaptation posologique n'est nécessaire chez les sujets âgés et en cas d'insuffisance hépatique ou rénale légère à modérée.

Rilpivirine en association *Liste I-100 %-Coll-Prescription hospitalière annuelle*

EVIPLERA	30 cp. 25 mg + 200 mg d'emtricitabine + 245 mg de ténofovir disoproxil	1 cp./jour *au cours d'un repas*

Contre-indications
Hypersensibilité au principe actif ou à un excipient

Propriétés

- Antiviral inhibiteur non nucléosidique de la transcriptase inverse (INNTI) du VIH1
- Biodisponibilité mal connue, Tmax : 4 à 5 heures, forte liaison protéique (99 %), métabolisme hépatique par P450, élimination fécale, demi-vie de 45 heures

Indications

- Traitement de l'infection VIH1 chez le patient naïf, en association à d'autres rétroviraux, dont la charge virale est < 100 000 cop./ml d'ARN du VIH1 (ou si l'éfavirenz n'est pas indiqué : troubles psychiatriques à l'éfavirenz). Un test de résistance génotypique doit guider l'utilisation thérapeutique

Effets indésirables

- Très fréquents (> 10 %) : céphalées, insomnie, vertiges, nausées, hypercholestérolémie, augmentation de l'amylase, des transaminases
- Fréquents (1 à 10 %) : asthénie, anorexie, somnolence, dépression, douleurs abdominales, éruption cutanée, anémie, leucopénie, thrombopénie

Précautions d'emploi

- Surveillance clinique des signes de redistribution des graisses (lipodystrophie)
- Syndrome de restauration immunitaire : une réaction inflammatoire à des infections opportunistes peut entraîner des manifestations cliniques graves
- Grossesse et allaitement : utilisation déconseillée

Interactions médicamenteuses

- ***Associations contre-indiquées*** : inducteurs du cytochrome CYP 3A : anticonvulsivants, antimycobactériens, IPP, dexaméthasone, millepertuis

INNTI ou Inhibiteurs non nucléosidiques de la transcriptase inverse du VIH (III)

Névirapine[G] (1) *Liste I-100 %-Coll-Prescription initiale hospitalière*

VIRAMUNE Comprimés	14 ou 60 cp. 200 mg 90 cp. LP 100 mg 30 cp. LP 400 mg	À dose progressive, *à jeun ou au cours des repas* : A. 200 mg/jour durant 14 jours puis 200 mg x 2 fois/jour
VIRAMUNE Suspension buvable	Suspension buvable à 50 mg/5 ml : 240 ml avec pipette graduée par 5 ml = 50 mg	À dose progressive, *à jeun ou au cours des repas* : E. de 8 ans à 16 ans : 4 mg/kg/jour x 14 jours, puis 4 mg/kg x 2 fois/jour sans dépasser 400 mg/jour E. de 2 mois à 8 ans : 4 mg/kg/jour x 14 jours, puis 7 mg/kg x 2 fois/jour sans dépasser 400 mg/jour

1. Les connaissances concernant les antirétroviraux sont évolutives et ces traitements doivent être initiés et surveillés par un médecin expérimenté dans la prise en charge de l'infection par le VIH. *La posologie doit être progressive, la tolérance cutanée paraissant meilleure si la pleine dose n'est administrée qu'après une période de 2 à 4 semaines à demi-dose.*
Le traitement par la névirapine doit être interrompu définitivement chez tout patient présentant :
– Une éruption cutanée grave (Lyell et Stevens-Johnson).
– Une élévation des transaminases > 2 fois la normale associée à des signes généraux.
Le traitement par la névirapine doit être suspendu chez tout patient présentant :
– Une élévation asymptomatique des transaminases ≥ 5 fois la normale (dans ce cas, le traitement devra être interrompu définitivement si des anomalies fonctionnelles hépatiques réapparaissent après réinstauration du traitement).
Tout traitement interrompu plus de 7 jours doit être ré-initialisé à la dose de 200 mg/jour.
Toute éruption cutanée impose un suivi rapproché.

Contre-indications
Antécédents d'hypersensibilité au produit ou à l'un des excipients
Insuffisance hépatique sévère ou transaminases > 5 N avant le traitement
Allaitement, certaines associations (*cf.* Interactions)

Propriétés

- Inhibiteur non nucléosidique de la transcriptase inverse du VIH-1 (INNTI), inactif sur le VIH-2 et les autres rétrovirus (simiens, félins et murins), agissant directement sans être phosphorylé (contrairement aux analogues nucléosidiques antirétroviraux) ce qui lui permet de rester actif sur des souches de VIH-1 multirésistantes à ceux-ci ou aux antiprotéases, mais *devant toujours être utilisé au sein d'une multithérapie puissante pour éviter l'émergence rapide de résistances* (les résistances sont croisées entre les différents INNTI : névirapine, efavirenz, delavirdine)
- Absorption digestive rapide (> 90 %), liaison à 60 % aux protéines plasmatiques, métabolisation hépatique intense surtout par les iso-enzymes CYP3A du cytochrome P450, élimination essentiellement urinaire sous forme de métabolites glycuroconjugués, demi-vie terminale de 25 à 30 heures, passage transplacentaire et dans le lait maternel

Indications (en association à d'autres médicaments antirétroviraux)

- Traitement des adultes infectés par le VIH-1 présentant un déficit immunitaire évolutif ou avancé, en association à au moins deux autres agents antirétroviraux
- Expérience encore limitée chez l'enfant (médicament sous ATU nominative)

Effets indésirables (plus fréquents chez la femme et les sujets avec CD4 élevés à l'initiation du traitement)

- Allergiques (16 %), en règle générale au cours des 16 premières semaines : éruptions maculo-papuleuses d'intensité légère à modérée avec ou sans prurit, plus rarement (6,9 %) *éruptions sévères imposant l'arrêt* notamment si fièvre, phlyctènes, lésions buccales, conjonctivite, œdème, douleurs musculaires ou articulaires malaise général (cas décrits de syndrome de Stevens-Johnson et de syndrome de Lyell parfois fatals)
- Hépatiques (2,5 %) survenant en général au cours des premières semaines : élévation des transaminases avec des cas d'hépatites (< 1 %) parfois fatales
- Fièvre imposant l'arrêt (2,9 %), asthénie, nausées, céphalées, sensation de malaise

Précautions d'emploi et interactions médicamenteuses (inducteur enzymatique du CYP 3A)

- *Ce produit peut induire des réactions cutanées parfois sévères et des hépatites mettant en jeu le pronostic vital* → consulter immédiatement en cas d'éruption cutanée, fièvre ou élévation des transaminases
- Surveiller les transaminases tous les 15 jours pendant 18 semaines, puis chaque mois jusqu'au 6ᵉ mois puis tous les 3 à 6 mois, et l'état cutané en particulier au cours des 18 premières semaines → *cf.* note ci-contre pour la conduite à tenir en cas d'éruption cutanée ou d'anomalie fonctionnelle hépatique
- Insuffisance rénale ou hépatique : utilisation déconseillée (absence de données)
- Grossesse : innocuité non établie (absence d'études)
- Pas d'utilisation chez les femmes avec CD4 > 250 ou hommes avec CD4 > 400/mm^3, risque accru d'hépatotoxicité
- Ne pas associer la névirapine et l'abacavir : risque cumulé d'hépatotoxicité
- ***Associations contre-indiquées*** : saquinavir, contraceptifs oraux, kétoconazole
- ***Associations déconseillées*** : abacavir, rifampicine
- *Associations à utiliser avec précaution* : cimétidine et macrolides (inhibiteurs du CYP 3A), rifabutine (inducteur du CYP 3A), indinavir et amprénavir (diminution de leur activité), méthadone et opioïdes, ciclosporine et tacrolimus et AVK (diminution de leur activité)

INNTI ou Inhibiteurs non nucléosidiques de la transcriptase inverse du VIH (IV)

Étravirine *Liste I-100 %-Coll-Prescription initiale hospitalière*

INTELENCE	120 cp. séc. 25 mg 120 cp. 100 mg 60 cp. 200 mg	A. 200 mg x 2 fois/jour (1) *après un repas* E. > 6 ans et > 16 kg (1) : Poids ≥ 30 kg : 200 mg x 2 fois/jour 25 < poids < 30 kg : 150 mg x 2 fois/jour 20 < poids < 25 kg : 125 mg x 2 fois/jour 16 < poids < 20 kg : 100 mg x 2 fois/jour

1. Les comprimés peuvent être dispersés dans un verre d'eau. Pas d'adaptation posologique en cas d'insuffisance rénale ou hépatique. Pas d'utilisation pédiatrique.

Contre-indications
Hypersensibilité à la substance active ou à l'un des excipients

Propriétés

- Inhibiteur non nucléosidique de la transcriptase inverse du VIH-1 (INNTI) qui se fixe directement sur la transcriptase inverse et bloque les activités ARN-dépendantes et ADN-dépendantes de l'ADN-polymérase en perturbant le site catalytique de l'enzyme
- Après échec virologique d'un traitement comportant l'étravirine, il n'est pas recommandé de traiter les patients par l'éfavirenz et/ou la névirapine
- Absorption mal connue, accrue par la prise après un repas, forte liaison aux protéines plasmatiques (99 %), demi-vie d'élimination de 30 à 40 heures par les fèces et les urines

Indications

- Indiqué, en association avec un inhibiteur de protéase boosté et d'autres médicaments antirétroviraux, dans le traitement de l'infection par le virus de l'immunodéficience humaine de type 1 (VIH-1) chez les patients adultes prétraités par des antirétroviraux

Effets indésirables

- Éruption cutanée, peu sévère (2 % d'arrêt de traitement) dans les 2 premières semaines, quelques cas de syndrome de Lyell rapportés, donc **arrêt immédiat dans les formes sévères**
- Fréquents (1 % à 10 %) : neuropathie périphérique, céphalées, insuffisance rénale, diabète sucré, hyperglycémie, hypercholestérolémie, hypertriglycéridémie, hyperlipidémie, hypertension artérielle, anxiété, insomnie

Précautions d'emploi

- L'expérience chez les patients âgés est limitée

Interactions médicamenteuses

- Les médicaments inducteurs du CYP 3A4, du CYP 2C9 ou du CYP 2C19 peuvent augmenter la clairance de l'étravirine, ce qui conduit à une diminution des concentrations plasmatiques de l'étravirine. Les médicaments inhibiteurs du CYP 3A4, du CYP 2C9 et du CYP 2C19 peuvent diminuer la clairance de l'étravirine et entraîner une augmentation des concentrations plasmatiques de l'étravirine sans adaptation posologique
- Intelence et atazanavir/ritonavir, darunavir/ritonavir, lopinavir/ritonavir, saquinavir/ritonavir peuvent être utilisés sans adaptation posologique
- Il est recommandé de surveiller l'INR (*International Normalized Ratio*) lorsque la warfarine est associée
- **Association à la rifampicine non recommandée**
- Il n'est pas recommandé d'associer l'étravirine à un autre INNTI, nelfinavir, indinavir, tipranavir, clarithromycine, carbamazépine, phénobarbital, phénytoïne
- Diminuer les doses en cas d'association de l'étravirine au fosamprénavir

Inhibiteurs de la protéase du VIH ou Antiprotéases (I)

Ritonavir (1) *Liste I-100 %-Coll-Prescription initiale hospitalière annuelle*

NORVIR	30 cp. 100 mg	A. 100 mg x 2 fois/jour ou 100 mg/jour en fonction de l'antiprotéase associé E. > 2 ans : 350 mg/m^2 x 2 fois/jour sans dépasser 600 mg/jour
NORVIR Solution (2) *Conserver à température ambiante*	Solution alcoolique à 80 mg/ml : 1 ou 5 fl. 90 ml avec un verre doseur gradué (7,5 ml = 600 mg)	*Idem*

1. Les connaissances concernant les antirétroviraux sont évolutives et ces traitements doivent être initiés et surveillés par un médecin expérimenté dans la prise en charge de l'infection par le VIH. L'initiation ou la reprise du traitement après interruption doivent se faire à dose progressive, soit : 300 mg x 2 fois/jour le 1er jour, 400 mg x 2 fois/jour les 2e et 3e jours, 500 mg x 2 fois/jour le 4e jour, et 600 mg x 2 fois/jour à partir du 5e jour.
2. Le goût amer persistant de cette solution alcoolique buvable peut être atténué par dilution dans du lait chocolaté (plutôt que dans de l'eau). Ne pas co-administrer le ritonavir en solution buvable et l'amprénavir en solution buvable, en raison de la présence de propylèneglycol dans celle-ci.

Ritonavir + Lopinavir (3) *Liste I-100 %-Coll-Prescription initiale hospitalière*

KALETRA Comprimés *Conserver à température ambiante*	100 mg de lopinavir + 25 mg de ritonavir 200 mg de lopinavir + 50 mg de ritonavir	À dose progressive sur 4 jours au moins, en 2 prises par jour *toujours au cours des repas* : A. 2 cp. à 200 mg/50 mg x 2 fois/jour E. < 40 kg : 1 cp. à 100 mg/25 mg x 2 fois/jour
KALETRA Solution *Conserver au réfrigérateur jusqu'à dispensation, puis jusqu'à 6 semaines à moins de + 25 °C*	Solution alcoolique = 5 fl. 60 ml contenant par ml : 80 mg de lopinavir + 20 mg de ritonavir (avec seringue de 5 ml graduée par 0,1 ml)	À dose progressive sur 4 jours au moins, en 2 prises par jour *toujours au cours des repas* : A. et E. > 12 ans : 5 ml x 2 fois/jour E. > 2 ans : 230 + 57,5 mg/m^2 x 2 fois/jour soit 2,9 ml/m^2 x 2 fois/jour

3. Dans ces associations, le ritonavir "booste" l'action du lopinavir en inhibant son catabolisme.

Contre-indications
Hypersensibilité connue aux produits, insuffisance hépatique sévère, allaitement Patients traités il y a moins de 3 semaines par certains médicaments (*cf.* Interactions)

Propriétés

- Inhibiteurs de la protéase du VIH (enzyme clivant les précurseurs viraux protéiniques), ayant une médiocre tolérance digestive et de très nombreuses interactions
- Efficacité (diminution de la charge virale) : diminution de 2,5 log avec AZT/DDC (il existe des résistances croisées entre les antiprotéases dans 70 à 90 % des cas)
- Biodisponibilité de 60 % *améliorée par les aliments*, liaison à 99 % aux protéines plasmatiques, métabolisation hépatique par le cytochrome P450, élimination fécale

Indications (en association à d'autres médicaments antirétroviraux)

- Traitement de l'infection par le VIH, en association avec d'autres antirétroviraux dont les inhibiteurs de la transcriptase inverse du VIH, chez les patients ayant un déficit immunitaire évolutif ou à un stade avancé, adulte et enfant > 2 ans

Effets indésirables

- Nausées et diarrhée (> 45 %), vomissements (24 %), douleurs abdominales (12 %), altérations du goût (11 %), dyspepsie, anorexie, bouche sèche, irritation de la gorge, pharyngite, éructations, ulcérations buccales
- Paresthésies (26 %), neuropathie sensitive périphérique (15 %), vertiges, somnolence, insomnie, anxiété, asthénie (22 %), céphalées (15 %), toux, fièvre, myalgies, perte de poids, vasodilatation, érythèmes, prurit, sueurs, bradycardie, allongement de QT
- Leucopénie (16 %), hyperleucocytose, éosinophilie, élévation des gamma-GT (12 %), triglycérides (10 %), transaminases (6 %) et de la CPK, plus rarement de la bilirubine, de l'uricémie, des phosphatases alcalines, de l'amylase, augmentation du TC
- Communs aux antiprotéases : lipodystrophies, hyperglycémie, diabète ou aggravation d'un diabète, hyperlipidémies, troubles musculaires (élévation des CPK, myalgies, myosite, rhabdomyolyse), augmentation des saignements spontanés chez l'hémophile

Précautions d'emploi

- Utiliser avec prudence en cas d'insuffisance hépatique, surveiller régulièrement les fonctions hépatiques, la glycémie, les triglycérides, la CPK
- Les formes "solution" contiennent de l'alcool et du propylène glycol → attention à la prescription chez les enfants et les nourrissons avec surveillance de la toxicité : hyperosmolarité, dépression du SNC, toxicité rénale, convulsions, hypotonie, arythmie, hémolyse
- Grossesse et enfant < 2 ans : innocuité non établie (absence d'études)

Interactions médicamenteuses (inhibiteurs enzymatiques des CYP 3A4 et 2D6)

- ***Associations contre-indiquées*** : rifampicine, rifabutine, amiodarone, bépridil, cisapride, contraceptifs oraux, pimozide, quinidiques, benzodiazépines, clozapine, dextropropoxyphène, dérivés de l'ergot de seigle, flécaïnide, mépéridine, péthicine, piroxicam, propafénone, zolpidem, statines, millepertuis, halofantrine, bupropion
- ***Associations déconseillées*** : antidépresseurs tricycliques et sérotoninergiques, carbamazépine, chimiothérapies cytotoxiques, ciclosporine, dexaméthasone, inhibiteurs calciques, prednisolone, loratadine, macrolides, neuroleptiques, sildénafil, tacrolimus, tolbutamide, warfarine
- *Associations à utiliser avec précaution* : fentanyl, méthadone, théophylline
- *Anti-acides* : prendre toujours à 2 heures d'intervalle au moins des antiprotéases

Inhibiteurs de la protéase du VIH ou Antiprotéases (II)

Fosamprénavir (1) *Liste I-100 %-Coll-Prescription initiale hospitalière annuelle*

TELZIR *Conserver à moins de + 30 °C*	60 cp. 700 mg Suspension buvable : 225 ml à 50 mg/ml (avec une seringue de 10 ml)	En 2 prises quotidiennes, *à jeun ou au cours des repas* : A. 700 à 1 000 mg x 2 fois/jour (2)

1. Précurseur métabolique de l'amprénavir, indiqué chez les adultes infectés par le VIH de type 1 et modérément prétraités par antirétroviraux, toujours en association à de faibles doses de ritonavir (100 mg x 2 fois/jour) et à d'autres antirétroviraux, mais pas suffisamment étudié chez les patients lourdement prétraités.
2. En cas d'insuffisance hépatique :
   - Légère (score 5 à 6 de Child-Pugh) :
     700 mg x 2 fois/jour associé à ritonavir 100 mg x 1 fois/jour.
   - Modérée (score 7 à 9 de Child-Pugh) :
     450 mg x 2 fois/jour associé à ritonavir 100 mg x 1 fois/jour.
   - Sévère (score > 9 de Child-Pugh) :
     300 mg x 2 fois/jour associé à ritonavir 100 mg x 1 fois/jour.

Contre-indications
Hypersensibilité connue au produit (notamment aux sulfonamides) ou à un excipient
Certaines associations (*cf.* Interactions médicamenteuses)
Flécaïne, propaférone, rifampicine, millepertuis

Propriétés

- Inhibiteurs de la protéase du VIH (enzyme clivant les précurseurs viraux protéiniques), moins efficaces que l'indinavir chez les patients n'ayant jamais reçu d'antiprotéases, mais avec un *profil de résistance différent de celui des autres antiprotéases* (résistance croisée dans 40 à 60 % des cas seulement)
- Absorption digestive rapide (90 %), pic plasmatique en 1 à 2 heures, liaison à 90 % aux protéines plasmatiques, métabolisation hépatique par le cytochrome P450 dont l'isoenzyme CYP 3A4, élimination fécale (75 %) et urinaire (15 %) essentiellement sous forme de métabolites, demi-vie d'élimination de 7 à 11 heures

Indications (en association à d'autres médicaments antirétroviraux)

- Traitement des adultes et enfants > 6 ans infectés par le VIH
- Toujours associé au ritonavir

Effets indésirables

- Très fréquents (> 10 %) : nausées (31 %), éruptions cutanées régressant souvent de façon spontanée (19 %) mais parfois graves dont syndrome de Stevens-Johnson imposant un arrêt immédiat et définitif (< 1 %), vomissements, céphalées, fatigue, flatulences, diarrhée, paresthésies buccales et péribuccales
- Plus rares : inconfort abdominal (4 %), douleurs abdominales (4 %), troubles de l'humeur (4 %), épisodes dépressifs (3 %), dyspepsie, anorexie, troubles du sommeil, tremblements, selles molles, élévation des transaminases, leucopénie
- Communs aux antiprotéases : lipodystrophies, hyperglycémie, diabète ou aggravation d'un diabète, hyperlipidémies, troubles musculaires (élévation des CPK, myalgies, myosite, rhabdomyolyse), augmentation des saignements spontanés chez l'hémophile

Précautions d'emploi

- Arrêt immédiat et définitif du traitement en cas d'éruption cutanée grave ou associée à des symptômes systémiques allergiques ou à une atteinte des muqueuses
- Surveiller les fonctions hépatique et rénale, la glycémie, le bilan lipidique, la NFS
- En cas d'insuffisance hépatique : modifier les doses (*cf.* page précédente)
- Grossesse, allaitement et enfant < 6 ans : innocuité non établie

Interactions médicamenteuses (inhibiteur enzymatique)

- ***Associations contre-indiquées*** : rifampicine, bépridil, cisapride, pimozide, dérivés de l'ergot de seigle, benzodiazépines, contraceptifs oraux, halofantrine, statines, millepertuis
- ***Associations déconseillées*** : inhibiteurs de la PDE5
- *Associations à utiliser avec précaution* : didanosine (prendre à 1 heure d'intervalle au moins), rifabutine (réduire de 50 % sa posologie), autres inducteurs enzymatiques (phénobarbital, phénytoïne, carbamazépine), ciclosporine, tacrolimus, méthadone, inhibiteurs calciques
- *Anti-acides* : prendre toujours à 2 heures d'intervalle au moins des antiprotéases

Inhibiteurs de la protéase du VIH ou Antiprotéases (III)

Indinavir (1) *Liste I-100 %-Coll-Prescription initiale hospitalière*

CRIXIVAN	360 gél. 200 mg 90 ou 180 gél. 400 mg	En 3 prises quotidiennes espacées de 8 heures, *impérativement à jeun (1 heure avant les repas ou 2 heures après, et toujours avec de l'eau car hydratation indispensable)* : A. 800 mg toutes les 8 heures *soit* 2 400 mg/24 h E. ≥ 4 ans : 500 mg/m²/prise toutes les 8 heures (sans dépasser 800 mg/prise)

1. Les connaissances concernant les antirétroviraux sont évolutives et ces traitements doivent être initiés et surveillés par un médecin expérimenté dans la prise en charge de l'infection par le VIH. La posologie sera réduite à 600 mg toutes les 8 heures :
   - Chez les patients ayant une insuffisance hépatique légère à modérée liée à une cirrhose.
   - En cas d'administration concomitante de kétoconazole.
   - Voire en cas d'antécédents de lithiase des voies urinaires (risque moindre de lithiase urinaire à la dose de 600 mg/8 h mais avec possibilité de diminution de l'activité antirétrovirale).

Contre-indications
Hypersensibilité connue au produit, insuffisance hépatique sévère Certaines associations (*cf.* Interactions médicamenteuses), allaitement

Propriétés

- Inhibiteur de la protéase du VIH (enzyme clivant les précurseurs viraux protéiniques), *relativement bien toléré mais nécessitant une hydratation suffisante pour éviter une cristallurie, ayant de nombreuses interactions* (mais peut être associé à la rifabutine en diminuant de 50 % la posologie de celle-ci, et à la clarithromycine)
- Efficacité (diminution de la charge virale) : diminution de plus de 2 log avec AZT/3TC, 3,1 log avec AZT/DDI (résistance croisée entre les antiprotéases dans 80 % des cas)
- Biodisponibilité de 60 %, *diminuée par les repas riches en calories, lipides et protides*, liaison à 60 % aux protéines plasmatiques, métabolisation hépatique par le cytochrome P450, élimination essentiellement fécale

Indications (en association à d'autres médicaments antirétroviraux)

- Traitement de l'infection par le VIH, en association avec d'autres antirétroviraux dont les inhibiteurs de la transcriptase inverse du VIH, chez les patients adultes ayant un déficit immunitaire évolutif ou à un stade avancé

Effets indésirables

- Lithiase des voies urinaires par cristallisation du produit *in situ* (4 %), régressant après hydratation suffisante et interruption temporaire de l'indinavir (pendant 1 à 3 jours)
- Hyperbilirubinémie isolée asymptomatique (10 %) régressant malgré la poursuite du traitement, plus rarement augmentation des transaminases et/ou protéinurie (5 %) ou anémie hémolytique pouvant nécessiter l'arrêt du traitement
- Nausées (11,7 %), douleurs abdominales (8,7 %), céphalées (5,6 %), diarrhée (4,6 %), vomissements (4,1 %), asthénie (3,6 %), insomnie (3,1 %), régurgitation acide, bouche sèche, dyspepsie, flatulence, étourdissements, hyperesthésie, dysgueusies, prurit, rash cutané, sécheresse de la peau (effet rétinoïde-like)
- Communs aux antiprotéases : lipodystrophies, hyperglycémie, diabète ou aggravation d'un diabète, hyperlipidémies, troubles musculaires (élévation des CPK, myalgies, myosite, rhabdomyolyse), augmentation des saignements spontanés chez l'hémophile

Précautions d'emploi

- Assurer un *apport hydrique d'au moins 1,5 l/24 h*, arrêter pendant 1 à 3 jours et bien hydrater le patient en cas d'apparition de lithiase urinaire
- Surveiller régulièrement les fonctions hépatiques, la glycémie, la NFS, la CPK
- Insuffisance hépatique légère à modérée (*cf.* note ci-contre)
- Insuffisance rénale : absence d'études
- Grossesse : innocuité non établie (absence d'études)

Interactions médicamenteuses et alimentaires (inhibiteur enzymatique)

- ***Associations contre-indiquées*** : rifampicine, bépridil, cisapride, pimozide, dérivés de l'ergot de seigle, statines, alprazolam, midazolam, triazolam, halofantrine
- *Associations à utiliser avec précaution* : didanosine (prendre à 1 heure d'intervalle au moins), kétoconazole (réduire la dose de l'indinavir à 600 mg/8 h), efavirenz, névirapine, rifabutine (réduire sa posologie de 50 %), autres inducteurs enzymatiques (phénobarbital, phénytoïne, carbamazépine, millepertuis), clarithromycine, sildénafil, jus de pamplemousse (biodisponibilité de l'indinavir réduite), ciclosporine, tacrolimus
- *Anti-acides* : prendre toujours à 2 heures d'intervalle au moins des antiprotéases

Inhibiteurs de la protéase du VIH ou Antiprotéases (IV)

Saquinavir (1) *Liste I-100 %-Coll-Prescription initiale hospitalière*

INVIRASE 500 mg	120 cp. 500 mg (2)	En 2 prises quotidiennes, *toujours aux repas ou dans les 2 heures suivant les repas* : A. et E. > 16 ans : 1 000 mg toutes les 12 heures *soit* 2 000 mg/24 h (avec 100 mg de ritonavir par prise)
INVIRASE 200 mg	270 gél. 200 mg	En 3 prises quotidiennes, *toujours aux repas ou dans les 2 heures suivant les repas* : A. et E. > 16 ans : 600 mg toutes les 8 heures *soit* 1 800 mg/24 h

1. Les connaissances concernant les antirétroviraux sont évolutives et ces traitements doivent être initiés et surveillés par un médecin expérimenté dans la prise en charge de l'infection par le VIH.
2. Nouveau dosage permettant de réduire le nombre de formes avalées de 9 gélules/jour à 2 comprimés matin et soir (en association avec 1 capsule molle de 100 mg de ritonavir à chaque prise pour "booster" son effet), ce qui augmente le confort des patients et l'observance du traitement.

Contre-indications

Hypersensibilité connue au produit, insuffisance hépatique sévère, allaitement
Diarrhée chronique ou signes de malabsorption intestinale
Certaines associations (*cf.* Interactions médicamenteuses)

Propriétés

- Inhibiteur de la protéase du VIH (enzyme clivant les précurseurs viraux protéiniques), *réputé mieux toléré que les autres antiprotéases mais aussi moins actif car ayant une biodisponibilité extrêmement faible* (le faisant contre-indiquer en association avec la rifabutine et à la rifampicine et/ou chez les patients ayant une atteinte du tube digestif)
- Efficacité (diminution de la charge virale) : diminution de plus de 1 log avec AZT/DDC, de 1,93 log avec AZT/3TC, et > 2 log avec le ritonavir mais les posologies optimales de ces deux antiprotéases ne sont pas bien codifiées (il existe des résistances croisées entre les antiprotéases dans 70 à 90 % des cas)
- *Biodisponibilité extrêmement faible* pour les gélules (4 % en moyenne), *améliorée par la prise après les repas et par le jus de pamplemousse*, liaison à 98 % aux protéines plasmatiques, métabolisation hépatique par le cytochrome P450 avec effet de premier passage hépatique très important, élimination essentiellement fécale (96 % en 48 heures)

Indications (en association à d'autres médicaments antirétroviraux)

- Traitement de l'infection par le VIH, en association avec d'autres antirétroviraux dont les inhibiteurs de la transcriptase inverse du VIH, chez les patients adultes ayant un déficit immunitaire évolutif ou à un stade avancé

Effets indésirables

- Diarrhée (17-20 %), nausées (10,6 %), gêne abdominale (8,6 %), dyspepsie (8,4 %), flatulences, céphalées, fatigue, vomissements, douleurs abdominales, plus rarement éruptions, prurit, ulcérations buccales, pharyngite, myalgies, neuropathie périphérique, vertiges, engourdissement des extrémités, élévation des transaminases
- Communs aux antiprotéases : lipodystrophies, hyperglycémie, diabète ou aggravation d'un diabète, hyperlipidémies, troubles musculaires (élévation des CPK, myalgies, myosite, rhabdomyolyse), augmentation des saignements spontanés chez l'hémophile

Précautions d'emploi

- Évaluer la tolérance après 1 mois, 2 mois puis tous les 2 mois, et l'efficacité (taux de CD4 au 2e mois)
- Surveiller régulièrement les fonctions hépatiques, la glycémie, la CPK
- Grossesse et enfant : innocuité non établie (absence d'études)

Interactions médicamenteuses (inhibiteur enzymatique)

- ***Associations contre-indiquées*** : inducteurs enzymatiques (rifampicine, rifabutine, phénytoïne, carbamazépine, phénobarbital, primidone, millepertuis), bépridil, cisapride, pimozide, statines, névirapine, halofantrine
- *Associations à utiliser avec précaution* : ciclosporine, tacrolimus, midazolam, triazolam, sildénafil, ail
- *Anti-acides* : prendre toujours à 2 heures d'intervalle au moins des antiprotéases

Inhibiteurs de la protéase du VIH ou Antiprotéases (V)

Atazanavir *Liste I-100 %-Coll-Prescription initiale hospitalière annuelle*

REYATAZ *Conserver à moins de + 25 °C*	60 gél. 150 mg ou 200 mg 30 gél. 300 mg	En 1 seule prise quotidienne, *toujours au cours d'un repas* : A. 300 mg/jour (avec 100 mg de ritonavir)

Contre-indications
Insuffisance hépatique modérée à sévère

Propriétés
- Inhibiteur de la protéase du VIH en une prise journalière unique avec une meilleure tolérance au niveau lipidique que les autres antiprotéases
- Absorption digestive améliorée par la prise à un repas, Tmax : 3 heures, liaison à 86 % aux protéines plasmatiques, métabolisation hépatique intense par le CYP 3A4, élimination biliaire surtout (80 %), demi-vie de 8,6 heures

Indications (en association à d'autres médicaments antirétroviraux)
- Traitement des adultes infectés par le VIH et prétraités par des antirétroviraux

Effets indésirables
- Très fréquents : augmentation de la bilirubine libre (45 %) par inhibition de l'UGT, ictère réversible à l'arrêt (10-15 %), nausées (23 %), diarrhée (17 %), céphalées (10 %)
- Fréquents (1 à 10 %) : douleurs abdominales, dyspepsie, vomissements, insomnie, asthénie, neuropathies périphériques, rash cutané, allongement de l'espace PR
- Rares (< 1 %) : réaction allergique, anorexie, perte ou prise de poids, dysgueusie, flatulences, gastrite, hépatite, pancréatite, aphtes buccaux, anxiété, rêves anormaux, dépression, amnésie, confusion mentale, vertiges, somnolence, dyspnée, arthralgies, myalgies, atrophie musculaire, hématurie, lithiase urinaire (délai moyen : 31 mois), pollakiurie, gynécomastie, alopécie, douleur thoracique, fièvre, malaise, syncope, hépatosplénomégalie, douleur rénale, protéinurie, hypertension artérielle, œdèmes, palpitations, eczéma
- Communs aux antiprotéases : lipodystrophies, hyperglycémie, diabète, hyperlipidémies, élévation des CPK, myalgies, rhabdomyolyse, augmentation des saignements chez l'hémophile

Précautions d'emploi et interactions médicamenteuses
- Surveiller les fonctions hépatique et rénale, la bilirubine, la glycémie, le bilan lipidique, la NFS, l'ECG, les CPK
- Arrêt immédiat et définitif en cas de réaction allergique, ictère, hépatite
- Utiliser avec prudence en cas d'insuffisance hépatique légère, hémophilie, troubles de la conduction (BAV ou blocs de branche)
- Grossesse, allaitement et enfant : innocuité non établie
- ***Associations contre-indiquées*** : inducteurs et inhibiteurs du CYP 3A4 (voir ce terme), substrats du CYP 3A4 à faible index thérapeutique (bépridil, cisapride, dérivés de l'ergot de seigle, pimozide, quinidine), **inhibiteurs de la pompe à protons**, contraceptifs
- ***Associations déconseillées*** : indinavir (hyperbilirubinémies), inhibiteurs calciques, inhibiteurs de la PDE5, lovastatine, simvastatine, millepertuis
- *Associations à utiliser avec précaution* : didanosine (prendre 2 heures après l'atazanavir), ciclosporine, sirolimus, tacrolimus, irinotécan, antifongiques azolés
- *Anti-acides* : prendre toujours à 2 heures d'intervalle au moins des antiprotéases

Inhibiteurs de la protéase du VIH ou Antiprotéases (VI)

Tipranavir *Liste I-100 %-Coll-Prescription initiale hospitalière annuelle*

APTIVUS *Conserver au réfrigérateur jusqu'à dispensation, puis 2 mois à moins de + 30 °C*	120 cap. 250 mg Sol. buv. 100 mg/ml	En 2 prises quotidiennes, *toujours au cours des repas* : A. 500 mg x 2 fois/jour (chaque prise avec 200 mg de ritonavir)

Contre-indications

Insuffisance hépatique modérée à sévère (classes B ou C au score de Child-Pugh)

Propriétés

- Inhibiteur de la protéase du VIH (enzyme clivant les précurseurs viraux protéiniques), *ayant une toxicité hépatique importante et de nombreuses interactions*, mais un profil de résistance différent de celui des autres antiprotéases (intérêt si échecs multiples)
- Biodisponibilité correcte si associé au ritonavir (pour inhiber le CYP 3A4), liaison aux protéines plasmatiques > 99 %, métabolisme par le CYP 3A4, élimination bilio-fécale (83 %), demi-vie d'élimination de 4,8 à 6 heures, état d'équilibre atteint en 7 jours

Indications (en association à d'autres médicaments antirétroviraux)

- Traitement de l'infection par le VIH, en association avec d'autres antirétroviraux, chez des patients adultes en échec virologique, multirésistants ou intolérants aux autres antiprotéases, lourdement prétraités par trois classes d'antirétroviraux et présentant sur un test de résistance génotypique une des mutations primaires suivantes (30N, 46I/L, 48V, 50V, 82 A/F/L/T, 84V ou 90 M) et pas plus de 2 mutations de la protéase sur les codons 33, 82, 84 ou 90

Effets indésirables

- Très fréquents (≥ 10 %) : diarrhée, nausées, céphalées, fatigue
- Fréquents (1 à 10 %) : vomissements, anorexie, flatulences, douleurs abdominales, dyspepsie, prurit, réactions allergiques, élévation des transaminases, de l'amylasémie
- Rares (< 1 %) : hépatites, infections (ORL, respiratoires, urinaires), anémie, neutropénie, thrombopénie, troubles neuro-psychiques, conjonctivites, hypotension ou hypertension, dyspnée, bronchospasme, arthralgies, hémorragies intracrâniennes
- Communs aux antiprotéases : lipodystrophies, hyperglycémie, diabète ou aggravation d'un diabète, hyperlipidémies, troubles musculaires (élévation des CPK, myalgies, myosite, rhabdomyolyse), augmentation des saignements spontanés chez l'hémophile

Précautions d'emploi et interactions médicamenteuses

- Utilisation non recommandée chez les patients VIH+ et co-infectés par VHB ou VHC
- Utiliser avec prudence en cas d'insuffisance hépatique légère, diabète, hémophilie, risque accru de saignement (en raison de traumatisme, chirurgie ou antécédents médicaux ou autres, traitements anticoagulants ou antiagrégants plaquettaires, etc.)
- Bilan préalable, puis tous les 15 jours pendant 1 mois, puis mensuel = bilan hépatique, NFS, plaquettes, cholestérol, triglycérides, glycémie, CPK, amylasémie
- Arrêt du traitement en cas de troubles hépatiques ou autres effets indésirables sévères
- Grossesse et enfant : innocuité non établie (absence d'études)
- Nombreuses car substrat et inhibiteur du CYP 3A4 (voir page précédente)

Inhibiteurs de la protéase du VIH ou Antiprotéases (VII)

Darunavir *Liste I-100 %-Coll-Prescription restreinte*

PREZISTA	Cp. 75 mg, 150 mg, 400 mg, 600 mg ou 800 mg Sol. buv. 100 mg/ml	Posologies : voir ci-dessous (1)

1. A. et E. > 40 kg : 600 mg x 2 fois/jour toujours associé au ritonavir (booster) à la dose de 100 mg x 2 fois/jour ou 400 mg : 2 cp. + 100 mg de ritonavir en 1 prise/jour.
E. de 15 à 30 kg : 375 mg + ritonavir 50 mg x 2 fois/jour.
E. de 30 à 40 kg : 450 mg + ritonavir 60 mg x 2 fois/jour.

Contre-indications
Insuffisance hépatique sévère

Propriétés
- Dérivé sulfonamide, inhibiteur de la protéase du VIH1
- Biodisponibilité correcte, liaison aux protéines plasmatiques à 95 %, métabolisme par le CYP 3A4, élimination dans les selles, demi-vie de 15 heures

Indications (en association à d'autres médicaments antirétroviraux)
- Traitement de l'infection par le VIH1, chez des adultes naïfs ou en échec virologique et chez des enfants dès 3 ans et/ou > 15 kg prétraités ou intolérants à d'autres antirétroviraux

Effets indésirables
- Fatigue, céphalées, nausées, sensations vertigineuses, diarrhées, rash
- Hypertriglycéridémie, hypercholestérolémie, lactatémie, hyperglycémie
- Rares cas d'éruption cutanées sévères (Stevens-Johnson)

Précautions d'emploi et interactions médicamenteuses
- Insuffisance hépatique : risque de majoration des taux sériques de darunavir (Child-Pugh classes A et B), contre-indiqué si insuffisance hépato-cellulaire sévère (classe C)
- Insuffisance rénale : pas d'ajustement
- Enfant < 3 ans et/ou < 15 kg : non recommandé
- Grossesse : pas de données
- Hémophiles : information de la possibilité d'augmentation des saignements
- *Associations contre-indiquées* : médicaments entraînant des torsades de pointe, substrats et inducteurs ou inhibiteurs du CYP 3A4, substrats du CYP 2D6 dont flécaïnide et propafénone, dérivés de l'ergot de seigle, millepertuis, statines, triazolam
- *Associations déconseillées* : autres antiprotéases, abacavir, rifabutine, zidovudine, contraceptifs oraux
- *Associations à utiliser avec précaution* : disulfirame, méthadone, nitro-imidazolés
- *Anti-acides* : prendre toujours à 2 heures d'intervalle au moins des antiprotéases

Inhibiteur du récepteur CCR5

Maraviroc *Liste I-100 %-Coll-Rétrocédable*

CELSENTRI	60 cp. pelliculés 150 mg ou 300 mg	150, 300 ou 600 mg x 2 fois/jour en fonction des autres ARV prescrits

Contre-indications

Allergie à l'arachide et au soja

Propriétés

- Antagoniste sélectif du CCR5 humain qui empêche la pénétration du virus par la liaison de la glycoprotéine 120 virale des virus à tropisme CCR5. Aucune activité pour les virus à tropisme CXCR4 ou double CXCR4/CCR5
- Absorption rapide, Tmax : 2 heures, liaison modérée aux protéines plasmatiques, distribution dans tous les tissus mais faible dans le cerveau, élimination fécale sous forme inchangée

Indications

- En association avec d'autres médicaments antirétroviraux, dans le traitement de l'infection par le VIH-1 à tropisme détecté uniquement CCR5 chez l'adulte prétraité par des antirétroviraux

Effets indésirables

- Fréquents (1 à 10 %) : asthénie, anorexie, dépression, insomnie, nausées, douleurs abdominales, rash, élévation des enzymes hépatiques, anémie
- Rares (< 1 %) : angine de poitrine, hépatite, insuffisance rénale, protéinurie, pancytopénie, pneumonie, convulsions, sur-risque possible de tumeurs bénignes ou malignes

Précautions d'emploi

- Avant le traitement, il est nécessaire de confirmer que seul le virus VIH-1 est CCR5
- Insuffisance rénale : une adaptation est recommandée uniquement pour les patients recevant des inhibiteurs du CYP 3A4
- Pour l'association au saquinavir/ritonavir : espacer les doses à 72 heures si clairance > 30 ml/min ; à 48 heures si clairance entre 50 et 30 ml/min et toutes les 24 heures si clairance entre 80 et 50 ml/min
- Pas de données suffisantes chez l'enfant, le sujet âgé, la femme enceinte

Interactions médicamenteuses

- Associations à des inhibiteurs puissants du cytochrome P450 tels que les antiprotéases (sauf tipranavir/ritonavir) et kétoconazole, itraconazole, clarithromycine, télithromycine

Inhibiteur de l'intégrase (I)

Raltégravir *Liste I-100 %-Coll-Prescription initiale hospitalière-Renouvellement non restreint-Rétrocédable*

ISENTRESS	Cp. pelliculé 400 mg	400 mg x 2 fois/jour au cours ou en dehors des repas

Contre-indications
Hypersensibilité au principe actif

Propriétés

– Inhibiteur de l'activité catalytique de l'intégrase, une enzyme codée par le VIH nécessaire à la réplication virale. L'inhibition de l'intégrase empêche l'insertion covalente, ou intégration, du génome du VIH dans le génome de la cellule hôte. Les génomes du VIH qui ne s'intègrent pas ne peuvent pas donner lieu à la production de nouvelles particules virales infectieuses, et par conséquent l'inhibition de l'intégration empêche la propagation de l'infection virale

– L'absorption du raltégravir est rapide après une administration par voie orale, la concentration plasmatique maximale a été atteinte en 3 heures. Le raltégravir est lié aux protéines plasmatiques humaines à environ 83 %. La demi-vie d'élimination terminale du raltégravir est d'environ 9 heures, avec une phase alpha plus courte (environ 1 heure) représentant la majeure partie de l'ASC. Après administration d'une dose orale de raltégravir radiomarqué, environ 51 % et 32 % de la dose sont éliminés respectivement dans les fèces et dans l'urine. Sur la base des études *in vitro* et *in vivo*, le raltégravir est principalement métabolisé par glucuronidation médiée par l'UGT1A1

Indications

– Indiqué, en association avec d'autres agents antirétroviraux, dans le traitement de l'infection par le virus de l'immunodéficience humaine (VIH-1), chez des patients adultes naïfs et prétraités

Effets indésirables

– Nausées
– Céphalées, vertiges, insomnie
– Diarrhée, constipation, ballonnement, flatulences
– Arthralgies
– Sueurs, prutit
– Augmentation des transaminases, de la bilirubine, de la CPK, de la lipase

Précautions d'emploi

– Le raltégravir n'est pas un substrat des enzymes du cytochrome P450 (CYP), il n'a pas d'effet inhibiteur sur les CYP 1A2, CYP 2B6, CYP 2C8, CYP 2C9, CYP 2C19, CYP 2D6 ou CYP 3A et n'a pas d'effet inducteur sur le CYP 3A4
– Pas de données suffisantes chez l'enfant, le sujet âgé, la femme enceinte
– En cas d'association à des inducteurs puissants de l'UGT 1A1 tels que la rifampicine (doubler les doses de raltégravir)
– Les médicaments qui augmentent le pH gastrique (IPP) ne sont pas recommandés (augmentation de l'ASC du raltégravir de 200 %)

Inhibiteur de l'intégrase (II)

Elvitégravir en association fixe *Liste I-100 %-Prescription initiale hospitalière-Renouvellement non restreint-Rétrocédable*

STRIBILD	Emtricitabine 200 mg Ténofovir 300 mg Elvitégravir 150 mg Cobicista 150 mg	1 cp./jour avec de la nourriture

Contre-indications

Hypersensibilité au principe actif
Insuffisance rénale (clcr < 70 ml/min)

Propriétés

- Inhibiteur de l'activité catalytique de l'intégrase, enzyme codée par le VIH et nécessaire à sa réplication, par blocage de l'insertion covalente du génome du VIH dans le génome de la cellule hôte
- Concentrations plasmatiques maximales de 2 à 4 heures selon la molécule, forte liaison aux protéines plasmatiques (99 %), large diffusion tissulaire, métabolisme hépatique par le CYP 3A, élimination fécale (elvitégravir), demi-vie d'environ 12 heures

Indications

- Traitement de l'infection par le VIH1 chez les patients naïfs ou dont la souche virale est sensible aux antirétroviraux

Effets indésirables

- Très fréquents (> 10 %) : asthénie, céphalées, vertiges, vomissements, diarrhée, rash, élévation des CPK, hypophosphatémie
- Fréquents (1 à 10 %) : réaction allergique, insomnie, rêves anormaux, éruptions diverses, douleurs, neutropénie, hyperglycémie, hypertriglycéridémie
- Rares (< 1 %) : dépression, idées suicidaires, angiœdème, rhabdomyolyse ostéomolaire, insuffisance rénale

Précautions d'emploi

- En cas d'oubli, rectification possible dans les 18 heures qui suivent la dose habituelle
- Ne pas utiliser si clcr < 70 mg/min
- Pas de données disponibles chez l'enfant < 18 ans
- Grossesse : utilisation potentielle

Interactions médicamenteuses (nombreuses car inhibiteur et substrat du CYP 3A)

- ***Associations contre-indiquées*** : dérivés de l'ergot de seigle, statines, midazolam, amiodarone, quinidine, cisapride, pimozide, alfurozine, sildénafil, inducteurs du CYP 3A
- ***Associations déconseillées*** : médicament néphrotoxique
- *Associations à utiliser avec précaution* : antifongiques azolés, macrolides, contraception orale, antiarythmiques, antihypertenseurs, anticoagulants, immunosuppresseurs

Antigrippaux du groupe Inhibiteurs des neuraminidases

Oseltamivir *Liste I-30 %-Coll*

TAMIFLU *Conserver la suspension buvable au réfrigérateur après sa reconstitution*	Gél. 30 mg, 45 mg ou 75 mg Susp. buvable à 6 mg/ml ou 12 mg/ml : avec seringue graduée	A. et E. ≥ 12 mois : posologie ci-dessous (1)

1. *Traitement de la grippe* (à débuter dans les 2 jours suivant l'apparition des symptômes grippaux et à poursuivre pendant 5 jours, en utilisant la suspension buvable chez l'enfant) :
   - Adulte : 75 mg x 2 fois/jour.
   - Enfant > 40 kg : 75 mg x 2 fois/jour.
   - Enfant > 23 kg et ≤ 40 kg : 60 mg x 2 fois/jour.
   - Enfant > 15 kg et ≤ 23 kg : 45 mg x 2 fois/jour.
   - Enfant ≥ 12 mois et ≤ 15 kg : 30 mg x 2 fois/jour.

   Prophylaxie post-exposition de la grippe (à poursuivre pendant 10 jours, en utilisant la suspension buvable chez l'enfant) :
   - Adulte et Enfant ≥ 13 ans : 75 mg x 1 fois/jour.
   - Enfant > 40 kg : 75 mg x 1 fois/jour.
   - Enfant > 23 kg et ≤ 40 kg : 60 mg x 1 fois/jour.
   - Enfant > 15 kg et ≤ 23 kg : 45 mg x 1 fois/jour.
   - Enfant ≥ 12 mois et ≤ 15 kg : 30 mg x 1 fois/jour.

   Prophylaxie de la grippe en période épidémique (traitement pouvant aller jusqu'à 6 semaines) :
   - Adulte et Enfant ≥ 13 ans : 75 mg x 1 fois/jour.

   Insuffisance rénale : diminuer la posologie de moitié en cas de clairance de la créatinine comprise entre 10 et 30 ml/min (utilisation non recommandée en dessous de 10 ml/min et chez les dialysés).

Zanamivir *Liste I-Non remboursé*

RELENZA *Conserver à température ambiante*	5 disques (Rotadisks) de 4 récipients unidoses contenant 5 mg/unidose, avec 1 système Diskhaler	Curatif, en inhalation par voie orale (2) : A. et E. > 5 ans : 2 inhalations (2 x 5 mg) matin et soir, soit 20 mg/jour pendant 5 jours Prophylaxie : 2 x 5 mg x 1 fois/jour pendant 10 jours

2. *Traitement de la grippe* (à débuter dans les 2 jours suivant l'apparition des symptômes grippaux et à poursuivre pendant 5 jours). Prophylaxie : à débuter dans les 36 heures après le traitement curatif et à poursuivre 10 jours.

   Précautions d'emploi particulières :
   - Nécessité de disposer d'un bronchodilatateur d'action rapide en cas d'asthme ou BPCO.
   - Le système d'inhalation Diskhaler doit être chargé avec 1 Rotadisk, chaque récipient unidose devant être percé avant l'utilisation.
   - Aucune adaptation posologique n'est recommandée en cas d'insuffisance rénale ou hépatique et chez le sujet âgé.

Contre-indications

Hypersensibilité aux différents produits

Propriétés

- Inhibiteurs sélectifs des neuraminidases, enzymes de surface des virus grippaux A et B responsables de la libération des particules virales nouvellement formées à partir des cellules infectées et donc de la dissémination virale, efficaces contre les virus influenza A et B
- Oseltamivir : absorption digestive rapide, métabolisation hépatique en carboxylate actif éliminé par voie urinaire, demi-vie d'élimination de 6 à 10 heures, passage transplacentaire et dans le lait maternel
- Zanamivir : faible absorption systémique après inhalation par voie orale (10-20 %), déposition au niveau de l'oro-pharynx (78 %, éliminés par voie digestive) et dans l'ensemble des voies respiratoires, élimination de la faible fraction absorbée par voie urinaire sous forme inchangée (complète en 24 heures), demi-vie d'élimination de 2,6 à 5 heures, passage transplacentaire et dans le lait maternel

Indications (ces médicaments ne doivent pas se substituer au vaccin antigrippal)

- Traitement de la grippe à virus A et B chez l'adulte et l'enfant ≥ 5 ans pour le zanamivir et ≥ 1 an pour l'oseltamivir présentant des symptômes grippaux typiques en période de circulation du virus → intérêt clinique faible. À réserver aux facteurs de risque et aux formes cliniques graves. Utilisable chez le nourrisson < 12 mois en cas de pandémie
- Prévention de la grippe à virus A et B chez l'adulte et l'enfant ≥ 5 ans (après un contact avec un cas cliniquement diagnostiqué dans l'entourage familial et dans les cas exceptionnels d'inadéquation entre les souches virales circulantes et vaccinales → pandémie). Utilisable chez le nourrisson < 12 mois en cas de pandémie
- *NDR* : en 2014, une analyse Cochrane portant sur 46 études incluant 24 000 patients a conclu à l'absence d'effet sur le taux d'hospitalisation ou de complications sévères

Effets indésirables

- Oseltamivir : nausées (12-18 %), vomissements, diarrhée, douleurs abdominales, plus rarement céphalées, vertiges, troubles visuels, fatigue, insomnie, épistaxis, rashs cutanés, très rarement troubles du rythme, élévation des transaminases, hépatites, troubles neuro-psychiatriques, réactions allergiques dont quelques cas de syndrome de Lyell
- Zanamivir : bronchospasme (très rare, surtout en cas d'asthme ou BPCO, pouvant être sévère, survenant parfois quelques minutes après l'inhalation → arrêt immédiat et administration d'un bronchodilatateur d'action rapide), signes et symptômes de la grippe non imputables formellement au produit (céphalées, myalgies, toux, maux de gorge, fièvre, bronchite, rhinorrhée), troubles gastro-intestinaux, troubles du comportement

Précautions d'emploi

- Le traitement doit débuter le plus tôt possible après l'apparition des symptômes de la grippe (dans les 48 heures chez l'adulte et les 36 heures chez l'enfant)
- Insuffisance hépatique ou rénale : *cf.* chaque produit
- Grossesse et allaitement : innocuité non établie

Remarques

- La prévention de la grippe repose avant tout sur la vaccination antigrippale annuelle, qui assure une protection correcte contre la grippe (70 à 95 % des cas) apparaissant 10 à 15 jours après l'injection et persistant pendant 1 an

Inhibiteurs des herpesviridae (I) :
Valganciclovir et Ganciclovir
ou Dihydro-propoxyméthyl-guanine ou DHPG

Valganciclovir (1) *Liste I-65 %-Coll (disponible en ville)*

ROVALCYTE	60 cp. 450 mg Fl. 100 ml Poudre pour sol. buv. à 50 mg/ml	A. Posologie ci-dessous *toujours avec des aliments*

1. Prodrogue du ganciclovir utilisable *per os* (biodisponibilité absolue d'environ 60 % contre 6 à 8 % pour les anciennes gélules de ganciclovir), indiquée en traitement d'attaque (900 mg x 2 fois/jour pendant 21 jours), en traitement d'entretien des rétinites à CMV chez les patients atteints de sida (900 mg/jour en 1 prise), et en traitement prophylactique de la maladie à CMV en tranplantation d'organes solides chez les patients D+/R– (900 mg/jour en 1 prise), *nettement plus facile d'emploi que le ganciclovir* (car pouvant éviter la voie intraveineuse).
Équivalence posologique : 900 mg x 2 fois/24 h de valganciclovir par voie orale sont équivalents à la posologie de 5 mg/kg de ganciclovir x 2 fois/24 h en perfusion IV.
Assurer une hydratation suffisante et réduire la posologie en cas d'insuffisance rénale :
– Clairance de la créatinine = 40-59 ml/min → 50 % de la dose habituelle.
– Clairance de la créatinine = 25-39 ml/min → 25 % de la dose habituelle.
– Clairance de la créatinine = 10-24 ml/min → 450 mg tous les 2 jours (traitement curatif) ou 2 fois par semaine (traitement préventif).
– Clairance de la créatinine < 10 ml/min → absence de recommandations.

Ganciclovir *Liste I-Réservé aux hôpitaux-Coll*

CYMEVAN 500 mg IV	Fl. 500 mg	Perfusion IV en 1 heure (2) : 5 mg/kg toutes les 12 heures pendant 14 à 21 jours, puis en traitement d'entretien 5 mg/kg/jour chaque jour ou 6 mg/kg/jour x 5 jours sur 7

2. *Administrer exclusivement en perfusion veineuse à vitesse constante* (5 mg/kg en 60 minutes), après dilution du lyophilisat avec 10 ml d'eau ppi en agitant bien jusqu'à solubilisation complète, puis dilution de la quantité voulue dans un soluté isotonique glucosé ou salé ou du Ringer ou du Ringer lactate pour obtenir une concentration finale ne dépassant pas 10 mg/ml (port de gants de latex et de lunettes pendant toutes les manipulations de ce produit irritant).
Assurer une hydratation suffisante et réduire la posologie en cas d'insuffisance rénale :
– Clairance de la créatinine > 50 ml/min → 5 mg/kg toutes les 12 heures (dose habituelle).
– Clairance de la créatinine < 50 ml/min → 2,5 mg/kg toutes les 12 heures.
– Clairance de la créatinine < 25 ml/min → 2,5 mg/kg toutes les 24 heures.
– Clairance de la créatinine < 10 ml/min → 1,25 mg/kg toutes les 24 heures.

Contre-indications

Hypersensibilité à ces produits ou à l'aciclovir, polynucléaires neutrophiles ≤ 500/mm^3
Grossesse et allaitement, hommes et femmes sans contraception efficace pendant le traitement et les 3 mois suivants (effets mutagènes et tératogènes)

Propriétés

- Analogue assez toxique de la déoxyguanine, transformé dans la cellule en ganciclovir triphosphate actif, bloquant la synthèse de l'ADN viral (inhibition de l'ADN polymérase, incorporation à l'ADN viral), virustatique sur les *herpes viridae* : *Cytomégalovirus* (CMV), *Herpes simplex virus* (HSV I et II), *Herpes virus humain* (HHV6), *virus varicelle-zona* (VZV), *virus Epstein-Barr* (EBV)
- Après perfusion veineuse, Cmax de 7,09 ± 3,45 µg/ml à la fin de la perfusion et Cmin de 0,85 ± 0,57 µg/ml 7 heures après, élimination par filtration glomérulaire et sécrétion tubulaire sous forme non métabolisée (> 90 %) réduite en cas d'insuffisance rénale

Indications

- Infections sévères à *Cytomégalovirus* (rétinites, pneumonies, colites et atteintes de l'appareil digestif, éventuellement encéphalites) *mettant en jeu la vision ou la vie des patients ayant un déficit sévère de l'immunité cellulaire* (patients atteints de sida, transplantations d'organes et greffes de mœlle osseuse avec traitement immunosuppresseur, éventuellement déficit de l'immunité cellulaire induit par une néoplasie et/ou une chimiothérapie immunosuppressive)
- Traitement prophylactique des infections à *Cytomégalovirus* chez les patients CMV– ayant bénéficié d'une transplantation d'organe solide à partir d'un donneur CMV+

Effets indésirables (très fréquents, et plus fréquents chez l'enfant que chez l'adulte)

- *Toxicité hématologique* dose-dépendante, réversible : neutropénie < 1 000/mm^3 (40 %), thrombopénie < 50 000/mm^3 (5 à 20 %), anémie (6 %)
- *Troubles neuro-psychiques* : convulsions (3 %), troubles de l'attention (3 %), troubles du comportement (3 %), plus rarement asthénie, céphalées, vertiges, cauchemars, insomnies, hallucinations, paresthésies, ataxie, tremblements, coma
- *Troubles digestifs* : anorexie, nausées et vomissements (6 à 14 %), plus rarement diarrhée, douleurs gastro-intestinales ou pharyngées, constipation
- *Réactions allergiques* : rashs cutanés (7 %), prurit, urticaire, asthme, fièvre (6 %)
- *Divers* : réactions locales au point de perfusion, élévation des transaminases, des phosphatases alcalines, de la créatininémie, de l'uricémie, plus rarement (< 1 %) sueurs, œdèmes, malaise général, tachycardie, hypotension, syncopes, infarctus du myocarde, arythmies, arrêt cardiaque, phlébite, alopécie, acidose métabolique, anurie, hématurie, arthralgies, myalgies, surdité, décollement de la rétine, stérilité définitive
- **Surdosage** : assurer une hydratation correcte et une élimination par dialyse

Précautions d'emploi

- Administrer par voie IV stricte (produit très irritant en cas d'extravasation)
- Réduire la posologie en cas d'insuffisance rénale (*cf.* ci-contre)
- Utiliser avec prudence en cas d'antécédents psychiatriques et en cas de cytopénie préexistante, et faire un hémogramme tous les jours pendant le traitement d'attaque puis tous les 7 à 15 jours pendant le traitement d'entretien

Interactions médicamenteuses et incompatibilités physico-chimiques

- *Associations à utiliser avec précaution* : zidovudine (association déconseillée pendant le traitement d'attaque car toxicité hématologique cumulative), autres médicaments myélotoxiques (amphotéricine B, antinéoplasiques, dapsone, flucytosine, pentamidine, pyriméthamine, triméthoprime), probénécide (élimination rénale du ganciclovir réduite)
- *Incompatibilité majeure* avec les parahydroxybenzoates (précipitation)

Inhibiteurs des herpesviridae (II) : Foscarnet

Formes injectables *Liste I-Réservé aux hôpitaux*

FOSCAVIR	Fl. 250 ml = 6 g (solution à 24 mg/ml)	A. Perfusions IV lentes : posologie ci-dessous (1)

1. Médicament utilisé en perfusion sans dilution dans une veine centrale (par cathéter) ou après dilution si perfusion dans une veine périphérique (diluer de moitié juste avant la perfusion dans un soluté isotonique glucosé ou salé, pour obtenir une concentration finale de 12 mg/ml).
Infections à *Cytomegalovirus* chez l'adulte :
 - *Traitement d'attaque* (2 à 3 semaines selon la réponse) : 180 mg/kg/jour en 3 perfusions IV de 60 minutes, avec hydratation par 500 à 1 000 ml de NaCl isotonique à chaque perfusion, en réduisant les doses en cas d'insuffisance rénale :
   - Créatinine sérique < 110 µmol/l : 60 mg/kg toutes les 8 heures (dose habituelle).
   - Créatinine sérique = 110 à 120 µmol/l : 55 mg/kg toutes les 8 heures.
   - Créatinine sérique = 120 à 140 µmol/l : 49 mg/kg toutes les 8 heures.
   - Créatinine sérique = 140 à 170 µmol/l : 42 mg/kg toutes les 8 heures.
   - Créatinine sérique = 170 à 210 µmol/l : 35 mg/kg toutes les 8 heures.
   - Créatinine sérique = 210 à 237 µmol/l : 28 mg/kg toutes les 8 heures.
   - Créatinine sérique = 237 à 250 µmol/l : 21 mg/kg toutes les 8 heures.
   - Créatinine sérique > 250 µmol/l : traitement non recommandé.
 - *Traitement d'entretien* : 90 à 120 mg/kg/jour en 1 perfusion IV de 2 heures, avec hydratation par 1 000 ml de NaCl isotonique à chaque perfusion, en réduisant les doses en cas d'insuffisance rénale :
   - Créatinine sérique < 120 µmol/l : 90 à 120 mg/kg/jour en 2 heures (dose habituelle).
   - Créatinine sérique = 120 à 140 µmol/l : 78 à 104 mg/kg/jour en 2 heures.
   - Créatinine sérique = 140 à 170 µmol/l : 75 à 100 mg/kg/jour en 2 heures.
   - Créatinine sérique = 170 à 210 µmol/l : 71 à 94 mg/kg/jour en 2 heures.
   - Créatinine sérique = 210 à 240 µmol/l : 63 à 84 mg/kg/jour en 2 heures.
   - Créatinine sérique = 240 à 250 µmol/l : 57 à 76 mg/kg/jour en 2 heures.
   - Créatinine sérique > 250 µmol/l : traitement non recommandé.

Infections à *Herpes simplex virus* de l'adulte résistantes ou insensibles à l'aciclovir :
 - *Traitement d'attaque* (2 à 3 semaines ou jusqu'à cicatrisation des lésions) : 80 mg/kg/jour en 2 perfusions IV de 60 minutes (jusqu'à 120 mg/kg/jour en 3 perfusions), avec hydratation par 500 à 1 000 ml de NaCl isotonique à chaque perfusion, en réduisant les doses en cas d'insuffisance rénale :
   - Créatinine sérique < 110 µmol/l : 40 mg/kg toutes les 12 heures (dose habituelle).
   - Créatinine sérique = 110 à 120 µmol/l : 37 mg/kg toutes les 12 heures.
   - Créatinine sérique = 120 à 140 µmol/l : 33 mg/kg toutes les 12 heures.
   - Créatinine sérique = 140 à 170 µmol/l : 28 mg/kg toutes les 12 heures.
   - Créatinine sérique = 170 à 210 µmol/l : 24 mg/kg toutes les 12 heures.
   - Créatinine sérique = 210 à 237 µmol/l : 19 mg/kg toutes les 12 heures.
   - Créatinine sérique = 237 à 250 µmol/l : 14 mg/kg toutes les 12 heures.
   - Créatinine sérique > 250 µmol/l : traitement non recommandé.

Contre-indications
Hypersensibilité connue au foscarnet
Association à la pentamidine injectable (néphrotoxicité et effets hypocalcémiants)

Propriétés

- Antiviral virustatique (par inhibition de l'ADN polymérase virale et de la transcriptase inverse) sur les *herpes viridae* : *Cytomegalovirus* (*CMV*), *Herpes simplex virus* (HSV I et II), *Herpes virus humain* (HHV6), *virus varicelle-zona* (VZV), *virus Epstein-Barr* (EBV)
- Demi-vie plasmatique de 2 à 4 heures, passage dans le LCR (70 % des taux sériques), fixation protéique < 20 %, pas de métabolisation, élimination rénale par filtration glomérulaire et sécrétion tubulaire (forte concentration urinaire pouvant entraîner des ulcérations génitales)

Indications

- Traitement de la rétinite et des atteintes digestives (colites, œsophagites) à *CMV* chez les patients infectés par le VIH au stade de sida (rémission totale ou partielle de la rétinite dans 80 à 90 % des cas)
- Traitement d'attaque des infections muco-cutanées à *Herpes simplex virus* résistants ou insensibles à l'aciclovir chez les patients immunodéprimés

Effets indésirables (fréquents)

- *Néphrotoxicité* (30 %) : élévation de la créatininémie, diminution de la clairance de la créatinine, insuffisance rénale aiguë (risque réduit à 10 % des cas par une hydratation parentérale suffisante), ces troubles étant réversibles en 1 à 10 semaines après l'arrêt
- *Troubles électrolytiques* (chélation des ions métalliques) : hypocalcémie (30 %) parfois avec paresthésies, crampes, hypokaliémie (16 %), hypomagnésémie (15 %), hyperphosphorémie (8 %) ou hypophosphorémie
- Ulcérations du gland et du sillon balano-préputial (→ nettoyage après chaque miction), anémie (20-50 %), nausées et vomissements (20-30 %), rarement diarrhée, céphalées, asthénie, convulsions, paresthésies, hallucinations, éruptions cutanées, ulcérations buccales, phlébite si perfusion non dilué dans une veine périphérique, dysgueusies

Précautions d'emploi

- Utiliser avec prudence en cas d'atteinte de la fonction rénale (réduire la posologie en fonction de la créatininémie) ou de calcémie basse préalables au traitement
- Maintenir une hydratation suffisante pendant toute la durée du traitement en perfusant 500 ml à 1 l de NaCl à 0,9 % à chaque perfusion
- Surveiller la créatininémie et la calcémie (tous les 2 jours lors du traitement d'attaque puis 1 fois/semaine), l'hémogramme (1 fois/semaine pendant le traitement d'attaque puis 2 fois/mois), la kaliémie, la phosphorémie
- Hygiène locale rigoureuse après chaque miction (risque d'ulcération génitale)
- Grossesse et allaitement (innocuité non établie), enfants (absence d'études)

Interactions médicamenteuses et incompatibilités physico-chimiques

- *Associations à utiliser avec précaution* : amphotéricine B, aminosides, pentamidine (néphrotoxicité accrue), médicaments hypocalcémiants dont la pentamidine (risque d'hypocalcémie accru), probénécide (élimination urinaire réduite), zalcitabine (risque accru de neuropathies périphériques)
- *Incompatibilité physico-chimique* avec les solutés glucosés ≥ 30 %, le Ringer lactate, les solutions contenant du calcium, l'amphotéricine B, l'aciclovir, le ganciclovir, la pentamidine, le cotrimoxazole, la vancomycine (ne pas mélanger à d'autres produits)

Inhibiteurs des herpesviridae (III) : Cidofovir

Formes injectables *Liste I-Réservé aux hôpitaux-Coll*

VISTIDE	Fl. 5 ml = 375 mg à diluer dans 100 ml de sérum physiologique	A. Perfusion IV lente uniquement, 1 fois/semaine puis tous les 15 jours (1)

1. Médicament utilisé en perfusion intraveineuse à vitesse constante sur 1 heure après dilution dans 100 ml de sérum physiologique (et après hydratation préalable et administration de probénécide pour réduire le risque de néphrotoxicité) :
   - *Hydrater préalablement le patient* : perfusion IV de 1 l de sérum physiologique en 1 heure immédiatement avant la perfusion de cidofovir (et, chez les patients qui le tolèrent, 2e perfusion IV de 1 l de sérum physiologique en 1 à 3 heures débutant en même temps que la perfusion de cidofovir ou immédiatement après).
   - *Administrer du probénécide* (avec des aliments, voire avec un antiémétisant pour diminuer l'effet émétisant du probénécide) : 2 g (4 cp.) 3 heures avant la perfusion, puis 1 g (2 cp.) 2 heures puis 8 heures après la fin de la perfusion (soit 4 g de probénécide au total).

   → Traitement d'induction de la rétinite à *Cytomégalovirus* chez l'adulte : 5 mg/kg x 1 fois/semaine pendant 2 semaines.

   → Traitement d'entretien de la rétinite à *Cytomégalovirus* chez l'adulte (2 semaines après la fin du traitement d'induction) : 5 mg/kg x 1 fois tous les 15 jours.

Contre-indications

Hypersensibilité connue au cidofovir (ou au probénécide associé)
Insuffisance rénale (créatininémie > 133 µmol/l soit > 15 mg/l,
ou clairance de la créatinine ≤ 55 ml/min, ou protéinurie ≥ 2+ soit ≥ 100 mg/dl)
Médicaments à potentiel néphrotoxique (*cf.* Interactions médicamenteuses)
Grossesse (embryotoxique chez l'animal) et allaitement (absence d'études)

Propriétés

- Antiviral analogue de la cytidine, actif sur le cytomégalovirus humain (*CMV*) y compris sur des souches résistantes au ganciclovir, plus facile à administrer que le ganciclovir ou le foscarnet qui nécessitent une perfusion quotidienne
- Après perfusion IV, fixation faible aux protéines plasmatiques (≤ 10 %), demi-vie terminale de 2,2 ± 0,5 heures, élimination urinaire sous forme inchangée (80-100 % en 24 heures), passage transplacentaire (passage dans le lait non étudié)

Indications

- Traitement de la rétinite à *Cytomégalovirus* (*CMV*) chez les patients atteints de sida et ne présentant pas d'insuffisance rénale (si les autres traitements sont considérés comme inappropriés)

Effets indésirables (fréquents)

- *Néphrotoxicité* dose-dépendante, parfois irréversible, imposant l'arrêt dans 10 à 24 % des cas : protéinurie (41 %), élévation de la créatininémie (16 %)
- *Oculotoxicité* pouvant aboutir à une diminution persistante de l'acuité visuelle, avec baisse de la pression intraoculaire (≥ 50 % dans 9 % des cas) et/ou iritis (inflammation, photophobie et douleurs oculaires). Une toxicité oculaire peut également être induite par une application locale ou intra-oculaire
- Autres : neutropénie (20 %), asthénie (20 %), fièvre (18 %), éruptions cutanées (13 %), nausées et vomissements (12-13 %), alopécie (12 %)

Précautions d'emploi

- Assurer une hydratation préalable avant chaque perfusion et associer du probénécide pour réduire la néphrotoxicité (*cf.* note ci-contre)
- Surveillance avant l'administration puis régulièrement comprenant NFS, créatininémie, protéinurie, glycosurie, phosphatases sériques, uricémie, bicarbonates → suspendre le traitement et réhydrater le patient par voie IV si la créatininémie augmente de plus de 44 µmol/l (soit 5 mg/l) ou si apparaît une protéinurie persistante ≥ 2+ (≥ 100 mg/dl)
- Utiliser avec prudence en cas de diabète (risque accru d'hypotonie oculaire) et chez les conducteurs et utilisateurs de machines (asthénie)
- Faire une surveillance ophtalmologique régulière, notamment du tonus oculaire
- Insuffisance hépatique, sujets > 60 ans, enfants : absence d'études
- Suivi ophtalmologique régulier : risque d'uvéite, d'iritis et d'hypotonie oculaire

Interactions médicamenteuses (encore mal connues car produit nouveau)

- ***Associations contre-indiquées*** : médicaments néphrotoxiques (amphotéricine B, aminosides, foscarnet, pentamidine, vancomycine), ténofovir
- *Associations à utiliser avec précaution* : zidovudine (suspendre son administration ou réduire sa posologie de moitié pendant les jours d'administration du cidofovir, car diminution de son élimination par le probénécide)

Inhibiteurs des herpesviridae (IV) :
Antiherpétiques (I) :
Inhibiteurs de l'ADN (I)

Aciclovir[G], formes orales *Liste I-65 %-Coll*

ZOVIRAX 800 mg	35 cp. 800 mg Suspension buvable : 180 ml à 800 mg/10 ml (1)	Prévention des douleurs et complications oculaires du zona : A. 800 mg x 5 fois/jour pendant 7 jours
ZOVIRAX 200 mg	25 cp. 200 mg Suspension buvable : 125 ml à 200 mg/5 ml	Herpès cutanéo-muqueux : A. 200 mg x 5 fois/jour pendant 5 à 10 jours (2) E. > 2 ans : *idem* E. < 2 ans : demi-dose Prévention des infections à *virus Herpes simplex* (3) : A. 400 mg x 2 fois/jour E. > 2 ans : *idem* E. < 2 ans : demi-dose

1. Traitement préventif à débuter le plus tôt possible après l'apparition des manifestations cutanées du zona (dans les 72 heures) et à poursuivre durant 7 jours.
2. Traitement de 10 jours dans la primo-infection génitale herpétique et 5 jours dans les récurrences.
3. Le traitement préventif des infections à *virus Herpes simplex* est indiqué chez les sujets immunodéprimés (pendant toute la phase d'immunodépression), et chez les sujets immunocompétents présentant un herpès cutanéo-muqueux *très récidivant*, soit au moins 6 poussées annuelles.

Aciclovir[G], formes injectables *Liste I-65 %-Coll*

ZOVIRAX Injectable (avec système de transfert prémonté)	Fl. 250 mg ou 500 mg	Perfusion IV en 1 heure minimum, à renouveler toutes les 8 heures : posologie ci-dessous (4)

4. Diluer les flacons dans de l'eau ppi ou du NaCl isotonique (10 ml pour 250 mg) puis incorporer ce soluté dans 50 à 100 ml de NaCl isotonique (la concentration finale doit être ≤ 5 mg/ml) et perfuser cette solution en 1 heure minimum, aux posologies suivantes :
   - Méningo-encéphalite herpétique (traitement d'urgence) : 10 mg/kg toutes les 8 heures chez l'adulte ou 500 mg/m^2 toutes les 8 heures chez l'enfant (traitement de 15 à 21 jours).
   - Herpès néo-natal : 10 mg/kg toutes les 8 heures (traitement de 10 à 21 jours).
   - Infection à *virus Herpes simplex* chez l'immunodéprimé ou infection sévère à *virus Herpes simplex* chez le sujet immunocompétent : 5 mg/kg toutes les 8 heures chez l'adulte ou 250 mg/m^2 toutes les 8 heures chez l'enfant > 3 mois (traitement de 8 à 10 jours).
   - Infection sévère à *virus varicelle-zona* (notamment varicelle grave avec pneumopathie et zona généralisé chez l'immunodéprimé) : 10 mg/kg toutes les 8 heures chez l'adulte ou 500 mg/m^2 toutes les 8 heures chez l'enfant > 3 mois (traitement de 10 jours au moins).

Contre-indications
Hypersensibilité connue à l'aciclovir
Grossesse et allaitement (innocuité non démontrée)

Propriétés

- Antiviral relativement bien toléré, inhibant très sélectivement l'ADN-polymérase virale après activation par la thymidine-kinase virale (toxicité cellulaire très inférieure à celle des analogues de nucléosides activés par les thymidine-kinases cellulaires), actif *in vitro* sur les *Herpesviridae* : *Herpesvirus simplex* (HSV I et II), *virus varicelle-zona* (VZV), *virus Epstein-Barr* (EBV), *Cytomegalovirus* (CMV)
- Absorption digestive à 20 %, pics plasmatiques élevés avec néphrotoxicité potentielle par voie IV (nécessitant la perfusion en 1 heure au moins), faible fixation aux protéines plasmatiques (≤ 22 %), demi-vie de 3 heures, diffusion rapide dans les tissus (cerveau, foie, reins, poumons, muscles), le LCR (50 % des taux plasmatiques), les sécrétions vaginales, le liquide des vésicules herpétiques, élimination urinaire (85 %) en majeure partie sous forme inchangée, passage transplacentaire et dans le lait maternel

Indications

- Prévention des douleurs associées au zona (réduit leur fréquence et leur durée) chez le sujet immunocompétent > 50 ans, prévention des complications oculaires du zona ophtalmique chez le sujet adulte immunocompétent
- Traitement de la primo-infection génitale à *virus Herpes simplex* et de ses récurrences ultérieures éventuelles (mais ce produit n'éradique pas les virus latents)
- Prévention des infections à *virus Herpes simplex* chez les sujets immunocompétents ayant au moins 6 à 8 récurrences par an (efficacité dans 44 % des cas → interrompre après 6 à 12 mois pour voir si les récurrences sont plus rares, car la guérison spontanée de l'herpès génital récidivant est généralement la règle au bout d'un certain nombre de mois ou d'années)
- Prévention des infections à *virus Herpes simplex* chez les immunodéprimés
- Formes injectables : méningo-encéphalites herpétiques, herpès néo-natal, infections à *virus Herpes simplex* ou à *virus varicelle-zona* chez les immunodéprimés, infections sévères à *virus Herpes simplex* ou *virus varicelle-zona* chez le sujet immunocompétent

Effets indésirables (rares)

- Céphalées (13 %), nausées et/ou vomissements (5 à 8 %), diarrhée (2 %), anorexie
- Cristallurie et augmentation réversible de la créatininémie en cas d'injection IV trop rapide et/ou d'hydratation insuffisante (à prévenir par une hydratation correcte)
- Très rares : réactions allergiques, fièvre, arthralgies, élévation des transaminases, vertiges, asthénie, insomnie, confusion mentale, hallucinations, myoclonies
- Locaux : possibilité de douleurs et d'inflammation au point d'injection (9 % des cas)

Précautions d'emploi et incompatibilités physico-chimiques

- Surveiller les fonctions rénale et hématopoïétique
- Assurer une hydratation suffisante, notamment en cas d'insuffisance rénale
- Réduire la posologie en cas d'insuffisance rénale quand la clairance de la créatinine est inférieure à 50 ml/min :
  - Clairance = 25-50 ml/min : perfusion toutes les 12 h ou 600 mg/jour *per os* maximum
  - Clairance = 10-25 ml/min : perfusion toutes les 24 h ou 400 mg/jour *per os* maximum
  - Clairance < 10 ml/min :
    - perfusion toutes les 24 à 48 heures et après dialyse
    - ou 200 mg/jour *per os* maximum + 200 mg après dialyse
- Incompatibilité physico-chimique avec dobutamine, dopamine, méropénème, dérivés du sang et solutions protéiques

Inhibiteurs des herpesviridae (V) :
Antiherpétiques (II) :
Inhibiteurs de l'ADN (II)

Valaciclovir *Liste I-65 %-Coll*

ZELITREX	10 ou 42 cp. 500 mg	*Sujet immunocompétent* : Prévention des douleurs et complications oculaires du zona : A. 1 000 mg x 3 fois/jour pendant 7 jours (1) Traitement des infections génitales et oculaires à *virus Herpes simplex* : A. 1 000 mg/jour en 2 prises/jour si 1er épisode et 1 000 mg/jour en 1 seule prise pendant 5 jours si récurrent (2) Prévention des infections génitales et des récidives d'infections oculaires ou oro-faciales à *virus Herpes simplex* : A. 500 mg/jour ou 250 mg x 2 fois/jour en 1 prise (3) *Sujet immunodéprimé :* *cf.* Nouvelles indications (4)
ZELITREX	80 ou 112 cp. 500 mg	Prévention des infections à *Cytomégalovirus* après greffe d'organe ou de moelle osseuse A. et E. > 12 ans : 8 g/jour, *soit 2 000 mg x 4 fois/jour* (5)

1. Traitement préventif à débuter le plus tôt possible après l'apparition des manifestations cutanées du zona (dans les 72 heures) et à poursuivre durant 7 jours, en réduisant la posologie en cas d'insuffisance rénale selon la clairance de la créatinine :
   - Clairance = 15-30 ml/min : 1 000 mg x 2 fois/jour.
   - Clairance < 15 ml/min : 1 000 mg x 1 fois/jour.
2. En réduisant la posologie en cas d'insuffisance rénale selon la clairance de la créatinine :
   - Clairance = 15-30 ml/min : posologie inchangée (1 000 mg/jour).
   - Clairance < 15 ml/min : 500 mg x 1 fois/jour.
3. Traitement au long cours devant être réévalué après 6 à 12 mois, en réduisant la posologie en cas d'insuffisance rénale selon la clairance de la créatinine :
   - Clairance = 15-30 ml/min : posologie inchangée (500 mg/jour).
   - Clairance < 15 ml/min : 250 mg x 1 fois/jour.
4. Nouvelles indications (rectificatifs d'AMM des 15 mai 2006 et 6 février 2007) pour le sujet immunodéprimé :
   - Traitement des infections génitales à *virus Herpes simplex* : 2 g/jour, soit 2 comprimés à 500 mg x 2 fois/jour pendant au moins 5 jours.
   - Prévention des infections génitales récidivantes à *virus Herpes simplex* : 1 g/jour, soit 1 comprimé à 500 mg x 2 fois/jour. Dans cette indication, une réévaluation de l'intérêt du traitement devra être faite après 6 à 12 mois de traitement
   - Prévention des infections oro-faciales récidivantes à *virus Herpes simplex* : 1 g/jour, soit 1 comprimé à 500 mg x 2 fois/jour. Dans cette indication, une réévaluation de l'intérêt du traitement devra être faite après 6 à 12 mois de traitement.
   - Prévention des infections orales herpétiques chimio- ou radio-induites (mucites) : 1 g/jour en 2 prises pendant la durée de la neutropénie, soit 1 comprimé à 500 mg x 2 fois/jour.
5. Traitement de 90 jours, à débuter le plus tôt possible après la greffe d'organe (dans les 72 heures), en réduisant la posologie en cas d'insuffisance rénale selon la clairance de la créatinine :
   - Clairance = 50-75 ml/min : 1 500 mg x 4 fois/jour.
   - Clairance = 25-50 ml/min : 1 500 mg x 3 fois/jour.
   - Clairance = 10-25 ml/min : 1 500 mg x 2 fois/jour.
   - Clairance < 10 ml/min : 1 500 mg x 1 fois/jour.

Contre-indications
Hypersensibilité connue au valaciclovir ou à l'aciclovir ou aux autres constituants
Grossesse et allaitement (innocuité non démontrée)

Propriétés

- Précurseur de l'aciclovir (décrit page précédente), ayant l'avantage par rapport à celui-ci de réduire le nombre de prises quotidiennes, actif sur les *Herpesviridae*
- Absorption digestive correcte, métabolisation hépatique en aciclovir actif (biodisponibilité de l'aciclovir : 54 %), faible fixation aux protéines plasmatiques (15 %), demi-vie de 3 heures, élimination urinaire en majeure partie sous forme d'aciclovir, passage transplacentaire et dans le lait maternel

Indications

- *Sujet immunocompétent :*
  - Prévention des douleurs associées au zona (réduit leur fréquence et leur durée) chez le sujet > 50 ans, prévention des complications oculaires du zona ophtalmique
  - Traitement de la primo-infection génitale à *virus Herpes simplex* et de ses récurrences ultérieures éventuelles (mais ce produit n'éradique pas les virus latents)
  - Prévention des infections à *virus Herpes simplex* chez les sujets ayant au moins 6 récurrences par an (efficacité dans 44 % des cas → interrompre après 6 à 12 mois pour voir si les récurrences sont plus rares, car la guérison spontanée de l'herpès génital récidivant est généralement la règle au bout d'un certain nombre de mois ou d'années)
  - Prévention des récidives d'infections oculaires ou oro-labiales à *virus Herpes simplex* souffrant d'au moins 6 récurrences par an
  - Traitement des kératites et kérato-uvéites herpétiques, à l'exclusion des formes sévères
- *Sujet immunodéprimé :*
  - Traitement du 1er épisode d'infections génitales à *virus Herpes simplex* et des récurrences ultérieures éventuelles. Chez le sujet immunodéprimé, le traitement par voie orale est possible lorsque la gravité du tableau clinique et l'importance de l'immunodéficience ne justifient pas un recours à l'aciclovir en voie injectable
  - Pour une meilleure efficacité, le traitement sera débuté le plus précocement possible. Une surveillance rigoureuse de l'évolution des lésions est recommandée
  - Prévention des infections oro-faciales et génitales récidivantes à *virus Herpes simplex* chez le sujet souffrant au moins de 6 récurrences par an
  - Prévention des infections orales herpétiques chimio- ou radio-induites (mucites)
  - Zona chez l'adulte

Effets indésirables (rares, comparables à ceux de l'aciclovir)

- Céphalées modérées, nausées et/ou vomissements, diarrhée ou constipation
- Cristallurie et augmentation réversible de la créatininémie en cas d'hydratation insuffisante (à prévenir par une hydratation correcte)
- Rares cas de troubles neurologiques régressifs à la diminution des doses (sensations ébrieuses, confusion, hallucinations, somnolence, convulsions, troubles psychotiques) surtout chez des insuffisants rénaux et des transplantés à dose suprathérapeutique
- Très rares : thrombopénie, réactions allergiques, insuffisance rénale, anémie hémolytique, microangiopathie chez les immunodéprimés

Précautions d'emploi

- Surveiller les fonctions rénale et hématopoïétique
- Assurer une hydratation suffisante, notamment en cas d'insuffisance rénale
- Réduire la posologie en cas d'insuffisance rénale (*cf.* notes ci-contre) : en cas d'hémodialyse, administrer la dose quotidienne après la séance de dialyse

Inhibiteurs des herpesviridae (VI) :
Antiherpétiques (III) :
Inhibiteurs de l'ADN (III)

Famciclovir[G] *Liste I-65 %-Coll*

ORAVIR	10 cp. 125 mg 21 cp. 500 mg	Posologie ci-dessous (1)

1. Prévention des douleurs et complications oculaires du zona :
A. 500 mg x 3 fois/jour pendant 7 jours si sujet immunocompétent et 10 jours si sujet immunodéprimé.
Herpès génital chez l'adulte immunocompétent :
– 250 mg x 3 fois/jour pendant 5 jours en cas de 1er épisode ;
– 500 mg x 2 fois/jour pendant 7 jours en cas de récidive ;
– 250 mg x 2 fois/jour en prophylaxie pendant 12 mois maximum.

Contre-indications

Hypersensibilité connue au famciclovir
Grossesse et allaitement (innocuité non démontrée)

Propriétés
– Antiviral transformé rapidement *in vivo* en penciclovir, métabolite actif sur certaines souches de VHS et VZV résistantes à l'aciclovir, par inhibition de la réplication de l'ADN viral
– Absorption digestive correcte (biodisponibilité de 77 %), métabolisation en penciclovir actif, faible fixation aux protéines plasmatiques (< 20 %), demi-vie de 2,3 heures, élimination urinaire sous forme de penciclovir, passage transplacentaire et dans le lait maternel

Indications
– Prévention des douleurs associées au zona (réduit leur fréquence et leur durée) chez le sujet immunocompétent > 50 ans
– Prévention des complications oculaires du zona ophtalmique chez le sujet adulte immunocompétent
– Traitement du premier épisode et des récidives d'herpès génital de l'adulte immunocompétent
– Prévention des récidives d'herpès génital de l'adulte immunocompétent et immunodéprimé

Effets indésirables (rares, comparables à ceux de l'aciclovir et du valaciclovir)
– Céphalées modérées (9,3 %), nausées (4,5 %), diarrhée (2,4 %), plus rarement vomissements, confusion, vertiges, hallucinations, réactions cutanées allergiques

Précautions d'emploi
– Traitement à administrer au plus tard avant la 72e heure suivant l'apparition des signes cutanés de zona
– Adapter la posologie en cas d'insuffisance rénale quand la clairance de la créatinine est inférieure à 40 ml/min :
  – Clairance = 20-39 ml/min : 500 mg toutes les 24 heures
  – Clairance = 5-19 ml/min : 500 mg toutes les 48 heures
  – Clairance < 5 ml/min : 500 mg après les séances de dialyse

Inhibiteur du virus respiratoire syncytial (VRS) : Palivizumab

Palivizumab *Liste I-Réservé aux hôpitaux-100 %-Coll-Rétrocession possible*

SYNAGIS *Conserver de + 2 °C à + 8 °C (et 3 h après reconstitution)*	Fl. 50 mg ou 100 mg (diluer dans de l'eau ppi afin d'obtenir une concentration finale de 100 mg/ml)	Par voie **IM** à la face antéro-externe de la cuisse : N. 15 mg/kg x 1 fois/mois pendant les périodes à risques de VRS

Contre-indications

Hypersensibilité au produit ou à d'autres anticorps humanisés (humains/murins)

Propriétés

- Anticorps monoclonal humanisé (humain/murin) dirigé contre un épitope du site antigénique A de la protéine de fusion du virus respiratoire syncytial (VRS), virus responsable de bronchiolites aiguës (60-80 % seraient dues au VRS), pneumopathies, rhinites, pharyngites et otites, survenant par épidémies saisonnières (*octobre à mars avec un pic en décembre-janvier*) essentiellement chez le nourrisson et le jeune enfant
- Ce produit réduit modérement (de 5 % en valeur absolue) le nombre d'hospitalisations dans les groupes à risque, mais ne réduit pas le risque de complications majeures
- Après injection IM, demi-vie d'environ 20 jours autorisant une injection IM mensuelle

Indications (médicament très onéreux, à utiliser dans le cadre de protocoles précis)

- Prévention des infections respiratoires basses graves, dues au virus respiratoire syncytial, nécessitant une hospitalisation chez les enfants nés à 35 semaines d'âge gestationnel ou moins et âgés de moins de 6 mois au début de l'épidémie saisonnière à VRS, ou chez les enfants de moins de 2 ans qui ont nécessité un traitement pour dysplasie broncho-pulmonaire au cours des 6 derniers mois, et chez les enfants de moins de 2 ans atteints d'une cardiopathie congénitale avec un retentissement hémodynamique

Effets indésirables

- Peu fréquents : fièvre, réaction au site d'injection, nervosité
- Rares : troubles respiratoires (infection respiratoire haute, rhinite toux, wheezing), rash cutané, leucopénie, diarrhée, vomissements, élévation des transaminases, anomalies des tests de la fonction hépatique, infection virale, douleurs

Précautions d'emploi

- Administrer 1 fois par mois pendant les périodes à risque d'infections communautaires à VRS, en injectant si possible la première dose avant le début de la saison de l'épidémie
- Chez les enfants traités qui sont hospitalisés avec une infection à VRS, il est recommandé, pour réduire le risque de réhospitalisation, de poursuivre l'administration mensuelle pendant toute la durée de l'épidémie
- Utiliser avec prudence en cas de thrombopénie ou troubles de la coagulation (comme pour toute injection IM)
- Absence de données disponibles chez le nourrisson ayant une immunodépression

Notes

Chapitre 5

Cancérologie
Hémopathies malignes

EFFETS INDÉSIRABLES DES CHIMIOTHÉRAPIES

Extravasation des anticancéreux	
Anticancéreux vésicants (risque de nécrose sévère en cas d'extravasation)	Actinomycine, Carboplatine, Cisplatine, Daunorubicine, Doxorubicine, Épirubicine, Idarubicine, Mitomycine, Mitoxanthrone, Vinblastine, Vincristine, Vindésine, Vinorelbine
Anticancéreux provoquant une irritation locale plus ou moins importante en cas d'extravasation	Carmustine, Cyclophosphamide, Dacarbazine, Docétaxel, Ifosfamide, Melphalan, Oxaliplatine, Paclitaxel, Pentostatine, Streptozocine, Thiotépa
Anticancéreux n'entraînant pas de réactions sévères en cas d'extravasation	Asparaginase, Bléomycine, Cladribine, Cytarabine, Daunorubicine liposomale, Étoposide, Fluoro-uracile, Fludarabine, Gemcitabine, Irinotécan, Méthotrexate, Mitoguazone, Raltitrexed, Thioguanine, Topotécan

Alopécies iatrogènes Effluvium anagène médicamenteux = chimiothérapies anticancéreuses (1)	
Grade 0 (non alopéciantes)	Chlorambucil, Cisplatine, Fludarabine, Fotémustine, Mercaptopurine, Mitoguazone, Oxaliplatine, Pentostatine, Pipobroman, Streptozotocine, Thioguanine, Thiotépa
Grade 1 (peu alopéciantes)	Altrétamine, Bendamustine, Busulfan, Carboplatine, Carmustine, Cladibrine, Gemcitabine, Hydroxyurée, Lomustine, Mitomycine, Procarbazine, Témozolomide, Trabectédine
Grade 1 à 2 (peu à moyennement alopéciantes)	Acrinomycine D, Asparaginase, Bléomycine, Capécitabine, Estramustine, Fluoro-uracile, Melphalan, Mitoxantrone, Pemetrexed, Raltitrexed
Grade 2 (moyennement alopéciantes)	Amsacrine, Cytarabine, Dacarbazine, Étoposide, Méthotrexate, Vinblastine, Vincristine, Vindésine
Grade 2 à 3 (alopéciantes)	Cyclophosphamide, Ifosfamide, Idarubicine, Irinotécan, Sorafénib, Topotécan, Vinflunine, Vinorelbine
Grade 3 (très alopéciantes)	Cabazitaxel, Daunorubicine, Docétaxel, Doxorubicine, Épirubicine, Paclitaxel

1. La chute des cheveux due aux chimiothérapies anticancéreuses débute environ 10 jours après la chimiothérapie, est maximale après 1 à 2 mois, mais elle est toujours réversible en plusieurs semaines à plusieurs mois après l'arrêt (la texture et la couleur peuvent être modifiées).

Nausées/vomissements et chimiothérapies	
Fortement émétisantes (> 90 % des patients)	AC, Carmustine > 250 mg/m², Cisplatine ≥ 50 mg/m², Cyclophosphamide > 1 500 mg/m², Dacarbazine, Doxorubicine > 60 mg/m², Épirubicine > 90 mg/m², Ifosfamide ≥ 10 mg/m², Streptozotocine
Moyennement émétisantes (30 à 90 % des patients)	Aldesleukine, Altretamine, Amifostine, Azacitidine, Bendamustine, Busulfan, Carboplatine, Carmustine, Cisplatine, Cyclophosphamide, Cytarabine, Daunorubicine, Doxorubicine, Épirubicine, Ifosfamide, INF α, Irinotécan, Melphalan, Méthotrexate ≥ 250 mg/m², Oxaliplatine, Témozolomide, Trabectédine
Faiblement émétisantes (10 à 30 % des patients)	Cabazitaxel, Capécitabine, Docétaxel, Doxorubicine liposomale, Erlotinib, Étoposide, Éverolimus, Fludarabine, 5FU, Gefitinib, Gemcitabine, Imatinib, Lapatinib, Méthotrexate > 50 mg/m², Mitomycine, Mitoxantrone, Nilotinib, Paclitaxel, Pemetrexed, Pentostatine, Romidepsine, Sorafénib, Sunitinib, Témozolomide, Thalidomide, Thiotepa, Topotécan
Peu émétisantes (< 10 % des patients)	Alemtuzumab, Asparaginase, Bévacizumab, Bléomycine, Bortézomib, Cétuximab, Dexrazoxane, Fludarabine, Méthotrexate, Panitumumab, Peginterféron, Rituximab, Temsirolimus, Trastuzumab, Vinblastine, Vincristine, Vinflunine, Vinorelbine

Nausées et vomissements chimio-induits : traitements	
Fortement émétisantes (> 90 % des patients) *Durée des symptômes : 3 jours*	Sétron : Ondansétron 8-24 mg/jour en IV ou 16-24 mg/jour *per os* Prednisolone : 1 mg/kg Aprépitant : 125 mg à J1, 80 mg à J2 et J3
Moyennement émétisantes (30 à 90 % des patients) *Durée des symptômes : 2 jours*	Sétron : Ondansétron 8-24 mg/jour en IV ou 16-24 mg/jour *per os* Prednisolone : 1 mg/kg ± Aprépitant : 125 mg à J1, 80 mg à J2 et J3 si efficacité insuffisante de l'association antidopaminergique-corticoïde
Faiblement émétisantes (10 à 30 % des patients)	Métoclopramide : 30 mg/jour ou Dompéridone : 30 mg/jour Prednisolone : 1 mg/kg ± Lorazépam : 0,5 à 2 mg

- En cas de nausées/vomissements résistants à un traitement de relais optimal, discuter de l'adjonction de neuroleptiques comme la chlorpromazine ou l'halopéridol
- Durée de traitement : 3 à 5 jours en fonction des symptômes

Neutropénie fébrile survenant après une chimiothérapie cytotoxique (hors contexte de chimiothérapie intensive et auto/allogreffe de cellules souches hématopoïétiques et de chimiothérapie d'induction d'une leucémie aiguë)

– **Définition** d'une neutropénie fébrile : température axillaire ou orale ≥ 38,3 °C à 1 reprise ou ≥ 38,0 °C à 2 reprises dans un intervalle d'au moins 1 heure et neutropénie < 500/mm^3 ou < 1 000 mm^3 avec diminution prévisible < 500 mm^3 dans les 48 heures

– **Hospitalisation en chambre seule** avec mesures d'hygiène renforcées pour le personnel soignant (gants stériles, masques, charlottes, sur-chaussures) et limitation des visites

– **Réalisation d'un bilan clinique et biologique** à la recherche d'une infection : hémocultures (sans retarder le début de l'antibiothérapie), prélèvement au niveau du cathéter central, bandelette urinaire puis ECBU, prélèvement de toute lésion suspecte de constituer une porte d'entrée (peau, muqueuses...), radiographie pulmonaire

– **Mise en route d'une bi-antibiothérapie** synergique large spectre probabiliste :
  - Bêtalactamines : ceftazidime 2 g/8 h ou ceftriaxone 1 à 2 g/24 h ou pipéracilline/tazobactam 4 g/6 h ou imipenème 500 mg/6 h
  - Soit bêtalactamines + aminosides
  - Soit bêtalactamines + quinolone IV ou orale

  En l'absence d'infection systémique ou profonde documentée, le traitement antibiotique peut être arrêté après 24 heures d'apyrexie et sortie d'aplasie

– **Si nécessaire** : hydratation IV, traitement d'une mucite (bains de bouche, fluconazole, aciclovir si lésions ulcérées)

– **En cas de critères de gravité**, le traitement antibiotique ne doit pas retarder la prise en charge du choc septique et on peut introduire du GCSF à visée "curative"

– **Conduite à tenir pour les cures de chimiothérapie suivantes** : discuter l'introduction de G-CSF prophylactique et/ou la réduction des doses de cytotoxiques

Cancers (chimiothérapies)

Protocoles anticancéreux classiques (I)

ABVD	Cure toutes les 4 semaines (1 à 6 cures) = Adriamycine IV : 25 mg/m^2 à J1 et J15 Bléomycine IV : 10 mg/m^2 à J1 et J15 Vinblastine IV : 6 mg/m^2 (max. : 10 mg) à J1 et J15 Dacarbazine IV : 375 mg/m^2 à J1 et J15 *Indications* : lymphomes de Hodgkin
AC	Cure tous les 21 jours = Adriamycine IV : 60 mg/m^2 à J1 Cyclophosphamide IV : 600 mg/m^2 à J1 *Indications* : cancers du sein adjuvants
ACVBP	Cure toutes les 2 semaines (3 à 4 cures) = Adriamycine IV : 75 mg/m^2 à J1 Cyclophosphamide IV : 1 200 mg/m^2 à J1 Vincristine IV : 1,4 mg/m^2 (max. : 2 mg) à J1 et J5 Bléomycine IV : 10 mg/m^2 à J1 et J5 Prednisone *per os* : 60 mg/m^2 de J1 à J5 *Indications* : lymphomes non hodgkiniens
BEACOPP	Cure toutes les 2 (quelquefois 3) semaines = Adriamycine IV : 25 mg/m^2 à J1 Cyclophosphamide IV : 600 mg/m^2 à J1 Étoposide IV : 100 mg/m^2 de J1 à J3 Procarbazine *per os* : 80 mg/m^2 de J1 à J7 Prednisone *per os* : 80 mg/m^2 de J1 à J7 Bléomycine IV : 10 mg/m^2 à J8 Vincristine IV : 1,4 mg/m^2 (max. : 2 mg) à J8 + facteur de croissance granulocytaire *Indications* : lymphomes de Hodgkin
BEP	Cure toutes les 3 semaines (3 à 4 cures) = Bléomycine IV : 30 mg/m^2 à J1 Étoposide IV : 100 mg/m^2 à J1, J2, J3, J4, J5 Cisplatine IV : 20 mg/m^2 à J1, J2, J3, J4, J5 *Indications* : cancers du testicule
CAV ou VAC	Cure toutes les 3 semaines = Cyclophosphamide IV : 750 à 1 200 mg/m à J1 Adriamycine IV : 45 à 50 mg/m^2 à J1 Vincristine IV : 1,4 mg/m^2 à J1 *Indications* : cancers du poumon à petites cellules

Cancers (chimiothérapies)

Protocoles anticancéreux classiques (II)

CHOP CHOP-R	Cure toutes les 3 semaines (variante : CHOP 14, toutes les 2 semaines) = Cyclophosphamide IV : 750 mg/m² à J1 Adriamycine IV : 50 mg/m² à J1 Vincristine IV : 1,4 mg/m² à J1 (maximum = 2 mg) Prednisone *per os* : 100 mg/m² de J1 à J5 + Rituximab IV : 375 mg/m² à J1 *Indications* : lymphomes non hodgkiniens
CHVP + Interféron	Cure tous les 28 jours (6 mois) puis tous les 2 mois (6 mois) = Adriamycine : 25 mg/m² à J1 Cyclophosphamide : 600 mg/m² à J1 Étoposide : 80 mg/m² à J1 Prednisone : 40 mg/m² de J1 à J5 Interféron alpha-2b : 5 MU x 3 fois/semaine *Indications* : lymphomes folliculaires NB : l'adjonction de Rituximab est habituelle
CMF	Cure toutes les 3 à 5 semaines (6 cures) = Cyclophosphamide IV : 600 mg/m² à J1 et J8 Méthotrexate IV : 40 mg/m² à J1 et J8 Fluoro-uracile IV : 600 mg/m² à J1 et J8 *Indications* : cancers du sein
EP	Cure tous les 21 jours = Étoposide IV : 100 mg/m² de J1 à J3 Cisplatine IV : 100 mg/m² à J2 *Indications* : cancers bronchiques à petites cellules, carcinomes métastatiques de primitif indéterminé
FAC (*cf.* aussi FEC)	Cure toutes les 3 semaines = Fluoro-uracile IV : 500 mg/m² à J1 et J2 Adriamycine IV : 50 mg/m² à J1 et J2 Cyclophosphamide *per os* : 500 mg/m² à J1 *Indications* : cancers du sein
FEC 100	Cure toutes les 3 semaines = Fluoro-uracile IV : 500 mg/m² à J1 Épirubicine IV : 100 mg/m² à J1 Cyclophosphamide IV : 500 mg/m² à J1 *Indications* : cancers du sein adjuvants et métastatiques
FOLFIRI	Cure tous les 15 jours = Acide L-folinique IV : 200 mg/m² à J1 (en 2 heures) Irinotécan IV : 180 mg/m² à J1 (en 90 minutes) Fluoro-uracile IV : 400 mg/m² à J1 (en 10 minutes) Fluoro-uracile IV : 2 400-3 000 mg/m² à J1 et J2 (sur 46 heures) *Indications* : cancers colo-rectaux métastatiques

Cancers (chimiothérapies)

Protocoles anticancéreux classiques (III)

FOLFIRI-AVASTIN	FOLFIRI (*cf.* ci-dessus) + Bévacizumab IV : 5 mg/kg à J1 *Indications* : cancers colo-rectaux métastatiques
FOLFOX	Cure tous les 15 jours = Oxaliplatine IV : 85 mg/m^2 à J1 (en 2 heures) Fluoro-uracile IV : 400 mg/m^2 à J1 et J2 (en 10 minutes) Fluoro-uracile IV : 600 mg/m^2 à J1 et J2 (sur 22 heures) Acide L-folinique : 200 mg/m^2 à J1 et J2 *Indications* : cancers colo-rectaux adjuvants et métastatiques
GemCis	Cure tous les 28 jours = Cisplatine IV : 100 mg/m^2 (poumon) ou 70 mg/m^2 (vessie) Gemcitabine IV : 1 000 mg/m^2 à J1, J8 et J15 *Indications* : cancers du poumon non à petites cellules, cancers de la vessie
Gemox	Cure tous les 14 jours = Gemcitabine IV : 1 000 mg/m^2 à J1 Oxaliplatine IV : 100 mg/m^2 à J2 *Indications* : cancers du pancréas et des voies biliaires localement avancés et métastatiques
LV5FU$_2$	Cure toutes les 2 semaines = Acide L-folinique : 200 mg/m^2 à J1 et J2 5-fluoro-uracile IV : 400 mg/m^2 (bolus) puis 600 mg/m^2 (perfusion continue) à J1 et J2 *Indications* : cancers colo-rectaux
M-Dex	Cure durant 4 jours par mois (6 à 12 mois) = Melphalan : 10 mg/m^2/jour Dexaméthasone : 40 mg/jour *Indications* : amylose AL, myélome osseux multiple
Mini-CHOP	Cure toutes les 4 semaines = Adriamycine IV : 30 mg/m^2 à J1 Cyclophosphamide *per os* : 200 mg/m^2 de J1 à J5 Prednisone *per os* : 60 mg/m^2 de J1 à J5 Vincristine IV : 1,4 mg/m^2 (max. : 2 mg) à J1 *Indications* : lymphomes de faible grade, leucémies lymphocytaires chroniques

Cancers (chimiothérapies)

Protocoles anticancéreux classiques (IV)

MOPP	Cure toutes les 4 semaines (la prednisone étant donnée 1 cure sur 2 pendant 3 à 6 cycles), ce protocole pouvant être alterné avec le protocole ABVD = Méchloroéthamine IV : 6 mg/m^2 à J1 et J8 Vincristine IV : 1,4 mg/m^2 (max. : 2 mg) à J1 et J8 Procarbazine *per os* : 90 mg/m^2 de J1 à J15 Prednisone *per os* : 60 mg/m^2 de J1 à J15 *Indications* : lymphome de Hodgkin
MVAC	Cure toutes les 4 à 5 semaines = Méthotrexate IV : 30 mg/m^2 à J1, J15, J22 Vinblastine IV : 3 mg/m^2 à J2, J15, J22 Adriamycine IV : 30 mg/m^2 à J2 Cisplatine IV : 70 à 100 mg/m^2 à J2 *Indications* : cancers de la vessie
TAC	Cure tous les 21 jours = Adriamycine IV : 50 mg/m^2 à J1 Cyclophosphamide IV : 500 mg/m^2 à J1 Docétaxel IV : 75 mg/m^2 à J1 *Indications* : cancers du sein adjuvants et métastatiques
TAXOTERE-Prednisone	Cure toutes les 3 semaines = Docétaxel IV : 75 mg/m^2 à J1 Prednisone *per os* : 10 mg/jour en continu *Indications* : cancers de la prostate métastatiques hormono-résistants
TCH	Cure tous les 21 jours = Docétaxel IV : 75 mg/m^2 à J1 Carboplatine IV : AUC 6 à J1 Trastuzumab IV : 4 mg/kg à J0 (dose de charge) puis 2 mg/kg hebdomadaires *Indications* : cancers du sein adjuvants, néo-adjuvants et métastatiques
VAD	Cure tous les 28 jours = Vincristine IV : 0,4 mg (dose totale) en perfusion continue sur 24 heures de J1 à J4 Adriamycine IV : 9 mg/m^2 en perfusion continue sur 24 heures de J1 à J4 Dexaméthasone : 40 mg (*per os*) de J1 à J4 hebdomadaires *Indications* : myélome multiple

Cancers (chimiothérapies)

Protocoles anticancéreux classiques (V)

VeIP	Cure toutes les 3 semaines = Vinblastine IV : 0,11 mg/kg à J1 et J2 Ifosfamide IV : 1 200 mg/m^2 de J1 à J5 Cisplatine IV : 20 mg/m^2 de J1 à J5 *Indications* : cancers du testicule
VIP	Cure toutes les 3 semaines = Étoposide IV : 100 mg/m^2 de J1 à J5 Ifosfamide IV : 1 290 à 1 500 mg/m^2 de J1 à J5 Cisplatine IV : 20 mg/m^2 de J1 à J5 *Indications* : cancers du testicule
VTD	Phase d'induction : toutes les 3 semaines = Velcade IV : 1 mg/m^2 à J1, J4, J8 et J11 Thalidomide : 100 mg/jour en continu Dexaméthasone *per os* : 40 mg/jour de J1 à J4 Phase de consolidation : toutes les 4 semaines = Velcade IV : 1 mg/m^2 à J1, J4, J8 et J11 Thalidomide *per os* : 100 mg/jour en continu Dexaméthasone *per os* : 40 mg/jour x 1 fois/semaine : 100 mg/jour en continu *Indications* : myélome multiple

HÉMATOLOGIE : Schémas thérapeutiques

Syndromes myéloprolifératifs

Polyglobulie primitive ou Maladie de Vaquez	Saignées initiales + Hydroxyurée ou Pipobroman	– Interféron alpha – Antiagrégants plaquettaires
Splénomégalie myéloïde ou Myélofibrose primitive	Hydroxyurée ou Androgène (Danazol) EPO si anémie	– Corticothérapie ou Splénectomie ou Irradiation splénique – Allogreffe de moelle osseuse (< 50 ans) – Ruxolitinib
Thrombocytémie essentielle	Aucun si < 60 ans et plaquettes < 800 000/mm^3 ou Hydroxyurée ou Pipobroman	– Antiagrégants plaquettaires – Interféron alpha – Anagrélide
Leucémie myéloïde chronique	*Phase chronique* : Imatinib ou Dasatinib ou Nilotinib ou Interféron alpha ou Hydroxyurée (palliatif) ou Greffe de moelle allogénique (< 50 ans) *Phase d'accélération et d'acutisation* : Greffe de moelle allogénique, Imatinib, Polychimiothérapie	

Dysglobulinémies malignes

Myélome multiple ou Maladie de Kahler	*Stade I asymptomatique* : Surveillance clinique *Stades I symptomatique, II et III si < 65 ans* : Induction (Bortézomib-Dexaméthasone ± Thalidomide ou Lénalidomide ou Thalidomide-Dexaméthasone) ; puis Melphalan à haute dose + Autogreffe de cellules souches hématopoïétiques + consolidation (Lénalidomide ou Bortézomib) ± entretien *Stades II et III si > 65 ans ou contre-indication à l'autogreffe* : Melphalan-Prednisone-Thalidomide ou Melphalan-Bortézomib-Prednisone ou Bendamustine-Bortézomib-Dexaméthasone *Reprise évolutive* : Autogreffe (si faisable) ou Thalidomide-Dexaméthasone ou Lenalidomide-Dexaméthasone ou Pomalidomide-Dexaméthasone ou Bendamustine-Dexaméthasone ± Bortézomib
Macroglobulinémie ou Maladie de Waldenström	Chlorambucil, Fludarabine ± Cyclophosphamide ; Rituximab (possible) ; Bortézomib (protocoles) Lénalidomide (protocoles) Échanges plasmatiques (si hyperviscosité)
Amylose AL	Melphalan + Dexaméthasone Lénalidomide + Dexaméthasone + Thalidomide (si myélome)

HÉMATOLOGIE : Schémas thérapeutiques

Syndromes myélodysplasiques

SMD de faible grade (risque faible ou intermédiaire 1)	Surveillance ± Transfusions ± EPO ± GCSF ± Chélateurs du fer	Lénalidomide (syndrome 5q-)
SMD de haut grade (risque intermédiaire 2 ou élevé)	5-Azacytine ou Chimiothérapie de LAM ± Allogreffe de moelle	± EPO Essais cliniques

Leucémies

Leucémie aiguë lymphoblastique (LAL)	*Traitement d'induction* : Prednisone + Vincristine ou Vindésine + Asparaginase ± Anthracycline *Consolidation* : Asparaginase ± Cytarabine + Irradiation du crâne + Méthotrexate intrarachidien *Entretien :* Mercaptopurine et/ou Méthotrexate *Autres traitements* : Greffe de moelle, Cyclophosphamide + Amsacrine, Mitoxantrone, Mitoguazone – Imatinib [si translocation t (9;22)]
Leucémie aiguë myéloblastique (LAM)	*Traitement d'attaque* : Anthracycline + Cytarabine *Consolidation* : Cytarabine à hautes doses et associations Allogreffe de moelle en 1re rémission si facteurs de mauvais pronostic ; en rechute sinon Si allogreffe non possible : Gemtuzumab-Ozogamicine en essais thérapeutiques *Traitement d'entretien* : association IL_2-Ceplene
Leucémie aiguë promyélocytaire	Trétinoïne + Daunorubicine + Cytarabine ou Trioxyde d'arsenic + Chimiothérapie ou Trioxyde d'arsenic + Trétinoïde
Leucémie lymphoïde chronique (LLC)	*Stade A* (faible masse tumorale) : Surveillance (ou protocole) *Stades B ou C :* Fludarabine + Cyclophosphamide + Rituximab (sauf LLCT) + Prednisone ± Alemtuzumab *Rechutes* : Alemtuzumab ± Chimiothérapie, mini-CHOP ou Cladribine ou protocole *Sujets âgés* : Chlorambucil + Prednisone ± Rituximab
Leucémie à tricholeucocytes	Cladribine ou Pentostatine ou Interféron alpha

HÉMATOLOGIE : Schémas thérapeutiques

Lymphomes

Lymphome de Hodgkin	Polychimiothérapie type ABVD + Radiothérapie sur les territoires initialement envahis Polychimiothérapie type BEACOPP ou autre si forme de pronostic sévère
Lymphomes non hodgkiniens (LNH) agressifs	*Formes de bon pronostic* : Chimiothérapie type CHOP ± Rituximab (si LNH B) ± Radiothérapie localisée *Formes de mauvais pronostic* : Chimiothérapie type ACVBP ± Rituximab (si LNH B) ± Autogreffe Méthotrexate intrarachidien prophylactique
Lymphomes non hodgkiniens (LNH) de bas grade	*Formes localisées* : Chimiothérapie type mini-CHOP + Rituximab (si LNH B) ± Radiothérapie localisée *Formes disséminées* : Surveillance (si peu évolutifs) Chimiothérapie type CHOP ± Rituximab (si LNH B) ± Interféron alpha ± Rituximab en entretien (si évolutif) *Forme tumorale chez sujet jeune :* autogreffe ou “mini-allogreffe”

Alkylants (I) :
Moutardes à l'azote (I)

Chlorambucil *Liste I-100 %-Coll*

CHLORAMINOPHENE (1) *Conserver à une température ne dépassant pas + 25 °C*	30 gél. 2 mg	*En cancérologie* : 6 à 10 mg/m²/jour x 5 jours tous les 30 jours *Immunodépresseur* : 0,2 mg/kg/jour

1. Il est recommandé de prendre la dose journalière en 1 fois et à jeun sans ouvrir, ni croquer, ni écraser les gélules.

Contre-indications

Hypersensibilité à l'un des constituants
Galactosémie congénitale, déficit en lactase
Grossesse et allaitement

Propriétés

- Agent alkylant de la famille des moutardes à l'azote possédant une activité antinéoplasique cytostatique
- Absorption digestive rapide (70 %), retardée voire réduite au cours des repas, métabolisation en moutarde phénylacétique au moins aussi active, forte fixation protéique (> 95 %), bonne diffusion dans les tissus excepté le SNC, élimination urinaire faible pour le chlorambucil mais forte pour ses métabolites

Indications

- Leucémie lymphoïde chronique (sujets âgés ou rechute après plusieurs lignes)
- Lymphomes hodgkiniens et non hodgkiniens
- Glomérulonéphrite chronique primitive à glomérules optiquement normaux avec syndrome néphrotique corticodépendant ou corticoréfractaire
- Glomérulonéphrite chronique primitive extramembraneuse avec syndrome néphrotique

Effets indésirables et précautions d'emploi (produit non alopéciant)

- Toxicité hématologique dose-dépendante et cumulative, avec nadir à J21 et réversible entre J42 et J56 : leucopénie, thrombopénie, rarement pancytopénie
- Aménorrhée, azoospermie rapide et définitive, hyperuricémie
- Rares : nausées et vomissements (< 10 %), hyperpigmentation et altération des ongles, kératite, élévation des transaminases, rash cutané, fibrose pulmonaire si dose totale > 2 500 mg, accidents infectieux liés à l'immunodépression
- Agent potentiellement mutagène et cancérogène
- Utiliser sous surveillance hématologique fréquente et régulière (→ interrompre le traitement en cas de chute des granulocytes en dessous de 2 000/mm³), avec surveillance hépatique et surveillance pulmonaire (clinique et radiologique) en cas de traitement prolongé
- Associer des antiémétisants si besoin (mais potentiel émétisant faible)
- Maladies auto-immunes : ne pas dépasser 6 mois de traitement en raison des risques de leucémie
- ***Associations contre-indiquées*** : vaccin antiamaril
- ***Associations déconseillées*** : autres vaccins vivants atténués

Alkylants (II) : Moutardes à l'azote (II)

Melphalan : formes orales *Liste I-100 %-Coll-Rétrocédable*

ALKÉRAN 2 mg *Conserver de + 2 °C à + 8 °C*	50 cp. 2 mg (1)	*Myélome multiple* : 0,15 mg/kg/jour en cure de 4 jours toutes les 6 semaines (avec 0,5 à 2 mg/kg/jour de prednisone) *Adénocarcinome ovarien* : 0,2 mg/kg/jour en cure de 5 jours toutes les 4 à 8 semaines *Adénocarcinome du sein* : 0,15 mg/kg/jour ou 6 mg/m²/jour en cure de 4 à 6 jours toutes les 6 semaines

1. Prendre par voie orale de préférence 15 à 30 minutes avant un repas, éviter de manipuler les comprimés avec les mains (port de gants), ne pas les écraser ni les croquer.

Melphalan : formes injectables *Liste I-100 %-Coll-Rétrocédable*

ALKÉRAN 50 mg/10 ml (2) *Conserver à température ambiante < + 30 °C*	Fl. 10 ml = 50 mg	Par voie IV lente dans la tubulure d'une perfusion à débit rapide : 100 à 240 mg/m² pouvant être répartis sur 2 à 3 jours consécutifs (3)

2. La préparation des solutions injectables doit obligatoirement être réalisée par un personnel spécialisé, dans un local réservé à cet usage.
3. La posologie est de 100 à 240 mg/m² dans le neuroblastome de l'enfant et de 100 à 200 mg/m² dans les autres indications, une autogreffe médullaire étant indispensable à partir de 100 mg/m².

Contre-indications
Hypersensibilité au produit Grossesse et allaitement

Propriétés

- Agent alkylant bifonctionnel de la famille des moutarde à l'azote, d'indications assez restreintes en raison de son potentiel leucémogène
- Absorption digestive variable (50 à 70 %) diminuée par les repas, cinétique biphasique, métabolisation importante, élimination urinaire majoritaire (70 % en 5 jours dont 13 % sous forme inchangée), demi-vie d'élimination de 1-2 heures

Indications

- Myélome multiple, en association avec prednisone et thalidomide en première ligne chez le sujet âgé ou dans les formes en rechute (à visée palliative)
- Adénocarcinomes ovariens aux stades avancés
- Carcinomes du sein aux stades avancés
- *Forme injectable :*
  - Myélome multiple : traitement de référence chez les sujets < 65 ans (à la dose de 140 mg/m^2 avec irradiation corporelle totale ou 200 mg/m^2) avec autotransfusion de cellules souches hématopoïétiques
  - En conditionnement d'autogreffe pour les formes sévères ou en rechute de lymphomes malins (hodgkiniens ou non) ou de leucémies aiguës
  - Neuroblastome de l'enfant

Effets indésirables

- Toxicité hématologique importante, dose-dépendante, cumulative et retardée avec nadir à J14-J21 et réversibilité à J28-J42 : leucopénie, thrombopénie, pancytopénie, plus rarement anémie hémolytique
- Alopécie (grades 1-2), nausées-vomissements (≈ 30 %), plus rarement diarrhée, stomatite, aménorrhée, azoospermie, veinite au point d'injection
- Réactions d'hypersensibilité surtout avec la forme injectable (rôle du solvant = prurit, rashs cutanés, choc anaphylactique), fibrose pulmonaire exceptionnelle (à fortes doses en traitement prolongé), incidence accrue des leucémies aiguës lors des traitements au long cours

Précautions d'emploi

- Surveillance hématologique avant chaque cure → arrêter le traitement en cas de leucopénie < 2 000/mm^3 ou thrombopénie < 150 000/mm^3
- Associer des antiémétisants (potentiel émétisant modéré) et éventuellement le port d'un casque réfrigérant
- Diminuer les doses de 50 % en cas d'insuffisance rénale

Interactions médicamenteuses

- ***Associations contre-indiquées*** : vaccin antiamaril
- ***Associations déconseillées*** : autres vaccins vivants atténués, ciclosporine et tacrolimus (détérioration importante de la fonction rénale avec le melphalan à forte dose)
- Majoration de l'effet cytopéniant en cas de traitement préalable récent par d'autres cytostatiques ou par une radiothérapie
- Incompatibilité avec les solutions de glucose → diluer uniquement dans une solution de NaCl à 0,9 %

Alkylants (III) :
Moutardes à l'azote (III)

Chlorméthine ou Méchloroéthamine *Liste I-100 %-Coll*

CARYOLYSINE (1)	6 fl. 10 mg + 10 ml de NaCl isotonique	Par voie IV stricte dans la tubulure d'une perfusion en 3 à 5 minutes : 6 mg/m² x 2 fois/mois à 7 jours d'intervalle Par voie percutanée (2) : A. 1 application/jour pendant 1 mois puis 2 à 3 fois/semaine

1. La préparation des solutions injectables doit obligatoirement être réalisée par un personnel spécialisé, dans un local réservé à cet usage.
2. La chlorméthine peut être utilisée chez l'adulte en application locale sur les lésions dans le traitement du lymphome cutané épidermotrope (Mycosis fongoïde), voire de certains psoriasis chez l'adulte.
   Mode d'emploi pour l'application percutanée : diluer une ampoule de Caryolysine dans une ampoule de solvant puis dans 40 ml d'eau, puis appliquer au maximum 1 fois par jour sur les lésions à l'aide d'une compresse et laisser sécher au moins 5 minutes avant de se rhabiller (cette solution peut se conserver pendant 1 mois à une température de + 4 °C).

Contre-indications
Intolérance connue à la chlorméthine Grossesse et allaitement

Propriétés

- Agent alkylant de la famille des moutardes à l'azote, dérivé de la chloréthylamine, agissant par formation d'ion éthylènamonium très réactif avec l'ADN (formation de cassures et de sites apuriniques inhibant la réplication de l'ADN et sa transcription en ARN), pratiquement abandonné, sauf dans le traitement du lymphome de Hodgkin, en raison de son potentiel mutagène et de sa toxicité veineuse, mais parfois utilisé par voie percutanée dans certaines affections (pas d'effets systémiques par cette voie d'application, mais usage limité car réactions allergiques dans environ 30 % des cas)
- Élimination urinaire en majeure partie sous forme de métabolites inactifs

Indications

- Lymphome de Hodgkin (protocole MOPP)
- *En application locale* (*cf.* la note ci-contre) : lymphome cutané épidermotrope (Mycosis fongoïde), certains psoriasis de l'adulte étendus, non compliqués mais récidivants et résistants aux autres traitements

Effets indésirables

- Dans l'heure suivant l'injection : nausées et vomissements très fréquents (> 90 %), réactions d'hypersensibilité (fièvre, frissons, état de choc), veinite (→ rincer la veine)
- Granulopénie (avec nadir à J10-J15, réversible en 3 à 4 semaines)
- Alopécie (grade 1), diarrhée, stomatite, aménorrhée, azoospermie, hyperuricémie
- En cas d'extravasation : douleurs locales, inflammation, induration, voire même escarre (→ infiltrer rapidement la zone d'extravasation avec une solution de thiosulfate de sodium isotonique, des corticoïdes ou de la phentolamine)
- *En application locale* : allergie de contact (environ 30 % des cas), irritation cutanée (prurit, érythème, lésions vésiculeuses ou érosives), pigmentation → ne pas appliquer sur le visage, les muqueuses, dans les plis axillaires, sous-mammaires ou inguinaux, sur des plaies ou érosions cutanées, et ne pas associer à la PUVAthérapie

Précautions d'emploi et interactions médicamenteuses

- Associer des antiémétisants (potentiel émétisant très important), des antihistaminiques ou des corticoïdes (prévention et traitement des réactions d'hypersensibilité)
- Ne pas utiliser dans les 2 mois suivant une radiothérapie (possibilité d'agranulocytose)
- Surveillance hématologique stricte si voie IV (hémogramme avant chaque injection)
- Nettoyer tous les accessoires utilisés (seringue en verre, gants de caoutchouc) en les faisant tremper dans une solution de thiosulfate de sodium à 5 % et de bicarbonate de sodium à 5 %
- En cas d'application locale, la personne appliquant le soluté doit être protégée par des gants et par un masque
- En cas de contact accidentel avec l'œil, la peau ou les muqueuses, laver rapidement avec de l'eau ou avec une solution de thiosulfate de sodium isotonique
- ***Associations contre-indiquées*** : vaccin antiamaril
- ***Associations déconseillées*** : autres vaccins vivants atténués

Alkylants (IV) :
Moutardes à l'azote (IV)

Estramustine *Liste I-100 %-Coll*

ESTRACYT	40 ou 100 gél. 140 mg	Par voie orale aux repas : 4 gél./jour en 2 prises puis jusqu'à 6 gél./jour en 3 prises (sans dépasser 15 mg/kg/jour) (1)

1. Ne pas croquer, ni ouvrir, ni écraser les gélules.

Contre-indications

Maladie thrombo-embolique
Porphyrie hépatique
Grossesse et allaitement

Propriétés

- Agent alkylant résultant d'une combinaison d'une moutarde à l'azote avec un œstrogène permettant la fixation du produit sur les récepteurs œstrogéniques
- Absorption digestive à 70 %, fixation hépatique, prostatique et sur les métastases des tumeurs prostatiques, élimination principalement par voie fécale

Indications

- Cancers de la prostate hormono-résistants
- Ce médicament ne doit pas être utilisé comme traitement de première intention du cancer de la prostate

Effets indésirables

- Nausées et vomissements surtout au début du traitement (administrer aux repas avec des antiémétisants et des antiacides)
- Gynécomasties, impuissance, alopécie (grades 1 à 2)
- Accidents thrombo-emboliques (associer un traitement anticoagulant en cas d'antécédents thrombo-emboliques)

Précautions d'emploi

- Associer des antiémétisants
- Nécessité d'une surveillance trimestrielle de l'hémogramme, des transaminases et de la phosphatase alcaline
- Associer un traitement anticoagulant chez les patients ayant des antécédents thrombo-emboliques
- Les gélules doivent être prises au moins 1 heure avant ou 2 heures après les repas, avec un verre d'eau

Interactions médicamenteuses

- ***Associations contre-indiquées*** : vaccin antiamaril
- ***Associations déconseillées*** : autres vaccins vivants atténués, inhibiteurs de l'enzyme de conversion (angiœdème plus fréquent), autres œstrogènes
- *Nécessité d'un intervalle d'environ 2 heures entre les prises orales* avec les médicaments contenant du calcium et les aliments riches en calcium (fromages et laitages)

Alkylants (V) :
Moutardes à l'azote (V)

Ifosfamide *Liste I-100 %-Coll-Rétrocédable*

HOLOXAN (1)	Fl. 1 000 mg + eau ppi Fl. 2 000 mg + eau ppi	Par voie **IV** lente : 1,5 à 3 g/m²/jour en cycles de 3 à 5 jours toutes les 3 à 4 semaines

1. La préparation des solutions injectables doit obligatoirement être réalisée par un personnel spécialisé, dans un local réservé à cet usage.

Contre-indications

Hypersensibilité au produit, certaines associations
Insuffisance rénale sévère, porphyrie hépatique, insuffisance médullaire sévère
Infection urinaire aiguë
Grossesse et allaitement

Propriétés

- Agent alkylant bifonctionnel de la classe des oxaphosphorines, de la famille des moutardes à l'azote (analogue isomérique du cyclophosphamide ayant un pouvoir alkylant 3 à 4 fois supérieur), métabolisation hépatique en métabolites actifs, élimination par voie urinaire (60 à 80 % en 72 heures) avec une demi-vie de 4 à 16 heures

Indications

- Sarcomes des tissus mous et sarcomes ostéogéniques chez l'enfant et l'adulte
- Lymphomes non hodgkiniens, rechute de lymphome hodgkinien, rechute de leucémie aiguë lymphoblastique chez l'enfant et l'adulte
- Cancer de l'ovaire en rechute, cancers bronchiques à petites cellules et non à petites cellules, cancers métastatiques du col utérin ou du sein, cancer de la sphère ORL en rechute ou métastatique, rechute de carcinome testiculaire

Effets indésirables

- Alopécie fréquente (grades 2-3), nausées et vomissements (10 à 30 %)
- Cystite hémorragique fréquente due à l'acroléine (*cf.* Précautions d'emploi)
- Toxicité hématologique dose-dépendante, non cumulative, avec nadir à J7-J14 et réversibilité à J21 : leucopénie modérée, thrombopénie inconstante
- Encéphalopathie (10 à 25 %) régressant en 3 à 6 jours à l'arrêt (insomnie, léthargie, confusion, hallucinations, ataxie, tremblements, voire convulsions)
- Élévation de la créatininémie, plus rarement nécroses tubulaires aiguës

Précautions d'emploi et interactions médicamenteuses

- Surveiller l'hémogramme avant et après chaque administration
- Associer une hydratation abondante par voie orale ou parentérale (3 à 4 l/jour) et un antidote de l'acroléine (mesna = Uromitexan) pour prévenir la toxicité vésicale du produit
- Associer des antiémétisants (potentiel émétisant faible) et un casque réfrigérant
- Injecter toujours lentement, à distance des repas, chez un sujet en décubitus
- ***Associations contre-indiquées*** : vaccin antiamaril, phénobarbital, primidone, phénytoïne
- ***Associations déconseillées*** : autres vaccins vivants atténués

Alkylants (VI) :
Moutardes à l'azote (VI)

Cyclophosphamide *Liste I-100 %-Coll-Rétrocédable*

ENDOXAN (1) *Formes injectables réservées aux hôpitaux-Coll*	50 cp. 50 mg Fl. 500 mg ou 1 000 mg	*Affections néoplasiques* : 300 à 800 mg/m²/jour en cycles de 1 à 5 jours tous les 21 à 28 jours (2) *Affections auto-immunes* : 1 à 3 mg/kg/jour *per os* en dehors des repas ou 500 à 800 mg/m² en perfusion IV toutes les 2 à 8 semaines *Recueil de cellules souches hématologiques* (3)

1. La préparation des solutions injectables doit obligatoirement être réalisée par un personnel spécialisé, dans un local réservé à cet usage.
2. Administration de préférence chez un malade couché et à jeun, par voie IV lente (ou par voie IM en fractionnant la dose en 2 ou 3 injections, pour ne pas dépasser 500 mg par injection IM, si la voie IV ne peut être utilisée, en cas de capital veineux altéré).
3. De 3 à 4 g (perfusion IV de 30 minutes) suivi d'injections de GCSF à partir de J6.

Contre-indications
Insuffisance rénale sévère, hypersensibilité à l'un des constituants Insuffisance médullaire sévère, porphyrie hépatique Infection urinaire aiguë, cystite hémorragique préexistante Grossesse et allaitement

Propriétés

- Agent alkylant bifonctionnel de la classe des oxaphosphorines, de la famille des moutardes à l'azote, utilisé dans les lymphomes non hodgkiniens et beaucoup de tumeurs solides, et aussi pour son effet immunodépresseur portant sur les fonctions lymphocytaires B et T dans certaines maladies auto-immunes graves
- Absorption digestive à 75 %, faible liaison aux protéines plasmatiques (20 à 50 %), hydroxylation hépatique en métabolites actifs, diffusion large y compris dans le LCR (20 à 50 % des taux sériques), élimination urinaire (60 à 80 % en 72 heures), demi-vie d'élimination de 6 à 10 heures, passage transplacentaire et dans le lait maternel

Indications

- Lymphomes malins hodgkiniens ou non, myélome, certaines leucémies
- Cancers du sein, de l'ovaire, du testicule, des bronches, de la vessie, neuroblastome sarcomes
- Traitement immunodépresseur dans certaines maladies auto-immunes graves, cortico-résistantes ou cortico-dépendantes : lupus érythémateux disséminé avec atteinte rénale ou neurologique, polyarthrite rhumatoïde sévère avec vascularite potentiellement mortelle, périartérite noueuse, granulomatose avec polyangéite, néphropathie auto-immune, polychondrite atrophiante

Effets indésirables

- Alopécie (grades 2-3), nausées et vomissements (60 à 90 %, retardés de 8 à 24 heures)
- Toxicité hématologique avec nadir à J7-J14 et réversible à J18-J25 : leucopénie et plus rarement thrombopénie
- Réactions allergiques (éruptions cutanées, choc anaphylactique), stomatite, aménorrhée, azoospermie, hyperuricémie
- Cystite hémorragique due à l'acroléine (surtout à forte dose en cas de diurèse insuffisante et nécessitant un protocole d'administration très strict avec Uromitexan)
- Plus rares : hyperpigmentation (peau, ongles), desquamation palmo-plantaire, cardiomyopathie aiguë, fibrose pulmonaire
- Risque d'induction d'hémopathies malignes notamment de leucémies aiguës granuleuses et de cancers de la vessie surtout en cas de traitement > 6 mois et si dose cumulée > 30 g. Nécessité d'une surveillance post-thérapeutique prolongée (hématurie)

Précautions d'emploi

- Surveiller l'hémogramme avant et après chaque administration
- Associer une hydratation abondante par voie orale ou parentérale (3 à 4 l par jour) et si besoin un antidote de l'acroléine (mesna = Uromitexan) pour prévenir la toxicité vésicale du produit
- Associer des antiémétisants maintenus au moins 24 heures après l'injection (potentiel émétisant important) et un casque réfrigérant
- Injecter toujours lentement, à distance des repas, chez un sujet en décubitus
- Maladies auto-immunes : éviter les traitements prolongés (risque de leucémie)

Interactions médicamenteuses

- ***Associations contre-indiquées*** : vaccin antiamaril
- ***Associations déconseillées*** : autres vaccins vivants atténués, phénytoïne

Alkylants (VII) :
Nitroso-urées (I)

Fotémustine *Liste I-100 %-Coll-Prescription hospitalière réservée aux spécialistes en oncologie ou en hématologie*

MUPHORAN (1) *Conserver de + 2 °C à + 8 °C et à l'abri de la lumière (et perfuser à l'abri de la lumière)*	Fl. 200 mg + Solvant alcoolique (perfuser après dilution dans 250 ml de G5, en protégeant de la lumière flacon, tubulure et bras)	Perfusion **IV** en 1 heure : A. 100 mg/m²/semaine pendant 3 semaines, puis 100 mg/m² toutes les 3 semaines après 4 à 5 semaines

1. La préparation des solutions injectables doit obligatoirement être réalisée par un personnel spécialisé, dans un local réservé à cet usage.

Contre-indications

Grossesse et allaitement, enfants (pas d'études), hypersensibilité au produit

Propriétés
- Alkylant de la famille des nitroso-urées ayant une activité alcoylante et carbamoylante sur les acides nucléiques et les protéines, peu toxique sauf sur la lignée plaquettaire
- Très bonne diffusion tissulaire avec passage dans le LCR, fixation faible aux protéines plasmatiques (25-30 %), métabolisation hépatique totale, demi-vie très courte

Indications
- Mélanomes disséminés, tout particulièrement en cas de métastases cérébrales
- Tumeurs cérébrales malignes primitives

Effets indésirables (produit non alopéciant)
- Toxicité hématologique dose-dépendante et retardée avec nadir à J30 et réversibilité en 10 jours : leucopénie et thrombopénie (45 %, mais plus fréquentes si chimiothérapie antérieure et/ou association à d'autres médicaments hématotoxiques)
- Nausées et vomissements modérés dans les 2 à 6 heures suivantes (50 %), élévation modérée et transitoire des enzymes hépatiques (30 %)
- Rares : fièvre, veinite, diarrhée, douleurs abdominales, prurit, troubles neurologiques transitoires (troubles de la conscience, paresthésies, agueusie)

Précautions d'emploi et interactions médicamenteuses
- Associer des antiémétisants, éviter tout contact avec la peau et les muqueuses
- Ne pas administrer aux personnes ayant reçu des nitroso-urées depuis moins de 6 semaines ou une autre chimiothérapie depuis moins de 4 semaines
- Surveillance préalable puis hebdomadaire (hématologique, hépatique, rénale), avec diminution de la dose ultérieure en fonction de la tolérance hématologique :
  - Plaquettes > 100 000/mm³ ou granulocytes > 2 000/mm³ : dose usuelle
  - Plaquettes > 80 000/mm³ ou granulocytes > 1 500/mm³ : 75 % de la dose usuelle
  - Plaquettes > 80 000/mm³ ou granulocytes > 1 000/mm³ : 50 % de la dose usuelle
  - Plaquettes < 80 000/mm³ ou granulocytes < 1 000/mm³ : report du traitement
- Respecter un délai de 3 semaines entre 2 cycles d'entretien
- ***Associations contre-indiquées*** : vaccin antiamaril, phénytoïne à visée prophylactique
- ***Associations déconseillées*** : autres vaccins vivants atténués
- *Associations à utiliser avec précaution* : dacarbazine, AVK (surveillance accrue de l'INR)

Alkylants (VIII) : Nitroso-urées (II)

Lomustine ou CCNU *Liste I-100 %-Coll*

BÉLUSTINE	5 gél. 40 mg	Par voie orale en 1 prise le soir au coucher : 100 à 130 mg/m² toutes les 6 semaines ou 75 mg/m² toutes les 3 semaines

Contre-indications

Hypersensibilité au produit
Grossesse et allaitement

Propriétés

- Alkylant de la famille des chloroéthyl-nitroso-urées agissant par alcoylation de l'ADN et de l'ARN et carbamoylation des protéines, ayant une liposolubilité importante permettant un passage hémato-encéphalique, indiqué surtout dans les tumeurs cérébrales, les cancers bronchiques, le lymphome de Hodgkin
- Absorption digestive assez rapide, diffusion dans le LCR (taux comparables aux taux plasmatiques), métabolisation hépatique rapide en métabolites actifs, élimination urinaire (60 % en 48 heures et pratiquement 100 % en 72 heures)

Indications

- Tumeurs cérébrales primitives ou secondaires
- Lymphomes hodgkiniens et non hodgkiniens, leucémies aiguës
- Cancers bronchopulmonaires
- Myélome multiple
- Mélanomes

Effets indésirables

- Toxicité hématologique dose-dépendante, cumulative et retardée avec nadir à J21-J28 et réversibilité à J49 : thrombopénie, leucopénie, anémie
- Alopécie (grade 1), nausées et vomissements (70 %), stomatite, mucite, aménorrhée, azoospermie, élévation des transaminases, fibrose pulmonaire rare

Précautions d'emploi et interactions médicamenteuses

- Associer des antiémétisants (potentiel émétisant important)
- Surveillance hématologique stricte (hémogramme préalable puis pendant toute l'intercure et avant chaque prise, car destruction cumulative et définitive des lignées myéloïdes, avec un risque particulier de thrombopémie sévère et durable), surveillance pulmonaire en cas de traitement prolongé
- Diminuer la posologie (70 à 100 mg/m² toutes les 6 semaines) si le produit est associé avec d'autres cytostatiques hématotoxiques
- Ne pas ouvrir, ni croquer, ni mâcher, ni écraser les gélules et éviter tout contact de la poudre qu'elles contiennent avec la peau et les muqueuses (produit irritant)
- Déconseillé si clairance de la créatinine < 60 ml/min
- ***Associations contre-indiquées*** : vaccin antiamaril
- ***Associations déconseillées*** : autres vaccins vivants atténués, ciclosporine, tacrolimus

Alkylants (IX) :
Nitroso-urées (III)

Carmustine ou BCNU *Liste I-Réservé aux hôpitaux-Coll*

BICNU (1) et (2) *Conserver de + 2 °C à + 8 °C et à l'abri de la lumière (et perfuser à l'abri de la lumière)*	Fl. 100 mg (lyophilisat) + 3 ml d'éthanol	*En polychimiothérapie* : 150 mg/m² en perfusion IV lente toutes les 6 semaines sans dépasser une dose cumulée de 1 200 mg/m² *En monothérapie* dans les tumeurs cérébrales : 200 mg/m² en perfusion IV lente toutes les 6 semaines sans dépasser une dose cumulée de 1 200 mg/m²

1. La préparation des solutions injectables doit obligatoirement être réalisée par un personnel spécialisé, dans un local réservé à cet usage.
2. Administrer uniquement en perfusion IV lente d'une durée de 1 à 2 heures, après dissolution du lyophilisat par le solvant, puis dilution dans 27 ml d'eau stérile et apyrogène, puis seconde dilution de la dose requise dans 100 à 250 ml de soluté salé ou glucosé isotonique (*ne pas utiliser de poche en polychlorure de vinyl* car décomposition partielle en moins de 1 heure, et *ne pas exposer à une température* > *27 °C* , point de fusion de la carmustine, ce qui aboutirait à sa décomposition sous forme de pellicule huileuse au fond du flacon qui ne devra alors pas être utilisé).

Contre-indications
Antécédents d'hypersensibilité à la carmustine ou à l'un des excipients
Thrombopénie, leucopénie, anémie
Grossesse et allaitement

Propriétés

- Alkylant de la famille des chloroéthyl-nitroso-urées agissant par alcoylation de l'ADN et de l'ARN et carbamoylation des protéines, ayant une liposolubilité importante (avec passage de la barrière hémato-encéphalique)
- Diffusion dans le LCR (avec taux supérieurs à 50 % des taux plasmatiques), dégradation hépatique rapide en métabolites actifs et inactifs éliminés par voie urinaire (70 % en 4 jours) et accessoirement respiratoire

Indications

- Tumeurs cérébrales primitives ou secondaires
- Lymphomes hodgkiniens ou non, myélome multiple
- Mélanomes

Effets indésirables

- Toxicité hématologique dose-dépendante et cumulative avec nadir à J21-J30 et récupération à J35-J49 : la thrombopénie est plus sévère que la leucopénie
- Nausées et vomissements fréquents (60 à 90 %) 2 heures après la perfusion, stomatite, mucite, veinite (→ rincer la veine), rougeurs du visage et suffusions conjonctivales en cas de perfusion trop rapide, aménorrhée, azoospermie
- Toxicité pulmonaire dose-dépendante (20 % si dose cumulée > 1 200 mg/m², 30 à 50 % si dose cumulée > 1 500 mg/m², mais parfois dès 650 mg/m² en cas d'association au cyclophosphamide chez les fumeurs ou ex-fumeurs) : fibrose ou rétraction du lobe supérieur, précoce ou retardée (jusqu'à 12 ans après)
- Alopécie (grade 1), réactions cutanées allergiques (érythème avec sensation de brûlure), altération de la fonction rénale, élévation des transaminases
- Médicament à potentiel carcinogénique, des leucémies aiguës et des dysplasies de la moelle osseuse ont été signalées

Précautions d'emploi

- Éviter une dose cumulée > 1 200 mg/m² (toxicité pulmonaire accrue) et assurer une surveillance pulmonaire (clinique et radiologique)
- Associer des antiémétisants (potentiel émétisant important)
- Surveiller l'hémogramme au moins jusqu'à la 6e semaine suivant la perfusion afin d'adapter la posologie en fonction de la réponse à la dose précédente :
  - Ne pas répéter l'injection tant que les plaquettes sont < 100 000/mm³ et les granulocytes < 2 000/mm³
  - Utiliser 100 % de la dose précédente si les plaquettes sont > 75 000/mm³ et les granulocytes > 3 000/mm³ après la dose précédente
  - Utiliser 70 % de la dose précédente si les plaquettes sont > 25 000/mm³ et les granulocytes > 2 000/mm³ après la dose précédente
  - Utiliser 50 % de la dose précédente si les plaquettes sont < 25 000/mm³ et les granulocytes < 2 000/mm³ après la dose précédente

Interactions médicamenteuses et incompatibilités physico-chimiques

- ***Associations contre-indiquées*** : vaccin antiamaril
- ***Associations déconseillées*** : autres vaccins vivants atténués, phénytoïne
- Incompatible avec le polychlorure de vinyl, instabilité en milieu alcalin

Alkylants (X) :
Nitroso-urées (IV)

Streptozotocine *Liste I-Réservé aux hôpitaux-Coll-Rétrocédable*

ZANOSAR (1) et (2) *Conserver de + 2 °C à + 8 °C et à l'abri de la lumière*	Fl. 1 000 mg	En traitement quotidien : 500 mg/m^2/jour pendant 5 jours toutes les 6 semaines En traitement hebdomadaire : 1 000 à 1 500 mg/m^2 1 fois/semaine En association avec le 5-fluoro-uracile : 500 mg/m^2/jour avec 400 mg/m^2/jour de 5-FU pendant 5 jours toutes les 6 semaines

1. La préparation des solutions injectables doit obligatoirement être réalisée par un personnel spécialisé, dans un local réservé à cet usage.
2. Administrer par voie IV directe ou en perfusion IV courte (15 à 30 minutes), après reconstitution du contenu du flacon par 9,5 ml de soluté salé ou glucosé isotonique, en évitant tout contact avec la peau ou les muqueuses (port de gants indispensable).

Contre-indications
Hypersensibilité au produit
Insuffisance rénale
Grossesse et allaitement

Propriétés

- Dérivé de la famille des méthyl-nitroso-urées ayant une faible activité alkylante mais se liant à l'ADN par méthylation, inhibant la synthèse de l'ADN mais peu celle de l'ARN et des protéines, utilisé essentiellement dans la chimiothérapie des tumeurs endocrines du pancréas et des tumeurs carcinoïdes métastasées
- Cinétique triphasique, élimination urinaire sous forme de métabolites (60 à 72 % en 4 heures et 98 % en 24 heures), demi-vie de 35 minutes

Indications

- Tumeurs neuro-endocrines pancréatiques métastatiques
- Tumeurs carcinoïdes métastasées

Effets indésirables (produit non alopéciant)

- Toxicité rénale dose-dépendante et cumulative (28 à 73 % des cas) pouvant être sévère voire fatale : protéinurie (réduire les doses), hyperazotémie, glucosurie, hypophosphatémie, anurie, acidose tubulaire rénale différée
- Troubles digestifs très fréquents : nausées et vomissements (> 90 %), diarrhée
- Rares : toxicité hépatique (élévation des transaminases, hypoalbuminémie) et hématologique (anémie modérée, rares cas de leucopénie et de thrombopénie importantes avec issue fatale), hypoglycémie, diabète insipide néphrogénique, effet mutagène et carcinogène chez l'animal

Précautions d'emploi

- Associer des antiémétisants (potentiel émétisant très important)
- Surveillance stricte (avant et pendant le traitement, puis hebdomadaire pendant les 4 à 6 semaines suivantes) avec créatininémie, clairance de la créatinine, ionogramme sanguin et urinaire, glycosurie et protéinurie des 24 heures, bilan hépatique, hémogramme, glycémie
- Manipuler toujours avec des gants : en cas de contact accidentel avec la peau ou les muqueuses, laver rapidement à l'eau et au savon

Interactions médicamenteuses

- ***Associations contre-indiquées*** : vaccin antiamaril
- ***Associations déconseillées*** : autres vaccins vivants atténués
- *Associations à prendre en compte* : autres médicaments néphrotoxiques

Alkylants (XI) : Organoplatines (I)

Carboplatine[G] *Liste I-Réservé aux hôpitaux-Coll-Rétrocédable*

CARBOPLATINE (1) *Conserver à l'abri de la lumière*	Fl. 5 ml = 50 mg Fl. 15 ml = 150 mg Fl. 45 ml = 450 mg Fl. 60 ml = 600 mg	Perfusion IV stricte toutes les 4 semaines (2) : 400 mg/m^2 en 1 seule perfusion (3)

1. La préparation des solutions injectables doit obligatoirement être réalisée par un personnel spécialisé, dans un local réservé à cet usage.
2. Administrer par perfusion veineuse stricte en 15 à 60 minutes, soit tels quels à la concentration de 10 mg/ml en dérivation d'une perfusion de glucose à 5 %, soit après dilution à l'aide d'une solution de glucose à 5 % jusqu'à une concentration minimale de 0,5 mg/ml, en rinçant dans tous les cas la veine après la perfusion avec une solution de glucose à 5 %.
3. L'adaptation des posologies de carboplatine peut aussi être réalisée individuellement à l'aide des formules de Calvert ou de Chatelut. À titre d'exemple, selon Calvert :
   - Dose (mg) = AUC x (GFR + 25).
   - GFR : débit de filtration glomérulaire, dont la méthode de mesure de référence est la clairance à l'EDTA marqué au chrome 51, mais qui peut être approché par le calcul de la clairance de la créatinine.
   - AUC : aire sous la courbe (*area under the curve*). Dans le traitement de première intention du cancer de l'ovaire, en association au paclitaxel, l'AUC recommandée est de 5 à 7,5 mg/ml.min pour le calcul de la dose de carboplatine.

Contre-indications
Hypersensibilité connue aux dérivés du platine
Grossesse et allaitement, certaines associations (*cf.* Interactions)
Relatives : insuffisance rénale sévère, hypoplasie médullaire sévère

Propriétés

– Agent alkylant dérivé du platine, ayant des propriétés similaires à celles du cisplatine, avec l'avantage d'une toxicité moindre au niveau rénal, auditif, neurologique, digestif, et celui de ne pas nécessiter d'hyperhydratation ou de diurèse forcée, mais ayant une myélotoxicité plus marquée
– Liaison aux protéines plasmatiques faible (10 à 25 %), bonne diffusion dans le LCR, excrétion urinaire sans sécrétion tubulaire, demi-vie d'élimination de 24 heures

Indications

– Cancer épithélial de l'ovaire en première ou deuxième ligne de traitement
– Cancer du poumon non à petites cellules
– Cancers épidermoïdes des voies aéro-digestives supérieures
– Lymphomes hodgkiniens ou non hodgkiniens en rechute

Effets indésirables

– Nausées et vomissements (60 à 90 %) parfois sévères → à prévenir et à traiter par des antiémétisants efficaces (notamment les antagonistes des récepteurs de la 5 HT3)
– Myélotoxicité : thrombopénie plus marquée qu'avec le cisplatine (maximale entre J14 et J21 et réversible vers la 6e semaine), leucopénie dose-dépendante (nadir entre J14 et J21 et réversible entre J28 et J42), anémie (48 %) avec hémoglobine < 9,5 g/dl
– Toxicité rénale réduite par rapport au cisplatine (15 à 20 %) et n'imposant pas d'hyperhydratation ou de diurèse forcée : élévation de l'urée et de la créatininémie
– Toxicité auditive dose-dépendante avec effet cumulatif (moindre qu'avec le cisplatine)
– Alopécie (grade 1), réactions allergiques (prurit, éruptions cutanées, fièvre, choc anaphylactique), neuropathies périphériques (6 %), plus rarement (2 %) dysgueusie, fièvre et frissons, élévation des enzymes hépatiques spontanément régressive

Précautions d'emploi

– *Associer systématiquement des antiémétisants* : antagonistes des récepteurs de la 5 HT3, ou association à visée antiémétisante (2,5 mg de lorazépam *per os* 45 minutes avant + 20 mg de dexaméthasone par voie IV ou 240 mg de méthylprednisolone par voie IV 40 minutes avant, puis 3 mg/kg de métoclopramide par voie IV en 15 minutes dans 50 ml de sérum physiologique perfusés 15 minutes avant les anticancéreux, cette dose de métoclopramide étant répétée 2 heures après)
– *Surveillance stricte* : fonction rénale, ionogramme, hémogramme, bilan hépatique, examen neurologique et audiogramme avant chaque cure puis régulièrement
– Retarder le traitement si les leucocytes sont inférieurs à 2 000/mm^3 ou si les plaquettes sont inférieures à 50 000/mm^3
– *Insuffisance rénale* : réduire la posologie jusqu'à 200 mg/m^2 quand la clairance de la créatinine est comprise entre 20 et 40 ml/min ou interrompre le traitement

Interactions médicamenteuses et incompatibilités physico-chimiques

– ***Associations contre-indiquées*** : vaccin antiamaril, phénytoïne
– ***Associations déconseillées*** : autres vaccins vivants atténués
– *Associations à prendre en compte* : aminosides (néphrotoxicité et ototoxicité accrues)
– Incompatibilité majeure avec l'aluminium (formation d'un précipité foncé inactif), le chlorure de sodium, le mesna

Alkylants (XII) :
Organoplatines (II)

Cisplatine[G] *Liste I-100 %-Coll-Rétrocédable*

CISPLATINE (1) *Conserver à l'abri de la lumière et perfuser à l'abri de la lumière si la perfusion dure plus de 1 heure*	Fl. 10 mg, 25 mg, 50 mg ou 100 mg 1 mg/ml solution pour perfusion	Par voie **IV** stricte toutes les 3 à 6 semaines (2) : 50 à 100 mg/m² en 1 seule injection ou 15 à 20 mg/m²/jour pendant 5 jours

1. La préparation des solutions injectables doit obligatoirement être réalisée par un personnel spécialisé, dans un local réservé à cet usage.
2. Administrer par voie intraveineuse stricte (en cas d'extravasation, arrêt immédiat et mesures correctrices) dans la tubulure d'une perfusion (dans le cas des lyophilisats après dissolution dans de l'eau distillée stérile pour préparation injectable afin d'obtenir une solution limpide et incolore concentrée à 1 mg/ml).

Contre-indications

Hypersensibilité connue aux dérivés du platine
Grossesse et allaitement, certaines associations (*cf.* Interactions)
Relatives : atteinte auditive, clairance de la créatinine < 60 ml/min
Hypoplasie médullaire sévère

Propriétés

- Agent alkylant dérivé du platine, inhibant la synthèse de l'ADN par formation de ponts inter- et intracaténaires, ayant une action dans un grand nombre de tumeurs (agent majeur de la chimiothérapie des tumeurs solides), et un effet hypocalcémiant propre (maximal vers le 10e jour et persistant environ 1 mois)
- Distribution tissulaire rapide (concentrations maximales dans les reins, le foie, l'intestin grêle, le colon) mais peu dans le SNC, forte liaison aux protéines plasmatiques (90 %), cinétique triphasique avec demi-vie terminale longue (58 à 73 heures), élimination essentiellement urinaire (30 % en 24 heures)

Indications

- Cancers du testicule, de l'ovaire, du col de l'utérus, de la sphère ORL, des voies aérodigestives supérieures, de l'œsophage, de l'estomac, de l'endomètre, de l'anus, cancers épidermoïdes (notamment bronchiques), tumeurs de la vessie
- Lymphomes hodgkiniens ou non hodgkiniens en rechute

Effets indésirables (produit non alopéciant)

- Très fréquents (> 90 % des cas) : nausées et vomissements pratiquement constants et souvent sévères (1 à 4 heures après l'administration) → à prévenir et à traiter par des antiémétisants efficaces (notamment les antagonistes des récepteurs de la 5 HT3)
- Néphrotoxicité et ototoxicité dose-dépendantes avec effet cumulatif
- Myélodépression (maximale entre J14 et J21 et réversible vers la 5e ou 6e semaine) : leucopénie, thrombopénie, anémie
- Divers : réactions allergiques (prurit, éruptions cutanées, fièvre, choc anaphylactique), hyperuricémie, neuropathies périphériques (traitements prolongés) plus rarement troubles cardiaques, anorexie, dysgueusie, élévation des transaminases

Précautions d'emploi

- *Associer systématiquement des antiémétisants* : antagonistes des récepteurs de la 5 HT3, en association à un corticoïde IV (par exemple 120 mg de méthylprednisolone une demi-heure avant le début de la chimiothérapie)
- *Surveillance stricte* : fonction rénale, ionogramme, hémogramme, bilan hépatique, examen neurologique avant chaque cure puis régulièrement. Audiogramme à la 1re cure
- *Maintenir une diurèse de 3 l par 24 heures au moins* (débutant 24 heures avant l'injection et devant être poursuivie pendant 24 heures afin de diminuer les risques d'insuffisance rénale) par perfusion de chlorure de sodium isotonique (l'adjonction de mannitol et/ou de furosémide n'est pas recommandée car elle peut accroître la toxicité notamment rénale)

Interactions médicamenteuses et incompatibilités physico-chimiques

- ***Associations contre-indiquées*** : vaccin antiamaril, phénytoïne
- ***Associations déconseillées*** : autres vaccins vivants atténués
- *Associations à prendre en compte* : aminosides (néphrotoxicité et ototoxicité accrues)
- Incompatibilité avec aluminium (formation d'un précipité foncé inactif), bicarbonate de sodium, thiosulfate de sodium, mesna, bisulfites

Alkylants (XIII) : Organoplatines (III)

Oxaliplatine[G] *Liste I-Réservé aux hôpitaux-Coll-Rétrocédable*

ELOXATINE 5 mg/ml (1)	Solution à diluer : Fl. 50 mg/10 ml ou 100 mg/20 ml Poudre : Fl. 50 mg/36 ml ou 100 mg/50 ml (reconstituer puis diluer)	Perfusion **IV** stricte toutes les 2 à 3 semaines (2) : 85 mg/m² toutes les 2 semaines en association avec le 5-fluoro-uracile ou 130 mg/m² toutes les 3 semaines en monothérapie

1. La préparation des solutions injectables doit obligatoirement être réalisée par un personnel spécialisé, dans un local réservé à cet usage.
2. Diluer la solution dans 250 à 500 ml de G5 afin d'obtenir une concentration supérieure à 0,2 mg/ml et administrer en perfusion IV courte (2 à 6 heures), toujours préalablement au fluoro-uracile.
   Conduite à tenir en fonction des signes de neurotoxicité :
   - Paresthésies spontanément réversibles → pas d'adaptation des doses ultérieures.
   - Paresthésies persistantes entre 2 cycles ou douloureuses et/ou gêne fonctionnelle débutante → réduire la dose ultérieure de 25 %.
   - Symptomatologie inchangée ou s'aggravant après adaptation posologique → arrêt du produit (une reprise ultérieure sera éventuellement possible après régression des symptômes).

Contre-indications

Hypersensibilité connue aux dérivés du platine
Insuffisance rénale sévère (clairance de la créatinine < 30 ml/min)
Neuropathies périphériques sentitives avant le premier cycle de traitement
Insuffisance médullaire avant le premier cycle
Grossesse et allaitement

Propriétés

- Agent alkylant dérivé du platine, inhibant la synthèse de l'ADN par formation de ponts inter- et intracaténaires, n'ayant, d'après les essais cliniques, aucune toxicité rénale ou auditive (contrairement aux autres sels de platine), actif contre des lignées cellulaires résistantes au carboplatine et au cisplatine, mais entraînant des neuropathies périphériques fréquentes pouvant compromettre la qualité de vie des patients
- Liaison forte aux protéines plasmatiques (75 à 95 %), forte métabolisation, élimination urinaire biphasique (55 % en 5 jours), demi-vie terminale d'environ 40 heures

Indications

- Traitement adjuvant des cancers colorectaux au stade III (Dukes C) après résection complète de la tumeur, en association avec le 5-fluoro-uracile et l'acide folinique
- Traitement des cancers colorectaux métastatiques

Effets indésirables (produit non alopéciant)

- Neuropathies périphériques sensitives : neuropathie aiguë induite ou réactivée par contact avec le froid (56 % des patients) apparaissant en quelques heures à 1-2 jours et disparaissant en 14 jours, et/ou neuropathie persistante (42 % des patients) pouvant entraîner une gêne fonctionnelle (en général après une dose cumulée > 800 mg/m^2 soit 6 cycles) → *cf.* la note ci-contre
- Nausées et vomissements (65 %, sévères dans 11 % des cas → à prévenir et à traiter par des antiémétisants efficaces), diarrhée (30 %, sévère dans 4 % des cas)
- Toxicité hématologique relativement modérée : anémie, leucopénie et thrombopénie (parfois de grade 3 ou 4) → *cf.* Précautions d'emploi
- Exceptionnels : fièvre, rashs cutanés, malaise lors de l'injection, fibrose pulmonaire

Précautions d'emploi

- *Associer systématiquement des antiémétisants* : antagonistes des récepteurs de la 5 HT3, en association avec un corticoïde (par exemple 80 à 120 mg de méthylprednisolone IV)
- Hémogramme et examen neurologique avant chaque cure puis régulièrement
- Retarder le traitement jusqu'à récupération si les polynucléaires sont < 1,5 g/l ou si les plaquettes sont < 100 g/l
- Insuffisance hépatique : aucune adaptation de la posologie n'est nécessaire
- Insuffisance rénale modérée : surveillance de la créatinine et adaptation posologique en fonction de la toxicité

Interactions médicamenteuses et incompatibilités physico-chimiques

- ***Associations contre-indiquées*** : vaccin antiamaril
- ***Associations déconseillées*** : autres vaccins vivants atténués
- *Associations à prendre en compte* : aminosides (néphrotoxicité et ototoxicité accrues)
- Incompatibilité majeure avec l'aluminium (formation d'un précipité foncé inactif), avec le chlorure de sodium, avec les médicaments ou milieux alcalins (dont fluoro-uracile, trométamol) → ne pas administrer le fluoro-uracile par la même voie veineuse

Alkylants (XIV) : Éthylène-imines (I)

Thiotépa ou Triéthylène-thiophosphoramide

Liste I-100 %-Coll-Rétrocédable

THIOTÉPA (1) *Conserver de + 2 °C à + 8 °C*	5 fl. 15 mg (reconstituer par 3 ml d'eau ppi)	Par voie **IV** (ou **IM**) : 8 à 12 mg/m²/jour pour une dose totale de 15 à 50 mg par cure, en espaçant les cures de 4 à 6 semaines Par voie intracavitaire : 10 à 30 mg par injection En instillations vésicales : 30 à 40 mg par instillation dans 30-60 ml d'eau ppi à garder 1 à 2 heures, toutes les 1 à 4 semaines

1. La préparation des solutions injectables doit obligatoirement être réalisée par un personnel spécialisé, dans un local réservé à cet usage.

Contre-indications

Grossesse et allaitement, hypersensibilité au produit

Propriétés

– Alkylant de la famille des éthylène-imines, métabolisé au niveau hépatique en triéthylène-phosphoramide actif (Tépa) et autres métabolites donnant des ions aziridinium aux fonctions alkylantes, éliminé en 24 heures dans les urines sous forme de métabolites nombreux, passant la barrière hémato-encéphalique, ayant une toxicité avant tout hématologique

Indications

– Cancers du sein, cancers de l'ovaire
– Tumeurs superficielles de la vessie (en instillations vésicales)

Effets indésirables (produit non alopéciant)

– Toxicité hématologique dose-dépendante avec nadir à J10-J14 et réversible à J21 (granulopénie, thrombopénie, anémie), nausées/vomissements (10 à 30 %)
– Vertiges, céphalées, aménorrhée, azoospermie, réactions allergiques, cystite (si emploi par voie vésicale), douleur au site d'injection

Précautions d'emploi et interactions médicamenteuses

– Associer des antiémétisants
– Surveillance hématologique avant chaque administration, puis hebdomadaire poursuivie pendant 4 semaines après l'arrêt : interrompre le traitement en cas de granulopénie < 2 000/mm³ ou de thrombopénie < 100 000/mm³
– Réduire la posologie en cas d'insuffisance rénale et/ou hépatique
– ***Associations contre-indiquées*** : vaccin antiamaril
– ***Associations déconseillées*** : autres vaccins vivants atténués

Alkylants (XV) : Éthylène-imines (II)

Altrétamine *Liste I-100 %-Coll*

HEXASTAT (1)	25 gél. 100 mg	En 3 à 5 prises orales en dehors des repas : 150 à 250 mg/m^2/jour en cures de 5 à 21 jours consécutifs par mois

1. Médicament en rupture de stock depuis juin 2012. Si aucune autre alternative thérapeutique n'est envisageable, la spécialité HEXALEN 100 mg, autorisée aux États-Unis, peut être disponible en ATU nominative.

Contre-indications

Hypersensibilité au produit
Grossesse et allaitement

Propriétés

- Dérivé proche de l'éthylène-imine, le plus souvent considéré comme alkylant, agissant par un mécanisme complexe dominé par la méthylation anormale de l'ADN, utilisé surtout dans les adénocarcinomes ovariens
- Absorption digestive rapide, concentration dans les tissus à composante lipidique, métabolisation en dérivé N-méthylé, élimination par voie urinaire (60 % en 24 heures et 90 % en 72 heures), demi-vie d'élimination de 13 heures

Indications

- Cancers de l'ovaire en deuxième ligne (cures de 21 jours consécutifs par mois)
- Cancers bronchiques à petites cellules en deuxième ligne (cures de 5 jours espacées de 21 jours, en association)

Effets indésirables

- Nausées et vomissements très fréquents (60 à 90 %), plus rarement diarrhée
- Toxicité hématologique non cumulative, avec nadir à J21 et réversibilité en 1 à 2 semaines : leucopénie, thrombopénie
- Alopécie (grade 1), possibilité de réactions cutanées allergiques, toxicité neurologique réversible en traitement prolongé (confusion mentale, agitation, dépression, polynévrites sensitivo-motrices, hallucinations), cystites, aménorrhée, azoospermie

Précautions d'emploi

- Associer des antiémétisants (potentiel émétisant important)
- Surveillance hématologique avant et après chaque cure
- Ne pas déconditionner, ne pas ouvrir, ni écraser, ni croquer, ni mâcher les gélules et éviter tout contact de la poudre qu'elles contiennent avec la peau et les muqueuses (produit irritant)

Interactions médicamenteuses

- ***Associations contre-indiquées*** : vaccin antiamaril
- ***Associations déconseillées*** : autres vaccins vivants atténués

Alkylants (XVI) : Triazènes (I)

Procarbazine *Liste I-100 %-Coll*

NATULAN	50 gél. 50 mg	En polychimiothérapie : 100 à 150 mg/m²/jour x 7 à 14 jours/mois

Contre-indications
Grossesse et allaitement, hypersensibilité au produit Insuffisance hépatique ou rénale sévère

Propriétés
- Dérivé de la famille des triazènes, affectant la synthèse de l'ADN par alkylation après métabolisation en azoprocarbazine donnant des radicaux méthylés par l'intermédiaire de l'ion méthyldiazonium, surtout utilisé dans les lymphomes
- Absorption digestive > 70 %, bonne diffusion même dans le LCR, métabolisme hépatique et intraérythrocytaire rapide, élimination urinaire sous forme inactive (70 % en 24 heures) et accessoirement pulmonaire (10 à 20 %)

Indications
- Lymphome de Hodgkin (protocole MOPP comprenant Méthylchloréthamine et Oncovin à J1 et J8 + Procarbazine et Prednisone de J1 à J14)
- Lymphomes non hodgkiniens
- Cancers broncho-pulmonaires à petites cellules et tumeurs cérébrales

Effets indésirables
- Nausées et vomissements très fréquents (60 à 90 %), stomatite, effet antabuse
- Toxicité hématologique dose-dépendante et non cumulative, apparaissant en 2 à 4 semaines et durant 2 semaines : leucopénie et thrombopénie
- Alopécie (grade 1), réactions cutanées allergiques imposant l'arrêt, aménorrhée, azoospermie
- Exceptionnellement : troubles neuro-psychiques chez le sujet âgé surtout et accrus par l'alcool (vertiges, confusion mentale, agitation)

Précautions d'emploi
- Associer des antiémétisants (potentiel émétisant important)
- Surveillance hématologique : interrompre le traitement en cas de granulopénie inférieure à 2 000/mm³ ou de thrombopénie inférieure à 100 000/mm³

Interactions médicamenteuses
- ***Associations contre-indiquées*** : vaccin antiamaril
- ***Associations déconseillées*** : autres vaccins vivants atténués, alcool
- *Associations à prendre en compte* : anticonvulsivants inducteurs enzymatiques (carbamazépine, phénobarbital, primidone, phénytoïne)

Alkylants (XVII) : Triazènes (II)

Témozolomide[G] *Liste I-Réservé aux hôpitaux-Coll*

TÉMODAL *Conserver à moins de + 30 °C*	5 gél. 5 mg, 20 mg, 100 mg, 140 mg, 180 mg ou 250 mg Fl. 100 mg à 2,5 mg/ml Poudre pour sol. inj.	En 1 prise à jeun : 200 mg/m²/jour x 5 jours par cycle de 28 jours ou 75 mg/m²/jour en association avec la radiothérapie (42 jours)

Contre-indications

Hypersensibilité connue au produit ou à la dacarbazine, vaccin antiamaril
Grossesse et allaitement, aplasie médullaire ou neutropénie sévère

Propriétés

- Dérivé de la famille des triazènes, affectant la synthèse de l'ADN par alkylation après conversion en radicaux méthylés par l'intermédiaire de l'ion méthyldiazonium
- Absorption digestive réduite par les aliments, passage important dans le LCR (30 % des taux plasmatiques) et le SNC, faible liaison aux protéines plasmatiques (10 à 20 %), élimination urinaire sous forme de métabolites, demi-vie d'environ 1,8 heures

Indications

- Gliome malin, tel que glioblastome multiforme ou astrocytome anaplasique, présentant une récidive ou une progression après un traitement standard
- Glioblastome multiforme nouvellement diagnostiqué, en association avec la radiothérapie locale (phase concomitante), puis en monothérapie (débutant 4 semaines après la fin de l'association Témodal + radiothérapie et poursuivie jusqu'à 6 cycles)

Effets indésirables

- Les plus fréquents : nausées (43 %) et vomissements (36 %), rarement sévères
- Toxicité hématologique (grades 3-4) retardée avec nadir entre J21 et J28 et réversibilité en 1 à 2 semaines : thrombopénie, neutropénie
- Très fréquents (> 10 %) : fatigue, constipation, céphalées, anorexie, diarrhée, rashs cutanés, fièvre, somnolence
- Fréquents (1 à 10 %) : alopécie (grade 1), asthénie, douleurs abdominales, perte de poids, vertiges, dyspnée, dyspepsie, prurit, dysgueusies, paresthésies, malaise
- Rares (< 1 %) : fibrose pulmonaire, insuffisance respiratoire parfois fatale, toxicité hépatique parfois fatale

Précautions d'emploi et interactions médicamenteuses

- Bilan préalable, puis après 21 jours, puis hebdomadaire (hématologique, hépatique, rénal), en adaptant la dose ultérieure en fonction de la tolérance hématologique :
  - Plaquettes < 100 000/mm³ et neutrophiles < 1 500/mm³ : 150 mg/m²/jour
  - Plaquettes < 50 000/mm³ et neutrophiles < 1 000/mm³ : 100 mg/m²/jour
- Prétraitement par nitroso-urées ou association à d'autres cytotoxiques : réduire la dose du cycle initial à 150 mg/m²/jour, puis l'augmenter à 200 mg/m²/jour
- Associer un antiémétisant, utiliser avec prudence chez le sujet âgé
- Enfant ≥ 3 ans : posologie identique (pas de données chez l'enfant plus jeune)
- Utilisation de préservatifs chez l'homme traité (durant le traitement et les 6 mois suivant l'arrêt) et contraception efficace chez la femme (car effet génotoxique et tératogène)
- ***Associations contre-indiquées*** : vaccin antiamaril et autres vaccins vivants atténués

Alkylants (XVIII) : Triazènes (III)

Dacarbazine *Liste I-100 %-Coll-Rétrocédable*

DÉTICENE (1) *Conserver à moins de + 25 °C et à l'abri de la lumière*	Fl. 100 mg + 10 ml d'eau ppi	Perfusion **IV** (30 minutes) en cycles de 4 à 5 jours espacés de 21 jours : 150 à 250 mg/m²/jour en monothérapie ou 375 mg/m²/jour en polychimiothérapie (protocole ABVD)

1. La préparation des solutions injectables doit obligatoirement être réalisée par un personnel spécialisé, dans un local réservé à cet usage.

Contre-indications

Grossesse et allaitement, hypersensibilité connue au produit

Propriétés

– Analogue d'un précurseur des bases puriques se comportant comme un agent alkylant après activation hépatique, inhibant la synthèse de l'ADN
– Cinétique biphasique, liaison à 20 % aux protéines plasmatiques, diffusion dans le LCR (20 % des concentrations plasmatiques), demi-vie d'élimination de 35 minutes, élimination urinaire surtout (50 % en 6 heures) et bilaire

Indications

– Lymphome de Hodgkin (protocole ABVD comprenant à J1 et J15 adriamycine, bléomycine, vinblastine et dacarbazine), lymphomes non hodgkiniens
– Mélanomes malins métastatiques (22 à 25 % de réponses en monothérapie)
– Glioblastomes, sarcomes

Effets indésirables

– Nausées et vomissements très fréquents (> 90 %), anorexie, constipation
– Toxicité hématologique (30 à 50 %) dose-dépendante, apparaissant à J21 et réversible à J35 : leucopénie, thrombopénie, anémie
– Alopécie (grade 2), photosensibilisation, aménorrhée, azoospermie, rarement syndrome pseudo-grippal (apparaissant à J7 et persistant 7 à 21 jours), veinite au point d'injection, hyperazotémie

Précautions d'emploi, mode d'emploi et interactions médicamenteuses

– Surveillance hématologique (avant et après chaque cure) et rénale
– Associer des antiémétisants (potentiel émétisant très important), antipyrétiques (en cas de syndrome pseudo-grippal), et éventuellement un casque réfrigérant
– Protéger les flacons et le perfuseur de la lumière (médicament photosensible et produits de dégradation toxiques)
– Utilisation possible en injections intra-artérielles dans certaines localisations
– ***Associations contre-indiquées*** : vaccin antiamaril
– ***Associations déconseillées*** : autres vaccins vivants atténués
– *Associations à utiliser avec précaution* : fotémustine

Alkylants (XIX) : Esters sulfoniques

Busulfan *Liste I-100 %-Coll-Prescription hospitalière réservée aux oncologues et aux hématologues*

BUSILVEX (1)	8 amp. 6 mg/1 ml	Posologie ci-dessous
MYLERAN	25 cp. 2 mg	0,06 mg/kg/jour de 12 à 20 semaines jusqu'à rémission complète

1. La préparation des solutions injectables doit obligatoirement être réalisée par un personnel spécialisé, dans un local réservé à cet usage.

Contre-indications

Hypersensibilité au produit ou à l'un des excipients, grossesse et allaitement

Propriétés

- Agent alkylant de la famille des diméthane sulfonoxy-alkanes, déprimant surtout la lignée myéloïde par fixation à l'ADN
- Absorption digestive variable, de 68 % en moyenne, passage de la barrière hémato-encéphalique, élimination urinaire sous forme de métabolites (10 à 50 % en 24 heures)

Indications et posologie

- *Busilvex* : préparation à la greffe de cellules souches hématopoïétiques (avec administration de cyclophosphamide au moins 24 heures après la 16e dose de busulfan) : 1 mg/kg *per os* ou 0,8 mg/kg en perfusion IV toutes les 6 heures pendant 4 jours (soit 16 doses)
- *Myleran* : leucémie myéloïde chronique en cas de résistance ou de contre-indication aux autres traitements

Effets indésirables (parfois tardifs, même après l'arrêt)

- Toxicité hématologique retardée et durable, prédominant sur les polynucléaires, avec nadir à J11-J17, réversible en 42 à 56 jours : pancytopénie, thrombopénie
- Alopécie (grade 1), nausées et vomissements rares (< 10 %), risque infectieux, asthénie, aménorrhée, azoospermie, hyperuricémie, hyperpigmentation, cataracte en cas de traitement prolongé plus de 2 ans, convulsions à forte dose
- Toxicité pulmonaire rare (< 5 %, essentiellement lors de traitement prolongé) : dyspnée d'effort et toux sèche, fibrose pulmonaire (risque accru si radiothérapie associée, dose totale > 3 000 mg et hyperpigmentation cutanée sous busulfan)
- Médicament classé comme cancérogène avec un sur-risque de leucémies aiguës

Précautions d'emploi et interactions médicamenteuses

- En perfusion IV : diluer les ampoules dans du G5 ou du NaCl à 0,9 % pour obtenir une solution finale concentrée à 0,5 mg/ml, à perfuser en 2 heures par cathéter IV central, après prophylaxie anticonvulsivante systématique par benzodiazépine
- Surveillance hématologique fréquente et régulière : interrompre le traitement en cas de granulopénie inférieure à 15 000/mm^3 et/ou plaquettes < 100 000/mm^3
- Traitement de plus de 2 ans : surveillance de la fonction pulmonaire pour dépistage d'une fibrose et surveillance du cristallin à la recherche de cataracte
- ***Associations contre-indiquées*** : vaccin antiamaril, thioguanine, phénytoïne
- ***Associations déconseillées*** : vaccins vivants atténués, itraconazole métronidazole

Alkylants (XX) : Mitomycine C

Mitomycine C *Liste I-100 %-Coll*

AMÉTYCINE (1) *Conserver à l'abri de la lumière*	Fl. 10 mg, 20 mg ou 40 mg pour instillation endovésicale	Posologie ci-dessous (2)

1. La préparation des solutions injectables doit obligatoirement être réalisée par un personnel spécialisé, dans un local réservé à cet usage.
2. Par voie **IV** lente (en 15 à 60 minutes) : 10 à 15 mg/m² toutes les 4 à 8 semaines sans dépasser 80 mg/m².
   Par voie endovésicale : 40 mg/semaine pendant 8 semaines, puis tous les 15 jours (x 6 mois) puis tous les mois.

Contre-indications

Hypersensibilité au produit, sondage traumatique, grossesse et allaitement

Propriétés

- Alkylant actif après métabolisation intracellulaire par une réductase, inhibant la synthèse de l'ADN, et, à forte dose, celle de l'ARN et des protéines
- Cinétique biphasique, bonne diffusion tissulaire sauf dans le SNC, catabolisme hépatique, élimination urinaire majoritaire, demi-vie d'élimination de 2 heures
- Par voie endovésicale, le passage systémique est faible

Indications

- Adénocarcinomes de l'estomac, du côlon, du rectum, du pancréas, du sein, de l'utérus, de la vessie
- Par voie endovésicale : tumeurs superficielles de la vessie

Effets indésirables

- Toxicité hématologique dose-dépendante, cumulative, retardée de 1 mois et réversible en 8 semaines : thrombopénie, leucopénie, plus rarement anémie hémolytique (10 %)
- Alopécie (grade 1), nausées et vomissements (30 à 60 %), diarrhée, rashs cutanés, hyperthermie, aménorrhée, azoospermie, risque de cystite par voie endovésicale, dermite de contact des mains en cas de manipulation du produit, veinite au point d'injection, risque important de nécrose en cas d'extravasation
- Rares : toxicité rénale cumulative (protéinurie à surveiller), toxicité pulmonaire (fibroses débutant par une dyspnée et une toux sèche), insuffisance cardiaque

Précautions d'emploi et interactions médicamenteuses

- Surveillance hématologique (toxicité retardée) et rénale avant et après chaque cure, surveillance cardio-pulmonaire clinique et radiologique
- Réduire les doses de 50 à 75 % en cas d'insuffisance rénale modérée (contre-indication relative si créatininémie supérieure à 2 fois la normale)
- Associer des antiémétisants (potentiel émétisant modéré)
- L'administration par voie endovésicale nécessite des urines stériles (CBU < 15 jours) et l'absence d'hémorragie, de résection profonde ou de tumeur étendue
- L'élimination des mictions après administration endovésicale nécessite l'adjonction de 200 ml d'eau de Javel en raison du caractère mutagène du produit
- ***Associations contre-indiquées*** : vaccin antiamaril
- ***Associations déconseillées*** : autres vaccins vivants atténués
- *Associations à prendre en compte* : vinca-alcaloïdes (toxicité pulmonaire), tamoxifène

Alkylants (XXI) :
Bendamustine

Bendamustine *Liste I-100 %-Coll-Prescription hospitalière réservée aux spécialistes en oncologie ou hématologie*

LEVACT	5 ou 20 fl. 25 mg 5 fl. 100 mg Poudre à diluer (1)	Par voie **IV** lente (en 30 à 60 minutes) (2)

1. Poudre pour solution à diluer à 2,5 mg/ml puis à perfuser dans du sérum salé isotonique.
2. 100 mg/m^2 à J1 et J2 toutes les 4 semaines (LLC).
   120 mg/m^2 à J1 et J2 tous les 21 jours (LNH).
   120 à 150 mg/m^2 à J1 et J2 toutes les 4 semaines (MM).

Contre-indications

Hypersensibilité au produit, insuffisance hépatique sévère, intervention chirurgicale lourde < 30 jours, myélosuppression sévère, infections, vaccin antiamaril, allaitement

Propriétés

- Agent alkylant possédant une activité proche des antipurines, sans résistance croisée connue avec les autres alkylants, les anthracyclines ou le rituximab
- Le volume de distribution est de 15 à 20 l avec une forte liaison (≥ 95 %) aux protéines plasmatiques et une demi-vie d'élimination de 28 minutes

Indications

- Leucémie lymphoïde chronique (LLC) (stade Binet B ou C) des patients chez qui une polychimiothérapie comportant de la fludarabine n'est pas appropriée
- Lymphome non hodgkinien (LNH) indolent en progression, dans les 6 mois après un traitement par rituximab seul ou en association
- Myélome multiple (MM) (stade II en progression ou stade III) en association avec la prednisone chez des patients > 65 ans, ou non éligibles pour une greffe autologue, et qui présentent une neuropathie excluant l'utilisation de thalidomide ou du bortézomib

Effets indésirables

- Très fréquents (> 10 %) : neutropénie, éventuellement compliquée d'infections bactériennes, thrombopénie, nausées, vomissements, fièvre, fatigue, frissons, stérilité
- Fréquents (1 à 10 %) : syndrome de lyse tumorale, hémorragies, réactions d'hypersensibilité cutanée (arrêt du traitement si aggravation au cours des cures), insomnie, palpitations, angine de poitrine, hyper- ou hypotension, dyspnée, troubles du transit, alopécie, aménorrhée, douleurs, anorexie, élévation de la créatinine, hypertransaminasémie, hypokaliémie
- Rares (< 1 %) : septicémie, pneumopathie atypique, hémolyse, réaction anaphylactique, troubles neurologiques, péricardite

Précautions d'emploi et interactions médicamenteuses

- Prémédication par corticoïdes, antipyrétiques et anti-H1
- Le traitement ne doit pas être débuté si le taux de leucocytes et/ou de plaquettes chute à des valeurs respectivement < 3 000/µl ou < 75 000/µl
- Le nadir leucocytaire et plaquettaire est atteint entre le 14e et le 20e jour
- Une surveillance de la NFS est nécessaire entre les cycles de traitement
- Un ajustement des doses n'est pas nécessaire si clairance créatinine > 10 ml/min
- Contraception efficace au moins 6 mois après la fin du traitement (tératogène)
- *Associations contre-indiquées* : vaccin antiamaril
- ***Associations déconseillées*** : allopurinol (Stevens-Johnson et nécroses épidermiques)

Antimétabolites (I) :
Antifoliques (I)

Méthotrexate[G] ou Améthoptérine *Liste I-65 %-Coll*

MÉTHOTREXATE (1) et (2)	1 ou 10 fl. de 2 ml, 10 ml, 20 ml, 50 ml ou 200 ml à 2,5 mg/ml, 25 mg/ml ou 100 mg/ml	Par voie **IM** ou **IV** : indications et posologies ci-dessous Par voie intrarachidienne (avec 40 mg de Dépomédrol) (3)
LEDERTREXATE (1) et (2)	1 amp. 1 ml = 25 mg 1 amp. 2 ml = 50 mg	*Idem*

1. La préparation des solutions injectables doit obligatoirement être réalisée par un personnel spécialisé, dans un local réservé à cet effet.
2. Spécialités indiquées à fortes doses en cancérologie :
   – *Tumeurs solides* : 30 à 50 mg/m^2 avec un intervalle de 1 semaine à 1 mois entre les cures (des doses atteignant 8 à 12 g/m^2 ont été utilisées dans certaines tumeurs dont des ostéosarcomes).
   – *Leucémie aiguë lymphoblastique en traitement d'entretien* : 15 à 25 mg/m^2/semaine.
   Dans toutes ces indications, prévenir la toxicité hématologique, cutanéo-muqueuse et digestive par l'acide folinique ou L-folinique administré toutes les 6 heures pendant 2 à 4 jours (mais en administration décalée, à commencer 8 à 24 heures après le méthotrexate selon les protocoles), et associer avec des anti-émétisants et un casque réfrigérant.
3. Prophylaxie et traitement curatif des localisations méningées des leucémies aiguës lymphoblastiques, des lymphomes non hodgkiniens agressifs, des lymphomes de Burkitt et de toute localisation cérébro-méningée des hémopathies malignes (dose : 12 à 15 mg par injection, 4 à 12 injections selon les protocoles).

Voir le chapitre "Rhumatologie" pour les autres présentations et les autres indications du **méthotrexate** :
– IMETH PO
– NOVATREX PO
– METOJECT SC, IM ou IV

Contre-indications
Insuffisance hépatique sévère, insuffisance rénale sévère Grossesse et allaitement, certaines associations (*cf.* Interactions)

Propriétés

- Analogue de l'acide folique, agissant comme faux substrat inhibant compétitivement la dihydrofolate-réductase et bloquant la synthèse des bases puriques et pyrimidiques, utilisé dans de très nombreux protocoles anticancéreux, et à faibles doses dans certaines affections chroniques invalidantes (*cf.* note 4 ci-contre)
- Absorption digestive irrégulière et réduite par les laitages, liaison à 60 % aux protéines plasmatiques, bonne diffusion tissulaire, métabolisme dans les cellules néoplasiques et les hépatocytes, élimination urinaire sous forme inchangée (60 à 90 % en 24 heures) et de métabolite actif (7-hydroxy-méthotrexate), passage faible dans le LCR (3 % des concentrations plasmatiques), demi-vie d'élimination de 10 heures environ

Indications

- Choriocarcinomes, adénocarcinomes du sein et de l'ovaire, carcinome bronchique à petites cellules, cancers des voies aéro-digestives supérieures, cancer de la vessie
- Lymphomes non hodgkiniens et sarcomes ostéogéniques (utilisation à hautes doses)
- Traitement d'entretien des leucémies aiguës lymphoblastiques
- Par voie intrarachidienne : prévention des rechutes à localisation neuro-méningée des LAL (avec irradiation du crâne jusqu'à la deuxième vertèbre cervicale)

Effets indésirables (dose-dépendants, surtout aux doses utilisées en cancérologie)

- Toxicité hépatique cumulative : élévation des transaminases (50 à 90 %), possibilité de fibrose hépatique (surtout si dose cumulée ≥ 1,5 g) voire cirrhose hépatique
- Toxicité hématologique dose-dépendante et non cumulative, avec nadir à J7-J10 et réversibilité à J14-J21 : leucopénie, thrombopénie, voire pancytopénie
- Alopécie (grade 2 à forte dose), nausées et vomissements (60 à 90 % si > 200 mg/m^2, 10 à 30 % à faible dose), diarrhée (J1-J3), ulcérations buccales ou gastro-intestinales (J3-J5), mucite, hyperthermie, photosensibilisation, éruptions cutanées, desquamation palmo-plantaire, ulcérations cutanées, aménorrhée, azoospermie, insuffisance rénale, cystite, conjonctivite (à forte dose), pneumopathie interstitielle imposant l'arrêt (3 à 5 %)
- Troubles neurologiques surtout en intrathécal ou en intraventriculaire (arachnoïdite, méningite, leuco-encéphalite)
- **Surdosage** : l'antidote électif est l'acide folinique ou L-folinique

Précautions d'emploi et interactions médicamenteuses

- Surveillance clinique et biologique stricte : bilan préalable (hémogramme, bilan rénal et hépatique), puis hémogramme hebdomadaire en cancérologie ou mensuel pour les faibles doses, créatininémie et transaminases régulièrement
- En cas de risque de fibrose hépatique (notamment à fortes doses en cancérologie et chez les sujets traités pour un psoriasis), la nécessité d'une biopsie hépatique avant et durant le traitement doit être évaluée cas par cas
- En cancérologie, prévenir la toxicité hématologique, cutanéo-muqueuse et digestive par l'acide folinique ou L-folinique (*cf.* note 2 ci-contre), associer des antiémétisants
- *Agent tératogène* imposant un test de grossesse puis une contraception efficace
- ***Associations contre-indiquées*** : vaccin antiamaril, salicylés, triméthoprime seul ou avec sulfamide (cotrimoxazole), phénytoïne, probénécide
- ***Associations déconseillées*** : autres vaccins vivants atténués, AINS
- *Associations à utiliser avec précaution* : ciclosporine, diflunisal, sulfamides

Antimétabolites (II) : Antifoliques (II)

Raltitrexed *Liste I-Coll-Prescription hospitalière réservée aux spécialistes en oncologie*

TOMUDEX (1) *Conserver de + 2 °C à + 8 °C et à l'abri de la lumière*	Fl. 2 mg (diluer dans 50 à 250 ml de G5 ou NaCl à 0,9 %)	Perfusion IV (15 minutes) : A. 3 mg/m² et par cure en 1 perfusion effectuée toutes les 3 semaines (2)

1. La préparation des solutions injectables doit obligatoirement être réalisée par un personnel spécialisé, dans un local réservé à cet usage.
2. Faire avant chaque perfusion un bilan comportant NFS, plaquettes, transaminases, bilirubinémie et créatininémie, et n'instaurer le traitement que si les conditions suivantes sont réunies :
   - Leucocytes > 4 000/mm³.
   - Polynucléaires neutrophiles > 2 000/mm³.
   - Plaquettes > 100 000/mm³.

   En cas de manifestations toxiques, différer la cure suivante jusqu'à la régression des signes de toxicité, notamment digestive (mucite, diarrhée) et hématologique (neutropénie, thrombopénie), et réduire la posologie des cures ultérieures de la manière suivante :
   - Toxicité digestive de grade 2 de l'OMS ou myélotoxicité de grade 3 de l'OMS → réduction de la posologie de 25 %.
   - Toxicité digestive de grade 3 de l'OMS ou myélotoxicité de grade 4 de l'OMS → réduction de la posologie de 50 %.
   - Toxicité digestive de grade 4 de l'OMS ou association de toxicité digestive de grade 3 de l'OMS et de myélotoxicité de grade 4 de l'OMS → arrêt du traitement, réhydratation du patient, injection d'acide folinique (25 mg/m² par voie IV toutes les 6 heures jusqu'à disparition des symptômes).

Contre-indications
Antécédents dus au produit de toxicité digestive de grade 4 de l OMS, ou de toxicité digestive de grade 3 de l'OMS associée avec une myélotoxicité de grade 4 de l'OMS
Insuffisance rénale sévère (clairance de la créatinine < 25 ml/min)
Grossesse et allaitement

Propriétés

- Antimétabolite, analogue de l'acide folique, inhibant la thymidilate-synthétase de façon directe et spécifique, contrairement au méthotrexate et au 5-FU qui inhibent cette enzyme de façon indirecte (rapport bénéfices/risques restant à mieux évaluer par rapport à l'association fluoro-uracile + folinate de calcium, les modalités d'administration du raltitrexed étant toutefois plus simples avec une perfusion toutes les 3 semaines)
- Cinétique triphasique, Cmax = 656 ng/ml à la fin de la perfusion, polyglutamation intracellulaire intense en dérivés encore plus actifs, élimination principalement urinaire (réduite de 50 % en cas d'insuffisance rénale avec clairance de la créatinine entre 25 et 65 ml/min), demi-vie terminale de 168 heures

Indications

- Traitement de la progression métastatique des cancers colorectaux chez des malades n'ayant pas reçu de fluoropyrimidine dans cette indication

Effets indésirables (sévères dans 20 à 47 % des cas, et parfois fatals)

- Toxicité digestive : nausées (54 %), vomissements (32 %), diarrhée (34 %), anorexie (24 %), plus rarement mucite, stomatite, ulcérations buccales, constipation, dyspepsie
- Toxicité hématologique (nadir au cours de la 1re ou 2e semaine et retour à la normale au cours de la 3e semaine) : leucopénie (23 %), thrombopénie (19 %), anémie (19 %)
- Divers : asthénie (42 %), fièvre, malaise et syndrome pseudo-grippal (20 %), élévation des transaminases asymptomatique spontanément réversible (10 %), perte de poids, déshydratation, œdèmes, éruptions cutanées, alopécie (grades 1-2), modifications du goût, sueurs, arthralgies, crampes musculaires, élévation des phosphatases alcalines, conjonctivite, rares cas d'hémorragies gastro-intestinales et hépatites parfois mortelles, insuffisance rénale possible et fréquente après conditions prédisposantes (diarrhée de grade OMS 3 ou 4 ou déshydratation ou hypovolémie ou hémorragie sévère)

Précautions et mode d'emploi

- À n'utiliser que sous surveillance spécialisée, avec bilan avant chaque perfusion puis régulièrement (au moins 1 fois par semaine en cas de signes de toxicité) comprenant NFS, plaquettes, transaminases, bilirubinémie, créatininémie et clairance de la créatinine → adapter les doses en fonction des toxicités observées (*cf.* note ci-contre)
- Insuffisance rénale → réduire la posologie selon les modalités suivantes :
  - Clairance de la créatinine > 65 ml/min → 3 mg/m²/3 semaines
  - Clairance de la créatinine de 55 à 65 ml/min → 2,25 mg/m²/4 semaines
  - Clairance de la créatinine de 25 à 54 ml/min → 1,5 mg/m²/4 semaines
  - Clairance de la créatinine < 25 ml/min → pas de traitement
- Insuffisance hépatique sévère → utilisation non recommandée (absence d'études)
- Associer des antiémétisants (potentiel émétisant important), des antipyrétiques (en cas de syndrome pseudo-grippal), et éventuellement un casque réfrigérant
- Grossesse : contre-indication (éviter toute conception pendant le traitement et au moins 6 moins après l'arrêt du traitement, tant chez l'homme que chez la femme)

Interactions médicamenteuses

- ***Associations contre-indiquées*** : vaccin antiamaril
- ***Associations déconseillées*** : autres vaccins vivants atténués

Antimétabolites (III) : Antifoliques (III)

Pémétrexed *Liste I-100 %-Coll-Prescription hospitalière réservée aux spécialistes en oncologie ou en hématologie-Rétrocédable*

ALIMTA (1) *Conserver à moins de + 25 °C* *Après ouverture, utilisation obligatoire dans les 24 heures (conserver entre + 2 °C et + 8 °C)*	Fl. 100 mg à reconstituer avec 4,2 ml de NaCl à 0,9 % ppi Fl. 500 mg à reconstituer avec 20 ml de NaCl à 0,9 % ppi Après reconstitution, chaque flacon contient 25 mg/ml de produit	Perfusion IV (10 minutes) : A. 500 mg/m² le 1er jour de chaque cycle de 21 jours (2)

1. La préparation des solutions injectables doit obligatoirement être réalisée par un personnel spécialisé, dans un local réservé à cet usage.
2. Faire avant chaque perfusion un bilan comportant NFS, plaquettes, transaminases, bilirubinémie et créatininémie, et n'instaurer le traitement que si les conditions suivantes sont réunies :
   – Polynucléaires neutrophiles ≥ 1 500/mm³.
   – Plaquettes ≥ 100 000/mm³.
   – Clairance de la créatinine ≥ 45 ml/min.
   – Bilirubinémie totale ≤ 1,5 fois la limite supérieure de la normale.
   – Transaminases ≤ 3 fois la limite supérieure de la normale.
   – Phosphatases alcalines ≤ 5 fois la limite supérieure de la normale.
   Recommandations particulières :
   – Clairance de la créatinine < 45 ml/min : utilisation non recommandée.
   – Bilirubinémie totale > 1,5 N : absence d'études spécifiques.
   – Transaminases > 3 N (en l'absence de métastases hépatiques) ou > 5 N (en présence de métastases hépatiques) : absence d'études spécifiques.
   En cas de manifestations toxiques, hématologiques ou autres, les doses de pémétrexed et de cisplatine devront être adaptées (les grades de toxicité sont exprimés selon la classification NCI, National Cancer Institute) :
   – Au nadir, si PNN < 500/mm³ et plaquettes ≥ 50 000/mm³ : 75 % de la dose précédente.
   – Au nadir, si plaquettes < 50 000/mm³ : 50 % de la dose précédente.
   – Toute toxicité de grade 3 ou 4 (sauf stomatite) : 75 % de la dose précédente.
   – Toute diarrhée nécessitant une hospitalisation : 75 % de la dose précédente.
   – Stomatite de grade 3 ou 4 : 50 % de la dose précédente (100 % pour le cisplatine).
   – Neurotoxicité de grade 0 ou 1 : 100 % de la dose précédente.
   – Neurotoxicité de grade 2 : 100 % de la dose précédente (50 % pour le cisplatine).
   – Neurotoxicité de grade 3 ou 4 : arrêt du traitement.

Contre-indications
Hypersensibilité au pémétrexed ou à l'un des excipients Grossesse et allaitement

Propriétés

- Antimétabolite, analogue de l'acide folique, interrompant des processus métaboliques folates-dépendants essentiels à la réplication cellulaire, en bloquant simultanément l'activité de trois enzymes différentes (thymidylate synthétase ou TS, dihydrofolate réductase ou DHFR, glycinamide ribonucléotide formyltransférase ou GARFT)
- Liaison à 81 % aux protéines plasmatiques, métabolisme hépatique limité, élimination principalement urinaire sous forme inchangée (70 à 90 % en 24 heures), demi-vie de 3,5 heures, passage transplacentaire (tératogène et mutagène)

Indications

- Mésothéliome pleural malin non resécable (en association au cisplatine, 75 mg/m^2 tous les 21 jours)
- Cancer bronchique non à petites cellules : traitement des formes avancées et/ou métastatiques dès lors que l'histologie n'est pas à prédominance épidermoïde : en première ligne, association avec le cisplatine ; en maintenance, après une polychimiothérapie de première ligne ; en seconde ligne, en monothérapie

Effets indésirables

- Très fréquents (≥ 10 %) : nausées (82 %), vomissements (57 %), neutropénie (56 %), anémie (27 %), thrombopénie (24 %), fatigue (48 %), stomatite/pharyngite (24 %), anorexie (20 %), diarrhée, éruptions cutanées, diminution de la créatinine, constipation, alopécie, neuropathie sensorielle
- Fréquents (1 à 10 %) : dysgueusie, déshydratation, dyspepsie, conjonctivite

Précautions et mode d'emploi

- À n'utiliser que sous surveillance spécialisée, avec bilan avant chaque perfusion puis régulièrement (au moins 1 fois par semaine en cas de signes de toxicité) comprenant NFS, plaquettes, transaminases, phosphatases alcalines, bilirubinémie, créatininémie et clairance de la créatinine → adapter les doses en fonction des toxicités observées (*cf.* note ci-contre)
- Prémédication indispensable par :
  - Corticothérapie *per os* (4 mg de dexaméthasone matin et soir, la veille, le jour et le lendemain du traitement) pour réduire l'incidence et la sévérité des réactions cutanées
  - Acide folique *per os* (350 à 1 000 µg/jour) débutée 1 semaine avant le traitement et poursuivie jusqu'à 21 jours après la dernière injection
  - Vitamine B12 (1 000 µg en IM) débutée 1 semaine avant le traitement et répétée tous les 3 cycles de traitement
  - Associer des antiémétisants (potentiel émétisant important) et éventuellement un casque réfrigérant
- Grossesse : contre-indication (contraception efficace pendant le traitement et au moins 6 mois après l'arrêt du traitement, tant chez l'homme que chez la femme)

Interactions médicamenteuses et incompatibilités physico-chimiques

- ***Associations contre-indiquées*** : vaccin antiamaril
- ***Associations déconseillées*** : autres vaccins vivants atténués, coxibs, oxicams
- *Associations à utiliser avec prudence* : médicaments néphrotoxiques, probénécide, AINS, aspirine à fortes doses
- Incompatibilité avec les diluants contenant du calcium, dont Ringer et Ringer Lactate

Antimétabolites (IV) :
Antipuriques (I)

Mercaptopurine ou 6-Mercaptopurine ou 6-MP *Liste I-100 %-Coll*

PURINÉTHOL	25 cp. séc. 50 mg (prendre 15 à 30 minutes avant un repas)	A. Leucémie aiguë lymphoblastique (LAL) : 1 à 2,5 mg/kg/jour (jusqu'à 5 mg/kg/jour) (1)
XALUPRINE	1 fl. 100 ml susp. (20 mg/ml) + 2 seringues pour administration orale	A. et E. : Leucémie aiguë lymphoblastiques (LAL) : 25 à 75 mg/m^2 (1)

1. Adaptation posologique selon l'activité de l'enzyme thiopurine méthyltransférase (TPMT).

Contre-indications

Grossesse et allaitement, hypersensibilité au produit (rare)
Résistance à la thioguanine (résistance croisée)

Propriétés
- Analogue structural de l'hypoxanthine, métabolisé en acide thioinosinique se comportant comme un faux nucléotide, inhibant la biosynthèse des nucléotides normaux et leur incorporation à l'ADN (résistance croisée avec la thioguanine)
- Absorption digestive incomplète (50 %) et réduite par les repas, métabolisation notamment par la xanthine-oxydase (inhibée par l'allopurinol et la tisopurine), élimination urinaire (50 % en 24 heures), demi-vie de 90 minutes

Indications
- Leucémies aiguës lymphoblastiques et myéloblastiques (traitement d'entretien)
- Traitement d'entretien ou traitement palliatif de certains lymphomes non hodgkiniens

Effets indésirables (produit non alopéciant)
- Toxicité hématologique avec nadir à J7-J10 et réversibilité entre J14 et J21 : leucopénie et thrombopénie
- Toxicité hépatique dose-dépendante (ictère cholestatique plus fréquent si dose > 2,5 mg/kg/jour et pouvant être fatal) → arrêt immédiat du traitement
- Nausées et vomissements (10-30 %), diarrhée, mucite, ulcérations digestives, aménorrhée, azoospermie, hyperuricémie, hyperuraturie, fièvre, rashs cutanés

Précautions d'emploi
- Hémogramme avec bilan hépatique et rénal (hebdomadaires) → arrêt immédiat si troubles hépatiques et dès la baisse des leucocytes pour éviter une aplasie
- Diminuer la posologie de 60 % à 75 % si association avec les hypo-uricémiants type allopurinol, et la réduire aussi en cas d'insuffisance hépatique et/ou rénale
- Associer des antiémétisants si besoin et prendre 15 à 30 minutes avant un repas

Interactions médicamenteuses
- *Associations contre-indiquées* : vaccin antiamaril
- *Associations déconseillées* : autres vaccins vivants atténués, allopurinol et tisopurine
- *Associations à utiliser avec précaution* : dérivés du 5-ASA et 4-ASA

Antimétabolites (V) : Antipuriques (II)

Thioguanine ou 6-Thioguanine *Liste I-100 %-Coll*

LANVIS	25 cp. 40 mg	A. et E. 60 à 200 mg/m²/jour en 1 à 2 prises

Contre-indications

Exposition au soleil ou aux UV
Résistance à la mercaptopurine (résistance croisée), association au busulfan
Grossesse et allaitement

Propriétés

- Analogue structural de la guanine, inhibant, après activation métabolique, la biosynthèse *de novo* des bases puriques et/ou leur incorporation dans l'ADN (résistance croisée avec la mercaptopurine), semblant assez proche de celle-ci mais avec une meilleure tolérance gastro-intestinale et pas d'interactions avec l'allopurinol (mais sans activité dans les tumeurs solides, dans les leucémies lymphoblastiques chroniques, les lymphomes, les myélomes multiples)
- Absorption digestive à 30 %, métabolisme hépatique en aminométhylthiopurine et hydroxythiopurine d'activité et toxicité moindres, élimination urinaire (80 %, dont 30 % en 24 heures) et accessoirement fécale (20 %)

Indications

- Traitement d'entretien des leucémies aiguës myéloïdes

Effets indésirables (produit non alopéciant)

- Toxicité hématologique non cumulative avec nadir à J10 et réversibilité à J15 : leucopénie et thrombopénie
- Toxicité hépatique (cholestase, cytolyse) → arrêt immédiat du traitement
- Photosensibilisation fréquente, nausées et vomissements (< 10 %), anorexie, stomatite, mucite, œsophagite, hyperuricémie

Précautions d'emploi

- Hémogramme avec bilan hépatique et rénal (hebdomadaires) → arrêt immédiat en cas de troubles hépatiques
- Diminuer la posologie en cas d'insuffisance rénale et/ou hépatique
- Associer des antiémétisants si besoin (mais potentiel émétisant faible)
- Éviter toute exposition au soleil ou aux UV (photosensibilisation)

Interactions médicamenteuses

- ***Associations contre-indiquées*** : busulfan, vaccin antiamaril, phénytoïne à visée prophylactique
- ***Associations déconseillées*** : autres vaccins vivants atténués

Antimétabolites (VI) : Antipuriques (III)

Clofarabine *100 %-Coll-Prescription hospitalière réservée aux spécialistes en oncologie ou hématologie*

EVOLTRA	Fl. 20 mg/20 ml	52 mg/m² par perfusion **IV** de 2 h/jour pendant 5 jours consécutifs

Contre-indications
Hypersensibilité au produit, insuffisance rénale sévère, insuffisance hépatique sévère

Propriétés

- Antimétabolite nucléoside purique dont l'activité antitumorale associe trois mécanismes : inhibition de l'ADN polymérase ; inhibition de la ribonucléotide réductase ; rupture de l'intégrité de la membrane mitochondriale avec libération du cytochrome C et d'autres facteurs pro-apoptotiques

Indications

- Leucémies aiguës lymphoblastiques chez l'enfant ou l'adulte < 21 ans, en rechute ou réfractaires après au moins deux lignes de traitements, et pour lesquelles aucune alternative thérapeutique ne permet d'envisager une réponse durable

Effets indésirables (60 % des sujets présentent au moins un effet indésirable grave)

- Très fréquents (> 10 %) : infections (83 %), nausées (61 %), vomissements (59 %), neutropénie fébrile (35 %), tachycardie (35 %), céphalées (24 %), rash (21 %), diarrhée (20 %), prurit (20 %), fièvre, érythrodysesthésies palmo-plantaires, fatigue, anxiété, inflammation muqueuse, bouffées congestives, hypertransaminasémie
- Fréquents (1 à 10 %) : hypotention, épanchement péricardique, élévation de la créatinine, hématurie, syndrome de fuite capillaire, syndrome de lyse tumorale, hypo-acousie, douleurs abdominales, hémorragie digestive, hypersensibilité, choc septique, déshydratation
- Rares (< 1 %) : insuffisance rénale, cholécystite, maladie veino-occlusive, pancréatite

Précautions d'emploi

- Hémogramme et numération plaquettaire obtenus à intervalles réguliers, plus fréquemment chez le patient atteint de cytopénie
- Surveillance de la fonction rénale et hépatique avant ou au cours du traitement actif, ainsi qu'au terme de la thérapie. Une interruption immédiate du traitement par clofarabine aura lieu en cas d'augmentation prononcée de la créatinine ou de la bilirubine
- Évaluation de l'état respiratoire, de la pression sanguine, de l'équilibre hydro-électrolytique et du poids tout au long de la période d'administration de clofarabine sur 5 jours et immédiatement après cette période

Interactions médicamenteuses

- Précautions d'emploi avec les médicaments hépatotoxiques et néphrotoxiques
- Ne doit pas être mélangé ou administré de manière concomitante avec d'autres médicaments sur la même ligne de perfusion intraveineuse

Antimétabolites (VII) : Antipuriques (IV)

Pentostatine *Liste I-Réservé aux hôpitaux-Coll-Rétrocédable*

NIPENT *Conserver de + 2 °C à + 8 °C*	Fl. 10 mg (lyophilisat à diluer)	Leucémies à tricholeucocytes : A. 4 mg/m^2 par voie **IV** tous les 14 jours (1)

1. La préparation des solutions injectables doit obligatoirement être réalisée par un personnel spécialisé, dans un local réservé à cet usage.

Contre-indications

Hypersensibilité connue au produit, infection en cours d'évolution
Insuffisance rénale avec clairance de la créatinine < 60 ml/min
Grossesse et allaitement

Propriétés

- Analogue structural de l'adénosine inhibant l'adénosine-désaminase, ce qui entraîne une apoptose des lymphocytes par accumulation de nucléosides cytotoxiques
- Cinétique biphasique, liaison très faible aux protéines plasmatiques (4 %), élimination urinaire (90 %), faible passage dans le SNC, demi-vie de 6 heures

Indications

- Leucémie à tricholeucocytes

Effets indésirables (fréquents et parfois sévères, mais non alopéciant)

- Hématologiques (30-60 %) : myélosuppression dose-dépendante, avec nadir à J15
- Troubles digestifs (30-60 %) : nausées, vomissements, anorexie, diarrhée, stomatite
- Très fréquents (> 10 %) : asthénie, frissons, fièvre, céphalées, somnolence, myalgies, toux, sécheresse cutanée, réactions allergiques cutanées, œdème, troubles uro-génitaux (dysurie, hématurie, rétention urinaire)
- Fréquents (1 à 10 %) : infections, douleurs thoraciques, arthralgies, ulcérations buccales, saignements, hépatites, hyperglycémie, troubles cardio-vasculaires, troubles neurologiques, insomnie, confusion, dépression, photophobie, acné, photosensibilisation, ostéoporose, dysgueusie

Précautions d'emploi et interactions médicamenteuses

- À n'utiliser que sous surveillance spécialisée, avec bilan avant chaque injection puis régulièrement comprenant hémogramme et bilan rénal et hépatique
- Traiter toute infection avant l'instauration ou la reprise du traitement
- Faire une hydratation simultanée et associer des antiémétisants
- Prescrire une contraception fiable et poursuivie 6 mois après l'arrêt chez la femme comme chez l'homme (altérations du génotype)
- ***Associations contre-indiquées*** : vaccin antiamaril
- ***Associations déconseillées*** : autres vaccins vivants atténués, fludarabine

Antimétabolites (VIII) : Antipuriques (V)

Cladribine ou 2 Chlorodéoxyadénosine

Liste I-Réservé aux hôpitaux-Coll-Rétrocédable

LEUSTATINE (1) et (2) *Conserver de + 2 °C à + 8 °C*	Fl. 10 mg/10 ml	Cure unique par perfusion IV continue pendant 7 jours (3) : A. 0,1 mg/kg/jour

1. La préparation des solutions injectables doit obligatoirement être réalisée par un personnel spécialisé, dans un local réservé à cet usage.
2. L'utilisation de ce médicament induit une immunodépression cellulaire sévère et durable (plus d'un an) nécessitant une *prophylaxie antibactérienne* (*sulfaméthoxazole – triméthoprime*) *et antivirale* (*valaciclovir*) et justifiant un *suivi prolongé sur plusieurs années* (risque potentiel de cancers secondaires).
3. Utiliser des récipients, poches et tubulures de perfusion en polychlorure de vinyl : diluer la dose quotidienne requise dans 100 à 500 ml de soluté salé isotonique (pas dans du G5, qui intensifie la dégradation) et perfuser par voie IV en continu sur 24 heures, perfusion répétée chaque jour pendant 7 jours.

LITAK 2 mg/ml (4) et (5) *Conserver de + 2 °C à + 8 °C*	Fl. 10 mg/5 ml	Cure unique par injection SC en bolus pendant 5 jours : A. 0,14 mg/kg/jour

4. La préparation des solutions injectables doit obligatoirement être réalisée par un personnel spécialisé, dans un local réservé à cet usage.
5. L'utilisation de ce médicament induit une immunodépression cellulaire sévère et durable (plus d'un an) nécessitant une *prophylaxie antibactérienne* (*sulfaméthoxazole – triméthoprime*) *et antivirale* (*valaciclovir*) et justifiant un *suivi prolongé sur plusieurs années* (risque potentiel de cancers secondaires).

Contre-indications
Hypersensibilité connue au produit, patients séropositifs pour le VIH Insuffisance rénale ou hépatique modérée à sévere Grossesse et allaitement

Propriétés

- Dérivé chloré de la déoxyadénosine, résistant à l'adénosine-désaminase et transformé en faux substrat (chlorodésoxy ATP) entraînant une apoptose des lymphocytes (action lymphocytotoxique avec effet immunodépresseur prolongé)
- Cinétique triphasique, liaison à 20 % aux protéines plasmatiques, élimination rénale, demi-vie d'élimination de 5,4 heures (biodisponibilité équivalente par voie IV ou SC, et biodisponibilité équivalente par voie orale en doublant les doses)

Indications

- Leucémie à tricholeucocytes (médicament de référence avec 90 % de rémissions totales)
- Leucémie lymphoïde chronique (en cours d'évaluation après échec d'une polychimiothérapie et dans les lymphomes de faible grade de malignité)
- Mastocytose systémique à forme agressive

Effets indésirables (fréquents et parfois sévères)

- Hématologiques (50-60 %) : myélosuppression dose-dépendante et fréquente lors du 1er mois, avec nadir à J15-J21 et réversible en 4 à 8 semaines (neutropénie, anémie, thrombopénie plus rarement, dans 17 % des cas environ)
- Toubles digestifs (30 %) : nausées, vomissements, anorexie, diarrhée, stomatites
- Alopécie (grade 1), fièvre et infections (30 % lors du 1er mois, 8 % lors du 2e mois) rarement sévères, asthénie (49 %), réactions allergiques cutanées avec ou sans fièvre (31 %), céphalées (23 %), anorexie (23 %)
- Effets indésirables plus rares : frissons, myalgies, douleurs thoraciques, œdèmes, tachycardie, souffle cardiaque, malaise, étourdissements, insomnie, anxiété, dyspnée, toux, purpura, pétéchies, douleurs et érythème, voire phlébite au point d'injection
- Syndrome de lyse tumorale possible si masse tumorale élevée : douleurs lombaires et hématurie, hyperuricémie, hyperphosphatémie, hyperkaliémie, hypocalcémie, acidose métabolique, cristaux d'urates dans les urines, voire insuffisance rénale
- **Surdosage** (4 à 9 fois les doses recommandées) : myélotoxicité sévère, neurotoxicité retardée de 5 à 12 semaines et *irréversible* (déficit moteur progressif des extrémités), néphrotoxicité survenant après 1 à 2 semaines (insuffisance rénale aiguë)

Précautions d'emploi

- À n'utiliser que sous surveillance spécialisée, notamment surveillance neurologique, hémogramme hebdomadaire pendant les 2 premiers mois, bilan hépatique et rénal
- Traiter toute infection avant l'instauration ou survenant pendant le traitement
- Associer des antiémétisants si besoin
- L'immunodépression sévère nécessite une prophylaxie antibactérienne et antivirale (*cf.* note 2)
- Interrompre le traitement en cas d'effets indésirables sévères, en particulier de signes de neurotoxicité ou de néphrotoxicité
- Dysfonctionnement rénal ou hépatique, sujet âgé et enfant : innocuité non établie

Interactions médicamenteuses

- ***Associations contre-indiquées*** : vaccin antiamaril
- ***Associations déconseillées*** : autres vaccins vivants atténués
- *Associations à utiliser avec précaution* : autres médicaments myélotoxiques

Antimétabolites (IX) : Antipuriques (VI)

Fludarabine injectable[G] *Liste I-Coll-Prescription hospitalière réservée aux oncologues ou hématologues*

FLUDARA 50 mg *Conserver à moins de + 30 °C*	5 fl. 50 mg (lyophilisat à diluer)	Perfusion IV en 30 minutes (1) : A. 25 mg/m²/jour en cure de 5 jours consécutifs tous les 28 jours

1. Diluer chaque flacon avec 2 ml d'eau ppi (concentration = 25 mg/ml), puis diluer la dose requise dans 100 à 125 ml de soluté isotonique salé ou glucosé et perfuser par voie IV en 30 minutes environ (utiliser dans les 8 heures après reconstitution).

Fludarabine orale (2) *Liste I-100 %-Coll-Prescription initiale hospitalière de 6 mois et renouvellement réservé aux oncologues, aux hématologues et aux internistes*

FLUDARA 10 mg *Conserver à moins de + 30 °C*	15 ou 20 cp. 10 mg	*Per os* à jeun ou aux repas : A. 40 mg/m²/jour en cure de 5 jours consécutifs tous les 28 jours

2. Cette forme orale a, à la dose indiquée, une efficacité équivalente à celle de la forme IV sans les contraintes liées aux perfusions : le traitement n'excédera pas 6 mois (6 cures).

Contre-indications
Hypersensibilité connue au produit, anémie hémolytique décompensée Insuffisance rénale avec clairance de la créatinine < 30 ml/min Grossesse et allaitement

Propriétés

- Dérivé fluoré de l'adénosine-arabinoside monophosphorylée, résistant à l'adénosine-désaminase et transformé en faux substrat (2-F-ara-ATP) entraînant une apoptose des lymphocytes (action lymphocytotoxique avec effet immunodépresseur prolongé)
- Biodisponibilité par voie orale de 70 %, cinétique triphasique, élimination urinaire majoritaire (60 % en 24 heures), demi-vie d'élimination de 6,9 à 12,4 heures

Indications

- Leucémie lymphoïde chronique à cellules B chez les patients ayant des réserves médullaires suffisantes. Traitement de première intention uniquement chez les patients en stade avancé = Raï stade III/IV (Binet C) ou Raï stade I/II (Binet A/B), si symptômes associés ou maladie en progression

Effets indésirables (fréquents et parfois sévères)

- Hématologiques (60 %) : myélosuppression dose-dépendante, cumulative, avec nadir à J13 et réversible vers J21-J28 (neutropénie, thrombopénie, anémie), plus rarement anémie hémolytique dont des cas mortels (réduire la dose si insuffisance rénale)
- Troubles digestifs (46-63 %) : nausées, vomissements, anorexie, diarrhée, stomatites
- Autres effets indésirables fréquents : fièvre, frissons et infections (dont des infections opportunistes sévères et parfois mortelles), œdèmes
- Neurotoxicité (< 0,2 % aux doses recommandées, mais 36 % à des doses 4 fois plus élevées) : troubles visuels, somnolence, asthénie, agitation, confusion, paresthésies, neuropathies périphériques, avec des cas de cécité, coma et décès à doses élevées
- Réactions allergiques (toux, dyspnée, pneumopathie interstitielle, possibilité de rashs cutanés avec de rares cas de syndrome de Lyell), cystite hémorragique rare
- Syndrome de lyse tumorale possible si masse tumorale élevée : douleurs lombaires et hématurie, hyperuricémie, hyperphosphatémie, hyperkaliémie, hypocalcémie, acidose métabolique, cristaux d'urates dans les urines, voire insuffisance rénale

Précautions d'emploi

- À n'utiliser que sous surveillance spécialisée, notamment surveillance neurologique, hémogramme hebdomadaire, clairance de la créatinine (→ réduire les doses de 50 % si la clairance de la créatinine est comprise entre 30 et 70 ml/min)
- Traiter toute infection avant l'instauration ou la reprise du traitement
- Prescrire une contraception fiable et poursuivie 6 mois après l'arrêt chez la femme comme chez l'homme (altérations du génotype)
- Associer des antiémétisants
- Interrompre le traitement en cas d'effets indésirables graves (neurotoxicité notamment)
- Utiliser avec prudence chez les patients présentant un état général précaire, âgés de plus de 75 ans, et chez les conducteurs et utilisateurs de machines

Interactions médicamenteuses

- ***Associations contre-indiquées*** : vaccin antiamaril
- ***Associations déconseillées*** : autres vaccins vivants atténués, pentostatine (risque de manifestations pulmonaires sévères voire fatales), dipyridamole et autres inhibiteurs du captage de l'adénosine (risque de diminution de l'efficacité de la fludarabine)

Antimétabolites (X) : Antipuriques (VII)

Nélarabine *Liste I-Réservé à l'usage hospitalier et aux spécialistes en oncologie ou en hématologie*

ATRIANCE	6 fl. 50 ml (5 mg/ml)	A. et E. ≥ 16 ans par voie **IV** (1) : 1 500 mg/m² en 2 h à J1, J3 et J5 tous les 21 jours E. ≥ 4 ans par voie **IV** : 650 mg/m² en 1 h durant 5 jours consécutifs tous les 21 jours

1. Chez les patients susceptibles de développer un syndrome de lyse tumorale, assurer une hydratation intraveineuse et la prise en charge de l'hyperuricémie.

Contre-indications

Hypersensibilité à la substance active ou à l'un des excipients

Propriétés

– Prodrogue de l'analogue désoxyguanosine (ara-G) dont l'accumulation du métabolite ara-GPT dans les blastes leucémiques induit une inhibition de la synthèse d'ADN et la mort cellulaire
– Les concentrations maximales d'ara-G sont obtenues dès la fin de la perfusion avec un volume de distribution (Vss/F) de 44,8 l/m² chez l'adulte et 32,1 l/m² chez l'enfant et une demi-vie plasmatique de 3 heures environ. Élimination rénale partielle (20 à 30 %)

Indications

– Leucémie aiguë lymphoblastique à cellules J (LAL-J) ou lymphome lymphoblastique à cellules T, non répondeurs ou en rechute après au moins deux lignes de chimiothérapie

Effets indésirables

– De façon constante : anémie, thrombopénie (86 %) et neutropénie (81 %)
– Risque important de nausées et d'infections (40 %) : sepsis, bactériémie, pneumopathie, infection fongique
– Très fréquents (> 10 %) : fatigue, somnolence, neuropathie périphérique, vertiges, céphalées, paresthésies, dyspnée, toux, diarrhée, vomissements, constipation, myalgies, œdèmes, fièvre
– Fréquents (1 à 10 %) : anorexie, confusion, convulsions, ataxie, tremblements, hypotension, épanchement pleural, stomatite, douleurs abdominales, arthralgies, troubles hydroélectrolytiques, hypertransaminasémie, élévation de la créatinine

Précautions d'emploi et interactions médicamenteuses

– Les effets indésirables neurologiques sévères constituent la toxicité dose-limitante → surveillance étroite et interruption si ≥ grade 2
– Contrôle régulier de l'hémogramme
– Prudence si âge > 65 ans : risque neurologique accru
– Grossesse et allaitement : utilisation déconseillée
– *Associations contre-indiquées* : vaccin vivant
– *Associations déconseillées* : inhibiteurs de l'adénosine-désaminase (pentostatine)
– Pas d'interaction significative avec les isoenzymes du cytochrome P450

Antimétabolites (XI) : Antipyrimidiques (I)

Azacytidine *Liste I-100 %-Coll-Prescription hospitalière réservée aux spécialistes en oncologie ou en hématologie-Rétrocédable*

VIDAZA	Fl. 100 mg à 25 mg/ml	75 mg/m²/jour x 7 jours par cycles mensuels (par voie **SC**) (1)

1. Il est recommandé d'administrer au patient un minimum de 6 cycles de traitement. Le traitement doit être poursuivi tant qu'il apporte des bénéfices au patient ou jusqu'à progression de la maladie.

Contre-indications

Hypersensibilité connue à l'azacytidine ou au mannitol
Tumeurs hépatiques malignes à un stade avancé
Allaitement

Propriétés

- Antinéoplasique par hypométhylation de l'ADN et cytotoxicité directe sur les cellules souches hématopoïétiques anormales dans la moelle osseuse (les cellules normales non proliférantes ne sont pas altérées), constitue le premier produit d'une nouvelle classe baptisée : "déméthylants"

Indications

- Patients adultes non éligibles pour une transplantation de cellules souches hématopoïétiques et présentant :
  - Syndromes myélodysplasiques (SMD) intermédiaire 2 ou élevé, selon l'index pronostique international (IPSS) (augmentation de survie de 10 à 12 mois et diminution des besoins transfusionnels)
  - Leucémie myélomonocytique chronique (LMMC) avec 10-29 % de blastes dans la moelle sans syndrome myéloprolifératif
  - Leucémie myéloïde aiguë (LAM) avec 20-30 % de blastes et dysplasie multilignée, selon la classification de l'OMS

Effets indésirables

- Nausées et vomissements
- Cytopénies (surtout thrombopénies et anémies), neutropénies avec risque infectieux
- Constipation
- Réaction douloureuse au point de piqûre

Précautions d'emploi

- Associer des antiémétisants
- Surveillance régulière de l'hémogramme (dose réduite ou espacée en cas de cytopénie menaçante)
- Utilisation concomitante de l'érythropoïétine possible
- Surveillance de la créatininémie (élimination rénale) et des tests hépatiques (hépatotoxicité)
- Grossesse : risque inconnu, contraception obligatoire

Antimétabolites (XII) :
Antipyrimidiques (II)

Fluoro-uracile[G] ou 5-FU *Liste I-Réservé aux hôpitaux-Coll-Rétrocédable*

FLUORO-URACILE *Conserver à l'abri de la lumière et à moins de + 25 °C*	12 fl. 5 ml = 250 mg 6 fl. 10 ml = 500 mg 6 fl. 20 ml = 1 g 5 fl. 100 ml = 5 g	*En monothérapie*, en perfusion IV de 1 heure environ (1) : 400 à 600 mg/m²/jour 3 à 6 jours/mois *En polychimiothérapie*, en perfusion IV de 1 heure environ (1) : 300 à 600 mg/m²/jour en cycles de 2 à 5 jours toutes les 3 à 4 semaines

1. L'utilisation est aussi possible plus exceptionnellement, en service spécialisé, en perfusion intra-artérielle hépatique lente (600 mg/m²/semaine en 4 à 6 heures) ou en perfusion intraveineuse continue (700 mg à 1 g/m² sur 3 à 5 jours consécutifs), *mais, en raison du changement d'excipient, ce produit ne doit plus être utilisé par voie IM* (il peut être utilisé aussi par voie externe).

Contre-indications
Hypersensibilité connue aux produits
Hypoplasie médullaire, infection potentiellement sévère, vaccin antiamaril
Déficit connu en dihydropyrimidine-déshydrogénase
Grossesse et allaitement

Propriétés

- Antimétabolite, analogue des bases pyrimidiques, inhibant la synthèse de l'ADN par inhibition de la thymidilate-synthétase (l'association à l'acide folinique augmente son activité en stabilisant sa liaison à cette enzyme), utilisé dans de nombreux protocoles de chimiothérapie des tumeurs solides
- Après perfusion, diffusion rapide et durable dans les tissus tumoraux et à croissance rapide (moelle osseuse, muqueuse intestinale), métabolisme hépatique en dérivés inactifs, élimination urinaire (15 %) et pulmonaire (70 %), passage faible dans le LCR, demi-vie de 6 minutes

Indications

- Adénocarcinomes digestifs évolués, cancers colorectaux après résection en situation adjuvante, adénocarcinomes du sein et de l'ovaire, carcinomes épidermoïdes des voies aéro-digestives supérieures et œsophagiens

Effets indésirables

- Fréquents : stomatite (7 à 10 jours après la cure) et diarrhée réversible 7 à 10 jours après la cure (arrêt du traitement jusqu'à leur disparition), nausées et vomissements (30-60 %), leucopénie et thrombopénie avec nadir à J10 et réversibilité vers J21-J28 (*cf.* Précautions d'emploi), aménorrhée, azoospermie, photosensibilisation et hyperpigmentation cutanée et du trajet veineux
- Alopécie (grades 1-2), rashs cutanés, urticaire, syndrome main-pied, veinite
- Rares : hémorragies digestives, anémie, cardiotoxicité surtout à forte dose et imposant l'arrêt (modifications de l'ECG, angor, exceptionnellement infarctus myocardique), ataxie cérébelleuse, hypersécrétion lacrymale

Précautions d'emploi

- Surveillance régulière hématologique (tous les 2 à 3 jours, puis tous les 7 à 15 jours), cardiaque et des fonctions rénale et hépatique
- Diminution de la posologie de 30 à 50 % en cas d'insuffisance hépatique sévère, ou leucopénie < 3 000/mm^3 ou thrombopénie ≤ 100 000/mm^3
- Arrêt du traitement si diarrhée, stomatite, hémorragie ou ulcération digestive, leucopénie < 2 000/mm^3, thrombopénie ≤ 80 000/mm^3, mauvaise tolérance cardiaque
- Associer un antiémétisant (potentiel émétisant modéré) et un antidiarrhéique si besoin, une hygiène buccale soigneuse, et éviter l'exposition au soleil

Interactions médicamenteuses

- ***Associations contre-indiquées*** : vaccin antiamaril
- ***Associations déconseillées*** : autres vaccins vivants atténués, antivitamines K (car risque hémorragique accru, sinon surveillance accrue de l'INR)
- *Associations à utiliser avec précaution* : phénytoïne (taux plasmatiques accrus)
- *Associations à prendre en compte* : nitro-imidazolés (toxicité accrue), interféron alpha (toxicité gastro-intestinale accrue), ciclosporine et tacrolimus
- *Synergie démontrée* dans les cancers colorectaux avec l'acide folinique à forte dose (200 mg/m^2/jour en injection IV lente effectuée avant le fluoro-uracile)

Antimétabolites (XIII) :
Antipyrimidiques (III)

Capécitabine[G] *Liste I-100 %-Coll-Disponible en ville*

XELODA *Conserver à moins de + 30 °C*	60 cp. 150 mg 120 cp. 500 mg	À la fin des repas : 1 250 mg/m² x 2 fois/jour pendant 14 jours tous les 21 jours (cycles de 3 semaines) (1)

1. En association au docétaxel et, de façon générale, dans le cadre d'une polychimiothérapie, la posologie est de 1 000 mg/m² x 2 fois/jour pendant 14 jours, tous les 21 jours.

Contre-indications

Hypersensibilité connue au produit ou au 5-FU, grossesse et allaitement
Insuffisance hépatique sévère, leucopénie, neutropénie ou thrombopénie sévère
Déficit en dihydropyrimidine-déshydrogénase, association avec sorivudine
et apparentés (inhibiteurs de la dihydropyrimidine-déshydrogénase ou DPD)
Insuffisance rénale sévère (clairance de la créatinine < 30 ml/min)

Propriétés

- Fluoropyrimidine active par voie orale (prodrogue du 5-FU), métabolisée au niveau hépatique en 5'-DFUR, puis au niveau des tissus tumoraux en 5-FU (fluoro-uracile)
- Absorption digestive > 70 %, liaison à 60 % aux protéines plasmatiques, métabolisme hépatique puis tissulaire tumoral en 5-FU, puis (par la DPD) en métabolites inactifs éliminés essentiellement dans les urines, demi-vie de 3 à 4 heures

Indications

- Traitement en première ligne du cancer colorectal métastatique, en monothérapie ou en association
- Traitement adjuvant du cancer du colon de stade III (ou C de Dukes) après résection
- Cancer du sein localement avancé ou métastatique (en monothérapie ou association au docétaxel) après échec d'une chimiothérapie ayant comporté une anthracycline
- Cancer gastrique avancé : traitement de première ligne, en association à une chimiothérapie à base de sel de platine

Effets indésirables

- Dose-dépendants : syndrome main-pied (53 %), diarrhées (48 %), nausées (38 %), stomatite (24 %), vomissements (23 %), fatigue (21 %), douleurs abdominales (11 %), anorexie (10 %), dermatite (10 %), ballonnements, hyperbilirubinémie
- Fréquents (1 à 10 %) : alopécie (grades 1-2), peau sèche, épisodes fébriles, céphalées, asthénie, vertiges, paresthésies, insomnie, constipation, dysgueusie, dyspepsie, bouche sèche, érythème, hyperpigmentation cutanée, prurit, desquamation, irritation oculaire, œdème des membres inférieurs, arthralgies, dyspnée, déshydratation, anémie, leucopénie, élévation des phosphatases alcalines, hyperglycémie
- Rares (< 1 %) : douleurs thoraciques, angor, IDM, dépression, thrombopénie, photosensibilisation, dystrophies unguéales, œsophagite, gastrite, colite, hémorragie digestive, encéphalopathie, signes cérébelleux, insuffisance cardiaque, troubles du rythme, anomalies des tests hépatiques, dépression médullaire, infections, réactions cutanées sévères (syndromes de Lyell et Stevens-Johnson, nécrolyse épidermique toxique)
- Très rares : insuffisance hépatique, hépatite cholestatique

Précautions d'emploi et interactions médicamenteuses

- Surveillance hématologique, hépatique et rénale avant et après chaque cycle
- Insuffisance rénale modérée : diminuer la posologie initiale de 25 %
- Utiliser avec prudence en cas d'insuffisance hépatique légère à modérée, antécédents coronariens ou autre affection cardiaque, diabète, atteinte du système nerveux central ou périphérique, troubles électrolytiques, hypocalcémie ou hypercalcémie, et chez les conducteurs et utilisateurs de machines (vertiges, fatigue, nausées)
- Arrêter le traitement jusqu'à régression ou réduire la posologie des cycles ultérieurs ou arrêter définitivement (selon la sévérité) en cas d'effets indésirables sévères
- Associer un antiémétisant (potentiel émétisant modéré) et un antidiarrhéique si besoin, une hygiène buccale soigneuse, et éviter l'exposition au soleil
- ***Associations contre-indiquées*** : sorivudine et apparentés, vaccin antiamaril
- ***Associations déconseillées*** : autres vaccins vivants atténués, allopurinol
- *Associations à utiliser avec précaution* : AVK (surveillance accrue de l'INR), phénytoïne (taux plasmatiques accrus), acide folinique et interféron alpha (ne pas dépasser une dose maximale de capécitabine de 2 000 mg/m^2/jour)

Antimétabolites (XIV) : Antipyrimidiques (IV)

Cytarabine[G] ou Cytosine-arabinoside ou ARA-C *Liste I-100 %-Coll*

ARACYTINE	Fl. 100 mg 10 fl. 500 mg 5 fl. 1 000 mg 5 fl. 2 000 mg	*Traitement d'induction* en perfusion **IV** continue : 100 à 200 mg/m²/jour pendant 5 jours en 2 cures espacées de 2 à 4 semaines *Traitement d'entretien* par voie **SC** : 120 mg/m²/semaine en 1 ou 2 injections

Cytarabine liposomale *Liste I-100 %-Coll*

DEPOCYTE (1)	Fl. 50 mg/5 ml	Par voie intrathécale : 50 mg tous les 15 jours pendant 1 mois lors du traitement d'induction, puis en traitement de consolidation si la réponse est positive

1. Forme de cytarabine se caractérisant par une longue période d'action après injection intrathécale, indiquée en traitement intrathécal de la méningite lymphomateuse (associée à une corticothérapie par déxaméthasone orale à la dose de 8 mg/jour du 1er au 5e jour de chaque cycle, en prévention d'une arachnoïdite).
Une réponse positive est définie comme une disparition des cellules malignes dans le LCR en l'absence d'évolution des symptômes neurologiques.
Le traitement de consolidation comporte 1 injection tous les 15 jours pendant 3 mois et sera suivi par un traitement de maintenance de 1 injection par mois pendant 4 mois.
Les effets indésirables de grades III/IV sont des céphalées (5,6 %), des arachnoïdites (4,5 %), des neutropénies (3,3 %), plus rarement une agitation, une confusion mentale, une fièvre, une asthénie.

Contre-indications
Hypersensibilité connue à la cytarabine Aplasie médullaire préexistante Encéphalopathie dégénérative et toxique (majorée par l'association à un traitement par le méthotrexate ou une irradiation crânienne) Grossesse et allaitement

Propriétés

- Antimétabolite pyrimidique (nucléoside pyrimidique de synthèse proche de la cytidine, dont le ribose a été remplacé par l'arabinose), inhibant la synthèse de l'ADN par incorporation à l'ADN et par inhibition directe de l'ADN polymérase
- Activation au niveau cellulaire en ARA-CTP (métabolite triphosphaté actif par incorporation à l'ADN), métabolisation hépatique en arabinosyl-uracile inactif éliminé à 90 % par voie urinaire, demi-vie d'élimination de 1 à 3 heures

Indications

- Leucémies aiguës myéloblastiques (en traitement d'induction puis d'entretien)
- Leucémies aiguës lymphoblastiques notamment en rechute et leucémies secondaires
- Leucémies aiguës myéloblastiques réfractaires
- Lymphomes non hodgkiniens de haut grade du sujet jeune en rechute (en association)
- Lymphome du manteau du sujet jeune non encore traité, en association (avant ou non une intensification avec autogreffe de cellules souches)
- Méningites lymphomateuses (*cf.* cytarabine liposomale ci-contre)

Effets indésirables

- Toxicité hématologique dose-dépendante, apparaissant après 7 à 12 jours et réversible en 15 à 25 jours : leucopénie, thrombopénie, aplasie médullaire
- Alopécie (grade 2), nausées-vomissements (30 à 90 % selon la dose), anorexie, diarrhée, douleurs abdominales, ulcérations buccales et anales, élévation des transaminases, aménorrhée, azoospermie, hyperuricémie
- Accidents immuno-allergiques : fièvre avec myalgies, douleurs osseuses, rashs cutanés, douleurs thoraciques, conjonctivite et malaise dans les 6 à 12 heures suivant l'administration (prévention et traitement par les corticostéroïdes)
- À fortes doses : toxicité cérébelleuse (dysarthrie, nystagmus, ataxie retardée et parfois définitive) et oculaire (conjonctivites hémorragiques, atteinte cornéenne)
- Rares : ulcérations cutanées, ictère, rétention urinaire, thrombophlébite au point de perfusion, ulcérations gastro-intestinales avec perforation, colite nécrosante, œdème pulmonaire
- Par voie intrarachidienne : leuco-encéphalite nécrosante (association avec du méthotrexate, des corticoïdes et/ou une irradiation encéphalique), paraplégie et cécité

Précautions d'emploi et interactions médicamenteuses

- Associer des antiémétisants (potentiel émétisant important)
- Surveillance stricte (hémogramme quotidien, surveillance des fonctions rénale et hépatique, de l'uricémie)
- Diminuer la posologie en cas d'insuffisance hépatique
- Arrêter le traitement en cas de thrombopénie $< 50\ 000/mm^3$ ou de neutropénie $< 1\ 000\text{-}1\ 500/mm^3$
- ***Associations contre-indiquées*** : vaccin antiamaril
- ***Associations déconseillées*** : autres vaccins vivants atténués
- Ne pas mélanger avec d'autres médicaments lors de l'injection

Antimétabolites (XV) :
Antipyrimidiques (V)

Décitabine *Liste I-Coll-Prescription hospitalière réservée aux spécialistes en oncologie ou en hématologie*

DACOGEN	1 fl. = 50 mg Après reconstitution 1 ml = 5 mg	A. en perfusion IV : 20 mg/m²/jour, 5 jours consécutifs tous les 28 jours

Contre-indications

Hypersensibilité connue à la décitabine
Grossesse et allaitement

Propriétés

- Antinéoplasique par déméthylation de l'ADN, entraînant une réactivation des gènes suppresseurs de tumeur, une induction de la différenciation cellulaire ou une sénescence cellulaire suivie d'une mort cellulaire programmée
- Demi-vie d'élimination : 1 heure. Élimination urinaire

Indications

- Leucémie aiguë myéloïde *de novo* ou secondaire : patient > 65 ans, non éligible à une chimiothérapie d'induction standard

Effets indésirables (très fréquents, parfois sévères)

- Très fréquents (> 10 %) : pneumonie, infection des voies urinaires, anémie, neutropénie fébrile, thrombopénie, céphalées, épistaxis, fièvre, diarrhée, vomissements
- Fréquents (1 à 10 %) : septicémie, choc septique, réactions d'hypersensibilité, stomatite, troubles visuels, vision floue
- Arthralgies, myalgies : proposer un traitement préalable par paracétamol ou AINS
- Veinite : hyperpigmentation, inflammation, rougeur, tuméfaction

Précautions d'emploi

- L'administration doit être réalisée par voie périphérique
- Surveillance régulière de l'hémogramme (diminution des doses en cas de thrombopénie)
- Surveillance étroite des patients présentant une insuffisance rénale ou hépatique : absence de données pour une adaptation de posologie éventuelle dans ces situations
- Les femmes en âge de procréer doivent utiliser des méthodes de contraception efficaces (agent tératogène chez l'animal)
- Des interactions métaboliques avec d'autres médicaments sont peu probables

Antimétabolites (XVI) : Hydroxycarbamide

Hydroxycarbamides ou Hydroxyurée[G] *Liste I-100 %-Coll*

HYDRÉA	20 cap. 500 mg	*Traitement d'attaque* (1) : 500 à 4 000 mg/jour *Traitement d'entretien* : 500 à 1 500 mg/jour
SIKLOS	60 cp. 100 mg 30 cp. séc. 1 000 mg	A. et E. > 2 ans : 15 à 30 mg/kg/jour

1. Tenir compte de l'éventuelle association à d'autres agents myélotoxiques (chimiothérapie, radiothérapie). Tenir compte de l'effet radiosensibilisant d'Hydréa en cas de radiothérapie.

Contre-indications

Hypersensibilité au produit, grossesse et allaitement
Insuffisance hépatique ou rénale sévère

Propriétés

- Antimétabolite inhibant la synthèse de l'ADN par inhibition de la ribonucléase diphosphate réductase, agissant de façon réversible surtout sur la moelle osseuse, assez bien toléré par rapport aux autres cytostatiques car myélotoxicité sans effet retardé
- Absorption digestive rapide, bonne diffusion tissulaire avec passage dans le LCR, élimination urinaire rapide (80 % en 12 heures), demi-vie de 6 heures

Indications et posologie

- Thrombocytémie essentielle si facteurs de risque (et hyperplaquettose associée aux autres syndromes myéloprolifératifs) (plus de 90 % de réponses)
- Splénomégalie myéloïde (si douleur splénique, évolutivité hématologique, en absence d'indication d'une allogreffe), myélofibrose
- Polyglobulie de Vaquez (surtout si sujet âgé)
- Leucémie myéloïde chronique acutisée ou réfractaire, ou phase palliative des leucémies aiguës myéloblastiques
- *Siklos* : prévention des crises vaso-occlusives douloureuses récurrentes chez les sujets > 2 ans souffrant de drépanocytose systémique (prescription hospitalière spécialisée)

Effets indésirables

- Toxicité hématologique rapidement réversible (nadir à J7 et réversibilité à J14)
- Alopécie (grade 1), aménorrhée, azoospermie, hyperuricémie, hyperuraturie
- Fréquents : nausées et vomissements (10-30 %), anorexie, stomatite, aphtes, diarrhée, éruptions cutanées, fièvre
- Rares : troubles neurologiques (céphalées, vertiges, convulsions, confusion), desquamation palmo-plantaire, ulcères de jambe, altération de la fonction rénale

Précautions d'emploi et interactions médicamenteuses

- Surveillance régulière : hémogramme, créatinine, uricémie
- Associer avec des boissons abondantes et un hypo-uricémiant
- Utiliser avec prudence en cas d'insuffisance rénale modérée
- ***Associations contre-indiquées*** : vaccin antiamaril
- ***Associations déconseillées*** : autres vaccins vivants atténués

Antimétabolites (XVII) : Gemcitabine

Gemcitabine[G] ou dFdC *Liste I-100 %-Coll-Rétrocédable-Prescription hospitalière réservée aux spécialistes en oncologie ou en hématologie*

GEMZAR *Conserver à moins de + 30 °C* *Ne pas conserver la solution reconstituée au réfrigérateur (cristallisation)*	Fl. 10 ml = 200 mg Fl. 50 ml = 1 000 mg	Perfusion **IV** de 30 minutes au maximum (1) et (2) : 1 250 mg/m² à J1 et J8, puis arrêt de 2 semaines (et nouveau cycle à J22) *ou* 1 000 mg/m² à J1, J8 et J15, puis arrêt de 1 semaine (et nouveau cycle à J28)

1. La préparation des solutions injectables doit obligatoirement être réalisée par un personnel spécialisé, dans un local réservé à cet usage.
2. Reconstituer la solution avec du NaCl à 0,9 % (5 ml au minimum par flacon de 200 mg ou 25 ml au minimum par flacon de 1 000 mg, pour ne pas dépasser une concentration de 40 mg/ml au-delà de laquelle la dissolution est incomplète), puis perfuser par voie IV stricte cette solution reconstituée de cette façon ou après dilution dans du NaCl à 0,9 %, mais en 30 minutes au maximum (car toxicité accrue en cas d'allongement de ce temps de perfusion).
Adaptation de la dose selon la surveillance hématologique effectuée avant chaque injection :
– Granulocytes > 1 000/µl et plaquettes > 100 000/µl → pas d'adaptation de la dose.
– Granulocytes < 1 000/µl et plaquettes < 100 000/µl → 75 % de la dose.
– Granulocytes < 500/µl et plaquettes < 50 000/µl → suspension du traitement.

Contre-indications
Hypersensibilité connue au produit, association concomitante à une radiothérapie Grossesse et allaitement

Propriétés

- Antimétabolite métabolisé par des nucléosides kinases intracellulaires en nucléosides diphosphate (dF dCDP) et triphosphate (dF dCTP) actifs, entraînant une inhibition de la synthèse de l'ADN et une apoptose cellulaire par accumulation de ces nucléosides cytotoxiques
- Après injection IV, fixation négligeable aux protéines plasmatiques, métabolisation très importante en métabolites actifs (dF dCDP et dF dCTP), élimination essentiellement urinaire (92 à 98 % en 7 jours) sous forme de métabolites inactifs (dFdU surtout), demi-vie terminale d'environ 65 heures

Indications

- Cancer bronchique non à petites cellules, localement avancé ou métastatique
- Adénocarcinome du pancréas localement avancé ou métastatique
- Cancer de la vessie au stade invasif (en association au cisplatine)
- Cancer du sein métastatique après échec d'une chimiothérapie à base d'anthracycline (en association au paclitaxel)
- Cancer épithélial de l'ovaire localement avancé ou métastatique, en association avec le carboplatine, chez les patientes en rechute sensibles au platine
- Lymphome hodgkinien ou non hodgkinien en rechute

Effets indésirables

- Hématologiques : anémie (66 %), neutropénie (61 %), thrombopénie (21 %), voire aplasie → adapter la posologie selon la toxicité hématologique (*cf.* note ci-contre)
- Digestifs : nausées et vomissements (65 %), diarrhée, mucite, risque de fibrose œsophagienne sévère en association à la radiothérapie
- Pulmonaires : dyspnée transitoire dans les heures suivant l'injection, risque de fibrose pulmonaire en association à la radiothérapie à visée curative
- Alopécie (grade 1), syndrome grippal (à traiter par paracétamol), somnolence et/ou insomnie, élévation modérée et transitoire des transaminases (50 %), protéinurie et hématurie modérées sans conséquences cliniques (50 %)
- Rares cas d'insuffisance rénale et syndrome hémolytique et urémique, éruptions cutanées et bronchospasme passagers n'imposant pas l'arrêt, réactions anaphylactiques rares imposant l'arrêt, œdème périphérique de mécanisme inconnu (parfois douloureux et réversible à l'arrêt), hypotension et troubles cardiaques (arythmies, insuffisance cardiaque congestive, infarctus du myocarde)

Précautions d'emploi

- À n'utiliser que sous surveillance spécialisée, avec bilan avant chaque injection puis régulièrement, comprenant hémogramme, plaquettes, bilan rénal et hépatique, pour adaptation de la posologie (*cf.* note ci-contre)
- Utiliser avec prudence en cas d'insuffisance hépatique ou rénale (absence d'études) et chez les conducteurs et utilisateurs de machines (risque de somnolence)

Interactions médicamenteuses

- ***Associations contre-indiquées*** : vaccin antiamaril
- ***Associations déconseillées*** : autres vaccins vivants atténués
- L'association à la radiothérapie entraîne un risque accru de fibroses pulmonaires et œsophagiennes sévères (délai minimal de 4 semaines)

Agents intercalants (I) :
Dérivés de la camptothécine (I)

Irinotécan[G] ou CPT11 *Liste I-100 %-Coll-Rétrocédable-Prescription hospitalière réservée aux spécialistes en oncologie ou en hématologie*

CAMPTO *Conserver à l'abri de la lumière*	Fl. 40 mg/2 ml Fl. 100 mg/5 ml Fl. 300 mg/15 ml	Perfusion **IV** en 30 à 90 minutes après dilution (1) : A. 350 mg/m² toutes les 3 semaines en monothérapie, ou 180 mg/m² toutes les 2 semaines en association à 5-FU/AF

1. Prélever dans les flacons la quantité requise et l'injecter dans une poche ou un flacon de 250 ml de soluté isotonique salé ou glucosé, puis perfuser par voie IV en 30 à 90 minutes.
Reporter l'administration ultérieure tant que le nombre de neutrophiles demeure < 1 500/mm³ et jusqu'à disparition complète de troubles digestifs sévères (diarrhée notamment).
Réduire la dose ultérieure à 300 mg/m² en cas de neutropénie sévère (neutrophiles < 500/mm³) ou de neutropénie fébrile (fièvre ≥ 38 °C et neutrophiles < 1 000/mm³).
Réduire la dose ultérieure à 250 mg/m² en cas de persistance d'une neutropénie sévère ou d'une neutropénie fébrile à la dose de 300 mg/m².

Contre-indications
Antécédents de réactions d'hypersensibilité sévères au produit
Maladies inflammatoires chroniques de l'intestin
Insuffisance médullaire sévère, bilirubinémie > 3 x N
Indice de performance de grade OMS > 2
Grossesse et allaitement

Propriétés

- Inhibiteur de la topoisomérase I (enzyme impliquée dans la torsion et la détorsion de la double hélice d'ADN) entraînant des coupures de l'ADN, dont les toxicités limitantes principales sont une neutropénie dose-dépendante et une diarrhée parfois très sévère
- Cinétique bi- ou triphasique, demi-vie terminale de 14,2 heures, liaison aux protéines plasmatiques de 40 % pour l'irinotécan et 95 % pour son métabolite actif (SN-38)

Indications (réservé à l'adulte)

- Cancers colorectaux avancés, en association au 5-fluoro-uracile et à l'acide folinique, chez les patients n'ayant pas reçu de chimiothérapie antérieure
- Cancers colorectaux avancés après échec d'un traitement antérieur par 5-fluoro-uracile/acide folinique (taux de réponses de 20-30 %)
- Cancers colorectaux métastatiques exprimant le récepteur du facteur de croissance épidermique (EGFR), en association avec le cétuximab, après échec d'une chimiothérapie à base d'irinotécan, ou avec le panitumumab en deuxième ligne

Effets indésirables (très fréquents, et parfois très sévères voire fatals)

- Diarrhée tardive (87 %), sévère dans 37 % des cas, de mécanisme mal connu, dans les 2 à 5 jours après la perfusion et persistant environ 4 jours → à traiter par le lopéramide à dose élevée et la réhydratation (la coexistence d'une diarrhée et d'une neutropénie sévère expose à un risque de complications septiques potentiellement fatales
- Toxicité hématologique (76 %) dose-dépendante, non cumulative, avec nadir à J8 et généralement récupération à J22 : neutropénie < 1 000/mm^3 (46 %) voire plus rarement < 500/mm^3 (16 %), neutropénie fébrile (14 %), anémie (67 %), thrombopénie (12 %)
- Syndrome cholinergique précoce (85 %) survenant pendant ou dans les 24 heures suivant la perfusion : diarrhée précoce, crampes abdominales, larmoiement, myosis, hypersudation, hypersalivation → contrôlable par l'atropine (0,25 mg en SC, traitement qui peut être prescrit en prophylaxie en cas de syndrome cholinergique antérieur)
- Alopécie grades 2 à 3 (81 %), asthénie (80 %), nausées (68 %), vomissements (71 %), constipation, très rarement réactions allergiques, stomatites

Précautions d'emploi

- À n'utiliser que sous surveillance spécialisée, notamment surveillance hebdomadaire de l'hémogramme pour adapter la dose (*cf.* note ci-contre) → antibiothérapie à large spectre systématique en cas de diarrhée avec neutropénie, hospitalisation en cas de diarrhée avec vomissements, neutropénie fébrile ou autres effets indésirables sévères
- Diarrhée tardive : prescrire au patient une ordonnance comportant une réhydratation orale et du lopéramide à forte dose (2 mg toutes les 2 heures, à prendre dès la 1re selle liquide et à poursuivre 12 heures après la dernière selle liquide, mais sans dépasser 48 heures consécutives à ces doses élevées sans une nouvelle consultation)
- Insuffisance rénale ou hépatique et enfant : innocuité non démontrée (pas d'études)

Interactions médicamenteuses

- ***Associations contre-indiquées*** : vaccin antiamaril
- ***Associations déconseillées*** : autres vaccins vivants atténués, millepertuis (risque de diminution de plus de 40 % du principal métabolite actif de l'irinotécan)

Agents intercalants (II) :
Dérivés de la camptothécine (II)

Topotécan voie injectable[G] *Liste I-100 %-Prescription hospitalière réservée aux spécialistes en oncologie ou en hématologie -Rétrocédable*

HYCAMTIN *Conserver à l'abri de la lumière*	Fl. 4 mg poudre pour solution	Perfusion IV en 30 minutes au moins (pas en bolus) : A. 1,5 mg/m²/jour pendant 5 jours, avec un intervalle de 3 semaines entre chaque cure (1)

1. Reconstituer chaque flacon avec 4 ml d'eau ppi, puis diluer cette solution reconstituée dans du NaCl à 0,9 % ou du soluté glucosé à 5 % pour obtenir une concentration finale de 25 à 50 µg/ml. Un minimum de 4 cures est recommandé (le délai médian de réponse étant de 7 à 12 semaines). Le produit ne sera administré que si préalablement le nombre de neutrophiles est ≥ 1 500/mm³ et le nombre de plaquettes ≥ 100 000/mm³.
Reporter l'administration ultérieure tant que le nombre de neutrophiles demeure < 1 000/mm³ ou le nombre de plaquettes < 100 000/mm³ ou le taux d'hémoglobine ≤ 9 g/dl.
Administration ultérieure en cas de neutropénie sévère (< 500/mm³) pendant 7 jours ou plus, ou de neutropénie avec fièvre ou infection, ou de traitement retardé en raison d'une neutropénie :
→ Soit réduction de la dose à 1,25 mg/m²/jour puis 1 mg/m²/jour si nécessaire.
→ Soit administration prophylactique de G-CSF débutée à J6 de la cure (un jour après la fin de l'administration), mais la dose ultérieure devra être réduite si la neutropénie n'est pas contrôlée de façon adéquate par le G-CSF.
On devra également réduire la dose ultérieure si le nombre de plaquettes est < 25 000/mm³.
Adaptation de la posologie en cas d'insuffisance rénale :
- Clairance de la créatinine entre 20 et 39 ml/min → réduction de la dose à 0,75 mg/m²/jour.
- Clairance de la créatinine < 20 ml/min → pas de données concernant l'adaptation des doses.
Adaptation de la posologie en cas d'insuffisance hépatique :
- Bilirubinémie entre 1,5 et 10 mg/l → pas de données concernant l'adaptation des doses (un faible nombre de patientes ont été traitées sans réduction des doses).
- Bilirubinémie ≥ 10 mg/l avec cirrhose → utilisation non recommandée.

Topotécan voie orale *Liste I-100 %-Réservé aux spécialistes en oncologie ou en hématologie*

HYCAMTIN *Conserver de + 2 °C à + 8 °C*	10 gél. 0,25 mg 10 gél. 1 mg	A. 2,3 mg/m²/jour durant 5 jours consécutifs (2) et (3)

2. Début de cure tous les 21 jours si neutrophiles ≥ 1.10⁹/l + plaquettes ≥ 100.10⁹/l + hémoglobine ≥ 90 g/l.
3. Le traitement pourra être poursuivi jusqu'à progression de la maladie.

Contre-indications
Antécédents de réactions d'hypersensibilité sévères au produit
Myélosuppression sévère avant le début de la première cure,
soit avec neutrophiles < 1 500/mm^3 et/ou plaquettes < 100 000/mm^3
Grossesse et allaitement

Propriétés

- Inhibiteur de la topoisomérase I (enzyme impliquée dans la torsion et la détorsion de la double hélice d'ADN) entraînant des coupures de l'ADN, dont les toxicités limitantes principales sont une toxicité hématologique dose-dépendante et des troubles digestifs parfois très sévères
- Liaison à 35 % aux protéines plasmatiques, hydrolyse du cycle lactone aboutissant à un acide hydroxylé à cycle ouvert, élimination urinaire (20 à 60 %) sous forme de topotécan inchangé et hydroxylé, demi-vie de 2 à 3 heures

Indications

- *Voie injectable :*
  - Traitement du carcinome métastatique de l'ovaire après échec d'une ou de plusieurs lignes de chimiothérapie et du cancer bronchique à petites cellules en rechute
  - Traitement du carcinome du col utérin métastatique ou récidivant après la radiothérapie, en association avec cisplatine
- *Voie orale* : traitement du cancer du poumon à petites cellules en rechute, lorsque la réintroduction de la première ligne de traitement n'est pas appropriée

Effets indésirables (très fréquents et parfois très sévères)

- Toxicité hématologique dose-dépendante, non cumulative : neutropénie avec nadir à J9 et récupération à J16, sévère (< 500/mm^3) dans 79 % des cas, durant plus de 7 jours dans 13 % des cas, avec parfois fièvre (13 %) ou infection (27 %), thrombopénie avec nadir à J14 et récupération à J19, sévère (< 100 000/mm^3) dans 23 % des cas ou modérée (12 % des cas), nécessitant une transfusion de plaquettes dans 4 % des cas, anémie (36 % des cas) modérée à sévère (Hb ≤ 7,9 g/dl), nécessitant une transfusion de globules rouges dans 54 % des cas
- Troubles digestifs (sévères = grade 3 ou 4 dans 2 à 6 % des cas) : nausées (68 %), vomissements (44 %), diarrhée (26 %), stomatite (20 %), constipation (14 %), douleurs abdominales (8 %)
- Alopécie grades 2 à 3 (totale dans 42 % des cas), asthénie (30 %)
- Anorexie, malaise, hyperbilirubinémie, réactions allergiques

Précautions d'emploi

- À n'utiliser que sous surveillance spécialisée, notamment surveillance hebdomadaire de l'hémogramme et des plaquettes pour adapter les doses → *cf.* la note ci-contre
- Associer des antiémétisants efficaces à titre préventif et curatif
- Insuffisance rénale ou hépatique → *cf.* la note ci-contre

Interactions médicamenteuses

- ***Associations contre-indiquées*** : vaccin antiamaril
- ***Associations déconseillées*** : autres vaccins vivants atténués

Agents intercalants (III) : Anthracyclines (I)

Épirubicine[G] *Liste I-100 %-Coll-Rétrocédable*

FARMORUBICINE (1) *Conserver à l'abri de la lumière (et de + 2 °C à + 8 °C pour les solutions prêtes à l'emploi)*	Flacons de lyophilisat à 10 mg, 50 mg ou 150 mg Flacons de solutions prêtes à l'emploi à 10 mg, 20 mg, 50 mg ou 200 mg	Perfusion **IV** lente (2) : 40 à 100 mg/m²/cycle toutes les 3 semaines jusqu'à une dose totale maximale de 900 mg/m²

1. La préparation des solutions injectables doit obligatoirement être réalisée par un personnel spécialisé, dans un local réservé à cet usage.
2. En 30 à 60 minutes dans la tubulure d'une perfusion de soluté glucosé isotonique.

Contre-indications

Cardiopathies avec insuffisance cardiaque, grossesse et allaitement

Propriétés

– Antibiotique de la classe des anthracyclines, agissant comme agent intercalant, analogue moins cardiotoxique de la doxorubicine (4'-épi-doxorubicine)
– Cinétique triphasique, forte fixation tissulaire, métabolisation hépatique, demi-vie d'élimination longue (10 à 20 heures), élimination biliaire (45 %) et urinaire

Indications

– Cancers du sein, de l'ovaire, de l'œsophage, de l'estomac, du pancréas, du foie
– Cancers du poumon à petites cellules, cancers épidermoïdes de la sphère ORL
– Sarcomes des tissus mous
– Lymphomes malins non hodgkiniens, maladie de Hodgkin

Effets indésirables

– Toxicité cardiaque aiguë (modifications de l'ECG, troubles du rythme) et tardive dose-dépendante et cumulative entre les anthracyclines (décompensation cardiaque)
– Dépression médullaire dose-dépendante avec nadir à J7-J14 et réversible à J21
– Alopécie (grade 3), nausées et vomissements (30 à 60 %), anorexie, stomatite, diarrhée (éviter le jus d'orange et les aliments riches en fibres), accès fébriles, aménorrhée, azoospermie, hyperuricémie, coloration rouge des urines

Précautions d'emploi et interactions médicamenteuses

– Surveillance très stricte, notamment cardiologique (ECG avant traitement puis régulièrement), hématologique, hépatique, de la température
– Réduire la posologie en cas d'insuffisance hépatique selon la bilirubinémie :
  – Bilirubinémie ≥ 35 µmol/l : posologie réduite de 50 %
  – Bilirubinémie > 50 µmol/l : utilisation contre-indiquée
– Réduire la posologie en cas d'insuffisance rénale
– Ne pas dépasser une dose cumulative totale de 900 mg/m²
– Injecter le produit par voie IV stricte en évitant toute extravasation (risque de nécrose)
– Associer des antiémétisants et éventuellement le port d'un casque réfrigérant
– ***Associations contre-indiquées*** : vaccin antiamaril
– ***Associations déconseillées*** : autres vaccins vivants atténués
– *Associations à prendre en compte* : ciclosporine, tacrolimus
– Ne pas mélanger à quelque autre produit que ce soit, notamment à l'héparine

Agents intercalants (IV) : Anthracyclines (II)

Idarubicine[G] *Liste I-100 %-Coll-Rétrocédable-Prescription hospitalière réservée aux spécialistes en oncologie ou en hématologie*

ZAVEDOS Injectable (1)	1 fl. 5 ml = 5 mg 1 fl. 10 ml = 10 mg 1 fl. 20 ml = 20 mg (injecter en 5 à 15 minutes dans la tubulure d'une perfusion de soluté)	Injection **IV** stricte : A. 12 mg/m²/jour x 3 jours E. 10 mg/m²/jour x 3 jours sans dépasser une dose cumulative de 93 mg/m²
ZAVEDOS Gélules	1 gél. 5 mg, 10 mg ou 25 mg	A. 20 à 40 mg/m²/semaine pendant 4 semaines, ou 15 à 30 mg/m²/jour x 3 jours sans dépasser une dose cumulative de 400 mg/m²

1. La préparation des solutions injectables doit obligatoirement être réalisée par un personnel spécialisé, dans un local réservé à cet usage.

Contre-indications

Hypersensibilité au produit, infections non contrôlées
Cardiopathies avec insuffisance cardiaque, toxicité cardiaque due aux anthracyclines
Insuffisance rénale ou hépatique grave, grossesse et allaitement

Propriétés

- Antibiotique de la classe des anthracyclines, agissant comme intercalant, d'activité égale voire supérieure à celle de la daunorubicine pour une toxicité comparable
- Cinétique bi- ou triphasique, métabolisation hépatique en idarubicinol actif éliminé par voie biliaire surtout et urinaire, demi-vie d'élimination de 11 à 25 heures

Indications

- Leucémies aiguës myéloblastiques. La forme orale est indiquée dans les formes non hyperleucocytaires, identifiables dans la classification FAB, LAM 3 exceptée, chez le sujet > 60 ans, lorsque la chimiothérapie IV est contre-indiquée (hospitalisation prolongée, risques liés à une aplasie prolongée)

Effets indésirables

- Toxicité cardiaque aiguë (modifications asymptomatiques de l'ECG, rarement troubles du rythme survenant dans les 48 heures) et toxicité cardiaque tardive dose-dépendante et cumulative entre les différentes anthracyclines survenant après quelques jours à 8 mois (troubles du rythme, décompensation cardiaque)
- Toxicité hématologique sévère, dose-dépendante, avec nadir à J10 et réversible à J15-J21 : leucopénie avec parfois infection grave voire fatale, thrombopénie
- Alopécie (grades 2-3), nausées-vomissements (85 %), mucite (57 %) diarrhée (13 %), œsophagite, élévation des transaminases et de la bilirubine (20-30 %), rashs cutanés, érythrodermie bulleuse, hyperuricémie, coloration rouge des urines pendant 1 à 3 jours
- Risque de nécrose locale en cas d'extravasation

Précautions d'emploi et interactions médicamenteuses

- Surveillance très stricte, notamment cardiologique, hématologique, hépatique
- Réduire la posologie en cas d'insuffisance hépatique
- Associer des antiémétisants et éventuellement le port d'un casque réfrigérant
- ***Associations contre-indiquées*** : vaccins vivants et antiamaril, phénytoïne

Agents intercalants (V) : Anthracyclines (III)

Daunorubicine *Liste I-100 %-Coll-Rétrocédable-Prescription hospitalière réservée aux spécialistes en oncologie ou en hématologie*

CÉRUBIDINE (1)	Fl. 20 mg + 4 ml d'eau ppi	Par voie IV stricte (2) : 40 à 60 mg/m^2/jour en cycles de 3 à 5 jours toutes les 3 à 4 semaines sans dépasser une dose maximale de 600 mg/m^2

1. La préparation des solutions injectables doit obligatoirement être réalisée par un personnel spécialisé, dans un local réservé à cet usage.
2. Injecter par voie IV stricte dans la tubulure d'une perfusion de glucose à 5 % ou de NaCl à 0,9 %, en 2 à 3 minutes.

Daunorubicine liposomale *Liste I-100 %-Coll-Rétrocédable-Prescription hospitalière réservée aux spécialistes en oncologie ou en hématologie*

DAUNOXOME (3) et (4) *Conserver de + 2 °C à + 8 °C*	Fl. 50 mg/25 ml (diluer dans du G5 pour obtenir une concentration finale de 0,2 à 1 mg/ml)	Perfusion IV en 30 à 60 minutes : 40 mg/m^2 (jusqu'à 60 mg/m^2) toutes les 2 semaines

3. La préparation des solutions injectables doit obligatoirement être réalisée par un personnel spécialisé, dans un local réservé à cet usage.
4. Cette forme liposomale est indiquée dans le sarcome de Kaposi cutanéo-muqueux extensif ou viscéral, chez des patients ayant un faible taux de CD4 (inférieur à 200/mm^3).

Contre-indications

Hypersensibilité au produit
Cardiopathies avec insuffisance cardiaque
Toxicité cardiaque due aux anthracyclines
Grossesse et allaitement

Propriétés

- Antibiotique de la classe des anthracyclines, de structure proche de celle de la doxorubicine, agissant comme agent intercalant, que sa toxicité cardiaque et hématologique fait réserver au traitement des leucémies aiguës surtout
- Cinétique biphasique, demi-vie d'élimination de 14 heures, métabolisation hépatique, élimination biliaire majoritaire (40 %) et urinaire (25 %)

Indications

- Leucémies aiguës
- Leucémies myéloïdes chroniques en acutisation
- Lymphomes hodgkiniens et non hodgkiniens

Effets indésirables (moindres avec les formes liposomales)

- Toxicité cardiaque aiguë (modifications asymptomatiques de l'ECG, rarement troubles du rythme survenant dans les 48 heures) et toxicité cardiaque tardive dose-dépendante et cumulative entre les différentes anthracyclines survenant après quelques jours à 8 mois (troubles du rythme, décompensation cardiaque)
- Dépression médullaire sévère (leucopénie, thrombopénie) dose-dépendante et réversible
- Alopécie (grade 3), nausées et vomissements (30 à 60 %), diarrhée, stomatite, aménorrhée, azoospermie, hyperuricémie, hyperuraturie, coloration rouge des urines pendant 1 à 2 jours
- Risque de nécrose locale sévère en cas d'extravasation

Précautions d'emploi

- Surveillance très stricte, notamment cardiologique (ECG avant traitement puis régulièrement), hématologique, hépatique, de la température
- Réduire la posologie en cas d'insuffisance hépatique ou rénale
- Ne pas dépasser une dose cumulative totale de 600 mg/m^2
- Injecter le produit par voie IV stricte en évitant toute extravasation
- Associer des antiémétisants et éventuellement le port d'un casque réfrigérant

Interactions médicamenteuses

- ***Associations contre-indiquées*** : vaccin antiamaril, phénytoïne
- ***Associations déconseillées*** : autres vaccins vivants atténués
- *Associations à prendre en compte* : ciclosporine, tacrolimus

Agents intercalants (VI) : Anthracyclines (IV)

Doxorubicine[G] ou Adriamycine

Liste I-100 %-Coll-Rétrocédable-Prescription hospitalière réservée aux spécialistes en oncologie ou en hématologie

ADRIBLASTINE (1) *Conserver à l'abri de la lumière (et de + 2 °C à + 8 °C pour les solutions prêtes à l'emploi)*	Fl. 10 mg/5 ml Fl. 50 mg/25 ml Lyophilisat pour perfusion à 10 mg ou 50 mg	Par voie IV stricte (2) : 40 à 75 mg/m²/cycle en cycles de 1 à 3 jours toutes les 3 à 4 semaines sans dépasser 550 mg/m²

1. La préparation des solutions injectables doit obligatoirement être réalisée par un personnel spécialisé, dans un local réservé à cet usage.
2. Injecter par voie IV stricte en 3 à 5 minutes au minimum, dans la tubulure d'une perfusion de soluté salé ou glucosé isotonique.

Doxorubicine liposomale

Liste I-100 %-Coll-Rétrocédable-Prescription hospitalière réservée aux spécialistes en oncologie ou en hématologie

CAELYX (3) et (4) *Conserver de + 2 °C à + 8 °C*	Fl. 20 mg/10 ml Fl. 50 mg/25 ml (diluer dans 250-500 ml de glucosé isotonique)	Perfusion IV en 30 à 60 minutes : posologies ci-dessous
MYOCET (3) et (5) *Conserver de + 2 °C à + 8 °C*	2 fl. 50 mg/2 ml (diluer dans un soluté injectable compatible)	Perfusion IV en 60 minutes : posologie ci-dessous

3. La préparation des solutions injectables doit obligatoirement être réalisée par un personnel spécialisé, dans un local réservé à cet usage.
4. Cette forme liposomale provoque moins d'alopécies et de neutropénies, et a une cardiotoxicité moindre que la forme classique.
   Ce médicament est indiqué :
   - Dans le sarcome de Kaposi associé au sida chez des patients ayant un faible taux de CD4 (inférieur à 200/mm³) et présentant des lésions cutanéo-muqueuses ou viscérales étendues, à la posologie de 20 mg/m² toutes les 2 à 3 semaines.
   - Dans le cancer de l'ovaire à un stade avancé après échec d'une chimiothérapie de première intention à base de platine, à la posologie de 50 mg/m² toutes les 4 semaines en monothérapie, et de 30 mg/m² en association au carboplatine (traitement de référence des rechutes sensibles aux platines).
   - Dans le cancer du sein métastatique avec risque cardiaque augmenté, en monothérapie à la posologie de 50 mg/m² toutes les 4 semaines.
   - Dans le myélome multiple en progression chez les patients qui ont reçu au moins un traitement antérieur et qui ont déjà subi ou qui sont inéligibles pour une greffe de moelle osseuse : en association avec le bortézomib.
5. Cette forme liposomale provoque moins d'alopécies et de neutropénies, et a une cardiotoxicité moindre que la forme classique.
   Ce médicament est indiqué dans le cancer du sein métastatique chez la femme, en première intention, en association au cyclophosphamide (600 mg/m²), à la posologie de 60 à 75 mg/m² toutes les 3 semaines.
   À noter : la préparation de ce produit est plus longue (environ 30 minutes) que celle du Caelyx (environ 5 minutes).

Contre-indications

Hypersensibilité au produit
Cardiopathies avec insuffisance cardiaque ou dysfonction ventriculaire gauche (pour la doxorubicine simple et pas pour la forme liposomale)
Toxicité cardiaque due aux anthracyclines, déficit en G6PD
Grossesse et allaitement

Propriétés

- Antibiotique de la classe des anthracyclines, agissant comme agent intercalant, largement utilisé malgré sa toxicité cardiaque
- Cinétique triphasique, demi-vie d'élimination de 30 heures, métabolisation hépatique, élimination biliaire (45 % en 7 jours) et urinaire (5 % en 7 jours)

Indications

- Cancers du sein, de l'ovaire, du poumon, de la vessie, de l'estomac, sarcomes des os et des tissus mous, tumeurs solides de l'enfant
- Lymphome de Hodgkin (protocoles ABVD ou BEACOPP)
- Lymphomes non hodgkiniens (protocoles CHOP ou ACVBP)
- Leucémies aiguës et chroniques
- Myélome multiple (protocole VAD)

Effets indésirables (moindres avec les formes liposomales)

- Toxicité cardiaque aiguë (modifications asymptomatiques de l'ECG, rarement troubles du rythme survenant dans les 48 heures) et toxicité cardiaque tardive dose-dépendante et cumulative entre les différentes anthracyclines survenant après quelques jours à 8 mois (troubles du rythme, décompensation cardiaque)
- Dépression médullaire avec immunodépression débutant après 7 à 11 jours et réversible en 17 à 21 jours : leucopénie, thrombopénie, anémie
- Troubles digestifs plus fréquents qu'avec les autres anthracyclines : nausées et vomissements (30 à 60 %), douleurs abdominales, diarrhée
- Alopécie (grade 3), accès fébriles, aménorrhée, azoospermie, hyperuricémie, coloration rouge des urines pendant 1 à 2 jours, érythrodysesthésies palmo-plantaires (plus fréquemment observées avec la doxorubicine liposomale pégylée) et stomatites parfois graves
- Risque de nécrose locale en cas d'extravasation

Précautions d'emploi

- Surveillance très stricte, notamment cardiologique (ECG avant traitement puis régulièrement), hématologique, hépatique, de la température
- Réduire la posologie de 50 à 75 % en cas d'insuffisance hépatique
- Ne pas dépasser une dose totale cumulative de 550 mg/m^2
- Injecter le produit par voie IV stricte en évitant toute extravasation
- Associer des antiémétisants et éventuellement le port d'un casque réfrigérant

Interactions médicamenteuses

- ***Associations contre-indiquées*** : vaccin antiamaril, phénytoïne
- ***Associations déconseillées*** : autres vaccins vivants atténués
- *Associations à prendre en compte* : ciclosporine, paclitaxel et vérapamil (et tout autre inhibiteur de la glycoprotéine p ou P-gP), tacrolimus

Agents intercalants (VII) : Anthracènediones

Mitoxantrone[G] *Liste I-100 %-Coll-Rétrocédable-Prescription hospitalière réservée aux spécialistes en oncologie ou en hématologie*

NOVANTRONE (1) (contient des sulfites)	Fl. 10 mg/5 ml Fl. 20 mg/10 ml (diluer toujours dans un soluté isotonique)	Injection **IV** lente dans la tubulure d'une perfusion : 10 à 14 mg/m² en cycles de 1 à 5 jours tous les 21 à 28 jours

1. La préparation des solutions injectables doit obligatoirement être réalisée par un personnel spécialisé, dans un local réservé à cet usage.

Contre-indications
Hypersensibilité connue à la mitoxantrone ou aux sulfites, grossesse et allaitement

Propriétés

– Antinéoplasique cytostatique, ayant une toxicité cardiaque et hématologique plus faible que celle des anthracyclines et une demi-vie longue
– Après injection IV : fixation à 78 % aux protéines plasmatiques, diffusion tissulaire très intense, élimination biliaire lente (20 à 32 % en 5 jours), demi-vie de 24 à 40 heures

Indications

– Leucémie aiguë myéloblastique (taux de réponse de 30 à 50 % en monothérapie chez les sujets en rechute, augmenté en polychimiothérapie), lymphomes non hodgkiniens (taux de réponse de 30 à 40 % en monothérapie chez les sujets en rechute ou résistants aux traitements antérieurs, augmenté en polychimiothérapie)
– Cancer du sein métastatique (taux de réponse en monothérapie de 40 % chez les sujets non traités antérieurement et 20 % chez les sujets traités par d'autres produits)
– Traitement palliatif du cancer avancé de la prostate hormonorésistant, en association avec de faibles doses de corticostéroïdes par voie orale

Effets indésirables

– Nausées et vomissements (40 %), rarement diarrhée, mucite, hémorragie digestive
– Toxicité hématologique dose-dépendante, apparaissant entre J10 et J14 et réversible en 20 jours : leucopénie rarement < 1 000 éléments/mm³, thrombopénie modérée
– Toxicité cardiaque (< 5 %) : troubles du rythme ou insuffisance cardiaque (surtout si cardiopathie, administration antérieure d'anthracyclines, radiothérapie médiastinale)
– Alopécie (grades 1-2), plus rarement asthénie, fièvre, rash cutané, onycholyse, élévation des transaminases et de la bilirubine, coloration des urines en bleu/vert
– Risque accru de leucémies secondaires survenant de 8 mois à plusieurs années après exposition (nécessitant une surveillance pendant 10 ans après l'arrêt du traitement)

Précautions d'emploi, interactions et incompatibilités physico-chimiques

– Surveillance stricte notamment cardiologique, hématologique, hépatique et rénale
– Ne pas dépasser des doses cumulatives de 160 mg/m² chez les patients sans facteurs de risque ou de 120 mg/m² chez les sujets ayant reçu des anthracyclines, des drogues cardiotoxiques, une radiothérapie médiastinale ou porteurs d'une cardiopathie
– Injecter le produit par voie IV lente (3 à 5 minutes) en évitant toute extravasation, *après dilution obligatoire* dans au moins 50 ml de soluté salé ou glucosé isotonique
– Associer des antiémétisants et éventuellement le port d'un casque réfrigérant
– ***Associations contre-indiquées*** : vaccin antiamaril
– ***Associations déconseillées*** : autres vaccins vivants atténués

Agents intercalants (VIII)

Actinomycine D ou Dactinomycine *Liste I-100 %-Coll-Rétrocédable-Prescription hospitalière réservée aux spécialistes en oncologie ou en hématologie*

COSMEGEN (1) *Conserver à l'abri de la lumière (et pendant 2 jours à + 4 °C après reconstitution)*	Fl. 500 µg + 20 µg de mannitol (reconstituer avec 1,5 ml d'eau ppi)	Par voie **IV** stricte, en cures de 3 à 5 jours tous les 21 jours : A. 300 à 500 µg/m^2/jour E. 15 µg/kg/jour (mais dose ≤ 500 µg/jour x 5 jours)

1. La préparation des solutions injectables doit obligatoirement être réalisée par un personnel spécialisé, dans un local réservé à cet usage.

Contre-indications

Antécédents d'intolérance au produit, varicelle et zona, grossesse et allaitement

Propriétés

- Antibiotique extrait de *Streptomyces genus*, doué de propriétés intercalantes (inhibition de la synthèse de l'ARN par liaison aux résidus guanine de l'ADN), peu utilisé en raison de sa toxicité, potentialisant les effets cytotoxiques de la radiothérapie
- Cinétique biphasique, bonne diffusion tissulaire (sauf dans le LCR), métabolisation hépatique faible, élimination biliaire et fécale (50 à 90 %) et urinaire (10 %)

Indications

- Néphroblastome ou tumeur de Wilms, rhabdomyosarcome, tumeurs trophoblastiques, traitement palliatif des tumeurs d'Ewing et du sarcome botryoïde

Effets indésirables (très fréquents)

- Précoces : nausées et vomissements (60 à 90 %), anorexie, diarrhée, asthénie, malaise, fièvre, frissons, réactions cutanées allergiques, exceptionnellement état de choc
- Toxicité hématologique fréquente et dose-dépendante (apparaissant en 1 à 3 semaines et réversible en 21 jours) : thrombopénie, leucopénie, anémie
- Alopécie (grades 1-2), éruptions allergiques ou par photosensibilisation, mucite
- Risque extrêmement important de nécrose en cas d'extravasation (*cf.* mode d'emploi)

Précautions d'emploi, mode d'emploi, interactions médicamenteuses

- Associer des antiémétisants et respecter strictement le mode d'emploi
- Surveillance stricte avant chaque cycle : NFS, plaquettes, réticulocytes, créatininémie, bilirubinémie, transaminases, gamma-GT, phosphatases alcalines
- Réduire la posologie de 50 % en cas d'insuffisance hépatique ou de radiothérapie
- Voie IV périphérique : diluer la solution reconstituée dans 10 à 20 ml de soluté salé ou glucosé isotonique, puis perfuser 100 à 150 ml de G5, puis injecter 1 ml de la solution diluée en surveillant la tolérance locale (absence de gêne et gonflement), puis en injecter 5 ml et laver la veine avec 20 à 30 ml de soluté salé ou glucosé isotonique, puis injecter le reste de la dose en respectant les mêmes précautions
- Voie IV centrale : diluer la solution reconstituée dans 10 à 20 ml de soluté salé ou glucosé isotonique, puis injecter 10 ml de NaCl isotonique pour vérifier le bon fonctionnement de la voie de perfusion, puis injecter la solution reconstituée et diluée en 1 à 2 minutes, puis laver la veine avec 20 à 30 ml de NaCl isotonique
- ***Associations contre-indiquées*** : vaccin antiamaril
- ***Associations déconseillées*** : autres vaccins vivants atténués

Agents intercalants (IX)

Étoposide[G] (1) et (2) *Liste I-100 %-Coll-Prescription hospitalière réservée aux spécialistes en oncologie ou en hématologie*

CELLTOP	5 ou 10 fl. 100 mg/5 ml 5 ou 10 fl. 200 mg/10 ml 5 ou 10 fl. 500 mg/25 ml (diluer dans un soluté isotonique)	Perfusion IV en 2 heures au moins, après dilution : 50 à 150 mg/m^2/jour pendant 1 à 3 jours
CELLTOP	40 cap. 25 mg 20 cap. 50 mg 10 cap. 100 mg	100 à 300 mg/m^2/jour pendant 1 à 3 jours

1. La préparation des solutions injectables doit obligatoirement être réalisée par un personnel spécialisé, dans un local réservé à cet usage.
2. Diluer dans un soluté isotonique à raison de 100 mg dans 250 ml.

Étoposide phosphate (3) et (4) *Liste I-100 %-Réservé aux hôpitaux-Coll-Rétrocédable-Prescription hospitalière réservée aux spécialistes en oncologie ou en hématologie*

ÉTOPOPHOS *Conserver de + 2 °C à + 8 °C et à l'abri de la lumière*	Fl. 100 mg (diluer chaque flacon dans 5 à 10 ml de soluté isotonique ou d'eau ppi)	Perfusion IV en 5 minutes à 2 heures, après dilution : 50 à 150 mg/m^2/jour pendant 1 à 3 jours

3. La préparation des solutions injectables doit obligatoirement être réalisée par un personnel spécialisé, dans un local réservé à cet usage.
4. Prodrogue hydrosoluble de l'étoposide, facilitant l'administration parentérale d'étoposide (dilution possible en milieu aqueux sans risque de précipitation à des concentrations 25 à 50 fois plus élevées que celles recommandées pour l'étoposide, avec pour corollaire une diminution des volumes de perfusion nécessaires et une durée de perfusion pouvant être réduite à 5 minutes) : par ailleurs ce produit est compatible avec tous les matériaux de perfusion.

Contre-indications
Hypersensibilité connue au produit
Grossesse et allaitement

Propriétés

- Dérivé de la podophyllotoxine agissant par inhibition de la topoisomérase II (résistance croisée avec le téniposide, les anthracyclines, les alcaloïdes de la pervenche), utilisé dans de nombreux protocoles de chimiothérapie
- Absorption digestive variable (25 à 75 %), distribution dans le foie, les reins, le cœur, le cerveau, la rate, l'intestin, mais diffusion faible dans le LCR, forte liaison aux protéines plasmatiques (94 %), élimination urinaire (30 à 60 %, dont 50 % sous forme inchangée) réduite en cas d'insuffisance rénale, demi-vie d'élimination de 6,4 ± 2,4 heures

Indications

- Cancers du poumon à petites cellules et non à petites cellules, tumeurs germinales du testicule, choriocarcinomes placentaires, neuroblastomes, cancer du sein
- Lymphomes malins hodgkiniens et non hodgkiniens
- Leucémies aiguës

Effets indésirables

- Toxicité hématologique non cumulative, dose-dépendante : granulopénie (nadir entre J7 et J10, réversible à J21), thrombopénie (nadir entre J9 et J16, réversible à J28)
- Alopécie (grade 2), nausées et vomissements (10 à 30 %), réactions anaphylactiques (2 %), neuropathies (< 3 %), hypotension en cas de perfusion trop rapide, élévation des transaminases à forte dose, veinite (respecter la dilution recommandée)
- Carcinogénicité : incidence plus élevée qu'attendue de leucémies myéloïdes aiguës secondaires

Précautions d'emploi

- Surveillance avant et après le traitement, cardiaque, hépatique, rénale et de la NFS
- Injecter sous surveillance rigoureuse pour dépister une réaction anaphylactique
- Pour l'étoposide (mais pas pour le phosphate d'étoposide) : perfusion IV en 2 heures au moins après dilution et sans dépasser une concentration de 0,4 mg/ml car risque de précipitation, et prélever le produit à l'aide d'une seringue en verre
- Réduire la posologie si insuffisance rénale avec clairance de la créatinine < 60 ml/min
- Associer des antiémétisants et éventuellement le port d'un casque réfrigérant
- Leucopénie < 3 000/mm^3 et/ou thrombopénie < 100 000/mm^3 : le rapport bénéfice/risque doit être soigneusement pesé

Interactions médicamenteuses

- ***Associations contre-indiquées*** : vaccin antiamaril, phénytoïne
- ***Associations déconseillées*** : autres vaccins vivants atténués
- *Associations à prendre en compte* : ciclosporine, tacrolimus

Agents scindants

Bléomycine[G] (1) *Liste I-100 %-Coll-Prescription hospitalière réservée aux spécialistes en oncologie ou en hématologie*

BLÉOMYCINE	Fl. 15 mg	Par voie **IV** ou **IM** (2) : 10 à 20 mg/m^2 1 ou 2 fois/semaine (3)

1. La préparation des solutions injectables doit obligatoirement être réalisée par un personnel spécialisé, dans un local réservé à cet usage.
2. Dissoudre le contenu du flacon dans 10 ml de soluté salé isotonique et injecter par voie intramusculaire ou en perfusion veineuse lente dans du soluté salé isotonique.
3. Sans dépasser la dose cumulative maximale de 300 mg.

Contre-indications

Hypersensibilité au produit, insuffisance respiratoire sévère
Grossesse et allaitement

Propriétés
– Antibiotique cytostatique produit par une souche de *Streptomyces verticillus*, agissant par fragmentation de l'ADN, ayant une toxicité pulmonaire par formation de radicaux libres apparaissant généralement pour des doses cumulées de 300 mg
– Après injection parentérale, distribution rapide (25 minutes) et importante, demi-vie de 4 heures, élimination essentiellement urinaire sous forme inchangée

Indications
– Carcinomes épidermoïdes, notamment les cancers des voies aéro-digestives supérieures, de la peau, de l'œsophage, de la vessie, du col utérin
– Lymphome de Hodgkin (association ABVD) et non hodgkiniens
– Carcinomes testiculaires

Effets indésirables
– Toxicité pulmonaire (10 %) : dyspnée d'effort et toux sèche devant faire évoquer une fibrose pulmonaire irréversible (risque accru si radiothérapie associée, dose cumulée > 300 mg, âge > 70 ans, insuffisance respiratoire et/ou rénale)
– Hyperthermie et frissons pendant 24 à 48 heures, nausées et vomissements (10 à 30 %), stomatite, aménorrhée, azoospermie
– Alopécie (grades 1-2), hyperpigmentation (peau et ongles), érythèmes (mains, coudes, épaules), réactions allergiques (rash, urticaire, bronchospasme, choc)

Précautions d'emploi
– Surveillance stricte de la fonction pulmonaire (clinique et radiologique) pour dépister une fibrose pulmonaire motivant l'arrêt immédiat et définitif
– Ne pas dépasser une dose cumulée de 300 mg
– Associer des antipyrétiques, des antihistaminiques ou des corticoïdes (à titre préventif ou curatif), des antiémétisants si besoin (potentiel émétisant faible)

Interactions médicamenteuses
– ***Associations contre-indiquées*** : vaccin antiamaril, phénytoïne
– ***Associations déconseillées*** : autres vaccins vivants atténués

Poisons du fuseau (I) : Alcaloïdes de la pervenche ou Vinca-Alcaloïdes (I)

Vinflunine *Liste I-100 %-Coll-Prescrition hospitalière réservée aux spécialistes en oncologie ou en hématologie*

JAVLOR *Conserver de + 2 °C à + 8 °C*	Fl. 2 ml = 50 mg Fl. 10 ml = 250 mg	En perfusion **IV** stricte (1) et (2)

1. La préparation des solutions injectables doit obligatoirement être réalisée par un personnel spécialisé, dans un local réservé à cet usage.
2. 320 mg/m² toutes les 3 semaines en perfusion de 20 minutes.

Contre-indications

Hypersensibilité connue à la substance active ou à d'autres vinca-alcaloïdes
Infection sévère actuelle ou récente (dans les 2 semaines)
Neutropénie < 1 500/mm³ ou thrombopénie < 100 000/mm³
Grossesse et allaitement

Propriétés

– Poison du fuseau de la famille des vinca-alcaloïdes, se fixant de manière réversible aux microtubules avec une faible affinité et une activité antitumorale importante avec un index thérapeutique large et une chimiorésistance induite plus tardive
– Après perfusion IV, liaison modérée aux protéines plasmatiques (67 %), importante distribution tissulaire et élimination lente dans les selles et les urines

Indications

– Carcinome urothélial à cellules transitionnelles avancé ou métastatique après échec d'un traitement préalable à base de platine. L'efficacité et la tolérance de vinflunine n'ont pas été étudiées chez les patients avec un *Performance Status* (PS) ≥ 2

Effets indésirables

– Toxicité hématologique : neutropénie de grade 3/4 (55 %), anémie sévère (17 %), thrombocytopénie sévère (5 %), neutropénie fébrile et/ou infection + neutropénie (7 %)
– Toxicité intestinale : constipation sévère (15 %) à prévenir et à traiter

Précautions d'emploi et interactions médicamenteuses

– La NFS doit faire l'objet d'une surveillance hebdomadaire : le produit ne doit pas être administrée lorsque le nombre PNN est < 1 000/mm³ et/ou de plaquettes < 100 000/mm³
– La dose recommandée doit être réduite chez les patients qui développent une toxicité hématologique de grade > 3
– Constipation : des mesures spécifiques doivent être mises en place à chaque cycle
– Affections cardiaques : surveillance médicale attentive chez les patients présentant un risque d'ischémie ou d'arythmie cardiaque
– Insuffisance hépatique de degré 2 ou 3 : la dose recommandée doit être réduite
– Insuffisance rénale modérée ou sévère : la dose recommandée doit être réduite
– Injecter par voie IV stricte, en perfusion de 20 minutes en dérivation avec une poche de 500 ml. La veine doit être rincée avant et après l'administration du produit
– ***Associations déconseillées*** : inhibiteurs ou inducteurs puissants du CYP 3A4, médicaments allongeant l'intervalle QT/QTc
– *Associations à prendre en compte* : doxorubicine pégylée/liposomale (augmentation apparente de 15 à 30 % de l'exposition à la vinflunine et diminution apparente de 2 à 3 fois de l'aire sous la courbe (AUC) de la doxorubicine)

Poisons du fuseau (II) :
Alcaloïdes de la pervenche ou Vinca-Alcaloïdes (II)

Vinorelbine[G] *Liste I-100 %-Coll-Prescription hospitalière réservée aux spécialistes en oncologie ou en hématologie-Rétrocédable (forme injectable)*

NAVELBINE *Conserver de + 2 °C à + 8 °C*	10 amp. 1 ml = 10 mg 10 amp. 5 ml = 50 mg Capsules molles à 20 mg Capsules molles à 30 mg	En perfusion **IV** stricte (1) et (2) : 25 à 30 mg/m²/semaine Par voie orale (3) : 60 à 80 mg/m²/semaine

1. La préparation des solutions injectables doit obligatoirement être réalisée par un personnel spécialisé, dans un local réservé à cet usage.
2. Injecter par voie IV stricte, en perfusion de 15 à 20 minutes par cathéter central.
3. La voie orale est indiquée seulement en monothérapie.

Contre-indications

Hypersensibilité au produit, insuffisance hépatique sévère
Grossesse et allaitement

Propriétés
– Poison du fuseau de la famille des alcaloïdes de la pervenche ou vinca-alcaloïdes, se fixant sur la tubuline et bloquant les cellules en métaphase
– Biodisponibilité de 40 % *per os*, liaison aux protéines plasmatiques à 50-80 %, bonne diffusion tissulaire, métabolisme hépatique, élimination biliaire, demi-vie de 40 heures

Indications
– Cancer du poumon non à petites cellules, en association au cisplatine dans le traitement de première ligne des formes avancées et métastatiques
– Cancer du sein métastatique
– Lymphome hodgkinien ou non hodgkinien en rechute

Effets indésirables
– Toxicité hématologique : granulopénie dose-dépendante (nadir à J10 et réversible à J14-J21), anémie modérée, très rarement thrombopénie
– Toxicité neurologique (11 à 14 %) : abolition des réflexes ostéo-tendineux, parésie intestinale, paresthésies, fatigabilité des membres, algies de la mâchoire
– Alopécie (grades 2-3), nausées (46-83 %), vomissements (3-8 %), diarrhée (16-40 %), constipation (11-24 %), rash cutané et possibilité de bronchospasme
– Risque d'irritation considérable voire de nécrose locale en cas d'extravasation

Précautions d'emploi et interactions médicamenteuses
– Surveillance de l'hémogramme avant et après chaque administration → ne pas répéter tant que les granulocytes sont < 2 000/mm³
– Surveillance clinique stricte, notamment neurologique et du transit intestinal → associer des laxatifs et des antiémétisants si besoin, et le port d'un casque réfrigérant
– Réduire la posologie en cas d'insuffisance hépatique et ne pas administrer en même temps qu'une radiothérapie dont les champs incluent le foie
– Insuffisance rénale : absence d'études
– Laver rapidement à l'eau si contact accidentel avec œil, peau ou muqueuses
– ***Associations contre-indiquées*** : vaccin antiamaril
– ***Associations déconseillées*** : autres vaccins vivants atténués, itraconazole
– *Associations à prendre en compte* : mitomycine C (toxicité pulmonaire accrue)

Poisons du fuseau (III) : Alcaloïdes de la pervenche ou Vinca-Alcaloïdes (III)

Vindésine *Liste I-Réservée aux hôpitaux-Coll-Rétrocédable-Prescription hospitalière réservée aux spécialistes en oncologie ou en hématologie*

ELDISINE (1) *Conserver de + 2 °C à + 8 °C*	Fl. 1 mg ou 5 mg (diluer dans 4 ml de NaCl à 0,9 % ou G5)	Par voie **IV** stricte (2) : A. 3 mg/m² tous les 7 à 10 jours x 1 mois puis tous les 15 jours E. 4 mg/m² tous les 7 à 10 jours

1. La préparation des solutions injectables doit obligatoirement être réalisée par un personnel spécialisé, dans un local réservé à cet usage.
2. Injection rapide en 1 à 3 minutes dans la tubulure d'une perfusion de NaCl 0,9 % ou de Glucosé à 5 %.

Contre-indications

Hypersensibilité au produit
Infections non contrôlées, neuropathie périphérique sévère
Neutropénie ou thrombocytopénie sévères, grossesse et allaitement

Propriétés

- Poison du fuseau de la famille des alcaloïdes de la pervenche ou vinca-alcaloïdes, se fixant sur la tubuline et bloquant les cellules en métaphase
- Métabolisme hépatique, élimination biliaire (50 %) et urinaire (10 %), demi-vie de 15 à 35 heures

Indications

- Leucémies aiguës lymphoblastiques, lymphomes réfractaires aux autres cytostatiques
- Cancers du sein, des voies aéro-digestives supérieures, de l'œsophage, du poumon

Effets indésirables

- Toxicité neurologique (inférieure à celle la vincristine) d'apparition progressive, réversible en plusieurs semaines à plusieurs mois : paresthésies et troubles sensoriels, puis, si le traitement est poursuivi, douleurs névritiques et difficultés motrices (disparition des réflexes ostéo-tendineux, constipation puis iléus paralytique, ptosis diplopie, troubles de l'accomodation, photophobie, risque de polynévrite irréversible, convulsions, ataxie, athétose, confusion mentale, hallucinations) → arrêt du traitement
- Toxicité hématologique : granulopénie dose-dépendante avec nadir entre J3 et J6 et réversible en 7 à 10 jours, plus rarement thrombopénie
- Possibilité de bronchospasme sévère (surtout si association à la mitomycine C)
- Alopécie (grade 2), constipation, nausées et vomissements (10 à 30 %), mucite, fièvre, frissons, rash cutané, hyperuricémie, veinite
- Risque d'irritation considérable voire de nécrose locale en cas d'extravasation

Précautions d'emploi et interactions médicamenteuses

- Surveillance de l'hémogramme avant et après chaque injection → à ne pas répéter tant que les granulocytes sont < 2 000/mm³
- Surveillance stricte, notamment neurologique, du transit intestinal et de l'uricémie → associer des laxatifs, et si besoin un antiémétisant, un hypo-uricémiant, l'alcalinisation des urines et le port d'un casque réfrigérant
- Insuffisance hépatique : réduire les doses si bilirubinémie > 50 µmol/l
- Laver rapidement à l'eau si contact accidentel avec œil, peau ou muqueuses
- ***Associations contre-indiquées*** : vaccin antiamaril
- ***Associations déconseillées*** : autres vaccins vivants atténués, itraconazole
- *Associations à prendre en compte* : mitomycine C (toxicité pulmonaire accrue)

Poisons du fuseau (IV) :
Alcaloïdes de la pervenche ou Vinca-Alcaloïdes (IV)

Vincristine[G] *Liste I-100 %-Coll-Prescription hospitalière réservée aux spécialistes en oncologie ou en hématologie*

ONCOVIN (1) *Conserver de + 2 °C à + 8 °C*	Fl. 1 mg (diluer dans au moins 20 ml de NaCl à 0,9 %)	Par voie **IV** stricte (2) : A. 1,4 mg/m² sans dépasser 2 mg/injection E. > 10 kg : 2 mg/m² E. < 10 kg : 0,05 mg/kg (3)

1. La préparation des solutions injectables doit obligatoirement être réalisée par un personnel spécialisé, dans un local réservé à cet usage.
2. Injecter par voie IV stricte, de préférence dans la tubulure d'une perfusion de soluté salé ou glucosé isotonique, sans dépasser une dose totale de 1,5 mg par injection chez le sujet âgé.
3. Toutes les semaines en monothérapie ou tous les mois en polychimiothérapie.

Contre-indications

Hypersensibilité au produit, neuropathie périphérique sévère
Grossesse et allaitement

Propriétés
– Poison du fuseau de la famille des alcaloïdes de la pervenche ou vinca-alcaloïdes, se fixant sur la tubuline et bloquant les cellules en métaphase
– Cinétique triphasique, bonne diffusion tissulaire, métabolisation hépatique, élimination biliaire (80 %) et urinaire (20 %), demi-vie de 85 heures

Indications
– Leucémies aiguës lymphoblastiques, lymphomes hodgkiniens et non hodgkiniens
– Sarcomes ostéogéniques, rhabdomyosarcomes, sarcomes d'Ewing, tumeurs de Wilms, neuroblastomes, cancers de l'enfant (tumeurs embryonnaires)
– Cancer du sein, cancer du poumon à petites cellules, cancer du col utérin
– Myélome multiple (protocole VAD)
– Purpura thrombopénique idiopathique résistant aux autres traitements (monothérapie)

Effets indésirables (fréquents)
– Toxicité neurologique (50 %) cumulative et d'apparition progressive, réversible en plusieurs semaines à plusieurs mois : paresthésies et troubles sensoriels, puis douleurs névritiques et difficultés motrices → arrêt du traitement
– Possibilité de bronchospasme sévère (surtout si association à la mitomycine C)
– Leucopénie modérée avec nadir à J5-J10 et réversible vers J14-J21
– Alopécie fréquente (grade 2), constipation, nausées-vomissements (10 à 30 %), mucite, frissons, rash cutané, hyponatrémie, hyperuricémie, aménorrhée, azoospermie, veinite
– Risque d'irritation considérable voire de nécrose locale en cas d'extravasation

Précautions d'emploi et interactions médicamenteuses
– Surveillance stricte notamment neurologique, du transit intestinal et de l'uricémie
– Insuffisance hépatique : réduire les doses de 50 % si bilirubinémie > 50 µmol/l
– Laver rapidement à l'eau si contact accidentel avec œil, peau ou muqueuses
– *Associations contre-indiquées* : vaccin antiamaril, phénytoïne
– *Associations déconseillées* : autres vaccins vivants atténués, itraconazole
– *Associations à prendre en compte* : mitomycine C, asparaginase

Poisons du fuseau (V) :
Alcaloïdes de la pervenche ou Vinca-Alcaloïdes (V)

Vinblastine ou Vincaleucoblastine
Liste I-100 %-Coll-Prescription hospitalière réservée aux spécialistes en oncologie ou en hématologie

VELBÉ (1) *Conserver de + 2 °C à + 8 °C*	Fl. 10 mg (diluer dans 10 ml de NaCl à 0,9 %)	Par voie IV stricte (2) : A. 5 à 10 mg/m²/semaine sans dépasser 18 mg/m² E. 4 à 5 mg/m²/semaine sans dépasser 12 mg/m²

1. La préparation des solutions injectables doit obligatoirement être réalisée par un personnel spécialisé, dans un local réservé à cet usage.
2. Injecter par voie IV stricte en 1 à 3 minutes, de préférence dans la tubulure d'une perfusion de soluté salé isotonique, après dissolution de chaque flacon par 10 ml de soluté salé isotonique.

Contre-indications

Hypersensibilité au produit, neutropénie non liée à la maladie
Infections non contrôlées, grossesse et allaitement

Propriétés
- Poison du fuseau de la famille des alcaloïdes de la pervenche ou vinca-alcaloïdes, se fixant sur la tubuline et bloquant les cellules en métaphase
- Cinétique triphasique, métabolisation hépatique en dérivés actifs, élimination biliaire (70 %) et accessoirement urinaire (15 %), demi-vie de 24 à 30 heures

Indications
- Lymphomes hodgkiniens et non hodgkiniens
- Cancers du testicule à un stade avancé, cancers du sein, de l'ovaire, du rein, de la vessie
- Sarcomes de Kaposi, choriocarcinomes, certains cas d'histiocytose

Effets indésirables (fréquents)
- Toxicité neurologique (50 %) cumulative et d'apparition progressive, réversible en plusieurs semaines à plusieurs mois : paresthésies et troubles sensoriels, puis douleurs névritiques et difficultés motrices → arrêt du traitement
- Toxicité hématologique dose-dépendante : nadir à J5-J10 et réversible vers J14-J21
- Possibilité de bronchospasme sévère (surtout si association à la mitomycine C)
- Alopécie (grade 2), constipation, nausées-vomissements (10 à 30 %), mucite, photosensibilisation, rashs, fièvre, aménorrhée, azoospermie, veinite, hyperuricémie
- Risque d'irritation considérable, voire de nécrose locale en cas d'extravasation

Précautions d'emploi et interactions médicamenteuses
- Surveillance de l'hémogramme avant et après chaque injection → à ne pas répéter tant que les granulocytes sont < 2 000/mm³
- Surveillance stricte notamment neurologique, du transit intestinal et de l'uricémie
- Insuffisance hépatique : réduire les doses de 50 % si bilirubinémie > 50 µmol/l
- Laver rapidement à l'eau si contact accidentel avec œil, peau ou muqueuses
- ***Associations contre-indiquées*** : vaccin antiamaril, phénytoïne
- ***Associations déconseillées*** : autres vaccins vivants atténués, itraconazole
- *Associations à prendre en compte* : mitomycine C (toxicité pulmonaire accrue)

Stabilisants du fuseau (I) :
Taxoïdes ou Taxanes (I)

Paclitaxel^G *Liste I-100 %-Coll-Rétrocédable-Prescription hospitalière réservée aux spécialistes en oncologie ou en hématologie*

TAXOL (1) PAXENE *Conserver à l'abri de la lumière et entre + 15 °C et + 25 °C*	Fl. 30 mg/5 ml Fl. 100 mg/17 ml Fl. 150 mg/25 ml Fl. 300 mg/50 ml (solvant avec éthanol et crémophor EL)	Perfusion **IV** à l'aide d'une tubulure munie d'un filtre (2) : – 175 à 225 mg/m^2 en 3 heures toutes les 3 semaines en cancérologie – 100 mg/m^2 en 3 heures toutes les 2 semaines dans le sarcome de Kaposi

1. La préparation des solutions injectables doit obligatoirement être réalisée par un personnel spécialisé, dans un local réservé à cet usage.
2. Perfuser (*en proscrivant tout matériel en polychlorure de vinyl*) à l'aide d'une tubulure munie d'une membrane filtrante à micropores de diamètre inférieur ou égal à 0,22 µm, après dilution (dans un soluté salé ou glucosé isotonique, ou un mélange des deux, ou un mélange de glucose à 5 % et de solution de Ringer) afin d'obtenir une dilution finale de 0,3 à 1,2 mg/ml.
Après la première cure, les doses devront être ajustées en fonction de la tolérance du patient : le produit ne doit pas être réadministré tant que le nombre de neutrophiles n'est pas supérieur ou égal à 1 500/mm^3 et celui des plaquettes à 100 000/mm^3. Pour les patients présentant une neutropénie sévère (neutrophiles < 500/mm^3) durant 1 semaine ou plus ou une neuropathie périphérique sévère, les doses doivent être réduites de 20 %.
Insuffisance hépatique ou rénale : innocuité non démontrée (absence d'études)
Dans le traitement de deuxième ligne du sarcome de Kaposi lié au sida à un stade avancé, après échec d'un traitement par anthracycline lisosomale, le paclitaxel paraît réduire les lésions chez un peu plus de la moitié des patients au prix d'effets indésirables très fréquents et parfois graves.

Paclitaxel albumine *Liste I-100 %-Coll-Prescription hospitalière réservée aux spécialistes en oncologie ou en hématologie*

ABRAXANE	Fl. 100 mg/20 ml	A. Perfusion **IV** à l'aide d'une tubulure munie d'un filtre (3) : 180 à 260 mg/m^2 toutes les 3 semaines

3. Des filaments peuvent être visibles dans la poche de perfusion (interaction avec albumine et huile de silicone) → set de perfusion muni d'un filtre de 15 µm.

Propriétés

– Cette formulation de nanoparticules de paclitaxel albumine favorise le transport du paclitaxel à travers les cellules endothéliales, augmentant la concentration dans la zone tumorale grâce à la protéine SPARC (*Secreted Protein Acidic and Rich in Cystein*) qui se lie à l'albumine

Indications

– Cancer du sein métastatique en monothérapie chez les patients adultes en échec du traitement de première ligne du cancer métastasé et pour qui le traitement standard incluant une anthracycline n'est pas indiqué
– **NB** : ne pas remplacer ce médicament par d'autres formulations du paclitaxel et ne pas l'utiliser à leur place

Contre-indications

Antécédents de réactions d'hypersensibilité sévères au paclitaxel ou au crémophor EL
Polynucléaires neutrophiles < 1 500/mm³, grossesse et allaitement

Propriétés

- Dérivé de l'if du Pacifique, bloquant la réplication cellulaire en inhibant la dépolymérisation de la tubuline et en augmentant sa polymérisation, ce qui permettrait de contourner la résistance de certains cancers aux autres anticancéreux
- Cinétique biphasique, liaison à 90 % aux protéines plasmatiques, bonne diffusion tissulaire, métabolisme hépatique, élimination biliaire majoritaire, demi-vie de 5 heures

Indications

- Cancer du sein en traitement adjuvant : en cas d'envahissement ganglionnaire et après un traitement par anthracycline et cyclophosphamide (AC)
- Cancers du sein localement avancés ou métastatiques, soit en monothérapie, soit en association à une anthracycline, soit en association au bévacizumab, soit en association au trastuzumab chez les patientes dont la tumeur présente une surexpression du récepteur HER2 classée +++ en immunohistochimie
- Cancers de l'ovaire en première intention dans les stades précoces ou avancés (association au cisplatine ou au carboplatine), ou en rechute sensible ou résistante aux sels de platine
- Cancers bronchiques non à petites cellules avancés, en association au cisplatine et parfois au bevacizumab
- Sarcome de Kaposi lié au sida (après échec des anthracyclines liposomales)

Effets indésirables (très fréquents, sévères chez 25 % des patients)

- Réactions d'hypersensibilité sévères (2 %) imposant l'arrêt du traitement (dyspnée, asthme, détresse respiratoire, hypotension, angiœdème, urticaire, état de choc) ou réactions mineures (39 %) n'imposant pas l'arrêt (flush, rash cutané fugace)
- Syndrome douloureux aigu post-perfusion (4ᵉ jour) (70 %) : bassin, MI
- Myélodépression dose-dépendante : neutropénie (90 %) sévère dans 55 % des cas et en général rapidement réversible (neutrophiles > 1 500/mm³ entre J15 et J22), anémie (62 %) sévère dans 13 % des cas, thrombopénie (20 %) sévère dans 5 % des cas
- Neurotoxicité : neuropathie périphérique sensitive avec paresthésies (64 %) sévère dans 4 % des cas et régressant en quelques mois, myalgies et arthralgies (54 %) sévères dans 12 % des cas et sensibles aux antalgiques et aux AINS
- Toxicité cardiaque : tachycardie sinusale et modifications asymptomatiques de l'ECG (30 %), hypotension (22 %) et bradycardie (12 %) asymptomatiques, rarement (5 %) troubles cardio-vasculaires sévères (troubles de la conduction auriculo-ventriculaire, syncopes, tachycardies, ischémie myocardique)
- Alopécie (grade 3), nausées-vomissements (60 %), diarrhée (25 %), anorexie (25 %), stomatite (30 %), constipation (18 %), obstruction intestinale, élévation des transaminases (30 %), œdème périphérique (10 %), veinite au point d'injection

Précautions d'emploi, interactions et incompatibilités physico-chimiques

- Ne pas diluer, conserver ni administrer dans des récipients en polychlorure de vinyl
- Administration sous contrôle d'un médecin ayant l'expérience des anticancéreux et disposant du matériel nécessaire pour traiter une réaction anaphylactique sévère
- Prémédication indispensable associant un corticoïde (20 mg de dexaméthasone *per os* 12 et 6 heures avant ou en IV 30 à 60 minutes avant) plus un antihistaminique H1 type diphenhydramine et un antihistaminique H2 type ranitidine (en IV 30 à 60 minutes avant)
- Contrôle hebdomadaire de l'hémogramme → ne pas réadministrer tant que le nombre de neutrophiles n'est pas ≥ 1 500/mm³ et celui des plaquettes ≥ 100 000/mm³
- ***Associations contre-indiquées*** : vaccin antiamaril
- ***Associations déconseillées*** : autres vaccins vivants atténués

Stabilisants du fuseau (II) :
Taxoïdes ou Taxanes (II)

Docétaxel[G] *Liste I-100 %-Coll-Rétrocédable-Prescription hospitalière réservée aux spécialistes en oncologie ou en hématologie*

TAXOTERE (1) *Conserver de + 2 °C à + 25 °C et à l'abri de la lumière*	Fl. 20 mg/1 ml + solvant alcoolisé (395 mg d'éthanol) Fl. 80 mg/4 ml + solvant alcoolisé (1,58 g d'éthanol) Fl. 160 mg/8 ml + solvant alcoolisé (3,16 g d'éthanol)	Perfusion IV en 1 heure (2) : A. 100 mg/m² toutes les 3 semaines (cancers du sein), ou 75 mg/m² toutes les 3 semaines (cancers bronchiques, cancers de la prostate, cancers des VADS)

1. La préparation des solutions injectables doit obligatoirement être réalisée par un personnel spécialisé, dans un local réservé à cet usage.
2. Après la première cure, les doses devront être ajustées en fonction de la tolérance du patient : le produit ne doit pas être réadministré tant que le nombre de neutrophiles est inférieur à 1 500/mm³. Pour les patients présentant une neutropénie sévère (neutrophiles < 500/mm³) durant 1 semaine ou plus ou une neutropénie fébrile ou une neuropathie périphérique sévère ou des réactions cutanées sévères ou répétées, la dose doit être réduite à 75 mg/m².
   Si ces réactions persistent à 75 mg/m², la dose ultérieure doit être réduite à 50 mg/m² ou le traitement être interrompu.
   Insuffisance hépatique :
   – Si augmentation des transaminases > 1,5 fois la normale et augmentation des phosphatases alcalines > 2,5 fois la normale → dose recommandée = 75 mg/m².
   – Si augmentation du taux de bilirubine et/ou augmentation des transaminases > 3,5 fois la normale et augmentation des phosphatases alcalines > 6 fois la normale → utilisation non recommandée sauf si indication stricte.
   – Contre-indication en cas d'insuffisance hépatique sévère.

Contre-indications
Antécédents de réaction d'hypersensibilité sévère au docétaxel ou au polysorbate 80 Polynucléaires neutrophiles < 1 500/mm^3, insuffisance hépatique sévère Grossesse et allaitement

Propriétés

- Dérivé de l'if européen, inhibant la dépolymérisation de la tubuline, ce qui permettrait de contourner la résistance de certains cancers aux autres anticancéreux
- Cinétique triphasique, liaison aux protéines plasmatiques > 95 % bonne diffusion tissulaire, métabolisme hépatique, élimination biliaire surtout, demi-vie de 11 heures

Indications

- Cancer du sein opéré, en traitement adjuvant en association à l'adriamycine et au cyclophosphamide, ou en association au trastuzumab en cas d'hyperexpression d'Her2
- Cancer du sein localement avancé ou métastatique, résistant ou en rechute après une chimiothérapie cytotoxique ayant comporté une anthracycline, ou en rechute en cours de traitement adjuvant : en monothérapie ou en association à la capécitabine. Cancer du sein localement avancé ou métastatique, chez les patientes non pré-traitées par chimiothérapie : en association à la doxorubicine. Cancer du sein métastatique non prétraité par chimiothérapie et avec hyperexpression tumorale de HER2 : en association au trastuzumab
- Cancer bronchique non à petites cellules localement avancé ou métastatique après échec d'une chimiothérapie antérieure ou en association au cisplatine en première ligne
- Cancer de la prostate métastatique hormonorésistant (en association à une corticothérapie)
- Cancers épidermoïdes des voies aéro-digestives supérieures (avec cisplatine et fluoro-uracile)
- Cancer gastrique métastatique (en association avec cisplatine et fluoro-uracile)

Effets indésirables (très fréquents, sévères chez 25 % des patients)

- Myélodépression réversible et non cumulative : neutropénie (89 %) sévère dans 19 % des cas, maximale à J8 et persistant 7 jours en moyenne, anémie (89 %) sévère dans 9,5 % des cas, thrombopénie (7,8 %) sévère dans 1,6 % des cas
- Réactions d'hypersensibilité : sévères dans 7,3 % et imposant l'arrêt (dyspnée, asthme, détresse respiratoire, hypotension, angiœdème, urticaire, état de choc) ou mineures dans 64 % et n'imposant pas l'arrêt (flush, prurit, éruptions cutanées)
- Rétention hydrique (61 %) parfois sévère (13 %), cumulative en incidence et sévérité (dose cumulative d'apparition = 797 mg/m^2) imposant l'arrêt dans 10 % des cas
- Neuropathie périphérique sensitive avec paresthésies (48 %, sévère dans 3,6 % des cas, régressant en quelques mois), faiblesse musculaire (14 %) parfois sévère (3,8 %)
- Toxicité cardiaque : hypotension, plus rarement tachycardie auriculaire paroxystique, flutter auriculaire, dysrythmies, hypertension, insuffisance cardiaque
- Alopécie (grade 3), asthénie (68 %), nausées (45 %), diarrhées (43 %) et stomatites (41 %), vomissements (28 %), éruptions incluant des syndromes mains-pieds parfois sévères, hypo- ou hyperpigmentation des ongles (26 %) et plus rarement onycholyse, myalgies (22 %), arthralgies (9,5 %), élévation des enzymes hépatiques, réactions locales au point d'injection, pneumopathie interstitielle pouvant évoluer vers une insuffisance respiratoire

Précautions d'emploi, interactions et incompatibilités physico-chimiques

- Administration sous contrôle d'un médecin ayant l'expérience des anticancéreux et disposant du matériel nécessaire pour traiter une réaction anaphylactique sévère
- Prémédication par un corticoïde (16 mg/jour de dexaméthasone 5 jours)
- Contrôle hebdomadaire de l'hémogramme → ne pas réadministrer tant que le nombre de neutrophiles est inférieur à 1 500/mm^3
- Contraception nécessaire en cours de traitement et poursuivie 6 mois
- ***Associations contre-indiquées*** : vaccin antiamaril
- ***Associations déconseillées*** : autres vaccins vivants atténués

Stabilisants du fuseau (III) : Taxoïdes ou Taxanes (III)

Cabazitaxel *Liste I-Prescription hospitalière réservée aux spécialistes en oncologie*

JEVTANA	Fl. 1,5 ml = 60 mg Sol. à diluer et solvant alcoolisé pour perfusion	A. Perfusion de 1 heure toutes les 3 semaines (1) et (2)

1. 25 mg/m² en association avec 10 mg/jour de prednisone ou prednisone *per os*.
2. Une modification de la dose doit être faite chez les patients ayant présenté une neutropénie prolongée ou fébrile, une diarrhée de grade ≥ 3 ou une neuropathie périphérique de grade ≥ 2. Le traitement doit être arrêté si le patient continue à présenter l'un de ces effets indésirables à 20 mg/m².

Contre-indications

Hypersensibilité au produit, aux autres taxanes ou à l'un des excipients
Neutrophiles < 1 500/mm³
Insuffisance hépatique, hypertransaminasémie, hyperbilirubinémie
Vaccination concomitante contre la fièvre jaune

Propriétés

- Taxane semi-synthétique qui se lie à la tubuline et favorise l'assemblage de la tubuline en microtubules, tout en inhibant leur dépolymérisation, d'où un effet anti-mitotique
- Forte liaison aux protéines plasmatiques, demi-vie longue (95 heures), métabolisation hépatique (> 95 %) pour l'essentiel par le CYP 3A4, élimination rénale faible (< 4 %)

Indications

- Cancer de la prostate métastatique, hormono-résistant et déja traité par docétaxel (lorsque ce traitement a été bien toléré)

Effets indésirables

- Très fréquents (> 10 %) quel que soit le grade : anémie (97 %), leucopénie (95 %), neutropénie (94 %), thrombopénie (47 %), diarrhée (47 %). De grade ≥ 3 : neutropénie (82 %), leucopénie (68 %), anémie (11 %), neutropénie fébrile (8 %), diarrhée (6 %)
- Fréquents (1 à 10 %) : anorexie, dysgueusie, nausées, vomissements, constipation, douleurs abdominales, alopécie, arthralgies, neuropathie périphérique, arythmie cardiaque

Précautions d'emploi

- *Réactions d'hypersensibilité* (incluant rashs cutanés, hypotension, bronchospasme) : tous les patients doivent recevoir une prémédication au moins 30 minutes avant la perfusion avec des médicaments par voie IV : antihistaminique (par exemple dexchlorphéniramine 5 mg) + corticoïdes (par exemple dexaméthasone 8 mg) + antagoniste H2 (par exemple ranitidine). Une prophylaxie antiémétique est également recommandée
- *Risque de neutropénie* : administration prophylactique de G-CSF
- *Risque d'insuffisance rénale* : en raison de troubles rénaux associés aux infections, de déshydratations sévères dues à des diarrhées, de vomissements et d'uropathies obstructives, nécessité d'une hydratation régulière et surveillance de la fonction rénale

Interactions médicamenteuses

- *Interactions* : la co-administration d'inhibiteurs/inducteurs puissants du CYP 3A4 doit être évitée car ils peuvent augmenter/diminuer les concentrations plasmatiques
- ***Associations contre-indiquées*** : vaccins vivants

Inhibiteurs des microtubules : Halichondrine

Éribuline *Liste I-100 %-Coll-Rétrocédable-Prescription hospitalière réservée aux spécialistes en oncologie ou en hématologie*

HALAVEN	1 ou 6 fl. 2 mg de sol. inj. à 0,44 mg/ml prête à l'emploi	Perfusion **IV** en 2 à 5 minutes : 1,23 mg/m^2 à J1 et J8, cycles de 21 jours

Contre-indications

Hypersensibilité à la substance active ou à l'un des excipients
Grossesse et allaitement

Propriétés

- Analogue de synthèse de l'halichondrine B, substance isolée de 'éponge marine *Halichondria okadai*, inhibiteur des microtubules n'appartenant pas à la famille des taxanes, mais à la classe des agents antinéoplasiques de type halichondrine. L'éribuline inhibe la phase de croissance des microtubules sans altérer la phase de raccourcissement et piège la tubuline dans des agrégats non productifs
- Après perfusion, phase de distribution rapide, faible liaison (50 %) aux protéines plasmatiques, grand volume de distribution (43 à 114 l/m^2) et élimination lente (demi-vie d'environ 40 heures) sous forme inchangée par excrétion biliaire

Indications

- Traitement en monothérapie du cancer du sein localement avancé ou métastatique, en progression après au moins deux protocoles de chimiothérapie pour le traitement du stade avancé

Effets indésirables

- Très fréquents (> 10 %) : *neutropénie* (54,5 %)-(g3/4 : 48,3 %), leucopénie (22,1 %)-(g3/4 : 14 %), anémie (20,3 %)-(g3/4 : 1,4 %), *neuropathie périphérique* (32 %)-(g3/4 : 6,9 %), céphalées, nausées (35,1 %)-(g3/4 : 1,1 %), constipation, diarrhée, vomissements, alopécie, arthro-myalgies, fatigue/asthénie (52,8 %)-(g3/4 : 8,4 %), fièvre
- Fréquents (1 à 10 %) : neutropénie fébrile, thrombopénie, lymphopénie, hypokaliémie, hypomagnésémie

Précautions d'emploi et interactions médicamenteuses

- Élimination par voie biliaire (jusqu'à 70 %). Il est déconseillé d'utiliser en même temps des molécules qui sont des inhibiteurs des protéines de transport hépatique
- Surveillance de l'hémogramme avant l'administration de chaque dose et recherche de signes de neuropathie périphérique motrice et sensitive
- Un ECG est recommandé chez les patients commençant le traitement lorsqu'ils présentent une insuffisance cardiaque congestive. Le traitement doit être évité chez les patients présentant en syndrome de QT long congénital
- Insuffisance hépatique en raison de métastases : réduction de dose prévue en cas d'altération légère à modérée ; l'insuffisance hépatique grave n'a pas été étudiée
- Insuffisance rénale : aucune adaptation de dose prévue en cas d'insuffisance rénale légère à modérée. En cas d'altération sévère de la fonction rénale, une réduction de la dose peut être nécessaire
- Sujets âgés : aucune adaptation particulière de la posologie
- Pas d'étude sur l'utilisation du traitement en association avec un traitement anti-HER2

Agents différenciateurs (I) : Trétinoïne orale

Acide tout-trans-rétinoïque ou ATRA *Liste I-Coll-Prescription hospitalière réservée aux spécialistes en oncologie ou en hématologie*

VESANOID	100 cap. 10 mg	A. et E. 45 mg/m^2/jour (8 cap./jour chez l'adulte) en 2 prises *aux repas ou juste après les repas* (1)

1. Le traitement doit être poursuivi pendant 30 à 90 jours jusqu'à l'obtention d'une rémission complète (obtenue chez 85 % des patients, mais de courte durée en monothérapie : 5 mois en moyenne) → dès l'obtention de la rémission, une chimiothérapie standard de consolidation comportant anthracycline (daunorubicine) et cytarabine doit être initiée, par exemple avec 3 cures espacées de 5 à 6 semaines.

Prévention du "syndrome d'activation leucocytaire" alias "syndrome de l'acide rétinoïque" :

- Patients dont le taux de leucocytes est > 15 x 10^9/l au moment du diagnostic ou à tout moment du traitement → traitement immédiat par association d'ATRA et d'une chimiothérapie.
- Patients dont le taux de leucocytes est < 5 x 10^9/l avant traitement par l'ATRA → traitement par l'ATRA en monothérapie initiale, mais addition immédiate d'une chimiothérapie si :
  - Leucocytes ≥ 6 x 10^9/l entre J1 et J6 du traitement par l'ATRA.
  - Leucocytes ≥ 10 x 10^9/l entre J7 et J10 du traitement par l'ATRA.
  - Leucocytes ≥ 15 x 10^9/l entre J11 et J28 du traitement par l'ATRA.
- Patients présentant des signes cliniques de ce syndrome → traitement par corticoïdes (10 mg de déxaméthasone toutes les 12 heures pendant 3 jours au maximum ou jusqu'à disparition des symptômes).
- Un autre protocole prophylactique de ce syndrome est l'adjonction de corticoïdes à l'ATRA dès que le nombre de leucocytes atteint 10 x 10^9/l (75 mg/jour *per os* de prednisolone ou 20 mg/jour par voie IV de déxaméthasone), mais ce protocole doit être validé dans de plus grandes séries.

Contre-indications
Allergie connue à un produit de la classe des rétinoïdes
Certaines associations (*cf.* Interactions)
Grossesse et allaitement

Propriétés

– La trétinoïne ou acide tout-trans-rétinoïque (ATRA) est un métabolite naturel du rétinol, agissant comme agent différenciateur (induction de la différenciation en granulocytes fonctionnels de lignées de cellules leucémiques myéloïdes humaines)
– Absorption digestive accrue par les aliments, forte fixation aux protéines plasmatiques, élimination urinaire sous forme de métabolites oxydés et glycuroconjugués (60 %)

Indications

– Induction de rémissions dans la leucémie aiguë promyélocytaire

Effets indésirables (très fréquents, comparables à ceux d'une hypervitaminose A)

– Hyperleucocytose (75 %) avec parfois (25 à 30 %) "syndrome d'activation leucocytaire" *alias* "syndrome de l'acide rétinoïque" pouvant être fatal : fièvre, dyspnée, puis prise de poids, œdèmes périphériques, épanchements pleuraux et péricardiques, infiltrats pulmonaires, hypotension, insuffisance rénale et hépatique, détresse respiratoire aiguë, défaillance multiviscérale (et risque de thrombose pendant le 1er mois) → à prévenir par les mesures décrites dans la note ci-contre
– Troubles cutanéo-muqueux (24 à 65 %) : sécheresse cutanée, chéilite desquamative sèche, sécheresse buccale, nasale, urétro-vaginale et conjonctivale avec ou sans inflammation, alopécie, sueurs profuses, prurit, érythèmes, rashs cutanés
– Céphalées par hypertension intracrânienne (29 à 90 %) le plus souvent calmées par les antalgiques, douleurs ostéo-articulaires (20 à 30 %), vertiges, troubles visuels et auditifs, paresthésies, insomnie, anxiété, confusion, dépression, troubles digestifs chez plus de 75 % des patients (nausées, vomissements, douleurs abdominales, anorexie, diarrhée, constipation), élévation des triglycérides, du cholestérol, des transaminases

Précautions d'emploi

– Médicament utilisé pour induire la rémission, en monothérapie toujours suivie d'une chimiothérapie adaptée car la rémission obtenue en monothérapie est de courte durée (en moyenne 5 mois)
– Administrer uniquement sous surveillance clinique et biologique par un médecin ayant l'expérience du traitement des maladies hématologiques et oncologiques
– Insuffisance hépatique et/ou rénale → réduire la posologie à 25 mg/m^2/jour
– Prévention du "syndrome d'activation leucocytaire" → *cf.* note ci-contre
– Femmes en âge de procréer : contraception efficace et obligatoire poursuivie pendant 1 mois après l'arrêt du traitement, avec test de grossesse répété chaque mois pendant le traitement

Interactions médicamenteuses

– ***Associations contre-indiquées*** : progestatifs microdosés contraceptifs (diminution de leur effet contraceptif), tétracyclines (hypertension intracrânienne), vitamine A
– *Associations à prendre en compte* : inducteurs ou inhibiteurs du cytochrome P450 hépatique (modification possible des taux circulants de l'ATRA)

Agents différenciateurs (II) : Rexinoïdes

Bexarotène *Liste I-100 %-Coll-Prescription réservée aux spécialistes en oncologie ou en hématologie*

TARGRETIN	100 cap. molles 75 mg	A. 300 mg/m²/jour en 1 prise *toujours lors d'un repas* (1)

1. Médicament réservé aux spécialistes en dermatologie, hématologie et oncologie, à utiliser sous surveillance clinique et biologique étroite.
   Le calcul de la dose initiale sera fait selon la surface corporelle :
   - Surface corporelle = 0,88–1,12 m² : 300 mg/jour (4 capsules).
   - Surface corporelle = 1,13–1,37 m² : 375 mg/jour (5 capsules).
   - Surface corporelle = 1,38–1,62 m² : 450 mg/jour (6 capsules).
   - Surface corporelle = 1,63–1,87 m² : 525 mg/jour (7 capsules).
   - Surface corporelle = 1,88–2,12 m² : 600 mg/jour (8 capsules).
   - Surface corporelle = 2,13–2,37 m² : 675 mg/jour (9 capsules).
   - Surface corporelle = 2,38–2,62 m² : 750 mg/jour (10 capsules).

   La dose de 300 mg/m²/jour pourra être réduite à 200 mg/m²/jour puis 100 mg/m²/jour ou le traitement interrompu temporairement en cas de toxicité.

Contre-indications
Hypersensibilité au produit ou à l'un des excipients
Femme en âge de procréer sans contraception efficace
Antécédents de pancréatite, hyperlipidémies incontrôlées, hypervitaminose A
Maladie thyroïdienne incontrôlée, insuffisance hépatique
Infection systémique en cours
Exposition solaire ou aux UV, certaines associations (*cf.* Interactions)
Grossesse et allaitement

Propriétés

- Rétinoïde de synthèse RXR (rétinoïde-X récepteur) sélectif, agissant comme un agent différenciateur
- Absorption digestive accrue par les aliments, forte fixation aux protéines plasmatiques (99 %), glycuroconjugaison hépatique par le CYP 3A4 et élimination bilio-fécale, demi-vie de 1 à 3 heures, passage transplacentaire, passage dans le lait non étudié

Indications

- Traitement des manifestations cutanées des lymphomes cutanés T épidermotropes (LCT) au stade avancé et réfractaires à au moins un traitement systémique

Effets indésirables (très fréquents)

- Très fréquents (> 10 %) : hypertriglycéridémie (74 %), hypothyroïdie (29 %), hypercholestérolémie (28 %), céphalées (20 %), prurit (20 %), asthénie, éruptions cutanées, dermatite exfoliative, douleurs, leucopénie
- Fréquents (1 à 10 %) : anémie, lymphadénopathie, élévation des transaminases, de la LDH, de la créatininémie, hypoprotéinémie, prise de poids, œdèmes, insomnie, étourdissements, hypoesthésie, sécheresse oculaire, troubles oculaires, surdité, nausées, diarrhée, bouche sèche, cheilite, anorexie, constipation, météorisme, vomissements, sécheresse cutanée, alopécie, acné, sueurs, arthralgies, myalgies, douleurs osseuses
- Peu fréquents (< 1 %) : dyscrasie sanguine, troubles de la coagulation, éosinophilie, leucocytose, thrombopénie, hyperthyroïdie, hyperbilirubinémie, agitation, ataxie, dépression, neuropathie, vertiges, troubles visuels, cataracte, lésions cornéennes, troubles auditifs, fièvre, tachycardie, HTA, insuffisance hépatique, pancréatite, altérations des ongles, anomalies de la fonction rénale, albuminurie, myasthénie

Précautions d'emploi

- Bilan préalable (NFS, glycémie, bilans hépatique et thyroïdien), puis hebdomadaire pendant un mois, puis mensuel
- Examen ophtalmologique préalable, puis en cas de troubles visuels (cataracte ?)
- Utiliser avec prudence chez les diabétiques traités (hypoglycémies ?)
- **Risque tératogène** = femmes en âge de procréer : contraception efficace (deux modalités associées dont une non-hormonale) et obligatoire poursuivie pendant 1 mois après l'arrêt du traitement, avec test de grossesse répété chaque mois pendant le traitement

Interactions médicamenteuses (inducteur enzymatique du CYP 3A4)

- ***Associations contre-indiquées*** : progestatifs microdosés contraceptifs (diminution de leur effet contraceptif), gemfibrozil (augmentation importante des taux circulants de bexarotène)
- *Associations à prendre en compte* : inducteurs ou inhibiteurs du cytochrome P450 hépatique (modifications des taux circulants de bexarotène)

Anticorps monoclonaux en cancérologie (I)

Trastuzumab *Liste I-100 %-Coll-Rétrocédable-Prescription hospitalière réservée aux spécialistes en oncologie ou en hématologie*

HERCEPTIN *Conserver de + 2 °C à + 8 °C*	Fl. unidose 150 mg (reconstituer avec 7,2 ml d'eau ppi puis diluer dans 250 ml de NaCl à 0,9 %)	Perfusion IV 1 fois/semaine en 90 minutes : A. 4 mg/kg (1re perfusion) puis 2 mg/kg/semaine (1)

1. Dans le traitement adjuvant du cancer du sein, l'Herceptin peut être administré à la dose initiale de 8 mg/kg puis 6 mg/kg toutes les 3 semaines durant 1 an.

Contre-indications
Hypersensibilité à l'un des composants ou aux protéines murines Dyspnée de repos sévère Grossesse et allaitement

Propriétés

- Anticorps monoclonal murin/humain dirigé contre la protéine HER2 qui est présente à la surface de toutes les cellules (y compris myocardiques) : dans 25 % des cancers du sein, on observe une surexpression tumorale de HER2 de mauvais pronostic
- Demi-vie de 25 ± 5 jours, concentrations sériques décelables pendant 4 à 6 mois

Indications

- Cancer du sein métastatique avec surexpression tumorale de HER2, en monothérapie en troisième ligne chez les patients prétraités par anthracycline et taxane, ou associé au paclitaxel chez les patients non prétraités et ne pouvant recevoir d'anthracycline, ou associé au docétaxel chez les patients non prétraités par chimiothérapie, ou associé à un inhibiteur de l'aromatase chez les patientes ménopausées ayant des récepteurs hormonaux positifs
- Cancer du sein métastatique en association à la capécitabine en première ligne, si un traitement par anthracycline ou taxane n'est pas approprié et si la rechute survient plus de 12 mois après la chimiothérapie adjuvante
- Cancer du sein en traitement adjuvant après chirurgie et chimiothérapie (néoadjuvante et adjuvante) et radiothérapie. Après une chimiothérapie adjuvante avec doxorubicine et cyclophosphamide, en association avec le paclitaxel ou le docétaxel ; en association à une chimiothérapie adjuvante avec le docétaxel et le carboplatine
- Adénocarcinome gastrique avancé ou métastatique surexprimant HER2, en association à la capécitabine ou au 5-fluoro-uracile et au cisplatine chez les patients n'ayant pas été précédemment traités pour leur maladie métastatique

Effets indésirables (fréquents, surtout lors de la première perfusion)

- Fréquents (≥ 10 %) : syndromes pseudo-grippaux (40 %) surtout lors de la première perfusion (fièvre, frissons, céphalées, arthralgies, myalgies), diarrhée (25 %), douleurs abdominales, nausées, vomissements, douleur thoracique, exanthème
- Moins fréquents (1-10 %) : cardiotoxicité (diminution de la FEV, insuffisance cardiaque grave dans 2 à 4 % des cas), tachycardie, hypotension, palpitations, œdèmes, constipation, dyspepsie, dysgueusie, bouche sèche, douleurs osseuses, crampes, anxiété, insomnie, somnolence, dépression, tremblements, paresthésies, neuropathie, bronchospasme, toux, épistaxis, pharyngite, rhinite, sinusite, infection urinaire, sueurs, acné, prurit, alopécie, toxicité hépatique
- Rares (< 1 %) : réactions allergiques (jusqu'au choc anaphylactique), troubles respiratoires voire détresse respiratoire aiguë fatale, leucopénie, thrombopénie, anémie

Précautions d'emploi et interactions médicamenteuses

- Traitement à effectuer par un spécialiste en oncologie, avec surveillance médicale étroite pendant la perfusion et les 2 heures suivantes (6 heures pour la première perfusion)
- Évaluation de la fonction cardiaque préalable puis toutes les 6 à 8 semaines. Si FEV < 50 % et/ou baisse de plus de 10 points par rapport à la valeur initiale, suspension au moins temporaire du traitement et avis cardiologique
- Prémédication par antalgique et antihistaminique → arrêt et traitement symptomatique si réaction allergique (une réintroduction a été possible dans 30 % des cas)
- ***Associations déconseillées*** : anthracyclines (pas de traitement par anthracycline pendant les 24 semaines suivant l'arrêt du trastuzumab)
- Contraception efficace durant le traitement et au moins 6 mois au-delà

Anticorps monoclonaux en cancérologie (II)

Pertuzumab *Liste I-100 %-Prescription hospitalière réservée aux spécialistes en oncologie*

PERJETA	Fl. 14 ml = 420 mg	840 mg administrés en perfusion IV de 60 min, suivie toutes les 3 semaines d'une dose d'entretien de 420 mg administrée sur une période de 30 à 60 min

Contre-indications
Hypersensibilité au pertuzumab
Insuffisance hépatique sévère, âge < 18 ans
Grossesse et allaitement

Propriétés

– Anticorps monoclonal humanisé recombinant qui cible spécifiquement le domaine de dimérisation extracellulaire (sous-domaine II) de la protéine récepteur 2 du facteur de croissance épidermique humaine (HER2) et ainsi, bloque l'hétérodimérisation ligand-dépendance de HER2 avec d'autres récepteurs de la famille des HER, dont EGFR, HER3 et HER4. De plus, le pertuzumab est un médiateur de la cytotoxicité cellulaire anti-corps-dépendante (ADCC)
– Demi-vie : 18 jours

Indications

– En association au trastuzumab et au docétaxel, dans le traitement de patients adultes atteints d'un cancer du sein métastatique ou localement récidivant non résécable HER2 positif, n'ayant pas reçu au préalable de traitement anti-HER2 ou de chimiothérapie pour leur maladie métastatique
– NDLR : en revanche, un traitement par trastuzumab au stade adjuvant est acceptable, si la rechute se produit plus de 6 mois après la fin de ce traitement. Ces patients représentaient moins de 15 % de l'effectif de l'étude pivotale

Effets indésirables

– Très fréquents (> 10 %) : inflammation des muqueuses, douleurs, œdème, fièvre, asthénie, insomnie, neuropathie sensitive périphérique, céphalées, étourdissements, dysgueusie, rash cutané, arthralgies, myalgies, diarrhée, vomissements, nausées, constipation, dyspepsie, dyspnée, toux, anémie, thrombopénie, leucopénie
– NDLR : la plupart de ces effets secondaires est à rapporter avant tout à l'association docétaxel-trastuzumab-pertuzumab, ce dernier ne majorant pas les toxicités observées par rapport au placebo (le groupe contrôle de l'étude pivotale comportait docétaxel-trastuzumab-placebo), à l'exception des diarrhées d'intensité modérée (majoration de l'ordre de 20 %)

Précautions d'emploi et interactions médicamenteuses

– Le traitement a été associé à des réactions liées à la perfusion et à des réactions d'hypersensibilité. Le patient doit être étroitement surveillé pendant et durant 60 minutes après la première perfusion, ainsi que pendant et durant 30 minutes après les perfusions suivantes. Si une réaction liée à la perfusion survient, la vitesse de perfusion doit être diminuée ou la perfusion doit être interrompue et des traitements appropriés doivent être administrés. Les patients doivent être évalués et étroitement surveillés jusqu'à régression complète des signes cliniques et symptômes
– La fraction d'éjection ventriculaire gauche (FEVG) doit être évaluée avant l'initiation du traitement tous les 3 cycles, afin de s'assurer que la FEVG soit dans les limites normales. Si la FEVG est < 40 % ou de 40-45 % associée à une diminution ≥ 10 % au-dessous de la valeur initiale, le traitement par pertuzumab et trastuzumab doit être interrompu et une nouvelle évaluation de la FEVG doit être réalisée dans les 3 semaines environ
– Absence d'étude chez les patients avec une valeur initiale de FEVG ≤ 50 %, un antécédent d'insuffisance cardiaque congestive, une diminution de la FEVG < 50 % durant un précédent traitement ou des affections pouvant altérer la fonction ventriculaire gauche comme une hypertension non contrôlée, un infarctus du myocarde récent, une arythmie cardiaque sévère, une précédente exposition aux anthracyclines à une dose cumulée > 360 mg/m^2 de doxorubicine ou équivalent

Anticorps monoclonaux en cancérologie (III)

Rituximab *Liste I-100 %-Coll-Rétrocédable-Prescription hospitalière réservée aux spécialistes en oncologie, en hématologie, en médecine interne et en rhumatologie*

MABTHERA *Conserver de + 2 °C à + 8 °C*	2 fl. 10 ml = 100 mg Fl. 50 ml = 500 mg	Posologies ci-dessous (1), (2) et (3)

1. *En cancérologie* : perfusion IV 1 fois/semaine pendant 4 semaines : A. 375 mg/m^2/perfusion.
2. *Dans la polyarthrite rhumatoïde* : 1 000 mg en 1 perfusion IV, renouvelée 2 semaines plus tard.
3. Prémédication systématique par antalgique et antihistaminique, puis perfusion dans du G5 ou du NaCl à 0,9 % (obtenir une concentration finale de 1 à 4 mg/ml) à un débit initial de 50 mg/h augmenté par paliers de 50 mg/h toutes les 30 minutes jusqu'à 400 mg/h maximum → arrêt et traitement symptomatique en cas de réactions anaphylactiques.

Contre-indications
Hypersensibilité à l'un des composants ou aux protéines murines Infections sévères ou évolutives, déficits immunitaires sévères Dans la PR et les vascularites : insuffisance cardiaque sévère

Propriétés

- Anticorps monoclonal chimérique murin/humain se liant spécifiquement à l'antigène CD20 des lymphocytes B, ce qui entraîne la lyse de ces lymphocytes avec réponse prolongée (au moins 9 mois) dans 50 % des cas
- Concentrations sériques décelables pendant 4 à 6 mois

Indications

- Lymphomes folliculaires de stades III et IV en cas de chimiorésistance ou en rechute après chimiothérapie, en induction avec une chimiothérapie (chez les patients non précédemment traités), en traitement d'entretien après chimiothérapie
- Lymphomes non hodgkiniens agressifs diffus, à cellules B CD20 positif, en association à une chimiothérapie de type CHOP, lymphomes du manteau ou de la zone marginale
- Leucémies lymphoïdes chroniques, en association avec une chimiothérapie
- Polyarthrite rhumatoïde, en association au méthotrexate dans les formes sévères, résistantes aux traitements de fond dont au moins un anti-TNF
- Purpura thrombopénique immunologique sévère (plaquettes < 30 000/mm^3) en cas de contre-indication ou échec ou rechute aux corticoïdes et/ou aux immunoglobulines IV et contre-indication ou échec de la splénectomie
- Granulomatose avec polyangéite et polyangéites microscopiques sévères et actives
- *RTU* : purpura thrombotique thrombocytopénique, vascularites cryoglobulinémiques sévères chez les patients VHC+ avec atteintes viscérales graves
- Protocoles : lupus, vascularites, anémies hémolytiques auto-immunes, pemphigus

Effets indésirables (fréquents, surtout lors de la première perfusion)

- Dans les 2 heures suivant la 1re perfusion (> 50 %) : syndrome cytokinique (fièvre, urticaire, angiœdème, dyspnée, hypotension), parfois avec syndrome de lyse tumorale (hyperkaliémie, hyperuricémie, hypocalcémie, insuffisance rénale aiguë)
- Exacerbation d'une pathologie cardiaque préexistante (angor, insuffisance cardiaque)
- Thrombopénie sévère (1,9 %), agranulocytose (1,3 %), anémie sévère (1 %)
- Infections considérées comme banales, non opportunistes et peu sévères (17 %)
- Des réactions cutanées sévères (syndromes de Lyell et Stevens-Johnson) ont été observées chez des patients traités pour des pathologies auto-immunes → arrêt définitif
- Leuco-encéphalites multifocales progressives (LEMP) (57 cas en 2007) → surveillance neurologique régulière : troubles du comportement, déficit cognitif ou sensoriel
- Rares : douleurs, diarrhée, vomissements, anorexie, hypertension, hypotension orthostatique, bradycardie, tachycardie, anxiété, sueurs, hyperglycémie, œdèmes périphériques, troubles de l'hémostase, asthme, pneumopathie interstitielle parfois grave, réactivation du VHB avec possible hépatite fulminante
- Immunodépression B prolongée (rendant inefficace les vaccins, notamment antigrippal)

Précautions et mode d'emploi

- Dépister tous les patients pour le VHB avant d'initier un traitement. Ne pas traiter les patients présentant une hépatite B active
- Interrompre les traitements antihypertenseurs 12 heures avant la perfusion
- Surveillance périodique de l'hémogramme pendant toute la durée du traitement
- Grossesse et allaitement : traitement déconseillé (contraception efficace > 12 mois)

Anticorps monoclonaux en cancérologie (IV)

Brentuximab vedotin *Liste I-Réservé aux hôpitaux-Coll-Prescription réservée aux spécialistes en hématologie*

ADCETRIS ou ADC *À conserver entre + 2° C et + 8° C et à l'abri de la lumière*	Fl. 50 mg 1 ml = 5 mg après reconstitution	En perfusion IV : A. 8 mg/kg en 30 min toutes les 3 semaines (1)

1. Si le poids est > 100 kg, utiliser 100 kg pour le calcul de la dose.
Les patients qui obtiennent au moins une stabilisation de la maladie doivent recevoir un minimum de 8 cycles et un maximum de 16 cycles.

Contre-indications

Hypersensibilité à la substance active ou à l'un des excipients
Utilisation concomitante de bléomycine (risque de toxicite pulmonaire)

Propriétés

- Anticorps monoclonal anti-CD 30 (IgG1 chimérique recombinante) lié à de la monométhylauristatine (MMAE), agent antimicrotubules qui entraîne la mort apoptopique sélective des cellules tumorales exprimant l'antigène CD 30
- Après la perfusion, la demi-vie de l'ADC est de 4 à 6 jours. Le Tmax de la MMAE est de 2 jours avec une réduction de l'exposition (20 à 50 %) après administrations multiples. Liaison aux protéines de 68 à 82 %. Volume de distribution VM = 7,37 l et VMP = 36,4 l. Demi-vie de 3 à 4 jours. Élimination dans les selles (72 %) et les urines (28 %)

Indications

- Lymphone hodgkinien CD 30 positif récidivant ou réfractaire après greffe autologue ou au moins deux traitements antérieurs (quand une greffe ou une polychimiothérapie n'est pas indiquée)
- Lymphome anaplasique à grandes cellules systémique récidivant ou réfractaire

Effets indésirables

- Très fréquents (> 10 %) : infection, neuropathie périphérique sensitive, diarrhée, nausées, vomissements, alopécie, prurit, myalgies, fièvre, fatigue, neutropénie
- Fréquents (1 à 10 %) : toux, dyspnée, polyneuropathie, constipation, zona, pneumonie, arthralgies, éruptions cutanées, frissons, anémie, thrombopénie, hyperglycémie
- Rares (< 1 %) : syndrome de lyse tumorale, syndrome de Stevens-Johnson

Précautions d'emploi et interactions médicamenteuses

- Une numération formule sanguine doit être réalisée avant chaque perfusion
- Risque de réaction anaphylactique à la perfusion → surveillance étroite
- Risque de syndrome de lyse tumorale → surveillance étroite et hydratation
- Risque de neuropathie périphérique → surveillance neurologique
- Risque d'infections graves ou à germes opportunistes → surveillance étroite
- Risque de leuco-encéphalopathie multifocale progressive → surveillance neurologique
- Les femmes en âge de procréer doivent utiliser deux méthodes de contraception
- Grossesse et allaitement : utilisation déconseillée
- *Associations à prendre en compte* : inhibiteurs de CYP 3A4 et de la P-gp (augmentation des taux circulants de MMAE), inducteurs du CYP 3A4 (réduction des taux circulants du MMAE)

Anticorps monoclonaux en cancérologie (V)

Bévacizumab *Liste I-Coll-Prescription hospitalière réservée aux oncologues*

AVASTIN *Conserver de + 2 °C à + 8 °C*	Fl. 100 mg/4 ml Fl. 400 mg/16 ml	Perfusion **IV** en 90 minutes : A. Posologies ci-dessous (1)

1. Posologie :
   - Cancer colorectal : 5 mg/kg tous les 14 jours ou 7,5 mg/kg tous les 21 jours.
   - Cancer du sein : 10 mg/kg tous les 14 jours ou 15 mg/kg tous les 21 jours.
   - Cancer bronchique : 7,5 ou 15 mg/kg tous les 21 jours.
   - Cancer du rein : 10 mg/kg tous les 14 jours.
   - Cancer de l'ovaire : 15 mg/kg tous les 21 jours.

Contre-indications
Hypersensibilité au produit
Grossesse et allaitement

Propriétés

- Anticorps monoclonal se liant au VEGF (*vascular endothelial growth factor*), inhibant la liaison du VEGF à ses récepteurs flt-1 (VEGFR-1) et KDR (VEGFR-2) à la surface des cellules endothéliales, réduisant ainsi la vascularisation et la croissance tumorale
- Demi-vie d'environ 20 jours après perfusion IV

Indications et posologie

- Cancer colorectal métastatique, en association avec une chimiothérapie à base de fluoropyrimidine
- Cancer du sein métastatique, en association au paclitaxel ou à la capécitabine (lorsqu'une autre option, taxane ou anthracycline, n'est pas appropriée)
- Cancer bronchique avancé non opérable, ou métastatique, non à petites cellules (à l'exclusion des formes épidermoïdes) en première ligne, en association avec une chimiothérapie à base de sels de platine
- Cancer épithélial de l'ovaire, de la trompe de Fallope ou péritonéal primitif : en première ligne dans les stades IIIB, IIIC et IV, en association au carboplatine et au paclitaxel ; en première récidive, sensible au platine, en association au carboplatine et à la gemcitabine
- Cancer du rein en première ligne en association à l'interféron alpha-2a
- *Usage hors AMM en ophtalmologie* : dégénerescence maculaire liée à l'âge (une publication de 2011 de résultats à un an d'une étude collaborative aux États-Unis montre que l'efficacité du produit dans la DMLA serait équivalente au ranibizumab, produit de référence. Cependant, la présentation n'est pas adaptée aux injections intravitréennes avec des risques infectieux liés au reconditionnement

Effets indésirables (très fréquents, parfois sévères)

- Très fréquents (≥ 10 %) : hypertension artérielle dose-dépendante anorexie, stomatite, asthénie, douleurs diverses, fièvre, constipation, hémorragie rectale
- Fréquents (1 à 10 %) : nausées, dysgueusie, diarrhée, douleurs abdominales, perforation gastro-intestinale, dermatite exfoliative, dépigmentation, sécheresse cutanée, épistaxis, rhinite, troubles oculaires, leucopénie, protéinurie, thrombose veineuse ou artérielle, hémorragies, insuffisance cardiaque (risque accru si anthracyclines et/ou irradiation thoracique)
- Rares (< 1 %) : leuco-encéphalite postérieure : troubles neurologiques graves réversibles en quelques jours (céphalées, convulsions, troubles visuels voire cécité), perforation du septum nasal, risque d'ostéonécrose de la mâchoire, en particulier si association aux biphosphonates (55 observations en 2011), fistule œso-trachéale

Précautions d'emploi

- Traitement à effectuer par un spécialiste en oncologie, avec surveillance médicale étroite pendant la perfusion et les 2 heures suivantes (6 heures pour la 1re perfusion)
- Ne pas initier ce traitement pendant au moins 28 jours après intervention chirurgicale lourde ou tant qu'une plaie chirurgicale ou autre n'est pas totalement cicatrisée
- Utiliser avec prudence en cas d'hypertension artérielle (surveiller la TA), antécédents thrombo-emboliques (arrêt si accident thrombo-embolique), troubles de la coagulation, insuffisance cardiaque congestive, et chez les patients > 65 ans
- Réaliser avant le traitement un examen bucco-dentaire et des soins préventifs si nécessaire
- Surveiller la protéinurie (arrêt si protéinurie de grade 4 = syndrome néphrotique)
- Arrêt immédiat et définitif si perforation digestive ou hémorragie de grade 3 ou 4
- Insuffisance rénale ou hépatique : tolérance et efficacité non étudiées

Anticorps monoclonaux en cancérologie (VI)

Cétuximab *Liste I-Coll-Prescription hospitalière réservée aux oncologues*

ERBITUX *Conserver de + 2 °C à + 8 °C*	Fl. 100 ou 200 ml à 5 mg/ml	Perfusion **IV** 1 fois/semaine (1) sans dépasser 5 ml/min : A. 400 mg/m^2 (1re perfusion) puis 250 mg/m^2

1. Si bonne tolérance, possibilité de perfusion bimensuelle : 500 mg/m^2.

Contre-indications

Hypersensibilité sévère (grade 3 ou 4) au cétuximab
Grossesse et allaitement

Propriétés

- Anticorps monoclonal chimérique IgG1 dirigé contre le récepteur du facteur de croissance épidermique (EGFR, produit en excès par certaines tumeurs), bloquant la liaison des ligands de l'EGFR, ce qui induit une apoptose des cellules tumorales exprimant ce facteur
- Demi-vie de 114 heures, concentrations sériques stables au bout de 3 semaines

Indications

- Cancer colorectal métastatique avec gène KRAS de type sauvage (exons 2, 3 et 4 de KRAS et de NRAS) exprimant le récepteur du facteur de croissance épidermique (EGFR) :
  - Soit en association avec une chimiothérapie à base d'irinotécan
  - Ou en association au protocole FOLFOX en première ligne
  - Soit en monothérapie après échec d'un traitement à base d'oxaliplatine et d'irinotécan et en cas d'intolérance à l'irinotécan
- Cancers épidermoïdes de la tête et du cou :
  - Soit en association avec la radiothérapie en cas de maladie localement avancée
  - Ou en association avec la chimiothérapie à base de platine en cas de maladie récidivante et/ou métastatique

Effets indésirables (très fréquents, parfois sévères, surtout lors de la 1re semaine)

- *Réactions cutanées* (88 %, sévères dans 15 % des cas) : acné (dès la 1re semaine dans 2/3 des cas, disparaissant dans le mois suivant l'arrêt dans la moitié des cas), éruptions cutanées atteignant moins de 50 % de la surface corporelle (grade 1 ou 2) ou atteignant plus de 50 % de la surface corporelle (grade 3), perionyxis
- *Dyspnée* (25 %) pendant ou peu après la perfusion (réaction d'hypersensibilité), ou parfois après plusieurs semaines de traitement (atteinte interstitielle pulmonaire ?)
- *Réactions d'hypersensibilité* (5 % des cas, sévères dans la moitié des cas) : fièvre, frissons, nausées, éruption cutanée, dyspnée, réactions sévères plus rares (stridor, bronchospasme, enrouement, difficultés d'élocution, urticaire et/ou hypotension)
- Très fréquents (> 10 %) : hypomagnésémie parfois sévère (10 à 15 %), hypertransaminasémie, mucite pouvant entraîner une épistaxis
- Fréquents (1 à 10 %) : déshydratation, hypocalcémie, anorexie, maux de tête, conjonctivite, diarrhée, nausées, vomissements, fatigue

Précautions d'emploi et interactions médicamenteuses

- Traitement à effectuer par un spécialiste en oncologie, avec surveillance médicale étroite pendant la perfusion et les 2 heures suivantes (6 heures pour la première perfusion)
- Réduire la vitesse de perfusion en cas de réactions d'hypersensibilité de grade 1 ou 2
- Arrêt immédiat et définitif en cas de réactions d'hypersensibilité de grade 3 ou 4
- Rechercher des signes d'atteinte pulmonaire évolutive en cas de dyspnée
- Traitement étudié uniquement chez des patients aux fonctions hépatique et rénale adéquates (transaminases ≤ 5 N, bilirubinémie ≤ 1,5 N, créatininémie ≤ 1,5 N)
- Traitement non étudié si Hb < 9 g/dl, leucocytes < 3 000/mm^3, polynucléaires neutrophiles < 1 500/mm^3, plaquettes < 100 000/mm^3

Anticorps monoclonaux en cancérologie (VII)

Panitumumab *Liste I-Coll-Prescription hospitalière réservée aux oncologues*

VECTIBIX (1) *Conserver de + 2 °C à + 8 °C*	Fl. 5 ml (20 mg/ml) à 100 mg Fl. 20 ml (20 mg/ml) à 400 mg	Perfusion IV en 60 minutes 6 mg/kg toutes les 2 semaines

1. Perfuser à l'aide d'une pompe à perfusion, avec un filtre en ligne à faible pouvoir de fixation protéique de 0,2 ou 0,22 microns. Ne pas administrer par voie IV directe ou en bolus.

Contre-indications

Hypersensibilité au panitumumab
Pneumopathie interstitielle ou fibrose pulmonaire, grossesse et allaitement

Propriétés

– Anticorps monoclonal IgG2 recombinant 100 % humain se liant avec une grande affinité et spécificité à l'EGFR humain, induisant l'internalisation du récepteur, l'inhibition du développement cellulaire, l'induction d'une apoptose et la diminution de la production d'interleukine 8 et du facteur de croissance endothélial vasculaire
– Demi-vie d'élimination de 7,5 jours ; concentrations sériques stables après la 3e injection

Indications

– Traitement des patients atteints de cancer colorectal métastatique exprimant l'EGFR et présentant le gène KRAS de type sauvage (exons 2, 3 et 4 de KRAS et de NRAS) : en monothérapie, après échec des protocoles de chimiothérapie à base de fluoropyrimidine, oxaliplatine et irinotécan ; en association au 5-fluoro-uracile et à l'oxaliplatine en première ligne (schéma FOLFOX), au 5-fluoro-uracile et à l'irinotécan en deuxième ligne (schéma FOLFIRI)

Effets indésirables

– Réactions cutanés (90 % ; sévères dans 10 % des cas) : éruption sur le visage et le tronc, mais parfois aux extrémités, complications infectieuses telles qu'une septicémie ou des abcès locaux. Rash, érythème, exfoliation de la peau, prurit, sécheresse cutanée, paronychie, inflammation périunguéale. Quelques cas de fasciite nécrosante grave
– Affections gastro-intestinales : diarrhées d'intensité légère à modérée. Sévère chez 2 % des patients KRAS non muté
– Réactions d'hypersensibilité liées à la perfusion (survenant dans les 24 heures après la 1re dose chez 3 %, dont 1 % sévères) : frissons, fièvre, dyspnée. Quelques cas d'œdème de Quincke d'issue fatale
– Très rares cas de kératite ulcéreuse sévère

Précautions d'emploi

– Arrêt du traitement en cas de toxicité cutanée avec complication inflammatoire ou infectieuse sévère
– Ne pas associer à une chimiothérapie à base d'oxaliplatine chez les patients KRAS muté ou non déterminé (survie réduite)
– Pas d'études chez les patients atteints d'insuffisance rénale ou hépatique
– *Complications pulmonaires* : des cas de pneumonie interstitielle ayant été observées avec les inhibiteurs de l'EGFR, le traitement doit être interrompu en cas d'apparition brutale ou d'aggravation de symptômes pulmonaires
– *Troubles électrolytiques* : hypomagnésémies sévères (grade 4) nécessitant une surveillance périodique de la magnésémie, de la calcémie et de la kaliémie

Anticorps monoclonaux en cancérologie (VIII)

Catumaxomab : perfusion intrapéritonéale

Liste I-Prescription hospitalière réservée aux spécialistes en oncologie ou en hématologie

REMOVAB *Conserver de + 2 °C à + 8 °C*	Seringue préremplie à 10 µg/0,10 ml ou à 50 µg/0,50 ml de solution, correspondant à 0,1 mg/ml	4 perfusions intrapéritonéales (1) : – 1re dose : 10 µg à J0 – 2e dose : 20 µg à J3 – 3e dose : 50 µg à J7 – 4e dose : 150 µg à J10

1. Une pause d'au moins 2 jours doit être respectée entre chaque perfusion. Ce délai peut être prolongé en cas de réaction indésirable le justifiant. La durée totale du traitement ne doit pas dépasser 20 jours.
L'administration doit être effectuée en *perfusion intrapéritonéale exclusivement*.
La posologie doit être diluée dans une solution injectable de NaCl à 9 mg/ml (0,9 %) qui est administrée par voie intrapéritonéale par une pompe à perfusion continue.

Contre-indications

Hypersensibilité à la substance active ou à l'un des excipients
Hypersensibilité aux protéines murines (de rat et/ou de souris)
Grossesse et allaitement

Propriétés

- Anticorps monoclonal IgG2 hybride de rat/souris trifonctionnel dirigé spécifiquement contre la molécule d'adhésion cellulaire épithéliale (EpCAM) et l'antigène CD3. Grâce à ses propriétés de liaison, les cellules tumorales, les lymphocytes T et les cellules immunitaires accessoires se retrouvent à proximité immédiates les uns des autres, permettant une réaction immunologique concertée contre les cellules tumorales
- La demi-vie d'élimination plasmatique est d'environ 2,5 jours (0,7 à 17 jours)

Indications

- Traitement intrapéritonéal de l'ascite maligne chez les patients atteints de carcinomes EpCAM-positifs lorsque le traitement standard n'est pas disponible ou plus utilisable

Effets indésirables et précautions d'emploi

- Pyrexie, fatigue, syndrome pseudo-grippal, douleur thoracique, œdème, soif, anorexie, arthralgies, dorsalgies, myalgies, céphalées, étourdissements, anxiété, insomnies
- Tachycardie, vertiges, douleurs abdominales, nausées, vomissements, diarrhée, iléus, constipation, dyspepsie, reflux gastro-œsophagien, stomatite, dyspnée, épanchement pleural, hypotension, hypertension, bouffées vasomotrices, bouffées de chaleur, exanthème, dermite allergique, hyperhidrose, prurit, urticaire
- Lymphopénie, leucocytose, anémie, thrombocytopénie, hyperbilirubinémie, hépatite cytolytique, hyponatrémie, hypocalcémie, hypokaliémie, hypoprotéinémie, déshydratation, hyperglycémie, oligurie, leucocyturie, protéinurie, hématurie
- Ne pas administrer en bolus intrapéritonéal ou par une autre voie d'administration
- Avant traitement, le drainage de l'ascite devra être effectué
- Symptômes liés à la libération brutale des cytokines : fièvre, nausées, vomissements, frissons ont été fréquemment signalés pendant et après l'administration. 1 000 mg de paracétamol par voie intraveineuse sont recommandés au préalable

Anticorps monoclonaux en cancérologie (IX)

Ofatumumab

(1) *Liste I-Coll-Prescription hospitalière réservée aux spécialistes en oncologie ou hématologie*

ARZERRA *Conserver de + 2 °C à + 8 °C*	3 fl. 100 mg/5 ml 1 fl. 1 000 mg/50 ml Solution à diluer pour perfusion	300 mg (1re perfusion) puis 2 000 mg/semaine pendant 8 semaines consécutives, suivies de 4 à 5 semaines plus tard d'une perfusion/mois pendant 4 mois consécutifs (c'est-à-dire toutes les 4 semaines)

1. Une autorisation de mise sur le marché "conditionnelle" a été délivrée pour ce médicament, ce qui signifie que des preuves supplémentaires sont attendues pour ce produit.

Contre-indications
Hypersensibilité
Grossesse et allaitement

Propriétés

- Anticorps monoclonal humain (IgG1) qui se lie spécifiquement à un épitope distinct incluant à la fois la petite et la grande boucle extracellulaire de l'antigène CD20

Indications

- Leucémie lymphoïde chronique en cas de résistance au traitement par fludarabine et alemtuzumab

Effets indésirables

- Réactions liées à la perfusion (fréquentes lors de la 1re perfusion) troubles cardiaques, frissons, toux, syndrome de relargage des cytokines, diarrhée, cyspnée, fatigue, rougeurs, hyper- ou hypotension, nausées, douleurs, fièvre, éruptions cutanées, urticaire → arrêt immédiat et traitement symptomatique
- Prémédication par corticoïdes (100 mg de méthylprednisolone en IV), antalgique (1 000 mg de paracétamol) et antihistaminique (10 mg de cétirizine)
- Leuco-encéphalopathie multifocale progressive (LEMP) : surveillance neurologique régulière
- Exacerbation d'une pathologie cardiaque pré-existante (angor, insuffisance cardiaque)

Précautions et mode d'emploi

- Un dépistage de l'infection par le VHB doit être réalisé avant l'initiation du traitement. Une sérologie positive doit faire l'objet d'un avis spécialisé en hépatologie. En cas de réactivation du VHB, le traitement doit être interrompu
- Réactivation d'une infection à VHB et risque d'hépatite fulminante
- Adminstration : perfusion à un débit initial de 12 ml/h, doublé toutes les 30 minutes pour atteindre un débit maximum de 200 ml/h lors de la 1re et de la 2e perfusion. Pour les perfusions suivantes, si bonne tolérance, débit initial de 25 ml/h, doublé toutes les 30 minutes pour atteindre un maximum de 400 ml/h → arrêt (14 % des patients) et traitement symptomatique en cas de réactions anaphylactiques (reprise possible après amélioration des symptômes à un débit réduit de moitié)
- Insuffisance rénale, insuffisance hépatique : aucune étude spécifique
- Surveillance régulière de l'hémogramme pendant tout le traitement
- Contraception efficace pendant le traitement et poursuivie 12 mois après son interruption

Anticorps monoclonaux en cancérologie (X)

Ipilimumab *Liste I-100 %-Coll-Réservé à l'usage hospitalier-Prescription réservée aux spécialistes en cancérologie et en oncologie médicale*

YERVOY	Fl. 10 ml = 50 mg	A. Perfusion IV : 3 mg/kg en 90 minutes toutes les 3 semaines, 4 doses

Contre-indications

Hypersensibilité à la substance active ou à l'un des excipients
Âge < 18 ans, grossesse et allaitement

Propriétés

– Potentialisateur des cellules T qui bloque spécifiquement le signal inhibiteur du CTLA-4, conduisant à une activation des cellules T, à leur prolifération, et l'infiltration des tumeurs par les lymphocytes, aboutissant à la mort des cellules tumorales
– Demi-vie moyenne de 15 jours. La clairance n'est pas modifiée par l'âge, le sexe, la fonction hépatique, la fonction rénale (évaluée par DFG ≥ 22 ml/min) et l'état général

Indications

– Traitement du mélanome avancé (non résécable ou métastatique)
– *Avis HAS* : progrès thérapeutique mineur, pour des patients en échec à une ligne au moins de chimiothérapie et dont la tumeur ne présente pas de mutation B-RAF. Chez les patients en échec de vémurafénib, absence de données cliniques. Le traitement est néanmoins autorisé chez les patients sans mutation de B-RAF en première ligne et, après échec du némurafénib, en seconde ligne

Effets indésirables

– Très fréquents (> 10 %) : réaction au site d'injection, fatigue, fièvre, rash, prurit, diarrhée, vomissements, nausées
– Fréquents (1 à 10 %) : frissons, œdèmes, douleurs musculo-squelettiques, état confusionnel, neuropathie sensitive, sensations vertigineuses, peau sèche, douleur tumorale, anémie, lymphopénie, vision trouble, douleurs oculaires, arthralgies, myalgies, hémorragie gastro-intestinale, colite, constipation, reflux gastro-œsophagien, augmentation des ALAT/ASAT et/ou de la bilirubinémie, déshydratation, hypokaliémie, hypotension, flush, bouffées de chaleur, dyspnée, toux

Précautions d'emploi et interactions médicamenteuses

– Arrêt définitif du traitement chez les patients présentant des signes et symptômes évocateurs d'effets indésirables immunologiques sévères : gastro-intestinaux (diarrhée, douleurs abdominales, hémorragie), hépatiques (élévation des enzymes hépatiques > 8N ou hyperbilirubinémie), cutanés (dont syndrome de Stevens-Johnson), neurologiques (neuropathie périphérique), néphrite, pneumonie, pancréatite, myocardite
– Suspendre le traitement en cas d'effets immunologiques modérés, puis reprendre après résolution
– Éviter la prescription chez les patients souffrant de maladie auto-immune
– Pas d'interaction pharmacologique connue. Néanmoins, éviter la prescription de corticoïdes avant le début du traitement (diminution d'efficacité)
– Prudence en cas de traitement par AVK (augmentation du risque d'hémorragie colique)

Radio-immunothérapie en cancérologie

Ibritumomab + Tiuxétan *Liste I-Réservé aux hôpitaux-Coll*

ZEVALIN *Conserver de + 2 °C à + 8 °C*	Fl. 2 ml à 1,6 mg/ml	Perfusion IV en 10 minutes : A. Posologie ci-dessous

Contre-indications

Hypersensibilité à l'ibritumomab tiuxétan, au chlorure d'yttrium, aux protéines murines ou aux autres excipients, sujets < 18 ans, grossesse et allaitement

Propriétés

- Anticorps monoclonal murin IgG1 kappa recombinant, produit sur cellules d'ovaire de hamster chinois (CHO), se liant spécifiquement à l'antigène CD20 des lymphocytes B
- Tiuxétan = chélateur du radio-isotope Yttrium-90, lié par liaison covalente à l'anticorps
- Yttrium-90 = radio-isotope, émetteur β pur, d'une demi-vie de 64 heures, qui irradie de façon sélective les cellules tumorales dans un rayon de 5 mm autour de l'isotope

Indications et posologie

- Lymphomes non hodgkiniens de l'adulte à cellules B CD20 positif, de type folliculaire, en rechute ou réfractaire après traitement par le rituximab (réponse dans 74 à 80 % des cas et réponse complète dans 15 à 30 % des cas)
- Posologie (après prétraitement par le rituximab pour réduire le nombre de cellules B) :
  - Plaquettes ≥ 150 000/mm^3 : 15 MBq/kg de poids, sans dépasser 1 200 MBq
  - Plaquettes = 100 000-150 000/mm^3 : 11 MBq/kg de poids, sans dépasser 1 200 MBq

Effets indésirables (très fréquents)

- Très fréquents (≥ 10 %) : toxicité hématologique dose-limitante (thrombopénie, anémie, leucopénie, ecchymoses), infections (surtout au cours des 13 premières semaines), asthénie, fièvre, frissons, céphalées, lombalgies, arthralgies, nausées, vomissements, diarrhée, anorexie, sensations vertigineuses, prurit
- Fréquents (1 à 10 %) : flush, réactions allergiques (bronchospasme, angiœdème), douleurs diverses, moniliase, hypotension ou hypertension artérielle, tachycardie, palpitations, constipation, bouche sèche, somatite, gingivorragies, rectorragies, méléna, douleur au point d'injection, œdèmes, élévation des enzymes hépatiques, hypocalcémie, hyperglycémie, anxiété, insomnie, dépression, somnolence, troubles visuels
- Rares (< 1 %) : troubles du rythme, ischémie myocardique, thrombose veineuse, embolie pulmonaire, gingivite, œsophagite, gastrite, ictère, agranulocytose, pancytopénie, hypoglycémie, perturbations du ionogramme, élévation de la créatininémie, agitation, tremblements, ataxie, confusion mentale, convulsions, troubles uro-génitaux, réactions allergiques graves (érythèmes polymorphes, syndrome de Stevens-Johnson ou de Lyell)

Précautions d'emploi

- Utilisation réservée aux personnels agréés dans l'utilisation des radionucléides
- Ne pas utiliser si envahissement médullaire par cellules lymphomateuses > 25 %, irradiation externe > 25 % de la moelle osseuse active, plaquettes < 100 000/mm^3, polynucléaires neutrophiles < 1 500/mm^3, greffe de moelle osseuse ou de cellules souches
- Recherche préalable d'anticorps humains anti-souris (HAMA) chez les sujets ayant déjà reçu des anticorps murins, puis avant toute injection ultérieure
- Contraception efficace (chez l'homme et la femme) poursuivie 12 mois après l'arrêt
- Pas de G-CSF dans les 3 semaines précédant et les 2 semaines suivant une perfusion

Radio-isotopes anticancéreux (I)

Samarium-153 lexidronam *Liste I-Coll-Prescription hospitalière réservée aux spécialistes en radio-éléments*

QUADRAMET	1,5 à 3,1 ml/fl. 15 ml soit 2 à 4 GBq/fl. (1,3 GBq/ml)	En injections IV espacées de 2 mois au minimum : A. 37 MBq/kg/injection

Contre-indications

Hypersensibilité au produit, sujet < 18 ans
Patients traités par chimiothérapie ou radiothérapie externe hémicorporelle au cours des 6 semaines précédentes
Association à d'autres chimiothérapies induisant une myélosuppression

Propriétés

– Radio-isotope à demi-vie physique courte (46,3 jours) se concentrant au niveau des zones de prolifération osseuse, éliminé rapidement par les urines, ayant un délai d'action d'environ 7 jours sur les douleurs dues aux métastases osseuses

Indications

– Traitement antalgique des métastases osseuses ostéoblastiques douloureuses multiples fixant les biphosphonates marqués au technétium à la scintigraphie osseuse
– *NB : traitement palliatif à ne pas utiliser en même temps qu'une chimiothérapie pouvant aggraver sa toxicité*

Effets indésirables

– Transitoires : possibilité d'augmentation des douleurs osseuses dans les 72 heures suivant l'injection (à traiter par analgésiques), de thrombopénie et leucopénie réversibles (diminution de 40 à 50 %) → surveillance hématologique
– Imputabilité au produit non établie : asthénie, nausées, vomissements, diarrhée, œdèmes périphériques, céphalées, hypotension, vertiges, sueurs, confusion

Précautions d'emploi

– Bilan rénal et hématologique préalable puis surveillance hématologique toutes les semaines pendant au moins 8 semaines ou jusqu'à récupération d'une fonction médullaire normale
– Faire boire ou injecter en IV au moins 500 ml de liquide avant l'injection, et ensuite uriner souvent pour réduire la dose absorbée par la vessie
– Respecter les recommandations internationales concernant l'élimination des déchets radioactifs, tant pour le reste du produit non utilisé que pour le matériel utilisé → en cas d'incontinence urinaire, la pose d'une sonde urinaire peut être nécessaire pour diminuer les risques de contamination radioactive
– Informer le patient, ses proches, comme le personnel soignant des précautions usuelles nécessaires concernant ce type de produit radioactif

Interactions médicamenteuses

– *Associations à prendre en compte* : chimiothérapie ou radiothérapie externe (n'administrer qu'après récupération d'une fonction médullaire satisfaisante)

Radio-isotopes anticancéreux (II)

Strontium-89 : chlorure de strontium

Liste I-Coll-Prescription hospitalière réservée aux spécialistes en radio-éléments

METASTRON	Fl. 4 ml = 150 MBq (43,6 à 90,4 mg de chlorure de strontium par flacon)	En injections **IV** espacées de 3 mois au minimum : A. 150 MBq/injection soit environ 2 MBq/kg/injection

Contre-indications

Patients présentant une altération de la moelle osseuse, en particulier en cas de neutropénie et/ou de thrombopénie

Propriétés

– Radio-isotope à demi-vie physique courte (50,5 jours) se concentrant au niveau des zones de prolifération osseuse, éliminé rapidement par les urines, ayant un délai d'action de 10 à 20 jours sur les douleurs dues aux métastases osseuses

Indications

– Adjuvant ou alternative à la radiothérapie externe dans le traitement palliatif des douleurs dues aux métastases osseuses secondaires aux cancers de la prostate, en cas d'échec de l'hormonothérapie

Effets indésirables

– Transitoires : possibilité d'augmentation des douleurs osseuses dans les jours suivant l'injection (à traiter par analgésiques), de thrombopénie et leucopénie réversibles (diminution d'environ 30 %) → surveillance hématologique

Précautions d'emploi

– Bilan rénal et hématologique préalable puis surveillance hématologique toutes les semaines pendant au moins 8 semaines ou jusqu'à récupération d'une fonction médullaire normale
– Respecter les recommandations internationales concernant l'élimination des déchets radioactifs, tant pour le reste du produit non utilisé que pour le matériel utilisé → en cas d'incontinence urinaire, la pose d'une sonde urinaire peut être nécessaire pour diminuer les risques de contamination radioactive
– Informer le patient, ses proches, comme le personnel soignant des précautions usuelles nécessaires concernant ce type de produit radioactif

Interactions médicamenteuses

– *Associations à prendre en compte* : calcium (interrompre l'apport calcique au moins 2 semaines avant le strontium), médicaments cytotoxiques (respecter un intervalle de 12 semaines entre les deux traitements)

Inhibiteurs du protéasome

Bortézomib (1) *Liste I-100 %-Coll-Rétrocédable-Prescription hospitalière réservée aux spécialistes en oncologie ou en hématologie*

VELCADE *Conserver à moins de + 25 °C*	1 mg/fl. 5 ml 3,5 mg/fl. 10 ml (2)	Injection IV en bolus : A. Posologie ci-dessous (3)

1. La préparation des solutions injectables doit obligatoirement être réalisée par un personnel spécialisé, dans un local réservé à cet usage.
2. Une administration sous-cutanée est également possible pour cette présentation.
3. Un cycle thérapeutique comprend l'injection IV de 1,3 mg/m^2 x 2 fois/semaine durant 2 semaines (à J1, J4, J8 et J11), puis 10 jours sans traitement (de J12 à J21).
   En cas d'intolérance (thrombopénie, neuropathie), ramener la dose à 1,0 mg/m^2 par injection.

Contre-indications

Hypersensibilité au bortézomib, au bore ou à l'un des excipients
Pneumopathie infiltrative diffuse, péricardite sévère
Insuffisance hépatique sévère
Grossesse et allaitement

Propriétés

- Cytotoxique inhibant le protéasome 26S (protéase impliquée dans la dégradation des protéines cellulaires), stimulant l'apoptose des cellules cancéreuses
- Après injection IV, liaison à 83 % aux protéines plasmatiques, métabolisation presque totale par les CYP 3A4 et 2C19, demi-vie terminale de 9 à 15 heures, donc pharmacocinétique non influencée par l'insuffisance rénale

Indications

- Traitement initial du myélome multiple, en association avec la dexaméthasone et le thalidomide, chez les patients éligibles à la chimiothérapie intensive suivie d'une autogreffe de cellules souches hématopoïétiques
- Traitement initial du myélome multiple, chez les patients non éligibles à la chimiothérapie intensive + greffe de moelle, en association au melphalan + prednisone
- Traitement en deuxième ligne des patients atteints de myélome multiple en progression ayant reçu au moins un traitement antérieur et qui ont déjà bénéficié ou sont inéligibles pour une greffe de moelle osseuse (taux de survie à 1 an de 80 %)

Effets indésirables (30 à 60 % des patients, sévères dans 10 à 20 % des cas)

- Trois risques principaux : une *thrombopénie*, en particulier en début du traitement, une *asthénie intense*, et une *neuropathie périphérique*, réversible, mais limitante
- Très fréquents (≥ 10 %) : anorexie, dysgueusies, nausées, diarrhée, vomissements, constipation, anémie, neutropénie, thrombopénie, céphalées, étourdissements, myalgies, neuropathies périphériques, fatigue, fièvre, éruptions cutanées, zona
- Fréquents (1 à 10 %) : infections, candidoses, lymphopénie, anomalies ioniques, insomnie, vision floue, conjonctivite, acouphènes, tachycardie, hypotension, bouffées vasomotrices, dyspnée, épistaxis, épanchement pleural, douleurs abdominales, hoquet, stomatite, prurit, érythème, sueurs, arthralgies, douleurs osseuses, insuffisance rénale, œdèmes, syndrome pseudo-grippal, hypertransaminasémie
- Peu fréquents (< 1 %) : pneumopathie intestitielle (parfois grave), péricardite (exceptionnelle tamponade), troubles du rythme, syndrome coronarien aigu, bradycardie, hypertension arterielle pulmonaire, œdème aigu du poumon, embolie pulmonaire, syndrome de lyse tumorale, lymphadénopathie, pancytopénie, hyperkaliémie, sécrétion inappropriée d'ADH, confusion mentale, dépression, hypoacousie, alopécie, sécheresse cutanée, hématurie, neuropathie optique, protéinurie

Précautions d'emploi

- Prophylaxie antizostérienne par acyclovir, à maintenir plusieurs mois après arrêt
- Grossesse : innocuité non démontrée → contraception efficace
- Absence d'études spécifiques concernant les interactions médicamenteuses, mais le bortézomib est métabolisé par les CYP 3A4 et 2C19 (voir ces termes), d'où un risque potentiel d'interactions, notamment avec les hypoglycémiants oraux

Immunomodulateurs anticancéreux (I) : IMIDs (I)

Thalidomide *Liste I-Prescription hospitalière (sous conditions particulières)*

THALIDOMIDE CELGENE	28 gél. 50 mg	A. Posologies ci-dessous (1)

1. Indications et posologies :

- AMM : myélome multiple non traité chez les patients > 65 ans ou présentant une contre-indication à la chimiothérapie à haute dose, en association avec le melphalan et la prednisone.
- Hors AMM :
  - Myélome réfractaire et/ou rechute : dose habituelle 200 mg/jour (50 à 400 mg/jour).
  - Réactions lépreuses de type II (érythème noueux lépreux = efficacité spectaculaire avec disparition de la fièvre en 24 à 48 heures, des douleurs et nodules d'érythème noueux) : 100 mg x 3 à 4 fois/jour pendant 1 semaine, puis à dose dégressive jusqu'à 25 à 100 mg/jour (en association aux antilépreux car elle n'a pas d'effet antibacillaire).
  - Aphtoses sévères, y compris au cours de l'infection par le VIH, dont l'aphtose géante où son action est constante et remarquable : 50 à 100 mg/jour pendant 2 à 4 semaines, puis 50 mg x 3 jours par semaine voire parfois moins (jusqu'au "seuil de récidive").
  - Lupus érythémateux cutanés ayant résisté aux traitements classiques, notamment aux antipaludéens de synthèse : 100 à 200 mg/jour pendant 1 mois, puis 25 à 100 mg/jour.
  - Infiltration lymphocytaire de la peau (maladie de Jessner-Kanof), réactions chroniques du greffon contre l'hôte.
  - Maladie de Behçet dans ses formes graves (avec les autres traitements majeurs de cette affection).
  - Prurigo.

Contre-indications
Hypersensibilité au thalidomide ou à son excipient (lactose anhydre)
Neuropathie périphérique
Association à l'interféron alpha
Grossesse et allaitement

Propriétés

- Médicament possédant des actions immunomodulatrice, anti-angiogénique, anti-inflammatoire et potentiellement anti-tumorale, notamment par production d'anti-TNFα
- Très tératogène, initialement utilisé comme hypnotique, puis retiré du marché en 1962 (environ 12 000 cas recensés de malformations), actuellement réservé au traitement du myélome multiple et à certaines affections graves et réfractaires

Effets indésirables (fréquents, dose-dépendants, parfois sévères)

- **Effet tératogène majeur** : mise en place obligatoire d'un "Plan de gestion des risques" incluant un programme de prévention des grossesses et un observatoire des prescriptions : information, accord de soins, carnet patient et déclaration obligatoire des effets indésirables. Engagement d'utiliser un contraceptif autre qu'un œstroprogestatif (risque thrombotique) ; contrôle de la négativité des tests de grossesse ; usage du préservatif pour les hommes ; obligation de rapporter les boîtes de médicaments à la pharmacie hospitalière et de ne pas céder des gélules à un tiers ; interdiction du don de sang et de sperme)
- *Neuropathie périphérique* : effet très fréquent et limitant, quasi-constant après 1 an de traitement, mais survenant parfois au bout de 1 à 2 mois ; manifestée d'abord par des paresthésies, des dysesthésies douloureuses, des hyposensibilités, pouvant être très handicapante pour la marche ; elles peuvent être irréversibles ; elles nécessitent une réduction de dose ou un arrêt définitif
- *Complications thrombo-emboliques veineuses et artérielles* : risque accru de thrombose veineuse profonde et d'embolie pulmonaire (4 à 10 %), surtout dans les 5 premiers mois du traitement, justifiant une prophylaxie (aspirine validée), plus fréquent en cas d'association à la dexaméthasone et d'antécédent thrombo-embolique (HBPM ou AVK recommandés). Risque d'événements thrombo-emboliques artériels (infarctus du myocarde, AVC) justifiant une action préventive sur les facteurs de risque (tabac, HTA, hyperlipidémie)
- Somnolence (75 %), surtout le 1er mois, sensations vertigineuses
- Constipation (40 %) dose-dépendante
- Risque accru de leucémie aiguë myéloblastique et de syndromes myélodysplasiques lorsque le thalidomide est associé au melphalan (4 % après 3 ans de suivi)
- *Rares* : syndrome de Stevens-Johnson ou Lyell, bradycardies avec syncopes

Précautions d'emploi

- Chez la femme en état de procréer : contraception efficace (sans œstroprogestatif, à cause du risque thrombo-embolique) depuis 4 semaines, et contrôle régulier des tests de grossesse à poursuivre jusqu'à 4 semaines après l'arrêt du traitement
- Chez l'homme : usage du préservatif jusqu'à 7 jours après l'arrêt
- Une évaluation préalable par un électromyogramme est recommandée chez le sujet âgé, pour dépister une neuropathie périphérique latente, surtout en cas de facteur de risque (diabète, athérosclérose). Elle sera renouvelée après 6 et 12 mois
- Prise de préférence le soir (somnolence) et utiliser avec prudence chez les conducteurs et les utilisateurs de machines
- Thromboprophylaxie pendant les 5 premiers mois de traitement chez les patients à risque

Immunomodulateurs anticancéreux (II) : IMIDs (II)

Lénalidomide *Liste I-Prescription hospitalière (sous conditions particulières)*

REVLIMID	21 gél. 5 mg, 10 mg, 15 mg ou 25 mg	A. Dose initiale (1), (2) et (3) : 25 mg/jour pendant 21 jours tous les 28 jours associé à la dexaméthasone Dose d'entretien (4) : 10 à 15 mg/jour en cours de validation

1. Le traitement doit être initié et surveillé sous le contrôle d'un médecin ayant de l'expérience dans le traitement du myélome multiple.
2. La posologie initiale recommandée est de :
   - 25 mg/jour de lénalidomide, par voie orale pendant 21 jours consécutifs, suivie d'une fenêtre thérapeutique d'une semaine correspondant à un cycle complet de 4 semaines.
   - Associé à de la dexaméthasone à la dose de 40 mg/jour par voie orale de J1 à J4, de J9 à J12 et de J17 à J20 pendant les 4 premiers cycles puis de J1 à J4 pour les cycles suivants.
   - L'association à de plus faibles doses de dexaméthasone est également validée : 20 ou 40 mg/jour à J1 et J15 de chaque cycle mensuel.
3. Les gélules doivent être prises approximativement à la même heure chaque jour. Il ne faut ni les ouvrir, ni les mâcher.
4. **Ajustements de la posologie recommandée pendant le traitement et à chaque nouveau début de cycle** : en cas de neutropénie ou de thrombocytopénie de grade 3 ou 4, ou toute autre toxicité du même grade jugée liée à la prise de lénalidomide.
   Neutropénie : si taux de polynucléaires neutrophiles (PNN) < 500/µl : arrêt du traitement. Lorsque le taux de PNN revient à ≥ 1 000/µl :
   - S'il s'agit d'une neutropénie isolée, reprise possible du traitement à la posologie de 25 mg/jour.
   - Si la neutropénie est associée à une autre toxicité, reprise du traitement au palier inférieur (*cf.* ci-dessous).

   L'administration d'un facteur de croissance hématopoïétique est possible.
   Trombopénie :
   - Si taux de plaquettes < 30 000/µL : arrêt du traitement.
   - Lorsque le taux de plaquettes revient à ≤ 30 000/µl, reprise possible du traitement au palier inférieur (*cf.* ci-dessous).

   Paliers de dose :
   - Posologie initiale : 25 mg/jour pendant 21 jours consécutifs, tous les 28 jours.
   - Palier de dose 1 : 15 mg/jour pendant 21 jours consécutifs, tous les 28 jours.
   - Palier de dose 2 : 10 mg/jour pendant 21 jours consécutifs, tous les 28 jours.
   - Palier de dose 3 : 5 mg/jour pendant 21 jours consécutifs, tous les 28 jours.

Contre-indications

Hypersensibilité à la substance active ou à l'un des excipients
Insuffisance rénale sévère (clairance de la créatinine < 30 ml/min)
Aucun patient ne doit effectuer de don de sang
Grossesse et allaitement

Propriétés

- Médicament possédant des actions immunomodulatrice, anti-angiogénique, anti-inflammatoire et potentiellement anti-tumorale, notamment par la production d'anti-TNFα, en particulier sur les cellules myélomateuses et les blastes avec délétion du chromosome 5
- Dérivé du thalidomide possédant un risque tératogène majeur (mêmes précautions)
- Rapidement absorbé (pic plasmatique entre 0,6 et 1,5 heure), faible liaison protéique (25 %) et élimination urinaire (deux tiers) sous forme inchangée et demi-vie d'élimination de 3 à 9 heures selon la dose administrée, plateau d'équilibre obtenu à J4

Indications

- Traitement du myélome multiple réfractaire et/ou en rechute en association avec la dexaméthasone après au moins une ligne thérapeutique ayant comporté des alkylants
- Traitement de l'anémie dans les syndromes myélodysplasiques de type 5q–

Effets indésirables (*cf.* "Plan de gestion des risques" Thalidomide)

- **Effet tératogène majeur** : d'où un plan de prévention de grossesse (femmes ménopausées, ou signant l'engagement d'utiliser un contraceptif, en dehors d'un œstroprogestatif ; contrôle de la négativité des tests de grossesse ; usage du préservatif pour les hommes ; obligation de rapporter les boîtes de médicaments à la pharmacie hospitalière et de ne pas céder des gélules à un tiers ; interdiction du don de sang et de sperme)
- Cytopénies, surtout neutropénies (40 %) (avec risque d'infection)
- *Complications thrombo-emboliques* : risque accru de thrombose veineuse profonde et d'embolie pulmonaire, surtout dans les 5 premiers mois du traitement, justifiant une prophylaxie (aspirine validée), plus fréquent en cas d'association à la dexaméthasone et d'antécédent thrombo-embolique (HBPM ou AVK recommandés)
- Crampes, fatigue, constipation, diarrhée, rashs cutanés, somnolence, vertiges, palpitations, fibrillation auriculaire, neuropathie périphérique (risque inférieur au thalidomide), AVC, syncopes, hypoesthésie, vision trouble, cataracte, dyspnée, pneumonie, insuffisance rénale, œdèmes, prurit, hyperglycémie, hépatotoxicité aiguë (rare mais parfois grave) : cytolytique, cholestatique ou mixte, syndromes de Lyell et de Stevens-Johnson

Précautions d'emploi

- En raison d'un risque accru de second cancer, les indications doivent être strictement respectées
- Chez la femme en âge de procréer : contraception efficace (sans œstroprogestatif, à cause du risque thrombo-embolique) depuis 4 semaines, et contrôle régulier des tests de grossesse à poursuivre jusqu'à 4 semaines après l'arrêt du traitement
- Chez l'homme : usage du préservatif jusqu'à 7 jours après l'arrêt
- La surveillance de la NFS doit se faire hebdomadairement le 1er mois, puis tous les 15 jours, puis mensuellement. La dose doit être adaptée (*cf.* note 4 ci-contre)
- Prise de préférence le soir (somnolence) et utiliser avec prudence chez les conducteurs et les utilisateurs de machines
- Surveillance régulière de la créatinine en cas d'insuffisance rénale modérée (élimination urinaire et risques accrus de toxicité hématologique et/ou hépatique)
- Surveillance de la fonction hépatique, en particulier si infection virale ancienne et/ou médicaments hépatoxiques (paracétamol)

Immunomodulateurs anticancéreux (III) : IMIDs (III)

Pomalidomide *Liste I-Prescription hospitalière par un spécialiste en oncologie ou en hématologie*

IMNOVID	21 gél. 1 ou 2 ou 3 ou 4 mg	A. 4 mg/jour en une prise pendant 21 jours puis interruption d'une semaine (1), (2) et (3)

1. À prendre chaque jour à la même heure, 2 heures avant ou après le repas, avec un verre d'eau.
2. Ce qui correspond à un cycle de 28 jours, en association à la dexaméthasone à la dose de 40 mg/jour par voie orale aux jours 1, 8, 15 et 22 de chaque cycle.
3. Adaptation posologique en cas d'effets indésirables (classification NCI CTCAE) :
   - Arrêt définitif si neuropathie périphérique grade 3 ou 4 ; réactions cutanées grade 4 ; bradycardie grade ≥ 2 ; thrombose veineuse profonde/embolie pulmonaire grade 4 ; dysthyroïdie grade ≥ 3 ; autre toxicité grade 4.
   - Arrêt temporaire et réduction posologique par palier de 1 mg dans les autres cas.
   - Arrêt temporaire si polynucléaires neutrophiles < 500/mm^3 ou 500 à 1 000/mm3 + fièvre, ou si thrombopénie < 25 000/mm^3.

Contre-indications

Hypersensibilité à la substance active ou à l'un des excipients
Grossesse, absence de contraception
Chez l'homme, rapport sexuel non protégé
avec une femme susceptible d'être enceinte ou de procréer

Propriétés

- Médicament possédant des actions immunomodulatrices, anti-angiogéniques, anti-inflammatoires et anti-tumorales, notamment par renforcement de l'immunité lymphocytaire T, des cellules tueuses naturelles (NK) et par inhibition des cytokines pro-inflammatoires (TNF-α, IL-6)
- Absorption > 73 %, Cmax atteinte en 2 à 3 heures, fixation protéique entre 12 et 44 %, volume de distribution (Vd/F) entre 62 et 138 l, métabolisation hépatique et élimination urinaire, demi-vie plasmatique de 7,5 à 9,5 heures

Indications

- Traitement du myélome multiple réfractaire ou en rechute, en association avec la dexaméthasone, chez les patients ne pouvant être inclus dans un essai clinique et pour lesquels aucune alternative ne peut être proposée

Effets indésirables (fréquents, dose-dépendants, parfois sévères)

- **Effet tératogène majeur** imposant la mise en place obligatoire d'un "plan de gestion des risques" (*cf.* Précautions d'emploi)
- Très fréquents (> 10 %) : pneumonie
- Fréquents (1 à 10 %) : fièvre, sepsis, insuffisance rénale aiguë, thrombose veineuse profonde, anémie, neutropénie, thrombopénie
- Rares (< 1 %) : asthénie, frissons, infections bactériennes ou virales, diarrhée, constipation, perforation diverticulaire, rectorragies, cholécystite, bradycardie, BAV 2, allongement de QT, douleurs thoraciques musculo-squelettiques, convulsions, AVC, syncope, pneumopathie interstitielle, épanchement pleural, éruptions, leucocytoses, éosinophilie

Précautions d'emploi

- Avant de débuter le traitement : ECG, TSH et T4, créatininémie, NFS, bilan hépatique, examen neurologique ± ENMG, information sur le risque thrombo-embolique et mise en place d'un traitement antithrombotique prophylactique
- Le traitement ne doit pas être débuté si PNN < 1 000 μm^3 ou hémoglobine < 85 g/l ou clcr < 45 ml/min ou ASAT/ALAT ≥ 3N ou bilirubinémie > 20 mg/l
- Pendant le traitement, surveillance attentive des risques infectieux, thrombolique et neurologique et surveillance biologique : NFS hebdomadaire le premier mois, bimensuelle durant le mois suivant puis mensuelle ; créatininémie mensuelle ; TSH/T4, bilan hépatique, ECG tous les 3 mois
- Plan de prévention du risque tératogène :
  - Information et document à remplir concernant la surveillance et les contraintes
  - Chez l'homme, tout rapport sexuel avec une femme susceptible d'être enceinte ou de procréer doit être protégé par un préservatif (+ 28 jours après l'arrêt du traitement)
  - Chez la femme susceptible de procréer, une méthode efficace de contraception et le port d'un préservatif chez le partenaire sont obligatoires, de même qu'un dosage d'hCG plasmatiques dans les 3 jours précédant la prescription. Cette dernière est limitée à un mois et la même procédure sera renouvelée
  - Le don du sang est contre-indiqué pendant la durée du traitement
- Sujets âgés : aucun ajustement de la posologie n'est nécessaire
- Insuffisance hépatique et/ou rénale : absence d'étude
- Absence d'interaction avec le cycle du cytochrome

Inhibiteurs de protéines kinases (I) : Cible : BCR-ABL, KIT, PDGF

Imatinib *Liste I-100 %-Prescription restreinte-Coll-Disponible en ville -Réservé aux hématologues, oncologues, internistes, gastro-entérologues*

GLIVEC *Conserver à moins de + 30 °C*	120 cp. séc. 100 mg 120 cp. 400 mg	Au cours d'un repas avec un grand verre d'eau : posologies ci-dessous (1)

1. *Posologies habituelles selon le stade dans la LMC* :
- Patients en phase chronique de LMC : 400 mg/jour en 1 prise (en l'absence d'effets indésirables sévères, si la réponse moléculaire est insuffisante, *a fortiori* en cas de taux sérique insuffisant, on peut augmenter la dose à 600 puis 800 mg/jour). Le traitement, dans l'état actuel des connaissances, est à maintenir sans interruption.
- Patients en phase accélérée de LMC : 600 mg/jour en 1 prise (en l'absence d'effets indésirables sévères, la dose pourra être portée à 800 mg/jour en 2 prises).
- Patients en crise blastique de LMC : 600 mg/jour en 1 prise (en l'absence d'effets indésirables sévères, la dose pourra être portée à 800 mg/jour en 2 prises).

Posologie dans les tumeurs stromales digestives :
- Dose = 400 mg/jour en 1 prise.
- *Adaptation posologique en cas de survenue de neutropénie et/ou thrombopénie sévères* :
  - En phase chronique (dose initiale de 400 mg) : si PN < 1 000/µl et plaquettes < 50 000/µl → arrêt jusqu'à obtention de PN ≥ 1 500/µl et plaquettes ≥ 75 000/µl, puis reprise à la dose de 400 mg (même procédure, mais reprise à la dose de 300 mg en cas de récidive ultérieure de la cytopénie).
  - En phase accélérée ou en crise blastique (dose initiale de 600 mg) : si PN < 500/µl et plaquettes < 10 000/µl → diminuer la dose à 400 mg, puis ensuite à 300 mg si la cytopénie persiste pendant 2 semaines, ou, si elle persiste pendant 4 semaines, arrêter jusqu'à obtention de PN ≥ 1 000/µl et plaquettes ≥ 20 000/µl, puis reprise à la dose de 300 mg.
- *Adaptation posologique en cas d'effets indésirables extrahématologiques* :
  - En cas de bilirubinémie > 3 N ou transaminases > 5 N → arrêt jusqu'au retour de la bilirubine à moins de 1,5 N et des transaminases à moins de 2,5 N.
  - En cas d'effets indésirables sévères → arrêt jusqu'à la résolution des troubles.

Contre-indications
Hypersensibilité au produit ou aux excipients
Trombocytopénie sévère, infections non contrôlées
Grossesse et allaitement

Propriétés

- Inhibiteur puissant de la tyrosine kinase, inhibant sélectivement la prolifération et entraînant une apoptose des cellules Bcr-Abl positives (90 à 95 % des LMC)
- Biodisponibilité de 98 %, liaison à 95 % aux protéines plasmatiques, métabolisation importante par le CYP 3A4, élimination lente (81 % en 7 jours) par voie bilio-fécale (68 %) et urinaire (13 %), demi-vie de 18 heures, passage transplacentaire

Indications

- Leucémie myéloïde chronique (LMC) chromosome Philadelphie (bcr-abl) positive, en phase chronique en première intention chez l'adulte et chez l'enfant en phase accélérée, ou en crise blastique (réponse hématologique dans respectivement 88 % des cas, 63 % des cas, et 26 % des cas)
- Syndromes myélodysplasiques associés à des ré-arrangements du gène du PDGFR (*Platet derivative growth factor receptor*)
- Syndromes hyperéosinophiliques (SHE) à un stade avancé et/ou leucémie chronique à éosinophiles (LCE) avec ré-arrangement du FTP1L1-PDGFR alpha
- Tumeurs stromales gastro-intestinales malignes CD117 positives non résécables et/ou métastatiques. Dermatofibrosarcomes protuberans non résécables et/ou métastatiques

Effets indésirables (nécessitant l'arrêt dans 5 % des cas environ)

- Très fréquents (> 10 %) : nausées (56 %), vomissements (33 %), crampes musculaires (33 %), œdèmes péri-orbitaires (30 %), rashs cutanés (25 %), diarrhée (24 %), œdème des membres inférieurs (17 %), myalgies (11 %), neutropénie, thrombopénie, anémie, céphalées, dyspepsie, eczéma, gonflement articulaire
- Fréquents (1 à 10 %) : neutropénie fébrile, pancytopénie, alopécie, angiœdème, prurit, érythème, sueurs nocturnes, anorexie, sensations vertigineuses, paresthésies, dysgueusies, insomnie, conjonctivite, hypersécrétion lacrymale, épistaxis, épanchement pleural, douleurs abdominales, flatulences, constipation, bouche sèche, fièvre, fatigue, raideur, prise de poids
- Peu fréquents (< 1 %) : septicémie, infection respiratoire, herpès, zona, toxidermie (avec réaction croisée possible avec les autres inhibiteurs des tyrosines kinases), troubles hydro-électrolytiques, insuffisance rénale, dépression, accident vasculaire, syncope, neuropathie périphérique, somnolence, migraine, irritation oculaire, hémorragies conjonctivales, insuffisance cardiaque, tachycardie, ulcère gastrique, hypertension ou hypotension, bouffées vaso-motrices, élévation des transaminases, ictère, ascite, pétéchies, photosensibilité, gynécomastie, œdème du scrotum
- Risque de cancers secondaires paraissant avéré (tumeurs uro-génitales notamment)

Précautions d'emploi et interactions médicamenteuses (risque élevé)

- Surveillance régulière du poids (cas de rétention hydrique sévère), de la NFS, des fonctions hépatique (bilirubine, transaminases, phosphatases alcalines) et rénale
- Insuffisance hépatique sévère : utilisation déconseillée sauf nécessité absolue
- *Associations à utiliser avec précaution* : inducteurs et inhibiteurs enzymatiques du CYP 3A4, substrats du CYP 3A4 (paracétamol, ciclosporine, pimozide, inhibiteurs calciques, statines, etc.) ou du CYP 2D6, substrats du CYP 2C9 dont les antivitamines K (utiliser de l'héparine comme anticoagulant)

Inhibiteurs de protéines kinases (II) : Cible : BCR-ABL, KIT, SRC

Dasatinib *Liste I-100 %-Coll-Prescription hospitalière réservée aux spécialistes en oncologie ou en hématologie*

SPRYCEL	60 cp. pelliculés 20 mg, 50 mg, 70 mg, 100 mg ou 140 mg	A. 100 mg x 1 fois/jour ou 70 mg x 2 fois/jour (1) (cp. à avaler non coupés)

1. Posologie :
   - LMC : dose habituellement recommandée : 100 mg/jour en 1 prise.
   - LAL ou LMC acutisée : 70 mg x 2 fois/jour.
   - En cas de réponse insuffisante, la dose peut être augmentée à 140 mg ou 200 mg/jour.

Contre-indications

Hypersensibilité connue au dasatinib ou aux excipients

Propriétés

- Inhibiteur de la tyrosine kinase, inhibant les proliférations des cellules Bcr-Abl+ et de la voie SRC
- Essentiellement éliminé par le foie. Passage important dans le lait maternel

Indications (chez l'adulte)

- Leucémie myéloïde chronique (LMC) à chromosome Philadelphie (Ph+) en phase chronique nouvellement diagnostiquée
- Leucémie myéloïde chronique (LMC) en phase chronique, accélérée ou blastique, en cas de résistance ou intolérance à un traitement antérieur incluant l'imatinib mésylate
- Leucémie aiguë lymphoblastique (LAL) et LMC à chromosome Philadelphie (Ph+) en phase blastique lymphoïde en cas de résistance ou intolérance à un traitement antérieur

Effets indésirables

- Cytopénies par myélosuppression, avec risque notamment d'hémorragies sévères par thrombopénie (1 à 4 %)
- Rétention hydrique (9 %) (œdèmes, épanchements pleuraux)
- Toxidermie (avec réaction croisée possible avec les autres inhibiteurs de la tyrosine kinase)
- HTAP précapillaire (fatigue, dyspnée) → arrêt définitif du traitement
- Allongement de l'espace QT (rare : < 1 %) justifiant la surveillance de la kaliémie

Précautions d'emploi et interactions médicamenteuses

- L'utilisation n'est pas recommandée chez l'enfant et l'adolescent < 18 ans par manque de données ; en revanche, pas d'adaptation particulière chez le sujet âgé
- Avant traitement, recherche d'une maladie cardiopulmonaire sous-jacente puis surveillance étroite
- En cas de cytopénies (par myélosuppression), la dose peut être diminuée ou interrompue transitoirement (les seuils de décision sont 500 PN ou 50 000 plaquettes). Des transfusions de GR ou l'utilisation de facteurs de croissance hématopoïétiques sont possibles
- Précautions chez l'insuffisant hépatique
- Grossesse et allaitement déconseillés (risque fœto-toxique possible)
- Les inhibiteurs du CYP 3A4 (ex. : kétoconazole, itraconazole, érythromycine, clarihromycine, ritanovir, télithromycine) peuvent accroître l'exposition au dasatinib
- L'utilisation concomitante d'un antihistaminique H2 (ex. : famotidine) et/ou d'un inhibiteur de la pompe à protons (ex. : oméprazole) peut réduire l'exposition au dasatinib
- Les inducteurs du CYP 3A4 (ex. : dexaméthasone, phénytoïne, carbamazépine, rifampicine, phénobarbital ou le millepertuis) peuvent réduire l'exposition au dasatinib

Inhibiteurs de protéines kinases (III) : Cible : BCR-ABL

Nilotinib *Liste I-100 %-Coll-Disponible en ville-Prescription initiale hospitalière réservée aux spécialistes en oncologie ou en hématologie*

TASIGNA	28 ou 112 gél. 150 mg ou 200 mg	A. 300 ou 400 mg x 2 fois/jour à 12 heures d'intervalle en dehors des repas (gélule à avaler entière)

Contre-indications

Hypersensibilité connue au nilotinib
Risque inconnu, mais possible pendant la grossesse et l'allaitement

Propriétés

- Inhibiteur de la tyrosine kinase, inhibant les proliférations des cellules Bcr-Abl+, actif sur 32 des 33 mutants connus résistant à l'imatinib
- Essentiellement éliminé par le foie

Indications

- Leucémie myéloïde chronique (LMC) à chromosome Philadelphie (Ph+) en phase chronique, nouvellement diagnostiquée
- Leucémie myéloïde chronique (LMC) en phase chronique, accélérée ou blastique, en cas de résistance ou intolérance à un traitement antérieur incluant l'imatinib mésilate. Pas de données connues en phase aiguë

Effets indésirables

- Cytopénies par myélosuppression (28 % de neutropénies et thrombopénies)
- Très rares (< 1 %) : éruptions, toxidermie (avec réaction croisée possible avec les autres inhibiteurs de la tyrosine kinase), nausées, céphalées, allongement de l'espace QT (surveillance de la kaliémie), rétention hydrique
- Risque accru d'athérome et de ses diverses complications

Précautions d'emploi

- L'utilisation n'est pas recommandée chez l'enfant et l'adolescent < 18 ans par manque de données ; en revanche, pas d'adaptation particulière chez le sujet âgé
- En cas de cytopénies (par myélosuppression), la dose peut être diminuée ou interrompue transitoirement (les seuils de décision sont 500 PN ou 50 000 plaquettes). Des transfusions de GR ou l'utilisation de facteurs de croissance hématopoïétiques sont possibles
- Précautions chez l'insuffisant hépatique
- Contraception recommandée (toxicité fœtale possible)

Interactions médicamenteuses

- Associations déconseillées :
  - Les inhibiteurs du CYP 3A4 (ex. : kétoconazole, itraconazole, érythromycine, clarthromycine, ritanovir, télithromycine) peuvent accroître l'exposition au nilotinib et augmenter les risques d'effets indésirables
  - L'utilisation concomitante d'un antihistaminique H2 (ex. : famotidine) et/ou d'un inhibiteur de la pompe à protons (ex. : oméprazole) peut réduire l'exposition au nilotinib
  - Les inducteurs du CYP 3A4 (ex. : dexaméthasone, phénytoïne, carbamazépine, rifampicine, phénobarbital ou le millepertuis) peuvent réduire l'exposition au nilotinib et ainsi potentiellement augmenter le risque d'échec thérapeutique

Inhibiteurs de protéines kinases (IV) : Cible : BCR-ABL

Bosutinib *Liste I-100 %-Coll-Prescription initiale hospitalière semestrielle, réservée aux spécialistes en oncologie ou en hématologie*

BOSULIF	28 cp. 100 ou 500 mg	500 mg en une prise au moment des repas (1)

1. Ajustements posologiques :
   - Une absence de réponse hématologique complète à 8 semaines ou cytogénétique complète à 12 semaines peut justifier une augmentation de la dose à 600 mg/jour.
   - En cas de toxicité non hématologique modérée ou sévère cliniquement significative (par exemple, transaminases x 5 ou diarrhée de grade 3 ou 4), le traitement doit être interrompu et peut être repris à 400 mg/jour après résolution.
   - En cas de toxicité hématologique (polynucléaires neutrophiles < 1 x 10^9/l ou plaquettes < 50 x 10^9/l), arrêt du traitement. Reprise à la même dose si récupération < 2 semaines ; dose réduite de 100 mg si récupération > 2 semaines.

Contre-indications

Hypersensibilité à la substance active ou à l'un des excipients

Propriétés
- Inhibiteur de la tyrosine kinase (ITK) pathologique BCR-ABL à l'origine de la LMC
- Absorption lente (Tmax : 6 heures), accrue par la prise d'aliments ; forte liaison aux protéines (96 %) ; biofransformation hépatique en métabolites inactifs ; élimination dans les fèces (91 %) avec une demi-vie de 34 heures

Indications
- Leucémie myéloïde chronique (LMC) à chromosome Philadelphie positif, en phase chronique, accélérée ou en crise blastique, précédemment traitée par plusieurs ITK et imatinib, nilatinib et dasatinib considérés comme inappropriés

Effets indésirables
- Très fréquents (> 10 %) : diarrhée (80 %), nausées et vomissements, thrombopénie, douleurs abdominales, rash, infection des voies respiratoires, anémie (30 %), fièvre, hypertransaminasémie, neutropénie, anorexie, céphalée, toux, asthénie
- Fréquents (1 à 10 %) : nasopharyngite, syndrome grippal, pneumonie, déshydratation, sensation vertigineuse, dysgueusie, dyspnée, gastrite, prurit, urticaire, acné, arthromyalgies, œdèmes, épanchement pleural, hypophosphatémie, hyperkaliémie, élévation de la lipase, de la créatinine, de l'amylase, de la bilirubine, des CPK
- Rares (< 1 %) : choc anaphylactique, péricardite, HTAP, hémorragies gastro-intestinales, insuffisance rénale aiguë, allongement de l'intervalle QT

Précautions d'emploi et interactions médicamenteuses
- Surveillance initiale des transaminases, puis mensuelle durant 3 mois
- Insuffisance hépatique : réduction des doses
- Prudence chez les sujets > 65 ans, les insuffisants rénaux, les insuffisants cardiaques, les patients atteints d'affections gastro-intestinales
- Grossesse et allaitement : administration déconseillée
- ***Associations déconseillées*** : inhibiteurs et inducteurs puissants du CYP 3A
- *Associations à prendre en compte* : IPP, substrats de la P-gp, antiarythmiques et médicaments susceptibles d'allonger l'intervalle QT

Inhibiteurs de protéines kinases (V) : Cible : BCR-ABL

Ponatinib *Liste I-Coll-Prescription initiale hospitalière réservée aux spécialistes en oncologie ou en hématologie*

ICLUSIG	60 cp. 15 mg 30 cp. 45 mg	A. 45 mg/jour au moment ou en dehors des repas

Contre-indications

Hypersensibilité à la substance active ou à l'un des excipients

Propriétés
- Inhibiteur de la protéine BCR-ABL bloquant sélectivement la prolifération cellulaire et induisant l'apoptose des cellules leucémiques dans les leucémies myéloïdes chroniques à chromosome Philadelphie positif (Ph+)
- Cmax : 4 heures après l'administration, métabolisation par le CYP 3A4, demi-vie d'élimination : 22 heures

Indications
- Leucémie myéloïde chronique avec chromosome Philadelphie (LMC Ph+) en phase chronique, accélérée ou blastique, chez les patients présentant une résistance ou une intolérance au dasatinib ou au nilotinib et pour qui un traitement ultérieur par imatinib n'est pas cliniquement approprié, ou qui expriment la mutation T315I
- Leucémie aiguë lymphoblastique avec chromosome Philadelphie (LAL Ph+) chez les patients présentant une résistance ou une intolérance au dasatinib et pour qui un traitement ultérieur par imatinib n'est pas cliniquement approprié, ou qui expriment la mutation T315I

Effets indésirables
- Très fréquents (> 10 %) : anémie, thrombopénie, neutropénie, anorexie, céphalées, hypertension, dyspnée, toux, douleurs abdominales, diarrhée, vomissements, élévation des lipases, des ALAT, éruption cutanée, douleurs musculo-squelettiques, arthralgies, asthénie, fièvre, œdèmes périphériques
- Fréquents (1 à 10 %) : penumonie, septicémie, déshydratation et troubles hydroélectrolytiques, insomnie, neuropathie périphérique, troubles de la vue, insuffisance cardiaque, infarctus du myocarde, troubles rythmiques, épanchement pleural, dysphonie, perturbation de la biologie hépatique, prurit, éruption cutanée, alopécie, hyperhydrose
- Pancréatite : contrôle du taux de lipase toutes les 2 semaines pendant les 2 premiers mois de traitement puis périodiquement
- Thrombose artérielle ou veineuse : surveillance initiale puis pendant le traitement

Précautions d'emploi et interactions médicamenteuses
- Surveillance de la NFP toutes les 2 semaines les 3 premiers mois puis mensuellement
- Insuffisance rénale : pas d'adaptation de posologie mais surveillance accrue
- Insuffisance hépatique : pas d'adaptation de posologie mais surveillance biologique
- En cas d'hypertriglycéridémie sévère ou très sévère : surveillance appropriée afin de diminuer le risque de pancréatite
- Contraception efficace pendant toute la durée du traitement
- *Associations à prendre en compte* : inhibiteurs et inducteurs du cytochrome CYP 3A, inhibiteurs de la pompe à protons, anti-H2 et anti-acides

Inhibiteurs de protéines kinases (VI) : Cible : EGFR

Géfitinib *Liste I-100 %-Coll-Prescription hospitalière réservée aux spécialistes en oncologie ou en hématologie*

IRESSA	30 cp. 250 mg	250 mg x 1 fois/jour

Contre-indications

Hypersensibilité à la substance active ou à l'un des excipients
Intolérance au galactose
Grossesse et allaitement

Propriétés

- Molécule inhibitrice sélective de la tyrosine du récepteur de l'EGF qui constitue un traitement des tumeurs avec mutations activatrices de la tyrosine kinase de l'EGFR. En effet, le facteur de croissance épidermique (EGF) et son récepteur (EGFR [HER1 ; ErbB1]) ont été identifiés comme des facteurs importants dans le processus de croissance cellulaire et de prolifération des cellules normales et cancéreuses. La mutation activatrice de l'EGFR dans une cellule cancéreuse bloque l'apoptose, augmente la production de facteurs angiogéniques et facilite les processus de métastase
- La biodisponibilité est de 59 % avec un pic plasmatique entre 3 et 7 heures. Le CYP 3A4 et le CYP 2D6 sont les principaux iso-enzymes du cytochrome P450 impliqué dans le métabolisme oxydatif. Excrétion sous forme de métabolites dans les fèces

Indications

- Traitement du cancer bronchique non à petites cellules (CBNPC) localement avancé ou métastatique avec mutations activatrices de l'EGFR-TK

Effets indésirables

- Très fréquents (> 10 %) : anorexie, diarrhée, vomissements, stomatite, augmentation de l'ALAT, réactions cutanées, prurit avec sécheresse, asthénie
- Fréquents (1 à 10 %) : conjonctivite, blépharite et sécheresse oculaire, épistaxis et hématurie, affections pulmonaires interstitielles (souvent sévères et risque de fibrose pulmonaire parfois fatale), déshydratation, fièvre, affections unguéales, alopécie, augmentation de la créatininémie ou de la bilirubine, protéinurie
- Peu fréquents (< 1 %) : érosion de la cornée, réversible et parfois associée à une poussée aberrante des cils, pancréatite, réactions allergiques (angiœdèmes et urticaire)

Précautions d'emploi et interactions médicamenteuses

- Si aggravation des symptômes respiratoires, tels que dyspnée, toux et fièvre, interruption du traitement et bilan pneumologique rapide
- Surveillance régulière du bilan hépatique
- Potentialisation de l'effet neutropéniant de la vinorelbine
- Si traitement concomitant avec des inhibiteurs puissants du CYP 3A4 ou du CYP 2D6, surveillance étroite du patient en raison d'effets indésirables accrus
- Un traitement concomitant inducteur du CYP 3A4 doit être évité
- Les substances qui entraînent une augmentation significative et durable du pH gastrique peuvent diminuer l'efficacité
- En cas d'association avec des substrats du CYP 2D6, une modification de la dose du substrat doit être envisagée
- Une augmentation de l'INR et/ou des épisodes hémorragiques ont été décrits chez certains patients prenant de façon concomitante de la warfarine

Inhibiteurs de protéines kinases (VII) : Cible : EGFR

Erlotinib *Liste I-100 %-Coll-Disponible en ville-Prescription hospitalière réservée aux spécialistes en oncologie ou en hématologie*

TARCEVA	30 cp. 25 mg, 100 mg ou 150 mg	*Cancer du poumon* : 150 mg/jour *au moins 1 heure avant ou 2 heures après un repas* *Cancer du pancréas* : 100 mg/jour

Contre-indications

Allergie à l'erlotinib ou à l'un des excipients, grossesse et allaitement
Galactosémie, déficit en lactase, syndrome de malabsorption du glucose ou galactose

Propriétés

- Inhibiteur des récepteurs de l'EGFR ou facteur de croissance épidermique (produit en excès par certaines tumeurs humaines), bloquant la phosphorylation intracellulaire de l'EGFR, ce qui induit une apoptose des cellules tumorales exprimant ce facteur
- Biodisponibilité orale à 60 %, pic plasmatique atteint en 4 heures, forte liaison aux protéines plasmatiques (95 %), métabolisme hépatique par les CYP 3A4 et 1A2, élimination bilio-fécale (90 %) et urinaire, demi-vie de 36 heures, état d'équilibre atteint en 7 à 8 jours

Indications

- Cancer du poumon non à petites cellules, localement avancé ou métastatique, en première ligne chez les patients présentant des mutations activatrices de l'EGFR
- Cancer du poumon non à petites cellules, localement avancé ou métastatique, après échec d'au moins une ligne de chimiothérapie. Traitement de maintenance chez les patients ayant une maladie stable après 4 cycles d'une chimiothérapie à base de sels de platine en première ligne
- Cancer du pancréas métastatique : en association à la gemcitabine

Effets indésirables (très fréquents, sévères dans 10 à 40 % des cas)

- Éruptions cutanées maculo-papuleuses (75 %), diarrhée (54 %), asthénie (52 %), anorexie (52 %), dyspnée (41 %), toux (33 %), vomissements (23 %), infections (24 %), stomatite, prurit, kérato-conjonctivite sèche, sécheresse cutanée, douleurs abdominales, élévation des transaminases
- Rares cas de pneumopathies interstitielles (0,8 %) et de fibroses pulmonaires

Précautions d'emploi et interactions médicamenteuses (substrat et inhibiteur des CYP 3A4 et 2C8)

- Surveillance régulière des fonctions respiratoire, hépatique et rénale
- Rechercher des signes de pneumopathie interstitielle en cas de troubles respiratoires
- La diarrhée (> 50 % des cas) pourra être traitée par lopéramide et réhydratation
- Arrêt immédiat et définitif en cas d'effets indésirables de grade 3 ou 4
- Insuffisance hépatique : efficacité et tolérance non étudiées (utiliser avec précaution)
- Insuffisance rénale : efficacité et tolérance non étudiées si créatininémie > 1,5 N
- Contraception efficace pendant le traitement et au moins les 2 semaines après l'arrêt
- ***Associations déconseillées*** : substrats, inducteurs et inhibiteurs du CYP 3A4
- *Associations à utiliser avec précaution* : AVK (surveillance renforcée de l'INR) et AINS

Inhibiteurs de protéines kinases (VIII) : Cible : EGFR, HER2

Lapatinib *Liste I-100 %-Coll-Prescription hospitalière réservée aux spécialistes en oncologie ou hématologie*

TYVERB	70 ou 84 ou 140 cp. 250 mg	A. en 1 prise/jour (1)

1. Posologie en association avec la capécitabine : 1 250 mg/jour. Posologie en association avec un inhibiteur de l'aromatase : 1 500 mg/jour.

Contre-indications

Hypersensibilité au produit ou à un excipient, grossesse et allaitement

Propriétés

- Inhibiteur des domaines intracellulaires de la tyrosine kinase des récepteurs EGFR (ErbB1) et HER2 (ErbB2) qui bloque la croissance des cellules tumorales à récepteurs ErbB
- Biodisponibilité augmentée par la prise de nourriture, forte liaison (99 %) aux protéines plasmatiques et métabolisation par les cytochromes CYP 3A4 et CYP 3A5

Indications

- Traitement du cancer du sein, avec surexpression des récepteurs HER2 (ErbB2)
  - En association à la capécitabine, chez les patientes ayant une maladie avancée ou métastatique en progression après un traitement antérieur ayant comporté une anthracycline, un taxane et un traitement ayant inclus du trastuzumab
  - En association à un inhibiteur de l'aromatase, chez les patientes ménopausées ayant une maladie métastatique avec des récepteurs hormonaux positifs et pour lesquelles la chimiothérapie n'est actuellement pas envisagée
  - En association au trastuzumab chez les patientes ayant une maladie métastatique, des récepteurs hormonaux négatifs, en deuxième intention après une association trastuzumab + chimiothérapie

Effets indésirables

- Très fréquents (> 10 %) : anorexie, insomnie, céphalées, bouffées de chaleur, épistaxis, toux, dyspnée, troubles digestifs, rash, sécheresse cutanée, érythrodysesthésie palmo-plantaire, alopécie, prurit, arthralgies, asthénie
- Fréquents (1 à 10 %) : diminution de la fraction d'éjection ventriculaire, constipation, affections de l'ongle
- Rares : atteintes hépatiques, parfois graves

Précautions d'emploi et interactions médicamenteuses

- La fonction cardiaque doit être évaluée préalablement et au long du traitement
- Insuffisance hépatique ou rénale, modérée à sévère : adaptation posologique
- Une prise en charge précoce de la diarrhée est importante et peut nécessiter une réhydratation hydro-électrolytique orale ou intraveineuse avec interruption du traitement
- La coadministration d'inhibiteurs ou d'inducteurs puissants du cytochrome CYP 3A4 (voir ce terme) doit être évitée de même que le jus de pamplemousse
- La coadministration d'un traitement augmentant le pH gastrique doit être évitée
- La coadministration de médicaments ayant un index thérapeutique étroit et substrats du CYP 3A4 (ex. : cisapride, pomizide, quinidine) doit être évitée
- La coadministration de médicaments ayant un index thérapeutique étroit et substrats du CYP 2C8 (ex. : répaglinide) doit être évitée

Inhibiteurs de protéines kinases (IX) : Cible : VEGFR et autres TK

Sunitinib *Liste I-100 %-Coll-Prescription hospitalière réservée aux spécialistes en oncologie ou en hématologie*

SUTENT	28 gél. 25 mg ou 50 mg	50 mg en 1 prise/jour pendant 4 semaines toutes les 6 semaines

Contre-indications

Hypersensibilité au produit ou aux excipients
Insuffisance hépatique sévère, grossesse et allaitement

Propriétés

- Inhibiteur de récepteurs à tyrosine kinase qui induit une double activité : anti-angiogénique et anti-proliférative par inhibition de multiples récepteurs, en particulier du facteur de croissance plaquettaire (PDGFRα et PDGFRβ), du facteur de croissance endothélial vasculaire (VEGFR1, VEGFR2 et VEGFR3) et du facteur de cellule souche (KIT)
- Fortement lié aux protéines plasmatiques (> 90 %), métabolisé par le foie (CYP 3A4), demi-vie longue (2 à 4 jours) et élimination par les selles

Indications

- Cancers du rein avancés et/ou métastatiques (MRCC)
- Tumeurs stromales gastro-intestinales (GIST) malignes non résécables et /ou métastatiques, après échec d'un traitement par le mésylate d'imatinib
- Tumeurs neuro-endocrines du pancréas, non résécables ou métastatiques bien différenciées (37,5 mg/jour)

Effets indésirables

- Très fréquents de tous grades (> 10 %) : fatigue, hypertension, diarrhée, nausée, stomatite, vomissements, dyspepsie, douleurs abdominales, affections cutanées telles que modification de la couleur de la peau, syndrome mains-pieds, érythrodysesthésie palmo-plantaire, rash, inflammation des muqueuses, anémie, neutropénie, thrombocytopénie
- Fréquents de tous grades (1 à 10 %) : hypothyroïdie, épistaxis, chromaturie, constipation, glossodynie, reflux gastro-œsophagien, douleurs des extrémités, arthralgies, myalgies, modification de la couleur des cheveux, sécheresse de la peau
- Rares (< 1 %) : embolie pulmonaire, thrombocytopénie, hémorragie intratumorale, neutropénie, hypertension artérielle, hépatite, insuffisance hépatique, allongement de QT, ostéonécrose de la mâchoire (bisphosphonates IV associés), infections graves (pneumonie), fasciite nécrosante, réactions cutanées sévères : érythème polymorphe, Stevens-Johnson, nécrolyse épidermique toxique

Précautions d'emploi et interactions médicamenteuses

- Avertir les patients du risque de sensations vertigineuses au cours du traitement
- Si une dose est oubliée, le patient ne doit pas prendre de dose supplémentaire
- L'ajustement de dose se fera par paliers de 12,5 mg, entre 25 et 75 mg
- Aucun ajustement posologique n'est recommandé chez les patients présentant une insuffisance hépatique légère ou modérée (classe A ou B de Child-Pugh)
- L'administration concomitante d'inducteurs puissants du CYP 3A4 tels que la rifampicine peut faire baisser les concentrations plasmatiques de sunitinib
- L'administration concomitante d'inhibiteurs puissants du CYP 3A4 tels que le kétoconazole peut faire augmenter les concentrations plasmatiques de sunitinib

Inhibiteurs de protéines kinases (X) : Cible : VEGFR et autres TK

Pazopanib *Liste I-100 %-Coll-Prescription hospitalière réservée aux spécialistes en oncologie ou en hématologie*

VOTRIENT	30 cp. 200 mg ou 400 mg	800 mg x 1 fois/jour *à distance des repas*

Contre-indications

Hypersensibilité au médicament ou à l'un des excipients
Insuffisance hépatique sévère, âge < 18 ans
Grossesse et allaitement

Propriétés

- Inhibiteur puissant de tyrosine kinase des récepteurs du facteur de croissance endothélial vasculaire (VEGFR1, VEGFR2 et VEGFR3), des récepteurs du facteur de croissance plaquettaire (PDGFR alpha et PDGFR bêta) et du récepteur du facteur de cellule souche (c-KIT)
- L'absorption par voie orale est augmentée lors d'une administration avec de la nourriture, Cmax obtenue après 3,5 heures, liaison aux protéines plasmatiques > 99 %, métabolisation principalement par le CYP 3A4, demi-vie de 31 heures

Indications

- Cancers du rein avancés : traitement de première ligne et des patients préalablement traités par des cytokines à un stade avancé de leur maladie
- Sarcomes des tissus mous (STS) avancés (sous-types histologiques spécifiques) (hors liposarcomes et GIST), préalablement traités par chimiothérapie, au stade métastatique ou qui ont progressé dans les 12 mois suivant un traitement (néo-)adjuvant

Effets indésirables

- Très fréquents (> 10 %) : fatigue, douleur tumorale, dysgueusie, modification de la couleur des cheveux, nausées, vomissements, diarrhée, douleurs abdominales, élévation des transaminases et des gamma-GT, hyperalbuminémie, hypertension artérielle
- Fréquents (1 à 10 %) : asthénie, inflammation des muqueuses, œdèmes, douleurs thoraciques, frissons, maux de tête, sensations vertigineuses, léthargie, paresthésies, rash, alopécie, érythrodysesthésie palmo-plantaire (syndrome mains-pieds), érythème, prurit, dépigmentation, hyperhidrose, neutropénie, thrombopénie, myalgies, dyspepsie, élévation de la lipase, hypothyroïdie, hypercholestérolémie, protéinurie, élévation de la créatininémie, événements thrombo-emboliques veineux, épistaxis, dysphonie, hémorragie pulmonaire

Précautions d'emploi et interactions médicamenteuses

- Insuffisance hépatique modérée : réduction de dose à 200 mg/jour. Contrôle des enzymes hépatiques une fois par mois. Arrêt du traitement si élévation ALAT > 8N ou associée à une hyperbilirubinémie
- Contrôle régulier de la pression artérielle et traitement hypertenseur si nécessaire
- Utiliser avec précaution en cas de maladie cardio-vasculaire pré-existante, notamment insuffisance cardiaque, thrombose artérielle ou veineuse, allongement de l'intervalle QT, prise simultanée de médicaments allongeant l'intervalle QT
- Contrôler régulièrement kaliémie, calcémie, magnésémie et corriger d'éventuels déséquilibres (majoration du risque de torsade de pointe)
- Surveiller régulièrement TSH et protéinurie
- L'administration concomitante d'autres inhibiteurs puissants de la famille du CYP 3A4 (itraconazole, clarithromycine, atazanavir, indinavir, nelfinavir, ritonavir, saquinavir, télithromycine, voriconazole) peut augmenter les concentrations. Les inducteurs du CYP 3A4 comme la rifampicine peuvent diminuer les concentrations
- Diminution de l'absorption du pazopanib en cas de traitement concomitant par IPP

Inhibiteurs de protéines kinases (XI) : Cible : VEGFR et autres TK

Regorafenib *Liste I-100 %-Coll-Prescription hospitalière réservée aux spécialistes en oncologie*

STIVARGA	84 cp. 40 mg	160 mg en continu (1)

1. À heure fixe chaque jour, après un repas léger pauvre en graisses.

Contre-indications

Hypersensibilité au regorafenib, au soja et à l'arachide
Insuffisance hépatique sévère, âge < 18 ans
Grossesse et allaitement

Propriétés

- Inhibiteur des protéines kinases, y compris des kinases impliquées dans l'angiogénèse tumorale (VEGFR1, 2, 3, TIE2), l'oncogénèse (KIT, RET, RAF-1, BRAF, BRAFV600E) et le micro-environnement tumoral (PDGFR, FGFR)
- Pic de concentration plasmatique en 3 à 4 heures, métabolisation hépatique (CYP 3A4) et glucoroconjugaison (UGT1A9) ; métabolites actifs : M2 et M5 ; demi-vie : 20 à 30 heures (50 heures pour M5) ; élimination dans les fèces (70 %) et urinaire (20 %)

Indications

- Patients adultes atteints d'un cancer colorectal métastatique qui ont été traités antérieurement ou qui ne sont pas éligibles aux traitements disponibles, notamment une chimiothérapie à base de fluoropyrimidine, un traitement par anti-VEGF et un traitement par anti-EGFR

Effets indésirables

- Très fréquents (> 10 %) : asthénie, céphalées, syndrome mains-pieds, éruption cutanée, fièvre, infection, anémie, thrombopénie, hémorragie (fatale 0,8 %), diarrhée, stomatite, hyperbilirubinémie, hypertension artérielle (rarement aiguë), dysphonie
- Fréquents (1 à 10 %) : élévation des transaminases, amylases, lipases, hypothyroïdie, hypocalcémie, hyponatrémie, protéinurie
- Rares (< 1 %) : syndrome de leuco-encéphalopathie postérieure réversible, syndromes de Lyell et Stevens-Johnson, perforation digestive, imposant l'arrêt du traitement

Précautions d'emploi et interactions médicamenteuses

- Bilan hépatique (ALAT, ASAT et bilirubine) avant l'instauration du traitement et surveillance étroite (toutes les 2 semaines) pendant les 2 premiers mois du traitement
- La TA doit être contrôlée avant l'instauration du traitement puis régulièrement
- La NPS et les paramètres de coagulation doivent être surveillés chez les patients ayant un risque hémorragique et chez ceux qui sont traités par anticoagulants
- ***Associations déconseillées*** : inhibiteurs de l'activité du CYP 3A4 (clarithromycine, jus de pamplemousse, itraconazole, kétoconazole, posaconazole, télithromycine et voriconazole), inhibiteurs de l'UGT 1A9 (acide méfénamique, diflusinal et acide niflumique)
- *Associations à utiliser avec précaution* : les inducteurs puissants du CYP 3A4 (rifampicine, phénytoïne, carbamazépine, phénobarbital et millepertuis) pourraient également augmenter le métabolisme du régorafénib

Inhibiteurs de protéines kinases (XII) : Cible : VEGFR

Axitinib *Liste I-100 %-Coll-Prescription hospitalière réservée aux spécialistes en oncologie*

INLYTA	28 ou 56 cp. 1 mg ou 5 mg	5 mg x 2 fois/jour initialement puis 7 mg x 2 fois/jour après 2 semaines puis 10 mg x 2 fois/jour maximum si bonne tolérance

Contre-indications

Hypersensibilité à la substance active ou à l'un des excipients
Grossesse et allaitement

Propriétés

- Inhibiteur puissant de tyrosines kinases de VEGFR-1, VEGFR-2 et VEGFR-3, impliqués dans l'angiogénèse pathologique, la croissance tumorale et la progression métastatique de cancers
- Biodisponibilité de 58 % après administration orale, demi-vie de 2,5 à 6,1 heures, forte liaison aux protéines plasmatiques (> 99 %), métabolisation hépatique par CYP 3A4/5 et élimination principalement biliaire

Indications

- Traitement du cancer du rein avancé (métastatique) après échec d'un traitement antérieur par sunitinib ou cytokine

Effets indésirables

- Très fréquents (> 10 %) : perte de poids, asthénie, mucite, sécheresse cutanée, rash, syndrome mains-pieds, constipation, nausées, vomissements, diarrhée, dysphonie, hypertension, hémorragie, céphalées, baisse de l'appétit, hypothyroïdie
- Fréquents (1 à 10 %) : anémie, thrombopénie, déshydratation, vertiges, acouphènes, thromboses veineuses et embolies, événements artériels emboliques et thrombotiques, dyspnée, toux, douleurs oro-pharyngées, douleurs abdominales, dyspepsie, flatulences, hémorroïdes, prurit, alopécie, myalgies, arthralgies, douleurs des membres, insuffisance rénale, élévation de la TSH, lipase, transaminases, phosphatases alcalines, amylase

Précautions d'emploi

- Risques d'hypertension artérielle : surveillance régulière de la pression artérielle. Interruption du traitement en cas d'hypertension sévère puis reprise à dose réduite
- Prescription prudente chez les patients à risque d'événements thrombo-emboliques artériels ou veineux, en particulier si antécédent au cours des 6 mois précédents
- Ne pas administrer l'axitinib en cas d'hémorragie récente ou de métastases cérébrales non traitées
- Risque de syndrome d'encéphalopathie postérieure réversible (SEPR) : indication d'IRM systématique en cas de céphalées, convulsions, léthargie, confusion, cécité notamment

Interactions médicamenteuses (métabolisme hépatique par CYP 3A4/5)

- Éviter l'association aux inhibiteurs puissants du CYP 3A4/5 (si nécessaire réduire la dose) et aux inducteurs du CYP 3A4/5 : risque de diminution de l'efficacité

Inhibiteurs de protéines kinases (XIII) : Cible : RAF1, VEGFR et autres TK

Sorafénib *Liste I-100 %-Coll-Disponible en ville-Prescription hospitalière réservée aux spécialistes en oncologie ou en hématologie*

NEXAVAR	112 cp. 200 mg	A. 400 mg x 2 fois/jour *en dehors des repas*

Contre-indications

Hypersensibilité au sorafénib ou à l'un des excipients
Grossesse et allaitement

Propriétés

- Inhibiteur multikinase ayant des propriétés anti-prolifératives et anti-angiogéniques
- Biodisponibilité orale correcte (réduite de 30 % par les aliments gras), pic plasmatique en 3 heures, forte liaison aux protéines plasmatiques (99,5 %), métabolisme hépatique par le CYP 3A4 et glycuroconjugaison par l'UGT1A9, élimination bilio-fécale (77 %) et urinaire (19 %), demi-vie d'élimination de 25 à 48 heures, état d'équilibre atteint en 7 jours

Indications

- Carcinome rénal avancé après échec d'un traitement à base d'interféron alpha ou d'interleukine 2, ou chez des patients pour lesquels ces traitements sont inadaptés
- Carcinome hépatocellulaire avancé non opérable chez des patients de stade Child A

Effets indésirables (très fréquents, sévères dans 20 % des cas)

- Très fréquents (> 10 %) : diarrhée (40 %), nausées (16 %), vomissements, rash (28 %), alopécie (26 %), syndrome main-pied avec érythrodysesthésies (23 %), prurit, érythème, fatigue, hypertension artérielle, hémorragie, douleurs, lymphopénie, hypophosphatémie, élévation de la lipasémie
- Fréquents (1 à 10 %) : stomatite, dyspepsie, dysphagie, constipation, anorexie, acné, sécheresse et desquamation cutanées, asthénie, syndrome pseudo-grippal, acouphènes, neuropathie sensitive, dépression, leucopénie, anémie, thrombopénie, élévation des transaminases, de l'amylasémie
- Peu fréquents (< 1 %) : réactions d'hypersensibilité, crise hypertensive, ischémie myocardique, hypothyroïdie, gynécomastie, dysfonction érectile, gastrite, pancréatite, élévation de la bilirubine et des phosphatases alcalines

Précautions d'emploi (traitement nécessitant une surveillance stricte)

- Arrêt définitif en cas d'effets indésirables sévères ou persistants (dont HTA, réactions cutanées, ischémie myocardique, IDM, hémorragie, cytopénie), arrêt temporaire en cas d'intervention chirurgicale majeure
- Insuffisance hépatique légère à modérée (Child Pugh A ou B) et insuffisance rénale légère à modérée (clairance de la créatinine > 30 ml/min) : posologie inchangée
- Insuffisance hépatique ou rénale sévère : pas de données disponibles

Interactions médicamenteuses (substrat du CYP 3A4 et inhibiteur enzymatique)

- *Associations déconseillées* : inducteurs du CYP 3A4, anti-acides et antisécrétoires gastriques
- *Associations à utiliser avec précaution* : AVK (surveillance renforcée de l'INR), substrats des CYP 2C9, 2B6 et 2C8 (voir ces termes) car inhibiteur de ces isoenzymes

Inhibiteurs de protéines kinases (XIV) : Cible : RET et ALK

Crizotinib *Liste I-100 %-Coll-Prescription hospitalière réservée aux spécialistes en oncologie*

XALKORI	60 gél. 200 mg ou 250 mg	250 mg x 2 fois/jour jusqu'à progression ou toxicité inacceptable (1)

1. Une interruption ou une diminution de dose peuvent être justifiées en fonction de la tolérance. Lorsqu'une diminution de dose est nécessaire, la dose doit être réduite à 200 mg x 2 fois/jour. Si une nouvelle diminution est nécessaire, réduction à 250 mg/jour en prise unique.

Contre-indications

Hypersensibilité au crizotinib
Insuffisance hépatique sévère, âge < 18 ans
Grossesse et allaitement

Propriétés

- Inhibiteur sélectif du récepteur à activité tyrosine kinase ALK (*anaplastic lymphoma kinase*), de ses variants oncogéniques et du facteur de croissance des hépatocytes (HGFR, c-Met) entraînant une inhibition de la croissance et l'apoptose dans les lignées de cellules tumorales présentant des variants de fusion ALK (dont EML4-ALK et NPM-ALK) ou présentant une amplification des locus géniques ALK ou Met
- Biodisponibilité de 43 %, Cmax de 4 à 6 heures, forte liaison aux protéines plasmatiques (91 %), volume de distribution (VSS) de 1 772 l (donc large distribution tissulaire), métabolisation hépatique par CYP 3A4/5, élimination principale par les fèces (63 %), demi-vie de 42 heures (état d'équilibre atteint en 15 jours)

Indications

- Traitement des patients adultes ayant reçu au moins un traitement antérieur pour un cancer du poumon non à petites cellules (CPNPC) (ALK positif)

Effets indésirables

- Très fréquents (> 10 %) : troubles de la vision (58 %), nausées (54 %), vomissements (41 %), diarrhée (42 %), constipation (29 %), œdèmes (27 %), neuropathie périphérique, étourdissements, dysgueusie, asthénie, anorexie, hypertransaminasémie (cas d'hépatites mortelles), neutropénie
- Fréquents (1 à 10 %) : troubles œsophagiens, éruption cutanée, dyspepsie, pneumopathie interstitielle, bradycardie, allongement du QT, leucopénie, lymphopénie, anémie, hypophosphatémie

Précautions d'emploi et interactions médicamenteuses

- Un bilan hépatique doit être réalisé 2 fois/mois pendant 2 mois, puis 1 fois/mois
- Surveillance de la survenue d'une pneumopathie interstitielle et de l'intervalle QT
- ***Associations déconseillées*** : inhibiteurs puissants du CYP 3A (augmentation des concentrations plasmatiques), inhibiteurs de protéase, antifongiques azolés, macrolides et jus de pamplemousse. Inducteurs puissants du CYP 3A (diminution des concentrations plasmatiques) : carbamazépine, phénobarbital, phénytoïne, rifabutine, rifampicine, et millepertuis. Médicaments allongeant l'intervalle QT, bradycardisants (inhibiteurs calciques, bêta-bloquants...)
- *Associations à prendre en compte* : alfentanil, cisapride, ciclosporine, dérivés de l'ergot de seigle, fentanyl, pimozide, quinidine, sirolimus, tacrolimus, contraceptifs oraux, irinotécan

Inhibiteurs de protéines kinases (XV) : Cible : RET, VEGFR

Vandetanib *Liste I-100 %-Coll-Prescription hospitalière réservée aux spécialistes en oncologie*

CAPRELSA	30 cp. 100 mg	100 à 300 mg x 1 fois/jour

Contre-indications

Hypersensibilité à la substance active ou à l'un des excipients
QTc long congénital, QTc > 480 millisecondes, médicament allongeant l'intervalle QTc
Grossesse et allaitement

Propriétés

- Inhibiteur puissant du récepteur 2 du facteur de croissance de l'endothélium vasculaire (VEGFR-2), des tyrosines kinases du récepteur de l'EGFR et de la tyrosine kinase de RET, qui entraîne une inhibition de la migration, de la prolifération et de la survie des cellules endothéliales stimulées par le VEGF et de la formation de nouveaux vaisseaux. Inhibition de la prolifération et de la survie cellulaire EGFR dépendante. Inhibition de la forme sauvage et de la majorité des formes mutées activées de RET
- Après administration orale, absorption lente (Cmax entre 4 et 10 heures) et accumulation progressive, équilibre atteint en 2 mois, forte liaison aux protéines plasmatiques (94 %), faible métabolisation par CYP 3A4, élimination par les selles (44 %) et urinaire (25 %)

Indications

- Cancer médullaire de la thyroïde localement avancé non opérable ou métastatique

Effets indésirables

- Très fréquents (> 10 %) : infections des voies aéro-digestives supérieures, infections urinaires, asthénie, douleurs, œdèmes, céphalées, paresthésies, vertiges, insomnies, dépression, photosensibilité, éruption cutanée, troubles de la vision, opacités cornéennes, douleurs abdominales, diarrhée, nausées, vomissements, dyspepsie, baisse de l'appétit, hypocalcémie, protéinurie, lithiase rénale, allongement de l'intervalle QTc, hypertension
- Fréquents (1 à 10 %) : élévation des transaminases, hypokaliémie, hypercalcémie, hyperglycémie, déshydratation, hyponatrémie, hypothyroïdie

Précautions d'emploi et interactions médicamenteuses

- Surveillance initiale systématique : ECG, kaliémie, calcémie, magnésémie et TSH, à renouveler à 1, à 3, à 6 et à 12 semaines après le début du traitement, puis tous les 3 mois. Arrêt du traitement si intervalle QTc ≥ 500 millisecondes
- Risque de syndrome de leuco-encéphalopathie postérieure réversible : faire une IRM cérébrale systématique chez tous les patients présentant des troubles neurologiques
- Éviter l'exposition solaire du fait du risque de photosensibilisation
- Arrêt du traitement en cas de diarrhée sévère de grade 3-4. Traitement symptomatique
- Surveillance attentive en cas d'hypertension car risque de crise hypertensive
- En cas d'insuffisance rénale ou hépatique, utilisation non recommandée
- Rechercher une pneumopathie interstitielle et une fibrose pulmonaire en cas de symptômes respiratoires (dypnée, toux, fièvre)
- ***Associations contre-indiquées*** : médicaments allongeant l'intervalle QTc tels que cisapride, érythromycine IV, torémifène, mizolastine, mixofloxacine, arsenic, anti-arythmiques des classes IA et III. L'utilisation concomitante de l'ondansétron n'est pas recommandée
- *Associations à prendre en compte* : inducteurs du CYP 3A4 (rifampicine, millepertuis, carbamazépine, phénobarbital). Augmentation des concentrations plasmatiques de digoxine et de dabigatran en cas d'utilisation concomitante. Diminution des concentrations de metformine
- Possibilités d'interactions avec les AVK : surveillance plus fréquente de l'INR

Inhibiteurs des protéines kinases (XVI) : Cible : JAK

Ruxolitinib *Liste I-100 %-Coll-Disponible en ville-Prescription hospitalière réservée aux spécialistes en oncologie ou en hématologie*

JAKAVI	60 cp. 5 mg ou 15 mg ou 20 mg	A. 20 mg x 2 fois/jour au moment ou en dehors des repas (1)

1. Si taux de plaquettes compris entre 100 000 et 200 000/mm^3 : 15 mg x 2 fois/jour. Si taux de plaquettes compris entre 50 000 et 100 000/mm^3 : 5 mg x 2 fois/jour.

Contre-indications

Hypersensibilité au produit ou à l'un des excipients
Grossesse et allaitement

Propriétés

- Inhibiteur de tyrosine kinases, les *Janus Associated Kinases* (JAK1 et JAK2), bloquant les signaux cellulaires liés à JAK et modifiant l'activation des cytokines (IL6, TNF) ou des facteurs de croissance, notamment hématopoïétiques
- Concentration maximale 1 heure après l'administration *per os*, métabolisation par le CYP 3A4, demi-vie d'élimination : 3 heures

Indications

- Traitement de la splénomégalie ou des symptômes liés à la maladie chez l'adulte atteint de myélofibrose primitive ou de myélofibrose secondaire à la maladie de Vaquez ou à la thrombocytopénie essentielle

Effets indésirables

- Très fréquents (> 10 %) : anémie (82 %), thrombopénie (70 %), neutropénie (16 %), saignements (33 %, dont graves 5 %), étourdissements, céphalées, prise de poids, hypertransaminasémie, hypercholestérolémie

Précautions d'emploi

- Myélosuppression : NFP avant le traitement, puis toutes les semaines au début, puis toutes les 2 à 4 semaines. Le traitement doit être interrompu si taux de plaquettes < 50 000/mm^3 et nombre de neutrophiles < 500/mm^3
- Risque infectieux : recherche préalable de contact tuberculeux (recherche d'interféron gamma), traitement préalable d'infections actives et surveillance régulière
- Une leuco-encéphalopathie multifocale progressive (LEMP) a été rapportée → surveillance neurologique régulière
- Insuffisance rénale sévère et insuffisance hépatique : dose initiale réduite
- En cas d'omission de dose, le patient ne doit pas prendre une nouvelle dose et attendre la suivante selon la prescription habituelle
- Le traitement ne doit pas être arrêté brusquement (effet rebond après 1 semaine) : une diminution progressive des doses, toutes les 2 semaines, est indispensable

Interactions médicamenteuses

- ***Associations à utiliser avec précaution*** : inhibiteurs puissants du CYP 3A4 : réduire la dose de ruxolitinib ; inducteurs enzymatiques du CYP 3A4 : surveiller les patients et adapter la dose en fonction de la tolérance et de l'efficacité

Inhibiteurs de protéines kinases (XVII) : Cible : BRAF

Vémurafénib *Liste I-100 %-Coll-Prescription hospitalière réservée aux spécialistes en oncologie*

ZELBORAF	56 cp. 240 mg	960 mg (soit 4 cp.) x 2 fois/jour à 12 heures d'intervalle

Contre-indications
Hypersensibilité à la substance active ou à l'un des excipients Grossesse et allaitement

Propriétés

- Agent inhibiteur de la sérine-thréonine kinase BRAF activée par la mutation V600^{E} stimulant la prolifération cellulaire. Le médicament n'est actif qu'en cas de mutation BRAF V600^{E} qui doit donc être préalablement recherchée
- Variabilité pharmacocinétique interindividuelle élevée, biodisponibilité mal connue, Cmax d'environ 4 heures, forte liaison aux protéines plasmatiques (99 %), métabolisation principalement par l'enzyme CYP 3A4, mais le composé parent reste prédominant dans le plasma (95 %), demi-vie de 30 à 120 heures, élimination dans les selles (94 %)

Indications

- Traitement du mélanome malin non résécable ou métastatique avec mutation BRAF V600^{E}

Effets indésirables

- Très fréquents (> 10 %) : fatigue, pyrexie, œdèmes périphériques, arthralgies, myalgies, douleurs des extrémités et/ou musculo-squelettiques, photosensibilité, kératose actinique, éruption cutanée, alopécie, sécheresse cutanée, diarrhée nausées, vomissements, constipation, toux, céphalées, dysgueusie, baisse de l'appétit, papillome cutané, carcinome épidermoïde cutané, élévation des gamma-GT
- Fréquents (1 à 10 %) : arthrite, syndrome mains-pieds, érythème noueux, kératose pilaire, uvéite, paralysie du nerf facial, folliculite, carcinome baso-cellulaire, élévation des transaminases, des phosphatases alcalines, de la bilirubine

Précautions d'emploi et interactions médicamenteuses

- Arrêt immédiat du traitement en cas de réaction sévère d'hypersensibilité, des cas graves (anaphylaxie, syndrome de Stevens-Johnson, hypotension) ayant été rapportés
- Allongement de l'intervalle QT : vérification et correction des anomalies hydro-électrolytiques (dont magnésémie), éviter le traitement en cas de QT long ou prise concomitante de médicaments prolongeant l'intervalle QT. Surveillance ECG et ionogramme réguliers
- Surveillance oculaire régulière : quelques cas graves d'uvéite, d'iritis et d'occlusion de la veine rétinienne
- En raison de la survenue de carcinomes épidermoïdes cutanés : évaluation dermatologique avant l'instauration de traitement et exérèse de toutes lésions suspectes. En cas de carcinome épidermoïde cutané, poursuivre le traitement sans adaptation posologique
- Surveillance une fois par mois des enzymes hépatiques
- Pas d'exposition solaire au cours du traitement : risque de photosensibilisation
- Risques d'augmentation de l'exposition plasmatique des médicaments métabolisés par CYP 1A2 et de diminution de l'exposition plasmatique des médicaments métabolisés par le CYP 3A4 (dont les contraceptifs oraux)
- Surveillance renforcée de l'INR en cas de traitement concomitant par warfarine

Inhibiteurs de protéines kinases (XVIII) : Cible : BRAF

Dabrafénib *Liste I-100 %-Coll-Prescription hospitalière réservée aux spécialistes en oncologie*

TAFINLAR	120 gél. 50 mg ou 75 mg	150 mg x 2 fois/jour jusqu'à progression ou toxicité inacceptable (1)

1. Recommandations relatives à la réduction des doses : dose complète : 150 mg x 2 fois/jour, première réduction de dose : 100 mg x 2 fois/jour, deuxième réduction de dose : 75 mg x 2 fois/jour, troisième réduction de dose : 50 mg x 2 fois/jour.

Contre-indications

Hypersensibilité au dabrafénib ou aux dérivés du propylèneglycol
Insuffisance rénale sévère, insuffisance hépatique modérée à sévère, âge < 18 ans
Grossesse et allaitement

Propriétés

- Inhibiteur des protéines kinases BRAF dont les mutations oncogéniques conduisent à une activation de la voie RAS/RAF/MEK/ERK, impliquée dans la prolifération cellulaire
- Biodisponibilité de 95 % (réduite de 30 à 50 % si nourriture), concentration plasmatique maximale de 2 heures, liaison de 99,7 % aux protéines plasmatiques, métabolisation par CYP 2C8 et CYP 3A4, demi-vie : 8 heures, élimination dans les selles (71 %) et les urines (23 %)

Indications

- En monothérapie dans le traitement des patients adultes atteints d'un mélanome non résécable ou métastatique porteur d'une mutation BRAF V600

Effets indésirables

- Très fréquents (> 10 %) : fièvre, fatigue, frissons, céphalées, tumeur bénigne cutanée (papillome), hyperkératose, alopécie, éruption cutanée, syndrome d'érythrodysesthésie palmoplantaire, arthralgies, nausées, vomissements, diarrhée, anorexie, toux
- Fréquents (1 à 10 %) : syndrome grippal, tumeurs cutanées : carcinome épidermoïde cutané, kératose séborrhéique, acrochordon (excroissance bénigne cutanée), carcinome basocellulaire, sécheresse cutanée, prurit, kératose actinique, lésions cutanées, érythème, constipation, hypophosphatémie, hyperglycémie, diminution de la FEVG

Précautions d'emploi et interactions médicamenteuses

- Interrompre le traitement si fièvre (rares cas de pyrexie avec déshydratation)
- Surveillance cutanée en raison du risque de tumeur induite. Surveillance TDM initiale puis tous les 6 mois en raison du risque d'apparition de tumeur maligne non cutanée
- Surveillance de la fonction visuelle (quelques cas d'uvéite)
- Contrôle systématique de l'ECG et des électrolytes avant traitement en raison du risque d'allongement de QT
- *Associations déconseillées* : inducteurs puissants des cytochromes CYP 2C8 ou CYP 3A4 (rifampicine, phénytoïne, carbamazépine, phénobarbital, millepertuis)
- *Associations à utiliser avec précaution* : inhibiteurs puissants de CYP 2C8 et CYP 3A4 (kétoconazole, clarithromycine, ritonavir, saquinavir, télithromycine, itraconazole, voriconazole, posaconazole, atazanavir). Le dabrafénib est un inducteur des enzymes de métabolisation, ce qui peut entraîner une perte d'efficacité de nombreux médicaments couramment utilisés (dont antiviraux, digoxine, warfarine)

Inhibiteurs de protéines kinases (XIX) : Cible : mTOR

Temsirolimus *Liste I-Coll-Prescription hospitalière réservée aux spécialistes en oncologie ou en hématologie*

TORISEL 25 mg/ml *À conserver et transporter réfrigéré (entre + 2 °C et + 8 °C)* *Conservation, dilution et perfusion à l'abri de la lumière*	30 mg par flacon de solution à diluer + 1 flacon de diluant	Posologie recommandée : perfusion IV de 25 mg en 30 à 60 minutes 1 fois/semaine (1) et (2)

1. Une prémédication intraveineuse avec un antihistaminique doit être réalisée.
2. Les poches et conditionnements venant au contact du produit doivent être fabriqués en verre, en polyoléfine ou en polyéthylène. Les dispositifs en PVC ne doivent pas être utilisés.

Contre-indications

Hypersensibilité au produit ou à l'un des excipients

Propriétés

- Inhibiteur sélectif de la protéine sérine/thréonine kinase mTOR, il se lie à une protéine intracellulaire (FKBP-12), puis le complexe se lie à son tour à la protéine mTOR et en inhibe l'activité avec arrêt de la croissance au stade G1 des cellules tumorales
- Les demi-vies moyennes du temsirolimus et de son principal métabolite actif, le sirolimus, sont de 18 et 73 heures, l'élimination s'effectuant principalement dans les selles

Indications

- Traitement de première intention du cancer du rein avancé chez les patients présentant au moins 3 des 6 facteurs de risque pronostique de la classification du MSKCC (Motzer)
- Traitement du lymphome des cellules du manteau (LCM) en rechute et/ou réfractaire

Effets indésirables

- Les plus graves : réactions d'hypersensibilité, hyperglycémie, infections, pneumopathies interstitielles (surveillance respiratoire), hyperlipidémie, saignements intracérébraux, insuffisance rénale, perforation de l'intestin, altération de la cicatrisation
- Très fréquents (> 10 %) : anémie, nausée, rash, anorexie, œdème, asthénie, élévation de la créatinine, thrombopénie, dysgueusie, dyspnée, épistaxis, toux, douleurs abdominales, stomatite, diarrhées, prurit, acné, affections de l'ongle, sécheresse cutanée, arthralgies, hypokaliémie, infections
- Fréquents (1 à 10 %) : élévation des transaminases, neutropénie, leucopénie, lymphopénie, conjonctivite, insuffisance rénale, dermatite exfoliative, hypophosphatémie, accidents thrombo-emboliques veineux, hypertension, réaction allergique/d'hypersensibilité
- Peu fréquents (< 1 %) : saignements intracérébraux, perforation de l'intestin

Précautions d'emploi et interactions médicamenteuses

- Aucun ajustement n'est recommandé chez le patient âgé ou insuffisant rénal. Prudence en cas d'insuffisance hépatique
- En cas de réaction d'hypersensibilité → la perfusion doit être interrompue
- La prise en charge d'effets indésirables peut nécessiter une interruption temporaire du traitement et/ou une réduction de la dose
- Contraception efficace pendant le traitement et les semaines suivantes
- Les inducteurs du CYP 3A4 sont susceptibles de réduire les concentrations
- Les inhibiteurs du CYP 3A4 sont susceptibles d'augmenter les concentrations sanguines

Inhibiteurs de protéines kinases (XX) : Cible : mTOR

Évérolimus *Liste I-100 %-Coll-Prescription hospitalière (réservée aux oncologues pour Afinitor)*

AFINITOR	30 cp. 5 mg ou 10 mg	10 mg en 1 prise orale par jour (1)
VOTUBIA	30 cp. 2,5 mg ou 5 mg	2,5 mg à 7,5 mg x 1 fois/jour (2), (3) et (4)

1. Traitement poursuivi aussi longtemps qu'un bénéfice clinique est observé ou jusqu'à la survenue d'une toxicité inacceptable.
   La dose recommandée est de 10 mg 1 fois/jour à la même heure, avec ou sans aliment de façon constante, comprimés avalés entiers avec un verre d'eau.
   Ajustement de la posologie en cas d'effets indésirables :
   - Ce peut être une réduction et/ou une interruption temporaire (ex. : pendant 1 semaine) suivie d'une reprise du traitement à la dose de 5 mg.
   - S'il est nécessaire de diminuer la posologie, la dose recommandée est de 5 mg/jour.
   - Patients âgés (≥ 65 ans) : aucune adaptation de la posologie n'est nécessaire.
   - Insuffisance hépatique : chez des patients présentant une insuffisance hépatique modérée (classe B de Child-Pugh), la posologie doit être réduite à 5 mg/jour.
2. Surface corporelle (SC) ≤ 1,2 m^2 : dose quotidienne initiale de 2,5 mg.
   Surface corporelle (SC) de 1,3 à 2,1 m^2 : dose quotidienne initiale de 5 mg.
   Surface corporelle (SC) ≤ 2,2 m^2 : dose quotidienne initiale de 7,5 mg.
3. Le suivi thérapeutique des concentrations sanguines d'évérolimus à l'aide d'un dosage validé est obligatoire chez les patients traités pour un SEGA (*SubEpendymal Giant cell Astrocytoma*). Les concentrations résiduelles doivent être déterminées environ 2 semaines après la première dose, après toute modification de dose, après l'instauration ou la modification d'un traitement concomitant par des inducteurs ou des inhibiteurs du CYP 3A4.
4. Dans l'angiomyolipome, la posologie est de 10 mg 1 fois/jour, à adapter en fonction de la tolérance et des fonctions hépatiques.

Contre-indications
Hypersensibilité à la substance active, aux autres dérivés de la rapamycine ou à l'un des excipients Grossesse et allaitement

Propriétés

- Inhibiteur sélectif de mTOR, sérine thréonine kinase dont l'activité est connue comme étant dérégulée dans de nombreux cas de cancers humains
- Les concentrations maximales sont atteintes 1 heure après l'administration d'une dose orale de 5 à 10 mg à jeun ou avec un repas léger (sans matière grasse). Liaison aux protéines plasmatiques d'environ 74 % et métabolisme par le CYP 3A4 et la Pgp

Indications (chez les sujets > 18 ans)

- AFINITOR :
  - Traitement du cancer du rein avancé chez des patients ayant progressé sous ou après une thérapie ciblée anti-VEGF
  - Tumeurs neuro-endocrines du pancréas à un stade avancé, non résécables ou métastatiques, bien ou moyennement différenciées
  - Cancer du sein avancé RH+, HER2 négatif, en association à l'exémestane, chez la femme ménopausée préalablement traitée par inhibiteur non stéroïdien de l'aromatase
- VOTUBIA :
  - Patients âgés de 3 ans et plus, ayant un astrocytome sous-épendymaire à cellules géantes (SEGA) associé à une sclérose tubéreuse de Bourneville (STB), qui nécessitent une intervention thérapeutique mais qui ne sont pas candidats à une résection chirurgicale du SEGA
  - Adultes ayant un angiomyolipome rénal associé à une STB qui présentent un risque de complications (taille de la tumeur, présence d'un anévrysme ou tumeurs multiples) mais qui ne nécessitent pas d'intervention chirurgicale immédiate

Effets indésirables

- Lymphopénie, anémie, thrombopénie, neutropénie, hyperglycémie hypercholestérolémie, hypertriglycéridémie, hypertransaminasémie, augmentation de la créatinine
- Anorexie, déshydratation, insomnie, dysgueusie, céphalées, conjonctivite, œdème des paupières, hypertension, dyspnée, épistaxis, toux, hémoptysie, stomatite, diarrhée, mucite, vomissements, nausées, sécheresse buccale, douleur abdominale, hémorragie digestive, dysphagie, dyspepsie, fatigue, asthénie, œdème périphérique, douleur thoracique, pyrexie, altération de la cicatrisation des plaies, perte de poids
- Rash, sécheresse cutané, prurit, syndrome mains-pieds, érythème, exfoliation, altération des ongles, dermite acnéiforme

Précautions d'emploi

- La survenue de pneumopathies non infectieuses (12 %) nécessite une surveillance
- Les infections préexistantes doivent être traitées
- Il est recommandé de surveiller régulièrement la fonction rénale

Interactions médicamenteuses

- Les inhibiteurs puissants du CYP 3A4 entraînent une augmentation considérable de la concentration plasmatique de l'évérolimus et doivent être évités en particulier le jus de pamplemousse

Inhibiteur de la voie Hedgehog

Vismodégib *Liste I-100 %-Coll-Prescription hospitalière réservée aux spécialistes en oncologie*

ERIVEDGE	28 gél. 150 mg	150 mg/jour en une prise (1)

1. Les gélules doivent être avalées avec de l'eau, avec ou sans nourriture.
Le traitement doit être poursuivi jusqu'à progression de la maladie ou toxicité inacceptable.

Contre-indications

Hypersensibilité à l'un des excipients
Insuffisance hépatique sévère
Traitement concomitant par millepertuis
Grossesse (effet tératogène) et allaitement

Propriétés

– Petite molécule inhibitrice de la voie Hedgehog impliquée dans la prolifération, la survie et la différenciation cellulaire. Par sa liaison à la protéine transmembranaire SMO, elle bloque l'activation des facteurs de transcription GLI (*Glioma Associated Oncogene*) et les oncogènes Hedgehog
– Biodisponibilité de 32 %, liaison à l'albumine sérique et à l'alpha-1-glycoprotéine acide (AGP), biotransformation en métabolites inactifs par CYP 2C9 et CYP 3A4/5, élimination dans les fèces (82 %), demi-vie de 12 jours

Indications

– Traitement des patients adultes atteints de carcinome basocellulaire métastatique symptomatique ou localement avancé pour lequel la chirurgie ou la radiothérapie ne sont pas appropriées

Effets indésirables

– Très fréquents (> 10 %) : perte de poids, fatigue, dysgueusie, alopécie, prurit, spasmes musculaires, nausées, diarrhée, constipation, vomissements, perte d'appétit, aménorrhée
– Fréquents (1 à 10 %) : arthralgies, douleurs des extrémités, dorsalgies, douleurs de la paroi thoracique, myalgies, douleurs au niveau des flancs, douleurs musculo-squelettiques, dyspepsie, douleurs abdominales, déshydratation, hyponatrémie, élévation des enzymes hépatiques

Précautions d'emploi et interactions médicamenteuses

– Nécessité absolue de contraception chez la femme en âge de procréer, sous traitement et jusqu'à 24 mois après l'arrêt (les patientes en âge de procréer doivent être formées au programme obligatoire de prévention de grossesse : test de grossesse négatif dans les 7 jours précédant le début du traitement, association de 2 méthodes de contraception). Risque tératogène lié au sperme chez l'homme : nécessité de rapport sexuel protégé jusqu'à 2 mois après l'arrêt
– *Associations déconseillées* : inducteurs puissants des CYP (rifampicine, carbamazépine, phénytoïne) car risque de diminution des concentrations plasmatiques et de l'efficacité du produit. Médicaments inhibant le P-gp (clarithromycine, érythromycine, azithromycine, vérapamil, ciclosporine), le CYP 2C9 (amiodarone, fluconazole, miconazole) ou le CYP 3A4 (bocéprévir, clarithromycine, indinavir, itraconazole, kétoconazole, lopinavir/ritonavir, nelfinavir, posaconazone, ritonavir, saquinavir, télaprévir, télithromycine, voriconazole), l'exposition systémique du produit et l'incidence des effets indésirables pouvant être augmentées

Inhibiteur du VEGF

Aflibercept *Liste I-100 %-Coll-Prescription hospitalière réservée aux spécialistes en oncologie ou en hématologie*

ZALTRAP *À conserver de + 2° C à + 8° C*	Fl. 4 ml ou 8 ml à 25 mg/ml	A. 4 mg/kg toutes les 2 semaines avant la cure de Folfiri

Contre-indications

Hypersensibilité au produit ou à l'un des excipients
Grossesse

Propriétés

- Protéine de fusion recombinante VEGF-TRAP, qui se lie au VEGF-A et agit comme un leurre en empêchant la liaison des ligands endogènes aux récepteurs du VEGF, inhibant ainsi la néovascularisation
- Demi-vie d'élimination de 6 jours

Indications

- En association au Folfiri dans le traitement du cancer colorectal métastatique, résistant ou ayant progressé après un traitement de base d'oxaliplatine. Le traitement est poursuivi jusqu'à progression

Effets indésirables (très fréquents, parfois sévères)

- Très fréquents (> 10 %) : infection, anorexie, amaigrissement, céphalées, hypertension artérielle, hémorragies, dyspnée, épistaxis, diarrhée, douleurs abdominales, stomatite, érythrodysesthésies palmoplantaires, leucopénie, thrombopénie, hypertransaminasémie
- Fréquents (1 à 10 %) : événements thrombo-emboliques veineux ou artériels (arrêter le traitement), perforation gastro-intestinale, fistule gastro-intestinale (arrêter le traitement), protéinurie, syndrome néphrotique et micro-angiopathie thrombotique (surveillance de la protéinurie avant chaque administration), dermatite exfoliante, sécheresse cutanée, décoloration ou hyperpigmentation cutanée, syndrome mains-pieds, retard à la cicatrisation des plaies, hypersensibilité, déshydratation

Précautions d'emploi

- Risque accru d'hémorragies gastro-intestinales : surveiller la NFP avant le traitement et avant chaque cure
- HTA : un ECG de référence est indispensable. Surveiller la PA avant et après la perfusion et 2 à 3 fois par semaine
- Pas d'adaptation de posologie en cas d'insuffisance rénale ou hépatique
- Avant une intervention chirurgicale arrêt du traitement 4 semaines minimum et ne pas initier de traitement par aflibercept au moins 4 semaines après une chirurgie ou une intervention simple (pose de cathéter, biopsie, extraction dentaire)
- Contraception efficace pendant le traitement et dans les 6 mois qui suivent l'arrêt du traitement

Anticancéreux divers (I)

Asparaginase ou L-asparaginase *Liste I-100 %-Coll*

KIDROLASE *Conserver de + 2 °C à + 8 °C*	Fl. 10 000 unités + 2,5 ml d'eau ppi	Par voie **IM** ou **IV** : 500 à 1 000 UI/kg/jour chez l'enfant et 7 500 à 10 000 UI/m^2/jour chez l'adulte pendant 1 à 3 semaines puis 1 à 2 fois/semaine

Contre-indications

Antécédents d'hypersensibilité à l'asparaginase
Insuffisance hépatique, pancréatite, grossesse et allaitement

Propriétés

- Enzyme cytostatique inhibant la synthèse protéique, d'origine bactérienne, provoquant une carence en asparagine au niveau des cellules leucémiques et des hépatocytes (pas de résistance croisée avec les autres cytostatiques), relativement allergisant
- Faible diffusion tissulaire, demi-vie de 8 à 30 heures (variations individuelles)

Indications

- Leucémies aiguës lymphoblastiques
- Lymphomes non hodgkiniens

Effets indésirables

- Risque de thrombose veineuse profonde et/ou d'embolie pulmonaire, par diminution de l'anti-thrombine III → surveillance de l'état veineux
- Réactions allergiques (5 à 20 %) : fièvre, frissons, urticaires, érythèmes prurigineux ou non, œdème de Quincke, plus rarement choc anaphylactique
- Alopécie (grades 1-2), nausées et vomissements fréquents (30 à 60 %), plus rarement diarrhée
- Toxicité hépatique : hypoalbuminémie, hypocholestérolémie, plus rarement élévation de la bilirubine, des phosphatases alcalines, ictère (exceptionnel)
- Aménorrhée, azoospermie, hyperuricémie, hypofibrinémie intense mais asymptomatique, pancréatite aiguë, hypoglycémie, toxicité hématologique faible

Précautions d'emploi

- Dépister une allergie par une dose-test de 100 UI par voie veineuse, et associer une corticothérapie préventive des phénomènes allergiques pendant 24 à 48 heures avant les réinductions → interrompre le traitement en cas de réaction allergique
- Associer des antiémétisants (potentiel émétisant modéré)
- Contrôle au moins hebdomadaire du taux d'anti-thrombine III et traitement substitutif pour en rétablir la normalité avant de poursuivre le traitement
- Surveiller régulièrement la fibrinogénémie, le bilan hépatique, la glycémie, l'uricémie, l'amylasémie, l'hémogramme et le myélogramme
- Diabète insulino-dépendant : possibilité d'aggravation

Interactions médicamenteuses

- *Associations à utiliser avec précaution* : vincristine (administrer la vincristine 12 à 24 heures avant car sa clairance hépatique est réduite par l'asparaginase)

Anticancéreux divers (II)

Anagrélide

Liste I-100 %-Coll-Prescription initiale restreinte aux spécialistes hospitaliers en hématologie, oncologie ou médecine interne, avec renouvellement non restreint

XAGRID *Conserver à moins de + 25 °C*	100 gél. 0,50 mg	A. Posologie ci-dessous

Contre-indications

Hypersensibilité à l'un des composants
Insuffisance hépatique modérée ou sévère
Insuffisance rénale modérée ou sévère

Propriétés

- Inhibiteur sélectif de la formation des plaquettes chez l'homme, retardant la maturation des mégacaryocytes (diminution du nombre de plaquettes débutant après 7 à 14 jours), sans modifications significatives de la numération leucocytaire, des paramètres de la coagulation, et avec effets de faible intensité sur la lignée érythrocytaire
- Absorption digestive à 70 %, pic plasmatique en 1 heure, élimination essentiellement sous forme de métabolites (20 % par voie urinaire), passage transplacentaire (mais paraissant non tératogène chez l'animal), passage dans le lait non étudié

Indications

- Thrombocytémie essentielle : en deuxième intention réduction du nombre de plaquettes chez les patients à risque (âge > 60 ans ; plaquettes > 10 000.10^9/l ; antécédents thrombotiques et/ou hémorragiques) et résistants, réfractaires ou intolérants à l'hydroxyurée (plus de 80 % de réponses en quelques semaines)

Posologie

- Dose initiale de 1 mg/jour en 2 prises, à maintenir pendant 1 semaine, avec numération plaquettaire tous les 2 jours pendant 1 semaine, puis au moins 1 fois par semaine jusqu'à détermination de la dose d'entretien (permettant de maintenir les plaquettes au mieux entre 150 000 et 400 000/µl, et en tout cas à moins de 600 000/µl)
- Adaptation des doses sans dépasser des paliers de 0,5 mg/jour et par semaine, la dose d'entretien étant de 1 à 3 mg/jour (ne pas dépasser 2,5 mg/prise et 10 mg/jour)

Effets indésirables (82 % des patients, nécessitant l'arrêt dans 15 % des cas)

- Très fréquents (> 10 %) : céphalées (30 %), palpitations (20 %), diarrhée, œdèmes périphériques, nausées, douleurs abdominales, asthénie, tachycardie
- Plus rares : flatulences, vertiges, anémie, toxicité cardiaque parfois grave (troubles du rythme, BAV, insuffisance cardiaque, péricardite, infarctus), épistaxis, anorexie, vomissements, pancréatite, ulcère, hémorragie digestive, infiltrats, fibrose pulmonaire, HTAP, paresthésies, convulsions, éruptions cutanées

Précautions d'emploi et interactions médicamenteuses

- Utiliser sous surveillance médicale spécialisée, en contrôlant la NFS, les plaquettes, les transaminases, la fonction rénale et la fonction cardiaque (recherche de signes susceptibles de nécessiter des examens cardio-vasculaires approfondis)
- Absence de données en cas d'insuffisance hépatique ou rénale
- Grossesse et allaitement : innocuité non démontrée
- Absence d'études d'interactions médicamenteuses

Anticancéreux divers (III)

Porfimère sodique *Liste I-Réservé aux hôpitaux-Coll*

PHOTOFRIN	Fl. 75 mg (lyophilisat)	Injection **IV** (en 3 à 5 minutes) : A. 2 mg/kg

Contre-indications
Porphyries, allergie aux porphyrines Fistule œso-trachéale ou broncho-œsophagienne préexistante Suspicion d'érosion de l'artère pulmonaire ou de l'aorte (risque d'hémoptysie massive)

Propriétés

– Porphyrines d'origine porcine, captées préférentiellement par les tissus cancéreux, utilisées dans la photochimiothérapie (thérapie photodynamique) par exposition 40 à 50 heures après l'injection IV à une lumière laser d'une longueur d'onde de 630 nm, ne nécessitant qu'un endoscope souple et une sédation légère

Indications

– Traitement des rechutes des cancers bronchiques non à petites cellules ou du cancer de l'œsophage ayant fait l'objet d'un traitement loco-régional antérieur

Effets indésirables

– Risque de photosensibilisation prolongée pendant 3 à 6 semaines (*cf.* Précautions d'emploi), possibilité de douleurs rétrosternales transitoires après le traitement pouvant nécessiter la prescription d'antalgiques majeurs, œdème généralisé ou localisé
– Les autres effets indésirables sont ceux qu'on peut observer avec tout traitement par voie endoscopique : nausées vomissements, dyspnée, fistule œsophagienne, fièvre, toux, pneumonie, bronchite, hémoptysie, bronchospasme, pneumothorax...

Précautions et mode d'emploi

– Cancer de l'œsophage → éliminer préalablement par bronchoscopie une érosion de la trachée (car risque de fistule après le traitement photodynamique)
– Reconstituer les flacons uniquement avec du G5 (6,6 ml pour le flacon de 15 mg et 31,8 ml pour le flacon de 75 mg, soit une concentration finale de 2,5 mg/ml) et utiliser dans les 4 heures après reconstitution
– Après l'injection, limiter pendant 30 jours l'exposition à la lumière solaire ou à une lumière artificielle intense : après ce délai la photosensibilité sera testée en exposant une petite surface (doigt, dos de la main) à la lumière solaire pendant 5 minutes → poursuivre la photoprotection pendant 15 jours en cas de réaction (érythème, œdème)
– Grossesse et allaitement : innocuité non démontrée → contraception efficace

Interactions médicamenteuses et incompatibilités physico-chimiques

– Réactions de photosensibilité pouvant être majorées par d'autres médicaments photosensibilisants (phénothiazines, tétracyclines, sulfamides hypoglycémiants, diurétiques thiazidiques, griséofulvine)
– Ne pas reconstituer avec du chlorure de sodium (précipitation)

Anticancéreux divers (IV)

Trioxyde d'arsenic *Liste I-Réservé aux hôpitaux-Coll*

TRISENOX *Conserver de + 2 °C à + 8 °C*	1 amp. 10 ml = 10 mg (diluer dans G5 ou NaCl 0,9 %)	Perfusion IV lente (1 à 2 heures) : A. Posologie ci-contre

Contre-indications
Grossesse et allaitement

Propriétés
- Cytotoxique dérivé de l'arsenic, induisant des altérations morphologiques et des fragmentations de l'ADN dans les cellules NB4 de la LPA, avec rémission complète chez 87 % des patients et survie à 2 ans chez 77 % des patients (balance bénéfices/risques proche de celle de l'association trétinoïne + chimiothérapie cytotoxique intensive)
- Accumulation dans le foie, les reins, le cœur, les poumons, les cheveux et les ongles, élimination urinaire (60 % en 8 jours), demi-vie de 92 heures, état d'équilibre atteint en 8 à 10 jours

Indications (traitement à interrompre en l'absence de rémission après 50 jours)
- Induction de la rémission et consolidation chez des patients adultes en rechute/période réfractaire de leucémie promyélocytaire aiguë (LPA) caractérisée par la présence de la translocation t(15;17) et/ou la présence du gène PML/RAR-alpha. Les antécédents de traitement doivent avoir comporté un rétinoïde et une chimiothérapie
- Leucémie aiguë à promyélocytes non hyperleucocytaire (leucocytes < 10 000/mm^3), en association avec ATRA

Posologie
- Traitement d'induction : 0,15 mg/kg/jour jusqu'à rémission médullaire (moins de 5 % de blastes présents dans la moelle osseuse, sans trace de cellules leucémiques)
- Traitement de consolidation (à commencer 3 à 4 semaines après la fin du traitement d'induction) : 0,15 mg/kg/jour, 25 fois, à raison de 5 jours/semaine puis 2 jours d'arrêt

Effets indésirables (37 % des patients)
- Fréquents (1 à 10 %) : asthénie, paresthésies, neutropénie, thrombopénie, élévation des transaminases, hyperglycémie, hypokaliémie, allongement de l'espace QT, douleurs osseuses, arthralgies, dyspnée, fièvre
- Peu fréquents (< 1 %) : diarrhée, douleurs abdominales, neutropénie fébrile, hyperleucocytose, hypermagnésémie, hypernatrémie, acidose, épanchement péricardique, tachycardie, vascularite, épanchement pleural, hypoxie, douleurs thoraciques, prurit, érythème, myalgies, syndromes d'activation leucocytaire parfois graves

Précautions d'emploi et interactions médicamenteuses
- Bilan préalable puis 2 fois/semaine ou plus : ECG, ionogramme, bilans hématologique, hépatique, rénal et de coagulation, glycémie
- Surveillance médicale étroite pendant la perfusion et les 2 heures suivantes
- Porter à 4 heures la durée de perfusion en cas de réactions vasomotrices
- Instituer une corticothérapie à forte dose en cas de syndrome d'activation leucocytaire
- Suspendre ou arrêter le traitement en cas de toxicité de grade 3 ou plus
- Insuffisance hépatique ou rénale : absence d'études
- *Associations à utiliser avec précaution* : médicaments hypokaliémiants ou provoquant des torsades de pointe (*cf.* Torsades de pointe iatrogènes)

Anticancéreux divers (V)

Trabectédine *Liste I-Coll-Prescription hospitalière réservée aux spécialistes en oncologie ou en hématologie*

YONDELIS (1), (2) et (3) *Conserver de + 2 °C à + 8 °C*	Fl. 0,25 mg ou 1 mg (reconstituer dans 5 ml ou 20 ml d'eau ppi)	Perfusion IV stricte : 1,5 mg/m² sur 24 heures toutes les 3 semaines dans le sarcome des tissus mous 1,1 mg/m² sur 3 heures immédiatement après Caelyx (30 mg/m²) toutes les 3 semaines dans le cancer de l'ovaire en rechute

1. Tous les patients doivent recevoir des corticostéroïdes par voie intraveineuse (ex. : 20 mg de dexaméthasone) 30 minutes avant l'administration de doxorubicine liposomale (cas de thérapie combinée) ou de trabectédine (en monothérapie) pour la prévention antiémétique, mais également parce que ce traitement semble avoir des effets hépatoprotecteurs. D'autres antiémétiques seront au besoin administrés.
2. Le traitement par trabectédine ne peut être utilisé que si les critères suivants sont remplis :
   - Nombre absolu de neutrophiles (NAN) ≥ 1 500/mm³.
   - Plaquettes ≥ 100 000/mm³.
   - Taux de bilirubine ≤ limite supérieure de la normale (LSN).
   - Phosphatases alcalines ≤ 2,5 fois la LSN (envisager un dosage des iso-enzymes hépatiques 5'-nucléotidase ou GGT si l'augmentation peut être d'origine osseuse).
   - Albumine ≥ 25 g/l.
   - Alanine-aminotransférase (ALAT) et aspartate-aminotransférase (ASAT) ≤ 2,5 fois la LSN.
   - Clairance de la créatinine ≥ 30 ml/min (en cas de monothérapie), créatinine sérique ≤ 1,5 mg/dl (≤ 132,6 µmol/l) ou clairance de la créatinine ≥ 60 ml/min (en cas de thérapie combinée).
   - Créatine-phosphokinase (CPK) ≤ 2,5 fois la LSN.
   - Hémoglobine ≥ 90 g/l.
   - Les paramètres hématologiques, la bilirubine, les phosphatases alcalines, les transaminases et la CPK devront être à nouveau contrôlés 1 fois par semaine pendant les 2 premiers cycles de traitement et au moins 1 fois entre les traitements lors des cycles ultérieurs.
3. Le traitement sera poursuivi tant qu'un bénéfice clinique est observé.

Contre-indications
Hypersensibilité à la trabectédine ou à l'un des excipients
Infection concomitante grave ou non contrôlée
Allaitement
Association au vaccin contre la fièvre jaune

Propriétés

- Antinéoplasique se liant au petit sillon de l'ADN inclinant ainsi l'hélice vers le grand sillon, ce qui affecte plusieurs facteurs de transcription des protéines fixant l'ADN et les voies de réparation de l'ADN, perturbant ainsi le cycle cellulaire
- Après administration intraveineuse, le volume apparent de distribution est important (5 000 l) en accord avec sa large distribution tissulaire et son taux élevé de liaison aux protéines plasmatiques (95 %). L'iso-enzyme 3A4 du cytochtrome P450 est le principal responsable du métabolisme oxydatif hépatique

Indications

- Sarcome des tissus mous évolué, après échec des traitements à base d'anthracyclines et d'ifosfamide, ou chez les patients ne pouvant pas recevoir ces médicaments
- Cancer de l'ovaire en rechute sensible au platine, en association avec la doxorubicine liposomale pégylée (DLP)

Effets indésirables (très fréquents)

- *Toxicité hématologique* : neutropénie sévère (50 % en monothérapie, 72 % en association avec doxorubicine) avec nadir à J15, thrombopénie sévère (13 % en monothérapie, 23,1 % en association), anémie sévère (13 % en monothérapie, 18,6 % en association)
- *Toxicité hépatique* : hyperbilirubinémie sévère (grade 3 ≤ 1 %), augmentation sévère du taux d'ALAT (41 % en monothérapie, 50,1 % en association), augmentation du taux d'ASAT (51 % en monothérapie, 13,8 % en association), augmentation du taux sanguin des phosphatases alcalines et du taux de la gamma-glutamyltransférase
- Très fréquents (> 10 %) : augmentation des CPK (25 %), céphalées vomissements, nausées, constipation, anorexie, asthénie
- Fréquents (1 à 10 %) : amaigrissement, neuropathie sensitive, dysgueusie, vertiges, paresthésies, dyspnée, toux, diarrhée, stomatite, dyspepsie, douleur abdominale, alopécie, myalgies, infection, hypotension, fièvre, œdèmes, insomnie
- Rares (< 1 %) : rhabdomyolyse

Précautions d'emploi (*cf.* note 2 page précédente)

- Avant le début du traitement, les patients doivent remplir des critères spécifiques concernant la fonction hépatique et une surveillance étroite des fonctions hépatiques doit être assurée. Les augmentations des taux d'ASAT, d'ALAT et de phosphatases alcalines entre les cycles peuvent exiger une réduction de la dose

Interactions médicamenteuses

- L'administration de médicaments inhibiteurs de l'iso-enzyme CYP 3A4 pourrait augmenter les concentrations et la toxicité de la trabectédine devra être étroitement surveillée
- L'administration d'inducteurs puissants de l'iso-enzyme CYP 3A4 (ex. : rifampicine, phénobarbital, millepertuis) risque de diminuer l'exposition systémique à la trabectédine
- La consommation d'alcool doit être évitée pendant le traitement
- Les données précliniques montrent que la trabectédine est un substrat de la P-gp. L'administration concomitante d'inhibiteurs de la P-gp (ex. : ciclosporine et vérapamil) risque de perturber la distribution du produit et/ou son élimination

Anticancéreux divers (VI) :
Interleukine-2 + Dichlorhydrate d'histamine

Aldesleukine ou Interleukine-2 humaine recombinante (IL-2)

Liste I-100 %-Coll-Rétrocédable-Prescription hospitalière réservée aux spécialistes en oncologie ou en hématologie

PROLEUKIN *Conserver de + 2 °C à + 8 °C*	1 ou 10 fl. à 1,1 mg soit 18.10^6 UI (sans conservateur)	Perfusion IV continue ou injection par voie **SC** : posologie ci-dessous (1) et (2)

1. *Reconstitution avant l'emploi* : introduire 1,2 ml d'eau pour préparations injectables par flacon de lyophilisat, en mélangeant doucement pour éviter toute formation de mousse.
Dilution pour perfusion veineuse : diluer la dose quotidienne de solution ainsi reconstituée selon besoin jusqu'à 500 ml de soluté glucosé isotonique à 5 % contenant 0,1 % d'albumine humaine.
Posologie en perfusion IV : perfusion IV continue sur 24 heures de 18.10^6 UI/m² et par 24 heures pendant 5 jours, puis fenêtre thérapeutique de 2 à 6 jours, puis nouveau traitement de 5 jours à la même posologie, suivi d'une période de 3 semaines sans traitement.
Une deuxième cure d'induction identique devrait être réalisée après 3 semaines sans traitement.
→ En cas de réponse au traitement ou de stabilisation de la maladie, il est possible d'administrer jusqu'à 4 cures d'entretien de 5 jours aux mêmes posologies, en respectant des intervalles inter-cures de 4 semaines.
Posologie par voie SC : injection SC de 18.10^6 UI/m² et par jour pendant 5 jours, puis fenêtre thérapeutique de 2 jours, puis durant les 3 semaines suivantes, injection SC de 18.10^6 UI/m² et par jour les 2 premiers jours de chaque semaine, puis de 9.10^6 UI/m² et par jour les 3ᵉ, 4ᵉ et 5ᵉ jours, et pas de traitement les 2 derniers jours de la semaine.
Après une semaine sans traitement, ce cycle de 4 semaines devra être répété.
→ En cas de réponse au traitement ou de stabilisation de la maladie, jusqu'à 10 cycles d'entretien identiques pourront être administrés aux patients.
2. L'administration doit être couplée avec l'injection sous-cutanée de 0,5 ml de Ceplene.

Dichlorhydrate d'histamine *Liste I-100 %-Coll-Médicament orphelin hospitalier*

CEPLENE (3), (4) et (5)	Sol. inj. 0,5 mg/0,5 ml	Par voie **IV** directe : 0,5 ml en 5 à 15 minutes 3 minutes après IL-2

3. Immunostimulant indiqué dans la leucémie aiguë myéloïde comme traitement d'entretien chez des patients en première rémission, traités simultanément par l'IL-2.
4. Chez 50 % des patients traités : thrombocytopénie et céphalées de grade 3-4.
5. Par ailleurs flushs, fatigue, fièvre, granulome au point d'injection fréquemment observés.

Contre-indications
Allergie connue à l'interleukine-2 humaine recombinante, grossesse et allaitement État général selon le score de l'ECOG ≥ 2 (patient alité) État général selon le score de l'ECOG ≥ 1 (patient ambulatoire) avec métastases dans plus d'un organe et diagnostic initial de la tumeur datant de plus de 24 mois Insuffisance cardiaque ou respiratoire non compensée, antécédents de cardiopathie grave, PaO_2 < 60 mmHg au repos, infection évolutive requérant une antibiothérapie, défaillance grave d'un organe vital, métastase cérébrale non traitée ou comitialité, maladie auto-immune préexistante, antécédents d allogreffe d'organe et patients susceptibles de recevoir une corticothérapie Leucocytes < 4 000/mm³, plaquettes < 100 000/mm³, hématocrite < 30 % Augmentation de la bilirubinémie ou de la créatininémie

Propriétés
- Lymphokine stimulant la croissance et la prolifération des lymphocytes T, activant la production à partir des lymphocytes de cellules (LAK *lymphocyte activated killer*) qui lysent *in vitro* toute une série de cellules tumorales, ayant entraîné dans 6 à 20 % des cas des réponses complètes ou partielles
- Décroissance des taux sériques bi-exponentielle en IV (demi-vies de 13 minutes et 85 minutes) ou de 5 heures en SC, métabolisme rénal, élimination urinaire

Indications
- Cancer du rein métastatique
- Leucémie aiguë myéloïde (*cf.* page précédente)

Effets indésirables (dose-dépendants, très fréquents et parfois sévères)
- *Troubles cardiaques fréquents* : fibrillation auriculaire ou tachycardie supraventriculaire (10 %), infarctus myocardique (1 à 4 %), aythmies ventriculaires, HTA, morts subites
- *Syndrome de fuite capillaire avec hypotension* (réversible spontanément ou à la réduction du débit ou après l'administration de solutés et/ou de vasopresseurs type dopamine ou dobutamine) *et rétention hydrique* (œdème pulmonaire dans 20 % des cas, insuffisance respiratoire aiguë, insuffisance cardiaque, œdèmes péripheriques)
- *Syndrome pseudo-grippal fréquent* (fièvre, frissons, malaise, arthralgies, céphalées, asthénie profonde)
- *Troubles digestifs fréquents* (nausées, vomissements, diarrhée)
- *Divers* : crise d'asthme, prurit, éruptions cutanées, troubles neuro-psychiques (anxiété, insomnie, dépression, paresthésies, vertiges, troubles neuro-sensoriels, confusion mentale, convulsions, voire coma), hypoglycémie ou hyperglycémie, hypothyroïdie ou hyperthyroïdie, anémie, thrombopénie, granulopénie, élévation de la créatinine, oligurie, néphrite interstitielle, élévation des transaminases, encéphalopathie hépatique

Précautions d'emploi et interactions médicamenteuses
- Utiliser uniquement *sous surveillance médicale continue en service d'oncologie ayant une unité de soins intensifs* (surveillance particulière nécessaire en cas d'insuffisance cardiaque, respiratoire, rénale, hépatique, de troubles ou antécédents psychiatriques)
- Traiter préalablement tout épanchement séreux, toute infection bactérienne et toute métastase cérébrale (possibilité d'aggravation)
- Associer si nécessaire des antipyrétiques, des antiulcéreux, des antiémétisants
- Administrer les solutés IV avec prudence (risque d'OAP par fuite capillaire)
- Interrompre le traitement en cas de troubles de la conscience (risque de coma)
- *Associations à utiliser avec précaution* : antihypertenseurs dont les bêta-bloquants (hypotension), corticoïdes (effets de l'interleukine réduits), médicaments cardiotoxiques, néphrotoxiques, hépatotoxiques ou myélotoxiques

Stéroïdes anticancéreux (I) :
Progestatifs anticancéreux

Médroxyprogestérone

DÉPO-PRODASONE *Liste I-100 %-Coll*	Fl. 250 mg ou 500 mg (1) (pour injection IM profonde)	A. 500 mg/jour **IM** x 1 mois puis 500 à 1 000 mg/semaine ou 500 à 1 000 mg/jour en 1 ou 2 prises orales

1. Dans l'*endométriose*, la posologie de Dépo-prodasone est de *150 à 250 mg/mois*.

Mégestrol *Liste I-100 %-Coll*

MEGACE	30 cp. 160 mg	A. 160 mg/jour en 1 prise

Contre-indications

Hypersensibilité à l'un des composants
Antécédents ou manifestations thrombo-emboliques
HTA sévère non contrôlée, altération grave des fonctions hépatiques
Hémorragies génitales, grossesse et allaitement

Propriétés

– Progestatifs de synthèse dérivés de la 17-hydroxyprogestérone, freinant la prolifération des cancers génitaux hormonodépendants (sein et endomètre), essentiellement par un effet anti-œstrogénique

Indications

– Cancers du sein métastatiques hormonodépendants de la femme ménopausée
– Cancers de l'endomètre évolués
– Endométriose (pour Dépo-prodasone 250, *cf.* note ci-dessus)

Effets indésirables

– HTA modérée (par rétention hydrique), manifestations thrombo-emboliques
– Troubles digestifs : nausées, plus rarement vomissements, ictère cholestatique
– Divers : séborrhée, prise de poids, aménorrhée, saignements intermenstruels, modifications de la libido, chloasma, acné, hyperpilosité, insomnie, asthénie, céphalées, troubles visuels, fièvre, réactions allergiques, états dépressifs
– Dus au mégestrol : insuffisance surrénale, hypercorticisme, diabète

Précautions d'emploi et interactions médicamenteuses

– Utiliser avec prudence en cas d'antécédents d'accident vasculaire cérébral, d'infarctus myocardique, d'HTA ou de diabète (effet diabétogène des progestatifs à forte dose)
– Arrêt du traitement en cas de céphalées importantes, troubles oculaires (diplopie, perte de la vision, lésions vasculaires rétiniennes), accidents thrombo-emboliques
– ***Associations déconseillées*** : inducteurs enzymatiques (rifampicine, barbituriques, primidone, carbamazépine, griséofulvine, phénytoïne)

Stéroïdes anticancéreux (II) : Œstrogènes anticancéreux

Diéthylstilbestrol ou DES (1) *Liste II-100 %-Coll*

DISTILBENE	26 cp. 1 mg	Cancers de la prostate : 1 à 3 mg/jour

1. Des adénoses vaginales, des malformations utérines et des adénocarcinomes du vagin (1 cas sur 1 000) ont été décrits chez des jeunes femmes nées de mère traitée par le diéthylstilbestrol durant le 1er trimestre de leur grossesse entre 1950 et 1978 (date de contre-indication en France).

Contre-indications

Antécédents de thrombose veineuse ou artérielle, maladie thrombo-embolique
Cardiopathie thrombogène ou décompensée, insuffisance coronarienne
Affections vasculaires cérébrales ou oculaires, tabagisme important
Migraines avec aura et/ou avec antécédents familiaux d'AVC
Tumeur hypophysaire, cancer du sein, porphyries, connectivites
Formes graves d'otospongiose, insuffisance rénale chronique
Affections hépatiques sévères ou récentes
Femme enceinte (effet tératogène et carcinogène)

Propriétés
- Dans les cancers prostatiques différenciés, les œstrogènes permettent assez souvent d'obtenir une diminution du volume tumoral ganglionnaire et métastatique, ainsi qu'une régression des douleurs et une amélioration de l'état général
- Métabolisation hépatique, élimination par les urines et par les fèces

Indications
- Cancer de la prostate hormonodépendant, avancé ou métastatique

Effets indésirables
- *Féminisation constante chez l'homme* : gynécomastie, impuissance, atrophie des organes génitaux externes, diminution de la pilosité
- *Fréquents* : nausées, vomissements, céphalées, prise de poids, jambes lourdes, lithiase biliaire, hyperlipidémies, irritation oculaire par les lentilles de contact
- *Rares mais nécessitant l'arrêt du traitement* : hypertension artérielle, accidents cardio-vasculaires ou thrombo-emboliques, ictère cholestatique, céphalées importantes, migraines, vertiges, troubles visuels ou neurologiques, adénome hépatique, exacerbation d'une comitialité antérieure

Précautions d'emploi
- Utiliser avec prudence en cas d'hypertension artérielle, épilepsie, migraines, diabète, hyperlipidémie, antécédents vasculaires familiaux
- Interrompre le traitement en cas d'effets indésirables graves (*cf.* ci-dessus), en cas d'immobilisation prolongée et un mois avant une intervention chirurgicale programmée

Interactions médicamenteuses
- ***Associations contre-indiquées*** : troléandomycine (risque d'hépatites)
- ***Associations déconseillées*** : inducteurs enzymatiques qui peuvent réduire l'efficacité des œstrogènes (rifampicine, barbituriques, primidone, phénytoïne, carbamazépine, griséofulvine), flunarizine (risque de galactorrhée)
- *Associations à surveiller* : ciclosporine (réduction de son catabolisme)

Antiœstrogènes anticancéreux (I) : Tamoxifène

Tamoxifène[G] *Liste I-100 %-Coll*

NOLVADEX	30 cp. 10 mg 30 cp. 20 mg	A. 20 mg/jour en 1 ou 2 prises (jusqu'à 40 mg/jour) pendant 5 ans dans les traitements adjuvants

Contre-indications

Intolérance au galactose, déficit en lactose
Grossese et allaitement

Propriétés

- Antiœstrogène agissant par inhibition compétitive de la liaison de l'estradiol avec ses récepteurs, inhibant les effets des œstrogènes sur certains tissus, notamment du sein
- Absorption rapide, métabolisation hépatique par le CYP 2D6 notamment (en N-déméthyltamoxifène actif), élimination biliaire, demi-vie de 9 jours, état d'équilibre atteint en 3 à 6 semaines

Indications

- Cancers du sein :
  - Traitement adjuvant (réduction de 47 % à 5 ans du risque de récidive et du risque de cancer de l'autre sein chez les patientes positives pour les *récepteurs* aux œstrogènes, mais efficacité non démontrée chez les autres patientes)
  - Traitement des formes évoluées avec progression locale ou métastatique

Effets indésirables (assez rares, dose-dépendants, surtout aux doses > 20 mg/jour)

- Bouffées de chaleur (50 %), saignements vaginaux (25 %), prurit vulvaire, leucorrhées, nausées, kystes fonctionnels ovariens (en préménopause), possibilité d'aménorrhée et élévation du taux d'œstradiol plasmatique chez la femme en période d'activité génitale, thrombopénie modérée et spontanément résolutive (80 000 à 90 000/mm^3), myalgies
- Rares : accidents thrombo-emboliques (1-2 %), vomissements, hypercalcémie en cas de métastases osseuses, douleurs au niveau tumoral, rétention hydrosodée, troubles visuels si dose > 120 mg/jour (rétinopathie, cataracte, modifications cornéennes), rares cas d'aggravation majeure d'une hypertriglycéridémie (avec risque de pancréatite)
- Risque accru de cancer de l'endomètre (1 cas/1 000 par an à la dose de 20 mg/jour, mais incidence et sévérité accrues à la dose de 40 mg/jour)

Précautions d'emploi

- Déterminer auparavant les taux des *récepteurs* de l'œstradiol et de la progestérone dans la tumeur ou dans ses métastases, car meilleure réponse au traitement hormonal si les *récepteurs* sont positifs (50 à 78 % des cas contre 6 % en leur absence)
- Pratiquer un examen gynécologique soigneux avec frottis, échographie pelvienne voire hystéroscopie à la recherche d'un cancer de l'endomètre (examens à répéter chaque année, sauf l'hystéroscopie), surveiller les fonctions hépatiques et triglycérides
- Surveillance si facteurs de risque de thrombose veineuse

Interactions médicamenteuses

- *Associations à utiliser avec précaution* : antivitamines K (potentialisation par réduction de leur métabolisme), inhibiteurs du CYP 2D6 (antagonisme par réduction du taux de métabolite actif), en particulier les antidépresseurs ISRS

Antiœstrogènes anticancéreux (II) : Fulvestrant

Fulvestrant *Liste I-100 %-Coll*

FASLODEX *Conserver de + 2 °C à + 8 °C et à l'abri de la lumière*	Seringue préremplie de 250 mg/5 ml	A. 500 mg (1)

1. Une injection **IM** de 250 mg dans chaque fesse par mois, avec une dose supplémentaire de 500 mg 2 semaines après la dose initiale.

Contre-indications

Hypersensibilité connue au produit ou à l'un des excipients
Insuffisance hépatique sévère
Grossesse et allaitement

Propriétés

- Antiœstrogène agissant par antagonisme compétitif au niveau des récepteurs aux œstrogènes (affinité comparable à celle de l'œstradiol), bloquant leurs effets sans effets agonistes (contrairement au tamoxifène)
- Pic plasmatique atteint en 7 jours, état d'équilibre atteint en 6 mois, demi-vie terminale d'environ 50 jours, liaison à 99 % aux lipoprotéines plasmatiques, élimination fécale essentiellement sous forme de métabolites

Indications

- Cancer du sein localement avancé ou métastasé chez la femme ménopausée ayant des récepteurs aux œstrogènes positifs, après échec des autres antiœstrogènes

Effets indésirables

- Très fréquents (≥ 10 %) : bouffées de chaleur (47 %)
- Fréquents (1 à 10 %) : douleur transitoire et inflammation au point d'injection, nausées, plus rarement vomissements, diarrhée, anorexie, élévation des enzymes hépatiques (généralement < 2 N), éruptions cutanées, infections urinaires, céphalées, asthénie, douleurs dorsales, accidents thrombo-emboliques
- Peu fréquents (< 1 %) : hémorragie vaginale, candidose vaginale, leucorrhées

Précautions d'emploi

- Déterminer auparavant les taux des récepteurs de l'œstradiol et de la progestérone dans la tumeur ou dans ses métastases, car meilleure réponse au traitement hormonal si les récepteurs sont positifs
- Utiliser avec prudence en cas d'insuffisance hépatique légère à modérée, insuffisance rénale sévère (clairance de la créatinine < 30 ml/min), sujet sous anticoagulants, thrombopénie, affections hémorragiques (du fait de sa voie d'administration)
- Pratiquer un examen gynécologique soigneux avec frottis, échographie pelvienne voire hystéroscopie à la recherche d'un cancer de l'endomètre (examens à répéter chaque année, sauf l'hystéroscopie)
- Facteur de risque de maladie veineuse thrombo-embolique
- Utiliser avec prudence chez les conducteurs et utilisateurs de machines (asthénie)

Interactions médicamenteuses

- ***Associations contre-indiquées*** : œstrogénothérapie
- Métabolisation partielle par le CYP 3A4, mais pas d'interactions avec les inhibiteurs et inducteurs classiques de cet enzyme

Antiœstrogènes anticancéreux (III) : Inhibiteurs de l'aromatase (I)

Létrozole[G] *Liste I-100 %-Coll*

FEMARA	30 cp. 2,5 mg	A. 2,5 mg/jour en 1 prise

Contre-indications
Hypersensibilité au produit ou à l'excipient, grossesse et allaitement

Propriétés

- Antiœstrogène agissant par inhibition compétitive de la transformation de l'androstènedione en estrone (inhibiteur de l'aromatase plus spécifique donc mieux toléré que l'aminoglutéthimide, car sans risque d'insuffisance surrénalienne)
- Absorption complète, liaison à 60 % à l'albumine, élimination urinaire sous forme glycuroconjuguée, demi-vie d'élimination de 2 jours, état d'équilibre atteint en 2 à 6 semaines

Indications

- Traitement adjuvant du cancer du sein chez la femme ménopausée avec des récepteurs hormonaux positifs (durée 5 ans)
- Prolongation du traitement adjuvant par tamoxifène au-delà de 5 ans
- Traitement de première ligne du cancer du sein hormododépendant à un stade avancé chez la femme ménopausée
- Traitement à un stade avancé après rechute ou progression sous traitement par antiœstrogènes
- Traitement néo-adjuvant chez la femme ménopausée avec des RH positifs (et Her2 non surexprimé) si chimiothérapie première non adaptée et chirurgie non indiquée

Effets indésirables

- Très fréquents (> 20 %) : arthralgies pouvant conduire à l'arrêt du traitement
- Fréquents (1 à 10 %) : asthénie, céphalées, nausées, œdèmes périphériques, fatigue, bouffées de chaleur, éruption cutanée, alopécie, vomissements, constipation, hémorragies vaginales ou utérines
- Rares (< 1 %) : œdèmes périphériques, prise de poids, étourdissements, dyspnée, thrombophlébite, dyspepsie, anorexie, leucorrhées, perte de poids, éruption cutanée parfois sévère, sécheresse vaginale, élévation des transaminases

Précautions d'emploi

- Déterminer auparavant les taux des récepteurs de l'œstradiol et de la progestérone dans la tumeur ou dans ses métastases, car meilleure réponse au traitement hormonal si les récepteurs sont positifs (50 à 78 % des cas contre 6 % en leur absence)
- Pratiquer un examen gynécologique soigneux avec frottis, échographie pelvienne voire hystéroscopie à la recherche d'un cancer de l'endomètre (surveillance annuelle)
- Insuffisance rénale avec clairance de la créatinine < 30 ml/min : absence d'études
- Insuffisance hépatique sévère non secondaire à des métastases : absence d'études
- Effet osseux : risque accru d'ostéoporose à surveiller

Interactions médicamenteuses

- ***Associations contre-indiquées*** : œstrogénothérapie
- *Associations à utiliser avec précaution* : inhibe les isoenzymes 2A6 et 2C19 → interactions potentielles avec les médicaments à faible index thérapeutique métabolisés par ces isoenzymes

Antiœstrogènes anticancéreux (IV) : Inhibiteurs de l'aromatase (II)

Anastrozole[G] *Liste I-100 %-Coll*

ARIMIDEX 1 mg	28 ou 30 ou 90 cp. 1 mg	A. 1 mg/jour

Contre-indications

Antécédents d'hypersensibilité au produit ou à l'excipient
Femme avant la ménopause

Propriétés

- Antiœstrogène agissant par inhibition compétitive de la transformation de l'androstènedione en estrone (inhibiteur de l'aromatase plus spécifique donc mieux toléré que l'aminoglutéthimide, car sans risque d'insuffisance surrénalienne donc sans nécessité d'adjonction d'une corticothérapie substitutive)
- Absorption rapide, liaison à 40 % aux protéines plasmatiques, métabolisation intense en dérivés conjugués inactifs (triazole surtout) éliminés par voie urinaire, demi-vie d'élimination d'environ 50 heures, état d'équilibre atteint en 7 jours

Indications

- Chez la femme ménopausée :
  - Cancer du sein avancé à récepteurs hormonaux positifs
  - Cancer du sein au stade précoce, RH+ : traitement adjuvant pendant 5 ans, ou en relais du tamoxifène pendant 2 à 3 ans

Effets indésirables

- Très fréquents (> 20 %) : arthralgies rarement invalidantes, pouvant alors conduire à l'arrêt du traitement
- Fréquents (1 à 10 %) : asthénie, céphalées, nausées, œdèmes périphériques, fatigue, bouffées de chaleur, éruption cutanée, alopécie, vomissements, constipation, hémorragies vaginales ou utérines
- Rares (< 1 %) : œdèmes périphériques, prise de poids, étourdissements, dyspnée, thrombophlébite, dyspepsie, anorexie, leucorrhées, perte de poids, éruption cutanée parfois sévère, sécheresse vaginale, élévation des transaminases

Précautions d'emploi

- Déterminer auparavant les taux des récepteurs de l'œstradiol et de la progestérone dans la tumeur ou dans ses métastases, car meilleure réponse au traitement hormonal si les récepteurs sont positifs (50 à 78 % des cas contre 6 % en leur absence)
- Pratiquer un examen gynécologique soigneux avec frottis, échographie pelvienne voire hystéroscopie à la recherche d'un cancer de l'endomètre (surveillance annuelle)
- Insuffisance hépatique ou rénale sévère : absence d'études
- Effet osseux : risque accru d'ostéoporose à surveiller
- Hypercholestérolémie : attention aux facteurs de risque cardio-vasculaire associés

Interactions médicamenteuses

- ***Associations contre-indiquées*** : œstrogénothérapie

Antiœstrogènes anticancéreux (V) : Inhibiteurs de l'aromatase (III)

Exemestane^G *Liste I-100 %-Coll*

AROMASINE	30 cp. 25 mg	A. 25 mg/jour *après 1 repas*

Contre-indications

Antécédents d'hypersensibilité au produit ou à l'excipient
Femme avant la ménopause

Propriétés

- Antiœstrogène agissant par inhibition compétitive de la transformation de l'androstènedione en estrone (inhibiteur de l'aromatase plus spécifique donc mieux toléré que l'aminoglutéthimide, car sans risque d'insuffisance surrénalienne donc sans nécessité d'adjonction d'une corticothérapie substitutive)
- Absorption augmentée par les aliments, liaison à 90 % aux protéines plasmatiques, métabolisation intense par le CYP 3A4 et/ou l'aldocétoréductase en dérivés conjugués inactifs éliminés par voie urinaire, demi-vie d'élimination de 24 heures, état d'équilibre atteint en 7 jours

Indications

- Cancer du sein hormonodépendant chez la femme ménopausée à un stade précoce et à un stade avancé après échec des antiœstrogènes type tamoxifène (mais efficacité non démontrée chez les patientes négatives pour les récepteurs aux œstrogènes). Durée totale du traitement en adjuvant : 5 ans (exemestane seul ou tamoxifène puis exemestane)

Effets indésirables

- Très fréquents (> 20 %) : arthralgies rarement invalidantes, pouvant alors conduire à l'arrêt du traitement
- Fréquents (1 à 10 %) : asthénie, céphalées, nausées, œdèmes périphériques, fatigue, bouffées de chaleur, éruption cutanée, alopécie, vomissements, constipation, hémorragies vaginales ou utérines
- Rares (< 1 %) : œdèmes périphériques, prise de poids, étourdissements, dyspnée, thrombophlébite, dyspepsie, anorexie, leucorrhées, perte de poids, éruption cutanée parfois sévère, sécheresse vaginale, élévation des transaminases

Précautions d'emploi

- Déterminer auparavant les taux des récepteurs de l'œstradiol et de la progestérone dans la tumeur ou dans ses métastases, car meilleure réponse au traitement hormonal si les récepteurs sont positifs (50 à 78 % des cas contre 6 % en leur absence)
- Pratiquer un examen gynécologique soigneux avec frottis, échographie pelvienne voire hystéroscopie à la recherche d'un cancer de l'endomètre (surveillance annuelle)
- Insuffisance hépatique ou rénale : exposition au produit doublée ou triplée mais aucun ajustement de dose n'est considéré comme nécessaire
- Effet osseux : risque accru d'ostéoporose à surveiller

Interactions médicamenteuses

- ***Associations contre-indiquées*** : œstrogénothérapie
- Interactions potentielles avec les médicaments inducteurs du CYP 3A4

Antiandrogènes (I) :
Antiandrogènes non stéroïdiens (I)

Abiratérone acétate *Liste I-100 %-Coll*

ZYTIGA	120 cp. 250 mg	A. 1 000 mg (4 cp.)/jour (1) en une prise en association avec prednisone ou prednisolone 10 mg/jour

1. À prendre au moins 2 heures après le repas et ne pas manger pendant au moins 1 heure après.

Contre-indications

Hypersensibilité à la substance active ou à l'un des excipients
Grossesse

Propriétés

- Inhibiteur de la biosynthèse des androgènes agissant de manière sélective sur l'enzyme 17α-hydroxylase/C17, 20-lyase (CYP17)
- Hydrolyse en abiratérone, fixation aux protéines plasmatiques à 99,8 %, demi-vie de 15 heures, large distribution tissulaire, élimination fécale (88 %) et urinaire (5 %). L'administration avec la nourriture augmente l'exposition systémique jusqu'à 10 fois

Indications

- Traitement du cancer métastatique de la prostate résistant à la castration :
  - Chez des hommes asymptomatiques ou paucisymptomatiques après échec d'un traitement par suppression androgénique et pour lesquels une chimiothérapie n'est pas encore cliniquement indiquée
  - Chez les hommes dont la maladie a progressé pendant ou après une chimiothérapie à base de docétaxel (à utiliser en association avec la prednisone ou la prednisolone)

Effets indésirables (parfois sévères)

- Très fréquents (> 10 %) : œdème périphérique, hypokaliémie, hypertension artérielle, infection du tractus urinaire. L'administration concomitante d'un corticoïde réduit l'incidence et la gravité de ces effets indésirables
- Fréquents (1 à 10 %) : insuffisance cardiaque, angine de poitrine, arythmie, fibrillation auriculaire, tachycardie, hépatotoxicité, hypertriglycéridémies, fractures
- Rares (< 1 %) : insuffisance surrénalienne

Précautions d'emploi et interactions médicamenteuses

- *Hépatotoxicité* : doser régulièrement les transaminases pendant le traitement
- *Utiliser avec prudence* en cas d'antécédents de maladie cardio-vasculaire ou d'insuffisance rénale. Avant traitement, toute hypertension doit être contrôlée et toute hypokaliémie corrigée
- *Sevrage des corticoïdes* : surveillance de l'insuffisance corticosurrénale en cas de stress
- *Densité osseuse* : ce traitement, en association avec un glucocorticoïde, peut aggraver une ostéoporose métastatique
- *Associations à prendre en compte* : chez les patients qui ont été traités précédemment avec du kétoconazole des taux de réponse plus faibles peuvent être attendus ; médicaments activés ou métabolisés par le CYP 2D6, inhibiteurs du CYP 3A4 et inducteurs du CYP 3A4 (consulter les listes)

Antiandrogènes (II) :
Antiandrogènes non stéroïdiens (II)

Bicalutamide[G] *Liste I-100 %-Coll*

CASODEX ORMANDYL	30 cp. 50 mg en traitement continu	Cancer de la prostate : A. 50 mg/jour en 1 prise

Nilutamide *Liste I-100 %-Coll*

ANANDRON	90 cp. 50 mg 30 cp. 150 mg	Cancer de la prostate : A. 300 mg/jour pendant 1 mois puis 150 mg/jour

Contre-indications

Insuffisance hépatique sévère (pour le nilutamide)

Propriétés

- Antiandrogènes non stéroïdiens d'action périphérique, s'opposant à l'action des androgènes sur la prostate et sur les métastases des cancers prostatiques
- Absorption complète, forte fixation aux protéines plasmatiques, métabolisation hépatique, élimination sous forme de métabolites par voie urinaire (et biliaire pour le bicalutamide), demi-vie d'élimination de 7 jours (bicalutamide) ou 24 heures (nilutamide)

Indications (le bicalutamide est mieux toléré que le nilutamide)

- Cancer de la prostate métastasé, en association avec la castration chirurgicale ou avec la castration pharmacologique par agoniste de la LH-RH
- Cancer de la prostate localement avancé, en association avec la radiothérapie

Effets indésirables (assez fréquents)

- *Bicalutamide* : bouffées de chaleur, prurit, sensibilité mammaire, gynécomastie, asthénie, nausées, diarrhée, vomissements, anémie, thrombopénie, rares cas d'hépatites et de pneumopathies parfois mortelles imposant l'arrêt
- *Nilutamide* : troubles de la vision des couleurs et troubles de l'accomodation à l'obscurité (13-57 %), nausées et vomissements (20 %), douleurs abdominales, baisse de la libido, impuissance, bouffées de chaleur, gynécomastie, anémie, thrombopénie, hépatites, pneumopathies imposant l'arrêt, effet antabuse, aplasie médullaire

Précautions d'emploi et interactions médicamenteuses

- Surveiller régulièrement les fonctions hépatiques → arrêt si élévation des transaminases > 3N
- En cas de dyspnée inexpliquée → radiographie des poumons et arrêt définitif en cas de syndrome pulmonaire interstitiel
- *Bicalutamide* : utiliser avec précaution en cas d'insuffisance hépatique modérée à sévère
- ***Associations déconseillées*** : alcool avec le nilutamide (effet antabuse)
- *Associations à utiliser avec précaution* : AVK (potentialisation des AVK)
- *Associations à prendre en compte* : benzodiazépines, bêta-bloquants à forte métabolisation hépatique, phénytoïne, théophylline et dérivés (potentialisation)

Antiandrogènes (III) :
Antiandrogènes non stéroïdiens (III)

Enzalutamide *Liste I-100 %-Coll*

XTANDI	4 poches de 28 cap. 40 mg	160 mg/jour en une prise

Contre-indications

Hypersensibilité au produit
Insuffisance hépatique sévère

Propriétés

– Inhibiteur de la voie de signalisation des récepteurs aux androgènes, qui en bloque plusieurs étapes : la liaison à leurs récepteurs, la translocation nucléaire des récepteurs activés et leur fixation à l'ADN et ce, même en cas de surexpression des récepteurs aux androgènes ou dans les cellules cancéreuses résistantes aux antiandrogènes
– Absorption à 84 %, concentration plasmatique maximale : 1 à 2 heures, forte liaison aux protéines plasmatiques, métabolisation hépatiques CYP 2C8 majoritaire et CYP 3A4/5, élimination urinaire (70 %)

Indications

– Cancer métastatique de la prostate résistant à la castration chez les hommes adultes dont la maladie a progressé pendant ou après une chimiothérapie à base de docétaxel
– *NB* : le choix d'une deuxième ligne de traitement dépend de la situation clinique : si le patient est exposé au risque de cumul de toxicité des taxanes, l'abiratérone ou l'enzalutamide seront préférés ; si la maladie a rapidement progressé sous hormonothérapie et si le docétaxel a été bien toléré, le cabazitaxel peut être proposé

Effets indésirables

– Très fréquents (> 10 %) : céphalées, bouffées de chaleur, tension mammaire, gynécomastie
– Rares (> 1 %) : convulsions

Précautions d'emploi

– Utiliser avec précaution en cas d'antécédent d'épilepsie ou présence de métastases cérébrales

Interactions médicamenteuses

– *Associations à prendre en compte* :
  – Les inhibiteurs puissants (par exemple gemfibrozil) et inducteurs puissants (par exemple rifampicine) du CYP 2C8 doivent être évités ou utilisés avec précaution pendant le traitement. Chez les patients devant recevoir un inhibiteur puissant du CYP 2C8 de façon concomitante, la dose d'enzalutamide doit être réduire à 80 mg en une prise quotidienne
  – Le produit est un inducteur enzymatique puissant, d'où de nombreuses interactions possibles avec des médicaments substrats : analgésiques, antibiotiques, anticoagulants (éviter la warfarine), anticancéreux (cabazitaxel), antiépileptiques, antipsychotiques, bêtabloquants, inhibiteurs calciques, corticoïdes, statines, hyponotiques, lévothyroxine... pouvant conduire à un risque de toxicité accrue ou de baisse d'efficacité

Antiandrogènes (IV) : Progestatifs antiandrogéniques

Cyprotérone acétate^G *Liste I-65 %-Coll*

ANDROCUR	20 cp. séc. 50 mg 60 cp. séc. 100 mg	Indications et posologies ci-dessous (1)

1.– *Cancer de la prostate* : 200 à 300 mg/jour en traitement continu.
– *Réduction des pulsions sexuelles* : 100 à 300 mg/jour avec recherche de la dose maximale efficace et arrêt très progressif.
– *Hirsutisme féminin* : 100 mg/jour + 50 µg d'éthinylœstradiol du 1er au 10e jour du cycle puis 50 µg/jour d'éthinylœstradiol du 11e au 21e jour, puis arrêt du 22e au 28e jour.

Contre-indications

Antécédents personnels ou familiaux de maladie thrombo-embolique
Affections hépatiques graves, hépatite dans les 6 mois précédents
Dépression chronique grave, tuberculose (effet anti-anabolisant)
Antécédent de méningiome, diabète sévère, drépanocytose, herpès gestationis
Grossesse (féminisation d'un fœtus mâle) et allaitement

Propriétés

– Progestatif de synthèse dérivé de la 17 alpha-hydroxyprogestérone, ayant une action anti-androgénique, antigonadotrope, progestative et anti-œstrogénique
– Fixation au niveau du tissu adipeux, demi-vie de 18 heures environ, métabolisation hépatique, élimination urinaire (30 %) et fécale (70 %), passage dans le lait

Indications

– Traitement du cancer de la prostate localement avancé ou métastatique, en association à une castration par analogue de LHRH ou chirurgicale
– Réduction des pulsions sexuelles dans les paraphilies en association à une prise en charge psychothérapeutique
– Hirsutismes féminins majeurs d'origine non tumorale avec retentissement psycho-affectif et social

Effets indésirables

– Céphalées, aggravation des insuffisances veineuses, risque thrombo-embolique accru, prise de poids, diminution de la réponse surrénalienne aux stress
– Inhibition de la spermatogenèse, impuissance, gynécomastie
– *Rares mais imposant l'arrêt du traitement* : hépatites cytolytiques (1 cas/100 000 mois de traitement) parfois mortelles, troubles visuels (diplopie, altérations de la vision, lésions vasculaires de la rétine), potentiel cancérogène discuté

Précautions d'emploi

– *Arrêt immédiat du traitement* en cas de survenue de troubles visuels, ictère ou signes d'hépatite, accident thrombo-embolique, céphalées importantes
– *Surveillance biologique* (hépatique, métabolique) *et clinique* (poids, tension, vision)
– *Utiliser avec prudence* en cas d'affections cardio-vasculaires, diabète, hypertension, angor, antécédents d'infarctus du myocarde ou d'accident vasculaire cérébral
– *Associations à utiliser avec précaution* : antidiabétiques oraux, inducteurs enzymatiques
– ***Associations déconseillées*** : millepertuis

Inhibiteur de la testostérone : Antagoniste de la GnRH

Dégarelix *Liste I-100 %-Coll*

FIRMAGON	1 seringue préremplie 80 mg + 6 ml de solvant 2 seringues préremplies 120 mg + 6 ml de solvant	*Initiation du traitement* : A. 240 mg en 2 injections SC de 120 mg chacune *Traitement d'entretien – administration mensuelle* : A. 80 mg en 1 injection SC

Contre-indications
Hypersensibilité

Propriétés

– Antagoniste sélectif de la GnRH au niveau de son récepteur hypophysaire, entraînant une réduction de la libération des gonadotrophines, hormone lutéinisante (LH) et hormone folliculo-stimulante (FSH), et donc de la sécrétion de testostérone (T) par les testicules

– Demi-vie de 28 jours, liaison aux protéines plasmatiques à 90 %, élimination par le système hépato-biliaire à 80 %

Indications

– Cancer de la prostate avancé, hormonodépendant

Effets indésirables

– Fréquents : bouffées de chaleur, prise de poids

– Réactions au site d'injection : douleur, érythème localisé, œdème, nodules, induration

– Augmentation des transaminases, sans élévation du taux de bilirubine ni survenue d'une symptomatologie clinique

Précautions d'emploi

– Effet sur l'intervalle QT/QTc : prudence chez les patients ayant des antécédents ou présentant des facteurs de risque de torsades de pointe ou traités par un médicament susceptible d'allonger l'intervalle QT

– Chez les patients ayant ou suspectés d'avoir une insuffisance hépatique, une surveillance de la fonction hépatique est recommandée durant le traitement

– Une diminution de la densité osseuse ainsi que la survenue de pathologies cardio-vasculaires sont prévisibles après inhibition prolongée de la sécrétion de testostérone

– Pas d'études menées chez les patients insuffisants rénaux

Agonistes de la LH-RH (I) : Analogues de la Gn-RH (I)

Triptoréline *Liste I-65 %-Coll (sauf autre mention)*

DÉCAPEPTYL 0,1 mg *Conserver à moins de + 25 °C* *Liste I-100 %-Coll*	7 fl. 1 ml = 0,1 mg	Par voie **SC** : posologie ci-dessous (1)
DÉCAPEPTYL LP *Conserver à moins de + 25 °C*	Fl. 3 mg ou 11,25 mg/2 ml ou 22,50 mg/2 ml	Par voie **IM** : posologie ci-dessous (2)
GONAPEPTYL LP *Conserver de + 2 °C à + 8 °C*	Seringue préremplie à 3,75 mg	Par voie **IM** ou **SC** : posologie ci-dessous (3)
SALVACYL LP	11,25 mg 1 flacon + 1 amp. solvant	Injection **IM** toutes les 12 semaines (4)

1. Cancer de la prostate : 0,1 mg/jour de J1 à J7, puis relais à J8 par la forme LP.
2. Cancer de la prostate : 3 mg chaque mois ou 11,25 mg tous les 3 mois.
   Endométrioses : 3 mg chaque mois ou 11,25 mg tous les 3 mois (6 mois maximum).
   Traitement pré-opératoire des fibromes utérins : 3 mg chaque mois (3 mois maximum).
   Pubertés précoces : 50 µg/kg chaque mois.
3. Cancer de la prostate : 3,75 mg chaque mois.
   Endométrioses : 3,75 mg chaque mois (6 mois maximum).
   Traitement pré-opératoire des fibromes utérins : 3,75 mg chaque mois (3 mois maximum).
   Pubertés précoces : 3,75 mg à J0, J14 et J28, puis chaque mois (demi-dose si poids < 20 kg).
4. Diminution des pulsions sexuelles chez l'homme ayant des déviances sexuelles sévères, sous contrôle d'un psychiatre.

Leuproréline *Liste I-65 %-Coll*

ENANTONE LP *Conserver à moins de + 25 °C*	Fl. 3,75 mg ou 11,25 mg ou 30 mg et solvant (à libération prolongée)	Par voie **IM** ou **SC** : posologie ci-dessous (5)
ELIGARD *Conserver de + 2 °C à + 8 °C*	Seringue préremplie à 7,5 mg, 22,5 mg ou 45 mg LP	Par voie **SC** : posologie ci-dessous (6)

5. Cancer de la prostate : 3,75 mg/mois ou 11,25 mg/3 mois ou 30 mg/6 mois.
   Cancer du sein métastatique : 3,75 mg chaque mois.
   Endométrioses : 3,75 mg chaque mois ou 11,25 mg tous les 3 mois (6 mois maximum).
   Traitement pré-opératoire des fibromes utérins : 3,75 mg chaque mois (3 mois maximum).
   Pubertés précoces (voie **SC**) : 3,75 mg chaque mois ou 11,25 mg tous les 3 mois (demi-dose si poids < 20 kg).
6. Cancer de la prostate : 7,5 mg/mois ou 22,5 mg/3 mois ou 45 mg/6 mois.

Histréline acétate *Liste I-65 %-Coll*

VANTAS 50 mg	1 implant	Par voie **SC** à la face interne du bras, à renouveler à 12 mois (7)

7. Traitement palliatif du cancer avancé de la prostate.

Contre-indications
Hypersensibilité aux produits ou aux excipients, ostéoporose grave Grossesse et allaitement

Propriétés

- Analogues de la Gn-RH ou agonistes de la LH-RH, entraînant une stimulation initiale de la sécrétion des hormones gonadotropes (élévation des taux sanguins de FSH, de LH, de testostérone, de dihydrotestostérone), puis en 2 à 4 semaines une inhibition de cette sécrétion aboutissant à un hypogonadisme persistant pendant toute la durée du traitement sans phénomène d'échappement : cet effet, réversible 4 semaines après l'arrêt du traitement, aboutit à une véritable castration pharmacologique réversible
- Biodisponibilité de 95 à 100 % par voie injectable (2,5 à 2,8 % par voie pernasale), dégradation au niveau du foie, de l'hypophyse, des reins, élimination sous forme de métabolites inactifs par voie urinaire

Indications

- Cancer de la prostate localement avancé ou métastatique (avec un antiandrogène systématiquement au début)
- Cancer du sein métastatique hormonodépendant en préménopause (leuproréline, en alternative à l'ovariectomie)
- Endométrioses (efficacité comparable à celle du danazol, qui est moins bien toléré)
- Traitement pré-opératoire des fibromes utérins (réduction de 25 à 50 % du volume du fibrome, apparaissant dès 6 à 8 semaines, le traitement étant limité à 3 mois)
- Pubertés précoces (avant 8 ans chez la fille ou 10 ans chez le garçon), le traitement étant arrêté quand l'enfant atteint l'âge pubertaire ou un âge osseux d'environ 12 ans

Effets indésirables

- Très fréquents (> 10 % ; liés à l'effet thérapeutique, persistants pendant toute la durée du traitement) : bouffées de chaleur (70 %), céphalées (34 %), disparition de la libido (30 %), impuissance (25 %), prise de poids (22 %), myalgies et sécheresse vaginale (20 %), œdèmes, peau grasse, nausées, syndrome dépressif, asthénie, perte de masse osseuse paraissant réversible en 6 mois après l'arrêt
- Fréquents (1 à 10 %) : douleurs au point d'injection, fièvre, prurit, rash cutané, faiblesse des membres inférieurs, vertiges, dyspnée, palpitations, anorexie, vomissements, diarrhée ou constipation, sueurs, somnolence, troubles visuels, chute de cheveux
- *Dans les cancers prostatiques* (effets potentiellement graves mais transitoires, dans les 15 premiers jours) : risque d'aggravation de certains symptômes, liée à l'effet stimulant initial (douleurs osseuses, hématurie préexistante, obstruction urinaire, faiblesse ou paresthésies des membres inférieurs par compression médullaire) → association systématique d'un antiandrogène pendant les 3 premières semaines (flutamide ou nilutamide ou cyprotérone débutés 8 jours avant l'analogue de la LH-RH)
- *Dans les pubertés précoces chez la fille* : petites hémorragies vaginales (30 %) → cyprotérone (100 mg/j) ou médroxyprogestérone (40 mg/j) pendant la 1re semaine

Précautions d'emploi

- *Cancer de la prostate* : bien peser l'indication en cas de symptômes prémonitoires de compression médullaire, adjoindre systématiquement un anti-androgène au début du traitement, vérifier périodiquement la testostéronémie (qui doit rester ≤ 1 ng/ml) en évaluant la réponse thérapeutique au niveau prostatique (toucher rectal, échographie et/ou scanner) et au niveau osseux (scanner et/ou scintigraphie osseuse)
- *Endométrioses* : vérifier l'absence de grossesse avant toute prescription, commencer le traitement *dans les 5 premiers jours d'un cycle*, éviter les traitements de plus de 6 mois (pour réduire les risques de déminéralisation osseuse)

Agonistes de la LH-RH (II) : Analogues de la Gn-RH (II)*

Nafaréline *Liste I-65 %-Coll*

SYNAREL *Conserver à moins de + 25 °C*	Solution nasale à 200 µg par pulvérisation (fl. 100 doses)	Par voie nasale : posologie ci-dessous (1)

1. Endométrioses : pulvérisation de 200 µg le matin dans une narine et le soir dans l'autre, en traitement de 6 mois maximum (chez certaines patientes une posologie de 800 µg/jour peut être nécessaire pour obtenir l'aménorrhée, soit 1 pulvérisation dans chaque narine matin et soir). Désensibilisation hypophysaire au cours de l'induction de l'ovulation en vue d'une fécondation *in vitro* suivie d'un transfert d'embryon.

Buséréline *Liste I-100 %-Coll (sauf autre mention)*

BIGONIST 6,3 mg *Conserver à moins de + 25 °C*	Implant à effet prolongé injectable par voie **SC** : seringue de 6,3 mg	Cancer de la prostate : 6,3 mg par voie **SC** au niveau de la paroi abdominale antérieure toutes les 8 semaines
SUPREFACT Injectable *Conserver à moins de + 25 °C*	2 fl. 6 ml = 6 mg	Cancer de la prostate : 500 µg par voie **SC** x 3 fois/jour x 7 jours et relais par voie nasale
SUPREFACT Nasal *Conserver à moins de + 25 °C* *Liste I-Non remboursé-Coll*	Solution nasale à 100 µg par pulvérisation (fl. 100 doses)	Cancer de la prostate : de 100 µg x 3 fois/jour dans chaque narine

Goséréline *Liste I-100 %-Coll*

ZOLADEX 3,6 mg *Conserver à moins de + 25 °C*	Implant à effet prolongé injectable par voie **SC** : seringue de 3,6 mg avec SafeSystem (dispositif d'injection sécurisé)	Cancer de la prostate et cancer du sein métastasé : 3,6 mg par voie **SC** au niveau de la paroi abdominale antérieure toutes les 4 semaines
ZOLADEX 10,8 mg *Conserver à moins de + 25 °C*	Implant à effet prolongé injectable par voie **SC** : seringue de 10,8 mg avec SafeSystem (dispositif d'injection sécurisé)	Cancer de la prostate : 10,8 mg par voie **SC** au niveau de la paroi abdominale antérieure toutes les 12 semaines

* *Cf.* les propriétés et les précautions d'emploi page précédente.

Cytoprotecteurs (I) : Protecteur de la muqueuse vésicale

Mesna *Liste II-Coll-Prescription réservée aux spécialistes en oncologie ou en hématologie*

UROMITEXAN Injectable	15 amp. 4 ml = 400 mg Fl. 10 ml = 1 000 mg Fl. 50 ml = 5 000 mg	En perfusion IV : posologie ci-dessous
UROMITEXAN Comprimés	10 cp. séc. 400 mg 10 cp. séc. 600 mg	Par voie orale : posologie ci-dessous

Contre-indications

Hypersensibilité connue au mesna et aux molécules contenant des radicaux thiols

Propriétés

- Antidote de l'acroléine (métabolite irritant pour la muqueuse vésicale formé au cours des biotransformations des oxaphosphorines type cyclophosphamide ou ifosfamide, et entraînant des cystites hémorragiques parfois graves, avec risque d'évolution mortelle ou de fibrose vésicale lors de l'utilisation à forte dose des oxaphosphorines)
- Oxydation dans le plasma en dimesna, puis réduction au niveau rénal en mesna qui neutralise l'acroléine en formant un thio-ester stable et soluble éliminé par les urines

Indications

- Prévention de la toxicité vésicale des oxaphosphorines (cyclophosphamide à fortes doses, ifosfamide quelle que soit la dose)

Mode d'emploi et posologie

- *En perfusion IV* (administrer après dilution dans 100 ml de soluté salé isotonique) :
  - 1re modalité : 60 % de la dose d'oxaphosphorine (1/3 au début de leur administration, 1/3 après 4 heures, et le dernier 1/3 après 8 heures)
  - 2e modalité : 100 % de la dose d'oxaphosphorine en perfusion IV continue débutant 15 minutes avant la perfusion d'oxaphosphorine et prolongée 8 à 12 heures après
- *Par voie orale* :
  - Ifosfamide < 1,5 g/m^2/jour ou cyclophosphamide < 600 mg/m^2/jour : administration orale de mesna à 120 % de la dose d'oxaphosphorine (1/3 de cette dose 2 heures avant l'administration d'oxaphosphorine, puis 2 heures après et 6 heures après)
  - Ifosfamide > 1,5 g/m^2/jour ou cyclophosphamide > 600 mg/m^2/jour : après perfusion concommitante de courte durée ≥ 4 heures d'oxaphosphorine et de mesna à environ 1/3 de la dose d'oxaphosphorine, administrer le mesna *per os* en fin de perfusion au double de la dose IV, en répétant cette dose 4 heures plus tard

Effets indésirables (rares)

- Réactions pseudo-allergiques plus fréquentes chez le patient ayant une maladie auto-immune (rash cutané, prurit, urticaire, œdème, hypotension, tachycardie, élévation des transaminases), nausées, vomissements, diarrhée, céphalées, fatigue, douleurs des membres et arthralgies, irritabilité, dépression, rares cas d'encéphalopathie réversible à l'arrêt (par voie veineuse en association avec l'ifosfamide et habituellement en cas d'insuffisance rénale, mais non formellement imputés au mesna)
- En cas d'injection IV directe (à proscrire) : risque de réaction inflammatoire locale

Cytoprotecteurs (II) : Protecteur détoxifiant

Amifostine *Liste I-Réservé aux hôpitaux-Coll-Rétrocédable*

ETHYOL 50 mg/ml *Conserver de + 2 °C à + 8 °C*	5 fl. 375 mg 3 fl. 500 mg	Perfusion IV très courte : posologie ci-dessous (1)

1. Reconstituer préalablement avec 9,7 ml de NaCl à 0,9 % pour le flacon à 500 mg ou avec 7,3 ml de NaCl à 0,9 % pour le flacon à 375 mg : la solution reconstituée (50 mg/ml) peut être conservée durant 6 heures à température ambiante (jusqu'à 25 °C) ou 24 heures au réfrigérateur (2 °C à 8 °C).
Chimiothérapies : la dose initiale recommandée chez l'adulte est de 910 mg/m² administrés 1 fois par jour en perfusion IV de 15 minutes maximum débutant dans les 30 minutes précédant le début de la chimiothérapie.
Surveiller la tension artérielle → interrompre la perfusion en cas de chute significative de la tension artérielle systolique, soit dans les cas suivants :
– TA systolique initiale ≥ 180 mmHg et baisse de la TA systolique de 50 mmHg.
– TA systolique initiale = 140-179 mmHg et baisse de la TA systolique de 40 mmHg.
– TA systolique initiale = 120-139 mmHg et baisse de la TA systolique de 30 mmHg.
– TA systolique initiale = 100-119 mmHg et baisse de la TA systolique de 25 mmHg.
– TA systolique initiale < 100 mmHg et baisse de la TA systolique de 20 mmHg.
→ Si la TA redevient normale dans les 5 minutes et que le patient est asymptomatique, on pourra recommencer la perfusion pour administrer la totalité de la dose.
→ Dans le cas contraire, il faudra réduire la dose des perfusions ultérieures à 740 mg/m².
Radiothérapie : la dose quotidienne recommandée chez l'adulte est de 200 mg/m² administrés en perfusion IV de 3 minutes débutant dans les 30 minutes avant la séance de radiothérapie standard fractionnée.

Contre-indications

Sensibilité avérée aux aminothiols ou au mannitol
Sujets hypotendus ou déshydratés
Insuffisance rénale ou hépatique
Âge > 70 ans (aucune expérience chez ces patients)
Âge < 18 ans : augmentation du risque de myélosuppression sévère et de cancers secondaires
Grossesse et allaitement

Propriétés

- Thiophosphate organique qui, dans les modèles animaux, protège sélectivement les tissus sains mais pas les tumeurs contre la cytotoxicité des radiations ionisantes et des agents cytotoxiques ayant pour cible l'ADN (cyclophosphamide, dérivés du platine et autres agents alkylants)
- Après injection, déphosphorylation rapide en métabolite actif (WR-1065), demi-vie d'élimination < 10 minutes, moins de 4 % de l'amifostine et de ses métabolites étant retrouvés dans les urines

Indications

- Prévention du risque de neutropénie et de ses conséquences (infections notamment) lié à l'utilisation combinée de cyclophosphamide et de cisplatine chez les patientes atteintes de carcinome ovarien avancé (FIGO stade III ou IV)
- Prévention de la néphrotoxicité cumulative du cisplatine et des traitements contenant du cisplatine, lorsque les doses unitaires de celui-ci sont comprises entre 60 et 120 mg/m^2, en association à des mesures d'hydratation adéquates chez les patients présentant des tumeurs solides avancées non germinales
- Prévention des xérostomies (sécheresses de la bouche) aiguës et tardives dans les cancers ORL, en association avec une radiothérapie fractionnée standard

Effets indésirables

- Diminution transitoire de la pression artérielle systolique (plus rarement de la pression artérielle diastolique) survenant en moyenne 13 minutes après le début de la perfusion et durant en moyenne 5 minutes → *cf.* Précautions d'emploi
- Nausées et vomissements fréquents → administrer systématiquement un antiémétisant
- Divers : bouffées de chaleur, frissons, sensation de froid, somnolence, étourdissement, hoquet, éternuements, hypocalcémie très rarement symptomatique, réactions cutanées allergiques (avec des cas de réactions graves) nécessitant l'arrêt immédiat

Précautions d'emploi

- Interrompre tout traitement antihypertenseur 24 heures avant l'administration
- Administrer préventivement un antiémétisant efficace, d'autant plus que ce produit est utilisé en association à une chimiothérapie déjà fortement émétisante
- Utiliser sous surveillance spécialisée, chez des patients bien hydratés et en position allongée, en contrôlant attentivement la tension artérielle (*cf.* note ci-contre) → en cas d'hypotension, mettre le patient en position de Trendelenburg et perfuser du sérum salé isotonique
- Ne pas perfuser sur une durée dépassant 15 minutes (effets indésirables accrus)
- Surveiller la calcémie et administrer si besoin un supplément calcique

Interactions médicamenteuses

- ***Associations déconseillées*** : antihypertenseurs et autres produits susceptibles de potentialiser une hypotention

Cytoprotecteurs (III) : Protecteur du myocarde

Dexrazoxane[G] *Liste I-Coll-Prescription hospitalière réservée aux oncologues ou hématologues*

CARDIOXANE (1) CYRDANAX	Flacon de lyophilisat contenant 500 mg	En perfusion IV courte : posologie ci-dessous

1. La préparation des solutions injectables doit obligatoirement être réalisée par un personnel spécialisé, dans un local réservé à cet usage.

Contre-indications

Hypersensibilité au dexrazoxane
Âge < 18 ans
Grossesse et allaitement

Propriétés

- Analogue de l'EDTA subissant une hydrolyse intramyocardique en métabolites à cycles ouverts (chélateurs des ions métalliques), évitant la formation de complexes fer-anthracycline et prévenant la production de radicaux réactifs cardiotoxiques issus de ces complexes
- Après injection IV, distribution tissulaire rapide (en majorité dans le foie et le rein), élimination essentiellement urinaire réduite en cas d'insuffisance rénale

Indications

- Prévention de la cardiotoxicité chronique cumulative liée à l'utilisation de doxorubicine/épirubicine chez des malades atteints de cancers du sein avancés et/ou métastasés et ayant déjà reçu un traitement par une anthracycline

Mode d'emploi et posologie

- *Port de gants obligatoire lors de la manipulation du produit* (car réactions cutanées en cas de contact accidentel) : reconstituer chaque flacon avec 25 ml d'eau ppi, puis diluer la dose nécessaire dans 200 à 500 ml de Ringer lactate ou de lactate de sodium et utiliser cette solution diluée dans les 4 heures
- Administrer en perfusion IV courte (15 minutes) débutée 30 minutes avant l'administration de la chimiothérapie à une dose égale à 10 fois la dose d'épirubicine ou de doxorubicine (la dose minimale cumulée d'anthracyclines avant utilisation est de 300 mg/m^2 pour doxorubicine et 540 mg/m^2 pour épirubicine)

Effets indésirables

- Augmentation légère de la leucopénie et de la thrombopénie dues à la chimiothérapie, coloration noire des ongles, réactions cutanées, phlébite
- Réaction inflammatoire locale au site d'injection
- À forte dose (4 500 mg/m^2) : nausées, vomissements, alopécie, anémie, élévation des transaminases, des triglycérides, de l'amylasémie, diminution de la calcémie
- Possibilité d'augmentation du risque de second cancer chez l'enfant

Précautions d'emploi

- Bilan préalable hématologique et des fonctions hépatique et rénale, puis surveillance hématologique régulière, notamment au cours des deux premiers cycles
- Insuffisance rénale : diminuer la dose de 50 % si clairance de la créatinine < 40 ml/min (toxicité hématologique)
- Utilisation déconseillée en association à un traitement adjuvant du cancer du sein ou à une chimiothérapie à visée curative

Cytoprotecteurs (IV) :
Protecteur de la muqueuse buccale

Palifermin *Liste I-100 %-Coll-Prescription réservée aux médecins spécialistes en oncologie ou en hématologie*

KEPIVANCE *Conserver de + 2 °C à + 8 °C*	6 fl. 6,25 mg + 1,2 ml d'eau ppi	Injection IV en bolus : A. posologie ci-dessous

Contre-indications

Hypersensibilité au produit ou à l'un des excipients ou aux protéines d'*E. Coli*
Grossesse et allaitement

Propriétés
- Facteur de croissance humain des kératinocytes (rHuKGF) produit par la technique de l'ADN recombinant à partir d'*E. Coli*, se liant spécifiquement aux récepteurs de surface des cellules endothéliales cibles, stimulant ainsi la prolifération, la différenciation et la régulation positive des mécanismes cytoprotecteurs des muqueuses
- Volume de distribution de 5 l/kg, demi-vie terminale d'environ 4,5 heures

Indications
- Réduction de l'incidence, la durée et la sévérité de la mucite buccale (inflammation de la bouche) chez les patients atteints d'hémopathies malignes recevant une radiochimiothérapie myéloablative associée à une incidence élevée de mucite sévère et nécessitant un support autologue par cellules souches hématopoïétiques

Posologie
- Trois doses (chacune de 60 µg/kg/jour) pendant 3 jours consécutifs (la dernière, 24 à 48 heures avant le traitement myéloablatif), puis 3 doses après le traitement myéloablatif, soit un total de 6 doses

Effets indésirables
- Très fréquents (> 10 %) : altérations du goût, élévation des taux d'amylase (d'origine salivaire) et de lipase avec ou sans douleur abdominale ou dorsale (mais aucun cas de pancréatite n'a été rapporté)
- Fréquents : épaississement ou coloration de la bouche et de la langue, éruption, prurit, érythème, fièvre, œdème périphérique, douleurs, arthralgies

Précautions d'emploi
- Ne pas administrer dans les 24 heures précédant ou suivant l'administration de la chimiothérapie cytotoxique ou pendant celle-ci
- Insuffisance rénale : aucun ajustement des doses n'est nécessaire
- Tolérance et efficacité non établies en cas d'insuffisance hépatique et chez les patients atteints de tumeurs solides exprimant le récepteur au KGF
- L'expression des récepteurs au KGF au niveau du cristallin est avérée, mais aucun cas d'opacification du cristallin n'a été observé
- Utilisation réservée chez l'enfant et l'adolescent

Incompatibilités physico-chimiques
- Liaison à l'héparine *in vitro* (rincer la tubulure au NaCl à 0,9 % avant et après l'injection de palifermin si l'héparine est utilisée pour maintenir sa perméabilité)

Cytoprotecteurs (V) :
Protecteur en cas d'extravasation d'anthracyclines

Dexrazoxane *Liste I-Coll-Prescription hospitalière réservée aux spécialistes en oncologie ou en hématologie*

SAVENE (1)	Kit d'urgence : 10 fl. de poudre + 3 fl. de diluant (500 mg/fl.) Contient du Na^+ (1,61 g/500 ml ou 140 mmol/l)	A. Administration IV sur 1 à 2 h x 1 fois/jour pendant 3 jours consécutifs J1 et J2 : 1 000 mg/m^2 J3 : 500 mg/m^2 Ne pas dépasser 2 000 mg pour les patients dont la SC > 2 m^2

1. Le dexrazoxane étant un agent anticancéreux, les procédures normales de manipulation et d'élimination des déchets doivent être adoptées pour la préparation de l'administration (notamment port de gants).

Contre-indications

Hypersensibilté au produit ou à l'un des excipients
Grossesse, allaitement, âge < 18 ans

Propriétés
– Chélateur du fer, réduisant le stress oxydatif dépendant du fer, responsable de la cardiotoxicité des anthracyclines, inhibant également la topoisomérase II

Indications
– Traitement de l'extravasation d'anthracyclines chez l'adulte
– *NB* : le traitement doit être commencé dès que possible et dans les 6 heures au maximum après l'accident. Les traitements de J2 et J3 doivent être commencés à la même heure (± 3 heures) que le J1

Effets indésirables
– Très fréquents (> 10 %) : douleur au site d'injection, nausées, infection, leucopénie, thrombopénie
– Fréquents (1 à 10 %) : stomatite, diarrhée, fièvre, asthénie, œdèmes périphériques, anorexie, myalgies, vertiges, pneumonie, alopécie, prurit, thrombose veineuse, hyponatrémie, hypocalcémie, hypertransaminasémie, hypokaliémie

Précautions d'emploi
– La perfusion intraveineuse doit être administrée dans une veine large située à une extrémité/zone autre que celle affectée par l'extravasation. Pour permettre un débit sanguin suffisant, retirer au minimum 15 minutes avant l'administration de dexrazoxane les dispositifs de refroidissement apposés sur la zone à traiter
– *NB* : lors d'une extravasation de composés vésicants autres que les anthracyclines (par exemple : vincristine, mitomycine et vinorelbine), ce médicament n'aura pas d'effet sur la réaction provoquée

Interactions médicamenteuses
– ***Associations contre-indiquées*** : vaccin antiamaril
– ***Associations déconseillées*** : vaccins vivants atténués, phénytoïne
– *Associations à prendre en compte* : ciclosporine, tacrolimus

Facteur de mobilisation des cellules souches hématopoïétiques

Plérixafor *Liste I-Prescription hospitalière réservée aux spécialistes en hématologie ou en oncologie*

MOZOBIL	Fl. 1,2 ml = 24 mg Sol. inj. (20 mg/ml)	Par voie **SC** : 0,24 mg/kg/jour 6 à 11 heures avant la cytaphérèse durant 2 à 4 jours (1) (D. max. : 40 mg)

1. Après 4 jours de traitement préalable par G-CSF.

Contre-indications

Hypersensibilité au produit ou à un excipient
Grossesse et allaitement

Propriétés

- Antagoniste réversible et sélectif de chimiokine CXCR4, bloquant la liaison de son ligand analogue et entraînant une leucocytose par la présence de cellules à la fois matures et pluripotentes dans la circulation systémique, caractérisées par leur capacité d'autorenouvellement à long terme
- Par voie SC, Cmax entre 30 et 60 minutes, liaison inachevée aux protéines plasmatiques (58 %), faible volume de distribution (0,3 l/kg), métabolisation réduite et élimination urinaire (70 %), sous forme inchangée (demi-vie d'élimination 3 à 5 heures)
- En association au G-CSF, l'augmentation des cellules CD34+ dans le sang périphérique est maximale entre 10 et 14 heures

Indications

- En association avec le G-CSF, mobilisation des cellules souches hématopoïétiques dans le sang périphérique avant leur collecte en vue d'une autogreffe chez des patients atteints de lymphome ou de myélome multiple

Effets indésirables

- Asthénie, hypotension, lipothymie, insomnie, céphalées, paresthésies, érythème, hypersudation, dyspnée, réactions allergiques, arthro-myalgies, constipation, diarrhée, dyspepsie, nausées, sécheresse buccale, infarctus du myocarde, hyperleucocytose, thrombopénie

Précautions d'emploi

- Utilisation non recommandée en cas de leucémie et prudence en cas d'hyper-leucocytose > 50 000/mm^3
- Surveillance de la NFS au cours du traitement (hyperleucocytose, thrombopénie)
- Surveillance splénique en cas de douleurs (très rares cas de rupture de rate)
- Insuffisance rénale modérée (clairance de la créatinine : 20 à 50 ml/min) : dose réduite de un tiers (0,16 ml/kg/jour)
- Pas de données chez l'enfant
- Aucune étude d'interaction n'a été conduite

Facteurs de croissance hématopoïétique

Filgrastim = G-CSF^BS *Liste I-100 %-Coll-Prescription initiale hospitalière trimestrielle*

NEUPOGEN 30 ou 48 NIVESTIM 12 ou 30 ou 48 RATIOGRASTIM TEVAGRASTIM 30 ou 48 ZARZIO 30 ou 48 *Conserver de + 2 °C à + 8 °C (et 7 jours à une température ne dépassant pas + 37 °C)*	1 seringue préremplie à 120 µg/0,2 ml (12 MUI) *ou* à 300 µg/0,5 ml (30 MUI) *ou* à 480 µg/0,5 ml (48 MUI)	Injection **SC** (ou perfusion **IV** en 30 minutes après dilution dans du glucosé isotonique) : posologie ci-dessous (1)

1. *Chimiothérapies cytotoxiques* : 5 µg/kg/jour à commencer au plus tôt 24 heures après la fin de la chimiothérapie cytotoxique (et jusqu'à 3 jours) et à poursuivre jusqu'à ce que la date attendue du nadir soit passée et que le taux des PN neutrophiles soit normalisé (10 à 14 jours en général).
Chimiothérapie cytotoxique suivie de greffe de moelle osseuse : 10 µg/kg/jour à commencer au plus tôt 24 heures après la fin de la chimiothérapie et au maximum 24 heures après la greffe de moelle osseuse (traitement de 28 jours maximum).
Neutropénie chronique sévère : dose initiale de 12 µg/kg/jour en cas de neutropénie congénitale ou 5 µg/kg/jour en cas de neutropénie cyclique ou idiopathique, puis adapter selon les résultats.
Collection de cellules souches progénitrices (CSP) chez les patients sous chimiothérapie myélosuppressive ou myéloablative, suivie d'une autotransfusion de ces CSP pour accélérer la reconstitution hématopoïétique : 10 µg/kg/jour en 1 injection SC pendant 6 jours ou en perfusion SC continue sur 24 heures → effectuer alors 1 à 3 collections de sang par cytaphérèse à J5, J6 et J7.

Pegfilgrastim = G-CSF pégylé *Liste I-100 %-Coll*

NEULASTA *Conserver de + 2 °C à + 8 °C (et 72 heures à une température ne dépassant pas + 30 °C)*	1 seringue préremplie à 6 mg	Injection **SC** : posologie ci-dessous (2)

2. *Chimiothérapies cytotoxiques* : 6 mg en injection SC unique pour chaque cycle de chimiothérapie, administrés 24 à 48 heures après la fin de la chimiothérapie.

Lénograstim = G-CSF glycosyléAntiandrogènes (III) *Liste I-100 %-Coll*

GRANOCYTE 13 GRANOCYTE 34 *Conserver à température ambiante*	Fl. 105 µg (13,4 MUI) *ou* à 263 µg (33,6 MUI)	Injection **SC** (ou perfusion **IV** en 30 minutes après dilution dans 100 ml de NaCl 0,9 %) : posologie ci-dessous (3)

3. *Chimiothérapies cytotoxiques* : 150 µg/m^2/jour (soit 19,2 MUI/m^2/jour) à commencer au plus tôt 24 heures après la fin de la chimiothérapie cytotoxique (en général 3 à 7 jours) et à poursuivre jusqu'à ce que la date attendue du nadir soit passée et que le taux des PN neutrophiles soit normalisé (10 à 14 jours en général).
Chimiothérapie cytotoxique suivie de greffe de moelle osseuse : 150 µg/m^2/jour (soit 19,2 MUI/m^2/jour) à commencer au plus tôt 24 heures après la fin de la chimiothérapie et au maximum 24 heures après la greffe de moelle osseuse (traitement de 28 jours maximum).
Le Granocyte 13 est utilisé chez les patients ayant une surface corporelle jusqu'à 0,7 m^2, et le Granocyte 34 chez les patients ayant une surface corporelle jusqu'à 1,80 m^2.

Contre-indications
Hypersensibilité connue aux différents constituants Neutropénie congénitale sévère (syndrome de Kostmann) avec anomalies cytogénétiques

Propriétés

- Facteur de croissance hématopoïétique produit par génie génétique, stimulant de façon spécifique la croissance et le développement de la lignée neutrophile (G-CSF = *granulocyte-colony stimulating factor*)
- Demi-vie d'élimination de 3 à 4 heures en SC ou 1 à 2 heures en IV (pour filgrastim et lenograstim), et de 7 jours (pour pegfilgrastim en SC, ce qui réduit les injections)

Indications

- Réduction de la durée des neutropénies sévères et de leurs complications :
  - Lors d'emploi de chimiothérapies cytotoxiques connues pour être associées à une incidence significative de neutropénies fébriles (≥ 20 %)
  - Chez les patients recevant une thérapeutique myélo-suppressive suivie de greffe de moelle
- Augmentation des neutrophiles et réduction de l'incidence et de la durée des épisodes infectieux chez les patients adultes et enfants atteints de neutropénie chronique sévère (congénitale ou cyclique ou idiopathique) avec un taux de polynucléaires neutrophiles ≤ $0{,}5.10^9$/l et des antécédents d'infections sévères ou récurrentes
- Collection de cellules souches progénitrices (*cf.* filgrastim ci-contre)
- Neutropénie chronique chez le patient infecté par le VIH

Effets indésirables

- Douleurs osseuses et/ou myalgies modérées (10 %) à sévères (3 %) à traiter par antalgiques, réactions locales au point d'injection SC (changer de site à chaque injection), élévation de la LDH, des phosphatases alcalines, de la gamma-GT et de l'uricémie
- Plus rares : hypotension, dysurie, réactions allergiques, fièvre, stomatites, nausées, vomissements, diarrhée, exceptionnellement protéinurie, hématurie, syndrome de fuite capillaire (34 observations)

Précautions d'emploi

- La première injection doit être effectuée au plus tôt 24 heures après la fin de la chimiothérapie cytotoxique
- Surveillance spécialisée et arrêt du traitement en cas d'effets indésirables sévères ou de leucocytose dépassant 50.10^9/l après la date attendue du nadir
- Surveiller la densité osseuse (bilan radiologique) chez les patients ayant un terrain ostéoporotique et dont le traitement est prévu pour une durée > 6 mois
- Insuffisance rénale ou hépatique sévère : innocuité non démontrée
- Grossesse, allaitement, enfants : innocuité non démontrée

Remarques

- *Innocuité non démontrée* avec les anticancéreux ayant une myélotoxicité cumulative ou prédominant sur la lignée plaquettaire car majoration non exclue de la toxicité plaquettaire (nitrosourées, mitomycine, aminoanthraquinones, certains organoplatines dont carboplatine)
- *Innocuité non démontrée* chez les patients atteints de myélodysplasie, de leucémie aiguë myéloïde et de leucémie myéloïde chronique (stimulation non exclue de la croissance des cellules malignes et progression non exclue des syndromes myélodysplasiques vers la leucémie myéloïde aiguë)

Notes

Chapitre 6

Cardiologie

Nous remercions pour leur aide
le Dr Pierre-Louis Calvagrac et le Dr Sylvie Sertcrio.

Conduite à tenir devant une urgence hypertensive

Il faut distinguer trois types de situations :

- **La crise aiguë hypertensive** : élévation brutale, rapide et transitoire de la TA > 180/110 mmHg. En l'absence de souffrance viscérale, les symptômes tels que céphalées modérées, épistaxis, sensations vertigineuses, ne constituent pas un signe de gravité. Une hospitalisation n'est pas indispensable et un traitement hypotenseur injectable ou d'action rapide par voie orale n'est pas justifié car une baisse tensionnelle rapide n'améliore pas le contrôle à long terme et peut s'accompagner de complications neurologiques. Le repos et une réévaluation à court terme sont nécessaires pour la mise en place ou le renforcement d'un traitement antihypertenseur
- **L'urgence hypertensive :** élévation brutale de la TAS > 180 mmHg ou TAD > 120 mmHg (*sauf femme enceinte où une élévation modérée de la TA associée à une protéinurie évoque une éclampsie imminente*) avec souffrance viscérale mettant en jeu le pronostic vital et nécessitant une hospitalisation : encéphalopathie hypertensive ; insuffisance ventriculaire gauche hypertensive ; hypertension avec infarctus myocardique ; hypertension avec angor instable ; hypertension avec dissection aortique ; hypertension sévère lors d'hémorragie méningée ou d'AVC ; crise de phéochromocytome ; usage de stupéfiants : amphétamine, LSD, cocaïne, ecstasy ; hypertension périopératoire ; prééclampsie sévère ou éclampsie
- **L'HTA maligne :** crise hypertensive aiguë majeure (TAD souvent > 140 mmHg) avec encéphalopathie hypertensive, insuffisance rénale aiguë, signes hématologiques

Que faire en pratique clinique ?

- **L'objectif est de réduire la TA de 25 % durant les 2 premières heures** puis d'atteindre 160/100 mmHg en 2 à 6 heures (risque d'ischémie viscérale si baisse rapide de la TA)
  1. Réduction des apports hydrosodés ou à l'inverse remplissage vasculaire prudent dans l'HTA maligne (en l'absence d'OAP)
  2. Corrections des troubles hydro-électrolytiques (hypokaliémie ..)
  3. Traitements hypotenseurs intraveineux en première intention avec relais *per os*
  4. Traitement étiologique après stabilisation (surrénalectomie...)
- **Les traitements hypotenseurs sont adaptés en fonction des atteintes viscérales :**
  - **HTA maligne, encéphalopathie hypertensive** : nitroprussiate de sodium (sur voie veineuse dédiée, 0,5 à 8 µg/kg/min (sans bolus), avec paliers de 0,1 µg/kg/min de 15 minutes ; bloqueur du système rénine angiotensine de courte durée d'action type captopril, 6,25 jusqu'à 50 mg *per os* toutes les 8 heures
  - **Syndromes coronariens aigus :** isosorbide dinitrate, 2 à 10 mg/h ; bêta-bloquant IV (par exemple aténolol 1 mg/min jusqu'à 5 mg)
  - **OAP :** furosémide, 40 à 250 mg IVD en fonction de la clairance rénale et/ou en continu 125 à 1 500 mg/24 h ; isosorbide dinitrate, 2 mg IVD toutes les 5 minutes et 2 à 15 mg/h IV en continu, ou nitroprussiate de sodium
  - **Dissection aortique** (objectif TA ≤ 120/80 mmHg et FC ≤ 60 bpm) : bêta-bloquant en première intention type esmolol (500 µg/kg en 1 minute puis 50 à 200 µg/kg/min) ou labétolol (1 mg/kg IVL puis 0,1 à 0,3 mg/kg/h) puis nitroprussiate de sodium
  - **Urgences neurologiques :** on ne doit plus utiliser d'anti-hypertenseur d'action rapide, notamment la nifédipine qui n'a plus d'AMM dans cette indication. Le contrôle tensionnel doit être prudent et son intensité dépendre du type d'accident neuro-vasculaire. L'HTA à la phase aiguë d'un infarctus cérébral doit être respectée, afin de maintenir un flux sanguin suffisant dans la zone de pénombre, sauf pour des chiffres tensionnels très élevés (> **220/120 mmHg**) ou en cas de complication sévère de l'HTA mettant en jeu le pronostic vital, tel qu'un OAP par exemple. À la phase aiguë d'une hémorragie cérébrale, on traite l'HTA à partir de chiffres > **180/105 mmHg** (voire 160/95 mmHg chez des sujets non hypertendus antérieurement)

Traitement antithrombotique de la maladie veineuse thrombo-embolique

- En cas de forte suspicion, imposer le décubitus et initier le traitement avant les résultats des tests diagnostiques. Oxygénothérapie adaptée à la saturation artérielle en oxygène
- Héparinothérapie durant au moins 5 jours et jusqu'à ce que l'INR cible soit compris entre 2 et 3 à 2 reprises à 24 heures d'intervalle avec un traitement AVK initié dès le 1er jour :
  - Soit héparine non fractionnée (HNF) IV (80 U/kg ou 5 000 U en bolus puis 18 U/kg/h ou 1 300 U/h ou 70 U/kg puis 15 U/kg/h en cas de cardiopathie ou d'AVC ischémique avec pour objectif un TCA entre 2 et 3 fois le témoin correspondant à une activité anti-Xa entre 0,3 et 0,7 UI/ml)
  - Soit héparine sous-cutanée (250 U/kg x 2 fois/jour avec le même objectif mesuré 6 heures après l'injection)
  - Soit héparine de bas poids moléculaire (HBPM) (posologie adaptée au poids en l'absence d'insuffisance rénale)
  - Soit fondaparinux ne nécessitant pas la surveillance plaquettaire (5 mg si poids < 50 kg, 7,5 mg entre 50 et 100 kg, 10 mg si > 100 kg et si clairance > 30 ml/min)
  - Soit rivaroxaban (15 mg x 2 fois/jour 21 jours puis 20 mg/jour ou 15 mg/jour si insuffisance rénale modérée)
  - L'HNF est privilégiée et l'introduction des AVK retardée lorsqu'une fibrinolyse est envisagée
- La fibrinolyse par voie veineuse périphérique (rt-PA 10 mg bolus puis 90 mg sur 2 heures ou 0,6 mg/kg sur 15 minutes ; tenectéplase en bolus IV unique, posologie adaptée au poids) est indiquée en cas d'instabilité hémodynamique : hypotension artérielle ou choc cardiogénique et peut être considérée en cas de signes du cœur pulmonaire aigu avec troponine positive avant 75 ans
- Le filtre cave est réservé aux contre-indications temporaires ou définitives au traitement antithrombotique (hémorragie, chirurgie, délivrance)
- L'immobilisation, déconseillée dans la thrombose veineuse sans embolie, doit être la plus courte possible
- La durée du traitement antithrombotique est de 3 mois en cas de facteurs réversibles (chirurgie surtout, immobilisation durant le mois précédent, œstrogénothérapie, voyage prolongé > 8 heures) ou de 6 mois en leur absence avec une révision périodique de la balance bénéfice/risque du traitement. En cas de cancer actif, les HBPM à long terme sont préférées
- En cas de thrombose veineuse, une contention élastique de 30 à 40 mmHg est recommandée pendant une durée minimale de 2 ans
- Le traitement ambulatoire de la thrombose veineuse sans signe d'embolie pulmonaire est possible en l'absence d'insuffisance rénale et/ou de risque hémorragique
- En cas de grossesse, les HBPM sont recommandées et les AVK sont contre-indiqués pendant le 1er trimestre et le dernier mois du 3e trimestre. Le traitement anticoagulant doit être poursuivi au moins 3 mois après la délivrance

CARDIOLOGIE : Schémas thérapeutiques

Ces schémas ne sont qu'un simple aide-mémoire sur un sujet éminemment évolutif (les traitements de première intention figurent en 2e colonne et les alternatives thérapeutiques en 3e colonne).

Affections cardio-vasculaires générales

Arrêt cardio-respiratoire (1)	Massage cardiaque (masser vite, masser fort, sans attendre) + Ventilation + Traitement étiologique (alcalinisation si hyperkaliémie, acidose métabolique, intoxication aux antidépresseurs tricycliques) + Hémodiafiltration, Hypothermie et Assistance circulatoire à discuter

1. Traitement étiologique (choc électrique externe si TV ou FV, entraînement électrosystolique si BAV, correction de l'hypoxémie, des troubles métaboliques), cependant un *choc électrique externe d'emblée peut être effectué pour gagner du temps quelle que soit l'anomalie*, car il permet de réduire une TV ou une FV et n'aggrave pas les autres troubles.

Choc cardiogénique (TA systolique < 90 mmHg + hypoperfusion tissulaire + critères hémodynamiques	*En fonction des paramètres hémodynamiques* : Sympathomimétiques ± Inhibiteurs des phosphodiestérases, Diurétiques, Ventilation assistée + Traitement étiologique + Envisager possibilités d'assistance circulatoire
Œdème aigu du poumon	Patient en position assise ou semi-assise + Furosémide IV + Risordan bolus + Morphine titrée + Transport médicalisé avec Oxygénothérapie à fort débit – Ventilation à pression positive continue
Insuffisance cardiaque	Inhibiteur enzyme de conversion + Bêta-bloquant + Restriction sodée + Diurétique + Antialdostérone ± Digitalique ± Procoralan + Traitement étiologique si possible - - - - - - - - - - Réadaptation cardiaque Envisager défibrillateur ± Resynchronisation, Transplantation cardiaque, Assistance cardiaque
Hypertension artérielle pulmonaire (*cf.* le chapitre "Pneumologie")	Traitement conventionnel : AVK, Oxygénothérapie, Inhibiteur calcique en cas de réponse positive au NO, Diurétique - - - - - - - - - - Vasodilatateurs pulmonaires - - - - - - - - - - Transplantation pulmonaire ou cœur-poumon

Hypotension orthostatique	Apport de NaCl en cas de déplétion sodique ou Heptaminol Contention élastique des membres inférieurs	Midodrine et/ou Fludrocortisone (2)

2. Produits utilisés dans les hypotensions orthostatiques sévères par atteinte neurologique.

CARDIOLOGIE : Schémas thérapeutiques

Maladie hypertensive

Hypertension artérielle essentielle (1)	Normaliser le poids, limiter les apports de NaCl alimentaire et contrôler les autres facteurs de risque vasculaire (2) Monothérapie par Diurétique thiazidique ou Bêta-bloquant ou IEC ou Sartan ou Inhibiteur calcique (3) Alpha-1-bloquant et Antihypertenseur d'action centrale viennent en complément en cas d'efficacité insuffisante des associations des autres classes (4)

1. La recherche d'une HTA secondaire et d'un syndrome d'apnée du sommeil est indiquée en cas d'HTA sévère.
2. Le traitement hygiéno-diététique est le seul traitement recommandé en cas d'HTA limite.
3. En cas d'échec d'une monothérapie, on pourra ensuite essayer une bithérapie, puis une trithérapie voire une quadrithérapie.
4. L'arrêt brutal des antihypertenseurs centraux est une cause fréquente de poussée d'HTA.

Affections artérielles périphériques

Artériopathie oblitérante chronique des membres inférieurs	Traitement étiologique impératif (arrêt définitif du tabac et correction des facteurs de risque : HTA, dyslipidémies, diabète) + Marche 1 heure par jour + Hygiène très soigneuse des pieds	
	Antiagrégant plaquettaire Les vasodilatateurs *per os* n'ont pas fait preuve de leur efficacité	
	Revascularisation chirurgicale ou endoluminale, sympathectomie	
Ischémie aiguë d'un membre	Anticoagulation ± fibrinolyse, antalgiques, réhydratation, désobstruction ou revascularisation	
Syndrome de Raynaud	Traitement étiologique si possible + Arrêt du tabac + Protection contre le froid	Trinitrine percutanée ou Dihydropyridine ou Diltiazem ou Prazosine ou Naftidrofuryl
Érythermalgie	Aspirine à faible dose + Recherche d'un syndrome myéloprolifératif	

CARDIOLOGIE : Schémas thérapeutiques

Cardiopathies ischémiques : Insuffisance coronarienne (1)

Crise d'angor	Arrêt de l'effort + Dérivé nitré par voie sublinguale ou pulvérisation buccale	
Angor d'effort stable ou Angine de poitrine (traitement de fond)	Antiagrégant (aspirine) + Bêta-bloquant (traitement de référence) ± Dérivé nitré ou Molsidomine ± Procoralan	– Inhibiteur calcique – Règles hygiéno-diététiques, contrôle des facteurs de risque (1) – Revascularisation myocardique – Statines
Syndrome coronaire aigu sans élévation du segment ST	Appel du SAMU Aspirine IV + Anticoagulation (2) : Fondaparinux ou Héparine ou Bivalirudine + Bêta-bloquant	– Dérivé nitré injectable – Clopidogrel, Prasugrel ou Ticagrélor après la coronarographie – Revascularisation myocardique par angioplastie ou pontage – Anti-GPIIb/IIIa en salle de cathétérisme
Syndrome coronaire aigu avec élévation du segment ST (proscrire les injections par voie IM pour permettre une thrombolyse d'urgence)	Appel du SAMU Dérivé nitré par voie sublinguale + Aspirine + Prasugrel ou Ticagrélor ou Clopidrogel + Bivalirudine ou Énoxaparine ou Héparine en IV ± Atropine en IV (si choc vagal) + Morphine en IV (et pas IM) ----- Angioplastie primaire ou Fibrinolytique en l'absence de contre-indication si l'angioplastie ne peut être faite dans les temps recommandés ± Angioplastie de sauvetage	
Prévention secondaire après syndrome coronaire aigu	Aspirine + Clopidogrel ou Prasugrel ou Ticagrélor + Statine + Contrôle des facteurs de risque ± Bêta-bloquant ± IEC	

1. Les traitements indiqués ici doivent évidemment compléter une intervention sur les facteurs de risque cardio-vasculaire : tabagisme, hyperlipidémies, HTA, diabète, surpoids, sédentarité...
2. Molécule dépendant de la stratégie et de la fonction rénale.

Troubles de la conduction cardiaque

Syncope vaso-vagale Choc vagal	Mise en décubitus, la tête basse, en surélevant les pieds, si besoin injection d'atropine
Bradycardie Bloc sino-auriculaire Bloc auriculo-ventriculaire	*Trouble de la conduction relativement bien toléré* : surveillance scopée, Isoprénaline, et si besoin entraînement électrosystolique Bicarbonate de sodium si hyperkaliémie, voire dialyse ----- *Trouble de la conduction avec syncopes* : massage cardiaque et adrénaline en cas d'arrêt cardiaque, atropine, isoprénaline, stimulation transcutanée dans l'attente d'un entraînement électrosystolique, dialyse si hyperkaliémie ou acidose importante

CARDIOLOGIE : Schémas thérapeutiques

Troubles du rythme cardiaque

Extrasystoles supraventriculaires ou ESSV (1)	Suppression du café, du thé et du tabac, et aucun traitement si extrasystoles bénignes	Bêta-bloquant, exceptionnellement autre antiarythmique
Extrasystoles ventriculaires ou ESV (1)	Suppression du café, du thé et du tabac, et aucun traitement si extrasystoles bénignes	Bêta-bloquant, exceptionnellement autre antiarythmique
Arythmie complète par fibrillation auriculaire (2) Flutter auriculaire Tachycardie atriale focale	Traitement des étiologies (hyperthyroïdie, embolie pulmonaire, sepsis...) Réduction par choc électrique ou Amiodarone si accès récent ou mal toléré (après anticoagulation efficace en l'absence de contre-indication) ----- Prévention des récidives (Amiodarone ou autre antiarythmique) ou contrôle de la fréquence par Bêta-bloquant ou Digoxine ou Vérapamil ou Diltiazem Ablation par radio-fréquence à discuter	
Tachycardie sinusale	Traitement étiologique avant tout (hyperthyroïdie, anémie, insuffisance cardiaque, fièvre, émotivité)	
Tachycardie jonctionnelle Maladie de Bouveret	Réduction de la crise par les manœuvres vagales, puis, si besoin, en milieu spécialisé : Adénosine IV, voire Vérapamil IV ----- Traitement préventif (si accès invalidants par leur fréquence ou leur durée et/ou si FC très élevée) : Bêta-bloquant ou Vérapamil ou ablation du nœud ou de la voie accessoire	

1. Les extrasystolies bénignes ne nécessitent aucun traitement quand elles sont peu gênantes et quand il n'y a pas de cardiopathie, mais il faut évidemment corriger d'éventuels facteurs d'aggravation (hypokaliémie, traitement par digitaliques ou antiarythmiques).
   Un traitement médicamenteux (bêta-bloquant en première intention, voire exceptionnellement un autre antiarythmique) n'est indiqué qu'en cas de gêne fonctionnelle, et surtout si les extrasystoles sont ventriculaires (ESV), très fréquentes ou en salves.
   Après un IDM, les bêta-bloquants réduisent le risque de mort subite indépendamment de la présence d'extrasystoles. Les antiarythmiques de classe I sont contre-indiqués. Un défibrillateur est discuté en cas de FE ≤ 30 % ou < 40 % si TVNS.
2. Prescrire un traitement préventif des accidents thrombo-emboliques basé sur le score CHA2DS2-VASc (insuffisance cardiaque = 1, HTA = 1, âge > 75 ans = 2, diabète = 1, AVC/AIT/Accident embolique = 2, maladie vasculaire = 1, âge 65-74 ans = 1, sexe féminin = 1).
   – score = 0 : aspirine (75-325 mg/jour) ou rien.
   – score = 1 : anticoagulant oral préféré à l'aspirine.
   – score ≥ 2 ou sténose mitrale ou prothèse valvulaire cardiaque : anticoagulant oral.

CARDIOLOGIE : Schémas thérapeutiques

Troubles du rythme cardiaque (suite)

Tachycardie ventriculaire ou TV	Réduction d'urgence si collapsus par choc électrique après anesthésie générale ou par stimulation endocavitaire ou par antiarythmique (Lidocaïne ou Amiodarone) Prévention des récidives après réduction : Médicament antiarythmique (Amiodarone surtout) Discuter défibrillateur automatique implantable, voire Traitement chirurgical ou ablation par radiofréquence du foyer arythmogène
Fibrillation ventriculaire ou FV	Choc électrique d'extrême urgence + Massage cardiaque
Torsades de pointe	Arrêt des médicaments éventuellement en cause Corriger hypokaliémie ± Magnésium IV ± Isoprénaline IV ± Entraînement électrosystolique
Intoxication digitalique Troubles du rythme induits par les digitaliques	Arrêt des digitaliques, Atropine 1 mg, correction d'une hypokaliémie (l'hyperkaliémie doit être respectée) Anticorps antidigitaliques en cas de critères de gravité

Maladie thrombo-embolique (1), (2) et (3)

Thromboses veineuses profondes	Anticoagulants (Héparine ou HBPM ou Fondaparinux puis relais précoce par Antivitamine K ou Rivaroxaban d'emblée *durant 3 mois au moins*), contention veineuse Filtre cave en cas de contre-indication aux anticoagulants
Embolie pulmonaire	Anticoagulants (Héparine ou HBPM ou Fondaparinux puis relais précoce par Antivitamine K ou Rivaroxaban d'emblée *durant 3 mois au moins*) ± Oxygène Thrombolytique ± Inotropes positifs ± Embolectomie (si embolie pulmonaire massive) Filtre cave (si contre-indication aux anticoagulants ou récidive embolique sous anticoagulants), Fermeture de foramen ovale perméable en cas d'embolie paradoxale
Maladie post-phlébitique (4)	Hygiène de vie (*cf. Insuffisance veineuse* ci-après) + Contention élastique adaptée

1. *Cf.* Traitement antithrombotique en début de chapitre.
2. Prévention par la contention veineuse élastique, la mobilisation au lit des sujets alités (contraction des muscles des mollets, des cuisses et de la voûte plantaire chaque heure quand ils sont éveillés), par le lever précoce des accouchées, opérés et sujets alités, et l'utilisation de HBPM ou de Fondaparinux (ou héparine en cas de clairance < 30 ml/min) chez les sujets à risque thrombotique élevé.
3. Contre-indication des œstroprogestatifs à vie.
4. Prévention par la contention élastique de classe 2 ou 3 après thrombose profonde dès le premier lever et durant 6 mois, ou à vie si après 6 mois on observe un œdème de la cheville ou une incontinence majeure des veines profondes au doppler veineux).

CARDIOLOGIE : Schémas thérapeutiques

Affections diverses

Insuffisance veineuse chronique des membres inférieurs	Contention élastique adaptée (efficacité établie) + Hygiène de vie (normalisation du poids, activité physique régulière dont la marche, surélévation des pieds du lit, éviter piétinement et exposition à une source de chaleur dont les chauffages par le sol)	
Varices	Sclérose des varices + Contention élastique	Stripping ou CHIVA ou Cryosclérose
Ulcère de jambe	Traitement local (Antiseptique, détersion manuelle ± Agents de détersion, puis Cicatrisant) + Vaccin antitétanique + Traitement étiologique (1) Contention élastique si ulcère d'origine veineuse	

1. Le traitement étiologique des ulcères de jambe d'origine veineuse repose sur le traitement des varices et de l'insuffisance veineuse chronique (*cf.* ci-dessus), celui des ulcères de jambe d'origine artérielle est celui des artériopathies chroniques des membres inférieurs (voir ce terme), comprenant au moins arrêt du tabac, antiagrégant, IEC et statine.

Contentions élastiques (2)

Classes	Type de matériel	Indications
Classe "Confort" Pression < 10 mmHg	Chaussettes, bas et collants standard	Insuffisance veineuse fonctionnelle Station debout prolongée
Classe 1 Pression = 10 à 15 mmHg	Chaussettes, bas et collants standard	Insuffisance veineuse fonctionnelle Insuffisance veineuse superficielle Prévention de la thrombose veineuse profonde
Classe 2 Pression = 16 à 20 mmHg	Chaussettes, bas et collants standard ou faits sur mesure	Thrombose veineuse profonde, varicose
Classe 3 Pression = 21 à 36 mmHg	Chaussettes, bas et collants standard ou faits sur mesure	Thrombose veineuse profonde proximale, syndrome post-thrombotique
Classe 4 Pression > 36 mmHg	Bas et collants sur mesure ou standard	Insuffisance lymphatique Lymphœdème

2. **Contentions élastiques** classées selon la contre-pression exercée en cheville, favorisant le retour veineux en exerçant sur le membre une pression dégressive du pied vers la cuisse.

Bêta-bloquants

Introduction

- On classe les bêta-bloquants en fonction de trois paramètres principaux :
  - Cardiosélectifs ou non
  - Activité sympathomimétique intrinsèque (ASI)
  - Propriétés ancillaires (propriétés propres à certaines molécules dans la classe) ou non
- Deux autres paramètres pharmacologiques sont également importants :
  - L'élimination rénale ou hépatique prédominante :
    - Élimination rénale très prédominante (hydrosolubles) : aténolol, nadolol, sotalol
    - Élimination hépatique très prédominante (liposolubles) : propranolol, métoprolol, nébivolol, labétalol, carvédilol
    - Exception : métabolisation de l'esmolol par des estérases érythrocytaires
  - La demi-vie :
    - Demi-vie courte : esmolol (9 minutes), oxprénolol (1-3 heures), acébutolol (3-4 heures), pindolol (3-4 heures)
    - Demi-vie longue : nadolol (12-24 heures), nébivolol (8-27 heures)

Propriétés

- Médicaments agissant par antagonisme compétitif des catécholamines au niveau des récepteurs bêta-adrénergiques, notamment du cœur, des vaisseaux et des bronches, et dont les *caractéristiques pharmacocinétiques* permettent de distinguer :
  - Les bêta-bloquants liposolubles : forte absorption digestive, forte fixation protéique, passage des membranes biologiques (effets centraux, passage transplacentaire et dans le lait maternel), forte métabolisation hépatique avec effet de premier passage hépatique marqué, élimination surtout biliaire
  - Les bêta-bloquants hydrosolubles : absorption digestive incomplète, faible fixation protéique, passage faible des membranes biologiques (pas d'effets centraux donc intérêt en cas d'antécédents ou d'états dépressifs, d'insomnie ou de cauchemars), peu ou pas de métabolisation hépatique, élimination surtout rénale
  - Les bêta-bloquants "mixtes" (bisoprolol, céliprolol, pindolol, nébivolol) métabolisés par le foie mais aussi éliminés par le rein, avec une faible variabilité des taux sanguins en cas d'insuffisance hépatique ou rénale
- Les bêta-bloquants se différencient aussi par l'existence ou non de deux particularités :
  - *Cardio-sélectivité* ou plutôt *bêta-1-sélectivité relative* limitant les effets surtout liés au blocage des récepteurs bêta-2 (réduction du HDL, résistance à l insuline, vasoconstriction, bronchoconstriction, symptômes d'hypoglycémie masqués). Le nébivolol a la bêta-1-sélectivité la plus importante. Toutefois même les bêta-bloquants dits cardiosélectifs peuvent provoquer des crises d'asthme. De plus, la bêta-1-sélectivité diminue lorsque les doses augmentent
  - *Activité bêta-agoniste partielle* ou *activité sympathomimétique intrinsèque* (ASI) limitant l'effet bradycardisant et le risque d'aggravation des phénomènes de Raynaud, mais les bêta-bloquants avec ASI sont inefficaces dans la prophylaxie de la migraine
- Le *sotalol diffère des autres* par un effet antiarythmique *amiodarone-like* (classe III de Vaughan-Williams) et des interactions médicamenteuses supplémentaires (*cf. Sotalol*)
- Quatre bêta-bloquants (bisoprolol, carvédilol, métoprolol succinate et nébivolol) ont l'AMM dans le traitement de l'insuffisance cardiaque par dysfonction systolique du ventricule gauche

Activité pharmacologique

– Effets cardio-vasculaires : réduction de la fréquence cardiaque par dépression de l'automatisme du nœud sinusal, ralentissement de la conduction dans le nœud auriculo-ventriculaire et réduction de la contractilité myocardique, entraînant une diminution du travail ventriculaire gauche, une réduction du débit cardiaque et de la consommation d'oxygène du myocarde au repos et surtout à l'effort, avec un effet antihypertenseur (réduction du débit cardiaque, inhibition de la libération de rénine, blocage des récepteurs bêta-adrénergiques présynaptiques)
– Effets extracardiaques : effets liés au blocage des récepteurs bêta-2 (vasoconstriction, bronchoconstriction, hypoglycémie) moindres en cas de cardio-sélectivité, freinage de la sécrétion de rénine, diminution de la production d'humeur aqueuse

Indications

– *Indications primordiales :*
  – Prophylaxie des crises d'angor (traitement de référence de l'angor d'effort stable)
  – Insuffisance cardiaque systolique chronique
    – AMM pour 4 molécules : carvédilol, bisoprolol, métoprolol LP, nébivolol (pour les sujets > 70 ans)
    – La dose initiale est très faible puis progressivement augmentée par paliers de 2 semaines en général en fonction de la tolérance clinique et ECG
  – Traitement au long cours après infarctus du myocarde compliqué de dysfonction ventriculaire gauche ou d'arythmies ventriculaires
  – Hypertension artérielle
    – La relation dose-effet est faible au-delà d'environ un quart de la dose usuelle des bêta-bloquants
    – La diminution des AVC est discutée comme moindre que sous les 4 autres grandes classes thérapeutiques (diurétiques, IEC, ARA II, calcium-bloqueurs)
    – Ils restent indiscutables en cas de morbidité indiquant un traitement bêta-bloquant et en cas de polythérapie antihypertensive. Les associations fixes bêta-bloquants-diurétiques ou bêta-bloquants-calcium bloqueurs sont particulièrement utiles dans cette indication
    – Certains bêta-bloquants n'ont d'AMM que pour l'hypertension artérielle (cartéolol, céliprolol, tertatolol, labétolol)
– *Autres indications :*
  – Réduction ou prévention des troubles du rythme cardiaque : tachycardies sinusales ou jonctionnelles, rythme ventriculaire élevé des fibrillations ou des flutters auriculaires
  – Manifestations cardio-vasculaires des hyperthyroïdies (propranolol préférentiellement car inhibition de la conversion périphérique de la T_4 en T_3)
  – Signes fonctionnels des cardiomyopathies obstructives
  – Prévention primaire et secondaire des hémorragies digestives par rupture de varices œsophagiennes chez le cirrhotique (propranolol ou nadolol à dose utile pour réduire la fréquence cardiaque de 20 à 25 %, mais contre-indication si insuffisance hépatique grave avec hyperbilirubinémie, ascite massive, encéphalopathie hépatique)
  – Traitement de fond des migraines et algies faciales (propranolol, métoprolol ou timolol)
  – Tremblements, en particulier essentiels (propranolol, voire timolol ou aténolol)
  – Le propranolol est utilisé dans les algodystrophies, le trac (20 à 40 mg pris 1 heure avant), les tasikinésies des neuroleptiques

Effets indésirables

- *Bénins* : asthénie transitoire, bradycardie modérée asymptomatique
- *Rares mais imposant l'arrêt du traitement* : bradycardie sévère, chute tensionnelle, bloc auriculo-ventriculaire, insuffisance cardiaque, crise d'asthme, hypoglycémie, éruptions cutanées (parfois psoriasiformes), syndrome de Raynaud, paresthésies des extrémités
- *Divers* : insomnie et/ou cauchemars, impuissance paraissant dose-dépendante, troubles digestifs (gastralgies, nausées, vomissements, diarrhée), sécheresse lacrymale, aggravation du pronostic des chocs anaphylactiques (répondant moins bien à l'adrénaline chez les sujets sous bêta-bloquants), chute de cheveux, dysgueusies
- **Surdosage** : bradycardie parfois sévère, chute tensionnelle, insuffisance cardiaque, bronchospasme → atropine (0,5-1 mg IV), glucagon (5-10 mg en IV puis si besoin 2 à 10 mg/h), isoprénaline ou adrénaline, voire entraînement électro-systolique

Contre-indications

Intolérance connue au produit, bradycardie < 50/min
Hypotension artérielle sévère (symptomatique ou < 85 mmHg)
Angor de Prinzmetal sans calcium bloqueur, phéochromocytome sans calcium bloqueur ou alpha-bloquant
Asthme, insuffisance cardiaque non contrôlée par dysfonction systolique VG
Syndrome de Brugada, BAV > 1er degré ou maladie du sinus non appareillés
Phénomènes de Raynaud (surtout pour les produits non cardio-sélectifs et sans ASI)

Précautions d'emploi

- *Ne jamais interrompre brutalement un bêta-bloquant surtout chez le coronarien* car risques de troubles du rythme, IDM ou mort subite
- *Utiliser avec prudence* en cas de cardiomégalie, bronchopathie chronique obstructive, BAV du 1er degré, diabète traité par hypoglycémiants (certains signes d'hypoglycémie sont masqués, palpitations et tachycardie notamment, et l'hypoglycémie est aggravée par les bêta-bloquants non cardio-sélectifs), phéochromocytome (associer toujours un alpha-bloquant pour éviter une crise hypertensive), chez le sujet âgé (respect absolu des *contre-indications*) ou ayant un risque de choc anaphylactique (allergie aux venins d'hyménoptères, désensibilisation spécifique, injection de produits de contraste iodés, de pénicillines, de chymopapaïne, de noramidopyrine...)
- *Insuffisance rénale ou hépatique* : choisir de préférence un bêta-bloquant non éliminé par l'organe défaillant ou réduire éventuellement la posologie (*cf.* à chaque produit)
- *Anesthésie* : l'arrêt des bêta-bloquants est déconseillé chez le patient coronarien
- *Myasthénie* : la prescription de bêta-bloquants peut révéler ou aggraver la maladie
- *Grossesse* : surveiller le nouveau-né pendant 3 à 5 jours (risques d'hypoglycémie, de bronchospasme, de bradycardie et de décompensation cardiaque → 0,3 mg/kg de glucagon)
- *Allaitement* : à éviter sauf le propranolol (passage le plus faible dans le lait maternel)

Interactions médicamenteuses (*cf.* sotalol pour ses interactions supplémentaires)

- ***Associations contre-indiquées*** : floctafénine
- *Associations à utiliser avec précaution* : amiodarone, autres antiarythmiques, médicaments bradycardisants favorisant les torsades de pointe, digitaliques, inhibiteurs calciques bradycardisants ou antiarythmiques (diltiazem, vérapamil), méfloquine, anesthésiques volatils halogénés, AINS, antidépresseurs, corticoïdes, neuroleptiques
- *Avec les bêta-bloquants à forte métabolisation hépatique* : utiliser avec précaution les inducteurs et inhibiteurs enzymatiques (voir ces termes)
- *Topiques gastro-intestinaux* : respecter un intervalle de 2 heures entre les prises orales

Bêta-bloquants non cardio-sélectifs, sans ASI, sans propriétés ancillaires* *Liste I-65 %-Coll*

CORGARD Nadolol	28 cp. séc. 80 mg	A. 40 à 80 mg/jour (jusqu'à 320 mg/jour) en 1 prise le matin (1)
AVLOCARDYL Propranolol[G]	50 cp. séc. 40 mg	A. 80 à 160 mg/jour (jusqu'à 320 mg/jour) en 2 ou 3 prises (2)
AVLOCARDYL LP 160 mg[G] *Idem*	30 ou 90 gél. 160 mg à libération prolongée	A. 160 mg/jour en 1 prise le matin (2)
TIMACOR Timolol	30 cp. séc. 10 mg	A. 10 à 30 mg/jour en 1 à 3 prises (jusqu'à 60 mg/jour)
MODUCREN (3) *Idem* (+ Hydrochlorothiazide 25 mg et Amiloride 2,5 mg)	30 cp. séc 10 mg	A. 1 cp./jour le matin (jusqu'à 2 cp./jour en 1 prise le matin)

1. Réduire la posologie en cas d'insuffisance rénale sévère en espaçant les prises (24 à 48 heures si clairance de la créatinine > 10 ml/min, 40 à 60 heures si clairance de la créatinine < 10 ml/min).
2. La posologie utile est de 40 à 160 mg/jour dans les migraines, algies de la face, tremblements.
3. Association à dose fixe à 2 diurétiques (hypo- et hyperkaliémiants), indiquée dans l'HTA en cas d'échec d'une monothérapie (*cf.* conditions d'emploi de ces diurétiques à *Diurétiques*).

* Voir les propriétés générales et les conditions d'emploi des bêta-bloquants en début de chapitre

Bêta-bloquants non cardio-sélectifs, avec ASI, sans propriétés ancillaires* *Liste I-65 %-Coll*

VISKEN Pindolol (1)	90 cp. séc. 5 mg	A. 5 à 15 mg/jour en 1 à 2 prises (jusqu'à 30 mg/prise et 60 mg/24 h)
VISKEN-QUINZE *Idem*	30 ou 90 cp. séc. 15 mg	*Idem*
VISKALDIX (2) *Idem* (+ Clopamide 5 mg)	30 ou 90 cp. séc. 10 mg	A. 1 cp./jour en 1 prise (jusqu'à 2 cp./jour en 2 prises matinales)

1. ASI la plus importante.
2. Association à dose fixe à un diurétique thiazidique, indiquée dans l'HTA en cas d'échec d'une monothérapie (*cf.* conditions d'emploi du clopamide à *Diurétiques thiazidiques*).

Voir les propriétés générales et les conditions d'emploi des bêta-bloquants en début de chapitre.

Bêta-bloquants non cardio-sélectifs, avec propriétés ancillaires* *Liste I-65 %-Coll*

KREDEX Carvédilol[G] (1) et (2)	28 cp. séc. 6,25 mg 28 cp. séc. 12,5 mg 28 cp. séc. 25 mg	A. Ingérer *au cours des repas* en 2 prises quotidiennes (posologie ci-dessous)
TRANDATE Labétalol[G] (3)	30 ou 180 cp. séc. 200 mg	A. 400 à 800 mg/jour en 2 voire 3 prises (7) et (8)
SOTALEX Sotalol[G] (4) et (5)	30 cp. séc. 80 mg 30 cp. séc. 160 mg	A. 40 à 320 mg/jour en 1 à 2 prises (D. max. : 640 mg/jour)
ARTEX Tertatolol (6)	30 cp. séc. 5 mg	A. 5 mg/jour le matin (9)

1. La prescription initiale est réservée aux médecins cardiologues et internistes hospitaliers ou non, le renouvellement pouvant être réalisé par les médecins généralistes.
   Administrer en milieu hospitalier une dose-test de 3,125 mg avec une surveillance cardiologique toutes les heures pendant 4 heures au moins → si la tolérance est correcte (fréquence cardiaque > 50/min, TA systolique > 85 mmHg, absence de signes cliniques d'intolérance), le traitement débutera le lendemain de cette dose-test à la dose de 3,125 mg x 2 fois/jour.
   Augmenter progressivement les doses par paliers de 15 jours au minimum : 3,125 mg x 2 fois/jour, puis 6,25 mg x 2 fois/jour, puis 12,5 mg x 2 fois/jour, puis 25 mg x 2 fois/jour chez le patient < 85 kg, voire si besoin 50 mg x 2 fois/jour chez le patient > 85 kg.
   Surveillance cardiologique et de la fonction rénale dans les 3 à 7 jours suivant le début du traitement, puis à chaque augmentation de dose, puis régulièrement → réduction des doses ou arrêt en cas de bradycardie < 50/min, hypotension, aggravation de l'insuffisance cardiaque, altération de la fonction rénale, arrêt du traitement en cas de thrombopénie, réaction allergique ou réactions d'intolérance graves.
2. Effet alpha-bloquant transitoire, sans ASI.
3. Effet alpha-bloquant vasodilatateur, agonisme bêta-2, avec ASI.
4. Effet antiarythmique de classe III, sans ASI. Pour le traitement des troubles du rythme ventriculaire, le sotalol peut être utilisé en cas de non-indication au défibrillateur.
5. Réduire la posologie en cas d'insuffisance rénale. Ce bêta-bloquant est un antiarythmique de la classe III de Vaughan-Williams (risques de torsades de pointe) = ***association contre-indiquée*** avec les autres médicaments responsables de torsades de pointe et les autres antiarythmiques ***et déconseillée*** avec l'halofantrine et les produits hypokaliémiants (amphotéricine B, corticoïdes, diurétiques, laxatifs, insuline et glucose).
6. Vasodilatation rénale, sans ASI.
7. Fractionner en 3 prises orales quotidiennes au-delà de 800 mg/jour (la posologie peut atteindre 200 à 400 mg toutes les 6 heures en relais de la voie veineuse).
8. Réactions allergiques et hépatiques toxiques parfois sévères.
9. Réduire la posologie de 50 % en cas d'insuffisance hépatique (contre-indiqué par précaution en cas d'insuffisance rénale sévère avec clairance de la créatinine < 10 ml/min).

* Voir les propriétés générales et les conditions d'emploi des bêta-bloquants en début de chapitre

Bêta-bloquants cardio-sélectifs, sans ASI, sans propriétés ancillaires* *Liste I-65 %-Coll*

TÉNORMINE Aténolol[G] BETATOP	28 ou 30 ou 90 cp. séc. 50 mg ou 100 mg	A. 100 mg/jour en 1 prise le matin (4)
TÉNORETIC (1) *Idem* (+ Chlortalidone 12,5 mg)	30 ou 90 cp. séc. 50 mg	A. 1 cp /jour en 1 prise le matin
KERLONE Bétaxolol[G]	28 ou 84 cp. séc. 20 mg	A. 20 mg/jour en 1 prise le matin (4)
DETENSIEL Bisoprolol[G]	30 ou 90 cp. séc. 10 mg	A. 10 mg/jour (jusqu'à 20 mg/jour) en 1 prise le matin (4)
CARDENSIEL (2) *Idem* CARDIOCOR (2) BISOCE (2)	30 ou 90 cp. séc. 1,25 mg, 2,5 mg, 3,75 mg, 5 mg, 7,5 mg ou 10 mg	À dose très progressive (5)
LODOZ[G] (3) *Idem* WYTENS (3) (+ Hydrochlorothiazide 6,25 mg)	30 ou 90 cp. 2,5 mg, 5 mg ou 10 mg	A. 2,5 mg/jour (jusqu'à 10 mg/jour) en 1 prise le matin
LOPRESSOR 100 mg Métoprolol[G] SELOKEN 100 mg	30 ou 90 cp. séc. 100 mg	A. 100 à 200 mg/jour en 2 à 3 prises
LOPRESSOR 200 mg *Idem* SELOKEN LP 200 mg	30 ou 90 cp. séc. 200 mg à libération prolongée	A. 100 à 200 mg/jour en 1 prise le matin 100 mg x 2 fois/jour dans le post-infarctus
LOGROTON *Idem* (+ Chlortalidone 25 mg)	30 ou 90 cp. séc. 200 mg	A. 1 cp./jour (jusqu'à 2) en 1 prise le matin
SELOZOK LP *Idem*	28 cp. 23,75 mg ou 95 mg ou 190 mg	À dose très progressive : 23,75 mg/jour, puis posologie doublée toutes les 2 semaines jusqu'à 190 mg/jour en 1 prise le matin

1. Association à dose fixe à un diurétique thiazidique, indiquée dans l'HTA en cas d'échec d'une monothérapie (*cf.* conditions d'emploi de la chlortalidone à *Diurétiques thiazidiques*).
2. Bêta-bloquants à *prescription initiale réservée aux spécialistes en cardiologie et en médecine interne*, indiqués dans l'insuffisance cardiaque chronique stable, avec réduction de la fonction ventriculaire systolique gauche (fraction d'éjection ≤ 35 %), en complément des IEC, des diurétiques et éventuellement des digitaliques (réduction de la mortalité et des risques ultérieurs d'aggravation). Réduire la posologie d'environ 50 % en cas d'insuffisance rénale sévère.
3. Associations à dose fixe à un diurétique thiazidique, indiquées dans l'HTA en cas d'échec d'une monothérapie (*cf.* conditions d'emploi de l'hydrochlorothiazide à *Diurétiques thiazidiques*).
4. Réduire la posologie d'environ 50 % en cas d'insuffisance rénale sévère.
5. A. 1,25 mg/jour, puis posologie doublée toutes les 2 semaines jusqu'à 10 mg/jour en 1 prise le matin.

Voir les propriétés générales et les conditions d'emploi des bêta-bloquants en début de chapitre.

Bêta-bloquants cardio-sélectifs, avec ASI, sans propriétés ancillaires*

Acébutolol[G] *Liste I-65 %-Coll*

SECTRAL	30 ou 90 cp. séc. 200 mg 30 ou 90 cp. séc. 400 mg	A. 200 à 400 mg/jour en 1 prise dans l'HTA 200 mg x 3 fois/jour dans l'angor 200 mg x 2 fois/jour dans le post-infarctus
SECTRAL LP 500 mg	28 cp. 500 mg à libération prolongée	A. 1 cp./jour en 1 prise le matin dans l'angor
SECTRAL ENFANTS	Sol. buv. 125 ml à 40 mg/ml avec doseur	E. 5 mg/kg x 2 fois/jour (jusqu'à 20 mg/kg/jour)

* Voir les propriétés générales et les conditions d'emploi des bêta-bloquants en début de chapitre

Bêta-bloquants cardio-sélectifs, avec propriétés ancillaires* *Liste I-65 %-Coll*

CÉLECTOL Céliprolol[G] (1) et (2)	28 ou 84 cp. séc. 200 mg	A. 200 mg/jour le matin (jusqu'à 400 mg/jour)
NEBILOX Nébivolol[G] (3) TEMERIT	30 ou 90 cp. 5 mg quadrisécables	A. 5 à 10 mg/jour en 1 prise le matin dans l'HTA Insuffisance cardiaque : dose initiale de 1,25 mg, puis posologie doublée toutes les 2 semaines jusqu'à la dose cible de 10 mg/jour
TEMERITDUO *Idem* CONEBILOX	30 ou 90 cp. 5 mg + Hydrochlorothiazide 12,5 mg ou hydrochlorothiazide 25 mg	A. 1 cp./jour

1. Effet bêta-2 agoniste et avec ASI.
2. Réduire la posologie uniquement si la clairance de la créatinine est < 40 ml/min.
3. Vasodilatation initiale NO-dépendante avec plus grande neutralité métabolique, sans ASI.

* Voir les propriétés générales et les conditions d'emploi des bêta-bloquants en début de chapitre.

Bêta-bloquants injectables* *Liste I-Réservé aux hôpitaux-Coll*

Propriétés bêta-bloquantes recherchées

AVLOCARDYL Injectable Propranolol injectable Délai d'action = 1 à 2 minutes Durée d'action = 1 à 6 heures	5 amp. 5 ml = 5 mg	Voie **IV** très lente sous ECG A. 1 mg/min sans dépasser 5 à 10 mg ; la dose bêta-bloquante complète est de 0,2 mg/kg Si nécessaire, entretien IV 50 mg/24 h en seringue autopulsée
BRÉVIBLOC 10 mg/ml BRÉVIBLOC 100 mg/10 ml Esmolol injectable Délai d'action = 1 à 2 minutes Durée d'action = 5 à 20 minutes	Poche de 250 ml = 2,5 g 5 fl. 10 ml = 100 mg	Voie **IV** lente sous ECG : A. 500 µg/kg en 1 minute, puis 50 µg/kg/min, puis possibilité de répéter le bolus et d'augmenter la dose d'entretien jusqu'à 200 µg/kg/min
TÉNORMINE Injectable (1) Aténolol injectable Délai d'action = 1 à 2 minutes Durée d'action = 24 heures	5 amp. 10 ml = 5 mg	Voie **IV** lente sous ECG : A. 5 mg (1 mg/min) à interrompre si FC < 50/min ou PAS < 100 mmHg puis après 10 minutes 5 mg relais *per os* 50 mg/12 h

1. L'étude COMMIT-CCS2 a montré qu'il s'agissait d'un traitement moins nécessaire : pas d'effet sur la mortalité.

Propriétés ancillaires recherchées

TRANDATE Injectable Labétalol (2) Délai d'action = 5 minutes Durée d'action = 6 à 8 heures	5 amp. 20 ml = 100 mg	A. 1 mg/kg IV en 1 minute répétable après jusqu'à 3 fois 10 minutes, puis relais *per os* ou en perfusion **IV** 0,1 mg/kg/h jusqu'à 0,3 mg/kg/h

2. Les indications de l'AMM sont les hypertensions artérielles accompagnées d'atteinte viscérale menaçant le pronostic vital à très court terme (urgences hypertensives), notamment lors de : HTA maligne (avec rétinopathie hypertensive de stade III), encéphalopathie hypertensive, dissection aortique, décompensation ventriculaire gauche avec œdème pulmonaire, certaines pré-éclampsies graves mettant en jeu le pronostic vital maternel, en milieu d'anesthésie : hypotension contrôlée, hypertension en période péri-opératoire.
Le relais du traitement **IV** se fera par voie orale (200 à 400 mg toutes les 6 heures, posologie à adapter selon les chiffres tensionnels) ou en perfusion veineuse à débit continu dans les cas sévères (2 ampoules diluées dans 160 ml de glucosé isotonique, au débit de 0,1 mg/kg/h, cette posologie pouvant être doublée voire triplée dans les crises hypertensives très sévères).

* Les bêta-bloquants injectables doivent être utilisés uniquement en soins intensifs avec monitoring continu (ECG et tension artérielle).

Contre-indications

Asthme, myasthénie, insuffisance cardiaque, bradycardie importante (≤ 45/min)
BAV des 2e et 3e degrés non appareillés, maladie de l'oreillette
Choc cardiogénique au cours de l'IDM et/ou TA systolique ≤ 100 mmHg
Association avec les anesthésiques déprimant le myocarde (chloroforme, cyclopropane, éther), le vérapamil, l'amiodarone, les IMAO

Propriétés, effets indésirables, précautions d'emploi, interactions

– Voir les propriétés générales des bêta-bloquants en début de chapitre

Précautions d'emploi particulières

– *Utilisation exclusivement réservée aux unités de soins intensifs*, en injection IV lente sous monitoring permanent de l'ECG et de la tension artérielle
– Utiliser avec prudence en cas d'acidose métabolique, syndrome de Raynaud, BAV du 1er degré
– Insuffisance rénale : réduire la posologie des bêta-bloquants éliminés par voie rénale essentiellement (aténolol, esmolol)
– Insuffisance hépatique sévère : réduire la posologie des bêta-bloquants à forte métabolisation hépatique (propranolol)

Indications

– Aténolol injectable :
  – Infarctus du myocarde à la phase aiguë, avec relais par voie orale (réduction de la mortalité précoce démontrée dans un essai incluant plus de 16 000 patients)
– Esmolol injectable :
  – Traitement à court terme des tachycardies supraventriculaires (en dehors des syndromes de préexcitation), en particulier fibrillation et flutter auriculaires, tachycardie sinusale
  – Traitement de la tachycardie et de l'hypertension pouvant apparaître lors de la période péri-opératoire
– Propranolol injectable :
  – Traitement d'urgence de différentes formes de tachycardies sympathico-dépendantes (tachycardies sinusales et jonctionnelles, fibrillation auriculaire, flutter auriculaire, certaines tachycardies d'origine ventriculaire)
  – Prévention et traitement des troubles du rythme à fréquence ventriculaire rapide pouvant survenir au cours de l'anesthésie générale

Dérivés nitrés (I) : Formes injectables

Isosorbide dinitrate injectable *Liste I-Réservé aux hôpitaux-Coll*

RISORDAN 10 mg/10 ml Délai d'action = 30 à 60 secondes Durée d'action = 30 à 60 minutes	50 amp. 10 ml = 10 mg	Perfusion **IV** continue (1) : 2 à 15 mg/h Injection **IV** directe (2) : 2 mg à répéter toutes les 5 minutes en fonction du résultat clinique

1. Perfuser à débit constant, de préférence grâce à un perfuseur électrique, avec relais par voie orale.
2. L'injection **IV** directe est possible en cas d'urgence (œdème aigu du poumon sévère), suivie d'un traitement de relais par voie orale ou en perfusion veineuse (demi-vie : 1 heure).

Trinitrine injectable *Liste I-Réservé aux hôpitaux-Coll*

NITRONAL Délai d'action = 30 à 60 secondes Durée d'action = 30 à 60 minutes	10 amp. 5 ml = 5 mg 10 amp. 10 ml = 10 mg	Perfusion **IV** continue (3) : 5 à 200 µg/min

3. Perfuser à débit constant, de préférence grâce à un perfuseur électrique, non dilué ou dilué dans du G5 ou du NaCl à 0,9 %, avec relais par voie orale. La dose initiale de 5 µg/min peut être augmentée progressivement toutes les 5 minutes jusqu'à la dose utile, très variable selon les patients (de 5 à 200 µg/min) (demi-vie : 3 à 4 minutes).

Contre-indications
Hypotension artérielle sévère, hypovolémie, hypertension intracrânienne Tamponnade, cardiomyopathie obstructive Association aux inhibiteurs de la phosphodiestérase de type V

Propriétés

- Stimulation de la guanylate cyclase de la cellule musculaire lisse vasculaire : effet vasodilatateur à prédominance veineuse dont les actions hémodynamiques entraînent une réduction des besoins en oxygène du myocarde : vasodilatation veineuse, meilleure perfusion des zones ischémiques sous-endocardiques secondaire à la baisse de la pression ventriculaire télédiastolique (diminution de la précharge), et à forte dose vasodilatation artériolaire avec diminution de la pression artérielle
- Effet antispastique coronaire
- Action anti-angineuse liée essentiellement à la diminution de la précharge

Indications

- Levée d'un spasme coronaire (voie intracoronaire)
- Angor instable
- Insuffisance ventriculaire gauche, en particulier au stade aigu de l'infarctus du myocarde
- Œdème aigu du poumon cardiogénique

Effets indésirables

- Céphalées fréquentes, vasodilatation cutanée avec érythème (en général transitoires ou cédant à la réduction de la posologie), hypotension artérielle (surtout chez le sujet âgé), nausées, vomissements
- À forte dose : possibilité de cyanose sans pneumopathie associée, nécessitant un dosage de la méthémoglobine
- **Surdosage** : hypotension artérielle (à traiter éventuellement par remplissage vasculaire et atropine), cyanose par méthémoglobinémie en cas de surdosage massif (à traiter à partir de 0,8 g/100 ml de méthémoglobinémie par le bleu de méthylène à 1 % : 1 à 2 mg/kg en IV ou 50 mg/kg *per os*)

Précautions d'emploi

- Perfuser à débit constant, de préférence à l'aide d'un perfuseur électrique, à doses progressives augmentées par paliers toutes les 5 à 10 minutes jusqu'à la posologie efficace qui est variable selon les cas (en fonction de la réponse clinique et de la tension artérielle)
- Doser la méthémoglobine (normalement < 2 %, soit 0,3 g/100 ml) en cas de survenue de cyanose sans pneumopathie intercurrente
- Assurer le relais du traitement IV par les dérivés nitrés par voie orale ou d'autres vasodilatateurs si nécessaire
- Risque de majoration du gradient intraventriculaire en cas de cardiomyopathie obstructive
- Déconseillé en cas de grossesse ou d'allaitement

Interactions médicamenteuses

- ***Associations contre-indiquées*** : sildénafil, vardénafil, tadalafil (risque d'hypotension brutale)

Dérivés nitrés (II) : Formes perlinguales

Trinitrine sublinguale (1), (2), (3), (4), (5) et (6) *Liste II-65 %-Coll*

NATISPRAY 0,15 mg/dose Délai d'action = 2 à 3 minutes Durée d'action = 30 à 60 minutes	Flacon pressurisé de 200 doses à 0,15 mg par dose	1 pulvérisation sublinguale en cas de crise d'angor (à répéter 1 à 2 fois après 2 à 3 minutes si la crise persiste)
NATISPRAY 0,30 mg/dose Délai d'action = 2 à 3 minutes Durée d'action = 30 à 60 minutes	Flacon pressurisé de 300 doses à 0,30 mg par dose	*Idem*

Isosorbide dinitrate (1), (2), (3), (4), (5) et (6) *Liste II-65 %-Coll*

ISOCARD SPRAY Délai d'action = 2 à 3 minutes Durée d'action = 1 à 2 heures	Flacon pressurisé de 150 doses à 1,25 mg par dose	1 pulvérisation sublinguale en cas de crise d'angor (à répéter 1 à 2 fois après 2 à 3 minutes si la crise persiste)

1. La voie d'administration sublinguale évite l'effet de premier passage hépatique.
2. Traitement curatif de la crise d'angor : le patient devant s'asseoir, faire 1 pulvérisation à renouveler 1 à 2 fois avec un intervalle de 2 ou 3 minutes si la crise persiste. En cas de douleur trinitrorésistante, composer le 15.
3. Dans le traitement préventif à très court terme de la crise d'angor, la posologie recommandée est de 1 pulvérisation sublinguale dans les 2 à 3 minutes qui précèdent l'effort.
4. Dans l'OAP, la posologie recommandée est de 1 pulvérisation sublinguale (0,30 mg par dose) répétée à intervalles de 1 à 2 minutes sous surveillance de la TA en attendant la perfusion veineuse.
5. **Effets indésirables :**
   - Céphalées dose-dépendantes, bouffées vasomotrices, plus rarement nausées, vomissements, vasodilatation cutanée avec érythème (troubles transitoires en général ou cédant à la réduction de la posologie), aggravation des migraines.
   - Possibilité de baisse tensionnelle et de malaise par hypotension orthostatique, notamment chez le sujet âgé.
6. **Interactions médicamenteuses :**
   - *Associations contre-indiquées* : sildénafil, vardénafil, tadalafil (risque d'hypotension brutale).
   - *Associations à prendre en compte* : majoration possible de l'hypotension avec l'alcool, les antihypertenseurs, les diurétiques, les vasodilatateurs.

Dérivés nitrés (III) :
Formes orales d'action prolongée*

Isosorbide dinitrate[G] *Liste II-65 %-Coll*

RISORDAN 20 mg	60 cp. séc. 20 mg	5 à 20 mg x 2 à 3 fois/jour (demi-vie : 4 à 5 heures)
LANGORAN LP 20 ou 40 mg	60 gél. 20 mg 60 gél. 40 mg	20 à 40 mg x 2 à 3 fois/jour (demi-vie > 8 heures)

Isosorbide mononitrate (1) (principal métabolite actif de l'isosorbide dinitrate)
Liste II-65 %-Coll

MONICOR LP 20 mg	30 ou 60 gél. 20 mg	20 mg x 2 fois/jour (demi-vie ≈ 24 heures)
MONICOR LP 40 ou 60 mg	30 gél. 40 mg 30 gél. 60 mg	40 à 60 mg/jour en 1 prise (substitution au traitement antérieur en respectant l'équivalence posologique) (demi-vie ≈ 24 heures)

1. Indications :
   - Traitement préventif des crises d'angor.
   - Traitement adjuvant de l'insuffisance cardiaque gauche ou globale, notamment en association à un vasodilatateur artériel.

   Précautions d'emploi :
   - La posologie efficace doit être atteinte progressivement en raison des risques de céphalées violentes et d'hypotension artérielle chez certains sujets.
   - Ne pas arrêter brutalement en cas de traitement prolongé à forte dose.

* Un épuisement de l'effet thérapeutique peut être constaté lors de l'utilisation chronique de ces produits chez certains patients, phénomène que l'on peut parfois éviter en ménageant chaque jour une période de 12 heures sans dérivés nitrés, par exemple avec 2 prises à 8 h 00 et 18 h 00, ou 3 prises à 8 h 00, 12 h 00 et 18 h 00.

Dérivés nitrés (IV) :
Formes percutanées d'action prolongée*

Trinitrine percutanée : patchs à la trinitrine[G] *Liste II-65 %-Coll*

CORDIPATCH 5 mg DIAFUSOR 5 mg DISCOTRINE 5 mg EPINITRIL 5 mg NITRIDERM TTS 5 mg TRINIPATCH 5 mg	30 systèmes adhésifs délivrant 5 mg/24 h	A. 1 système/24 h à coller sur la paroi latérale du thorax
CORDIPATCH 10 mg DIAFUSOR 10 mg DISCOTRINE 10 mg EPINITRIL 10 mg NITRIDERM TTS 10 mg TRINIPATCH 10 mg	30 systèmes adhésifs délivrant 10 mg/24 h	En cas d'inefficacité des systèmes adhésifs dosés à 5 mg/24 h : A. 1 système/24 h à coller sur la paroi latérale du thorax
DIAFUSOR 15 mg DISCOTRINE 15 mg EPINITRIL 15 mg NITRIDERM TTS 15 mg TRINIPATCH 15 mg	30 systèmes adhésifs délivrant 15 mg/24 h	En cas d'inefficacité des systèmes adhésifs dosés à 10 mg/24 h : A. 1 système/24 h à coller sur la paroi latérale du thorax

* *Cf.* les propriétés générales et les conditions d'emploi des dérivés nitrés en début de chapitre.

Contre-indications

Hypersensibilité connue aux dérivés nitrés, cardiomyopathie obstructive
Défaillance aiguë du système circulatoire (choc, collapsus), anémie sévère
Troubles liés à des pressions intracrâniennes ou intra-oculaires élevées
Association au sildénafil ou vardénafil ou tadalafil

Propriétés

- Vasodilatateurs à prédominance veineuse dont les actions hémodynamiques entraînent une réduction des besoins en oxygène du myocarde : vasodilatation veineuse, meilleure perfusion des zones ischémiques sous-endocardiques secondaire à la baisse de la pression ventriculaire télédiastolique, et à forte dose vasodilatation artériolaire avec diminution de la pression artérielle
- Absorption percutanée, action pendant 24 heures, catabolisme hépatique, élimination urinaire sous forme de dérivés inactifs

Indications

- Traitement préventif des crises d'angor

Effets indésirables

- Céphalées dose-dépendantes, bouffées vasomotrices, très rarement nausées, vomissements, vasodilatation cutanée avec érythème (troubles transitoires en général ou cédant à la réduction de la posologie), aggravation des migraines
- Possibilité de baisse tensionnelle et de malaise par hypotension orthostatique, notamment chez le sujet âgé, réactions cutanées allergiques très rares
- À forte dose : possibilité de cyanose sans pneumopathie associée, nécessitant un dosage de la méthémoglobine
- Possibilité d'épuisement de l'effet thérapeutique
- **Surdosage** (risque très faible par cette voie d'administration) : vasodilatation, hypotension voire collapsus cardio-vasculaire (→ traitement du collapsus), méthémoglobinémie avec cyanose (→ traiter à partir de 0,8 g/100 ml par le bleu de méthylène à 1 % : 1 à 2 mg/kg en IV ou 50 mg/kg *per os*)

Précautions d'emploi

- La posologie efficace doit être atteinte progressivement en raison des risques de céphalées violentes et d'hypotension artérielle chez certains sujets
- Ne pas arrêter brutalement un traitement prolongé à forte dose
- Enlever les systèmes adhésifs avant de réaliser un choc électrique externe
- Doser la méthémoglobine (normalement < 2 %, soit 0,3 g/100 ml) en cas de survenue de cyanose sans pneumopathie intercurrente
- Grossesse et allaitement : innocuité non établie

Interactions médicamenteuses

- ***Associations contre-indiquées*** : sildénafil, vardénafil, tadalafil (risque d'hypotension brutale)
- *Associations à prendre en compte* : majoration possible de l'hypotension avec l'alcool, les antihypertenseurs, les diurétiques, les vasodilatateurs

Dérivés nitrés (V) : Nitroprussiate de sodium

Nitroprussiate de sodium *Liste I-Réservé aux hôpitaux*

NITRIATE Délai d'action = immédiat Durée d'action = 3 à 10 minutes	5 fl. 50 mg + 4 ml d'eau	En perfusion **IV** (1) : posologie ci-dessous (2)

1. Voie veineuse périphérique réservée au nitroprussiate de sodium afin d'éviter tout flash.
2. Reconstituer avec le solvant puis diluer dans du glucosé isotonique à 5 % uniquement, pour obtenir la concentration désirée (protéger le flacon de la lumière) et utiliser à dose progressive : 0,5 µg/kg/min (0,1 µg/kg/min en cas de normo- ou hypotension) initialement, puis augmenter de 0,1 µg/kg/min toutes les 15 minutes jusqu'à 3 µg/kg/min voire 8 µg/kg/min, sans dépasser une dose totale de 1,2 mg/kg (soit par exemple 10 µg/kg/min pendant 2 heures).

Contre-indications

Hypovolémie, hypothyroïdie, insuffisance hépatique sévère
Déficit en sulfuryl-transférase ou rhodanase de Lang
(atrophie optique de Leber, amblyopie tabagique)
Association aux inhibiteurs de la phosphodiestérase de type V

Propriétés

– Vasodilatateur puissant d'action directe au niveau artériel et veineux, entraînant une baisse tensionnelle immédiate, proportionnelle à la dose et rapidement réversible à l'arrêt de la perfusion ou à la réduction de la posologie, avec une tachycardie modérée
– Après injection IV, dégradation en cyanure (hématies, tissus) et métabolisation en thiocyanate par la rhodanase hépatique, puis élimination urinaire

Indications = traitement d'urgence

– Hypertension accompagnée d'une atteinte viscérale menaçant le pronostic vital : HTA maligne (avec rétinopathie hypertensive stade III), encéphalopathie hypertensive, dissection aortique, décompensation ventriculaire gauche avec œdème pulmonaire
– En milieu d'anesthésie : hypotension contrôlée, hypertension péri-opératoire
– En milieu cardiologique : certaines insuffisances cardiaques aiguës en particulier ventriculaires gauches avec bas débit cardiaque et résistances périphériques élevées

Effets indésirables

– *Liés à l'hypotension* : nausées, vomissements, céphalées, acouphènes, palpitations, douleurs angineuses, lipothymies, sueurs profuses, douleurs abdominales, crampes
– *Exceptionnels* : accumulation de cyanure et acidose métabolique inexpliquée favorisée par l'insuffisance hépatique et rénale (→ injecter 5 mg d'hydroxocobalamine en IV), méthémoglobinémie avec cyanose, hypothyroïdie lors d'administration prolongée
– **Surdosage** : hypotension profonde, acidose métabolique, intoxication cyanhydrique → arrêt et hydroxocobalamine (30 à 60 mg/kg IV) diluée dans du thiosulfate de sodium

Précautions d'emploi et interactions médicamenteuses

– Utiliser sous contrôle hémodynamique strict, surveiller l'équilibre acido-basique, doser chaque jour les thiocyanates sanguins (taux ne devant pas dépasser 50 mg/l)
– La baisse de la pression artérielle dans l'heure ne doit pas dépasser 25 % du niveau initial en raison d'un risque d'ischémie myocardique, cérébrale ou rénale
– ***Associations contre-indiquées*** : inhibiteurs de la phosphodiestérase de type V
– *Associations à utiliser avec précaution* : anesthésiques généraux (risque d'instabilité tensionnelle), ganglioplégiques (majoration des effets hypotenseurs)

Antihypertenseurs vasodilatateurs (I) :
Vasodilatateurs artériolaires directs (I)

Minoxidil *Liste I-65 %-Coll*

LONOTEN 5 ou 10 mg Délai d'action ≤ 2 heures Durée d'action = 12 à 24 heures	40 cp. séc. 5 mg 40 cp. séc. 10 mg	À doses progressives : A. 5 à 40 mg/jour E. < 12 ans : 0,2 mg/kg/jour puis 0,2 à 1 mg/kg/jour en 1 ou 2 prises

Contre-indications

Hypersensibilité connue à l'un des constituants
Infarctus myocardique récent
Hypertension artérielle pulmonaire secondaire à un RM
Grossesse et allaitement (innocuité non établie)

Propriétés

- Antihypertenseur vasodilatateur artériolaire *devant être associé avec un bêta-bloquant et avec un diurétique* en raison de certains effets secondaires pratiquement constants (tachycardie réflexe et rétention hydrosodée)
- Absorption digestive intense (95 %), demi-vie de 4 heures, glycuroconjugaison hépatique, élimination essentiellement urinaire sans accumulation en cas d'insuffisance rénale

Indications (restrictives)

- Hypertension artérielle sévère après échec d'un traitement antihypertenseur associant au moins deux antihypertenseurs dont un diurétique

Effets indésirables

- *Pratiquement constants* : rétention hydrosodée (nécessitant l'association avec un diurétique du type furosémide) avec prise de poids, œdèmes périphériques et parfois défaillance cardiaque, tachycardie réflexe (nécessitant l'association avec un bêta-bloquant), hypertrichose extrêmement gênante chez la femme et l'enfant, apparaissant après 3 à 6 semaines et régressant en 1 à 3 mois après l'arrêt du traitement
- *Plus rarement* : élévation temporaire de la créatininémie, baisse temporaire de l'hémoglobine et de l'hématocrite, modifications transitoires de l'onde T sans conséquences cliniques, possibilité d'épanchement péricardique avec parfois tamponnade, éruptions cutanées, tension mammaire, troubles digestifs, rarement hypotension orthostatique

Précautions d'emploi et interactions médicamenteuses

- Ne pas utiliser en première intention, mais en cas d'échec d'autres antihypertenseurs et sous surveillance médicale spécialisée
- *Associer obligatoirement* un diurétique et un bêta-bloquant (ou la clonidine en cas de contre-indication aux bêta-bloquants) pour compenser certains effets
- Rechercher des signes d'épanchement péricardique et de rétention hydrosodée
- Phéochromocytome : utiliser avec prudence, en associant un bêta-bloquant à doses suffisantes pour prévenir une tachycardie sévère
- ***Associations déconseillées*** : autres antihypertenseurs vasodilatateurs (alpha-1-bloquants, dihydralazine), guanéthidine et apparentés
- *Associations à prendre en compte* : AINS, antidépresseurs imipraminiques, baclofène, corticoïdes, neuroleptiques

Antihypertenseurs vasodilatateurs (II) : Vasodilatateurs artériolaires directs (II)

Dihydralazine injectable *Liste I-Réservé aux hôpitaux-Coll*

NEPRESSOL Délai d'action = 5 à 10 minutes Durée d'action = 2 à 4 heures	5 amp. 25 mg/2 ml (diluer 2 amp. dans 500 ml de NaCl à 0,9 %)	Perfusion **IV** à la pompe, à doses progressives et sans dépasser 0,5 mg/min : A. 50 à 100 mg/24 h

Contre-indications

Antécédents d'hypersensibilité à l'hydralazine ou à la dihydralazine

Propriétés

- Antihypertenseur vasodilatateur d'action périphérique par effet direct sur les muscles lisses, principalement au niveau des artérioles, entraînant une baisse tensionnelle (essentiellement diastolique) avec tachycardie réflexe et augmentation du flux sanguin rénal, *sans réduction du débit sanguin utérin*
- Pharmacocinétique mal connue, métabolisme hépatique, élimination urinaire complète en 24 heures, passage transplacentaire et dans le lait maternel

Indications

- Certaines pré-éclampsies graves mettant en jeu le pronostic vital maternel, en association à un bêta-bloquant en l'absence de contre-indication (en sachant que le seul traitement curatif pour la mère est l'accouchement)

Effets indésirables

- Chez la mère : céphalées très fréquentes, tachycardie, palpitations, flush, hypotension artérielle, rétention hydrosodée, nausées, vomissements, prurit, exanthème, exceptionnellement douleurs angineuses et/ou troubles du rythme ventriculaire
- Chez le fœtus : décélérations du rythme cardiaque fœtal, associées ou non avec une bradycardie (notamment en cas de retard de croissance *in utero*)

Précautions d'emploi

- Perfuser à doses progressives (éviter toute baisse rapide et/ou trop importante de la tension artérielle qui aggraverait la situation en réduisant le flux placentaire), sous surveillance de l'ECG, de la TA, de la fréquence cardiaque, et monitirage continu du rythme cardiaque fœtal, après correction d'une éventuelle hypovolémie (remplissage vasculaire si nécessaire)
- Utiliser avec précaution en cas de pathologie cardio-vasculaire (tachycardie préexistante, insuffisance coronarienne, insuffisance cardiaque…) ou cérébro-vasculaire

Interactions médicamenteuses

- *Associations déconseillées* : alpha-1-bloquants, minodixil *per os*
- *Associations à utiliser avec précaution* : anesthésiques généraux, baclofène
- *Associations à prendre en compte* : AINS, amifosine, antidépresseurs imipraminiques, corticoïdes, neuroleptiques

Antihypertenseurs vasodilatateurs (III) : Alpha-1-bloquants (antihypertenseurs) (I)

Urapidil voie orale *Liste I-65 %-Coll*

EUPRESSYL 30 mg MÉDIATENSYL 30 mg	30 gél. 30 mg	A. 60 à 120 mg/jour (jusqu'à 180 mg/jour) en 2 prises
EUPRESSYL 60 mg MÉDIATENSYL 60 mg	30 gél. 60 mg	*Idem*

Urapidil voie injectable[G] *Liste I-Réservé aux hôpitaux*

EUPRESSYL IV Délai d'action = 5 minutes Durée d'action = 4 à 6 heures	5 amp. 5 ml = 25 mg 5 amp. 10 ml = 50 mg 5 amp. 20 ml = 100 mg	Par voie **IV** : posologie ci-dessous (2)

2. Chez l'adulte : injection IV de 25 mg en 20 secondes à renouveler si besoin après 5 minutes.
Chez l'enfant : dose initiale de 2 mg/kg/h, puis traitement d'entretien par perfusion IV.

Contre-indications

Hypersensibilité connue à l'urapidil
Sténose de l'isthme aortique ou shunt artério-veineux (pour les formes injectables)
Grossesse et allaitement (innocuité non démontrée)

Propriétés

- Antihypertenseur vasodilatateur agissant d'une part par blocage des récepteurs alpha-1 post-synaptiques et réduction des résistances périphériques et d'autre part par un effet sur la régulation centrale de la pression artérielle
- Biodisponibilité de 72 %, pic plasmatique en 4 à 6 heures, liaison aux protéines de 80 %, inactivation hépatique, élimination urinaire et fécale, demi-vie de 4,7 heures

Indications

- Hypertension artérielle
- Urgences hypertensives (pour les formes injectables)

Effets indésirables

- Rares : vertiges, nausées, céphalées, palpitations, tachycardie, asthénie, gastralgies, réactions cutanées allergiques, hypotension orthostatique

Précautions d'emploi et interactions médicamenteuses

- Insuffisance hépatique sévère : réduire la posologie
- ***Associations contre-indiquées*** : alpha-1-bloquants associés entre eux (alfusosine, prazosine, moxisylyte, tamsulosine, térazosine, urapidil)
- ***Associations déconseillées*** : autres antihypertenseurs vasodilatateurs (dihydralazine, minoxidil *per os*)
- *Associations à utiliser avec précaution* : inhibiteurs calciques (dihydropyridines, diltiazem, vérapamil), anesthésiques généraux, antidépresseurs, neuroleptiques

Antihypertenseurs vasodilatateurs (IV) : Alpha-1-bloquants (antihypertenseurs) (II)

Prazosine *Liste I-65 %-Coll*

MINIPRESS 1 mg MINIPRESS 5 mg Délai d'action = 30 à 60 minutes Durée d'action = 12 heures	30 ou 90 cp. séc. 1 mg 30 ou 90 cp. séc. 5 mg	À dose très progressive : A. 0,5 mg le soir puis jusqu'à la posologie efficace (1)

1. La posologie initiale doit être de 0,5 mg/jour et sera augmentée très progressivement, *par paliers de 0,5 à 2,5 mg chaque semaine*, jusqu'à la posologie efficace qui varie selon les indications :
   - 1 à 20 mg/jour en 2 à 3 prises (en moyenne 3 à 7,5 mg/jour) dans l'hypertension artérielle.
   - 1 à 20 mg/jour en 3 à 4 prises (en moyenne 15 à 20 mg/jour) dans l'insuffisance cardiaque.
   - 1 à 4 mg/jour en 2 prises dans les phénomènes de Raynaud.
   - 1 à 2 mg/jour en 2 prises dans les manifestations fonctionnelles de l'adénome prostatique.

Prazosine à libération prolongée *Liste I-65 %-Coll*

ALPRESS LP 2,5 mg ALPRESS LP 5 mg Délai d'action = 2 à 4 heures Durée d'action = 24 heures	30 ou 90 cp. 2,5 mg à libération prolongée 30 ou 90 cp. 5 mg à libération prolongée	À dose très progressive : A. 2,5 mg le soir puis jusqu'à 5 à 10 mg/jour en 1 seule prise (2)

2. Cette forme galénique destinée au traitement de l'hypertension artérielle permet d'obtenir des taux plasmatiques en plateau, stables pendant 24 heures (sans pics plasmatiques responsables de l'effet de première dose avec hypotension orthostatique sévère pouvant entraîner une perte de connaissance) : la posologie initiale doit être de 2,5 mg/jour et elle peut être augmentée très progressivement *par paliers* de 2,5 mg chaque semaine jusqu'à la posologie moyenne efficace qui est de 5 mg/jour en 1 prise (sans dépasser une posologie maximale de 20 mg/jour).

Contre-indications
Hypersensibilité connue aux quinazolines (alfuzosine, prazosine...) Insuffisance cardiaque à débit cardiaque élevé, insuffisance cardiaque droite par embolie ou épanchement péricardique, œdème pulmonaire par sténose aortique ou mitrale, angor non contrôlé Association aux autres alpha-1-bloquants Grossesse, allaitement, enfant < 12 ans (innocuité non démontrée)

Propriétés

– Antihypertenseur vasodilatateur dérivé de la quinazoline, agissant par blocage des récepteurs alpha-1 postsynaptiques entraînant une vasodilatation artériolo-veinulaire et une diminution de la précharge et de la postcharge aboutissant à une augmentation de l'index cardiaque et du débit cardiaque chez les sujets en insuffisance cardiaque
– Demi-vie plasmatique de 2 à 3 heures, inactivation hépatique, élimination biliaire et fécale

Indications

– Hypertension artérielle (en complément des médicaments de première intention)
– Insuffisance ventriculaire gauche congestive
– Traitement symptomatique des phénomènes de Raynaud (Minipress)
– *Urologie* : traitement symptomatique des manifestations fonctionnelles de l'adénome prostatique en l'absence de retentissement sur le haut appareil ne devant pas retarder le traitement chirurgical (Minipress)

Effets indésirables (moins fréquents avec les formes LP)

– *Hypotension orthostatique* et parfois pertes de connaissance (troubles apparaissant 30 à 90 minutes après ingestion de la dose initiale, imposant une posologie progressive, disparaissant généralement lors de la poursuite du traitement)
– *Rétention hydrosodée* avec prise de poids et œdèmes surtout chez certains sujets en insuffisance cardiaque (à traiter par les diurétiques à activité antialdostérone)
– Possibilité de tachycardie, palpitations et aggravation des angors (à prévenir par un traitement bêta-bloquant)
– Divers : céphalées, acouphènes, somnolence, nausées, diarrhée, constipation, bouche sèche, congestion nasale, épistaxis, hyperhémie conjonctivale, larmoiement, troubles visuels, paresthésies, pollakiurie, incontinence urinaire, priapisme, impuissance, réactions cutanées allergiques, anticorps antinucléaires

Précautions d'emploi

– *Administrer à posologie très progressive* jusqu'à la posologie efficace, et *utiliser avec prudence* chez les conducteurs et utilisateurs de machines et les sujets âgés (risque d'hypotension orthostatique) ou coronariens (associer toujours un bêta-bloquant)
– *Mettre le patient en décubitus* en cas de symptômes prémonitoires annonçant une perte de connaissance (fatigue, vertiges, sueurs)

Interactions médicamenteuses

– ***Associations contre-indiquées*** : alpha-1-bloquants associés entre eux (alfusosine, doxazosine, prazosine, moxisylyte, tamsulosine, térazosine, urapidil)
– ***Associations déconseillées*** : autres antihypertenseurs vasodilatateurs (minoxidil *per os*)
– *Associations à utiliser avec précaution* : inhibiteurs calciques (dihydropyridines, diltiazem, vérapamil), anesthésiques généraux, antidépresseurs, neuroleptiques

Antihypertenseurs centraux (I)

Rilménidine[G] *Liste I-65 %-Coll*

HYPERIUM	30 ou 90 cp. 1 mg	A. 1 cp./jour en 1 prise puis si besoin après 1 mois 1 cp. matin et soir

Contre-indications
Hypersensibilité connue au produit États dépressifs graves Insuffisance rénale sévère (clairance de la créatinine < 15 ml/min) Grossesse, allaitement

Propriétés

– Antihypertenseur central, agoniste des récepteurs des imidazolines et, de façon moindre, des α-2-adrénorécepteurs cérébraux, entraînant une baisse du tonus sympathique périphérique et de la tension artérielle, avec une meilleure tolérance que les autres antihypertenseurs centraux alpha-2 agonistes (effets sédatifs et sécheresse buccale moindres)
– Absorption digestive rapide et complète, liaison aux protéines plasmatiques < 10 %, biotransformations faibles, élimination essentiellement urinaire, demi-vie de 8 à 12 heures (35 heures si la clairance de la créatinine est < 15 ml/min), état d'équilibre atteint en 3 jours, action pendant 24 heures, passage transplacentaire et dans le lait maternel

Indications

– Hypertension artérielle

Effets indésirables (plus rares qu'avec la clonidine et la méthyldopa)

– Généralement transitoires : bouche sèche, somnolence, constipation, asthénie, gastralgies, palpitations, insomnie, diarrhée
– Plus rares : syndrome dépressif, troubles sexuels, extrémités froides, hypotension orthostatique, éruptions cutanées, prurit, œdèmes, crampes, nausées, bouffées de chaleur, anxiété
– Risque d'effet rebond à l'arrêt brutal du traitement (surtout à forte dose)
– **Surdosage** : risque d'hypotension marquée et de troubles de la vigilance → à traiter par lavage gastrique et traitement symptomatique

Précautions d'emploi

– Ne pas interrompre brutalement le traitement, surtout à forte posologie
– Utiliser avec prudence chez les sujets ayant des antécédents vasculaires récents (AVC, infarctus myocardique), les conducteurs et utilisateurs de machines (surtout en cas d'association avec d'autres médicaments sédatifs)
– Majoration de l'effet sédatif par l'alcool

Interactions médicamenteuses

– ***Associations contre-indiquées*** : sultopride (risque de torsades de pointe)
– ***Associations déconseillées*** : IMAO non sélectifs, antidépresseurs imipraminiques et miansérine, médicaments favorisant la survenue des torsades de pointe
– Association possible avec antiarythmiques, anticoagulants, bêta-bloquants, dérivés nitrés, digitaliques, diurétiques, dihydralazine, inhibiteurs de l'enzyme de conversion, inhibiteurs calciques, insuline et antidiabétiques oraux, hypolipémiants

Antihypertenseurs centraux (II)

Moxonidine[G] *Liste I-65 %-Coll*

PHYSIOTENS	30 ou 90 cp. 0,2 mg 30 ou 90 cp. 0,4 mg	A. 0,2 mg/jour puis si besoin après 1 mois 0,4 mg/jour en 1 ou 2 prises (D. max. : 0,6 mg/jour)

Contre-indications

Hypersensibilité connue au produit
États dépressifs graves
Insuffisance rénale sévère (clairance de la créatinine < 30 ml/min)
Insuffisance cardiaque sévère
Grossesse, allaitement

Propriétés

- Antihypertenseur d'action centrale, pharmacologiquement proche de la rilménidine, agoniste des récepteurs imidazoliniques de type I1, affinité moindre pour les récepteurs α-2-adrénergiques centraux
- Absorption digestive à 90 %, faible liaison aux protéines plasmatiques (7 %), faible métabolisation (10 à 20 %), élimination essentiellement urinaire, demi-vie de 2,2 à 2,8 heures, passage transplacentaire et dans le lait maternel

Indications

- Hypertension artérielle

Effets indésirables (plus rares qu'avec la clonidine et la méthyldopa)

- Généralement transitoires : bouche sèche, vertiges, céphalées, asthénie, somnolence, troubles du sommeil, nervosité, nausées, sensation de faiblesse dans les jambes
- **Surdosage** : possibilité d'hypotension, bradycardie, bouche sèche, myosis, coma, très rarement vomissements → à traiter par lavage gastrique et traitement symptomatique

Précautions d'emploi

- Ne pas interrompre brutalement le traitement surtout à forte posologie
- Utiliser avec prudence chez les sujets ayant des antécédents cardio-vasculaires (insuffisance cardiaque, insuffisance coronarienne sévère, bradycardie sévère, BAV des 2e ou 3e degrés, dysfonctionnement sinusal, claudication intermittente, maladie de Raynaud), les conducteurs et utilisateurs de machines (surtout en cas d'association avec d'autres médicaments sédatifs)
- Insuffisance rénale modérée (clairance de la créatinine entre 30 et 60 ml/min) → ne pas dépasser 0,2 mg par prise et 0,4 mg/24 h
- Utilisation déconseillée en cas de maladie de Parkinson, glaucome, manifestations épileptiques, antécédents d'œdème angioneurotique
- Majoration de l'effet sédatif par l'alcool

Interactions médicamenteuses

- *Associations à prendre en compte* : antagonisme possible de l'effet antihypertenseur avec les AINS et les corticoïdes, majoration possible de l'effet antihypertenseur avec les autres antihypertenseurs, le baclofène, les antidépresseurs imipraminiques, les neuroleptiques, les bêta-bloquants

Antihypertenseurs centraux (III)

Clonidine *Liste II-65 %-Coll*

CATAPRESSAN Délai d'action = environ 1 heure Durée d'action = 6 à 8 heures	30 cp. séc. 0,15 mg	À dose progressive : A. 1 cp./jour le soir puis jusqu'à 2 à 4 cp./jour en 2 prises
CATAPRESSAN Délai d'action = 2 à 5 minutes en IV, 10 à 20 minutes en IM Durée d'action = 6 à 8 heures *Réservé aux hôpitaux-Coll*	10 amp. 0,15 mg/1 ml (par voie **IV**, diluer 1 amp. dans 10 ml de NaCl à 0,9 %)	A. 1 amp. en **IM** ou en **IV** très lente (7 à 10 minutes), à répéter si nécessaire toutes les 4 heures

Contre-indications
Hypersensibilité connue au produit, antécédents d'états dépressifs Bradycardie sévère due à une maladie du nœud sinusal ou à un BAV de 2e ou 3e degré

Propriétés

- Antihypertenseur d'action centrale (effet alpha-2 sympathomimétique sur les centres bulbaires) entraînant une baisse du tonus sympathique périphérique
- Demi-vie plasmatique d'environ 13 heures, élimination par les urines (65 %), allongée en cas d'insuffisance rénale, passage transplacentaire et dans le lait maternel

Indications

- Hypertension artérielle
- Pour les formes injectables : urgences hypertensives

Effets indésirables

- Fréquents mais généralement transitoires : bouche sèche, somnolence
- Plus rares : impuissance, constipation ou diarrhée, hypotension orthostatique, pâleur du visage, rashs cutanés, syndrome de Raynaud, majoration de troubles dépressifs préexistants, bradycardie, sécheresse lacrymale
- Risque de poussée hypertensive paradoxale en cas d'injection veineuse trop rapide
- **Surdosage** : hypotension, hypothermie, myosis, bradycardie avec état subcomateux, réversible en 24 à 48 heures ou plus rapidement sous traitement alpha-bloquant

Précautions d'emploi

- Sujets porteurs de lentilles de contact (sécheresse oculaire)
- Administrer à doses progressives et diminuer la posologie en cas d'insuffisance rénale
- Ne pas interrompre brutalement le traitement surtout à forte posologie (effet rebond)
- Utiliser avec prudence chez le sujet âgé, les conducteurs et utilisateurs de machines, la femme enceinte ou allaitant, en cas de syndrome de Raynaud, d'états dépressifs
- La baisse de la pression artérielle ne doit pas dépasser 25 % du niveau initial dans l'heure suivant l'institution du traitement injectable

Interactions médicamenteuses

- ***Associations contre-indiquées*** : sultopride
- ***Associations déconseillées*** : alcool, antidépresseurs imipraminiques, miansérine
- *Associations à utiliser avec précaution* : anti-inflammatoires, baclofène, bêta-bloquants, diltiazem et vérapamil, médicaments dépresseurs du SNC, neuroleptiques

Antihypertenseurs centraux (IV)

Méthyldopa *Liste I-65 %-Coll*

ALDOMET	30 cp. 250 mg ou 500 mg	À dose progressive : A. 250 mg × 2 à 4 fois/jour, jusqu'à 1 500 mg/jour (D. max. : 3 000 mg/jour) E. 10 mg/kg/jour en 2 à 4 prises, jusqu'à 65 mg/kg/jour (D. max. : 3 000 mg/jour)

Contre-indications

Antécédents d'hypersensibilité ou d'effets indésirables graves dus à la méthyldopa
Atteinte hépatique aiguë ou chronique, antécédents d'hépatite médicamenteuse
État dépressif grave, porphyries, anémie hémolytique

Propriétés

- Antihypertenseur d'action centrale (effet alpha-2 sympathomimétique sur les centres bulbaires, comme la clonidine) entraînant une baisse du tonus sympathique périphérique
- Absorption digestive variable (50 % environ), métabolisation hépatique partielle, élimination urinaire en 36 heures, passage transplacentaire et dans le lait maternel

Indications (préférer d'autres classes pharmacologiques en raison des effets indésirables parfois sévères)
- Hypertension artérielle modérée ou sévère

Effets indésirables

- *N'imposant pas l'arrêt du traitement* :
  - Hypotension orthostatique modérée, bradycardie, rétention hydrosodée transitoire ou régressant après l'association d'un diurétique, coloration des urines en brun-rouge
  - Somnolence ou insomnie, impuissance, gynécomastie, galactorrhée, nausées, vomissements, constipation, bouche sèche, congestion nasale
- *Rares, mais imposant l'arrêt du traitement :*
  - Test de Coombs positif, anémie hémolytique, leucopénie, thrombopénie ou aplasie
  - Fièvre avec ou sans éosinophilie ou altération des tests hépatiques ou ictère
  - Hépatite aiguë cytolytique ou mixte, ACAN, facteur rhumatoïde, réactions allergiques cutanées, arthralgies, myalgies, hoquet persistant, myocardite, pancréatite
  - Rétention hydrosodée persistant malgré l'association d'un diurétique
  - Syndrome dépressif, troubles extrapyramidaux ou choréo-athétosiques
- **Surdosage** : hypotension, iléus paralytique (traitement avec sympathomimétiques)

Précautions d'emploi et interactions médicamenteuses

- Surveiller régulièrement la NFS, les fonctions hépatiques, la tolérance clinique
- Diminuer la posologie en cas d'insuffisance rénale
- Utiliser avec prudence chez les sujets âgés et en cas d'affection vasculaire cérébrale
- Allaitement déconseillé (sédation et difficultés de succion chez l'enfant)
- ***Associations déconseillées*** : médicaments hépatotoxiques (dantrolène, fibrates, IMAO non sélectifs, kétoconazole...)
- *Associations à utiliser avec précaution* : fer, lévodopa, lithium
- *Associations à prendre en compte* : antidépresseurs imipraminiques, AINS, baclofène, corticostéroïdes, neuroleptiques, bêta-bloquants

Sydnonimines

Molsidomine[G] *Liste I-65 %-Coll*

CORVASAL 2 mg	30 ou 90 cp. séc. 2 mg	Angor d'effort (1) : A. 1 à 2 mg x 3 fois/jour *au cours des repas* Angor d'effort sévère et angor spontané : A. 2 mg x 4 fois/jour *au cours des repas*
CORVASAL 4 mg	30 ou 90 cp. séc. 4 mg	Angors sévères rebelles : A. 4 mg x 3 à 4 fois/jour (2) *au cours des repas*

1. Ce traitement préventif n'est pas adapté au traitement curatif de la crise d'angor.
2. Une quatrième prise, administrée de préférence au coucher, peut être indiquée en cas d'angor instable sévère (soit une posologie quotidienne de 16 mg).

Contre-indications

Hypersensibilité au produit, hypotension marquée avec état de choc
Association aux inhibiteurs de la phosphodiestérase de type V

Propriétés

- Antiangoreux dénué d'effets dépresseurs sur la contractilité, la conduction et la fréquence cardiaques, ayant un mécanisme d'action voisin de celui des dérivés nitrés (réduction des volumes et pressions de remplissage du ventricule gauche, redistribution du flux sanguin coronaire et relaxation du muscle lisse artériel entraînant une réduction des besoins en oxygène plus donneur de NO [monoxyde d'azote], l'un des principaux facteurs relaxants libérés par l'endothélium vasculaire)
- Absorption digestive rapide (90 %), action en 20 minutes par voie orale, maximale après 1 à 3 heures et diminuant après 4 à 6 heures, métabolisation hépatique en dérivés actifs inactivés secondairement et éliminés par voie rénale (90 % en 24 heures)

Indications

- Traitement préventif des crises d'angor (angor d'effort et angor spontané)

Effets indésirables

- Céphalées modérées et régressives et baisse tensionnelle modérée (troubles transitoires en début de traitement, majorés par les autres vasodilatateurs)
- Exceptionnellement : hypotension orthostatique, troubles digestifs, vertiges, bouffées de chaleur, prurit isolé ou avec éruption maculopapuleuse ou urticarienne, dysgueusies
- **Surdosage** : hypotension → arrêt et mise du patient en position couchée, tête déclive et jambes surélevées, voire remplissage vasculaire

Précautions d'emploi

- Utiliser à dose progressive (1 mg x 3 fois par jour la première semaine) surtout chez les sujets âgés, insuffisants hépatiques ou traités par un autre vasodilatateur
- Grossesse et allaitement : innocuité non démontrée

Interactions médicamenteuses

- ***Associations contre-indiquées*** : sildénafil, vardinafil, tadalafil (risque d'hypotension)

Activateurs des canaux potassiques

Nicorandil^G *Liste I-65 %-Coll*

ADANCOR 10 mg IKOREL 10 mg	30 cp. séc. 10 mg	À dose progressive : A. 5 mg x 2 fois/jour pendant 2 à 7 jours puis 10 mg x 2 fois/jour (voire 20 mg x 2 fois/jour)
ADANCOR 20 mg IKOREL 20 mg	30 cp. séc. 20 mg	*Idem*

Contre-indications

Hypersensibilité ou idiosyncrasie au produit
Hypotension artérielle, insuffisance ventriculaire gauche
Association aux inhibiteurs de la phosphodiestérase de type V

Propriétés

- Antiangoreux ayant un double mécanisme d'action (ouverture des canaux potassiques IKATP entraînant une vasodilatation artérielle et coronaire avec réduction de la post-charge, et augmentation du taux de GMP cyclique dans les cellules musculaires lisses entraînant une vasodilatation veineuse avec une réduction de la précharge), améliorant l'oxygénation du myocarde sans dépression de la contractilité
- Absorption digestive rapide (75 %), faible liaison aux protéines plasmatiques (24 %), métabolisme hépatique en dérivés inactifs éliminés par voie urinaire

Indications

- Traitement préventif des crises d'angor d'effort, isolément ou en association

Effets indésirables

- Transitoires, en début de traitement : céphalées (36 %)
- Intolérance connue au produit, bradycardie < 50/min, hypotension artérielle sévère (symptomatique ou < 85 mmHg), intolérance connue au produit
- Plus rares : vertiges, malaise, asthénie, nausées et vomissements, palpitations, flush facial, hypotension et/ou augmentation du rythme cardiaque
- Aphtes et/ou ulcérations buccales, digestives, anales, vaginales voire cutanées ou cornéennes imposant l'arrêt car parfois graves (guérissant alors très lentement)
- **Surdosage** : vasodilatation avec hypotension et tachycardie → position couchée, tête déclive et jambes surélevées, voire remplissage vasculaire et vasopresseurs

Précautions d'emploi

- Utiliser toujours à doses progressives pour réduire l'incidence des céphalées (débuter par 10 mg/jour en 2 prises, la posologie usuelle étant de 20 mg/jour en 2 prises)
- Utiliser avec prudence chez les sujets âgés en raison du risque d'hypotension artérielle
- Interrompre le traitement en cas d'apparition d'aphtes et/ou d'ulcérations anales
- Grossesse et allaitement : innocuité non démontrée (absence de données)

Interactions médicamenteuses

- ***Associations contre-indiquées*** : sildénafil, tadélafil, vardénafil (risque d'hypotension)
- *Associations à surveiller* : potentialisation non exclue des effets hypotenseurs des autres vasodilatateurs et des antidépresseurs tricycliques

Inhibiteur sélectif du courant I_f

Ivabradine *Liste I-65 %-Coll*

PROCORALAN 5	56 cp. séc. 5 mg	A. 10 à 15 mg/jour en 2 prises (1) et (2)
PROCORALAN 7,5	56 cp. séc. 7,5 mg	*Idem*

1. Posologie initiale recommandée : 10 mg/jour en 2 prises ; la posologie peut être augmentée à 15 mg/jour en 2 prises, après 3 à 4 semaines, ou réduite à 5 mg/jour en 2 prises, en fonction de la fréquence cardiaque obtenue. Aux posologies usuelles recommandées, la fréquence cardiaque diminue approximativement de 10 bpm au repos et à l'effort.
2. Au-delà de 75 ans, initier le traitement à 5 mg/jour en 2 prises.

Contre-indications

Hypersensibilité connue au produit ou à ses excipients, choc cardiogénique
Infarctus aigu du myocarde, hypotension sévère (< 90/50 mmHg)
Fréquence cardiaque de repos < 60 battements/min, maladie du sinus
Bloc sino-auriculaire, insuffisance cardiaque sévère (NYHA III-IV)
Patient pace-maker dépendant, angor instable, bloc auriculo-ventriculaire du 3e degré
Insuffisance hépatique sévère, inhibiteurs puissants du cytochrome P450 3A4
Grossesse et allaitement

Propriétés

- Anti-ischémique qui agit en réduisant la fréquence cardiaque (inhibition sélective et spécifique du courant pacemaker I_f) et donc la consommation en oxygène du myocarde, mais aussi en augmentant les apports en oxygène en allongeant la durée de la diastole
- Absorption complète en 1 heure, demi-vie de 11 heures, métabolisme intestinal et hépatique impliquant le cytochrome P450 3A4, élimination biliaire (50 %) et urinaire (50 %)

Indications

- Traitement symptomatique de l'angor stable chronique chez les patients en rythme sinusal présentant une contre-indication ou une intolérance aux bêta-bloquants ou en association aux bêta-bloquants chez les patients insuffisamment contrôlés par une dose optimale de bêta-bloquants et dont la fréquence cardiaque reste supérieure à 60/min
- Insuffisance cardiaque chronique (NYHA II à IV) avec dysfonction systolique en rythme sinusal avec fréquence cardiaque ≥ 75/min en association au traitement bêta-bloquant ou en cas de contre-indication ou d'intolérance au bêta-bloquant

Effets indésirables

- Très fréquents (> 10 %) : phosphènes légers à modérés transitoires par inhibition partielle du courant rétinien I_h qui s'apparente au courant cardiaque I_f, lors de circonstances déclenchantes (brusques variations de luminosité)
- Fréquents (> 1 % et < 10 %) : bradycardie, bloc auriculo-ventriculaire du 1er degré, extrasystoles ventriculaires, vision trouble, céphalées, sensations vertigineuses
- Rares (< 1 %) : bradycardie sévère, hyperuricémie, éosinophilie, élevation de la créatininémie, palpitations, extrasystoles supraventriculaires, nausées, constipation, diarrhée, vertiges, dyspnée, crampes musculaires
- **Surdosage** : bradycardie sévère et prolongée → à traiter selon les cas par bêta-stimulant intraveineux (isoprénaline) ou par entraînement électrosystolique

Précautions d'emploi et interactions médicamenteuses

- Utiliser avec précaution en cas de rétinite pigmentaire, d'hypotension légère à modérée, d'insuffisance rénale sévère, d'insuffisance hépatique modérée
- Utilisation non conseillée en cas de fibrillation auriculaire ou de QT long congénital
- Si la fréquence cardiaque descend en dessous de 50 bpm ou si des symptômes de bradycardie apparaissent, le traitement doit être réduit, voire interrompu
- ***Associations contre-indiquées*** (inhibiteurs du cytochrome P450 3A4) : antifongiques (kétoconazole, itraconazole), macrolides (clarithromycine, érythromycine *per os*, josamycine, télithromycine), inhibiteurs de protéase du VIH (nelfinavir, ritonavir)
- ***Associations déconseillées*** : diltiazem, vérapamil, jus de pamplemousse (inhibiteurs du cytochrome P450 3A4), médicaments allongeant l'intervalle QT (amiodarone, cisapride, disopyramide, érythromycine IV, halofantrine, méfloquine, pentamidine, pimozide, quinidine, sotalol)
- *Associations à surveiller* : autres inhibiteurs du cytochrome P450 3A4 (fluconazole) et les inducteurs (rifampicine, barbituriques, phénytoïne, millepertuis)

Tonicardiaques ou Agents inotropes (I) : Sympathomimétiques (I)

Épinéphrine voie injectable *Liste I-65 %-Coll*

ADRÉNALINE (1) (contient des sulfites) Délai d'action < 1 minute en IV, 8 minutes en IM, et 30 minutes en SC Durée d'action = 5 minutes *Conserver à l'abri de la lumière et à moins de + 30 °C*	10 amp. 1 ml = 0,25 mg 10 amp. 1 ml = 0,50 mg 10 amp. 1 ml = 1 mg	*Arrêt cardiaque et état de choc anaphylactique* : posologie ci-dessous (2) *Détresses cardio-circulatoires avec état de choc* : posologie ci-dessous (3)

1. Utiliser de préférence sur voie veineuse centrale dédiée.
2. *Arrêt cardiaque et choc anaphylactique* : injection IV de 10 µg/kg en 5 minutes, à répéter jusqu'à rétablissement de l'état hémodynamique ou mise en place d'une perfusion IV continue (avec les autres mesures appropriées : massage cardiaque, intubation, ventilation, défibrillation, etc.).
3. *Détresses cardio-circulatoires avec état de choc* : perfusion IV continue à la seringue électrique (0,01 à 0,5 µg/kg/min, la posologie moyenne étant à titrer en fonction de l'effet recherché), de préférence dans une veine à grand débit, sous surveillance continue de l'ECG et de la TA (avec oxygénothérapie et autres mesures appropriées).

ANAPEN (4) (contient des sulfites) Délai d'action = 8 minutes en IM, 30 minutes en SC Durée d'action = 5 minutes *Conserver à l'abri de la lumière et à moins de + 30 °C*	2 auto-injecteurs à 0,05 % *soit* 0,15 mg/0,3 ml 2 auto-injecteurs à 0,1 % *soit* 0,30 mg/0,3 ml	*Choc anaphylactique et réactions allergiques graves* : injection **IM stricte** (action plus rapide que la voie SC) à la face antéro-latérale de la cuisse, d'une dose de 0,01 mg/kg (répétée toutes les 10 à 20 minutes en cas de collapsus persistant) *soit* : A. 0,50 mg en moyenne E. > 12 ans : 0,30 à 0,50 mg E. > 6 ans : 0,20 à 0,30 mg E. < 6 ans : 0,15 à 0,20 mg N. < 2 ans : 0,01 mg/kg
JEXT (4)	Stylo prérempli 0,15 mg/0,3 ml 0,30 mg/0,3 ml	*Choc anaphylactique et réactions allergiques graves* : voie **IM**, usage unique A. et E. > 30 kg : 0,30 mg E. 15 à 30 kg : 0,15 mg

4. Kits auto-injectables *à prescrire impérativement à tous les sujets susceptibles de faire un choc anaphylactique notamment aux venins d'hyménoptères (abeilles, bourdons, frelons, guêpes) car cela peut leur sauver la vie* → après ablation rapide du dard, le patient doit s'injecter ou se faire injecter de l'adrénaline par voie **IM stricte** (voire SC), de préférence dans la face antéro-latérale de la cuisse, et ceci *dès les signes avant-coureurs d'une réaction anaphylactique* (prurit, urticaire, œdème labial ou oro-pharyngé, oppression thoracique, sueurs, diarrhée, vomissements, douleurs abdominales).
   À noter : les kits d'adrénaline, à conserver au réfrigérateur, peuvent toutefois être transportés à température ambiante (mais à l'abri de la lumière) pendant quelques semaines (lors d'un voyage par exemple), leur durée de stabilité étant alors raccourcie → vérifier dans ce cas que le soluté est resté incolore avant de l'utiliser (car une couleur rose traduirait une oxydation en adrénochrome, atoxique mais inactif).
   Il est recommandé aux sujets de disposer de 2 auto-injecteurs.

Contre-indications
Aucune contre-indication absolue dans le choc anaphylactique ou l'arrêt cardiaque *Relatives* : allergie aux sulfites de l'excipient, insuffisance coronarienne Troubles du rythme ventriculaires, hypertension artérielle sévère Cardiomyopathie obstructive, hyperthyroïdie

Propriétés

- Sympathomimétique mixte, ayant un effet bêta-1-adrénergique (effet inotrope positif majeur, avec effets chronotrope et bathmotrope positifs), un effet alpha-adrénergique (augmentation des résistances périphériques), un effet bêta-2-adrénergique (bronchodilatation et inhibition de la libération des médiateurs de l'allergie et de l'inflammation) → aux doses de 0,05 à 0,5 µg/kg/min, la TA augmente surtout par élévation du débit cardiaque, les résistances vasculaires étant peu affectées, et la FC tend à augmenter → aux doses > 0,5 µg/kg/min, la TA augmente par élévation conjointe du débit cardiaque et des résistances systémiques, et la FC est peu modifiée
- Demi-vie plasmatique : 2 à 3 minutes, inactivation par le foie et élimination urinaire

Indications (doit être à disposition de tout médecin, pharmacien et sujet allergique)

- Dans les situations où le pronostic vital est mis en jeu, l'adrénaline peut être utilisée même chez les sujets sensibles aux sulfites
- Choc anaphylactique (traitement de référence), arrêt cardiaque
- Détresse cardio-circulatoire avec état de choc qu'il soit anaphylactique, hémorragique, traumatique, septique ou secondaire à la chirurgie cardiaque
- Réactions allergiques sévères (œdèmes de la glotte menaçants, œdèmes de Quincke sévères), états de mal asthmatique et crise d'asthme sévères et rebelles

Effets indésirables

- Transitoires et mineurs : palpitations, tachycardie sinusale, pâleur, anxiété, céphalées, étourdissements, tremblements, fièvre, hypertension artérielle
- Possibilité de tachycardie excessive (> 130/min), crise d'angor et/ou infarctus du myocarde chez le coronarien, troubles du rythme ventriculaires, fibrillation ventriculaire
- Possibilité de choc anaphylactique aux sulfites de l'excipient
- **Surdosage** : glycogénolyse hépatique, vasoconstriction, HTA, tachycardie, troubles du rythme, hypertension pulmonaire majeure avec risque d'OAP → arrêt immédiat

Précautions d'emploi

- Choc anaphylactique : injection d'adrénaline en IM stricte plutôt que SC (ou en IV lente si la TA est imprenable) sous surveillance de la TA toutes les 5 minutes au début puis toutes les 10 minutes (nouvelle injection si elle chute à nouveau) + adjonction de bêta-2 stimulant en aérosol si bronchospasme sévère + association d'hydrocortisone (200 mg en IV ou 100 mg en IM si collapsus, puis perfusion IV de 500 à 1 800 mg pendant 24 heures) + *hospitalisation par SMUR systématique en milieu de soins intensifs* pour 24 heures au moins *même si l'adrénaline a été efficace* car récidives possibles
- Choc rebelle à l'adrénaline → remplissage vasculaire et correction des facteurs sous-jacents (hémorragies, sepsis, insuffisance surrénalienne...)
- Conserver à l'abri de la lumière (et au réfrigérateur pour les kits auto-injectables) → l'oxydation en adrénochrome, *atoxique mais inactif*, se voit à la *couleur rose* du soluté

Interactions médicamenteuses et incompatibilités physico-chimiques

- ***Associations déconseillées*** : anesthésiques volatils halogénés, antidépresseurs imipraminiques, guanéthidine et apparentés, IMAO non sélectifs, IMAO sélectifs de type A, milnacipran, venlafaxine, réserpiniques
- *Associations à prendre en compte* : méthylergométrine
- *Incompatibilités physico-chimiques* : ne jamais diluer dans des solutions alcalines

Tonicardiaques ou Agents inotropes (II) : Sympathomimétiques (II)

Norépinéphrine voie injectable (1) *Liste I-Coll*

NORADRÉNALINE NORÉPINÉPHRINE Délai d'action = immédiat Durée d'action = 5 à 10 minutes	10 ou 50 amp. 8 mg/4 ml (à diluer dans du G5) 10 ou 50 amp. 16 mg/8 ml (à diluer dans du G5)	Posologie ci-dessous (2)

1. Utiliser de préférence sur voie veineuse centrale dédiée.
2. Utiliser uniquement après dilution dans du glucosé isotonique à 5 %, en *perfusion strictement intraveineuse* pour éviter toute extravasation qui entraînerait une vasoconstriction locale intense et une éventuelle nécrose tissulaire.
   Posologie à titre indicatif : à des doses de 0,1 à 5 µg/kg/min, la noradrénaline augmente la pression artérielle principalement par augmentation des résistances vasculaires périphériques, le débit cardiaque variant peu, la fréquence cardiaque restant stable et les résistances pulmonaires augmentant.

Contre-indications
Hypovolémie
Troubles du rythme cardiaque quand ils sont responsables du collapsus
Insuffisance cardiaque aiguë, infarctus myocardique récent
Relatives : certaines associations (*cf.* Interactions médicamenteuses)

Propriétés

- Amine sympathomimétique ayant une action très puissante sur les récepteurs alpha-adrénergiques et plus modérée sur les récepteurs bêta-1-adrénergiques, provoquant une vasoconstriction généralisée (à l'exception des coronaires qu'elle dilate de façon indirecte par augmentation de la consommation d'oxygène) → élévation de la pression artérielle principalement par augmentation des résistances vasculaires périphériques (la hausse tensionelle induite est 1,5 fois plus intense que celle induite par l'adrénaline) avec augmentation des résistances pulmonaires mais peu ou pas de modifications de la fréquence cardiaque
- Action quasi-instantanée par voie veineuse, métabolisme par désamination oxydative et O-méthylation, élimination urinaire rapide sous forme de métabolites

Indications

- Médicament d'urgence dans les collapsus pour la restauration et le maintien de la pression artérielle
- Traitement des hémorragies digestives, en irrigation locale gastrique

Effets indésirables

- Fréquents : anxiété, gêne respiratoire, céphalées, tremblements
- Douleur rétrosternale ou pharyngée, photophobie, pâleur, sueurs, vomissements, tachycardie ou bradycardie
- **Surdosage** : vasoconstriction, escarres, hypovolémie, collapsus, anurie, hypertension artérielle → arrêt de la perfusion

Précautions d'emploi

- Utiliser avec prudence chez le sujet coronarien
- La norépinéphrine est contre-indiquée chez les patients hypotendus dont le collapsus est liée à une hypovolémie, sauf en urgence pour maintenir la perfusion coronaire et cérébrale dans l'attente d'une restauration volémique
- Utiliser sous surveillance permanente de la TA, de l'ECG, de la diurèse, de la PVC
- Diminuer les doses ou arrêter si survenue d'extrasystoles polymorphes ou en salves
- Grossesse : la norépinéphrine réduit la perfusion placentaire par vasoconstriction utérine (la dopamine doit être préférée)

Interactions médicamenteuses et incompatibilités physico-chimiques

- ***Associations déconseillées*** : anesthésiques volatils halogénés, antidépresseurs imipraminiques, guanéthidine et apparentés
- *Associations à utiliser avec précaution* : IMAO non sélectifs, IMAO sélectifs de type A, digitaliques, quinidiques
- *Incompatibilités physico-chimiques* : céphalosporines, chlorphénamine, iodure de sodium, nitrofurantoïne, phénytoïne sodique, streptomycine, sulfamides, pentobarbitone sodique, thiopentone sodique

Tonicardiaques ou Agents inotropes (III) : Sympathomimétiques (III)

Dopamine voie injectable (1) *Liste I-Réservé aux hôpitaux-Coll*

DOPAMINE 200 mg/5 ml Délai d'action = 2 à 4 minutes Durée d'action = 10 minutes	Amp. 200 mg/5 ml (contenant des sulfites)	Posologie ci-dessous (2)
DOPAMINE 50 mg/5 ml Délai d'action = 2 à 4 minutes Durée d'action = 10 minutes	Amp. 50 mg/5 ml (contenant des sulfites)	*Idem*
DOPAMINE 50 mg/10 ml Délai d'action = 2 à 4 minutes Durée d'action = 10 minutes	Amp. 50 mg/10 ml (contenant des sulfites)	*Idem*

1. Utiliser sur voie veineuse dédiée.
2. Utiliser uniquement après dilution dans du soluté glucosé isotonique à 5 % (jamais dans un soluté alcalin), en perfusion IV stricte, à l'aide d'une pompe à débit constant.
   Dilution : une concentration de **1 ml = 800 µg** peut être obtenue en diluant 1 ampoule de 200 mg/5 ml dans 250 ml de G5.
   En pédiatrie, une concentration de **1 ml = 300 µg** peut être obtenue en diluant 1,2 ml d'une ampoule à 50 mg/10 ml dans 18,8 ml de G5 ou 0,6 ml d'une ampoule à 50 mg/5 ml dans 19,4 ml de G5.
   Attention : les ampoules de "Dopamine 50 Pierre Fabre" sont à 50 mg/10 ml (et non 50 mg/5 ml).
   Posologie variable selon l'indication :
   – À titre indicatif, on commence en général par des doses faibles (2 à 5 µg/kg/min) augmentées ensuite progressivement si besoin jusqu'à 10 à 15 µg/kg/min, voire jusqu'à 20 µg/kg/min, les effets étant variables selon la dose (*cf.* Propriétés ci-contre).

Contre-indications

Allergie aux sulfites de l'excipient
Hypovolémie
Tachycardie ventriculaire, extrasystoles ventriculaires nombreuses
Cardiomyopathie obstructive, rétrécissement aortique
Phéochromocytome

Propriétés

- Amine sympathomimétique ayant des propriétés variables selon la dose :
  - À faible dose (< 3 µg/kg/min) elle a un effet vasodilatateur rénal et splanchnique lié à ses propriétés dopaminergiques → augmentation du débit sanguin rénal, de la filtration glomérulaire, de la diurèse et de la natriurèse (effet théorique car l'amélioration de la fonction rénale dépend davantage de l'amélioration du débit cardiaque)
  - À dose moyenne (3 à 5 µg/kg/min), elle a un effet inotrope positif puissant lié à un effet bêta-1-adrénergique → élévation du débit cardiaque avec réduction des résistances périphériques, sans modifications notables de la FC, de la TA et peu d'augmentation de la consommation en oxygène du myocarde
  - À forte dose (5 à 20 µg/kg/min), elle a par contre un effet alpha-adrénergique → élévation de la TA avec vasoconstriction, tachycardie, diminution de la diurèse et augmentation de la consommation en oxygène du myocarde

Indications

- États de chocs cardiogéniques, traumatiques, septiques (après remplissage vasculaire)
- Syndrome de bas débit cardiaque post-opératoire, insuffisance cardiaque aiguë

Effets indésirables

- Épuisement d'effet (*down regulation*) en administration prolongée plus de 3 jours, ce qui conduit à l'augmentation progressive des doses pour obtenir la même efficacité
- Possibilité de bronchospasme et/ou choc anaphylactique dus aux sulfites de l'excipient
- **Surdosage** : nausées, vomissements, tachyarythmies, hypertension, vasoconstriction périphérique, douleur angineuse → arrêt de la perfusion (inactivation en 1 à 2 minutes)

Précautions d'emploi

- Utiliser sous surveillance permanente de la TA, de l'ECG, de la diurèse, de la PVC, après correction d'une hypovolémie
- Suspendre temporairement la perfusion en cas de tachycardie, douleurs angineuses, troubles du rythme ventriculaire
- Arrêter progressivement le traitement (réduire la posologie de 50 % toutes les heures)

Interactions médicamenteuses et incompatibilités physico-chimiques

- *Associations à utiliser avec précaution* : IMAO non sélectifs (utiliser des doses 10 fois moindres que les doses usuelles), anesthésiques volatils halogénés (risque accru d'arythmies ventriculaires)
- *Incompatibilités physico-chimiques* : ne jamais diluer dans des solutions alcalines

Tonicardiaques ou Agents inotropes (IV) : Sympathomimétiques (IV)

Dobutamine voie injectable[G] (1) *Liste I-Réservé aux hôpitaux-Coll*

DOBUTAMINE Délai d'action = 1 à 2 minutes Durée d'action = 10 minutes	Fl. 250 mg (lyophilisat sans sulfites) 10 amp. 20 ml = 250 mg (contenant des sulfites)	Posologie ci-dessous (2)

1. Utiliser sur une voie veineuse dédiée.
2. Utiliser uniquement en perfusion veineuse stricte à l'aide d'une pompe à débit constant, après dilution dans du soluté glucosé isotonique à 5 % (jamais dans un soluté alcalin) → faire une dilution primaire du flacon dans 20 ml de soluté glucosé isotonique, puis réaliser une dilution finale pour obtenir une concentration pouvant varier de 250 µg/ml (250 mg dans 1 l) à 1 000 µg/ml (250 mg dans 250 ml).
   Posologie variable selon l'indication : à titre indicatif, à des doses de 2,5 à 10 µg/kg/min, une élévation du débit cardiaque est obtenue sans affecter la pression artérielle et la fréquence cardiaque, les résistances vasculaires tendant à baisser.

Contre-indications

Allergie à la dobutamine ou aux sulfites de l'excipient
Obstacle mécanique au remplissage ou à l'éjection,
notamment cardiomyopathie obstructive, rétrécissement aortique avec fraction d'éjection préservée, tamponnade

Propriétés

– Amine sympathomimétique ayant des propriétés alpha-1 et bêta-2-adrénergiques modérées et surtout un effet bêta-1-adrénergique à l'origine d'un effet inotrope positif majeur et proportionnel à la dose, avec un effet chronotrope positif faible → élévation du débit cardiaque avec réduction des pressions de remplissage ventriculaire et des résistances vasculaires systémiques et pulmonaires, peu de modifications de la TA et de la FC et peu ou pas d'augmentation de la consommation en oxygène du myocarde

Indications

– Syndromes de bas débit cardiaque : pendant ou après chirurgie cardiaque, au cours des infarctus myocardiques, embolies pulmonaires graves, valvulopathies, myocardiopathies non obstructives décompensées, états de choc septiques après remplissage vasculaire à la phase hypokinétique

Effets indésirables

– Augmentation de la fréquence cardiaque et de la tension artérielle, accélération du rythme ventriculaire en cas de fibrillation ou flutter auriculaire, troubles du rythme ventriculaire, rarement nausées, céphalées, douleur angineuse, dyspnée, palpitations, réactions allergiques (rash cutané, fièvre, éosinophilie, bronchospasme)
– Épuisement d'effet (*down regulation*) en administration prolongée plus de 3 jours, ce qui conduit à l'augmentation progressive des doses pour obtenir la même efficacité (la tachyphylaxie est en fait très variable, voire théorique)
– Possibilité de choc anaphylactique aux sulfites de l'excipient
– **Surdosage** : tachycardie, hypertension artérielle, activité ventriculaire ectopique, voire douleurs angineuses → réduction ou arrêt de la perfusion (inactivation en 1 à 2 minutes)

Précautions d'emploi

– Utiliser sous surveillance permanente de la TA, de l'ECG, de la diurèse, de la PVC, après correction d'une hypovolémie
– Réduire la posologie ou suspendre temporairement la perfusion en cas de tachycardie, hypertension, douleurs angineuses, extrasystoles ou troubles du rythme ventriculaires
– Arrêter progressivement le traitement (réduire la posologie de 50 % toutes les heures)

Interactions médicamenteuses et incompatibilités physico-chimiques

– *Associations déconseillées* : anesthésiques volatils halogénés, antidépresseurs imipraminiques, guanéthidine et apparentés
– *Associations à utiliser avec précaution* : IMAO non sélectifs, IMAO sélectifs de type A
– Antagonisme avec les bêta-bloquants
– *Incompatibilités physico-chimiques* : ne jamais diluer dans des solutions alcalines
– **NB** : précipitation de la dobutamine avec altéplase, bicarbonate de sodium, bumétanide, diazépam, furosémide, gluconate de calcium, héparine, insuline, midazolam, phénytoïne, pipéracilline, tazobactam, thiopental

Tonicardiaques ou Agents inotropes (V) : Sympathomimétiques (V)

Isoprénaline voie injectable (1) *Liste I-Réservé aux hôpitaux-Coll*

ISUPREL Isoprénaline Délai d'action = 30 à 40 secondes Durée d'action = 5 minutes *Conserver de + 2 °C à + 8 °C*	5 amp. 1 ml = 0,2 mg (contenant des sulfites)	Perfusion IV continue (2) sous ECG permanent : 0,2 à 10 mg/24 h

1. Utiliser sur voie veineuse dédiée.
2. Utiliser uniquement après dilution dans du soluté glucosé isotonique à 5 % (jamais dans un soluté alcalin), en perfusion veineuse stricte à l'aide d'une pompe à débit constant en protégeant le soluté de la lumière : une concentration de 4 µg/ml est réalisée en diluant 5 ampoules (soit 1 mg) dans 250 ml de sérum glucosé isotonique.
   La voie sous-cutanée peut être utilisée de façon exceptionnelle en attendant la mise en place d'une perfusion veineuse.

Contre-indications
Allergie aux sulfites de l'excipient Absence de bradycardie, hyperexcitabilité auriculaire ou ventriculaire (sauf les torsades de pointe), insuffisance coronarienne aiguë sauf en cas de BAV mal toléré, hyperthyroïdie, cardiomyopathies obstructives, intoxication digitalique

Propriétés

- Amine sympathomimétique dépourvu d'effet alpha-adrénergique, ayant un très puissant effet bêta-adrénergique à l'origine d'un effet inotrope positif majeur, mais aussi un effet chronotrope positif important qui limite son utilisation dans le choc cardiogénique → élévation du débit cardiaque et augmentation de la vitesse de conduction auriculo-ventriculaire, sans modifications importantes de la TA (effet bêta-2-adrénergique avec relaxation des muscles lisses artériels et bronchodilatation), mais avec augmentation importante de la fréquence et de l'excitabilité cardiaque et de la consommation en oxygène du myocarde
- Action immédiate par voie IV, désamination et o-méthylation, élimination urinaire
- Au niveau cardiaque, l'effet bêta-1 provoque un effet inotrope positif, un effet dromotrope positif (amélioration de la vitesse de conduction auriculo-ventriculaire), un effet chromotrope positif et un effet bathmotrope positif
- En périphérie, l'effet bêta-2 provoque une vasodilatation artérielle systémique et une bronchodilatation

Indications

- Bradycardies mal tolérées (lipothymie, syncope, insuffisance cardiaque) par BAV complet ou par bloc sino-auriculaire (devant l'inefficacité de l'atropine et/ou en attente d'un entraînement temporaire ou définitif)
- Torsades de pointe quand la stimulation à cadence ventriculaire rapide est impossible (associée à la normalisation de la kaliémie et au traitement étiologique)
- Bas débit cardiaque après chirurgie cardiaque, surtout avec fréquence cardiaque lente ou troubles de la conduction (en l'absence d'insuffisance coronarienne aiguë)
- Arrêt cardiaque par BAV complet
- Intoxication aux bêta-bloquants (jusqu'à 2 mg/h)

Effets indésirables

- Bouffées de chaleur, hypotension, palpitations, céphalées, tremblements, troubles du rythme ventriculaire, initiation possible de tachycardie ectopique, douleurs angineuses
- Possibilité de choc anaphylactique aux sulfites de l'excipient, d'hyperthermie
- **Surdosage** : nausées, céphalées, tachycardie sinusale, extrasystoles polymorphes, tachycardie ventriculaire → arrêt de la perfusion (action cessant en quelques minutes)

Précautions d'emploi

- Utiliser sous surveillance permanente de la TA, de l'ECG, de la diurèse, de la PVC ou si possible de la pression capillaire pulmonaire, après correction d'une hypovolémie, d'une hypoxie et d'une acidose éventuelles (surveillance du point de perfusion, risque de veinite)
- Réduction des doses en cas d'apparition d'hyperexcitabilité myocardique ventriculaire, d'extrasystoles polymorphes, répétitives, en salves ou de tachycardie ventriculaire
- Utiliser avec prudence chez les patients digitalisés ou diabétiques

Interactions médicamenteuses et incompatibilités physico-chimiques

- ***Associations déconseillées*** : anesthésiques volatils halogénés (risque d'arythmie ventriculaire)
- *Associations à utiliser avec précaution* : antidiabétiques (élévation de la glycémie par les bêta-stimulants injectables)
- Antagonisme pharmacologique avec les bêta-bloquants
- *Incompatibilités physico-chimiques* : ne jamais diluer dans des solutions alcalines

Tonicardiaques ou Agents inotropes (VI) : Inhibiteurs des phosphodiestérases

Milrinone[G] (dérivés de la bipyridine) (1) *Liste I-Réservé aux hôpitaux*

COROTROPE Délai d'action = 5 à 15 minutes Durée d'action = 6 heures *Conserver de + 15 °C à + 25 °C*	10 amp. 10 ml = 10 mg 10 amp. 20 ml = 20 mg	Perfusion IV sous ECG : posologie ci-dessous (2)

1. Utiliser sur voie veineuse dédiée.
2. Perfusion par pompe à débit constant, après dilution dans du sérum glucosé isotonique ou sans dilution : dose de charge de 50 µg/kg en 10 minutes, puis perfusion continue à la dose de 0,375 à 0,750 µg/kg/min sans dépasser une dose totale de 1,13 mg/kg/24 h.

Enoximone (dérivés de l'imidazolone) (3) *Liste I-Réservé aux hôpitaux*

PERFANE Délai d'action = 10 à 30 minutes Durée d'action = 3 à 6 heures *Conserver de + 15 °C à + 25 °C*	10 amp. 20 ml = 100 mg	Perfusion IV sous ECG : posologie ci-dessous (4)

3. Utiliser sur voie veineuse dédiée.
4. Perfusion par pompe à débit constant, après dilution dans un même volume de sérum salé isotonique ou d'eau ppi (ne pas diluer dans des solutés glucosés et ne pas utiliser de matériel en verre, pour éviter une cristallisation) : dose de charge de 0,5 à 1 mg/kg sans dépasser un débit de 12,5 mg/min, puis si besoin nouvelles doses de 0,5 mg/kg toutes les 30 minutes jusqu'à une dose cumulative totale de 3 mg/kg, puis traitement d'entretien par perfusion continue ou intermittente à la posologie de 5 à 20 µg/kg/min sur une durée pouvant atteindre 48 heures.

Contre-indications

Cardiomyopathies obstructives, valvulopathies obstructives sévères
Hypotension artérielle importante ou état de choc
Hypovolémie sévère non corrigée, hypersensibilité à ces produits
Allaitement, enfants (innocuité non démontrée)

Propriétés

- Inhibiteurs de la phosphodiestérase III diminuant la dégradation de l'AMPc dans le cardiomyocyte et celle du GMPc au niveau du muscle lisse vasculaire. Ce sont des médicaments ayant un effet inotrope positif s'ajoutant à ceux des digitaliques et des bêtastimulants et un effet vasodilatateur (effet myorelaxant direct sur les fibres lisses artérielles) → élévation du débit cardiaque avec diminution de la pression capillaire pulmonaire et des résistances périphériques (effets proportionnels à la dose, sans modifications de la fréquence cardiaque et sans augmentation de la consommation en oxygène du myocarde, donc assez comparables à ceux de la dobutamine)
- Après injection IV, élimination urinaire (forme inchangée et métabolites), demi-vie de 2 à 3 heures (milrinone) et 4 à 6 heures (enoximone)

Indications

- Traitement à court terme de l'insuffisance cardiaque aiguë congestive (en unité de soins intensifs)

Effets indésirables

- Céphalées, thrombopénie, fièvre, frissons, nausées, vomissements, diarrhée, tremblements, diminution modérée de la pression artérielle, voire hypotension, hypokaliémie, élévation des transaminases (troubles réversibles après réduction de la posologie ou arrêt du traitement)
- Effet arythmogène (survenue possible d'arythmies supraventriculaire et ventriculaire) → surveiller l'ECG et ne pas prolonger le traitement en cas d'inefficacité

Précautions d'emploi

- Administrer sous contrôle continu de l'électrocardiogramme, de la tension artérielle et de la diurèse, en surveillant le point de perfusion (irritation en cas d'extravasation), l'équilibre hydro-électrolytique, les transaminases et le nombre des plaquettes → réduire la posologie ou interrompre le traitement jusqu'à normalisation en cas de thrombopénie
- Milrinone : réduire la posologie si la clairance de la créatinine est < 30 ml/min
- Grossesse : à n'utiliser qu'en cas extrêmes

Interactions médicamenteuses et incompatibilités physico-chimiques

- Médicaments compatibles avec les digitaliques, diurétiques, vasodilatateurs, anti-arythmiques, inhibiteurs calciques, bêta-bloquants, dérivés nitrés, anticoagulants
- Enoximone : dilution préalable obligatoire dans du sérum salé isotonique mais incompatibilité avec les solutés glucosés (cristallisation)
- Milrinone : utilisation possible pure ou diluée dans du soluté glucosé isotonique

Tonicardiaques ou Agents inotropes (VII) :
Digitaliques ou Glucosides cardiotoniques

Digoxine (1) *Liste I-65 %-Coll*

DIGOXINE Délai d'action = 90 minutes Durée d'action = 12 à 24 heures	30 cp. 250 μg non sécables	A. 250 μg/jour en 1 prise
HÉMIGOXINE Délai d'action = 90 minutes Durée d'action = 12 à 24 heures	30 cp. 125 μg	A. 125 à 250 μg/jour en 1 prise
DIGOXINE Soluté buvable (Pipette graduée par 0,05 ml) Délai d'action = 90 minutes Durée d'action = 12 à 24 heures	Soluté buv. : 60 ml à 5 μg par 0,1 ml	N. et E. dose initiale en 1 fois puis après 8 heures Dose quotidienne en 2 à 3 prises : < 12 kg : 15 μg/kg puis 15 μg/kg/jour 12-24 kg : 10 μg/kg puis 10 μg/kg/jour > 24 kg : 7 μg/kg puis 7 μg/kg/jour
DIGOXINE Injectable pour adultes à 0,5 mg/2 ml Délai d'action = 10 à 30 minutes Durée d'action = 12 à 24 heures	6 amp. 2 ml = 500 μg	Par voie **IV** lente : A. 1 à 2 amp./jour, puis 1/2 à 1 amp./jour

1. Absorption digestive à 70 %, liaison à 20 % aux protéines plasmatiques, faibles biotransformations hépatiques (10 %), élimination rapide par voie urinaire surtout (90 %), complète en 2 à 6 jours, demi-vie de 39 heures, état d'équilibre atteint après 6 jours, taux plasmatiques thérapeutiques = 0,9 à 2 ng/ml.
   – Sujet âgé : 125 μg/jour en moyenne.
   – Clairance de la créatinine < 30 ml/min : 125 μg tous les 2 jours en moyenne.
   Les posologies indiquées ici sont des posologies moyennes à adapter à chaque cas individuel et en cas d'insuffisance rénale, chez le sujet âgé, et en cas de cardiopathie évoluée, hypercalcémie, obésité, hypothyroïdie, hypoxie par insuffisance respiratoire, la dose étant ajustée selon dosage de la digoxinémie vers la fin de la première semaine de traitement et au moins 8 heures après la dernière prise.

Contre-indications
BAV du 2e ou du 3e degré non appareillé, dysfonction sinusale
Maladie de l'oreillette, tachycardie ou fibrillation ventriculaire
Hyperexcitabilité ventriculaire (extrasystoles notamment) survenant sous digitalique
Syndrome de Wolff-Parkinson-White, cardiopathies obstructives (CMO, RA)
Injection de calcium (troubles du rythme gravissimes)
Hypokaliémie, hypercalcémie, syndrome coronaire aigu

Propriétés

- Glucoside à effet inotrope positif (augmentation indirecte du calcium intracellulaire, liée à l'inhibition de la pompe sodium-potassium ATPase dépendante, qui augmente la concentration en sodium, et secondairement par échange calcium-sodium celle du calcium intracellulaire), ralentissant la fréquence cardiaque et la conduction auriculo-ventriculaire, mais augmentant l'excitabilité myocardique surtout à forte dose
- Pharmacocinétique : *cf.* page ci-contre

Indications

- Troubles du rythme supraventriculaires (attention : une tachysystolie auriculaire peut être un signe de surdosage en digitaliques)
- Insuffisance cardiaque symptomatique malgré un traitement bien conduit

Effets indésirables (accrus par l'hypokaliémie ou l'hypomagnésémie)

- Exceptionnels : gynécomastie, éruption cutanée allergique, purpura thrombopénique, troubles psychiatriques, troubles de la vision
- **Surdosage** (digoxinémie ≥ 2 ng/ml) : annoncé par des *troubles digestifs* (anorexie, nausées), *neurosensoriels* (vertiges, céphalées, vision colorée en jaune), des troubles neuropsychiques (convulsions, hallucinations, psychose), des *troubles de la conduction et de l'excitabilité cardiaques* (bradycardie sinusale, bloc sino- ou auriculo-ventriculaire, extrasystoles bigéminées, tachysystolie auriculaire, tachycardie ventriculaire). Sa gravité est liée aux arythmies ventriculaires, à la cardiopathie sous-jacente, à l'état de choc, au BAV, à l'hyperkaliémie et à l'absence de réponse à l'atropine → correction de l'hypercalcémie et de l'hypokaliémie alors que l'hyperkaliémie doit être respectée, atropine en cas de bradycardie, sonde d'entraînement en cas de BAV de haut degré, anticorps antidigitaliques en cas de signes de gravité

Précautions d'emploi et interactions médicamenteuses

- Surveillance clinique, biologique (kaliémie, créatininémie, bilan rénal, taux plasmatique) et de l'ECG (imprégnation = ralentissement du rythme cardiaque à 70-80/min, allongement de PR ≤ 0,24 seconde, dépression en cupule du ST)
- Réduire la posologie en cas d'insuffisance rénale et en cas de cardiopathie évoluée, d'hypothyroïdie, d'hypoxie par insuffisance respiratoire et chez le sujet âgé, en proscrivant les doses de charge sur tous ces terrains
- ***Associations contre-indiquées*** : calcium IV, midodrine, sultopride, millepertuis
- ***Associations déconseillées*** : ouabaïne
- *Associations à utiliser avec précaution* : amiodarone, bêta-bloquants, calcium *per os*, diltiazem, fosfomycine, hypokaliémiants, quinidiques, sympathomimétiques, vérapamil
- *Augmentation parfois importante de la digoxinémie* avec macrolides, ibubrofène, indométacine, félodipine, itraconazole, nitrendipine, tramadol, vérapamil, amiodarone
- *Diminution parfois importante de la digoxinémie* avec la sulfasalazine, les topiques gastro-intestinaux, les antiacides et la colestyramine
- *Diminution des effets de la digitoxine* par les inducteurs enzymatiques (voir ce terme)

Diurétiques hypokaliémiants (I) :
Diurétiques de l'anse

Furosémide[G] *Liste II-65 %-Coll*

LASILIX 20 ou 40 mg Délai d'action = 30 à 60 minutes Durée d'action = 6 à 8 heures	30 cp. séc. 20 mg 30 cp. séc. 40 mg	A. 20 à 160 mg/jour (1) E. 1 à 2 mg/kg/jour en 1 à 2 prises
LASILIX BUVABLE 10 mg/ml Délai d'action = 30 à 60 minutes Durée d'action = 6 à 8 heures	Fl. 60 ml à 10 mg/ml avec seringue graduée de 0,1 en 0,1 ml	*Idem*
LASILIX RETARD 60 mg Durée d'action ≈ 24 heures	30 gél. 60 mg à libération prolongée	A. 1 gél./jour en 1 prise (jusqu'à 2 gél./jour)
LASILIX Injectable Délai d'action = 2 à 5 minutes Durée d'action = 2 à 3 heures	1 amp. 2 ml = 20 mg	Voie **IV** lente ou **IM** : A. 1 à 3 amp./jour ou plus si besoin (1) E. 0,5 à 1 mg/kg/jour
LASILIX SPÉCIAL	5 amp. 25 ml = 250 mg 30 cp. séc. 500 mg	Perfusion **IV** ou *per os* : *cf.* ci-dessous (1)

1. Le furosémide est aussi utilisé à forte dose dans les indications suivantes :
   - Dans l'insuffisance rénale chronique avant le stade d'hémodialyse (hypertension artérielle ou rétention hydrosodée) : 80 à 500 mg/jour *per os*.
   - Dans l'insuffisance rénale chronique au stade d'hémodialyse avec diurèse résiduelle faible (maintien d'une diurèse normale, confort diététique accru) : 250 à 500 mg *per os* la veille et l'avant-veille de la séance d'épuration.
   - Dans l'insuffisance rénale aiguë oligo-anurique et les poussées aiguës sur insuffisance rénale chronique connue (1 à 1,5 g/24 h par voie IV, à doses progressives).
   - Dans les hypercalcémies sévères (100 mg en injection IV directe renouvelée après 3 heures abaissent la calcémie de 10 mg/l en 6 heures) *avec une compensation stricte des pertes hydro-électrolytiques* (perfusion IV de G5 + 6 g/l de NaCl + 2 g/l de KCl + 2 ampoules de magnésium, les quantités étant adaptées aux pertes urinaires).

Autres diurétiques de l'anse *Liste II-65 %-Coll*

BURINEX 1 ou 5 mg Bumétanide Délai d'action = 30 à 60 minutes Durée d'action = 4 à 6 heures	30 cp. séc. 1 mg 30 cp. séc. 5 mg	A. 1 à 15 mg/jour en 1 à 2 prises
BURINEX 2 mg/4 ml *Idem* Délai d'action = 2 à 5 minutes Durée d'action = 2 à 3 heures	5 amp. 4 ml = 2 mg	Voie **IV** lente ou perf. **IV** : A. 1 à 2 mg dans l'OAP (répétés si besoin)
EURELIX LP Pirétanide	30 gél. LP 6 mg	A. 1 gél./jour (2)

2. Médicament indiqué dans l'HTA mais contre-indiqué si la clairance de la créatinine est < 20 ml/min.

Contre-indications
Hypersensibilité connue aux sulfamides, encéphalopathie hépatique Obstacle sur les voies urinaires, hypovolémie Grossesse (pour bumétanide et pirétanide) et allaitement

Propriétés

- Diurétiques sulfamidés agissant en inhibant la réabsorption du sodium (25 % de la réabsorption rénale totale) et du chlore principalement au niveau de l'anse de Henlé, l'action diurétique puissante, rapide et brève persistant en cas d'insuffisance rénale, avec effet hypocalcémiant à forte dose (calciurie accrue)
- Biodisponibilité du furosémide *per os* de 50 % en moyenne mais variable (diminue en cas de bas débit viscéral), du bumétanide de 95 % et moins variable. Absorption digestive rapide, action en 30 à 60 minutes pendant 6 à 8 heures *per os* et en 2 à 5 minutes pendant 2 à 3 heures par voie IV, élimination urinaire essentiellement

Indications

- Rétention hydrosodée d'origine cardiaque, rénale ou cirrhotique (minimum 2 prises par jour pour lutter contre le rebond de rétention sodée)
- Voie parentérale : œdème aigu du poumon, poussées hypertensives sévères, rétentions sodées sévères
- Hypertension artérielle (forme LP)

Effets indésirables

- Hyponatrémie, déshydratation, hypovolémie et hypotension orthostatique (troubles favorisés par un régime désodé trop strict) → réduction de la posologie ou arrêt
- Risque d'hypokaliémie avec souvent alcalose métabolique (risque accru à forte dose ou chez les sujets cirrhotiques, insuffisants cardiaques ou dénutris) → apport de KCl ou association à un diurétique hyperkaliémiant en cas d'hypokaliémie (< 3,5 mmol/l) en l'absence d'insuffisance rénale
- Possibilité d'encéphalopathie hépatique en cas de cirrhose avancée → arrêt immédiat
- Élévation de l'uricémie (de 5 à 30 mg/l, avec parfois crises de goutte) et de la glycémie, rarement réactions allergiques, photosensibilisation, leucopénie, thrombopénie ; cas isolés d'allergie cutanée, d'hépatite, de néphrite interstitielle
- **Surdosage** : hypovolémie par déshydratation, hyponatrémie, hypokaliémie

Précautions d'emploi et interactions médicamenteuses

- Éliminer préalablement une oligurie par obstacle sur les voies urinaires excrétrices ou par hypovolémie
- Surveiller la kaliémie et la natrémie au début, puis surveiller la kaliémie régulièrement
- Utiliser avec prudence en cas de cirrhose (surveiller la natrémie et la fonction rénale), diabète (surveiller la glycémie), goutte (surveiller l'uricémie), traitement par digitalique, antiarythmique ou médicament hypokaliémiant (surveiller strictement la kaliémie)
- Grossesse : les diurétiques ne sont pas justifiés dans le traitement des œdèmes et de l'HTA gravidiques (ischémie fœto-placentaire avec risque d'hypotrophie fœtale)
- Allaitement déconseillé (passage dans le lait maternel et réduction de la lactation)
- ***Associations contre-indiquées*** : céfaloridine (néphrotoxicité accrue)
- ***Associations déconseillées*** : lithium, plicamycine
- *Associations à utiliser avec précaution* : AINS, biguanides, ciclosporine, digitaliques, hypokaliémiants, hypophosphorémiants, IEC, produits de contraste iodés, salicylés à forte dose, autres antihypertenseurs, antidépresseurs imipraminiques, neuroleptiques, aminosides, céphalosporines, phénytoïne, carbamazépine, méthotrexate
- *Topiques gastro-intestinaux :* respecter un intervalle de 2 heures entre les prises orales
- *Incompatibilité en perfusion* avec le dropéridol

Diurétiques hypokaliémiants (II) :
Diurétiques thiazidiques

Thiazidiques à action courte *Liste II-65 %-Coll*

ESIDREX Hydrochlorothiazide Pic plasmatique = 4 heures Demi-vie = 6 à 24 heures	30 ou 90 cp. séc. 25 mg	Hypertension artérielle : 6,25 à 25 mg/jour en 1 prise le matin Œdèmes : 25 à 200 mg/jour en 1 à 4 prises À titre d'anticalciurique : 6,25 à 25 mg/jour en 1 prise le matin

Thiazidiques à action prolongée *Liste II-65 %-Coll*

Chlortalidone (ex-Hygroton) Délai d'action = 2 à 4 heures Durée d'action = 24 à 72 heures	Diurétique thiazidique n'existant plus qu'associé à doses fixes à un bêta-bloquant (*cf. Bêta-bloquants* en début de chapitre)

Contre-indications
Hypersensibilité connue aux sulfamides, encéphalopathie hépatique Intolérance au gluten, insuffisance rénale sévère (clairance de la créatinine < 30 ml/min) Grossesse, allaitement

Propriétés

- Diurétiques sulfamidés agissant en inhibant la réabsorption du sodium et du chlore au niveau du segment cortical de dilution, ayant un effet anticalciurique (par augmentation de la réabsorption urinaire du calcium et réduction de sa résorption intestinale) et un effet antidiurétique dans le diabète insipide (même dans les formes néphrogéniques)
- Absorption digestive correcte, action *per os* en 2 à 4 heures persistant pendant 12 à 72 heures selon les produits, élimination urinaire sous forme inchangée surtout, passage transplacentaire et dans le lait maternel

Indications

- Hypertension artérielle
- Œdèmes rénaux, hépatiques ou au cours de l'insuffisance cardiaque congestive (utilisation transitoire en cas d'insuffisance rénale sévère)
- *Hors AMM* : les thiazidiques sont aussi employés dans les hypercalciuries idiopathiques avec lithiase urinaire récidivante et dans les diabètes insipides néphrogéniques

Effets indésirables

- Hyponatrémie, déshydratation, hypovolémie, voire hypotension orthostatique (troubles favorisés par un régime désodé trop strict) → réduction de la posologie ou arrêt
- Risque d'hypokaliémie avec souvent alcalose métabolique (risque accru à forte dose ou chez les sujets cirrhotiques, insuffisants cardiaques ou dénutris) → apport de KCl ou association à un diurétique hyperkaliémiant en cas d'hypokaliémie (< 3,5 mmol/l)
- Possibilité d'encéphalopathie hépatique en cas de cirrhose avancée → arrêt immédiat
- Élévation de l'uricémie (de 10 à 30 mg/l, avec possibilité de crises de goutte) et de la glycémie, rarement réactions cutanées allergiques, photosensibilisation, leucopénie, thrombopénie, agranulocytose, aplasie médullaire, nausées, très exceptionnellement hypercalcémie, pancréatite aiguë
- Augmentation du LDL cholestérol et des triglycérides
- **Surdosage** : hyponatrémie, hypokaliémie, oligoanurie par hypovolémie → élimination du produit ingéré et rééquilibration hydro-électrolytique

Précautions d'emploi

- Contrôler préalablement la créatininémie
- Surveiller la kaliémie et la natrémie au début, puis surveiller la kaliémie régulièrement
- Utiliser avec prudence en cas de cirrhose (surveiller la natrémie et la fonction rénale), diabète (surveiller la glycémie), goutte (surveiller l'uricémie), traitement par digitalique, antiarythmique ou médicament hypokaliémiant (surveiller strictement la kaliémie)
- Grossesse : les diurétiques ne sont pas justifiés dans le traitement des œdèmes et de l'HTA gravidiques (ischémie fœto-placentaire avec risque d'hypotrophie fœtale)
- Allaitement déconseillé (passage dans le lait maternel et réduction de la lactation)

Interactions médicamenteuses

- ***Associations déconseillées*** : lithium, médicaments entraînant des torsades de pointe (voir ce terme)
- *Associations à utiliser avec précaution* : AINS, biguanides, ciclosporine, digitaliques, hypokaliémiants (amphotéricine B IV, corticostéroïdes, diurétiques, laxatifs stimulants, perfusions insulino-glucosées), IEC, produits de contraste iodés, salicylés à forte dose, autres antihypertenseurs, antidépresseurs imipraminiques, neuroleptiques, diazoxide, calcium, carbamazépine

Diurétiques hypokaliémiants (III) :
Antihypertenseurs faiblement diurétiques (I)

Indapamide[G] *Liste II-65 %-Coll*

FLUDEX 2,5 mg Durée d'action = 12 à 24 heures	30 cp. 2,5 mg	A. 1 cp./jour le matin
FLUDEX LP 1,5 mg Durée d'action = 24 heures	30 ou 90 cp. 1,5 mg à libération prolongée	A. 1 cp./jour le matin

Contre-indications

Hypersensibilité aux sulfamides
Hypokaliémie, insuffisance rénale sévère
Insuffisance hépatique sévère, encéphalopathie hépatique

Propriétés

– Dérivé sulfamidé à noyau indol ayant un effet antihypertenseur par diminution des résistances périphériques et effet salidiurétique
– Absorption digestive rapide et totale, fixation moyenne aux protéines plasmatiques (79 %), demi-vie de 18 heures, élimination urinaire en majeure partie sous forme inchangée (95 %)

Indications

– Hypertension artérielle essentielle (forme LP surtout)

Effets indésirables

– Hypokaliémie (10 %), hyponatrémie, asthénie, hypotension orthostatique, élévation de l'uricémie
– Réactions allergiques, photosensibilisation, éruptions maculopapuleuses, purpura, angiœdème
– Hématologiques (thrombopénie, leucopénie, agranulocytose, aplasie, anémie hémolytique)
– Neurologiques : vertiges, céphalées, paresthésies
– Digestifs : nausées, constipation, bouche sèche

Précautions d'emploi

– Surveiller la kaliémie dès la première semaine de traitement puis régulièrement → apport de chlorure de potassium si kaliémie < 3,5 mmol/l
– Surveiller l'uricémie notamment chez les sujets goutteux
– Sujets âgés : une étude a démontré le rapport bénéfice/risque très favorable chez les sujets très âgés
– Grossesse : les diurétiques thiazidiques et apparentés doivent être évités et ne sont pas justifiés dans le traitement des œdèmes et de l'HTA gravidiques (ischémie fœto-placentaire avec risque d'hypotrophie fœtale)
– Allaitement déconseillé (innocuité non démontrée)

Interactions médicamenteuses

– *Cf.* les diurétiques thiazidiques (page précédente)

Diurétiques hypokaliémiants (IV) : Antihypertenseurs faiblement diurétiques (II)

Ciclétanine[G] *Liste I-65 %-Coll*

TENSTATEN	30 ou 90 gél. 50 mg	A. 1 gél./jour (D. max. : 150 mg/jour)

Contre-indications

Insuffisance hépatique sévère
Insuffisance rénale avec clairance de la créatinine < 30 ml/min
Grossesse (innocuité non démontrée)

Propriétés

- Dérivé de la furopyridine ayant un effet antihypertenseur par diminution des résistances périphériques, augmentation de la distensibilité des petites et grosses artères et un effet salidiurétique qui n'apparaît qu'aux doses supérieures ou égales à 100 mg/jour
- Absorption digestive rapide et totale, fixation à 93 % à l'albumine plasmatique, demi-vie de 6 à 8 heures, métabolisation hépatique avec cycle entéro-hépatique, élimination urinaire sous forme de métabolites glycuro et sulfo-conjugués

Indications

- Hypertension artérielle essentielle

Effets indésirables

- Pollakiurie transitoire, asthénie, gastralgies, prurit
- Possibilité d'hypokaliémie sans alcalose métabolique

Précautions d'emploi

- Surveiller la kaliémie dès la première semaine de traitement puis régulièrement → apport de chlorure de potassium si kaliémie < 3,5 mmol/l
- Augmenter les apports liquidiens en début de traitement chez les sujets hyperuricémiques
- Allaitement déconseillé (innocuité non démontrée)

Interactions médicamenteuses

- *Cf.* les diurétiques thiazidiques (pages précédentes)

Diurétiques hyperkaliémiants (I) : Antialdostérones

Spironolactone[G] *Liste II-65 %-Coll*

ALDACTONE Délai d'action = 24 heures Durée d'action = 24 à 36 heures	30 ou 90 cp. séc. 25 mg 30 ou 90 cp. séc. 50 mg 30 ou 90 cp. séc. 75 mg (pouvant être écrasés et mélangés à un liquide)	A. 25 à 150 mg/jour (jusqu'à 300 mg/jour) E. 1 à 4 mg/kg/jour en 1 à 2 prises
SPIROCTAN Délai d'action = 24 heures Durée d'action = 24 à 36 heures	30 gél. 50 mg 30 gél. 75 mg	*Idem*
ALDACTAZINE[G] (1) SPIROCTAZINE (1)	30 ou 90 cp. séc. 25 mg (+ Altizide 15 mg)	A. 1 à 2 cp./jour (jusqu'à 4 cp./jour)

1. Associations de diurétiques ayant une action complémentaire, avec l'avantage de présenter des effets opposés sur la kaliémie, mais les risques de dyskaliémie ne sont que diminués et non supprimés, et il importe donc de surveiller malgré tout la kaliémie.

Éplérénone *Liste I-65 %-Coll*

INSPRA	30 ou 90 cp. 25 mg 30 ou 90 cp. 50 mg	A. Posologie ci-dessous (2)

2. Débuter 3 à 14 jours après l'IDM par 25 mg/jour, dose augmentée en 4 semaines jusqu'à la dose cible de 50 mg/jour en 1 prise, en tenant compte de la fonction rénale et de la kaliémie mesurées avant le traitement, puis la première semaine, puis 1 mois après le début, et après chaque ajustement de la posologie.

Canrénoate de potassium *Liste I-65 %-Coll*

SOLUDACTONE Délai d'action = 2 heures Durée d'action = 6 heures	1 fl. 100 mg 5 fl. 200 mg	Injection **IV** lente (mais en moins de 3 minutes) ou en perfusion **IV** (3) : A. 100-200 mg x 4 fois/24 h (D. max. : 800 mg/24 h)

3. Perfusion **IV** : utiliser après dilution, mais ne pas diluer 1 flacon dans un volume > 100 ml de G5 ou 500 ml de NaCl isotonique en raison du pH variable de ces solutions (risque de précipitation).

Contre-indications
Hypersensibilité connue aux produits ou à l'un des excipients
Hyperkaliémie, association au potassium
Insuffisance rénale modérée à sévère, insuffisance hépatique sévère
Troubles graves de la conduction auriculo-ventriculaire (pour la forme injectable)
Celles des diurétiques hypokaliémiants si associés (*cf. Diurétiques hypokaliémiants*)

Propriétés

- Diurétiques d'épargne potassique, antagoniste de l'aldostérone (blocage de sa liaison à ses récepteurs), ayant des effets antihypertenseur, natriurétique et antiandrogénique
- Absorption digestive correcte, métabolisme hépatique en dérivés inactifs

Indications

- Hypertension artérielle essentielle
- États œdémateux pouvant s'accompagner d'hyperaldostéronisme secondaire (ascite cirrhotique, syndrome néphrotique, œdèmes cycliques idiopathiques)
- Myasthénie (traitement adjuvant, mais peu utilisé)
- Insuffisance cardiaque chronique (FEVG < 35 %), NYHA ≥ II en association avec diurétique et IEC si créatininémie < 220 µmol/l (12,5 mg puis 25 mg/jour de spironolactone)
- Éplérénone : en complément du traitement optimal, pour réduire le risque de morbi-mortalité cardio-vasculaire soit chez des patients stables présentant une dysfonction ventriculaire gauche (FEVG ≤ 40 %), et des signes cliniques d'insuffisance cardiaque après un infarctus du myocarde récent soit chez des patients atteints d'une insuffisance cardiaque chronique NYHA II avec FEVG ≤ 30 %
- Diagnostic et traitement de l'hyperaldostéronisme primaire, hyperaldostéronisme réactionnel à tout traitement diurétique efficace
- *Hors AMM* : la spironolactone est utilisée dans les hypertrichoses chez la femme

Effets indésirables

- Risque d'hyperkaliémie même si association à un diurétique hypokaliémiant (risque accru par l'insuffisance rénale, certains médicaments, et l'hyperglycémie)
- Tension mammaire, voire gynécomastie dose-dépendante (10 %) le plus souvent réversible (moins souvent observée avec l'éplérénone), impuissance, troubles des règles
- Divers : troubles digestifs (nausées, vomissements, diarrhée), somnolence, céphalées, réactions cutanées allergiques rares, insuffisance rénale fonctionnelle possible
- **Surdosage** : somnolence, nausées, vomissements, diarrhée, hyponatrémie et hyperkaliémie grave → élimination du produit ingéré et rééquilibration hydro-électrolytique
- **Effets indésirables** des diurétiques hypokaliémiants (voir ce terme) pour les associations

Précautions d'emploi et interactions médicamenteuses (substrats du CYP 3A4)

- Utilisation déconseillée chez les cirrhotiques si la natrémie est inférieure à 125 mmol/l
- Bilan hépatique et rénal indispensable notamment chez les diabétiques, sujets âgés ou traités par un diurétique puissant, et surveillance régulière de la kaliémie
- Grossesse : les diurétiques ne sont pas justifiés dans le traitement des œdèmes et de l'HTA gravidiques (ischémie fœto-placentaire avec risque d'hypotrophie fœtale)
- Allaitement déconseillé (passage dans le lait maternel et réduction de la lactation)
- ***Associations contre-indiquées*** : potassium (sauf hypokaliémie), sels désodés au potassium, autres diurétiques hyperkaliémiants (amiloride, triamtérène), triple association IEC-ARAII-antialdostérone
- ***Associations déconseillées*** : lithium, ciclosporine, tacrolimus
- *Associations à utiliser avec précaution* : autres antihypertenseurs, AINS, biguanides, diurétiques hypokaliémiants, imipraminiques, inhibiteurs du CYP 3A4 (voir ce terme), neuroleptiques, produits de contraste iodés, corticoïdes, salicylés à forte dose, IEC, sartans

Diurétiques hyperkaliémiants (II)

Amiloride *Liste I-65 %-Coll*

MODAMIDE Délai d'action = 10 à 24 heures Durée d'action = 12 à 24 heures	30 cp. 5 mg	A. 1 à 2 cp./jour en 1 à 2 prises (jusqu'à 20 mg/jour)

Amiloride + Diurétique de l'anse de Henlé *Liste I-65 %-Coll*

LOGIRENE (1)	30 cp. séc. 5 mg (+ Furosémide 40 mg)	A. 1 cp./jour (jusqu'à 2 cp./jour)

Amiloride + Diurétique thiazidique[G] *Liste I-65 %-Coll*

MODURETIC (1)	30 cp. séc. 5 mg (+ Hydrochlorothiazide 50 mg)	A. 1 à 2 cp./jour en 1 à 2 prises (jusqu'à 4 cp./jour)

Triamtérène + Diurétique thiazidique *Liste II-65 %-Coll*

ISOBAR (1)	30 cp. séc. 150 mg (+ Méthyclothiazide 5 mg)	A. 1/2 à 1 cp./jour en 1 prise
PRESTOLE (1)	30 gél. 50 mg (+ Hydrochlorothiazide 25 mg)	A. 1 gél./jour (jusqu'à 4 gél./jour)

1. Association de diurétiques ayant une action complémentaire, avec l'avantage de présenter des effets opposés sur la kaliémie, mais les risques de dyskaliémie (et surtout d'hypokaliémie) ne sont que diminués et non supprimés et il importe donc de surveiller malgré tout la kaliémie.

Contre-indications

Hypersensibilité connue aux différents produits
Hyperkaliémie, association au potassium, utilisation chez l'enfant
Insuffisance rénale (clairance < 60 ml/min)
Insuffisance hépato-cellulaire sévère
Celles des diurétiques thiazidiques si associés (*cf. Diurétiques thiazidiques*)
Grossesse, allaitement

Propriétés

- Durétiques d'épargne potassique d'activité comparable à celle de la spironolactone mais indépendante de l'aldostérone, ayant des effets antihypertenseur et natriurétique modérés
- Absorption digestive correcte (50 à 60 %) mais lente, demi-vie d'élimination de 2 à 4 heures (triamtérène) ou 5 à 15 heures (amiloride), passage transplacentaire et dans le lait maternel

Indications

- Hypertension artérielle essentielle
- États œdémateux de l'insuffisance cardiaque, ascite et œdèmes cirrhotiques

Effets indésirables

- Risque d'hyperkaliémie même si association à un diurétique hypokaliémiant (risque accru par l'insuffisance rénale, certains médicaments et l'hyperglycémie)
- Risque d'encéphalopathie chez les cirrhotiques
- Troubles digestifs (anorexie, nausées, vomissements, douleurs abdominales, diarrhée ou constipation), réactions cutanées allergiques
- Propres au triamtérène : possibilité d'anémie mégaloblastique par carence en acide folique (surtout chez les cirrhotiques et sujets préalablement carencés), aggravation ou déclenchement d'une lithiase urinaire (calculs parfois constitués de triamtérène seul)
- **Surdosage** : risque de déshydratation et d'hyperkaliémie → élimination du produit ingéré et rééquilibration hydro-électrolytique
- **Effets indésirables** des diurétiques thiazidiques pour les associations

Précautions d'emploi

- Utilisation déconseillée chez les cirrhotiques si la natrémie est inférieure à 125 mmol/l et chez les sujets susceptibles de présenter une acidose
- Bilan hépatique et rénal indispensable notamment chez les diabétiques, sujets âgés ou traités par un diurétique puissant, et surveillance régulière de la kaliémie (et de la NFS en cas d'utilisation prolongée du triamtérène)

Interactions médicamenteuses

- ***Associations contre-indiquées*** : potassium (sauf hypokaliémie), sels désodés au potassium, autres diurétiques hyperkaliémiants (antialdostérones)
- ***Associations déconseillées*** : IEC et sartans, lithium, ciclosporine, tacrolimus
- *Associations à utiliser avec précaution* : autres antihypertenseurs, AINS, biguanides, diurétiques hypokaliémiants, imipraminiques, neuroleptiques, produits de contraste iodés, salicylés à forte dose

Inhibiteurs de l'enzyme de conversion (IEC) (I)

Énalapril^G *Liste I-65 %-Coll*

RENITEC	28 cp. séc. 5 mg ou 20 mg	À dose progressive (1) : A. et E. > 6 ans : 2,5 à 20 mg/jour (D. max. : 40 mg/jour)

1. Dose moyenne = 20 mg/jour, en 1 prise dans l'HTA et en 2 prises dans l'insuffisance cardiaque congestive (dose cible : 40 mg/jour).
Insuffisance rénale :
– Clairance < 80 ml/min : 5 à 10 mg/jour.
– Clairance < 30 ml/min : 2,5 à 5 mg/jour.
– Clairance < 10 ml/min : 2,5 mg le jour de la dialyse.

CO-RENITEC	28 ou 90 cp. séc. 20 mg + Hydrochlorothiazide 12,5 mg	À dose progressive (2) : A. 1/2 à 1 cp./jour

2. Cette association destinée au *traitement de l'hypertension artérielle en cas d'échec de l'IEC en monothérapie* est *contre-indiquée lors de l'institution du traitement* en cas de déplétion hydrosodée importante préalable (diurétiques ou régime désodé), de sténose des artères rénales, et *contre-indiquée dans tous les cas* quand la clairance de la créatinine est inférieure à 30 ml/min (1/2 cp./jour quand elle est comprise entre 30 et 80 ml/min), et en cas d'allergie aux sulfamides, insuffisance hépatique sévère et hyponatrémie réfractaire.

ZANEXTRA LERCAPRESS	30 ou 90 cp. 20 mg + Lercanidipine 10 mg	1 cp./jour (3)

3. Cette association est destinée au traitement de l'hypertension artérielle en cas d'échec de l'IEC en monothérapie.

Cilazapril^G *Liste I-65 %-Coll*

JUSTOR	28 cp. séc. 1 mg ou 2,5 mg	À dose progressive (4) : A. 1 à 2,5 mg/jour (D. max. : 5 mg/jour)

4. Dose moyenne (en 1 prise) = 2,5 mg/jour dans l'HTA et 1 à 2,5 mg/jour (jusqu'à 5 mg/jour) dans l'insuffisance cardiaque congestive en débutant par 0,5 mg/jour.
Insuffisance rénale :
– Clairance ≥ 40 ml/min : 1 mg/jour initialement et jusqu'à 2,5 mg/jour.
– Clairance < 40 ml/min : 0,5 mg/jour initialement et jusqu'à 2,5 mg/jour.
– Clairance < 10 ml/min : 0,25 à 0,5 mg x 1 à 2 fois par semaine.

Contre-indications

Allergie aux produits, déplétion hydrosodée excessive
Sténose serrée bilatérale des artères rénales ou sur rein fonctionnellement unique
ATCD d'angiœdème ou de choc anaphylactique liés ou non à un IEC
Celles des thiazidiques et des dihydropyridines pour les associations
Grossesse, allaitement

Propriétés

- Inhibiteurs de la kininase II (enzyme responsable de la conversion de l'angiotensine I et de la dégradation des kinines), ayant une action anti-hypertensive et vasodilatatrice, entraînant une réduction de la précharge et de la post-charge, ralentissement du remodelage ventriculaire gauche et réduction de la morbimortalité chez l'insuffisant cardiaque
- Passage transplacentaire et passage très faible dans le lait maternel

Indications

- Hypertension artérielle
- Insuffisance cardiaque NYHA I à IV par dysfonction systolique du ventricule gauche (recommandés par l'ESC : captopril, énalapril, lisinopril, ramipril, trandolapril)
- Infarctus du myocarde dès les 24 premières heures chez les patients en situation hémodynamique stable et post-infarctus du myocarde
- Réduction de la protéinurie induite par certaines glomérulopathies

Effets indésirables

- *Motivant l'arrêt du traitement* : toux sèche persistante, flush, angioœdème, éruptions cutanées, élévation de la créatininémie (> 30 %), des transaminases, urticaire
- *Risque d'hypotension artérielle brutale et/ou d'insuffisance rénale* en cas de déplétion hydrosodée préalable (diurétiques ou régime désodé), hypertension réno-vasculaire
- Céphalées, asthénie, élévation transitoire de la kaliémie, plus rarement hypotension orthostatique, nausées, diarrhée, crampes, alopécie, dysgueusies, exceptionnellement anémie chez les insuffisants rénaux chroniques
- Neutropénie, agranulocytose, thrombopénie
- **Effets indésirables** des diurétiques thiazidiques (voir ce terme) pour les associations
- **Surdosage** : hypotension sévère, troubles hydro-électrolytiques, insuffisance rénale → arrêt et remplissage vasculaire

Précautions d'emploi et interactions médicamenteuses

- Surveiller la TA, la créatininémie, la kaliémie
- En cas de dysfonction systolique du ventricule gauche, d'insuffisance cardiaque et/ou rénale chronique, l'hypotension artérielle asymptomatique ne doit pas faire interrompre le traitement, mais passer à une posologie progressivement croissante jusqu'à la dose maximale tolérée (une élévation de la créatinémie de 20 à 30 % est tolérée)
- Interrompre IEC et diurétiques en cas d'insuffisance rénale aiguë jusqu'à restauration d'une euvolémie
- Hémodialyse : possibilité de réactions anaphylactoïdes (œdème de la langue et des lèvres, flush facial, hypotension, dyspnée) chez les sujets sous IEC et dialysés avec des membranes de haute perméabilité (polyacrylonitrile) → association à éviter
- *Information des femmes en âge de procréer sur les risques de fœtotoxicité*
- ***Associations contre-indiquées*** : triple association IEC-ARAII-antialdostérone
- ***Associations déconseillées*** : lithium, estramustine
- *Associations à utiliser avec précaution* : insuline et sulfamides hypoglycémiants, AINS, corticoïdes, autres antihypertenseurs, antidépresseurs imipraminiques, neuroleptiques, diurétiques hyperkaliémiants, sartans, potassium, sels désodés au potassium

Inhibiteurs de l'enzyme de conversion (IEC) (II)

Lisinopril^G* *Liste I-65 %-Coll*

PRINIVIL ZESTRIL	28 cp. séc. 5 mg ou 20 mg	À dose progressive : A. et E. > 6 ans : 5 à 20 mg/jour (D. max. : 40 mg/jour)

Indications
- Hypertension artérielle
- Insuffisance cardiaque (1 prise/jour, dose cible : 35 mg/jour)
- Infarctus du myocarde hémodynamiquement stable (initié dès les 24 premières heures et poursuivi 6 semaines)
- Néphropathie débutante du patient hypertendu et diabétique non insulino-dépendant

PRINZIDE^G ZESTORETIC	28 ou 30 ou 84 ou 90 cp. séc. 20 mg + Hydrochlorothiazide 12,5 mg	À dose progressive : A. 1/2 à 1 cp./jour

Indications
- Hypertension artérielle

Trandolapril^G* *Liste I-65 %-Coll*

ODRIK	28 ou 30 ou 84 ou 90 gél. 0,5 mg, 2 mg ou 4 mg	À dose progressive : A. 2 mg/jour (D. max. : 4 mg/jour)

Indications
- Hypertension artérielle
- Post-infarctus du myocarde : infarctus du myocarde compliqué de dysfonction systolique du ventricule gauche (FEVG < 40 %)
- Insuffisance cardiaque (1 prise/jour, dose cible : 4 mg/jour)

Moexipril* *Liste I-65 %-Coll*

MOEX	30 cp. séc. 7,5 mg ou 15 mg	À dose progressive : A. 3,75 à 15 mg/jour (D. max. : 30 mg/jour)

Indications
- Hypertension artérielle

* *Cf.* les propriétés et les conditions d'emploi à *Énalapril* pages précédentes.

Inhibiteurs de l'enzyme de conversion (IEC) (III)

Quinapril[G*] *Liste I-65 %-Coll*

ACUITEL	28 ou 30 ou 90 cp. séc. 5 mg ou 20 mg	À dose progressive : A. 5 à 20 mg/jour (D. max. : 40 mg/jour)

Indications
- Hypertension artérielle
- Insuffisance cardiaque

ACUILIX[G]	28 ou 90 cp. séc. 20 mg + Hydrochlorothiazide 12,5 mg	À dose progressive : A. 1/2 à 1 cp./jour

Indications
- Hypertension artérielle

Bénazépril[G*] *Liste I-65 %-Coll*

BRIEM CIBACENE	30 ou 90 cp. séc. 5 mg ou 10 mg	À dose progressive : A. 5 à 10 mg/jour (D. max. : 20 mg/jour)

Indications
- Hypertension artérielle
- Ralentissement de la progression de l'insuffisance rénale d'origine glomérulaire avec hypertension et protéinurie (clairance de la créatinine > 30 ml/min). Surveillance du risque d'hyperkaliémie

BRIAZIDE[G] CIBADREX	30 ou 90 cp. séc. 10 mg + Hydrochlorothiazide 12,5 mg	À dose progressive : A. 1/2 à 1 cp./jour

Indications
- Hypertension artérielle

* *Cf.* les propriétés et les conditions d'emploi à *Énalapril* pages précédentes.

Inhibiteurs de l'enzyme de conversion (IEC) (IV)

Perindopril[G]* *Liste I-65 %-Coll*

COVERSYL	30 ou 90 cp. 2,5 mg 30 ou 90 cp. séc. 5 mg 30 ou 90 cp. séc. 10 mg	À dose progressive : A. 2,5 à 5 mg/jour *en dehors des repas* (D. max. : 10 mg/jour)
PERINDOPRIL	30 ou 90 cp. 2 mg 30 ou 90 cp. 4 mg 30 ou 90 cp. 8 mg	À dose progressive : A. 2 à 4 mg/jour *en dehors des repas* (D. max. : 8 mg/jour)

Indications

– Hypertension artérielle
– Maladie coronaire stable (dose-cible : 8 à 10 mg/jour)
– Insuffisance cardiaque

PRETERAX[G] PRETERVAL	30 ou 90 cp. séc. 2,5 mg + Indapamide 0,625 mg	À dose progressive : A. 1 cp./jour
BIPRETERAX[G]	30 ou 90 cp. 5 mg + Indapamide 1,25 mg 30 ou 90 cp. 10 mg + Indapamide 2,5 mg	*Idem*
PERINDOPRIL + INDAPAMIDE PARATERAX	30 ou 90 cp. 2 mg + Indapamide 0,625 mg 30 ou 90 cp. 4 mg + Indapamide 1,25 mg 30 cp. 8 mg + Indapamide 2,5 mg	*Idem*

Indications

– Hypertension artérielle

COVERAM	30 ou 90 cp. 5 mg + Amlodipine 5 ou 10 mg 30 ou 90 cp. 10 mg + Amlodipine 5 ou 10 mg	À dose progressive : A. 1 cp./jour

Indications

– Hypertension artérielle et/ou maladie coronaire stable, en substitution, chez les patients déjà contrôlés avec périndopril et amlodipine pris simultanément à la même posologie

* *Cf.* les propriétés et les conditions d'emploi à *Énalapril* pages précédentes.

Inhibiteurs de l'enzyme de conversion (IEC) (V)

Fosinopril[G*] *Liste I-65 %-Coll*

FOZITEC	30 ou 90 cp. séc. 10 mg	À dose progressive : A. 10 à 20 mg/jour (D. max. : 40 mg/jour)

Indications
- Hypertension artérielle
- Insuffisance cardiaque

FOZIRETIC	30 ou 90 cp. séc. 20 mg + Hydrochlorothiazide 12,5 mg	À dose progressive : A. 1 cp./jour

Indications
- Hypertension artérielle

Ramipril[G*] *Liste I-65 %-Coll*

TRIATEC	30 ou 90 cp. 1,25 mg 30 ou 90 cp. séc. 2,5 mg 30 ou 90 cp. séc. 5 mg 30 ou 90 cp. séc. 10 mg	À dose progressive : A. 1,25 à 10 mg/jour (D. max. : 10 mg/jour)

Indications
- Hypertension artérielle (1 prise)
- Insuffisance cardiaque symptomatique (2 prises)
- Post-infarctus du myocarde compliqué d'insuffisance cardiaque (2 prises)
- Prévention cardio-vasculaire chez les patients à haut risque vasculaire (dose-cible : 10 mg/jour en 1 prise)
- Néphropathie glomérulaire diabétique (micro-albuminurie ou macroprotéinurie), néphropathie glomérulaire non diabétique avec protéinurie ≥ 3 g/jour

COTRIATEC	30 cp. séc. 5 mg + Hydrochlorothiazide 12,5 mg	À dose progressive : A. 1 cp./jour

Indications
- Hypertension artérielle essentielle lorsqu'une monothérapie est insuffisante

* *Cf.* les propriétés et les conditions d'emploi à *Énalapril* pages précédentes.

Inhibiteurs de l'enzyme de conversion (IEC) (VI)

Imidapril* *Liste I-65 %-Coll*

TANATRIL	30 cp. séc. 5 mg ou 10 mg	À dose progressive : A. 2,5 à 10 mg/jour *en dehors des repas* (D. max. : 20 mg/jour)

Indications
– Hypertension artérielle

Zofénopril[G]* *Liste I-65 %-Coll*

ZOFENIL	30 ou 90 cp. 15 mg ou 30 mg 30 cp. 60 mg	À dose progressive : A. 7,5 à 30 mg/jour (D. max. : 60 mg/jour)

Indications
– Hypertension artérielle
– Infarctus du myocarde hémodynamiquement stable (traitement initié dans les 24 premières heures)

ZOFENILDUO	30 ou 90 cp. 30 mg + Hydrochlorothiazide 12,5 mg	À dose progressive : A. 1 cp./jour

Indications
– Hypertension artérielle essentielle lorsqu'une monothérapie est insuffisante

* *Cf.* les propriétés et les conditions d'emploi à *Énalapril* pages précédentes.

Inhibiteurs de l'enzyme de conversion (IEC) (VII)

Captopril[G*] *Liste I-65 %-Coll*

LOPRIL	30 ou 90 cp. séc. 25 mg ou 50 mg	À dose progressive (1) : A. 25 à 150 mg/jour en 2 à 3 prises *en dehors des repas* (D. max. : 150 mg/jour)

1. Les posologies moyennes selon les indications sont les suivantes :
   - Hypertension artérielle : 50 mg/jour en 1 ou 2 prises (certaines HTA sévères peuvent nécessiter parfois une posologie de 150 mg/jour en 3 prises, tout au moins en début de traitement).
   - Insuffisance cardiaque congestive : 50 à 150 mg/jour en 3 prises.
   - Infarctus du myocarde dans les 24 premières heures chez les patients en situation hémodynamique stable : utiliser sous surveillance hémodynamique (arrêt si hypotension), en débutant par une dose-test de 6,25 mg, puis augmentation progressive jusqu'à 150 mg/jour.
   - Post-infarctus chez les patients avec dysfonction ventriculaire gauche : utiliser sous surveillance hémodynamique (arrêt si hypotension).
   - Néphropathie diabétique macro-protéinurique du diabète insulinodépendant (ralentissement de la progression de l'atteinte rénale en traitement au long cours) : 50 à 100 mg/jour en 2 à 3 prises.

CAPTEA[G] ECAZIDE	30 ou 90 cp. séc. 50 mg + Hydrochlorothiazide 25 mg	À dose progressive : A. 1/2 à 2 cp./jour en 1 seule prise *en dehors des repas* (D. max. : 2 cp./jour)

Indications

– Hypertension artérielle essentielle lorsqu'une monothérapie est insuffisante

* *Cf.* les propriétés et les conditions d'emploi à *Énalapril* pages précédentes.

Antagonistes de l'angiotensine II (I)

Sartans ou ARA II *Liste I-65 %-Coll*

COZAAR Losartan[G] (1), (2), (3) et (4)	28 ou 30 ou 90 cp. séc. 50 mg ou 100 mg ------------------------------ Fl. 200 ml 2,5 mg/ml Poudre pour susp. buv.	A. 50 mg/jour en 1 prise (D. max. : 100 mg/jour) ------------------------------ E. > 6 ans : 0,7 mg/kg/jour en 1 seule prise (D. max. : 50 mg/jour)

1. Insuffisance rénale chez les patients diabétiques de type II avec protéinurie.
2. Hypertension chez les enfants et les adolescents âgés de 6 à 18 ans.
3. Réduction du risque d'AVC chez l'hypertendu ayant une HVG.
4. Insuffisance cardiaque chronique avec FEVG < 40 % en cas d'intolérance ou de contre-indication aux IEC.

NISIS Valsartan[G] (5) TAREG (5) et (6)	30 ou 90 cp. séc. 40 mg, 80 mg ou 160 mg ------------------------------ Fl. 160 ml 3 mg/ml Sol. buv.	A. 40 à 80 mg/jour à jeun (D. max. : 320 mg/jour) ------------------------------ E. > 6 ans < 35 kg : 20 mg/jour > 35 kg : 40 mg/jour (D. max. : 80 mg/jour)

5. Post-infarctus du myocarde récent avec insuffisance cardiaque ou dysfonction systolique, insuffisance cardiaque symptomatique lorsque les IEC ne peuvent pas être utilisés ou en association aux IEC lorsque les bêta-bloquants ne peuvent pas être utilisés.
6. Hypertension chez les enfants de 6 à 18 ans. Non recommandé dans le traitement de l'insuffisance cardiaque ou de l'infarctus du myocarde chez les enfants et les adolescents.

APROVEL Irbésartan[G] (7) IFIRMASTA	30 ou 90 cp. 75 mg, 150 mg ou 300 mg	A. 75 à 150 mg/jour en 1 prise (D. max. : 300 mg/jour)

7. Insuffisance rénale chez les patients hypertendus et diabétiques de type II.

ATACAND Candésartan[G] (8) et (9) KENZEN	30 ou 90 cp. séc. 4 mg, 8 mg, 16 mg ou 32 mg	A. 4 à 32 mg/jour en 1 prise

8. Indication spécifique : insuffisance cardiaque systolique (FEVG ≤ 40 %) NYHA II-III en cas d'intolérance aux IEC ou en association aux IEC.
9. Débuter par 4 mg/jour si > 75 ans et en cas d'insuffisance hépatique, rénale ou cardiaque.

PRITOR Telmisartan[G] (10) MICARDIS TOLURA	30 ou 90 cp. séc. 40 mg ou 80 mg	A. 20 à 80 mg/jour en 1 prise

10. Réduction de la morbidité cardio-vasculaire chez les patients présentant une maladie athérothrombotique ou un diabète de type II avec atteinte d'organe cible documentée (80 mg/jour).

TEVETEN Éprosartan (11)	56 ou 168 cp. 300 mg	A. 300 mg x 2 fois/jour

11. Médicament contre-indiqué en cas d'insuffisance hépatique.

ALTEIS Olmésartan (12) OLMETEC	30 ou 90 cp. 10 mg, 20 mg ou 40 mg	A. 10 à 40 mg/jour en 1 prise

12. Médicament contre-indiqué en cas d'insuffisance hépatique et/ou d'obstruction biliaire.

Contre-indications

Hypersensibilité à l'un des constituants (sartans ou excipients)
Sténose des artères rénales bilatérale ou unilatérale sur rein fonctionnellement unique
Insuffisance hépatique sévère, cirrhose biliaire, cholestase
Certaines associations (*cf.* Interactions)
Grossesse (contre-indication formelle aux 2e et 3e trimestres) et allaitement

Propriétés

- Antagonistes des récepteurs de type AT1 de l'angiotensine II, inhibant les effets vasoconstricteurs de celle-ci, ayant un effet antihypertenseur comparable à celui des IEC (alternative intéressante en cas de toux sèche persistante due aux IEC)
- Absorption digestive correcte, métabolisation hépatique (faible pour le valsartan), forte liaison aux protéines plasmatiques (90-99 %), élimination par voie bilio-fécale (70 %) et urinaire (30 %), demi-vie d'élimination de 6 à 20 heures selon les produits, passage transplacentaire et dans le lait maternel

Indications

- Hypertension artérielle essentielle, pour toute la classe
- Indications spécifiques : *cf.* page précédente

Effets indésirables

- Risque d'hypotension artérielle brutale et/ou d'insuffisance rénale en cas de déplétion hydrosodée préalable (diurétique, régime désodé, dialyse, diarrhée ou vomissements) ou en cas d'insuffisance cardiaque
- Hypotension orthostatique, vertiges, céphalées, asthénie, diarrhée parfois chronique et entéropathie sévère avec perte de poids, nausées, vomissements, hyperkaliémie, augmentation modérée de l'uricémie, dysgueusies, exceptionnellement anémie chez les insuffisants rénaux chroniques, élévation des transaminases
- Réactions d'hypersensibilité dont l'angiœdème, rarement observé (plus fréquent en cas d'angiœdème lié aux IEC, les sartans ne constituant pas une alternative raisonnable aux IEC dans ce cas), réactions cutanées
- **Surdosage** : hypotension avec tachycardie puis bradycardie d'origine vagale → arrêt et éventuellement remplissage vasculaire (pas d'élimination par hémodialyse)

Précautions d'emploi, interactions médicamenteuses et alimentaires

- Surveiller régulièrement la créatininémie, la kaliémie, l'uricémie, la NFS et les transaminases
- Déplétion hydrosodée préalable (diurétique ou régime désodé, dialyse, diarrhée ou vomissements) → interrompre les diurétiques et commencer les sartans à dose faible avec une surveillance renforcée de la créatininémie et de la TA
- Insuffisance cardiaque, rénale et sujet âgé → surveiller de près la kaliémie et la créatininémie, posologies progressivement croissantes (une élévation de la créatininémie de 20 à 30 % est tolérée)
- Insuffisance hépatique légère à modérée → ne pas dépasser 50 % de la posologie maximale indiquée (l'éprosartan et l'olmésartan sont contre-indiqués)
- *Information des femmes en âge de procréer sur les risques de fœtotoxicité*
- ***Associations contre-indiquées*** : potassium, sels désodés au potassium, lithium, AINS, triple association IEC-ARAII-antialdostérone
- ***Associations déconseillées*** : diurétiques hyperkaliémiants
- *Associations à utiliser avec précaution* : insuline et sulfamides hypoglycémiants, corticoïdes, autres antihypertenseurs, antidépresseurs imipraminiques, neuroleptiques, baclofène, inhibiteurs de l'enzyme de conversion, spironolactone, éplérénone

Antagonistes de l'angiotensine II (II)

Sartans ou ARA II en association *Liste I-65 %-Coll*

ALTEISDUO Olmésartan (1) COOLMETEC	30 ou 90 cp. 20 ou 40 mg + HCT (2) 12,5 mg ou 25 mg	A. 1 cp./jour
AXELER *Idem* SEVIKAR	30 ou 90 cp. 20 mg + Amlodipine 5 mg 30 cp. 40 mg + Amlodipine 5 mg ou 10 mg	A. 1 cp./jour
COAPROVEL Irbésartan[G] (3) IFIRMACOMBI	30 ou 90 cp. 150 ou 300 mg + HCT 12,5 mg 30 ou 90 cp. 300 mg + HCT 25 mg	A. 1 cp./jour
COKENZEN Candésartan[G] (4) HYTACAND	30 ou 90 cp. 8 mg ou 16 mg + HCT 12,5 mg	A. 1 cp./jour
COTAREG Valsartan[G] NISISCO	30 ou 90 cp. 80 mg + HCT 12,5 mg 30 ou 90 cp. 160 mg + HCT 12,5 mg ou 25 mg	A. 1 cp./jour
EXFORGE *Idem* ------------------------ EXFORGE HCT ***NR***	30 ou 90 cp. 80 mg + Amlodipine 5 mg 30 ou 90 cp. 160 mg + Amlodipine 5 mg ou 10 mg ------------------------ 30 cp. 160 mg + Amlodipine 5 mg ou 10 mg + HCT 12,5 mg ou 25 mg	A. 1 cp./jour
HYZAAR Losartan[G]	28 ou 90 cp. 50 mg + HCT 12,5 mg	A. 1 cp./jour (D. max. : 2 cp./jour)
FORTZAAR[G] *Idem*	28 ou 90 cp. 100 mg + HCT 12,5 mg ou 25 mg	A. 1 cp./jour
MICARDISPLUS Telmisartan[G] (5) PRITORPLUS TOLUCOMBI	30 ou 90 cp. 40 mg + HCT 12,5 mg 30 ou 90 cp. 80 mg + HCT 12,5 mg ou 25 mg	A. 1 cp./jour
TWYNSTA *Idem*	30 ou 90 cp. 40 ou 80 mg + Amlodipine 5 ou 10 mg	A. 1 cp./jour

1. Médicaments contre-indiqués en cas d'insuffisance hépatique.
2. HCT = hydrochlorothiazide.
3. Débuter par 75 mg/jour chez le sujet > 75 ans ou l'hémodialysé.
4. Débuter par 4 mg/jour chez le sujet > 75 ans et en cas d'insuffisance hépatique ou rénale.
5. Ne pas dépasser 40 mg/jour en cas d'insuffisance hépatique.

Contre-indications
Hypersensibilité à l'un des constituants (sartans, sulfamides ou excipients)
Insuffisance rénale sévère (clairance de la créatinine < 30 ml/min)
Sténose des artères rénales bilatérale ou unilatérale sur rein fonctionnellement unique
Insuffisance hépatique sévère, cirrhose biliaire, cholestase
Hypokaliémie réfractaire, hypercalcémie, hyponatrémie
Hyperuricémie asymptomatique
Certaines associations (*cf.* Interactions)
Grossesse (contre-indication formelle aux 2e et 3e trimestres) et allaitement

Propriétés

- Antagonistes des récepteurs de type AT1 de l'angiotensine II, inhibant les effets vasoconstricteurs de celle-ci, ayant un effet antihypertenseur comparable à celui des IEC (alternative intéressante en cas de toux sèche persistante due aux IEC), associés dans les spécialités ci-contre avec un diurétique thiazidique (hydrochlorothiazide)
- Absorption digestive correcte, métabolisation hépatique (faible pour le valsartan), forte liaison aux protéines plasmatiques (90-99 %), élimination par voie bilio-fécale (70 %) et urinaire (30 %), demi-vie d'élimination de 6 à 20 heures selon les produits, passage transplacentaire et dans le lait maternel

Indications

- Hypertension artérielle essentielle, en particulier lorsqu'un contrôle satisfaisant n'est pas obtenu par une monothérapie

Effets indésirables

- Ceux des sartans (*cf.* pages précédentes) et de l'hydrochlorothiazide
- Ceux de l'amlodipine pour Exforge, Sevikar, Axeler
- Rares : arythmies

Précautions d'emploi

- Surveiller régulièrement la créatininémie, la kaliémie, l'uricémie, la NFS et les transaminases
- Déplétion hydrosodée préalable (diurétique ou régime désodé, dialyse, diarrhée ou vomissements) → interrompre les diurétiques puis réintroduire les satrans à dose faible avec une surveillance renforcée de la créatininémie et de la TA
- Insuffisance cardiaque, rénale et sujet âgé → surveiller de près la kaliémie et la créatininémie, augmentation progressive des doses
- Insuffisance hépatique légère à modérée → ne pas dépasser 50 % de la posologie maximale indiquée (l'éprosartan et l'olmésartan sont contre-indiqués)
- *Information des femmes en âge de procréer sur les risques de fœtotoxicité*

Interactions médicamenteuses et alimentaires

- ***Associations contre-indiquées*** : potassium, sels désodés au potassium, lithium, AINS
- ***Associations déconseillées*** : diurétiques hyperkaliémiants
- *Associations à utiliser avec précaution* : insuline et sulfamides hypoglycémiants, corticoïdes, autres antihypertenseurs, antidépresseurs imipraminiques, neuroleptiques, baclofène

Inhibiteur de la rénine

Aliskiren (1)

RASILEZ 150 ou 300 mg *Liste I-15 %-Coll*	30 cp. 150 ou 300 mg	150 mg x 1 fois/jour Peut être augmenté jusqu'à 300 mg x 1 fois/jour
RASILEZ 150 – HCT *Liste I-65 %-Coll*	30 cp. 150 mg + Hydrochlorothiazide 12,5 mg	A. 1 cp./jour (2)
RASILEZ 300 – HCT *Liste I-65 %-Coll*	30 cp. 300 mg + Hydrochlorothiazide 12,5 mg ou Hydrochlorothiazide 25 mg	*Idem*

1. *Alerte ANSM (23/12/2011)* : suspension de l'étude ALTITUDE à la suite de la survenue d'évènements cardio-vasculaires graves (AVC, décès) et d'insuffisances rénales sévères parfois d'évolution fatale chez les patients diabétiques de type II traités par aliskiren → utilisation contre-indiquée chez les patients diabétiques de type II et chez les patients insuffisants rénaux traités par IEC ou ARA II.
2. L'association est indiquée lorsqu'un contrôle satisfaisant n'est pas obtenu par une monothérapie d'aliskiren.

Contre-indications
Hypersensibilité à la substance active ou à l'un des excipients
Utilisation concomitante d'inhibiteurs puissants de la glycoprotéine-P
Diabète de type II, insuffisance rénale sans IEC ou ARA II
Insuffisance rénale ou hépatique sévère
Hypokaliémie et hypercalcémie si association HCT
Grossesse, allaitement, âge < 18 ans

Propriétés

- Action inhibitrice directe et sélective de la rénine qui diminue l'activité rénine plasmatique d'environ 50 à 80 %, bloque la conversion de l'angiotensinogène en angiotensine I et réduit les taux d'angiotensines I et II
- Biodisponibilité de 2 à 3 %, pic plasmatique en 1 à 3 heures. Les repas riches en graisses réduisent la C_{max} de 85 % et l'ASC de 70 %. Liaison aux protéines plasmatiques modérée (47-51 %), demi-vie d'environ 40 heures, élimination principalement dans les selles sous forme inchangée (78 %). La glycoprotéine-P (MDR1/Mdr1a/1b) est le principal système d'efflux impliqué dans l'absorption intestinale et l'excrétion biliaire et donc un déterminant majeur de sa biodisponibilité et de ses concentrations plasmatiques

Indications (*recommandation HAS : non indiqué en première intention*)

- Traitement de l'hypertension artérielle essentielle (seul ou en association)

Effets indésirables

- Fréquents (1 à 10 %) : diarrhée, parfois sévère
- Rares (< 1 %) : éruption cutanée, angiœdèmes, toux, légère diminution de l'hémoglobine, hyperkaliémie (plus fréquente en association à un IEC)

Précautions d'emploi (*cf.* alerte ANSM ci-contre)

- Une déplétion hydrosodée doit être corrigée avant de débuter le traitement
- Ne doit pas être pris avec du jus de pamplemousse
- Doit être pris avec un repas léger 1 fois par jour (les repas riches en graisses réduisent l'absorption)
- Aucun ajustement de la dose initiale n'est nécessaire en cas d'insuffisance rénale ou hépatique et chez les patients âgés en l'absence d'hydrochlorothiazide
- Risque accru d'hyperkaliémie en cas d'association à d'autres médicaments inhibant le système rénine-angiotensine et/ou chez les patients ayant une fonction rénale altérée
- Utilisation avec précaution chez les patients présentant une insuffisance cardiaque congestive sévère (classe fonctionnelle III-IC de la NYHA)
- En cas de diarrhée sévère et persistante, le traitement doit être interrompu
- Aucune donnée d'efficacité et de tolérance chez les patients présentant une sténose unilatérale ou bilatérale de l'artère rénale, ou une sténose sur rein unique

Interactions médicamenteuses

- ***Associations contre-indiquées*** : inhibiteurs puissants de la glycoprotéine-P (la ciclosporine augmente la C_{max} de 2,5 fois et l'ASC de 5 fois, quinidine, vérapamil)
- *Associations à utiliser avec précaution* : le kétoconazole ou autres inhibiteurs modérés de la glycoprotéine-P (itraconazole, clarithromycine, télithromycine, érythromycine, amiodarone, atorvastatine) qui augmentent les concentrations plasmatiques
- *Associations à prendre en compte* : furosémide (diminution des concentrations plasmatiques du furosémide), potassium et diurétiques épargneurs de potassium, autres inhibiteurs du système rénine-angiotensine. Les inducteurs de la glycoprotéine-P (millepertuis, rifampicine) peuvent réduire la biodisponibilité

Inhibiteurs calciques (I)

Diltiazem voie orale[G] (1) *Liste I-65 %-Coll*

TILDIEM 60 mg	30 cp. 60 mg	A. 60 mg x 3 fois/jour *au début des repas* (jusqu'à 360 mg/jour en 3 prises aux repas)
BI-TILDIEM 90 mg BI-TILDIEM 120 mg	28 cp. 90 ou 120 mg à libération prolongée	A. 90 à 120 mg x 2 fois/jour *au début des repas* (jusqu'à 360 mg/jour en 2 prises aux repas)
MONO-TILDIEM LP 200 mg ou 300 mg	28 ou 84 gél. 200 ou 300 mg à libération prolongée	A. 200 à 300 mg/jour *en 1 prise à un repas*
DELTAZEN LP 300 mg	28 gél. 300 mg à libération prolongée	A. 300 mg/jour *en 1 prise à un repas*

1. Le diltiazem est utilisé également dans les syndromes de Raynaud et acrosyndromes à la dose de 180 à 360 mg/jour en 3 prises.
Pour les formes à libération prolongée, la gélule doit être avalée sans être ouverte ni croquée. La membrane poreuse est retrouvée dans les selles, phénomène normal dont le patient doit être prévenu (afin de ne pas croire à une inefficacité du produit ou à une infestation parasitaire).

Diltiazem voie injectable *Liste I-65 %-Coll*

TILDIEM Injectable	20 fl. 25 mg 20 fl. 100 mg	Injection IV lente sous ECG continu : posologie ci-dessous (2)

2. – *Crise de tachycardie jonctionnelle paroxystique* : 0,25 à 0,30 mg/kg par voie IV en 2 minutes.
– *Fibrillation et flutter auriculaires rapides* (*cf.* Contre-indications) : 0,25 à 0,30 mg/kg par voie IV en 2 minutes (posologie suffisant à ramener la fréquence cardiaque en dessous de 100/min).
– *Tachycardie ventriculaire fasciculaire.*
– *Prévention de l'ischémie myocardique au cours de l'anesthésie générale chez les coronariens recevant antérieurement un traitement par inhibiteur calcique, ou bêta-bloquant ou dérivé nitré, pendant la période péri- et post-opératoire, lors d'interventions non cardiaques* : 0,15 mg/kg par voie IV en 2 minutes et au moins 30 minutes avant l'induction anesthésique, puis perfusion IV à débit constant (0,20 à 0,30 mg/kg/h) jusqu'au relais du traitement antérieur par voie orale.

Contre-indications
Hypersensibilité connue au diltiazem
BAV des 2e et 3e degrés non appareillés, dysfonction sinusale, bradycardie sévère
Insuffisance ventriculaire gauche, association au dantrolène (risque de FV)
Grossesse et allaitement
Forme injectable : fibrillation et flutter auriculaires avec syndrome de préexcitation ventriculaire, hypotension artérielle, choc cardiogénique, association à l'amiodarone

Propriétés

- Inhibiteur calcique de la classe des benzothiazépines, sélectif du canal calcique de type L réduisant le tonus du muscle lisse artériel ayant un effet antiarythmique sans modification de la conduction hissienne ou infrahissienne), par dépression de l'activité du nœud sinusal et de la conduction nodale auriculo-ventriculaire avec des effets inotropes négatifs
- Absorption digestive rapide (action en 2 à 3 heures *per os*), demi-vie de 4 à 8 heures *per os* et 3 heures par voie IV, liaison protéique à 80 %, forte métabolisation hépatique (inhibiteur du CYP 3A4), élimination par voie biliaire (65 %) et urinaire (35 %)

Indications

- Traitement préventif des crises d'angor : angor spontané dont l'angor de Prinzmétal (traitement de première intention), angor d'effort
- Hypertension artérielle (formes orales LP à 200 mg ou 300 mg)
- *Cf.* ci-contre les indications de la forme injectable

Effets indésirables

- Très fréquents (> 10 %) : œdèmes des jambes (par vasodilatation périphérique et non par rétention hydrosodée, donc insensibles aux diurétiques), bradycardie sinusale
- Fréquents (1 à 10 %) : asthénie, somnolence, céphalées, vertiges, insomnies, gastralgies, bouche sèche, constipation ou diarrhée, élévation modérée et transitoire des transaminases
- Rares (< 1 %) : syndrome parkinsonien, agueusie
- Exceptionnels mais motivant l'arrêt du traitement : réactions allergiques, bloc sino-auriculaire, bloc auriculo-ventriculaire, gynécomastie, hépatite clinique
- Forme injectable : hypotension artérielle, bradycardie sinusale ou BAV à l'étage nodal
- **Surdosage** : bradycardie, paralysie sinusale, hypotension → lavage gastrique (si toxique ingéré depuis moins de 1 heure), diurèse osmotique et si besoin atropine, gluconate de calcium, adrénaline, insuline-glucose, entraînement électrosystolique et hémoperfusion sur colonne de charbon et/ou assistance circulatoire

Précautions d'emploi et interactions médicamenteuses

- Utiliser avec prudence en cas d'allongement de PR, de bradycardie, chez le sujet âgé
- ***Associations contre-indiquées*** : dantrolène IV, risque de torsades de pointe avec sultopride, pimozide et cizapride, risque de nécrose des extrémités avec les alcaloïdes de l'ergot de seigle (dihydroergotamine, tartrate d'ergotamine), nifédipine
- ***Associations déconseillées*** : vérapamil, amiodarone, autres anti-arythmiques
- *Interaction au niveau du cytochrome P450* : augmentation des concentrations plasmatiques du buspirone, tacrolimus, carbamazépine. Diminution de la concentration du diltiazem avec rifampicine, phénobarbital, phénytoïne
- *Associations à utiliser avec précaution* : alpha-1-bloquants, bêta-bloquants, buspirone, carbamazépine, ciclosporine, cimétidine, clonidine, digoxine, tacrolimus, théophylline
- *Association synergique* avec les dihydropyridines, IEC, ARA II, mais pas les diurétiques

Inhibiteurs calciques (II)

Vérapamil voie orale[G] (1) *Liste I-65 %-Coll*

ISOPTINE 40 mg	75 cp. 40 mg	A. 40 à 80 mg x 3 fois/jour aux repas
ISOPTINE 120 mg	30 ou 90 gél. 120 mg	A. 120 mg x 2 à 3 fois/jour aux repas
ISOPTINE LP 240 mg	30 ou 90 cp. séc. 240 mg à libération prolongée	A. 240 à 360 mg/jour (HTA) 240 à 480 mg/jour (angor) en 1 à 2 prises

1. La demi-vie est doublée chez le sujet âgé et la métabolisation considérablement diminuée en cas d'insuffisance hépatique : la posologie doit être *diminuée* de 50 % chez le sujet > 70 ans et être *considérablement réduite en cas d'insuffisance hépatique* (20 % environ des doses usuelles).

TARKA LP	28 ou 84 cp. 180 mg (+ Trandolapril 2 mg)	Hypertension artérielle (2) : A. 1 cp./jour le matin

2. Ces associations à doses fixes sont réservées au *traitement de l'hypertension artérielle en cas d'échec de la monothérapie* (*cf.* Inhibiteurs de l'enzyme de conversion pour les propriétés et conditions d'emploi du trandolapril).
Outre les contre-indications du vérapamil (ci-contre), elles partagent celles du trandolapril : hypersensibilité au trandolapril, ATCD d'angiœdème lié à un IEC, sténose bilatérale de l'artère rénale ou sur rein unique, grossesse aux 2e et 3e trimestres, allaitement, hyperkaliémie, association aux diurétiques hyperkaliémiants ou aux sels de potassium et au lithium.

Vérapamil voie injectable *Prescription hospitalière*

ISOPTINE 5 mg/2 ml	5 amp. 2 ml = 5 mg	Injection IV lente (3 minutes) sous ECG continu : A. 1 à 2 amp. à répéter si besoin après 10 minutes puis relais en perfusion veineuse puis *per os* (3)

3. *Tachycardie ventriculaire fasciculaire* : perfusion en 8 heures de 3 ampoules diluées dans 250 ml de sérum glucosé isotonique, puis relais par voie orale (prise de gélules à commencer 2 heures avant la fin de la perfusion). L'ablation par radiofréquence est le traitement de choix des tachycardies fasciculaires symptomatiques ou rebelles.
La demi-vie est doublée chez le sujet âgé et la métabolisation considérablement diminuée en cas d'insuffisance hépatique : la posologie doit être *diminuée* de 30 à 50 % chez le sujet âgé et être *considérablement réduite* en cas d'insuffisance hépatique (20 % environ des doses usuelles).

Contre-indications

BAV des 2e et 3e degrés non appareillés, dysfonction sinusale
Insuffisance cardiaque, dysfonction systolique du ventricule gauche
Infarctus myocardique en phase aiguë
Hypotension artérielle (TA systolique < 90 mmHg), hypersensibilité au vérapamil
Fibrillation auriculaire avec syndrome de Wolff-Parkinson-White
Certaines associations (*cf.* Interactions médicamenteuses)
Grossesse, allaitement, enfants (innocuité non établie)

Propriétés

- Inhibiteur sélectif du canal calcique de type L, ayant un effet antiarythmique (classe IV de Vaughan-Williams en réduisant la conduction auriculo-ventriculaire), anti-angoreux, anti-hypertenseur mais un effet inotrope négatif
- Absorption digestive correcte, métabolisation hépatique importante en dérivés moins actifs, élimination par voie urinaire et fécale (70 à 80 % en 5 jours), demi-vie doublée chez le sujet âgé et métabolisation fortement réduite en cas d'insuffisance hépatique

Indications

- Traitement préventif des crises d'angor de tout type
- Prévention secondaire de l'infarctus du myocarde en cas de contre-indication ou d'intolérance aux bêta-bloquants et en l'absence d'insuffisance cardiaque et de dysfonction systolique du ventricule gauche (traitement initié après le 7e jour)
- Traitement et prévention des tachycardies paroxystiques supraventriculaires et ventriculaires fasciculaires
- Hypertension artérielle (utiliser les formes à libération prolongée)
- Myocardiopathie obstructive (alternative ou en association aux bêta-bloquants)
- Algies vasculaires de la face et migraines

Effets indésirables

- *Constipation parfois opiniâtre*, plus rarement nervosité et/ou asthénie transitoires en début de traitement, gastralgies, vertiges, insomnie, hépatites
- Cardiaques : hypotension, œdèmes périphériques, bradycardie, possibilité de BAV et de poussée d'insuffisance cardiaque motivant l'arrêt du traitement, effet arythmogène paradoxal dans la fibrillation auriculaire avec syndrome de Wolff-Parkinson-White
- Lors de l'injection veineuse : baisse transitoire de la tension artérielle, blocage de la conduction auriculo-ventriculaire → injecter toujours sous ECG continu
- Très rares : réactions allergiques (0,02 ‰), gynécomastie, syndrome parkinsonien
- **Surdosage** : hypotension, troubles graves de la conduction, voire choc cardiogénique, isoprénaline, EES, sels de calcium ou glucagon à forte dose, adrénaline selon les cas

Précautions d'emploi et interactions médicamenteuses

- *Extrême prudence* en cas de bradycardie, BAV incomplet, syndrome de Brugada, tension artérielle basse, et réduire la posologie chez le sujet âgé
- *Insuffisance hépatique* : réduire la posologie à 20 % environ de la posologie usuelle
- *Interrompre immédiatement le traitement* en cas de signes d'insuffisance cardiaque, d'hypotension marquée, de survenue de troubles de la conduction
- ***Associations contre-indiquées*** : dantrolène IV, aliskiren, millepertuis
- ***Associations déconseillées*** : amiodarone, autres antiarythmiques, diltiazem, triazolam
- *Associations à utiliser avec précaution* : alpha-1-bloquants, bêta-bloquants, buspirone, carbamazépine, ciclosporine, clonidine, digoxine, lithium, statines, tacrolimus
- *Associations à prendre en compte* : AINS, corticostéroïdes, autres antihypertenseurs, antidépresseurs imipraminiques, baclofène, neuroleptiques, jus de pamplemousse

Inhibiteurs calciques (III) : Dihydropyridines (I)

Amlodipine[G] *Liste I-65 %-Coll*

AMLOR	30 ou 90 gél. 5 mg 30 ou 90 gél. 10 mg	A. 5 mg/jour puis si besoin jusqu'à 10 mg/jour en 1 prise le matin (1)
CADUET (2)	30 ou 90 cp. 5 mg + Atorvastatine 10 mg 30 ou 90 cp. 10 mg + Atorvastatine 10 mg	A. 5 mg/10 mg x 1 fois/jour puis si besoin jusqu'à 10 mg/10 mg x 1 fois/jour en 1 prise le matin
COVERAM	+ Périndopril	*Cf.* page 546

1. Posologie identique chez le sujet âgé, mais non encore établie chez l'insuffisant hépatique.
2. Spécialité associant l'atorvastatine (*cf. Statines*), indiquée chez les hypertendus ayant 3 facteurs de risque cardio-vasculaire associés avec un cholestérol normal à modérément élevé sans maladie coronaire avérée, contre-indiquée en cas d'atteinte hépatique ou de transaminases > 3N, de traitement par itraconazole, kétoconazole, télithromycine.

Félodipine[G] *Liste I-65 %-Coll*

FLODIL LP	30 ou 90 cp. 5 mg à libération prolongée	A. 5 mg/jour puis jusqu'à 10 mg/jour en 1 prise le matin (3)
LOGIMAX (4)	30 ou 90 cp. 5 mg à libération prolongée + Métoprolol 47,5 mg	A. 1 cp./jour le matin (jusqu'à 2 cp./jour)

3. La posologie sera limitée à 5 mg/jour chez le sujet âgé et chez l'insuffisant hépatique.
4. Spécialité associant un bêta-bloquant (*cf.* les conditions d'emploi des bêta-bloquants en début de chapitre), destinée au traitement de deuxième intention de l'HTA.

Isradipine *Liste I-65 %-Coll*

ICAZ LP	30 ou 90 gél. 2,5 mg ou 5 mg à libération prolongée	A. 5 mg/jour en 1 prise le matin (5)

5. La posologie initiale sera réduite à 2,5 mg/jour chez le sujet âgé et chez l'insuffisant hépatique ou rénal, et pourra être augmentée éventuellement ensuite jusqu'à 5 mg/jour en 1 prise.

Lacidipine *Liste I-65 %-Coll*

CALDINE	30 ou 90 cp. 2 mg 30 ou 90 cp. séc. 4 mg	A. 4 mg/jour puis jusqu'à 6 mg/jour en 1 prise le matin (6)

6. La posologie initiale sera de 2 mg/jour chez le sujet âgé (augmentation éventuellement ensuite jusqu'à 4 mg/jour) et la posologie sera limitée à 2 mg/jour chez l'insuffisant hépatique.

Contre-indications
Hypersensibilité ou intolérance aux dihydropyridines
Altération marquée de la fonction ventriculaire gauche (pour la lacidipine)
Insuffisance cardiaque décompensée, syndrome coronaire aigu
Hypotension artérielle, QT long (isradipine)
Grossesse et allaitement
Celles des bêta-bloquants pour les associations (*cf.* le début du chapitre)

Propriétés

- Inhibiteurs sélectifs du canal calcique de type L, de la famille des dihydropyridines qui possèdent un effet vasodilatateur artériel très puissant, supérieur à celui des autres inhibiteurs calciques, abaissant la pression artérielle sans effet inotrope négatif aux doses recommandées et sans effet bradycardisant, d'activité comparable à celle de la nifédipine mais avec durée d'action de 24 heures
- Absorption digestive correcte, forte fixation aux protéines plasmatiques, métabolisation hépatique intense en dérivés inactifs éliminés par voie urinaire et biliaire, passage transplacentaire et dans le lait maternel

Indications

- Hypertension artérielle
- Traitement préventif des crises d'angine de poitrine : angor d'effort et angor spontané dont l'angor de Prinzmetal (amlodipine)
- Traitement préventif des crises d'angor stable (félodipine)
- Hypertension artérielle associée à l'insuffisance cardiaque systolique persistante malgré un traitement bien conduit (uniquement pour l'amlodipine)

Effets indésirables

- Fréquents (liés à la vasodilatation périphérique et généralement transitoires) : œdèmes des jambes dose-dépendants (non liés à une rétention hydrosodée, donc insensibles aux diurétiques), flush, céphalées, rougeur de la face, hypotension et tachycardie modérées
- Rares : nausées, gastralgies, diarrhée, constipation, plus rarement asthénie, étourdissements, hyperplasie gingivale, télangiectasies en zones photo-exposées notamment au visage régressant incomplètement à l'arrêt, dysgueusie
- Exceptionnels : réactions allergiques, douleurs angineuses paradoxales survenant dans les 30 minutes après la prise (phénomène de vol coronaire), hépatite
- **Surdosage** : possibilité d'hypotension importante → traitement symptomatique avec surveillance cardio-vasculaire en unité de soins intensifs cardiologiques (remplissage ± vasoconstricteurs ± calcium IV)

Précautions d'emploi

- *Amlodipine* : posologie non établie chez l'insuffisant hépatique
- *Félodipine* : réduire la posologie chez le sujet âgé ou insuffisant hépatique
- *Isradipine* : utiliser avec prudence en cas de dysfonctionnement sinusal non appareillé et réduire la posologie initiale chez le sujet âgé ou insuffisant hépatique ou rénal
- *Lacidipine* : réduire la posologie chez l'insuffisant hépatique et chez le sujet âgé

Interactions médicamenteuses

- ***Associations déconseillées*** : dantrolène IV, ciclosporine
- *Associations à prendre en compte* : alpha-1-bloquants, bêta-bloquants
- *Associations à utiliser avec précaution* : inducteurs et inhibiteurs enzymatiques (voir ces termes), digoxine (avec félodipine et nitrendipine), tacrolimus (avec nicardipine), antidépresseurs imipraminiques, neuroleptiques
- *Association synergique* avec bêta-bloquants, ARA II, IEC, mais pas avec diurétiques

Inhibiteurs calciques (IV) : Dihydropyridines (II)

Nicardipine[G] *Liste I-65 %-Coll*

LOXEN 20 mg	30 ou 90 cp. séc. 20 mg	A. 60 mg/jour en 3 prises avant les repas (jusqu'à 90 mg/jour)
LOXEN LP 50 mg	60 ou 180 gél. 50 mg à libération prolongée	A. 100 mg/jour en 2 prises avant les repas
LOXEN 10 mg/10 ml Délai d'action < 5 minutes Durée d'action = 45 minutes	5 amp. 10 ml = 10 mg	Par voie IV : posologie ci-dessous (1) et (2)

1. Poussées hypertensives : injection IV directe pour un effet rapide (diluer dans du G5 puis injecter 1 mg/min jusqu'à une dose de 10 mg chez l'adulte, ou 1 à 2 mg/m² de surface corporelle en 5 minutes chez l'enfant), ou perfusion IV pour un effet progressif (diluer dans du G5 puis perfuser au débit de 8 à 15 mg/h sur 30 minutes chez l'adulte), le relais étant pris dans les deux cas par perfusion IV continue (2 à 4 mg/h en adaptant les doses par paliers de 0,5 mg/h), ou par voie orale (poursuivre la perfusion 2 heures après la 1re prise orale en raison du délai d'action).
2. Indication spécifique : pré-éclampsie sévère en l'absence d'alternative thérapeutique.

Nitrendipine[G] *Liste I-65 %-Coll*

NIDREL	28 ou 90 cp. 10 mg 28 ou 90 cp. 20 mg	A. 20 mg/jour en 1 prise (3) (jusqu'à 40 mg/jour en 2 prises quotidiennes)

3. La posologie initiale sera réduite à 10 mg/jour chez le sujet âgé ou chez l'insuffisant hépatique et pourra être augmentée éventuellement ensuite jusqu'à 20 mg/jour en 1 ou 2 prises.

Lercanidipine[G] *Liste I-65 %-Coll*

LERCAN ZANIDIP	30 ou 90 cp. séc. 10 mg 30 ou 90 cp. 20 mg	A. 10 mg/jour en 1 prise (4) (jusqu'à 20 mg/jour)

4. Une posologie de 5 mg/jour peut être suffisante chez certains patients, mais la posologie peut être augmentée si nécessaire jusqu'à 20 mg/jour en 1 prise selon la réponse du patient.

Manidipine[G] *Liste I-65 %-Coll*

IPERTEN	30 ou 90 cp. 10 mg 30 ou 90 cp. 20 mg	A. 10 mg/jour, puis jusqu'à 20 mg/jour en 1 prise (5)

5. La posologie habituelle est de 20 mg/jour en 1 prise, en débutant par 10 mg/jour pendant 2 à 4 semaines. La posologie ne doit pas dépasser 10 mg/jour en cas d'insuffisance hépatique légère à modérée. Contre-indication en cas d'insuffisance hépatique modérée à sévère, d'insuffisance rénale sévère avec clairance de la créatinine < 10 ml/min, et en association avec les inhibiteurs ou inducteurs enzymatiques du CYP 3A4 (*cf. Inducteurs enzymatiques* et *Inhibiteurs enzymatiques*).

Contre-indications
Hypersensibilité ou intolérance aux dihydropyridines Intolérance au fructose (nicardipine IV), QT long (nicardipine) Angor instable, infarctus myocardique de moins de 1 mois (lercanidipine, manidipine) Insuffisance hépatique ou rénale sévère, sujets dialysés (lercanidipine, manidipine) Grossesse et allaitement (innocuité non démontrée)

Propriétés

- Inhibiteurs calciques sélectifs du canal calcique de type L, de la famille des dihydropyridines qui possèdent un effet vasodilatateur artériel puissant, abaissant la pression artérielle sans effet inotrope négatif et sans effet bradycardisant, d'activité comparable à celle de la nifédipine avec une durée d'action de 8 heures (nicardipine), 12 heures (nicardipine LP), 12 à 24 heures (nitrendipine, lercanidipine, manidipine)
- Absorption digestive correcte, forte fixation aux protéines plasmatiques, métabolisation hépatique intense en dérivés inactifs éliminés par voie urinaire et biliaire, passage transplacentaire et dans le lait maternel

Indications

- Hypertension artérielle
- Urgence hypertensive en milieu médical et en post-opératoire (nicardipine injectable)
- Formes graves de l'hypertension artérielle gravidique (nicardipine IV en milieu spécialisé)

Effets indésirables

- Très fréquents (> 10 %) (liés à la vasodilatation périphérique et généralement transitoires) : œdèmes des jambes (non liés à une rétention hydrosodée, donc insensibles aux diurétiques), plus rarement céphalées, rougeur de la face, hypotension et tachycardie modérées
- Fréquents (1 à 10 %) : nausées, gastralgies, asthénie, étourdissements, hyperplasie gingivale
- Rares (< 1 %) : parotidite (nicardipine), dysgueusie, hépatite, bloc auriculo-ventriculaire (nicardipine), veinotoxicité (IV)
- Exceptionnels : réactions allergiques, douleurs angineuses paradoxales survenant dans les 30 minutes après la prise (phénomène de vol coronaire) → arrêt du traitement, œdème pulmonaire chez les femmes enceintes traitées pour pré-éclampsie sévère
- **Surdosage** : possibilité d'hypotension importante → traitement symptomatique avec surveillance cardio-vasculaire en unité de soins intensifs cardiologiques (remplissage ± vasoconstricteurs ± calcium IV)

Précautions d'emploi

- *Nicardipine injectable* : associer un bêta-bloquant chez les coronariens
- *Nitrendipine* : réduire la posologie initiale chez le sujet âgé ou insuffisant hépatique
- *Lercanidipine et manidipine* : utiliser avec prudence en cas d'obstacle à l'éjection du VG (CMO, sténose aortique) et de maladie sinusale (en l'absence de stimulateur cardiaque)

Interactions médicamenteuses et incompatibilités physico-chimiques

- ***Associations déconseillées*** : dantrolène IV, ciclosporine
- *Associations à prendre en compte* : alpha-1-bloquants, bêta-bloquants, jus de pamplemousse
- *Associations à utiliser avec précaution* : inducteurs et inhibiteurs enzymatiques (voir ces termes), digoxine (avec félodipine et nitrendipine), tacrolimus (avec nicardipine)
- *Association synergique* avec bêta-bloquants, sartans, IEC, mais pas avec diurétiques
- *Incompatibilité en perfusion* avec les solutés de pH > 6 (bicarbonate, soluté de Ringer, diazépam, furosémide, thiopental, méthohexital)

Inhibiteurs calciques (V) : Dihydropyridines (III)

Nifédipine[G] *Liste I-65 %-Coll*

ADALATE 10 mg	30 ou 90 cap. 10 mg à libération immédiate	A. 1 cap. x 3 à 4 fois/jour (et jusqu'à 60 mg/jour) par voie orale aux repas sans les croquer (1)
ADALATE LP 20 mg	30 ou 60 ou 180 cp. 20 mg à libération prolongée	Hypertension artérielle : A. 1 cp. x 2 fois/jour au cours des repas
CHRONADALATE LP	30 ou 90 cp. 30 mg (comprimés osmotiques à libération prolongée)	Hypertension artérielle : A. 1 cp./jour (jusqu'à 2) en 1 prise le matin Traitement préventif des crises d'angor stable en association avec un traitement bêta-bloquant : A. 1 cp./jour (jusqu'à 2) en 1 prise le matin
BÊTA ADALATE TENORDATE (2)	28 ou 30 ou 90 gél. 20 mg + Aténolol 50 mg	Hypertension artérielle : A. 1 gél./jour (jusqu'à 1 gél. x 2 fois/jour)

1. Dans l'angor de Prinzmétal, la posologie conseillée est de 4 capsules/jour en 4 prises orales aux repas, la dernière prise ayant lieu le plus tard possible (le soir au coucher).
2. Spécialités associant à dose fixe la nifédipine avec un bêta-bloquant (*cf.* effets indésirables, précautions d'emploi et interactions médicamenteuses des bêta-bloquants au début du chapitre).

Contre-indications

Hypersensibilité ou intolérance aux dihydropyridines
Angor instable, infarctus du myocarde datant de moins de 1 mois
Grossesse et allaitement (innocuité non démontrée)
Celles des bêta-bloquants pour les associations (*cf.* le début du chapitre)

Propriétés

- Inhibiteur sélectif du canal calcique de type L, de la famille des dihydropyridines qui possèdent un effet vasodilatateur artériel très puissant, supérieur à celui des autres inhibiteurs calciques, s'opposant aux spasmes des coronaires, diminuant les résistances périphériques totales et la pression artérielle sans effet inotrope négatif et sans effet bradycardisant, ayant aussi un effet inconstant dans les hypertensions pulmonaires idiopathiques
- Absorption digestive rapide (action en 20 minutes *per os*, en 5 à 15 minutes par voie sublinguale), métabolisation hépatique en dérivés inactifs éliminés dans les urines (90 % en 24 heures), passage transplacentaire et dans le lait maternel, durée d'action de 6 heures (capsules), 12 heures (formes LP à 20 mg) ou 24 heures (formes LP à 30 mg)

Indications

- Angor de Prinzmétal, angor stable (en seconde intention en association à un bêta-bloquant si les autres anti-angoreux sont contre-indiqués ou inefficaces)
- Hypertension artérielle (formes LP)
- Traitement symptomatique des phénomènes de Raynaud (formes LP)

Effets indésirables (la tolérance des formes LP est meilleure que celle des capsules)

- Fréquents (liés à la vasodilatation périphérique et généralement transitoires) : œdèmes des jambes (non liés à une rétention hydrosodée, donc insensibles aux diurétiques), plus rarement céphalées, rougeur de la face, hypotension et tachycardie modérées
- Rares : nausées, gastralgies, diarrhée, plus rarement asthénie, hyperplasie gingivale, pollakiurie, crampes musculaires, arthralgies, douleurs oculaires, syndrome dépressif, gynécomastie, élévation des transaminases, télangiectasies en zones photo-exposées notamment au visage et régressant incomplètement à l'arrêt, dysgueusie
- Exceptionnels : réactions allergiques, douleurs angineuses paradoxales survenant dans les 30 minutes après la prise (phénomène de vol coronaire) → arrêt du traitement
- **Surdosage** : tachycardie, risques d'allongement de l'espace PR, paralysie sinusale, hypotension → lavage gastrique, monitoring, gluconate de calcium, remplissage

Précautions d'emploi

- Arrêter immédiatement le traitement en cas de douleurs angineuses paradoxales ou de réactions allergiques
- La nifédipine *ne doit plus être utilisée* dans la crise hypertensive par voie sublinguale (risque d'accidents hypotensifs graves) et elle ne doit être utilisée dans l'angor stable qu'en *association obligatoire* avec un bêta-bloquant

Interactions médicamenteuses

- ***Association contre-indiquée*** : diltiazem (augmentation importante des concentrations plasmatiques de nifédipine)
- ***Associations déconseillées*** : dantrolène IV, ciclosporine
- *Associations à prendre en compte* : alpha-1-bloquants, bêta-bloquants
- *Associations à utiliser avec précaution* : inducteurs et inhibiteurs enzymatiques (voir ces termes), digoxine (avec félodipine et nitrendipine), tacrolimus (avec nicardipine)
- *Association synergique* avec bêta-bloquants, diltiazem, IEC, mais pas avec diurétiques

Antiarythmiques

La classification des antiarythmiques (Vaughan-Williams) repose sur leurs effets électrophysiologiques sur le potentiel d'action.

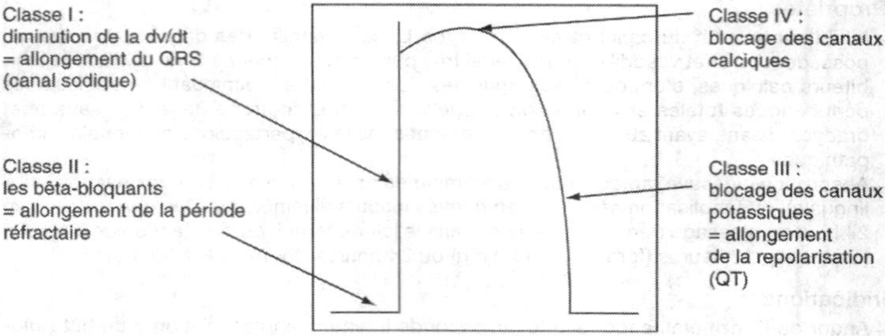

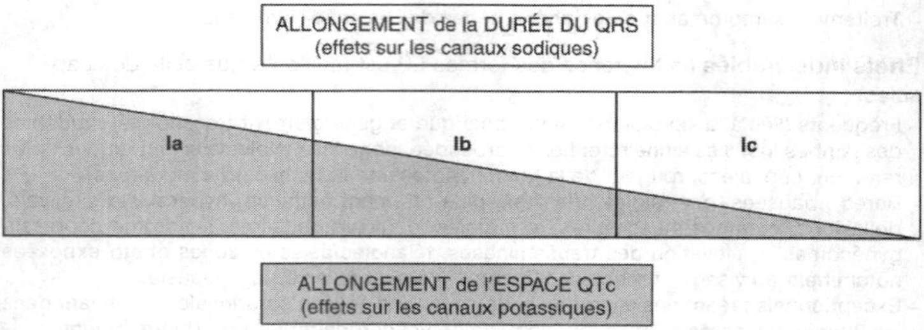

- **Les antiarythmiques de classe I** sont divisés en 3 sous-classes Ia, Ib, Ic en fonction de leurs effets ± marqués sur les canaux sodiques et potassiques. Ils sont réservés à la réduction et à la prévention de la récidive des troubles du rythme atriaux et notamment de la fibrillation auriculaire. **Ils ont pour la plupart des effets proarythmiques ventriculaires graves en cas de cardiopathie sous-jacente (post-infarctus ou autre)**.
- **Les antiarythmiques de classe II (bêta-bloquants)** ont des indications multiples. Dans les arythmies supraventriculaires leurs vertus antiarythmiques résident dans leur propriété bradycardisante nodale. Ils diminuent aussi l'incidence de la mort subite par troubles du rythme ventriculaire en post-infarctus et dans l'insuffisance cardiaque qui, lorsqu'elle reste sévère, doit également être traitée par la mise en place d'un défibrillateur.
- **Les antiarythmiques de classe III** sont indiqués dans le traitement et la prévention de tous les troubles du rythme supraventriculaires et ventriculaires.
- **Les antiarythmiques de classe IV (inhibiteurs calciques)** sont utilisés dans les arythmies supraventriculaires où leurs vertus antiarythmiques résident dans leur propriété bradycardisante nodale.

Antiarythmiques

Dans la fibrillation atriale :

- **Pour le contrôle de la fréquence ventriculaire**, on utilise les bradycardisants nodaux. Si la cadence ventriculaire doit être baissée rapidement, on utilise par voie IV (et en l'absence de voie de conduction accessoire de type Wolff-Parkinson-White) des bêta-bloquants (esmolol, métoprolol, propranolol) ou des anticalciques non dihydropyridiniques. Au long cours on peut utiliser la digoxine, les bêta-bloquants ou les anticalciques non dihydropyridiniques.
- **La cardioversion pharmacologique** peut être réalisée, sous réserve d'une anticoagulation efficace > 3 semaines ou sous HNF si la durée de la FA est < 48 heures. En l'absence de contre-indication, on utilise en première intention les antiarythmiques de classe Ic (flécaïne, propafénone) et en deuxième intention l'amiodarone.
- **Pour le maintien en rythme sinusal** : après avoir écarté toute cause favorisante et en fonction des contre-indications, on peut utiliser les antiarythmiques de classe Ic (propafénone, flécaïne, disopyramide) ou le sotalol en première intention. L'amiodarone est prescrite en deuxième intention et les antiarythmiques de classe Ia en troisième intention. L'association Ic et III est possible.
- L'hydroquinidine (Sérécor) est le seul antiarythmique qui puisse être utilisé en milieu rythmologique spécialisé pour traiter une fibrillation auriculaire chez des patients avec syndrome de Brugada.

Pour les tachycardies jonctionnelles :

- **La réduction** est obtenue par manœuvres vagales et/ou injection de Striadyne.
- **La prévention des récidives de réentrée intranodale** peut être obtenue par la prise au long cours (ou en cas de crise) de vérapamil, propranolol ou flécaïne.
- **La prévention des récidives** de tachycardie réciproque pour les voies accessoires, justifie des antiarythmiques de classe Ic qui sont les plus efficaces (flécaïne et propafénone). Le sotalol a également une bonne efficacité. L'amiodarone n'a rien démontré de plus que ces deux classes thérapeutiques.

Pour les tachycardies ventriculaires :

- Devant une tachycardie à QRS large, le diagnostic de tachycardie ventriculaire doit être évoqué de principe.
- Le choc électrique externe est le traitement urgent de première intention en cas d'inefficacité circulatoire. Les traitements antiarythmiques privilégiés en aigu sont la lidocaïne et l'amiodarone.
- En prévention des récidives, les traitements antiarythmiques amiodarone, classe Ic, bêta-bloquant peuvent être utilisés en fonction du contexte et de la cardiopathie sous-jacente. Un avis spécialisé est toujours nécessaire. Le traitement de la cause ou des facteurs favorisants est essentiel (hypokaliémie, ischémie myocardique, hyperthyroïdie...). Les antiarythmiques de classe Ic peuvent être utilisés sur cœur sain pour traiter une extrasystolie ventriculaire ou des tachycardies ventriculaires infundibulaires “bénignes”.
- L'implantation d'un défibrillateur automatique est le seul traitement démontré pour réduire le risque de mort subite et doit être discutée en milieu spécialisé.

Antiarythmiques (I)

Disopyramide voie orale[G] (1) *Liste I-30 %-Coll*

RYTHMODAN	40 gél. 100 mg (2)	A. 300 à 600 mg/jour E. 150 à 200 mg/m^2/jour en 3 à 4 prises espacées de 6 à 8 heures
RYTHMODAN LP	20 cp. séc. 250 mg à libération prolongée	A. 250 à 500 mg/jour (jusqu'à 750 mg/jour) en 2 prises espacées de 12 heures
ISORYTHM LP	20 gél. 125 ou 250 mg à libération prolongée	*Idem*

1. Réduire la posologie au 1/3 ou au 1/5e de la posologie habituelle en cas d'insuffisance rénale, et réduire la posologie habituelle de 50 % chez le sujet âgé alité.
2. Préparation au choc électrique (après arrêt de tout digitalique les 5 jours précédents) : prendre 100 mg la veille au soir, 300 mg en 3 prises espacées de 1 heure le matin du choc et 100 mg le soir du choc, puis traitement d'entretien à la posologie habituelle.

Contre-indications

Blocs auriculo-ventriculaires des 2e et 3e degrés, bi-bloc (BBD + HBAG par exemple)
Bloc de branche complet associé à un bloc auriculo-ventriculaire du 1er degré
Insuffisance cardiaque, infarctus du myocarde aigu ou ancien, maladie de l'oreillette non appareillée, QT long, myasthénie, risque de glaucome par fermeture de l'angle ou de rétention urinaire par obstacle urétro-prostatique
Certaines associations (*cf.* Interactions médicamenteuses)
Insuffisance rénale ou hépatique pour les formes LP

Propriétés

- Antiarythmique de la classe Ia de Vaughan-Williams (dépression de la phase 0 du PA par inhibition du courant sodique rapide, ralentissement de la conduction, prolongation de la repolarisation), ayant un effet inotrope négatif et des propriétés anticholinergiques, mais pas d'effet alpha- ou bêta-bloquant
- Action par voie orale en 30 minutes pendant 6 à 8 heures (12 heures pour les formes retard), élimination urinaire et fécale (90-100 % en 5 jours *per os*), taux plasmatiques thérapeutiques = 2 à 5 µg/ml

Indications

- Traitement des crises et prévention des récidives de tachycardies supraventriculaires en l'absence de cardiopathie, de QT long et de médicaments allongeant le QT

Effets indésirables

- Poussée d'insuffisance cardiaque, voire choc cardiogénique en cas de cardiopathie sévère
- Accélération de la cadence ventriculaire au cours des troubles du rythme supraventriculaire par ralentissement de la tachycardie atriale, facilitant par ce biais la conduction auriculo-ventriculaire
- Effets atropiniques : bouche sèche, constipation, troubles de l'accommodation, diplopie, dysurie, rétention d'urines
- *Effet pro-arythmogène imposant l'arrêt* : ESV, TV, FV, torsades de pointe
- Troubles conductifs : dysfonctions sinusales, BAV, élargissement du QRS
- Gastralgies passagères, exceptionnellement ictère cholestatique et hypoglycémies
- **Surdosage** : allongement de QT, élargissement de QRS, BAV, bloc intraventriculaire, torsades de pointe, coma profond, chute de la TA, mydriase, troubles respiratoires, possibilité d'arrêt cardiaque → à traiter en unité de soins intensifs sous monitoring (lavage gastrique, sels de sodium hypertoniques, inotropes positifs, sonde d'entraînement électro-systolique, voire assistance circulatoire)

Précautions d'emploi

- Arrêter le traitement en cas de survenue de bloc de branche bilatéral, BAV, torsades de pointe, poussée d'insuffisance cardiaque, arythmie ventriculaire, hypoglycémie, ictère
- Réduire la posologie au 1/3 ou au 1/5e de la dose habituelle si insuffisance rénale
- Utiliser après digitalisation et sous surveillance stricte si insuffisance cardiaque
- Surveiller la kaliémie (→ corriger toute hypokaliémie), la glycémie (notamment chez le sujets âgé ou diabétique) et surveillance renforcée en cas de dysfonction sinusale
- Grossesse et allaitement : innocuité non établie et passage dans le lait maternel
- Syndrome de Brugada

Interactions médicamenteuses

- ***Associations contre-indiquées*** : médicaments entraînant des torsades de pointe (voir ce terme)
- ***Associations déconseillées*** : autres antiarythmiques, inhibiteurs enzymatiques (voir ce terme), médicaments hypokaliémiants
- *Associations à utiliser avec précaution* : inducteurs enzymatiques (voir ce terme), anticholinergiques (effets atropiniques), bêta-bloquants (association contre-indiquée avec le sotalol)

Antiarythmiques (II) : Dérivés quinidiniques

Hydroquinidine (chlorhydrate) *Liste I-30 %-Coll*

SÉRÉCOR	20 ou 60 gél. 300 mg à libération prolongée (≈ 165 mg de Quinidine base)	A. 1 gél. x 2 fois/jour (D. max. : 4 gél./jour)

Contre-indications
Hypersensibilité connue aux dérivés quinidiques
BAV non appareillé, QT long, torsades de pointe, maladie de l'oreillette
Troubles du rythme de l'intoxication digitalique, infarctus du myocarde
Insuffisance cardiaque, bloc de branche complet, myasthénie
Certaines associations (*cf.* Interactions médicamenteuses)

Propriétés
- Antiarythmique de la classe Ia actif surtout à l'étage supraventriculaire, ayant un effet atropinique faible, et à forte dose un effet inotrope négatif
- Biodisponibilité de 70 %, action en 2 heures pendant 12 heures si forme retard, métabolisation hépatique, élimination urinaire, taux thérapeutiques = 2 à 5 µg/ml

Indications
- Traitement et prévention des récidives des troubles du rythme ventriculaire documentés, symptomatiques et invalidants, en l'absence de dysfonctions VG et/ou de coronaropathie
- Traitement des crises et prévention des récidives des tachycardies supraventriculaires documentées en l'absence de cardiopathie, d'allongement de l'espace QT et de médicaments allongeant l'espace QT

Effets indésirables
- Fréquents : diarrhée, nausées, vomissements, photosensibilité
- Réactions d'hypersensibilité imposant l'arrêt : purpura thrombopénique, anémie hémolytique, BAV ou bloc intraventriculaire, syncope, torsades de pointe, arrêt cardiaque
- *Effet pro-arythmogène imposant l'arrêt* : ESV, TV, FV, torsades de pointe
- Cinchonisme (essentiellement en cas de surdosage) : vertiges, photophobie, diplopie, acouphènes, hypoacousie → réduire la posologie
- **Surdosage** (quinidinémie ≥ 6 µg/ml) : agitation, troubles digestifs, neuro-sensoriels, cardio-vasculaires, respiratoires → lavage gastrique, correction des troubles hydro-électrolytiques, sels de sodium, entraînement électrosystolique

Précautions d'emploi et interactions médicamenteuses
- *Vérifier la kaliémie avant de débuter le traitement* (→ corriger toute hypokaliémie) et *tester la sensibilité* par un comprimé-test avec ECG dans les 24 heures (→ arrêt si éruption cutanée, crise d'asthme, fièvre, hypotension, allongement de QT ≥ 0,04 seconde ou de QRS ≥ 25 %, survenue d'ESV, tachycardie ou fibrillation ventriculaire), surveiller kaliémie et NFS
- Prudence en cas d'insuffisance cardiaque ou rénale (réduction des doses), de bloc de branche incomplet, de risque de glaucome ou de rétention urinaire, de déficit en G6PD
- Grossesse et allaitement : innocuité non démontrée
- ***Associations contre-indiquées*** : médicaments entraînant des torsades de pointe (amiodarone, sotalol, quinidiques, érythromycine IV, vincamine), cibenzoline
- ***Associations déconseillées*** : antiarythmiques (autres), produits hypokaliémiants, halofantrine, sels et hydroxydes de magnésium
- *Associations à utiliser avec précaution* : acétazolamide et alcalinisants urinaires, bêta-bloquants (mais le sotalol est contre-indiqué), digoxine, inducteurs enzymatiques

Antiarythmiques (III)

Lidocaïne injectable *Liste II-Réservé aux hôpitaux et à la trousse d'urgence-Coll*

XYLOCARD Intraveineux Délai d'action < 30 secondes Durée d'action = 20 à 30 minutes	10 amp. de 5 ml = 100 mg (2 %)	Voie **IV** en bolus : 1 à 1,5 mg/kg *soit* environ 100 mg
XYLOCARD Perfusion Délai d'action < 30 secondes Durée d'action = 20 à 30 minutes	10 fl. à diluer de 20 ml = 1 000 mg (5 %)	Perfusion **IV** à débit constant : 20 à 50 µg/kg/min (1) (≈ 1 à 4 mg/min)

1. Cette perfusion continue prenant le relais immédiat de l'injection intraveineuse directe en *milieu hospitalier sous ECG continu* est obtenue après dissolution de 2 g *soit* 40 ml de Xylocard pour perfusion dans 500 ml de soluté isotonique, perfusés au débit de 7 à 20 gouttes/min. Si l'arythmie réapparaît pendant cette perfusion (généralement vers la 30e minute), une injection IV supplémentaire de 25 à 50 mg de Xylocard Intraveineux est conseillée.

Contre-indications

Hypersensibilité aux anesthésiques locaux du groupe à liaison amide
Troubles permanents de la conduction intracardiaque, notamment BAV complet
Syndrome de Brugada
Antécédents neuro-psychiques graves, épilepsie non contrôlée
Porphyrie aiguë

Propriétés

- Antiarythmique de la classe Ib de Vaughan-Williams (effets modérés sur la phase 0 du PA, augmentation du seuil de fibrillation, raccourcissement de la repolarisation), agissant surtout à l'étage ventriculaire, particulièrement sur les fibres de Purkinje
- Action quasi immédiate et durant 20 à 30 minutes par voie IV (action en 5 à 15 minutes et durant 90 à 120 minutes par voie IM), inactivation hépatique avec cycle entéro-hépatique, élimination urinaire : une injection IV en bolus suivie d'une perfusion IV à débit continu permet d'obtenir des taux sanguins efficaces de façon immédiate et prolongée aussi longtemps que nécessaire (taux plasmatique efficace compris entre 1,5 et 5 µg/ml)

Indications

- Prévention et traitement des troubles du rythme ventriculaires menaçant le pronostic vital, notamment à la phase aiguë de l'infarctus du myocarde

Effets indésirables

- Réactions allergiques exceptionnelles : malaise avec prurit, urticaire, œdème sous-cutané, toux, bronchospasme, œdème laryngé, chute tensionnelle, voire collapsus
- **Surdosage** (taux plasmatiques > 5 µg/ml) : paresthésies des extrémités, agitation, nausées, bâillements, somnolence, acouphènes, vertiges, nystagmus, dysarthrie, céphalées, confusion, hallucinations, tachypnée, hypotension, puis convulsions, dépression respiratoire, troubles du rythme et de la conduction cardiaque, collapsus cardio-vasculaire → réanimation cardio-respiratoire, atropine si bradycardie

Précautions d'emploi et interactions médicamenteuses

- Réduction des doses de 50 % en cas d'insuffisance cardiaque ou hépatique ou de traitement par des bêta-bloquants ou la cimétidine
- Grossesse et allaitement : utilisation possible si nécessaire
- *Associations déconseillées* : autres antiarythmiques
- *Associations à utiliser avec précaution* : bêta-bloquants et cimétidine

Antiarythmiques (IV)

Cibenzoline *Liste I-65 %-Coll*

CIPRALAN 130 mg EXACOR 130 mg	30 cp. séc. 130 mg	A. 260 mg/24 h (1) en 2 prises quotidiennes (D. max. : 390 mg/24 h)

1. Réduire la posologie chez les sujets âgés (2,5 mg/kg/jour en 2 prises) et en cas d'insuffisance rénale (3 mg/kg/jour en 2 prises si la clairance de la créatinine est comprise entre 20 et 40 ml/min, 2,5 mg/kg/jour en 2 prises si la clairance de la créatinine est comprise entre 10 et 20 ml/min).

Contre-indications

Infarctus du myocarde (aigu ou ancien), QT long
Insuffisance cardiaque, BAV des 2e et 3e degrés non appareillés, dysfonctionnement sinusal et maladie de l'oreillette non appareillés, bloc de branche gauche complet
Bloc bifasciculaire ou trifasciculaire, hypersensibilité connue à la cibenzoline
Grossesse (par précaution), certaines associations (*cf.* Interactions médicamenteuses)

Propriétés

– Antiarythmique de la classe Ic de Vaughan-Williams (dépression de la phase 0 du PA, ralentissement de la conduction, effet minimal sur la repolarisation), actif aux niveaux ventriculaire et supraventriculaire, ayant un effet inotrope négatif
– Absorption digestive complète, fixation modérée aux protéines plasmatiques (60 %), demi-vie de 7 heures, métabolisation hépatique, élimination rapide par voie urinaire

Indications

– Prévention des récidives de tachycardies supraventriculaires en l'absence de cardiopathie, d'espace QT long et de médicaments allongeant l'espace QT

Effets indésirables

– Ralentissement de la conduction cardiaque (en particulier chez le sujet âgé en cas de troubles conductifs préexistants), variations modérées de la FC, baisse tensionnelle modérée par voie IV, poussée d'insuffisance cardiaque en cas de cardiopathie sévère
– *Effet pro-arythmogène imposant l'arrêt* : survenue d'ESV nombreuses ou polymorphes, tachycardie ou fibrillation ventriculaire
– Extracardiaques : gastralgies, nausées, vomissements, diarrhée, tremblements, vertiges, asthénie, rares cas d'hypoglycémie surtout en cas de surdosage (sujets âgés)
– **Surdosage** (choc cardiogénique avec QRS larges, symptômes neuro-psychiques) : lactate de sodium molaire, sympathomimétiques, réanimation médicale

Précautions d'emploi et interactions médicamenteuses

– Arrêt du traitement en cas de survenue de BAV du 2e ou 3e degré, bloc bifasciculaire ou trifasciculaire, poussée d'insuffisance cardiaque ou arythmie ventriculaire
– Réduire la posologie en cas d'insuffisance rénale, chez le sujet âgé et/ou en cas de cardiopathie sévère (*cf.* note ci-contre), et en cas d'élargissement de QRS > 25 % des valeurs basales ou de survenue d'un BAV du 1er degré
– Surveillance des tests hépatiques en cas d'insuffisance hépatique sévère, surveillance étroite en cas d'hypotension et/ou troubles conductifs préexistants
– Syndrome de Brugada
– ***Associations contre-indiquées*** : médicaments entraînant des torsades de pointe (voir ce terme)
– ***Associations déconseillées*** : halofantrine, produits hypokaliémiants, antiarythmiques
– *Associations à utiliser avec précaution* : bêta-bloquants (le sotalol est contre-indiqué)

Antiarythmiques (V)

Propafénone *Liste I-65 %-Coll*

RYTHMOL 300 mg	30 cp. séc. 300 mg	A. 2 à 3 cp./jour (1) en 2 à 3 prises (D. max. : 1 200 mg/jour)

1. Sujets âgés et insuffisance hépatique : 1 cp./jour avec augmentation prudente sous surveillance clinique et électrocardiographique.

Contre-indications

Dysfonctionnement sinusal, maladie de l'oreillette, QT long, syndrome de Brugada
Blocs auriculo-ventriculaires des 2e ou 3e degrés non appareillés
Infarctus du myocarde aigu ou ancien, blocs de branche
Insuffisance cardiaque, intoxication digitalique
Insuffisance hépatique ou rénale sévère, cirrhose, hypotension artérielle

Propriétés

- Antiarythmique de la classe Ic de Vaughan-Williams (dépression de la phase 0 du PA, ralentissement important de la conduction), ayant un effet bêta-bloquant et un effet inotrope négatif, actif aux niveaux auriculaire, jonctionnel et ventriculaire
- Absorption digestive complète, fixation protéique à 90 %, demi-vie de 4 heures, élimination biliaire et urinaire sous forme de dérivés actifs et inactifs

Indications

- Traitement et prévention des crises de tachycardie paroxystique supraventriculaire et jonctionnelle (liée ou non à la présence d'une voie de conduction accessoire) en l'absence de cardiopathie, d'espace QT long et de médicaments allongeant l'espace QT

Effets indésirables

- Bradycardie, possibilité de troubles de la conduction sino-auriculaire ou auriculo-ventriculaire ou intraventriculaire, poussées d'insuffisance cardiaque
- *Effet pro-arythmogène imposant l'arrêt* : survenue d'ESV nombreuses ou polymorphes, tachycardie ou fibrillation ventriculaire
- Extracardiaques : troubles du goût, vertiges, nausées, vomissements, constipation, lipothymies, troubles visuels, céphalées, tremblements, réactions cutanées, hépatites
- **Surdosage** : hospitalisation en unité de soins intensifs pour lavage gastrique, surveillance ECG continue et surveillance hémodynamique

Précautions d'emploi et interactions médicamenteuses

- Arrêter le traitement en cas de survenue de bloc sino-auriculaire, BAV de haut degré (mais un allongement de PR ≤ 0,24 seconde, de QRS ≤ 25 % des valeurs initiales ou de QT n'imposent pas l'arrêt), ou arythmie ventriculaire (extrasystoles ventriculaires nombreuses et/ou polymorphes, tachycardie ou fibrillation ventriculaire)
- **Utiliser avec prudence** en cas d'allongement préalable de l'espace PR, de bronchopathie obstructive sévère, d'insuffisance hépatique
- Doser le médicament en cas de survenue d'un effet indésirable grave
- Grossesse : utilisation déconseillé (innocuité non démontrée)
- ***Associations contre-indiquées*** : médicaments entraînant des torsades de pointe (voir ce terme)
- ***Associations déconseillées*** : halofantrine, produits hypokaliémiants, antiarythmiques
- *Associations à utiliser avec précaution* : antivitamines K, bêta-bloquants (le sotalol est contre-indiqué)

Antiarythmiques (VI)

Flécaïnide voie orale[G] *Liste I-65 %-Coll*

FLECAÏNE	30 cp. séc. 100 mg	A. 100 à 200 mg/jour (D. max. : 300 mg/jour) en 2 prises espacées de 12 heures
FLECAÏNE LP	30 gél. 50 mg, 100 mg, 150 mg ou 200 mg à libération prolongée	A. 100 à 200 mg/jour (D. max. : 300 mg/jour) en 1 prise quotidienne

Flécaïnide voie injectable *Liste I-Réservé aux hôpitaux*

FLECAÏNE Injectable	5 amp. 15 ml = 150 mg	Par voie IV lente : 1 à 2 mg/kg en 10 minutes au moins

Contre-indications

Blocs auriculo-ventriculaires des 2e ou 3e degrés non appareillés, QT long
Syndrome de Brugada, bloc de branche gauche complet,
bloc bifasciculaire, dysfonction sinusale
Infarctus du myocarde aigu ou ancien, insuffisance cardiaque
Association aux antiarythmiques de classe I

Propriétés

- Antiarythmique de la classe Ic de Vaughan-Williams (dépression de la phase 0 du PA, ralentissement de la conduction, effet minimal sur la repolarisation), agissant aux niveaux ventriculaire et supraventriculaire, ayant un effet inotrope négatif, ne modifiant pas la tension artérielle et la fréquence cardiaque sauf chez les patients présentant une dysfonction sinusale
- Absorption digestive correcte, demi-vie de 14 heures autorisant 2 prises/jour, fixation à 40 % aux protéines plasmatiques, élimination urinaire (40 % sous forme inchangée)

Indications

- Troubles du rythme supraventriculaires symptomatiques en l'absence de cardiopathie
- Traitement de la crise de fibrillation auriculaire au cours d'un syndrome de Wolff-Parkinson-White

Effets indésirables (taux plasmatique efficace = 0,2 à 1 µg/ml)

- Poussée d'insuffisance cardiaque sévère voire choc cardiogénique dans les cardiopathies sévères, aggravation des troubles de la conduction
- *Effet pro-arythmogène imposant l'arrêt* : survenue d'ESV nombreuses ou polymorphes, tachycardie ou fibrillation ventriculaire
- Nausées, céphalées, asthénie, troubles digestifs, troubles neuro-sensoriels à fortes doses (vertiges, tremblements, troubles de la vision, sensations d'instabilité), alopécie, pneumopathies interstitielles imposant l'arrêt immédiat et définitif
- **Surdosage** : troubles neuro-sensoriels et cardiaques → traitement symptomatique, lactate de sodium molaire

Précautions d'emploi

- L'acétate de flécaïnide précipite dans les solutions salines
- Arrêter le traitement en cas de survenue de bloc auriculo-ventriculaire, bloc de branche bilatéral ou troubles du rythme ventriculaires (extrasystoles ventriculaires nombreuses et/ou polymorphes, tachycardie ou fibrillation ventriculaire)
- Réduire la posologie en cas d'insuffisance cardiaque ou d'insuffisance rénale sévère (clairance de la créatinine ≤ 20 ml/min) → dose initiale de 100 mg/jour en 2 prises au maximum, pouvant être augmentée ou diminuée par paliers (50 mg tous les 4 à 5 jours)
- Grossesse et allaitement : utilisation déconseillée (innocuité non établie)

Interactions et incompatibilités médicamenteuses

- ***Associations contre-indiquées*** : médicaments entraînant des torsades de pointe (amiodarone, sotalol, disopyramide, quinidiques, érythromycine IV, sultopride, vincamine, terfénadine)
- ***Associations déconseillées*** : halofantrine, produits hypokaliémiants, autres antiarythmiques
- *Associations à utiliser avec précaution* : bêta-bloquants (le sotalol est contre-indiqué)
- *Par voie IV* : diluer dans un soluté glucosé (précipitation dans les solutés salés)

Antiarythmiques (VII)

Amiodarone voie orale[G] *Liste I-65 %-Coll*

CORDARONE	30 cp. séc. 200 mg (75 mg d'iode/cp.)	Traitement d'attaque : A. 3 cp./jour pendant 8 à 10 jours (1) Traitement d'entretien à la dose minimale efficace : A. de 1 cp. tous les 2 jours à 2 cp./jour en 1 prise

1. En milieu hospitalier et sous surveillance électrocardiographique, le traitement d'attaque a pu être porté à 4 voire 8 comprimés le premier jour (les concentrations plasmatiques obtenues par cette dose de charge sont comparables à celles qui sont obtenues par voie veineuse). Après une prise unique, les concentrations plasmatiques maximales sont atteintes en 3 à 7 heures.

Amiodarone voie injectable[G] (2) *Liste I-Réservé aux hôpitaux, sous surveillance continue de l'ECG et de la TA*

CORDARONE 150 mg/3 ml Délai d'action = 5 minutes, maximal en 15 à 20 minutes Durée d'action = 4 heures	6 amp. 150 mg (3 ml)	Traitement d'attaque : A. 5 mg/kg en perfusion IV dans 250 ml de G5 (3) en 20 à 120 minutes, renouvelable si besoin 2 à 3 fois/24 h Traitement d'entretien : A. 10 à 20 mg/kg/jour en perfusion IV (cathéter central) dans du G5 pendant quelques jours avec relais par voie orale (4)

2. La voie IV directe est *contre-indiquée* en dehors de l'arrêt cardiaque lié à une fibrillation ventriculaire résistante aux chocs électriques externes (dose moyenne de 5 mg/kg dans 20 ml de G5 en ne faisant jamais 2 injections IV directes à moins de 15 minutes d'intervalle en raison du risque de collapsus cardio-vasculaire mortel).
3. Pour les perfusions IV, utiliser uniquement comme vecteur du soluté glucosé isotonique sans descendre en dessous d'une concentration de 2 ampoules pour 500 ml de soluté pour des raisons galéniques, et perfuser par l'intermédiaire d'un cathéter central (le traitement de relais par voie orale doit débuter dès le premier jour de la perfusion). La voie veineuse périphérique peut être utilisée en cas d'arrêt cardiaque ou en limitant à 2 ampoules sur 30 à 40 minutes après avoir vérifié la qualité de l'accès veineux (risque de veinite pouvant évoluer vers la nécrose cutanée).
4. Privilégier la voie orale dès que possible.

Contre-indications
Intolérance au produit, allergie à l'iode
Hyperthyroïdie, syndrome de Brugada
Bradycardie sinusale, dysfonction sinusale non appareillée, QT long
Blocs auriculo-ventriculaires, bifasciculaires ou trifasciculaires non appareillés
Médicaments allongeant le QT, hypotension sévère, torsades de pointe
Grossesse (risque thyroïdien pour le fœtus) et allaitement

Propriétés

- Antiarythmique puissant de la classe III de Vaughan-Williams, l'effet antiarythmique apparaît après injection IV en 5 minutes, est maximal après 15 à 20 minutes et persiste pendant 4 heures, ralentissant la conduction sino-auriculaire, auriculaire et nodale, avec effet bradycardisant modéré (FC réduite de 15 %), sans effet inotrope négatif notable
- Absorption à 50 %, forte affinité tissulaire, demi-vie de 20 à 100 jours, élimination biliaire très lente pendant 7 mois, effet rémanent pendant 10 à 30 jours

Indications

- *Voie orale :*
  - Prévention des récidives des fibrillations ventriculaires, des tachycardies ventriculaires menaçantes, symptomatiques et invalidantes, des tachycardies supraventriculaires en cas de résistance ou de contre-indication aux autres thérapeutiques
  - Traitement des tachycardies supraventriculaires : ralentissement ou réduction de la fibrillation ou du flutter auriculaire
- *Voie injectable* : troubles du rythme graves, au niveau ventriculaire, jonctionnel ou auriculaire, troubles du rythme des syndromes de Wolff-Parkinson-White

Effets indésirables

- *Cutanés* : photosensibilisation très fréquente (de l'érythème à la brûlure sévère) imposant l'arrêt dans 3 % des cas, pigmentation cutanée gris ardoisé régressant lentement (10 à 24 mois), justifiant d'éviter l'exposition solaire ou aux rayons UV
- *Oculaires* : dépôts cornéens constants, avec ou sans halos colorés, réversibles en 2 à 13 mois à l'arrêt (mais un dépôt sous-pupillaire ne contre-indique pas la poursuite du traitement), neuropathie optique
- *Thyroïdiens* : hypothyroïdie n'imposant pas toujours l'arrêt (à traiter par thyroxine), ou hyperthyroïdie imposant l'arrêt de l'amiodorone
- *Pulmonaires* : pneumopathie interstitielle ou bronchiolite oblitérante, pleurésie
- *Rares* (< 1 %) : impuissance, troubles digestifs, ataxie, tremblement extrapyramidal, neuropathies périphériques, myopathie, hépatite, gynécomastie, épididymites, dysgueusies
- Par voie injectable : risque de veinite (→ utiliser un cathéter central), bouffées vasomotrices, hypotension, nausées et vomissements, bradycardie

Précautions d'emploi et interactions médicamenteuses

- L'utilisation au cours de la grossesse ne doit se faire qu'en cas de nécessité absolue
- Utilisation prudente en cas d'antécédents thyroïdiens et chez les sujets âgés
- Bilan thyroïdien préalable puis dosage de TSH 2 fois par an, radiographie pulmonaire préalable puis annuelle, surveillance cardio-vasculaire, oculaire, cutanée et hépatique
- ***Associations contre-indiquées*** : autres médicaments entraînant des torsades de pointe (*cf.* Torsades de pointe iatrogènes), cibenzoline, iode radio-actif
- ***Associations déconseillées*** : bêta-bloquants (mais le sotalol est contre-indiqué), diltiazem, produits hypokaliémiants, psoralènes, vérapamil, halofantrine
- *Associations à utiliser avec précaution* (effet inhibiteur enzymatique susceptible d'accroître la concentration de médicaments coprescrits) : AVK (surveiller l'INR), anesthésiques généraux, antithyroïdiens, ciclosporine, digitaliques, phénytoïne, simvastatine

Antiarythmiques (VIII)

Dronédarone *Liste I-Non remboursé-Coll-Prescription reservée aux cardiologues*

MULTAQ 400 mg (1)	60 cp. pelliculés	A. 1 cp. le matin et 1 cp. le soir

1. En raison de son profil de tolérance, ce médicament ne doit être prescrit qu'après avoir envisagé les alternatives thérapeutiques. Ne doit pas être administré en cas de dysfonction systolique du ventricule gauche ou d'antécédents d'insuffisance cardiaque.

Contre-indications

Hypersensibilité à la substance active ou à l'un des excipients
Blocs auriculo-ventriculaires des 2e et 3e degrés ou maladie du sinus non appareillés
Bradycardie < 50/min, insuffisance cardiaque classes III-IV NYHA
Utilisation simultanée avec des inhibiteurs puissants du cytochrome P450 (CYP) 3A4
Médicaments induisant des torsades de pointe, intervalle QTc ≥ 500 ms
Insuffisance hépatique ou rénale sévère (clcr < 30 ml/min)
Grossesse et allaitement

Propriétés

- Inhibiteur multicanal inhibant les courants potassiques (incluant IK (Ach), IKur, IKr, IKs) et prolongeant ainsi le potentiel d'action cardiaque et les périodes réfractaires (classe III), inhibant aussi les courants sodiques (classe Ib) et les courants calciques (classe IV). C'est un antagoniste adrénergique non compétitif (classe II), qui prolonge les périodes réfractaires effectives de l'oreillette et du nœud auriculo-ventriculaire, la longueur du cycle de Wenckebach, les intervalles AH, PQ, QT sans effet marqué sur QTc, sans changement dans les intervalles HV et QRS
- Absorption digestive de 70 %, biodisponibilité absolue de 15 %, équilibre atteint en 4 à 8 jours, liaison aux protéines plasmatiques > 95 %, métabolisme hépatique par CYP 3A4 (métabolite actif par N-débutylation), demi-vie d'élimination d'environ 25 heures (84 % excrétés dans les fèces sous forme de métabolites)

Indications

- Maintien du rythme sinusal après une cardioversion réussie chez les patients adultes cliniquement stables atteints de fibrillation auriculaire paroxystique ou persistante après avoir écarté toutes les alternatives thérapeutiques

Effets indésirables

- Très fréquents (≥ 10 %) : augmentation de la créatinémie (≥ 10 %), allongement du QT
- Fréquents (≥ 1 % et < 10 %) : bradycardie, diarrhées, vomissements, nausées, douleurs abdominales, dyspepsie, rash, prurit, fatigue, hypertransaminasémie (quelques observations d'hépatites aiguës graves, parfois mortelles)
- Peu fréquents (< 1 %) : dysgueusie, eczéma, réaction de photosensibilité
- En cas de surdosage, traitement symptomatique, pas d'antidote spécifique disponible

Précautions d'emploi

- Un bilan hépatique doit être réalisé avant l'initiation du traitement puis tous les mois pendant 6 mois, puis à 9 et 12 mois
- Si les ALAT sont > 3 x N de façon contrôlée, le traitement doit être interrompu
- Il est conseillé aux patients de signaler immédiatement tout symptôme d'atteinte hépatique potentielle (douleur abdominale, anorexie, nausées, fièvre, ictère, urines foncées, prurit...)
- Pas de données dans la population pédiatrique (< 18 ans)
- Arrêt du traitement si QTc ≥ 500 msec
- Doser la créatinine plasmatique 7 jours après l'initiation du traitement

Interactions médicamenteuses

- ***Associations contre-indiquées*** : inhibiteurs puissants du cytochrome P450 (CYP) 3A4 (kétoconazole, itraconazole, voriconazole, posaconazole, télithromycine, clarithromycine, néfazodone, ritanovir), médicaments induisant des torsades de pointe (phénothiazines, cisapride, antidépresseurs tricycliques, terfénadine, certains macrolides oraux, antiarythmiques de classes I et III), dabigatran (risque de saignement par augmentation de la concentration)
- ***Associations déconseillées*** : jus de pamplemousse, inducteurs potentiels du CYP 3A4 tels que rifampicine, phénobarbital, carbamazépine, phénytoïne, mi lepertuis
- *Associations à utiliser avec précaution* : digoxine, bêta-bloquants, antagonistes calciques, statines

Antiarythmiques (IX) et diagnostic de l'ischémie myocardique

Adénosine injectable *Liste I-Réservé aux hôpitaux et aux urgences*

KRENOSIN 6 mg/2 ml (1) Délai d'action = 10 à 20 secondes Demi-vie = quelques secondes	6 fl. 2 ml = 6 mg	Injection **IV** en bolus sous monitoring de l'ECG (2)
ADENOSCAN 30 mg/10 ml Demi-vie = quelques secondes	6 fl. 10 ml = 30 mg	*Usage diagnostique* : Injection **IV** continue : 140 µg/kg/min pendant 6 minutes ou en échographie de stress : 100 µg/kg/min pendant 3 minutes 140 ou 200 µg/kg/min pendant 4 minutes

1. Chez l'adulte 3 mg initialement, puis si besoin 6 mg après 1 à 2 minutes, puis 12 mg après 1 à 2 minutes ; chez l'enfant 0,05 mg/kg initialement et dose maximale de 0,25 mg/kg.
2. Avec moyens de réanimation cardio-respiratoire.

Regadénoson *Liste I-Réservé à l'usage hospitalier*

RAPISCAN	Fl. 5 ml = 400 µg	*Usage diagnostique* : A. 400 µg (5 ml) en bolus **IV** sous monitoring ECG (3)

3. 5 ml de NaCl à 0,9 % doivent être administrés immédiatement après l'injection. Le produit ne doit être administré qu'une seule fois par intervalle de 24 heures.

Adénosine triphosphate injectable *Liste I-Réservé aux hôpitaux et aux urgences*

STRIADYNE 20 mg/2 ml Demi-vie = quelques secondes	10 amp. 2 ml = 20 mg	Injection **IV** en bolus sous monitoring de l'ECG (4) A. 10 mg puis si nécessaire 20 mg au bout de 2 minutes E. 1 mg/kg

4. Avec moyens de réanimation cardio-respiratoire.

Le dipyridamole injectable est également utilisé pour la détection d'une ischémie myocardique par scintigraphie lorsqu'un test d'effort ne peut être effectué ou n'est pas contributif (bloc de branche gauche) (*cf.* "Antiagrégants plaquettaires").

Contre-indications

Hypersensibilité connue à l'adénosine, asthme
BAV des 2ᵉ et 3ᵉ degrés ou maladie du sinus (sauf si le patient est appareillé)
Pour Adenoscan : syndrome de QT long, hypotension sévère,
angor instable, insuffisance cardiaque décompensée

Propriétés

- *Rythmologiques (Krénosin, Striadyne)* : nucléoside produit dans les cellules par dégradation de l'ATP, entraînant après injection IV un ralentissement de l'activité sinusale et un BAV (effet vagomimétique) par stimulation de récepteurs puriniques A_1, des cellules des oreillettes et du nœud auriculo-ventriculaire (action en 10 à 20 secondes, disparaissant en 10 secondes), favorisant l'ouverture des canaux potassiques ce qui permet de réduire les tachycardies par réentrée si le nœud auriculo-ventriculaire fait partie de ce circuit de réentrée
- *Diagnostiques dans la coronaropathie (Adenoscan, Rapiscan)* : l'adénosine provoque une dilatation artériolaire du lit coronaire par stimulation des récepteurs puriniques A_{2A} et A_{2B} ; l'augmentation du flux sanguin est plus importante au niveau des artères coronaires saines (x 4-5) qu'au niveau des artères sténosées, ce qui provoque un “vol coronaire”

Indications

- *Rythmologiques* : conversion rapide en rythme sinusal des tachycardies jonctionnelles y compris dans les syndromes de Wolff-Parkinson-White et aide au diagnostic des tachycardies à complexes larges ou fins
- *Diagnostic* de l'ischémie myocardique par scintigraphie de perfusion myocardique lorsque l'épreuve d'effort est impossible ou inappropriée, ou par IRM cardiaque ou échographie de stress

Effets indésirables (fréquents : 40 à 80 % des cas)

- Troubles du rythme et de la conduction lors du passage en rythme sinusal (pause sinusale, bradycardie ou tachycardie sinusale, extrasystoles, BAV, plus rarement bradycardie sévère et asystolie ayant parfois nécessité une stimulation temporaire, quelques cas de tachycardie et fibrillation ventriculaire)
- Risque de bronchospasme (si asthme ou bronchopneumopathie obstructive) ; l'aminophylline ou la théophylline peuvent être utilisées pour antagoniser le bronchospasme
- Transitoires : flush facial, dyspnée, douleurs thoraciques, céphalées, nausées, sensation de tête vide, plus rarement palpitations, anxiété, hyperventilation, vision trouble, vertiges, sueurs, goût métallique

Précautions d'emploi

- L'utilisation doit être réalisée en milieu de soins intensifs : injection sous surveillance continue de l'ECG et par un médecin disposant des moyens de réanimation cardio-respiratoire (atropine disponible et défibrillateur)
- La grossesse n'est pas une contre-indication pour la Striadyne et le Krenosin

Interactions médicamenteuses

- Risque de potentialisation par le dipyridamole (diminuer les doses)
- Risque d'antagonisme par la caféine et la théophylline, les anticholinergiques

Correcteurs des bradycardies : Anticholinergiques

Atropine voie injectable *Liste I-30 %-Coll*

ATROPINE Injectable Sulfate d'atropine Délai d'action = 30 à 90 secondes en IV, 10 à 30 minutes en IM ou SC Durée d'action = 15 minutes en IV, 3 heures en IM ou SC	10 amp. 1 ml = 0,25 mg 10 amp. 1 ml = 0,50 mg 10 amp. 1 ml = 1 mg	Voie **SC**, **IM** ou **IV** lente : A. 0,25 à 1 mg/injection E. *cf.* Précautions d'emploi

Isoprénaline (voir ce terme)

Amine sympathomimétique ayant un très puissant effet bêta-1 adrénergique (effets inotrope, chronotrope, dromotrope et bathmotrope positifs très importants), utilisable dans les bradycardies extrêmes par BAV complet ou par bloc sino-auriculaire syncopal (devant l'inefficacité de l'atropine et/ou en attente d'un entraînement temporaire ou définitif).

Contre-indications

Hypersensibilité aux atropiniques
Risque de glaucome par fermeture de l'angle
Risque de rétention urinaire par obstacle urétro-prostatique
Grossesse et allaitement

Propriétés

- Anticholinergique s'opposant aux effets bradycardisants de l'acétylcholine, ayant une action antispasmodique au niveau des fibres musculaires lisses du tube digestif et des voies biliaires et urinaires, ralentissant la vidange gastrique et diminuant les sécrétions gastrique, salivaire, lacrymale, sudorale
- Élimination urinaire rapide après injection (5 % en 1 heure et 100 % en 12 heures)

Indications

- Prévention et traitement des bradycardies sinusales et blocs auriculo-ventriculaires ou atrio-ventriculaires, notamment à la phase initiale des IDM postérieurs : 0,5 à 1 mg IV
- Prémédication anesthésique en prévention des manifestations vagales : 1 mg SC chez l'adulte, 62,5 à 500 µg SC chez l'enfant
- Manifestations douloureuses aiguës d'origine spasmodique au niveau des voies urinaires (coliques néphrétiques notamment), des voies biliaires ou du tube digestif
- Antidote spécifique des intoxications aiguës par anticholinestérasiques (insecticides organophosphorés et carbamates) ou par parasympathicomimétiques : 1 mg IM ou IV ou plus toutes les 5 à 10 minutes jusqu'à apparition d'une dilatation pupillaire et arrêt de la sécrétion salivaire et de la transpiration

Effets indésirables

- *Effets atropiniques dose-dépendants* : bouche sèche, constipation, mydriase, troubles de l'accommodation, élévation de la pression intra-oculaire, diminution de la sécrétion lacrymale, tachycardie, palpitations, risques de rétention urinaire en cas d'obstacle urétro-prostatique et de glaucome aigu en cas de glaucome à angle fermé, et à forte dose excitation, confusion mentale, hallucinations, coma et dépression respiratoire
- Risque de tachycardie si injection IV trop rapide → injection IV lente (en 3 à 5 minutes)
- **Surdosage** : effets atropiniques décrits ci-dessus avec surtout tachycardie, agitation, confusion mentale, hallucinations, dépression respiratoire → ésérine (1-2 mg par voie SC, IM ou IV) ou prostigmine (0,5-2,5 mg par voie IM ou IV lente), à répéter si besoin

Précautions d'emploi

- Utiliser avec prudence en cas de troubles du rythme, angor, hyperthyroïdie, bronchite chronique (viscosité accrue des sécrétions bronchiques), chez les sujets âgés, chez les conducteurs et utilisateurs de machines (troubles de l'accommodation)
- Grossesse : à éviter en fin de grossesse (risque d'iléus méconial chez l'enfant)
- Allaitement déconseillé : réduction de la sécrétion lactée et passage dans le lait (toxicité neurologique)
- Enfant : utilisation exceptionnelle (≤ 500 µg/24 h après 7 ans, ≤ 250 µg/24 h avant 7 ans, ≤ 125 µg/24 h avant 1 an si ≥ 3 kg ou ≤ 62,5 µg/24 h si < 3 kg)

Interactions médicamenteuses

- *Majoration des effets atropiniques avec d'autres anticholinergiques* : antiparkinsoniens, antispasmodiques, antisécrétoires, antidépresseurs imipraminiques, maprotiline, certains antihistaminiques H1, disopyramide, néfopam, oxybutynine, neuroleptiques phénothiaziniques

Correcteurs des hypotensions (I)

Midodrine *Liste II-65 %-Coll*

GUTRON 2,5 mg	30 ou 90 cp. 2,5 mg	À dose progressive : A. 2,5 mg x 2 à 3 fois/jour puis jusqu'à 40 mg/jour maximum en 3 à 4 prises

Contre-indications

Hypertension artérielle, phéochromocytome, bradycardie, cardiopathie sévère
Antécédents de douleurs angineuses, syndrome de Raynaud, vasospasme
Vasculopathie oblitérante sévère, thyrotoxicose, insuffisance rénale sévère
Risque de glaucome par fermeture de l'angle et risque de rétention urinaire
Certaines associations (*cf.* Interactions médicamenteuses) et grossesse

Propriétés

- Alpha-1-sympathomimétique direct, agissant sélectivement sur les récepteurs périphériques (vasoconstriction au niveau veineux puis au niveau artériel, sans effets bêta-adrénergiques et sans effets sur le SNC) : diminution du pool veineux et élévation de la pression artérielle
- Augmentation du tonus sphinctérien au niveau de la vessie et de l'urètre
- Biodisponibilité 100 %, hydrolyse en desglymidodrine (métabolite actif), pic plasmatique de métabolite actif atteint en 1 heure, demi-vie d'élimination du métabolite actif en 3 heures

Indications

- Hypotension orthostatique sévère survenant notamment dans les maladies neurologiques dégénératives (maladie de Parkinson, maladie de Shy-Drager, atrophie olivo-ponto-cérebelleuse...) en association aux autres traitements non médicamenteux classiques (bas à varices, régime salé...)

Effets indésirables

- Fréquents (1 à 10 %) : horripilation, fourmillements, sensation de froid, tremblements
- Plus rares : picotements du cuir chevelu, mictions impérieuses, HTA à dose élevée (cédant à la réduction des doses, antagonisée par la phentolamine), exanthèmes

Précautions d'emploi

- Surveillance de la TA en position couchée et debout, du rythme cardiaque, de la fonction rénale → ajuster la posologie par paliers hebdomadaires de 2,5 mg par prise jusqu'à la dose optimale efficace (sans HTA en position couchée), la majorité des patients requérant une dose inférieure à 30 mg/jour en 3 à 4 prises
- Prendre la première prise avant le lever et éviter toute prise au coucher (risque d'HTA en position couchée, minimisé en surélevant la tête durant la nuit)
- Les conducteurs de machines et de véhicules doivent être avertis des effets alpha-adrénergiques
- Grossesse et allaitement : innocuité non établie

Interactions médicamenteuses

- ***Associations contre-indiquées*** : digitaliques, guanéthidine et apparentés, IMAO non sélectifs, alpha-bloquants
- ***Associations déconseillées*** : anesthésiques volatils halogénés, bromocriptine, méthylergométrine, réserpiniques

Correcteurs des hypotensions (II)

Heptaminol *Non remboursé-Coll*

HEPT-A-MYL	20 cp. 187,8 mg Fl. 20 ml ou 100 ml sol. buv. : 30,5 % 1 ml = 24 gouttes = 300 mg	A. 1 à 2 cp. x 3 fois/jour ou 30 à 50 gouttes/jour E. 20 à 40 gouttes/jour

Contre-indications

Hypertension artérielle, hyperthyroïdie
Association aux IMAO non sélectifs

Propriétés et indications

- Analeptique cardio-vasculaire sympathomimétique d'action modérée, éliminé par voie urinaire sans métabolisation, proposé dans les hypotensions orthostatiques

Interactions médicamenteuses

- ***Association contre-indiquée*** : IMAO non sélectifs (risque de poussée hypertensive)

Etiléfrine *Non remboursé*

EFFORTIL	30 cp. séc. 5 mg Sol. buv. : 30 ml contenant des sulfites (1 ml = 15 gouttes = 7,5 mg)	A. 2 cp. x 3 fois/jour ou 20 gouttes x 3 fois/jour

Contre-indications

Allergie au produit ou aux excipients (notamment aux sulfites du soluté buvable)
Insuffisance coronarienne, troubles du rythme, myocardiopathie obstructive
Hypertension artérielle, hyperthyroïdie, phéochromocytome
Glaucome par fermeture de l'angle, hypertrophie prostatique
Certaines associations (*cf.* Interactions médicamenteuses)
Grossesse et allaitement (innocuité non établie)

Propriétés et indications

- Analeptique cardio-vasculaire par effets sympathomimétiques directs alpha-1 et bêta-2-adrénergiques, augmentant le débit cardiaque et la tension artérielle
- Pic plasmatique 20 à 30 minutes après l'ingestion, important effet de premier passage hépatique, demi-vie de 2 à 3 heures
- Proposé dans les hypotensions orthostatiques

Effets indésirables

- Céphalées, tachycardie, hypertension artérielle, palpitations, bouffées vasomotrices et anxiété
- Réactions anaphylactiques (notamment aux sulfites du soluté buvable)

Interactions médicamenteuses

- ***Associations contre-indiquées*** : anesthésiques volatils halogénés, antidépresseurs imipraminiques, bromocriptine, guanéthidine et apparentés, IMAO non sélectifs, IMAO sélectifs de type A, réserpiniques

Anti-ischémiques (I)

Iloprost *Liste I-Réservé aux hôpitaux-Coll*

ILOMÉDINE	5 amp. 0,5 ml = 0,05 mg (diluer chaque ampoule dans 250 ml de G5 ou NaCl 0,9 %)	Perfusion IV 1 fois/jour en 6 heures : 0,5 à 2 ng/kg/min (1) et (2)

1. L'augmentation posologique doit être très progressive (*cf.* Précautions d'emploi).
2. La durée optimale de traitement reste discutée, jusqu'à 28 jours à la posologie maximale tolérée. Elle peut être moindre en cas d'efficacité précoce.

Contre-indications

Affections à risque hémorragique (ulcère digestif évolutif, hypertension intracrânienne, traumatismes)
Troubles coronariens sévères, insuffisance cardiaque, œdème pulmonaire
Troubles du rythme sévères, hypersensibilité connue au produit
Grossesse (embryotoxique) et allaitement

Propriétés

– Analogue de la prostacycline (stable et ayant une demi-vie de 30 minutes), dilatant les artérioles et veinules et inhibant l'agrégation et l'adhésion plaquettaires

Indications

– Ischémie chronique sévère des membres inférieurs chez des patients ayant un risque d'amputation, chez lesquels la revascularisation par chirurgie ou angioplastie a échoué ou n'est pas indiquée après confrontation médico-radio-chirurgicale
– Phénomène de Raynaud sévère avec troubles trophiques en évolution (en particulier dans la sclérodermie)

Effets indésirables (fréquents et dose-dépendants)

– Très fréquents (> 10 %) : flush facial et céphalées, érythème et douleurs au point d'injection
– Régressifs lors de la réduction des doses : douleurs du membre atteint, paresthésies, somnolence ou agitation, fièvre, frissons, hypotension ou hypertension, tachycardie, extrasystoles, arythmies, crise d'angor, arthralgies, myalgies, nausées, vomissements, diarrhée, crampes abdominales, sueurs
– Réactions allergiques, quelques cas de dyspnée et crise d'asthme

Précautions d'emploi et interactions médicamenteuses

– Employer en milieu hospitalier, contrôler la tension artérielle et la fréquence cardiaque auparavant et à chaque palier d'augmentation de dose
– Utiliser avec prudence en cas d'antécédents coronariens, de tension artérielle initialement basse, éviter tout contact avec la peau et les muqueuses, diluer préalablement (1 ampoule dans 250 ml de soluté isotonique salé ou glucosé), débuter l'injection par 0,5 ng/kg/min, augmenter si besoin par paliers de 0,5 ng/kg/min toutes les 30 minutes jusqu'à 2 ng/kg/min ; cette augmentation posologique peut s'effectuer sur plusieurs jours
– Réduire la posologie de 50 % en cas insuffisance hépatique sévère et chez les insuffisants rénaux dialysés
– Ne pas différer la chirurgie si elle est indiquée et réalisable (ex. : gangrène infectée)
– *Associations à surveiller* : anticoagulants (risque hémorragique théoriquement accru), bêta-bloquants, IEC, inhibiteurs calciques et autres vasodilatateurs (effet hypotenseur accru expérimentalement), glucocorticoïdes (vasodilatation diminuée chez l'animal)

Anti-ischémiques (II)

Naftidrofuryl[G] *Liste II-15 %-Coll*

PRAXILENE	20 ou 90 cp. 200 mg 20 gél. 100 mg	A. 300 à 600 mg/jour en 2 à 3 prises aux repas avec 100 ml d'eau
DI-ACTANE NAFTILUX	20 gél. 200 mg	*Idem*

Contre-indications

Hypersensibilité ou intolérance connue au produit
Hyperoxaluries connues, antécédents de lithiase rénale calcique
Grossesse, allaitement

Propriétés

- Vasodilatateur artériolaire musculotrope ayant une activité 5-HT2 bloquante, s'opposant aux effets vasoconstricteurs et proagrégants de la sérotonine
- Demi-vie d'élimination de 1 heure (gélules) et de 3 à 4 heures (comprimés)

Indications

- Traitement symptomatique de la claudication intermittente des artériopathies chroniques oblitérantes des membres inférieurs au stade II

Effets indésirables

- Digestifs : possibilité d'œsophagite (en cas de prise orale sans eau) et de diarrhée, ulcérations de la muqueuse buccale
- Rares (< 1 %) : réactions cutanées allergiques, hépatites cytolytiques, lithiase rénale oxalocalcique
- **Surdosage** : bradycardie, troubles de conduction, confusions, convulsions

Précautions d'emploi

- Ingérer toujours au cours des repas avec un verre d'eau (100 ml au moins)
- Réduire la posologie en cas d'insuffisance hépatique ou rénale et chez le sujet âgé
- Ce traitement n'est qu'un complément des autres mesures recommandées dans les artériopathies oblitérantes, en particulier la prise en charge des facteurs de risque cardio-vasculaire, un exercice physique régulier et l'arrêt du tabac

Interactions médicamenteuses et incompatibilités physico-chimiques

- ***Associations déconseillées*** (avec le naftidrofuryl injectable) : antiarythmiques et bêta-bloquants (majoration des effets dépresseurs sur la conduction cardiaque)
- *Incompatibilité physico-chimique* avec les sels de calcium (solution de Ringer)

Le piribédil (3 mg/ml) par voie injectable (TRIVASTAL) est également indiqué dans les manifestations douloureuses des artériopathies en poussée ischémique en association avec le traitement chirurgical ou lorsque celui-ci est impossible.
À doses progressives :
- soit perfusion IV de 4 heures, 1 ampoule x 1 à 3 fois/jour ;
- soit injection IM, 1/2 à 1 ampoule x 1 à 2 fois/jour.

Associations contre-indiquées : neuroleptiques.

Anti-ischémiques (III)

Vinburnine *Liste II-Non remboursé*

CERVOXAN 60 mg	30 gél. 60 mg	A. 1 gél./jour (1)

1. Traitement d'appoint à visée symptomatique du déficit intellectuel du sujet âgé, des troubles rétiniens et cochléo-vestibulaires d'origine ischémique.

Contre-indications

Néoformations cérébrales avec hypertension intracrânienne

Ginkgo biloba[G] Non remboursé

TANAKAN VITALOGINK	30 ou 90 cp. 40 mg Sol. buv. 30 ou 90 ml 1 dose = 1 ml = 40 mg	A. 1 ml x 3 fois/jour ou 1 cp. x 3 fois/jour aux repas (2)
GINKOGINK TRAMISAL	Sol. buv. 30 ml 1 dose = 1 ml = 40 mg *Contient de l'alcool*	A. 1 ml x 3 fois/jour aux repas (2)

2. Traitement symptomatique de la claudication intermittente des artériopathies chroniques oblitérantes des membres inférieurs au stade II, et traitement d'appoint des phénomènes de Raynaud, de certains symptômes du déficit intellectuel du sujet âgé et des troubles cochléo-vestibulaires et rétiniens présumés d'origine vasculaire.

Contre-indications

Grossesse, allaitement

Ifenprodil *Liste II-Non remboursé*

VADILEX	30 cp. 20 mg	A. 1 cp. x 2 à 3 fois/jour (3)

3. Traitement symptomatique de la claudication intermittente des artériopathies chroniques oblitérantes des membres inférieurs au stade II (possibilité de flush, d'hypotension et de réactions anaphylactiques).

Moxisylyte ou Thymoxamine Non remboursé

CARLYTENE	32 cp. 30 mg	A. 1 à 2 cp. (30 à 60 mg) x 3 fois/jour aux repas (4)

4. Traitement d'appoint à visée symptomatique du déficit intellectuel du sujet âgé et des troubles rétiniens et cochléo-vestibulaires d'origine ischémique (possibilité d'hépatite à fortes doses, autres alpha-1-bloquants contre-indiqués en association, de même que les inducteurs enzymatiques).

Anti-ischémiques (IV)

Vincamine *Liste II-Non remboursé*

VINCARUTINE (+ Rutoside 40 mg)	45 gél. 20 mg	A. 1 gél. x 3 fois/jour aux repas

Contre-indications

Néoformation cérébrale avec hypertension intracrânienne

Propriétés et indications

- Médicament qui agirait sur le métabolisme neuronal et favoriserait la redistribution du flux sanguin vers les territoires ischémiques
- Traitement d'appoint pour améliorer certains symptômes du déficit pathologique cognitif, neurosensoriel et chronique du sujet âgé

Effets indésirables, précautions d'emploi et interactions

- ***Associations déconseillées*** : médicaments hypokaliémiants (corticoïdes, diurétiques, amphotéricine B injectable, laxatifs stimulants, insuline), halofantrine

Trimétazidine[G] *Liste II-Non remboursé*

VASTAREL 20 mg	Sol. buv. : 60 ml à 20 mg/ml (1 ml = 20 gouttes) 60 cp. 20 mg	A. 60 mg/24 h *en 3 prises par jour au cours des repas*
VASTAREL 35 mg	60 cp. 35 mg à libération modifiée	A. 70 mg/24 h *au cours des repas soit* 1 cp. x 2 fois/jour

Contre-indications

Maladie de Parkinson, insuffisance rénale sévère, grossesse et allaitement

Propriétés et indications

- Médicament à noyau pipéraziné, sensé préserver expérimentalement le métabolisme énergétique des cellules exposées à une hypoxie
- En association dans le traitement symptomatique de l'angine de poitrine stable, insuffisamment contrôlée par un traitement antiangineux de première intention
- *NDR* : ce traitement n'est pas un traitement curatif de la crise d'angor, il n'est pas non plus indiqué comme traitement initial de l'angor instable ou de l'infarctus du myocarde

Effets indésirables et précautions d'emploi

- Fréquents (1 à 10 %) : nausées, vomissements, douleurs abdominales, céphalées, vertiges, urticaire, prurit, rash, asthénie
- Syndromes parkinsoniens réversibles à l'arrêt (nécessitant l'arrêt immédiat et définitif)
- Chutes par instabilité posturale ou hypotension artérielle
- Prescription prudente chez les sujets > 75 ans et/ou insuffisance rénale modérée

Antiagrégants plaquettaires (I) : Aspirine et salicylés*

Acide acétylsalicylique (AAS) ou Aspirine (1) *Remboursement 65 %-Coll*

KARDÉGIC Acétylsalicylate de lysine	30 sac. 75 mg ou 160 mg ou 300 mg	A. 75 à 325 mg/jour en 1 prise quotidienne
ASPIRINE UPSA 325 mg Acide acétylsalicylique	28 gél. 325 mg	*Idem*
ASPIRINE PROTECT *Idem*	30 cp. 300 mg gastro-résistants	*Idem*
ASASANTINE LP (2) *Idem*	60 gél. LP 25 mg + 200 mg de dipyridamole	A. 1 gél. matin et soir *au cours des repas*
KARDÉGIC Injectable (3) Acétylsalicylate de lysine	Fl. 5 ml = 500 mg	Par voie IV (1 à 3 minutes) : A. 250 à 500 mg

1. Antiagrégant plaquettaire, *indiqué en prévention secondaire après un premier accident ischémique myocardique ou cérébral* (réduction de la morbidité et de la mortalité de cause cardio-vasculaire en cas d'angor stable et instable, après infarctus du myocarde, lors d'angioplastie coronaire transluminale, après un accident ischémique cérébral transitoire ou constitué, et réduction de l'occlusion des greffons après pontage aorto-coronaire).
2. Association de deux antiagrégants plaquettaires, indiquée dans la prévention de l'accident vasculaire cérébral après un AVC ischémique transitoire ou constitué, lié à l'athérosclérose, datant de mois de 3 mois (*cf.* dipyridamole pour les conditions d'emploi de ce produit).
3. Antiagrégant plaquettaire injectable, indiqué dans les syndromes coronariens aigus (angor instable, infarctus sans onde Q) et à la phase aiguë de l'infarctus du myocarde.

Antiagrégant plaquettaire de première intention, ayant une efficacité démontrée à faible dose (environ 75 à 325 mg/jour chez l'adulte), réduisant :
- le risque d'infarctus et la mortalité en cas d'angor,
- le risque de récidive ou de décès après infarctus du myocarde,
- la mortalité à la phase aiguë de l'infarctus du myocarde,
- le risque de récidive ou d'infarctus du myocarde ou de décès après accident neurologique ischémique transitoire ou constitué,
- le risque d'occlusion des greffons après pontage aorto-coronarien,
- le risque d'embolie en cas de fibrillation auriculaire (lorsque le traitement anticoagulant par AVK n'est pas indiqué).

En période aiguë, en neurologie, et chez certains patients ayant une pathologie particulièrement thrombogène, la dose utilisée est dans la partie la plus haute de la fourchette : 325 à 500 mg/jour.

* Voir les propriétés générales et les conditions d'emploi au chapitre "Analgésiques".

Antiagrégants plaquettaires (II) : Thiénopyridines (I)

Clopidogrel[G] *Liste I-65 %-Coll*

PLAVIX	30 cp. 75 mg ou 300 mg	A. 75 mg/jour en 1 prise (1) au cours ou hors des repas

1. *Syndrome coronarien aigu non ST sus* : dose de charge de 600 mg *per os* puis 75 mg/jour.
Syndrome coronarien aigu avec ST sus :
- Fibrinolyse : 300 mg *per os* puis 75 mg/jour (si ≥ 75 ans : pas de dose de charge).
- Angioplastie primaire : 600 mg puis 75 mg/jour.

Angioplastie élective avec pose de stent : dose de charge 300 mg si > 6 h, 600 mg si < 6 h puis 75 mg/jour. Durée minimale : 1 mois si stent nu, 3 mois si stent sirolimus, 6 mois si stent paclitaxel.

Contre-indications

Lésion hémorragique évolutive (ulcère gastro-duodénal, hémorragie intracrânienne)
Insuffisance hépatique sévère

Propriétés
- Antagoniste de l'adénosine diphosphate (ou ADP) (médiateur de l'agrégation plaquettaire), inhibant de façon irréversible la liaison de l'ADP à son récepteur plaquettaire
- Absorption digestive rapide (50 %), biotransformations hépatiques importantes en métabolite actif fixé rapidement aux récepteurs plaquettaires et en métabolites inactifs éliminés par voie urinaire (50 %) et fécale (46 %), demi-vie d'élimination de 8 heures

Indications
- Réduction des évènements liés à l'athérosclérose chez les patients ayant des antécédents de manifestations cliniques d'athérosclérose : artériopathie chronique oblitérante des membres inférieurs et/ou AVC ischémique
- Syndrome coronaire aigu sans sus-décalage du segment ST (angor instable ou infarctus du myocarde sans onde Q) en association à l'aspirine
- Infarctus du myocarde aigu avec sus-décalage du segment ST en association à l'aspirine

Effets indésirables
- Hémorragies (9,3 %, sévères dans 1,4 % des cas) : digestives, purpura, ecchymoses, épistaxis, hématomes, hématurie, oculaires (surtout conjonctivales), intracrâniennes
- Troubles hématologiques rares : thrombopénie, neutropénie, anémie aplasique, purpura thrombotique thrombocytopénique → arrêt immédiat, hémophilie acquise
- Troubles digestifs (27 %) : douleurs abdominales, diarrhée, constipation, vomissements, mal de dents, flatulence, gastrite, ulcères gastro-duodénaux
- Neurologiques (22 %) : céphalées, sensations ébrieuses, vertiges, paresthésies
- Réactions allergiques : rashs cutanés, prurit, troubles hépatiques et biliaires rares

Précautions d'emploi et interactions médicamenteuses
- Respecter un délai de 7 jours suivant les accidents vasculaires cérébraux ischémiques
- Utiliser avec prudence en cas de risque hémorragique lié à un traumatisme, une intervention chirurgicale ou toute autre cause et en cas d'insuffisance hépatique ou rénale
- Intervention chirurgicale, ponctions, biopsies : arrêter le traitement 1 semaine avant
- Grossesse et allaitement : non recommandé (absence de données)
- *Associations à utiliser avec précaution* : AVK, aspirine, héparine, thrombolytiques (car risque hémorragique accru), AINS (pouvant entraîner des lésions gastro-intestinales)

Antiagrégants plaquettaires (III) : Thiénopyridines (II)

Clopidogrel + Acide acétylsalicylique (AAS) *Liste I-65 %-Coll*

DUOPLAVIN	30 cp. 75 mg + 75 mg AAS	A. 1 cp./jour (1)

1. Chez les patients présentant un syndrome coronaire aigu sans sus-décalage du segment ST, la durée optimale de traitement n'est pas formellement établie. L'essai clinique a montré un bénéfice maximum à 3 mois et supporte son utilisation jusqu'à 12 mois.

Contre-indications

Hypersensibilité à la substance active ou à l'un des excipients
Hypersensibilité aux AINS et syndrome asthme, rhinite et polypes nasaux
Insuffisance hépatique sévère, lésion hémorragique évolutive
Insuffisance rénale sévère
Grossesse durant le 3e trimestre

Propriétés
- Association fixe à dose équivalente de 75 mg de clopidogrel et de 75 mg d'acide acétylsalicylique (voir pages précédentes) qui sont des antiagrégants plaquettaires d'action irréversible

Indications
- Prévention des événements liés à l'athérothrombose chez l'adulte déjà traité par clopidogrel + acide acétylsalicylique pour la poursuite du traitement d'un :
  - Syndrome coronaire aigu sans sus-décalage de ST (angor instable ou infarctus du myocarde sans onde Q), y compris chez des patients bénéficiant d'une angioplastie coronaire avec pose de stent
  - Infarctus du myocarde aigu avec sus-décalage du segment ST chez des patients traités médicalement et éligibles à un traitement thrombolytique

Effets indésirables
- Saignements (10 %), parfois graves
- Troubles hématologiques rares : cytopénies, purpura thrombotique thrombocytopénique
- Troubles digestifs : douleurs, dyspepsie, ulcères, colites
- Troubles neurologiques : céphalées, paresthésies, vertiges
- Réactions allergiques : rash, prurit, choc anaphylactique
- Fièvre, hypertransaminasémie, hypoglycémie, goutte, insuffisance hépatique aiguë, insuffisance rénale aiguë

Précautions d'emploi et interactions médicamenteuses
- En raison du risque hémorragique, prudence chez les patients à risque (traumatisme, chirurgie, associations) et surveillance à la recherche d'un saignement occulte
- Allongement du temps de saignement : prévenir le dentiste ou le médecin avant tout geste programmé : ne pas arrêter le traitement sans avis cardiologique
- Risque hémorragique accru en cas d'accident vasculaire cérébral récent
- Grossesse et allaitement : prescription déconseillée
- *Associations à utiliser avec précaution* : anti GPIIb-IIIa, héparine, thrombolytique
- *Associations à éviter* : anticoagulants oraux, AINS

Antiagrégants plaquettaires (IV) : Thiénopyridines (III)

Ticlopidine[G] *Liste I-65 %-Coll*

TICLID Durée d'action = 4 à 6 jours	30 cp. 250 mg	A. 250 mg x 2 fois/jour *au cours des repas* (1)

1. Dans le cas d'une endoprothèse coronaire, le traitement sera institué juste avant ou le jour de la pose de l'endoprothèse et sera poursuivi pendant 4 à 6 semaines, à la posologie de 2 cp./jour en association avec l'aspirine (100 à 325 mg/jour). La prescription sera relayée par l'aspirine seule (75 à 100 mg, dose maximale : 300-325 mg/jour).

Contre-indications

Hypersensibilité à la ticlopidine
Syndromes hémorragiques, lésions organiques susceptibles de saigner : ulcère gastro-duodénal évolutif, accident vasculaire cérébral hémorragique en période aiguë
Hémopathies avec allongement du temps de saignement
Antécédents de leucopénie, de thrombopénie ou d'agranulocytose

Propriétés

– Antiagrégant plaquettaire, antagoniste de l'adénosine diphosphate ou ADP, dont l'utilisation est limitée par les risques de toxicité hématologique et d'accident hémorragique, biodisponibilité de 80 %, métabolisme mal connu, élimination urinaire

Indications

– Prévention des accidents ischémiques majeurs, en particulier coronariens, chez les patients présentant une artériopathie des membres inférieurs au stade de claudication
– Prévention des complications thrombotiques artérielles (accident vasculaire cérébral, infarctus myocardique, mort de cause vasculaire) après un premier accident vasculaire cérébral lié à l'athérosclérose
– Prévention de la thrombose subaiguë sur endoprothèse coronaire (stent)
– Prévention des thromboses des abords artérioveineux en hémodialyse chronique

Effets indésirables

– *Toxicité hématologique* (1 cas/50 000 mois de traitement survenant principalement au cours du 1er mois de traitement) : leucopénie, thrombopénie, anémie, plus rarement agranulocytose ou aplasie médullaire → arrêt immédiat car l'évolution peut être fatale
– Hémorragies digestives, ORL, oculaires ou cérébro-méningées (1 cas/70 000 mois de traitement toutes causes confondues) → arrêt immédiat
– Élévation des transaminases ou hépatites cholestatiques → arrêt immédiat
– Réactions allergiques : prurit, urticaire, éruptions cutanées → arrêt immédiat
– Troubles digestifs : diarrhée (2 %) parfois grave et nécessitant l'arrêt du traitement, plus rarement nausées, gastralgies, vomissements (réduits par la prise au cours des repas)

Précautions d'emploi et interactions médicamenteuses

– *Surveillance de l'hémogramme* tous les 15 jours pendant les 3 premiers mois → arrêt immédiat en cas de saignement, cytopénie, hépatite, allergie
– Intervention chirurgicale : arrêter le traitement 10 jours avant l'intervention, sauf si un effet antiagrégant plaquettaire est recherché (chirurgie avec circulation extracorporelle)
– Grossesse et allaitement : innocuité non établie
– ***Associations déconseillées*** : AINS, antivitamines K, héparine
– *Associations à utiliser avec précaution* : théophylline, phénytoïne, ciclosporine

Antiagrégants plaquettaires (V) : Thiénopyridines (IV)

Prasugrel *Liste I-65 %-Coll*

EFIENT	30 cp. 10 mg	A. Dose de charge 60 mg, puis 10 mg/jour (1)

1. Le traitement d'entretien sera maintenu jusqu'à 12 mois (sauf arrêt justifié) en association avec une prise d'aspirine (75 à 160 mg/jour).

Contre-indications

Saignement pathologique avéré
Antécédent d'accident vasculaire cérébral ou d'accident ischémique transitoire
Insuffisance hépatique sévère (classe C de Child-Pugh)

Propriétés

- Prodrogue inhibitrice de l'activation et de l'agrégation plaquettaires par liaison irréversible de son métabolite actif aux récepteurs plaquettaires à l'ADP de type $P2Y_{12}$
- Hydrolysée dans l'intestin en une thiolactone transformée en métabolite actif au niveau du foie, principalement par le CYP 3A4 et le CYP 2B6, pic plasmatique du métabolite actif en 30 minutes, liaison à l'albumine de 98 %, élimination urinaire (68 %) et dans les fèces (27 %), demi-vie d'environ 7 heures, l'agrégation plaquettaire revient aux valeurs initiales dans les 7 à 9 jours suivant une dose de charge unique de 60 mg

Indications

- En association avec l'aspirine, prévention des événements athérothrombotiques chez les patients avec un syndrome coronaire aigu
- Pas de prétraitement avant la coronarographie diagnostique en cas de SCA non ST sus

Effets indésirables

- Les hémorragies peuvent conduire à l'arrêt du traitement (2,5 %), parfois mortelles (0,3 %), essentiellement digestives ou au site de ponction artérielle
- *Fréquents* (> 1 % et < 10 %) : éruption cutanée, ecchymose
- Risque potentiel de réactions d'hypersensibilité graves, notamment d'angiœdèmes

Précautions d'emploi et interactions médicamenteuses

- Ne pas couper ni écraser le comprimé
- L'utilisation chez les patients ≥ 75 ans ou de poids < 60 kg est en général déconseillée du fait d'un risque accru de saignement
- Les patients affectés d'une intolérance au galactose, d'un déficit en lactase ou d'une malabsorption du glucose-galactose ne doivent pas recevoir cette molécule
- En cas de surdosage, si une correction rapide d'un temps de saignement prolongé est nécessaire, une transfusion de plaquettes et/ou d'autres produits sanguins peut être envisagée
- Avant chirurgie planifiée, le produit doit être interrompu au moins 7 jours avant l'intervention. Conseiller aux patients d'avertir leurs dentistes. Ne pas interrompre le traitement sans avis cardiologique
- Pas d'ajustement posologique en cas d'insuffisance rénale
- Grossesse et allaitement : déconseillé en l'absence d'études
- Sujet < 18 ans : déconseillé en l'absence d'études
- *Associations à utiliser avec précaution* : AINS, AVK

Antiagrégants plaquettaires (VI)

Dipyridamole voie orale[G] (1) *Liste II-30 %-Coll*

CLÉRIDIUM 150 mg Durée d'action = 24 heures	60 cp. 150 mg quadrisécables	À dose progressive : A. 300 mg/jour en 2 prises
PERSANTINE 75 mg Durée d'action = 24 heures	30 cp. 75 mg	À dose progressive : A. 300 mg/jour en 2 à 3 prises

1. Voir à *Aspirine* l'association à doses fixes nommée Asasantine LP (Dipyridamole 200 mg + Acide acétylsalicylique 25 mg), indiquée dans la prévention de l'accident vasculaire cérébral après un AVC ischémique transitoire ou constitué, lié à l'athérosclérose, datant de moins de 3 mois.

Dipyridamole voie injectable (2) *Liste II-65 %-Réservé aux hôpitaux-Coll*

PERSANTINE 10 mg/2 ml Durée d'action = 24 heures	10 amp. 2 ml = 10 mg	Perfusion IV courte, en 4 minutes : A. 0,56 à 0,80 mg/kg (jusqu'à 0,95 mg/kg en 6 minutes)

2. Produit réservé à l'usage diagnostique uniquement, lors des explorations fonctionnelles cardio-vasculaires : détection d'une ischémie myocardique lorsqu'un test d'effort ne peut être effectué ou n'est pas contributif (bloc de branche gauche).

Propriétés

- Antiagrégant plaquettaire ayant des propriétés antiagrégantes plaquettaires *in vitro*, mais ne modifiant pas le temps de saignement *in vivo* (inhibition de la recapture de l'adénosine diphosphate ou ADP et faible inhibition de la phosphodiestérase)
- Absorption digestive dans le grêle proximal, métabolisation essentiellement hépatique, demi-vie de 3 heures environ, élimination essentiellement biliaire

Indications

- Prévention des accidents thrombo-emboliques systémiques en association aux anticoagulants oraux chez les patients porteurs de prothèses valvulaires

Précautions d'emploi

- Administrer à dose progressive, en fractionnant les prises pour minimiser les effets indésirables, notamment les céphalées
- Grossesse et allaitement : utilisation déconseillée (absence d'études)

Interactions médicamenteuses

- Association possible avec l'aspirine, l'héparine, les antivitamines K

Antiagrégants plaquettaires (VII)

Ticagrelor *Liste I-65 %-Coll*

BRILIQUE	60 cp. 90 mg	A. Dose de charge unique 180 mg puis 90 mg x 2 fois/jour (1)

1. Un traitement d'une durée allant jusqu'à 12 mois est recommandé.

Contre-indications
Hypersensibilité à la substance active ou à l'un des excipients Saignement pathologique en cours, antécédent d'hémorragie intracrânienne, insuffisance hépatique modérée à sévère Administration concomitante de puissants inhibiteurs du CYP 3A4 Grossesse et allaitement

Propriétés

- Antiagrégant plaquettaire actif avant passage hépatique, appartenant à la classe des cyclopentyltriazolopyrimidines (CPTP), antagoniste sélectif réversible du récepteur plaquettaire ADP-P2Y12, ce qui empêche la transduction du signal
- Inhibition moyenne de l'agrégation plaquettaire (non modifiée par les polymorphismes CYP 2C19 et ABCB1) d'environ 41 %, 30 minutes après une dose de charge de 180 mg, maximale de 89 % 2 à 4 heures après et maintenue pendant 2 à 8 heures
- Absorption rapide avec t_{max} médian d'environ 1,5 heure et 2,5 heures pour le métabolite principal actif (AR-C124910XX), biodisponibilité absolue moyenne de 36 % et stable avec ou sans aliments, fixation aux protéines plasmatiques > 99,7 %, métabolisme hépatique par le cytochrome CYP 3A4, demi-vie de 7 heures et élimination hépatique > 99 %

Indications

- En association avec l'acide acétylsalicylique (AAS), prévention des événements athérothrombotiques chez les patients adultes ayant un syndrome coronaire aigu (angor instable, infarctus du myocarde avec ou sans sus-décalage du segment ST), incluant les patients traités médicalement par angioplastie coronaire ou pontage coronaire

Effets indésirables

- Fréquents : saignements, dyspnée d'effort ou de repos
- Peu fréquents : douleurs abdominales, nausées, dyspepsie, prurit
- Rares : hyperuricémie, augmentation de la créatininémie, paresthésies, confusion
- Surdosage : pas d'antidote, traitement symptomatique (scope car possibilité de troubles de conduction)

Précautions d'emploi et interactions médicamenteuses

- Utilisation avec prudence chez les patients à risque accru de saignement, à risque de bradycardie (BAV II ou III, BSA non appareillés), ayant un antécédent d'hyperuricémie ou de goutte ou ayant une néphropathie uricémique et chez les patients recevant AINS ou anticoagulants, et en cas de BPCO, d'asthme ou d'insuffisance cardiaque chronique
- La fonction rénale doit être évaluée après 1 mois avec une attention particulière pour les patients ≥ 75 ans, avec insuffisance rénale modérée/sévère et ceux recevant un IEC ou un ARA2
- Arrêt du produit 7 jours avant une intervention chirurgicale planifiée, après avis cardiologique
- Pas d'évaluation chez l'enfant
- ***Associations contre-indiquées*** : inducteurs puissants du CYP 3A4 (rifampicine, dexaméthasone, phénytoïne, carbamazépine et phénobarbital) car diminuant l'efficacité du ticagrelor
- *Associations à éviter* : inhibiteurs puissants de la P-glycoprotéine (vérapamil, quinidine, ciclosporine) qui pourraient augmenter l'exposition au ticagrelor
- Ce produit peut augmenter l'exposition à la digoxine, à la simvastatine, à la lovastatine (> 40 mg) et aux médicaments substrats du CYP 3A4 à marge thérapeutique étroite (cisapride et alcaloïdes de l'ergot de seigle)

Antiagrégants plaquettaires (VIII) : Antagonistes des récepteurs GP IIb/IIIa*

Abciximab *Liste I-Réservé aux hôpitaux*

RÉOPRO *Conserver de + 2 °C à + 8 °C*	Fl. 5 ml = 10 mg	A. 0,25 mg/kg en bolus IV, puis 0,125 µg/kg/min (10 µg/min maximum) en perfusion IV continue pendant 12 heures (2) et (3)

Eptifibatide *Liste I-Réservé aux hôpitaux*

INTEGRILIN *Conserver de + 2 °C à + 8 °C*	Fl. 10 ml = 20 mg Fl. 100 ml = 75 mg	A. 180 µg/kg en bolus IV, puis 2 µg/kg/min en perfusion IV continue pendant 96 heures maximum (1), (2), (3) et (4)

1. En cas d'insuffisance rénale modérée (clcr entre 30 et 50 ml/min), le bolus IV de 180 µg/kg sera suivi d'une posologie réduite de 1 µg/kg/min en perfusion continue.
2. En association avec aspirine-clopidogrel et anticoagulant :
   – Soit HNF : 60 UI/kg puis 12 UI/kg/h, TCA à H3.
   – Soit HBPM : *cf.* chapitres HBPM.
   Il est fortement recommandé d'arrêter l'héparine dès la fin de l'angioplastie en retirant l'introducteur artériel fémoral dans les 6 heures (l'héparine doit être arrêtée au moins 4 heures avant l'ablation de l'introducteur).
3. Dans tous les cas, le produit est à poursuivre pendant 12 heures après le geste.
4. Si insuffisance rénale modérée (clcr entre 30 et 50 ml/min), le bolus IV de 180 µg/kg sera suivi d'une perfusion continue à posologie réduite : 1 mg/kg/min.

Tirofiban[G] *Liste I-Réservé aux hôpitaux*

AGRASTAT 50 µg/ml AGRASTAT 250 µg/ml *Conserver de + 2 °C à + 8 °C*	Poche de 250 ml prête à l'emploi, à 50 µg/ml Fl. 50 ml, à 250 µg/ml (solution à diluer pour perfusion)	A. 0,4 µg/kg/min en IV pendant 30 minutes, puis 0,1 µg/kg/min en perfusion IV continue (48 heures au moins, 108 heures maximum) (2), (3) et (5)

5. Réduire la posologie du tirofiban de 50 % en cas d'insuffisance rénale sévère (clcr < 30 ml/min).

* Désormais ces produits ne sont recommandés qu'en salle de cathétérisme dans les situations coronariennes de *bail-out* : thrombus, flux lent ou interrompu, lésions très complexes

Contre-indications
Hypersensibilité connue à l'un des composants
Hémorragie interne, antécédent d'accident vasculaire cérébral (2 ans)
Chirurgie ou traumatisme intracrânien ou intrarachidien datant de moins de 2 mois
Tumeur, malformation ou anévrysme artério-veineux intracrâniens
Anomalie connue de la coagulation, HTA sévère non contrôlée
Thrombopénie, vascularite, rétinopathie hypertensive ou diabétique
Insuffisance rénale sévère (sauf tirofiban), insuffisance hépatique

Propriétés

- Produits inhibant l'agrégation plaquettaire en empêchant la liaison du fibrinogène, du facteur von Willebrand et des autres ligands d'adhésion aux récepteurs GP IIb/IIIa de la surface des plaquettes sanguines
- Temps de retour à une coagulation normale après arrêt de ces produits = environ 6 heures avec l'eptifibatide, environ 8 heures avec le tirofiban, environ 12 heures avec l'abciximab

Indications

- *Réopro :*
  - Angioplastie coronaire élective à haut risque (diabète, lésions complexes)
  - Angioplastie coronaire urgente des SCA non ST sus à risque élevé
  - Angioplastie primaire des SCA avec ST sus
- *Agrastat et Intégrilin :* stabilisation initiale des SCA non ST sus à risque intermédiaire (troponine +, diabète, SCA avec ST sous) avant réalisation (dans les 72 heures) d'une coronarographie/angioplastie

Effets indésirables

- Hémorragies mineures (hématurie, hématémèse, chute du taux d'Hb avec ou sans hémorragie extériorisée), hémorragies du point de ponction artérielle utilisé pour l'angioplastie, rarement hémorragie importante (intracrânienne, rétropéritonéale, chute du taux d'Hb de plus de 5 g/dl nécessitant une transfusion sanguine) → arrêt immédiat du produit et de l'héparine si hémorragie non contrôlée ou intervention chirurgicale nécessaire
- Thrombopénie (< 100 000/µl ou chute > 50 %) → arrêt immédiat de ces produits et de l'héparine (HNF, HBPM) et numération plaquettaire quotidienne jusqu'à normalisation, et arrêt de l'aspirine associée si plaquettes ≤ 60 000/µl
- Réactions allergiques (1 %) allant jusqu'au choc anaphylactique → arrêt immédiat
- Hypotension, nausées, vomissements, bradycardie, fièvre, douleurs thoraciques

Précautions d'emploi

- Traitement nécessitant une surveillance médicale spécialisée et un environnement diagnostique et thérapeutique approprié, en raison du risque d'hémorragie notamment au niveau du site de ponction de l'artère fémorale
- Prévention des hémorragies gastro-intestinales : administration préalable d'antiacides ou d'antihistaminiques H2, et d'antiémétisants pour éviter tout effort de vomissement
- Bilan préalable : NFS avec plaquettes, temps de coagulation activé (ACT), taux de prothrombine (TP), temps de céphaline activé (TCA), ECG comportant 12 dérivations
- Surveillance : TCA, surveillance clinique, NFS et ECG comportant 12 dérivations (répétés 12 et 24 heures après le bolus initial), numération plaquettaire (dans les 6 heures suivant le début de l'administration, puis quotidiennement)
- Grossesse et allaitement, enfants et patients > 80 ans : absence d'études

Interactions médicamenteuses

- Majoration du risque hémorragique avec d'autres médicaments affectant l'hémostase : héparine, anticoagulants oraux, thrombolytiques, antiagrégants plaquettaires (aspirine, AINS, clopidogrel, ticlopidine, dipyridamole, dextrans de faible poids moléculaire)

Thrombolytiques (I)

Altéplase *Liste I-Réservé aux hôpitaux*

ACTILYSE *Conserver de + 15 °C à + 25 °C* Délai d'action = 30 minutes Durée d'action = 5 minutes	Fl. 10 mg, 20 mg ou 50 mg	Injection IV en bolus puis en perfusion IV : A. Posologie ci-dessous (1)
ACTILYSE 2 mg *Conserver de + 2 °C à + 8 °C* Délai d'action = 30 minutes	Fl. 2 mg	2 mg en bolus IV (2)

1. Diluer le lyophilisat dans de l'eau ppi (1 ml/mg), puis diluer ce soluté dans du NaCl isotonique (jamais dans un soluté glucosé) à raison de 4 ml de diluant par ml de soluté, puis perfuser à débit constant en raison de la demi-vie courte (5 minutes) à une dose moyenne de 1 mg/kg à 1,5 mg/kg mais sans dépasser 100 mg, soit :
   Dans l'infarctus du myocarde :
   - 15 mg en bolus IV en 1 à 2 minutes.
   - Puis 0,75 mg/kg (sans dépasser 50 mg) en perfusion IV de 30 minutes.
   - Puis 0,50 mg/kg (sans dépasser 35 mg) en perfusion IV de 60 minutes.
   - Avec traitement associé par héparine pendant au moins 48 heures (500 UI en bolus IV, puis 1 000 UI/h pour maintenir le TCA entre 1,5 et 2,5 fois le temps du témoin).
   - Et avec traitement associé par aspirine *per os* (160-300 mg/jour) instauré dès que possible.

   Dans l'embolie pulmonaire massive aiguë avec instabilité hémodynamique :
   - 10 mg en bolus IV en 1 à 2 minutes. Puis 90 mg en perfusion IV de 2 heures (sans dépasser 1,5 mg/kg chez le sujet < 65 kg) ou 0,6 mg/kg en 15 minutes (dose max. : 50 mg).
   - L'héparinothérapie sera arrêtée avant le début du traitement thrombolytique et reprise après la fin de la perfusion quand le TCA est inférieur à 2 fois la limite supérieure de la normale (pour maintenir le TCA entre 1,5 et 2,5 fois le temps du témoin).

   Dans l'accident vasculaire cérébral ischémique :
   - 0,9 mg/kg (sans dépasser 90 mg) en perfusion IV sur 60 minutes, 10 % de la dose étant administrée initialement en bolus IV en 1 à 2 minutes.
2. Dose adaptée à la désobstruction des cathéters veineux centraux et des cathéters d'hémodialyse. Si la perméabilité n'est pas restaurée après 120 minutes, une 2e dose équivalente peut être instillée.

Ténectéplase *Liste I-Réservé aux hôpitaux*

METALYSE *Conserver de + 15 °C à + 25 °C*	Fl. 50 mg soit 10 000 U + seringue de 10 ml d'eau (préremplie)	Injection IV en bolus unique (en 5 à 10 secondes) : A. Posologie ci-dessous (3)

3. Diluer le lyophilisat avec le solvant fourni, puis injecter en bolus IV unique en 5 à 10 secondes (ou dans une tubulure veineuse utilisée pour perfuser du NaCl à 0,9 %, mais pas du glucose car incompatibilité), à une dose adaptée au poids corporel, sans dépasser 10 000 U (50 mg), soit :
   Dans l'infarctus du myocarde :
   - Poids < 60 kg : 6 000 U = 30 mg = 6 ml.
   - Poids < 70 kg : 7 000 U = 35 mg = 7 ml.
   - Poids < 80 kg : 8 000 U = 40 mg = 8 ml.
   - Poids < 90 kg : 9 000 U = 45 mg = 9 ml.
   - Poids ≥ 90 kg : 10 000 U = 50 mg = 10 ml.
   - Avec traitement associé par héparine pendant au moins 48 heures (pour maintenir le TCA entre 1,5 et 2,5 fois le temps du témoin).
   - Et avec traitement associé par aspirine *per os* (160-300 mg/jour) instauré dès que possible.

Contre-indications

Hypersensibilité connue à l'un des produits ou aux excipients
Manifestations hémorragiques en cours ou récentes, altérations constitutionnelles ou acquises de l'hémostase, dissection aortique, péricardite, rétinopathie diabétique sévère, HTA sévère non contrôlée, accident vasculaire cérébral < 2 mois
Chirurgie cérébro-médullaire datant de moins de 2 mois, autre intervention datant de moins de 10 jours, biopsie hépatique ou rénale ou aortographie par voie lombaire datant de moins de 15 jours, prothèses en dacron datant de moins de 2 mois
Injections intramusculaires ou intra-artérielles, traumatisme récent important
Grossesse et allaitement (absence d'études)

Propriétés

– Thrombolytiques (activateurs tissulaires du plasminogène recombinants), transformant le plasminogène inactif en plasmine active qui détruit la fibrine et dissout les caillots, d'efficacité d'autant plus importante que le caillot est plus récent

Indications (reperméabilisation dans 50 à 60 % des cas dans l'infarctus du myocarde)

– Thrombolyse à la phase aiguë de l'infarctus myocardique, au mieux avant la 6e heure (thrombolytiques de référence chez les sujets < 75 ans dans les 6 premières heures)
– *Altéplase* : embolie pulmonaire massive aiguë avec instabilité hémodynamique
– *Ténectéplase* : embolie pulmonaire submassive, avec cœur pulmonaire aigu, troponine positive et âge < 75 ans
– Traitement fibrinolytique de l'accident vasculaire cérébral ischémique à la phase aiguë, dans les 3 heures suivant l'apparition des symptômes (altéplase), après avoir exclu le diagnostic d'hémorragie intracrânienne (scanner ou IRM)
– Traitement thrombolytique des cathéters veineux centraux occlus y compris ceux utilisés dans l'hémodialyse (dosage à 2 mg)

Effets indésirables

– Hémorragies mineures (saignement aux points de ponction, épistaxis, hématurie), plus rarement hémorragie grave, notamment cérébro-méningée → arrêt du traitement (le plus souvent suffisant), mais il faut parfois utiliser les antifibrinolytiques (10 mg/kg en IV lente d'acide tranexamique, à répéter si besoin après 30 minutes, ou 500 000 UIK d'aprotinine en IV lente puis si besoin 100 000 UIK toutes les 2 heures)
– Arythmies de reperfusion, rares cas d'embolie systémique

Précautions d'emploi et interactions médicamenteuses

– *Contre-indications relatives* : hypertension artérielle modérée, ulcère gastro-duodénal ou cirrhose ne saignant pas, rétinopathie diabétique modérée, massage cardiaque externe, traumatisme récent peu important, pancréatite aiguë, insuffisance hépatique ou rénale sévère, endocardite bactérienne, âge > 75 ans
– *Surveillance médicale spécialisée* : bilan biologique préalable (NFS, plaquettes, TCA, TP, fibrinogène, groupage sanguin, créatininémie, bilan hépatique), surveillance rigoureuse des accidents hémorragiques, surveillance des facteurs de coagulation
– *En cas d'exploration sanglante précoce* (dans les 30 à 60 minutes qui précèdent), faire si possible un contrôle de l'hémostase comprenant un temps de lyse des euglobulines
– *L'héparinothérapie associée* est nécessaire pour éviter une nouvelle thrombose des vaisseaux désobstrués et sera administrée dès le début de la thrombolyse, à une dose permettant d'allonger le TCA entre 1,5 et 2,5 fois le temps du témoin, ainsi que l'aspirine (160 à 300 mg/jour *per os*) qui réduit de 50 % le risque de récidive d'IDM
– *Associations à prendre en compte* : anticoagulants, AINS, salicylés, ticlopidine
– *Incompatibilité physico-chimique* en perfusion entre altéplase et bivalirudine

Thrombolytiques (II)

Rétéplase *Liste I-Réservé aux hôpitaux*

RAPILYSIN *Conserver de + 2 °C à + 25 °C à l'abri de la lumière*	2 fl. 10 unités + 2 seringues de 10 ml d'eau ppi + dispositif de reconstitution	Injection IV en bolus : A. Posologie ci-dessous (1)

1. Mettre en place une perfusion veineuse, reconstituer le lyophilisat puis injecter 10 unités en bolus IV en 2 minutes au maximum et faire un deuxième bolus IV de 10 unités 30 minutes après la 1re injection.
Associer un traitement par héparine IV : 5 000 UI en bolus IV avant le traitement par retéplase, puis 1 000 UI/h en perfusion IV après le second bolus de rétéplase, à poursuivre pendant 48 à 72 heures (au moins 24 heures) pour maintenir le TCA entre 1,5 et 2 fois le temps du témoin.
Associer un traitement par aspirine *per os* : dose initiale de 250 à 350 mg avant la thrombolyse, puis 75 à 150 mg/jour jusqu'à la fin de l'hospitalisation.

Contre-indications

Diathèse hémorragique connue, patients traités par anticoagulants oraux
Tumeur intracrânienne, malformation artério-veineuse ou anévrysme, tumeur avec risque hémorragique élevé, antécédents d'accident vasculaire cérébral
Massage cardiaque externe récent (< 10 jours) prolongé et vigoureux
Hypertension artérielle sévère non contrôlée, ulcère peptique en poussée évolutive
Hypertension portale, insuffisance hépatique ou rénale sévère, pancréatite aiguë, péricardite, endocardite bactérienne, rétinopathie diabétique hémorragique ou autres affections ophtalmologiques hémorragiques
Survenue au cours des 3 derniers mois d'une hémorragie majeure, d'un traumatisme important, d'une intervention chirurgicale lourde, d'une césarienne, d'une biopsie hépatique ou rénale, d'une ponction préalable de vaisseaux non compressibles
Injections intramusculaires ou intra-artérielles
Grossesse et allaitement (absence d'études)

Propriétés

– Thrombolytique (activateur du plasminogène recombinant), agissant en transformant le plasminogène inactif en plasmine active qui détruit la fibrine et dissout les caillots qui en contiennent, d'efficacité d'autant plus importante que le caillot est plus récent

Indications

– Thrombolyse à la phase aiguë de l'infarctus myocardique dans les 12 heures suivant le début des symptômes

Effets indésirables

– Hémorragies mineures (saignement aux points de ponction, épistaxis, hématurie), plus rarement hémorragie grave, notamment cérébro-méningée → arrêt du traitement (le plus souvent suffisant), voire si besoin administration de cryoprécipité, de fibrinogène, de plasma frais congelé, de plaquettes
– Arythmies de reperfusion, rares cas d'hypotension
– Réactions allergiques rares, exceptionnellement réactions anaphylactiques → arrêt immédiat, antihistaminique, corticoïde, voire adrénaline

Précautions d'emploi et interactions médicamenteuses

– *Contre-indications relatives* : HTA avec PAD > 100 mmHg
– Utiliser avec prudence si HTA avec PAS > 160 mmHg, hémorragie gastro-intestinale ou uro-génitale récente (≤ 10 jours), suspicion de thrombus au niveau du cœur gauche (par exemple RM avec FA), thrombophlébite septique ou cathéter artérioveineux obstrué dans un site sérieusement infecté, âge > 75 ans
– *Surveillance médicale spécialisée* : bilan biologique préalable (NFS, plaquettes, TCA, TP, fibrinogène, groupage sanguin, créatininémie, bilan hépatique), dépistage par une surveillance rigoureuse des accidents hémorragiques, surveillance des facteurs de coagulation en cas d'altération préexistante
– *L'héparinothérapie associée* est nécessaire pour éviter une nouvelle thrombose des vaisseaux désobstrués et sera administrée dès le début de la thrombolyse, à une dose permettant d'allonger le TCA entre 1,5 et 2 fois le temps du témoin, *ainsi que l'aspirine* (160-300 mg/jour *per os*) qui réduit de 50 % le risque de récidive d'IDM
– *Associations à prendre en compte* : anticoagulants, AINS, salicylés, ticlopidine
– *Incompatibilités* : ne pas mélanger à d'autres produits dont l'héparine en perfusion (utiliser deux voies différentes car risque de précipitation)

Thrombolytiques (III)

Streptokinase (1) *Liste I-Réservé aux hôpitaux*

STREPTASE *Conserver de + 15 °C à + 25 °C* Délai d'action = 2 minutes Durée d'action = 4 à 5 heures	Fl. 250 000 UI Fl. 750 000 UI Fl. 1 500 000 UI	Perfusion IV : – 1 500 000 UI en 45 minutes dans l'IDM récent – 250 000 à 500 000 UI en dose initiale (en 30 minutes), puis 100 000 UI/h pendant 24 à 96 heures dans les autres indications

1. Perfusion IV après dissolution dans un soluté glucosé ou salé isotonique, avec adjonction d'hydrocortisone intraveineuse (100 mg initialement, puis 50 mg toutes les 6 heures).

Urokinase (2) *Liste I-Réservé aux hôpitaux*

ACTOSOLV *Conserver de + 4 °C à + 8 °C*	Fl. 100 000 UI Fl. 600 000 UI	Perfusion IV : – posologie forte : 4 000 à 5 000 U/kg/h pendant 12 heures – posologie faible : 2 000 U/kg/h pendant 24 heures Possibilité d'injection locale (lieu de thrombose, restauration de la perméabilité d'un cathéter)

2. L'urokinase aurait une efficacité comparable à celle de l'alteplase dans les embolies pulmonaires.

Contre-indications

Antécédents d'allergie aux produits ou infection récente à streptocoques ou traitement par streptokinase ou anistreplase < 6 mois (pour streptokinase)
Manifestations hémorragiques en cours ou récentes, altérations constitutionnelles ou acquises de l'hémostase, dissection aortique, péricardite, rétinopathie diabétique sévère, HTA sévère non contrôlée, antécédents d'accident vasculaire cérébral
Chirurgie cérébro-médullaire datant de moins de 2 mois, autre intervention datant de moins de 10 jours, biopsie hépatique ou rénale ou aortographie par voie lombaire datant de moins de 15 jours, prothèses en dacron datant de moins de 2 mois
Injections intramusculaires ou intra-artérielles, traumatisme récent important
Grossesse (surtout avant le 5e mois et dans le post-partum immédiat)

Propriétés

- Thrombolytiques agissant en transformant le plasminogène inactif en plasmine active qui détruit la fibrine et dissout les caillots qui en contiennent (et attaque le fibrinogène et les facteurs V et VIII), d'efficacité d'autant plus grande que le caillot est plus récent
- La streptokinase, d'origine streptococcique, est immunogène, l'urokinase représentant alors un recours

Indications (reperméabilisation dans 50 à 60 % des cas dans l'infarctus du myocarde)

- Thrombolyse à la phase aiguë de l'infarctus myocardique, au mieux avant la 6e heure
- Thromboses artérielles ou veineuses récentes, embolie pulmonaire récente, thromboembolie des vaisseaux rétiniens ou des artères des membres ou de l'aorte, thrombose des prothèses intracardiaques ou intravasculaires
- Désobstruction des cathéters veineux centraux ou de dialyse thrombosés après échec de l'héparine

Effets indésirables

- Hémorragies mineures (saignement aux points de ponction, épistaxis, hématurie), plus rarement hémorragie grave, notamment cérébro-méningée → arrêt du traitement (le plus souvent suffisant), mais il faut parfois utiliser les antifibrinolytiques (10 mg/kg en IV lente d'acide tranexamique, à répéter si besoin après 30 minutes, ou 500 000 UIK d'aprotinine en IV lente puis si besoin 100 000 UIK toutes les 2 heures)
- Intolérance transitoire : hypotension (6 %), frissons, myalgies, nausées, vomissements
- Allergie à la streptokinase (0,6-2,5 %) : fièvre, douleurs lombaires, rashs cutanés, urticaires, plus rarement choc anaphylactique ou maladie sérique → arrêt immédiat, antihistaminique, corticoïde, voire adrénaline
- Arythmies de reperfusion, rares cas d'embolie systémique

Précautions d'emploi et interactions médicamenteuses

- *Contre-indications relatives* : hypertension artérielle modérée, ulcère gastro-duodénal ou cirrhoses ne saignant pas, rétinopathie diabétique modérée, massage cardiaque externe, traumatisme récent peu important, pancréatite aiguë, insuffisances hépatiques ou rénales sévères, endocardite bactérienne, âge > 75 ans
- *Surveillance médicale spécialisée* : bilan biologique préalable (NFS, plaquettes, TCA, TP, fibrinogène, groupage sanguin, créatininémie, bilan hépatique), dépistage par une surveillance rigoureuse des accidents hémorragiques ou allergiques, surveillance du temps de thrombine et/ou du fibrinogène toutes les 12 heures
- *L'héparinothérapie associée* est nécessaire pour éviter une nouvelle thrombose des vaisseaux désobstrués et débutera quand la fibrinogènémie dépasse 1 g/l, *ainsi que l'aspirine* (160-300 mg/jour *per os*) qui réduit de 50 % le risque de récidive d'IDM
- *Associations à prendre en compte* : anticoagulants, AINS, salicylés, ticlopidine

Veinotoniques et Vasculoprotecteurs (I)

Vitamine P ou Flavonoïdes *Non remboursé*

ESBERIVEN FORT Rutosides BICIRKAN VELITEN	30 ou 60 cp. ou 20 amp. buv. 4 ml 30 ou 60 cp. 30 ou 90 cp.	1 cp. ou 1 amp. x 2 fois/jour 1 cp. x 2 fois/jour 1 cp. x 3 fois/jour (6 cp./jour en proctologie)
RHÉOFLUX 3 500 mg VEINAMITOL 3 500 mg TROXÉRUTINE 3 500 mg Troxérutine	10 sac. ou 10 amp. buv. 7 ml à 3 500 mg	1 sac./jour ou 1 amp. buv./jour x 2 fois/jour
GINKOR FORT Troxérutine + Heptaminol	30 ou 60 gél. ou sac. Spray 125 ml	2 gél. ou sac./jour (jusqu'à 3/jour)
DAFLON 375 mg DAFLON 500 mg *Idem* DIOSMINE 300 mg DIO 300 mg MEDIVEINE 300 mg	30 cp. 375 mg 30 ou 60 cp. 500 mg 30 ou 60 cp. 300 mg 30 ou 60 cp. 300 mg 30 cp. ou sac. 300 mg	2 cp. ou sac./jour en 2 prises (jusqu'à 6/jour)
DIOSMINE Diosmine DIO DIOVENOR MEDIVEINE TITANORAL VENACLAR VÉNIRENE	30 cp. ou sac. 600 mg	1 cp. ou sac./jour (jusqu'à 3/jour)
CÉMAFLAVONE Citroflavonoïdes	20 amp. buv. 400 mg 30 caps. 100 mg	2 amp. buv./jour
DIFRAREL Anthocyanosides	60 cp. 100 mg	3 à 6 cp./jour
FLAVAN Leucocianidol	30 cp. 60 mg	1 cp. x 2 fois/jour
INTERCYTON Acide flavodique	30 gél. 200 mg	1 à 3 gél./jour
CYCLO 3 FORT Flavonoïdes	30 ou 60 gél. ou 30 amp. buv. Tube gel 100 g	2 à 3 gél. ou amp./jour 1 à 2 applications/jour
ENDOTELON Oligomères procyanidoliques	20 ou 60 cp. 150 mg	100 à 300 mg/jour en 2 à 3 prises
VEINOTONYL Marron d'Inde	60 gél. 75 mg	2 gél./jour

Contre-indications
Antécédents d'intolérance aux produits, notamment diarrhée ou hépatite
Association aux IMAO et hyperthyroïdie (pour l'heptaminol)
Grossesse et allaitement

Propriétés

- Veinotoniques et vasculoprotecteurs de la famille des flavonoïdes, dont le chef de file est le rutoside, et qui agiraient en augmentant le tonus veineux et la résistance capillaire et en diminuant la perméabilité capillaire
- L'effet thérapeutique de ces produits n'est pas rigoureusement établi et ils sont utilisés pour le confort du malade et pour leurs effets théoriques, mais il n'existe pas de bénéfice clairement démontré justifiant leur utilisation (sauf peut-être à forte dose dans les poussées hémorroïdaires aiguës)

Indications

- Traitement d'appoint des signes fonctionnels lors de crise hémorroïdaire aiguë congestive non compliquée de thrombose (utiliser alors les produits les plus fortement dosés, aux doses maximales indiquées ci-contre)
- Proposés dans le traitement symptomatique d'insuffisance veino-lymphatique (jambes lourdes, crampes, paresthésies, œdèmes)

Effets indésirables et précautions d'emploi

- *Possibilité de diarrhée chronique parfois sévère* et pouvant induire des troubles hydro-électrolytiques, cédant à l'arrêt du traitement (colite lymphocytaire liée à *Ruscus aculeatus* ?) → arrêt immédiat et définitif
- Possibilité d'hépatite → arrêt immédiat et définitif
- Épigastralgies
- Allergies cutanées

Interactions médicamenteuses

- ***Associations contre-indiquées*** : IMAO non sélectifs (pour les spécialités contenant de l'heptaminol)

Remarques

- Dans les hémorroïdes, ces traitements ne doivent pas dispenser des autres mesures thérapeutiques : suppression des facteurs déclenchants (traitement d'une constipation assez souvent associée, diminution ou arrêt de l'alcool et des épices), réduction au doigt des hémorroïdes prolabées, incision en cas de thrombose hémorroïdaire, sclérose ou traitement chirurgical (ligature élastique, hémorroïdectomie)
- Dans l'insuffisance veino-lymphatique, ces traitements ne doivent pas dispenser des autres mesures thérapeutiques : contention élastique des membres inférieurs, réduction pondérale, activité physique, pieds du lit surélevés, éviter les sources de chaleur...

Veinotoniques et Vasculoprotecteurs (II)

Vasculoprotecteurs divers *Non remboursé*

ADENYL 60 mg Adénosine phosphate	30 cp. 60 mg	1 cp. x 2 fois/jour
AMPECYCLAL Adénosine phosphate d'heptaminol	30 gél. 300 mg	600 mg x 2 fois/jour
DOXIUM Calcium dobésilate	30 cp. 250 mg	1 cp. x 3 fois/jour aux repas
ETIOVEN Naftazone	30 cp. 30 mg	1 cp. x 1 fois/jour à midi

Contre-indications

Association aux IMAO et hyperthyroïdie (pour l'heptaminol)
Antécédent d'agranulocytose due au produit (pour le calcium dobésilate)
Antécédents d'intolérance aux produits, notamment diarrhée chronique
Grossesse et allaitement (pour la naftazone car innocuité non établie)

Propriétés

- Produits qui agiraient en augmentant la résistance capillaire et en diminuant la perméabilité capillaire : leur effet thérapeutique n'est pas rigoureusement établi et ils sont utilisés pour le confort du malade

Indications

- Amélioration des symptômes en rapport avec l'insuffisance veino-lymphatique (jambes lourdes, paresthésies, crampes, œdèmes)
- Utilisé dans les troubles fonctionnels de la fragilité capillaire (ecchymoses, pétéchies, gingivorragies, épistaxis) et dans les poussées hémorroïdaires aiguës
- Utilisé dans les métrorragies induites par le port d'un dispositif intra-utérin après bilan étiologique (pour Ampecyclal)

Effets indésirables et précautions d'emploi

- *Calcium dobésilate* : *risque d'agranulocytose* potentiellement létale (incidence annuelle estimée à $3{,}84/10^6$ par an) devant faire proscrire ce produit d'efficacité non démontrée
- *Possibilité de diarrhée chronique parfois sévère* et pouvant induire des troubles hydro-électrolytiques, cédant à l'arrêt du traitement (colite lymphocytaire ?) → arrêt immédiat et définitif
- Épigastralgies
- Réactions allergiques y compris réactions anaphylactiques et bronchospasmes

Interactions médicamenteuses

- ***Associations contre-indiquées*** : IMAO non sélectifs (pour les produits qui contiennent de l'heptaminol)

Remarque

- Dans l'insuffisance veino-lymphatique, ces traitements ne doivent pas dispenser des autres mesures thérapeutiques : contention élastique des membres inférieurs, réduction pondérale, activité physique, pieds du lit surélevés, éviter les sources de chaleur...

Veinotoniques locaux

Topiques veinotoniques *Non remboursé*

CYCLO 3 Crème	Tube de 100 g	Application locale répétée 2 à 3 fois/jour
ESBERIVEN Crème	Tube de 100 g	*Idem*
GINKOR Gel	Tube de 150 ml	*Idem*
HEMOCLAR Crème	Tube de 30 g	*Idem*
HIRUCRÈME Crème *Conservation de + 2 °C à + 8 °C*	Tube de 30 ou 100 g	*Idem*
REPARIL Gel	Tube de 40 g	*Idem*

Contre-indications

Allergie à l'un des constituants

Propriétés

– Topiques contenant des substances veinotoniques, proposés en application locale sur les jambes suivie de massage (l'efficacité clinique de ces produits, loin d'être démontrée, se résume probablement à la sensation de fraîcheur locale suivant l'application)

Indications

– Proposé dans le traitement symptomatique de l'insuffisance veino-lymphatique (jambes lourdes, paresthésies, crampes, œdèmes)
– Utilisé comme traitement adjuvant des inflammations veineuses superficielles

Effets indésirables

– Possibilité de réactions allergiques locales rares

Précautions d'emploi

– Ne pas appliquer sur les eczémas préexistants, les plaies et ulcérations

Sclérosants veineux

Glycérine chromée *Non remboursé*

SCLEREMO Alun de chrome, glycérol	5 amp. 2 ml	Varices de toute taille : 1 à 5 ml par séance Varicosités : dilué aux 2/3 dans de l'eau distillée stérile (0,5 à 2 ml par injection)

Lauromacrogol 400 *Liste II-Non remboursé-Coll*

AETOXISCLEROL 0,25 %	5 amp. 2 ml = 5 mg dont 0,1 ml d'alcool	Petites varices et télangiectasies : 1 à 4 ml par séance
AETOXISCLEROL 0,5 %	5 amp. 2 ml = 10 mg dont 0,1 ml d'alcool	Varices du pied, varicosités : 1 à 4 ml par séance
AETOXISCLEROL 2 %	5 amp. 2 ml = 40 mg dont 0,1 ml d'alcool	Varices de taille moyenne : 1 à 4 ml par séance
AETOXISCLEROL 3 %	5 amp. 2 ml = 60 mg dont 0,1 ml d'alcool	Réservé aux grosses varices : 1/2 à 2 ml par séance

Contre-indications

Hypersensibilité connue aux différents produits
Très grosses veines et veines difficiles à atteindre
Épisode récent de thrombo-embolie
Cancer évolutif
Patient immobilisé de façon prolongée
Foramen ovale perméable
Érysipèle ou lymphangite
Lésions rénales (pour la glycérine chromée)
Grossesse, enfant < 3 ans

Propriétés

- Produits sclérosant l'endothélium veineux sans léser l'intima et la média, ce qui permet de transformer la varice en un cordon fibreux et non perméable

Indications

- Sclérose des varices et des varicosités des membres inférieurs et des varices œsophagiennes

Effets indésirables

- Réactions anaphylactiques rares (urticaire localisée ou généralisée, dyspnée, bronchospasme, voire choc anaphylactique dont des cas mortels) → arrêt immédiat et définitif du produit en cause, corticoïdes, et si besoin adrénaline
- Rares (< 1 %) : thromboses veineuses profondes et embolies pulmonaires, troubles visuels, céphalés, AIT voire AVC
- Risque d'accidents gravissimes pouvant aboutir à des amputations en cas d'injection intra-artérielle accidentelle
- Nécrose locale avec formation d'escarre en cas d'injection extraveineuse dans le tissu sous-cutané (risque très faible avec le Sclérémo)
- Pigmentation résiduelle possible en cas d'exposition solaire, de surdosage ou de sclérose de petites varices très superficielles avec un produit trop puissant

Précautions d'emploi

- Ne jamais injecter par voie intra-artérielle
- Traitement nécessitant une compétence technique spécialisée, car l'injection doit être *strictement endoveineuse et jamais intra-artérielle* : écho-guidage recommandé
- Faire un test par administration d'une dose minime avant chaque séance, en ayant toujours à disposition immédiate de l'adrénaline pour traiter une réaction anaphylactique éventuelle
- Ne pas utiliser les produits les plus sclérosants pour les microscléroses des varicosités et varices superficielles
- Contention diurne par bande élastique pendant les 3 jours suivant la sclérose

Posologie

- À la première séance : 3 ml de Sclérémo dilués aux 2/3 dans de l'eau distillée stérile ou 1 ml d'Aetoxisclérol à 0,25 % ou 0,5 %, ou 1 ml de Trombovar à 1 %
- Les injections sclérosantes seront ensuite répétées tous les 7 à 15 jours, en multipliant les points d'injection et en augmentant progressivement la dose à chaque séance, sans dépasser à chaque séance 2 ml de Trombovar à 3 % ou d'Aetoxisclérol à 3 % ou 10 ml de Sclérémo
- Un traitement complet comprend en moyenne 2 à 5 séances, rarement plus d'une dizaine

Notes

Chapitre 7

Dermatologie

Nous remercions pour leur aide le Dr Patricia Senet et le Dr Tu-Anh Duong.

DERMATOLOGIE : Schémas thérapeutiques

Ces schémas ne sont qu'un simple aide-mémoire sur un sujet éminemment évolutif (les traitements de première intention figurent en 2e colonne, et les alternatives thérapeutiques en 3e colonne).

Absorption percutanée des médicaments

Site d'application	Coefficient d'absorption
Voûte plantaire	0,1
Cheville	0,42
Paume des mains	0,83
Face antérieure de l'avant-bras	1
Face postérieure de l'avant-bras	1,1
Dos	1,7
Cuir chevelu	3,5
Creux axillaire	3,6
Front	6
Angle de la mâchoire	13
Scrotum	42

Les coefficients d'absorption percutanée sont exprimés par rapport à celui de la face antérieure de l'avant-bras pris comme référence. Les zones cutanées où la couche externe de l'épiderme (*stratum corneum*) est la plus épaisse (voûte plantaire, paumes) sont moins sensibles aux traitements topiques standards. Les orifices des glandes sudoripares et les follicules pileux constituent une voie d'absorption annexe et plus rapide que le *stratum corneum*.

Ectoparasitoses ou Parasitoses cutanées

Gale ou Scabiose (1) *Sarcoptes scabiei hominis*	Ivermectine (prise orale de 200 µg/kg) à J1 et entre J7 et J15	Benzoate de benzyle, Pyréthrines, Perméthrine à 5 %
Pédiculoses : Poux = *Pediculus humanus capitis* ou *corporis* Morpions = *Phtirius pubis*	– Malathion – Pyréthrines avec du piperonyl butoxide	– Diméticone – Ivermectine (hors AMM) – “Bug Busting” = technique d'épouillage manuel
Trombidiose automnale ou Érythème automnal ou Aoûtats *Trombicula autumnalis*	Benzoate de benzyle au porte-coton sur les lésions	Destruction des larves d'acariens des jardins par un insecticide

1. Traiter simultanément le patient et son entourage proche, et déparasiter le linge et la literie par lavage à 50 °C au moins.

DERMATOLOGIE : Schémas thérapeutiques

Eczémas

Eczéma atopique ou Dermatite atopique	Toilette avec un produit non détergent + Dermocorticoïde (1)	– Crème émolliente – Traitement de la surinfection si nécessaire – Tacrolimus topique – Photothérapie (PUVA, UVB), ciclosporine dans les formes sévères
Eczéma de contact ou Dermite de contact	Éviction de l'allergène, Dermocorticoïde	– Tacrolimus topique – Alitrétinoïne dans les formes résistantes aux dermocorticoïdes (mains)

1. La cause la plus fréquente d'échec est la réticence des parents à utiliser les dermocorticoïdes.

Affections des glandes sébacées et des follicules pileux

Acné polymorphe juvénile (2) (quasi-totalité des adolescents)	Acné inflammatoire : Peroxyde de benzoyle Acné rétentionnelle : Rétinoïde local Acné mixte : Peroxyde de benzoyle + Rétinoïde local (+ Doxycycline ou Lymécycline *per os* si acné étendue) Parfois Zinc ou Hormonothérapie (antiandrogènes) --- Acné sévère : Isotrétinoïne *per os*	
Rosacée (2)	Métronidazole local et/ou Doxycycline ou Lymécycline *per os* --- Rosacée sévère : Isotrétinoïne *per os* (hors AMM)	
Alopécie – Calvitie Chute de cheveux (l'alopécie androgénétique atteint 60 % des hommes ≥ 50 ans)	Minoxidil local ou autres Lotions "anti-chutes" et/ou Finastéride *per os* --- Traitements chirurgicaux (microgreffes, etc.)	
Dermite péri-orale	Doxycycline ou Lymécycline *per os* (voire Isotrétinoïne si forme sévère, hors AMM)	
Dermatite séborrhéique du nourrisson ou Croûtes de lait	Vaseline simple (voire salicylée à 1 % seulement) la nuit puis shampoing le matin x 3 jours de suite	
Dermatite séborrhéique de l'adulte (2) (1 à 3 % de la population)	Shampoings (3) ± Lotion antifongique ± Dermocorticoïde en cure de durée brève	– Kétoconazole en gel moussant ou en crème (hors AMM) ou Ciclopiroxolamine ou Lithium topique – Isotrétinoïne (dans les formes très sévères) (hors AMM)

2. Un traitement d'entretien est en général nécessaire (plus ou moins codifié).
3. Shampoing avec kétoconazole en gel ou au ciclopirox ou shampoing "antipelliculaire" jusqu'à disparition des pellicules, puis shampoing doux aussi souvent que nécessaire.

DERMATOLOGIE : Schémas thérapeutiques

Affections des glandes sébacées et des follicules pileux (suite)

Hyperséborrhée	Shampoing antiséborrhéique (“Shampoing au bois de Panama” ou “Base lavante douce”)
Pityriasis capitis ou Pellicules du cuir chevelu	Shampoings (1) ± Lotion kératolytique ou Lotion antifongique ou Lotion “antipelliculaire” Si échec, lotion ou shampoing corticoïde

1. Shampoing avec kétoconazole en gel ou au ciclopirox ou shampoing “antipelliculaire” jusqu'à disparition des pellicules, puis shampoing doux aussi souvent que nécessaire.

Affections dermatologiques diverses

Acrodermatite entéropathique	Zinc par voie orale (traitement à vie)	
Chloasma ou Mélasma ou Masque de grossesse Hyperpigmentation cutanée	Crème écran total ± Trétinoïne ou Trio dépigmentant de Kligman	– Peeling – Acide trichloracétique – Laser
Cors et Durillons	Ponçage à la pierre ponce pendant un bain	Préparation kératolytique
Couperose Télangiectasies	Anticouperosiques locaux	Laser vasculaire
Dermatite herpétiforme	Régime sans gluten ± Dapsone	
Érythème fessier du nourrisson	Supprimer l'occlusion par les couches (2)	Pâte à l'eau ± Antifongique local en cas de surinfection

2. Sinon utiliser des couches en coton peu serrées, lavées au savon de Marseille puis bien rincées.

Granulome annulaire	Abstention ou Dermocorticoïde	– Colchicine – Disulone – Rétinoïde – Photothérapie UV
Hyperhidrose ou Hypersudation	Antiperspirants locaux (Sels d'aluminium ou Glutaraldéhyde)	– Ionophorèse – Toxine botulinique
Ichtyoses	Bain quotidien avec brossage doux + Kératolytique (Urée ou Acide lactique)	Acitrétine dans les ichtyoses sévères
Kératodermie palmo-plantaire	Vaseline salicylée	Acitrétine
Kératoses actiniques précarcinomateuses	– Cryothérapie – Écran solaire	– 5-fluoro-uracile topique – Diclofénac topique – Imiquimod topique – Mébutate d'ingénol – Photothérapie dynamique – Exérèse chirurgicale

DERMATOLOGIE : Schémas thérapeutiques

Affections dermatologiques diverses (suite)

Lichen plan cutané	Dermocorticoïde PUVAthérapie ± Acitrétine dans les formes étendues	Corticothérapie générale à dose modérée
Lichen plan muqueux	Dermocorticoïde Corticothérapie générale Bains de bouche avec prednisolone effervescent	– Tacrolimus topique – Photochimiothérapie extracorporelle dans les formes très sévères
Lichen scléreux vulvaire ou balano-préputial	Dermocorticoïde	Androstanolone gel en traitement prolongé
Lupus érythémateux chronique	Dermocorticoïde Hydroxychloroquine ou Chloroquine (1) + Écran solaire	Thalidomide
Maladie de Darier	Vaseline salicylée ou Trétinoïne	Acitrétine dans les formes sévères
Névrodermite circonscrite	Dermocorticoïde	– Anti-histaminique anti-H1 – Crème émolliente ou à l'urée (kératolytique)
Parapsoriasis en gouttes	Photothérapie (PUVA, UVB)	
Parapsoriasis en plaques Mycosis fongoïde	Surveillance régulière + Chlorméthine ou Carmustine locale, PUVAthérapie, dermocorticoïdes, interféron, bexarotène, méthotrexate…	
Pelade	Abstention, Corticoïde local, *per os* ou en bolus, Minoxidil, Puvathérapie, UVB, Diphencyprone, Méthotrexate à faibles doses ± Corticoïdes à faibles doses dans les formes sévères	
Pemphigoïde bulleuse (âge moyen = autour de 80 ans)	Dermocorticoïde de très forte activité à fortes doses	– Corticothérapie générale – Méthotrexate à faibles doses
Pemphigus	Corticothérapie locale dans les formes très limitées Corticothérapie générale ± Azathioprine	Rituximab (en association avec une corticothérapie générale)
Perlèche	Arrêt du tic de léchage + émollient, Antifongique imidazolé, soins dentaires (prothèse...)	

1. La photoprotection par hydroxychloroquine ou chloroquine (amélioration dans 50 % des cas) *doit débuter au moins 7 jours avant l'exposition* et être poursuivie durant les 15 premiers jours de l'exposition.

DERMATOLOGIE : Schémas thérapeutiques

Affections dermatologiques diverses (suite)

Photodermatoses : Lucite estivale bénigne Lucite polymorphe Urticaire solaire (très rare)	Écran solaire + Caroténoïde ou Acide para-aminobenzoïque (1)	– Hydroxychloroquine (2) – Photothérapie (PUVA, UVB) (3) – Antihistaminique anti-H1 (4) – IgIV (urticaire solaire)
Porphyrie cutanée tardive	Photoprotection + Saignées ou hydroxychloroquine (2 fois/semaine)	
Protoporphyrie érythropoïétique	Photoprotection par caroténoïdes	
Prurigo strophulus	Destruction des acariens + Déparasitage des vêtements, literies et animaux + Dermocorticoïde sur les lésions cutanées ± Antihistaminique anti-H1, Photothérapie (PUVA, UVB)	
Prurit	Traitement étiologique essentiellement	– Antihistaminique anti-H1 – Dermocorticoïde – Photothérapie (PUVA, UVB) – Psychothérapie, neuroleptiques (avis spécialisé)
Psoriasis peu étendu (coudes et/ou genoux)	Acide salicylique ou Vitamine D locale ou Tazarotène et/ou Dermocorticoïde	– Exposition solaire naturelle – Anthraline – Goudrons – Héliothérapie surtout chez l'enfant – Association dermocorticoïde-calcipotriol
Psoriasis du cuir chevelu	Dermocorticoïde et/ou Calcipotriol + Shampoing antipelliculaire ± Lotion kératolytique	
Psoriasis des ongles	Dermocorticoïde de très forte activité et/ou Calcipotriol et/ou Préparations ou vernis à l'urée et/ou Acitrétine et/ou Abstention	
Psoriasis palmo-plantaire	PUVAthérapie et/ou Dermocorticoïde sous occlusion de niveau 1 et/ou Acitrétine, Méthotrexate à faibles doses	
Psoriasis invalidant (plus de 30 % de la surface corporelle)	Photothérapie UVB ou PUVAthérapie	Acitrétine *per os* (+ Photothérapie : PUVA, UVB)

1. La photoprotection par caroténoïde ou acide para-aminobenzoïque (amélioration dans 50-60 % des cas) *doit débuter 15 jours avant l'exposition* et être poursuivie pendant toute l'exposition.
2. La photoprotection par hydroxychloroquine ou chloroquine (amélioration dans 50 % des cas) *doit débuter 7 jours avant l'exposition* et être poursuivie durant les 15 premiers jours de l'exposition.
3. La photoprotection par photothérapies (efficacité ≥ 90 % des cas) *doit être débutée 5 semaines avant l'exposition* (elle nécessite 3 séances/semaine pendant 5 semaines et est onéreuse).
4. Un antihistaminique anti-H1 *per os* est indiqué en première intention dans l'urticaire solaire.

DERMATOLOGIE : Schémas thérapeutiques

Affections dermatologiques diverses (suite)

Psoriasis grave étendu et rebelle à d'autres traitements	Méthotrexate à faibles doses ou Ciclosporine	– Étanercept – Adalimumab – Infliximab – Ustekinumab
Sclérodermie en bande	Corticothérapie + Kinésithérapie précoce	
Sclérodermie en plaques	Dermocorticoïde d'activité très forte plusieurs mois sur la bordure active	
Urticaire chronique	Antihistaminique anti-H1 de seconde génération au long cours. Un antihistaminique anti-H1 sédatif peut être prescrit le soir en cas de prurit ou de troubles du sommeil	
Verrues (1)	Abstention (2) ou Acide salicylique (3) ou Cryothérapie (4) ou 5-fluoro-uracile	

1. Dans tous les cas, le décapage régulier de la verrue est indispensable, réalisé soit par le dermatologue ou le pédicure, soit par le patient lui même.
2. Les verrues vulgaires disparaissent spontanément en 3 mois à 2 ans (30 à 40 % des cas), rendant l'abstention acceptable dans les formes asymptomatiques, mais un traitement sera proposé en cas de douleurs (verrues plantaires ou péri-unguéales) ou de handicap psycho-social (verrues du visage ou des mains).
3. L'acide salicylique, à des concentrations de 10 à 50 %, est généralement bien toléré avec un taux de guérison d'environ 50 à 70 % (souvent utilisé sous occlusion à l'aide d'un adhésif) et serait le traitement le plus efficace des verrues.
4. La cryothérapie à l'azote liquide (une ou plusieurs séances espacées de 2 à 4 semaines) est souvent douloureuse par la brûlure locale qu'elle entraîne.

Vieillissement cutané lié au soleil ou Héliodermie	– Trétinoïne à 0,025 % ou 0,05 % le soir (traitement prolongé en espaçant les applications après 6 à 12 mois) + Crème hydratante le matin + Écran solaire à haute protection en cas d'ensoleillement (en évitant toute exposition entre 10 h et 15 h) – Laser resurfacing
Vitiligo	– Maquillage ou Bases couvrantes (Covermark ou Kéfrane) ou Caroténoïdes – Tacrolimus topique ou dermocorticoïdes, PUVAthérapie voire laser excimer dans les formes étendues

Dermocorticoïdes ou Corticoïdes topiques cutanés (I)

Dermocorticoïdes d'activité très forte *Liste I-65 %-Coll*

CLOBEX (Shampoing : fl. 125 ml)	Clobétasol propionate 0,05 %
DERMOVAL[G] (Crème, Gel) CLARELUX (Crème, Mousse)	Clobétasol propionate 0,05 %
DIPROLENE (Pommade)	Bétaméthasone dipropionate 0,05 % avec propylène-glycol

Dermocorticoïdes d'activité forte *Liste I-65 %-Coll*

BETNEVAL (Crème, Pommade, Lotion) BETESIL (Emplâtre)	Bétaméthasone valérate 0,1 %
DIPROSONE (Crème, Pommade, Lotion)	Bétaméthasone dipropionate 0,05 %
EFFICORT (Crème hydrophile) EFFICORT (Crème lipophile)	Hydrocortisone acéponate 0,127 %
EPITOPIC 0,05 % (Crème)	Difluprednate 0,05 %
FLIXOVATE[G] (Crème, Pommade)	Fluticasone 0,05 % (1)
LOCATOP (Crème)	Désonide 0,1 %
LOCOÏD (Crème, Crème épaisse, Pommade, Lotion, Émulsion)	Hydrocortisone butyrate 0,1 %
NERISONE (Crème, Pommade) NERISONE GRAS (Pommade)	Diflucortolone valérianate 0,1 %

1. Utilisable dans la dermatite atopique chez le nourrisson à partir de 3 mois.

Contre-indications

Infections cutanées bactériennes, virales,
mycosiques ou parasitaires (gale notamment)
Acné, rosacée, lésions ulcérées, hypersensibilité à l'un des constituants
Nourrisson

Propriétés

- Corticoïdes d'action locale ayant des effets anti-inflammatoires, antiallergiques, antiprurigineux, et un effet cytostatique sur les kératinocytes et les fibroblastes utilisé dans le psoriasis notamment : leur niveau d'activité dépend du corticoïde et de sa concentration finale au niveau de la peau (elle-même dépendant de la concentration de la préparation et de la nature de l'excipient)
- Absorption cutanée faible mais pouvant être décuplée en cas d'application étendue ou sous pansement occlusif, ou d'utilisation chez le nourrisson

Indications

- Eczéma de contact, dermatite atopique, lichénification, psoriasis (traitement d'attaque surtout), lichen plan, lichen scléreux, dyshidrose, pustulose palmo-plantaire, prurigo non parasitaire, dermite de stase avec eczéma variqueux, lupus érythémateux cutané, chéloïdes (traitement préventif surtout), névrodermite, mycosis fongoïde, pemphigoïde bulleuse, pemphigus
- *Durée brève* : piqûres d'insecte, prurigo parasitaire (après son traitement), dermatite séborrhéique
- *Dermocorticoïdes d'activité très forte* : plaques limitées et résistantes de psoriasis, psoriasis modéré du cuir chevelu (shampoing), lichen, lichénification, lupus érythémateux discoïde, cicatrices hypertrophiques, lésions cortico-sensibles ayant résisté à un corticoïde de niveau inférieur (traitement limité à 1 ou 2 applications/jour)

Effets indésirables (proportionnels au niveau d'activité et à la durée du traitement)

- *Cutanés* : réactions au site d'application : brûlures, dermite faciale rosacéiforme (avec rebond à l'arrêt nécessitant un sevrage progressif), granulome glutéal infantile du siège chez le nourrisson, atrophie cutanée cliniquement manifeste après plusieurs mois ou années, couperose, vergetures linéaires pourpres (surtout au tronc et à la racine des membres), risque d'aggravation de l'acné et de la rosacée, plus rarement dépigmentation, hypertrichose, retard de cicatrisation, très rarement eczéma aigu ou œdème local aigu allergiques (dus à un excipient, exceptionnellement au corticoïde)
- *Risque d'absorption intempestive avec des effets systémiques* identiques à ceux d'une corticothérapie générale (surtout chez le jeune enfant et/ou après usage prolongé sur des surfaces cutanées étendues et/ou sous pansement occlusif)
- *Effet rebond* à l'arrêt dans le psoriasis, dermatite atopique, dermatite séborrhéique
- *Tachyphylaxie* : diminution rapide de l'effet thérapeutique par accoutumance (exceptionnelle)

Précautions d'emploi

- Début du traitement : appliquer 1 fois par jour seulement un corticoïde d'action suffisante, en utilisant uniquement les produits d'activité modérée ou faible sur la face, les plis cutanés, sous occlusion et chez l'enfant
- Arrêt du traitement : interrompre les traitements d'une durée supérieure à une semaine de façon progressive dans les dermatoses inflammatoires chroniques (en espaçant les applications 1 jour sur 2, puis sur 3 ou 4, etc.)
- Utiliser les pommades sur les lésions sèches ou squameuses, les lotions sur les zones pileuses, les crèmes et gels sur les lésions aiguës suintantes et au niveau des plis, le shampoing sur le cuir chevelu

Dermocorticoïdes ou Corticoïdes topiques cutanés (II)*

Dermocorticoïdes d'activité modérée

*Liste I-65 %-Coll ou Non remboursé (**NR**)*

DESONIDE (Crème) LOCAPRED (Crème)	Désonide 0,1 %
TRIDESONIT (Crème)	Désonide 0,05 %

Dermocorticoïdes d'activité faible

CALMICORT (Crème) ***NR***	Hydrocortisone 0,5 %

Dermocorticoïdes + Antiseptiques

NERISONE C (1) (Diflucortolone 0,1 % en crème avec chlorquinaldol) ***NR***

1. Dermocorticoïde d'activité forte.

Dermocorticoïdes + Antifongiques

PEVISONE (2) (Triamcinolone 0,1 % en crème avec éconazole) ***NR***

2. Dermocorticoïde d'activité modérée.

* Voir les propriétés et les conditions d'emploi pages précédentes.

Tacrolimus (topique)

Tacrolimus (topique)[G] *Liste I-65 %-Coll-Prescription réservée aux pédiatres et aux dermatologues*

PROTOPIC	Pommade à 0,1 % : tube de 30 g Pommade à 0,03 % : tube de 30 g	Appliquer en couche mince sur toutes les parties à traiter 2 fois/jour pendant maximum 6 semaines, puis 1 fois/jour jusqu'à guérison des lésions

Contre-indications

Hypersensibilité au tacrolimus ou à d'autres macrolides ou à l'un des excipients
Immunodépression congénitale ou acquise, en particulier médicamenteuse
Enfant < 2 ans

Propriétés

- Macrolide immunosuppresseur, dont le mécanisme d'action dans la dermatite atopique est mal connu (amélioration apparaissant au cours de la première semaine, mais ne pas poursuivre en l'absence d'amélioration après 2 semaines de traitement)
- Passage dans la circulation générale très faible après application cutanée

Indications

- Traitement de la dermatite atopique modérée à sévère en cas de réponse inadéquate ou d'intolérance aux traitements conventionnels, chez l'adulte et chez l'enfant > 2 ans (utiliser uniquement la pommade à 0,03 % chez l'enfant)
- Un traitement d'entretien est possible pour la prévention des poussées et la prolongation des intervalles sans poussée chez les patients avec des exacerbations très fréquentes de la maladie (au moins 4/an) qui ont une bonne réponse initiale (disparition ou quasi-disparition des lésions ou lésions légères)

Effets indésirables

- Très fréquents (50 % des cas, régressant habituellement dans la semaine après le début du traitement) : irritation cutanée locale (prurit, érythème, sensation de brûlure)
- Fréquents : hyperesthésie cutanée au chaud et au froid, picotements cutanés, folliculite, acné, rosacée, infections à *Herpes simplex*, intolérance à l'alcool (rougeur faciale ou irritation cutanée après prise de boissons alcoolisées)
- Risque accru de lymphomes et cancers cutanés liés à une immunodépression locale (171 cas rapportés en 2008) : ne pas utiliser avant l'âge de 2 ans et chez les sujets immunodéprimés, et rechercher l'étiologie de toute adénopathie ou cancer cutané survenant sous traitement

Précautions d'emploi, incompatibilités et interactions médicamenteuses

- Tout signe clinique d'infection au niveau des lésions doit être traité préalablement
- Éviter l'exposition solaire ou aux UV pendant toute la durée du traitement
- Ne pas appliquer sur les muqueuses ou sous pansement occlusif
- Bien se laver les mains avant et après l'application
- Utiliser avec prudence en cas d'insuffisance hépatique malgré la faible résorption
- Grossesse et allaitement : utilisation déconseillée
- Ne pas utiliser simultanément d'autres produits topiques au même site d'application
- Respecter un délai de 1 mois après l'arrêt avant d'effectuer un vaccin vivant atténué

Antiacnéiques (I) :
Peroxyde de benzoyle

Gels à 2,5 % *Liste II-30 %-Coll*

CUTACNYL 2,5 %	Gel aqueux à 2,5 %	Tube de 40 g

Gels et lotions à 5 % *Liste II-30 % ou Non remboursé (**NR**)-Coll*

CUTACNYL 5 %	Gel aqueux à 5 %	Tube de 40 g
ECLARAN 5 % EFFACNÉ 5 %	Gel aqueux à 5 %	Tube de 45 g Tube de 30 g
PAPCLAIR 5 % ***NR***	Gel aqueux à 5 %	Tube de 40 g

Gels à 10 % *Liste II-30 %*

CUTACNYL 10 %	Gel aqueux à 10 %	Tube de 40 g
ECLARAN 10 %	Gel aqueux à 10 %	Tube de 45 g
PANNOGEL 10 %	Gel aqueux à 10 %	Tube de 40 g

Contre-indications
Hypersensibilité connue aux peroxydes (eau oxygénée) Association avec des kératolytiques ou d'autres produits irritants

Propriétés

- Antiacnéique anti-inflammatoire de référence, légèrement kératolytique, ayant une action bactéricide puissante sur *Propionibacterium acnes* (suppression totale après 2 semaines) et les staphylocoques, et un effet antiséborrhéique, utilisable dans les acnés à prédominance inflammatoire (acné débutante micropustuleuse acné du menton chez la femme, acné du dos chez l'homme)
- Son action peut apparaître après seulement 7 jours de traitement
- Après application sur la peau, transformation en acide benzoïque dont environ 5 % passe dans la circulation générale

Indications et posologie

- *Lotions et gels* : acné polymorphe juvénile, surtout inflammatoire (1 à 2 applications/jour en traitement d'attaque, puis diminuer progressivement jusqu'à 1 à 3 applications/semaine en traitement d'entretien)
- *Savon dermatologique* : acné modérée à prédominance inflammatoire et qui ne justifie pas la prescription d'antiacnéiques majeurs (savonnage 1 à 2 fois/jour pendant 1 à 2 minutes, suivi d'un rinçage abondant, en évitant tout contact avec les yeux, les muqueuses et les régions sensibles du cou)

Effets indésirables

- Réactions locales par phototoxicité ou irritation cutanée (rougeurs, sensation de cuisson, desquamation cutanée, sécheresse de la peau), possibilité d'eczéma de contact allergique par sensibilisation aux peroxydes nécessitant l'arrêt du traitement (1 à 2 % des cas)
- Décoloration des textiles (literie et vêtements → utiliser des vêtements de nuit et une literie de couleur blanche) et des phanères (cheveux)

Précautions d'emploi

- Se laver les mains après l'application du produit
- Éviter l'exposition solaire ou aux rayons ultraviolets (phototoxicité irritation) → appliquer le soir et bien rincer le matin
- Utiliser avec prudence sur le visage (ne pas mettre au pourtour des yeux et des orifices naturels) et chez les sujets à peau fine, blonds ou roux
- En cas d'irritation, réduire la concentration et/ou la fréquence des applications, et utiliser de préférence une préparation à excipient aqueux (et non alcoolique)
- Utiliser conjointement une crème adoucissante ou hydratante
- Arrêter le traitement en cas de réaction allergique ou d'irritation intolérable

Incompatibilités physico-chimiques

- Ne pas mélanger dans une même préparation avec la trétinoïne et/ou avec l'érythromycine (oxydation et inactivation de ces produits par le peroxyde de benzoyle) → prescrire l'un des produits le matin et l'autre le soir si nécessaire

Antiacnéiques (II) :
Antibiotiques antiacnéiques

Érythromycine topique cutanée *Liste I-15 %-Coll*

ÉRYACNÉ	Solution alcoolique à 4 % : fl. 100 ml	Application 1 à 2 fois/jour sur les régions acnéiques en massant légèrement pendant 1 à 3 mois
ÉRYFLUID	Solution alcoolique à 4 % : fl. 30 ml ou 100 ml	*Idem*
ÉRYTHROGEL	Gel alcoolique à 4 % : tube de 30 g	*Idem*

Clindamycine topique cutanée *Liste I-Non remboursé*

DALACINE T TOPIC CLINDAMYCINE 1 %	Solution alcoolique à 1 % : fl. 30 ml ou 100 ml	Application 2 fois/jour sur les régions acnéiques en massant légèrement pendant 1 à 3 mois
ZINDACLINE	Gel à 1 % : tube de 90 g	Application 1 fois/jour sur les régions acnéiques en massant légèrement pendant 1 à 3 mois

Antibiotiques *per os* ayant une action antiacnéique

Acné polymorphe juvénile : les cyclines *per os* à faibles doses (100 mg/jour de doxycycline ou 150 à 300 mg/jour de lymécycline pendant 3 mois par exemple) sont efficaces dans les acnés inflammatoires par réduction de la prolifération microbienne et probablement par un effet anti-inflammatoire propre. Ils sont couramment utilisées dans l'acné en traitement starter, en association à un anti-acnéique kératolytique (il n'est pas certain que les macrolides aient une activité comparable et sont moins utilisés car de coût plus élevé). **LA MINOCYCLINE NE DOIT PLUS ÊTRE UTILISÉE (RISQUE DE SYNDROME D'HYPERSENSIBILITÉ MÉDICAMENTEUSE OU DRESS POTENTIELLEMENT MORTEL).**

Contre-indications
Hypersensibilité connue à l'érythromycine ou aux lincosanides

Propriétés

- Antiacnéique d'action locale de la famille des macrolides (érythromycine) ou des lincosanides (clindamycine), ayant une action antibactérienne sur *Propionibacterium acnes* et sur les staphylocoques
- Des études ont cependant montré que leur pénétration dans le follicule pilo-sébacé était médiocre et que leur faible concentration pourrait favoriser l'apparition de résistances, ce qui incite à les utiliser en association à d'autres topiques (rétinoïdes notamment)

Indications

- Acné polymorphe juvénile (formes inflammatoires papulo-pustuleuses)

Effets indésirables

- Érythromycine : sécheresse cutanée transitoire, réactions allergiques (prurit, érythème)
- Clindamycine : possibilité d'irritation cutanée, réactions allergiques (prurit, érythème)
- Risque de modification de la flore bactérienne

Précautions d'emploi

- Se laver les mains après l'application du produit
- Ne pas appliquer sur peau érodée ou excoriée, ni à proximité de l'œil, de la bouche ou sur les muqueuses (rincer abondamment à l'eau en cas de contact accidentel)
- Clindamycine : utiliser avec prudence en cas de colite et d'antécédents de colite (car risque de résorption transcutanée du produit non exclu) → interrompre le traitement en cas de survenue d'une diarrhée, qui pourrait être symptomatique d'une colite pseudo-membraneuse analogue à celles qui ont été décrites après administration orale
- Grossesse et allaitement : innocuité de la clindamycine non établie

Incompatibilités physico-chimiques

- Ne pas mélanger dans une même préparation avec le peroxyde de benzoyle (oxydation et inactivation par le peroxyde de benzoyle) → prescrire l'un de ces produits le matin et l'autre le soir si une bithérapie est nécessaire

Antiacnéiques (III) :
Vitamine A acide ou Acide rétinoïque ou Trétinoïne topique cutanée

Spécialités à 0,025 %

RETACNYL Crème à 0,025 % *Liste I-Non remboursé*	Tube de 30 g
ERYLIK Gel *Liste I-65 %-Coll*	Tube de 30 g (avec 4 % d'érythromycine)

Spécialités à 0,05 % *Liste I-30 %-Coll*

EFFEDERM Crème	Tube de 30 g
EFFEDERM Lotion	Fl. 50 ml
KÉTREL Crème	Tube de 30 g
LOCACID Crème	Tube de 30 g

Spécialités à 0,05 % *Liste I-Non remboursé*

RETACNYL Crème à 0,05 %	Tube de 30 g
TRETINOINE Gel	Tube de 30 g

Spécialités fortement dosées *Liste I-30 %-Coll*

LOCACID Solution à 0,1 %	Fl. 15 ml à 0,1 %

Contre-indications
Hypersensibilité à l'un des constituants, association à d'autres produits irritants

Propriétés

- Antiacnéique kératolytique favorisant l'élimination des comédons et des microkystes, accélérant l'évolution des éléments inflammatoires papulo-pustuleux et prévenant la formation de nouveaux éléments rétentionnels, utilisable dans l'acné à prédominance rétentionnelle (l'association à un antibiotique local ou *per os* est intéressante dans les acnés mixtes inflammatoires et rétentionnelles) = amélioration après 6 semaines, mais efficacité maximale après 3 à 4 mois seulement (sinon, envisager un autre traitement)
- Efficacité sur les signes du vieillissement cutané lié au soleil ou héliodermie (appliquer le soir une préparation à 0,025 % ou 0,05 %, en espaçant les applications après 6 mois, avec une crème hydratante le matin et une crème écran total si ensoleillement), et dans le mélasma (appliquer le soir, une amélioration étant constatée à partir du 6e mois dans plus de 60 % des cas)

Indications

- *Spécialités à 0,025 % et 0,05 %* : acné polymorphe juvénile, surtout à prédominance rétentionnelle (comédonienne ou microkystique), acné médicamenteuse (barbituriques, corticoïdes, etc.), acné professionnelle (hydrocarbures halogénés, huiles, etc.), héliodermie
- *Solution à 0,1 %* : réservée au traitement des acnés du dos
- *Solution à 0,2 %* : réservée au traitement des troubles de la kératinisation génétiques et résistants aux autres traitements (hyperkératoses, dyskératoses)

Posologie dans l'acné

- Faire 1 ou 2 applications/jour (ou moins selon la tolérance) pendant 2 à 4 mois, puis réduire à 1 à 2 applications/semaine avec les préparations les moins concentrées

Effets indésirables

- Fréquents : irritation locale survenant après 7 à 10 jours, transitoire en règle générale (érythème, sensation de cuisson, desquamation fine) mais pouvant nécessiter l'arrêt temporaire ou définitif, plus rarement poussée pustuleuse initiale transitoire

Précautions d'emploi

- Se laver les mains après l'application du produit
- Éviter l'exposition solaire ou aux rayons ultraviolets (irritation majorée)
- Tester la sensibilité individuelle lors des premières applications (faire des applications répétées sur une petite surface = touche d'essai)
- Utiliser avec prudence sur le visage (ne pas mettre au pourtour des yeux et des orifices naturels), et chez les sujets à peau fine, blonds ou roux (utiliser alors les préparations concentrées à 0,025 % seulement)
- Utiliser conjointement une crème adoucissante ou hydratante
- Réduire la concentration et la fréquence des applications en cas d'irritation locale trop importante, ou suspendre temporairement le traitement
- **Grossesse : déconseillé formellement** malgré l'absorption percutanée faible (effet tératogène majeur des rétinoïdes par voie orale)

Incompatibilités physico-chimiques

- Ne pas mélanger dans une même préparation avec le peroxyde de benzoyle (oxydation et inactivation de l'acide rétinoïque par le peroxyde de benzoyle) → prescrire l'un des produits le matin et l'autre le soir si une bithérapie est nécessaire

Antiacnéiques (IV) :
Isotrétinoïne topique cutané

Isotrétinoïne percutanée *Liste I-Non remboursé*

ROACCUTANE GEL	Gel à 0,05 % d'isotrétinoïne Tube de 25 g ou 50 g	Application 1 à 2 fois/jour sur les régions acnéiques en massant légèrement, pendant 3 mois environ
ANTIBIOTREX (avec érythromycine)	Gel à 0,05 % d'isotrétinoïne + 2 % d'érythromycine Tube de 30 g	*Idem*

Contre-indications
Hypersensibilité à l'un des constituants Association avec d'autres produits irritants

Propriétés
– Antiacnéique local de type rétinoïde (isomère synthétique de la trétinoïne), dont la résorption percutanée semble faible ou nulle, ayant globalement la même efficacité que les préparations de trétinoïne à usage local

Indications
– Acné polymorphe juvénile, notamment l'acné à prédominance rétentionnelle (comédonienne ou microkystique)

Effets indésirables
– Irritation locale (60 % des cas) au cours des premières semaines de traitement, modérée et diminuant avec l'espacement des applications : érythème sec avec sensation de cuisson, notamment au niveau du cou et des zones péribuccales

Précautions d'emploi
– Se laver les mains après l'application du produit
– Éviter l'exposition solaire ou aux rayons ultraviolets, et l'utilisation simultanée de tout produit parfumé ou alcoolisé ou d'autres médicaments ayant un pouvoir kératolytique ou exfoliant (irritation majorée)
– Ne pas mettre au pourtour des yeux et des orifices naturels, dans les narines, la bouche ou sur les muqueuses
– Réduire la fréquence des applications en cas d'irritation locale trop importante, ou suspendre temporairement le traitement
– **Grossesse : déconseillée formellement** malgré la faible absorption percutanée (effet tératogène majeur des rétinoïdes par voie orale)

Antiacnéiques (V) :
Adapalène topique cutané

Adapalène[G] *Liste I-30 %-Coll*

DIFFERINE	Gel à 0,1 % : tube de 30 g Crème à 0,1 % : tube de 30 g	1 application chaque soir sur les régions acnéiques en massant légèrement, pendant 3 à 6 mois

Adapalène + Peroxyde de benzoyle *Liste I-Non remboursé*

EPIDUO	Gel à 0,1 % d'adapalène + 2,5 % de peroxyde de benzoyle : tube de 30 g	1 application chaque soir sur les régions acnéiques en massant légèrement, pendant 3 mois

Contre-indications

Hypersensibilité à l'un des constituants

Propriétés
- Antiacnéique local de type rétinoïde, dont l'absorption percutanée est de 4 % environ, ayant globalement la même efficacité que les préparations de trétinoïne à usage local, l'amélioration des lésions étant le plus souvent visible après 1 à 3 mois (réduction de 60 %), paraissant mieux toléré que les autres rétinoïdes et ayant un effet anti-inflammatoire (intérêt potentiel dans les acnés inflammatoires)
- Association de deux antiacnéiques de mécanismes différents mais complémentaires

Indications
- Acné polymorphe juvénile, notamment l'acné à prédominance rétentionnelle
- Acné vulgaire en présence de comédons, papules et pustules (Epiduo)

Effets indésirables
- Sensation de chaleur et picotements après l'application, possibilité d'irritation locale disparaissant en espaçant les applications ou à l'arrêt du traitement
- Peroxyde de benzoyle (*cf.* les produits correspondants)

Précautions d'emploi
- Se laver les mains après l'application du produit
- Éviter l'exposition solaire ou aux rayons ultraviolets, et l'utilisation simultanée de tout produit parfumé ou alcoolisé et d'autres médicaments ayant un pouvoir kératolytique ou exfoliant (irritation majorée)
- Ne pas mettre au pourtour des yeux et des orifices naturels, dans les narines, la bouche ou sur les muqueuses
- Réduire la fréquence des applications en cas d'irritation locale trop importante, ou suspendre temporairement le traitement
- **Grossesse : déconseillée formellement** malgré la faible absorption percutanée (effet tératogène majeur des rétinoïdes par voie orale)

Antiacnéiques (VI) : Acide azélaïque

Acide azélaïque *Liste I-Non remboursé*

SKINOREN	Crème à 20 % : 30 g	Application matin et soir en massant légèrement
Contre-indications Hypersensibilité connue à l'acide azélaïque ou au propylèneglycol		

Propriétés
– Antiacnéique local ayant une action antibactérienne sur *Propionibacterium acnes* et les staphylocoques, une action kératolytique paraissant comparable à celle de la trétinoïne et une action anti-inflammatoire paraissant comparable à celle du peroxyde de benzoyle, avec l'intérêt par rapport à ces produits d'être mieux toléré et de ne pas entraîner de photosensibilisation (l'amélioration de l'acné est plus lente qu'avec ces produits mais augmente avec la poursuite du traitement)
– Absorption percutanée faible (3,6 % des doses appliquées), élimination par les urines sous forme inchangée et métabolisée (bêta-oxydation)

Indications
– Acné papulo-pustuleuse d'intensité légère à modérée du visage (réduction de 80 % du nombre des lésions acnéiques après 6 mois d'application)

Effets indésirables
– Généralement transitoires : possibilité d'érythème, desquamation, sensation de brûlure ou prurit disparaissant souvent malgré la poursuite du traitement
– Peu fréquents (< 1 %) : dermite de contact, œdème facial, dyschromies cutanées (hypopigmentation)

Précautions d'emploi
– Se laver les mains après l'application du produit
– Ne pas appliquer au niveau de l'œil et des muqueuses (rincer abondamment à l'eau en cas de contact accidentel)
– Réduire la posologie à une application quotidienne ou arrêter momentanément le traitement en cas d'irritation locale persistante et importante
– Grossesse : utilisation déconseillée

Antiacnéiques (VII) : Zinc

Zinc (Gluconate de zinc)[G]

EFFIZINC RUBOZINC *Remboursement 65 %-Coll*	30 ou 60 gél. 15 mg 30 gél. 15 mg	Acné inflammatoire : 30 mg/jour le matin à jeun pendant 3 mois, puis 15 mg/jour
GRANIONS de ZINC *Non remboursé*	30 amp. buv. 15 mg	Acrodermatite entéropathique : 15 mg/jour le matin à jeun jusqu'à la puberté, puis 15 à 30 mg/jour

Contre-indications

Hypersensibilité à l'un des constituants

Propriétés

– Oligo-élément qui est un constituant essentiel de très nombreux enzymes, joue un rôle dans la synthèse des protéines et des acides nucléiques, et guérit l'acrodermatite entéropathique (affection autosomique récessive rare liée à un trouble de l'absorption et/ou du métabolisme du zinc)
– Action sur la composante inflammatoire de l'acné par un mécanisme mal connu et avec un délai d'action de 6 à 8 semaines
– *Besoins quotidiens en zinc* = 12 mg chez l'adulte, 20 à 25 mg chez la femme enceinte ou qui allaite, 3 à 15 mg selon l'âge chez l'enfant (apport alimentaire surtout par les aliments d'origine animale : viande, abats, poissons, crustacés, coquillages, jaune d'œuf)

Indications

– Acné inflammatoire, microkystique et/ou nodulaire
– Acrodermatite entéropathique (guérison spectaculaire, traitement à vie)

Effets indésirables

– Gastralgies spontanément résolutives (10-20 %) avec le sulfate de zinc (mais le gluconate de zinc présent dans les spécialités citées ici est mieux toléré)
– **Surdosage** : carence en cuivre (anémie sidéroblastique et/ou leucopénie par aplasie médullaire, diminution du cholestérol HDL)

Interactions médicamenteuses et alimentaires

– ***Associations déconseillées*** (chélation du zinc) : calcium, fer, tétracyclines, topiques gastro-intestinaux, aliments riches en acide phytique (pain, céréales, germes de soja, noix et autres oléagineux), œufs durs, lait et laitages, café. À prendre donc de préférence en dehors des repas
– *Respecter un intervalle de 2 heures entre les prises orales* avec les fluoroquinolones

Antiacnéiques (VIII) :
Isotrétinoïne orale ou Acide 13-cis-rétinoïque

Isotrétinoïne[G] (1) *Liste I-65 %-Coll-Médicament à prescription restreinte*

CONTRACNÉ CURACNÉ PROCUTA	30 cap. molles à 5 mg, 10 mg, 20 mg ou 40 mg	Acné étendue (visage, tronc) évolutive et inflammatoire : de 0,5 mg/kg à 1mg/kg/jour en 1 ou 2 prises aux repas
ISOTRÉTINOÏNE TEVA	30 cap. molles à 10 mg ou 20 mg	*Idem*

1. **En raison de l'incompétence de certains prescripteurs et pharmaciens (existence de grossesses déclarées sous isotrétinoïne de 0,26/1 000 femmes traitées en France), *ce produit est un médicament à prescription restreinte soumis à une réglementation très contraignante* : prescription limitée à un mois, après test de grossesse sérique qualitatif négatif dans les 3 jours précédents (à mentionner sur l'ordonnance),** information des patients des deux sexes des risques tératogènes, notamment, accord de soin et de contraception signé par les femmes le jour de la prescription, nouveau test de grossesse qualitatif réalisé chaque mois pendant le traitement (mentionner sa négativité sur l'ordonnance) et enfin 5 semaines après l'arrêt de ce médicament tératogène.
La posologie initiale est de 0,5 mg/kg/jour pendant 1 mois, puis sera adaptée en fonction de la tolérance et de l'efficacité (augmentation jusqu'à 1 mg/kg/jour en cas de bonne tolérance ou réduction parfois à 0,1 mg/kg/jour dans le cas contraire), le traitement étant poursuivi jusqu'au contrôle complet de l'acné (généralement 4 mois, parfois plus dans les acnés nodulokystiques du tronc et de la nuque) ou mieux jusqu'à l'obtention d'une dose cumulative de 100 à 150 mg/kg. En effet, la fréquence des rechutes dépend de la dose quotidienne (13 % de rechutes à la dose de 1 mg/kg/jour et 42 % à 0,5 mg/kg/jour), de la localisation (27 % de rechutes au niveau du visage et 43 % au niveau du tronc), mais surtout de la dose cumulative (100 à 150 mg/kg permet d'espérer l'absence de rechute → si elle survient, après un délai moyen de 1 an, on pourra envisager une 2e cure).

Autres médicaments à action antiacnéique

Cyprotérone (voir ce terme) : progestatif antiandrogénique et antigonadique (avec effet contraceptif à partir de 1 mg/jour x 21 jours/mois), ayant une action antiacnéique par réduction de la production sébacée. Cependant, la cyprotérone présente un risque thrombo-embolique environ 3 fois plus élevé qu'avec le lévonorgestrel (progestatif contenu dans d'autres pilules contraceptives).

Contre-indications
Femmes en âge de procréer et sans contraception efficace, grossesse et allaitement Insuffisance hépatique, insuffisance rénale sévère, hyperlipidémies Hypersensibilité au produit, hypervitaminose A, certaines associations (*cf.* Interactions)

Propriétés

- Dérivé de la vitamine A agissant dans l'acné par 3 mécanismes (effet antiséborrhéique, réduction de l'hyperkératose, et effet anti-inflammatoire), permettant un contrôle complet de l'acné et des rémissions prolongées qui sont souvent des guérisons, mais ayant un ***effet tératogène et embryotoxique majeur***
- Absorption digestive suivie d'un ou plusieurs passages entéro-hépatiques, fixation à 99,9 % à l'albumine, demi-vie de 10 à 30 heures, métabolisation partielle notamment en 4-oxo-isotrétinoïne active, élimination biliaire (50-75 % en 3 jours)

Indications (traitement réservé aux acnés résistantes aux traitements habituels)

- Acnés sévères (notamment acné inflammatoire et nodulaire, acné évolutive entraînant des cicatrices atrophiques, acné du dos, acné récidivant rapidement, acné résistante à un traitement classique de 3 mois), acné nodulokystique, acné conglobata

Effets indésirables (fréquents, et pour certains dose-dépendants)

- *Troubles cutanéo-muqueux fréquents* : chéilite desquamative sèche (95 %), érythème et desquamation faciale (80 %), sécheresse cutanée (50 %) avec parfois prurit, sécheresse nasale fréquente, épistaxis, desquamation palmo-plantaire, irritation conjonctivale avec parfois blépharo-conjonctivite, sécheresse vaginale
- *Troubles cutanéo-muqueux moins fréquents* : poussée transitoire d'acné entre le 15e et le 30e jour, chute de cheveux réversible à l'arrêt, irritation du méat uréthral
- *Troubles cutanéo-muqueux plus rares* : urticaire, érythème noueux, hypersensibilité au soleil, granulomes inflammatoires des lésions acnéiques ou périunguéaux
- Bouche sèche, hypertriglycéridémie, soif, asthénie, nausées, arthro-myalgies, vomissements, plus rarement ossifications ligamentaires et hyperostose calcanéenne et/ou rachidienne (à dose $\neq$ 2 mg/kg/j et $\geq$ 2 ans), hypertension intracrânienne, hypercholestérolémie, hyperuricémie, élévation des transaminases, dépôts cornéens réversibles à l'arrêt, dépression, conduites suicidaires, crises convulsives, photophobie, troubles visuels, troubles auditifs, infarctus du myocarde, AVC, lésions muqueuses intestinales (diarrhée glairo-sanglante, iléite, colite), oculaires (conjonctivite), ORL (épistaxis), respiratoires et urinaires

Précautions d'emploi et interactions médicamenteuses

- **Femmes en âge de procréer : contraception efficace et obligatoire** commencée 1 mois avant et poursuivie pendant 5 semaines après l'arrêt du traitement
- Pour tous les patients, adolescents en particulier, faire préciser les antécédents psychologiques et psychiatriques personnels et familiaux et évaluer l'état psychologique actuel (risque de dépression, parfois sévère)
- Surveillance : bilan hépatique et lipidique avant traitement, puis après 1 mois, puis tous les 3 à 4 mois (et plus souvent chez les sujets à risque métabolique et éthyliques) → arrêt en cas d'élévation persistante des transaminases et/ou d'hypertriglycéridémie importante (> 5 mmol/l) ou d'hypercholestérolémie, et en cas de signes dépressifs
- **Éviter toute épilation à la cire** pendant le traitement et les 2 mois suivant l'arrêt
- Prescrire un pain surgras ou sans savon pour la toilette, un stick hydratant pour les lèvres, une crème hydratante pour le visage, une pommade nasale grasse si besoin, un écran solaire en cas d'exposition, et ne pas porter de lentilles cornéennes (irritation)
- ***Associations contre-indiquées*** : cyclines
- ***Associations déconseillées*** : acitrétine et vitamine A (hypertension intracrânienne), inducteurs enzymatiques (inactivation des contraceptifs), topiques antiacnéiques asséchants

Traitements locaux de la rosacée (I)

Métronidazole topique cutané *Liste I-30 %-Coll*

ROZEX ROZACRÈME ROZAGEL ROSICED	Gel, crème ou émulsion fluide à 0,75 % : tube de 30 g	Application locale en couche mince matin et soir pendant 3 à 4 mois

Contre-indications

Hypersensibilité aux différents composants

Propriétés et indications

– Antibactérien et antiparasitaire actif sur de nombreux germes, pratiquement pas résorbé après application locale
– Traitement local de la rosacée par effet sur la composante inflammatoire papulo-pustuleuse (pas d'action sur les télangiectasies)

Effets indésirables et précautions d'emploi

– Picotements, prurit et sensations de brûlures, rarement eczéma de contact, urticaire, bronchospasme → interrompre momentanément ou définitivement le traitement en cas d'intolérance, éviter l'exposition solaire ou aux UV, éviter le contact avec les yeux (se laver les mains après l'application)
– Association utile avec la doxycycline *per os* dans les rosacées sévères
– Utilisation envisageable au cours de la grossesse et de l'allaitement

Acide azélaïque *Liste I-Non remboursé*

FINACEA	Gel à 15 % : 30 g	Application matin et soir en massant légèrement

Contre-indications

Hypersensibilité connue à l'acide azélaïque ou au propylèneglycol

Propriétés et indications

– Préparation antiacnéique à usage local
– Rosacée papulo-pustuleuse (diminution de l'érythème dans 45 à 56 % des cas et des lésions papulo-pustuleuses dans 73 % des cas, soit une efficacité superposable à celle du métronidazole topique cutané, les deux produits n'ayant pas d'action sur les télangiectasies, le rhinophyma, les blépharo-conjonctivites)

Effets indésirables et précautions d'emploi

– Sensations de brûlures, picotements, prurit, sécheresse cutanée, desquamation, rash, dermatite de contact, dyschromies cutanées
– Réservé à l'usage externe. Éviter tout contact avec la bouche, les yeux et les muqueuses
– Grossesse : utilisation déconseillée

Traitements locaux de la rosacée (II)

Anticouperosiques locaux *Liste I-Non remboursé*

DITAVENE Crème Héparine + Digitoxine	Crème : 20 g	Massage local 2 à 3 fois/jour pendant 2 à 6 semaines

Contre-indications
Traitement anticoagulant Hypersensibilité connue aux différents composants

Propriétés et indications (activité non démontrée)

- Topiques ayant expérimentalement un effet anti-inflammatoire et veinotonique, utilisés dans la couperose, l'érythrose faciale, les capillarites et télangiectasies

Effets indésirables

- Possibilité de réactions allergiques locales rares

Kératolytiques (I) : Acide salicylique

Pommades kératolytiques

VASELINE SALICYLÉE *Remboursement 15 %-Coll*	Préparation magistrale de 1 % à 5 % (à mettre en tube)	Application locale 1 à 2 fois/jour
COLD-CREAM SALICYLÉ *Non remboursé*	Émulsion E/H à 1 % : tube de 45 ou 90 g	*Idem*

Pommades kératolytiques avec corticoïde

Liste I-15 %-Coll ou Non remboursé

BETNESALIC (1) + Bétaméthasone 1 ‰	Tube de 30 g à 3 %	Application locale 1 à 2 fois/jour
DIPROSALIC (1) + Bétaméthasone 0,5 ‰	Tube de 30 g à 3 %	*Idem*
NERISALIC Crème (1) + Diflucortolone 0,1 ‰	Tube de 10 g à 3 % Tube de 30 g à 3 %	*Idem*

1. Kératolytique contenant un dermocorticoïde d'activité importante.

Lotions kératolytiques avec corticoïde

DIPROSALIC Lotion (2) + Bétaméthasone 0,5 ‰ *Liste I-15 %-Coll*	Solution alcoolique d'acide salicylique à 2 % (30 g)	Application locale 1 à 2 fois/jour
LOCALONE Lotion (3) + Triamcinolone 0,2 ‰ *Liste I-Non remboursé*	Solution alcoolique d'acide salicylique à 0,1 % (125 ml)	*Idem*

2. Kératolytique contenant un dermocorticoïde d'activité importante.
3. Kératolytique contenant un dermocorticoïde d'activité modérée.

Contre-indications

Acide salicylique : hypersensibilité aux salicylés ou aux autres composants
Application sur les muqueuses ou au niveau de l'œil
ou sur les dermatoses suintantes ou des plis cutanés
Dermocorticoïdes : Infections cutanées bactériennes, virales,
mycosiques, parasitaires, acné, rosacée, atrophie cutanée, lésions ulcérées

Propriétés

– Topique kératolytique utilisé pour le décapage des lésions dans les psoriasis et dermatoses squameuses sèches très kératosiques, associé dans certaines spécialités à un dermocorticoïde (effet anti-inflammatoire et cytostatique sur les kératinocytes et les fibroblastes)

Indications

– Pommades kératolytiques :
  - Dermatoses squameuses et kératosiques : psoriasis avec composante hyperkératosique importante (décapage des squames psoriasiques avant traitement par dermocorticoïdes, réducteurs ou photochimiothérapie), eczémas secs lichénifiés, dermatoses lichénifiées, hyperkératoses et parakératoses, kératodermies palmo-plantaires, névrodermites
– Lotions kératolytiques :
  - Mêmes indications sur les lésions situées au niveau du cuir chevelu, des régions pileuses et des plis cutanés
  - Pityriasis capitis (pellicules du cuir chevelu)

Effets indésirables

– Possibilité de réactions allergiques locales aux différents composants (chez les sujets allergiques à l'aspirine et aux salicylés notamment)
– Ceux des dermocorticoïdes pour les associations (*cf.* en début de chapitre)
– **Surdosage** : des tableaux d'intoxication salicylée grave et une hypoglycémie réfractaire chez un insuffisant rénal ont été décrits lors d'applications de crème à 10 % d'acide salicylique sur 80 % de la surface cutanée

Précautions d'emploi

– Ne pas appliquer au niveau de l'œil, sur les muqueuses, sur les dermatoses suintantes ou des plis (risque d'irritation) ou sur des surfaces étendues surtout chez l'enfant (risque d'effets systémiques)
– Grossesse : éviter l'acide salicylique au cours du 3e trimestre et surtout au cours du dernier mois (par analogie avec les salicylés par voie orale)

Interactions médicamenteuses

– ***Associations déconseillées*** : analogues de la vitamine D en topiques (car inactivation de ces produits à pH acide)

Kératolytiques (II) : Rétinoïdes aromatiques

Acitrétine *Liste I-65 %-Coll-Prescription initiale réservée aux dermatologues*

SORIATANE 10 mg SORIATANE 25 mg	30 gél. 10 mg 30 gél. 25 mg	*Traitement d'attaque* (1) : A. 10 à 25 mg/jour pendant 2 à 3 semaines puis jusqu'à une dose maximale de 75 mg/jour en 1 prise à l'un des repas *Traitement d'entretien* à la dose minimale efficace : A. 25 à 35 mg/jour en 1 prise à l'un des repas

1. *Chez l'adulte*, la posologie initiale est habituellement de 25 mg/jour et sera si besoin augmentée, après au moins 2 semaines, par paliers de 10 mg tous les 15 jours jusqu'à une posologie maximale de 75 mg/jour, le traitement d'entretien étant poursuivi ensuite à une posologie aussi faible que possible (en moyenne 25 à 35 mg/jour), des fenêtres thérapeutiques étant possibles dans la plupart des cas en fonction de l'évolutivité de la maladie traitée.
En raison du risque tératogène majeur, **un programme de prévention de la grossesse (PPG) est obligatoire** pour les femmes en âge de procréer :
– Prescription initiale réservée aux dermatologues.
– Recueil de l'accord de soins et de contraception de la patiente.
– Remise d'un carnet-patiente complété.
– Obtention d'un test sérologique de grossesse négatif qui doit être renouvelé tous les mois.
– Prescription limitée à 1 mois de traitement.
– Délivrance au plus tard 7 jours après la prescription.
– Renouvellement de la prescription par tout médecin dans la limite d'un an au terme duquel une nouvelle prescription par un dermatologue est requise.
Chez l'enfant, la survenue possible d'effets secondaires graves sur le développement osseux lors des traitements à long terme impose de n'utiliser ce produit que comme un ultime recours thérapeutique en surveillant étroitement l'évolution de la croissance et le développement osseux, à une posologie de 0,5 mg/kg/jour environ (pouvant au besoin dans certains cas être augmentée jusqu'à 1 mg/kg/jour sur une période limitée mais sans dépasser toutefois 20 mg/jour), la dose d'entretien devant être aussi faible que possible.

Acide lactique *Remboursement 65 %*

Préparation officinale	Acide lactique ... 10 à 40 g Eau stérile .... 100 g	Application locale 2 fois/jour

Contre-indications

Dermatoses suintantes, fissuraires ou inflammatoires

Propriétés et indications

– Kératolytique d'action faible ayant également une légère action antiseptique
– Traitement des états d'hyperkératose : ichtyoses, kératodermies palmo-plantaires

Contre-indications
Hypersensibilité connue à l'acitrétine, certaines associations (*cf.* Interactions)
Insuffisance hépatique ou rénale, hyperlipidémies, hypervitaminose A
Femmes en âge de procréer et sans contraception efficace, grossesse et allaitement

Propriétés

- Métabolite actif de l'étrétinate (ex-Tigason), normalisant les processus de prolifération cellulaire, de différenciation et de kératinisation de l'épiderme chez le sujet atteint de psoriasis et de troubles sévères de la kératinisation, ayant un **effet tératogène majeur**
- Absorption digestive incomplète (60 %) augmentée par la prise à l'un des repas, forte fixation aux protéines plasmatiques (99,9 %), état d'équilibre atteint en 7 à 10 jours, métabolisation hépatique, demi-vie d'élimination de 60 heures, élimination lente par les urines (40 %) et les fèces (50 %), passage transplacentaire et dans le lait maternel

Indications

- Psoriasis pustuleux ou érythrodermique (traitement de première intention), psoriasis palmo-plantaire, psoriasis sévères ou étendus résistants aux autres traitements
- Troubles sévères de la kératinisation (ichtyoses graves, érythrodermies ichtyosiformes, kératodermies palmo-plantaires sévères, maladie de Darier), lichen plan sévère (en général, associé avec une photothérapie)

Effets indésirables (80 % des cas)

- **EFFET TÉRATOGÈNE MAJEUR** (atteinte du SNC, du squelette, cardio-vasculaire)
- *Cutanéo-muqueux* (dose-dépendants) : chéilite desquamative sèche et rhagades des commissures labiales (quasi-constantes), sécheresse oculaire avec irritation (50 %), conjonctivites, intolérance au port des lentilles cornéennes, sécheresse nasale avec parfois épistaxis, chute de cheveux, fragilité des ongles, paronychie, sécheresse cutanée, plus rarement desquamation de la peau des extrémités, sécheresse buccale
- *Osseux* (traitements prolongés à forte dose) : hyperostose, calcifications des tissus mous, ostéoporose, soudure prématurée des cartilages de conjugaison chez l'enfant
- *Divers* : myalgies et arthralgies, céphalées, baisse de la vision crépusculaire, élévation des transaminases et des phosphatases alcalines voire hépatites (rares), élévation des triglycérides et du cholestérol pouvant nécessiter un traitement hypolipémiant

Précautions d'emploi et interactions médicamenteuses

- **Femmes en âge de procréer : contraception efficace et obligatoire commencée 1 mois avant et poursuivie pendant 2 ans après l'arrêt du traitement. Un test de grossesse négatif (β-HCG plasmatiques) de moins de 3 jours est obligatoire avant la mise en route du traitement et il sera renouvelé tous les mois pendant la durée de la contraception**
- Le **don de sang est contre-indiqué** pendant 1 an après l'arrêt (risque tératogène)
- Bilan hépatique et lipidique préalable puis tous les 15 jours pendant 2 mois puis tous les 3 mois → arrêt du traitement en cas d'élévation persistante des transaminases ou phosphatases alcalines, et/ou d'hypertriglycéridémie importante (> 5 mmol/l)
- Interdiction de consommer de l'alcool pendant le traitement et les 2 mois suivants
- Recherche périodique de troubles de l'ossification lors des traitements prolongés
- ***Associations contre-indiquées*** : progestatifs microdosés contraceptifs (possibilité d'inefficacité contraceptive → utiliser un contraceptif œstro-progestatif et attendre un cycle avant d'utiliser l'acitrétine), tétracyclines (risque d'hypertension intracrânienne)
- ***Associations déconseillées*** : isotrétinoïne et vitamine A (risque d'hypertension intracrânienne), inducteurs enzymatique (car risque d'inactivation des contraceptifs), phénytoïne (défixation protéique de la phénytoïne)
- **Association synergique** avec la photothérapie (PUVAthérapie, UVB)

Kératolytiques (III) : Rétinoïdes acétyléniques

Tazarotène *Liste I-30 %-Coll*

ZORAC 0,05 % ZORAC 0,1 %	Gel à 0,05 % : tube de 15 g ou 60 g Gel à 0,1 % : tube de 15 g ou 60 g	Appliquer sur les lésions en couche mince 1 fois/jour le soir

Contre-indications

Hypersensibilité à l'un des composants
Psoriasis pustuleux ou exfoliant
Application sur le visage, le cuir chevelu ou dans les plis cutanés
Grossesse et allaitement

Propriétés

– Rétinoïde acétylénique, converti au niveau cutané par dissociation de l'ester en acide tazaroténique (métabolite actif) très peu absorbé par la peau (moins de 1 %), agissant en régulant la différenciation et la prolifération des kératinocytes, avec une bonne réponse clinique après 3 mois de traitement chez certains patients (limitée par l'irritation que le produit entraîne)

Indications

– Traitement topique du psoriasis en plaques, bénin à modéré, intéressant au maximum 10 % de la surface corporelle

Effets indésirables

– Fréquents : prurit (20-25 %), sensation de brûlure, érythème, irritation
– Desquamation, éruption cutanée non spécifique, dermite de contact irritative, douleurs cutanées, aggravation du psoriasis (5-10 %)

Précautions d'emploi

– Appliquer en couche mince uniquement sur les lésions de psoriasis (interrompre le traitement en cas d'irritation)
– Bien se laver les mains après l'application pour éviter tout contact avec les yeux
– Éviter une exposition excessive aux UV (soleil, solarium, puvathérapie, UVB-thérapie) et l'association à d'autres antipsoriasiques ou à des produits cosmétiques ayant un effet irritant ou desséchant
– Femmes en âge de procréer : *un test de grossesse, réalisé dans les 2 semaines précédant le traitement, doit être négatif, puis une contraception efficace sera poursuivie pendant le traitement*

Interactions médicamenteuses

– Association possible et même conseillée avec les dermocorticoïdes, notamment en début de traitement
– Association possible avec la photothérapie (PUVAthérapie, UVB)

Psoriasis – Agents biologiques : Anticorps anti-IL-12/23

Ustekinumab *Liste I-65 %-Prescription initiale hospitalière réservée aux dermatologues et internistes*

STELARA *Conserver de + 2 °C à + 8 °C*	Seringue préremplie de : – 0,5 ml à 45 mg – 1 ml à 90 mg	A. Dose initiale : 45 mg **SC** puis semaine 4 puis toutes les 12 semaines (1)

1. Chez les patients > 100 kg, il est recommandé de doubler les doses.

Contre-indications

Hypersensibilité à la substance active ou à l'un des excipients
Infection évolutive sévère

Propriétés

– Anticorps monoclonal entièrement humain recombinant (IgG1κ), dirigé contre la sous-unité protéique p40 de l'interleukine (IL)-12/23 impliquée dans les maladies à médiation immunitaire comme le psoriasis
– Biodisponibilité de 57,2 %, demi-vie de 3 semaines, pas d'accumulation apparente

Indications

– Psoriasis en plaques modéré à sévère de l'adulte n'ayant pas répondu aux autres traitements systémiques dont la ciclosporine, le méthotrexate ou la PUVAthérapie

Effets indésirables

– Très fréquents (> 10 %) : rhinopharyngite et infection des voies respiratoires supérieures
– Fréquents (1 à 10 %) : dermo-hypodermite bactérienne, dépression, vertiges, céphalées, douleur pharyngo-laryngée, congestion nasale, diarrhée, prurit, myalgies, asthénie, érythème au point d'injection, rash, urticaire, réactions d'hypersensibilité
– Peu fréquents (< 1 %) : réactions au site d'injection y compris douleur, gonflement, prurit, induration, hémorragie, ecchymose et irritation
– Des infections graves et des tumeurs malignes ont été rapportées dont la fréquence n'est pas supérieure à celle observée sous placebo
– Développement d'anticorps dirigés contre l'ustekinumab (5 %)

Précautions d'emploi et interactions médicamenteuses

– Administrer sous surveillance médicale spécialisée, avec disposition immédiate des médicaments nécessaires au traitement des réactions anaphylactiques, si besoin après administration préalable d'un antihistaminique et/ou de paracétamol
– Absence d'études chez l'enfant < 18 ans, l'insuffisant hépatique ou rénal
– Femme : utiliser une contraception efficace poursuivie 5 mois au moins après l'arrêt du traitement et éviter l'allaitement pendant 5 mois au moins après l arrêt du traitement
– ***Associations déconseillées*** : autre biothérapie, association de rifampicine ou pyrazinamide (toxicité hépatique potentielle), vaccin vivant atténué

Les inhibiteurs du TNF alpha (étanercept, adalimumab et infliximab ; voir ces termes) sont également utilisés dans le traitement du psoriasis modéré à sévère, résistant aux autres traitements.

Réducteurs :
Analogues structurels de la vitamine D

Tacalcitol

APSOR 4 µg/g (1) *Liste II-65 %-Coll*	Pommade à 4 µg/g : tubes de 15 g ou 60 g Émulsion cutanée à 4 µg/g : 50 ml	Application locale le soir (sans dépasser les doses recommandées)

1. Le tacalcitol peut être appliqué sur les zones sensibles (visage). La pommade sera appliquée en couche mince de préférence le soir. L'émulsion est destinée aux psoriasis du cuir chevelu. La dose totale ne doit pas dépasser *50 g de pommade ou 70 ml d'émulsion/semaine*. En cas d'utilisation concomitante des différentes présentations, la dose totale ne doit pas dépasser *280 µg de tacalcitol/semaine*, soit par exemple 35 ml d'émulsion et 35 g de pommade.

Calcipotriol[G]

DAIVONEX (2) *Liste II-65 %-Coll*	Crème à 50 µg/g : tubes de 30 g ou 120 g (= 5 mg de calcipotriol/100 g)	Application locale le matin et le soir (sans dépasser les doses recommandées)
DAIVOBET (3) et (4) *Liste I-65 %-Coll*	Pommade et gel à 50 µg/g : tube de 60 g (= 5 mg de calcipotriol/100 g) + 30 mg de bétaméthasone	Application locale 1 fois/jour (sans dépasser la dose de 100 g/semaine et 4 semaines de traitement)
XAMIOL (3) et (4) *Liste I-65 %-Coll*	Gel à 50 µg/g : flacon de 60 g (= 5 mg de calcipotriol/100 g + 30 mg de bétaméthasone)	Application 1 fois/jour sans dépasser 100 g/semaine et 4 semaines de traitement

2. La crème (non grasse et hydrosoluble) est destinée à être appliquée en couche mince le matin. La pommade est destinée à être appliquée en couche mince de préférence le soir. En cas d'utilisation concomitante des différentes présentations, la dose totale ne doit pas dépasser *5 mg de calcipotriol/semaine*.
3. Association à un dermocorticoïde, utilisable en traitement d'attaque : il est recommandé de ne pas traiter plus de 30 % de la surface corporelle par jour, de ne pas dépasser *100 g de pommade par semaine et 4 semaines de traitement (8 semaines pour le gel en dehors du cuir chevelu)*. Après cette période, le traitement peut être répété.
4. Le gel est particulièrement destiné aux psoriasis du cuir chevelu.

Calcitriol (topique)

SILKIS (5) *Liste I-30 %-Coll*	Pommade à 3 µg/g : tubes de 30 g ou 100 g	Application matin et soir sans dépasser 30 g/jour

5. Il est recommandé de ne pas traiter plus de 35 % de la surface corporelle par jour, la dose ne devant pas dépasser *30 g de pommade/jour*.

Contre-indications
Antécédents d'hypersensibilité aux produits ou à leurs excipients Hypercalcémie, insuffisance rénale ou hépatique (pour le calcitriol) Application sur le visage ou au niveau des plis cutanés Grossesse et allaitement (innocuité non établie)

Propriétés

– Analogues structurels de la vitamine D ayant un effet hypercalcémiant 100 fois moindre, faiblement absorbés par la peau (< 1 % de la dose appliquée pour le calcipotriol et le tacalcitol, environ 10 % pour le calcitriol), inhibant la prolifération des kératinocytes et favorisant leur différenciation, entraînant en 4 à 12 semaines et dans 80 % des cas une amélioration sensible des lésions de psoriasis en plaques (donc efficacité comparable à celle des dermocorticoïdes forts, mais sans effet rebond, et supérieure à celle de l'anthraline d'usage plus contraignant) → alternative intéressante à ces produits (même si le résultat paraît un peu plus retardé qu'avec les dermocorticoïdes)

Indications

– Traitement topique du psoriasis en plaques n'atteignant pas plus de 40 % de la surface corporelle (pas d'indication dans les autres formes de psoriasis dont les psoriasis en goutte et les psoriasis érythrodermiques)
– Traitement topique du psoriasis du cuir chevelu (pour les émulsions et lotions)

Effets indésirables

– Irritation transitoire au niveau des sites d'application, plus rarement érythème, brûlure ou réactions eczématiformes motivant l'arrêt
– Avec le calcipotriol et le calcitriol : dermite faciale ou péri-orale en cas d'application sur le visage (contre-indiquée)
– **Surdosage** (si dépassement des doses maximales indiquées, ou application sur plus de 40 % de la surface corporelle et/ou sous occlusion) : possibilité d'hypercalcémie réversible en quelques jours à l'arrêt

Précautions d'emploi

– Ne pas appliquer le calcipotriol sur le visage ou au niveau des plis cutanés
– Ne pas dépasser les doses indiquées, ne pas utiliser sous occlusion, et ne pas traiter plus de 40 % de la surface corporelle (risque d'hypercalcémie)
– Se laver les mains après l'application de ces produits
– Utiliser avec prudence en cas de troubles du métabolisme calcique (en surveillant régulièrement la calcémie)

Interactions médicamenteuses

– ***Associations déconseillées*** : acide salicylique (car inactivation à pH acide)
– Association possible avec les dermocorticoïdes (en alternance, par exemple les dermocorticoïdes le week-end seulement, ou avec alternance une semaine sur deux de chacune des deux classes de produits)
– Association possible avec la photothérapie UVB (cependant, ne pas appliquer dans les 2 heures précédant la séance car ces produits peuvent absorber les UVB) et la PUVA-thérapie
– Association possible avec les traitements systémiques du psoriasis

PUVAthérapie ou Photochimiothérapie : Psoralènes ou Méthoxypsoralènes

Psoralènes par voie orale *Liste I-65 %-Coll*

MÉLADININE Méthoxalène = 8 MOP ou 8-Méthoxypsoralène	30 cp. 10 mg	Poids < 30 kg : 1 cp. Poids > 30 kg : 2 cp. Poids > 50 kg : 3 cp. Poids > 65 kg : 4 cp. Poids > 80 kg : 5 cp. Poids > 90 kg : 6 cp. en 1 seule prise orale 2 heures avant la séance de PUVAthérapie (1)

1. Ingestion des comprimés en 1 prise 2 heures avant la séance, puis irradiation à dose progressive en fonction de la tolérance : dose initiale de 1 à 3 Joules/cm^2 selon le phototype du patient, augmentée progressivement aux séances ultérieures au prorata de la pigmentation induite jusqu'à 6 à 8 Joules/cm^2.

Psoralènes par voie locale *Liste I-65 %-Coll*

MÉLADININE FAIBLE Méthoxalène = 8 MOP ou 8-Méthoxypsoralène	Solution alcoolique à 0,1 % : fl. 24 ml	A. Appliquer avant la séance de PUVAthérapie (2)
MÉLADININE FORTE Méthoxalène = 8 MOP ou 8-Méthoxypsoralène	Solution alcoolique à 0,75 % : fl. 24 ml	*Idem*

2. Formes locales réservées au traitement de vitiligos localisés et de certains psoriasis : badigeonner les lésions 1 à 2 heures avant la séance, puis irradiation à dose progressive en fonction de la tolérance (la solution forte ne sera employée, si besoin, qu'après 3 à 4 semaines et uniquement en cas de très bonne tolérance).

Contre-indications
Antécédents de mélanome, carcinome cutané ou naevus dysplasique
Traitement antérieur par arsenicaux ou radiations ionisantes
Lupus érythémateux systémique, porphyries, dermatomyosite
Psoriasis érythrodermique, kératoses actiniques
Pemphigus, pemphigoïde bulleuse, cataracte, choriorétinite
HTA, insuffisance cardiaque, hépatique ou rénale, sujets de phototype I (roux)
Grossesse et allaitement, enfant, association à d'autres produits photosensibilisants

Propriétés

- La PUVAthérapie consiste à associer une irradiation ultraviolette par UVA avec la prise orale ou l'application percutanée de psoralènes ou furocoumarines (qui entraînent une photosensibilisation maximale en 2 à 4 heures et qui disparaît après 6 à 12 heures)
- Dans le psoriasis, elle est pratique, efficace et assez sûre (risque de cancer maîtrisable si on respecte les contre-indications et les précautions d'emploi), toutefois le psoriasis des ongles et le psoriasis pustuleux échappent en général à ce traitement
- L'association avec l'acitrétine débutée 15 jours avant permet de diminuer la quantité de joules nécessaires au blanchiment (= technique dite de RéPUVA)

Indications et modalités du traitement

- Psoriasis invalidant étendu à plus 40 % de la surface corporelle
- Psoriasis palmo-plantaire (avec dermocorticoïde sous occlusion et/ou acitrétine) :
  - Traitement d'attaque : 3 séances/semaine x 6 à 10 semaines
  - Traitement de consolidation : 1 séance/semaine x 2 mois
- Vitiligo
- Prévention de certaines lucites idiopathiques
- Pelade, parapsoriasis en plaques et mycosis fongoïde, lichen plan cutané (formes étendues)

Effets indésirables

- Nausées et gastralgies (fréquentes avec le 8-MOP, réduites par la prise à un repas et/ou avec un antiémétisant), sécheresse cutanée constante (utiliser des émollients), hypertrichose fréquente
- Risque d'érythème phototoxique notamment des zones habituellement couvertes si la dose d'UVA est trop forte, et risque de cataracte si la protection oculaire est négligée
- Après traitements prolongés : risque établi de vieillissement cutané précoce, et risque accru de cancers cutanés (environ 12 % des patients) apparaissant 1 à 17 ans après l'arrêt (8 ans en moyenne), ce qui nécessite une surveillance très prolongée après l'arrêt

Précautions d'emploi et interactions médicamenteuses

- Utiliser avec prudence chez les sujets de phototype II (blonds à carnation très claire)
- *Ne jamais dépasser une dose cumulée* de 1 000 Joules/cm^2 chez le sujet à peau claire ou 2 000 Joules/cm^2 chez le sujet à peau mate, et éviter chez les sujets déjà exposés à d'autres mutagènes
- Assurer une contraception efficace chez la femme, décaper préalablement les plaques de psoriasis par l'acide salicylique, protéger les yeux par des lunettes opaques aux UV pendant l'irradiation, et éviter toute surexposition aux UV en utilisant durant 8 heures des lunettes de soleil efficaces et une crème écran total sur les zones découvertes
- Éviter l'exposition du visage dans la mesure du possible. Protéger les organes génitaux externes chez l'homme
- ***Associations déconseillées*** : médicaments photosensibilisants (voir ce terme) dont amiodarone, phénothiazines, quinolones, sulfamides, cyclines, thiazidiques, AINS...

Antiphotosensibilisants (I)

Caroténoïdes : Bêta-carotène

Préparation magistrale *(le bêta-carotène est disponible auprès de certains fournisseurs de matières premières)*	Gélules dosées à 30 mg de bêta-carotène	A. 30 mg x 6 fois/jour *au cours des repas* pendant 15 jours avant l'exposition, puis à demi-dose pendant l'exposition

Contre-indications

Atteinte rétinienne, glaucome
Hypervitaminose A
Grossesse et allaitement (passage transplacentaire et dans le lait)

Propriétés

– Le bêta-carotène (provitamine A) a une action préventive sur les réactions de photosensibilité par un mode d'action mal connu (efficacité dans 50 à 60 % des lucites estivales bénignes)

Indications

– Poussées estivales du lupus érythémateux discoïde non disséminé (l'utilisation des antipaludéens de synthèse est préférable)
– Prévention des photodermatoses idiopathiques (lucite estivale bénigne, lucite polymorphe, urticaire solaire idiopathique)
– Photosensibilisations liées aux différentes formes de porphyries dont la protoporphyrie érythropoïétique
– Photosensibilisations d'origine médicamenteuse (phénothiazines notamment)

Effets indésirables

– Coloration brun-orangée des paumes des mains et des plantes des pieds, des selles, et parfois des larmes et donc des lentilles de contact
– Troubles digestifs transitoires (nausées, vomissements, diarrhées)
– Dépôts rétiniens périmaculaires favorisés par l'usage prolongé et par l'hypertonie oculaire (contre-indication en cas de glaucome ou d'atteinte rétinienne)

Précautions d'emploi

– Ne pas porter de lentilles de contact pendant le traitement
– Commencer *15 jours avant* l'exposition solaire et poursuivre pendant toute l'exposition, mais ne pas dépasser 2 mois d'usage par an sans contrôle ophtalmologique

Interactions médicamenteuses

– *Associations déconseillées* : vitamine A (possibilité d'hypertension intracrânienne par hypervitaminose A en cas d'utilisation prolongée)

Antiphotosensibilisants (II)

Acide para-aminobenzoïque *Non remboursé-Coll*

PARAMINAN 500 PABASUN	60 ou 120 cp. 500 mg	A. 1 cp./10 kg/jour (sans dépasser 6 cp./jour) en 2 à 3 prises *au cours des repas* E. 1 à 2 cp./jour

Contre-indications

Hypersensibilité à l'acide para-aminobenzoïque ou aux substances du groupe para (anesthésiques locaux du type de la procaïne, conservateurs et colorants)

Propriétés

– Antidyschromique intervenant dans la formation de la mélanine

Indications

– Prévention des photodermatoses idiopathiques (lucites estivales bénignes, lucites polymorphes, urticaire solaire)
– Utilisé dans le vitiligo en traitement très prolongé (20 jours par mois en cures de 3 mois renouvelables selon l'évolution du vitiligo)

Effets indésirables

– Possibilité de réactions allergiques chez les sujets sensibilisés aux substances du groupe para avec allergie croisée (sulfamides, anesthésiques locaux type procaïne, colorants, conservateurs...)

Précautions d'emploi

– Commencer *15 jours avant* l'exposition solaire et poursuivre pendant toute l'exposition
– Grossesse et allaitement : utilisation déconseillée

Antipaludéens de synthèse (*cf.* Hydroxychloroquine)

L'hydroxychloroquine (et la chloroquine) sont utilisées pour la photoprotection dans les photodermatoses idiopathiques (lucite estivale bénigne, lucite polymorphe, urticaire solaire) et le lupus érythémateux = traitement à commencer au moins *7 jours avant l'exposition solaire* et à poursuivre durant 15 jours après le début de l'exposition.
Posologie : 200 à 600 mg/jour (le dosage plasmatique peut être utile pour adapter les doses).
En cas de traitement au long cours, nécessité d'une surveillance ophtalmologique régulière (champ visuel, vision des couleurs, si nécessaire électrorétinogramme).

Protection solaire

Écrans solaires *Non remboursé*

Nom	Résistance à l'eau (bain, douche)	Indices de protection	
		UVB (FPS)	UVA
ANTHELIOS W Gel Ultra UVA	+++	40	+
AVÈNE SPF 40 THP	+++	40	+
GALÉNIC Soleil Specific Lait	+++	40	+
DUCRAY Photoscreen Spray	+++	30	+
PIZ BUIN In Sun Lait	+++	30	+
ROC Minesol Lait solaire HP	+++	30	+
BIODERMA Photoderm THP	+++	25	+
BODY SHOP Antisolaire Crème	+++	25	+
GARNIER Ambre solaire Lait	+++	25	+
NIVÉA SUN Lait protecteur	+++	25	+
VICHY Capital Soleil Lait	+++	25	+
ESTHÉDERM Bronz-Sportiv	+++	23	+
L'ORÉAL Solar Expertise Spray	+++	20	+

Propriétés

- Topiques photoprotecteurs contre les rayons UVB (290-320 nm) responsables de l'érythème associé aux coups de soleil, et contre les rayons UVA I (340-400 nm) et UVA II (320-340 nm) impliqués dans la phototoxicité et le photovieillissement
- Le facteur de protection solaire (FPS) ou indice de protection (IP) contre les UVB est quantifiable en laboratoire : un FPS de 30 bloque environ 97 % des UVB, un FPS de 15 environ 93 %, un FPS de 10 environ 90 %, un FPS de 2 seulement 50 % des UVB
- La protection contre les UVA est en revanche difficile à quantifier mais habituellement moindre que la protection contre les UVB

Indications

- Photoprotection locale des dermatoses photo-aggravées et/ou photo-induites : lupus érythémateux, dermatomyosite, porphyrie cutanée tardive, rosacée, acné, herpès labial, melasma...
- Prévention locale des photodermatoses bénignes (coups de soleil, lucite estivale bénigne) et du vieillissement actinique de la peau, notamment chez les sujets à peau claire
- Prévention des kératoses actiniques précarcinomateuses, des carcinomes épidermoïdes et baso-cellulaires, et du mélanome (en particulier chez les enfants)

Effets indésirables (rares)

- Possibilité de photosensibilisation (cinnamates, oxybenzone, PABA) et/ou d'allergie à certains composants (parfums notamment)

Mode d'emploi

- Appliquer 15 à 30 minutes avant l'exposition solaire, puis toutes les 2 heures, et après chaque baignade ou douche, ou en cas de transpiration intense
- *Remarque* : éviter l'exposition au soleil entre 10 h du matin et 15-16 h (ensoleillement maximal)
- La protection par écran solaire ne dispense pas de la photoprotection vestimentaire, la plus efficace

Dépigmentants locaux

Hydroquinone et dérivés

LEUCODININE B Méquinol ou Monométhylhydroquinone *Remboursement 65 %*	Pommade à 10 % : 30 g	Appliquer 1 à 2 fois/jour sur *les zones à décolorer*, sans déborder sur la peau saine
ANY 8 % Pommade *Idem* *Non remboursé*	Pommade à 8 % : 25 g	*Idem*
TRIO-DÉPIGMENTANT À L' HYDROQUINONE (préparation magistrale)	Formule de Kligman : Hydroquinone .... 5% Acide rétinoïque ..... 0,1% Dexaméthasone ..... 0,1% Excipient crème .... P.A. Nemet .... qs	Appliquer chaque soir sur *les zones à décolorer*, sans déborder sur la peau saine

Contre-indications

Antécédents d'allergie aux différents composants
Exposition solaire

Propriétés et indications

– Dépigmentants utilisés dans les hyperpigmentations cutanées circonscrites : melasma (après grossesse ou après œstro-progestatifs), pigmentations dues aux cosmétiques et aux parfums, pigmentations résiduelles des dermatoses (effet dépigmentant apparaissant après 3 à 4 semaines, maximal après 4 mois, disparaissant en 6 semaines à l'arrêt → traitement d'entretien 1 fois/semaine)

Effets indésirables

– *Risque de dépigmentation inesthétique* ("en confettis") en cas de débordement sur les zones cutanées saines, notamment pendant le sommeil
– *Irritation cutanée* (constante aux concentrations de 10 %) : rougeur, desquamation cutanée → arrêter le traitement pendant 3 jours en cas d'irritation trop forte
– Possibilité d'hyperpigmentation après exposition solaire et de sensibilisation

Précautions d'emploi

– Utiliser les dosages les plus faibles en première intention et appliquer *uniquement sur les zones à décolorer*, en espaçant les applications dès l'amélioration
– Protéger de façon intensive la peau du soleil pendant la journée (chapeau, crèmes écran total), et utiliser éventuellement un produit masquant (Covermark)
– Grossesse et allaitement : utilisation déconseillée (absence de données)

Antipelliculaires (I)

Shampoings antipelliculaires *Non remboursé*

Shampoings antipelliculaires contenant les produits suivants : – Pyrithione-zinc – Piroctone olamine – Octopyrox – Huile de cade ou Goudron de bois de genévrier – Acide salicylique – Antifongiques azolés (Miconazole, Climbazole, Ciclopiroxolamine, etc.)	Shampoings antipelliculaires des marques : BIODERMA, BIORGA, CHARLIEU, DUCRAY, HEGOR, IONAX P, ITEM, KLORANE, LA ROCHE-POSAY, NEUTROGENA, PHYTO, STIEFEL, VICHY DERCOS

Propriétés
- La pyrithione-zinc, la piroctone olamine, l'octopyrox et les antifongiques azolés agissent sur les pellicules du cuir chevelu par effet antifongique sur *Malassezia sp.* (levure dont la prolifération est impliquée dans les états pelliculaires du cuir chevelu) et effet bactériostatique
- L'acide salicylique est un kératolytique utilisé pour le décapage des lésions dans les psoriasis et dermatoses squameuses sèches très kératosiques

Indications
- Pityriasis capitis ou pellicules du cuir chevelu
- Psoriasis du cuir chevelu

Shampoing au kétoconazole[G] *Non remboursé*

KETOCONAZOLE TOPIQUE	Shampoing à 2 % (20 mg/g)	Appliquer 5 à 10 ml sur le cuir chevelu mouillé, laisser 3 à 5 min, puis rincer à l'eau (1)

1. En traitement curatif, utilisation 2 fois/semaine pendant 2 à 4 semaines.
En traitement préventif, utilisation 1 fois/semaine toutes les 1 à 2 semaines.

Propriétés et indications
- Antifongique indiqué dans le traitement et la prévention des pellicules et de la dermatite séborrhéique

Antipelliculaires (II)

Lotions antifongiques

PEVARYL Lotion Éconazole[G] *Non remboursé*	Lotion aqueuse à 1% : fl. 70 ml	Application le soir 1 à 2 fois/semaine

Contre-indications

Hypersensibilité connue aux différents produits (très rare)

Propriétés

- Antifongique utilisé pour leur action sur *Malassezia sp.* (levure dont la prolifération est impliquée dans les états pelliculaires du cuir chevelu)
- Les antifongiques imidazolés (éconazole, miconazole) ont l'avantage d'avoir un effet antimicrobien et une bonne acceptation (incolores et sans odeur)

Indications et mode d'emploi

- Pityriasis capitis (pellicules du cuir chevelu) : appliquer 1 à 2 fois/semaine le soir sur le cuir chevelu, en massant le cuir chevelu, conserver le produit toute la nuit sous un bonnet protecteur et faire un shampoing le lendemain matin

Certains antifongiques à usage local : ciclopiroxolamine, kétoconazole (voir ces termes), sont également utilisés dans la dermatite séborrhéique.

Lotions kératolytiques (*cf.* Kératolytiques)

Lotions utilisées dans les états pelliculaires et le psoriasis du cuir chevelu.

Lotions antipelliculaires diverses *Non remboursé*

Lotions antipelliculaires : BIORGA SQUAPHANE, DUCRAY KELUAL ZINC, ITEM 28° CAPILLAIRE, PHYTOSQUAME, XERIAL CAPILLAIRE1

Propriétés et indications

- Lotions diverses contenant de la pyridinethione, des antifongiques azolés (effet bactériostatique et antifongique sur *Malassezia sp.*), de l'acide salicylique (effet kératolytique), utilisables dans les états pelliculaires du cuir chevelu

Gel moussant

Utilisé dans les états pelliculaires, la dermatite séborrhéique et le psoriasis du cuir chevelu.

Antialopéciques et Antiséborrhéiques (I)

Minoxidil topique cutané[G] *Non remboursé*

ALOPEXY 2 % ALOSTIL 2 % UNIPEXIL 2 %	Solution à 2 % : fl. 15 ml ou 60 ml	Appliquer au niveau de la zone d'alopécie et masser légèrement : A. 1 ml matin et soir en traitement continu
ALOSTIL GEL 2 %	Gel à 2 % : 120 doses	*Idem*
ALOPEXY 5 % ALOSTIL 5 % UNIPEXIL 5 %	Solution à 5 % : 1 ou 3 fl. 60 ml Mousse à 5 % : 3 fl. press. 60 g	Réservé à l'homme, en cas d'échec après 4 mois avec les formes à 2 % : 1 dose de 1 g x 2 fois/jour

Contre-indications

Hypersensibilité au minoxidil ou à l'excipient (propylène-glycol et éthanol)

Propriétés et indications
- Puissant vasodilatateur périphérique (utilisé *per os* dans certaines HTA sévères)
- Absorption percutanée très faible (0,3 à 4,5 %), biotransformations mal connues
- Utilisé en application locale dans les alopécies androgénétiques relativement récentes et d'intensité modérée (traitement contraignant nécessitant une application biquotidienne et continue)

Effets indésirables (rares, dose-dépendants)
- Irritation locale liée à l'excipient : desquamation, érythème, peau sèche, sensations de brûlures, prurit
- Sensibilisation au propylène-glycol : éruptions, rhinite, œdème de la face
- Très rares : vertiges, céphalées, hypertrichose temporale, alopécie paradoxale
- Exceptionnels : polymyalgies et élévation des transaminases (régressant à l'arrêt), hypoTA, tachycardie, rétention hydrosodée

Précautions d'emploi et interactions médicamenteuses
- Appliquer sur le cuir chevelu sec, uniquement au niveau de la zone d'alopécie, *sans utiliser de sèche-cheveux après l'application* (diminution de l'efficacité par évaporation du produit), et se laver soigneusement les mains après l'application
- Ne pas laisser couler sur le front et les tempes (risque de pilosité indésirable)
- Ne pas appliquer sur les yeux et muqueuses (irritation → rincer abondamment à l'eau si application accidentelle) et surveiller l'apparition éventuelle d'effets systémiques
- Grossesse et allaitement : à éviter par prudence (innocuité non établie)
- *Associations déconseillées* : guanéthidine (risque d'hypotension orthostatique)

Remarques (produit efficace chez 30 % des sujets environ)
- Les meilleurs résultats sont obtenus chez les sujets < 35 ans, ayant une tonsure < 8 à 10 centimètres et de survenue récente (< 10 ans) → une repousse correcte peut alors être observée *après 4 à 12 mois d'application biquotidienne continue*, mais *ce traitement n'a qu'un effet suspensif*, un retour à l'état antérieur étant prévisible dans les 3 à 4 mois suivant l'arrêt des applications

Antialopéciques et Antiséborrhéiques (II)

Finastéride[G] *Liste I-Non remboursé*

PROPECIA	28 cp. 1 mg	Homme adulte : 1 cp./jour

Contre-indications

Hypersensibilité au finastéride ou à l'un des constituants
Ne pas utiliser chez la femme (inefficacité et effet tératogène) et les sujets < 18 ans

Propriétés

- Inhibiteur spécifique de la 5-alpha-réductase de type 1 (enzyme qui permet la synthèse, à partir de la testostérone, de dihydrotestostérone ou DHT responsable, au niveau des zones alopéciées, d'un raccourcissement du cycle de la croissance pilaire à l'origine d'une miniaturisation des cheveux)
- Ce produit permet l'arrêt de la chute des cheveux après 6 mois dans 80 % des cas sur le vertex et dans 70 % des cas sur la zone frontale : après 24 mois de traitement, on observe une repousse des cheveux sur le vertex dans 66 % des cas et sur la zone frontale dans 33 % des cas environ (mais un retour à l'état antérieur est observé dans les 6 à 9 mois suivant l'arrêt du traitement)
- Il est utilisé aussi à dose 5 fois plus élevée dans les manifestations fonctionnelles de l'adénome prostatique (effet inhibiteur sur la 5-alpha-réductase de type 2)
- Absorption digestive non modifiée par les aliments, fixation protéique à 93 %, métabolisation en dérivés inactifs, élimination par voie fécale et urinaire non modifiée en cas d'insuffisance rénale, demi-vie d'élimination de 4 à 9 heures

Indications (traitement onéreux et non remboursé)

- Stades peu évolués de l'alopécie androgénétique chez les hommes âgés de 18 à 41 ans (l'efficacité n'est pas établie sur le recul des golfes temporaux ou à un stade avancé de la chute des cheveux, par ailleurs ce produit n'a aucune efficacité sur la chute de cheveux chez la femme)

Effets indésirables

- Troubles de la fonction sexuelle (1 à 10/1 000), en principe réversibles : diminution de la libido, troubles de l'érection (pouvant persister après l'arrêt du traitement), diminution du volume de l'éjaculat, impuissance → respecter la posologie recommandée
- Douleurs des testicules, sensibilité et augmentation du volume mammaire
- Réactions allergiques imposant l'arrêt : éruption, prurit, urticaire, angiœdème

Précautions d'emploi

- Insuffisance hépatique : pharmacocinétique et posologie non étudiées
- Femme : absence d'efficacité, et médicament *contre-indiqué* chez la femme en âge de procréer (risque de féminisation d'un fœtus mâle en cas de grossesse)
- Ne pas associer aux autres inhibiteurs de la 5-alpha-réductase utilisés en urologie

Remarque

- Les taux sériques du PSA ou antigène prostatique spécifique sont diminués par le finastéride, et une multiplication par 2 du taux de PSA est nécessaire pour considérer le résultat de ce test chez les hommes traités par finastéride

Antialopéciques et Antiséborrhéiques (III)

Lotions "anti-chute" diverses *Non remboursé*

Lotions contre les chutes de cheveux : DUCRAY CHRONOSTIM, ECRINAL ANP 40, ITEM ALPHACTIF, KLORANE ANTI-CHUTE, ŒNOBIOL CAPILLAIRE, PHYTOAXIL, PHYTOCYANE, PHYTOPOLLEINE, PHYTOTRIXIL, TRICHOBIOL, VICHY DERCOS ANTI-CHUTE.
Contre-indications
Intolérance aux différents produits ou à l'un des excipients (exceptionnelle)

Propriétés

– Spécialités composées de produits divers revendiquant un effet stimulant sur la croissance pilaire et/ou un effet inhibiteur sur la sécrétion sébacée : vitamines (acide pantothénique, pyridoxine, biotine), acides aminés souffrés (cystine, méthionine), extraits placentaires (qui revendiquent un effet eutrophique), acide nicotinique (agent rubéfiant), zinc (qui inhiberait la 5-alpha-réductase)

Indications (efficacité clinique non démontrée)

– Alopécies androgénétiques et autres chutes de cheveux

Shampoings antiséborrhéiques *Non remboursé*

Shampoings "doux" ou "à usage fréquent" ou "bébés" (avec bases lavantes douces) et shampoings contenant les produits suivants : – Bois de Panama – Ortie blanche	**Shampoings antiséborrhéiques :** BIODERMA, BIORGA, CHARLIEU, DUCRAY, HEGOR, ITEM, KLORANE, LA ROCHE-POSAY, PHYTO-PANAMA, STIEFEL, VICHY DERCOS

Propriétés

– Les bases lavantes douces sont des dérivés non ioniques polyglycérolés ayant une excellente tolérance locale qui permet une utilisation à la demande (tous les 2 jours voire chaque jour si nécessaire)

– Les shampoings au bois de Panama (détergent non ionique doux) ont la réputation de ne pas entraîner de séborrhée réactionnelle et de ne pas abîmer la kératine pilaire : ils peuvent être utilisés à la demande (tous les 2 jours voire chaque jour si nécessaire), mais sont parfois peu appréciés en raison de leur caractère peu moussant

– Les shampoings à l'ortie blanche diminueraient la sécrétion sébacée sans entraîner de séborrhée réactionnelle

– Les shampoings doux, "à usage fréquent" ou "bébés" contiennent des tensio-actifs moins détergents que les shampoings usuels, permettant de laver les cheveux 2 ou 3 fois par semaine si nécessaire

Indications

– Hyperséborrhée, notamment dans les alopécies androgénétiques

Antialopéciques et Antiséborrhéiques (IV)

Cystine *Non remboursé*

CYSTINE B6	20 cp. 500 mg (+ Pyridoxine 50 mg)	1 à 2 g/jour en 2 prises 15 à 20 jours/mois
GÉLUCYSTINE	20 gél. 500 mg (contenant des sulfites)	*Idem*

Contre-indications

Hypersensibilité aux sulfites (pour la Gélucystine)

Propriétés et indications (efficacité non démontrée)
- Acide aminé souffré faisant partie de la molécule de kératine
- Utilisé dans les fragilités des cheveux et des ongles et dans les alopécies

Effets indésirables
- Pyridoxine : possibilité de neuropathies sensitives rares, *en cas de traitement prolongé*
- Gélucystine : possibilité de réactions anaphylactiques aux sulfites

Précautions d'emploi et interactions médicamenteuses
- Utiliser avec prudence en cas de cystinurie
- Éviter d'associer la Cystine B6 avec la lévodopa en l'absence d'un inhibiteur de la décarboxylase périphérique (antagonisme potentiel de la lévodopa)

Lithium percutané *Liste II-30 %-Coll*

LITHIODERM Gluconate de lithium	Gel à 8 % : tube de 30 g	A. application sur l'ensemble du visage matin et soir pendant 2 mois

Contre-indications

Hypersensibilité connue à l'un des constituants (notamment aux parahydroxybenzoates de méthyle et de propyle)

Propriétés et indications
- Métal alcalin qui présenterait, après application topique, une action antifongique sur *Malassezia sp.* (liée à une inhibition de la production d'acides gras libres à partir des phospholipides membranaires) et une action anti-inflammatoire (liée à une diminution de la production des leucotriènes et des prostaglandines)
- Absorption systémique faible après application percutanée
- Traitement de la dermatite séborrhéique du visage de l'adulte immunocompétent

Effets indésirables
- Rares cas de sensation de brûlure ou de majoration de l'érythème
- Allergiques : possibilité d'eczéma de contact, exceptionnellement réactions allergiques

Précautions d'emploi (bien se laver les mains avant et après l'application)
- Ne pas administrer de traitement concommitant par lithium par voie orale
- Grossesse : ne pas administrer au 1er trimestre de la grossesse
- Allaitement : ne pas appliquer sur les seins

Antiseptiques externes (I) : Antiseptiques iodés

Iode (antiseptique) (1) *Remboursement 30 %-Coll ou Non remboursé*

BÉTADINE Dermique Povidone iodée[G] = Polyvidone iodée	Solution aqueuse à 10 % (125 ml, 10 unidoses de 5 ml) : → Antisepsie des zones de ponction ou d'injection → Traitement d'appoint des mycoses cutanées → Lavage des plaies et désinfection du petit matériel médico-chirurgical par immersion (diluée au 1/10)
BÉTADINE Alcoolique *Non remboursé-Coll*	Solution alcoolique à 5 % (10 ml ou 125 ml) : → Antisepsie de la peau avant acte de petite chirurgie
BÉTADINE Gel *Non remboursé-Coll*	Gel à 10 % (tube de 30 g) : → Antisepsie des plaies, brûlures, ulcères de jambe → Traitement d'appoint des mycoses cutanées
BÉTADINE Scrub	Solution moussante à 4 % (10 ml ou 125 ml) : → Toilette des mains (pure puis rincer) → Nettoyage des plaies (diluée au 1/3 puis rincer)
BÉTADINE Compresses *Non remboursé-Coll*	Pansements de gaze imprégnée (6 sachets) : → Antisepsie des plaies et brûlures superficielles
BÉTADINE Tulle *Non remboursé-Coll*	Pansements de gaze grasse imprégnée (10 sachets) : → Antisepsie des plaies et brûlures superficielles
ALCOOL IODÉ (conservation durant quelques semaines seulement, ce produit devenant irritant ensuite)	Solution officinale alcoolique à 1 % ou 2 % : Iode métalloïdique .... 1 à 2 g Alcool à 60° .... 100 g → Antisepsie des zones de ponction ou d'injection → Traitement d'appoint des mycoses cutanées

1. Les agents antiseptiques ne sont pas stérilisants. Ils réduisent temporairement le nombre de micro-organismes.

Contre-indications

Antécédents d'intolérance à l'iode, association aux mercuriels, nourrisson < 1 mois

Propriétés

- Antiseptique oxydant halogéné à large spectre, bactéricide sur la grande majorité des bactéries et fongicide sur les *Candida albicans* et les dermatophytes : la povidone iodée remplace avantageusement l'alcool iodé qui devient irritant avec la répétition des applications

Effets indésirables, précautions d'emploi et incompatibilités

- Coloration en brun de la peau et du linge, réactions allergiques rares mais dermites irritatives possibles, cytotoxicité au niveau des tissus profonds et des muqueuses
- Surcharge iodée et dysthyroïdies si applications répétées ou prolongées ou étendues (sur peau lésée, sur les muqueuses, sous pansement occlusif ou chez le nourrisson) → ne pas utiliser de façon prolongée et sur des surfaces étendues, notamment chez la femme enceinte (risque d'hypothyroïdie du nouveau-né), chez le jeune enfant et chez les grands brûlés (risque de troubles de la fonction rénale avec acidose métabolique)
- ***Association contre-indiquée*** : antiseptiques mercuriels (érythème, phlyctènes voire nécroses cutanéo-muqueuses par formation de composés caustiques)
- Inactivation par le thiosulfate de sodium (antidote possible)

Antiseptiques externes (II) : Antiseptiques chlorés

Chlore : Hypochlorite de sodium (1) *Non remboursé*

AMUKINE (stabilité pendant 36 mois à l'abri de la lumière et à une température de moins + 30 °C)	Solution aqueuse isotonique à 0,06 % de chlore actif, inodore et incolore, en flacons opaques aux UV (de 60 ml, 200 ml, 500 ml ou 1 000 ml) : → Antisepsie de la peau et des muqueuses → Antisepsie des plaies et brûlures
DAKIN COOPER (stabilité pendant 30 mois à l'abri de la lumière et à une température de moins + 30 °C)	Solution aqueuse à 0,5 % de chlore actif, ayant une odeur faiblement chlorée, en flacons opaques aux UV (de 250 ml, 500 ml ou 1 000 ml) : → Antisepsie de la peau et des muqueuses → Antisepsie des plaies et brûlures

1. Les agents antiseptiques ne sont pas stérilisants. Ils réduisent temporairement le nombre de micro-organismes.

Propriétés

- Antiseptique oxydant halogéné, bactéricide sur la majorité des bactéries Gram positif et Gram négatif, fongicide (après un temps de contact plus prolongé) et virucide notamment sur le VIH, son activité étant due au pouvoir oxydant de l'acide hypochloreux
- Les spécialités citées ici sont préparées selon des procédés qui permettent une durée de conservation prolongée : elles remplacent avantageusement le soluté de Dakin officinal qui a l'inconvénient d'un délai de conservation très court (au maximum de 3 semaines)

Effets indésirables et précautions d'emploi

- Possibilité de sensations subjectives de brûlure ou d'irritation uniquement sur peau lésée (plaies importantes, chirurgie gynécologique)
- Sous occlusion prolongée : risque de *dermite irritative caustique* (non allergique car absence de chromate), contrairement à l'eau de Javel qui contient du bichromate de potassium connu comme très sensibilisant et allergisant
- Éviter l'emploi d'autres antiseptiques ou de savon sans un rinçage soigneux

Incompatibilités physico-chimiques

- ***Associations déconseillées*** : autres antiseptiques, surtout mercuriels (risques d'inactivation)

Antiseptiques externes (III)

Carbanilides : Triclocarban (1) *Non remboursé*

SOLUBACTER	Solution moussante à 1 % (150 ml ou 400 ml) : → Nettoyage et antisepsie des mains (pur puis rincer) → Prévention de la surinfection des plaies (pur) → Antisepsie de la peau et des muqueuses (diluer 1 à 2 càs dans 250 ml d'eau) → Bain (diluer 1 càs dans 10 l d'eau)

1. Les agents antiseptiques ne sont pas stérilisants. Ils réduisent temporairement le nombre de micro-organismes.

Contre-indications

Hypersensibilité connue au triclocarban

Propriétés

– Antiseptique trichloré de la série des carbanilides, bactériostatique sur les bactéries Gram positif (bactéricide en cas d'emploi sans dilution), et une action antifongique sur *Candida albicans*

Effets indésirables

– Exceptionnelles réactions cutanées allergiques (eczémas de contact) ou par photosensibilisation (→ ne pas utiliser sur les zones photo-exposées)

Précautions d'emploi

– La chaleur (≥ 50 °C) dégrade le triclocarban en entraînant la formation de chloroanilines toxiques pouvant être responsable de méthémoglobinémie → conserver à l'abri de la chaleur, ne jamais chauffer ni mélanger à de l'eau trop chaude, et ne pas utiliser pour laver le linge
– Capacité d'absorption transcutanée importante (surtout chez le nourrisson) → rincer toujours abondamment après emploi, respecter les dilutions préconisées
– Ne pas appliquer sur la muqueuse oculaire
– Éviter l'emploi simultané d'autres antiseptiques, notamment cationiques

Antiseptiques externes (IV)

Amidines : Hexamidine[G] (1) *Remboursement 15 %-Coll*

HEXOMÉDINE SOLUTION	Solution alcoolique à 1 ‰ (fl. 45 ml ou 250 ml ou fl. pulvérisateur de 75 ml) : → Antisepsie de la peau et des muqueuses → Traitement d'appoint des dermatoses infectieuses
HEXOMÉDINE GEL	Tube de 30 g à 1 ‰ : → Traitement d'appoint des dermatoses infectieuses non suintantes
HEXOMÉDINE TRANSCUTANÉE	Solution alcoolique pénétrante à 1,5 ‰ (45 ml) : → Traitement d'appoint des dermatoses infectieuses → Périonyxis pyococciques (panaris) (en bains du doigt d'une durée de 5 minutes au moins)

1. Les agents antiseptiques ne sont pas stérilisants. Ils réduisent temporairement le nombre de micro-organismes.

Contre-indications

Hypersensibilité connue aux diamidines

Propriétés

- Antiseptique du groupe des diamidines, actif sur les bactéries Gram positif, en particulier sur les staphylocoques

Effets indésirables

- Rares phénomènes de sensibilisation locale (eczéma de contact, parfois disséminé)

Précautions d'emploi

- Ne pas utiliser pour l'antisepsie avant ponction cutanée (car son délai d'action est trop long)
- Ne pas appliquer la solution transcutanée sur les plaies et les muqueuses en raison de son excipient alcoolique, ni sous pansement occlusif en raison des risques de nécrose locale (surtout chez l'enfant)
- Ne pas utiliser simultanément d'autres antiseptiques

Antiseptiques externes (V)

Chlorhexidine[G] (1) *Remboursement 15 %-Coll ou Non remboursé (NR)*

BISEPTINE *NR* (+ Benzalkonium 0,025 % + Alcool benzylique)	Solution à 0,25 % prête à l'emploi (250 ml) → Antisepsie des plaies superficielles → Traitement d'appoint si risque de surinfection
CETAVLEX AQUEUX 0,5 % *NR*	Solution aqueuse à 0,5 % prête à l'emploi (125 ml) → Antisepsie des plaies superficielles de faible étendue
CHLORHEXIDINE 0,2 %	Solution aqueuse à 0,2 % prête à l'emploi (unidoses de 5 ml ou 20 ml ou 50 ml ou 100 ml) → Nettoyage et antisepsie des plaies superficielles
CYTÉAL SOLUTION (+ Hexamidine 0,1 % et Chlorocrésol 0,3 %)	Solution moussante à 0,1 % (250 ou 500 ml) : → Antisepsie de la peau et des muqueuses (pur ou dilué au 1/10e, puis rincer à l'eau stérile) → Nettoyage et antisepsie des plaies et brûlures
DIASEPTYL 0,5 %	Solution spray à 0,5 % prête à l'emploi (150 ml) → Antisepsie des plaies superficielles
EURAXSEPTI 0,05 % *NR*	Solution (20 unidoses de 5 ml) → *Idem*
HIBIDIL 0,05 % *NR*	Solution à 0,05 % prête à l'emploi (unidoses de 5 ml ou 15 ml ou 45 ml ou 100 ml) : → Nettoyage et antisepsie des plaies superficielles
HIBITANE CHAMP	Solution alcoolique à 0,5 % prête à l'emploi (125 ml ou 500 ml) : → Préparation du champ opératoire
HIBISCRUB *NR*	Solution moussante à 4 % (125 ou 500 ml) : → Nettoyage et antisepsie des plaies → Lavage des mains
MERCRYL *NR* (+ Benzalkonium 0,5 %)	Solution à 0,2 % moussante (300 ou 1 000 ml) ou non moussante (125 ml) : → Antisepsie de la peau et des muqueuses : utiliser pur sur la peau ou après dilution sur les muqueuses (dilué au 1/10e), puis rincer à l'eau stérile
PLUREXID 1,5 %	Solution moussante à 1,5 % (fl. 250 ml) Nettoyage et antisepsie des plaies
SEPTÉAL	Solution alcoolique à 0,5 % prête à l'emploi (250 ml) : → Antisepsie de la peau avant acte de petite chirurgie (utiliser pur en badigeonnage, sans rincer)
SEPTIVON	Solution moussante à 1,5 % (250 ml) : → Nettoyage et traitement d'appoint des affections de la peau susceptibles de se surinfecter

1. Les agents antiseptiques ne sont pas stérilisants ; ils réduisent temporairement la concentration en micro-organismes.

Contre-indications

Hypersensibilité connue à la chlorhexidine (notamment antécédents de réaction érythémateuse et/ou prurigineuse à la chlorhexidine)
Ne pas mettre en contact avec le cerveau, les méninges, l'œil, l'oreille
Incompatibilité avec les surfactifs anioniques et les savons (inactivation)

Propriétés

– Antiseptique de la série des biguanidines, bactériostatique (puis bactéricide après un temps de contact de 5 à 10 minutes) sur les bactéries Gram positif et à un moindre degré sur les bactéries Gram négatif, fongistatique sur *Candida albicans* sans action sporicide ni virucide et peu actif sur les mycobactéries

Effets indésirables

– Possibilité d'urticaire de contact allergique (rare)
– Des réactions allergiques systémiques (choc anaphylactique) ont pu être observées après application cutanée avec ou sans érosion cutanée
– Risque d'effets systémiques non exclu en cas d'applications étendues, sous pansement occlusif, sur peau lésée, sur les muqueuses et chez le nourrisson

Précautions d'emploi

– Conserver à l'abri de la lumière
– Respecter les dilutions préconisées et rincer après l'application (sauf indication contraire)
– Ne pas utiliser pour les lavages d'oreille et ne pas appliquer sur l'œil

Incompatibilités physico-chimiques

– *Associations déconseillées* : autres antiseptiques (sauf les antiseptiques cationiques) et notamment les détergents anioniques (inactivation)
– Adsorption sur les bouchons de liège, inactivation partielle par les matières organiques (pus, sang)

Antiseptiques externes (VI)

Alcool éthylique ou Éthanol (1)

Alcool officinal à 70°	Solution de *70 %* d'alcool dans l'eau : → Antisepsie de la peau saine avant les injections → Désinfection du petit matériel (après son nettoyage)

1. Les agents antiseptiques ne sont pas stérilisants. Ils réduisent temporairement le nombre de micro-organismes.

Contre-indications

Application sur les yeux, les muqueuses ou les plaies
Antécédents d'urticaire de contact à ce produit

Propriétés

– Antiseptique bactéricide à la concentration de *70 %* (diminution de *90 %* des germes présents en 30 secondes), fongicide et relativement virucide (le VIH résiste pendant 1 minute à l'alcool à *20 %*), *moins efficace à la concentration de 90 %* contrairement à une idée répandue, extrêmement peu sensibilisant mais ayant une action desséchante et tannante pouvant favoriser la sensibilisation à d'autres molécules

Effets indésirables

– Rares : possibilité d'urticaire de contact d'origine immunologique (liée à l'alcool éthylique lui-même ou à des impuretés ou à d'autres constituants des solutions alcooliques), ou d'urticaire de contact non immunologique liée à un déficit en acétaldéhyde-déshydrogénase en particulier chez les sujets d'origine orientale

Précautions d'emploi

– Ne pas appliquer sur la cornée et la conjonctive (causticité), sur les muqueuses (irritation)
– Ne pas appliquer sur les plaies (irritation, douleurs, et surtout multiplication secondaire des germes sous le coagulum qu'il entraîne)

Mode d'emploi pour la désinfection du petit matériel médical

– Une désinfection du petit matériel médical (seringue en verre, cône d'otoscope, etc.) est possible, mais uniquement après en avoir effectué un nettoyage très soigneux, par *immersion totale* de ce matériel pendant 20 à 30 minutes dans un récipient stérile et fermé contenant de l'alcool à 70°

Antiseptiques externes (VII)

Antiseptiques oxydants (1)

Eau oxygénée à 10 volumes	Solution aqueuse à 10 volumes (3 %) de H_2O_2 : Hydrogène peroxyde .... 3 g Eau purifiée .... 100 g → Antisepsie et nettoyage des plaies → Hémorragies capillaires, épistaxis

1. Les agents antiseptiques ne sont pas stérilisants. Ils réduisent temporairement le nombre de micro-organismes.

Contre-indications

Hypersensibilité connue aux peroxydes, mise en contact avec les yeux

Propriétés

– L'eau oxygénée, faiblement bactériostatique, est hémostatique et possède un effet mécanique de nettoyage sur les plaies dû à son effervescence

Effets indésirables

– Dessèchement de la peau et fissures cutanées en cas d'usage prolongé
– L'eau oxygénée est caustique à 20 volumes, très instable (en milieu alcalin, à la chaleur, à la lumière, en présence de métaux) et ne doit pas être associée au permanganate de potassium (décomposition de l'eau oxygénée)

Remarque importante

– *L'eau oxygénée ne doit pas être utilisée pour des lavements évacuateurs* (cas de colites caustiques avec douleurs et rectorragies, décrits aussi au décours d'endoscopie colique avec des endoscopes nettoyés à l'eau oxygénée à 3 % et vraisemblablement ensuite mal rincés +++)

Antiseptiques externes (VIII)

Colorants antiseptiques (1)

ÉOSINE ou Tétrabromofluorescéine (préparations officinales) *Remboursement 65 %-Coll*	Solution aqueuse (ou alcoolique) à 2 % : Éosine disodique .... 2 g Eau purifiée (ou alcool à 60°) .... 100 g → Traitement d'appoint de l'érythème fessier et des dermatoses infectieuses suintantes
ÉOSINE AQUEUSE EN UNIDOSES (10 unidoses stériles de 2 ml ou 5 ml) *Non remboursé-Coll*	Solution aqueuse stérile d'éosine à 2 % : → Traitement d'appoint de l'érythème fessier et des dermatoses infectieuses suintantes
SOLUTION DE MILIAN ou Triphénylméthanes (préparation officinale) *Remboursement 65 %-Coll*	Solution aqueuse (ou alcoolique) à 0,25 % : Cristal violet .... 0,25 g Vert de méthyle .... 0,25 g Eau purifiée (ou alcool à 60°) .... 100 g → Traitement d'appoint de l'érythème fessier et des dermatoses infectieuses suintantes

1. Les agents antiseptiques ne sont pas stérilisants. Ils réduisent temporairement le nombre de micro-organismes.

Contre-indications

Hypersensibilité connue à l'un des composants (très rare)

Propriétés

– Antiseptiques ayant un effet uniquement bactériostatique sur les germes Gram positif et à un moindre degré sur les germes Gram négatif (et un effet fongistatique sur les *Candida albicans* pour la solution de Milian), avec aussi un effet asséchant, encore assez utilisés en raison de leur bonne tolérance, notamment dans l'érythème fessier du nourrisson

Effets indésirables

– *Produits extrêmement salissants*, colorant la peau et le linge (en rouge avec l'éosine ou en brun-violet avec la solution de Milian), d'où la gêne importante pour un diagnostic dermatologique précis
– Possibilité de photosensibilisation avec l'éosine
– Allergiques (très rares) : des cas de choc anaphylactique ont été décrits après application cutanée de solution de Milian

Précautions d'emploi

– Utiliser uniquement des solutions aqueuses (et pas des solutions alcooliques) en cas de lésions très irritées, et chez le nourrisson et le jeune enfant

Antiseptiques externes (IX)

Surfactifs cationiques ou Ammoniums quaternaires (1)

Non remboursé-Coll

STERLANE SOLUTION Benzalkonium	Solution aqueuse à 0,5 % (125 ml ou 350 ml) : → Antisepsie des plaies superficielles → Traitement d'appoint de dermatoses infectieuses
STERILENE SOLUTION Cétrimide	Solution alcoolique à 0,5 % (35 ml) : → Antisepsie des plaies superficielles
CETAVLON Cétrimide	Crème à 0,5 % (tube de 80 g) → Traitement d'appoint des dermatoses infectieuses

1. Les agents antiseptiques ne sont pas stérilisants. Ils réduisent temporairement le nombre de micro-organismes.

Contre-indications

Hypersensibilité aux ammoniums quaternaires ou aux autres composants
Ne pas appliquer sur les muqueuses génitales (risque de lésions érosives), ni mettre en contact avec les méninges, le cerveau, l'œil, l'oreille moyenne
Association avec les surfactifs anioniques et savons (inactivation)

Propriétés

– Antiseptiques du groupe des surfactifs cationiques, dont le groupe hydrophile est composé d'un ammonium quaternaire, bactéricides sur les bactéries Gram positif et faiblement fongistatiques, ayant également un effet détergent

Effets indésirables

– Possibilité de dermite irritative, voire d'eczéma de contact allergique (non rare)
– Causticité : lésions érosives pouvant évoluer vers l'ulcération ou la nécrose → ne pas appliquer sur les muqueuses génitales ou sous pansement occlusif
– Risque d'effets systémiques (effets curarisants) en cas d'ingestion accidentelle, ou d'application sur de grandes surfaces, sous pansement occlusif, sur peau lésée ou sur les muqueuses (surtout chez le nourrisson)

Incompatibilités physico-chimiques

– ***Associations déconseillées*** : autres antiseptiques, notamment les surfactifs anioniques et les savons (inactivation)
– Inactivation par les matières organiques (pus, sang, cellulose) et les eaux dures
– Adsorption sur le caoutchouc et les matériaux poreux

Antiseptiques externes (X)

Sulfate de cuivre (1)

CRÈME DE DALIBOUR (sans camphre)	Préparation magistrale sans camphre (2) : Sulfate de cuivre .... 0,12 g Sulfate de zinc .... 0,20 g Oxyde de zinc .... 4 g Eau distillée .... 12 g Lanoline .... 12 g Vaseline .... 32 g → Dermatoses surinfectées, érythème fessier

1. Les agents antiseptiques ne sont pas stérilisants. Ils réduisent temporairement le nombre de micro-organismes.
2. La préparation magistrale mentionnée ci-dessus *ne contient pas de camphre*, contrairement aux spécialités pharmaceutiques à base de "crème de Dalibour" qui peuvent en contenir et sont par conséquent contre-indiquées chez l'enfant < 30 mois.

DERMOCUIVRE *Non remboursé-Coll*	Pommade (tube de 25 ou 100 g) : Sulfate de cuivre .... 0,2 % Oxyde de zinc .... 10 % Lanoline .... qs → Dermatoses infectées, érythème fessier

Contre-indications
Hypersensibilité connue à l'un des composants

Propriétés

– Antiseptique bactéricide sur les bactéries Gram positif et fongistatique sur les *Candida albicans*, généralement bien toléré, notamment chez le nourrisson

Effets indésirables

– Possibilité de réactions allergiques rares (notamment à la lanoline)

Antiseptiques externes (XI)

Nitrate d'argent *Remboursement 65 %*

NITRATE D'ARGENT	Solution aqueuse à 0,5 % ou 1 % ou 2 % : → Dermatoses aiguës suintantes

Contre-indications
Association au permanganate de potassium (irritation)

Propriétés et indications

– Antiseptique très astringent, utilisé à faible concentration dans les dermatoses suintantes, bien toléré mais tachant le linge de façon indélébile

Précautions d'emploi

– Risque de brûlures graves lors de l'application sur les bourgeons ombilicaux chez le nouveau-né

Remarque importante

– Le nitrate d'argent est également utilisé *pour son effet caustique à très forte concentration* (pour cautériser les bourgeons charnus exubérants, sous forme de "crayon" contenant 90 g de nitrate d'argent cristallisé et 10 g de nitrate de potassium) → ces crayons extrêmement caustiques sont réservés à l'usage médical, et ils ne doivent en aucun cas être laissés à la portée des enfants chez lesquels **leur ingestion est pratiquement toujours mortelle**

Antilépreux (I) :
Sulfones

Dapsone ou Sulfone-mère ou DDS *Liste I-65 %-Coll*

DISULONE (1) (+ 200 mg d'oxalate de fer)	100 cp. séc. 100 mg (pouvant être écrasés puis être mélangés à un liquide ou à un yaourt, notamment pour éviter une fausse route chez l'enfant de moins de 6 à 8 ans)	*Traitement de la lèpre* : A. 100 mg/jour en 1 prise E. < 50 kg : 75 mg/jour E. < 25 kg : 50 mg/jour E. < 12 kg : 25 mg/jour *Chimioprophylaxie des sujets-contact des lépreux* : A. 50 mg/jour en 1 prise E. > 12 ans : 50 mg/jour E. > 6 ans : 25 mg/jour E. > 2 ans : 25 mg x 1 jour/2 N. > 6 mois : 12 mg x 1 jour/2 N. < 6 mois : 6 mg x 1 jour/2 *Dermatite herpétiforme et polychondrite atrophiante* : A. 25 à 300 mg/jour

1. La dapsone est par ailleurs indiquée dans les affections suivantes :
   - Dermatoses bulleuses auto-immunes (dermatite herpétiforme, dermatose auto-immune bulleuse à IgA linéaire, pemphigoïde cicatricielle), dermatoses neutrophiliques, notamment syndrome de Sweet, lupus bulleux : 2 mg/kg/jour en traitement initial, puis réduire par paliers à la dose minimale efficace, d'environ 0,5 mg/kg/jour voire seulement 25 mg/semaine chez certains patients.
   - Prophylaxie primaire et secondaire de la pneumocystose en alternative au cotrimoxazole (mais intolérance croisée dans 30 à 40 % des cas) : 100 mg le 1er jour puis 50 mg/jour, seule ou associée à la pyriméthamine (50 mg x 1 à 3 fois/semaine) et à l'acide folinique (50 mg/semaine).

   La dapsone est par ailleurs utilisable en alternative dans les infections suivantes au cours du sida :
   - Prophylaxie primaire et secondaire de la toxoplasmose en alternative au cotrimoxazole ou à la pyriméthamine en monothérapie : 50 mg/jour, avec pyriméthamine (50 mg/semaine) et avec acide folinique (50 mg/semaine).
   - Traitement curatif de la pneumocystose pulmonaire modérée à sévère ($PaO_2 \geq 70$ mmHg) en alternative aux traitements conventionnels : 100 mg/jour, avec triméthoprime (20 mg/kg/jour en 4 prises orales pendant 21 jours).
   - Traitement curatif de la toxoplasmose en alternative aux traitements validés (pyriméthamine-sulfadiazine ou pyriméthamine-clindamycine) : 50 à 100 mg/jour, avec pyriméthamine (75 mg/jour).

Acédapsone ou DADDS *Non commercialisé en France métropolitaine*

HANSOLAR (2)	Fl. 225 mg	Par voie **IM** stricte : A. 225 mg tous les 3 mois

2. Dérivé diacétylé de la dapsone à effet retard (3 mois), non commercialisé en France métropolitaine (Laboratoires Parkes-Davis), permettant des traitements de masse de la lèpre notamment chez les patients d'accès difficile (pendant la saison des pluies par exemple).

Contre-indications
Hypersensibilité ou intolérance connue aux sulfones Anémie (Hgb < 90 g/l), méthémoglobinémie

Propriétés

- Antilépreux du groupe des sulfones, ayant un effet bactériostatique sur *Mycobacterium leprae* (compétition avec l'acide para-aminobenzoïque pour la synthèse de l'acide folique) permettant une guérison des lèpres tuberculoïdes ou indéterminées en monothérapie pendant 3 ans pour un coût modéré, une action sur *Toxoplasma gondi*, *Pneumocystis jirovecii* et *Mycobacterium avium*, et une action anti-inflammatoire (inhibition des lésions tissulaires dues aux radicaux oxydants libérés lors de la phagocytose)
- Résistance de *Mycobacterium leprae* très rare (1 à 2 %), apparaissant de façon tardive (5 à 15 ans) lors des traitements à dose trop faible ou suivis irrégulièrement
- Absorption digestive presque totale, excellente diffusion notamment dans la peau, les muscles, le foie, les gaines nerveuses, les reins, acétylation hépatique (génétiquement déterminée), élimination urinaire (70 à 80 %) sous forme de dérivés inactifs, demi-vie de 10 à 50 heures, passage dans le lait maternel (30 % des taux sériques)

Indications

- Traitement de la lèpre (en association avec rifampicine ± clofazimine)
- Chimioprophylaxie des sujets-contact des lépreux (en monothérapie)
- Dermatite herpétiforme en association au régime sans gluten (efficacité spectaculaire avec disparition du prurit et des signes cutanés en quelques jours)
- Polychondrite atrophiante (50 à 300 mg/jour)
- *Cf.* note 1 ci-contre pour les autres indications et utilisations potentielles

Effets indésirables (toxicité dose-dépendante, surtout aux doses > 150-200 mg/jour)

- Anémie hémolytique dose-dépendante (risque réduit aux doses < 50 mg/jour chez les sujets déficients en G6PD ou 200 mg/jour chez les autres sujets), méthémoglobinémie dose-dépendante (à rechercher au 8e jour) asymptomatique ou avec cyanose, très rarement neutropénie, thrombopénie, agranulocytose, syndrome mononucléosique
- Troubles digestifs (50 %) : anorexie, nausées, vomissements, douleurs abdominales
- Rares (< 1 %) : toxidermies (exanthème) parfois graves, syndrome de Stevens-Johnson, syndrome de Lyell, syndrome d'hypersensibilité médicamenteuse (DRESS), troubles neurologiques (neuropathies périphériques à forte dose, vertiges, céphalées, insomnie, irritabilité, vision floue, psychoses), réactions allergiques (fièvre, prurit), syndrome lupique, hépatites toxiques, hypoalbuminémie, tachycardie, nécrose papillaire rénale, stérilité masculine
- Réactions lépreuses (érythème noueux et œdèmes des lésions cutanées) dues au caractère évolutif de la maladie

Précautions d'emploi et interactions médicamenteuses

- *Bilan hématologique préalable avec recherche d'un déficit en G6PD* (où l'utilisation est possible à posologie diminuée et sous surveillance hématologique rigoureuse), puis *surveillance de l'hémogramme* chaque semaine le premier mois, puis chaque mois pendant 6 mois, puis 2 fois/an
- *Dosage systématique de la méthémoglobinémie* au 8e jour : diminuer la posologie en cas de méthémoglobinémie > 10 %
- *Interrompre le traitement* en cas de diminution significative des hématies, leucocytes ou plaquettes, de réactions allergiques ou d'hypersensibilité médicamenteuse
- *Insuffisance hépatique ou rénale* : utiliser à la plus faible dose efficace en surveillant les fonctions hépatiques et rénales
- Grossesse et allaitement : usage possible durant la grossesse mais pas l'allaitement
- *Interactions* : Didanosine (administration à distance), zidovuline, prilocaïne

Antilépreux (II) : Clofazimine

Clofazimine *Liste I-65 %-Coll*

LAMPRENE *Conserver à l'abri de l'humidité*	100 cap. 50 mg ou 100 mg	À prendre toujours *au cours d'un repas ou avec du lait* : posologie ci-dessous (1)

1. Le schéma thérapeutique proposé par l'OMS pendant 12 à 24 mois dans les lèpres multibacillaires (lèpre lépromateuse, lèpre borderline lépromateuse, lèpre borderline-borderline) est le suivant :
   – *Chez l'adulte (d'environ 60 kg) :*
   Clofazimine = 150 mg x 1 fois/mois (supervisé) + 50 mg/jour (auto-administré)
   + Rifampicine = 600 mg x 1 fois/mois (supervisé)
   + Dapsone = 100 mg/jour (auto-administré).
   – *Chez l'enfant de 10 ans à 14 ans* :
   Clofazimine = 150 mg x 1 fois/mois (supervisé) + 50 mg x 1 jour sur 2 (auto-administré)
   + Rifampicine = 450 mg x 1 fois/mois (supervisé)
   + Dapsone = 50 mg/jour (auto-administré).
   – *Chez l'enfant < 10 ans :*
   Clofazimine = 100 mg x 1 fois/mois (supervisé) + 50 mg x 2 fois/semaine (auto-administré)
   + Rifampicine = 300 mg x 1 fois/mois (supervisé)
   + Dapsone = 25 mg/jour (auto-administré).

Autres antilépreux

Rifampicine, Sulfadoxine (voir ces termes).

Contre-indications
Antécédents d'hypersensibilité à la clofazimine ou à l'un des constituants

Propriétés

- Colorant phénazinique, bactériostatique sur *Mycobacterium leprae* (absence de résistance croisée avec la dapsone et la rifampicine), actif aussi *in vitro* sur *Mycobacterium avium-intracellulare* et *Mycobacterium ulcerans*; la clofazimine a aussi une action anti-inflammatoire intéressante utilisée en chimioprophylaxie des réactions lépreuses à récidives fréquentes dont elle diminue l'intensité et la fréquence (action préventive essentiellement)
- Absorption digestive lente améliorée par une prise pendant les repas, pic plasmatique en 8 à 12 heures, diffusion tissulaire durable (peau, tissu adipeux et macrophages du système réticulo-endothélial), passage transplacentaire et dans le lait (qui peut être coloré en rouge), élimination biliaire lente (35 % en 3 jours), demi-vie d'élimination d'environ 25 jours, effet manifeste après environ 2 mois

Indications

- Traitement des formes multibacillaires de la lèpre, en association à la dapsone et à la rifampicine

Effets indésirables

- Cutanés : *coloration rouge-brun peu esthétique* de la peau, des conjonctives et de la cornée (constante et gênante chez les sujets à peau claire, régressant lentement à l'arrêt du traitement, mais qui peut persister pendant des mois voire des années après l'arrêt), sécheresse cutanée, ichtyose, plus rarement prurit, éruption cutanée allergique, éruption acnéiforme, photosensibilité
- Digestifs (dose-dépendants) : nausées, vomissements, diarrhée, douleurs abdominales, plus rarement entéropathies pouvant conduire à une obstruction intestinale (par accumulation du produit dans la paroi intestinale)
- Divers : diminution et coloration de la sueur et des larmes (pouvant causer une sécheresse et une irritation des yeux), coloration du lait maternel, des urines, des fèces et des expectorations, céphalées, asthénie, cas isolés de perte de poids, lymphœdème, infarctus splénique, érythrodermie, agranulocytose, torsades de pointe, acidose métabolique

Précautions d'emploi

- Utiliser avec prudence chez les conducteurs et utilisateurs de machines (risque de troubles visuels et asthénie), en cas de diarrhée et douleurs abdominales (réduire la dose, ou hospitaliser le patient en cas de diarrhée ou vomissements persistants), et en cas d'insuffisance hépatique ou rénale (absence d'études)
- Ne pas dépasser les doses recommandées (risque d'accumulation)
- Grossesse : utilisation déconseillée (mais possible sous surveillance car il a été observé une exacerbation de la lèpre pendant la grossesse)
- Allaitement : utilisation déconseillée (sauf indication formelle)

Antilépreux (III) : Thalidomide

Thalidomide *Liste I-Coll-Prescription hospitalière et surveillance particulière*

THALIDOMIDE CELGENE	28 gél. 50 mg	A. Posologie ci-dessous

Contre-indications

Intolérance connue au produit, don de sang, association à l'interféron alpha
Grossesse et femmes sans contraception efficace, neuropathie périphérique

Propriétés

– Médicament tératogène, utilisé entre 1957 et 1962 comme hypnotique, actuellement réservé à certaines affections sévères et rebelles

Indications et posologie (indications strictement limitées)

– Réactions lépreuses de type II (érythème noueux lépreux) : 100 mg x 3 à 4 fois/jour pendant 1 semaine, puis à dose dégressive jusqu'à 25 à 100 mg/jour (en association aux antilépreux car elle n'a pas d'effet antibacillaire)
– Aphtoses sévères, y compris au cours de l'infection par le VIH, dont l'aphtose géante : 50 à 100 mg/jour pendant 2 à 4 semaines, puis 50 mg x 3 jours par semaine voire parfois moins (jusqu'au "seuil de récidive"), aphtose de la maladie de Behçet
– Lupus érythémateux cutanés ayant résisté aux traitements classiques, notamment aux antipaludéens de synthèse : 50 à 100 mg/jour pendant 1 mois, puis traitement d'entretien ou arrêt
– Infiltration lymphocytaire de la peau (maladie de Jessner-Kanof), réactions chroniques du greffon contre l'hôte (GVH)
– Prurigo nodulaire, érythème polymorphe chronique ou récidivant, sarcoïdose cutanée
– Myélome, mélanome métastatique (*cf.* chapitre "Cancérologie")

Effets indésirables (fréquents, dose-dépendants et parfois sévères)

– **EFFET TÉRATOGÈNE MAJEUR** : absence d'oreille interne et paralysie des nerfs crâniens (J21-J22), phocomélies (J24-J29), sténoses ano-rectales (J34-J36), atteintes cardiaques, rénales, oculaires, surdité, malformations utéro-vaginales → *cf.* Précautions d'emploi
– *Neuropathies périphériques* (28 %) parfois irréversibles = paresthésies douloureuses des pieds et des mains et/ou déficit de la sensibilité des jambes motivant l'arrêt définitif
– *Somnolence* (75 %), constipation (40 %), plus rarement céphalées, vertiges, nausées, anorexie, diarrhée, leucopénie, thrombocytopénie, sécheresse cutanéo-muqueuse, exanthème, métrorragies, prise de poids, diminution de la libido, impuissance, complications thrombo-emboliques, convulsions, hypotension, bradycardie

Précautions d'emploi

– *Utiliser **chez la femme** sous contraception efficace* contrôlée strictement et poursuivie 1 mois au moins après l'arrêt
– *Utiliser **chez l'homme** avec utilisation de préservatifs* poursuivie 7 jours après l'arrêt
– *Nécessité d'un examen neurologique et électromyographique* avant tout traitement puis surveillance régulière
– Prendre le soir de préférence, et utiliser avec prudence chez les conducteurs et chez les utilisateurs de machines (somnolence fréquente)
– La prescription systématique d'aspirine se discute chez les patients avec présence d'anticorps antiphospholipides ou d'autres facteurs de risque de thrombophilie, en particulier au cours du lupus érythémateux

Antibactériens locaux cutanés

AUREOMYCINE Pommade Chlortétracycline[G] *Non remboursé-Coll*	Tube de 15 g à 3 % contenant 450 mg de chlortétracycline : → application 2 à 3 fois/jour (8 jours max.)
BACTROBAN Mupirocine Pommade à usage nasal *Liste I-65 %-Coll*	Tube de 3 g à 2 % de mupirocine : → application 2 à 3 fois/jour pendant 5 jours dans les deux narines
MUPIDERM[G] *Idem* Pommade à usage dermique *Liste I-30 %-Coll*	Tube de 15 g à 2 % de mupirocine : → pommade à usage dermique uniquement, à appliquer 3 fois/jour
DIACUTIS Pommade FUCIDINE Pommade FUCIDINE Crème Acide fusidique[G] *Liste I-30 %-Coll*	Tube de 15 g à 2 % d'acide fusidique : → produits à appliquer 3 fois/jour
FLAMMAZINE Crème Sulfadiazine *Remboursement 15 %-Coll*	Tube de 50 g à 1 % de sulfadiazine (sulfamide) : → application 1 fois/jour après nettoyage à l'eau
FLAMMACÉRIUM + Nitrate de cérium *Réservé à l'hôpital*	Pot de 500 g de sulfadiazine : → application 1 fois/jour pendant 7 jours puis tous les 2 ou 3 jours

Contre-indications

Hypersensibilité à l'un des composants ou à l'excipient
Application sur les yeux, et sur les seins chez la femme qui allaite

Propriétés et indications

- Antibiotiques d'usage local, ayant une action antistaphylococcique et sur de nombreux autres germes en raison des concentrations élevées (bactéricides) obtenues *in situ*
- Éradication du portage nasal de *Staphylococcus aureus* dans les staphylococcies cutanées récidivantes et dans la prévention des auto-infections chez les hémodialysés
- Traitement des dermatoses primitivement microbiennes (impétigos limités notamment) en association aux soins locaux visant à la détersion des croûtes *cependant une antibiothérapie par voie générale est nécessaire en cas de lésions diffuses*
- *Flammacérium* : traitement des infections dans les brûlures étendues

Effets indésirables et précautions d'emploi

- Risque de sélection de germes résistants → limiter la durée du traitement
- Risque de sensibilisation (eczéma de contact)

Remarque

- L'antibiothérapie locale des plaies, brûlures et ulcères de jambe surinfectés est *abusive et non justifiée* : leur traitement consiste en une détersion soigneuse avec utilisation d'un antiseptique externe, avec une antibiothérapie générale si nécessaire

Antiherpétiques locaux (I)

Aciclovir local[G] en dermatologie

ZOVIRAX Crème *Liste II-15 %-Coll*	Crème dermique à 5 % : tube de 10 g	Application locale x 5 fois/jour pendant 5 à 10 jours
ZOVIRAX Crème ACICLOVIVAX ACTIVIR Crème VIRUCALM *Non remboursé*	Crème dermique à 5 % : tube de 2 g	*Idem*

Contre-indications

Hypersensibilité à l'aciclovir ou au propylène glycol (excipient)
Ne pas utiliser par voie oculaire, buccale ou intravaginale
Grossesse et allaitement (innocuité non démontrée)

Propriétés

- Antiviral inhibant sélectivement l'ADN-polymérase virale après activation par la thymidine-kinase virale, actif sur les virus de l'herpès y compris sur certaines souches résistantes à l'idoxuridine ou à la vidarabine, de la varicelle et du zona
- Passage dans la circulation générale très faible après application cutanéo-muqueuse

Indications

- Infection buccale ou génitale à *Herpes simplex virus*, notamment en cas de récurrence. Cette application locale est beaucoup moins efficace que la voie générale

Effets indésirables

- Sensation transitoire de brûlures, picotements, engourdissement
- Rares cas de réactions cutanées allergiques

Précautions d'emploi

- Traitement à débuter dès les prodromes ou éventuellement dans les 12 à 24 heures qui suivent l'apparition des premiers signes
- Grossesse : aucun effet malformatif ou fœtotoxique particulier n'a été observé
- Allaitement : administration prudente si nécessaire

Aciclovir + Hydrocortisone *Non remboursé*

XERCLEAR Crème	Crème dermique à 5 % + Hydrocortisone à 1 % : tube 2 g ou 5 g	Application locale x 5 fois/jour pendant 5 jours

Indications

- Traitement des signes précoces et des symptômes de l'herpès labial récurrent (boutons de fièvre) pour réduire l'évolution vers des lésions ulcératives chez l'adulte et l'adolescent immunocompétent (âgé de 12 ans ou plus)

Antiherpétiques locaux (II)

Ibacitabine ou Iododésoxycytidine *Liste I-Non remboursé-Coll*

CUTERPES	Pommade à 1 % : tube de 5 g (+ Phénylmercure)	Application locale 3 à 10 fois/jour pendant 6 à 10 jours

Contre-indications
Hypersensibilité à un composant (iode notamment), grossesse (innocuité non établie)

Propriétés
- Antiviral ayant un mode d'action et une activité comparables *in vitro* à ceux de l'idoxuridine sur les virus de l'herpès, avec une toxicité cellulaire moindre
- Passage dans la circulation générale très faible après application cutanéo-muqueuse

Indications
- Traitement local d'appoint de l'herpès labial récidivant

Effets indésirables et précautions d'emploi
- Réactions allergiques locales rares
- Traitement à débuter dès les prodromes ou éventuellement dans les 12 à 24 heures qui suivent l'apparition des premiers signes
- Grossesse : à éviter en l'absence d'études

Doconasol *Non remboursé*

ERAZABAN	Crème à 10 % : tube 1 g (contient du propylène glycol)	A. et E. > 12 ans Application locale x 5 fois/jour pendant 4 à 10 jours

Contre-indications
Hypersensibilité à un composant (propylène glycol notamment) Grossesse (innocuité non établie)

Propriétés
- Antiviral ayant un mode d'action inconnu

Indications
- Traitement des stades précoces (phase prodrome ou phase érythémateuse) d'une infection à *Herpes simplex* labial chez le patient immunocompétent)

Effets indésirables et précautions d'emploi
- Réactions aux points d'application, notamment allergiques (excipient)
- Éviter le contour des yeux et le contact avec les yeux
- Présence de propylène glycol qui peut entraîner une réaction locale
- Ne pas utiliser chez les patients immunodéprimés

Antiverrues (I)

Pommades antiverrues et Pommades coricides

COLLODION SALICYLÉ à 16,7 % d'acide salicylique *Remboursement 65 %-Coll*	Préparation magistrale : Acide salicylique .... 4 g Acide lactique .... 4 g Collodion souple .... 15 g	Appliquer chaque soir sur la verrue à traiter sans déborder autour
POMMADE MO COCHON ***NR***	Acide salicylique .... 50 %	*Idem*
DUOFILM ***NR*** VERRUFILM ***NR*** KÉRAFILM ***NR***	Acide salicylique .... 16,7 % Acide salicylique .... 16,7 % Acide salicylique .... 16,7 %	*Idem*
VERRUTOP Dispositif médical ***NR***	Acide nitrique .... 65 %	*Idem*
TRANSVERCID ***NR***	Dispositifs transdermiques à 3,62 mg ou 14,54 mg d'acide salicylique	*Idem*
Préparations magistrales de pommade coricide *Remboursement 65 %-Coll*	Préparations magistrales de vaseline salicylée à 10 %, 20 %, 30 % ou 40 %	Appliquer chaque soir uniquement sur le cor ou le durillon à traiter

Contre-indications
Application sur les muqueuses, allergie aux salicylés ou aux autres composants

Propriétés et indications

– Kératolytiques fortement dosés en acide salicylique, réservés au traitement des cors, durillons, verrues plantaires, verrues vulgaires

Effets indésirables

– Possibilité d'irritation locale importante avec sensation de brûlures, puis formation de croûtes et/ou saignements → arrêt du traitement pendant 3 jours en cas de saignement
– Possibilité de réactions allergiques locales aux différents composants (chez les sujets allergiques à l'aspirine et aux salicylés notamment pour l'acide salicylique)

Précautions d'emploi

– Ne pas utiliser pour les verrues du visage ou des organes génitaux et ne pas appliquer sur les muqueuses (irritation) ou sur une surface étendue (risque d'effets systémiques)
– Éviter les coricides chez les sujets diabétiques ou artéritiques (risques d'ulcération, d'infection, de complications locales ou générales parfois graves)
– Appliquer chaque soir *uniquement sur la lésion à traiter*, après l'avoir désinfectée et séchée, sans déborder sur la peau saine (à protéger par une rondelle protectrice ou du vernis protecteur VERLIM ou du vernis à ongle incolore) → durée variable selon l'évolution (limer doucement la lésion tous les 2 à 3 jours à la pierre ponce)
– Recouvrir d'un pansement la nuit
– Ne pas laisser à la portée des enfants

Antiverrues (II)

Podophyllotoxine (Résine de podophylline) *Liste I-65 %-Coll*

CONDYLINE	Solution pour applications locales : fl. 3,5 ml avec 30 applicateurs	Application 2 fois/jour pendant 3 jours (pouvant être répétée si nécessaire pendant 5 semaines au maximum en fonction des résultats)

Contre-indications

Grossesse et allaitement, utilisation intravaginale, utilisation chez l'enfant

Propriétés

- Antimitotique cytolytique d'origine végétale (extrait de la résine de podophylline, elle-même extraite de racines de *Podophyllum*), provoquant une nécrose des tissus traités

Indications

- Traitement local des verrues génitales et périanales externes (condylomes acuminés) de surface inférieure à 4 cm^2 (alternative à la cryothérapie et au traitement chirurgical, utilisables en cas d'échec)

Effets indésirables

- Effets habituels : érythème, douleurs locales, puis ulcération superficielle au niveau de la zone traitée (traduisant la nécrose du condylome)
- Possibilité d'œdème et balanoposthite (régressant après l'application locale pendant quelques jours d'un dermocorticoïde)

Précautions d'emploi

- Appliquer avec précaution en utilisant l'applicateur et uniquement sur les condylomes puis laisser sécher pour éviter toute dispersion intempestive du produit, puis bien se laver les mains après l'application
- Éviter toute application sur la peau et les muqueuses saines environnantes (à protéger par de la vaseline ou une pommade à base de zinc)
- Rincer abondamment à grande eau en cas de contact oculaire accidentel
- En cas d'échec : recours possibles ou recours à la cryothérapie
- Grossesse et allaitement : recours possibles ou recours à la cryothérapie

Imiquimod (voir ce terme)

Modificateur de la réponse immunitaire, utilisé dans le traitement local des verrues génitales et périanales externes (condylomes acuminés).

Antifongiques oraux en dermatologie (I)

Griséofulvine *Liste I-65 %-Coll*

GRISÉFULINE 250 mg GRISÉFULINE 500 mg	30 cp. séc. 250 mg 20 cp. séc. 500 mg	En 2 prises par jour *au cours des repas* : A. 500 à 1 000 mg/jour E. 10 à 20 mg/kg/jour

Contre-indications
Allergie connue à la griséofulvine Porphyries, syndromes lupiques Exposition au soleil ou aux rayons UV Grossesse (effet tératogène) et allaitement

Propriétés

- Antifongique d'action fongistatique sur les dermatophytes (*Microsporum*, *Trichophyton*, *Epidermophyton*) sans sélection de souches résistantes, inducteur enzymatique, ayant à forte dose une action anti-inflammatoire et spasmolytique sur les microvaisseaux
- Absorption digestive variable selon les sujets mais améliorée par la prise au cours des repas riches en lipides, bonne pénétration cutanée, très forte métabolisation hépatique (plus de 90 %), demi-vie de 10 à 15 heures, élimination fécale

Indications

- Onychomycoses à dermatophytes des pieds (traitement de 1 à 2 ans) et des mains (traitement de 6 à 12 mois), en association au meulage des ongles atteints (mais produit supplanté dans cette indication par la terbinafine, voire le fluconazole ou l'itraconazole)
- Dermatophyties de la peau glabre (traitement de 2 à 4 semaines)
- Pied d'athlète et dermatophyties plantaires et des plis (traitement de 4 à 8 semaines)
- Teignes (traitement de 6 à 8 semaines, voire 12 semaines)

Effets indésirables

- Nausées, gastralgies, anorexie, altération du goût, sensation de soif, effet antabuse, réactions cutanées (allergiques ou par photosensibilisation), troubles neurologiques rares augmentés par l'alcool (insomnie, somnolence, céphalées, asthénie, vertiges), très rarement anémie hypochrome et leucopénie, exceptionnellement hépatites
- Risque de déclenchement d'une crise de porphyrie aiguë chez les patients porphyriques

Précautions d'emploi

- Surveillance mensuelle de la NFS si traitement > 1 mois ou à dose ≥ 1 500 mg/jour
- Prendre toujours au cours des repas ou avec du lait non écrémé
- Éviter l'exposition au soleil ou aux ultraviolets (photosensibilisation) et l'alcool

Interactions médicamenteuses (inducteur enzymatique)

- ***Associations déconseillées*** : alcool, contraceptifs oraux, kétoconazole
- *Associations à utiliser avec précaution* : antivitamines K, bromocriptine, ciclosporine, hormones thyroïdiennes, isoniazide et autres médicaments hépatotoxiques

Antifongiques oraux en dermatologie (II) : Allylamines

Terbinafine[G] *Liste II-65 %-Coll*

FUNGSTER LAMISIL *Conserver à l'abri de la lumière*	14 ou 28 cp. séc. 250 mg	A. 250 mg/jour en 1 prise *de préférence au cours des repas*

Contre-indications

Hypersensibilité ou intolérance connue à la terbinafine
Maladie hépatique chronique ou active, insuffisance rénale sévère

Propriétés

- Antifongique à large spectre (classe des allylamines) inhibant la squalène-époxydase, ayant une *activité fongicide per os* sur les dermatophytes (*Microsporum*, *Trichophyton*, *Epidermophyton*), et à un moindre degré les *Candida* et sur certains champignons filamenteux ou dimorphes, sans effet inducteur enzymatique, assez onéreux mais ayant supplanté la griséofulvine dans les onychomycoses (guérison dans 40 à 60 % des cas d'onyxis dermatophytique)
- Absorption digestive > 70 % *durant un repas*, bonne diffusion cutanée et unguéale (concentrations unguéales fongicides dès la 3e semaine), forte liaison aux protéines plasmatiques, métabolisation hépatique en dérivés inactifs (70 %), demi-vie d'environ 17 heures, élimination essentiellement urinaire, passage dans le lait maternel

Indications

- Onychomycoses des pieds notamment en cas d'atteinte de la zone matricielle (traitement de 3 à 6 mois) et des mains (traitement de 3 mois), en association au meulage des ongles atteints et éventuellement à une solution filmogène antifongique locale
- Pied d'athlète et kératodermies palmo-plantaires (traitement de 2 à 6 semaines)
- Dermatophyties de la peau glabre (traitement de 2 à 4 semaines)

Effets indésirables (environ 10 % des cas)

- *Imposant l'arrêt* : élévation des enzymes hépatiques (4 %) avec rares cas d'hépatites cholestatiques ou mixtes dont des cas mortels ou ayant nécessité une transplantation hépatique, exanthème, urticaire, angiœdème ; exceptionnellement, pustulose exanthématique généralisée, syndrome de Stevens-Johnson, syndrome de Lyell, neutropénie, agranulocytose, thrombopénie
- Troubles digestifs : nausées, anorexie, douleurs abdominales, diarrhée
- Agueusie ou dysgueusie régressant en plusieurs semaines à l'arrêt
- Céphalées, myalgies, arthralgies, élévation transitoire des triglycérides

Précautions d'emploi et interactions médicamenteuses

- Faire un bilan hépatique, rénal et hématologique préalable puis mensuel et arrêter le traitement en cas d'effets indésirables mentionnés ci-dessus
- Arrêter le traitement et consulter immédiatement en cas de fièvre, angine, infection, lésions cutanées, urines foncées, selles décolorées
- Insuffisance hépatique ou rénale modérée : réduire la posologie
- Grossesse, allaitement, enfant : utilisation déconseillée (non tératogène ni fœtotoxique chez l'animal, mais passage dans le lait maternel, et absence d'études chez l'enfant)
- À noter : produit inefficace dans les candidoses vaginales et le pityriasis versicolor
- *Associations à utiliser avec précaution* : rifampicine (antagonisme de la terbinafine)

Antifongiques à usage local (I)

Antifongiques azolés à usage local *Liste I-30 %-Coll (sauf autre mention)*

AMYCOR 1 % Bifonazole	Crème : 15 g Spray-solution : 15 ml Poudre : 15 g	1 application/jour
FAZOL 2 % Isoconazole	Crème : 30 g Émulsion : 30 g Poudre : 30 g	2 applications/jour
FONX 1 % Oxiconazole	Crème : 15 g Spray-solution : 15 ml Poudre : 15 g	1 application/jour
FONGAMIL 1 % Omoconazole	Crème : 15 g Spray-solution : 90 g Poudre : 20 g	1 à 2 applications/jour
KÉTODERM 2 % Crème KÉTODERM 2 % Gel KÉTODERM 2 % Sachets Kétoconazole	Crème : 15 g Gel moussant : 1 tube monodose 8 sachets de 6 g	1 à 2 applications/jour *Cf.* ci-dessous (1) *Cf.* ci-dessous (2)
LOMEXIN 2 % Crème Fenticonazole	Crème : 15 g	1 application/jour
MONAZOL Crème 2 % Sertaconazole	Crème : 15 g	1 application/jour
MYCOHYDRALIN 1 % Clotrimazole	Crème : 20 g	2 applications/jour
PÉVARYL 1 % DERMAZOL 1 % FONGILÉINE 1 % *NR* MYCOSEDERMYL 1 % *NR* Éconazole[G]	Crème : 30 g Émulsion : 30 ml Spray-solution : 30 g Poudre : 30 g	2 applications/jour
TROSYD Crème 1 % Tioconazole	Crème : 30 g	2 applications/jour

1. *Pityriasis versicolor* (seul produit actif en application unique) : appliquer la totalité du tube sur toute la surface du corps, y compris sur le cuir chevelu, à l'aide d'un gant humide (éviter tout contact avec les yeux), faire mousser en insistant sur les zones atteintes, laisser agir *5 minutes, puis bien rincer*. Signaler au patient qu'une dépigmentation persistante ne signifie pas l'inefficacité du traitement (une repigmentation cutanée normale ne survient qu'après 2 à 3 mois mais peut être accélérée par l'exposition solaire).
2. *Dermatite séborrhéique de l'adulte* : appliquer 2 fois/semaine pendant 1 mois puis 1 fois/semaine ou par quinzaine sur les zones atteintes préalablement bien mouillées (peau, cuir chevelu, mais éviter le contact avec les yeux), masser pour faire mousser, laisser agir 5 minutes, puis bien rincer.

Contre-indications
Hypersensibilité connue à l'un des composants

Propriétés

- Antifongiques imidazolés à large spectre, pratiquement pas résorbés par voie locale, ayant une action antifongique sur les *Candida*, dermatophytes (*Trichophyton*, *Epidermophyton*, *Microsporum*), *Malassezia sp.* (levure impliquée dans le pityriasis versicolor), *Malassezia globosa* notamment (levure impliquée dans le pityriasis capitis), *Corynebacterium minutissimum* (agent de l'érythrasma), ayant aussi une action bactéricide sur les bactéries Gram positif
- Passage systémique peu probable mais non exclu en cas d'application sur des surfaces étendues, sur peau lésée et chez le nourrisson

Indications

- Candidoses cutanéo-muqueuses (traitement de 2 à 4 semaines)
- Érythrasma (traitement de 2 semaines)
- Dermatophyties de la peau glabre (traitement de 2 à 3 semaines)
- Pied d'athlète ou intertrigo des orteils (traitement curatif de 2 à 6 semaines, et prophylaxie des rechutes par pulvérisation quotidienne de poudre entre les orteils, dans les chaussures et dans les chaussettes qui doivent être en coton)
- Teignes et folliculites à *Trichophyton rubrum* (traitement d'appoint de 1 à 3 mois avec griséofulvine par voie orale), kérions et sycosis (traitement de 1 à 3 mois)
- Onychomycoses distales (en traitement de plusieurs mois après meulage des ongles atteints, mais les produits décrits pages suivantes sont plus pratiques)
- Pityriasis versicolor : le gel moussant de kétoconazole à 2 % *en application unique est le traitement le plus pratique* (les autres azolés peuvent aussi être utilisés, sous forme de solutions surtout, mais en traitement de 3 semaines)
- Dermatite séborrhéique de l'adulte (gel de kétoconazole en sachets)

Effets indésirables

- Possibilité d'irritation locale ou de sensibilisation cédant à l'arrêt
- Kétoconazole : modification possible de la coloration des cheveux

Précautions d'emploi

- Éviter tout contact avec les yeux et proscrire les solutions (alcoolisées) chez le nourrisson ou sur les muqueuses
- Candidoses : ne pas utiliser de savons à pH acide (favorisant les candidoses)
- Onychomycoses : un traitement antifongique oral (terbinafine, fluconazole, itraconazole, voire griséofulvine) est nécessaire en complément du traitement local en cas d'atteinte *de la zone matricielle des ongles* ou d'atteinte de plusieurs ongles
- Pityriasis versicolor : signaler au patient qu'une dépigmentation persistante ne signifie pas l'inefficacité du traitement (une repigmentation cutanée normale ne survient qu'après 2 à 3 mois, mais peut être accélérée par l'exposition solaire)
- Trosyd : l'excipient huileux peut détériorer le latex (préservatifs et diaphragmes)
- Grossesse au 1er trimestre : ne pas utiliser le kétoconazole (tératogène chez l'animal) et, par prudence, le bifonazole, le tioconazole et l'omoconazole

Interactions médicamenteuses

- *Associations à surveiller* : antivitamines K (potentialisation possible même avec une application des doses par voie locale → surveillance INR et adaptation)

Antifongiques à usage local (II)

Pommade antifongique et kératolytique *Liste I-30 %-Coll*

AMYCOR ONYCHOSET	Pommade : 10 g = 1 % de bifonazole + 40 % d'urée (avec un grattoir et 16 pansements adhésifs)	Onychomycoses : mode d'emploi ci-dessous

Contre-indications
Hypersensibilité connue à l'un des composants

Propriétés

– Pommade associant un antifongique imidazolé à large spectre (bifonazole) et un kératolytique (urée à 40 %) pratiquement pas résorbés par voie locale, permettant un traitement des onychomycoses (2 à 3 mois)

Indications

– Traitement local des onychomycoses des orteils et des doigts

Effets indésirables

– Possibilité de réactions locales transitoires (rougeur, irritation, macération, desquamation), d'allergie (à la lanoline, à l'imidazolé ou au pansement adhésif) et de dyshidrose

Précautions d'emploi

– Onychomycoses : un traitement antifongique oral (terbinafine, fluconazole, itraconazole, voire griséofulvine ou kétoconazole) est nécessaire en complément du traitement local en cas d'atteinte de la zone matricielle des ongles ou d'atteinte de plusieurs ongles
– Grossesse au 1er trimestre : ne pas utiliser le bifonazole, par prudence

Mode d'emploi

– Appliquer 1 fois/jour sur chaque ongle atteint et maintenir sous un pansement occlusif, renouveler l'application tous les jours (baigner l'ongle dans de l'eau chaude et éliminer la partie ramollie avec le grattoir à chaque renouvellement) jusqu'à élimination complète de l'ongle pathologique (1 à 3 semaines), puis poursuivre le traitement par application quotidienne pendant 4 à 8 semaines de bifonazole à 1 % sans urée (Amycor crème)

Antifongiques à usage local (III)

Amorolfine[G]

LOCERYL 5 % *30 %-Coll* CURANAIL 5 % *Non remboursé*	Solution filmogène : 2,5 ml (avec 10 spatules)	Onychomycoses : mode d'emploi ci-dessous

Contre-indications
Hypersensibilité connue à l'un des composants

Propriétés

– Antifongique dérivé de la morpholine, agissant par altération de la membrane des cellules fongiques (inhibition de la synthèse des stérols) sur les *Candida*, dermatophytes (*Trichophyton*, *Epidermophyton*, *Microsporum*), moisissures (*Scopulariopsis*), dematiées ou champignons noirs (*Alternaria*, *Cladosporium*, *Hendersonula*), certaines espèces peu sensibles (*Aspergillus*, *Fusarium*, *Mucorales*) permettant un traitement des onychomycoses sans atteinte de la zone matricielle
– La solution filmogène sous forme de vernis unguéal pénètre et diffuse théoriquement à travers la tablette de l'ongle, la résorption générale étant négligeable : elle a l'avantage de permettre un traitement avec 1 à 2 applications hebdomadaires seulement

Indications

– Traitement des onychomycoses (environ 9 mois pour les onychomycoses des orteils et 6 mois pour celles des doigts)

Effets indésirables

– Possibilité de légère sensation de brûlure péri-unguéale, transitoire et qui ne nécessite pas l'arrêt du traitement

Précautions d'emploi

– Onychomycoses : un traitement antifongique oral (terbinafine, fluconazole, itraconazole, voire griséofulvine ou kétoconazole) est nécessaire en complément du traitement local en cas d'atteinte de la zone matricielle des ongles ou d'atteinte de plusieurs ongles
– Grossesse : utilisation à éviter (embryotoxique et fœtotoxique chez l'animal)
– Allaitement et enfant : utilisation à éviter (absence d'études)

Mode d'emploi de la solution filmogène

– Limer la surface de l'ongle atteint avant la première application (et si besoin ensuite), appliquer 1 à 2 fois/semaine avec une spatule sur chaque ongle atteint après avoir enlevé le film avec un dissolvant, continuer jusqu'à guérison clinique et mycologique (le sujet traité aux doigts mettra des gants imperméables en cas d'utilisation de solvants organiques type diluants, white-spirit, etc.)

Antifongiques à usage local (IV)

Pyridones *Remboursement 30 %-Coll*

MYCOSTER 8 % Ciclopirox[G] MYCONAIL	Solution filmogène : 3 ml (avec un pinceau)	Onychomycoses : mode d'emploi ci-dessous
MYCOSTER 1 % Ciclopiroxolamine[G]	Crème : 30 g Poudre : 30 g Solution alcoolisée : 30 ml	2 applications/jour
ONYTEC 8 % *Idem*	Vernis à ongles Fl. 6,6 ml	1 application/jour en couche fine (1)
SEBIPROX 1,5 % Ciclopiroxolamine	Shampoing : 100 ml	2 à 3 shampoings/semaine pendant 1 mois

1. Le vernis doit être appliqué sur la totalité de la tablette unguéale, sur les 5 mm de peau environnante et, si possible, sur le bord libre de l'ongle. Les ongles traités ne doivent pas être lavés pendant 6 heures au moins et une application le soir au coucher est donc recommandée.

Contre-indications
Hypersensibilité connue à l'un des composants

Propriétés

- Antifongiques de la famille des pyridones, actifs par inhibition du métabolisme énergétique des cellules fongiques sur les *Candida* et levures, dermatophytes (*Trichophyton*, *Epidermophyton*, *Microsporum*), *Malassezia*, ayant aussi une action antibactérienne
- La solution à 8 % diffuse à travers la tablette de l'ongle, l'absorption étant négligeable, et permet un traitement des onychomycoses sans atteinte de la zone matricielle

Indications et mode d'emploi de la solution filmogène

- Solution filmogène et vernis à 8 % : onychomycoses (traitement de 6 mois environ pour les onychomycoses des orteils ou 3 mois environ pour celles des doigts). Limer la surface de l'ongle atteint, puis appliquer 1 fois/jour au pinceau sur tous les ongles de l'extrémité atteinte, enlever 1 fois/semaine avec un dissolvant, continuer jusqu'à guérison clinique et mycologique (le sujet traité aux doigts mettra des gants imperméables s'il utilise des solvants organiques type diluants, white-spirit, etc.)
- Formes à 1 % : dermatophyties en dehors des teignes (traitement de 2 à 3 semaines), candidoses cutanées (traitement de 2 à 3 semaines), pityriasis versicolor (solution alcoolisée à 1 % pendant 3 semaines), dermatite séborrhéique du visage (crème)
- Shampoing à 1,5 % : dermatite séborrhéique du cuir chevelu de l'adulte

Effets indésirables et précautions d'emploi

- Possibilité d'irritation locale ou sensibilisation cédant à l'arrêt
- *Ciclopiroxolamine* : modification possible de la coloration des cheveux
- Onychomycoses : un traitement antifongique oral (terbinafine, fluconazole, itraconazole, voire griséofulvine ou kétoconazole) est nécessaire en complément du traitement local en cas d'atteinte de la zone matricielle des ongles ou d'atteinte de plusieurs ongles
- Proscrire la solution alcoolisée à 1 % chez le nourrisson ou sur les muqueuses
- Ne pas utiliser de savons à pH acide (rôle favorisant sur les *Candida*)
- Grossesse : utilisation déconseillée par prudence

Antifongiques à usage local (V)

Terbinafine[G]

LAMISIL 1 % Crème LAMISIL 1 % Solution LAMISILDERMGEL *Liste II-30 %-Coll*	Crème : 15 g à 1 % Pulvérisateur : 15 ml à 1 % Gel : 15 g à 1 %	1 à 2 applications/jour avec un massage léger
LAMISILATE Crème *Non remboursé*	Crème : 10 g à 1 %	*Idem*
LAMISILATE MONODOSE *Non remboursé*	Solution à 1 % (tube de 4 g)	A. > 13 ans : 1 application unique (1)

1. Intertrigos interdigito-plantaires ou pied d'athlète : application en une seule fois sur les deux pieds, même si un seul semble affecté, après nettoyage et séchage soigneux. Ne pas laver pendant 24 heures.

Contre-indications

Hypersensibilité connue à la terbinafine ou à l'un des excipients (notamment au propylène glycol pour la solution)

Propriétés

- Antifongique à large spectre (classe des allylamines) inhibant la squalène-époxydase, agissant sur les dermatophytes (*Microsporum*, *Trichophyton*, *Epidermophyton*), les levures (*Candida*, *Malassezia*) et certains champignons filamenteux ou dimorphes
- Absorption percutanée < 5 % après application (le risque d'effets systémiques est donc très faible)

Indications et durée du traitement

- Dermatophyties de la peau glabre (1 application/jour x 1 à 2 semaines)
- Intertrigos interorteils à dermatophytes (1 application/jour x 1 à 2 semaines)
- Candidoses cutanéo-muqueuses (1 application/jour x 1 à 2 semaines) : intertrigos candidosiques, perlèche, vulvite, balanite
- Pityriasis versicolor (2 applications/jour de la solution x 1 semaine)

Effets indésirables

- Érythème ou démangeaisons n'imposant pas l'arrêt du traitement
- Eczéma de contact imposant l'arrêt

Précautions d'emploi

- Ne pas appliquer sur les yeux
- Utiliser uniquement la crème sur les muqueuses
- Candidoses : ne pas utiliser de savon à pH acide (favorisant les candidoses)
- Grossesse et allaitement : utilisation déconseillée (innocuité non démontrée)

Antifongiques à usage local (VI)

Sulfure de sélénium *Liste I-Non remboursé*

SELSUN 2,5 %	Suspension à 2,5 % : fl. 120 ml	Application locale (*cf.* ci-dessous)
SELSUN BLUE 1 %	Suspension à 1 % : fl. 125 ml	Utilisée en shampoing (*cf.* ci-dessous)

Contre-indications

Ne pas appliquer sur des téguments excoriés ou inflammatoires
Hypersensibilité connue à l'un des composants

Propriétés

– Antifongique actif sur *Malassezia sp.* (pityriasis versicolor et levures impliquées dans le pityriasis capitis), ayant des propriétés antiséborrhéiques et un effet détergent par son excipient

Indications et mode d'emploi

– *Pityriasis versicolor* : laver préalablement la peau avec un détergent (savon), puis, après séchage, appliquer la suspension à 2,5 % du cou jusqu'aux pieds et sur le cuir chevelu et laisser agir pendant 15 minutes puis rincer, avec une fréquence de 2 à 3 applications par semaine pendant 3 semaines (absence de récidives à 1 an dans la majorité des cas si ce schéma thérapeutique est respecté), mais l'utilisation du gel moussant de kétoconazole en application unique est bien plus pratique (voir Kétoderm 2 % Monodose)
– *Dermatite séborrhéique et états pelliculaires du cuir chevelu* : utiliser la suspension à 1 % en shampoing de 2 à 3 minutes suivi de rinçage abondant, à la fréquence de 1 à 3 shampoings par semaine (mais son emploi est limité par son caractère détergent entraînant une séborrhée réactionnelle en cas d'utilisation prolongée)

Effets indésirables

– Possibilité d'irritation cutanée et de séborrhée réactionnelle en usage prolongé

Précautions d'emploi

– Éviter tout contact avec les yeux et les muqueuses
– *Pityriasis versicolor* : signaler au patient qu'une dépigmentation persistante ne signifie pas l'inefficacité du traitement (une repigmentation cutanée normale ne survient qu'après 2 à 3 mois mais peut être accélérée par l'exposition solaire)

Antifongiques à usage local (VII)

Dérivés de la rosaniline *Remboursement 65 %-Coll*

SOLUTION DE MILIAN ou Triphénylméthanes (préparations officinales)	Solution aqueuse (ou alcoolique) à 0,25 % : Cristal violet .... 0,25 g Vert de méthyle .... 0,25 g Eau purifiée ou alcool à 60° .... 100 g

Contre-indications

Hypersensibilité connue à l'un des composants

Propriétés

– Préparations officinales de dérivés de la rosaniline, encore parfois utilisées, malgré leur caractère très salissant, en raison de leur assez bonne tolérance (surtout en solution aqueuse), notamment dans l'érythème fessier du nourrisson, pour leurs propriétés antiseptiques et asséchantes et leur effet antifongique sur *Candida albicans*

Indications

– Traitement d'appoint de l'érythème fessier du nourrisson, des intertrigos candidosiques, des dermatoses suintantes, bulleuses, vésiculeuses

Effets indésirables

– *Préparations très salissantes*, colorant en brun-violet la peau et le linge et pouvant gêner le diagnostic dermatologique
– Réactions allergiques très rares mais des cas de choc anaphylactique ont été décrits après application cutanée de solution de Milian

Précautions d'emploi

– Utiliser des solutions aqueuses (et pas des solutions alcooliques) en cas de lésions très irritées, notamment chez le nourrisson et le jeune enfant

Autres antifongiques à usage local

Antifongiques polyèniques (*cf.* en début de chapitre).
Antifongiques iodés (*cf. Antiseptiques iodés* dans ce chapitre).
Antifongiques à usage gynécologique (*cf.* le chapitre “Gynécologie”).

Antiparasitaires externes (I) :
Antiscabieux ou Scabicides et Anti-poux ou Pédiculicides (I)

Benzoate de benzyle *Non remboursé*

ASCABIOL	Solution à 10 % : 125 ml (+ Sulfiram 2 %)	Mode d'emploi ci-dessous

Propriétés

– Antiparasitaire actif sur les acariens dont le sarcopte de la gale (scabicide efficace dans la majorité des cas) et les aoûtats

Indications et mode d'emploi

– Gale : après savonnage et séchage, appliquer (pinceau, compresse...) sur tout le corps, du cuir chevelu aux pieds, en insistant sur les plis et les mains mais en évitant tout contact avec les yeux et les muqueuses, et garder sans se laver durant 24 heures chez l'adulte et l'enfant > 2 ans (seulement 12 heures chez le petit enfant et la femme enceinte ; chez le nourrisson, diluer le produit à 50 % dans de l'eau), puis éliminer le produit par lavage. Une 2e application 15 jours plus tard est recommandée
– Aoûtats (appliquer 1 à 2 fois au porte-coton sur les lésions)

Effets indésirables

– *Locaux* : sensation de cuisson, possibilité d'eczématisation en cas d'application répétée (le prurit post-scabieux peut durer 10 à 30 jours et ne doit pas conduire à des applications répétées)
– *Convulsions* en cas d'ingestion accidentelle ou d'absorption transcutanée (qui est favorisée par des applications sur peau lésée ou chez l'enfant très jeune)

Précautions d'emploi

– *Nourrisson < 2 ans* : ne pas appliquer pendant plus de 12 heures, diluer éventuellement le produit à 50 % dans de l'eau, bander les mains pour éviter une ingestion accidentelle
– *Femme enceinte* : ne pas appliquer pendant plus de 12 heures
– *Dans la gale* : déparasiter les vêtements et la literie qui ont été utilisés dans les 48 à 72 heures précédant le traitement (par lavage à 50 °C au moins) et traiter l'entourage systématiquement
– Ne pas avaler ni appliquer sur les yeux et les muqueuses
– Ne jamais laisser à portée des enfants
– *NDR* : en 2014, le benzoate de benzyle est en rupture de stock. L'ANSM a décidé d'importer un produit allemand équivalent : Antiscabiosum 10% (émulsion) à réserver au traitement de la gale des patients (enfants notamment) ne pouvant être traités par des alternatives disponibles en France (Stromectol, Spregal) dans le respect des contre-indications

Antiparasitaires externes (II) :
Antiscabieux ou Scabicides et Anti-poux ou Péediculicides (II)

Malathion *Non remboursé*

PRIODERM LOTION Malathion[G]	Lotion en flacon simple : fl. 110 ml = 550 mg de Malathion	Appliquer 10-20 ml sur le cuir chevelu, laisser sécher, faire un shampoing non traitant après 12 heures
PRIODERM AÉROSOL Malathion	Solution en aérosol : fl. 100 ml = 500 mg de Malathion	Appliquer 10-20 ml sur le cuir chevelu, laisser sécher, faire un shampoing non traitant après 8 heures
PARA PLUS AÉROSOL Malathion + Pyréthrines	Solution en aérosol : fl. 90 g = 225 mg de Malathion + 450 mg de perméthrine	Appliquer sur le cuir chevelu, laisser agir 10 minutes, puis faire un shampoing non traitant

Contre-indications

Enfant < 30 mois (pour les aérosols) ou enfant < 6 mois (pour la lotion)
Ne pas utiliser les aérosols chez les asthmatiques (risque de bronchospasme mortel)

Propriétés

- Insecticide organophosphoré (inhibiteur des cholinestérases), pédiculicide mais imparfaitement lenticide

Indications

- Pédiculoses du cuir chevelu et du pubis : une résistance des poux aux insecticides doit être suspectée devant des poux vivants 24 heures après la première application. Elle impose le changement de classe pharmacologique (autre type d'insecticide ou éventuellement dispositif médical ayant l'indication). Une deuxième application 7 à 10 jours plus tard doit être systématique en raison du mauvais effet lenticide des insecticides

Effets indésirables et précautions d'emploi

- Odeur assez désagréable, très rarement érythème, prurit et pellicules du cuir chevelu
- Toxicité en cas d'ingestion accidentelle ou d'absorption transcutanée (favorisée par l'application répétée ou sur peau lésée ou chez l'enfant très jeune) : larmoiement et salivation, vomissements, diarrhée, dyspnée, convulsions, coma → à traiter en milieu spécialisé si besoin par lavage gastrique précoce (en cas d'ingestion), éventuellement par atropine, voire pralidoxime
- Ne pas fumer et manipuler loin de toute source de chaleur (produit très inflammable)
- Ne pas avaler ni appliquer sur les yeux et les muqueuses
- Ne jamais laisser à la portée des enfants

Antiparasitaires externes (III) :
Antiscabieux ou Scabicides et Anti-poux ou Pédiculicides (III)

Pyréthrines et Pyréthrinoïdes de synthèse *Non remboursé*

ITEM Anti-poux Lotion	Lotion (d-phénothrine)	Application sur la région atteinte puis lavage et peigner après 10 minutes
Lotions anti-poux (aérosols) : PARA PLUS SPRAY PAX	Aérosols antipoux aux pyréthrines Pipéronyl butoxyde + malathion	Application puis lavage et peigner après 30 minutes
MARIE-ROSE Lotion	Lotion aux pyréthrines	Application puis lavage et peigner après 2 à 3 heures
Shampoings anti-poux : HEGOR, ITEM, MARIE-ROSE PARA SPÉCIAL Poux, PARASIDOSE, PYREFLOR, ITAX	Shampoings anti-poux (Phénotrine D)	Non recommandés (1)
SPRÉGAL Aérosol	Esdépalléthrine 0,63 % associée avec du pipéronyl butoxyde 5 %	Gale : pulvériser sur tout le corps (sauf le visage), laver après 12 heures

1. Les shampoings anti-poux sont très peu efficaces tant sur le plan curatif que sur le plan préventif. En outre, ils pourraient favoriser la résistance. Pour ces raisons, ils ne devraient plus être utilisés.

Contre-indications

Ne pas appliquer sur le cuir chevelu chez l'enfant < 30 mois
Ne pas utiliser les aérosols chez les asthmatiques (risque de bronchospasme mortel)

Propriétés et indications

- Insecticides peu toxiques, pédiculicides mais imparfaitement lenticides
- Pédiculoses du cuir chevelu et du pubis : une résistance des poux aux insecticides doit être suspectée devant des poux vivants 24 heures après la première application. Elle impose le changement de classe pharmacologique (autre type d'insecticide ou éventuellement dispositif médical ayant l'indication) ; une deuxième application 7 à 10 jours plus tard doit être systématique en raison du mauvais effet lenticide des insecticides
- Sprégal : gale chez l'adulte, l'enfant et le nourrisson, en prescrivant le port d'un masque par le patient et par la personne soignante pendant la pulvérisation
- *NDR* : la perméthrine à 5 % est disponible en ATU en cas de difficultés thérapeutiques dans la gale

Effets indésirables et précautions d'emploi

- Sensation de cuisson, énanthème en cas de contact avec les muqueuses
- Gale : déparasiter les vêtements et la literie utilisés dans les 48 à 72 heures précédentes (par lavage à 50 °C au moins) et traiter l'entourage systématiquement
- Ne pas appliquer sur les yeux et les muqueuses, ne pas laisser à la portée des enfants

Acaricides

Destruction des acariens : Acaricides *Non remboursé*

ACARDUST Esbiol + Pipéronyl butoxyde	Aérosol de 500 ml	Pulvérisation sur la literie (avec les fenêtres ouvertes) puis dans la chambre (avec les fenêtres fermées) tous les 2 à 3 mois
PARAGERM AK	Aérosol de 325 ml	Pulvérisation sur la literie à répéter après 15 jours puis 2 à 3 fois/an

Propriétés et indications

– Acaricides puissants, non toxiques pour l'homme et les mammifères, permettant la destruction des acariens des literies (*Dermatophagoïdes pteronyssinus*), qui constituent l'un des allergènes de la "poussière de maison" et l'interruption du cycle de développement de leurs larves et de leurs œufs

Précautions d'emploi

– Respecter scrupuleusement le mode d'emploi et les temps de pulvérisation mentionnés en détail sur chaque produit
– Après l'utilisation, faire un dépoussiérage soigneux de la pièce à l'aspirateur *car les débris d'acariens sont également allergisants*

Pansements (I)

Hydrocolloïdes *Remboursement LPPR*

COMFEEL PLUS DUODERM E ALGOPLAQUE HP ASKINA BIOFILM SUPRASORB H HYDROCOLL STANDARD TEGADERM HYDROCOLLOID ULTEC PRO	Plaques adhésives épaisses, généralement 10 x 10 cm, 15 x 15 cm ou 20 x 20 cm	1 application tous les 2 à 7 jours sans pansement secondaire
COMFEEL PLUS TRANSPARENT COMFEEL PLUS BRÛLURES COMFEEL OVALE DUODERM EXTRAMINCE DUODERM EXTRAMINCE OVALE ALGOPLAQUE FILM HYDROCOLL THIN ASKINA TRANSPARENT URGOMED TEGADERM HYDROCOLLOID TAIN	Plaques adhésives minces (1), généralement 5 x 5 cm, 10 x 10 cm, 15 x 15 cm ou 20 x 20 cm	*Idem*
COMFEEL PLUS Plaque mousse (talon, coude) ALGOPLAQUE SACRUM DUODERM SIGNAL (talon, sacrum) HYDROCOLL SACRAL HYDROCOLL CONCAVE (talon, coude)	Formes spécifiques anatomiques adhésives	*Idem*
ALGOPLAQUE BORDÉ COMFEEL PLUS PLAQUE CONTOUR DUODERM E BORDÉ	Plaques adhésives renforcées en périphérie 14 x 14 cm Standard, large	*Idem*
COMFEEL PÂTE COMFEEL POUDRE DUODERM PÂTE ALGOPLAQUE PÂTE	Tube de 30 g (2)	1 application sous un hydrocolloïde en plaque

1. Forme mince pour les brûlures, dermabrasions, plaies superficielles.
2. Forme pâte pour les plaies cavitaires.

Contre-indications

Hypersensibilité à l'un des composants
Plaie bourgeonnante, infection
Brûlures 2e degré profond et 3e degré

Propriétés

- Pansements composés de polymères modérément absorbants, dont les propriétés physico-chimiques sont majoritairement liées à la présence de carboxyméthylcellulose (CMC). Ils se présentent sous forme de plaques adhésives à fixer au contact de la peau non ulcérée, et dont la face externe est imperméable aux liquides. Au contact des exsudats, formation d'un gel
- Plaques découpables ou forme pâte pour les plaies cavitaires

Indications

- Plaies chroniques sans distinction de phase. Si traitement séquentiel, plaies chroniques en phase d'épidermisation
- Pour formes minces :
  - Escarre au stade de rougeur pour protéger la peau si besoin (urines, macération)
  - Brûlures, dermabrasions, plaies superficielles
- Pour formes pâtes :
  - Plaies cavitaires

Pansements (II)

Hydrocellulaires *Remboursement LPPR*

ABSORB BORDER ALLEVYN ADHÉSIVE AQUACEL FOAM BIATAIN ADHÉSIF CELLOSORB ADHÉSIF COMBIDERM COPA ISLAND HYDROTAC CONFORT PERMAFOAM COMFORT SUPRASORB P TEGADERM FOAM ADHÉSIVE TIELLE URGOTUL	Plaques adhésives en périphérie, généralement 12,5 x 12,5 cm, 12,5 x 22,5 cm, 17,5 x 17,5 cm ou 22,5 x 22,5 cm	1 application tous les 2 à 7 jours sans pansement secondaire
ALLEVYN GENTLE BIATAIN CONTACT MÉPILEX	Plaques micro-adhérentes siliconées 12,5 x 12,5 cm, 10 x 20 cm ou 15 x 15 cm	1 application tous les 2 à 7 jours (pansement secondaire nécessaire)
ALLEVYN GENTLE BORDER BIATAIN SILICONE MÉPILEX BORDER	Plaques adhérentes siliconées renforcées en périphérie 7,5 x 8,5 cm ou 12,5 x 12,5 cm	1 application tous les 2 à 7 jours (pas de pansement secondaire nécessaire)
ALLEVYN GENTLE BORDER LIFE BIATAIN SILICONE LITE MÉPILEX EM MÉPILEX BORDEM EM MÉDIPLEX TRANSFER URGOTUL LITE BORDER	Plaques plus fines adhésives ou non, généralement 10 x 20 cm ou 15 x 20 cm Plaques plus fines micro-adhérentes siliconées 5 x 10 cm, 7,5 x 8,5 cm, 12,5 x 12,5 cm ou 17,5 x 17,5 cm	1 application tous les 2 à 7 jours sans pansement secondaire
ALLEVYN NON ADHÉSIVE AQUACEL FOAM NON ADHÉSIF BIATAIN NON ADHÉSIF COMBIDERM NON ADHÉSIF COPA HYDROTAC PERMAFOAM SUPRASORB P NON ADHÉSIF TEGADERM TIELLE S URGOTUL ABSORB URGOTUL LITE	Plaques non adhésives ou micro-adhérentes (Cellosorb), généralement 11 x 11 cm, 10 x 20 cm ou 21,5 x 21,5 cm (pour certains 5 x 5 cm ou 7,5 x 7,5 cm)	1 application tous les 2 à 7 jours (pansement secondaire nécessaire)

Pansements (III)

Hydrocellulaires (suite) *Remboursement LPPR*

ALLEVYN GENTLE BORDER HEEL ou SACRUM ALLEVYN HEEL ALLEVYN SACRUM AQUACEL FOAM TALON ou SACRUM BIATAIN SACRUM BIATAIN TALON MÉPILEX TALON MÉPILEX BORDER (sacrum) PERMAFOAM SACRAL PERMAFOAM CONCAVE (talon, coude) TIELLE SACRUM TIELLE TALON URGOTUL ABSORB TALON	Formes spécifiques anatomiques adhésives ou non (Allevyn Heel) ou micro-adhérentes (Mépilex, Allevyn Gentle, Urgo Tul Absorb)	1 application tous les 2 à 7 jours
ALLEVYN CAVITY ALLEVYN PLUS CAVITY BIATAIN CAVITY PERMAFOAM CAVITY TIELLE PACKING	Mousse sphérique 5 cm ou tubulaire, non adhésive, pour plaie cavitaire	1 application tous les 2 à 7 jours (pansement secondaire nécessaire)
BIATAIN IBU BIATAIN IBU CONTACT	Plaques non adhésives ou micro-adhérentes 10 x 12 cm, 15 x 15 cm ou 10 x 22,5 cm	*Idem*
URGOSTART	Avec antiprotéase Plaques non adhésives 13 x 12 cm ou 15 x 10 cm	*Idem*

Contre-indications

Hypersensibilité à l'un des composants, infection, plaies sèches

Propriétés

- Pansements composés de polymères présentés notamment sous forme de mousse, très absorbants, imperméables aux liquides et semi-perméables aux échanges gazeux
- Plaques adhésives ou non, de formes anatomiques ou adaptés au remplissage des plaies cavitaires. Les formes micro-adhérentes ont une interface (silicone ou lipido-colloïde) au contact de la plaie et de la peau périphérique. Le Biatain Ibu contient de l'ibuprofène à visée antalgique

Indications

- Plaies aiguës sans distinction de phase
- En traitement séquentiel : plaies chroniques en phase de bourgeonnement

Pansements (IV)

Alginates *Remboursement LPPR*

ALGINATE ALGISITE M ALGOSTÉRIL CURASORB MELGISORB SEASORB SOFT Pansement SORBALGON PLUS TEGADERM URGOSORB	Compresses stériles, généralement 5 x 5 cm, 10 x 10 cm, 10 x 20 cm ou 15 x 15 cm	1 application tous les 1 à 2 jours (pansement secondaire nécessaire)
ALGOSTÉRIL MÈCHES MELGISORB MÈCHE SEASORB SOFT MÈCHE URGOSORB MÈCHE	Mèches pour plaies cavitaires 30 x 44 cm	*Idem*

Propriétés et indications

- Pansements découpables composés d'alginates de calcium, associés ou non à de la carboxyméthylcellulose, caractérisés par leurs propriétés d'absorption et hémostatiques. Peuvent rester en place 5 à 7 jours par exemple sur les sites donneurs de greffe
- Plaies fortement exsudatives, par exemple infectées
- Plaies hémorragiques
- Traitement séquentiel des plaies chroniques en phase de détersion

Hydrogels *Remboursement LPPR*

AQUAFLO Plaque CURAFIL Gel DUODERM HYDROGEL HYDROSORB Gel ou Plaque HYPERGEL INTRASITE Gel ou Conformable NORMLGEL NUGEL PURILON GEL SUPRASORB G TEGADERM HYDROGEL URGO HYDROGEL	Plaques 10 x 10 cm Tube, applicateur doseur, seringue préremplie ou sachet de 15 g	1 application toutes les 48 heures, pansement secondaire nécessaire peu absorbant et imperméable (film de polyuréthane, hydrocolloïde mince)

Contre-indications

Plaie exsudative, hypersensibilité à l'un des composants, fistules

Propriétés et indications

- Gels contenant majoritairement (> 50 %) de l'eau, caractérisés par leur capacité à humidifier les plaies. Ils peuvent entraîner une macération autour de la plaie
- Traitement séquentiel, plaies chroniques en phase de détersion (plaie sèche)
- Les formes plaques sont plutôt utilisées pour les radiodermites

Pansements (V)

Pansements en fibres de carboxyméthylcellulose (ou hydrofibres)

Remboursement LPPR

AQUACEL Compresses URGO CLEAN	Compresses épaisses 10 x 12 cm, 13,5 x 15 cm ou 15 x 20 cm Compresses 6 x 10 cm, 13 x 12 cm ou 15 x 20 cm	1 application tous les 1 à 2 jours (pansement secondaire nécessaire)
AQUACEL Mèche URGO CLEAN Mèche	Mèche 2,5 x 40 cm Mèche 5 x 40 cm	*Idem*
VERSIVA XC talon et sacrum (adhésif)	Compresses 10 x 10 cm, 14 x 14 cm ou 22 x 22 cm	*Idem*

Contre-indications

Hypersensibilité à l'un des composants, plaie faiblement exsudative
Brulûres 2e degré profond ou 3e degré

Propriétés

- Pansements composés (> 50 %) de fibres non tissées de carboxyméthylcellulose sous forme de compresses ou de mêches et qui se transforment en gel cohésif au contact des exsudats (retrait non douloureux) avec une haute capacité d'absorption

Indications et mode d'emploi (pansements découpables)

- Plaies aiguës sans distinction de phase
- Phase de détersion des plaies chroniques exsudatives

Pansements à base de charbon actif *Remboursement LPPR*

ASKINA CARBONET CARBOSORB	Compresses 10 x 12 cm ou 10 x 20 cm	1 application tous les 2 à 3 jours (pansement secondaire nécessaire)
ACTISORB	Compresses non découpables 10,5 x 10,5 cm ou 10,5 x 19 cm	*Idem*

Propriétés

- Pansements composés de différents supports auxquels a été ajouté du charbon actif, à visée d'absorption des molécules responsables des mauvaises odeurs de la plaie. Absorption des exsudats plus ou moins importante selon la marque

Indications et mode d'emploi

- Plaies aiguës ou chroniques malodorantes
- Phase de détersion des plaies chroniques et des plaies infectées

Pansements (VI)

Pansements interface *Remboursement LPPR*

ADAPTIC CURITY HYDROTUL INTERFACE S MÉPITEL PHYSIOTULLE SUPRASORB F URGOTUL	Plaque de tulle enduite ou imprégnée, généralement 7,5 x 10 cm, 10 x 12 cm, 15 x 20 cm ou 10 x 40 cm	1 application tous les 1 à 7 jours (pansement secondaire nécessaire)
URGOTUL LITE	Plaque du tulle avec compresse absorbante 10 x 12 cm ou 15 x 20 cm	*Idem*
URGOTUL LITE BORDER	Plaque de tulle avec compresse absorbante et adhésif 6,5 x 10 cm, 8 x 8 cm, 10 x 12 cm, 10 x 20 cm ou 15 x 20 cm	1 application tous les 1 à 7 jours (pas de pansement secondaire nécessaire)

Contre-indications

Hypersensibilité à l'un des composants

Propriétés

- Pansements possédant une adhérence faible mais persistante tout au long de l'utilisation au contact direct de la plaie (absence de migration de la substance imprégnée ou enduite), visant à limiter les traumatismes et les douleurs induits par le retrait des pansements

Indications et mode d'emploi

- Peaux fragiles (maladies bulleuses) : traitement séquentiel des plaies aiguës en phase d'épidermisation et des plaies chroniques en phase de bourgeonnement ou d'épidermisation
- Découpables et conformables sauf UrgoTul Lite Border

Pansements (VII)

Pansements à l'argent *Remboursement LPPR*

URGOTUL Ag URGOTUL Ag Lite URGOTUL Ag Lite Border	Interface ± compresse ± adhésive en périphérie 10 x 12 cm ou 15 x 20 cm	1 application dans les 2 à 7 jours (pansement secondaire nécessaire)
URGOCELL Ag (non adhesive ou Border)	Plaque d'hydrocellulaire 10 x 12 cm ou 15 x 15 cm ou 15 x 20 cm	1 application tous les 2 à 7 jours (pansement secondaire nécessaire pour formes non adhésives)

Contre-indications
Hypersensibilité à l'un des composants

Propriétés

- Pansements constitués de différents supports auxquels a été ajouté de l'argent sous forme variable à visée antibactérienne ou anti-inflammatoire

Indications

- Indication (reconnue pour UrgoTul Ag et UrgoCell Ag) : traitement séquentiel de 4 semaines des ulcères de jambe à caractère inflammatoire, ayant au moins 3 des signes cliniques suivants : douleur entre 2 changements de pansements, érythème périlésionnel, œdème, plaie malodorante, exsudat abondant

Pansements (VIII)

Pansements à l'acide hyaluronique *Remboursement LPPR*

IALUSET	Crème : tube de 100 g Fl. pressurisé 100 g Compresses tulle imprégnées 10 x 10 cm	1 application/jour (pansement secondaire nécessaire)
IALUSET Hydro	Plaque d'hydrocolloïde adhésive 10 x 10 cm	1 application tous les 2 à 7 jours (pas de pansement secondaire)

Contre-indications

Hypersensibilité à l'un des composants

Propriétés

– Pansements contenant de l'acide hyaluronique (famille des glycosaminoglycanes) sous différentes formes : compresses imprégnées, crème, flacon pressurisé

Indications

– Proposés pour les ulcères de jambe peu ou pas exsudatifs (épidermisation, bourgeonnement) en traitement court (4 semaines)

Pansements gras *Remboursement LPPR*

ATRAUMAN CUTICELL GRASSOLIND Neutral JELONET JELONET Plus VASELITULLE TULLE GRAS SOLVAY XEROFORM	Plaques, généralement 10 x 10 cm ou 20 x 20 cm	1 application tous les 1 à 7 jours (pansement secondaire nécessaire)

Contre-indications

Hypersensibilité à l'un des composants

Propriétés

– Pansements constitués d'une trame imprégnée ou enduite de substance neutre (vaseline, paraffine)

Indications

– Plaies peu ou pas exsudatives (épidermisation, bourgeonnement) en traitement court séquentiel (4 semaines)

Pansements (IX)

Films adhésifs semi-perméables *Remboursement LPPR*

CLIP DERM HYDROFILM LUMIDERM 6000 MERIFORM OPSITE FLEXIGRID (1) OPTISKIN POLYSKIN II SUPRASORB F TÉGADERM	Plaques adhésives, généralement 6 x 7 cm, 10 x 12 cm ou 15 x 20 cm	1 application tous les 1 à 7 jours
HYDROFILM PLUS OPSITE POST-OP TÉGADERM + PAD VIASORB	Plaques adhésives avec compresses intégrées 7 x 5 cm, 9 x 10 cm, 15 x 9 cm ou 25 x 10 cm	*Idem*

1. Opsite Flexigrid : grille placée sur la face extérieure du pansement pouvant servir de calque pour la mesure de surface.

Contre-indications

Hypersensibilité à l'un des composants
Plaies infectées
Plaies exsudatives

Propriétés

– Pansements (appelés films auto-adhésifs transparents, films adhesifs extensibles, pansements de maintien transparents ou pansements transparents adhésifs) constitués d'un film transparent plastique, le plus souvent à base de polyuréthane, enduit d'une masse adhésive. Ils sont extensibles, souples, perméables à l'air et à la vapeur d'eau, imperméables aux bactéries et aux liquides

Indications

– Pansements primaires sur la peau saine ou lésée, non infectée
– Pansements secondaires
– Proposés dans les plaies de cicatrisation difficile

Agents de détersion des plaies

Agents de détersion des plaies

IODOSORB POUDRE Cadexomère iodé *Non remboursé*	7 sac. 4 g	1 application/jour limitée à quelques jours

Contre-indications

Hypersensibilité à l'un des composants
Hyperthyroïdie et traitement prolongé (pour l'iode)
Grossesse à partir du 2e trimestre et allaitement (pour l'iode)

Propriétés et indications

– Traitement local d'appoint à la phase de détersion des plaies, des ulcères cutanés et des escarres (en complément de la *détersion manuelle* qu'ils ne peuvent remplacer)

Effets indésirables

– Possibilité de douleurs locales lors de l'application ou du nettoyage
– Allergiques : possibilité d'eczéma de contact, voire de réactions anaphylactiques

Mode d'emploi

– Appliquer sur la plaie nettoyée et séchée, *après lavage et en complément de la détersion manuelle*, jusqu'à l'apparition d'un tissu de granulation
– Enlever délicatement à chaque pansement la totalité du produit par pulvérisation de sérum physiologique ou d'eau distillée stériles ou avec une compresse stérile humide

Remarques

– La cicatrisation d'une plaie est un phénomène physiologique qui se déroule en trois phases : une phase exsudative (pour la détersion de la plaie), une phase proliférative avec développement de tissu de granulation (bourgeonnement), puis une phase de différenciation cellulaire et de maturation (aboutissant à la réépithélialisation et à la formation de tissu cicatriciel)
– Certains facteurs peuvent avoir une influence néfaste sur la cicatrisation (âge avancé, diabète, troubles circulatoires, traitement immunodépresseur, déficit sensitif local, application intempestive d'antiseptiques, etc.)

Colles pour sutures cutanées

Cyanoacrylate (colles) (1)

DERMABOND	2-octyl cyanoacrylate	6 ou 12 applicateurs à usage unique
INDERMIL	N-butyl cyanoacrylate	*Idem*

1. Conserver à moins de + 30 °C.

Contre-indications

Hypersensibilité connue au cyanoacrylate ou au formaldéhyde
Ne pas utiliser en sous-cutané (produits non résorbables)

Propriétés

- Colles à base de cyanoacrylate, représentant une alternative intéressante aux techniques de référence que sont la suture, les agrafes ou les *strips* pour la fermeture des effractions cutanées (car technique très efficace, peu douloureuse et très rapide)
- Toutefois, ces colles ne doivent pas être utilisées pour la suture des plaies des zones de plis ou de traction (jointures des doigts, coudes, genoux), des zones de jonction cutanéo-muqueuses, des muqueuses, ni des plaies par dermabrasion avec présence de corps étrangers, ou des plaies par morsure en raison du risque infectieux

Indications

- Petite traumatologie : suture des plaies simples, de dimension modeste (< 5 cm), non souillées (plaies par verre, arme blanche, métal) et à bords francs (plaies régulières, sans perte de substance, non anfractueuses)
- Ces colles sont aussi utilisées en chirurgie et en dermatologie après exérèse cutanée

Effets indésirables

- La polymérisation de la colle, qui demande 1 minute environ, entraîne un dégagement de chaleur pouvant être inconfortable voire légèrement douloureux → la tolérance est meilleure si la colle est appliquée en plusieurs fines couches et non sous forme de grosses gouttes
- Possibilité de réactions allergiques chez les sujets sensibilisés au cyanoacrylate ou au formaldéhyde

Mode d'emploi

- La plaie à coller doit être propre, nettoyée, ne pas saigner, et ses abords séchés
- La réalisation par 1 seul opérateur est possible, mais elle est préférable par 2 : les mains du médecin présentent la plaie afin d'affronter les berges bord à bord, puis le soignant applique la colle, l'excédent étant à chaque fois absorbé avec une compresse sèche (en général, un passage est effectué avant d'observer le résultat, mais deux passages supplémentaires peuvent s'avérer nécessaires pour optimiser la suture)
- Pour consolider et protéger la suture, compléter par des sutures adhésives "en pont" (*strips* appliqués parallèlement à chaque berge de la plaie, puis perpendiculairement en allant du milieu vers les bords)
- Maintenir la plaie au sec (surtout durant les premiers jours) sans pansement : la colle se détachera par petits morceaux (ne pas tirer dessus) pour disparaître en 5 à 10 jours
- En cas de coulure ou résultat imparfait, enlever la colle avec une compresse imbibée d'acétone, puis répéter l'opération

Produits divers (I)

Antiphlogistiques ou Astringents

ALOPLASTINE Pâte à l'eau *Remboursement 15 %-Coll*	Tube de 90 g ou 200 g : Talc .... 25 % Oxyde de zinc .... 25 % Glycérine .... 20 % Excipient .... qs
NITRATE D'ARGENT *Remboursement 65 %*	Solution aqueuse officinale à 0,5 % ou 1 % ou 2 %

Contre-indications

Ne pas associer le nitrate d'argent au permanganate de potassium (irritation)

Propriétés

- Aloplastine = pâte à l'eau non grasse d'action décongestionnante, poreuse (pouvant utilement être imbibée de nitrate d'argent qui a une action antiseptique)
- Appliquée sur les seins, elle peut provoquer en mammographie des microcalcifications évoquant à tort un cancer du sein
- Nitrate d'argent = antiseptique et astringent en solution aqueuse à 0,5 % ou 1 % ou 2 %

Indications

- Dermatoses aiguës suintantes

Topiques à visée protectrice *Non remboursé*

AVIBON Pommade MITOSYL Irritations Rétinol + Lanoline	Tube de 30 g ou 65 g	Application locale 2 à 5 fois/jour
BEPANTHEN 5 % Dexpanthénol + Lanoline	Crème ou pommade : tube de 30 g ou 100 g	*Idem*

Contre-indications

Dermatoses suintantes, hypersensibilité à l'un des composants (lanoline notamment)

Propriétés et indications

- **Topiques à visée protectrice** et trophique, dont l'excipient gras a un caractère semi-occlusif, contenant du rétinol (vitamine A) ou du dexpanthénol (vitamine B5)
- Traitement d'appoint des dermites irritatives sèches (crevasses, gerçures, engelures, érythème fessier du nourrisson, érythème solaire)

Effets indésirables et précautions d'emploi

- Risque théorique d'hypervitaminose A en cas de traitement prolongé sur une large surface cutanée chez l'enfant et oxydation en cas d'association avec les antiseptiques oxydants (avec le rétinol), possibilité d'eczémas de contact rares (à la lanoline surtout)
- Excipient à caractère semi-occlusif → s'assurer de l'asepsie de la zone traitée et ne pas appliquer sur des lésions suintantes

Produits divers (II)

Alitrétinoïne topique *Liste I-Prescription initiale hospitalière annuelle-Coll*

PANRETIN	Gel à 0,1 % d'alitrétinoïne : tube de 60 g	Application 2 fois/jour (jusqu'à 3 à 4 fois/jour) sur les lésions cutanées de maladie de Kaposi (MK), en couche épaisse

Contre-indications

Hypersensibilité au produit, aux rétinoïdes ou à l'un des excipients
Traitement des lésions de la maladie de Kaposi siégeant à proximité d'autres lésions cutanées
Grossesse (tératogène) et allaitement

Propriétés

- Rétinoïde (acide 9-cis-rétinoïque) dont l'absorption percutanée semble faible ou nulle, ayant une efficacité modeste (amélioration partielle des lésions dans 40 % des cas), inférieure à celles de la radiothérapie (cicatrisation complète dans 50-80 % des cas) et des autres traitements locaux (cryothérapie, chirurgie, cytotoxiques intralésionnels)

Indications (médicament onéreux)

- Traitement topique des lésions cutanées de la maladie de Kaposi (MK) associée au sida, lorsque les lésions ne sont pas ulcérées ou lymphœdémateuses, et si le traitement de la MK viscérale n'est pas nécessaire, si les lésions ne s'améliorent pas sous traitement antirétroviral systémique, et si la radiothérapie ou la chimiothérapie ne sont pas appropriées

Effets indésirables (30 à 65 % des patients, sévères dans 10 % des cas)

- Très fréquents (> 10 %) : douleur, sensation de brûlure, rash, prurit, craquelures, croûtes, excoriation, escarre, écoulement, exsudation
- Fréquents (1 à 10 %) : sécheresse cutanée, paresthésies, œdème, hémorragie, dermatite exfoliative, hyperpigmentation périlésionnelle
- Peu fréquents (< 1 %) : éruption vésiculobulleuse ou maculopapuleuse, infection, effets systémiques (lymphadénopathie, phlébite, troubles vasculaires, réaction allergique)

Précautions d'emploi

- Se laver les mains avant et après l'application du produit
- Éviter l'exposition solaire ou aux rayons ultraviolets, et l'utilisation simultanée de tout produit parfumé ou alcoolisé et d'autres médicaments ayant un pouvoir kératolytique ou exfoliant (irritation majorée)
- Réduire la fréquence des applications en cas d'irritation locale trop importante, ou suspendre le traitement temporairement (ou définitivement en cas de réactions graves)
- Interrompre le traitement en l'absence d'amélioration après 12 semaines

Interactions médicamenteuses

- Éviter l'application de tout autre produit topique sur les lésions traitées, notamment les produits contenant du DEET (toxicité accrue du DEET)

Produits divers (III)

Alitrétinoïne par voie orale (1) *Liste I-65 %-Coll-Modalités particulières de surveillance*

TOCTINO	30 cap. 10 mg ou 30 mg	A. 30 mg/jour (2)

1. La grossesse est une contre-indication ABSOLUE au traitement par alitrétinoïne. La survenue, en dépit des mesures contraceptives, d'une grossesse au cours du traitement ou dans le mois qui suit son arrêt, comporte un risque très élevé de malformations majeures chez le fœtus.
2. L'utilisation de la dose de 10 mg/jour peut être réservée chez des patients présentant des facteurs de risque (diabète, troubles lipidiques, obésité, antécédents cardio-vasculaires) ou chez lesquels les effets indésirables de la dose de 30 mg ne sont pas tolérables. La durée d'une cure est de 12 à 24 semaines, en fonction de la réponse. L'arrêt du traitement doit être envisagé pour les patients présentant toujours une atteinte sévère après 12 semaines. En cas de rechute, des cures supplémentaires sont possibles.

Contre-indications

Hypersensibilité au produit
Allergie aux arachides et au soja ou allergie héréditaire au fructose
Insuffisance hépatique, insuffisance rénale grave, hypercholestérolémie et/ou hypertriglycéridémie non contrôlée, hypothyroïdie non contrôlée
Hypervitaminose A, certaines associations (*cf.* Interactions)
Femmes en âge de procréer et sans contraception efficace, grossesse et allaitement

Propriétés

- Dérivé de la vitamine A dont le mécanisme d'action dans l'eczéma chronique des mains est inconnu (le taux de réponse favorable global peut atteindre 50 %)
- **Effet tératogène et embryotoxique majeur**
- Absorption digestive proportionnelle à la posologie et accrue par une prise au cours du repas, liaison forte aux protéines plasmatiques, métabolisme hépatique par les isoenzymes CYP 3A4, élimination rénale, demi-vie entre 2 et 10 heures

Indications

- Eczéma chronique sévère des mains de l'adulte ne répondant pas au traitement par dermocorticoïdes puissants

Effets indésirables

- Céphalées (21 %), bouffées vasomotrices, augmentation des triglycérides (35,4 %) et du cholestérol (27,8 %), diminution de TSH (8,4 %) et du taux de T4 libre (10,5 %)
- Baisse de la vision nocturne, manifestations psychotiques, dépressions, changements d'humeur et pensées suicidaires, altérations de la minéralisation osseuse et calcifications extra-osseuses

Précautions d'emploi

- L'alitrétinoïne doit être uniquement prescrit par ou sous la surveillance de dermatologues ou de médecins ayant une parfaite connaissance des risques liés à l'utilisation des rétinoïdes systémiques et de la surveillance qu'elle impose. Les prescriptions à des femmes en âge de procréer doivent se **limiter à 30 jours** de traitement et la poursuite du traitement nécessite une nouvelle prescription. Dans des conditions idéales, le test de grossesse, la prescription et la délivrance devraient être réalisés le même jour. La délivrance doit avoir lieu dans les 7 jours au maximum suivant sa prescription. En raison de sa **TÉRATOGÉNICITÉ**, la prescription d'alitrétinoïne chez les femmes en âge de procréer n'est possible qu'à la condition de remplir **TOUTES les conditions du Programme de prévention de la grossesse** (identique à celui existant pour l'isotrétinoïne). Contraception efficace et obligatoire commencée 1 mois avant et poursuivie pendant 5 semaines à l'arrêt du traitement
- Les patients doivent être informés qu'ils ne devront jamais donner ce médicament à une autre personne et qu'ils doivent rapporter toutes les capsules non utilisées à leur pharmacien à la fin du traitement. Les patients ne doivent pas effectuer de don de sang durant le traitement ni au cours du mois suivant son arrêt, en raison du risque potentiel pour le fœtus de la femme enceinte transfusée

Interactions médicamenteuses

- ***Associations contre-indiquées*** : vitamine A ou autres rétinoïdes (risque d'hypervitaminose A), millepertuis et contraception hormonale (efficacité réduite)
- ***Associations déconseillées*** : tétracyclines (risque d'HIC bénigne)
- *Associations à utiliser avec précaution* : inhibiteurs du cytochrome P450 (augmentation des concentrations d'alitrétinoïne), simvastatine (dont la concentration est réduite)

Produits divers (IV)

Imiquimod *Liste I-65 %-Coll*

ALDARA 5 % Crème	Crème à 5 % : 12 sac. 12,5 mg à usage unique	Appliquer 3 ou 5 fois/semaine (selon l'indication) en massant jusqu'à bonne pénétration et laisser agir 6 à 10 heures (application au coucher), jusqu'à disparition des lésions et au maximum pendant 16 semaines

Contre-indications
Hypersensibilité à l'imiquimod ou à l'un des excipients

Propriétés

– Modificateur de la réponse immunitaire, sans activité antivirale directe, efficace sur les papillomavirus (*Human Papilloma Virus* ou HPV) en stimulant l'immunité cellulaire locale principalement par induction de l'interféron alpha et d'autres cytokines
– Passage dans la circulation générale très faible après application cutanéo-muqueuse (1 à 3 %), la faible quantité absorbée étant éliminée par les urines (75 %) et les fèces

Indications

– Traitement local des kératoses actiniques (alternative à la cryothérapie et au 5-fluoro-uracile
– Traitement local des carcinomes baso-cellulaires superficiels de l'adulte (application 5 fois/semaine, en alternative à la chirurgie)
– Traitement local des verrues génitales et périanales externes (condylomes acuminés) (application 3 fois/semaine)
– *NDR : ne doit pas être utilisé chez les enfants présentant un molluscum contagiosum (absence d'efficacité)*

Effets indésirables

– Réactions au site d'application : prurit, sensations de brûlure ou douleur locale, plus rarement œdème, érosions, ulcère, vésicules, lésions croûteuses
– Rares (chez l'homme non circoncis en l'absence d'hygiène quotidienne soigneuse) : érosion, ulcération, œdème ou induration → arrêt immédiat pour éviter une sténose de l'anneau préputial ou un phimosis
– Réactions systémiques non imputables formellement au traitement : céphalées, syndrome pseudo-grippal, myalgies, fatigue, dermatite exfoliative et d'angiœdème

Précautions d'emploi et incompatibilités physico-chimiques

– Repousser le traitement jusqu'à cicatrisation en cas de plaies ou lésions ulcérées
– Bien se laver les mains avant et après l'application
– Ne pas prendre de douche ou de bain dans les 6 à 10 heures suivant l'application (appliquer au coucher), puis enlever totalement la crème à l'eau et au savon
– Assurer une hygiène quotidienne soigneuse du gland et du prépuce chez l'homme non circoncis
– Grossesse et allaitement : innocuité non établie (mais non tératogène chez l'animal)
– Possibilité de fragilisation des préservatifs et des diaphragmes

Produits divers (V)

Diclofénac dermique *Liste I-Non remboursé*

SOLARAZE	Gel : 25 g à 3 % (+ Acide hyaluronique)	Application 2 fois/jour pendant 2 à 3 mois (0,5 g soit 1 petit pois pour une lésion de 5 x 5 cm, sans dépasser 8 g/jour)

Contre-indications

Hypersensibilité au diclofénac ou aux autres composants (alcool benzylique, éther monométhylique, macrogol 350, hyaluronate de sodium)
Antécédents d'allergie à l'aspirine ou aux autres AINS (par précaution)
Application sur les yeux, paupières, plaies, dermatoses suintantes ou surinfectées
Grossesse au dernier trimestre

Propriétés

- Anti-inflammatoire non stéroïdien, représentant un recours quand les autres traitements sont mal tolérés (cryothérapie en première intention, 5-fluoro-uracile par voie topique cutanée qui est efficace dans plus de 90 % des cas mais moins bien toléré que le diclofénac, imiquimod, PDT...)
- Absorption percutanée présentant d'importantes variations interindividuelles (1 à 12 %), retardée par l'acide hyaluronique présent dans l'excipient, cette fraction résorbée étant fortement liée aux protéines plasmatiques et métabolisée en dérivés glycuroconjugués éliminés par voie urinaire

Indications

- Traitement local des kératoses actiniques (efficacité maximale observée 30 jours après l'arrêt d'un traitement de 3 mois, avec disparition des lésions dans 30 à 50 % des cas)

Effets indésirables

- Très fréquents (> 10 %) : prurit (45 à 52 %), éruptions cutanées diverses (46 %), dermite de contact (33 %), sécheresse cutanée (25 %), desquamation cutanée (24 %), érythème, paresthésies (20 %), hyperesthésie, œdème, ulcère cutané, eczéma, hypertrophie cutanée
- Fréquents (1 à 10 %) : éruptions vésiculo-bulleuses maculo-papuleuses, séborrhée, hypoesthésie, hémorragie, douleurs
- Rares (< 1 %) : photosensibilisation, œdème du visage, douleurs abdominales, diarrhée, nausées, douleurs oculaires, troubles des fonctions lacrymales, troubles hépato-biliaires

Précautions d'emploi

- Utiliser avec précaution en cas d'ulcère gastro-duodénal en évolution, hémorragie, insuffisance cardiaque, hépatique ou rénale
- Éviter toute exposition solaire ou aux UV pendant le traitement

Produits divers (VI) :
Photothérapie dynamique (PDT)

Acide-5-aminolévulinique (chlorhydrate)

METVIXIA *Liste I-65 %-Coll*	Crème à 168 mg/g : tube de 2 g	A. Administration spécialisée dans le cadre d'une photothérapie dynamique (1)
EFFALA *Liste I-Non remboursé*	Emplâtre médicamenteux : 4 sac. 8 mg	*Idem*

1. L'association à une douleur en général minime à modérée nécessite une prise en charge spécifique préalable.

Contre-indications

Hypersensibilité à la substance active ou à l'un des excipients
Carcinome basocellulaire sclérodermiforme nodulaire
Carcinomes intra-épithéliaux muqueux (maladie de Bowen)
Porphyrie

Propriétés

- Photoactivateur des porphyrines intracellulaires au niveau des lésions traitées. L'activation par la lumière des porphyrines accumulées entraîne une réaction photochimique et une phototoxicité pour les cellules cibles exposées à la lumière
- Accumulation plus importante des porphyrines dans les lésions que dans une peau saine après traitement

Indications

- Traitement des kératoses actiniques fines ou non-hyperkératosiques et non pigmentées du visage et du cuir chevelu
- Traitement du carcinome basocellulaire superficiel non récidivant du tronc, des membres et du cou
- Traitement des carcinomes intra-épidermiques (maladie de Bowen) non pigmentés, lorsque la chirurgie est impossible, chez les sujets immunocompétents
- *Effala* : dispositif à usage unique pour le traitement des kératoses actiniques légères du visage et du cuir chevelu (chauves/zones nues) dont le diamètre n'excède pas 1,8 cm. Il est possible d'utiliser au cours d'une même séance jusqu'à 6 emplâtres sur 6 lésions différentes

Effets indésirables

- Fréquents : réaction locale sur le site de traitement (70 %) avec surtout des sensations de douleurs cutanées. L'arrêt prématuré de l'illumination est parfois nécessaire
- Rares cas de sensibilisation de contact

Précautions d'emploi

- Port de lunettes protectrices correspondant au spectre lumineux de la lampe chez le patient et l'opérateur. Éviter l'exposition aux UV dans les jours qui suivent la séance
- Grossesse et allaitement : innocuité non établie

Produits divers (VII)

Mébutate d'ingénol *Liste I-30 %-Coll*

PICATO	3 tubes de gel 150 µg/g à usage unique de 0,47 g 2 tubes de gel 500 µg/g à usage unique de 0,47 g	A. Posologie ci-dessous (1)

1. Appliquer 2 ou 3 jours consécutifs sur une zone à traiter de 25 cm^2 (par exemple 5 cm x 5 cm). Presser le gel hors du tube sur le bout du doigt et étaler de façon uniforme sur toute la zone à traiter, laisser sécher 15 minutes. Le tube est à usage unique et doit être jeté après l'utilisation.

Contre-indications

Hypersensibilité au mébutate d'ingénol ou à l'un des excipients

Propriétés

– Agent cytotoxique et inducteur d'une réaction inflammatoire, utilisé en chimiothérapie à usage topique dermatologique

Indications

– Traitement cutané des kératoses actiniques non hyperkératosiques, non hypertrophiques, chez les adultes :
  – 1 fois/jour sur la zone atteinte pendant 3 jours consécutifs au niveau des kératoses actiniques du visage et du cuir chevelu
  – 1 fois/jour sur la zone atteinte pendant 2 jours consécutifs sur les kératoses actiniques du tronc et des extrémités
– **NB** : ce traitement est indiqué en cas de contre-indication au traitement de première intention par la cryothérapie

Effets indésirables

– Essentiellement sur le visage et le cuir chevelu (29 %) et sur le tronc et les extrémités (17 %) au niveau du site d'application : pustules/vésicules, érosions, œdèmes, exfoliations, croûtes, érythème, douleurs
– Aucun effet indésirable grave n'est apparu au cours des 7 études de phase III
– Il n'existe pas d'effet rapporté à distance du site d'application

Précautions d'emploi

– Ne pas appliquer près des yeux, à l'intérieur des narines ou des oreilles, ni sur les lèvres
– Aucune donnée clinique sur la répétition d'un traitement ni sur le traitement de plus d'une zone
– Aucune donnée clinique concernant le traitement de patients immuno-déprimés
– Aucune donnée concernant l'utilisation chez les femmes enceintes : utilisation déconseillée
– Allaitement : éviter le contact physique entre la mère et son nouveau-né ou son nourrisson et la zone traitée au cours des 6 heures qui suivent l'application
– L'innocuité et l'efficacité chez les patients < 18 ans n'ont pas été établies

Produits divers (VIII)

Pains sans savon et Bases lavantes sans savon *Non remboursé*

A-DERMA Pain et Gel sans savon	DERMAGOR Gel moussant surgras	PROVEGOL Pain surgras
AVÈNE Cold Cream Pain surgras	DUCRAY Keracnyl Gel moussant	ROC Enydrial Pain sans savon
BIODERMA Sensibio D.S. moussant	DUCRAY Ictyane Pain surgras	ROGÉ CAVAILLÈS Bases sans savon
CHARLIEU Bodigel sans savon	KLORANE Dermo-pains	STIEFEL Physiogel Dermo-Nettoyant
DERM HYDRALIN Pain sans savon	LA ROCHE-POSAY Gels sans savon	

Propriétés et indications

- Pains de toilette ou produits liquides (bases lavantes douces) garantis sans savon, utilisables en remplacement des savons ordinaires pour la toilette des peaux fragiles, acnéiques, séborrhéiques ou intolérantes aux savons alcalins

Trolamine ou Triéthanolamine *Non remboursé sauf en cancérologie*

BIAFINE Émulsion Émulsion H/E à 75 % d'eau déminéralisée	Tube de 93 g à 0,67 %	Application locale plusieurs fois/jour

Contre-indications

Plaies hémorragiques, dermatoses allergiques
Greffes de peau avant leur prise, allergie au produit

Propriétés

- Agent émulsifiant (émulsion huile dans l'eau) ayant expérimentalement une action mécanique de détersion et de drainage, sans action antiseptique propre

Indications et mode d'emploi

- Radioprotection cutanée : application 3 à 5 fois/jour en couche épaisse suivie d'un massage léger, sur la zone irradiée et autour de celle-ci
- Plaies et brûlures superficielles : application après désinfection en couche épaisse, suivie d'un léger massage, à renouveler en fonction des symptômes et de la dessiccation du produit (si un pansement est nécessaire, appliquer la dernière couche sur 1 cm d'épaisseur en évitant les pansements secs ou absorbants : humidifier les compresses avec du sérum physiologique)

Effets indésirables

- Possibilités de douleurs modérées et transitoires dans les 15 à 30 minutes qui suivent l'application (liées à l'hyperhémie), rares eczémas de contact

Produits divers (IX)

Antiprurigineux locaux *Non remboursé*

EURAX Crotamiton	Crème : 40 g à 10 %	Application locale 2 à 3 fois/jour
TRONOTHANE Pramocaïne	Gel : 30 g à 1 %	*Idem*

Contre-indications
Hypersensibilité connue aux différents composants Application sur les yeux, paupières, plaies, dermatoses suintantes ou surinfectées

Propriétés
- Produits ayant une action antiprurigineuse

Indications
- Traitement symptomatique du prurit (mais le traitement du prurit est avant tout étiologique)

Effets indésirables
- Possibilité de dermites de contact, notamment avec les anesthésiques locaux (allergie souvent croisée entre ces derniers, qui possèdent un groupe amino en para)
- Risque non exclu d'effets systémiques (méthémoglobinémie avec le crotamiton, convulsions avec les anesthésiques locaux) en cas d'ingestion accidentelle ou de résorption cutanée (application sur peau lésée ou trop étendue ou trop prolongée chez le nourrisson) → utiliser avec prudence chez le jeune enfant

Émollient *Remboursement 15 %-Coll ou Non remboursé (**NR**)*

DEXERYL[G] Crème	Tube de 50 g ***NR*** Tube de 250 g Glycérol, vaseline, paraffine	Appliquer en couche mince 1 à 2 fois/jour sur les zones à traiter

Contre-indications
Allergie à l'un des constituants du produit

Propriétés
- Crème émolliente et hydratante
- Protecteur cutané

Indications
- Traitement d'appoint des états de sécheresse cutanée de certaines dermatoses telles que dermatite atopique, états ichtyosiques, psoriasis…

Effets indésirables (liés au parahydroxybenzoate de propyle)
- Rares réactions cutanées allergiques de type eczéma et, exceptionnellement, réactions immédiates avec urticaire

Produits divers (X)

Antiperspirants locaux ou Antisudoraux

AKILÉINE Antitranspirant (Crème) DERMAGOR Antitranspirant (Stick) DRICLOR Détranspirant (Lotion) ETIAXIL Détranspirant (Bille, Lotion, Stick)	Chlorure d'aluminium
PM Antiperspirant (Bille, Crème) SVR SPIRIAL Antitranspirant (Bille, Crème)	Hydroxychlorure d'aluminium
Glutaraldéhyde (5 à 10 g) + Eau stérile (100 g) + Bicarbonate de Na (1,3 g) + Tween 80 (0,3 g)	Préparation magistrale à base de glutaraldéhyde

Contre-indications

Application sur les plaies ou sur peau lésée
Allergie aux différents produits

Propriétés

– Topiques utilisés pour leur action astringente et antiperspirante

Indications

– Hypersudation palmo-plantaire et axillaire

Effets indésirables

– Rares cas de sensibilisation de contact
– Possibilité d'irritation et coloration de la peau en jaune avec le glutaraldéhyde

Autres traitements utilisés dans les hyperhidroses invalidantes

– *La ionophorèse* (séances de 20 minutes x 3 fois/semaine pendant 1 mois, puis 1 fois/semaine en traitement d'entretien) permet d'obtenir en 1 mois des résultats satisfaisants dans les hyperhidroses palmo-plantaires modérées, mais ces résultats sont plus aléatoires (et plus difficiles à mettre en œuvre) dans les hyperhidroses axillaires et les hyperhidroses sévères

– *La toxine botulinique de type A* (voir ce terme) a une AMM dans les hyperhidroses axillaires (injection à effectuer par un spécialiste expérimenté dans cette technique) et n'a pas d'AMM pour le traitement des hyperhidroses palmaires (très douloureux)

– En cas d'échec empêchant notamment l'exercice de certaines professions, *la sympathectomie endoscopique transthoracique* obtient parfois des résultats acceptables au prix parfois d'une hyperhidrose compensatrice dans d'autres territoires

Produits divers (XI)

Eflornithine percutanée *Liste I-Non remboursé*

VANIQA	Crème à 11,5 % : tube de 30 g	Application 2 fois/jour à au moins 8 heures d'intervalle, sans dépasser 30 g/mois

Contre-indications

Hypersensibilité à l'eflornithine ou à l'un des excipients

Propriétés

- L'eflornithine inhibe de façon irréversible l'ornithine décarboxylase, enzyme participant à la formation du poil par le follicule pileux : ce produit représente une alternative aux autres méthodes de traitement (rasage, épilation, voire anti-androgènes)
- Passage dans la circulation générale très faible après application cutanée (0,8 %), la faible quantité absorbée étant éliminée par les urines sous forme inchangée
- Médicament utilisé auparavant dans la maladie du sommeil, avant qu'on ne découvre par hasard son effet dépilatoire en utilisation par voie locale

Indications

- Traitement local de l'hirsutisme facial de la femme (amélioration visible dans le tiers des cas après 2 mois de traitement, cet effet s'estompant à l'arrêt avec un retour à l'état antérieur après environ 2 mois)

Effets indésirables

- Très fréquents (> 10 %) : acné
- Fréquents (1 à 10 %) : pseudo-folliculite, alopécie, sensations de piqûre ou de brûlure, sécheresse cutanée, prurit, érythème, rash cutané, folliculite
- Rares (< 1 %) : poil incarné, œdème de la face ou buccal, saignements cutanés, eczéma, chéilite, herpès, furonculose, dermatite de contact, hypopigmentation, douleurs cutanées, rosacée, dermatite séborrhéique, exanthème maculo-papuleux, exanthème vésiculo-bulleux, kyste cutané, tumeur de la peau

Associations possibles

- Laser épilatoire

Précautions d'emploi

- Ne pas mettre en contact avec les muqueuses, les plaies ou lésions ulcérées
- Bien se laver les mains avant et après l'application
- Ne pas nettoyer la zone traitée dans les 4 heures suivant l'application, cependant le maquillage ou un produit antisolaire peuvent être appliqués sur les zones traitées en respectant un intervalle de 5 minutes après l'application du produit
- Arrêter le traitement en l'absence d'amélioration après 4 mois de traitement
- Grossesse et allaitement : innocuité non établie
- Association possible : laser épilatoire (en complément)

Notes

Chapitre 8

Diabètes de type I et de type II et autres anomalies du métabolisme glucidique

DIABÈTES : Schémas thérapeutiques

Diabètes

Diabète sucré de type I (1) Diabète insulino-dépendant (0,25 % de la population)	Équilibration glycémique par régime adapté (*cf.* page suivante) et insulinothérapie indispensable Prise en compte des facteurs de risque cardio-vasculaire pour prévenir les complications vasculaires : arrêt du tabac, éducation thérapeutique, autosurveillance glycémique, maintien d'une activité physique suffisante
Acidocétose diabétique (1)	Insulinothérapie + Réhydratation + Rééquilibration électrolytique et traitement du facteur déclenchant
Coma hyperosmolaire (1) Diabète du sujet âgé	Insulinothérapie + Réhydratation : soluté glucosé hypotonique à 2,5 % ou eau pure *per os* si possible = 3 à 6 l/24 h, d'autant plus lente que le sujet est âgé ; en fonction de la perte de poids
Hypoglycémie (2) Coma hypoglycémique	Resucrage *per os* ou par soluté glucosé en IV ± Glucagon (si hypoglycémie insulinique et si resucrage *per os* impossible) (3)
Diabète sucré de type II ou DNID ou Diabète non insulino-dépendant (4)	Antidiabétiques oraux (5) ± Combinés ± Insuline Normaliser le poids Régime diabétique + Activité physique + Arrêt du tabac + Prise en charge des autres facteurs de risques cardio-vasculaires

1. Hospitaliser en urgence tout diabétique présentant une cétose ou une acidocétose, un coma hypoglycémique, un coma hyperosmolaire, une acidose lactique ou une plaie infectée même minime au niveau des pieds.
2. *Hospitaliser* tout diabétique ayant un coma hypoglycémique sous sulfamide hypoglycémiant : dans toute hypoglycémie, le resucrage doit être suivi d'une collation comportant des glucides à index glycémique lent et des calories protéiques et lipidiques avec arrêt transitoire du sulfamide hypoglycémiant (SH) et recherche d'une circonstance favorisante.
3. Pas de glucagon pour les hypoglycémies induites par sulfamides hypoglycémiants.
4. Le nombre de diabétiques de type II augmente de 3 % par an en France. On compte environ 2 millions de patients atteints en France actuellement.
5. Un antidiabétique oral est indiqué si l'HbA1c reste > 7 % après 4 à 6 mois malgré les règles hygiéno-diététiques : utiliser la metformine en première intention et en monothérapie.
   Si échec au bout de 3 à 4 mois : bithérapie par sulfamides hypoglycémiants (recommandation HAS de janvier 2013) ; puis trithérapie : metformine + sulfamides hypoglycémiants + en fonction de la tolérance et des objectifs : inhibiteurs de l'alpha-glucosidase ou inhibiteurs des DDP4 ou agoniste GLP1 ou insuline.
   Un diabétique de type II correctement traité mais qui maigrit tout en présentant une élévation parallèle de ses glycémies est devenu "insulino-nécessitant" et devra être traité par insuline.

Objectifs glycémiques souhaités dans le diabète de type II (recommandations HAS 2013)

– Pour la plupart des patients diabétiques de type II : une cible d'HbA1c ≤ 7 % est recommandée. Le traitement médicamenteux doit être instauré ou réévalué si HbA1c > 7 %

– Un objectif ≤ 6,5 % est recommandé pour les patients diabétiques de type II :
  – Dont le diabète est nouvellement diagnostiqué
  – Et dont l'espérance de vie est > 15 ans
  – Et sans antécédent cardio-vasculaire

– Une cible d'HbA1c ≤ 8 % est recommandée pour les patients diabétiques de type II :
  – Avec une comorbidité grave avérée et/ou une espérance de vie limitée (< 5 ans)
  – Ou avec des complications macrovasculaires évoluées
  – Ou ayant une longue durée d'évolution du diabète (> 10 ans) et pour lesquels la cible de 7 % s'avère difficile à atteindre car l'intensification médicamenteuse provoque des hypoglycémies sévères

– Pour les personnes âgées dites "malades", la priorité est d'éviter les complications aiguës dues au diabète (déshydratation, coma hyperosmolaire) et les hypoglycémies : des glycémies capillaires préprandiales comprises entre 1 et 2 g/l et/ou un taux d'HbA1c < 9 % sont recommandés

– Pour les patients avec une insuffisance rénale chronique sévère ou terminale (stades 4 et 5) : une cible d'HbA1c ≤ 8 % est recommandée

Messages-clés (recommandations HAS 2013)

– L'objectif glycémique doit être individualisé en fonction du profil des patients et peut donc évoluer au cours du temps

– Le diabète est évolutif et le traitement doit être réévalué régulièrement dans toutes ses composantes : mesures hygiéno-diététiques, éducation thérapeutique et traitement médicamenteux

– La mise en place de mesures hygiéno-diététiques efficaces est un préalable nécessaire au traitement médicamenteux du contrôle glycémique

– La stratégie médicamenteuse repose sur l'écart par rapport à l'objectif d'HbA1c, l'efficacité attendue des traitements, leur tolérance, leur sécurité et leur coût

– La metformine est le médicament de première intention en monothérapie

– L'association metformine + sulfamide est la bithérapie à privilégier

– L'insuline est le traitement de choix lorsque les traitements oraux et non insuliniques ne permettent pas d'atteindre l'objectif glycémique

– L'instauration d'une insulinothérapie est l'objet d'une discussion avec le patient et/ou son entourage dans le cadre de l'éducation thérapeutique. Elle doit être accompagnée et idéalement précédée d'une autosurveillance glycémique et doit faire l'objet d'un apprentissage

– Les femmes en âge de procréer doivent être informées de l'intérêt d'un bon contrôle glycémique avant et durant la grossesse afin d'améliorer le pronostic obstétrical

– L'autosurveillance glycémique n'est recommandée que si les résultats sont susceptibles d'entraîner une modification des mesures hygiéno-diététiques et/ou du traitement médicamenteux

– La réalisation systématique de l'autosurveillance glycémique chez les patients sous antidiabétiques ne provoquant pas d'hypoglycémie n'est pas recommandée

Régime des diabétiques

Diabète de type II dit non insulino-dépendant ou DNID

– *DNID avec surpoids* : le traitement essentiel de ce diabète, représentant 80 % des diabètes, est le régime hypocalorique (*cf.* le chapitre "Diététique et Nutrition") afin d'obtenir le retour à un poids proche du poids idéal, soit moins de 10 % de surpoids

– *DNID à poids normal* : supprimer l'alcool et les aliments très riches en glucides, l'alimentation étant normocalorique et répartie en 3 repas, en privilégiant les aliments à index glycémique faible, et seulement ensuite utiliser un antidiabétique oral en cas d'anomalies glucidiques résiduelles

Dans tous les cas, un exercice physique régulier (> 30 min/jour) est nécessaire

Diabète de type I ou diabète insulino-dépendant ou DID

Ce type de diabète nécessite une prise en charge initiale en milieu hospitalier spécialisé pour l'adaptation de l'insulinothérapie d'une part, et pour l'éducation correcte du diabétique et de son entourage d'autre part, tant en ce qui concerne la surveillance du traitement que l'alimentation, basée sur les principes suivants :

– *Réserver le sucre et les sucreries* sauf pour traiter les malaises hypoglycémiques, mais ne pas supprimer les fruits (apport de vitamines) ni les laitages (apport de calcium et de protides)

– *Réduire les graisses saturées* au profit des graisses mono- et polyinsaturées (comme dans le régime hypocholestérolémiant décrit dans le chapitre "Diététique et Nutrition")

– *Apports quotidiens* : pour un sujet de poids normal l'apport qualitatif comportera 50 à 55 % de calories glucidiques, 30 % de calories lipidiques et 15 à 20 % de calories protidiques, sachant que le régime doit être riche en fibres (végétaux), l'apport quantitatif dépendant du sexe, de la taille, de l'âge et de l'activité physique du patient

– Moyennant une adaptation des doses d'insuline, il n'y a pas de contre-indication alimentaire

– Par contre, le poids doit rester normal et les lipides bien contrôlés

Aliments riches en glucides à index glycémique élevé

(teneurs en g pour 100 g ou 100 ml)			
Sucre (1 sucre n° 4 = 5 g)	100	Chocolat	56-63
Bonbons	95	Lait concentré sucré	53
Sucreries et confiseries	95	Gâteaux	45-75
Fruits confits	94	Pâtisseries	45-75
Caramels	87	Dragées	44
Sirops	83	Brioches	40
Pâtes de fruits	82	Liqueurs	30
Biscuits secs	65-85	Fruits au sirop	20-30
Miel	77	Compotes	20-30
Pain d'épices	75	Glaces	20-22
Marrons glacés	72	Croissants	22
Confiture	70	Nectars de fruits	15-20
Marmelade	70	Yaourts aux fruits	20
Gelée de fruits	70	Vins cuits	14
Crème de marrons	70	Coca-cola, sodas	10-12
Fruits secs	65-70	Jus de fruits 100 % non sucrés	5-20
Nougat	65	Fruits frais	5-20

Équivalences glucidiques

Céréales et féculents → quantité apportant 20 g de glucides			
Pain (1/5 de baguette)	40 g	Sarrasin (pesé cru)	30 g
Biscottes	3 biscottes	Semoules (pesées crues)	25 g
Pommes de terre	100 g	Tapioca (pesé cru)	23 g
Légumes secs cuits	100 g	Flocons d'avoine	30 g
Légumes secs (pesés crus)	35 g	Marrons et châtaignes	50 g
Pâtes ou riz cuits	100 g		
Pâtes ou riz (pesés crus)	25 g		

Fruits frais → quantité apportant 15 g de glucides			
Fruits à 5 %	300 g	*Fruits à 15 %*	100 g
Airelle, citron, groseille, melon, myrtille, pastèque, rhubarbe		Brugnon, cassis, cerise, mangue, mûre, poire	
Fruits à 10 %	150 g	*Fruits à 20 %*	75 g
Abricot, ananas, coing, fraise, framboise, goyave, grenade, mandarine, orange, pamplemousse, papaye, pêche, pomme, prunes		Banane, figue, jujube, litchi, raisin	

Laitages → quantité apportant 15 g de glucides (+ protides et calcium)
Lait (entier, 1/2 écrémé, écrémé) 300 ml (= 10,5 g de protides + 375 mg de calcium)
Yaourts nature ou à 0 % 2 yaourts (= 12,5 g de protides + 350 mg de calcium)
Fromage blanc (non sucré) 500 g (= 40 g de protides + 800 mg de calcium)

Insulinothérapie :
Hormone hypoglycémiante : Insuline

Propriétés

- Hormone hypoglycémiante, inhibant la production hépatique de glucose et stimulant son utilisation périphérique par le muscle surtout et le tissu adipeux par l'intermédiaire des récepteurs à l'insuline, et anticatabolique, favorisant la pénétration intracellulaire du potassium. En France, les insulines sont maintenant toutes produites par biotechnologie (recombinaison d'ADN)
- Inactive par voie orale (destruction enzymatique), l'insuline ordinaire agit par voie IV en 5 minutes pendant 90 minutes ; délai et durée d'action variables par injection SC (voir chaque produit), destruction tissulaire (foie, muscles, reins)

Indications

- Diabète insulino-dépendant ou insulino-nécessitant, diabète avec complications dégénératives, diabète de la femme enceinte
- Acidocétose diabétique, coma acidocétosique
- Traitement du diabète de l'adulte, de l'adolescent et de l'enfant > 2 ans

Effets indésirables

- *Réactions locales de plus en plus rares* : érythème et douleur (injection trop superficielle), lipoatrophies (piquer directement dans ces zones) ou lipo-hypertrophies (changer de site d'injection à chaque fois)
- *Réactions allergiques locales ou générales exceptionnelles* : dues au métacrésol, à la protamine, plus rarement au parahydroxybenzoate de méthyle (chez le sujet allergique à l'aspirine notamment)
- *Possibilité d'hypokaliémie* nécessitant un apport précoce et important de potassium au cours du traitement des acidocétoses et des comas diabétiques (à anticiper)
- Apparition possible d'anticorps anti-insuline dont la signification n'est pas claire
- **Surdosage** : hypoglycémie (asthénie, sensation de faim, sueurs profuses, céphalées, tremblements, troubles visuels, irritabilité, confusion, puis coma hypoglycémique) → resucrage et/ou glucagon (les hypoglycémies sont favorisées par l'alcool, le jeûne, les exercices physiques inhabituels, une erreur de dose, l'injection IM)

Précautions d'emploi

- Conserver de + 2 °C à + 8 °C, mais un produit entamé peut être conservé 1 mois à température ambiante (jusqu'à + 25 °C) si protégé de la lumière, en voyage notamment (mais éviter l'insuline exposée plus de 72 heures à une température ≥ + 35 °C)
- Réchauffer les insulines conservées au réfrigérateur dans la main quelques minutes avant l'injection et agiter toujours vivement les insulines-retard juste avant l'injection
- Injecter par voie SC profonde perpendiculairement à la peau, en changeant le site d'injection de quelques centimètres à chaque fois (l'injection par voie IV ou par voie IM d'insuline ordinaire est réservée au traitement d'urgence), mais en gardant à chaque fois le même site à la même heure (biodisponibilité similaire, résorption comparable)

Interactions médicamenteuses

- ***Associations déconseillées*** : alcool
- *Associations à utiliser avec précaution* : médicaments hyperglycémiants (corticoïdes, neuroleptiques à forte dose, progestatifs à forte dose, sympathomimétiques bêta injectables) et/ou hypokaliémiants (amphotéricine B IV, corticoïdes, diurétiques, laxatifs stimulants), octréotide : renforcer la surveillance du diabète et rééquilibrer les doses d'insuline en fonction de l'autosurveillance

Contre-indications
Si une insulinothérapie est nécessaire, il n'y a pas de contre-indications Allergie à un constituant (métacrésol, protamine, parahydroxybenzoate de méthyle)

Posologie et mode d'emploi (schémas donnés à titre indicatif)

- **Insulinothérapie en urgence chez l'adulte (acidocétose diabétique) :**
  - **Utiliser l'insuline ordinaire** : 20 UI en IV directe, puis perfusion IV à la seringue électrique à des posologies variables de 5 à 20 UI/h en fonction des données de surveillance jusqu'à disparition de la cétose urinaire et retour de la glycémie à moins de 20 mmol/l (surveillance glycémique rapprochée, si impossible 5 à 10 UI/h)
  Après 24 à 48 heures, passer au traitement par voie SC (20 UI toutes les 4 heures durant 24 à 48 heures, puis toutes les 6 heures, puis selon l'équilibre glycémique souhaité)
  - **Réhydratation** : perfusion IV de NaCl isotonique à 9 ‰ (1 l/h x 2 à 3 heures), puis, quand la glycémie atteint 14 mmol/l, perfusion IV de soluté glucosé isotonique (4 à 6 l pour les 24 premières heures, avec si besoin 2 à 4 g de NaCl/l)
  - En cas d'acidose importante (pH < 7,10) on peut éventuellement rajouter initialement du bicarbonate de sodium isotonique à 14 ‰ (500 ml en 30 minutes), ce qui est exceptionnel
  - **Apport de potassium** dès la 2e ou 3e heure si la kaliémie initiale est élevée ou dès le début de l'insulinothérapie si la kaliémie initiale est normale ou diminuée, et ceci à dose d'autant plus forte que la kaliémie est basse et les doses d'insuline élevées (en moyenne 10 g par 24 heures, dont 50 % sous forme de KCl et 50 % sous forme de phosphate de potassium)
- **Insulinothérapie en urgence chez l'enfant (acidocétose et coma diabétique) :**
  - **Utiliser l'insuline ordinaire** : à la seringue électrique branchée en Y sur la perfusion, à la dose de 0,1 UI/kg/h à adapter en fonction de la glycémie et de la disparition de la cétose urinaire
  Après 24 à 48 heures passer au traitement par voie SC (1 UI/kg/jour en 4 injections avant les repas)
  - **Réhydratation** : perfusion IV de NaCl isotonique à 9 ‰ (20 ml/kg en 40 minutes, puis 20 ml/kg en 60 minutes), puis perfusion IV de B45 ou PGL1 (solutés de glucose à 10 % + ions : 3 l/m²/24 h)
  - En cas d'acidose importante (pH < 7,10) on peut éventuellement rajouter initialement du bicarbonate de sodium isotonique à 14 ‰ (10 ml/kg en 20 minutes)
  - **Apport de potassium** si kaliémie < 7 mEq/l et pas d'anémie (ajouter 40 mEq de K^+/l dans les flacons de NaCl et 20 mEq de K^+/l dans les flacons de glucose)
  - Ce protocole thérapeutique apporte par mètre carré de surface corporelle : 4,5 l d'eau, 99 UI d'insuline ordinaire, 300 g de glucose, 310 mEq de sodium, 120 mEq de potassium et 15 mEq de magnésium
- **Insulinothérapie en dehors des cas d'urgence (par voie SC) :**
  - La mise en route de l'insulinothérapie sera réalisée en milieu hospitalier, à des doses initiales de 20 à 40 UI/jour, augmentées régulièrement jusqu'à l'equilibre glycémique souhaité (la dose moyenne utile chez les diabétiques de type I est comprise entre 0,5 et 1 UI/kg/jour) ; éducation du patient à l'autosurveillance, prise en charge psychologique
  - Pour un équilibre glycémique optimal (d'autant plus souhaitable que le sujet est plus jeune), un schéma avec multi-injections est proposé (insuline d'action rapide avant chaque repas et insuline d'action intermédiaire ou longue au coucher), ce qui permet une plus grande liberté dans l'horaire des repas et une adaptation des doses plus souple : schéma dit basal-bolus
- **L'éducation thérapeutique** du patient diabétique est fondamentale

Insulines d'action rapide et brève

Insulines ordinaires (voie SC, ou IV en cas d'urgence pour les flacons)

Liste II-65 %-Coll

Spécialités	Flacon à 100 UI/ml	Cartouche à 100 UI/ml	Stylos jetables	Délai d'action	Durée d'action
ACTRAPID	10 ml	3 ml (1) et (2)		30 min	7-8 h
UMULINE Rapide	10 ml	3 ml (1)		30 min	5-7 h
Toutes ces insulines contiennent du métacrésol, éventuellement allergisant.					

1. Boîte de 5 cartouches.
2. ACTRAPID PENFILL.

Analogues de l'insuline d'action rapide (voie SC) *Liste II-65 %-Coll*

Spécialités	Flacon à 100 UI/ml	Cartouche à 100 UI/ml	Stylos jetables	Délai d'action	Durée d'action
APIDRA Insuline glulisine	10 ml	3 ml (3)	3 ml (4)	15 min	2-5 h
HUMALOG Insuline lispro	10 ml	3 ml (3)	3 ml (5)	15 min	2-5 h
NOVORAPID Insuline aspart	10 ml	3 ml (3)	3 ml (6)	15 min	3-5 h
Analogues de l'insuline d'action plus rapide et plus brève que celle des insulines ordinaires, à utiliser dans les 10 à 15 minutes avant un repas : ces produits contiennent du métacrésol, éventuellement allergisant.					

3. Boîte de 5 cartouches.
4. Stylos APIDRA SOLOSTAR de 3 ml à 100 UI/ml (5 stylos, avec réglage de 1 en 1 UI, permettant d'injecter au maximum 80 UI par injection). Cartouches pour OPTICLICK de 3 ml.
5. Stylos HUMALOG KWIKPEN de 3 ml à 100 UI/ml (5 stylos, avec réglage de 1 en 1 UI, permettant d'injecter au maximum 60 UI par injection).
6. Stylos NOVORAPID FLEXPEN de 3 ml à 100 UI/ml (5 stylos, avec réglage de 1 en 1 UI, permettant d'injecter au maximum 60 UI par injection). Cartouches PENFILL.

Insulines ordinaires pour pompe *Liste II-65 %-Coll*

Spécialités	Présentation	Concentration	Pompe
INSUMAN Infusat Insuline humaine	Cartouches 3,15 ml/pompe	100 UI/ml	Externe portable

Insulines-retard (I)

Insulines isophane (= NPH) d'action intermédiaire (voie SC)

Liste II-65 %-Coll

Spécialités	Flacon à 100 UI/ml	Cartouche à 100 UI/ml	Stylos jetables	Délai d'action	Durée d'action
INSULATARD	10 ml	3 ml PENFILL	3 ml (1)	90 min	16-24 h
UMULINE NPH	10 ml	3 ml	3 ml (2)	1 h	18-20 h
Insulines d'action prolongée, utilisables en 1 ou 2 injections/24 h : ces produits contiennent de la protamine et du métacrésol, éventuellement allergisants.					

1. Stylos INSULATARD FLEXPEN de 3 ml à 100 UI/ml (5 stylos, avec réglage de 1 en 1 UI, permettant d'injecter au maximum 60 UI par injection) et stylos INNOLET de 3 ml à 100 UI/ml (5 stylos).
2. Stylos UMULINE NPH KWIKPEN de 3 ml à 100 UI/ml (5 stylos, avec reglage de 1 en 1 UI, permettant d'injecter au maximum 60 UI par injection).

Analogues de l'insuline d'action lente ou prolongée (voie SC)

Liste II-65 %-Coll

Spécialités	Flacon à 100 UI/ml	Cartouche à 100 UI/ml	Stylos jetables	Délai d'action	Durée d'action
LANTUS Insuline glargine	10 ml	3 ml (3)	3 ml (4)	2-4 h	20-24 h
Analogue de l'insuline d'action prolongée sans pic d'action (faible risque d'hypoglycémie, en particulier nocturne, et suppression de l'hyperglycémie matinale, fréquente avec les insulines NPH), utilisable en 1 injection/24 h le soir, voire en 2 injections/24 h (ce qui est nécessaire chez environ 15 % des diabétiques pour maintenir une imprégnation insulinique sur 24 heures couvrant les besoins insuliniques de fin d'après-midi) : ce produit contient du métacrésol, éventuellement allergisant. Il a obtenu une extension d'AMM chez l'enfant de 2 à 5 ans.					
LEVEMIR Insuline détémir		3 ml PENFILL	3 ml (5)	1-2 h	14-20 h
Analogue de l'insuline d'action plus courte que celle de l'insuline glargine, ne couvrant les besoins insuliniques des 24 heures que chez 25 % des diabétiques en injection unique, ayant un effet hypoglycémiant plus prévisible que celui des insulines NPH (réduction de 34 % du risque d'hypoglycémie nocturne et prise de poids paraissant moindre), utilisable en 1 ou 2 injections/24 h : ce produit contient du métacrésol, éventuellement allergisant.					

3. Boîte de 5.
4. Stylos LANTUS SOLOSTAR (5 stylos, avec réglage de 1 en 1 UI, permettant d'injecter au maximum 80 UI par injection).
5. Stylos LEVEMIR FLEXPEN de 3 ml à 100 UI/ml (5 stylos, avec réglage de 1 en 1 UI, permettant d'injecter au maximum 60 UI par injection) et stylos LEVEMIR INNOLET de 3 ml à 100 UI/ml (5 stylos avec réglage de 1 en 1 UI, permettant d'injecter au maximum 50 UI par injection).

Insulines-retard (II)

Analogues d'insuline d'action intermédiaire en mélanges fixes (voie SC) avec de l'insuline rapide *Liste II-65 %-Coll*

Spécialités	Flacon à 100 UI/ml	Cartouche à 100 UI/ml	Stylos jetables	Délai d'action	Durée d'action
Mélanges en proportion fixe avec analogues de l'insuline d'action rapide					
HUMALOG MIX 25		3 ml	3 ml (1)	15 min	15 h
HUMALOG MIX 50		3 ml	3 ml (1)	15 min	15 h
NOVOMIX 30		3 ml (2)	3 ml (3)	15 min	14-24 h
NOVOMIX 50			3 ml (3)	15 min	14-24 h
NOVOMIX 70			3 ml (3)	15 min	14-24 h
Mélanges en proportion fixe avec insulines ordinaires d'action rapide					
MIXTARD 30	10 ml			30 min	14-24 h
UMULINE Profil 30	10 ml	3 ml (4)	3 ml (5)	30 min	18-20 h
Dans ces produits, le nombre suivant le nom de spécialité *représente le pourcentage d'insuline d'action rapide*. Tous contiennent de la protamine et du métacrésol, éventuellement allergisants.					

1. Stylos HUMALOG MIX KWIKPEN de 3 ml à 100 UI/ml (5 stylos, avec réglage de 1 en 1 UI, permettant d'injecter au maximum 60 UI par injection).
2. Cartouches NOVOMIX 30 (Penfill) de 3 ml à 100 UI/ml (boîtes de 5).
3. Stylos NOVOMIX 30, 50, 70 FLEXPEN de 3 ml à 100 UI/ml (5 stylos, avec réglage de 1 en 1 UI, permettant d'injecter au maximum 60 UI par injection).
4. Boîtes de 5 cartouches.
5. Stylos UMULINE Profil 30 KWIKPEN de 3 ml à 100 UI/ml (5 stylos, avec réglage de 1 en 1 UI, permettant d'injecter au maximum 60 UI par injection).

Stylos à insuline réutilisables

Stylos pour cartouches d'insuline de 3 ml à 100 UI/ml (1)

Remboursement LPPR (d'un stylo par patient et par an sauf exception)

Stylos pour cartouches d'insuline des laboratoires Lilly pour Humalog et Umuline	
HUMAPEN LUXURA	Réglage de 1 en 1 UI, jusqu'à 60 UI par injection avec clics audibles (stylos couleurs champagne et bordeaux)
HUMAPEN LUXURA HD	Réglage de 0,5 en 0,5 UI, jusqu'à 35 UI par injection (pour Humalog et Umuline) (stylo vert)
HUMAPEN SAVIO	Réglage de 1 en 1 UI (avec clics audibles), jusqu'à 60 UI par injection (stylos bleu, rouge, vert, anthracite, argenté et rose)
Stylos pour cartouches d'insuline des laboratoires Novo-Nordisk	
NOVOPEN 4	Réglage de 1 en 1 UI, jusqu'à 60 UI par injection (stylos bleu et gris métallisé)
NOVOPEN ECHO	Réglage de 0,5 en 0,5 UI, de 0,5 jusqu'à 30 UI par injection (stylos bleu et rouge)
Stylos pour cartouches d'insuline des laboratoires Sanofi-Aventis	
CLIKSTAR	Réglage de 1 en 1 UI, délivre jusqu'à 80 UI par injection (pour Apidra et Lantus) (2 couleurs pour différencier les insulines : basal, bolus) (stylos bleu et gris)

1. Les stylos ne sont faits que pour les cartouches correspondantes.

Antidiabétiques oraux (I) : Biguanides

Metformine ou Diméthylbiguanide[G] *Liste I-65 %-Coll*

GLUCOPHAGE 1 000 mg Chlorhydrate de metformine	30 ou 90 cp. ou 30 sac. pour sol. buv. 1 000 mg (1) (≈ 780 mg de metformine base)	À dose progressive : A. 2 à 3 cp./jour en *2 à 3 prises aux repas* (D. max. : 3 g/jour)
GLUCOPHAGE 850 mg	30 ou 90 cp. ou 30 sac. 850 mg (1) (≈ 663 mg de metformine base)	À dose progressive : A. 2 à 3 cp./jour en *2 à 3 prises aux repas* (D. max. : 3 g/jour)
GLUCOPHAGE 500 mg	30 ou 90 cp. ou 30 sac. 500 mg (1) (≈ 390 mg de metformine base)	À dose progressive : A. 2 à 3 cp./jour en *2 à 3 prises aux repas* (D. max. : 3 g/jour)
STAGID Embonate de metformine	30 ou 100 cp. séc. 700 mg (≈ 280 mg de metformine base)	À dose progressive : A. 3 cp./jour *en 3 prises aux repas*

1. Existe en boîtes de 50 cp. pour l'usage hospitalier.

Metformine + Glibenclamide[G] (2) *Liste I-Non remboursé*

GLUCOVANCE	30 cp. contenant : Metformine 500 mg + Glibenclamide 2,5 mg (3) ou Glibenclamide 5 mg 30 cp. contenant : Metformine 1 000 mg + Glibenclamide 5 mg	A. En substitution à une bithérapie à doses équivalentes en *2 à 3 prises aux repas* (D. max. : 6 cp./jour)

2. Association à doses fixes utilisable en substitution d'une bithérapie associant la metformine et le glibenclamide sous formes séparées chez des patients dont l'équilibre glycémique est stable et bien contrôlé (*cf.* Conditions d'emploi des sulfamides hypoglycémiants pages suivantes).
3. Cette forme n'est plus remboursée depuis avril 2012.

Contre-indications

Contre-indication absolue : insuffisance rénale (clairance < 30 ml/min)
Acidocétose diabétique, traitement isolé du diabète insulino-dépendant
Pathologie aiguë ou chronique susceptible d'entraîner une hypoxie tissulaire sévère (insuffisance cardiaque, respiratoire ou hépatique, infarctus myocardique récent, syndrome de menace, déshydratation, fièvre, maladie infectieuse évolutive)
Alcoolisme (risque d'acidose lactique)
Grossesse et allaitement
Deux jours avant et après anesthésie générale
Examens radiologiques avec produits de contraste iodés (hydratation et arrêt de la metformine pendant les 48 heures suivantes)

Propriétés

- Dérivé à radical guanidine *dont l'action nécessite la présence d'insuline endogène ou exogène*, ayant une action anti-hyperglycémiante par réduction de la néoglucogénèse hépatique et, dans une moindre mesure, augmentation de l'utilisation périphérique du glucose par les tissus cibles (muscle, tissu adipeux), avec un effet maximal après une semaine de traitement, réduisant l'HbA1c de 1 % environ (en fonction du niveau de départ)
- Absorption digestive correcte, pas de métabolisation, élimination urinaire (50 à 85 % en 24 heures) réduite en cas d'insuffisance rénale, demi-vie d'élimination de 4 heures

Indications (médicament de première intention pour le diabète de type II)

- Diabète non insulino-dépendant de l'adulte, non équilibré par un régime bien conduit (devant aboutir à un poids proche du poids idéal), en monothérapie de première intention
- Diabète insulino-traité en complément de l'insulinothérapie

Effets indésirables

- Troubles digestifs dose-dépendants (5 à 20 %) : anorexie, nausées, douleurs abdominales, voire vomissements et/ou diarrhée (troubles souvent transitoires et prévenus par la prise au cours des repas, l'augmentation progressive des doses, l'association à des antispasmodiques ou des pansements digestifs) → arrêt en cas de persistance
- Malabsorption possible de la vitamine B12 lors des traitements prolongés (< 0,01 %, soit 0,03 cas pour 1 000 années-patients)
- **Acidose lactique** (exceptionnelle mais mortelle dans 30 à 50 % des cas) favorisée par l'insuffisance rénale (rôle quasi constant), l'insuffisance hépatique, l'intoxication éthylique, l'hypoxie (insuffisance cardio-respiratoire, état de choc) ou un surdosage → hospitalisation de toute urgence, traitement symptomatique, épuration extrarénale

Précautions d'emploi et interactions médicamenteuses

- *Utiliser après échec des mesures diététiques* (la réduction pondérale est essentielle et suffit souvent à équilibrer les diabètes de type II) *et toujours sous surveillance biologique et clinique régulière* (dosage impératif de la créatininémie avant le traitement puis tous les 3 à 6 mois et contrôle régulier des glycémies et de l'HbA1c). Chez l'insuffisant rénal modéré (clairance de la créatinine entre 30 et 60 ml/min), ne pas dépasser 1 500 mg/jour de metformine
- *Arrêt du traitement pendant 2 jours après* intervention chirurgicale ou examens radiologiques avec produits de contraste iodé, et bien évidemment en cas de signes prémonitoires d'acidose lactique (crampes musculaires, douleurs abdominales et/ou thoraciques, parésie musculaire, asthénie). Hydrater les patients avant l'opacification
- Le passage à l'insuline (transitoire ou définitif) est indiqué en cas d'intervention chirurgicale ou autres causes de décompensation du diabète, ou diabète difficile à équilibrer
- ***Associations déconseillées*** : alcool et produits de contraste iodés (risques accrus d'acidose lactique), danazol (effet diabétogène du danazol)
- *Associations à utiliser avec précaution* (hyperglycémie) : corticoïdes, diurétiques, neuroleptiques ou progestatifs à forte dose, sympathomimétiques bêta injectables

Antidiabétiques oraux (II) : Inhibiteurs des alpha-glucosidases

Acarbose[G] *Liste I-65 %-Coll*

GLUCOR 50 mg GLUCOR 100 mg	90 ou 270 cp. 50 mg 90 ou 270 cp. séc. 100 mg	À dose progressive : A. 50 mg x 3 fois/jour *au début des repas*, puis si nécessaire après 6 à 8 semaines 100 mg x 3 fois/jour (1)

1. L'action de l'acarbose est dose-dépendante et dans quelques rares cas la posologie pourra être portée à 200 mg x 3 fois/jour (mais uniquement sous surveillance mensuelle des transaminases pendant les 6 premiers mois, en réduisant la dose en cas d'élévation des transaminases avec contrôle hebdomadaire jusqu'à leur normalisation ou arrêt du traitement si elles restent élevées).

Miglitol *Liste I-65 %-Coll*

DIASTABOL 50 mg DIASTABOL 100 mg	90 cp. 50 mg 90 cp. 100 mg	À dose progressive : A. 50 mg x 3 fois/jour *au début des repas*, puis si nécessaire après 4 à 12 semaines 100 mg x 3 fois/jour

Contre-indications
Hypersensibilité connue aux produits
Insuffisance rénale sévère (clairance de la créatinine < 25 ml/min)
Maladies chroniques du tube digestif
Maladies inflammatoires du côlon
Hernie intestinale majeure, antécédents de syndrome subocclusif
Grossesse et allaitement (par précaution), enfant < 15 ans

Propriétés

- Inhibiteurs compétitifs et réversibles des alpha-glucosidases intestinales, enzymes de la bordure en brosse des entérocytes hydrolysant les poly-, oligo- et disaccharides en monosaccharides absorbables (glucose, fructose), *jouant le rôle d'un faux substrat retardant l'hydrolyse des glucides complexes* (notamment amidon et saccharose qui constituent 90 % de la ration glucique), d'où un étalement dans le temps du passage sanguin du glucose avec *réduction de l'hyperglycémie post-prandiale* sans entraîner d'hyperinsulinémie, avec une efficacité maximale en quelques mois, réduisant l'HbA1c de 0,5 à 1 % (moins efficaces que la metformine, les sulfonylurées et les glinides, mais sans leurs risques d'acidose lactique ou d'hypoglycémie)
- Absorption digestive variable (1 % pour l'acarbose, 60-90 % pour le miglitol), fixation faible aux protéines plasmatiques (4-15 %), dégradation intestinale de l'acarbose par des amylases bactériennes et de la muqueuse digestive et élimination par voie fécale (51 %) et urinaire (35 %), absence de métabolisation pour le miglitol éliminé sous forme inchangée dans les urines

Indications (efficacité maximale après quelques mois de traitement)

- Diabète non insulino-dépendant de l'adulte, non acidocétosique et non équilibré par un régime bien conduit (devant aboutir à un poids proche du poids idéal), après échec et en complément du régime alimentaire, en monothérapie ou en association aux autres antidiabétiques oraux (metformine et/ou sulfamide hypoglycémiant). Sa place dans la stratégie thérapeutique est mal établie

Effets indésirables

- Troubles digestifs minimisés par une posologie progressive permettant à la flore bactérienne intestinale de s'adapter au traitement, diminuant généralement au cours du traitement mais pouvant nécessiter une réduction des doses : flatulence et météorisme (19 %), diarrhée (3,8 %), inconfort abdominal (1,7 %), exceptionnellement syndrome subocclusif
- Élévation isolée et asymptomatique des transaminases réversible à l'arrêt (quelques cas avec l'acarbose à des doses supérieures aux doses préconisées), rares réactions cutanées

Précautions d'emploi

- Adapter la posologie des autres antidiabétiques si association (risque d'augmentation de leur effet hypoglycémiant → administrer du glucose et non du saccharose en cas d'hypoglycémie)
- Acarbose : doser régulièrement les transaminases (notamment si insuffisance hépatocellulaire) → en cas d'élévation des transaminases, réduire la dose avec un dosage hebdomadaire jusqu'à leur normalisation ou arrêter le traitement si persistance

Interactions médicamenteuses

- ***Associations déconseillées*** : adsorbants intestinaux (en particulier le charbon) et enzymes digestives car diminution possible de l'action de l'acarbose et du miglitol
- *Associations recommandées* : metformine, sulfamide hypoglycémiant

Antidiabétiques oraux (III) :
Sulfamides hypoglycémiants ou Sulfonylurées

À durée d'action moyenne ou prolongée (1)

Liste I-65 %-Coll

GLIBÉNESE Glipizide[G] MINIDIAB Demi-vie = 3-4 heures Durée d'action = 6-12 heures	20, 30 ou 100 cp. séc. 5 mg	À dose progressive : A. 5 à 20 mg/jour à chaque repas
OZIDIA Glipizide en cp LP Durée d'action ≥ 24 heures	30 cp. 5 mg ou 10 mg à libération prolongée	À dose progressive : A. 5 à 20 mg/jour en 1 seule prise

1. Commencer toujours aux plus faibles posologies et adapter progressivement à l'efficacité (hbA1c) et à la tolérance.

À longue durée d'action (risque d'hypoglycémie prolongée) (2)

Liste I-65 %-Coll

AMAREL Glimépiride[G] Demi-vie = 5-8 heures Durée d'action = 12-24 heures	30 ou 90 ou 120 cp. 1 mg, 2 mg, 3 mg ou 4 mg	À dose progressive : A. 1 mg/jour, puis si besoin par paliers jusqu'à 6 mg/jour en 1 à 2 prises
DAONIL Glibenclamide[G] Demi-vie = 5-7 heures Durée d'action = 12-24 heures	20 ou 100 ou 180 cp. séc. 5 mg	À dose progressive avant les 3 repas : A. 1/2 à 3 cp./jour
HEMIDAONIL[G] *Idem* Demi-vie = 5-7 heures Durée d'action = 12-24 heures	60 ou 100 ou 180 cp. séc. 2,5 mg	*Idem*
DIAMICRON Gliclazide[G] Durée d'action = 24 heures	30 ou 90 cp. séc. 30 mg ou 60 mg à libération "modifiée" ou 80 mg	À dose progressive : A. 1/2 à 2 cp./jour en 1 seule prise matinale au petit-déjeuner

2. Commencer toujours aux plus faibles posologies et adapter progressivement à l'efficacité (hbA1c) et à la tolérance.

Contre-indications
Intolérance au lactose Association au miconazole, allergie à ces produits, diabète insulino-dépendant Insuffisance rénale sévère, porphyries Insuffisance hépato-cellulaire, sujets éthyliques, grossesse et allaitement

Propriétés

- Hypoglycémiants dérivés de la sulfonylurée, ayant une *action hypoglycémiante par stimulation de la sécrétion d'insuline par les cellules bêta du pancréas*, réduisant l'HbA1c de 1 à 2 %
- Absorption digestive rapide, forte liaison aux protéines plasmatiques (99 %), transformations et demi-vie variables selon les produits, élimination urinaire, passage transplacentaire. Le glipizide a une élimination par métabolisme hépatique exclusivement

Indications

- Diabète de type II de l'adulte, non équilibré par un régime bien conduit et un exercice physique régulier, en bithérapie en association à la metformine (action synergique) ou en monothérapie si la metformine est mal supportée. Le patient doit être prévenu du risque d'hypoglycémie et d'interactions médicamenteuses

Effets indésirables

- Hypoglycémies favorisées par une insuffisance rénale et/ou hépatique sévère, une activité physique inhabituelle, l'alimentation insuffisante ou déséquilibrée (notamment chez les sujets âgés), l'alcool et certaines associations médicamenteuses ou un surdosage → à traiter par resucrage *per os* ou dans les cas graves par voie veineuse : 20 à 100 ml de glucosé à 30 % par voie IV stricte, puis 2 à 3 l par 24 heures de glucosé à 10 % en perfusion IV (apport à interrompre seulement 36 heures après normalisation de la glycémie dans le cas des produits à longue ou très longue durée d'action) (glucagon inefficace)
- Effet antabuse, prise de poids en début de traitement
- Rares : troubles digestifs, hépatites cholestatiques plus fréquentes chez les acétyleurs lents (60 à 70 % des Européens le sont, les Japonais et les Esquimaux étant souvent acétyleurs rapides) et où interviendrait une prédisposition familiale, éruptions cutanées (3 %) dont parfois gravissimes syndromes de Lyell, plus rarement (0,1 %) dyscrasies sanguines (anémie, thrombopénie, leucopénie et exceptionnellement agranulocytose)

Précautions d'emploi

- Bilan préalable des fonctions rénale et hépatique, puis surveillance régulière ainsi que la NFS
- Utiliser *après échec des mesures diététiques et de la metformine* (la réduction pondérale est essentielle et suffit souvent à équilibrer les diabètes de type II), en contrôlant régulièrement la glycémie
- Prescrire *à dose très progressive* et avec la plus grande réserve **chez le sujet âgé** > 75 ans
- Le passage à l'insuline (transitoire ou définitif) est indiqué en cas d'intervention chirurgicale ou autres causes de décompensation du diabète ou diabète difficile à équilibrer

Interactions médicamenteuses (très nombreuses)

- ***Associations contre-indiquées*** : miconazole (hypoglycémies sévères), glinides
- ***Associations déconseillées*** : alcool, phénylbutazone, danazol, IMAO non sélectifs, kétotifène
- *Associations à utiliser avec précaution* : allopurinol, aminoglutéthimide, anabolisants stéroïdiens, anorexigènes sérotoninergiques, antithyroïdiens, antivitamines K, bêta-bloquants, chloramphénicol, corticoïdes, desmopressine, fénoprofène, fluconazole, inducteurs enzymatiques, neuroleptiques, progestatifs à forte dose, salicylés, sulfamides antibactériens, sulfasalazine, bêta-sympathomimétiques injectables, bosentan (inducteur), analogues de la somatostatine

Antidiabétiques oraux (IV) : Métaglinides ou Glinides

Répaglinide[G] *Liste I-65 %-Coll*

NOVONORM Demi-vie = 1 heure environ Durée d'action = 4-6 heures	90 ou 270 cp. 0,5 mg ou 1 mg ou 2 mg	À dose très progressive en prises orales *15 à 30 minutes avant les principaux repas* : A. 0,5 mg/prise, puis si besoin par paliers de 1 à 2 semaines jusqu'à 4 mg/prise 16 mg/jour maximum (1)

1. Ne jamais prendre ce médicament si un repas est supprimé (règle de cette classe thérapeutique : 1 repas = 1 prise).
En association au régime diabétique.
Médicament de bi- ou trithérapie.

Contre-indications
Hypersensibilité connue au répaglinide
Diabète insulino-dépendant, acidocétose diabétique
Insuffisance hépatique sévère
Certaines associations surtout avec le gemfibrozil (*cf.* Interactions médicamenteuses)
Grossesse et allaitement (pas d'indication, tératogène chez le rat)

Propriétés

- Hypoglycémiant dérivé de l'acide carbamoylméthyl benzoïque, ayant une action *hypoglycémiante puissante et brève en stimulant la sécrétion d'insuline par les cellules bêta du pancréas* par un mécanisme d'action similaire à celui des sulfonylurées (fermeture des canaux potassiques ATP-sensibles) mais avec un site d'action distinct : ce produit permet de diminuer la glycémie post-prandiale, la glycémie à jeun et l'hémoglobine glycosylée (réduction de l'HbA1c d'environ 1,8 %)
- Absorption digestive rapide (pic plasmatique atteint en 1 heure), forte liaison aux protéines plasmatiques (98 %), métabolisation hépatique totale par les CYP 3A4 et 2C8 en dérivés inactifs éliminés par la bile surtout (< 8 % dans les urines), demi-vie d'élimination de 1 heure environ, élimination totale en 4 à 6 heures, passage transplacentaire et dans le lait maternel

Indications

- Diabète de type II de l'adulte, non équilibré par un régime bien conduit
- En association avec la metformine chez les diabétiques de type II insuffisamment contrôlés par la metformine

Effets indésirables

- Hypoglycémies généralement modérées, favorisées par une insuffisance rénale et/ou hépatique sévère, une activité physique inhabituelle, une alimentation insuffisante ou déséquilibrée (notamment chez le sujet âgé), certaines associations ou un surdosage → à traiter par resucrage *per os* ou dans les cas graves par glucose par voie veineuse
- Divers : troubles digestifs (douleurs abdominales, diarrhée, nausees, vomissements, constipation), cas isolés d'élévation des enzymes hépatiques généralement modérée et transitoire, possibilité de réactions cutanées allergiques

Précautions d'emploi

- Bilan préalable des fonctions hépatique et rénale, puis surveillance régulière. Peut être administré à l'insuffisant rénal
- Utiliser *après échec des mesures diététiques* (la réduction pondérale est essentielle et suffit souvent à équilibrer les diabètes gras), en contrôlant régulièrement la glycémie
- Prescrire à dose très progressive et utiliser avec prudence chez les conducteurs et utilisateurs de machines (risque d'hypoglycémie)
- Utilisation non recommandée chez les sujets > 75 ans ou < 18 ans (absence d'études)

Interactions médicamenteuses (métabolisme par les CYP 3A4 et 2C8, métabolisation importante)

- ***Associations contre-indiquées*** : inhibiteurs et inducteurs enzymatiques (voir ces termes), fibrates dont le **gemfibrozil** (hypoglycémies), sulfamides hypoglycémiants
- *Produits pouvant augmenter l'effet hypoglycémiant* : AINS et salicylés, bêta-bloquants non sélectifs, IEC, IMAO, octréotide, stéroïdes anabolisants, alcool clarithromycine, azolés, ciclosporine, triméthoprime
- *Produits pouvant réduire l'effet hypoglycémiant* : contraceptifs oraux, corticostéroïdes, danazol, thiazidiques, hormones thyroïdiennes, sympathomimétiques, rifampicine, phénobarbital, carbamazépine
- *Association synergique* avec la metformine

Antidiabétiques oraux (V) : Incrétinomimétiques (I) : Dipeptidylpeptidase-4

Inhibiteurs de la DDP4 *Liste I-65 %-Coll*

JANUVIA Sitagliptine (1) XELEVIA	28 ou 50 cp. 50 mg ou 100 mg	A. 1 cp. le matin
GALVUS Vildagliptine (1)	30 ou 60 cp. 50 mg	A. 50 mg matin et soir 50 mg/jour si association à un sulfamide hypoglycémiant
ONGLYZA Saxagliptine (1)	30 cp. 5 mg	A. 1 cp./jour
TRAJENTA Linagliptine (2)	30 cp. 5 mg	*Idem*

1. Pas de remboursement en monothérapie ou en bithérapie en association avec l'insuline.
2. Les produits à base de linagliptine sont en attente de prix.

En association à la metformine (3) *Liste I-65 %-Coll*

JANUMET Sitagliptine VELMETIA	50 ou 56 cp. 50 mg sitagliptine + 1 000 mg metformine	A. 1 cp. matin et soir
EUCREAS Vildagliptine	60 ou 180 cp. 50 mg vildagliptine + 1 000 mg metformine	*Idem*
KOMBOGLYSE Saxagliptine	60 cp. 2,5 mg + 1 000 mg metformine	*Idem*
JENTADUETO (4) et (5) Linagliptine	60 cp. 2,5 mg + 1 000 mg metformine	*Idem*

3. Les associations sont indiquées en substitution en cas de traitement par chacun des deux produits pris séparément et de diabète bien équilibré.
4. Les AMM ne correspondent plus aux recommandations de l'HAS (voir début du chapitre).
5. Les produits à base de linagliptine sont en attente de prix.

Contre-indications
Antécédents de réactions d'hypersensibilité Diabète de type I En première intention dans le diabète de type II Insuffisance cardiaque (stades III et IV) Grossesse et allaitement, maladie pancréatique

Propriétés

- Les inhibiteurs de la dipeptidylpeptidase-4 (DPP-4) entraînent un allongement de l'activité des incrétines (glucagon-like peptide – GLP1 – et glucose dépendant insulinotropie polypeptide – GIP) essentiellement en période post-prandiale, ce qui améliore le contrôle glycémique

Indications (différentes selon les produits, *cf.* tableau page précédente)

- Diabète de type II pour améliorer le contrôle de la glycémie, en association à la metformine, lorsque régime alimentaire, exercice physique et metformine ne permettent pas d'obtenir un contrôle adéquat de la glycémie, ou en monothérapie si metformine mal tolérée. Cette stratégie thérapeutique ne correspond plus aux recommandations de l'HAS
- En bithérapie orale en association avec metformine, sulfamides hypoglycémiants ; en trithérapie orale en association avec metformine + sulfamides hypoglycémiants ; en association avec insuline en bi- ou trithérapie (remboursé uniquement en trithérapie en association avec la metformine et l'insuline, service médical rendu faible, pas de remboursement en monothérapie)

Effets indésirables

- Les effets indésirables les plus fréquemment observés dans la population traitée par rapport à la population non exposée ont été pour 100 patients-années :
  - les troubles infectieux : 76 *versus* 74,8 événements
  - les troubles gastro-intestinaux : 41,8 *versus* 39,1 événements
  - les affections rhumatologiques et connectivites : 32,6 *versus* 31,5 événements
- La fréquence des troubles sanguins et lymphatiques, plus élevée dans le groupe traité (0,9 % *versus* 0,3 %, 1,5 *versus* 0,6 événement pour 100 patients-années) a été essentiellement due à des anémies et un déficit en fer
- Les événements indésirables observés avec une fréquence plus élevée dans le groupe traité ont été : douleurs abdominales, frissons, bronchites, rhinopharyngites, abcès dentaires, lésions du ménisque, ostéoarthrites, congestions nasales, dermatites de contact
- Effet neutre sur le poids, élévation des transaminases dans 0,3 % des cas avec la vildagliptine, quelques observations d'hépatites graves, de pancréatite aiguë
- Réactions d'hypersensibilité : anaphylaxie, angiœdèmes, syndrome de Stevens-Johnson

Précautions d'emploi

- *Patients insuffisants rénaux* : en raison de l'élimination rénale des inhibiteurs de la DPP-4, une posologie réduite est recommandée en cas d'insuffisance rénale modérée ou sévère ainsi qu'une surveillance de la fonction rénale
- *Patients insuffisants hépatiques* : aucune adaptation posologique n'est nécessaire chez les patients ayant une insuffisance hépatique légère à modérée. Ne pas administrer si transaminases > 3 N (vildagliptine)
- *Sujets âgés* : aucune adaptation posologique n'est nécessaire en fonction de l'âge. On dispose de données limitées de tolérance chez les patients ≥ 75 ans. La prudence est donc requise

Interactions médicamenteuses (pas de métabolisme par les cytochromes)

- Pas d'interaction connue avec l'insuline

Antidiabétiques (VI) : Incrétinomimétiques (II) : Glucagon-like peptide-1

Analogue du GLP1 *Liste I-65 %-Coll*

BYETTA Exénatide	Stylo injecteur 5 µg ou 10 µg 60 doses par stylo de 20 µg ou 40 µg	A. 5 µg **SC** matin et soir pendant 1 mois, puis si équilibre insuffisant 10 µg matin et soir (1) et (2)
VICTOZA Liraglutide	2 stylos injecteurs 3 ml 6 mg/ml soit 30 doses à 0,6 mg ou 15 doses à 1,2 mg ou 10 doses à 1,8 mg	A. 1 injection SC/jour à tout moment de 0,6 à 1,2 mg (3) (D. max. : 1,8 mg/jour) Augmenter par paliers d'une semaine (1)

1. Perte de poids en début de traitement (2 kg en moyenne).
2. À prendre dans l'heure qui précède le repas du matin et du soir.
3. Jamais en injection **IM** ou **IV**.

Contre-indications
Hypersensibilité à la substance active ou à l'un des excipients Grossesse et allaitement

Propriétés

- Les incrétinomimétiques, peptides analogues du glucagon, augmentent de façon glucose-dépendante la sécrétion d'insuline par les cellules bêta-pancréatiques et inhibent la sécrétion de glucagon, connue pour être anormalement élevée dans le diabète de type II. En réponse à une hypoglycémie, ils n'inhibent cependant pas la réponse normale du glucagon et celle d'autres hormones. Ils ralentissent la vidange gastrique, diminuant ainsi le taux d'absorption intestinal du glucose

Indications (pas de traitement en monothérapie)

- Diabète de type II :
  - En association à la metformine et/ou un sulfamide hypoglycémiant lorsqu'un contrôle glycémique adéquat n'est pas obtenu aux doses maximales
  - En association à metformine + sulfamide hypoglycémiant ou thiazolidinedione en trithérapie si bithérapie insuffisante
  - En association à une insuline si contrôle glycémique adéquat

Effets indésirables

- Nausées, vomissements, diarrhée, anorexie, céphalées, sensations vertigineuses, réactions allergiques (métacrésol), infections des voies aériennes supérieures
- Les effets indésirables les plus courants (> 10 %) ont été hypoglycémie en association avec une sulphonylurée, nausées, vomissements et diarrhée
- Risque de pancréatite, de thyroïdite (rare), voire de cancer de la thyroïde (augmentation de la calcitonine) : prévenir les patients
- 8,6 % des patients traités ont développé des anticorps sans perte d'efficacité apparente

Précautions d'emploi

- Ne doit pas être utilisé chez les patients présentant un diabète de type I ou une acidocétose, ni chez les patients présentant un diabète de type II et nécessitant une insulinothérapie, en raison du non-fonctionnement des cellules bêta
- Non recommandé chez les patients présentant une insuffisance rénale terminale ou sévère (clairance de la créatinine < 30 ml/min). L'expérience clinique chez les patients présentant une insuffisance rénale modérée est très limitée
- Non recommandé chez les patients atteints d'une maladie gastro-intestinale sévère ou d'une pancréatite chronique
- Association non recommandée avec l'insuline, les dérivés de D-phénylalanine, les méglitinides ou les inhibiteurs de l'alpha-glucosidase
- L'expérience est limitée chez les patients présentant un IMC ≤ 25 kg/m^2 et chez les sujets > 75 ans

Interactions médicamenteuses

- L'effet de ralentissement de la vidange gastrique pourrait diminuer l'amplitude et le taux d'absorption des médicaments administrés par voie orale. Les médicaments à marge thérapeutique étroite ou les médicaments nécessitant une surveillance clinique importante devront être étroitement suivis. Ces médicaments doivent être pris toujours de la même manière par rapport à l'injection
- Les médicaments oraux dont l'efficacité dépend des seuils de concentration antibiotiques ou formulations gastro-résistantes, inhibiteurs des pompes à protons, doivent être pris au moins 1 heure avant l'injection ; les patients devront en être informés

Lecteurs de glycémie

Lecteur de glycémie	Bandelettes à utiliser	Stylo autopiqueur
ACCU-CHEK Performa, Performa Nano, Mobile	Mobile : cassette B/2 x 50 Performa : bandelette 2 Fl/50	Fastclick, safe T pro plus, softclick
BGSTAR	Bgstar : B/50 et 100	
CARESENS N	Caresens : B/100	Freetest caresens N kit
CONTOUR NEXT, NEXT USB, XT	Contour link, TS, XT, Next : B/50	
DINNOTANDEM	Bionime Duo B/100	
FREESTYLE OPTIUM NEO	Freestyle optium : B/50 et 100 Optium bêta-cétone : B/10	
FREESTYLE PAPILLON : Insulinx, Vision	Freestyle papillon easy : 2 Fl/50	
GLUCOCARD X : Meter, Miniplus	Glucocard X sensor : B/50	Glucocard multilancet device
GLUCOFIX : ID, PREMIUM	Glucofix ID : B/50 Sensor : 2 Fl/25	
IBGSTAR		
MYLIFE PURA, UNIO	Mylife pura : 50 et 100 Unio : 100	Mylife pura softlance, Autolance
ONE TOUCH Verio IQ	One touch ultra, verio, vita : B/100	One touch Delica
		Easy touch autopiqueur (1) Glucoject dual (1) Insupen (1) Microlet 2 Bayer (1) Vitrex compact (1)

1. Stylos autopiqueurs non reliés à un lecteur.

Électrodes pour corps cétoniques dans le sang

FREESTYLE OPTIUM B cétones électrodes B10 pour lecteur Freestyle optium (2)

2. Seul produit à lire la cétonémie.

Bandelettes réactives et Réactifs divers

Recherche de sucres et de corps cétoniques dans les urines

KÉTODIABUR TEST 5 000	50 bandelettes = glycosurie et cétonurie
KÉTODIASTIX	50 bandelettes = glycosurie et cétonurie

Réactifs urinaires : protéinurie, hématurie, nitrites, leucocytes

ALBUSTIX	50 bandelettes = protéinurie
HÉMASTIX	50 bandelettes = hématurie
COMBUR 2 TEST	50 bandelettes = nitriturie et leucocytes

Réactifs urinaires multiparamètres

COMBUR 3, 7, 9 et 10 zones réactives	50 et 100	3 zones : pH, protéines, glucose 7 zones : pH, protéines, glucose, cétone, sang, leucocytes, nitrites 9 zones : pH, protéines, glucose, cétone, urobilinogène, bilirubine, sang 10 zones : densité, leucocytes, nitrites, pH, protéines, glucose, cétones, urobilinogène, bilirubine, sang, sucre et acétone
KETODIABUR Test 5 000	50	Sucre et acétone
KETODIASTIX	50	Sucre et corps cétoniques
MULTISTIX 8 et 10	50 et 100	8 : pH, densité urinaire, protéines, glucose, corps cétoniques, sang, nitrites et leucocytes 10 : pH, densité urinaire, protéines, glucose, corps cétoniques, sang, nitrites et leucocytes, bilirubine, urobilinogène
URITEST	25	Leucocytes, nitrites, glucose, protéines

Hyperglycémiants (I)

Hormone hyperglycémiante : Glucagon *Remboursement 65 %-Coll*

GLUCAGEN KIT (1) *Conserver de + 2 °C à + 8 °C pendant 3 ans (mais le flacon de poudre peut être conservé 18 mois à moins de + 25 °C)* Délai d'action = 1 minute en IV, 5 minutes en SC ou IM Durée d'action = 10 minutes en IV, 20 à 30 minutes en SC ou IM	Fl. 1 mg (lyophilisat) = 1 UI + seringue préremplie de 1 ml de solvant eau ppi (kit) Fl. de poudre + fl. de solvant	Par voie **SC** (**IM** ou **IV**) : A. et E. > 25 kg : 1 mg E. < 25 kg : 20 µg/kg

1. Posologie indiquée dans le *traitement de l'hypoglycémie due à l'insuline chez le diabétique* → administrer du glucose par voie IV si le patient ne réagit pas dans les 10 minutes (s'il réagit, lui administrer *per os* des hydrates de carbone d'absorption lente dès que son état le permet, afin de restaurer le glycogène hépatique et prévenir une récidive de l'hypoglycémie).
Autres indications :
Traitement du surdosage en bêta-bloquants (indiqué officiellement en deuxième intention, après l'atropine, l'isoprénaline, voire la dobutamine, *cependant la plupart des auteurs considèrent le glucagon comme supérieur aux agonistes bêta-adrénergiques dans les cas sévères*) → posologie moyenne de 5 à 10 mg par voie IV, pouvant être répétée si besoin ou suivie d'une perfusion IV à un débit de 2 à 10 mg/h (associer de l'isoprénaline ou de l'adrénaline).
Prémédication en tant qu'inhibiteur de la motilité digestive → posologie de 0,2 à 0,5 mg par voie IV ou 1 mg par voie IM pour obtenir le relâchement de l'estomac, du bulbe duodénal et de l'intestin grêle, posologie de 0,5 à 0,75 mg par voie IV ou 1 à 2 mg par voie IM pour obtenir le relâchement du côlon (action par voie IV en 1 à 2 minutes pendant 5 à 20 minutes, action par voie IM en 5 à 15 minutes pendant 10 à 40 minutes).
Tomodensitométrie et angiographie numérisée → injection IV de doses allant jusqu'à 1 mg.
Test au glucagon → injection IV de 1 mg à jeun, avec un dosage du peptide C plasmatique avant et 6 minutes après l'injection.

Solutés glucosés injectables (voir ce terme)

Dans le traitement des hypoglycémies sévères et à titre diagnostique devant tout coma inexpliqué, il faut injecter du glucosé à 30 % *par voie veineuse stricte et lente* (0,25 à 0,5 g/kg chez l'adulte ou 0,5 à 1 g/kg chez l'enfant, injection suivie éventuellement d'une perfusion IV de glucosé à 10 %) ou du glucosé à 10 % en *perfusion IV stricte* chez le nouveau-né (2 à 6 ml/kg).
Cet apport de soluté glucosé IV doit être suivi d'une collation comportant des calories glucidiques à absorption lente et des calories protidiques et lipidiques. Il faut lui adjoindre systématiquement, chez les alcooliques, des vitamines B1, B6 et PP, car la prescription isolée de solutés glucosés peut aggraver chez eux une encéphalopathie carentielle de type Gayet-Wernicke.

Contre-indications
Hypoglycémie due à l'alcool, aux sulfamides hypoglycémiants, à un insulinome Phéochromocytome, glucagonome, glycogénoses de type I

Propriétés
- Hormone hyperglycémiante obtenue par technique d'ADN recombinant sur *Saccharomyces cerevisiae*, stimulant la glycogénolyse hépatique avec libération de glucose dans le sang (mais uniquement en présence de glycogène hépatique) → associer toujours un resucrage *per os* ou par voie IV dans les hypoglycémies dues à l'insuline
- À forte dose : actions inotrope et chronotrope positives avec action bathmotrope faible (indication dans les surdosages en bêta-bloquants, intérêt potentiel dans les chocs cardiogéniques avec hyperexcitabilité cardiaque) (libération de catécholamines)
- Destruction dans le tube digestif (polypeptide) imposant la voie parentérale, mais le glucagon peut être résorbé par voie pernasale s'il est associé à un adjuvant d'absorption (surfactant dérivé des sels biliaires conjugués, acide glycocholique notamment) et agit aussi vite par cette voie que par voie IM ou SC à dose équivalente, avec l'avantage d'entraîner moins de nausées et de vomissements notamment chez l'enfant (une présentation pernasale pourrait être commercialisée dans l'avenir)

Indications (médicament essentiel, devant être détenu par tout patient insulinotraité)
- Hypoglycémie grave chez le diabétique insulino-traité (traitement de référence, mais devant être suivi d'un resucrage *per os* ou par glucose IV), pour reconstituer la réserve de glycogène hépatique
- Prémédication (en tant qu'inhibiteur de la motilité) lors d'explorations du tube digestif : endoscopies et techniques d'imagerie par exemple tomodensitometrie ou RMN (*cf.* note ci-contre)
- Test au glucagon : glycogénoses, insulinomes (sensibilisation de l'épreuve de jeûne), méthode d'évaluation de l'insulinosécrétion résiduelle avec dosage du peptide C (*cf.* note ci-contre)

Effets indésirables (très rares, surtout aux doses > 1 mg)
- Nausées et vomissements (surtout par voie injectable chez l'enfant)
- Possibilité d'hypokaliémie lors de l'utilisation à forte dose par voie IV
- Risque de poussée hypertensive dans les phéochromocytomes
- Risque d'acidose lactique dans les glycogénoses de type I
- Réaction allergique théoriquement non exclue car le glucagon est une protéine

Précautions d'emploi et interactions médicamenteuses
- Le glucagon n'a pas d'action sur les hypoglycémies induites par l'alcool ou les **sulfamides hypoglycémiants** (pas de réserves hépatiques en glycogène) et peut entraîner dans ces cas une rechute d'hypoglycémie par hypersécrétion secondaire d'insuline → seuls les solutés glucosés par voie IV doivent être utilisés dans ces hypoglycémies, de même qu'en l'absence de réponse au glucagon dans les 10 minutes suivant l'injection
- Utilisation par voie IV à forte dose : diluer uniquement dans du G5 ou du NaCl isotonique, sans dépasser une concentration finale > 0,05 mg/ml
- L'indométacine inhibe l'action du glucagon
- Le glucagon peut augmenter l'effet de la warfarine
- Pas de passage transplacentaire

Hyperglycémiants (II)

Diazoxide *Réservé aux hôpitaux*

PROGLICEM	100 gél. 25 mg ou 100 mg	5 à 10 mg/kg/jour puis augmentation très progressive jusqu'à 15 mg/kg/jour chez le nouveau-né (1) et (2)

1. Les gélules peuvent être mélangées aux aliments chez l'enfant. Le diazoxide est insoluble dans l'eau et est uniquement soluble à pH très alcalin.
2. Le traitement d'entretien peut être poursuivi pendant des années.

Contre-indications
Hypersensibilité à l'un des constituants, intolérance au lactose Allaitement

Propriétés

- Sulfamide non diurétique de la famille des benzothiazines possédant une activité hyperglycémiante essentiellement par inhibition de la libération pancréatique d'insuline et par action stimulante sur les catécholamines d'origine médullo-surrénalienne. Activité inhibitrice sur les fibres musculaires lisses

Indications

- Chez le nourrisson et l'enfant :
  - Les hypoglycémies par hyperinsulinisme persistant, en particulier ceux débutant chez le nourrisson
  - Les hypoglycémies sensibles à la leucine
  - Certaines hypoglycémies survenant au cours des glycogénoses
- Chez l'adulte et l'enfant : les hypoglycémies par hyperinsulinisme d'origine tumorale pancréatique ou extrapancréatique, bénigne ou maligne

Précautions d'emploi

- Mise en œuvre du traitement en milieu hospitalier
- Surveillance régulière clinique et biologique, surtout en cas de traitements prolongés
- En raison des propriétés hyperglycémiantes du diazoxide, il est recommandé d'assurer une surveillance ophtalmologique lors des traitements prolongés
- Grossesse : les études effectuées chez l'animal ont mis en évidence un effet fœtotoxique. En clinique, il n'existe pas actuellement de données suffisamment pertinentes pour évaluer un éventuel effet malformatif ou fœtotoxique du diazoxide lorsqu'il est administré pendant la grossesse. La chirurgie est le traitement de choix des insulinomes. Dans le cas où la grossesse impose de différer cet acte, le recours à ce médicament doit être envisagé, dans la mesure où l'hypoglycémie maternelle représente un risque important pour le développement fœtal. En raison des propriétés hypotensives de ce médicament, une surveillance cardiovasculaire maternelle est nécessaire, ainsi qu'une surveillance tensionnelle et glycémique du nouveau-né, l'allaitement est déconseillé

Effets indésirables

- Hirsutisme, surtout chez l'enfant, d'origine inconnue, apparaissant lors des fortes posologies, réversible à l'arrêt du traitement
- Rétention hydrosodée
- Troubles digestifs (nausées, vomissements), notamment en début de traitement si la posologie est augmentée trop rapidement
- Beaucoup plus rarement : rash, diminution des immunoglobulines, neutropénie, éosinophilie, thrombocytopénie, hyperuricémie, hypokaliémie

Interactions médicamenteuses

- *Associations à prendre en compte :*
  - **Diurétiques thiazidiques** : potentialisation de l'effet hyperglycémiant du diazoxide. Adapter éventuellement la posologie du diazoxide
  - **Antivitamines K** : augmentation des taux plasmatiques des antivitamines K en raison de la forte liaison aux protéines sériques du diazoxide

Remarque

- Les hyperinsulinismes néonatals sévères sont le plus souvent résistants au diazoxide et paraissent liés à des mutations particulières du gêne de récepteur de la sulfonylurée

Notes

Chapitre 9

Diététique et Nutrition

Nous remercions pour son aide Mme Hélène Labrosse.

Nutrition

Généralités

– Les nutriments sont les produits chimiques contenus dans les aliments et utilisés pour la croissance, l'entretien et la production d'énergie

– Il existe des nutriments essentiels exclusivement fournis par l'alimentation : les vitamines, les minéraux, certains acides aminés et acides gras essentiels

– Les lipides apportent 9 Kcal/g, les protéines et les glucides 4 Kcal/g

– Les oligoéléments essentiels comprennent le fer, l'iode ; le zinc ; le chrome, le sélénium, le manganèse, le molybdène et le cuivre. Tous, sauf le chrome, sont incorporés dans des enzymes ou des hormones indispensables au métabolisme

– Il est recommandé d'accroître la consommation de fibres jusqu'à 30 g/jour en augmentant l'apport de légumes, fruits et céréales riches en fibres

– Les besoins nutritionnels dépendent de l'âge (croissance de l'enfant), du sexe (moindre chez la femme), de la taille et du poids, et de l'activité physique

– Les lipides ne doivent pas constituer plus de 30 % de la ration calorique (< 10 % de graisses saturées), les glucides 55 % de la ration calorique, plutôt en sucres à index glycémique faible et 15 % de calories protidiques

– Les grandes classes d'aliments se répartissent en :
  - Viandes, poissons et œufs
  - Produits laitiers
  - Fruits et légumes
  - Pain, céréales, riz et pâtes

Aliments (composition moyenne)

Aliments (pour 100 g ou 100 ml sauf autre mention)	Calories	Protides (grammes)	Lipides (grammes)	Glucides (grammes)
Viandes				
Viandes maigres	130	21	5	–
Viandes demi-grasses	180	20	11	–
Viandes grasses	**225**	18	17	–
Gibiers et cheval	115-130	20-22	2-4,6	–
Abats (sans sauce)	120	17	6	–
Charcuteries	**300-600**	11-26	15-50	1-4,5
Poissons				
Poissons maigres	80	16-17	1-2	–
Poissons demi-gras	120	14-20	4-8	–
Poissons gras	180	14-25	10-16	–
Poissons à l'huile	**265**	20-24	17-21	–
Crustacés et mollusques				
Coquillages	47-100	10-20	1-2,3	1-6
Crustacés	70-100	15-20	1-2	–
Escargots (non farcis)	69-73	16-16,5	0,3-1	–
Œufs de poule				
Composition pour 100 g	146	13	10,5	–
1 œuf de poule moyen	80	7,5	5,5	–
Laitages				
Lait entier	**63**	3,2	3,5	4,8
Lait démi-écrémé	45	3,2	1,6	4,6
Lait écrémé	33	3,3	0,2	4,6
Fromage blanc à 0 % MG	46	7,5	–	3,9
Fromage blanc à 40 % MG	**116**	7,5	8	3,5
Yaourt maigre (1 pot = 125 g)	52	5,6	0,4	6,4
Yaourt nature (1 pot = 125 g)	60	5,4	1,4	6,4
Yaourt aux fruits (1 pot = 125 g)	**142**	4,4	3,4	23,6
Crème fraîche	**320**	2,2	33	2,5
Petit suisse à 40 % MG	**140**	9,5	10	3
Fromages				
Fromages affinés	**327-386**	20-29	27-33	–
Fromages fondus	**156-346**	7,7-16,3	8,9-33,5	2,1-2,8
Fromages de chèvre	**206-466**	11-27,5	17-39,5	0-1,2
Matières grasses				
Beurre et margarines	**750**	0,1-0,7	82	0,2-0,4
Beurre allégé	**400**	7	41	1
Margarines allégées	**350**	1,5	38	0,5
Huiles (sauf huile de paraffine)	**900**	–	100	–
Saindoux	**864**	–	96	–
Huile de paraffine	0	–	–	–

Aliments (composition moyenne)

Aliments (pour 100 g ou 100 ml sauf autre mention)	Calories	Protides (grammes)	Lipides (grammes)	Glucides (grammes)
Crudités et légumes				
Salades et crudités (sans huile)	15-30	0,7-1	0,1-0,3	2-7
Légumes verts	22-60	1,5-5	–	4-12
Pommes de terre	**84**	1,2	0,1	19,3
Légumes secs (pesés cuits)	**120**	8	0,5	21
Légumes secs (pesés crus)	**330**	23	1,5	59
Céréales et dérivés				
Pain (pour 1 baguette = 250 g)	**687**	21	2,5	145
Biscottes (moyenne pour 1 biscotte)	**40**	1-2	0,6	6-7,8
Pain d'épice	**335**	3	3	74
Farine	**363**	10	1	78,5
Maïs doux cuit	**114**	3,4	1,4	22
Pâtes et semoules (pesées crues)	**355-374**	13	1-3,5	72-74
Pâtes et semoules (pesées cuites)	**115**	3,5-4	0,2-1	23,5
Riz (pesé cru)	**370-379**	6,5-7,5	0,6-2,8	81-86
Riz (pesé cuit)	**125**	2,3-7,5	0,2-0,8	27-29
Fruits				
Fruits frais	20-100	–	–	5-25
Fruits secs	**300**	2-4	–	65-70
Fruits oléagineux	**588**	26	50	8,5
Avocat	**147**	2	15	1
Olives vertes	**120**	1,4	12,7	–
Olives noires	**294**	2	30	4
Sucre et produits sucrés				
Sucre	**400**	–	–	100
Chocolat	**550**	5	30	65
Bonbons	**380**	–	–	95
Confitures	**278**	0,5	–	69
Gâteaux et pâtisseries	**300-500**	5-9	4-23	40-78
Boissons				
Eau, café et thé (non sucrés)	0	–	–	–
Jus de fruits	**20-100**	–	–	5-25
Sodas ordinaires sucrés	**36-52**	–	–	9-13
Sodas "light"	0,3	–	–	< 0,1
Bière (pour 33 cl)	**105-150**	–	–	8,5-16
Cidre	**32-36**	–	–	2,5-6
Vins	**50-82**	–	–	0-2
Apéritifs type porto	**143**	–	–	10
Apéritifs type whisky	**224**	–	–	–
Champagne	**80-110**	–	–	1,1-2
Digestifs type cognac	**224**	–	–	–

Régime hypocalorique

Indications

Surcharge pondérale simple ou compliquée de diabète, dyslipidémie, HTA

Régime de base apportant 1 000 calories/jour (peu recommandé)

Ce régime apporte environ 65 g de protides, 30 g de lipides et 110 g de glucides, ces apports devant être répartis en 3 repas, soit 15 % de ration protidique, 30 % de lipides et 55 % de glucides

Petit Déjeuner

– Lait écrémé (2 dl) ou 2 yaourts ou 200 g de fromage blanc ≤ 20 % MG

– 30 g de pain ou 2 biscottes

Déjeuner

– Crudités : 100 g sans huile (une sauce acalorique peut être faite avec huile de paraffine + jus de citron, avec ou sans sel, poivre, vinaigre, moutarde)

– Viande maigre : 100 à 150 g ou équivalent

– Légumes verts : 200 à 300 g

– Yaourt maigre ou nature ou 100 g de fromage blanc ≤ 20 % MG

– Fruits frais (150 g) ou fruits secs (30 g)

Dîner

– Mêmes quantités qu'au déjeuner, en remplaçant, si on le souhaite, les crudités par une soupe de légumes (sans pommes de terre, ni vermicelles, ni pâtes)

Autres apports

– Boissons : 1,5 l d'eau par jour au minimum + café ou thé non sucré si souhaité

– Sucres : utiliser uniquement un édulcorant si souhaité

– Condiments autorisés : concentré de tomate, jus de citron, vinaigre, poivre, sel en quantité modérée, moutarde, ail, paprika, herbes aromatiques, épices

– En cas de faim entre les repas : 1 œuf dur ou 1 yaourt ou 1 laitage écrémé

Suppléments pour 1 200 à 1 600 calories/jour

– *Pour 1 200 calories/jour* : ajouter 50 g de pain + 10 g de matière grasse (beurre ou margarine ou huile)

– *Pour 1 400 calories/jour* : ajouter 50 g de pain + 15 g de matière grasse + 100 g de féculents + 30 g de fromage < 45 % MG

– *Pour 1 600 calories/jour* : ajouter 80 g de pain + 30 g de matière grasse + 150 g de féculents + 30 g de fromage < 45 % MG

Équivalences nutritionnelles

100 g de viande maigre = 125 g de poisson = 2 œufs de poule
40 g de pain = 3 biscottes = 100 g de féculents
100 ml de lait écrémé = 100 g de fromage blanc à 0 % = 1 yaourt
10 g de beurre ou de margarine = 1/2 cuillerée à soupe d'huile

Aliments	Autorisés	Déconseillés
Viandes, abats, volailles Charcuteries Œufs	Abats, agneau, bœuf, cheval, dinde, gibiers, jambon à 5 % MG, lapin, pintade, porc maigre, poulet, veau, œufs	Canard, jambon gras, mouton, porc gras, poule, oie, charcuteries (toutes)
Poissons	Tous les poissons frais	Poissons à l'huile Poissons fumés ou séchés Œufs de poissons
Laitages	Lait écrémé, petit suisse Fromage blanc ≤ 20 % Yaourts à 0 % ou nature	Lait entier ou 1/2 écrémé, lait concentré, fromage blanc > 20 % MG
Fromages	Voir le régime	Fromages > 45 % MG
Graisses	Huile de paraffine (voir le régime pour les autres matières grasses)	Huiles, fritures, saindoux, lard, sauces grasses ou du commerce, crème fraîche
Céréales et dérivés Féculents, légumes secs	Quantité variable de pain ou biscottes ou féculents (voir le régime)	Chips, frites, corn-flakes, pâtisserie salée ou sucrée, croissants, viennoiseries
Fruits	Tous les fruits frais (300 g par jour) ou les fruits secs (mais en quantité plus réduite : 60 g/jour)	Fruits gras (avocat, olives), ou oléagineux (amandes, châtaignes, cacahuètes, marrons, noisettes, noix, noix de coco, noix de cajou, pignons, pistaches) et tous les fruits au sirop
Crudités et légumes verts	Crudités et/ou légumes verts cuisinés sans huile	Crudités et/ou légumes cuisinés avec de l'huile
Sucre et produits sucrés (1 morceau de sucre n° 4 apporte 5 g de glucides soit 20 calories)	Utiliser un substitut du sucre éventuellement, sorbets	Tous : sucre, bonbons, glaces, gâteaux, chocolat, gelées, confitures, compotes, miel, pâtisseries, fruits secs ou au sirop, boissons sucrées
Boissons	Eau à volonté (minimum 1 l/jour), café et thé sans sucre, et au plus jusqu'à 250 ml/jour de sodas "lights"	Jus de fruits, boissons sucrées (coca-cola, sodas, limonade, sirops), boissons alcoolisées (bière, cidre, vin, champagne, apéritifs, digestifs, liqueurs, alcools)
Condiments	Vinaigre, jus de citron, poivre, paprika, herbes, moutarde, concentré de tomate, ail, épices, sel	Ketchup, mayonnaise, sauces du commerce

Régime hypocholestérolémiant

Indications

– Hypercholestérolémies essentielles pures (type IIa) où ce régime réduit de 10 à 15 % le cholestérol total et LDL (et doit dans tous les cas être associé aux hypolipémiants)

– Hyperlipidémies avec hypertriglycéridémie quand des anomalies lipidiques persistent après réduction du poids corporel (une normalisation biologique est fréquente après la perte de 4 à 5 kg) puis si besoin suppression des sucres d'absorption rapide et/ou de l'alcool (qui ont souvent un rôle déclenchant dans ces hyperlipidémies)

Principes du régime

Le régime hypocholestérolémiant n'est pas un régime sans graisses : elles représenteront 30 % de la ration calorique (1 g de lipides/kg/jour) dont 1/3 d'acides gras polyinsaturés, 1/3 d'acides gras mono-insaturés et 1/3 d'acides gras saturés

1. Diminuer les aliments riches en cholestérol : œufs, abats, beurre

2. *Réduire ou mieux normaliser le poids corporel* par un régime hypocalorique dans toute hyperlipidémie avant d'envisager tout autre traitement diététique ou médicamenteux

3. Diminuer globalement la consommation quotidienne en lipides dont l'apport calorique ne doit pas dépasser 30 à 35 % de la ration calorique quotidienne

4. Diminuer l'apport de graisses saturées par restriction des graisses d'origine animale terrestre (beurre et autres corps gras riches en acides gras saturés, charcuteries, viandes grasses, lait et laitages non écrémés, quiches, pizzas, brioches, croissants, pains au lait ou au chocolat, pâtisseries, glaces au lait, sauces du commerce) → privilégier le poisson, le lait écrémé et les laitages à 0 % MG. Préférer les viandes blanches : veau, dinde, poulet

5. Utiliser pour l'assaisonnement et la cuisson des aliments des graisses riches en acides gras polyinsaturés (huiles linoléniques et linoléiques, margarines riches en acides gras oméga 3, margarines riches en stérols végétaux) et en acides gras mono-insaturés (huile d'olive, graisse d'oie)

6. Augmenter l'apport en acides gras oméga 3 (acides inolénique, eicosapentaénoïque et docosaexaénoïque, qui réduisent le cholestérol total et LDL et ont un effet antiagrégant plaquettaire) en consommant 3 fois/semaine au moins des poissons dits "gras" (anguille, hareng, maquereau, sardine, saumon, thon) qui ont en fait la même valeur calorique que les viandes "demi-grasses" type filet de bœuf

7. Augmenter l'apport de fibres en consommant plus de légumes et de fruits qui sont intéressants pour leur rôle anti-oxydant par apport de vitamine C et de caroténoïdes (la pectine a aussi un effet hypocholestérolémiant intéressant en théorie, mais une réduction de 10 % de la cholestérolémie nécessiterait l'ingestion de 1,5 kg de pommes/jour)

8. Diminuer l'apport de cholestérol à moins de 300 mg/jour au lieu des 500 à 750 mg/jour habituels, en supprimant les aliments riches en cholestérol suivants :

Aliments riches en cholestérol (mg pour 100 g)	
Cervelle : 2 600	Foie et ris de veau : 250-320
Jaune d'œuf : 1 500	Beurre (même le beurre "allégé") : 250
... soit pour 1 jaune d'œuf : 270	Crème fraîche : 110
Foies et huiles de poissons : 300-800	Margarines ordinaires, lard, saindoux : 100
Caviar et œufs de poissons : 440	Fromages > 45 % MG : 100
Abats (sauf foie et ris de veau) : 450-700	Charcuteries, viandes grasses : 100
Foie gras : 380	Tête des crustacés : 100-180

Aliments	Autorisés	Déconseillés (1)
Viandes et charcuteries	Bœuf, cheval, jambon ≤ 5 % MG, lapin, porc maigre, veau maigre, volailles (canard, dinde, oie, pintade, poulet, etc.), gibiers	Viandes grasses : agneau, jambon > 5 % MG, mouton, porc gras, veau gras, lard, lardons, et toute charcuterie
Abats		Tous (riches en cholestérol) Foie de veau +++
Poissons	Tous (surtout les poissons dits "gras" à consommer au moins 3 fois/semaine)	Poisson en conserve à l'huile, poissons fumés, salés ou séchés, œufs de poissons, foies et huiles de poissons
Crustacés Coquillages Mollusques	Tous (en évitant de manger la tête des crustacés)	Tête des crustacés (très riche en cholestérol) Huîtres (< 2 fois/mois)
Œufs	Blanc d'œuf sans limitation (2 à 3 œufs entiers/semaine)	Jaune d'œuf et poudre d'œuf (très riches en cholestérol : 375 mg/g)
Laitages	Lait écrémé, yaourt à 0 % MG ou nature, fromage blanc à 0 % MG ou en tout cas ≤ 10 % MG	Lait entier ou demi-écrémé ou lait concentré, petits-suisses, fromage blanc > 10 % MG
Fromages	Fromages à moins de 45 % MG (30 g/jour pour réaliser un apport de calcium adéquat)	Fromages à plus de 45 % MG ou autres fromages au-delà des quantités autorisées
Crudités Féculents Légumes	Tous les légumes et féculents Crudités accommodées avec une des huiles autorisées	Frites, chips, légumes et crudités du commerce en sauce ou préparés à l'huile
Fruits (1)	Tous (*sauf fruits gras, secs et oléagineux en cas de surpoids*)	
Céréales	Pain blanc, pain complet, pain de campagne, pain de seigle, pain au son, farines riches en fibres	Biscottes, pain viennois, au chocolat ou au lait, brioches, croissants, pâtes brisées ou feuilletées, pizzas et quiches
Sucres	Chocolat (1), sucre, miel, confitures, compotes, sorbets à l'eau (*sauf en cas de surpoids*)	Gâteaux, pâtisseries, pâte d'amande, glaces au lait
Corps gras (*cf.* composition page suivante)	Huiles de colza et d'olive, huiles linoléniques et linoléiques, margarines riches en acides gras oméga 3 ou en stérols végétaux, graisses de volailles	Beurre même "allégé", crème fraîche et autres corps gras riches en acides gras saturés, sauces préparées du commerce
Condiments	Ail, épices, herbes aromatiques	

1. *Sont autorisés, contrairement à une idée reçue*, sauf évidemment en cas de surpoids car ils sont très riches en calories : le chocolat (phytostérols inhibant l'absorption intestinale du cholestérol et acide stéarique diminuant le LDL cholestérol et augmentant le HDL cholestérol), les avocats et les fruits oléagineux (phytostérols, acides gras mono-insaturés et polyinsaturés).

Aliments : corps gras alimentaires (I)

Les acides gras oméga 3 (acide linolénique, à une dose de 1,8 g/jour) et oméga 3 à longue chaîne (EPA ou acide eicosapentaénoïque et DHA ou acide docosahexaénoïque, à une dose de 340 à 850 mg/jour) réduisent la morbidité et la mortalité cardio-vasculaire en prévention secondaire, en diminuant les risques d'infarctus du myocarde et de mort subite.

Le rapport [acides gras oméga 6/oméga 3], excessif dans bien des corps gras du fait d'apports trop élevés en acide linoléique (oméga 6) et trop bas en acides gras oméga 3, devrait être proche de 5.

Corps gras alimentaires (teneurs en g/100 g ou 100 ml)	Lipides	AG saturés	AG mono-insaturés	AGPI oméga 6	AGPI oméga 3	Rapport w6/w3
Margarines riches en acides gras oméga 3 (teneur > 2 %)						
Fruit d'Or oméga 3	50	11	22	13,1	2,9	4,5
Primevère cuisson	63	15,2	32	12,6	3,2	3,9
Primevère tartine	59	14,4	14,5	26,7	3,4	7,8
St-Hubert oméga 3	59	17,1	27,9	11,2	2,8	4
Margarines riches en stérols végétaux (1)						
Fruit d'Or Pro-Activ	35	8	9	17,4	0,1	174
Fruit d'Or Pro-Activ cuisson	62	14,5	18	27,8	1,2	23
St-Hubert Ilô tartine	31	13	13,2	3,6	1,2	3
St-Hubert Ilô cuisine	53	19,5	22,4	11	0,1	110

1. Margarines riches en phytostérols ou phytostanols (7 à 7,5 %), diminuant le cholestérol LDL de 10 à 15 % pour un apport de 2 g/jour (soit 25 g de margarine) en entrant en compétition avec l'absorption du cholestérol alimentaire (intérêt en cas d'hypercholestérolémie, mais consommation à éviter chez l'enfant < 5 ans et la femme enceinte ou qui allaite, car ces margarines diminuent aussi l'absorption de la vitamine E et des caroténoïdes).

Autres margarines et pâtes à tartiner						
Astra plaquette	70	34	26,4	7,6	2	3,8
Effi doux	38	14,8	16,7	4,9	1,7	2,9
Fruit d'Or	60	14,5	21	22,2	1,8	12,3
Fruit d'Or allégé	50	12,3	18,4	17,3	1,5	11,5
Fruit d'Or équilibre	60	23	18	17,8	1,2	14,8
Planta fin 59 % MG	59	24	24	10	0,1	100
Planta plaquette	70	35,5	25,2	7,2	2	3,6
St-Hubert 41	38	18	14,3	5,7	0,1	57
Corps gras riches en acides gras mono- et polyinsaturés (non athérogènes)						
Graisse de volailles (canard, oie, etc.)	95	27	57	11	–	–
Corps gras riches en acides gras saturés (athérogènes)						
Beurre	82	56	24	2	–	–
Beurre allégé	41	28	12	1	–	–
Crème fraîche	33	22	10	1	–	–
Crème fraîche allégée	15	10	4,6	0,4	–	–
Lard et lardons (gras de porc)	66	30	30	6	–	–
Saindoux (graisse de porc)	96	52	42	2	–	–
Suif (graisse de bœuf ou de mouton)	94	52	34-40	2-8	–	–
Végétaline	100	99	1	0	–	–
Huile ou graisse de coprah (ou coco)	100	91	7	2	–	–
Huile ou graisse ou beurre de karité	100	45	55	0	–	–
Huile ou graisse de palme	100	50	40	10	–	–
Huile ou graisse de palmiste	100	77	21	2	–	–

Aliments : corps gras alimentaires (II)

Huiles alimentaires (teneurs en g/100 ml)	Lipides	AG saturés	AG mono-insaturés	AGPI oméga 6	AGPI oméga 3	Rapport w6/w3
Huiles oléiques (acide oléique > 50 %) **et linoléniques** (acide linolénique > 5 %)*						
Huile de nouveau colza (1)	100	8	**62**	21	**9**	2,3
Huile Isio Protect	100	10	**60**	25	**5**	5
Huile Primevère oméga 3	100	9	**61**	22	**8**	2,7
Huiles linoléniques (acide linolénique > 5 %)*						
Huile de cameline	100	11	38	21	**30**	0,7
Huile de chanvre ou chènevis	100	10	14	55	**21**	2,6
Huile de germe de blé	100	15	18	60	**7**	8,5
Huile de lin (2)	100	9	19	12	**50**	0,3
Huile de noix	100	11	18	59	**12**	4,9
Huile de soja	100	15	25	50	**10**	5
Huiles linoléiques (acide linoléique > 50 %)						
Huile de carthame	100	12	13,8	**74**	0,2	370
Huile de coton	100	22	23	**54**	1	54
Huile de maïs	100	18	25	**55**	2	27,5
Huile de pépin de raisin	100	12	15,7	**72**	0,3	21
Huile de pignon de pin	100	10	30,5	**59**	0,5	120
Huile de tournesol	100	12	23,8	**64**	0,2	320
Huiles oléiques (acide oléique > 50 %)						
Huile d'abricot	100	10,5	**69**	20	0,5	40
Huile d'amande douce	100	9,8	**61**	30	0,2	150
Huile d'arachide (3)	100	19,8	**55**	25	0,2	125
Huile d'avocat	100	25	**65**	8	2	4
Huile de noisette	100	8,8	**80**	11	0,2	55
Huile de noix de macadamia	100	10	**86**	2	2	1
Huile de noix de pécan	100	11	**67**	22	0,1	220
Huile d'olive	100	15	**77**	7,4	0,6	12,3
Huile de pistache	100	11,6	**60**	28	0,4	70
Autres huiles alimentaires						
Huile d'argane	100	20	49	31	0,2	155
Huile de noix du Brésil	100	22	30	48	0,1	480
Huile de pépin de courge	100	18	45	37	0,1	370
Huile de sésame	100	16	41	43	0,5	86
Huile Isio 4	100	10	45	43	1,9	22,7

1. Huile intéressante, car pauvre en acides gras saturés, riche en acide linolénique… et 3 à 6 fois moins chère que les huiles ayant les mêmes propriétés nutritionnelles (*à noter* : l'huile de colza actuelle, dite de "nouveau colza", issue de variétés de colza dites "00", ne contient plus d'acide érucique, suspecté à tort, mais innocenté depuis, d'avoir été à l'origine de myocardiopathies chez certaines espèces de rats).
2. Huile pauvre en acides gras saturés et très riche en acide linolénique, actuellement interdite en France pour l'alimentation humaine, mais utilisée aux États-Unis et en Suisse notamment.
3. Huile à proscrire chez les sujets allergiques à l'arachide (cacahuètes, etc.), le raffinage ne permettant pas d'éliminer toute trace de protéine d'arachide allergisante (23 % des allergies alimentaires).

* Selon la réglementation actuelle en France, les huiles contenant plus de 2 % d'acide linolénique ne doivent pas être chauffées mais réservées à l'assaisonnement des aliments.

Régime hyposodé

Indications

États œdémateux d'origine cardiaque, hépatique ou rénale
Corticothérapie (à l'exception des traitements substitutifs)
Hypertension artérielle en association au traitement médicamenteux (1)
Régime à 6 g/jour

1. La consommation moyenne de sel se situe entre 8 et 10 g/jour (3/5e incorporés dans l'alimentation). Un gramme de sel de table contient 400 mg de sodium.

Contre-indications formelles

Traitement par le lithium (risque d'intoxication par le lithium)
Insuffisance surrénalienne

Différents types de régimes hyposodés

Régime hyposodé standard apportant 500 à 1 000 mg de sodium par jour
→ Suppression du sel de table et du sel de cuisson (utiliser un sel sans sodium), des aliments très riches en sodium (*cf.* page ci-contre), des eaux gazeuses (riches en sodium), des soupes et des sauces préparées du commerce, de la levure chimique, des apports parasites en sodium (produits effervescents et médicaments très nombreux qui en contiennent), et remplacement du pain et des biscottes du commerce par du pain et des biscottes sans sel.
Régime désodé strict apportant environ 300 mg de sodium par jour
→ En plus des mesures précédentes, remplacer le lait par du lait désodé (utilisé aussi pour préparer les yaourts et laitages) et limiter la consommation de viandes et de poissons à 100 g par jour : ce régime n'a cependant que des indications très limitées et ne doit être appliqué qu'en milieu hospitalier.

Équivalences
1 g de sodium (42,5 mmol) = 2,5 g de chlorure de sodium 1 g de chlorure de sodium ou NaCl = 400 mg de sodium (17 mmol)
1 càs de moutarde = un quart de baguette, une tranche de saumon, un sixième de camembert

Aliments riches en sodium

Aliments très riches en sodium (teneurs pour 100 g sauf autre mention)			
Aliments	**mmol de sodium**	**mg de sodium**	**mg de NaCl**
Sel de table ou de cuisine	1 700	40 000	100 000
Eaux gazeuses (1 l) Algues marines sèches	7,6-72 213	180-1 700 5 000	450-4 250 12 500
Viandes et poissons salés ou fumés ou séchés	85-170	2 000-4 000	5 000-10 000
Olives	85-126	2 000-3 000	5 000-7 500
Charcuteries	34-106	800-2 500	2 000-6 250
Crevettes	68	1 600	4 000
Crustacés (sauf crevettes)	13-17	300-400	750-1 000
Mollusques	11-17	250-400	625-1 000
Cornichons, câpres	51-68	1 200-1 600	3 000-4 000
Sauces industrielles	25-64	600-1 500	1 500-3 750
Saucisson, biscuits salés	42-64	1 000-1 500	2 500-3 750
Jambon blanc	42	1 000	2 500
Caviar, œufs de poissons	34	800	2 000
Fromages, saucisses	25-42	600-1 000	1 500-2 500
Poisson en conserve	23-32	540-760	1 350-1 900
Choucroute	27	650	1 650
Beurre salé	25	600	1 500
Chips	17-25	400-600	1 000-1 500
Pain et biscottes	13-17	300-400	750-1 000
Conserves	13-17	300-400	750-1 000
Abats	4,2-8,4	100-200	250-500
Aliments moins riches en sodium (teneurs pour 100 g sauf autre mention)			
Aliments	**mmol de sodium**	**mg de sodium**	**mg de NaCl**
Viandes et poissons	3-5	60-100	150-200
Bettes, céleri, épinards	5	100	250
Lait et beurre non salé	4-5	80-100	200-250
Œuf entier (pour 1 œuf)	3	70	175

Régime sans gluten

Indications

Maladie cœliaque par intolérance au gluten ou Sprue idiopathique
Dermatite herpétiforme ou Maladie de Durhing-Brocq

Principes du régime sans gluten strict

Le régime sans gluten strict est un régime très contraignant : il doit exclure de l'alimentation tous les aliments renfermant du blé (froment, épeautre), du seigle, de l'orge ou de l'avoine, les farines obtenues à partir de *ces quatre céréales*, et toutes les préparations auxquelles ces farines ont pu être ajoutées.
Ce régime doit être varié et équilibré, *ne comporter aucune autre exclusion* (sont autorisés notamment les autres céréales, les pommes de terre et les légumes secs).
Il doit être *suffisamment riche en calcium* (sous forme de fromages surtout, en raison d'un déficit secondaire en lactase, notamment dans les formes étendues de maladie cœliaque).

Son respect strict entraîne une amélioration clinique remarquable et la réparation des lésions d'atrophie villositaire de la maladie cœliaque (son effet protecteur vis-à-vis de la survenue de complications digestives malignes est aussi établi).
Ce régime est par ailleurs efficace sur les lésions intestinales et cutanées de la dermatite herpétiforme (permettant de réduire les doses de dapsone).
Ce régime très contraignant, et qui doit être poursuivi durant toute la vie, ne peut être réalisé correctement qu'avec l'aide d'un(e) diététicien(ne).

Aliments sans gluten (1)

Aliments sans gluten en pots pour enfants	Aliments infantiles en pots "garantis sans gluten" (vérifier dans tous les cas que cette mention figure sur l'étiquette)
Farines sans gluten pour nourrissons	Farines pour nourrissons "garanties sans gluten" (vérifier dans tous les cas que cette mention figure sur l'étiquette)
Autres	Aliments divers "garantis sans gluten" (vérifier dans tous les cas que cette mention figure sur l'étiquette) : biscottes, biscuits, crackers, farine pour pâte à pain, farine pour gâteaux, pain, pâtes, semoules, toasts au maïs, etc.

1. L'adhésion à une association de malades est préconisée, afin d'obtenir une liste des différents produits sans gluten et des médicaments qui en contiennent, notamment les médicaments génériques par rapport aux princeps.

Aliments	Autorisés	Interdits
Céréales	Maïs, millet, riz, sarrasin, soja et leurs dérivés (maïzena, pop-corn, corn-flakes, et aliments dérivés "garantis sans gluten")	Avoine, blé, seigle, orge et leurs dérivés (farines, pain, biscottes, pâtes, semoules, orge perlée, gressins, chapelure, panure)
Crudités Féculents Légumes	Légumes verts et légumes secs frais, surgelés ou en conserve mais non cuisinés, pomme de terre, chips, flocons de pomme de terre Mousseline ou Nestlé, manioc et dérivés (tapioca)	Légumes verts et légumes secs cuisinés du commerce, potages de légumes et sauce tomate du commerce, purées instantanées non citées
Fruits	Fruits frais ou secs (sauf dattes et figues sèches), fruits au sirop et fruits oléagineux, marrons, jus de fruits, sirops de fruits	Crème de marron, compotes de fruits du commerce, dattes et figues sèches, marrons glacés, fruits confits
Viandes Charcuteries Poissons Crustacés Coquillages	Viandes et poissons frais ou surgelés non cuisinés, poissons à l'huile, crustacés, coquillages, œufs de poissons, jambon	Viandes et poissons cuisinés du commerce, poisson pané, quenelles, viandes en croûte, andouille, chair à saucisse, boudin et toute charcuterie (à l'exception du jambon)
Œufs Laitages Fromages	Œufs, lait, yaourts, fromage blanc, petits suisses, fromages sans moisissures, crème fraîche	Flans, crèmes et laits gélifiés du commerce, glaces et sorbets du commerce, fromages à moisissures ou bleus, crème de gruyère
Sucre et produits sucrés	Sucre, miel, confitures et gelées "pur fruit-pur sucre", chocolat Poulain ou Tobler, poudre chocolatée Nesquick, Poulain ou Benco, levure alsacienne Alsa, entremets et pâtisseries maison avec farine autorisée, biscuits sans gluten, crème Montblanc	Pâtisseries, gâteaux, glaces et sorbets du commerce, pain d'épice, confiseries, chocolat et poudres chocolatées non citées, Banania, Tonimalt, Ovomaltine, Nescafé, Ricoré, levure chimique non citée, nougats et dragées
Graisses	Beurre, huiles, margarines, lard, saindoux, végétaline, sauces Bénédicta, Heinz ou Buitoni	Mayonnaises et sauces du commerce non citées
Condiments	Épices en grains, fines herbes, moutarde sans sel Bornibus	Épices en poudre, moutarde ordinaire du commerce
Boissons	Toutes sauf bières et panachés	Bières et panachés (orge)
Divers	Il convient de proscrire tous les médicaments pouvant contenir du gluten dans leur excipient (gélules, comprimés, poudres)	

Régime des lithiases urinaires

Cure de diurèse et autres mesures diététiques

– La cure de diurèse est *l'élément essentiel du traitement de toutes les lithiases urinaires* et suffit souvent à leur prévention chez les sujets prédisposés : elle doit être instituée progressivement (ne pas modifier brusquement les habitudes antérieures du patient)

Son but est d'assurer une *diurèse de 2 l par 24 heures au moins*, ce qui impose de *boire 2 à 3 l par jour* (boire toutes les 4 heures), en évitant une saturation nocturne excessive des urines par la prise de 2 verres d'eau (400 ml) au coucher, ces quantités étant augmentées en cas de chaleur, transpiration, fièvre, diarrhée ou vomissements

– Utiliser une *eau peu minéralisée* (Evian, Volvic ou Charrier) dans les lithiases oxalo-calciques et struvites, ou au contraire une *eau alcalinisante* (Vichy, Appolinaris, Badoit, mais sans dépasser 1 l/jour de ces eaux) dans les lithiases uriques et cystiniques

– Par ailleurs, il faut éviter les aliments riches en acide oxalique et en acide urique (*cf.* ci-dessous), ainsi que l'alcool qui augmente l'uraturie et l'excrétion de lactates

Eaux minérales (composition)
(teneurs en mg/l)

	Minéralisation	Na+	Ca++	Mg++	CO_3H^-
Vichy Saint-Yorre (1)	6 400	1 708	90	11	4 368
Vichy Célestins (1)	4 900	1 172	103	10	2 989
Appolinaris (1)	3 050	553	90	121	1 910
Badoit (1)	1 950	150	190	85	1 300

1. Ne pas utiliser ces eaux alcalinisantes comme seule eau de boisson courante (risque d'ostéose fluorée au-delà de 1 l/jour pendant plusieurs années). Elles sont en outre *contre-indiquées* en cas de régime désodé, hypertension artérielle et insuffisance cardiaque car trop riches en sodium.

	Minéralisation	Na+	Ca++	Mg++	CO_3H^-
Perrier	550	14	147	3	390
Vittel Hépar	2 520	22	550	110	400
Contrexéville	2 200	8	480	66	340
Vittel Grande-source	900	3	200	36	390
Evian	450	5	80	24	350
Volvic	120	8	10	6	70
Charrier	17	2,5	0,3	2,6	6

Aliments riches en acide oxalique
(teneurs en mg/100 g)

Thé : 1 150-2 000
Épinards, oseille, rhubarbe : 500-1 700
Cacao : 700
Betteraves, bière, amandes, poivre : 300
Café, coriandre, persil : 100-170
Chocolat, figues, pommes de terre : 90
Céleri, haricots verts, oignons, poireaux : 50
Carottes, cassis, chou, groseilles : 30-50

Aliments riches en acide urique
(teneurs en mg/100 g)

Ris de veau : 990
Sardines, anchois : 360-465
Rognons, foies d'animaux : 290
Cervelle, harengs : 200
Viandes séchées, bouillon Kub : 180
Langue, tripes, truite, carpe, brochet : 165
Saucisses, pigeon : 145
Œufs de poisson, coquillages, crustacés : 120
Autres poissons, bœuf, porc, veau, gibier : 110
Canard, dinde, poulet, mouton, jambon : 80
Asperges, épinards, champignons : 70
Chou, chou-fleur, légumes secs : 50

Régimes divers (I)

Régime sans résidus

Régime visant à assurer la vacuité des anses intestinales, à faire pendant les trois à cinq jours qui précèdent une intervention chirurgicale sur l'intestin ou certaines explorations (UIV, coloscopie, lavement baryté), en supprimant :
1. Aliments riches en fibres végétales (*cf.* liste ci-dessous)
2. Aliments réputés mal digestibles : abats, charcuteries, frites, fritures, fromages fermentés, gibiers, viandes faisandées ou marinées ou à fibres, sauces
Orienter l'alimentation en conséquence sur les poissons non gras, les pâtes, le riz, les pommes de terre, les œufs, les fromages à pâte cuite type gruyère

Aliments riches en fibres végétales (teneurs en g/100 g)

Son de céréales (blé, avoine, orge)	47	Artichauts, pois chiches, salsifis	9
Flocons d'avoine, müesli, pop corn	7	Haricots blancs ou rouges, lentilles	8
Pain complet	7	Cerfeuil, petits pois, fèves, persil	6
Pain de seigle	5,5	Pois cassés, topinambour	4,5
Pain de campagne	3,5	Céleri-rave, haricots verts, maïs, olives	4
Pain blanc	2,7	Brocolis, choux, endives, épinards	3
Pâtes cuites	1,5	Carottes, champignons, fenouil, poireaux	3
Riz cuit	1,5	Patate douce, pommes de terre	3
Semoules cuites	1,5	Aubergines, betteraves, navets	2
		Ciboulette, germes de soja	2
Abricots secs, figues sèches, pruneaux	12	Cresson, laitue, mâche	2
Bananes sèches, dattes, raisins secs	7	Oignons, papaye, poivrons, potiron	2
Cassis, coings, framboises	6	Asperges, bettes, concombre, courgette	1
Goyave, grenade, mûres, myrtilles	3,5	Oseille, radis, tomates	1
Avocat, figues fraîches, groseilles	3		
Fraises, kakis, kiwis, mangues, mirabelles	2,5	Amandes	15
Nectarines, pêches, poires, prunes	2,4	Noix de coco	10
Nèfles, pommes, rhubarbe	2,2	Cacahuètes, pistaches	8
Abricots frais, bananes, cerises, citrons	2	Noisettes, noix, noix du Brésil	7,5
Clémentines, mandarines, oranges	1,5	Châtaignes, marrons	6
Ananas, litchis, pamplemousse, raisin frais	1	Noix de cajou	3,5

Les fibres contenues dans le son des céréales et les végétaux (cellulose, hémicellulose, pectine, lignine) augmentent le bol fécal en raison de leurs propriétés hydrophiles et par fixation des sels biliaires dans le grêle suivie de leur libération dans le côlon (effet intéressant dans la constipation)

Régime des colopathies fonctionnelles

Supprimer les aliments mal tolérés (variables selon les patients) : choux, oignons, échalotes, épices, graisses cuites, sauces, charcuteries, viande grasse, légumes secs (lentilles, flageolets, pois secs), lait (à remplacer par les fromages, yaourts et fromage blanc, mieux tolérés), légumes crus, pommes de terre, pain, pâtes, fromages fermentés, fruits crus non pelés, boissons gazeuses, glaces → enquête diététique indispensable **pour éviter un régime abusivement restrictif** (1)

1. Les personnes atteintes de troubles digestifs fonctionnels ont tendance à exclure de leur alimentation les aliments qu'ils soupçonnent d'aggraver leurs symptômes. Ils prennent le risque d'arriver à un régime abusivement restrictif très difficile à réélargir ultérieurement et, de ce fait, déséquilibré. Il faut prévenir les patients de ce risque.

Régimes divers (II)

Régime des gastrectomisés

Répartir les apports alimentaires quotidiens en 4 à 6 petits repas équilibrés
Dumping syndrome : pour l'éviter, ne pas boire au cours des repas
Syndrome post-prandial tardif ou Hypoglycémie tardive : pour l'éviter, limiter les glucides d'absorption rapide lors des repas (*cf.* Régime antidiabétique)
Éviter les épices irritantes (moutarde, piment, poivre, vinaigre), l'alcool (2 verres de vin/jour maximum), les boissons gazeuses, les aliments très riches en fibres ou mal digestibles (*cf.* page précédente Régime sans résidus), certains légumes cuits (champignons, choux, navets, oignons, petits pois, piments, poivrons, tomates)
Assurer des apports périodiques en certains nutriments dont une carence d'apport est fréquente : fer, vitamine B12, acide folique, calcium et vitamine D

Régime de la goutte ou régime hypo-uricémiant

Supprimer les aliments riches en acide urique (*cf.* liste ci-dessous), purinophores et purinogènes (anchois, cervelle, foie d'animaux, ris de veau, rognons, sardines, saumon, porc, gibiers)
La consommation de produits laitiers (lait, fromage blanc, petits suisses, yaourts) diminue par contre le risque de goutte

Aliments riches en acide urique (teneurs en mg/100 g)

Ris de veau : 990	Saucisses, pigeon : 145
Sardines, anchois : 360-465	Œufs de poisson, coquillages, crustacés : 120
Rognons, foies d'animaux : 290	Autres poissons, bœuf, porc, veau, gibier : 110
Cervelle, harengs : 200	Canard, dinde, poulet, mouton, jambon : 80
Viandes séchées, bouillon Kub : 180	Asperges, épinards, champignons : 70
Langue, tripes, truite, carpe, brochet : 165	Chou, chou-fleur, légumes secs : 50

Régime riche en fer

Rechercher une carence d'apport dans les anémies par carence martiale sans saignement évident

Aliments riches en fer (teneurs en mg/100 g)

Abats, foie de veau : 10-30	Viandes, volailles, gibier : 2-3
Cacao : 12	Légumes frais : 2-8
Coquillages, huîtres : 8-23	Œufs : 3
Poissons (sardine, thon, maquereau) : 5-10	Chocolat : 3
Légumes secs : 5-7	Cacao en poudre : 10-15

Diététique pharmaceutique (I)

Sels désodés au potassium *Non remboursé*

BOUILLET Sel désodé XAL Sel désodé	Sels désodés au potassium	Fl. 240 g Fl. 125 g

Contre-indications

Hyperkaliémie et insuffisance rénale sévère
Certaines associations médicamenteuses (*cf.* ci-dessous)

Propriétés et indications

- Sels sans sodium, à base de chlorure de potassium (40 g pour 100 g), pouvant être utilisés en remplacement du sel de table lors des régimes hyposodés, mais sans les employer avec d'autres médicaments hyperkaliémiants utilisés notamment en cardiologie (notamment les apports potassiques associés aux prises de diurétiques)

Interactions médicamenteuses

- ***Associations contre-indiquées*** : diurétiques hyperkaliémiants, inhibiteurs de l'enzyme de conversion, apport médicamenteux de potassium (possibilité d'hyperkaliémie), tacrolimus, antagonistes des récepteurs de l'angiotensine

Huile acalorique (Huile d'arachide ou de paraffine)

RESTRICAL HUILE DE PARAFFINE	Fl. 500 ml (arôme noisette ou estragon) Fl. 250 ml ou 500 ml

Propriétés et indications

- Huile d'arachide ou de paraffine, acalorique car non résorbée par l'intestin, ayant un effet laxatif mécanique (avec un délai d'action de 8 à 72 heures) en lubrifiant le contenu colique et en ramollissant les selles
- Utilisable dans le cadre des régimes de restriction calorique en permettant de réaliser *à froid* des émulsions stables (mayonnaises et vinaigrettes)
- Restrical : traitement de la constipation

Effets indésirables et précautions d'emploi

- Possibilité d'effet laxatif excessif et de suintement anal chez certains sujets
- Rares : paraffinome (pneumopathie par inhalation en cas de fausses routes ou de régurgitations inconscientes, notamment chez les sujets âgés alités) → ne pas consommer le soir au dîner, avant le coucher
- *Ne pas chauffer cette huile* réservée à l'assaisonnement des aliments *à froid*

Interactions médicamenteuses et alimentaires

- Diminution possible de l'absorption des vitamines liposolubles (A, D, E, K) en cas d'usage prolongé → risque théorique de potentialisation des AVK et de carences en ces vitamines (surtout chez les sujets préalablement carencés)

Diététique pharmaceutique (II) :
Édulcorants sans sucre *Non remboursé*

Aspartam

CANDÉREL (1) et (2) NUTRASWEET	80, 120 ou 300 cp. 20 mg 20 sac. 36 mg Fl. 125 g de poudre
DEMI-CANDÉREL (1) et (2)	100 cp. 10 mg
CANDÉREL Effervescent (2)	100 cp. 20 mg (+ 7 mg de sodium)

1. Édulcorants sans sucre ne contenant pas non plus de sodium, mais de la phénylalanine.
2. Ces produits ne sont pas cancérigènes.

Cyclamates

SUCARYL	200 cp. 50 mg (+ 10 mg de sodium) Cal = 0
SUCARYL Soluté	Fl. 120 ml (+ 8 mg de sodium/ml) Cal = 0
SUCARYL Poudre	Fl. 70 g (+ 37 mg de sodium/g)

Saccharinate de sodium

SUCRÉDULCOR Sucrettes	500 cp. 12,5 mg (+ 1,4 mg de sodium)

Pouvoir sucrant des édulcorants par rapport au saccharose	
Saccharose = 1 Cyclamates = 50	Aspartam = 200 Saccharine = 300

Contre-indications

Grossesse au 1er trimestre (*cf.* Précautions d'emploi)
Phénylcétonurie (pour l'aspartam)

Propriétés

- Édulcorants de synthèse *sans valeur calorique propre*, pouvant être utilisés en remplacement du sucre
- L'aspartam est un dipeptide (ester méthylique de l'acide L-aspartique et de la L-phénylalanine) digéré comme une protéine, dont la saveur est très proche de celle du saccharose et sans arrière-goût. Cependant, il n'est pas stable à haute température et perd alors de son pouvoir sucrant
- Les cyclamates sont dérivés du benzène, résorbés par voie orale et traversent la barrière fœto-placentaire. Leur saveur est agréable et sans arrière-goût et ils ont une grande stabilité à la chaleur
- La saccharine est dérivée du toluène, éliminée après résorption digestive en 24 à 48 heures sous forme inchangée par les urines et traversant la barrière fœto-placentaire. Sa saveur sucrée est nette mais avec un arrière-goût amer qui peut être masqué en l'associant à d'autres édulcorants et elle a une bonne stabilité à la chaleur

Indications

- Substituts du sucre au cours des régimes hypocalorique et antidiabétique

Effets indésirables

- Photosensibilisation décrite avec la saccharine et les cyclamates
- Effet laxatif décrit en cas d'ingestion massive de cyclamates

Précautions d'emploi

- Grossesse : malgré l'absence d'effets tératogènes décrits chez l'homme, ce risque a pu être évoqué pour les cyclamates (les cyclamates et la saccharine traversent la barrière fœto-placentaire, ce qui incite à déconseiller leur emploi par prudence au 1er trimestre de la grossesse)

Interactions médicamenteuses

- Lincosanides : la résorption digestive de la lincomycine pourrait être diminuée par les cyclamates (espacer les prises orales de 2 à 3 heures)

Diététique pharmaceutique (III)

Aliments hyperprotidiques

ADIPODIET Poudre	Sac. 25 g (arômes salés ou sucrés)	Calories : 74 par sachet Protides : 62 % = 15,5 g
DIETIFINE Poudre	Sac. 25 g (arômes salés ou sucrés)	Calories : 72 par sachet Protides : 62 % = 15,5 g
DIETLINE Poudre	Sac. 25 g (arômes salés ou sucrés)	Calories : 75 par sachet Protides : 62 % = 15 g
HYPERPROTIDINE	Sac. 10 g Boîte de 500 g	Calories : 38 par sachet Protides : 78 % = 7,8 g
NESVITAL Poudre	15 sac. 20 g Boîte de 1 000 g	Calories : 75 par sachet Protides : 88 % = 17,4 g
NESVITAL Minceur	Boîtes de 375 ml (arômes caramel, chocolat, vanille)	Calories : 285 par boîte Protides : 50 % = 34 g Lipides : 25 % = 7,5 g Glucides : 25 % = 21 g
PRONERGYL Poudre	7 sac. 25 g (arômes salés ou sucrés)	Calories : 95 par sachet Protides : 75 % = 18 g
PROTEIN POWDER Frebusin Poudre	Boîte de 300 g (sans lactose, sans gluten)	Calories : 360 pour 100 g
PROTIFAR Poudre	Boîte de 500 g (protéines lactées ; riche en calcium)	Calories : 380 pour 100 g
PROTICAL Poudre	6 sac. 25 g (arômes salés ou sucrés)	Calories : 78 par sachet Protides : 58 % = 14 g
PROTIDIET Poudre	7 sac. 25 g (arômes salés ou sucrés)	Calories : 78 par sachet Protides : 58 % = 15 g
SOM PROTÉINE	Boîte de 420 g Protides : 76 % = 76 g	Calories : 328 pour 100 g
SP95 Poudre	Boîte de 750 g Protides : 87 % = 87 g	Calories : 366 pour 100 g

Contre-indications

Insuffisance rénale sévère

Propriétés

– Préparations à teneur protidique élevée (protéines de lait, d'œuf et d'origine végétale)

Indications

– Régimes hypocaloriques (diète hydroprotidique relative)
– Certains de ces produits sont utilisés pour augmenter la ration calorique et protidique dans les états de dénutrition, retards de cicatrisation, escarres (*cf.* Nutrition entérale)

Diététique pharmaceutique (IV)

Aliments pour phénylcétonurie *Remboursement 65 %-Col*

LOFENALAC	Mélange protéique et minéral enrichi en vitamines : 1,135 kg 1 mesure = 9,5 g = 40 calories = 7,5 mg phénylalanine	Poudre à diluer (eau tiède) : 1 mesure dans 60 ml d'eau

Propriétés et indications

- Mélange protéique et minéral équilibré à teneur réduite en phénylalanine et enrichi en vitamines, pouvant être utilisé comme seule ou comme principale source d'alimentation chez les enfants phénylcétonuriques
  → Ce produit peut être utilisé comme seul aliment chez le nourrisson jusqu'à l'âge de 3 mois : il faut alors fournir environ 70 mg/kg/jour de phénylalanine
  → Chez le nourrisson plus âgé et l'enfant, il pourra être utilisé comme seul aliment ou en complément d'une alimentation pouvant fournir la phénylalanine supplémentaire nécessaire (on peut atteindre 20 mg/kg/jour de phénylalanine)

Précautions d'emploi

- La dilution normale est de 1 mesure pour 60 ml d'eau tiède : des préparations plus concentrées peuvent cependant être utilisées chez l'enfant plus âgé (jusqu'à 3 mesures pour 100 ml d'eau tiède)
- Une surveillance médicale spécialisée des enfants phénylcétonuriques est indispensable pour adapter le traitement selon l'évolution de cette maladie, notamment par les tests sanguins et urinaires

Diététique pharmaceutique (V)

Triglycérides à chaîne moyenne ou TCM

LIPROCIL	Fl. 1 000 ml (huile contenant pour 100 g : 80 % de TCM, 5 000 UI de Rétinol ou Vitamine A, 15 mg de Vitamine E ou Tocophérol, 1 mg de Riboflavine ou Vitamine B2) Valeur calorique = 900 calories pour 100 g (3 766 Kj) (1 cuillerée à soupe = 15 ml = 14 g = 126 calories)
LIPROGRAM	Fl. 250 ml (huile contenant pour 100 g : 80 % de TCM, 5 000 UI de Rétinol ou Vitamine A, 150 mg de Vitamine E ou Tocophérol, 1 mg de Riboflavine ou Vitamine B2) Valeur calorique = 900 calories pour 100 g (3 766 Kj) (1 cuillerée à soupe = 15 ml = 14 g = 126 calories)
LIQUIGEN	Fl. 250 ml (émulsion fine de TCM)

Propriétés

– Les triglycérides à chaîne moyenne sont résorbés directement par la muqueuse intestinale et déversés dans la circulation portale sous forme d'acide gras libres sans incorporation aux chylomicrons

Indications

– Apport lipidique dans la mucoviscidose
– Apport lipidique dans les troubles de l'absorption des graisses
– Apport lipidique dans les très exceptionnelles hyperlipidémies de type I dites aussi hyperchylomicronémies

Effets indésirables

– Hyperlipidémies de type I : transformation possible en type IV ou V au delà de 50 g/jour de TCM (augmentation de la synthèse hépatique des VLDL)

Précautions d'emploi

– Ne pas chauffer ces graisses à une température > 130 °C, mais les ajouter après la cuisson des aliments
– Ne pas dépasser 40 % de l'apport énergétique quotidien souhaité (1 cuillerée à soupe de ces huiles = 15 ml = 14 g de TCM = 126 calories)

Posologie

– Adulte : 1 à 2 g par kilo de poids corporel et par jour, à inclure dans la quantité quotidienne de lipides prévue par le régime, sans dépasser 40 % de l'apport énergétique quotidien
– Enfant et nourrisson : ne pas dépasser 40 % de l'apport énergétique quotidien

Produits divers :
L-ornithine

L-ornithine oxoglutarate[G]

CETORNAN 5 g *Liste II-30 %-Coll* CETORNAN 10 g *Liste II-Réservé aux hôpitaux*	10 sac. 5 g 50 sac. 10 g	Par voie orale dilué dans de l'eau sucrée : 10 à 20 g/jour en 2 prises avant les repas

Propriétés
- Dérivé d'amino-acide contenant 13,08 % d'azote, améliorant le métabolisme protidique des sujets dénutris protéiques ou soumis à une nutrition parentérale, augmentant la production d'insuline et d'hormone somatotrope, jouant un rôle dans les mécanismes de détoxication ammoniacale (réduction de l'ammoniémie mais absence d'amélioration des encéphalopathies hépatiques)

Indications
- Adjuvant de la nutrition naturelle ou artificielle des sujets dénutris (dénutrition : perte de poids ≥ 3 kg dans les 6 mois avec BMI < 22 ou albumine < 36 g/l), des sujets en situation d'hypercatabolisme et des sujets âgés convalescents (par voie orale ou parentérale)
- Exploration dynamique de la fonction hypophysaire (10 g dans 100 ml de NaCl isotonique perfusés en 30 minutes, dose doublée chez les enfants > 7 ans)
- Utilisé dans l'encéphalopathie hépatique (jusqu'à 1 g/kg/jour en IV)

Effets indésirables
- Possibilité de diarrhée (par voie orale)
- Nausées et vomissements (lors des tests de stimulation hypophysaire)
- Très rarement éruptions cutanées

Incompatibilités physico-chimiques
- Ne pas mélanger en perfusion avec canrénoate de potassium, clométiazole, diazépam, hydroxyzine, penthotal, rifamycine SV, vincamine, vitamine K
- Ne pas donner en cas de phénylcétonurie car présence d'aspartam

Inhibiteurs des lipases gastro-intestinales

Orlistat[G] *Liste I-Non remboursé*

XENICAL ALLI	84 gél. 120 mg 84 gél. 60 mg OTC	A. 1 gél. x 3 fois/jour *au cours des repas*

Contre-indications

Syndrome de malabsorption chronique, cholestase
Hypersensibilité connue au produit ou à l'un des excipients
Grossesse, allaitement et enfants (absence d'études)

Propriétés

- Inhibiteur des lipases gastro-intestinales, formant une liaison covalente avec le site sérine actif des lipases gastriques et pancréatiques, empêchant ainsi l'hydrolyse des triglycérides alimentaires en monoglycérides et en acides gras libres absorbables (la quantité de graisses dans les selles augmente 24 à 48 heures après la prise et revient à la valeur préthérapeutique 48 à 72 heures après l'arrêt du produit)
- Absorption digestive très faible (taux plasmatiques < 10 ng/ml), métabolisme dans la paroi gastro-intestinale, excrétion fécale (97 % dont 83 % sous forme inchangée)

Indications (prescription officiellement limitée à 2 ans actuellement)

- En association avec un régime hypocalorique et hypolipidique : traitement de l'obésité (IMC $\geq$ 30 kg/m^2), ou du surpoids (IMC $\geq$ 28 kg/m^2) avec des facteurs de risque, mais uniquement si le régime seul a permis précédemment une perte de poids d'au moins 2,5 kg en 4 semaines consécutives. Le traitement par orlistat doit être arrêté après 12 semaines si les patients n'ont pas perdu au moins 5 % du poids initial

Effets indésirables

- Très fréquents (> 10 %) : traces de graisses dans les selles, gaz avec suintement anal, selles impérieuses, selles grasses, selles abondantes, incontinence fécale qui diminue avec le temps, syndromes grippaux
- Fréquents (1 à 10 %) : douleur ou gêne abdominale ou rectale, flatulence, diarrhée, gingivite, céphalées, asthénie, irrégularités menstruelles, infection respiratoire ou urinaire, hémorragie rectale, malabsorption du bêta-carotène et des vitamines liposolubles, dont la vitamine D
- Rares (< 1 %) : élévation des transaminases, éruption bulleuse, hépatite grave, accidents allergiques (prurit, rash, urticaire, angiœdème), insuffisance rénale aiguë
- **Surdosage** → arrêt du produit et observation du patient pendant 24 heures

Précautions d'emploi et interactions médicamenteuses

- Sujets âgés, insuffisance rénale ou hépatique : absence d'études
- Supprimer la prise si un repas n'est pas pris ou ne contient pas de graisses
- Assurer une alimentation riche en fruits et en légumes pour un apport suffisant en vitamines et une supplémentation en vitamines liposolubles (prise au moins 2 heures après)
- Arrêter après 3 mois si le patient n'a pas perdu au moins 5 % de son poids initial
- Respect strict des indications et surveillance des transaminases (rapporté depuis la commercialisation : risque d'hépatite ayant remis en cause l'intérêt du produit)
- ***Associations déconseillées*** : acarbose, ciclosporine (fibrates)
- *Associations à utiliser avec précaution* : antivitamines K (surveiller l'INR), pravastatine (réduire sa posologie car augmentation possible de ses effets indésirables dont rhabdomyolyse), biguanides, contraceptifs oraux (inhibition de leur effet si diarrhée sévère)

Nutrition artificielle entérale et compléments alimentaires (I)

Propriétés

- Solutés de nutriments pour nutrition entérale (NE) conditionnés dans des emballages souples trocardables. Selon le degré d'hydrolyse des protéines, ils sont répartis en produits polymériques (ou "standards") et en produits semi-élémentaires (ou "prédigérés") :
  - Les polymériques normo-énergétiques (1 Kcal.ml^{-1}), iso-osmolaires, sont fréquemment utilisés et conviennent pour la plupart des patients dont le tube digestif est sain
  - Les polymériques hypo-énergétiques (moins de 1 Kcal.ml^{-1}) peuvent être préférés au début de NE ou en cas de NE exclusive chez des patients ne buvant pas d'eau
  - Les polymériques hyperénergétiques (plus de 1,2 Kcal.ml^{-1}) peuvent être utilisés en cas d'inflation hydrique et les hyperprotéino-énergétiques (plus de 1,2 Kcal.ml^{-1} et 20 % ou plus de l'apport énergétique sous la forme de protéines) en cas de dénutrition importante
  - Les semi-élémentaires sont réservées en cas d'insuffisance pancréatique aiguë, de grêle court, de maladie inflammatoire du grêle et de syndrome de malabsorption sévère
  - L'adjonction de fibres pourrait diminuer les diarrhées en cas de NE au long court
  - Des produits spécifiques sont adaptés à certaines situations particulières : maladie de Crohn, diabète, diarrhée, escarres, insuffisance rénale ou respiratoire

Posologie

- Apports caloriques moyens de 20 à 30 Kcal/kg/jour à atteindre en 24 à 48 heures

Indications

- Alimentation par voie orale impossible (chirurgie ORL, troubles de déglutition, patients intubés ou trachéotomisés en assistance ventilatoire)
- Apports caloriques par voie orale insuffisants (gériatrie, cancérologie, anorexie mentale)
- Fistules digestives, maladie de Crohn, grêle court, grêle radique, pancréatite grave

Contre-indications

Troubles de la conscience (sauf intubation ou trachéotomie), occlusion intestinale
Hémorragie digestive haute, vomissements

Techniques d'administration et précautions d'emploi

- Sonde naso-gastrique ou jéjunale : vérification initiale par radio du bon positionnement, fixation et marquage, vérification au moins 1 fois par jour et avant chaque utilisation (auscultation épigastrique d'une injection d'air), rinçage régulier
- Utilisation d'une gastro- ou d'une jéjunostomie en cas de nutrition entérale prolongée
- Position semi-assise, surtout en cas de troubles de conscience ou de déglutition
- Asepsie rigoureuse lors des branchements ; pas de transvasement de produits
- Administration à débit régulier (60 à 180 ml/h) à l'aide d'une pompe en cas de tube digestif pathologique (grêle court ou radique, colite) ou en cas de stress physiologique (états de choc) ; administration possible par gravité avec molette de perfusion (250 ml/h en moyenne) pour les patients avec tube digestif sain, en l'absence de gastroparésie
- Vérification régulière (toutes les 4 heures jusqu'au 5e jour puis toutes les 12 heures) du résidu gastrique par aspiration : poursuite si résidu inférieur à 150 ml ; interruption transitoire et introduction d'un prokinétique si résidu supérieur à 150 ml

Complications

- Pneumopathie d'inhalation, vomissements et reflux, diarrhées (débit discontinu ou trop rapide), œsophagite sur sonde (à suspecter en cas de déglobulisation), ballonnements, nausées, ulcération d'une aile du nez ou sinusite en cas de sonde naso-gastrique
- Obstruction de la sonde

Nutrition artificielle entérale et compléments alimentaires (II)

Alimentation complète

Spécialités (1)	Conditionnement	Calories (Kcal/l)	Protides (g/l)	Lipides (%)	Glucides (%)	NaCl (mg/l)
• *Polymériques iso-énergétiques*						
FRESUBIN Original **(F)**	500/1 000/1 500 ml	1 000	38	30	55	750
ISOSOURCE Standard **(F)**	500/1 000/1 500 ml	1 000	41	30	54	700
ISOSOURCE Standard NA 40	500 ml	1 000	41	30	54	40
NUTRISON Standard **(F)**	500/1 000/1 500 ml	1 000	40	35	49	1 000
REALDIET Standard **(F)**	500/1 000 ml	1 000	37,5	35	50	700
SONDALIS Iso **(F)**	500/1 000/1 500 ml	1 000	38	35	50	600
• *Polymériques hyperénergétiques*						
FRESUBIN Energy **(F)**	500/1 000 ml	1 500	56	35	50	1 000
ISOSOURCE Energy	500/1 000 ml	1 600	57	35	51	850
NUTRISON Energy **(F)**	500/1 000/1 500 ml	1 500	60	35	49	1 340
REAL DIET HC Standard **(F)**	500/1 000 ml	1 500	56,2	35	50	700
SONDALIS 1,5	500/1 000 ml	1 500	56	35	50	900
• *Polymériques hyperprotéino-énergétiques*						
FRESUBIN HP Energy	500/1 000 ml	1 500	75	35	45	1 200
NOVASOURCE MEGAREAL **(F)**	500/1 000 ml	1 400	69	35	45	850
NUTRISON Protéine plus **(F)**	500/1 000 ml	1 250	63	35	45	1 110
REALDIET HP/HC	500/1 000 ml	1 400	70	35	45	800
REALDIET HP Fibres	500/1 000 ml	1 300	65	35	45	800
SONDALIS HP **(F)**	500/1 000 ml	1 330	68	45	35	800
• *Polymériques hypo-énergétiques*						
NUTRISON PRE	1 000 ml	500	20	35	49	500
NUTRISON LOW ENERGY **(F)**	1 000 ml	750	30	35	49	750
REALDIET LOW ENERGY	500/1 000 ml	750	28,1	35	50	700
SONDALIS 0,75 PLUS	500/1 000 ml	7500	28	35	50	600

1. Les spécialités comportant des fibres sont notées **(F)**.

Nutrition artificielle entérale et compléments alimentaires (III)

Alimentation complète (*cf.* les autres produits aux pages précédentes)

Spécialités (1)	Conditionnement	Calories (Kcal/l)	Protides (g/l)	Lipides (%)	Glucides (%)	NaCl (mg/l)
• *Situations d'agression/Hypermétabolisme*						
IMPACT	500 ml	1 010	56	25	53	1 070
FRESUBIN MEGAREAL (F)	500-1 000 ml	1 400	69	35	45	850
• *Maladie de Crohn*						
MODULEN IBD	400 g	1 000	36	42	44	350
• *Diabète*						
NOVASOURCE DB	500 ml	1 000	40	33	51	950
SONDALIS G	500-1 000 ml	1 000	38	40	45	750
FRESULIN DB	500 ml	1 050	45	43	35	850
DIASON	500-1 000 ml	1 050	43	49	45	1 000
• *Diarrhées*						
NOVASOURCE GI	500 ml	1 060	41	30	54	700
FRESUBIN GI	500 ml	1 060	41	30	50	700
• *Escarres*						
CUBISON	500 ml	1 000	55	30	49,6	1 000
• *Troubles d'absorption*						
NUTRISON MCT	1 000 ml	1 000	50	30	50	1 000
• *Restriction hydrique*						
NUTRISON CONCENTRATED	500 ml	2 000	75	45	40	1 000
• *Insuffisance rénale*						
REALDIET RENAL	500 ml	1 800	67,5	38	45	650
• *Insuffisance respiratoire*						
RESPALIS	375 ml	1 500	37	55	27	650
• *Allergie protéine de vache, lactose*						
NUTRISON SOYA	500 ml	1 000	40	35	49	1 000
• *Semi-élémentaires*						
NOVASOURCE	500 ml	1 000	38	50	35	850
PEPTISORB	500/1 000 ml	1 000	40	69	15	1 000
REALDIET	500 ml	1 000	37,5	30	15	650
PEPTAMEN	500 ml	1 000	40	33	51	600
SURVIMED OPD	500 ml	1 000	45	22	60	1 330
PEPTAMEN HN	500 ml	1 330	66	33	47	900

1. Les spécialités comportant des fibres sont notées (F).

Nutrition artificielle parentérale (I)

Propriétés

– La nutrition parentérale permet de réaliser des apports nutritifs compatibles avec le maintien de l'état nutritionnel, exclusivement par voie veineuse, quand la nutrition par voie digestive est impossible ou en complément de celle-ci

Apports quotidiens conseillés chez l'adulte par voie IV

Calories	Dépenses de base : 20 à 25 Kcal/kg/24 h États hypercataboliques : 25 à 35 Kcal/kg/24 h	
Protides	Apport habituel = 150 à 350 mg d'azote/kg/24 h (dont 45 % sous forme d'acides aminés essentiels) Rapport calories/g d'azote = 100 à 180	
Lipides	Apport habituel = 30 à 60 % des calories non protéiques (dont 10 % au minimum sous forme d'acides gras essentiels)	
Glucides	Apport habituel = 40 à 70 % des calories non protéiques (avec un minimum de 150 g/24 h)	
Électrolytes	Sodium selon les besoins Potassium selon les besoins Phosphore 15 à 40 mmol/jour	Calcium 400 mg/jour Magnésium 200 mg/jour
Oligo-éléments	Zinc 3-6,5 mg/jour Manganèse 2-5 mg/jour Cuivre 1,5 mg/jour Fer apport non défini Fluor apport non défini	Iode 120 µg/jour Molybdène 20-25 µg/jour Sélénium 30-60 µg/jour Chrome 10-15 µg/jour Cobalt 3-5 µg/jour
Vitamines	Vitamine A 3 300 UI/jour Vitamine D 400 UI/jour Vitamine E 8-15 mg/jour Vitamine K 30 mg/semaine Acide folique 400 µg/jour Vitamine B12 1 mg/mois	Vitamine C 100 mg/jour Vitamine B1 3 mg/jour Vitamine B2 3,6 mg/jour Vitamine B5 5-10 mg/jour Vitamine B6 4 mg/jour Vitamine PP 2,4 mg/jour

Valeur calorique des nutriments

–	Protides	Lipides	Glucides
Valeur pour 1 g	4 Kcal	9 Kcal	4 Kcal
1 g d'azote = 6,25 g de protides ≈ 30 g de viande			

Bilan azoté

Il peut être apprécié en pratique, s'il n'existe pas de fuite azotée extrarénale importante, par l'urée urinaire qui représente 80 % des pertes azotées

Nutrition artificielle parentérale (II)

Technique d'administration et surveillance

- Perfusion veineuse à débit constant et régulier, avec une pompe péristaltique, à l'aide d'un cathéter central ou périphérique mis en place de façon aseptique pour limiter le risque infectieux (respecter une *asepsie rigoureuse* lors de la mise en place du cathéter et de toutes les manipulations)
- Surveillance quotidienne : cathéter, température, poids, état général, glycosurie, ionogramme urinaire et plasmatique, glycémie, urée sanguine et urinaire
- Surveillance hebdomadaire : NFS, VS, fer sérique, bilan lipidique, calcémie, phosphorémie, magnésémie, taux de prothrombine, phosphatases alcalines, transaminases, albuminémie et préalbumine

Incidents et complications

- *Complications liées au cathétérisme :*
  - Complications infectieuses (minimisées par une *asepsie rigoureuse* lors de la pose et de la maintenance du cathéter, et imposant son *ablation immédiate* en cas de signes infectieux locaux ou de fièvre non expliquée)
  - Complications mécaniques (rares) : obstruction (respecter un débit régulier), coudure, compression, migration ou effraction vasculaire du cathéter
  - Thrombose veineuse
- *Troubles hydro-électrolytiques et acido-basiques :*
  - Rétention hydrosodée fréquente (prise de poids de 2 à 3 kg chez l'adulte)
  - Hypokaliémie fréquente (à prévenir par la couverture des besoins)
  - Acidose métabolique hyperchlorémique corrigée par le bicarbonate de sodium (avec les préparations d'acides aminés à teneur en acides aminés cationiques supérieure à leur teneur en acides aminés anioniques)
  - Hypophosphorémie fréquente avec troubles neuro-musculaires, cardiaques, altération de la fixation de l'oxygène sur l'hémoglobine, altération fonctionnelle des granulocytes (corrigés par l'apport de 20 à 40 mmol par jour de phosphate dipotassique)
- *Troubles du métabolisme glucidique :*
  - Glycosurie et hyperglycémie (à corriger par l'adjonction d'insuline ou l'arrêt des apports glucosés pour éviter une polyurie osmotique avec déshydratation)
  - Stéatose hépatique (en cas d'excès de calories glucidiques)
  - Hypercapnie par hyperproduction de CO_2 chez les insuffisants respiratoires chroniques et chez les sujets sous ventilation artificielle
  - Hypoglycémie secondaire à un excès d'insuline exogène ou à l'arrêt brutal des perfusions glucosées (prévention par un débit constant et l'arrêt progressif)
- *Troubles liés à l'apport de lipides :*
  - Syndrome de surcharge lipidique avec somnolence, asthénie, fièvre, douleurs abdominales, ictère (prévenu en ne dépassant pas une dose de 3 g de lipides par kilo et par jour et un débit de 100 g de lipides en 6 heures)
- *Carences d'apport en vitamines, sels minéraux et oligo-éléments :*
  - Elles doivent être prévenues par des apports substitutifs adaptés aux besoins

Nutrition artificielle parentérale (III)

Mélanges ternaires : lipido-protido-glucidiques par voie IV

Spécialités	Conditionnement	Osmolarité (mOsm/l)	Calories (Kcal/l)	Composition (g/l)
MEDNUTRIFLEX LIP G120/N5,4/E G120/N5,4	 1 250/1 875/2 500 ml 1 875 ml	1 540	1 012	Lip = 40 Glu = 120 N = 5,4
MEDNUTRIFLEX OM G120/N5,4/E	1 250/1 875/2 500 ml	1 540	1 012	Lip = 40 Glu = 120 N = 5,4
PERINUTRIFLEX G64/N4,6/E (1)	1 250/1 875 ml	920	764	Lip = 40 Glu = 64 N = 4,6
REANUTRIFLEX LIP G144/N8/E G144/N8	 625/1 250/1 875 ml 1 250/1 875 ml	2 090	1 180	Lip = 40 Glu = 144 N = 8
REANUTRIFLEX OM G144/N8/E	625/1 250/1 875 ml	2 090	1 180	Lip = 40 Glu = 144 N = 8
OLICLINOMEL N4-550E (1)	1 000/1 500/2 000 ml	750	610	Lip = 22 Glu = 80 N = 3,6
OLICLINOMEL N5-800E	2 000 ml	995	913	Lip = 40 Glu = 100 N = 4,6
OLICLINOMEL N6-900 (2)	2 000 ml	1 100	1 015	Lip = 40 Glu = 120 N = 5,6
OLICLINOMEL N7-1 000 (2)	1 500/2 000 ml	1 400	1 200	Lip = 40 Glu = 160 N = 6,6
OLICLINOMEL N8-800 (2)	2 000 ml	1 230	1 000	Lip = 33 Glu = 125 N = 8,2

1. Mélange ternaire administrable par voie veineuse périphérique.
2. Mélange ternaire sans électrolytes.

Nutrition artificielle parentérale (IV)

Mélanges ternaires : lipido-protido-glucidiques par voie IV (suite)

Spécialités	Conditionnement	Osmolarité (mOsm/l)	Calories (Kcal/l)	Composition (g/l)
OLIMEL N7 (2) N7E	 1 500/2 000 ml 1 000/1 500/ 2 000 ml	1 220	1 135	Lip = 40 Glu = 110 N = 9
OLIMEL N9 (2) N9E	 1 000/1 500/2 000 ml 1 000/1 500/ 2 000 ml	1 170	1 070	Lip = 40 Glu = 110 N = 9
PERIOLIMEL N4E (1)	1 000/1 500/2 000 ml	760	700	Lip = 30 Glu = 75 N = 4
KABIVEN	1 026/1 540/ 2 053/2 566 ml	1 060	800-2 300	Lip = 40 Glu = 100 N = 5,4
PERIKABIVEN (1)	1 440/1 920/2 400 ml	750	730	Lip = 38 Glu = 68 N = 3,8
STRUCTOKABIVEN	986/1 477/1 970 ml	1 340	880	Lip = 38 Glu = 127 N = 8,2
SMOFKABIVEN (2) SMOFKABIVEN E	986/1 477/1 970/ 2 463 ml	1 300	1 115	Lip = 38 Glu = 127 N = 8

1. Mélange ternaire administrable par voie veineuse périphérique.
2. Mélange ternaire sans électrolytes.

Nutrition artificielle parentérale (V)

Mélanges binaires : solutions d'acides aminés avec glucose par voie IV

Spécialités	Conditionnement	Osmolarité (mOsm/l)	Calories (Kcal/l)	Composition (g/l)
AMINOMIX 500 (1) AMINOMIX 500E	1 000/1 500/2 000 ml 1 000/1 500 ml	1 164 1 335	Totale : 680 Non protéique : 480	Glu = 120 N = 8
AMINOMIX 800E	1 000/1 500/2 000 ml	1 779	Totale : 1 000 Non protéique : 800	Glu = 200 N = 8
AMINOMIX 3	1 000/1 500/2 000 ml	1 774	Totale : 680 Non protéique : 480	Glu = 120 N = 8
CLINIMIX N12G20E CLINIMIX N12G20 (1)	1 000/1 500/2 000 ml 2 000 ml	1 060 920	Totale : 680 Non protéique : 480	Glu = 100 N = 5,8
CLINIMIX N14G30 (1)	1 000/1 500/2 000 ml	1 270	Totale : 700 Non protéique : 600	Glu = 150 N = 7
CLINIMIX N9G15E	1 000/1 500 ml	845	Totale : 410 Non protéique : 300	Glu = 75 N = 4,5
VAMINE Glucose	500 ml	1 135	Totale : 650 Non protéique : 400	Glu = 100 N = 9,4

1. Mélange binaire sans électrolytes.

Solutions d'acides aminés par voie IV

Spécialités	Conditionnement	Osmolarité (mOsm/l)	Azote (g/l)
AMINOVEN 5 %	500 ml	495	8,1
AMINOVEN 10 %	500 ml	990	16,2
HYPERAMINE 20	250/500 ml	912	20,8
HYPERAMINE 30	250/500/1 000 ml	1 304	30
NUTRILAMINE 9	500/1 000 ml	430	9,6
NUTRILAMINE 12	500 ml	554	12,8
NUTRILMINE 16	500 ml	704	16
PRIMENE 10 %	100/250 ml	780	15
TOTAMINE CONCENTRÉE avec électrolytes	500 ml	700	12,4
VAMINOLACT	100/500/1 000 ml	476	9,3
VINTENE	250/500/1 000 ml	1 140	20

Nutrition artificielle parentérale (VI)

Solutions d'acides aminés par voie IV à usage pédiatrique

Spécialités	Conditionnement	Osmolarité (mOsm/l)	Azote (g/l)
NP 100 PRÉMATURÉS AP-HP	500 ml		
NP2 ENFANTS AP-HP	500 ml	1 472	2,6
NUMETAH G13	300 ml	1 155	4,67
NUMETAH G16	500 ml	1 230	4
PEDIAVEN G15 AP-HP	1 000 ml	1 090	2,14
PEDIAVEN G20 AP-HP	1 000 ml	1 400	2,85
PRIMENE 10 %	100/250 ml	780	15
VAMINOLACT	100/500/1 000 ml	476	9,3

Émulsions lipidiques injectables par voie IV

Spécialités	Conditionnement	Osmolarité (mOsm/l)	Calories (Kcal/l)	Teneur en lipides (g/l)
CLINOLEIC 20 %	100/250/500 ml	270	2 000	200
INTRALIPIDE 10 %	500 ml	250	1 100	100
INTRALIPIDE 20 %	100/250/500 ml	260	2 000	200
INTRALIPIDE 30 %	333 ml	200	3 000	300
IVELIP 20 %	100/250/500 ml	270	2 010	200
LIPIDEM 20 %	250/500 ml	410	1 910	200
MEDIALIPIDE 20 %	100/250/500 ml	287	1 968	200
SMOFLIPID 200 mg/ml	100/250/500 ml	380	2 000	200

Suppléments nutritionnels par voie IV

Spécialités	Conditionnement	Osmolarité (mOsm/l)	Calories (Kcal/l)	Composition (g/l)
OMEGAVEN	50/100 ml	273	1 100	Lip = 100
DIPEPTIVEN	50/100 ml	921		N = 3,5

Autres produits utilisés en nutrition parentérale

Cf. Solutés glucosés injectables, Solutés salés injectables, Solutés alcalinisants injectables, Poly-vitamines, Oligo-éléments.

Notes

Chapitre 10

Endocrinologie

ENDOCRINOLOGIE : Schémas thérapeutiques

Ces schémas ne sont qu'un simple aide-mémoire sur un sujet éminemment évolutif (les traitements de première intention figurent en 2e colonne et les alternatives thérapeutiques en 3e colonne).

Affections de la thyroïde : Dysthyroïdies

Hyperthyroïdie par Maladie de Basedow	En première intention : Antithyroïdien de synthèse ± Bêta-bloquants ± Benzodiazépines	En cas de rechute : – Iode radioactif (^{131}I) après la ménopause – Thyroïdectomie subtotale (si rechutes ou grossesse souhaitée)
Hyperthyroïdie par Adénome toxique ou par Goitre multinodulaire toxique	Traitement chirurgical ou par Iode radioactif (^{131}I)	
Goitre euthyroïdien diffus	Hormone thyroïdienne à dose substitutive, ou abstention Surveillance régulière	Traitement chirurgical (si goitre volumineux ou forme nodulaire ou signes de compression)
Thyroïdites de De Quervain (d'origine virale)	Anti-inflammatoire non stéroïdien, 4 à 6 semaines, voire corticothérapie Abstention si forme peu douloureuse	
Thyroïdites de Hashimoto Thyroïdites auto-immunes	Hormones thyroïdiennes à doses substitutives à la phase d'hypothyroïdie	
Hypothyroïdie ou Myxœdème ou Insuffisance thyroïdienne Coma hypothyroïdien	Hormones thyroïdiennes à doses substitutives Substitution ± rapide si comorbidités cardiaques	

Affections des parathyroïdes

Hyperparathyroïdie primaire	Cervicotomie et parathyroïdectomie (adénome dans 90 % des cas, plus rarement cancer ou hyperplasie) Calcimimétiques en cas de récidive ou de risque chirurgical
Hyperparathyroïdie secondaire avec hypercalcémie	Calcimimétiques en fonction de l'étiologie
Hypoparathyroïdie	Calcium + Vitamine D + Hypophosphorémiant, ou Magnésium si hypoparathyroïdie fonctionnelle par carence magnésique avec hypomagnésémie
Pseudo-hypoparathyroïdie	Vitamine D (Alfacalcidol ou Calcitriol)

Insuffisance surrénale

Insuffisance surrénale aiguë	Réhydratation + Hydrocortisone par voie veineuse ± Désoxycortone en fonction de l'étiologie + Rééquilibration hydro-électrolytique
Insuffisance surrénale lente ou Maladie d'Addison	Régime normalement salé + Hydrocortisone ou Cortisol *per os* ± Fluoro-9 alpha-hydrocortisone

ENDOCRINOLOGIE : Schémas thérapeutiques

Affections endocriniennes diverses

Acromégalie (95 % des cas liés à un adénome hypophysaire)	Chirurgie (50 à 90 % de guérison), Lanréotide ou Octréotide ou Pegvisomant, voire Radiothérapie	
Cryptorchidie	Gonadotrophines HCG (essai entre 3 et 6 ans)	Traitement chirurgical (à partir de 6 ans)
Diabète insipide d'origine centrale (pitresso-sensible)	Desmopressine	Carbamazépine
Gynécomastie idiopathique	Androstanolone gel	Traitement chirurgical
Hyperprolactinémie (1) Adénome à prolactine ou Prolactinome	Cabergoline ou Quinagolide ou Bromocriptine ou Lisuride	– Traitement chirurgical – Recherche d'un médicament en cause (éliminer médicaments possibles)

1. Rechercher une origine iatrogène (neuroleptiques, métoclopramide, dompéridone, flunarizine, antidépresseurs tricycliques ou IMAO, cimétidine, méthyldopa, réserpine, véralipride, aldactone, aldactazine...).

Hyperaldostéronisme primaire Syndrome de Conn	Exérèse en cas d'adénome, Antialdostérone en cas d'hyperplasie bilatérale des surrénales	
Hypercorticismes Syndrome de Cushing Maladie de Cushing	Traitement étiologique	– Mitotane – Aminoglutéthimide – Métopyrone
Hypertrichoses : Virilisme primaire ou Hirsutisme idiopathique Hyperandrogénie primaire	Épilation au laser ou électrique (électrolyse) ou à la cire, ou rasage ou décoloration Éflornithine locale ou Spironolactone *per os* ou Cyprotérone (± Œstrogène) *per os*	
Hypogonadismes féminins	Hypogonadisme primaire : Éthinylestradiol avec un progestatif quand l'âge osseux atteint 11 à 12 ans Hypogonadisme hypogonadotrope : le traitement est identique (les gonadotrophines doivent être évitées en raison du risque de kystes ovariens)	
Hypogonadismes masculins	Hypogonadisme primaire : Androgène quand l'âge osseux atteint 13 ans Hypogonadisme hypogonadotrope : Androgène (et gonadotrophines chez l'adulte souhaitant obtenir une spermatogénèse)	
Pubertés précoces (2)	Triptoréline ou Leuproréline	Médroxyprogestérone ou Cyprotérone

2. La puberté survient normalement entre 9 et 13 ans chez la fille et 10 à 14 ans chez le garçon.

Retards de croissance par Déficit somatotrope prouvé	Hormone somatotrope	Arginine (proposée si le déficit est partiel)
SIADH Sécrétion inappropriée d'hormone antidiurétique	Apport de NaCl Restriction hydrique ± Déméclocycline Alkonatrem (notamment paranéoplasique) ± Samsca (non commercialisé)	

Hormones thyroïdiennes (I)

Lévothyroxine[G] ou L-T4 (1) *Liste II-65 %-Coll*

LEVOTHYROX (2) (comprimés quadrisécables)	90 cp. séc. 25 ou 50 µg 30 ou 50 cp. séc. 25, 50, 75, 100 ou 125 µg 30 cp. séc. 75, 150, 175 ou 200 µg	À dose progressive en *1 prise le matin à jeun* : A. 25 à 200 µg/jour E. 3 à 4 µg/kg/jour
L-THYROXINE (2) *Conserver de + 4 °C et + 8 °C*	Soluté buvable : 15 ml à 5 µg par goutte (150 µg/ml) soit 450 gouttes 6 amp. 1 ml de solution injectable à 0,2 mg/ml (3)	À dose progressive en *1 prise le matin à jeun* : A. 25 à 200 µg/jour E. 3 à 4 µg/kg/jour N. 3 à 6 µg/kg/jour

1. Mise en garde par l'Afssaps sur les différences de dosage entre princeps et générique.
2. Commencer chez l'adulte par 25 µg/jour, en augmentant par paliers de 25 µg tous les 7 à 15 jours jusqu'à la dose assurant l'euthyroïdie clinique et biologique (progression plus lente chez le sujet âgé ou coronarien) : les posologies moyennes chez l'adulte sont d'environ 1,7 µg/kg/jour pour les traitements substitutifs, 2 à 2,5 µg/kg/jour pour les traitements freinateurs, et 25 à 150 µg/jour en association aux antithyroïdiens dans la maladie de Basedow.
3. La forme injectable est destinée au coma myxœdémateux ou aux personnes ne pouvant pas déglutir.

Liothyronine ou L-T3 *Liste II-65 %-Coll*

CYNOMEL (4) (comprimés quadrisécables)	30 cp. séc. 25 µg	À dose progressive *en 2 à 3 prises par jour* : A. 75 µg/jour

4. Commencer chez l'adulte par 6,25 à 12,5 µg/jour, en augmentant par paliers de 6,25 à 12,5 µg par semaine jusqu'à la dose assurant l'euthyroïdie clinique et biologique (progression plus lente chez le sujet âgé ou coronarien).

Association de L-T4 et de L-T3 *Liste II-15 %-Coll*

EUTHYRAL (5) (comprimés bisécables)	50 cp. séc. contenant : L-T4 .... 100 µg L-T3 .... 20 µg	À dose progressive *en 1 prise le matin à jeun* A. et E. > 6 ans : posologie ci-dessous

5. Commencer chez l'adulte et l'enfant > 6 ans par 1/4 à 1/2 comprimé par jour, en augmentant par paliers de 1/4 à 1/2 comprimé par semaine jusqu'à la dose assurant l'euthyroïdie clinique et biologique (progression plus lente chez le sujet âgé ou coronarien).
N'est pas indiqué dans le traitement des cancers différenciés de la thyroïde.

Contre-indications
Relatives (fonction de la profondeur de l'hypothyroïdie) :
Cardiopathies décompensées
Angor rebelle aux traitements anti-angoreux
Troubles du rythme cardiaque, insuffisance coronarienne
Régime hypocalorique

Propriétés

- Hormones thyroïdiennes indispensables au métabolisme cellulaire normal, à la croissance staturo-pondérale et au développement du système nerveux central
- La lévothyroxine, métabolisée en liothyronine active, est la plus utilisée car sa demi-vie longue (6 à 8 jours) autorise 1 seule prise quotidienne, l'état d'équilibre étant atteint après 4 à 6 semaines (le dosage de la TSH, utilisé pour la surveillance du traitement, doit toujours être réalisé *au moins 6 semaines après un changement de dose*)
- La liothyronine est peu utilisée car sa demi-vie courte (24 heures) impose l'administration en 2 à 3 prises quotidiennes, l'association a peu d'intérêt car la T4 est métabolisée en T3

Indications

- Hypothyroïdies d'origine haute ou basse, complètes ou incomplètes
- Circonstances où l'on désire freiner la TSH

Effets indésirables

- Possibilité d'aggravation des cardiopathies ischémiques et des troubles du rythme cardiaque (association nécessaire avec un bêta-bloquant dans ces cas)
- Risque d'insuffisance surrénale aiguë dans les insuffisances thyroïdiennes sévères ou d'origine centrale (à prévenir par l'hydrocortisone)
- Possibilité d'hypercalciurie chez l'enfant (et d'avance de la maturation osseuse avec possibilité de craniosynostose prématurée en cas de surdosage prolongé, avec de très rares cas d'hypertension intracrânienne)
- **Surdosage** : thyrotoxicose = insomnie, irritabilité, céphalées, tachycardie, élévation de température, sueurs, amaigrissement, diarrhée → arrêt du traitement pendant quelques jours

Précautions d'emploi

- *Utiliser à dose progressive uniquement chez le sujet âgé ou en cas d'hypothyroïdie ancienne* : commencer à faible dose en augmentant par paliers tous les 7 à 15 jours jusqu'à la posologie assurant l'euthyroïdie clinique et biologique (TSH et T3 libre normalisées, T4 libre à la limite supérieure de la normale), la progression devant être plus lente chez le sujet âgé ou coronarien
- Associer un bêta-bloquant en cas d'insuffisance coronarienne ou troubles du rythme
- Traitement substitutif préalable par hydrocortisone en cas d'insuffisance surrénale ou d'hypothyroïdie sévère ou d'origine centrale (les hormones thyroïdiennes augmentent le métabolisme de base et peuvent ici déclencher une insuffisance surrénale aiguë)
- Utiliser avec prudence en cas d'hypertension artérielle, anorexie, dénutrition, diabète, tuberculose, antécédents cardio-vasculaires
- Grossesse : utilisation recommandée (l'hypothyroïdie est plus à risque), pas de changement de dose

Interactions médicamenteuses

- *Associations à utiliser avec précaution* : AVK (potentialisation des AVK), inducteurs enzymatiques (augmentation du catabolisme des hormones thyroïdiennes), œstrogènes de substitution
- *Nécessité d'un intervalle de 2 à 3 heures entre les prises* avec colestyramine et fer
- Réduction de la fixation de l'iode 131 (effet disparaissant en 15 jours à l'arrêt)
- Prise le matin à jeun recommandée
- Risque d'hypothyroïdie avec antipaludéens de synthèse (chloroquine, proguanil) et avec les inducteurs enzymatiques (phénytoïne, rifampicine, carbamazépine)

Hormones thyroïdiennes (II)

Tiratricol *Liste II-Non remboursé-Prescription réservée aux spécialistes en endocrinologie/diabète/nutrition et en oncologie*

TEATROIS	100 cp. 0,35 mg	2 à 5 cp./jour répartis dans la journée en 3 ou 4 prises pour assurer la freination de TSH tout au long du nychthémère (1)

1. Doit être prescrit en plus de la L-Thyroxine lorsque l'effet TSH freinateur du traitement par L-Thyroxine est insuffisant.

Contre-indications
Cardiopathies décompensée, insuffisances coronaires
Troubles du rythme cardiaque, notamment tachycardie, fibrillation auriculaire, flutter
Hyperanxiété, hyperthyroïdie
Pas de données chez la femme enceinte

Propriétés

- Analogue de la tri-iodothyronine avec les propriétés pharmacodynamiques des hormones thyroïdiennes

Indications

- Situations nécessitant le freinage de la sécrétion de TSH, en particulier syndromes *de résistance aux hormones thyroïdiennes* et cancers thyroïdiens *différenciés*

Effets indésirables

- Signes d'hypermétabolisme par hyperthyroïdie (tachycardie, hypernervosité, insomnie, hyperthermie, sueurs, amaigrissement, diarrhée peuvent apparaître). L'apparition de ces symptômes conduit à interrompre le traitement pendant 24 à 48 heures. Il pourra être repris à **doses plus faibles**

Précautions d'emploi

- Le tiratricol croisant avec le dosage de T3, le dosage de cette hormone ne peut être utilisé
- En cas de diabète, d'hypertension artérielle, d'antécédents cardiovasculaires, ce médicament sera prescrit avec prudence. La surveillance glycémique sera renforcée chez les patients diabétiques
- Ne pas utiliser chez la femme enceinte (cardiomyopathie hypertrophique fœtale)

Antithyroïdiens de synthèse

Dérivés du mercapto-imidazole (1) *Remboursement 65 %-Coll*

NÉO-MERCAZOLE Carbimazole	30 cp. séc. 20 mg 50 cp. séc. 5 mg	Traitement d'attaque : 20 à 60 mg/jour en 1 à 2 prises aux repas pendant 1 à 2 mois Traitement d'entretien : 5 à 20 mg/jour en 1 prise pendant 12 à 24 mois
THYROZOL Thiamazole (métabolite actif du carbimazole)	30 cp. 5 ou 10 ou 20 mg	A. 10 à 40 mg/jour (en moyenne 20 mg/jour) E. 0,5 mg/kg/jour

1. Dans la maladie de Basedow, un schéma thérapeutique alternatif décrit ci-dessous donne de bons résultats, un moins grand nombre de rechutes (5 % *versus* 35 % des cas) et une diminution plus importante des anticorps antirécepteurs TSH :
   - 1re phase : traitement d'attaque mentionné ci-dessus (avec ou sans bêta-bloquant et/ou neurosédatif) jusqu'à obtention d'une hypothyroïdie biologique (obtenue après 6 semaines environ).
   - 2e phase : arrêt des bêta-bloquants et neurosédatifs et poursuite de l'antithyroïdien à la même posologie mais en association avec de la lévothyroxine (25 à 150 µg/jour) pour obtenir une euthyroïdie parfaite, puis diminution progressive de l'antithyroïdien vers le 12e mois (si les anticorps antirécepteurs TSH ont diminué ou sont normalisés et si l'euthyroïdie est stable) en poursuivant la lévothyroxine, les deux produits étant arrêtés après 6 à 8 mois, *soit un traitement d'une durée totale d'environ 18 à 20 mois*.

Dérivés du thiouracile ou Thiouraciles (1) *Remboursement 65 %-Coll*

BASDENE Benzylthiouracile	50 cp. 25 mg	Traitement d'attaque : 150 à 200 mg/jour en 2 à 3 prises aux repas pendant 1 à 2 mois Traitement d'entretien : 100 mg/jour en 1 à 2 prises aux repas pendant 12 à 18 mois
PROPYLEX (2) Propylthiouracile	30 ou 90 cp. 50 mg	Traitement d'attaque : 300 à 450 mg/jour en 2 à 3 prises aux repas pendant 1 à 2 mois (3) Traitement d'entretien : 50 à 200 mg/jour en 1 à 2 prises aux repas pendant 12 à 18 mois

2. À utiliser de préférence chez la femme enceinte.
3. Chez l'enfant > 10 ans : 150 à 300 mg/jour en traitement d'attaque.

Contre-indications

Antécédents d'allergie ou d'agranulocytose aux différents produits (sensibilisation croisée dans 50 % des cas), affections hématologiques graves préexistantes
Cancer thyroïdien TSH-dépendant, goitre simple hyperplasique sans hyperthyroïdie
Cholestase (pour le Thyrozol)

Propriétés

- Antithyroïdiens de synthèse, freinant la synthèse des hormones thyroïdiennes surtout en bloquant l'incorporation de l'iode oxydé sur la thyroglobuline. Le propylthiouracile a aussi la propriété spécifique de bloquer la désiodation périphérique de la T4 en T3, ce qui le rend utile dans les thyrotoxicoses sévères
- Absorption digestive en 30 minutes, catabolisme hépatique et thyroïdien, passage transplacentaire (moindre avec le propylthiouracile) et dans le lait maternel, élimination rénale, demi-vie de 4 à 6 heures, délai d'action de 8 à 10 jours, une hypothyroïdie biologique étant obtenue après environ 6 semaines si la dose est correcte

Indications

- Maladie de Basedow
- Préparation à la thyroïdectomie, association au traitement par l'iode radioactif
- Récidives d'hyperthyroïdie après thyroïdectomie subtotale
- Hyperthyroïdies avec contre-indication à l'iode radioactif et à la chirurgie

Effets indésirables (1 à 10 % des cas)

- *Réactions allergiques* : réactions cutanées (urticaire, éruptions, prurit) assez souvent accompagnées de fièvre, arthralgies, myalgies, transitoires ou disparaissant sous antihistaminiques ou imposant un changement de produit (cependant la sensibilisation est croisée dans la moitié des cas)
- *Troubles hématologiques* : leucopénie isolée bénigne et transitoire fréquente (10 %), et exceptionnellement (0,4 %) agranulocytose brutale apparaissant le plus souvent au cours des 2 premiers mois, probablement d'origine immuno-allergique → ne pas essayer un autre antithyroïdien de synthèse (car risque de sensibilisation croisée)
- *Rares* : hépatites cholestatiques (et cytolytiques avec le propylthiouracile), vascularites à ANCA avec atteinte rénale (Basdène) et syndromes lupiques (propylthiouracile), dysgueusies ou agueusies (rarissimes mais décrites avec le carbimazole et le propylthiouracile), chute de cheveux diffuse et de mécanisme mal expliqué (sans hypothyroïdie associée)
- **Surdosage** : passage en hypothyroïdie avec élévation de la TSH et augmentation de volume du goitre

Précautions d'emploi

- Bilan préalable : confirmer l'hyperthyroïdie (élévation de la T4 libre et/ou de la T3 libre avec diminution de la TSH) + NFS, VS, bilan hépatique, créatininémie, TP et TCA
- Surveiller l'hémogramme tous les 7 jours pendant 3 mois puis régulièrement, mais les agranulocytoses sont imprévisibles → arrêt immédiat et NFS en urgence en cas de fièvre, angine, infection ou de neutropénie
- Bilan thyroïdien (T3 libre, T4 libre et TSH) après 5 semaines puis tous les 3 mois
- *Grossesse* : absence d'effet tératogène avec le propylthiouracile (et probablement le carbimazole), mais risque d'hypothyroïdie néo-natale en cas de prescription *après le 3e mois* de la grossesse → traitement nécessitant un suivi très spécialisé aux posologies les plus faibles possibles. Le maintien d'une légère hypothyroïdie chez la mère est recommandé
- Potentialisation de l'action en association avec les sulfamides hypoglycémiants, les hydantoïnes, l'iode et les iodures

Traitement radio-isotopique

Iode 131 *Prescription hospitalière réservée aux spécialistes en radio-éléments*

THERACAP 131 (1)	Fl. de 1 gél.	À prendre avec une grande quantité de liquide et des mictions fréquentes pour éliminer la radioactivité (2) et (3)
CAPSION Iodure 131 de Na	Gél. 50 à 3 700 MBq	Posologie en fonction du poids
IODURE 131 de Na pour thérapie	Gél. 37 à 7 400 MBq	*Idem*

1. Sodium iodure 131I, 50 à 5 500 MBq, à la date de calibration pour 1 gélule.
2. L'administration de produits radiopharmaceutiques présente des risques pour l'entourage du patient en raison de l'irradiation externe ou de la contamination par les urines, les vomissements, les expectorations. Par conséquent, il faut prendre les mesures de protection contre les radiations conformément aux réglementations nationales.
   Tout produit non utilisé ou déchet doit être éliminé conformément à la réglementation en vigueur.
3. *Traitement de l'hyperthyroïdie* : l'activité administrée se situe généralement entre 200 et 800 MBq, elle est déterminée par le praticien et dépend de l'étiologie de l'hyperthyroïdie, de la taille de la thyroïde, de la fixation thyroïdienne et de la clairance de l'iode.
   Thyroïdectomie et traitement des métastases : après une thyroïdectomie totale ou partielle, l'activité administrée en vue d'éliminer le reliquat de tissu thyroïdien est comprise entre 1 850 et 3 700 MBq. Cette activité est fonction de l'importance du reliquat et de la fixation de l'iode 131. Pour le traitement ultérieur des métastases, l'activité administrée varie entre 3 700 et 11 000 MBq.

Contre-indications

Absolues :

Hypersensibilité à l'un des composants
Grossesse et allaitement
Dysphagie, sténose de l'œsophage, gastrite, lésion gastrique érosive
Ulcère gastro-duodénal évolutif, constipation chronique, hypersensibilité aux gélatines

Propriétés

- L'iode 131 est produit par fission de l'uranium-235 ou par bombardement neutronique du tellure stable dans un réacteur nucléaire. L'iode 131 a une période physique de 8,02 jours et décroît en xenon 131 stable par émission de rayonnements gamma d'énergie 365 keV (81,7 %), 637 keV (7,2 %) et 284 keV (6,1 %) et rayonnements bêta d'énergie maximale 606 KeV

Indications

- Hyperthyroïdie : maladie de Basedow, goitre multinodulaire toxique ou nodules autonomes
- Carcinome thyroïdien vésiculaire et/ou papillaire, y compris en cas de métastases et de tissus thyroïdiens résiduels. Le traitement par l'iodure (131I) de sodium est fréquemment associé à une intervention chirurgicale ou aux antithyroïdiens de synthèse

Effets indésirables

- Nausées, vomissements, hypersensibilité, sialadénite, agueusie, hypothyroïdie, cytopénies (leucopénie, érythroblastopénie, thrombopénie)

Précautions d'emploi

- Médicament à risque radioactif soumis à réglementation
- Pour éviter la survenue d'une sialadénite, complication classique, il est conseillé au patient de prendre des sucreries ou des boissons contenant de l'acide citrique afin de stimuler la sécrétion salivaire
- Ce médicament contient 6,1 mmol (ou 140 mg) de sodium par gélule à prendre en compte chez les patients suivant un régime hyposodé strict
- Utiliser une contraception efficace pendant le traitement puis pendant 4 mois après l'arrêt du traitement. Il doit être recommandé aux femmes traitées par l'iodure [131I] de sodium d'éviter d'être enceinte pendant les 4 mois suivant le traitement
- Allaitement : avant d'administrer un produit radiopharmaceutique à une femme souhaitant poursuivre l'allaitement maternel, il convient d'estimer si ce traitement peut être différé jusqu'à la fin de l'allaitement. Après l'administration d'iodure [131I] de sodium, l'allaitement sera arrêté définitivement
- L'administration d'iode concomittante ou de médicaments riches en iode empêche la fixation thyroïdienne du produit (produits de contraste iodé, amiodarone...)

Hormones surrénaliennes (I)

Hormones glucocorticoïdes *Liste I-65 %-Coll (sauf autre mention)*

HYDROCORTISONE Durée d'action = 8 heures	25 ou 50 cp. séc. 10 mg	A. 20 à 40 mg/jour E. 12 à 20 mg/m2/jour en 2 à 3 prises orales (1)

1. Administrer en 2 prises journalières à 8 h 00 du matin et entre 16 et 18 h 00, la dose du matin étant plus forte (par exemple 20 mg d'hydrocortisone à 8 h 00 et 10 mg vers 16-18 h 00, dose moyenne chez l'adulte), avec régime normalement salé, et si besoin un minéralocorticoïde. Augmentation possible des doses en cas de stress physique, de chaleur.

HYDROCORTISONE IV Délai d'action = qqs minutes Durée d'action = 4 heures	Fl. 100 mg poudre + solvant 10 fl. 500 mg	Par voie **IV** lente (2) : A. 50 à 200 mg/jour ou plus E. Jusqu'à 5 mg/kg/jour

2. *Insuffisance surrénale aiguë* : injection IV de 25 à 50 mg puis perfusion continue à la seringue auto-pulsée (100 à 150 mg/24 h pendant 2 jours, 50 mg le 3e jour, puis relais *per os*) avec réhydratation IV (3 à 4 l/24 h de glucosé isotonique avec 4 à 6 g de NaCl/l).
Réactions allergiques et inflammatoires sévères : injection IV de 10 à 20 mg/kg (0,5-1 g chez l'adulte) renouvelable à la demande (des doses de 30 à 50 mg/kg en 1 injection ont été utilisées).

Propriétés

- Hormones ayant une action glucocorticoïde prédominante, avec faible action minéralocorticoïde (100 fois plus faible que celle des minéralocorticoïdes cités ci-contre)
- Absorption digestive rapide, Tmax 1 heure, forte liaison aux protéines plasmatiques, diffusion ubiquitaire, transformation hépatique de la cortisone en hydrocortisone active, élimination urinaire sous forme de glycuronides conjugués essentiellement

Indications

- Insuffisance surrénale chronique, maladie d'Addison, surrénalectomie bilatérale, insuffisance antihypophysaire
- *Insuffisance surrénale aiguë* (hydrocortisone par voie IV + réhydratation par voie IV)
- Prévention de l'insuffisance surrénale aiguë pouvant apparaître au début du traitement substitutif des hypothyroïdies primaires anciennes ou sévères
- *Réactions allergiques et inflammatoires sévères* (hydrocortisone IV à forte dose)
- Hyperplasie congénitale des surrénales avec ou sans syndrome de perte de sel (syndrome de Debré-Fibiger)

Effets indésirables et précautions d'emploi (*cf.* Corticoïdes pour les interactions)

- Aucun effet indésirable à dose physiologique substitutive (mais l'arrêt d'un traitement substitutif peut entraîner une décompensation aiguë)
- La dose adéquate (environ 30 mg/jour d'hydrocortisone *per os* avec un régime normosalé) est celle qui assure le bien-être clinique du patient, un poids et une TA normaux et une disparition de la mélanodermie : elle doit être augmentée (80 à 100 mg/jour) en cas de stress, maladie intercurrente notamment infectieuse, traumatisme, intervention chirurgicale, voire simple avulsion dentaire, puis, une fois l'agression terminée, réduire les posologies par paliers de 2 à 3 jours jusqu'à la dose d'entretien antérieure
- **Surdosage** : signes d'hypercorticisme (prise de poids puis obésité facio-tronculaire, hypertension artérielle, amyotrophie, hypokaliémie, hyperglycémie) → réduire la dose
- Diminution de l'efficacité avec les inducteurs (carbamazépine, rifampicine)

Hormones surrénaliennes (II)

Minéralocorticoïdes *Liste I-65 %-Coll*

FLUCORTAC 50 µg Fludrocortisone	30 ou 60 cp. séc. 50 µg	A. et E. > 2 ans : 50 à 200 µg/jour en 1 ou 2 prises orales Nouveau-né et E. < 1 an : 50 à 200 µg/jour
SYNCORTYL Désoxycortone Délai d'action = 2 heures Durée d'action = 24 heures *Conserver de + 2 °C à + 8 °C*	4 amp. 10 mg 10 mg/ml	Par voie **IM** : 5 mg tous les 2 à 3 jours et jusqu'à 10 mg toutes les 12 à 24 heures dans les formes graves

Propriétés
- Hormones ayant un effet minéralocorticoïde (réabsorption du sodium et excrétion du potassium par action au niveau des cellules du tubule rénal distal) comparable à celui de l'aldostérone, soit 100 fois plus puissant que celui de l'hydrocortisone
- La désoxycortone sert surtout à relayer la fludrocortisone en cas de troubles digestifs intercurrents

Indications
- Insuffisance surrénale chronique si elle comporte une insuffisance minéralo-corticoïde non suffisamment compensée par les hormones gluco-corticoïdes : sujet hypotendu, hyponatrémique ou gardant une hypotension orthostatique malgré l'hydrocortisone (une activité rénine plasmatique élevée traduit un déficit minéralo-corticoïde)
- Insuffisance surrénale aiguë : les minéralocorticoïdes pourront être associés aux glucocorticoïdes *en cas de fuite sodée persistante et en l'absence de toute hypokaliémie*, après réduction de la posologie de l'hydrocortisone à moins de 50 mg/jour
- Traitement au long cours de l'hyperplasie congénitale des surrénales par déficit enzymatique quand il existe un bloc entravant la synthèse des minéralo-corticoïdes : 25 à 100 µg/24 h de fludrocortisone à adapter selon la perte en sodium
- Hypotension orthostatique invalidante par atteinte du système nerveux autonome : 25 à 100 µg/24 h de fludrocortisone, voire plus

Effets indésirables
- Aucun effet indésirable à dose physiologique substitutive
- **Surdosage** : hypokaliémie avec rétention hydrosodée puis hypertension artérielle

Précautions d'emploi
- La posologie doit être ajustée en fonction de la pression artérielle, de la kaliémie, de la natrémie et de l'activité rénine plasmatique qui doit être à la limite supérieure de la normale

Interactions médicamenteuses
- ***Associations déconseillées*** : médicaments entraînant des torsades de pointe (amiodarone, brétylium, sotalol, disopyramide, quinidiques, bépridil, érythromycine par voie IV, terfénadine, sultopride, vincamine), médicaments inducteurs

Anticortisoliques :
Métyrapone

Métyrapone *Liste I-Réservé aux hôpitaux-Coll*

MÉTOPIRONE *Conserver à l'abri de la lumière*	50 cap. 250 mg	À prendre avec du lait ou du yaourt ou après les repas : posologie ci-dessous (1)

1. *Utilisation à titre diagnostique* (test à la métyrapone) :
   - Test rapide avec 1 seule dose (utilisable en ambulatoire mais moins fiable que le test multidoses) pour le diagnostic de carence latente en ACTH : prise vers minuit de 30 mg/kg soit 1 à 2 g chez l'adulte (maximum 3 g), dosage le matin suivant à 8 h 00 du 11-désoxycortisol plasmatique (composé S) et/ou de l'ACTH plasmatique, puis prise de 50 mg d'acétate de cortisone à titre prophylactique → réponse normale : augmentation du 11-désoxycortisol plasmatique > 200 nmol/l (70 µg/l) ou de l'ACTH plasmatique ≥ 44 pmol/l (200 ng/l).
   - Test multidoses (plus fiable, mais utilisable uniquement en milieu hospitalier) pour le diagnostic de carence latente en ACTH ou le diagnostic différentiel de l'hypercorticisme dans le syndrome de Cushing : dosage préalable des 17-OH stéroïdes urinaires des 24 heures et du 11-désoxycortisol plasmatique (composé S), puis prise de métyrapone (500 à 750 mg toutes les 4 heures pendant 24 heures soit 3 à 4,5 g chez l'adulte, 15 mg/kg avec une dose minimum de 250 mg toutes les 4 heures pendant 24 heures chez l'enfant), puis nouveau dosage des 17-OH stéroïdes urinaires et du 11-désoxycortisol plasmatique :

     → Réponse normale : augmentation significative de ces paramètres.

     → Carence en ACTH : l'absence d'augmentation de ces paramètres témoigne d'une insuffisance corticotrope ou surrénalienne.

     → Syndrome de Cushing : une augmentation significative de ces paramètres est en faveur d'une maladie de Cushing d'origine hypophysaire, il s'agit d'un argument important en défaveur d'une tumeur sécrétoire de la surrénale.

   Utilisation à titre thérapeutique (syndrome de Cushing) : posologie à adapter individuellement afin de normaliser les valeurs du cortisol (posologie variant entre 250 mg et 6 g/jour).

Contre-indications
Insuffisance corticosurrénalienne clinique
Hypersensibilité à la métyrapone ou à l'un des excipients (parabens)
Grossesse et allaitement

Propriétés

- Inhibiteur de la synthèse corticosurrénalienne du cortisol, de la corticostérone et de l'aldostérone, par blocage de l'hydroxylation enzymatique en 11-ß du noyau stéroïde → suppression du mécanisme d'inhibition par rétrocontrôle du cortisol sur l'hypophyse, avec normalement une augmentation de la sécrétion d'hormone corticotrope (ACTH) et des précurseurs immédiats du cortisol et de la corticostérone (11-désoxycortisol et désoxycorticostérone)
- Absorption digestive rapide, pic plasmatique atteint en 1 heure, transformation par réduction en métyrapol (métabolite actif), élimination urinaire (44 % en 72 heures) sous forme glycuroconjuguée (90 %) et sous forme libre (10 %)

Indications

- Test à la métyrapone : exploration de la sécrétion d'ACTH pour le diagnostic étiologique des syndromes de Cushing et des insuffisances corticotropes (en milieu hospitalier)
- Utilisation à titre thérapeutique : traitement des hypercorticismes indépendants de l'ACTH (syndrome de Cushing tumoral)

Effets indésirables (dose-dépendants)

- Sédation (30 %), rashs cutanés (18 %), nausées et anorexie (12 %), douleurs abdominales, sensations vertigineuses, céphalées
- Insuffisance surrénalienne transitoire (13 % des cas) = nausées, vomissements, hypoglycémie, hypotension, hypokaliémie, dermatose allergique
- Traitement à long terme : possibilité d'hypertension artérielle par sécrétion excessive de désoxycorticostérone, aggravation de l'acné et de l'hirsutisme, alopécie, risque de pneumocystose pulmonaire à *P. jiroveci* (prophylaxie nécessaire)
- **Surdosage** : troubles digestifs et insuffisance corticosurrénalienne aiguë → arrêt du produit, administration de corticoïdes et réanimation symptomatique

Précautions d'emploi

- Test à la métyrapone (le test multidoses doit être effectué uniquement en milieu hospitalier) : la capacité de réponse du cortex surrénalien à l'ACTH exogène doit être démontrée préalablement car le produit peut induire une insuffisance surrénalienne aiguë chez les patients atteints d'insuffisance surrénalienne ou d'insuffisance hypophysaire globale
- La réaction est souvent retardée chez le cirrhotique par métabolisme hépatique moindre du cortisol, de même chez l'hypothyroïdien

Interactions médicamenteuses

- *Associations à prendre en compte* (possibilité de modifications des résultats du test à la métyrapone) : anticonvulsivants type phénytoïne ou barbituriques, antidépresseurs (amitriptyline), antithyroïdiens, neuroleptiques, œstroprogestatifs
- Peut augmenter la toxicité du paracétamol

Tests de stimulation endocrinologique (I)

Thyrotropine alfa

Liste I-Hors GHS-Prescription hospitalière réservée aux spécialistes en oncologie, médecine interne, maladies métaboliques, médecine nucléaire et endocrinologie

THYROGEN *Conserver de + 2 °C à + 8 °C après reconstitution pendant 24 heures* TSH humaine recombinante	Poudre pour solution injectable IM à 0,9 mg = 1,2 ml après reconstitution (1) Boîte de 2	Injection **IM** exclusive de 1 ml soit 0,9 mg à renouveler au bout de 24 heures (2)

1. La solution reconstituée est incolore et transparente. Toute solution non utilisée doit être jetée.
2. Pas de données chez l'enfant.

Contre-indications

Grossesse et allaitement (aucune donnée)

Indications

- Préparation à la réalisation du dosage de la thyroglobuline (Tg) sérique associé ou non à la scintigraphie à l'iode radioactif pour la détection de tissu thyroïdien résiduel et de cancer bien différencié de la thyroïde, chez des patients thyroïdectomisés, maintenus sous traitement freinateur par les hormones thyroïdiennes (TFHT)
- Pour la scintigraphie à l'iode radioactif ou l'ablation, l'iode radioactif doit être administré 24 heures après la dernière injection de Thyrogen. L'examen scintigraphique de diagnostic doit avoir lieu 48 à 72 heures après l'administration de l'iode radioactif, alors que la scintigraphie post-ablation peut être retardée de quelques jours pour permettre à l'activité de fond de diminuer
- Pour le dosage de la thyroglobuline sérique (Tg) dans le cadre du suivi, l'échantillon de sérum doit être prélevé 72 heures après la dernière injection. La présence d'autoanticorps antithyroglobuline est observée chez 18 à 40 % des patients atteints d'un cancer différencié de la thyroïde. Ces anticorps peuvent induire un résultat faussement normal du dosage de la Tg sérique. Par conséquent, la recherche d'anticorps antithyroglobuline doit être associée au dosage de la Tg
- Stimulation préthérapeutique en association avec 30 à 100 mCi d'iode en vue de l'ablation des reliquats de tissu thyroïdien par l'iode radioactif chez les patients ayant subi une thyroïdectomie quasi totale ou totale en raison d'un cancer de la thyroïde bien différencié et qui ne présentent aucun signe de métastases à distance du cancer de la thyroïde

Précautions d'emploi

- L'élimination est plus lente chez les patients dialysés en insuffisance rénale chronique terminale

Effets indésirables

- Les plus fréquents : nausées (11 %), céphalées (6 %), manifestations d'hypersensibilité : urticaire, éruption, prurit, bouffées vasomotrices et symptômes respiratoires (rares), au site d'injection intramusculaire : gêne, douleur, prurit, éruption et urticaire

Tests de stimulation endocrinologique (II)

Tétracosactide *Liste I-65 %-Coll*

SYNACTHENE *Conserver de + 2 °C à + 8 °C et à l'abri de la lumière*	Boîte de 1 ampoule – 1 ml à 0,25 mg (immédiat) – 1 ml à 1 mg (retard)	Test de 60 minutes : mesure cortisol et 17OH progestérone T0, T30 et T60 après injection IM ou IV (1) et (2)

1. Uniquement pour la forme rapide.
2. Chez l'enfant dans le syndrome de West : 0,1 mg/kg/jour pendant 15 jours forme immédiate et diminution sur 15 jours pour obtenir 0,8 mg/jour.

Contre-indications

Grossesse et allaitement (aucune donnée)
Troubles de la coagulation pour les injections intramusculaires
Chez l'enfant : virose évolutive, état psychotique non contrôlé, vaccins vivants

Propriétés

– Polypeptide possédant les propriétés stimulantes de l'ACTH sur la corticosurrénale. Corticostimuline de synthèse d'action constante, le tétracosactide agit par l'intermédiaire d'un récepteur spécifique de la membrane plasmatique des cellules surrénalienne. La mise en jeu de cette structure membranaire se traduit par la formation d'adénosine monophosphate cyclique (AMPc) qui, en activant la protéine-kinase, stimule la sécrétion des hormones corticosurrénaliennes naturelles par diverses voies d'activation enzymatique

Indications

– Indication diagnostique : exploration dynamique de la corticosurrénale, notamment en cas de déficit corticosurrénalien ou de déficit en 21-bêta-hydroxylase
  – En cas d'insuffisance surrénalienne, la cortisolémie de base est basse ou effondrée et la réponse à la stimulation est nulle ou faible (en général < 20 µg/100 ml)
  – En cas de bloc enzymatique en 21-bêta-hydroxylase, la 17-hydroxyprogestérone plasmatique est normale ou élevée à l'état basal et est très élevée 1 heure après l'injection de Synacthène 0,25 mg/1 ml (en général > 10 ng/100 ml). Dans le cadre d'une recherche de ce déficit chez une femme, le test est à réaliser en phase folliculaire précoce
  – Traitement de deuxième intention du syndrome de West (spasmes infantiles) en cas d'inefficacité des corticoïdes par voie orale

Précautions d'emploi

– Chez les sujets allergiques, le produit n'est indiqué que si le degré de gravité de l'affection le justifie

Effets indésirables

– Le tétracosactide peut entraîner des réactions allergiques, surtout chez des malades présentant une affection allergique, un asthme ou des antécédents familiaux d'asthme, une urticaire, une dermatite atopique. Dans de rares cas, elles peuvent être graves et se traduire par des réactions anaphylactiques survenant en général dans les 30 minutes qui suivent l'injection
– Une hypokaliémie est également possible dans les traitements prolongés

Agents antiparathyroïdiens : Calcimimétiques

Cinacalcet *Liste I-65 %-Coll*

MIMPARA	28 cp. 30 mg, 60 mg ou 90 mg	*Toujours au cours des repas* : A. Posologie ci-dessous

Contre-indications
Insuffisance rénale chronique non dialysée Grossesse et allaitement, pas de données chez l'enfant

Propriétés

- Calcimimétique se liant aux récepteurs sensibles au calcium (RCa) à la surface de la glande parathyroïde, réduisant les taux circulants de PTH de 26 à 43 % et la calcémie
- Absorption *très augmentée par la prise aux repas*, pic atteint en 2 à 6 heures, liaison à 97 % aux protéines plasmatiques, métabolisation par les CYP 3A4 et 1A2 en dérivés inactifs, élimination urinaire (80 %) et fécale, demi-vie de 30 à 40 heures

Indications

- Traitement de l'hyperparathyroïdie (HPT) secondaire chez les patients dialysés atteints d'insuffisance rénale chronique terminale (en association aux chélateurs du phosphate et/ou aux analogues de la vitamine D)
- Traitement de l'hypercalcémie chez les patients atteints de cancer de la parathyroïde ou présentant une hyperparathyroïdie primaire chez qui la parathyroïdectomie serait indiquée, mais chez qui l'acte chirurgical est contre-indiqué ou n'est pas approprié

Posologie

- Hyperparathyroïdie secondaire : dose initiale de 30 mg/jour, adaptée toutes les 2 à 4 semaines jusqu'à la dose maximale de 180 mg/jour en 1 prise, afin d'atteindre un taux cible de PTH compris entre 150 et 300 pg/ml (mesuré 12 heures minimum après la prise)
- Cancer de la parathyroïde : dose initiale de 30 mg x 2 fois/jour, adaptée toutes les 2 à 4 semaines par paliers de 30 mg par prise jusqu'à la dose maximale de 90 mg x 4 fois/jour, afin d'atteindre une calcémie inférieure ou égale à la limite supérieure de la normale

Effets indésirables

- Très fréquents (> 10 %) : nausées (31 %), vomissements (27 %)
- Fréquents (1 à 10 %) : myalgies, étourdissements, vertiges, dyspepsie, asthénie, anorexie, paresthésies, crampes, hypocalcémie, rash cutané, œdème de Quincke, urticaire
- Rares (< 1 %) : crises convulsives, hypotension, insuffisance cardiaque, diarrhée
- **Surdosage** : hypocalcémie → arrêt temporaire et traitement symptomatique

Précautions d'emploi et interactions médicamenteuses (inhibiteur puissant du CYP 2D6, métabolisé par le CYP 3A4)

- Doser la PTH1-84 et la calcémie 1 à 4 semaines après le début du traitement, après toute adaptation posologique, puis tous les 1 à 3 mois lors du traitement d'entretien
- Surveiller étroitement les patients ayant une insuffisance hépatique modérée à sévère
- *Associations à utiliser avec précaution* : inducteurs et inhibiteurs puissants des CYP 3A4 (azolés, rifampicine) et 1A2, substrats du CYP 2D6 (*cf. Inducteurs enzymatiques*)
- Association possible avec le carbonate de calcium, le sévélamer

Androgènes (I) : Anabolisants androgèniques ou Stéroïdes anabolisants

Dérivés de la 19-nortestostérone alkylés en C17

Liste II-65 %-Coll-Prescrition initiale hospitalière

NILEVAR Noréthandrolone	30 cp. séc. 10 mg	A. Posologie ci-dessous

Contre-indications

Insuffisances hépatiques, rénales ou cardiaques sévères, états d'agressivité
Adénome ou cancer de la prostate
Femme non ménopausée, sujets impubères, grossesse et allaitement

Propriétés

- Stéroïde à composante androgénique, ayant des propriétés anabolisantes par action au niveau de tous les tissus mais surtout des muscles, des os et de la moelle osseuse, et dont l'index thérapeutique (rapport du pouvoir anabolisant sur le pouvoir virilisant) est plus élevé que celui de la testostérone

Indications et posologie (prescription initiale hospitalière)

- Aplasies médullaires (1-2 mg/kg/jour en traitement d'attaque, puis si besoin 0,25-0,50 mg/kg/jour en traitement d'entretien). La réponse peut n'être obtenue qu'en 3 à 6 mois. Si le traitement est efficace, il n'y a pas de raison de l'arrêter

Effets indésirables

- Possibilité de troubles neuro-psychiques de survenue brutale chez des sportifs en cas d'utilisation abusive, avec parfois véritable dépendance (dont syndrome de sevrage proche de celui observé avec les opiacés en cas d'arrêt brutal)
- Chez l'homme : acné, gynécomastie, rétention hydrosodée, stimulation d'un adénome ou d'un cancer prostatique, diminution de la spermatogénèse chez l'homme exempt de déficit androgénique (oligospermie, voire azoospermie)
- Chez la femme : effets androgéniques généralement réversibles à l'arrêt (séborrhée, acné, virilisation, chute de cheveux, hypertrophie du clitoris, augmentation de la libido) *mais parfois irréversibles* (hirsutisme, modification de la voix), effets antiœstrogéniques réversibles à l'arrêt (irrégularités menstruelles, aménorrhée)
- Chez le fœtus féminin : masculinisation rapide et irréversible
- Chez l'enfant : virilisation pilaire, déficit statural par soudure prématurée des cartilages
- Effets métaboliques : augmentation des triglycérides, diminution du HDL-cholestérol et de la tolérance aux hydrates de carbone, rétention hydrosodée
- Toxicité hépatique (surtout avec les dérivés de la 19-nortestostérone alkylés en C17) : hépatite cholestatique réversible à l'arrêt, exceptionnellement hépatome
- Décompensation d'une insuffisance cardiaque

Précautions d'emploi et interactions médicamenteuses

- Utiliser avec prudence en cas d'insuffisance cardiaque, d'insuffisance rénale, d'hypertension artérielle et d'épilepsie (en raison de la rétention hydrosodée
- Utiliser avec prudence en cas d'antécédents cardio-vasculaires, d'hyperlipidémies ou autres troubles métaboliques, d'obésité, d'hépatopathie
- *Associations à utiliser avec précaution* : potentialisation des AVK et des sulfamides hypoglycémiants par défixation protéique
- Utiliser avec prudence en cas d'hypercalcémie
- Médicament dopant

Androgènes (II) :
Testostérone et dérivés, Traitement substitutif

Formes percutanées (1)

Prescription initiale réservée aux endocrinologues, gynécologues et urologues

ANDROGEL Testostérone *Liste I-Non remboursé*	Gel à 1 % : 30 sac. 25 mg ou 50 mg	Androgénothérapie à visée substitutive : 50 à 100 mg/jour
ANDRACTIM Androstanolone *Liste I-30 %-Coll* *Médicament d'exception*	Gel à 2,5 % : tube de 80 g (graduation par 5 g)	Androgénothérapie à visée substitutive : 5 à 10 g/jour Androgénothérapie à visée locale (2) : 2,5 à 5 g/jour ou 1 jour sur 2
TESTOPATCH Testostérone *Liste I-Non remboursé*	30 patchs transdermiques : 1,2 mg/24 h 1,8 mg/24 h 2,4 mg/24 h	Androgénothérapie à visée substitutive : 2 dispositifs de 2,4 mg toutes les 48 heures (3)
FORTIGEL Testostérone *Liste I-Non remboursé*	Gel à 2 % : pompe doseuse de 60 g 1 pression = 0,5 g de gel 10 mg de testostérone	3 g de gel (60 mg de testostérone) x 1 fois/jour tous les matins (D. max. : 4 g/jour)

1. Appliquer sur une peau propre et sèche (bras, épaules et/ou abdomen), laisser sécher quelques minutes avant de se rhabiller, et se laver les mains à l'eau et au savon après l'application.
2. La posologie est de 5 g/jour pendant 3 à 6 mois sur les seins dans les gynécomasties, et de 2,5 g 1 jour sur 2 pendant 3 mois sur le fourreau de la verge ou sur la lésion vulvaire dans les lichens scléro-atrophiques.
3. Testostérone mesurée le matin, 12 à 36 heures après la pose du patch.

Formes orales

PANTESTONE Testostérone undécanoate *Liste I-65 %-Coll*	60 cap. 40 mg	Androgénothérapie à visée substitutive : 120 à 160 mg/jour en 2 prises par jour durant 2 à 3 semaines, puis 40 à 120 mg/jour

Formes injectables

ANDROTARDYL Testostérone énanthate *Liste I-65 %-Coll*	1 amp. 250 mg/ml (solution huileuse)	Par voie **IM** stricte : 250 mg toutes les 3 à 4 semaines
NEBIDO Testostérone undécanoate *Liste I-Non remboursé*	1 amp. 1 000 mg/4 ml (solution huileuse)	Par voie **IM** stricte : 1 000 mg toutes les 10 à 14 semaines

Contre-indications

Femme non ménopausée, sujets impubères, grossesse et allaitement
Adénome ou cancer de la prostate, cancer du sein (chez l'homme ou la femme)
Insuffisances hépatiques, rénales ou cardiaques sévères, états d'agressivité
Hypersensibilité connue à l'un des constituants
N'est pas le traitement de l'impuissance ou de la stérilité masculine

Propriétés

- Hormones nécessaires au développement des organes génitaux masculins (verge, scrotum, prostate, vésicules séminales) et caractères sexuels secondaires masculins (pilosité, développement de la musculature, mue de la voix, etc.), ayant une action anabolisante sur le squelette (poussée de croissance puis arrêt de croissance par soudure des épiphyses) et une action stimulante sur la moelle hématopoïétique à forte dose

Indications

- Hypogonadismes masculins par déficit en testostérone affirmé par les signes cliniques et biologiques (l'obtention d'un taux de testostérone plasmatique entre 2,8 et 8 µg/l permettrait une virilisation optimale et une fonction sexuelle normale)
- Androgénothérapie à visée locale (gel d'androstanolone uniquement) : gynécomastie idiopathique de l'homme (régression nette dans 65 % des cas), lichen scléro-atrophique balano-préputial ou vulvaire

Effets indésirables

- Chez l'homme : stimulation possible d'un adénome ou d'un cancer prostatique, acné, gynécomastie, rétention hydrosodée, HTA et diminution de la spermatogénèse chez l'homme exempt de déficit androgénique (oligospermie, voire azoospermie)
- Chez la femme : effets androgéniques généralement réversibles à l'arrêt (séborrhée, acné, virilisation, chute de cheveux, hypertrophie du clitoris, augmentation de la libido) *mais parfois irréversibles* (hirsutisme, modification de la voix), effets antiœstrogéniques réversibles à l'arrêt (irrégularités menstruelles, aménorrhée)
- Chez le fœtus féminin : masculinisation rapide et irréversible
- Chez l'enfant : virilisation pilaire, déficit statural par soudure prématurée des cartilages de conjugaison
- Possibilité d'hypercalcémie surtout chez les sujets alités
- Toxicité hépatique (surtout avec les dérivés de la 19-nortestostérone alkylés en C17 dont la fluoxymestérone, retirée du marché en France en 2000) : hépatite cholestatique réversible à l'arrêt, exceptionnellement hépatome

Précautions d'emploi

- Utiliser avec prudence en cas d'antécédents cardio-vasculaires, HTA, hyperlipidémies ou autres troubles métaboliques, obésité, migraine
- Chez l'homme soumis à un traitement androgénique substitutif : surveiller tous les 6 à 12 mois la prostate (PSA puis toucher rectal), les seins, la testostérone plasmatique (ou la dihydrotestostérone plasmatique en cas d'utilisation du gel d'androstanolone), le bilan lipidique et la NFS
- L'utilisation chez la femme non ménopausée est contre-indiquée (risque de virilisation définitive, notamment pilaire et vocale, même après traitement de durée limitée)
- Médicaments dopants

Antigonadotrophines et analogue

Danazol (androgène antigonadotrope) *Liste I-65 %-Coll*

DANATROL (1)	40 ou 100 gél. 200 mg	Œdème angioneurotique héréditaire (traitement préventif des poussées) : 600 mg/jour en 3 prises puis à la dose minimale efficace (200 mg/jour voire 1 jour sur 2 ou 3) (2) et (3)

1. *Attention* : le danazol peut entraîner une masculinisation fœtale et n'a un effet contraceptif qu'à la dose minimale de 600 mg/jour en traitement continu.
2. Posologie efficace variable d'un sujet à l'autre.
3. L'AMM pour l'endométriose existe toujours mais la place dans la stratégie thérapeutique est limitée.

Contre-indications
Grossesse (effet androgénique sur le fœtus) et allaitement
Insuffisance hépatique, rénale ou cardiaque sévère, hépatite chronique ou récente
Antécédents de maladie veineuse thrombo-embolique
Porphyries

Propriétés

- Androgène de synthèse (dérivé de l'éthistérone ou 17 a-éthinyl-testostérone) ayant un *effet antigonadotrope* (inhibition de la sécrétion des gonadotrophines hypophysaires FSH et LH → *hypo-œstrogénie profonde* avec atrophie de l'endomètre, suppression du cycle menstruel et blocage de l'ovulation à la dose minimale de 600 mg/jour) et des *effets androgéniques marqués* mais généralement réversibles à l'arrêt du traitement (sauf l'hirsutisme et les modifications de la voix)
- Absorption digestive rapide, métabolisation hépatique, élimination urinaire (50 % en 3 jours) et digestive (36 % en 3 jours), demi-vie de 4 à 5 heures

Indications

- Œdème angioneurotique héréditaire par déficit en inhibiteur de la C1 estérase (où les androgènes augmentent la synthèse hépatique de cet inhibiteur, avec un délai d'action de 4 à 5 jours → inhibiteur de la C1 estérase d'action plus rapide dans les poussées)
- Purpura chronique idiopathique (avec une splénectomie ou seul, notamment chez le sujet âgé), splénomégalie myéloïde, anémies hémolytiques auto-immunes (hors AMM)

Effets indésirables (très fréquents)

- *Effets androgéniques* : prise de poids (85 %), diminution du volume des seins (48 %), peau grasse (37 %), rétention hydrosodée et œdèmes des membres inférieurs (28 %), acné (27 %), hirsutisme (21 %), modifications de la voix, hypertrophie clitoridienne, chute de cheveux, diminution des apolipoprotéines A1 et A2 et du HDL cholestérol
- *Effets hypo-œstrogéniques* : sécheresse vaginale (43 %), bouffées de chaleur (42 %), hypersudation (32 %), aménorrhée, spotting
- Divers : crampes musculaires (52 %), troubles de l'humeur (38 %), asthénie (25 %), diminution de la libido (20 %), nausées (17 %), céphalées (17 %), modifications de la courbe d'hyperglycémie provoquée
- Très rares : élévation des transaminases, voire hépatites cytolytiques ou cholestatiques ou adénomes du foie, hypertension intracrânienne réversible à l'arrêt (céphalées, diplopie, troubles visuels à type d'éclipses transitoires puis baisse de la vision)

Précautions d'emploi

- Risques de masculinisation fœtale → éliminer une grossesse en cas d'aménorrhée préexistante ou survenant durant le traitement (car le danazol n'a un effet contraceptif que s'il est utilisé en continu à la dose de 600 mg par jour) et commencer le traitement le premier ou le deuxième jour d'un cycle
- Surveiller les transaminases, la glycémie et le bilan lipidique, la NFS et les plaquettes et faire une échographie hépatique annuelle systématique à la recherche d'un adénome du foie
- Utiliser avec prudence en cas d'insuffisance cardiaque ou d'insuffisance rénale sévère (rétention hydrosodée)
- Renforcer le traitement chez le diabétique

Interactions médicamenteuses

- *Associations à utiliser avec précaution* (effet potentialisé) : AVK et carbamazépine, tacrolimus (inhibition du métabolisme hépatique du tacrolimus), ciclosporine
- Simvastatine : risque accru de rhabdomyolyse

Hormone somatotrope ou Hormone de croissance (GH)

Somatropine recombinante *Liste I-Réservé aux hôpitaux-Médicament d'exception*

GÉNOTONORM *Conserver de + 2 °C à + 8 °C* *(21 jours après reconstitution)*	Cartouche à 5,3 ou 12 mg pour Stylo Génotonorm (solvant avec métacrésol)	Par voie **SC** le soir : posologie ci-dessous (1)
GÉNOTONORM Miniquick *Conserver de + 2 °C à + 8 °C* *(24 heures après reconstitution)*	7 seringues à 0,6 mg, 0,8 mg, 1 mg, 1,2 mg, 1,4 mg, 1,6 mg, 1,8 mg ou 2 mg (solvant sans métacrésol)	*Idem*
NORDITROPINE Nordiflex *Conserver de + 2 °C à + 8 °C* *(24 heures après reconstitution)*	Stylo multidose prérempli jetable avec aiguilles novofine, à 15 mg/1,5 ml	*Idem* (D. max. : 4,5 mg/dose)
NORDITROPINE Simplexx *Conserver de + 2 °C à + 8 °C* *(21 jours après reconstitution)*	Cartouche à 5, 10, 15 mg/1,5 ml pour Stylo Nordipen (solvant sans métacrésol)	*Idem*
NUTROPINAQ *Conserver de + 2 °C à + 8 °C* *(14 jours après reconstitution)*	Cartouche à 10 mg/2 ml (solvant sans métacrésol)	*Idem*
OMNITROPE	1 ou 5 ou 10 cartouches à 10 mg/1,5 ml	*Idem*
SAIZEN *Conserver de + 2 °C à + 8 °C* *(21 jours après reconstitution)*	Cartouche à 1,03 ml et 2,5 ml Fl. 5,83 mg/ml ou 8 mg/ml (solvant avec métacrésol)	Par voie **IM** ou **SC** le soir : posologie ci-dessous (1)
SAIZEN Clickeasy *Conserver de + 2 °C à + 8 °C* *(28 jours après reconstitution)*	Fl. 8 mg/1,37 ml avec dispositif Clickeasy (solvant avec métacrésol)	Par voie **SC** le soir : posologie ci-dessous (1)
UMATROPE *Conserver de + 2 °C à + 8 °C* *(14 jours après reconstitution)*	Cartouche à 6, 12, 24 mg/3 ml (solvant avec métacrésol)	*Idem*
ZOMACTON *Conserver de + 2 °C à + 8 °C* *(14 jours après reconstitution)*	Fl. 4 mg/3,5 ml injection multidose à 10 mg/ml Seringue préremplie (solvant sans métacrésol)	*Idem*

1. Médicaments disponibles en ville, mais avec le statut de médicaments d'exception et à prescription initiale hospitalière annuelle réservée aux spécialistes en pédiatrie ou en endrocrinologie et maladies métaboliques héréditaires, pris alors en charge à 100 % par la Sécurité sociale.
   La dose est variable selon les indications, la dose hebdomadaire étant répartie en 6 à 7 injections/semaine sous-cutanées faites le soir, *en changeant de site d'injection à chaque fois* :
   - Retard de croissance lié à un déficit somatotrope prouvé : 0,17 à 0,23 mg/kg/semaine.
   - Petite taille dans le syndrome de Turner : 0,23 à 0,30 mg/kg/semaine.
   - Retard de croissance par insuffisance rénale chronique, avant la puberté : 0,40 mg/kg/semaine.
   - Syndrome de Prader-Willi : 0,23 mg/kg/semaine.

   L'efficacité dans l'indication enfant né petit pour l'âge gestationnel reste à démontrer.
   Une réévaluation du service médical rendu de ces spécialités dans les indications non déficitaires a eu lieu à la HAS (décembre 2011) : bien que jugé faible, le remboursement est maintenu.

Différentes indications chez l'enfant déficitaire ou non : retard de croissance

	Déficit en hormone de croissance (1)	Syndrome de Turner (1)	Insuffis. rénale (enfant prépubère) (1)	Insuffis. rénale (enfant pubère) (1)	Syndrome de Prader-Willi (1)	Déficit du gène SHOX (2)	Enfant né petit pour l'âge gestationnel (3) et (4)
GÉNOTONORM	oui	oui	oui	oui	oui	non	oui
NORDITROPINE	oui	oui	oui	non	non	non	oui
NUTROPINAQ	oui	oui	oui	non	non	non	non
OMNITROPE	oui	oui	oui	oui	oui	non	oui
SAIZEN	oui	oui	oui	non	non	non	oui
UMATROPE	oui	oui	oui	non	non	oui	oui
ZOMACTON	oui	oui	non	non	non	non	non

1. Service médical rendu important.
2. Service médical rendu modéré.
3. Service médical rendu faible.
4. Les enfants nés petits pour l'âge gestationnel n'ayant pas rattrapé ce retard à l'âge de 4 ans (SGA) ont une petite taille isolée d'origine inconnue. La GH ne peut être prise en charge que chez les enfants particulièrement petits (taille < – 3 DS et taille parentale ajustée < – 1 DS).

Le bon usage des hormones de croissance

– Prescription restreinte aux seules indications de l'AMM
– Respect strict des posologies
– Arrêt du traitement après 1 an si la vitesse de croissance reste < 1 DS ou < 2 cm par an (non répondeurs)
– Réévaluation systématique du traitement après 1 à 2 ans, lorsque le recul sur l'évolution de la croissance est suffisant

Contre-indications
Transplantation rénale
Processus tumoral connu et évolutif, épiphyses fermées chez l'enfant
Hypersensibilité connue au métacrésol (pour les spécialités qui en contiennent)
Syndrome de Prader-Willi avec obésité sévère et/ou troubles respiratoires sévères
Syndrome d'apnée du sommeil
États critiques aigus

Propriétés

– Polypeptide obtenu par génie génétique (r-hGH), dont la structure (191 acides aminés) et les propriétés sont celles de l'hormone de croissance humaine : stimulation de la croissance osseuse (vitesse de croissance doublée durant les premières années dans les déficits somatotropes), effet anabolisant et lipolytique, hyperinsulinisme modéré
– Durée d'activité d'environ 24 heures après injection SC ou IM
– L'hormone de croissance extraite d'hypophyses humaines (plus utilisée depuis 1988) a été impliquée dans la survenue de maladie de Creutzfeldt-Jakob (24 cas en France sur 2 300 enfants traités, 10 cas aux États-Unis sur 7 000 enfants traités, 8 cas au Royaume-Uni sur 1 900 enfants traités, 1 cas en Nouvelle-Zélande)

Indications

– *Chez l'enfant :*
  – Retard de croissance lié à un déficit somatotrope, à un syndrome de Turner, à une insuffisance rénale chronique ou à un déficit du gêne SHOX (*Short Stature Homeobax-Containing gene*) confirmé par un test ADN
  – Retard de croissance (taille actuelle < – 2,5 DS et taille parentale ajustée < – 1 DS) chez les enfants nés petits pour l'âge gestationnel avec un poids et/ou une taille de naissance < – 2 DS, n'ayant pas rattrapé leur retard de croissance (vitesse de croissance < 0 DS au cours de la dernière année) à l'âge de 4 ans ou plus
  – Syndrome de Prader-Willi (SPW), afin d'améliorer la croissance et la composition corporelle. Le diagnostic de SPW doit être confirmé par le test génétique approprié
– *Chez l'adulte :* traitement substitutif chez les adultes présentant un déficit somatotrope sévère
  – Déficit acquis à l'âge adulte : les patients qui présentent un déficit somatotrope sévère associé à des déficits hormonaux multiples résultant d'une pathologie hypothalamique ou hypophysaire connue et ayant au moins un autre déficit hormonal hypophysaire, excepté la prolactine. Un test dynamique approprié sera pratiqué afin de diagnostiquer ou d'exclure un déficit en hormone de croissance
  – Déficit acquis dans l'enfance : chez les patients qui présentent un déficit somatotrope acquis dans l'enfance d'origine congénitale, génétique, acquise ou idiopathique. La capacité de sécrétion en hormone de croissance doit être réévaluée chez les patients ayant un déficit acquis dans l'enfance une fois leur croissance staturale achevée. Chez les patients présentant une forte probabilité de déficit somatotrope persistant, c'est-à-dire d'origine congénitale ou secondaire à une pathologie hypothalamo-hypophysaire ou un traumatisme hypothalamo-hyphophysaire, un dosage d'IGF-I < – 2 DS, mesuré au moins 4 semaines après l'arrêt du traitement par hormone de croissance, doit être considéré comme une preuve suffisante d'un déficit somatotrope sévère
  – Tous les autres patients auront besoin d'un dosage d'IGF-I et d'un test de stimulation à l'hormone de croissance

Cf. les effets indésirables et les précautions d'emploi page suivante.

Effets indésirables

- Possibilité de myosite au métacrésol (point d'injection)
- Possibilité d'hypothyroïdie → surveillance de la fonction thyroïdienne (et traitement par les hormones thyroïdiennes en cas de déficit thyroïdien). Augmentation de la conversion périphérique de T4 et T3
- Possibilité de lipodystrophies atrophiques en cas d'injections répétées à un même site d'injection → changer à chaque fois de site d'injection
- Quelques cas d'œdèmes transitoires et d'hématurie sans étiologie retrouvée, rares cas d'hypertension intracrânienne, hyperinsulinisme modéré, élévation des phosphatases alcalines et des acides gras libres non estérifiés, insulinorésistance
- Développement d'anticorps anti-hormone de croissance sans retentissement clinique notamment sur la croissance (environ 30 % des cas après 1 an)
- Un registre national (10 000 sujets) révèle un risque de surmortalité toutes causes confondues (en particulier complications vasculaires cérébrales et tumeurs osseuses), en particulier en cas de fortes doses → nécessité d'une réévaluation régulière de l'indication et de la dose chez les adultes majoritairement déficitaires ayant été traités par GH dans l'enfance
- Risque d'épiphysiolyse de hanche

Précautions d'emploi

- Traitement à n'instaurer qu'après explorations adaptées des fonctions hypophysaires (à la recherche d'un déficit en hormone de croissance) et thyroïdienne
- Surveiller régulièrement la NFS, la glycémie, la fonction thyroïdienne
- Éviter d'agiter trop vigoureusement le flacon après réhydratation par le solvant pour ne pas dénaturer le principe actif, et ne pas mélanger à d'autres produits
- Les indications de petite taille idiopathique et du syndrome de Noonan n'ont l'AMM qu'aux États-Unis

Taux plasmatiques de l'hormone de croissance ou GH

Adulte avec sécrétion normale en GH	0 à 5 ng/ml
Enfant avec sécrétion normale en GH	> 10 ng/ml
Enfant avec un déficit partiel en GH	5 à 10 ng/ml
Nouveau-né avec sécrétion normale	10 à 70 ng/ml

Interactions médicamenteuses

- *Associations à utiliser avec précaution* : glucocorticoïdes (possibilité d'annulation des effets de l'hormone somatotrope → en cas de déficit associé en ACTH, ajuster le traitement par les glucocorticoïdes afin d'éviter leur effet inhibiteur sur la croissance), insuline (état de résistance à l'insuline induit par l'hormone de croissance)

Analogues de l'hormone somatotrope ou GH : Somatomédine C ou *insulin-like growth factor-1* humain

Mécasermine (1) *Liste I-Réservé aux hôpitaux-Médicament d'exception*

INCRELEX	Fl. 4 ml **SC** 10 mg/ml (boîte unitaire)	0,04 mg/kg (2) et (3)

1. Médicament soumis à prescription hospitalière réservée aux spécialistes en pédiatrie, ou en endocrinologie et maladies métaboliques.
2. La dose initiale recommandée est de 0,04 mg/kg de mécasermine par injection sous-cutanée biquotidienne. Si aucun événement indésirable significatif lié au traitement ne se produit pendant au moins 1 semaine, la dose peut alors être augmentée par tranches de 0,04 mg/kg jusqu'à la dose maximale de 0,12 mg/kg 2 fois/jour. Des doses biquotidiennes supérieures à 0,12 mg/kg n'ont pas été évaluées chez l'enfant atteint d'IGFD primaire sévère.
3. Administration proche d'un repas ou d'une collation pour éviter le risque d'hypoglycémie. Les hypoglycémies réagissent au glucagon.

Contre-indications
Néoplasie active
Hypersensibilité à la substance active ou à l'un des excipients
Administration par voie intraveineuse

Propriétés

- Somatomédine C ou *insulin-like growth factor-1* humain (rhIGF-1) produit par la technique de l'ADN recombinant. La séquence des acides aminés de ce produit est identique à celle de l'IGF-1 humain endogène. La protéine rhIGF-1 est synthétisée par la bactérie *E. coli* préalablement modifiée par introduction du gène codant pour l'IGF-1 humain

Indications

- Traitement à long terme des retards de croissance chez l'enfant et l'adolescent présentant un déficit primaire sévère en IGF-1 (IGFD primaire) définit comme suit :
  - Score en écart-type (SDS) de la taille ≤ – 3,0
  - Taux d'IGF-1 initial inférieur au 2,5e centile pour l'âge et le sexe
  - GH en suffisance
  - Exclusion des formes secondaires de déficit en IGF-1
- L'IGFD primaire sévère inclut des patients ayant des mutations du récepteur de la GH (GHR), des altérations de la voie de transmission du signal post-GHR ou des altérations du gène de l'IGF-1 ; ils n'ont pas de déficit en hormone de croissance et aucune réponse satisfaisante au traitement par hormone de croissance exogène n'est donc à espérer
- Si pas de réponse à 1 an, arrêt du traitement

Précautions d'emploi et effets indésirables

- Néoplasie active ou suspectée. Le traitement doit être interrompu si des signes de néoplasie apparaissent
- L'alcool benzylique ne doit être administré ni aux prématurés ni aux nouveau-nés
- Ne doit pas être utilisé pour favoriser la croissance des patients dont les épiphyses sont soudées
- N'est pas recommandé chez l'enfant < 2 ans en raison du manque de données concernant la tolérance et l'efficacité du produit (*cf.* Propriétés)
- Grossesse : avant tout traitement chez une femme en âge de procréer, il est recommandé d'effectuer un test de grossesse pour s'assurer que la patiente n'est pas enceinte et de lui fournir les informations nécessaires pour une contraception adaptée
- Allaitement : non recommandé
- L'hypoglycémie est présente chez 36 des 76 patients traités dans les essais thérapeutiques, surtout chez le jeune enfant. Ne pas administrer en cas de carence nutritionnelle
- Hypertrophie au site d'injection, ronflements, hypoacousie allopécie, réactions d'hypersensibilité, hypertension intracrânienne comme avec la GH
- Apparition d'anticorps au cours des traitements
- Surveillance échocardiographique régulière

Inhibiteurs de l'hormone somatotrope ou GH (I) : Analogues de la somatostatine naturelle (I)

Lanréotide acétate *Liste I-100 %-Coll-Prescription initiale hospitalière annuelle*

SOMATULINE LP *Conserver de + 2 °C à + 8 °C*	Fl. 30 mg (+ solvant) Poudre	Injection **IM** de 30 mg tous les 10 à 14 jours
SOMATULINE LP *Conserver de + 2 °C à + 8 °C*	Seringue à 60 mg, 90 mg ou 120 mg	Injection **SC** profonde dans la fesse tous les 28 jours de 60 à 120 mg selon les cas (acromégalie)

Contre-indications

Lithiase de la voie biliaire compliquée non traitée
Hypersensibilité connue au lantréotide, grossesse et allaitement

Propriétés

– Analogue de la somatostatine naturelle, peptide inhibant la sécrétion hypophysaire de la GH, les sécrétions endocrines et exocrines pancréatiques et gastro-intestinales, et la sécrétion biliaire, se distinguant de la somatostatine par une action plus prolongée

Indications

– Traitement de l'acromégalie si les sécrétions de GH et d'IGF-1 restent anormales après chirurgie et/ou radiothérapie ou en cas d'exceptionnels macroadénomes expansifs ou invasifs non opérables (normalisation de la sécrétion chez la moitié des patients)
– Traitement des symptômes (diarrhée, flushs) dus à des tumeurs endocrines digestives : tumeurs carcinoïdes, vipomes, glucagonomes (90 mg tous les 28 jours, jusqu'à 120 mg)
– Traitement des adénomes thyréotropes primitifs responsables d'une hyperthyroïdie (à la dose de 30 mg tous les 10 à 14 jours)

Effets indésirables

– Douleur locale modérée et transitoire avec parfois rougeur locale au point d'injection
– Troubles digestifs modérés et transitoires : nausées, douleurs abdominales, anorexie, vomissements, diarrhée, météorisme, possibilité de stéatorrhée à forte dose, risque de lithiase vésiculaire (10-20 %) en traitement prolongé → échographie de la motilité vésiculaire tous les 6 mois. Risque de bradycardie

Précautions d'emploi et interactions médicamenteuses

– Traitement à initier uniquement en milieu hospitalier spécialisé ; adapter la dose aux concentrations de GH et d'IG-F1
– Diabète : surveiller l'équilibre glycémique et réduire les doses d'insuline (de 25 %), suppression de la sécrétion de glucagon. Surveillance régulière de la glycémie
– Syndromes carcinoïdes : éliminer préalablement une tumeur intestinale obstructive
– Insuffisance rénale ou hépatique : surveillance et adaptation posologique si besoin
– Traitement prolongé → échographie vésiculaire préalable puis semestrielle, risque de lithiase induite par le traitement
– Stéatorrhée : administrer des extraits pancréatiques si elle est franche et durable
– *Association à utiliser avec précaution* : insulines (diminution des besoins en insuline avec risque d'hypoglycémie), ciclosporine (risque de sous-dosage en ciclosporine)

Inhibiteurs de l'hormone somatotrope ou GH (II) : Analogues de la somatostatine naturelle (II)

Octréotide acétate[G] *Liste I-Réservé aux hôpitaux-Prescription initiale hospitalière annuelle*

SANDOSTATINE SIROCTID *Conserver de + 2 °C à + 8 °C*	6 amp. ou seringues préremplies de 1 ml à 50 µg, 100 µg ou 500 µg	Injections **SC** à distance des repas (intervalle de 2 heures) : posologie ci-dessous
SANDOSTATINE LP *Conserver de + 2 °C à + 8 °C*	1 seringue préremplie à 10 mg, 20 mg ou 30 mg	Injection **IM** stricte 1 fois/mois : posologie ci-dessous

Contre-indications

Hypersensibilité connue à l'octréotide, grossesse et allaitement, absence de contraception efficace

Propriétés

- Analogue de la somatostatine naturelle, peptide inhibant la sécrétion hypophysaire de la GH, les sécrétions endocrines et exocrines pancréatiques et gastro-intestinales, et la sécrétion biliaire, se distinguant de la somatostatine par une action plus prolongée
- Après injection, liaison faible aux protéines plasmatiques (65 %), élimination sous forme inchangée par la bile (80 %), métabolisme au niveau du tractus gastro-intestinal, concentrations plasmatiques stables du 14e au 42e jour avec la forme LP

Indications et posologie

- Traitement de l'acromégalie si la sécrétion de GH reste anormale après chirurgie et/ou radiothérapie, ou en cas de macroadénomes expansifs ou invasifs non opérables : 50 à 200 µg **SC** x 2-3 fois/jour (jusqu'à 1 500 µg/j), ou 10 à 30 mg/mois avec la forme LP
- Traitement des symptômes (diarrhée, flushs) dus à des tumeurs endocrines digestives (tumeurs carcinoïdes, vipomes, glucagonomes) : 50 à 200 µg **SC** x 2 fois/jour
- Prévention des fistules pancréatiques après chirurgie d'exérèse : 100 µg **SC** 1 heure avant l'intervention au moins, puis 3 fois par jour pendant au moins 7 jours (hors AMM)
- Traitement de certains adénomes hypophysaires (thyréotropes, corticotropes, etc.) si la sécrétion reste anormale après chirurgie ou radiothérapie ou inopérable
- Traitement d'urgence de la rupture de varice œso-cardiale chez le cirrhotique en attente du traitement endoscopique (perfusion IV continue de 25 µg/h pendant 48 heures)

Effets indésirables

- Douleur locale modérée et transitoire (réduite en réchauffant l'ampoule à température ambiante, en injectant en plus de 20 secondes et en variant les sites d'injection)
- Troubles digestifs modérés et transitoires : nausées, douleurs abdominales, anorexie, vomissements, diarrhée, météorisme, possibilité de stéatorrhée à forte dose, risque de lithiase vésiculaire (10-20 %) en traitement prolongé → échographie tous les 6 mois, pancréatite aiguë
- Élévation modérée des transaminases transitoire ou régressant à l'arrêt du traitement
- Troubles de la glycémie (hypo- ou hyper-), risque de malabsorption de la vitamine B12, dysthyroïdie, bradycardie
- Risque de pancréatite aiguë en tout début de traitement

Précautions d'emploi et interactions médicamenteuses

- Diabète : surveiller l'équilibre glycémique et réduire les doses d'insuline (de 30 à 50 %)
- Syndromes carcinoïdes : éliminer préalablement une tumeur intestinale obstructive
- Insuffisance rénale ou hépatique : surveillance et adaptation posologique si besoin
- Traitement prolongé → échographie vésiculaire préalable puis semestrielle
- Stéatorrhée : administrer des extraits pancréatiques si elle est franche et durable
- *Association à utiliser avec précaution* : insulines (diminution des besoins en insuline avec risque d'hypoglycémie), ciclosporine (risque de sous-dosage en ciclosporine)

Inhibiteurs de l'hormone somatotrope ou GH (III) : Analogue de la GH, Antagoniste de la somatotropine

Pegvisomant *Liste I-100 %-Coll-Prescription initiale hospitalière annuelle réservée aux endocrinologues et internistes (médicament hors T2A-médicament orphelin)*

SOMAVERT *Conserver de + 2 °C à + 8 °C et pendant au maximum 24 heures*	30 fl. 10 mg ou 15 mg 1 ou 30 fl. 20 mg (1)	Injection SC 1 fois par jour : dose de charge de 80 mg, puis 10 mg/jour, puis par paliers de 5 mg (jusqu'à 30 mg/jour) maximum en fonction du dosage d'IGF-1

1. À utiliser rapidement après reconstitution.

Contre-indications
Hypersensibilité au pegvisomant ou à l'un des excipients, grossesse et allaitement

Propriétés

- Analogue de l'hormone de croissance humaine (GH) se liant à ses récepteurs, diminuant ainsi la production par le foie et les tissus d'IGF-I ou somatomédine (responsable des symptômes de l'acromégalie), mais augmentant les taux de GH
- Pic sérique atteint en 33 à 77 heures, élimination lente avec une demi-vie d'élimination d'environ 6 jours (74 à 172 heures)

Indications

- Traitement de l'acromégalie chez des patients qui ont eu une réponse insuffisante à la chirurgie et/ou à la radiothérapie et chez lesquels un traitement médical par analogues de la somatostatine n'a pas normalisé les concentrations en IGF-I ou n'a pas été toléré. Il s'agit donc d'un traitement de troisième intention

Effets indésirables

- Très fréquents (≥ 10 %) : réactions au point d'injection à type d'érythème ou douleurs spontanément résolutifs (11 %), plus rarement ecchymose ou hémorragie
- Fréquents (≥ 1 %) : sudation (7 %), céphalées (6 %), asthénie (6 %), syndrome grippal, arthralgies, myalgies, diarrhée, constipation, nausées, vomissements, météorisme, dyspepsie, flatulences, élévation des transaminases, vertiges, insomnie, somnolence, tremblements, prurit, rashs cutanés, hypercholestérolémie, prise de poids, HTA
- Peu fréquents (< 1 %) : bouche sèche, sialorrhée, dysgueusie, hémorroïdes, troubles dentaires, œdème des membres inférieurs, hypoesthésie, angiœdème, peau sèche, confusion mentale, fatigue ou douleurs oculaires, hypertriglycéridémie, hypoglycémie, hématurie, protéinurie, insuffisance rénale, thrombopénie, leucopénie, leucocytose
- Développement d'anticorps anti-hormone de croissance de signification clinique non connue (environ 17 % des patients)
- Augmentation des taux de GH (doublés) avec possibilité d'augmentation de la taille de l'adénome par hyperfonctionnement (4 cas sur 160 patients dans les essais cliniques)

Précautions d'emploi

- Surveiller toutes les 4 à 6 semaines les taux d'IGF-I sériques qui doivent rester dans la fourchette correspondant à l'âge du patient, et adapter les doses selon ces taux
- Surveiller les transaminases toutes les 4 à 6 semaines pendant 6 mois ou en cas de signes d'hépatite (→ arrêt si transaminases > 3N), et éliminer une pathologie biliaire obstructive en cas d'antécédents de traitement par un analogue de la somatostatine
- Diabète : surveiller l'équilibre glycémique et réduire si besoin les doses d'insuline ou d'hypoglycémiants oraux (risque d'hypoglycémie)
- Insuffisance rénale ou hépatique : tolérance et efficacité non établies
- Analogie structurelle ferme avec l'hormone de croissance → réaction croisée avec les méthodes de dosage
- Inhibiteur puissant de la GH : risque de tableau d'insuffisance en hormone de croissance
- Surveillance hypophysaire annuelle par une IRM, progression possible de la tumeur

Analogue de la somatostatine : Inhibiteur de la sécrétion d'ACTH

Pasiréotide *Liste I-Prescription réservée aux spécialistes en endocrinologie, diabète et maladies métaboliques ou en médecine interne-Médicament orphelin*

SIGNIFOR	60 amp. 1 ml à 0,3 et 0,9 mg 6 ou 60 amp. 1 ml à 0,6 mg	0,6 mg x 2 fois/jour pendant les 2 premiers mois (1), (2) et (3)

1. Surveillance du cortisol libre urinaire pour adapter les doses par paliers de 0,3 mg en fonction de l'efficacité et de la tolérance.
2. Si pas d'effet au bout de 2 mois, arrêt du traitement.
3. Injection en haut des cuisses et sur l'abdomen dans un site non inflammatoire.

Contre-indications
Hypersensibilité aux constituants Insuffisance hépatique sévère (Child-Pugh C) Grossesse et allaitement

Propriétés

- Le pasiréotide est un analogue de la somatostatine injectable, il exerce son activité biologique en se liant aux récepteurs à la somatostatine (SSTR) 4/5 qui sont surexprimés dans les cellules corticotropes des adénomes sécrétants de l'ACTH, ce qui entraîne l'inhibition de la sécrétion de l'ACTH
- Éliminé inchangé essentiellement dans les selles et peu dans les urines, pas d'interaction avec les cytochromes, demi-vie d'élimination de 12 heures

Indications

- Traitement de la maladie de Cushing chez les patients adultes pour lesquels la chirurgie n'est pas envisageable ou en cas d'échec de la chirurgie

Effets indésirables

- Très fréquents : hyperglycémie, diabète, diarrhée, douleurs abdominales, nausées, lithiase vésiculaire, réaction au site d'injection, fatigue
- Fréquents : anémie, perte d'appétit, céphalées, bradycardie sinusale, allongement de QT, hypotension, alopécie, prurit, myalgie, arthralgie, hausse des transaminases, gamma-GT, lipase

Précautions d'emploi et interactions médicamenteuses

- Le statut glycémique doit être évalué avant la mise sous traitement, une surveillance rapprochée de la glycémie doit être instauré le premier mois de traitement, notamment en cas d'hyperglycémie en début de traitement
- De même la fonction hépatique doit être surveillée en cas d'hypertransaminasémie avant traitement, le mécanisme doit être précisé et le bilan hépatique et pancréatique particulièrement surveillé, augmentation des gamma-GT
- Attention au cumul thérapeutique avec des médicaments bradycardisants et à l'hypokaliémie du fait de l'allongement de QT
- Il faudra également rechercher une lithiase vésiculaire et surveiller les autres fonctions hypophysaires
- Le pasiréotide est un substrat de la P-gp : un risque d'interaction avec les inhibiteurs est toujours possible (kétoconazole, ciclosporine, verapamil, clarythromycine...)
- Aucune donnée sur la grossesse et l'allaitement

Inhibiteurs de la prolactine : Agonistes dopaminergiques D2

Cabergoline[G] *Liste I-65 %-Coll*

DOSTINEX Alcaloïdes de l'ergot de seigle (1)	8 cp. 0,5 mg	En 1 prise au coucher avec une collation : 0,5 mg par semaine en 1 seule prise, *puis* si besoin par paliers mensuels de 0,5 mg jusqu'à 1 à 2 mg, voire 4,5 mg par semaine (2)

1. Les médicaments dérivés de l'ergot de seigle font l'objet actuellement d'une surveillance renforcée par l'ANSM. Leur rapport bénéfice/risque a toujours été jugé favorable.
2. La plupart des patients sont équilibrés avec une dose inférieure ou égale à 1 mg par semaine administrée *en 1 seule prise hebdomadaire* : la posologie peut varier de 0,25 à 2 mg, voire jusqu'à 4,5 mg par semaine dans certains cas (si elle dépasse 1,5 mg par semaine, il est recommandé de fractionner la dose *en 2 prises hebdomadaires*).

Quinagolide *Liste I-65 %-Coll*

NORPROLAC	Boîte de 3 cp. 25 µg + 3 cp. 50 µg 30 cp. 75 µg ou 150 µg	En 1 prise au coucher avec une collation : 25 µg/jour x 3 jours, *puis* 50 µg/jour x 3 jours, *puis* 75 µg/jour x 1 mois *puis* si besoin par paliers mensuels de 25 µg jusqu'à 150 µg/jour (3)

3. La plupart des patients sont équilibrés avec une dose inférieure ou égale à 150 µg/jour, mais une posologie de 300 µg/jour voire plus peut être nécessaire dans certains cas.

Bromocriptine[G] *Liste I-65 %-Coll*

PARLODEL (4) Alcaloïdes de l'ergot de seigle (1)	30 cp. séc. 2,5 mg	1/2 cp./jour le 1er jour, 1 cp./jour le 2e jour puis 2 cp./jour en 2 prises les 14 jours suivants au milieu des repas

4. A également une indication pour l'inhibition de la lactation (boîte de 20 cp.).

Lisuride *Liste I-65 %-Coll*

AROLAC (5) DOPERGINE (6) Alcaloïdes de l'ergot de seigle (1)	20 cp. séc. 0,2 mg 30 cp. séc. 0,2 mg	*Arrêt de la lactation, symptomatologie mammaire inflammatoire* : 1 cp. le soir J1, 1 cp. midi et soir J2, arrêt 4 jours après l'arrêt de la sécrétion lactée *Conséquences cliniques de l'hyperprolactinémie* : 1/2 cp. le soir J1, 1/2 cp. matin et soir J2, 1/2 cp. x 3 fois/jour au-delà

5. A également une indication pour l'inhibition de la lactation : 2 cp./jour pendant 14 jours dès l'accouchement. En cas d'effet rebond après l'arrêt reprendre une semaine.
6. A également une indication pour la maladie de Parkinson.

Contre-indications

Hypersensibilité connue aux différents produits, allaitement (rendu impossible)
Toxémie gravidique, hypertension du post-partum, psychoses chroniques
Altérations des fonctions rénales ou hépatiques (pour le quinagolide)

Propriétés

- Agonistes dopaminergiques D2 inhibant la sécrétion de la prolactine (et de l'hormone de croissance) par un effet sélectif sur les récepteurs centraux D2 dopaminergiques
- Cabergoline : absorption digestive en 0,5 à 4 heures, liaison à 40 % aux protéines plasmatiques, élimination biliaire (72 %) et urinaire (18 %) sous forme de métabolites essentiellement, demi-vie d'élimination très longue (63 à 115 heures), état d'équilibre atteint après 4 semaines seulement
- Quinagolide : résorption digestive rapide et complète, liaison à 90 % aux protéines plasmatiques, élimination biliaire (50 %) et urinaire (50 %) sous forme de métabolites sulfo- et glycuro-conjugués inactifs, demi-vie d'élimination de 17 heures

Indications

- Hyperprolactinémies idiopathiques ou liées à la présence d'un microadénome ou d'un macroadénome hypophysaire et leurs conséquences cliniques (galactorrhée, oligo ou aménorrhée et infertilité chez la femme, gynécomastie et impuissance chez l'homme)

Effets indésirables (minimisés par une posologie progressive)

- Fréquents mais transitoires, pendant les 2 premières semaines du traitement : nausées et vomissements (40 %), céphalées, sensations vertigineuses, fatigue (20 à 30 %)
- Plus rares : hypotension orthostatique modérée (avec exceptionnellement syncope), douleurs abdominales, constipation, anorexie, bouche sèche
- **Pour les dérivés de l'ergot de seigle (cabergoline, bromocriptine, lisuride), risque de valvulopathie cardiaque au long cours ou de réactions fibrosantes multiples**
- Très rares : cas isolés de syndromes psychotiques aigus cédant à la réduction de la posologie ou à l'arrêt du traitement
- **Surdosage** : nausées, vomissements sévères, céphalées, vertiges, hypotension, voire collapsus, possibilité d'hallucinations → traitement symptomatique et métoclopramide si besoin (antagoniste agissant sur les troubles digestifs et les hallucinations)

Précautions d'emploi

- Hyperprolactinémies : faire un bilan préalable (IRM hypothalamo-hypophysaire, champ visuel), avec contraception efficace chez la femme si une grossesse n'est pas désirée
- Surveiller la TA en début de traitement, administrer le soir en 1 prise avec une collation
- Utiliser avec prudence en cas d'antécédents psychotiques (→ arrêt du traitement en cas de troubles psychotiques) et chez les conducteurs et utilisateurs de machines (risques de baisse tensionnelle, sensations vertigineuses, accès soudains de sommeil diurne pouvant causer un accident de la route)
- Allaitement rendu impossible en raison de l'action même de ces produits
- Grossesse (non embryotoxique, ni tératogène) → arrêt du traitement sauf indication précise chez la femme souhaitant une grossesse, surveillance attentive de l'adénome hypophysaire chez la femme enceinte si le traitement a été interrompu

Interactions médicamenteuses

- ***Associations déconseillées*** : ergotamine et dihydroergotamine (avec cabergoline, lisuride, bromocriptine qui sont aussi des dérivés de l'ergot de seigle, cumul de l'effet), alcool → ergotisme, vasoconstriction, HTA
- *Associations à prendre en compte* : médicaments à forte composante dopaminergique (neuroleptiques), médicaments agissant au niveau des récepteurs 5-HT1 et 5-HT2, antivomitifs, neuroleptiques antipsychotiques sauf clozapine
- Macrolides : hausse des concentrations des agonistes dopa

Desmopressine (I) :
Analogue de l'hormone antidiurétique

Desmopressine (DDAVP ou Déamino-D-Arginine-Vasopressine)

Liste II-65 %-Coll

MINIRINMELT 60 µg MINIRINMELT 120 µg MINIRINMELT 240 µg Sublingual	30 ou 100 lyocs à 60 µg ou 120 µg 30 lyocs à 240 µg	Énurésie nocturne isolée : E. > 6 ans : 120 µg 1 heure avant le coucher (D. max. : 360 µg/jour) pour une durée de 3 mois Diabète insipide (1) : 60 µg x 3 fois/jour, puis jusqu'à 120 µg x 3 fois/jour voire 240 µg x 3 fois/jour (posologie optimale entre 180 et 360 µg/jour en 2 à 3 prises) Nycturie avec polyurie nocturne : commencer à 60 µg le soir au coucher, augmenter de 60 µg tous les 15 jours
MINIRIN Spray nasal *Conserver à moins de + 25 °C*	Fl. 2,5 ml (10 µg/pulvérisation)	Diabète insipide (1) : A. 10 à 20 µg/prise nasale x 1 à 2 fois/jour E. 5 à 10 µg/prise nasale x 1 à 2 fois/jour Étude du pouvoir de concentration du rein : 10 à 40 µg selon le poids
MINIRIN 0,1 mg/ml *Conserver de + 2 °C à + 8 °C*	Fl. 2,5 ml avec tube gradué par 5 µg (2)	Solution endonasale
MINIRIN Injectable *Conserver de + 2 °C à + 8 °C* Délai d'action = 30 minutes Durée d'action = 8 heures	10 amp. 1 ml = 4 µg	Diabète insipide (1) : A. 1 à 4 µg/jour E. 0,4 à 1 µg/jour N. 0,2 à 0,4 µg/jour en 2 injections **IV** (ou **SC** ou **IM**) Accidents hémorragiques : *cf.* page suivante

1. Diabète insipide : adapter la posologie à la diurèse.
2. Administrer à l'aide du cathéter gradué de 5 en 5 µg (Rhinyle) rempli de la dose nécessaire, puis introduit sur 2 cm dans une narine, en soufflant dans l'autre extrémité par la bouche : N. 0,5 à 1 µg dilué au 1/10e x 1 à 2 fois/jour. E. 5 à 10 µg x 1 à 2 fois/jour. A. 10 à 20 µg x 1 à 2 fois/jour.

Contre-indications
Hypersensibilité aux constituants
Maladie de Willebrand de type 2B (risque de thrombocytopénie)
Polydypsie ou potomanie

Propriétés

- Peptide de synthèse très proche de l'hormone antidiurétique naturelle, agoniste sélectif des récepteurs V2 à la vasopressine, ayant un *effet antidiurétique majeur* (par effet direct au niveau du tube collecteur de Bellini, rendu perméable à l'eau, ce qui permet sa réabsorption passive), avec *effet vasoconstricteur* et *hypertensif négligeable*, et surtout *action prolongée par voie nasale* (10 à 12 heures, et jusqu'à 24 heures) autorisant un traitement du diabète insipide avec seulement 1 à 2 prises quotidiennes
- La DDAVP a aussi un *effet de mécanisme mal expliqué dans l'énurésie* (avec résultats comparables aux tricycliques = action dans 50 à 70 % des cas en 15 à 30 jours), qui réduit la nycturie
- À forte dose, la DDAVP a un *effet hémostatique* par augmentation de 3 à 4 fois du taux de facteur VIII : C et de 2 à 3 fois du taux de facteur Willebrand : cet effet s'épuise après administrations répétées (phénomène de tachyphylaxie) mais réapparaît en 2 à 3 jours environ après l'arrêt

Indications

- Énurésie nocturne isolée de l'enfant > 6 ans (traitement *par voie orale* de 1 à 6 mois ou épisodique au cours des voyages, colonies de vacances, etc.)
- Diabète insipide d'origine central pitresso-sensible
- Étude du pouvoir de concentration du rein, nycturie avec polyurie (patient < 65 ans)
- Prévention et traitement des hémorragies au cours de l'hémophilie A modérée (taux de facteur VIII > 5 %), de la maladie de Willebrand sauf dans les formes sévères (types 3 et 2B), de l'insuffisance rénale chronique avec allongement inexpliqué du TS (*cf.* page suivante les produits utilisés), chez les conductrices d'hémophilie A à risque hémorragique

Effets indésirables (très rares)

- Céphalées, nausées, crampes abdominales, congestion nasale, flush facial
- **Surdosage** : intoxication par l'eau (céphalées, vomissements, voire convulsions) avec hyponatrémie → restriction hydrique et arrêt du traitement si augmentation importante du poids corporel ou natrémie < 130 mmol/l ou osmolalité plasmatique < 270 mOsm/l

Précautions d'emploi

- Corriger préalablement toute insuffisance corticotrope associée (et éviter alors l'arrêt brutal des glucocorticoïdes qui entraîne un risque sévère d'intoxication par l'eau avec hyponatrémie)
- Énurésie : ne pas boire le soir au coucher pour éviter une intoxication par l'eau
- Réduire si besoin la posologie en cas d'HTA ou d'insuffisance coronarienne et chez le sujet âgé
- Grossesse : utilisation uniquement en cas de nécessité (mais apparement non tératogène ni fœtotoxique)
- Surveillance du poids

Interactions médicamenteuses

- ***Associations contre-indiquées*** : diurétiques
- *Associations à prendre en compte* : potentialisation de l'effet antidiurétique avec carbamazépine, clofibrate, chlorpropamide et indométacine, inhibiteur de la recapture de la sérotonine (risque majoré d'hyponatrémie) et diminution de l'effet antidiurétique avec glibenclamide

Desmopressine (II) :
Hormone antidiurétique

Desmopressine dans les accidents hémorragiques

OCTIM Spray *Conserver à moins de + 25 °C* Délai d'action = 30 minutes Durée d'action = 8 heures *Liste I-65 %-Coll* *Prescription initiale hospitalière annuelle*	Fl. 2,5 ml (25 doses) à 150 µg par dose	Accidents hémorragiques (1) : 1 pulvérisation (150 µg) dans chaque narine (patient > 50 kg ; sinon 1 seule pulvérisation si < 50 kg) 30 minutes avant l'intervention (en traitement préventif) ou dès le début du saignement (en traitement curatif)

1. Faire auparavant un test thérapeutique (150 µg dans chaque narine avec dosage des facteurs de la coagulation et mesure du TS avant et après 1-2 heures puis 6-8 heures) → les taux de facteur VIII : C et de facteur Willebrand doivent augmenter dans l'heure ou les 2 heures après pulvérisation.
Traitement préventif : l'administration doit avoir lieu 30 minutes avant l'acte chirurgical.
Traitement des hémorragies : l'effet hémostatique de l'administration endonasale de 300 µg est comparable à celui d'une dose de 0,2 µg/kg en perfusion IV. L'administration peut être répétée toutes les 12 heures pendant au maximum 2 à 3 jours (car épuisement de l'effet par tachyphylaxie, mais l'effet réapparait en 2 à 3 jours environ après l'arrêt). Biodisponibilité de 6 %.

MINIRIN Injectable *Conserver de + 2 °C à + 8 °C* Délai d'action = 30 minutes Durée d'action = 8 heures *Liste II-65 %-Coll* *Réservé aux hôpitaux*	10 amp. 1 ml = 4 µg (à diluer dans 50 à 100 ml de sérum physiologique)	Accidents hémorragiques (2) : perfusion IV en 15 à 30 minutes de 0,2 à 0,4 µg/kg juste avant l'intervention (en traitement préventif) ou dès le début du saignement (en traitement curatif)

2. *Traitement préventif* : l'administration doit avoir lieu juste avant l'acte chirurgical.
Traitement des hémorragies : administrer à la dose de 0,3 à 0,4 µg/kg (0,2 µg/kg chez le sujet âgé ou ayant des troubles cardio-vasculaires) : en cas de réponse positive (effet hémostatique, qui apparaît 30 minutes après l'injection et dure environ 8 heures) cette dose peut être répétée toutes les 12 à 24 heures selon l'importance du saignement sous contrôle répété des taux de facteur VIII et de facteur Willebrand et détermination du TS.

Inhibiteur de l'hormone antidiurétique ou ADH

Déméclocycline *Liste I-65 %-Coll*

ALKONATREM (1) LEDERMYCINE	100 gél. 150 mg	Par voie orale, en dehors des repas (2) *Traitement d'attaque* : 900-1 200 mg/jour associés à une restriction hydrique modérée, pendant 8-10 jours *Traitement d'entretien* : 600 mg/jour (sans restriction hydrique) *Chez le sujet âgé* : commencer d'emblée le traitement avec 600 mg/jour

1. Distribution suspendue depuis le 20 avril 2012 ; mise à disposition d'une spécialité similaire en autorisation d'importation.
2. Dans tous les cas, surveiller la natrémie, l'urée sanguine et la créatininémie

Contre-indications

Allergie aux antibiotiques de la famille des tétracyclines
Insuffisance rénale avérée, insuffisance hépatique
Enfant < 8 ans, hyponatrémie d'origine endocrinienne

Propriétés
– Appartient à la famille des tétracyclines. Seule de cette classe, elle bloque l'effet de l'hormone antidiurétique au niveau des cellules du tube rénal distal

Indications
– Traitement du syndrome de sécrétion inappropriée d'hormone antidiurétique (SIADH) plus particulièrement d'origine paranéoplasique avec hyponatrémie chronique < 125 mEq/l associée à une natriurèse inappropriée et/ou signes cliniques liés à l'hyponatrémie, et résistant à la restriction hydrique

Effets indésirables
– Dyschromie dentaire ou hypoplasie de l'émail de l'enfant < 8 ans
– Troubles digestifs (diarrhées, nausées, épigastralgies), réactions allergiques (urticaire, rash, prurit), réactions de photosensibilisation, élévation réversible de la créatinine
– Hypertension intracrânienne dite bénigne, céphalées
– Anémie hémolytique, thrombopénie, neutropénie, éosinophilie

Précautions d'emploi
– Éviter l'exposition au soleil du fait du risque de photosensibilisation
– Grossesse et allaitement : passage dans le placenta et le lait maternel. Doit être évité chez les femmes enceintes ou celles qui allaitent
– Chez le sujet âgé : risque de déshydratation, ne pas associer de restriction hydrique

Interactions médicamenteuses
– *Associations à utiliser avec précaution* : anticoagulants oraux ; sels de fer (voie orale) ; sels, oxydes, hydroxydes de magnésium, d'aluminium et de calcium (topiques gastro-intestinaux)
– Ne pas associer la déméclocycline à d'autres médicaments néphrotoxiques
– ***Associations déconseillées*** : tétracyclines (troubles hématologiques, hyperazotémie, hypertension intracrânienne bénigne et réversible)
– ***Associations contre-indiquées*** : rétinoïdes par voie générale (risque d'hypertension intracrânienne)

Mitotane ou OP'DDD

Mitotane ou OP'DDD *Liste I-Réservé aux hôpitaux-Prescription restreinte en cancérologie, endocrinologie, médecine interne et pédiatrie*

LYSODREN	100 cp. séc. 500 mg	*Cf.* posologie ci-dessous

Contre-indications

Hypersensibilité au produit ou à l'un des composants
Grossesse (tératogène chez l'animal) et allaitement, association à la spironolactone

Propriétés

- Inhibiteur enzymatique de la glucose-6-phosphate-déshydrogénase au niveau du cortex surrénalien, entraînant une inhibition de la biosynthèse des corticostéroïdes (action cytotoxique sans destruction cellulaire)
- Absorption digestive > 40 % (améliorée par la prise aux repas), diffusion dans tous les tissus avec stockage dans les tissus graisseux, métabolisation hépatique et rénale en dérivés hydrosolubles éliminés par voie biliaire et urinaire, demi-vie de 18 à 159 jours
- 75 % des patients vont présenter des signes d'insuffisance surrénale

Indications

- Traitement symptomatique du carcinome corticosurrénalien avancé (non opérable, métastatique ou récidivant). Pas d'indication dans le corticosurrénalome non-sécrétant

Posologie (en 2 à 3 prises aux repas)

- Adulte : dose initiale de 2 à 3 g/jour, adaptée progressivement en fonction de l'efficacité et de la tolérance (1 à 6 g/jour) (concentration efficace : 14 à 20 mg/l) → suivi des taux sanguins réguliers
- Enfant (efficacité et sécurité d'emploi non établies) : dose initiale de 1,5-3,5 g/m^2/jour, adaptée progressivement en fonction de l'efficacité et de la tolérance

Effets indésirables et précautions d'emploi

- Troubles digestifs (> 90 %) : anorexie, nausées, gastralgies, diarrhée, vomissements
- Troubles neuro-psychiques (40 %) : somnolence, vertiges, paresthésies, myasthénie, ataxie, confusion mentale
- Très fréquents (> 10 %) : rash cutané (10-25 %), leucopénie (10-12 %), allongement du temps de saignement, hypercholestérolémie, hypertriglycéridémie, élévation des enzymes hépatiques, gynécomasties
- Fréquents (1 à 10 %) : céphalées, troubles de l'équilibre, polynévrite, thrombopénie, anémie, hépatite auto-immune
- Rares (< 0,1 %) : HTA, hypotension orthostatique, bouffées de chaleur, hypersialorrhée, mycoses opportunistes, hypo-uricémie, troubles visuels (vision floue, diplopie, opacités cristalliniennes, maculopathie, toxicité rétinienne), hématurie, protéinurie, cystite hémorragique, fièvre, agueusie, gynécomastie
- Suivi nécessaire des taux plasmatiques (normalement entre 14 et 20 mg/l)
- Insuffisances hépatique ou rénale sévères : non recommandé (absence de données)
- Interrompre le traitement en cas d'état de choc, traumatisme sévère, infection grave
- Conduite et utilisation de machines : activités à éviter (troubles neuro-psychiques)

Interactions médicamenteuses (inducteur du cytochrome P450)

- ***Associations contre-indiquées*** : spironolactone (antagonisme)
- *Associations à utiliser avec prudence* : AVK (surveiller l'INR pour adaptation des doses car accélération de leur métabolisme), autres produits métabolisés par le cytochrome P450 (*cf. Inducteurs enzymatiques*), médicaments dépresseurs du SNC

Notes

Chapitre 11

Gastro-Entérologie et Hépatologie

Conduite à tenir en cas d'hémorragie digestive haute

- Elle engage le pronostic vital et doit être prise en charge en urgence dans un service spécialisé de soins continus ou de réanimation selon la gravité

Facteurs et signes de gravité

- Grand âge, traitement anticoagulant et/ou antiagrégant
- Fréquence cardiaque > 100, chute tensionnelle

Prise en charge à l'admission

- Bilan pré-transfusionnel : NFS, TP, groupage sanguin, anticorps irréguliers
- Remplissage (macromolécules). Objectif transfusionnel : hémoglobine : 70 g/l (100 g/l en cas de risque cardio-vasculaire)
- Suspicion d'hémorragie par hypertension portale (cirrhose connue) :
  - Avant toute perfusion de sérum glucosé : charge en vitamine B1 (500 mg en IM ou IV en raison du risque de lésions neurologiques)
  - Antibiothérapie : quinolones, amoxicilline-acide clavulanique ou céphalosporine
  - Amines vasoconstrictrices : octréotide (Sandostatine 25 µg/h pendant 48 heures) ou terlipressine (Glypressine 2 mg/4 h IV pendant 48 heures)
- En cas de suspicion d'ulcère gastro-duodénal : ésoméprazole, 80 mg en bolus IV suivi d'une perfusion de 8 mg/h jusqu'au succès du traitement endoscopique de l'ulcère

Diagnostic et traitement étiologique de l'hémorragie

- Gastroscopie pour diagnostic, évaluation pronostique et traitement
- Rupture de varices digestives : ligature ou injection de colle biologique. En cas d'échec, pose d'un shunt porto-sushépatique (TIPS)
- Lésion ulcéreuse gastro-duodénale : injection sclérosante, pose de clips, thermocoagulation... Si échec : artériographie avec embolisation artérielle ou chirurgie

Traitement de l'infection spontanée du liquide d'ascite chez un malade atteint de cirrhose

Symptômes

- Douleurs abdominales, vomissements, iléus, signes infectieux. Complications : ictère, insuffisance hépato-cellulaire et rénale, encéphalopathie, hémorragie digestive. Pronostic vital engagé

Diagnostic des péritonites bactériennes spontanées (PBS)

- Analyse cytologique et bactériologique du liquide d'ascite systématique et hémocultures. Infection si polynucléaires neutrophiles > 250/mm^3. Germes identifiés dans 60 % des cas : *E. coli*, streptocoques, entérocoques...

Traitements des PBS

- Céphalosporines de 3e génération (céfotaxime), ou amoxicilline + acide clavulanique ou quinolones (ciprofloxacine ou ofloxacine)
- Albumine IV : 1,5 g/kg à J1 puis 1 g/kg à J3

Prévention des PBS en cas de cirrhose

- Ponctuel (céfotaxime) : en cas d'hémorragie digestive et d'insuffisance hépatique aiguë
- Au long cours (norfloxacine : 400 mg/jour) si ascite réfractaire avec hyperbilirubinémie + concentration de protides < 15 g/l dans l'ascite et/ou antécédents de PBS

GASTRO-ENTÉROLOGIE : Schémas thérapeutiques

Affections œso-gastro-duodénales

Nausées Vomissements Hoquet	Dompéridone ou Métoclopramide (1) ou Métopimazine ou Alizapride	*Chimiothérapie anticancéreuse* : Sétrons ± Corticoïdes ± Aprépitant *Hoquet* : Baclofène
Mal des transports ou Cinétoses	Mesures générales décrites ci-dessous (2)	– Scopolamine en patch – Dimenhydrinate ou Diphenhydramine
Hernie hiatale Reflux gastro-œsophagien Œsophagite par reflux (endoscopie digestive haute recommandée après 50 ans)	Mesures générales décrites ci-dessous (3) ± Topique anti-acide ou Alginates	– Dompéridone (4) ou Métoclopramide (1) – IPP – Traitement chirurgical
Mégaœsophage idiopathique ou Achalasie cardiale ou Cardiospasme	Dérivé nitré ou Nifédipine (5)	– Dilatation sous endoscopie (1 à 3 séances) – Traitement chirurgical
Gastrites	Traitement étiologique (6) ± Topique anti-acide	
Ulcère gastro-duodénal (pratiquer des biopsies de contrôle dans l'ulcère gastrique pour vérifier sa bénignité)	Éradication de *Helicobacter pylori* (7) + Antisécrétoire gastrique (IPP) Traitement chirurgical réservé aux rares ulcères résistants au traitement médical ou compliqués	
Syndrome de Zollinger-Ellison ou Gastrinome (rare ≤ 1 ‰ des ulcères gastro-duodénaux)	IPP	Exérèse de la tumeur si elle est possible ou Gastrectomie

1. Contre-indiqué chez l'enfant et l'adolescent.
2. Les cinétoses surviennent *surtout en bateau*, plus rarement en automobile, très rarement en avion, exceptionnellement en train, les mesures suivantes étant souvent efficaces : *être le pilote du moyen de transport* (seuls les passagers sont affectés), ne pas lire dans une automobile et y voyager de préférence aux places avant, voyager sur le pont et non à l'intérieur d'un bateau.
3. Ne pas dormir à plat (tête de lit surélevée), respecter un intervalle de 2 heures entre les repas et le décubitus, normaliser le poids, supprimer les stimulants de la sécrétion gastrique acide.
4. Médicaments prokinétiques (stimulant la motricité œso-gastro-duodénale).
5. Produits utilisés pour réduire le tonus du sphincter inférieur de l'œsophage (prise sublinguale de nifédipine ou trinitrine 20 minutes avant les repas, ou 10 mg de nifédipine *per os* x 4 fois/jour).
6. Le traitement des gastrites repose sur les soins dentaires, la suppression de l'alcool, du tabac et des médicaments agressifs (aspirine, AINS...), l'éradication de *Helicobacter pylori*...
7. *Helicobacter pylori* (voir ce terme) : l'éradication de ce germe intramuqueux a une action démontrée sur les récidives d'ulcère gastro-duodénal.

GASTRO-ENTÉROLOGIE : Schémas thérapeutiques

Affections intestinales

Colopathie fonctionnelle ou Colite spasmodique ou Côlon irritable	Marche + Boissons abondantes ± Mucilage ± Antispasmodique	– Pansement digestif (silicate, charbon) – Crénothérapie
Constipation chronique idiopathique	Marche + Boissons abondantes + Aliments riches en fibres	– Laxatifs de lest – Huile de paraffine – Laxatif osmotique – Laxatif stimulant (1)
Constipation par atonie intestinale	Marche + Boissons abondantes	– Massage abdominal – Anticholinestérasique
Constipation par dyschésie rectale	Marche + Boissons abondantes	Laxatif non irritant par voie rectale
Constipation de l'adulte par mégacôlon acquis	Marche + Boissons abondantes	Huile de paraffine ± Anticholinestérasique
Diarrhée	Réhydratation orale et/ou par voie IV (2) + Traitement étiologique si possible	– Lopéramide ou Diphénoxylate – Racécadotril – Charbon ou Silicate
Diverticulose colique (5 % des sujets > 30 ans, 50 % des sujets > 70 ans)	Antispasmodique en cas de douleurs Antibiotiques en cas de diverticulite Traitement chirurgical à froid en cas de complication ou de récidives répétées	
Fécalomes	Lavements quotidiens puis évacuation (3)	
Maladie de Crohn ou Iléo-colite régionale	Poussées évolutives modérées : 5-ASA (ou Métronidazole si localisation ano-périnéale) Poussées évolutives sévères : Corticothérapie générale (1 mg/kg/jour x 3 semaines au moins) et/ou Nutrition parentérale totale (en cas de poussée très sévère) ou Anti-TNF alpha Prévention des récidives : 5-ASA, Azathioprine ou Infliximab Traitement chirurgical économe des complications en cas d'échec du traitement médical	

1. Les laxatifs stimulants sont réservés au traitement bref des constipations occasionnelles.
2. La réhydratation par voie IV est nécessaire en cas de déshydratation sévère (≥ 10 % du poids corporel) et/ou de vomissements incoercibles (*cf. Solutés glucosés injectables*).
3. Lavements quotidiens à l'huile tiède (50 à 150 ml d'huile de paraffine ou d'huile de table) pour ramollir le fécalome, puis fragmentation et évacuation au doigt ganté ou à la curette de Bensaude, voire lavement hypertonique (Normacol) ou purgation par PEG si inefficacité.

GASTRO-ENTÉROLOGIE : Schémas thérapeutiques

Affections intestinales (suite)

Rectocolite hémorragique ou Colite ulcéreuse	Poussées évolutives : 5-ASA et/ou Corticoïde par voie rectale, voire Corticothérapie générale si résistance à ces traitements de première intention	
	Prévention des poussées évolutives : 5-ASA et/ou Corticoïde par voie rectale	
	Traitement chirurgical des complications en cas d'échec du traitement médical	
Rectocolite post-radique	Corticoïde par voie rectale	Laser plasma-argon, Formaline (formes hémorragiques)
Maladie cœliaque par intolérance au gluten	Régime sans gluten (voir ce terme) à poursuivre toute la vie	
Sprue tropicale	Acide folique + Cycline	Traiter une parasitose pouvant être associée
Syndrome du restaurant chinois (1) Délai d'apparition : 10 à 60 minutes (en moyenne 15 à 30 minutes)	Flush facial, yeux rouges, céphalées, paresthésies de la tête et du tronc avec oppression, voire nausées, vomissements et lipothymie, d'évolution favorable en 1 à 2 heures (à traiter par Paracétamol ± Anticholinergique)	
Tumeurs carcinoïdes (2) Syndrome carcinoïde	Exérèse de la tumeur si elle est possible	Lanréotide ou Octréotide

1. L'agent causal serait le glutamate L monosodique (ou agent de sapidité E621), utilisé comme condiment dans la cuisine asiatique et qui jouerait le rôle d'un neurotransmetteur *acétylcholine-like*. Cependant, il s'agit peut-être d'un syndrome d'intoxication histaminique dû à une rupture de la chaîne du froid.
2. Tumeurs intestinales sécrétant des substances vasoactives, dont la sérotonine responsable du syndrome carcinoïde (flushs et diarrhées sévères).

Affections proctologiques

Fissure anale	Anesthésie intrasphinctérienne – Analgésique et Myorelaxant par voie générale en urgence, puis en différé sclérose sous-fissuraire ou chirurgie	
Fistule ano-rectale	Drainage par anse de nylon ou chirurgie	
Hémorroïdes (3)	Antihémorroïdaire par voie locale + Veinotonique *per os* en cas de crise aiguë	– Coagulation infrarouge – Ligature élastique – Sclérothérapie – Traitement chirurgical

3. Supprimer les facteurs alimentaires déclenchants (alcool, épices), traiter la constipation.

GASTRO-ENTÉROLOGIE : Schémas thérapeutiques

Affections hépato-biliaires

Ascite cirrhotique simple	Régime hyposodé + Diurétique ± Ponctions d'ascite (1) + Albumine IV (2)
Ascite réfractaire	Transplantation hépatique (ou si contre-indication Ponctions évacuatrices, Shunt porto-systémique)
Cirrhose alcoolique	– Sevrage alcoolique total et définitif – Transplantation hépatique dans les formes graves
Cirrhose biliaire primitive Cholangite sclérosante	Ursodiol (formes vues précocement) Transplantation hépatique dans les formes graves
Crise de colique hépatique	AINS + Antalgique non opiacé + Antispasmodique, puis Traitement chirurgical
Encéphalopathie hépatique Hyperammoniémie	Lactulose ou Lactitol (afin d'obtenir 2 à 3 selles molles/jour), Antibiothérapie intestinale Traitement de la cause
Hépatite chronique auto-immune	Corticothérapie et Azathioprine
Hépatite alcoolique	Sevrage alcoolique total et définitif + Réanimation dans les formes aiguës sévères + Corticothérapie
Hépatites chroniques virales	Antiviraux et Interféron alpha selon le virus en cause
Hypertension portale Varices œsophagiennes	Ruptures de varices (*cf.* hémorragie digestive) Prévention des ruptures : Propranolol ou Nadolol (dose abaissant la FC de 20-25 %) et/ou Ligature voire Shunt porto-systémique
Lithiase biliaire (80 % des calculs biliaires sont faits de cholestérol pur dans les pays occidentaux)	Lithiase vésiculaire asymptomatique = Abstention sauf cas particulier (3) Lithiase vésiculaire symptomatique (douleurs biliaires ou complication) = Traitement chirurgical Lithiase de la voie biliaire principale = Traitement endoscopique ou chirurgical + Cholécystectomie

1. Ponction d'ascite exploratrice à titre diagnostique et évacuatrice en cas de gêne importante.
2. Soit 8 g d'albumine par litre d'ascite évacuée au-delà de 5 l.
3. Patients candidats à une transplantation d'organe ou à la chirurgie cardiaque ou traités pour insuffisance rénale chronique.

GASTRO-ENTÉROLOGIE : Schémas thérapeutiques

Affections pancréatiques

Insuffisance pancréatique exocrine Stéatorrhée par insuffisance pancréatique exocrine	Extraits pancréatiques ± Régime hypolipidique (Triglycérides à chaînes moyennes) et riche en protides	Antisécrétoire et/ou Antiacide en cas de stéatorrhée persistante
Pancréatite aiguë (1)	Jeûne absolu + Réanimation avec nutrition parentérale + Morphinique si besoin	Traitement chirurgical (en cas de perforation ou de complications infectieuses)
Pancréatite chronique	Sevrage alcoolique complet et définitif + Extraits pancréatiques	– Diète + Analgésique – Traitement chirurgical des complications
Glucagonomes (2) Vipomes (3)	Exérèse de la tumeur si elle est possible	Lanréotide ou Octréotide

1. Traiter une lithiase de la voie biliaire principale s'il existe une migration calculeuse.
2. Tumeurs habituellement pancréatiques à cellules alpha, sécrétant du glucagon.
3. Tumeurs habituellement pancréatiques à cellules non-bêta, sécrétant le *Vasoactive Intestinal Peptide*.

Allergies alimentaires

Allergies aux aliments et aux additifs alimentaires

Allergie aux protéines du lait de vache (PLV) (1) (environ 2 % des nourrissons)	Régime sans PLV = Substituer au lait de vache le lait de femme ou un substitut (Alfaré, Galliagène, Nutramigen, Peptijunior, Prégestimil) + Exclure les fromages et laitages (mais les fromages pur brebis ou pur chèvre sont autorisés) + Supplémentation en calcium pour éviter une carence calcique Ultérieurement, une épreuve de réintroduction *en milieu hospitalier* évaluera l'état de tolérance

1. *Chez le nourrisson*, l'allergie aux PLV est la plus fréquente des allergies alimentaires : elle apparaît dans 10 % des cas 2 heures après le premier biberon, dans 30 % des cas dans les 24 premières heures et dans 75 à 100 % des cas avant l'âge de 3 mois, *mais elle est transitoire*, disparaissant dans la moitié des cas vers l'âge de 9 mois, dans la plupart des cas entre 1 et 2 ans, plus rarement vers 5 ou 6 ans.

Autres allergies alimentaires (1 à 2 % de la population adulte)	Éviction de l'aliment responsable si identifié (2) Cromoglycate de sodium ou Kétotifène

2. *Chez l'enfant et l'adulte*, cinq catégories d'aliments sont responsables de *près de 80 % des allergies alimentaires* : blanc d'œuf (34 %), arachide et sous-produits (23 %), lait de vache (8 %), poissons (5 %) et moutarde.
Des allergies croisées existent :
– Entre les œufs et les poissons, le lait, les fromages, le poulet.
– Entre les différents poissons (allergène principal = parvalbumine).
– Entre les différents crustacés (allergène principal = tropomyosine).
– Entre les différentes légumineuses (arachide, fèves, haricots, lentilles, pois, soja).
– Entre l'arachide et le lupin.
– Entre certains fruits (allergène = latex commun à avocat, banane, kiwi, châtaigne).
L'allergie aux additifs alimentaires (rouge cochenille, benzoates et acide benzoïque, sulfites, antioxydants dont butylhydroxyanisol ou BHA et butylhydroxytoluène ou BHT, etc.) concernerait environ 0,5 % des adultes.
Les aliments responsables de réactions anaphylactiques graves documentées sont l'arachide, les œufs, les crustacés, les poissons, le soja, le lait, les noisettes et les noix.

Intoxications alimentaires

Toxi-infections alimentaires collectives (TIAC) (1)

Germes responsables	Incubation	Symptômes	Facteurs de la contamination
Salmonella = plus de 1 700 sérotypes (45 à 60 % des TIAC)	12 à 36 heures	Diarrhée fébrile (39 à 40 °C), vomissements, douleurs abdominales	Aliments peu cuits (œufs, volailles, viande, poisson, laitages)
Staphylococcus aureus (15 à 20 % des TIAC)	1 à 4 heures	Nausées, vomissements, diarrhée liquide sans fièvre, déshydratation, hypovolémie	Porteur sain de ce germe (rhino-pharyngé) ou avec lésions (furoncle, panaris) Aliments cuisinés la veille, réfrigération insuffisante
Clostridium perfringens (3 à 10 % des TIAC)	8 à 15 heures	Diarrhée sans fièvre, douleurs abdominales et entérocolites nécrosantes (souches type C)	Aliments cuisinés la veille, réfrigération insuffisante
Clostridium botulinium Botulisme	12 à 36 heures (2 h à 8 jours)	Mydriase, presbytie aiguë, paralysie descendante bilatérale et symétrique sans fièvre, risque d'arrêt respiratoire brutal	Conserves familiales mal stérilisées (2)
Bacillus cereus (3 à 5 % des TIAC)	1 à 6 heures 6 à 16 heures	Forme avec vomissements (entérotoxine thermostable) Forme avec diarrhée	Aliments contaminés (riz, purées, soja), notamment dans la cuisine asiatique (entérotoxine thermolabile)
Aeromonas hydrophila	2 à 6 heures	Diarrhée cholériforme	Eau, aliments contaminés
Campylobacter jejuni	2 à 5 jours	Diarrhée fébrile, possibilité de syndrome de Guillain-Barré	Eau, lait non pasteurisé, volailles
Escherichia coli entérotoxinogènes	12 à 72 heures	Tourista = Diarrhée du voyageur en pays tropical	Eau, aliments contaminés Coquillages
Escherichia coli hémorragiques dont sérotype O157 : H7	3 jours en moyenne	Diarrhée sanglante, syndrome hémolytique et urémique et/ou purpura thrombotique thrombocytopénique	Viande de bœuf mal cuite surtout la viande hachée = maladie du hamburger Eau, cresson
Shigella	1 à 3 jours	Syndrome dysentérique, fièvre, vomissements	Aliments peu cuits, mains souillées, mouches
Vibrio parahaemolyticus	12 à 24 heures	Diarrhée aqueuse, douleurs abdominales	Eau de mer tiède (fruits de mer, poisson mal cuit)
Yersinia enterocolitica	3 à 7 jours	Diarrhée, possibilité d'arthrite réactionnelle	Eau, porc, volailles

1. Un foyer de toxi-infection alimentaire collective (TIAC) est défini par la survenue d'au moins deux cas groupés avec symptomatologie similaire (digestive en général) et dont on peut rapporter la cause à *la même origine alimentaire*. Ce sont des maladies à déclaration obligatoire. En France métropolitaine, 15 000 personnes environ sont hospitalisées chaque année.
Leur prévention suppose notamment *un lavage des mains obligatoire après chaque selle et avant chaque repas*.
2. Les toxines botuliques sont détruites par cuisson à 80 °C pendant 1 heure, donc absentes des conserves industrielles (qui sont stérilisées à 115 °C).

Helicobacter pylori (tests)

Tests d'éradication de *Helicobacter pylori* *Liste I-65 %-Coll*

HELICOBACTER TEST INFAI 75 mg et 45 mg	Poudre pour solution buvable : A. Ingestion au laboratoire d'analyses médicales de 1 dose de 75 mg, chez un sujet à jeun, au repos, n'ayant ni mangé, ni bu, ni fumé depuis 12 heures E. de 3 à 11 ans : dose de 45 mg dans les mêmes conditions

Propriétés

– Tests respiratoires à l'urée marquée au carbone 13 (isotope stable du carbone, non radio-actif), simples d'emploi, d'une totale innocuité et disponibles en ville
– Leur principe repose sur la mesure de la quantité de CO_2 produite par le germe *Helicobacter pylori* (l'uréase bactérienne produite dans l'estomac par ce germe hydrolyse l'urée en ammonium et bicarbonates, ces derniers étant transformés sous l'influence de l'acidité gastrique en majeure partie en gaz carbonique, qui est absorbé, transporté aux poumons, puis expiré)
– La sensibilité et la spécificité de ces tests sont comprises entre 90 et 95 %

Indications

– Diagnostic *in vivo* de l'infection à *Helicobacter pylori*, notamment le contrôle de l'éradication chez les patients ayant une maladie ulcéreuse gastro-duodénale

Mode d'emploi

– Prescrire au patient 2 ordonnances (l'une pour achat du test en pharmacie, l'autre pour sa réalisation en laboratoire)
– L'ingestion de la dose puis le recueil de l'air expiré peuvent être faits dans tout laboratoire d'analyses médicales, mais l'analyse de l'air expiré sera faite dans les centres équipés d'un spectromètre de masse ou d'un spectromètre d'absorption dans l'infrarouge
– L'envoi des échantillons d'air expiré à ces centres spécialisés peut se faire par courrier, sans conditions spéciales de température ni de délai

Précautions d'emploi

– Respecter un délai de 4 à 6 semaines après la fin d'un traitement médical d'éradication de *Helicobacter pylori* avant de faire un tel test
– Tests pouvant être faussement négatifs en cas de gastrectomie (accélération de la vidange gastrique)
– Grossesse et allaitement : tests non recommandées par précaution en l'absence de données et en l'absence d'urgence à éradiquer *Helicobacter pylori*

Recherche de sang dans les selles

Test de recherche de saignement occulte (1)

HÉMOCCULT II	Coffrets de 1 test, 30 tests ou 100 tests

1. Des tests immunologiques vont se substituer prochainement au test Hémocult. Ils identifient spécifiquement l'hémoglobine humaine avec de meilleures performances que le test au gaïac : ils dépistent 2 fois plus de cancers et 3 à 4 fois plus de gros adénomes à haut risque de transformation maligne. Les cancers dépistés par les tests immunologiques sont plus souvent *in situ* que les cancers dépistés par les tests au gaïac (70 % *versus* 50 %). De lecture automatisée et plus simples à mettre en œuvre, ils devraient être mieux acceptés par la population.

Propriétés et indications

- Ce test simple (papier imprimé de gaïac) de dépistage du cancer colo-rectal doit être répété tous les 2 ans à partir de l'âge de 50 ans. Un test positif impose une coloscopie totale qui permet de déceler un cancer dans 10 % des cas et un polype dans 20 à 30 % des cas
- Un dépistage réalisé tous les 2 ans chez tous les sujets de 50 ans ou plus permettrait d'éviter environ 3 000 décès par cancer colo-rectal chaque année en France

Mode d'emploi

- En pratique, le test consiste à prélever 3 jours de suite un petit fragment de selles recueilli sans urines, selon les recommandations de la notice du fabriquant, puis adressé à un laboratoire d'analyses médicales
- Chez la femme, ce test doit être réalisé en dehors de la période des règles

Faux positifs

- Le brossage des dents (à l'origine possible de saignement) doit être évité dans les 3 jours précédant le test
- Certains médicaments doivent également être évités dans les 3 jours précédant le test : aspirine et tous les autres anti-inflammatoires non stéroïdiens, produits contenant du fer ou de la vitamine C
- De très nombreux aliments (boudin noir, abats, viandes, poissons, charcuteries, épinards, lentilles) peuvent également entraîner des faux positifs. Ils doivent également être évités dans les 3 jours précédant le test

Pansements digestifs (I)

Antireflux (alginates)[G] *Remboursement 15 %-Coll*

GAVISCON Suspension Alginates + Bicarbonate de sodium	24 sac. Fl. 250 ml (2 càc = 1 sac.)	À prendre après les repas, et éventuellement au coucher : A. 1 sac. ou 2 càc par prise E. 1 càc par prise
GAVISCON Nourrisson Alginates + Bicarbonate de sodium	Fl. 150 ml avec pipette graduée en ml	À prendre après les repas, et éventuellement au coucher : N. 1 à 2 ml/kg/jour
TOPAAL Alginates + Hydroxyde d'aluminium	42 cp. à mâcher Susp. buvable : fl. 210 ml	À prendre après les repas, et éventuellement au coucher : A. 2 cp. ou 2 càc par prise

Propriétés

– Alginates formant un gel surnageant à la surface du contenu gastrique avec un effet de barrière physique, réduisant le nombre et la durée moyenne des épisodes de reflux gastro-œsophagien

Indications

– Traitement symptomatique du reflux gastro-œsophagien

Remarques

– Mesures hygiéno-diététiques en cas de reflux gastro-œsophagien : surélever de 10 à 15 cm la tête du lit, respecter un intervalle de 2 heures entre les repas et le décubitus, normaliser le poids, supprimer les stimulants de la sécrétion gastrique acide et les aliments réduisant le tonus du sphincter inférieur de l'œsophage (vinaigre, alcools, vin, bière, tabac, moutarde, piments, café, chocolat, menthe), les boissons gazeuses, le chewing-gum et les repas trop abondants
– Si besoin, associer des antireflux stimulants la motricité œso-gastro-duodénale (dompéridone, métoclopramide chez l'adulte)

Interactions médicamenteuses

– *Hydroxyde d'aluminium* : possibilité de déplétion phosphorée à dose forte et prolongée et diminution de l'absorption digestive des médicaments associés → respecter un intervalle de 2 heures ou plus si possible avec les prises médicamenteuses

Pansements digestifs (II)

Charbon (topique digestif) *Non remboursé-Coll*

CARBOLEVURE (+ Levure déshydratée)	20 gél. Adulte 109 mg 20 gél. Enfant 48 mg	A. 3 gél. A./jour E. > 6 ans : 1 à 3 gél. E./jour
CARBOSYLANE (+ Siméticone = 90 mg)	24 ou 48 gél. doubles = 280 mg de charbon	A. 1 dose soit 2 gél. doubles x 3 fois/jour
CARBOSYLANE ENFANT (+ Siméticone = 45 mg)	24 ou 48 gél. doubles = 140 mg de charbon	E. > 6 ans : 1 dose soit 2 gél. doubles x 2 à 3 fois/jour
CHARBON de BELLOC	36 ou 60 cap. molles = 125 mg de charbon	A. et E. > 6 ans : 2 cap. x 2 à 3 fois/jour

Propriétés
- Adsorbant des gaz, liquides et toxines par action physique, colorant les selles en noir

Indications
- Traitement symptomatique des états dyspeptiques et du météorisme
- En toxicologie : le charbon est utilisé à forte dose comme adsorbant de certains toxiques (*cf. Carbomix*)

Effets indésirables
- Constipation à forte dose

Interactions médicamenteuses
- Produit capable d'adsorber un très grand nombre de substances chimiques (dont produits agricoles organochlorés, organophosphorés et paraquat) et de nombreux médicaments → respecter un intervalle de 2 heures ou plus si possible entre les prises orales (sauf utilisation comme adsorbant en toxicologie)

Pansements digestifs (III)

Silicates ou Argiles

ACTAPULGITE Montmorillonite ou Attapulgite de Mormoiron *Non remboursé-Coll*	30 sac. 3 g	A. 3 sac./jour E. 1 à 2 sac./jour N. 1/2 à 1 sac./jour
GASTROPULGITE Attapulgite de Mormoiron + Hydroxyde d'aluminium + Carbonate de magnésium *Remboursement 15 %-Coll*	30 sac. 2,5 g	A. 3 sac./jour
BEDELIX *Idem* *Non remboursé-Coll*	30 ou 60 sac. 3 g	A. 3 sac./jour E. 1 à 2 sac./jour N. 1/2 à 1 sac./jour
SMECTA Diosmectite[G] *Remboursement 30 %-Coll* SMECTALIA *Non remboursé*	30 ou 60 sac. 3 g	*Idem*

Silicones : Diméticone ou Polysilane

PEPSANE (+ Gaïazulène 4 mg) *Remboursement 65 %-Coll*	30 sac. 3 g 30 cap. 300 mg	A. 1 à 2 sac. ou 1 cap. x 2 à 3 fois/jour
POLYSILANE *Non remboursé-Coll*	12 sac. 15 g Tube de 11 càs 32 cp. 250 mg à sucer	A. 3 sac. ou 3 càs/jour ou 6 cp. à sucer/jour E. 1 à 3 sac. ou càs/jour

Contre-indications
Affections sténosantes du tube digestif

Propriétés

- Les silicates ou argiles (silicate d'aluminium et de magnésium ou attapulgite de mormoiron ou montmorillonite bedellitique et diosmectite) et les silicones (diméthyl-polysiloxane ou polysilane ou diméticone), adsorbant l'eau, les gaz et fixant les toxines microbiennes, non résorbés et transparents aux rayons X, ont un effet de pansement digestif par formation d'une couche protectrice homogène tapissant la muqueuse digestive
- En toxicologie, les silicates à très forte dose chélatent le paraquat et peuvent être utilisés après son évacuation digestive

Indications

- Traitement symptomatique des manifestations fonctionnelles œso-gastro-duodénales et coliques
- Diarrhées aiguës et chroniques
- En toxicologie : les silicates sont indiqués en l'absence de terre à foulon comme chélateur du paraquat dans les intoxications par cet herbicide très toxique, après évacuation digestive par apomorphine ou lavage gastrique (la dose à ingérer est de 150 g soit 50 sachets d'Actapulgite ou Bedelix dilués dans 1 l d'eau, une autre alternative étant la prise orale de charbon activé aux mêmes doses soit 150 g dilués dans 1 l d'eau)

Effets indésirables et précautions d'emploi

- Utiliser avec prudence en cas de mégacôlon, altération de la motricité colique et chez les sujets confinés au lit (risque de constipation, voire de fécalome)

Interactions médicamenteuses

- Possibilité de diminution de l'absorption digestive des autres médicaments → respecter un intervalle de 2 heures ou plus si possible entre les prises orales

Antiémétiques (I) :
Antiémétiques et Antireflux (I)

Dompéridone[G] *Liste II-30 %-Coll*

MOTILIUM PÉRIDYS OROPERIDYS	30 cp. 10 mg 40 cp. 10 mg 30 cp. 10 mg orodispersibles	A. 1 à 2 prises/jour (D. max. : 30 mg/jour)
BIPÉRIDYS BIPÉRIDYSFLASH	20 ou 40 cp. séc. 20 mg 30 cp. 20 mg orodispersibles	*Idem*
MOTILIUM Buvable PÉRIDYS Buvable	Susp. buv. : 200 ml à 1 mg/ml avec une seringue-doseuse graduée en kg de poids	A. 2 à 4 càc x 3 fois/jour E et N. 0,75 mg/kg/jour *soit* 2,5 ml/10 kg x 3 fois/jour chez l'enfant ou 1,25 ml/5 kg x 3 fois/jour chez le nourrisson

Contre-indications

Hypersensibilité au produit ou à un excipient
Tumeurs hypophysaires à prolactine
Hémorragie, obstruction ou perforation gastro-intestinale

Propriétés

- Antiémétique de la famille des neuroleptiques butyrophénones (antagoniste de la dopamine), franchissant peu la barrière hémato-encéphalique, ayant aussi un effet antireflux (stimulation de la motricité œso-gastro-duodénale), dénué de propriétés anticholinergiques
- Pic plasmatique en 30 minutes, important métabolisme de premier passage hépatique, demi-vie de 7 heures

Indications

- Traitement symptomatique des symptômes de type nausées et vomissements, sensation de distension épigastrique, gêne au niveau supérieur de l'abdomen et régurgitations gastriques
- *NDR* : il est recommandé de limiter la prescription à la durée la plus courte (7 jours maximum) et à la dose la plus faible sans dépasser 30 mg/jour chez l'adulte

Effets indésirables

- Exceptionnels : troubles extrapyramidaux, gynécomasties et aménorrhées (uniquement à forte dose en traitement prolongé)
- Allongement de l'intervalle QTc et risque de troubles du rythme ventriculaire et de mort subite, en particulier après 60 ans et à posologie > 30 mg/jour

Précautions d'emploi et interactions médicamenteuses

- Prendre en compte le risque cardiaque (dont l'allongement de l'intervalle QT), en particulier si troubles hydroélectrolytiques et/ou insuffisance cardiaque
- Traitement chez l'insuffisant rénal : réduire la posologie de 30 à 50 %
- Grossesse et allaitement : utilisation déconseillée
- ***Associations déconseillées*** : anticholinergiques (antagonisme des effets)
- Absence d'interactions significatives avec lévodopa et agonistes dopaminergiques

Antiémétiques (II) :
Antiémétiques et Antireflux (II)

Métoclopramide[G] *Liste I-30 %-Coll (65 % pour la forme injectable)*

PRIMPÉRAN	40 cp. séc. 10 mg Sol. buv. 0,1 % : 200 ml à 1 mg/ml soit 5 mg par càc	A. 5 à 10 mg x 3 fois/jour avec un intervalle de 6 heures (D. max. : 0,5 mg/kg/jour)
ANAUSIN LP PROKINYL LP	30 cp. ou gél. 15 mg à libération prolongée	A. 1 cp. ou 1 gél. x 1 à 2 fois/jour
PRIMPÉRAN Injectable Délai d'action = 10 à 15 minutes en IM, environ 3 minutes en IV Durée d'action = 5 à 6 heures	3 ou 12 amp. 2 ml = 10 mg (5 mg/ml)	Par voie **IM** ou **IV** lente (au moins 3 min) : A. 10 mg x 1 à 3 fois/jour E. > 1 an : 0,1 à 0,15 mg/kg x 1 à 3 fois/jour (D. max. : 0,5 mg/kg/jour)

Contre-indications

Hypersensibilité au produit
Dyskinésies tardives dues aux neuroleptiques, phéochromocytome
Hémorragie, obstruction ou perforation gastro-intestinale
Enfant < 12 mois

Propriétés
– Neuroleptique antagoniste de la dopamine, ayant un effet antireflux (stimulation de la motricité œso-gastro-duodénale), sans propriétés anticholinergiques

Indications
– Prévention et traitement des nausées et des vomissements, en particulier ceux associés à la chimiothérapie, à la radiothérapie, à une intervention chirurgicale ou à la migraine
– *NDR* : la prescription doit être établie pour une durée courte, ne dépassant pas 5 jours, aux doses et intervalles de prises recommandés

Effets indésirables et précautions d'emploi
– À forte dose ou en traitement prolongé, effets indésirables des neuroleptiques : somnolence, troubles extrapyramidaux (dyskinésies, syndrome parkinsonien), hyperprolactinémie, gynécomastie, galactorrhée, aménorrhée, crises chez les épileptiques, hypotension, troubles de conduction intracardiaque, allongement de l'intervalle QTc, arythmies ventriculaires
– Rares : céphalées, vertiges, diarrhées, insomnie, dépression, allergies
– Éviter l'utilisation chez les épileptiques et les parkinsoniens
– Attention particulière chez les personnes âgées ou si troubles hydroélectrolytiques, bradycardie, allongement du QT
– Réduire la posologie en cas d'insuffisance rénale ou hépatique sévère

Interactions médicamenteuses
– ***Associations déconseillées*** : anticholinergiques, neuroleptiques, lévodopa et agonistes dopaminergiques (utiliser la dompéridone de préférence), atovaquone, alcool

Antiémétiques (III)

Métopimazine *Liste II-30 %-Coll (65 % pour la forme injectable)*

VOGALENE 15 mg	20 gél. 15 mg	A. 1 gél. x 1 à 2 fois/jour
VOGALENE 7,5 mg	16 lyocs 7,5 mg	A. 1 lyoc x 2 à 4 fois/jour E. > 6 ans : 1 à 2 lyocs/jour
VOGALIB 7,5 mg *Disponible sans prescription*	8 lyocs 7,5 mg	*Idem*
VOGALENE 0,1 %	Soluté buvable : 150 ml à 1 mg/ml = 5 mg par càc (contient des sulfites)	A. 5 à 10 mg x 2-3 fois/jour E. > 6 ans : 7,5 à 15 mg/jour E. < 6 ans : 1 mg/kg/jour en 2 à 3 prises
VOGALENE Suppos	10 sup. séc. 5 mg	*Idem*
VOGALENE 0,4 %	Gouttes buvables : 30 ml à 0,1 mg par goutte (contient des sulfites)	E. > 6 ans : 7,5 à 15 mg/jour E. < 6 ans : 1 mg/kg/jour en 2 à 3 prises
VOGALENE 10 mg/ml Délai d'action = 15 minutes en IM, environ 3 minutes en IV Durée d'action = 5 à 6 heures	10 amp. 1 ml = 10 mg	Par voie **IM** ou **IV** lente (1) : A. 5 à 10 mg/injection x 1 à 3 fois/jour

1. La voie IV est déconseillée chez les sujets âgés (hypotension, effets sédatifs).

Contre-indications

Hypersensibilité au produit (notamment aux sulfites des formes buvables)
Risque de glaucome par fermeture de l'angle
Risque de rétention urinaire par obstacle urétro-prostatique

Propriétés

- Neuroleptique antagoniste de la dopamine, ayant des propriétés antiémétiques ; effets anticholinergiques limités

Indications

- Nausées et vomissements (dans les nausées et vomissements rebelles induits par les chimiothérapies anticancéreuses, la posologie peut être portée chez l'adulte à 15 mg *per os* ou 5 à 10 mg par voie rectale ou 10 mg en IM ou IV lente toutes les 4 à 6 heures)

Effets indésirables, précautions d'emploi et interactions médicamenteuses

- À forte dose ou en traitement prolongé, effets indésirables des neuroleptiques : somnolence, plus rarement bouche sèche, exceptionnellement constipation, troubles extrapyramidaux (dyskinésies précoces ou tardives), troubles endocriniens (hyperprolactinémie, gynécomastie, galactorrhée, aménorrhée), troubles de l'accommodation, rétention urinaire, hypotension orthostatique par voie IV → injecter lentement et chez un sujet couché
- Réactions cutanés allergiques rares (aux sulfites de l'excipient des solutés buvables)
- Prudence chez les personnes âgées : effet sédatif, hypotension
- ***Associations déconseillées*** : neuroleptiques (effets centraux additifs), lévodopa et agonistes dopaminergiques, alcool

Antiémétiques (IV)

Alizapride

PLITICAN *Liste II-Non remboursé*	12 cp. séc. 50 mg	A. 1 cp. x 2 à 4 fois/jour E. 5 mg/kg/jour en 2 à 4 prises
PLITICAN Injectable Délai d'action = 30 minutes Durée d'action = 4 à 8 heures *Liste II-65 %-Coll*	6 amp. 2 ml = 50 mg	Par voie **IM** ou **IV** lente en 2 à 3 injections : A. 2 à 5 mg/kg/jour (jusqu'à 20 mg/kg/jour) E. 2 à 5 mg/kg/jour

Contre-indications

Hypersensibilité au produit ou à un excipient
Dyskinésies tardives dues aux neuroleptiques, phéochromocytome
Grossesse (absence d'études)

Propriétés

- Antiémétique antagoniste de la dopamine, ayant une action neuroleptique faible, dépourvu de propriétés anticholinergiques

Indications

- Nausées et vomissements en dehors de la grossesse (dans les nausées et vomissements rebelles induits par les chimiothérapies anticancéreuses, la posologie peut être portée à 2 à 4 mg/kg par voie orale ou IM ou en perfusion IV de 15 minutes, à renouveler 5 fois/jour à intervalle de 2 à 4 heures si besoin soit une posologie de 20 mg/kg/jour)

Effets indésirables, précautions d'emploi et interactions médicamenteuses

- Somnolence, plus exceptionnellement vertiges, céphalées, insomnie, troubles extrapyramidaux (dyskinésies précoces ou tardives), troubles endocriniens (hyperprolactinémie, gynécomasties, galactorrhée, aménorrhée), hypotension orthostatique à forte dose ou lors de l'injection veineuse → injecter lentement et chez un sujet couché
- Réduire la posologie en cas d'insuffisance rénale sévère
- ***Associations déconseillées*** : neuroleptiques (addition des effets centraux), lévodopa et agonistes dopaminergiques (préférer la dompéridone)

Dropéridol injectable[G] intraveineux (1) *Liste I-Usage hospitalier*

DROLEPTAN	10 amp. 2,5 ml = 1,25 mg 10 amp. 1 ml = 2,5 mg	A. 0,625 mg à 1,25 mg **IV** en préventif et jusqu'à 2,5 mg en curatif (2) (D. max. journalière : 5 mg) E. > 2 ans : 0,02 à 0,05 mg/kg **IV** (2)

1. *Cf.* le chapitre "Psychiatrie" pour les propriétés générales et effets indésirables des neuroleptiques.
2. Indications : prévention et traitement des nausées et vomissements post-opératoires et/ou induits par les morphiniques (en deuxième intention chez les enfants). L'administration est recommandée 30 minutes avant la fin de la chirurgie.

Antiémétiques (V) :
Sétrons ou Antagonistes des récepteurs 5 HT3 de la sérotonine

Granisétron[G] *Liste I-100 %-Coll-Médicament d'exception*

KYTRIL 3 mg/3 ml	1 ou 5 amp. 3 mg/3 ml après dilution	A. 3 mg en IV lente (5 minutes)
KYTRIL 2 mg KYTRIL 1 mg	1 ou 5 cp. 2 mg 2 ou 10 cp. 1 mg	A. 2 mg 1 heure avant la chimiothérapie ou 1 mg 1 heure avant et dans les 12 heures suivantes
SANCUSO	Patch 3,1 mg/24 h	A. 1 patch 24 à 48 heures avant la chimiothérapie, durée d'action : 7 jours

Ondansétron[G] *Liste I-100 %-Coll-Médicament d'exception*

ZOPHREN 2 mg/ml	1 amp. 8 mg/4 ml ou 4 mg/2 ml	A. 8 mg en IV lente (D. max. d'un bolus : 16 mg) E. > 4 ans : 5 mg/m² par voie IV en 15 minutes
ZOPHREN Comprimés	2 ou 4 cp. 4 mg 2 ou 4 cp. 8 mg	A. 8 mg x 2 fois/24 h pendant 2 à 5 jours
ZOPHREN Lyocs SETOFILM	2 ou 4 lyocs 4 mg 2 ou 4 lyocs 8 mg (solubles dans de l'eau) 2 ou 4 sachets 4 mg ou 8 mg	A. 8 mg x 2 fois/24 h E. > 25 kg : même posologie E. > 10 kg : 4 mg x 2 fois/24 h pendant 2 à 5 jours
ZOPHREN Sirop	Sirop à 4 mg/5 ml avec mesure de 5 ml (fl. 50 ml)	A. 8 mg x 2 fois/24 h E. > 25 kg : même posologie E. > 10 kg : 4 mg x 2 fois/24 h pendant 2 à 5 jours
ZOPHREN Suppos	2 sup. 16 mg	A. 1 sup./jour pendant 2 à 5 jours

Palonosétron *Liste I-Non remboursé*

ALOXI	Fl. 5 ml = 250 µg	A. Bolus IV (30 sec) : 1 dose de 250 µg avant la chimiothérapie

Contre-indications
Hypersensibilité connue au produit (parfois croisée entre les sétrons)

Propriétés

- Antagonistes sélectifs des récepteurs 5 HT3 de la sérotonine, n'entraînant pas de troubles extrapyramidaux, ayant un effet antiémétique puissant
- Absorption correcte, liaison à 65-75 % aux protéines plasmatiques, métabolisation hépatique et élimination dans les urines et les fèces, demi-vie de 3 heures (ondansétron) ou de 9 heures (granisétron) avec d'importantes variations individuelles

Indications

- Prévention et traitement des nausées et vomissements induits par les chimiothérapies cytotoxiques ou la radiothérapie cytotoxique émétisantes (granisétron : injection *juste avant la chimiothérapie* [en 5 minutes après dilution dans 20-50 ml de soluté salé ou glucosé isotonique ou de solution de Hartmann ou de mannitol], répétée si besoin 1 à 2 fois à intervalles de 10 minutes au minimum sans dépasser 9 mg/24 h et 5 jours consécutifs. La voie orale est indiquée dans les chimiothérapies modérément à hautement émétisantes. Ondansétron : injection *faite 30 minutes avant la chimiothérapie*, avec relais par voie orale pendant 2 à 5 jours. Chimiothérapie très émétisante : associer une corticothérapie [méthylprednisolone = 120 mg en IV lente, puis 16 mg x 2 fois/jour], ou augmenter la posologie initiale [16 mg ou 8 mg en IV lente sur plus de 15 minutes suivie d'une perfusion IV continue de 1 mg/h sur 24 heures ou 8 mg en IV lente x 2 à 4 heures d'intervalle]).
- Traitement des nausées et vomissements post-opératoires : 4 mg au delà de 40 kg et 0,1 mg/kg en dessous de 40 kg, en injection IV lente unique

Effets indésirables

- Céphalées (10 à 20 %), constipation, sensation de chaleur au niveau de la tête et de l'épigastre, bouffées de chaleur, sensations vertigineuses, augmentation transitoire des transaminases, réactions allergiques rares
- Allongement de l'intervalle QTc (dose-dépendant → ne pas dépasser 16 mg IV en une injection lente) et risque accru d'arythmies chez le sujet âgé

Précautions d'emploi

- Ne pas dépasser les doses préconisées
- Non recommandé si QT long congénital ; précautions si risques d'arythmies (troubles hydroélectrolytiques, insuffisance cardiaque congestive, bradycardie, hypokaliémie, hypomagnésiémie) ; éviter l'association à d'autres médicaments à risque d'allongement de QT
- Ondansétron : ne pas dépasser 8 mg/jour en cas d'insuffisance hépatique
- Ondansétron : chez les sujets > 75 ans, ne pas dépasser une dose maximale de 8 mg en 15 minutes et respecter un intervalle d'au moins 4 heures entre les doses
- Grossesse : utilisation possible chez la femme enceinte

Interactions médicamenteuses et incompatibilités physico-chimiques

- *Associations médicamenteuses utiles* : corticoïdes (effet antiémétique accru), paracétamol (effet antalgique sur les céphalées induites par les "sétrons")
- Compatibilité avec les solutions salées et glucosées isotoniques les solutions de mannitol à 10 %, la solution de Ringer (mais ne pas mélanger avec d'autres produits)

Remarque

- Ces traitements *sont onéreux mais sont un réel progrès thérapeutique* quand les autres antiémétisants sont inefficaces et/ou mal tolérés (chimiothérapies très émétisantes et/ ou utilisées à forte dose)

Antiémétiques (VI) : Antagoniste des récepteurs NK1 de la substance P

Aprépitant *Liste I-65 %-Coll-Médicament d'exception*

EMEND (1)	Pack de [1 gél. 125 mg + 2 gél. 80 mg] 5 gél. 125 mg 2 ou 5 gél. 80 mg	A. 125 mg à J1 (1 heure avant la chimiothérapie), puis 80 mg le matin à J2 et J3

1. Utilisation dans le cadre d'un protocole thérapeutique comprenant aussi un corticostéroïde et un antagoniste des récepteurs 5 HT3 de la sérotonine, à savoir :
   - Ondansétron : 32 mg par voie IV à J1 (30 minutes avant la chimiothérapie).
   - Dexaméthasone : 12 mg *per os* à J1 (30 minutes avant la chimiothérapie), puis 8 mg le matin de J2 à J4.

Contre-indications
Hypersensibilité à la substance active ou à l'un des excipients Certaines associations (*cf.* Interactions médicamenteuses)

Propriétés

- Antagoniste des récepteurs NK1 de la substance P (neuromédiateur impliqué dans les vomissements), utilisé en association car moins efficace en monothérapie qu'un antagoniste des récepteurs 5 HT3 de la sérotonine, assez bien toléré, mais ayant de nombreuses interactions médicamenteuses (car substrat, inducteur et inhibiteur du CYP 3A4, et inducteur du CYP 2C9)
- Biodisponibilité de 59 à 67 %, pic plasmatique atteint en 4 heures, liaison à 97 % aux protéines plasmatiques, métabolisation hépatique très importante par les CYP 3A4, 1A2 et 2C19, élimination sous forme de métabolites dans les urines (55 %) et les fèces (45 %), demi-vie d'environ 9 à 13 heures, passage dans le lait maternel

Indications

- Prévention des nausées et vomissements associés à une chimiothérapie anticancéreuse moyennement émétisante à hautement émétisante (efficacité sur les vomissements aigus dans 83 à 89 % des cas et les vomissements retardés dans 68 à 75 % des cas)

Effets indésirables

- Fréquents (1 à 10 %) : hoquet, fatigue, élévation des ALAT, céphalées, constipation, anorexie, diarrhée, sensations vertigineuses, dyspepsie
- Rares (< 1 %) : anémie, prise de poids, désorientation, euphorie, conjonctivite, bradycardie, nausées, régurgitations acides, gêne épigastrique, dysgueusie, ulcère duodénal, rashs cutanés, acné, photosensibilité, douleurs abdominales, œdème, bouffées vasomotrices, élévation des phosphatases alcalines, hyperglycémie, hyponatrémie, polyurie, hématurie

Précautions d'emploi

- Aucune adaptation posologique n'est nécessaire en cas d'insuffisance rénale, même sévère, chez le sujet âgé, et en cas d'insuffisance hépatique légère (pas de données en cas d'insuffisance hépatique modérée à sévère)
- Grossesse et allaitement : utilisation non recommandée (innocuité non établie)

Interactions médicamenteuses (très nombreuses)

- ***Associations contre-indiquées*** : médicaments entraînant des torsades de pointe (voir ce terme) dont pimozide, inducteurs puissants du CYP 3A4 (rifampicine, carbamazépine, phénobarbital, phénytoïne, etc.)
- *Associations à utiliser avec précaution* : tous les autres substrats, inducteurs et inhibiteurs des CYP 3A4 et CYP 2C9 (*cf. Inducteurs enzymatiques* et *Inhibiteurs enzymatiques*)
- *Associations à prendre en compte* : corticostéroïdes et sétrons car augmentation de la biodisponibilité de ces produits (respecter les doses indiquées)
- Pas d'interaction avec la digoxine

Antiémétiques (VII) :
Antinaupathiques
ou Médicaments du mal des transports (Cinétoses)

Anticholinergiques : Scopolamine percutanée (1) et (2)

SCOPODERM TTS *Liste I-Non remboursé-Coll* Délai d'action = 6 à 8 heures Durée d'action = 72 heures	5 systèmes adhésifs contenant 1,31 mg de scopolamine = délivrance de 1 mg sur 72 heures	A. Application derrière l'oreille 6 à 12 heures avant le départ

1. Dans la prévention du mal des transports, ce système adhésif doit être appliqué *6 à 12 heures avant le départ* et être retiré à l'arrivée : en cas de voyage prolongé, *appliquer un nouveau système adhésif après 72 heures d'utilisation*.
2. En soins palliatifs ce produit est indiqué dans le traitement des râles agoniques par encombrement des voies aériennes supérieures lié à un excès de sécrétions salivaires (1 patch au début, puis évaluation de l'efficacité et de la tolérance à 24 heures pour adapter la posologie jusqu'à 2 voire 3 patchs simultanément ensuite si besoin).

Antihistaminiques H1 antinaupathiques (3) *Non remboursé*

MERCALM Dimenhydrinate + Caféine 10 mg Délai d'action = 1 à 2 heures Durée d'action = 6 à 8 heures	15 cp. 50 mg quadrisécables	A. 50 à 100 mg E. > 8 ans : 25 à 50 mg E. > 2 ans : 12,5 à 25 mg à renouveler si besoin toutes les 6 à 8 heures
NAUSICALM *Idem* Délai d'action = 1 à 2 heures Durée d'action = 6 à 8 heures	14 gél. 50 mg Sirop à 16 mg par càc (30 càc)	*Idem*
NAUTAMINE Diphenhydramine Délai d'action = 1 à 2 heures Durée d'action = 6 à 8 heures	20 cp. séc. 90 mg	A. 90 à 120 mg E. > 13 ans : 90 mg E. > 5 ans : 45 à 90 mg E. > 2 ans : 45 mg à renouveler si besoin toutes les 6 à 8 heures

3. Ces produits doivent être ingérés *1 à 2 heures avant le départ* : en cas de voyage prolongé, la prise *peut être répétée toutes les 6 à 8 heures*.

La **méclozine** (voir ce terme) est également indiquée dans la prévention et le traitement du mal des transports.

Contre-indications
Hypersensibilité aux différents produits Risque de glaucome par fermeture de l'angle Risque de rétention urinaire par obstacle urétro-prostatique Enfant < 6 ans, enfant < 15 ans (Scopoderm)

Propriétés

- Médicaments d'action surtout préventive, plus efficaces dans le mal des transports que les autres antiémétiques (qui sont peu actifs, voire dénués d'action dans les cinétoses)
- Le système adhésif Scopoderm permet une absorption transdermique continue de la scopolamine, avec un délai d'action de 6 à 8 heures et une durée d'action de 72 heures (qui peut persister dans certains cas 12 heures après l'ablation du patch)
- Les antihistaminiques (sédatifs et faiblement anticholinergiques) ont une action antiémétique centrale avec un délai d'action *per os* d'environ 1 à 2 heures et une durée d'action d'environ 6 à 8 heures

Indications

- Prévention et traitement du mal des transports
- Scopolamine : traitement en soins palliatifs des râles organiques (*cf.* le chapitre "Pneumologie")

Effets indésirables

- Effets atropiniques communs : bouche sèche, constipation, troubles de l'accommodation, risque de rétention urinaire en cas d'obstacle urétro-prostatique, risque de poussée de glaucome par fermeture de l'angle, troubles psychiques possibles surtout aux âges extrêmes de la vie (excitation ou confusion mentale)
- Antihistaminiques : possibilité de somnolence majorée par l'alcool (déconseillé) et par les autres dépresseurs du SNC, effet tératogène non exclu
- Possibilité de réaction cutanée allergique locale avec le Scopoderm (rare)

Précautions d'emploi

- Mercalm contient de la caféine (10 mg/cp.) pouvant entraîner excitation, insomnie ou palpitations
- Ne pas utiliser en cas d'asthme et en cas d'insuffisance rénale et/ou hépatique sévère
- Utiliser avec prudence chez l'enfant et le sujet âgé (sensibilité accrue)
- Utiliser les antihistaminiques H1 avec prudence chez les conducteurs et les utilisateurs de machines
- En raison du délai d'action, prendre par voie orale 1 à 2 heures avant le départ ou appliquer le système adhésif de scopolamine 6 à 12 heures avant le départ
- Grossesse et allaitement : utilisation déconseillée

Interactions médicamenteuses

- ***Associations déconseillées*** (avec antihistaminiques) : alcool, bétahistine
- *Associations à surveiller* (avec antihistaminiques) : médicaments dépresseurs du SNC (antidépresseurs, clonidine, autres antihistaminiques H1, hypnotiques, morphiniques, neuroleptiques, tranquillisants), aminosides (le dimenhydrinate peut masquer les signes d'ototoxicité dus aux aminosides)
- *Majoration des effets atropiniques avec les autres anticholinergiques* : atropine, antiparkinsoniens, antispasmodiques, antisécrétoires, antidépresseurs imipraminiques, maprotiline, certains antihistaminiques H1, disopyramide, néfopam, neuroleptiques phénothiaziniques, oxybutynine

Antiulcéreux (I) :
Antisécrétoires gastriques (I) :
Inhibiteurs de la pompe à protons ou IPP

Benzimidazoles, formes orales (1) *Liste II-65 %-Coll (sauf autre mention)*

LANZOR Lansoprazole[G] OGAST	15 ou 30 gél. 15 mg 7 ou 14 ou 28 gél. 30 mg	A. 30 mg/jour en 1 prise
OGASTORO *Idem*	15 mg oro-dispersibles 14 ou 28 cp. 30 mg	*Idem*
MOPRAL Oméprazole[G] ZOLTUM OMEDIPROL ***NR***	7 ou 14 ou 28 gél. 10 mg 7 ou 14 ou 28 gél. 20 mg	A. 20 mg/jour en 1 prise E. > 1 an : 1 mg/kg/jour, mais ≤ 20 mg/jour (2)
INEXIUM Esoméprazole[G]	14 ou 28 ou 50 cp. 20 mg 14 ou 28 ou 50 cp. 40 mg Granulés : sac. 10 mg	A. 40 mg/jour en 1 prise (3) E. 10 mg/jour en 1 prise
EUPANTOL Pantoprazole[G] INIPEPSIA ***NR*** INIPOMP IPRAALOX ***NR*** PANTOLOC ***NR*** PANTOZOL ***NR*** PRAZOPANT ***NR***	14 ou 28 cp. 20 mg 7 ou 14 ou 28 cp. 40 mg	*Idem*
PARIET Rabéprazole[G]	14 ou 28 cp. 10 mg 14 ou 28 cp. 20 mg	A. 20 mg/jour en 1 prise

1. Pour éradiquer *Helicobacter pylori*, deux schémas thérapeutiques possibles en première intention :
   - Traitement séquentiel IPP double dose + amoxicilline 1 g matin et soir pendant 5 jours puis IPP matin et soir + métronisazole 500 mg matin et soir + clarithromycine 500 mg matin et soir pendant 5 jours.
   - Quadrithérapie bistmuthée pendant 10 jours : Pylera 3 gélules 3 fois/jour (après les repas et au coucher) + oméprazole 20 mg matin et soir.

   → Dans le traitement préventif des récidives d'ulcère gastro-duodénal à mi-dose.
2. Indiqué dans les œsophagites par reflux → chez l'enfant < 6 ans ou ne pouvant avaler, les gélules peuvent être ouvertes et leur contenu mélangé à un aliment de pH < 5 (yaourt, jus d'orange).
3. Indiqué dans la prévention des récidives d'hémorragies digestives ulcéreuses.

Benzimidazoles, formes injectables *Liste II-65 %-Coll*

EUPANTOL Injectable[G] INIPOMP Injectable *Liste II-65 %-Coll*	1 fl. 40 mg (à reconstituer avec NaCl à 0,9 %)	Injection IV lente (2-3 min) ou Perf. IV lente (15 min) : A. 40 mg x 1 fois/jour
INEXIUM Injectable *Liste II-Non remboursé-Coll*	10 fl. 5 ml = 40 mg (à reconstituer avec NaCl à 0,9 %)	Injection IV lente (3-4 min) ou Perf. IV (10-30 min) : A. et E. > 12 ans : 20-40 mg x 1 fois/jour E. de 1 à 11 ans : < 20 kg : 10 mg/jour > 20 kg : 10 ou 20 mg/jour

Contre-indications

Hypersensibilité aux différents produits
Association à l'atazanavir

Propriétés

– Antiulcéreux majeurs de structure benzimidazole réduisant la sécrétion acide gastrique (anti-enzymes bloquant l'ATPase de la cellule pariétale gastrique véritable pompe à protons H+ qu'elle excrète hors de la cellule en les échangeant contre des ions K+) : leur durée d'action (> 24 heures) autorise 1 seule prise quotidienne
– Absorption intestinale en 3 à 6 heures, fixation à 95 % aux protéines plasmatiques, biotransformation hépatique en dérivés inactifs éliminés par voie urinaire et biliaire

Indications (efficacité supérieure aux autres antiulcéreux)

– Ulcère duodénal (durée de traitement = 4 semaines) ou gastrique (durée de traitement = 6 semaines)
– Œsophagite par reflux gastro-œsophagien (durée de traitement = 8 semaines)
– Syndromes de Zollinger-Ellison : traitement initial à dose double puis traitement d'entretien à mi-dose
– Autres indications (*cf.* note 1 ci-contre)

Effets indésirables

– Troubles généralement transitoires, en début de traitement : nausées ou vomissements, flatulences, plus rarement céphalées et vertiges, épigastralgies, diarrhée, douleurs abdominales
– Réactions cutanées allergiques très rares nécessitant l'arrêt immédiat (urticaire, rashs cutanés, éruption bulleuse, éruption lichénoïde, érythème polymorphe)
– Très rares : impuissance, gynécomastie, syndrome confusionnel, leucopénie, thrombopénie, anémie hémolytique, agranulocytose, hyponatrémie, hypomagnésémie, insuffisance rénale aiguë, myalgies, arthralgies, sudation excessive, risque accru d'infection à *Clostridium difficile* et d'infection du liquide d'ascite, baisse de la densité osseuse et accroissement de risque de fracture de hanche à long terme

Précautions d'emploi

– Ulcères gastriques : vérifier par biopsie le caractère bénin de ces ulcères
– Ne pas arrêter brutalement le traitement en cas d'utilisation à forte dose, notamment dans les syndromes de Zollinger-Ellison
– Insuffisance hépatique : ne pas dépasser les doses indiquées
– Un traitement prolongé doit faire l'objet d'une évaluation régulière du rapport bénéfice/risque
– Enfant > 1 an : AMM pour l'oméprazole dans les œsophagites par reflux, avec un contrôle endoscopique recommandé après 8 semaines
– Pendant la grossesse, les IPP ne peuvent être envisagés qu'en cas d'indication stricte
– En raison d'un passage dans le lait, l'allaitement doit être évité

Interactions médicamenteuses (inhibiteurs du CYP 2C19)

– ***Associations contre-indiquées*** : atazanavir et nelfinavir (réduction de 75 % de son absorption)
– ***Associations déconseillées*** : clopidogrel, méthotrexate (concentration accrue)
– *Associations à utiliser avec précaution* : topiques gastro-intestinaux (espacer les prises orales de 2 heures ou plus), substrats du CYP 2C19 (*cf. Inhibiteurs enzymatiques*)

Antiulcéreux (II) :
Antisécrétoires gastriques (II) : Antihistaminiques H2 (I)

Ranitidine[G] *Liste II-15 %-Coll*

AZANTAC RANIPLEX	14 ou 28 cp. 75 mg effervescents (164 mg de sodium/cp.) 30 cp. 150 mg 30 cp. 150 mg effervescents (327 mg de sodium/cp.) 14 cp. 300 mg 14 cp. 300 mg effervescents (476 mg de sodium/cp.)	Ulcère gastro-duodénal et œsophagite par reflux : A. et E. ≥ 12 ans : 300 mg/jour le soir pendant 4 à 8 semaines E. de 3 à 11 ans : 4 à 10 mg/kg/jour en 2 doses/jour
AZANTAC Injectable RANIPLEX Injectable	5 amp. 2 ml = 50 mg	Par voie **IM** ou **IV** lente : A. 1 amp. x 1 à 4 fois/jour Perfusion **IV** : 0,125 à 0,25 mg/kg/h

Famotidine[G]

FAMOTIDINE *Liste II-15 %-Coll*	30 cp. 20 mg 15 cp. 40 mg	*Ulcère gastro-duodénal* : A. 40 mg au coucher pendant 4 à 8 semaines *Œsophagite par reflux* : A. 20 mg x 2 fois/jour
PEPCIDAC (1) *Non remboursé*	12 cp. 10 mg	A. 1 à 2 cp./jour pendant 14 jours maximum
PEPCIDDUO (1) *Non remboursé*	12 cp. 10 mg (+ Antiacides)	*Idem*

1. La famotidine bénéficie d'une exonération de l'inscription en liste II pour la voie orale jusqu'aux doses de 10 mg par unité de prise et 120 mg par boîte avec la seule indication : *traitement symptomatique du reflux gastro-œsophagien lorsque les règles hygiéno-diététiques sont inefficaces.*

Nizatidine

NIZAXID *Liste II-15 %-Coll*	30 gél. 150 mg	Ulcère gastro-duodénal et œsophagite par reflux : A. 300 mg/jour le soir pendant 4 à 8 semaines

Contre-indications
Hypersensibilité connue à la ranitidine
Phénylcétonurie (pour les comprimés effervescents)

Propriétés

- Antiulcéreux réduisant la sécrétion gastrique par blocage des récepteurs histaminiques de type H2 de la cellule pariétale, sans effets anti-androgéniques et sans interférences avec le métabolisme hépatique des autres médicaments
- Absorption digestive rapide, biodisponibilité de 55 %, métabolisation hépatique partielle (40 à 70 %), élimination par voie urinaire (50 % sous forme inchangée), demi-vie d'élimination de 2 à 3 heures, passage transplacentaire et dans le lait maternel

Indications

- Ulcère duodénal ou gastrique évolutif (cicatrisation endoscopique dans 60 à 80 % des cas après 4 semaines et dans 90 à 95 % des cas après 6 à 8 semaines)
- Prévention des récidives d'ulcère gastro-duodénal (chez les patients non infectés par *Helicobacter pylori* ou chez lesquels l'éradication de ce germe n'a pas été possible)
- Ulcère gastro-duodénal lié au stress ou d'origine médicamenteuse
- Œsophagite par reflux gastro-œsophagien
- Hémorragies de la maladie ulcéreuse à l'exception des hémorragies par ulcération artérielle (formes injectables)
- Éradication de *Helicobacter pylori* = trithérapie de 7 jours par Ranitidine (300 mg matin et soir) + Amoxicilline (1 g matin et soir) + Clarithromycine (500 mg matin et soir) ou Métronidazole ou Tinidazole (500 mg matin et soir)
- À forte dose : syndromes de Zollinger-Ellison, certains ulcères anastomotiques

Effets indésirables

- Céphalées, constipation ou diarrhée, nausées, myalgies
- Rares (< 1 %) : éruptions cutanées, vertiges, asthénie ou excitation, hypersudation, bradycardie sinusale, élévation transitoire des transaminases, hépatite, pancréatite, syndromes confusionnels (surtout chez les sujets âgés et les sujets présentant une insuffisance rénale ou hépatique sévère)
- Exceptionnels : leucopénie, thrombopénie, agranulocytose, pancytopénie

Précautions d'emploi

- Ulcères gastriques : vérifier par biopsie le caractère bénin de ces ulcères
- Ne pas arrêter brutalement le traitement en cas d'utilisation à forte dose, notamment dans les syndromes de Zollinger-Ellison
- Diminuer la posologie d'un tiers en cas d'insuffisance hépato-cellulaire sévère, et la réduire en cas d'insuffisance rénale sévère :
  - Clairance de la créatinine > 50 ml/min : posologie habituelle
  - Clairance de la créatinine < 50 ml/min : 150 mg toutes les 24 heures
  - Clairance de la créatinine < 20 ml/min : 150 mg toutes les 48 heures
- Grossesse et allaitement : utilisation déconseillée (innocuité non établie)

Interactions médicamenteuses

- *Topiques gastro-intestinaux* : respecter un intervalle de 2 heures entre les prises orales
- *Associations à prendre en compte* : atazanavir, itraconazole, kétoconazole, posaconazole, cyanocobulamine, erlotinib

Antiulcéreux (III) :
Antisécrétoires gastriques (III) : Antihistaminiques H2 (II)

Cimétidine[G]

CIMÉTIDINE	60 cp. 200 mg effervescents *Liste II-30 %-Coll* 30 cp. 200 mg ou 400 mg 15 cp. séc. 800 mg *Liste II-15 %-Coll*	Ulcère gastro-duodénal et œsophagite par reflux : A. 800 mg/jour le soir (1) pendant 4 à 8 semaines E. 20 à 30 mg/kg/jour en 4 à 6 prises pendant 4 à 8 semaines N. < 1 an : 20 mg/kg/jour en 4 à 6 prises pendant 4 à 8 semaines

1. La prise vespérale unique améliore le taux de cicatrisation des ulcères.
Pour le traitement préventif des récidives d'ulcère gastro-duodénal, si un traitement est justifié, la posologie indiquée ici (traitement de la poussée ulcéreuse) sera réduite de moitié.

STOMÉDINE (2) *Non remboursé*	10 cp. 200 mg effervescents (403 mg de sodium/cp.)	A. 1 à 2 cp./jour pendant 5 jours maximum E. contre-indiqué avant 15 ans

2. La cimétidine bénéficie d'une exonération de l'inscription en liste II pour la voie orale jusqu'aux doses de 200 mg par unité de prise et 2 g par boîte → cette spécialité, réservée à l'adulte, est commercialisée avec la seule indication : *traitement symptomatique du reflux gastro-œsophagien lorsque les règles hygiéno-diététiques sont inefficaces*.
Cependant il faut noter que la cimétidine expose à de nombreuses interactions médicamenteuses (contrairement aux autres antihistaminiques H2).

Contre-indications
Hypersensibilité connue à la cimétidine

Propriétés

- Antiulcéreux réduisant la sécrétion gastrique par blocage des récepteurs histaminiques de type H2 de la cellule pariétale, se distinguant des autres anti-H2 par ses effets antiandrogéniques, ses interactions médicamenteuses et l'inhibition des cytochromes hépatiques
- Absorption digestive rapide, élimination sous forme inchangée surtout par voie urinaire (70 % en 24 heures), demi-vie d'élimination de 2 heures, passage transplacentaire et dans le lait

Indications (préférer les IPP, car moins d'interactions et d'effets hormonaux)

- Ulcère duodénal ou gastrique évolutif (cicatrisation endoscopique dans 60 à 80 % des cas après 4 semaines et dans 90 à 95 % des cas après 6 à 8 semaines)
- Prévention des récidives d'ulcère gastro-duodénal (chez les patients non infectés par *Helicobacter pylori* ou chez lesquels l'éradication de ce germe n'a pas été possible)
- Ulcère gastro-duodénal lié au stress ou d'origine médicamenteuse
- Œsophagite par reflux gastro-œsophagien
- Hémorragies de la maladie ulcéreuse à l'exception des hémorragies par ulcération artérielle
- À forte dose : syndromes de Zollinger-Ellison, certains ulcères anastomotiques

Effets indésirables

- Diarrhée, asthénie, bouche sèche, vertiges, rash cutanés, fièvre
- Rares : élévation de la créatininémie et des transaminases, hépatite, pancréatite, néphrite interstitielle, gynécomastie, galactorrhée, impuissance, myalgies, bradycardie sinusale, syndromes confusionnels (sujet âgé et/ou en cas d'insuffisance rénale ou hépatique surtout), chute de cheveux
- Exceptionnels : thrombopénie, leucopénie, agranulocytose (3 cas/1 million)

Précautions d'emploi

- Ulcères gastriques : vérifier par biopsie le caractère bénin de ces ulcères
- Ne pas arrêter brutalement le traitement en cas d'utilisation à forte dose, notamment dans les syndromes de Zollinger-Ellison
- Réduire la posologie en cas d'insuffisance hépatique sévère (600 mg/jour au maximum) et en cas d'insuffisance rénale sévère :
  - Clairance de la créatinine > 50 ml/min : posologie habituelle
  - Clairance de la créatinine < 50 ml/min : 200 mg toutes les 6 heures
  - Clairance de la créatinine < 30 ml/min : 200 mg toutes les 8 heures
  - Clairance de la créatinine < 15 ml/min : 200 mg toutes les 12 heures
- Grossesse et allaitement : utilisation déconseillée (innocuité non établie)

Interactions médicamenteuses (très nombreuses car inhibiteur enzymatique)

- ***Associations déconseillées*** : phénytoïne (risque de surdosage), tacrine
- *Associations à utiliser avec précaution* : alfentanil, antivitamines K, benzodiazépines, bêta-bloquants à forte métabolisation hépatique, carbamazépine, carmustine, ciclosporine, clozapine, dihydropyridines, diltiazem, lidocaïne, moclobémide, théophylline et dérivés
- *Topiques gastro-intestinaux* : respecter un intervalle de 2 heures les prises orales
- Incompatibilité physico-chimique avec le pentobarbital

Antiulcéreux (IV) :
Antisécrétoires gastriques (IV) :
Prostaglandines antiulcéreuses

Misoprostol (analogue de la PGE1) (1) *Liste I-15 %-Coll*

CYTOTEC	60 cp. séc. 200 µg	Ulcère gastro-duodénal : A. 200 µg x 4 fois/jour pendant 4 à 8 semaines Prévention des lésions induites par les AINS : A. 100 µg x 4 fois/jour

1. Le misoprostol est aussi utilisé en obstétrique (*cf.* ce chapitre).

Contre-indications
Hypersensibilité connue au produit
Grossesse

Propriétés
- Analogue synthétique de la prostaglandine E1, ayant un effet antisécrétoire et cytoprotecteur de la muqueuse gastro-duodénale
- Absorption digestive rapide, conversion en métabolites actifs, élimination par voie urinaire (73 %) et fécale (15 %) pratiquement complète en 24 heures

Indications (préférer les IPP, plus efficaces et mieux tolérés)
- Ulcères gastriques et duodénaux évolutifs
- Traitement curatif des lésions gastriques ou duodénales induites par les AINS
- Traitement préventif des lésions gastriques ou duodénales induites par les AINS chez les patients à risque (âge > 65 ans, antécédents d'ulcère ou d'intolérance aux AINS)

Effets indésirables
- Très fréquents (> 10 %) : diarrhée généralement modérée et transitoire mais qui motive l'arrêt du traitement dans 1 à 5 % des cas
- Fréquents (1 à 10 %) : nausées, plus rarement vomissements, douleurs abdominales, céphalées, vertiges
- Réactions allergiques très rares

Précautions d'emploi et interactions médicamenteuses
- Grossesse (sauf pour l'IVG) : prescrire uniquement sous contraception efficace
- Allaitement : prescription à éviter
- *Topiques antiacides* : espacer de 2 heures les prises orales par prudence
- *Associations à surveiller* : kétoconazole (diminution de sa résorption digestive)

Antiulcéreux (V) : Topiques antiulcéreux

Sucralfate[G] (Saccharose sulfate basique d'aluminium anhydre)

Non remboursé

KÉAL	30 cp. séc. 1 g	Ulcère gastro-duodénal : A. 1 g x 4 fois/jour pendant 4 à 6 semaines Prévention des récidives : A. 1 g x 2 fois/jour ou 2 g/jour après le repas du soir en 1 prise

Contre-indications

Pas de contre-indications absolues (*cf.* Précautions d'emploi)

Propriétés

- Sel complexe d'aluminium dépourvu d'activité antisécrétoire ou antiacide, actif dans les ulcérations du haut tube digestif en formant une substance visqueuse et adhésive qui favorise la cicatrisation spontanée
- Solubilisation et polymérisation dans le tractus gastro-duodénal, fixation sur l'ulcère, élimination par les fèces (la fraction absorbée est de l'ordre de 1,5 à 2 %)

Indications (préférer les IPP, dont l'efficacité est supérieure)

- Ulcère gastro-duodénal évolutif
- Prévention des récidives d'ulcère gastro-duodénal (chez les patients non infectés par *Helicobacter pylori* ou chez lesquels l'éradication de ce germe n'a pas été possible)

Effets indésirables

- Constipation liée à la présence d'aluminium
- Rares (< 1 %) : bouche sèche, nausées, vomissements, vertiges, rashs cutanés
- Possibilité de déplétion phosphorée en cas de traitement prolongé

Précautions d'emploi

- Prendre à distance des repas (30 minutes avant ou 2 heures après)
- *Éviter toute administration prolongée* chez les sujets ayant une insuffisance rénale chronique (risque d'accumulation de l'aluminium) et/ou une hypophosphatémie (risque de déplétion phosphorée)

Interactions médicamenteuses

- *Nécessité d'un intervalle de 2 heures ou plus entre les prises orales avec les médicaments suivants* : antivitamines K, digoxine, fluoroquinolones, phénytoïne... et tout autre médicament par prudence, pour éviter une diminution de leur absorption digestive

Antiulcéreux (VI) :
Bismuth + biantibiothérapie

Citrate de bismuth + Tétracycline + Métronidazole *Liste I-65 %-Coll*

PYLERA (1)	120 gél. Citrate de bismuth : 140 mg (équivalant à 40 mg d'oxyde de bismuth) + Métronidazole : 125 mg + Tétracycline : 125 mg	A. > 18 ans : 3 gél. x 4 fois/jour associées à oméprazole : 20 mg x 2 fois/jour après les repas pendant 10 jours (2)

1. Le dossier d'AMM a particulièrement pris en compte les préoccupations soulevées par l'utilisation des sels de bismuth dans les années 1970 en France avec risque d'atteinte neurologique (dont encéphalopathies).
Le plan de gestion des risques comporte notamment un programme national de surveillance renforcée avec une procédure spécifique de déclaration en cas de suspicion d'effets indésirables d'ordre neurologique.
2. Il est particulièrement important de ne pas dépasser 10 jours de traitement.

Contre-indications
Hypersensibilité aux produits ou à l'un des excipients Insuffisance hépatique, insuffisance rénale Grossesse et allaitement, enfant < 12 ans

Propriétés

- Association fixe de sous-citrate de bismuth à deux antibiotiques (tétracycline et métronidazole) afin d'améliorer le taux d'éradication (80 à 90 %) de *Helicobacter pylori* chez les patients ulcéreux gastro-duodénaux, en association avec un traitement d'oméprazole (quadrithérapie). Le bismuth associe une toxicité membranaire, une inhibition de synthèse protéique, de l'activité de l'enzyme uréase et une prévention de la cyto-adhérence
- Le sous-citrate de bismuth a une demi-vie plasmatique relativement longue (20 à 90 heures) et une accumulation est observée suite à l'administration répétée, avec un état d'équilibre atteint au jour 4, mais en raison d'une liaison possible aux cellules sanguines, la demi-vie sanguine du bismuth atteint 8 à 25 jours

Indications

- En association avec l'oméprazole, éradication de *Helicobacter pylori* et prévention des récidives d'ulcères gastro-duodénaux chez des patients ayant un ulcère actif ou un antécédent d'ulcère associé à *H. pylori*

Effets indésirables

- Très fréquents (> 10 %) : selles anormales (y compris selles noires), diarrhée, nausées, dysgueusie
- Fréquents (1 à 10 %) : anorexie, céphalées, vertiges, somnolence, vomissements, douleurs abdominales, asthénie, éruption cutanée, infection vaginale, hypertransaminasémie
- Rares (< 1 %) : dépression, insomnie, paresthésies, tremblements, vision trouble, ulcération buccale, sécheresse de la langue, urticaire, gêne thoracique, candidose

Précautions d'emploi

- Déconseillé avant l'âge de 18 ans
- Expérience limitée chez les sujets âgés
- En cas d'oubli, ne pas prendre de double dose mais terminer le traitement prévu
- La durée du traitement ne doit pas dépasser 10 jours (des cas d'encéphalopathies ont été associés à des doses excessives de bismuth mais aucun cas n'a été rapporté avec ce médicament) et en cas de troubles neurologiques, arrêt immédiat du traitement
- Risque de photosensibilité lié aux tétracyclines
- La consommation d'alcool doit être évitée pendant le traitement

Interactions médicamenteuses

- Aucune étude spécifique d'interactions n'a été réalisée mais l'oméprazole augmente l'absorption du bismuth et il est recommandé de prendre le traitement et l'oméprazole après les repas
- *Associations à utiliser avec précaution* : phénytoïne, phénobarbital, 5-FU, ciclosporine, busulfan. Le métronidazole peut potentialiser l'effet des AVK → suivi rapproché de l'INR

Antiacides ou Topiques antiacides

Hydroxyde d'aluminium + Hydroxyde de magnésium (1)

Remboursement 15 %-Coll ou Non remboursé (NR)

GELOX	30 sac.	A. 1 sac. par prise (45 mmol)
MAALOX Buvable *NR*	Fl. 250 ml 20 sac. 5 ml	A. 1 càs par prise ou 2 sac. par prise (40 mmol)
ROCGEL	24 sac.	A. 1 sac. par prise (70 mmol)
XOLAAM Buvable	Fl. 250 ml 40 sac. 15 ml	A. 1 càs par prise ou 1 sac. par prise (40 mmol)
XOLAAM Comprimé MAALOX Comprimé *NR*	40 cp.	A. 2 cp. par prise (18 mmol)

Phosphate d'aluminium (1) *Remboursement 15 %-Coll (sachets)*

PHOSPHALUGEL	Fl. 250 g 26 sac. 11 g	A. 1 càs par prise ou 1 sac. par prise (39 mmol)

1. Les antiacides seront administrés 90 minutes après le début de chaque repas et si besoin au coucher (soit 3 à 4 prises/jour), avec si besoin prises supplémentaires en fonction des douleurs, sans dépasser 4 prises/jour.
Le nombre de mmol suivant la dose par prise indique la capacité de neutralisation de l'acidité gastrique de chaque prise exprimée en mmol d'ions H+.
À titre indicatif, cette capacité de neutralisation est de 78 mmol avec 1 verre de 150 ml d'eau de Vichy-Saint-Yorre, très riche en bicarbonates (mais aussi très riche en sodium, donc contre-indiquée en cas de régime hyposodé, insuffisance cardiaque, hypertension artérielle, etc.).

Oxyde d'aluminium + Phosphate d'aluminium + Hydroxyde de magnésium (1) *Remboursement 15 %-Coll*

MOXYDAR	30 cp. ou 30 sac. 20 ml pour suspension buvable	Une prise au moment des crises douloureuses (47 mmol) (D. max. : x 4 fois/jour)

Contre-indications
Allergie à l'un des constituants Insuffisance rénale sévère

Propriétés

- Antiacides de contact diminuant le degré d'acidité de la sécrétion gastrique par leur pouvoir tampon et par neutralisation de l'acide chlorhydrique, dépourvus d'effets alcalinisants systémiques, transparents aux rayons X, moins efficaces que les antisécrétoires gastriques sur la cicatrisation des ulcères digestifs (sauf à très fortes doses, mais leur tolérance est alors médiocre)
- *À noter* : l'effet antiacide de ces produits est bref (d'environ 30 à 60 minutes), de plus, ils n'ont pas d'effet antisécrétoire et ils peuvent aussi entraîner à l'arrêt du traitement une augmentation de la sécrétion acide liée à une augmentation de la production de gastrine (effet rebond)

Indications

- Traitement symptomatique d'appoint des douleurs des affections œso-gastro-duodénales (traitement adjuvant du traitement antisécrétoire dans l'ulcère gastro-duodénal et les œsophagites par reflux, quand les douleurs sont incomplètement calmées)

Effets indésirables

- *Aluminium* : possibilité d'encéphalopathie aluminique aux posologies élevées ou prolongées chez les insuffisants rénaux en hémodialyse → surveiller dans ce cas l'aluminémie (normalement < 40 µg/ml) et la concentration de l'eau de dialyse en aluminium (normalement < 15 µg/ml)
- *Hydroxyde d'aluminium* : possibilité de déplétion phosphorée par captage des phosphates alimentaires et précipitation de phosphate d'aluminium insoluble en cas d'utilisation prolongée (risque nul avec le phosphate d'aluminium)
- *Phosphate d'aluminium* : effet constipant, surtout chez les sujets âgés ou alités
- *Sels de magnésium* : effet laxatif par rétention d'eau parfois responsable de diarrhée (effet généralement annulé par l'association aux sels d'aluminium, sauf en cas d'utilisation à forte dose)
- Troubles du transit : diarrhée, constipation
- *Moxydar* : urticaire (lié au parahydroxybenzoate)

Précautions d'emploi

- Ulcères gastriques : vérifier par biopsie le caractère bénin de ces ulcères
- En raison du potentiel alcalinisant des aliments, il est inutile d'administrer ces antiacides de contact lors des repas → prendre de façon optimale 90 minutes *après le début de chaque repas et au coucher*, avec si besoin des prises supplémentaires en fonction des douleurs

Interactions médicamenteuses (très nombreuses)

- ***Associations déconseillées*** : quinidiques (risque de surdosage avec les sels de magnésium), acidifiants coliques hypoammoniémiants, zinc
- *Nécessité d'un intervalle de 2 heures ou plus entre les prises orales avec les produits suivants* : antihistaminiques H2, AINS, bêta-bloquants, chloroquine, cisapride, corticoïdes, digitaliques, diphosphonates, diurétiques de l'anse, éthambutol, fer, fluoroquinolones, inhibiteurs de la pompe à protons, isoniazide, kétoconazole, lincosanides, nitrofuranes, pénicillamine, phénothiazines, phosphore, salicylés, tétracyclines, etc

Antidiarrhéiques (I) :
Réhydratation orale

Solutions de réhydratation orale (SRO) *Remboursement 65 %-Coll*

Spécialités (1)	Calories (kcal/l)	Osmolarité (mOsm/l)	Glucides (g/l)	Sodium (mmol/l)	Potassium (mmol/l)	Citrates (mmol/l)
Recommandations de l'ESPGHAN (2)	–	200-250	14-20	60	20	10
ADIARIL	104	250	26	60	20	10
ALHYDRATE	330	270	82,5	60	20	18
FANOLYTE	64	240	16	60	20	10
GES 45	160	250	40	56	25	15
HYDRIGOZ	330	270	82,5	60	20	18
PICOLITE	356	268	89	60	24,5	13,4
VIATOL	80	250	20	50	25	12,5
SRO OMS/ UNICEF	80	245	20	75	20	10

1. Tous les SRO doivent être reconstitués à raison de 1 sachet dilué dans 200 ml d'eau faiblement minéralisée, cette solution devant être conservée au réfrigérateur et utilisée dans les 24 heures.
2. Société européenne de gastro-entérologie, hépatologie et nutrition pédiatriques.

Réhydratation orale en situation isolée (3)

Produit	Énergie (kcal/l)	Osmolarité (mOsm/l)	Glucides (g/l)	Sodium (mmol/l)	Potassium (mmol/l)	Citrates (mmol/l)
Coca-Cola (4)	420	470	105	3	1	–

3. **Recette de SRO de l'OMS** : 1 litre d'eau purifiée + 2,5 ml de sel + 30 ml de sucre. La solution doit être consommée ou jetée dans les 12 heures suivant sa préparation à température ambiante, ou dans une période de 24 heures si elle est réfrigérée.
4. L'utilisation de solutions de réhydratation orale qui contiennent moins de 40 mmol/l de sodium est à proscrire car elle peut entraîner une hyponatrémie, surtout si les pertes fécales sont élevées. *Cependant, en situation isolée et en l'absence de solutions de réhydratation orale*, le Coca-Cola, bien que trop sucré (105 g/l), hyperosmolaire (470 mOsm/l) et pauvre en sodium et en potassium, a l'intérêt d'être disponible presque partout dans le monde et peut être modifié comme suit pour obtenir une solution de réhydratation orale acceptable : mélanger 500 ml de Coca-Cola non light (mais décaféiné chez l'enfant) + 500 ml d'eau plate embouteillée ou d'eau bouillie + 1 cuillère à café de sel (= 60 mmol de sodium par litre) + 1 cuillère à café de jus de citron (enrichissement en potassium) ± 1 sucre par verre (pour dégazéifier la préparation).

Contre-indications
Déshydratation sévère (perte de poids ≥ 10 % du poids corporel) et/ou vomissements incoercibles gênant l'administration orale et/ou signes de gravité (hypovolémie ou choc hypovolémique, troubles de la conscience, troubles métaboliques sévères)

Propriétés et indications (produits essentiels)

- La réhydratation orale est le traitement essentiel de toute diarrhée aiguë quel que soit son mécanisme, quand la perte de poids estimée et l'état clinique n'imposent pas une réhydratation par perfusion veineuse
- L'OMS estime que l'utilisation des SRO permet de sauver environ 1 million de vies par an dans le monde, où il y aurait entre 1 et 1,7 milliard d'épisodes de gastro-entérite par an chez les enfants < 5 ans, dont plus de 3 millions de décès dans les pays défavorisés

Remarques

- Le lait (*excepté l'allaitement au sein qui doit être maintenu*) sera initialement supprimé chez le nourrisson diarrhéique (car baisse transitoire de l'activité lactasique au cours des gastro-entérites en particulier virales) : l'alimentation habituelle sera reprise ensuite le plus rapidement possible (après 24 à 48 heures au maximum pour éviter une malnutrition secondaire), en réintroduisant le lait non maternel de façon progressive et les autres aliments sur 2 à 3 jours
- Les vomissements chez l'enfant diarrhéique ne sont pas une contre-indication à la réhydratation orale, car ils témoignent souvent d'un état de cétose dû au jeûne et sont rapidement supprimés par l'administration orale en prises fractionnées d'un soluté de réhydratation contenant des glucides
- La grande majorité des diarrhées aiguës de l'enfant est due à des *rotavirus*, ce qui rend inutile les antibiotiques (seulement 10 % des diarrhées sont d'origine bactérienne en France = *Salmonella*, *Campylobacter*, plus rarement *Shigella*, *Escherichia coli*)

Besoins hydro-électrolytiques de base du nourrisson et du jeune enfant

Eau	Poids = 3 à 10 kg : 100 ml/kg/jour Poids = 10 à 20 kg : 1 000 ml/jour + 50 ml/kg/jour au dessus de 10 kg Poids = 20 à 30 kg : 1 500 ml/jour + 20 ml/kg/jour au dessus de 20 kg	
Électrolytes	Sodium 3 à 4 mmol/kg/jour Potassium 2 mmol/kg/jour Phosphore 1 mmol/kg/jour	Calcium 1 mmol/kg/jour Magnésium 0,5 mmol/kg/jour

Quantités approximatives chez le nourrisson et le jeune enfant

- **Perte de poids < 10 %** (= déshydratation légère à modérée) → *réhydratation par solution de réhydratation orale (SRO)* = 150 ml/kg/24 h si le poids de l'enfant est < 5 kg et 120 à 150 ml/kg/24 h au-delà (dont 40 à 50 ml/kg dans les 6 premières heures en prises fractionnées toutes les 15 à 30 minutes voire toutes les 2 minutes à la cuillère ou à la seringue orale, puis toutes les 3 heures jusqu'à disparition de la diarrhée)
- **Perte de poids ≥ 10 %** (= déshydratation sévère) et/ou vomissements incoercibles et/ou signes de gravité (hémodynamique instable, troubles de la conscience) → *réhydratation d'urgence par voie IV* (glucosé isotonique à 5 % + 3 g/l de NaCl + 1 g/l de gluconate de calcium + 0,5 g/l de gluconate de magnésium + 1,5 g/l de potassium) : 100 à 150 ml/kg/24 h, dont 40 à 50 ml/kg en 4 heures, puis 40 à 50 ml/kg dans les 8 heures suivantes, puis 40 à 50 ml/kg dans les 12 heures suivantes (avec remplissage vasculaire en cas de collapsus)

Antidiarrhéiques (II) :
Ralentisseurs du transit intestinal

Lopéramide[G]

IMODIUM ARESTAL *Liste II-30 %-Coll* IMODIUMLIQUICAPS *NR*	20 gél. 2 mg 20 cp. 1 mg 12 cap. 2 mg	A. 2 mg, répétés si besoin à chaque selle diarrhéique (D. max. : 16 mg/24 h) E. > 8 ans : *idem* mais avec D. max. ≤ 12 mg/24 h
DYSPAGON ERCESTOP *NR*	12 gél. 2 mg	A. > 15 ans : *idem*
LOPERAMIDE LYOC *Remboursement 30 %* DIASTROLIB IMODIUMLINGUAL *NR*	10 lyophilisats 2 mg 10 lyophilisats 2 mg 12 lyophilisats 2 mg	A. > 15 ans : *idem*
IMODIUM 0,2 mg/ml *Liste II-30 %-Coll*	Sol. buvable : 90 ml à 0,2 mg/ml (pipette graduée en fonction du poids)	E. > 2 ans : 0,1 mg/kg/jour *soit* 1 dose à chaque selle liquide *et sans dépasser* 5 prises/jour *maximum*

Contre-indications

Poussée aiguë des rectocolites hémorragiques
Enfants < 2 ans (solution) ou < 8 ans (formes solides)

Propriétés
- Antidiarrhéique opiacé, dénué d'effets sur le SNC aux doses thérapeutiques, éliminé par les fèces (90 %) et les urines (10 %), avec passage très faible dans le lait maternel

Indications (avec la réhydratation, qui représente l'essentiel du traitement)
- Traitement symptomatique des diarrhées aiguës et chroniques

Effets indésirables
- Constipation nécessitant une réduction des doses voire l'arrêt, rashs cutanés
- Rares cas de rétention urinaire notamment chez l'enfant et le sujet âgé
- **Surdosage** : risque d'iléus paralytique (plusieurs cas mortels décrits au Pakistan en automédication) et risque de dépression du SNC pouvant être traitée par naloxone

Précautions d'emploi et interactions médicamenteuses
- Ne pas utiliser en cas de diarrhée survenant au cours d'un traitement antibiotique en raison du risque de colite pseudomembraneuse avec toxi-infection
- Ne pas utiliser en première intention dans les dysenteries aiguës avec état fébrile
- Utiliser avec prudence en cas d'insuffisance hépatique, d'adénome prostatique
- Grossesse au 1er trimestre : à n'utiliser qu'en cas de nécessité
- ***Associations contre-indiquées*** : laxatifs de lest (risque d'obstruction intestinale)
- *Associations à prendre en compte* : aminosides *per os* (absorption digestive accrue)

Antidiarrhéiques (III) :
Antisécrétoires intestinaux

Racécadotril (inhibiteur de l'enképhalinase)

TIORFAN Adultes *Liste I-30 %-Coll* DIARFIX ***NR*** TIORFAST ***NR***	20 gél. 100 mg 10 gél. 100 mg	A. et E. ≥ 15 ans : 100 mg x 3 fois/jour avant les repas, pendant 7 jours au maximum
TIORFAN Enfants *Liste I-30 %-Coll*	30 sachets-dose à 30 mg (pour enfant > 30 mois)	E. 1,5 mg/kg et par prise x 3 fois/jour, pendant 7 jours au maximum
TIORFAN Nourrissons *Liste I-30 %-Coll*	16 sachets-dose à 10 mg (pour nourrisson > 1 mois)	N. > 1 mois : *idem*

Contre-indications

Intolérance au produit, grossesse et allaitement

Propriétés
- Inhibiteur de l'enképhalinase, enzyme qui est responsable de la dégradation des enképhalines endogènes (qui ont un rôle encore mal défini dans la régulation de la motricité intestinale et les échanges hydroélectrolytiques transmembranaires), agissant comme antisécrétoire intestinal pur (diminution de l'hypersécrétion intestinale induite par la toxine cholérique, l'inflammation, sans diminution de la sécrétion basale ni du transit intestinal), ne passant apparemment pas la barrière hémato-encéphalique (action sélective au niveau du tube digestif avec peu d'effets sur le SNC, notamment sédatifs)
- Absorption digestive rapide, pic d'activité en 1 heure (retardé si administration aux repas), demi-vie de 3 à 4 heures (durée d'action d'environ 8 heures), hydrolyse rapide en métabolite actif métabolisé en dérivés inactifs éliminés par voie urinaire, fécale et pulmonaire

Indications (avec la réhydratation, qui représente l'essentiel du traitement)
- Traitement symptomatique et de courte durée des diarrhées aiguës

Effets indésirables
- Très rares cas de somnolence
- **Surdosage** : des doses dépassant 2 g par prise chez l'adulte ont été administrées sans effets nocifs

Précautions d'emploi
- Produit ne dispensant pas d'une réhydratation hydrosodée (impérative)
- Insuffisance rénale ou hépatique : absence de données
- Grossesse et allaitement : ne pas utiliser (absence d'études cliniques)

Antidiarrhéiques (IV) : Produits d'origine microbienne

Flores levuriques et Flores bactériennes *Non remboursé-Coll*

ULTRA-LEVURE 200 mg *Saccharomyces boulardii*	10 gél. 200 mg	A. 1 gél./jour E. > 6 ans : *idem*
ULTRA-LEVURE 100 mg	20 sac. 100 mg	A. 1 sac. x 2 fois/jour E. > 2 ans : *idem*
ULTRA-LEVURE 50 mg	20 ou 50 gél. 50 mg	A. 2 gél. x 2 fois/jour E. > 6 ans : *idem*
BACILOR *Lactobacillus casei*	50 gél. 250 mg 20 sachets-dose	A. 2 à 8 gél./jour E. > 2 ans : 1 à 4 sac./jour
LACTÉOL *Lactobacillus acidophilus*	20 gél. 170 mg 10 ou 30 gél. 340 mg 10 sac. 340 mg	A. 1 à 3 sac. ou gél./jour E. > 6 ans : 1 à 2 sac./jour

Contre-indications

Intolérance au lactose (pour le Lactéol qui en contient)

Propriétés

- *Flores levuriques (Ultra-levure)* : levures résistantes aux antibiotiques, apportant des enzymes, acides aminés et vitamines du groupe B, et qui inhiberaient la croissance des *Candida albicans* et autres germes pathogènes, en particulier des *Clostridium difficile* et germes impliqués dans les diarrhées dues aux antibiotiques
- *Flores bactériennes* : micro-organismes non pathogènes, résistants aux antibiotiques, n'agissant vraisemblablement pas comme une flore bactérienne de remplacement mais par apport en acides aminés, acide lactique et enzymes stimulant la synthèse des vitamines B et K et la régénération de la flore colique saprophyte

Indications (avec la réhydratation, qui représente l'essentiel du traitement)

- Traitement symptomatique d'appoint de la diarrhée, en complément de la réhydratation

Effets indésirables

- Rares (< 1 %) : prurit, urticaire, œdème de Quincke (exceptionnel)
- Risque accru d'infections invasives chez les malades fragilisés

Précautions d'emploi

- La réhydratation par soluté de réhydratation oral ou par voie intraveineuse est indispensable. Elle doit être adaptée à l'intensité de la diarrhée, à l'âge et aux particularités du patient

Antidiarrhéiques (V) : Adsorbants antidiarrhéiques

Adsorbants antidiarrhéiques *Non remboursé*

GÉLOPECTOSE	Pectine, cellulose hydrolysée, silice, dextrine-maltose, NaCl : 120 g (330 cal./100 g) 1 càs = 8 g	N. 3 à 5 g/100 ml (1)
SACOLENE	Lactoprotéines méthyléniques : 12 sac. 2 g	Granulés à diluer (eau) : A. 2 à 6 g/jour
SACOLENE Pédiatrique	Lactoprotéines méthyléniques : 12 sac. 0,5 g	En 2 à 3 prises avant les repas : (2) – 0 à 3 mois : 1 sac./jour – 3 à 30 mois : 2 sac./jour – > 30 mois : 3 sac./jour

1. Dans un biberon de lait reconstitué très chaud (50 à 60 °C), verser la quantité prescrite (1 càc rase = 2 g environ) :
   - 90 ml = 2 càc.
   - 150 ml = 3 càc.
   - 200 ml = 4 càc.
   - 250 ml = 5 càc.
2. Mélanger les granulés à un peu d'eau ou au biberon.

Contre-indications

Gélopectose : atonie intestinale du prématuré, dysmotilité intestinale (mucoviscidose, maladie de Hirschprung), association aux ralentisseurs du transit

Sacolène : allergie à un constituant, intolérance au fructose

Syndrome de malabsorption glucose/galactose ou déficit en sucrase-isomaltase

Propriétés

- Gélopectose : adsorbant antidiarrhéique hydrophile, apportant des électrolytes et des calories (mais ce produit ne doit pas être utilisé plus de 24 heures sans autres apports nutritionnels)
- Sacolène : adsorbant antidiarrhéique hydrophile fixant les toxines microbiennes

Indications

- Traitement symptomatique d'appoint des diarrhées (mais toujours en association à la réhydratation qui représente l'essentiel du traitement)
- Traitement symptomatique des régurgitations du nourrisson (Gélopectose)

Précautions d'emploi

- Produits ne dispensant pas d'une réhydratation hydrosodée (impérative)
- Gélopectose : ne pas utiliser pendant plus de 24 heures sans autres apports nutritionnels, et ne pas utiliser en association avec les ralentisseurs du transit, en cas d'atonie intestinale des prématurés et en cas de dysmotilité intestinale (mucoviscidose, maladie de Hirschprung)

Antiseptiques intestinaux

Nitrofuranes intestinaux *Non remboursé*

DIARMONIS Nifuroxazide[G] EDISTON IMOSEPTYL PANFUREX 200	12 gél. 200 mg	A. 200 mg x 4 fois/jour pendant 3 à 7 jours
PANFUREX 4 % *Idem*	Fl. 90 ml à 220 mg par mesure	E. > 2 ans : 220 mg x 3 fois/jour pendant 3 à 7 jours

Contre-indications
Allergie aux nitrofuranes (assez rare)
Nourrisson < 2 ans

Propriétés
- Antibactériens bactériostatiques de la famille des nitrofuranes (altérant l'ADN bactérien après activation par les réductases bactériennes), pratiquement pas résorbés *per os*
- Spectre d'action : *Escherichia coli*, *Staphylococcus saprophyticus*, streptocoques, entérocoques, *Bacteroides*, et à un moindre degré *Klebsiella*, *Enterobacter*, *Serratia*
- Résistance très fréquente des *Proteus*, *Providencia*, *Pseudomonas*, colibacilles entéropathogènes

Indications (avec la réhydratation, qui représente l'essentiel du traitement)
- Traitement de courte durée de la diarrhée aiguë présumée d'origine bactérienne en l'absence de suspicion de phénomènes invasifs (altération de l'état général, fièvre, signes toxi-infectieux...)

Effets indésirables
- Réactions cutanées allergiques

Précautions d'emploi
- Faire une coproculture et utiliser un antibiotique adapté à action systémique en cas de suspicion de diarrhée invasive (selles sanglantes ou purulentes)
- La réhydratation est impérative. Elle doit être adaptée en fonction de l'intensité de la diarrhée, de l'âge et des particularités du patient
- Si au bout de 2 jours la diarrhée persiste, le traitement doit être réévalué

Vancomycine *per os* et métronidazole (voir ces termes)

Antibiotiques utilisés en cas de colite pseudomembraneuse à *Clostridium difficile* (germe + toxine identifiés dans les selles) susceptible de compliquer un traitement antibiotique par voie générale.

Anti-inflammatoires coliques (I) : Corticoïdes par voie rectale

Lavements ou mousses rectales (1) *Liste I-65 %-Coll*

BETNESOL Solution rectale Bétaméthasone	Sachet plastique de 100 ml = 5 mg	Traitement de la poussée : 1 lavement par jour pendant 15 à 20 jours Traitement d'entretien : 4 à 6 lavements par mois
COLOFOAM Hydrocortisone acétate	Fl. pressurisé de 14 doses de 100 mg mousse rectale	Traitement d'attaque : 1 dose par jour pendant 15 à 20 jours Traitement d'entretien : 1 dose tous les 2 à 3 jours si nécessaire

1. L'administration se fera de préférence le soir au coucher afin de garder le lavement.

Contre-indications

Générales : ulcère gastro-duodénal évolutif, états infectieux ou mycosiques non contrôlés, viroses évolutives (herpès, zona, hépatites virales)
Locales : abcès, perforation, fistules extensives, obstruction intestinale, péritonite, anastomose intestinale récente

Propriétés

– Corticostéroïdes ayant une action anti-inflammatoire sur la muqueuse intestinale et une remarquable efficacité, notamment dans les poussées aiguës de rectocolite hémorragique (75 à 100 % d'amélioration) et dans la prévention des rechutes, tout en ayant des effets indésirables réduits en raison de leur absorption colique limitée

Indications

– Lavements : rectocolite hémorragique, maladie de Crohn colique
– Mousses rectales : rectocolite hémorragique (si formes recto-sigmoïdiennes), maladie de Crohn colique, rectite post-radique, rectite après colectomie

Effets indésirables

– *Possibilité d'absorption digestive* du produit avec signes d'hypercorticisme
– *Risque de surinfection locale* (assez fréquente dans les poussées aiguës) nécessitant souvent l'association avec un traitement anti-infectieux efficace

Précautions d'emploi

– *Rectocolites hémorragiques sévères* : utiliser avec prudence en raison du risque de perforation intestinale et associer à un traitement anti-infectieux en règle générale
– Utiliser les lavements avec prudence en cas de troubles hydroélectrolytiques, de fuite calcique, de catabolisme protéique intense et chez la femme enceinte
– Le diabète n'est pas une contre-indication mais nécessite une surveillance accrue

Interactions médicamenteuses

– ***Associations déconseillées*** : lidoflazine, vincamine (risque de torsades de pointe)
– *Associations à utiliser avec précaution* : antiarythmiques favorisant les torsades de pointe, digitaliques, médicaments hypokaliémiants, aspirine, AVK, antidiabétiques, inducteurs enzymatiques, antihypertenseurs, interféron alpha, vaccins vivants

Anti-inflammatoires coliques (II) : Acide 5-aminosalicylique

Acide 5-aminosalicylique ou 5-ASA *Remboursement 65 %-Coll*

PENTASA Mésalazine ou 5-ASA (65 % atteint le côlon)	100 cp. 500 mg 60 cp. 1 000 mg à délitement intestinal lent 120 sac. 1 000 mg (granulés en sachets) 60 sac. 2 000 mg (granulés en sachets)	*Rectocolite hémorragique* : A. 2 à 4 g/jour x 4 à 8 semaines, puis 0,75 à 1,5 g/jour en 3-4 prises *aux repas* E. > 6 ans : 15 à 30 mg/kg/jour sans dépasser 75 mg/kg/jour *Maladie de Crohn* : A. 2 à 4 g/jour en 3-4 prises *aux repas*
ROWASA *Idem* (35 % atteint le côlon)	90 cp. 250 mg ou 500 mg à enrobage gastro-résistant	*Idem*
FIVASA *Idem* (35 % atteint le côlon)	100 cp. 400 mg ou 90 cp. 800 mg à enrobage gastro-résistant	*Idem*
MEZAVANT *Idem* *Liste II-Non remboursé*	60 cp. 1 200 mg à libération prolongée	*Rectocolite hémorragique* : A. 2 à 4 cp./jour *au cours d'un repas* en 1 prise
DIPENTUM (1) Olsalazine = dimères de 5-ASA reliés par un pont azoïque (95 % atteint le côlon)	100 gél. 250 mg 60 cp. 500 mg	*Rectocolite hémorragique* : A. 1,5 à 2 g/jour en 3-4 prises *aux repas* x 4 à 8 semaines, puis 500 mg x 2 fois/jour
PENTASA Rectal (2) Mésalazine ou 5-ASA	5 fl. 100 ml (1 g) de suspension pour lavement	A. 1 lavement au coucher pendant 2 à 4 semaines
PENTASA Suppos (3) Mésalazine ou 5-ASA	15 sup. à 1 g	A. 1 sup. au coucher pendant 2 à 4 semaines
ROWASA Suppos (3) FIVASA Suppos (3) Mésalazine ou 5-ASA	15 ou 30 sup. à 500 mg	A. 1 sup. x 2 à 3 fois/jour pendant 4 semaines
QUADRASA (2) Para-aminosalicylate de sodium ou 4-ASA	7 fl. 2 g + 7 canules pour lavement	A. 1 lavement au coucher pendant 2 à 4 semaines

1. L'olsalazine entraîne souvent une diarrhée cédant à la réduction de la posologie mais pouvant nécessiter l'arrêt → utiliser à dose progressive (500 mg en 2 prises le 1er jour, puis augmenter de 250 à 500 mg/jour (sans dépasser 1 g par prise et 3 g par jour).
2. Présentations indiquées dans le traitement d'attaque de la rectocolite hémorragique en poussée légère à modérée (formes coliques gauches ne dépassant pas l'angle colique gauche).
3. Présentations indiquées dans le traitement d'attaque de la rectocolite hémorragique en poussée légère à modérée (formes rectales ou recto-sigmoïdiennes jusqu'à 20 cm de la marge anale).

Contre-indications
Hypersensibilité connue à l'aspirine et aux salicylés Mezavant : insuffisance rénale et insuffisance hépatique sévères

Propriétés

- L'acide 5-aminosalicylique ou 5-ASA est la partie active de la sulfasalazine (*cf.* page suivante) et agit au niveau colique par des mécanismes multiples et mal élucidés (action immunosuppressive, anti-inflammatoire et sur la synthèse des prostaglandines) : il a une efficacité équivalente à celle de la sulfasalazine et doit lui être préféré car sa tolérance est meilleure (notamment sans les effets indésirables des sulfamides)
- Par voie orale, on peut opposer la mésalazine (libération progressive dès le grêle proximal avec libération à 65 % dans le côlon pour le Pentasa et à 35 % dans le côlon pour le Rowasa) et l'olsalazine (95 % libérés dans le côlon) : le 5-ASA, absorbé en partie dans l'intestin (fraction acétylée surtout dans le foie) est éliminé dans les fèces et les urines
- Par voie rectale, le 5-ASA est très peu absorbé dans le côlon (fraction acétylée surtout dans le foie) et éliminé rapidement (99 % en 24 heures) dans les fèces et les urines

Indications (à préférer à la sulfasalazine car aussi efficace et mieux toléré)

- Rectocolite hémorragique en poussée évolutive : schématiquement, on utilisera les suppositoires dans les formes rectales ou recto-sigmoïdiennes basses (jusqu'à 20 cm de la marge anale), les lavements dans les formes coliques gauches ne dépassant pas l'angle colique gauche, et la voie orale dans les pancolites
- Rectocolite hémorragique en traitement d'entretien
- Maladie de Crohn en poussée évolutive
- Maladie de Crohn en prévention des poussées aiguës pour les formes fréquemment récidivantes

Effets indésirables (deux fois moins fréquents qu'avec la sulfasalazine)

- Souvent transitoires (en début de traitement) : céphalées, nausées, vomissements, vertiges, asthénie
- Diarrhée fréquente avec l'olsalazine (4 à 20 % selon la dose, cédant à la réduction des doses mais pouvant nécessiter l'arrêt)
- Exceptionnels : néphropathies (néphrites interstitielles ou syndromes néphrotiques) favorisées par l'hypovolémie, atteintes hématologiques (leucopénie, thrombopénie, aplasie, agranulocytose), péricardite, myocardite, pancréatite, hépatite, pneumopathies interstitielles, réactions allergiques, lichen plan, alopécie réversible, lupus induit
- Par voie rectale : réactions d'intolérance locale (difficultés à garder le lavement, prurit local, ténesme), nausées, douleurs abdominales, météorisme, alopécie réversible (très rares cas d'imputabilité douteuse)

Précautions d'emploi et interactions médicamenteuses

- Utiliser avec prudence en cas d'insuffisance hépatique ou rénale
- Surveiller semestriellement la fonction rénale (clairance de la créatinine et protéinurie), la NFS, les enzymes hépatiques
- Assurer des apports hydriques importants
- Une intolérance connue à la sulfasalazine ne contre-indique pas l'emploi du 5-ASA ou du 4-ASA en l'absence d'hypersensibilité connue aux salicylés
- Grossesse et allaitement : si nécessaire le traitement peut être administré à la posologie la plus faible possible
- *Associations à prendre en compte* : azathioprine et mercaptopurine

Anti-inflammatoires coliques (III)

Sulfasalazine *Liste I-65 %-Coll*

SALAZOPYRINE Sulfasalazine ou Salazosulfapyridine (5-ASA + Sulfapyridine)	100 cp. enrobés 500 mg à délitement intestinal lent	*Affections coliques* : A. 4 à 6 g/jour en 3 à 6 prises en traitement d'attaque, puis 1 g x 2 fois/jour en traitement d'entretien E. 100 à 150 mg/kg/jour en 3 à 6 prises en traitement d'attaque, puis 50 à 75 mg/kg/jour en 2 prises en traitement d'entretien *Polyarthrite rhumatoïde* (1) : A. 1 g x 2 fois/jour à dose progressive

1. *Polyarthrites rhumatoïdes* : posologie = 2 g/jour atteinte par paliers hebdomadaires de 500 mg. *Pelvispondylites rhumatismales (ou spondylarthrites ankylosantes)* : des études ont également montré une certaine activité de la sulfasalazine utilisée comme traitement de fond à la posologie de 2 g/jour (son efficacité n'apparaît qu'après 3 à 6 mois seulement).
Dermatite herpétiforme : produit indiqué hors AMM (à une dose variant de 500 mg x 2 fois/semaine à 4 g/jour) uniquement en cas d'intolérance à la dapsone et en association au régime sans gluten.

Contre-indications
Hypersensibilité connue aux salicylés et/ou aux sulfamides, déficit en G6PD Grossesse et allaitement, prématurés et nouveau-nés

Propriétés
- Molécule composée d'acide 5-aminosalicylique ou 5-ASA (partie active) et d'un sulfamide lui servant de transporteur jusqu'au niveau colique et responsable de la majorité des effets indésirables (sulfapyridine), agissant par des mécanismes multiples et mal élucidés : action immunosuppressive, action anti-inflammatoire et sur la synthèse des prostaglandines
- Après ingestion, scission au niveau colique en 5-ASA (résorbé en partie puis éliminé par les urines et les selles) et en sulfapyridine (sulfamide résorbé totalement et métabolisé au niveau hépatique puis éliminé par les urines)

Indications (en gastro-entérologie, préférer le 5-ASA décrit page précédente)
- *En gastro-entérologie* : rectocolite hémorragique en poussée et en prévention des rechutes, maladie de Crohn colique en poussée
- *En rhumatologie* : polyarthrite rhumatoïde (*cf.* note ci-contre)
- *Hors AMM en dermatologie* : dermatite herpétiforme (*cf.* note ci-contre)

Effets indésirables (deux fois plus fréquents qu'avec le 5-ASA)
- *Dose-dépendants* : anorexie, nausées, vomissements, gastralgies, céphalées, malaise général (30 à 50 % au-delà de 4 g/jour), carence en acide folique méthémoglobinémie, coloration brune des urines
- *Réactions allergiques* : éruptions cutanées, fièvre, éosinophilie, anémie hémolytique, plus rarement choc anaphylactique, hépatite, syndrome de Lyell, infiltrat pulmonaire avec éosinophilie pouvant évoluer vers une fibrose pulmonaire
- *Atteintes hématologiques* : anémie hémolytique, neutropénie, thrombopénie, plus rarement agranulocytose ou pancytopénie
- *Divers* : oligospermie lentement réversible (70 à 90 %), alopécie réversible
- *Rares* : syndrome lupique, tachycardie, pancréatite œdémateuse, ataxie, confusion mentale, néphropathies (néphrites interstitielles, syndromes néphrotiques), hématurie, cristallurie, oligoanurie

Précautions d'emploi
- En gastro-entérologie : préférer le 5-ASA, aussi efficace et bien mieux toléré
- Surveillance nécessaire : bilan biologique préalable puis contrôle mensuel de la NFS et des urines (culot urinaire, protéinurie et diurèse) et surveillance régulière de la créatininémie et des enzymes hépatiques, en assurant des apports hydriques importants
- Utiliser à dose progressive chez les acétyleurs lents et dans la polyarthrite rhumatoïde
- Réduire la posologie en cas d'insuffisance rénale ou hépatique sévère
- Interrompre définitivement le traitement en cas de survenue d'agranulocytose, réactions allergiques, hémolyse franche, hépatite, complication pulmonaire

Interactions médicamenteuses
- *Associations à utiliser avec précaution* : AVK et sulfamides hypoglycémiants (risque de potentialisation), digoxine (réduction de la digoxinémie de 50 %)
- *Associations à prendre en compte* : azathioprine et mercaptopurine

Laxatifs (I) :
Laxatifs osmotiques hypoammoniémiants

Laxatifs hypoammoniémiants ou Acidifiants coliques

Remboursement 30 %-Coll

DUPHALAC Lactulose[G] = fructose-galactose	20 sac. 10 g Solution (200 ml, avec doseur gradué par 5 ml) : – 5 ml = 3,3 g – 15 ml = 10 g	*Hyperammoniémies* : A. 6 à 10 sac. dilués dans de l'eau par sonde gastrique puis voie orale *Constipation* : A. 1 à 3 sac./jour E. 0,25 g/kg/jour N. 2,5 à 3 g/jour en 1 prise le soir
IMPORTAL Lactitol = sorbitol-galactose	10 sac. 2,5 g 10 sac. 5 g 20 sac. 10 g (poudre orale à diluer)	*Constipation* : A. 1 à 3 sac./jour E. 0,25 g/kg/jour N. 2,5 g/jour en 1 prise le soir

Contre-indications

Régime exempt de galactose

Colopathies inflammatoires, subocclusion ou occlusion (pour le lactitol)

Propriétés

– Disaccharides de synthèse réduisant l'absorption intestinale de l'ammoniac par une acidification colique et stimulant le péristaltisme intestinal (laxatifs par effet osmotique, agissant en 24 à 48 heures, bien tolérés, y compris chez la femme enceinte et le nourrisson), non résorbés par le tube digestif, transformés dans le côlon en acides organiques (lactique, acétique...) éliminés dans les selles

Indications

– Traitement symptomatique de la constipation, même chez la femme enceinte et le nourrisson
– *Encéphalopathie hépatique* : en cas de pré-coma, faire en milieu hospitalier un traitement d'attaque par sonde gastrique (90 à 150 ml de lactulose purs ou additionnés d'eau) ou en cas d'hémorragie digestive en lavement avec sonde à ballonnet (300 ml de lactulose dans 700 ml d'eau tiède, à garder durant 20 à 60 minutes et à répéter si besoin après 12 heures), relayé ensuite par voie orale aux doses usuelles, permettant d'obtenir 2 selles molles par jour

Effets indésirables et interactions médicamenteuses

– Météorisme transitoire, plus rarement prurit et douleurs de l'anus
– **Surdosage** : diarrhée cédant à la diminution de la posologie
– *Encéphalopathie hépatique* : ne pas utiliser simultanément des antiacides (car réduction de l'acidification des selles et donc de l'effet hypoammoniémiant)

Laxatifs (II) :
Autres laxatifs osmotiques

Laxatifs osmotiques divers *Remboursement 30 %-Coll ou Non remboursé (NR)*

AUXITRANS Pentaérythritol	20 sac. 5 g	A. 1 à 3 sac./jour
FORLAX 10 g Macrogol 4 000 ou Polyéthylèneglycol 4 000	20 sac. 10 g	A. 1 à 2 sac./jour E. > 8 ans : 1 à 2 sac./jour
FORLAX 4 g *Idem*	20 sac. 4 g	E. > 4 ans : 2 à 4 sac./jour E. > 1 an : 1 à 2 sac./jour E. > 6 mois : 1 sac./jour
MOVICOL Adulte *Idem* MOVICOL Enfant *Idem*	20 sac. 13 g 20 sac. 6,9 g	A. 1 à 2 sac./jour E. 2-3 ans : 4 à 5 sac./jour 4-8 ans : 6 à 8 sac./jour 8-15 ans : 8 à 10 sac./jour
SORBITOL *NR* Sorbitol	20 sac. 5 g	A. 5 g/jour E. > 8 ans : 2,5 à 5 g/jour
TRANSIPEG 5,9 g[G] Macrogol 3 350 ou Polyéthylèneglycol 3 350	20 sac. 5,9 g	A. 1 à 2 sac./jour
TRANSIPEG 2,95 g *Idem*	30 sac. 2,95 g	A. 1 à 4 sac./jour

Contre-indications

Antécédents d'hypersensibilité aux produits
Colopathies inflammatoires (rectocolite ulcéreuse, maladie de Crohn...)
Syndrome occlusif ou subocclusif, syndromes douloureux abdominaux
Obstruction des voies biliaires et association au Kayexalate (pour le sorbitol)

Propriétés
- Laxatifs par effet osmotique, agissant en 24 à 48 heures : le pentaérythritol et les macrogols agissent par hydratation du bol fécal, le sorbitol a aussi une action cholagogue

Indications
- Traitement symptomatique de la constipation
- Movicol : traitement de l'impaction fécale, définie comme une accumulation de matières fécales dans le rectum avec absence d'évacuation depuis au moins 5 jours

Effets indésirables
- Possibilité de diarrhée et douleurs abdominales à fortes doses
- Réactions allergiques rares (rash, urticaire, angiœdème, choc anaphylactique)

Précautions d'emploi et interactions médicamenteuses
- Grossesse : l'absorption systémique étant négligeable, le Movicol et le Transipeg peuvent être utilisés
- ***Associations contre-indiquées*** : kayexalate avec le sorbitol (car risque de nécrose colique)

Laxatifs (III) :
Laxatifs de lest (I)

Laxatifs mucilagineux ou Mucilages *Remboursement 15 %-Coll*

NORMACOL Sterculia	30 sac. 10 g Boîte de 1 kg (cuillère-mesure 5 ml)	A. et E. ≥ 6 ans : 2 à 4 sac./jour ou 1 à 3 cuillères x 2 à 3 fois/jour
PSYLIA Psyllium	20 sac. 3,6 g	A. 1 à 3 sac./jour
SPAGULAX Ispaghul	20 sac. 7 g	*Idem*
TRANSILANE Psyllium TRANSILANE sans sucre	20 sac. 2,8 g 20 sac. 3 g Boîte de 140 g	A. 2 à 4 càc/jour ou 1 à 2 sac./jour
KARAYAL Sterculia *Non remboursé*	Boîte de 1 kg (100 cuillères-mesures)	3 à 5 cuillères/jour

Contre-indications

Allergie aux produits
Affections sténosantes du tube digestif, syndrome occlusif
Diverticules œsophagiens, mégaœsophage, mégacôlon
Association aux ralentisseurs du transit intestinal
Enfant < 2 ans
Karayal : insuffisance rénale sévère (clcr < 25 ml/min)

Propriétés

– Polysaccharides non digestibles à pouvoir hygroscopique élevé, agissant après un délai de quelques jours par effet mécanique en hydratant le bol fécal (dont le volume augmenté stimule ainsi le péristaltisme intestinal)

Indications

– Traitement symptomatique de la constipation
– Karayal : manifestations fonctionnelles des colopathies non organiques

Effets indésirables et précautions d'emploi

– Possibilité de ballonnement intestinal en début de traitement
– Accidents obstructifs possibles en cas d'obstacle organique sur le tube digestif (favorisés par la prise sans eau) → *boire toujours à chaque prise de mucilage*
– Réactions allergiques possibles (en particulier avec le psyllium et la gomme sterculia)
– Prendre les topiques intestinaux à distance des autres médicaments

Interactions médicamenteuses

– ***Associations contre-indiquées*** : ralentisseurs du transit intestinal du type lopéramide ou diphénoxylate (risque d'obstruction intestinale)

Laxatifs (IV) :
Laxatifs de lest (II)

Fibres alimentaires : Son de blé et Son d'orge Non remboursé

ACTISSON	Galettes à 60 Cal.	2 à 4 galettes/jour
ALL-BRAN	Granulé : 25 Cal./càs	2 à 4 cas/jour
CELLUSON	Galettes à 48 Cal.	2 à 4 galettes/jour
DOSES-O-SON	20 sac. à 6 Cal.	2 à 3 sac./jour
NATUVIT	125 cp. à 375 mg de son d'orge par comprimé	4 à 12 cp./jour
PECTIBRAN	Granulé : 20 Cal./càs	1 à 2 càs/jour

Contre-indications

Syndrome occlusif ou subocclusif, fécalomes
Syndromes douloureux abdominaux d'étiologie non précisée
Enfant < 8 ans

Propriétés

- Fibres alimentaires (cellulose, hémicellulose, pectine, lignine) contenues dans le son des céréales et dans les végétaux, agissant après un délai de quelques jours en augmentant le bol fécal en raison de leurs propriétés hydrophiles et par fixation des sels biliaires dans le grêle suivie de leur libération dans le côlon

Indications

- Traitement symptomatique de la constipation

Effets indésirables et précautions d'emploi

- Possibilité de ballonnement intestinal (en début de traitement) et de douleurs abdominales chez les colitiques → utiliser à doses progressives en assurant des apports hydriques suffisants, avec si besoin un antispasmodique au début
- À éviter dans les malabsorptions et les affections intestinales sévères (colites aiguës, iléites, rectocolite hémorragique, maladie de Crohn)

Interactions médicamenteuses

- Le son de blé ou d'orge contient de l'acide phytique pouvant précipiter dans l'intestin le calcium et le zinc notamment, sous forme de phytates insolubles → ne pas associer avec des médicaments à base de calcium ou de zinc

Teneur moyenne en fibres de quelques aliments (en g/100 g)

Céréales	Légumes	Fruits
Son de blé 47,5	Haricot blanc 25,5	Amande 14,3
Pain complet 8,5	Pois chiche 15,0	Noix 5,2
Flocons d'avoine 7,2	Lentilles 11,7	Banane 3,4
Riz blanc 3,0	Petit pois 6,3	Poire 2,4
Pain blanc 2,7	Carotte 3,7	Fraise 2,1

Laxatifs (V) :
Laxatifs lubrifiants

Huile de paraffine, de vaseline ou d'arachide Non remboursé

LUBENTYL LUBENTYL à la magnésie	Pot de 250 g Pot de 260 g	A. 2 càc/jour E. 1/2 càc/jour
LANSOYL FRAMBOISE LANSOYL SANS SUCRE (1)	Pot de 225 g ou 9 unidoses 15 g Pot de 215 g	A. 1 à 3 càs/jour E. 1 à 3 càc/jour N. 1/2 à 1 càc/jour
HUILE DE PARAFFINE MEXALOSE TRANSULOSE	Fl. 250 ml et 480 ml Fl. 150 ml et 200 ml Pot de 150 g	A. 1 à 2 càs/jour E. 1/2 à 2 càc/jour
RESTRICAL Huile d'arachide	Fl. 500 ml	A. 1 à 3 càs/jour E. > 6 ans : 2 à 3 càc/jour *à distance des repas*

1. Réservé à l'adulte et à l'enfant > 15 ans avec durée d'utilisation limitée à 10 jours.

Propriétés

– Huile minérale (de paraffine, de vaseline) ou végétale (d'arachide), acalorique car non absorbée par l'intestin, ayant un effet laxatif mécanique en lubrifiant le contenu colique et en ramollissant les selles (avec un délai d'action de 8 à 72 heures)

Indications

– Traitement symptomatique de la constipation

Effets indésirables et précautions d'emploi

– Suintement anal assez fréquent, réduit par l'association avec des mucilages ou des pétrolatums (huiles minérales de haute viscosité)
– Rares : risque d'inhalation bronchique et de pneumopathie lipoïde en cas de fausses routes ou de régurgitations inconscientes → l'administration d'huile de paraffine doit être toujours effectuée *au moins 2 heures avant le coucher* et sera utilisée avec la plus grande prudence chez les sujets alités, âgés, débilités ou ayant des difficultés de déglution, et chez les jeunes enfants

Interactions médicamenteuses

– Diminution possible de l'absorption des vitamines liposolubles (A, D, E, K) en cas d'usage prolongé → risque théorique de potentialisation des antivitamines K et de carences en ces vitamines (surtout en cas d'usage prolongé de l'huile de paraffine chez des sujets préalablement carencés)

Laxatifs (VI) :
Laxatifs par voie rectale

Laxatifs par voie rectale

ÉDUCTYL ADULTE Bicarbonate de sodium + Tartrate acide de potassium *Remboursement 30 %-Coll*	12 sup. Adulte	A. 1 sup. A./jour
ÉDUCTYL ENFANT *Idem* *Remboursement 30 %-Coll*	12 sup. Enfant	E. 1 sup. E./jour
MICROLAX Sorbitol + Citrate de sodium *Non remboursé-Coll*	4 ou 12 récipients unidoses de 5 ml	A. 1 tube/jour
MICROLAX BÉBÉ *Idem* *Non remboursé-Coll*	4 récipients unidoses de 3 ml	E. et N. 1 tube/jour
NORGALAX Gel rectal *Non remboursé*	6 récipients unidoses de 120 mg	A. 1 tube/jour

Contre-indications

Lésions locales : poussées hémorroïdaires, fissures anales, anites, rectites, rectocolite hémorragique à localisation recto-sigmoïdienne

Propriétés

- Médicaments utilisés par voie rectale, agissant en provoquant le réflexe de la défécation, l'exonération recto-sigmoïdienne survenant après 5 à 20 minutes environ

Indications

- Traitement symptomatique des constipations basses par dyschésie rectale ou recto-sigmoïdienne
- Préparation aux examens endoscopiques du rectum

Précautions d'emploi

- Risque de sensations de brûlures anales, voire exceptionnellement de rectites congestives en cas d'usage prolongé → éviter l'usage prolongé
- Déconseillés dans la maladie de Crohn colique et la rectocolite hémorragique à localisation recto-sigmoïdienne

Laxatifs (VII) :
Laxatifs péristaltogènes (I)

Prucalopride *Liste I-Non remboursé*

RESOLOR	28 cp. 1 mg 14 ou 28 cp. 2 mg	A. chez la femme : 2 mg x 1 fois/jour

Contre-indications
Perforation ou obstruction intestinale organique ou fonctionnelle Insuffisance rénale très sévère

Propriétés et indications

- Agoniste sélectif des récepteurs de la sérotonine (5-HT4) possédant des effets entérocinétiques sur la motilité gastro-duodénale et du côlon proximal
- Absorption rapide, biodisponibilité > 90 %, fixation protéique 30 %, métabolisme hépatique limité, élimination principalement urinaire
- Traitement symptomatique de la constipation chronique chez des femmes, résistant aux autres laxatifs

Effets indésirables et précautions d'emploi

- Très fréquents (> 10 %) : céphalées (20 %), troubles digestifs (douleurs abdominales, nausées ou diarrhée) (20 %), surtout en début de traitement
- Fréquents (1 à 10 %) : palpitations, dyspepsie, vomissements, vertiges, fatigue, pollakiurie, bruits intestinaux, rectorragie
- Rares (< 1 %) : tremblements, fièvre, malaise
- L'efficacité et la sécurité d'emploi n'ont pas été étudiées pour le sexe masculin
- Sujets > 65 ans : débuter le traitement par 1 mg x 1 fois/jour
- Insuffisance rénale (DFG < 30 ml/min) : 1 mg x 1 fois/jour
- Insuffisance hépatique sévère (Child-Pugh classe C) : 1 mg x 1 fois/jour
- Grossesse et allaitement : prescription non recommandée

Linaclotide *En cours d'enregistrement*

CONSTELLA	Gél. 290 µg	A. 1 gél./jour

Propriétés et indications

- Peptide très peu absorbé, agoniste de la guanylate cyclase C, induisant une augmentation de la production de GMP cyclique. Il en résulte une augmentation de la sécrétion de fluide intestinal et une stimulation du péristaltisme qui diminue la constipation et les douleurs abdominales
- Traitement symptomatique du syndrome de côlon irritable associé à une constipation modérée à sévère

Effets indésirables et précautions d'emploi

- Diarrhée dans 20 % des cas
- La poursuite du traitement doit être reconsidérée en l'absence de réponse à 4 semaines
- Prudence chez les personnes âgées peu représentées dans les essais thérapeutiques

Laxatifs (VIII) :
Laxatifs péristaltogènes (II)

Bromure de méthylnaltrexone *Liste I-65 %-Coll*

RELISTOR	7 fl. injectables 12 mg/0,6 ml	A. 1 injection SC/2 jours de (1) : – 8 mg (0,4 ml) de 38 à 61 kg – 12 mg (0,6 ml) de 62 à 114 kg – en dehors de ces poids : posologie (ml) = poids (kg) x 0,0075 L'horaire d'administration est indifférent

1. Les patients peuvent recevoir 2 doses consécutives à 24 heures d'intervalle seulement si aucun effet (reprise du transit) n'a été observé avec la dose de la veille.

Contre-indications

Occlusion intestinale mécanique connue ou suspectée
Abdomen chirurgical aigu

Propriétés
– Antagoniste des récepteurs périphériques aux opioïdes (récepteurs μ)
– Élimination sous forme active et inchangée dans les urines et dans les fèces, demi-vie d'environ 8 heures

Indications
– Traitement de la constipation liée aux opioïdes chez les malades relevant de soins palliatifs après échec du traitement laxatif

Effets indésirables
– Douleurs abdominales, nausées, diarrhées, flatulences, sensations vertigineuses
– Réactions au site d'injection
– Rares perforations gastro-intestinales

Précautions d'emploi
– Réduction des posologies en cas d'insuffisance rénale sévère
– Pas d'ajustement posologique en cas d'insuffisance hépatique ou chez les personnes âgées
– Pas d'interaction médicamenteuse identifiée
– Grossesse et allaitement : utilisation déconseillée

Laxatifs (IX) :
Laxatifs stimulants

Bisacodyl *Non remboursé*

CONTALAX	30 cp. 5 mg	A. 1 à 2 cp./jour le soir
DULCOLAX	20 cp. 5 mg 6 sup. Adulte 10 mg	A. 1 à 2 cp./jour le soir ou 1 sup./jour le soir

Docusate sodique *Non remboursé*

JAMYLENE	40 cp. 50 mg	A. 2 à 6 cp./jour en 1 ou 2 prises

Picosulfate de sodium *Non remboursé*

FRUCTINES	30 cp. 5 mg à sucer	A. 1 à 2 cp./jour le soir

Laxatifs anthraquinoniques ou Anthracéniques *Non remboursé*

MODANE Sennosides	20 cp. 26 mg	A. 1 à 2 cp./jour le soir

Laxatifs anthraquinoniques + anticholinergiques : Grains de Vals, Idéolaxyl, Mucinum Cascara.
Autres spécialités contenant des laxatifs anthraquinoniques : Agiolax, Dépuratif des Alpes, Députatif Pamel, Dépuratum, Dragées Fuca, Dragées Rex, Élixir Spark, Herbesan, Normacol Bourdaine, Pilules Carter, Pursennide, Rhubarbe Lafran, Sirop Manceau, Spévin Gélules, Tamarine, Tisane Clairo, Tisane Grande Chartreuse, Tisane Obéflorine, Tisane Touraine.

Laxatifs salins *Non remboursé*

LUBENTYL-MAGNÉSIE Magnésie hydratée	Émulsion : 260 g (+ Huile de paraffine 56 %)	A. 2 càc/jour le soir

Contre-indications

Allergie aux produits
Colopathies inflammatoires (rectocolite ulcéreuse, maladie de Crohn...)
Syndromes abdominaux douloureux d'étiologie non précisée
Insuffisances rénales sévères (pour la magnésie hydratée)
Poussées hémorroïdaires, fissures anales, ano-rectites (pour les suppositoires)
Certaines associations (*cf.* Interactions médicamenteuses)
Grossesse, allaitement, enfant < 15 ans

Propriétés

- Le bisacodyl, le docusate sodique, le picosulfate de sodium, la phénolphtaléine et les anthraquinoniques (glucosides de l'anthraquinone extraits de plantes : aloès, bourdaine, cascara, casse, rhubarbe, séné) sont des laxatifs stimulants augmentant la motricité colique et la sécrétion intestinale d'eau, d'électrolytes et de protéines (ces laxatifs seraient théoriquement peu résorbés, cependant 10 à 20 % des doses de phénolphtaléine sont quand même résorbés)
- Les laxatifs salins sont des sels non résorbables agissant par effet osmotique et donc en augmentant le volume d'eau qui leur est lié

Indications (ne pas utiliser en première intention)

- Traitement symptomatique de courte durée de la constipation

Effets indésirables

- *Communs à tous les laxatifs stimulants :*
  - *Assez fréquents* : douleurs abdominales et diarrhée (à forte dose et/ou chez les colopathes surtout), sensations de brûlure anale, voire rectites
  - *En usage prolongé* : état de dépendance rendant le sevrage difficile, entraînant une colopathie chronique par irritation colique avec possibilité d'alcalose *hypokaliémique* en cas de selles trop abondantes (réalisant la maladie des laxatifs)
- *Particuliers à certains produits :*
  - *Anthraquinoniques* : coloration jaune/brun à rose/rouge des urines selon le pH urinaire, risque de mélanose colique et d'hyperpigmentation de la marge anale

Précautions d'emploi

- Ne jamais utiliser ces laxatifs irritants ni en première intention ni de façon prolongée (8 à 10 jours maximum)
- Interrompre le traitement en cas de diarrhée, douleurs abdominales, fatigue ou autres signes évoquant une hypokaliémie, et en cas de réactions allergiques

Interactions médicamenteuses

- ***Associations contre-indiquées*** : médicaments entraînant des torsades de pointe (voir ce terme)
- *Associations à utiliser avec précaution* : digitaliques (toxicité accrue par l'hypokaliémie), médicaments hypokaliémiants (amphotéricine B en IV, corticoïdes, diurétiques, autres laxatifs stimulants, perfusions insulino-glucosées)

Préparation colique (I)

Polyéthylène glycol (PEG) *Remboursement 65 %-Coll*

COLOPEG 1 ou 4 sac. KLEAN-PREP 2 ou 4 sac.	PEG 3 350 .... 59 g Chlorure de sodium .... 1,46 g Sulfate de sodium .... 5,68 g Bicarbonate de sodium ..... 1,68 g Chlorure de potassium ...... 0,75 g	Par voie orale en 2 prises (la veille au soir et 3 à 6 heures avant l'examen ou l'intervention) : A. Posologie ci-contre E. > 3 ans (Klean-prep) : < 5 ans : 90 ml/kg 5 à 10 ans : 80 ml/kg > 10 ans : 70 ml/kg
MOVIPREP 2 x 2 sac. (1 sac. A + 1 sac. B)	Sac. A Macrogol 3 350 .... 100 g Sulfate de sodium .... 7,5 g Chlorure de sodium .... 2,7 g Chlorure de potassium ..... 1,0 g Sac. B Acide ascorbique .... 4,7 g Ascorbate de sodium .... 5,9 g	*Idem*
FORTRANS 4 sac.	PEG 4 000 .... 64 g Chlorure de sodium .... 1,46 g Sulfate de sodium .... 5,70 g Bicarbonate de sodium ..... 1,68 g Chlorure de potassium ...... 0,75 g	*Idem*

Contre-indications
Allergie connue au polyéthylène glycol (très rare)
Cancer évolué ou toute affection colique entraînant une fragilité muqueuse excessive
Iléus ou occlusion intestinale
Déshydratations sévères
Insuffisance cardiaque grave
Enfant < 15 ans

Propriétés

- Solutions buvables constituées de polyéthylène glycol de masse molaire 3 350 ou 4 000 (non résorbé et non métabolisé) associé à des électrolytes en teneur suffisante pour que la solution reconstituée évite des échanges électrolytiques entre l'intestin et le plasma : ces produits entraînent une diarrhée assurant la vacuité colique en 3 à 6 heures

Indications et posologie

- Préparation de l'intestin avant coloscopie, lavement baryté et chirurgie colique (traitement de référence) : diluer 1 sachet par litre d'eau puis ingérer à la dose de 1 l de solution reconstituée pour 15 à 20 kg de poids corporel

Effets indésirables

- Nécessité d'ingérer une quantité très importante de solution (3-4 l pour un adulte) de goût salé, avec possibilité de nausées, ballonnement intestinal, voire vomissements (5 % à 15 % des patients ne sont pas capables de finir de boire la quantité requise)
- Réactions allergiques très rares : éruptions cutanées, urticaire, œdème, avec des cas exceptionnels de choc anaphylactique

Précautions d'emploi

- Utiliser sous surveillance médicale chez les sujets âgés et/ou en mauvais état général (risque de déshydratation et/ou de troubles hydroélectrolytiques → surveillance du ionogramme)
- Associer un régime sans résidus pendant les 2 à 3 jours précédant l'examen
- Enfant :
  - Colopeg et Fortrans réservés à l'adulte
  - Klean-prep peut être utilisé chez l'enfant > 3 ans

Remarque

- La préparation Moviprep ne nécessite qu'une ingestion de 2 l seulement : 1 l la veille au soir (A + B) et 1 l 3 à 4 heures avant l'examen (A + B)

Préparation colique (II)

Purgatifs salins *Remboursement 65 %-Coll*

CITRAFLEET PICOPREP *Liste I*	2 sac. 15,08 g Picosulfate de sodium .... 10 mg Oxyde de magnésium .... 3,5 g Acide citrique .... 10,97 g	A. 1 sac. reconstitué dans de l'eau avant 8 h 00 du matin la veille de l'examen puis 6 à 8 heures plus tard (1)
COLOKIT *Liste I*	32 cp. Phosphate monosodique monohydrate .... 1,102 g Phosphate disodique anhydre .... 398 mg	A. 4 prises de 4 cp. avec 250 ml d'eau espacées de 15 min (2)
FLEET Phospho soda	Fl. 45 ml (hydrogénophosphate de sodium et dihydrogénophosphate de sodium – boîte de 2 fl.)	La veille de l'examen : A. 1 fl. à 7 h 00 le matin et 1 fl. à 19 h 00 Hydratation abondante (2,5-3 l d'eau)

1. Boire environ 250 ml/heure d'eau ou d'un autre liquide tant que l'effet laxatif persiste.
2. Le soir précédant l'examen : 4 cp. avec 250 ml d'eau puis recommencer 4 fois en espaçant les prises de 15 minutes ; 4 à 5 heures avant l'examen : 4 cp., puis recommencer 2 fois.

Contre-indications

Hypersensibilité aux principes actifs ou à l'un des excipients
Nausées, vomissements, douleurs abdominales
Insuffisance rénale, ascite, insuffisance cardiaque congestive
Maladie inflammatoire évolutive de l'intestin, occlusion, perforation, mégacôlon (congénital ou acquis)
Citrafleet : rhabdomyolyse, déshydratation sévère, hypermagnésémie, rétention gastrique, ulcération gastro-intestinale
Colokit : âge < 18 ans ou > 75 ans, hyperparathyroïdie primitive associée à une hypercalcémie, autres laxatifs contenant du phosphate de sodium
Fleet Phospho Soda : âge < 15 ans

Propriétés et indications

– Lavage colique pour la préparation des patients préalablement à la chirurgie, à l'endoscopie ou à la radiologie du côlon

Effets indésirables

– Troubles ioniques parfois sévères, déshydratation, insuffisance rénale, gastrite érosive, lésions aphtoïdes coliques, néphrocalcinose, réactions d'hypersensibilité : urticaire, angiœdème, choc anaphylactique

Précautions d'emploi

– À éviter en cas d'insuffisance cardiaque, insuffisance rénale, hypertention artérielle, incapacité à boire
– Surveillance du ionogramme chez les sujets âgés

Préparation colique (III)

Purgatifs anthraquinoniques et salins *Non remboursé-Coll*

X-PREP	1 sac. de poudre à diluer (= 2,4 g de sennoside B)	La veille de l'examen : A. 1 sac. pour 60 kg (dans 1/2 verre d'eau)
PRÉPACOL	Soluton laxative orale : 30 ml (Phosphates mono- et disodiques) + 4 cp. à 5 mg de bisacodyl + Nécessaire à lavement	La veille de l'examen : A. Solution laxative vers 18 ou 19 h 00 puis 4 cp. au coucher

Propriétés et indications

– Purgatifs assurant la vacuité colique dans un délai de 6 à 12 heures, utilisés pour la préparation colique aux explorations (coloscopies, lavements barytés)

Effets indésirables et précautions d'emploi

– Possibilité de ballonnements, nausées, plus rarement vomissements
– À éviter dans les affections coliques sévères (RCH, maladie de Crohn)
– Associer un régime sans résidus pendant les 2 à 3 jours précédant l'examen
– Faire un lavement complémentaire 3 heures avant l'examen
– Enfant : utilisation réservée à l'adulte en l'absence d'études chez l'enfant

Lavement hypertonique *Remboursement 15 %-Coll*

NORMACOL Lavement (Phosphates mono- et disodiques, gomme sterculia, acide sorbique)	Fl. 130 ml (adultes) Fl. 60 ml (enfants)	Lavement la veille au soir et le jour de l'examen

Contre-indications

Troubles hydroélectrolytiques avec rétention sodée, enfant < 2 ans

Propriétés et indications

– Lavement hypertonique provoquant l'évacuation du recto-sigmoïde en 5 à 10 minutes après l'administration, utilisé pour la préparation du recto-sigmoïde aux explorations endoscopiques

Précautions d'emploi

– À éviter en cas de rectocolite hémorragique, poussée hémorroïdaire, fissure anale

Antihémorroïdaires locaux ou Topiques antihémorroïdaires

Suppositoires et crèmes antihémorroïdaires *Non remboursé*

CIRKAN-PREDNACINOLONE *Liste I*	Désonide + Lidocaïne + Ruscogénines	12 sup.
DELIPROCT *Liste I*	Prednisolone + Cinchocaïne	6 sup. Pommade : 10 g
ULTRAPROCT *Liste I*	Fluocortolone + Cinchocaïne	10 sup. Pommade : 10 g
PROCTOLOG *Liste II*	Trimébutine + Ruscogénines	10 sup. Crème : 20 g
RECTOGESIC *Liste II*	Trinitrate de glycéryle (4 mg/g)	Pommade : 30 g
TITANOREÏNE	Oxyde de zinc + Dioxyde de titane + Carraghénates	Crème : 40 g
TITANOREÏNE Lidocaïne 2 %	*Idem* + Lidocaïne 2 %	Crème : 20 g

Contre-indications
Allergie à l'un des constituants

Propriétés

- Topiques contenant des produits à action anti-inflammatoire (corticoïdes : désonide, prednisolone, fluorocortolone), antalgique (lidocaïne, cinchocaïne) et veinotonique

Indications

- Traitement symptomatique des douleurs, prurits et sensations congestives anales au cours des poussées hémorroïdaires ou des syndromes fissuraires

Posologie

- Suppositoires : 2-3 suppositoires/jour en cas de crise aiguë puis 1-2 suppositoires/jour
- Pommades ou crème antihémorroïdaires : application 2 à 4 fois/jour en cas de crise aiguë puis 1 à 2 fois/jour, avec une canule ou avec l'index ganté d'un doigtier jetable

Effets indésirables et précautions d'emploi

- Rares : réactions allergiques locales
- Autres mesures thérapeutiques : traitement d'une constipation, diminution ou arrêt de l'alcool et des épices, incision en cas de thrombose hémorroïdaire, sclérose ou traitement chirurgical
- Associer un traitement antibactérien et/ou antifongique en cas de lésions surinfectées.
- Ne pas appliquer les topiques cortisoniques en cas de lésions infectieuses locales d'origine syphilitique, tuberculeuse ou virale

Sclérosants hémorroïdaires

Quinine-urée (solution) *Remboursement 30 %-Coll*

KINUREA H Solution à 5 % de chlorhydrate double de quinine et urée	6 amp. 5 ml	2,5 à 5 ml par injection (1) et (2)

1. Quatre à 6 injections espacées de 8 à 15 jours.
2. Il est souhaitable d'administrer une dose test minime avant de pratiquer l'injection.

Contre-indications

Hypersensibilité connue à l'un des composants
Troubles de conduction intraventiculaire
Thrombose veineuse des membres inférieurs
Anticoagulants
Grossesse

Propriétés
- Produit sclérosant utilisé pour la sclérose des hémorroïdes en ambulatoire selon la technique de Bensaude

Indications
- Sclérose des hémorroïdes
- Fissures anales

Effets indésirables
- Réactions anaphylactiques rares (urticaire, dyspnée, bronchospasme, voire choc anaphylactique) → arrêt définitif du produit
- Injection douloureuse si la technique est incorrecte
- Dans l'heure suivante : sensation de douleur rectale parfois accompagnée de ténesme et de faux besoins, sensation de malaise général → à prévenir par la prise d'antalgique et le repos allongé pendant les 2 heures suivant l'injection
- Sensation de corps étranger intrarectal (processus normal de la sclérose) ou douleurs rectales avec ténesme et faux besoins (qui témoignent alors de la formation d'une escarre)
- Rectorragies témoignant de la formation d'une escarre

Précautions d'emploi et interactions médicamenteuses
- Traitement nécessitant une compétence technique spécialisée
- Proscrire les scléroses de très grosses veines ou de veines difficiles à atteindre
- Proscrire les injections intra-artérielles
- Interrompre les injections jusqu'à cicatrisation en cas d'escarre et si le toucher rectal révèle la présence d'une induration témoignant d'une sclérose notable
- Proscrire les séries répétées d'injections sclérosantes, témoignant d'une inefficacité du traitement
- ***Association déconseillée*** : méfloquine (risque majoré de crises convulsives)

Antiviraux actifs sur les virus des hépatites (I) : Adéfovir dipivoxil

Adéfovir dipivoxil *Liste I-65 %-Coll-Rétrocession-Prescription restreinte*

HEPSERA	30 cp. 10 mg	A. 10 mg/jour *à jeun ou au repas*

Contre-indications
Hypersensibilité au produit ou à l'un des excipients

Propriétés

– Analogue nucléotidique actif sur des souches de VHB résistantes à la lamivudine (une résistance apparaît dans 20 % des cas à 1 an et 70-80 % des cas à 5 ans), entraînant moins de résistances (2 % à 2 ans, 7 % à 3 ans, 15 % à 4 ans et 29 % à 5 ans), pouvant présenter une toxicité rénale en cas de dysfonction rénale préexistante
– Biodisponibilité de 59 %, pic plasmatique atteint en 1 à 4 heures, liaison faible aux protéines plasmatiques (≤ 4 %), phosphorylation intracellulaire en adéfovir diphosphate (métabolite actif), pas de métabolisation hépatique, élimination urinaire par filtration et sécrétion tubulaire active, demi-vie d'élimination de 5 à 11 heures

Indications

– Traitement des patients adultes atteints d'hépatite B chronique compensée (avec réplication virale active, élévation persistante des ALAT, inflammation hépatique active et/ou fibrose histologiquement prouvée) ou décompensée

Effets indésirables

– Très fréquents (≥ 10 %) : élévation de la créatininémie (26 % des patients en cas de dysfonction rénale préexistante, 4 % en cas de fonction rénale normale), aggravation sévère de l'hépatite avec élévation des transaminases jusqu'à plus de 10 N après l'arrêt du traitement (jusqu'à 25 % des patients, nécessitant un suivi de plusieurs mois)
– Fréquents (1 à 10 %) : asthénie, nausées, flatulences, diarrhée, dyspepsie, douleurs abdominales, céphalées
– Cas d'acidose lactique (sans hypoxémie) parfois fatals, généralement avec hépatomégalie progressive et stéatose hépatique (notamment chez des femmes obèses)

Précautions d'emploi et interactions médicamenteuses

– Prescription réservée aux médecins spécialisés dans la prise en charge de l'hépatite B
– Surveiller les fonctions rénale et hépatique chaque mois pendant 3 mois, puis tous les 3 mois (ou plus souvent si association à des médicaments néphrotoxiques) → arrêt si élévation importante de la créatininémie, élévation rapide des transaminases, stéatose hépatique avec hépatomégalie progressive ou acidose lactique
– Surveiller les fonctions hépatiques pendant plusieurs mois après l'arrêt du traitement
– Insuffisance hépatique même sévère → aucune adaptation posologique
– Clairance de la créatinine < 50 ml/min : 10 mg toutes les 48 heures
– Clairance de la créatinine < 20 ml/min : 10 mg toutes les 72 heures
– Patients sous dialyse : 10 mg tous les 7 jours, après la dialyse
– Grossesse et allaitement : traitement déconseillé (absence de données)
– Interactions peu probables compte tenu de l'absence de métabolisme hépatique, pas d'interactions avec les trois médicaments suivants éliminés par sécrétion tubulaire (cotrimoxazole, ibuprofène, paracétamol), mais interactions par compétition non exclues avec d'autres médicaments éliminés par sécrétion tubulaire

Antiviraux actifs sur les virus des hépatites (II) : Entecavir

Entecavir *Liste I-65 %-Coll-Rétrocession-Prescription restreinte*

BARACLUDE	30 cp. 0,5 ou 1 mg Fl. 210 ml sol. buv. (0,05 mg/ml)	A. 0,5 mg/jour *à jeun* Si souche résistante à la lamivudine : 1 mg/jour

Contre-indications

Hypersensibilité au produit ou à l'un des excipients

Propriétés

- Analogue nucléosidique actif sur des souches de VHB résistantes à la lamivudine (une résistance à celle-ci apparaît dans 20 % des cas à 1 an et 70-80 % des cas à 5 ans), entraînant bien moins de résistances (moins de 1 % de résistances à 4 ans chez les patients naïfs, environ 15 % de résistances à 4 ans en cas de résistance préexistante à la lamivudine)
- Biodisponibilité de 70 %, pic plasmatique atteint en 1,5 heure, liaison faible aux protéines plasmatiques (13 %), métabolisation très faible, élimination urinaire par filtration et sécrétion tubulaire sous forme active surtout, demi-vie d'élimination de 5 à 6 jours

Indications

- Traitement des patients adultes atteints d'hépatite B chronique compensée ou décompensée (avec réplication virale active, élévation persistante des ALAT, inflammation hépatique active et/ou fibrose histologiquement prouvée)

Effets indésirables

- Très fréquents (≥ 10 %) : céphalées
- Fréquents (> 1 % et < 10 %) : insomnie, sensations vertigineuses, somnolence, nausées, vomissements, diarrhée, dyspepsie, élévation des ALAT
- Cas d'acidose lactique (sans hypoxémie) parfois fatals, généralement avec hépatomégalie progressive et stéatose hépatique (notamment chez des femmes obèses) décrits avec d'autres analogues nucléosidiques

Précautions d'emploi et interactions médicamenteuses

- Prescription réservée aux médecins spécialisés dans la prise en charge de l'hépatite B
- Surveiller les fonctions rénale et hépatique chaque mois pendant 3 mois, puis tous les 3 mois (ou plus souvent si association à des médicaments néphrotoxiques) → arrêt si élévation importante de la créatininémie, élévation rapide des transaminases, stéatose hépatique avec hépatomégalie progressive ou acidose lactique
- Surveiller les fonctions hépatiques pendant au moins 6 mois après l'arrêt
- Insuffisance hépatique même sévère → aucune adaptation posologique
- Clairance de la créatinine < 50 ml/min : 0,25 à 0,5 mg/jour
- Clairance de la créatinine < 30 ml/min : 0,15 à 0,3 mg/jour
- Patients sous dialyse : 0,05 à 0,1 mg/jour, après la dialyse
- Grossesse et allaitement : traitement déconseillé (absence de données)
- Interactions peu probables compte tenu de la faible métabolisation, pas d'interactions avec les trois médicaments suivants (adéfovir, lamivudine, ténofovir), mais interactions par compétition non exclues avec les médicaments éliminés par sécrétion tubulaire

Antiviraux actifs sur les virus des hépatites (III) : Inhibiteurs de protéase du virus C

Bocéprévir (1) *Liste I-100 %-Coll-Rétrocession-Prescription hospitalière spécialisée*

VICTRELIS	4 x 84 cp. 200 mg	A. 800 mg toutes les 8 heures *avec de la nourriture* (2)

1. Le traitement doit être initié et surveillé par un médecin expérimenté dans la prise en charge de l'hépatite C.

Télaprévir *Liste I-100 %-Coll-Rétrocession-Prescription hospitalière spécialisée*

INCIVO	4 x 42 cp. 375 mg	A. – soit 1 125 mg x 2 fois/jour – soit 750 mg x 3 fois/jour *avec de la nourriture* (2)

2. Schémas thérapeutiques :
   - *Bocéprévir* : bithérapie interféron alpha-ribavirine pendant 4 semaines puis trithérapie avec bocéprévir pour une durée variable :
     - 24 semaines puis arrêt du traitement (durée totale de 28 semaines), en cas d'ARN viral C indétectable à la 8e et la 24e semaine chez les malades non cirrhotiques naïfs.
     - 32 semaines chez les malades non cirrhotiques naïfs avec ARN détectable à la 8e semaine et indétectable à la 24e semaine, et chez les malades déjà traités rechuteurs ou répondeurs partiels. Après l'arrêt du bocéprévir, la bithérapie par interféron alpha-ribavirine est poursuivie pendant 12 semaines (durée totale du traitement : 48 semaines).
     - 44 semaines soit une durée totale du traitement de 48 semaines chez les malades atteints de cirrhose (naïfs ou déjà traités) et chez les malades répondeurs nuls à une bithérapie interféron-ribavirine antérieure.
     - Le traitement doit être interrompu pour inefficacité en cas d'ARN > 100 UI/ml à la 12e semaine ou détectable à la 24e semaine.
   - *Télaprévir* : trithérapie télaprévir-interféron pégylé-ribavirine pendant 12 semaines, puis bithérapie interféron pégylé-ribavirine pour une durée variable :
     - 12 semaines, soit une durée totale de traitement de 24 semaines en cas d'ARN viral C indétectable à la 4e et à la 12e semaine, chez les malades non cirrhotiques, jamais traités (naïfs) ou rechuteurs après une bithérapie interféron-ribavirine.
     - 36 semaines, soit une durée totale de traitement de 48 semaines en cas d'ARN viral C détectable à la 4e semaine, chez les malades atteints de cirrhose et chez les malades répondeurs partiels ou nuls à une bithérapie interféron-ribavirine antérieure.
     - Le traitement doit être interrompu pour inefficacité en cas d'ARN > 1 000 UI/ml à la 4e ou à la 12e semaine ou détectable à la 24e ou à la 36e semaine.

Contre-indications
Hypersensibilité au principe actif ou aux excipients Association avec amiodarone, bépridil, flécaïnide, midazolam par voie orale, pimozide, propafénone, quinidine Association du télaprévir avec astémizole, alfuzocine, cisapride, lovastatine, sildénafil, simvastatine, tertfénadine, triazolam Grossesse et allaitement

Propriétés

– Inhibiteurs de la protéase NS3 du VHC dont la réplication se trouve bloquée. L'association à l'interferon alfa-2b produit 90 % de suppression de réplication d'ADN

Indications

– En association avec le peginterféron alpha et la ribavirine dans le traitement de l'hépatite C due au virus de génotype 1, chez des malades adultes ayant une maladie hépatique compensée (même au stade de cirrhose) naïfs de traitement ou préalablement traités rechuteurs et répondeurs partiels ou nuls

Effets indésirables

– Par rapport à la bithérapie standard, les effets indésirables observés au cours de la trithérapie sont essentiellement une fréquence augmentée d'anémie (+ 20 %) et une dysgueusie avec le bocéprévir, un prurit et une éruption cutanée parfois sévère (DRESS ou Stevens-Johnson ; 0,5 %) avec le télaprévir
– Rares (< 1 %) : réactions d'hypersensibilité, angiœdème, éruption cutanée sévère → arrêt immédiat et définitif (ainsi qu'arrêt du peginterféron alpha et de la ribavirine si association à des symptômes)

Précautions d'emploi

– Prescription réservée aux médecins spécialisés dans la prise en charge de l'hépatite C
– Le risque d'anémie et/ou de neutropénie et/ou de thrombopénie justifie une NFS régulière
– Contacter immédiatement un médecin en cas d'éruption cutanée, de fièvre, d'œdème du visage, d'adénopathies
– Une contraception par drospirénone doit être évitée en association avec le bocéprévir chez les malades atteints d'état pathologique favorisant l'hyperkaliémie ou recevant un traitement par spironolactone en raison du risque augmenté d'hyperkaliémie
– Prudence chez les patients présentant un risque d'allongement de l'intervalle QT

Interactions médicamenteuses (www.hep-druginteractions.org)

– Nombreuses interactions métaboliques (*cf.* Contre-indications) : digoxine, antibiotiques (clarythromycine, érythromycine, télithromycine, troléandomycine), warfarine, antiépileptiques (carbamazépine, phénobarbital, phénytoïne), antidépresseurs (escitalopram, désipramine, tradozone), antifongiques (kétoconazole, itraconazole, posaconazole, voriconazole), colchinie, rifabutine, benzodiazépines (alprozolam, lidazolam par voie parentérale, zolpidem), inhibiteurs calciques (amlodipine, diltiazem, félodipine, nicardipine, nifédipine, nisoldipine, vérapamil), corticoïdes par voie générale ou nasale, bosentan, inhibiteurs de la protéase du VIH et de la transcriptase inverse, atorvastatine, éthinyl oestradiol, immonusuppresseurs (ciclosporine, sirolimus, tacrolimus), salmétérol, méthadone, inhibiteurs de la PDE-5 (sildénafil, tadalafil, cardénafil), ésoméprazole
– L'administration concomitante d'atazanavir/ritonavir entraîne d'une part une réduction de 45 % de l'exposition au bocéprévir et d'autre part une réduction de 50 % de l'exposition aux inhibiteurs de protéines du VIH ; elle est donc déconseillée

Antiviraux actifs sur les virus des hépatites (IV) : Ribavirine

Ribavirine[G] (1) *Liste I-65 %-Coll-Rétrocession-Prescription restreinte*

REBETOL	84 ou 140 ou 168 gél. 200 mg	En 2 prises (matin et soir) *toujours au cours des repas* : < 65 kg : 800 mg/jour, 65-85 kg : 1 000 mg/jour, > 85 kg : 1 200 mg/jour 800 mg/jour pour virus de génotypes 2 ou 3
COPEGUS	28 ou 42 ou 112 ou 168 cp. 200 mg 14 ou 56 cp. 400 mg	

1. Médicament à prescription réservée aux spécialistes hospitaliers ou de ville en gastro-entérologie, hépatologie, maladies de l'appareil digestif, médecine interne, infectiologie, utilisé en association à l'interféron alpha, et nécessitant une surveillance particulière.
Mesures contraceptives obligatoires (mentionner sur l'ordonnance que les tests de grossesse ont été réalisés et faire signer aux patients un formulaire d'accord de soins et de contraception) :
- Femme traitée → *contraception efficace poursuivie 4 mois après l'arrêt* (avec test de grossesse chaque mois pendant toute cette période).
- Homme traité et ses partenaires féminines → *contraception efficace poursuivie 7 mois après l'arrêt* (préservatifs chez l'homme plus contraception efficace chez ses partenaires féminines, avec test de grossesse chaque mois chez celles-ci pendant toute cette période).

Recommandations pour la modification de la posologie :
- Hémoglobine < 10 g/dl → 600 mg/jour (200 mg le matin et 400 mg le soir) ou érythropoïétine.
- Diminution de l'Hb ≥ 2 g/dl sur une période de 4 semaines chez un patient ayant un ATCD de maladie cardiaque stable → diminution définitive à 600 mg/jour (200 mg le matin et 400 mg le soir) et diminution définitive de la dose d'interféron alpha à 1,5 M UI/injection.
- Bilirubinémie indirecte > 5 mg/dl → 600 mg/jour (200 mg le matin et 400 mg le soir).
- Globules blancs < 1 500/mm³, neutrophiles < 750/mm³, plaquettes < 50 000/mm³ → diminution uniquement de la dose d'interféron alpha.
- Arrêt des deux produits si Hb < 8,5 g/dl, Hb < 12 g/dl à dose déjà diminuée chez un patient ayant un ATCD de maladie cardiaque stable, globules blancs < 1 000/mm³, neutrophiles < 500/mm³, plaquettes < 25 000/mm³, bilirubine directe > 2,5 fois la normale, bilirubine indirecte > 4 mg/dl pendant plus de 4 semaines, créatininémie > 2 mg/dl, transaminases > 10 fois la normale.
- La durée optimale du traitement de l'hépatite C est liée au génotype viral et à l'évolution de la charge virale C sous traitement :
  - Virus de génotypes 2 et 3 : 24 semaines de traitement.
  - Virus de génotypes 1, 4 ou 5 : 48 semaines. Cette durée peut être allongée (72 semaines) en cas de réponse virologique lente (baisse d'au moins 2 log à la 12ᵉ semaine et négativation à la 24ᵉ semaine). Chez les malades avec faible charge virale initiale et en absence de fibrose hépatique marquée, le traitement peut au contraire être raccourci à 24 semaines en cas de charge virale nulle dès la 4ᵉ semaine.

Contre-indications
Hypersensibilité à l'un des constituants Antécédents psychiatriques ou état psychiatrique sévère notamment dépression sévère Antécédents de pathologie cardiaque sévère préexistante, thalassémie, drépanocytose Insuffisance rénale (clairance de la créatinine < 50 ml/min) Insuffisance hépatique sévère ou cirrhose hépatique décompensée Hépatite auto-immune, antécédents de maladie auto-immune Troubles thyroïdiens préexistants (sauf si contrôlés par un traitement conventionnel) Grossesse (tératogène), absence de contraception efficace, allaitement

Propriétés

- Analogue nucléosidique de synthèse ayant montré *in vitro* une activité à l'égard de certains virus à ADN et à ARN, utilisé dans le traitement de l'hépatite C chronique en association à l'interféron alpha (car pas d'effet sur la charge virale en monothérapie)
- Absorption digestive rapide (pic plasmatique en 1,5 heure) améliorée au cours des repas (biodisponibilité de 45-65 %), pas de liaison aux protéines plasmatiques, métabolisation par phosphorylation, déribosylation et hydrolyse, élimination urinaire très lente, demi-vie d'environ 298 heures, état d'équilibre atteint après 4 semaines environ

Indications (toujours en association avec l'interféron alpha)

- Hépatite C chronique de l'adulte et de l'enfant > 3 ans en association à l'interféron alpha
- La ribavirine ne doit pas être utilisée en monothérapie

Effets indésirables de l'association ribavirine-interféron alpha (sévères chez 16 %)

- Hémolyse : diminution de l'hémoglobine ≥ 2 g/dl (70 % des patients), plus rarement anémie hémolytique avec chute de l'hémoglobine en dessous de 10 g/dl (14 %)
- Troubles psychiques : insomnie (35 %), dépressions (29 %) parfois sévères avec un risque suicidaire
- Divers : nausées (34 %), anorexie (22 %), prurit (21 %), rashs cutanés (19 %), diminution du poids (14 %), dyspnée (13 %), sécheresse cutanée, pharyngite, dyspepsie, neutropénie, douleur thoracique, dysthyroïdies, thrombopénie, hyperuricemie liée à l'hémolyse avec rarement crise de goutte, risque non exclu de friabilité ou bris dentaire
- Effet tératogène et/ou embryotoxique, et altérations prolongées du sperme

Précautions d'emploi

- Bilan biologique préalable (hémogramme, ionogramme, créatininémie, transaminases, uricémie), puis tous les 15 à 30 jours, puis régulièrement → diminution de la dose, voire arrêt en cas d'anémie hémolytique ou d'autres troubles graves (*cf.* note ci-contre)
- Évaluation préalable puis régulière de l'état cardiaque (ECG), thyroïdien, psychiatrique
- Contraception efficace chez la femme et chez l'homme traités, avec test de grossesse mensuel chez la femme traitée ou la partenaire d'un homme traité (*cf.* note ci-contre)
- Il semble inutile de poursuivre ce traitement si aucune réduction de la charge virale n'est obtenue après 24 semaines de traitement
- Absence d'études chez les patients < 18 ans

Interactions médicamenteuses

- *Associations à surveiller* : zidovudine et stavudine (diminution possible de l'activation par phosphorylation de ces antirétroviraux)
- Faire un contrôle sérique de la charge virale VIH1

Antiviraux actifs sur les virus des hépatites (V) : Inhibiteurs de protéase du virus C

Sofosbuvir *Liste I-Coll-Prescription hospitalière réservée aux spécialistes en gastro-entérologie, infectiologie et médecine interne*

SOVALDI	28 cp. 400 mg	A. 400 mg/jour

Contre-indications
Hypersensibilité au principe actif ou aux excipients

Propriétés

– Inhibiteur pangénotypique de l'ARN polymérase ARN-dépendante NS5B du VHC, essentielle pour la réplication du virus
– Prodrogue nucléotidique rapidement absorbée (Cmax : 2 à 4 heures), fortement liée aux protéines plasmatiques (85 %) puis métabolisée dans le foie pour former l'analogue actif de nucléosidetriphosphate, éliminé par les urines (80 %) avec une demi-vie de 27 heures

Indications et schémas thérapeutiques

– En association avec d'autres médicaments pour le traitement de l'hépatite C chronique chez l'adulte atteint d'une maladie sévère du foie (pré- ou post-transplantation hépatique, fibrose hépatique classée F2 à F4) ou de complications extrahépatiques graves
– Les durées de traitement recommandées et les associations varient selon le génotype :
  – génotypes 1, 4, 5 ou 6 : sofosbuvir + interféron alpha pégylé + ribavirine. En cas de contre-indication à l'interféron : sofosbuvir + ribavirine
  – génotype 2 : sofosbuvir + ribavirine
  – génotype 3 : sofosbuvir + interféron alpha pégylé + ribavirine ou sofosbuvir + ribavirine
– En attente de transplantation, le sofosbuvir est indiqué en association à la ribavirine jusqu'à la transplantation
– Le sofosbuvir peut être administré en association avec le daclastavir (60 mg soit 1 cp./jour) pendant 24 semaines chez les adultes atteints d'une maladie avancée (fibrose F3 ou 4 ou manifestations extrahépatiques du virus C) et chez les malades en attente de transplantation hépatique ou rénale, ou en post-transplantation hépatique. Le daclastavir, accessible depuis mars 2014 en ATU de cohorte, est un inhibiteur pangénotypique de la protéine NS5A. Cette association est particulièrement intéressante chez les malades ayant une contre-indication à l'interféron et/ou à la ribavirine

Effets indésirables

– Ceux des médicaments associés, interféron pégylé et/ou ribavirine, sans augmentation de leur fréquence ou de leur sévérité :
  – Avec la ribavirine : fatigue et céphalées (> 20 %)
  – Avec l'interféron pégylé et la ribavirine : fatigue, nausées, insomnie, anémie

Précautions d'emploi et interactions médicamenteuses

– Insuffisance rénale : pas d'adaptation posologique pour des insuffisances rénales légères à modérées (DFG ≥ 30 ml/min). Absence de donnée si insuffisance rénale sévère
– Insuffisance hépatique : absence de recommandation spécifique
– Grossesse et allaitement : *cf.* ribavirine pour la patiente et son conjoint
– Les inducteurs de la PG-P sont suceptibles de réduire les concentrations de sofosbuvir : anticonvulsivants (carbamazépine, phénytoïne, phénobarbital, oxcarbazépine), rifampicine, inhibiteurs de protéase HIV (tipranavir/ritonavir), millepertuis

Antiviraux actifs sur les virus des hépatites (VI)

Telbivudine *Liste I-65 %-Coll-Rétrocession-Prescription initiale semestrielle réservée aux gastro-entérologues, internistes et infectiologues*

SEBIVO	28 cp. 600 mg	Posologie : 600 mg x 1 fois/jour (1)

1. La durée optimale du traitement n'est pas connue. L'interruption de traitement sera envisagée :
   - Si Ag HBe positif : administration jusqu'à séroconversion HBe sur 2 prélèvements sériques consécutifs espacés de 3 à 6 mois, ou jusqu'à séroconversion HBs ou en cas de perte d'efficacité.
   - Si Ag HBe négatif, le traitement sera administré jusqu'à séroconversion HBs ou perte d'efficacité démontrée.

Contre-indications

Hypersensibilité à l'un des constituants

Propriétés
- Analogue nucléosidique de synthèse de la thymidine doté d'une activité contre l'ADN polymérase du virus de l'hépatite B
- Pic plasmatique atteint en 3 heures, élimination urinaire sous forme inchangée

Indications
- Traitement de l'hépatite B chronique compensée avec réplication virale, élévation persistante des taux sériques d'ALAT et inflammation hépatique active et/ou fibrose

Effets indésirables
- Augmentation des CPK : > 7N chez 15 % des patients après 1 à 4 ans
- Fréquents (1 à 10 %) : fatigue, céphalées, nausées, sensations vertigineuses, diarrhées, rash, augmentation ALAT, amylase et lipase, douleurs abdominales, myalgies
- Exacerbations aiguës sévères de l'hépatite B possibles si interruption du traitement

Précautions d'emploi
- Les patients doivent rapporter rapidement tous les symptômes musculaires : douleurs, sensibilité ou faiblesse musculaire inexpliquée → dosage des CPK et arrêt du traitement en cas de myopathie
- Insuffisance rénale :
  - Clairance ≥ 50 ml/min : 600 mg 1 fois/jour
  - Clairance = 30-49 ml/min : 600 mg toutes les 48 heures
  - Clairance < 30 ml/min : 600 mg toutes les 72 heures
  - Terminale : 600 mg toutes les 96 heures
- Enfant < 16 ans : pas de données
- Grossesse et allaitement : utilisation déconseillée
- *Associations à prendre en compte* : autres traitements associés à la survenue de myopathies (statines, fibrates, ciclosporine) → analyse soigneuse de la balance bénéfice/risque et surveillance étroite

Antiviraux actifs sur les virus des hépatites (VII)

Ténofovir disoproxyl *Liste I-100 %-Coll-Rétrocession-Prescription initiale hospitalière*

VIRÉAD	30 cp. 245 mg	A. 1 cp./jour

Contre-indications

Hypersensibilité au produit ou à l'un des excipients
Insuffisance rénale sévère

Propriétés

- Inhibiteur "nucléotidique" de la transcriptase inverse du VIH, de structure acyclique, bien toléré, ayant une activité antivirale très puissante sur le VHB (même sur des souches résistantes à la lamivudine)
- Absorption rapide (40 % avec des aliments), liaison faible aux protéines plasmatiques, transformation intracellulaire en ténofovir diphosphate actif, pas de métabolisation par les enzymes hépatiques, élimination principalement urinaire par filtration glomérulaire et surtout sécrétion tubulaire active (par le *human organic anion transporter 1* ou hOAT1), demi-vie d'élimination de 12 à 18 heures, passage transplacentaire et dans le lait maternel

Indications

- Traitement des patients > 18 ans infectés par le VIH (*cf.* anti-VIH)
- Traitement de l'hépatite B chronique : maladie hépatique compensée ou décompensée avec réplication virale, élévation persistante des taux sériques d'ALAT, et une inflammation hépatique active et/ou une fibrose hépatique prouvée histologiquement

Effets indésirables

- Très fréquents (> 10 %) : hypophosphorémie, nausées et vomissements, diarrhée
- Fréquents (1 à 10 %) : élévation de la créatininémie, flatulences
- Rares : insuffisance rénale, tubulopathie proximale (y compris syndrome de Fanconi)
- Très rares : nécrose tubulaire aiguë, néphrite, diabète insipide néphrogénique

Précautions d'emploi et interactions médicamenteuses

- Surveiller la fonction rénale (clairance de la créatinine, protéinurie) et la phosphorémie, avant traitement puis chaque mois (ou 1 fois/semaine si association à des médicaments néphrotoxiques) pendant la première année, puis tous les 3 mois → arrêt du traitement si clairance de la créatinine < 50 ml/min ou phosphorémie < 10 mg/l (0,32 mmol/l) → risque de Fanconi
- Grossesse et allaitement : traitement déconseillé (absence de données)
- ***Associations déconseillées*** : médicaments sécrétés par le même transporteur rénal (*human organic anion transporter 1* ou hOAT1) dont cidofovir, didanosine (toxicité de la DDI majorée car biodisponibilité accrue de 40 à 60 % et échecs virologiques), médicaments néphrotoxiques (amphotéricine B injectable, aminosides, foscarnet, ganciclovir, pentamidine, vancomycine, etc.)
- Absence d'interactions avec efavirenz, indinavir, lamivudine, lopinavir, ritonavir

Interféron alpha humain recombinant (I)*

Interféron alpha pégylé (1) et (2)

Liste I-65 %-Coll-Prescription initiale hospitalière réservée aux gastro-entérologues, hépatologues, internistes et infectiologues

VIRAFÉRONPEG Peginterféron alpha-2b *Conserver de + 2 °C à + 8 °C*	1 ou 4 stylos de 0,5 ml à 50 µg, 80 µg, 100 µg, 120 µg ou 150 µg	Par voie **SC** le soir (3) : 1,5 µg/kg x 1 fois/semaine
PÉGASYS Peginterféron alpha-2a *Conserver de + 2 °C à + 8 °C*	1 ou 4 stylos de 0,5 ml à 135 µg ou 180 µg 1 ou 4 seringues de 0,5 ml à 135 µg ou 180 µg	Par voie **SC** le soir : 180 µg x 1 fois/semaine (4)

1. La pégylation consiste à conjuguer l'interféron à une molécule de polyéthylène glycol, ce qui modifie la pharmacocinétique de l'interféron (demi-vie d'élimination 10 fois plus longue que celle de l'interféron non pégylé, qui permet de *limiter les injections à 1 injection par semaine*).
   Spécialités soumises à une prescription initiale hospitalière réservée aux spécialistes ou services spécialisés en gastro-entérologie, hépatologie et médecine interne, le renouvellement étant possible en ville par tout médecin, ayant une AMM pour les seules indications suivantes :
   - *Hépatite C chronique de l'adulte en association à la ribavirine* : la durée du traitement dépend du génotype viral. La posologie de la ribavirine sera adaptée au poids : 800 mg/jour en 2 prises si < 65 kg, 1 000 mg/jour en 2 prises entre 65 et 75 kg, 1 200 mg/jour en 2 prises si > 75 kg.
   - *Hépatite C chronique de l'adulte en monothérapie, en cas de contre-indication ou d'intolérance à la ribavirine.*
   - *Hépatite B chronique AgHBe positif ou négatif* (traitement de 48 semaines) : AMM limitée au Pégasys.
2. Contre-indication spécifique : association à la telbivudine.
3. Les modalités techniques d'usage du stylo doivent être scrupuleusement suivies. Des dysfonctionnements du stylo injecteur ont été signalés, nécessitant une surveillance attentive.
4. Le dosage à 135 µg est destiné aux réductions de doses en cas d'effets indésirables ou chez les patients insuffisants rénaux (clairance de la créatinine < 50 ml/min).

* Voir les propriétés générales et conditions d'emploi pages suivantes.

Interféron alpha humain recombinant (II)

Interféron alpha *Liste I-65 %-Coll-Prescription initiale hospitalière*

INTRONA Interféron alpha-2b *Conserver de + 2 °C à + 8 °C (et pendant 2 à 4 semaines à température ambiante)*	Fl. 10 ou 18 M UI Stylos préremplis à 18 ou 30 ou 60 M UI	Par voie **SC** (ou **IV**) le soir : posologie ci-dessous (1) et (2)
ROFÉRON-A Interféron alpha-2a *Conserver de + 2 °C à + 8 °C (et pendant 2 à 4 semaines à température ambiante)*	1 ou 12 seringues de 0,5 ml à 3 ou 4,5 ou 6 ou 9 M UI	Par voie **SC** le soir : posologie ci-dessous (1) et (2)

1. Posologies et durées optimales variables selon les indications :
   - Hépatite B chronique active de l'adulte : 5 à 10 M UI x 3 fois/semaine pendant 6 à 12 mois.
   - Hépatite C chronique active de l'adulte : 3 à 4,5 M UI x 3 fois/semaine pendant 12 mois, en association avec la ribavirine (en cas de rechute ou non réponse à ce traitement, les patients doivent reconsulter un spécialiste hospitalier qui represcrira ce traitement s'il le juge nécessaire).
   - Leucémie à tricholeucocytes : 3 M UI/jour pendant 16 à 24 semaines, puis 3 M UI x 3 fois/semaine (dose réduite à 1,5 M UI/injection en cas d'intolérance).
   - Leucémie myéloïde chronique : 3 M UI/jour pendant 3 jours, puis 6 M UI/jour pendant 3 jours, puis 9 M UI/jour jusqu'à J84, puis 9 M UI x 3 fois/semaine à 9 M UI/jour.
   - Lymphomes folliculaires (associé à une chimiothérapie de type CHOP) : 6 M UI/m^2 de J22 à J26 pendant chaque cycle de 28 jours.
   - Lymphomes cutanés à cellules T : 3 M UI/jour pendant 3 jours, puis 6 M UI/jour pendant 3 jours, puis 9 M UI/jour jusqu'à J84, puis 9 M UI x 3 fois/semaine à 9 M UI/jour.
   - Sarcome de Kaposi associé au sida : 3 M UI/jour pendant 3 jours, puis 9 M UI/jour pendant 3 jours, puis 18 M UI/jour jusqu'à J84, puis jusqu'à 36 M UI maximum x 3 fois/semaine.
   - Cancer du rein à un stade avancé : 3 M UI x 3 fois/semaine la 1re semaine, 9 M UI x 3 fois/semaine la 2e semaine, puis 18 M UI x 3 fois/semaine, pendant au moins 3 mois, associé à la vinblastine.
   - Myélome multiple : 3 M UI/m^2 x 3 fois/semaine.
   - Mélanome malin de stade II : 3 M UI x 3 fois/semaine pendant 18 mois.
   - Mélanome malin disséminé : 10 M UI/m^2 x 3 fois/semaine pendant 1 mois en traitement d'induction (à poursuivre aux mêmes doses en cas de réponse).
   - Tumeurs carcinoïdes avec atteinte ganglionnaire ou métastases hépatiques en présence d'un syndrome carcinoïde : 5 M UI (3 à 9 M UI) x 3 fois/semaine (pour Introna).
2. Spécialité soumise à une *prescription initiale hospitalière* réservée aux spécialistes ou services spécialisés en gastro-entérologie, hépatologie et médecine interne, le renouvellement étant possible en ville par tout médecin, pour la seule indication suivante :
   - *Hépatite C chronique active de l'adulte :* 3 M UI x 3 fois/semaine pendant 12 mois, en association avec la ribavirine (en cas de rechute ou non réponse à ce traitement, les patients doivent reconsulter un spécialiste hospitalier qui represcrira ce traitement s'il le juge nécessaire).

Contre-indications
Allergie connue aux interférons alpha ou à tout autre composant des préparations
Affection cardiaque sévère ou non compensée
Insuffisance rénale, hépatique ou médullaire sévère
Antécédents d'épilepsie et/ou atteinte du SNC
Troubles thyroïdiens préexistants non contrôlés par un traitement
Enfant < 3 ans (alcool benzylique)
Grossesse et allaitement (innocuité non établie)

Propriétés
- Cytokines obtenues par génie génétique, produites normalement par les macrophages et les lymphocytes non T non B , ayant une triple action : action antivirale (inhibition de la réplication virale dans les cellules), action immunomodulatrice portant sur l'immunité cellulaire (augmentation de l'activité des cellules NK et des macrophages), et action antiproliférative (allongement de toutes les phases du cycle cellulaire)
- Demi-vie de 3 à 8 heures après injection SC et d'environ 2 heures après administration IV

Indications
- Hépatite B chronique active de l'adulte et avec réplication virale persistante prouvée par le taux d'ADN du virus B sérique à 2 examens
- Hépatite C chronique active de l'adulte et de l'enfant après 3 ans, avec transaminases élevées et ARN – VHC sérique positif
- Leucémie à tricholeucocytes, leucémie myéloïde chronique en phase chronique, lymphomes folliculaires, lymphomes cutanés à cellules T, sarcome de Kaposi associé au sida, mélanome malin, myélome multiple, cancer du rein à un stade avancé

Effets indésirables (fréquents, dose-dépendants, sévères dans 10 % des cas)
- Syndrome pseudo-grippal pendant 72 heures, constant mais s'atténuant après 1 mois environ (fatigue, fièvre, frissons, myalgies, arthralgies, céphalées)
- Troubles visuels dont rétinopathies (20-80 %) généralement réversibles en quelques mois même après poursuite du traitement, anorexie (75 %), diarrhée (60 %), nausées (50 %), irritabilité et dépression (40-50 %), neutropénie et thrombopénie (32 %), vomissements, élévation des transaminases, élévation de la glycémie
- Plus rares : alopécie modérée et réversible, troubles de la vigilance, vertiges, somnolence, confusion, neuropathie périphérique, décollement de rétine, hypo- ou hypertension, troubles du rythme, hypo- ou hyperthyroïdie, hépatite, sécheresse cutanéo-muqueuse, réactions allergiques, protéinurie, œdèmes, hypocalcémie

Précautions d'emploi et interactions médicamenteuses
- Utiliser avec prudence chez les conducteurs et utilisateurs de machines, et en cas de psoriasis et d'affections auto-immunes
- Bilan préalable puis régulier : examen clinique avec examen neurologique et mesure de la TA à chaque consultation, hémogramme avec plaquettes tous les 15 jours, bilan biologique mensuel (hémostase, bilan hépatique et rénal, glycémie, calcémie), bilan thyroïdien tous les 3 mois, bilan ophtalmologique préalable puis régulier
- Assurer une hydratation suffisante pendant toute la durée du traitement, prévenir et traiter le syndrome pseudo-grippal par le paracétamol (et l'injection le soir)
- Arrêter le traitement en cas de survenue de dysthyroïdie, troubles du rythme, hépatite, réactions allergiques ou autres effets indésirables sévères
- Sujets < 18 ans : innocuité non établie
- *Associations à prendre en compte* : salicylés et corticoïdes (risque d'inhibition de l'action de l'interféron), fluoro-uracile (toxicité gastro-intestinale accrue), théophylline (élimination réduite)

Produits utilisés en soins intensifs (I) : Analogues de la somatostatine

Somatostatine *Liste I-Réservé aux hôpitaux-Coll*

SOMATOSTATINE Délai d'action = 1 minute Durée d'action = 2 à 3 minutes	Fl. 0,25 mg Fl. 3 mg Fl. 6 mg	Perfusion IV continue à la dose moyenne de 0,004 mg/kg/heure

Contre-indications
Ne pas mélanger à des solutions alcalines

Propriétés

– Analogue synthétique de la somatostatine-14 naturelle, hormone hypothalamique inhibant la motilité gastrique et intestinale et les sécrétions exocrines et endocrines du tractus digestif (sécrétion gastrique chlorhydropeptidique, sécrétions du pancréas, et à un degré moindre sécrétion biliaire), et réduisant le débit circulatoire dans le territoire splanchnique
– Demi-vie de 2 à 3 minutes après injection IV nécessitant une perfusion à débit constant

Indications et posologie

– Traitement d'urgence des hémorragies digestives par rupture de varice œsophagienne en attente de la mise en œuvre d'un traitement spécifique : injection IV de 0,250 mg en 1 minute au moins, puis perfusion IV de 0,004 mg/kg/h pendant 48 heures (mais interrompre le traitement après 8 heures en cas d'inefficacité)
– Traitement d'urgence des fistules digestives post-opératoires : perfusion IV continue à la dose de 0,004 mg/kg/h jusqu'au tarissement de la fistule ou pendant 10 jours au maximum si le débit fistulaire chute de 70 % en 48 heures (mais interrompre le traitement après 8 heures s'il ne chute pas)

Effets indésirables et précautions d'emploi

– Transitoires, en cas d'injection IV trop rapide : crampes abdominales, flush, nausées et bradycardie en cas d'injection trop rapide → l'injection en bolus intraveineux doit être faite en 1 minute au moins
– Pratiquer simultanément une nutrition parentérale (inhibition de l'absorption intestinale de certains nutriments)
– Surveiller la glycémie (inhibition de la sécrétion de l'insuline et du glucagon)
– Réduire progressivement la vitesse de perfusion sur 24 heures lors de l'arrêt (risque d'effet rebond sécrétoire en cas d'arrêt brutal)

Incompatibilités physico-chimiques

– Incompatibilité majeure avec les solutés alcalins (pH > 7,5)

L'octréotide (Siroctid, *cf.* le chapitre "Endocrinologie") est également indiqué dans le traitement des hémorragies dues à des varices gastro-œsophagiennes.

Produits utilisés en soins intensifs (II) : Analogues de la vasopressine

Terlipressine[G] *Liste I-Réservé aux hôpitaux-Coll*

GLYPRESSINE 1 mg HAEMOPRESSIN Délai d'action = 40 à 60 minutes Durée d'action = 4 heures *Conserver à l'abri de la lumière et à < + 25 °C*	5 amp. 1 mg = 8,5 ml Sol. injectable IV	Injection en bolus **IV** strict : posologie ci-dessous

Contre-indications

Absolues : Grossesse (effet embryotoxique et fœtotoxique), état de choc septique
Relatives : Insuffisance coronarienne, antécédents d'infarctus myocardique
Hypertension artérielle non contrôlée, troubles du rythme
Insuffisance vasculaire cérébrale ou périphérique
Asthme, insuffisance respiratoire ou rénale, âge > 70 ans

Propriétés
- Analogue synthétique de la vasopressine bien mieux toléré que celle-ci, réduisant la pression portale par vasoconstriction dans le territoire porte, augmentant par ailleurs la pression artérielle et ralentissant la fréquence cardiaque
- Après injection IV, métabolisation par les endopeptidases du plasma et des tissus en lysine-vasopressine active apparaissant dans le plasma en 40 à 60 minutes, 1 % étant retrouvé dans les urines

Indications et posologie
- Traitement d'urgence des hémorragies digestives par rupture de varice œsophagienne en attente de la mise en œuvre d'un traitement spécifique : bolus IV de 2 mg (1 mg si poids < 50 kg) toutes les 4 heures jusqu'au contrôle du saignement initial, soit pendant 48 heures maximum, puis si besoin à demi-dose pendant 3 jours maximum
- Traitement du syndrome hépato-rénal de type 1 : bolus IV de 1 mg x 3 à 4 fois/24 h jusqu'à obtention d'une créatininémie < 130 µmol/l ou baisse de la créatininémie d'au moins 30 %, soit pendant 10 jours en moyenne (mais arrêt en l'absence de diminution de la créatininémie après 3 jours de traitement)

Effets indésirables
- Mineurs et peu fréquents : crampes abdominales et diarrhée, acrocyanose, céphalées
- Rares : bradycardie et augmentation de la pression artérielle le plus souvent modérées, rarement poussée hypertensive notamment chez l'hypertendu (cédant le plus souvent spontanément), insuffisance coronarienne chez les sujets à risque
- Risque de nécrose locale en cas de passage extravasculaire
- **Surdosage** : traiter les poussées hypertensives par un vasodilatateur alpha-bloquant

Précautions d'emploi et incompatibilités physico-chimiques
- Administrer par voie veineuse stricte, sous surveillance de la tension artérielle, de la fréquence cardiaque, de la diurèse et du ionogramme
- Utiliser avec une grande prudence chez les sujets à risque, notamment hypertendus et sujets présentant une insuffisance coronarienne
- Incompatibilité majeure en perfusion avec les solutés alcalins ou glucosés

Extraits pancréatiques

Pancréatine (1) *Remboursement 65 %-Coll*

CRÉON 12 000 U	60 ou 120 gél. gastro-résistantes (12 000 U de lipase)	En 3 prises *aux repas* : A. 6 à 9 gél./jour E. 2 à 8 gél./jour N. 1 à 3 gél./jour
CRÉON 25 000 U	60 gél. gastro-résistantes (25 000 U de lipase)	En 3 prises *aux repas* : A. 3 à 4 gél./jour E. de 5 à 10 ans : 2 à 3 gél./jour
CRÉON 40 000 U	100 gél. gastro-résistantes	A. 1 à 3 gél./jour *aux repas*
EUROBIOL 12 500 U (formulation non gastro-résistante)	Fl. 20 g de granulés avec une cuillère-doseuse (30 granulés/cuillère = 12 500 U de lipase)	En 3 prises *aux repas* : A. 8 à 12 cuillères/jour E. 1 cuillère/repas ou plus N. 1 cuillère/repas ou plus
EUROBIOL 25 000 U	100 gél. gastro-résistantes (25 000 U de lipase)	En 3 prises *aux repas* : A. 6 gél./jour E. 4 gél./jour N. 2 gél./jour

1. La posologie maximale préconisée par la FDA est de :
   - 250 000 U de lipase/jour chez l'adulte.
   - 10 000 U de lipase/kg/jour chez l'enfant (en commençant par 1 000 U de lipase/kg et par repas avant l'âge de 4 ans ou par 500 U de lipase/kg et par repas après 4 ans, à raison de 3 repas/jour).
   - 2 000 à 4 000 U de lipase pour 120 ml de préparation alimentaire chez le nourrisson.

   Remarque importante : chez le nourrisson et le jeune enfant ou l'adulte incapable d'avaler, et/ou en cas de gastrectomie, les gélules gastro-résistantes peuvent être ouvertes et leur contenu mélangé à un liquide ou à un aliment semi-liquide, mais les microgranules ou microcomprimés qu'elles contiennent ne doivent être ni croqués ni mâchés.

Contre-indications
Pas de contre-indication formelle si nécessité

Propriétés

- Extraits de pancréas d'origine porcine, apportant les enzymes pancréatiques nécessaires à la digestion (lipases, protéases, amylases)
- Les spécialités en gélules contenant des microgranules ou microcomprimés avec enrobage gastro-résistant protègent les enzymes pancréatiques d'une dégradation par l'acidité gastrique

Indications

- Insuffisance pancréatique exocrine de l'adulte et de l'enfant au cours :
  - Des pancréatites chroniques avec stéatorrhée > 6 g/24 h
  - De la mucoviscidose
  - Des résections pancréatiques, céphaliques ou totales

Effets indésirables

- Possibilité de troubles digestifs chez les sujets présentant une hypersensibilité aux extraits pancréatiques
- **Surdosage** (risque établi si dose > 6 000 U de lipase/kg et par repas, et risque non exclu si dose > 2 500 U de lipase/kg et par repas) : risque de constipation sévère (voire sténose colique, en particulier chez l'enfant < 12 ans) → utiliser à dose progressive, ne pas dépasser les posologies préconisées et réduire la posologie en cas de constipation

Précautions d'emploi

- Dans l'insuffisance pancréatique exocrine avec malabsorption et stéatorrhée, un apport quotidien minimum d'environ 30 000 U de lipase chez l'adulte paraît nécessaire
- L'efficacité du traitement enzymatique substitutif de l'insuffisance pancréatique exocrine sur la malabsorption n'est optimale qu'après seulement 2 à 3 mois d'utilisation quotidienne → une stéatorrhée résistante après ce délai témoigne d'une acidité gastrique normale ou élevée favorisant la dégradation des extraits pancréatiques et peut nécessiter alors un traitement complémentaire par des antiacides ou des antisécrétoires gastriques

Remarque

- Présence, dans certains extraits, de *parvovirus porcins*, non pathogènes pour l'homme, mais ne pouvant pas faire exclure totalement la transmission d'autres agents infectieux par des extraits d'origine porcine → restriction des indications aux seules indications réelles mentionnées ci-dessus

Antilithiasiques biliaires ou Cholélitholytiques : Acides biliaires

Acide ursodéoxycholique[G] *Liste I-65 %-Coll*

CHOLURSO DÉLURSAN	50 ou 60 cp. 250 mg ou 500 mg 20 cp. 250 mg 60 cp. 500 mg	*Lithiase vésiculaire* (1) : A. 5 à 10 mg/kg/jour *soit* 2 cp./jour en 2 prises *Hépatophatie cholestatique* : A. 13 à 20 mg/kg/jour en 2 prises
URSOLVAN	30 gél. 200 mg	*Idem*

1. La durée habituelle du traitement est de l'ordre de 6 mois, mais elle peut dépasser 1 an si les calculs ont un diamètre supérieur à 1 cm.

Contre-indications

Hypersensibilté au produit et aux excipients
Cholécystite aiguë, angiocholite, obstruction des voies biliaires
Vésicule scléro-atrophique

Propriétés
- Acide biliaire rétablissant l'équilibre entre les constituants de la bile (augmentation du rapport [acides biliaires + lécithines/cholestérol], ce qui permet une dissolution progressive des calculs de cholestérol pur dans 70 % des cas environ
- Absorption jéjuno-iléale passive, conjugaison hépatique à la glycine et à la taurine puis excrétion biliaire avec cycle entéro-hépatique et élimination fécale

Indications
- Dissolution des calculs biliaires de moins de 15 mm en cas de lithiase symptomatique radio-transparente (cholestérolique) avec vésicule biliaire fonctionnelle chez les patients présentant une contre-indication à la chirurgie (indication devenue exceptionnelle)
- Hépatopathies cholestatiques chroniques : en particulier cirrhose biliaire primitive, cholangite sclérosante, atteinte hépatique de la mucoviscidose, cholestase gravidique symptomatique, cholestase intrafamiliale progressive de type III et syndrome LPAC

Effets indésirables
- Diarrhée dose-dépendante très rare, exacerbation du prurit en début de traitement

Précautions d'emploi
- Surveillance des transaminases et des phosphatases alcalines en début de traitement puis régulièrement tous les 3 mois, échographie de contrôle à partir du 6e mois
- Grossesse : utilisation possible si l'absence de traitement met en jeu le pronostic hépatique
- Allaitement : peu de données mais rassurantes → utilisation envisageable

Interactions médicamenteuses
- ***Associations déconseillées*** : colestyramine (fixation des acides biliaires)
- *Associations à prendre en compte* : ciclosporine, ciprofloxacine (modifications de la résorption digestive de ces médicaments)

Hépatotropes

Silymarine *Non remboursé-Coll*

LÉGALON Principes actifs du fruit de Chardon-Marie	40 cp. 70 mg	A. 2 cp. x 2 à 3 fois/jour
LÉGALON SIL *Idem* *Produit sous ATU*	4 fl. 350 mg à diluer dans du G5	Perfusion **IV** de 5 mg/kg en 2 heures, répétée toutes les 6 heures pendant 6 jours

Contre-indications
Hypersensibilité connue au produit (exceptionnelle)

Propriétés
- Produits extraits de plante (*Silybum marianum*), favorisant expérimentalement la conservation de l'intégrité des hépatocytes en administration préventive chez l'animal, non seulement au cours d'agressions hépatiques expérimentales classiques (tétrachlorure de carbone, thioacétamide, D-galactosamine, alcool éthylique, etc.) mais aussi au cours d'atteintes hépatiques aussi sévères que celles provoquées par les amatoxines (amanitines) des amanites phalloïdes et autres champignons entraînant un syndrome phalloïdien, et par le Frog virus 3
- Pic plasmatique en 2 heures après ingestion, métabolisation hépatique par glycuro- et sulfoconjugaison, élimination essentiellement biliaire (concentration biliaire de 10 à 30 µg/ml pendant 24 heures environ après ingestion d'une dose de 140 mg), élimination rénale très faible (environ 3 %)

Indications
- Par voie orale : proposé dans les troubles fonctionnels digestifs observés au cours des hépatopathies
- Par voie **IV** : syndrome phalloïdien (intoxications par amanite phalloïde et divers champignons), où la silibinine agirait en inhibant le cycle entéro-hépatique de l'alpha-amanitine et empêchant sa pénétration intrahépatocytaire (si le patient ne présente pas de signes d'hépatotoxicité après 4 jours, le traitement peut être arrêté)

Effets indésirables
- Rares : gastralgies, diarrhée
- Exceptionnels : possibilité de réactions allergiques

Interactions médicamenteuses (inhibe la P-gp et les CYP 2C9 et 2C19)
- *Associations à prendre en compte* : daunoribicine et autres substrats de la P-gp ou des CYP 2C9 et 2C19 (voir ces termes) car risque de potentialisation de ces médicaments et d'augmentation de leur toxicité par inhibition enzymatique

Cholérétiques et cholagogues

Cholérétiques *Non remboursé-Coll*

CANTABILINE Hymécromone	30 cp. 400 mg	A. 1 cp. x 2/jour

Contre-indications

Obstruction biliaire
Insuffisance hépato-cellulaire grave

Propriétés

– Médicaments augmentant le flux biliaire (effet cholérétique) probablement par action osmotique (appel d'eau de l'hépatocyte vers le canalicule biliaire)

Indications

– Traitement symptomatique des troubles dyspeptiques
– Traitement d'appoint de la constipation

Effets indésirables

– Tendance diarrhéique à forte dose

Cholagogues *Non remboursé-Coll*

SORBITOL Sorbitol	20 sac. 5 g	A. 5 à 15 g/jour E. 2,5 à 5 g/jour

Contre-indications

Lithiase biliaire
Obstruction des voies biliaires

Propriétés

– Médicament provoquant une vidange de la vésicule biliaire (effet cholagogue) vraisemblablement par augmentation de la sécrétion duodénale physiologique de cholécystokinine-pancréatozinine

Indications

– Traitement symptomatique des troubles dyspeptiques
– Traitement d'appoint de la constipation

Effets indésirables

– Diarrhée et douleurs abdominales en cas de colopathie fonctionnelle

Notes

Chapitre 12

Gynécologie-Obstétrique et Contraception

GYNÉCOLOGIE-OBSTÉTRIQUE : Schémas thérapeutiques

Affections gynécologiques

Dysménorrhée essentielle (affecterait 30 à 90 % des femmes, dont 1 adolescente sur 2)	AINS (efficaces dans 80 à 90 % des cas) et/ou Paracétamol	Contraceptifs œstro-progestatifs (efficaces dans 90 % des cas)
Endométriose (affecterait 5 à 10 % des femmes)	Progestatif en traitement continu pendant 6 à 12 mois ou Contraceptifs œstroprogestatifs en continu	– Agoniste de la LH-RH – Traitement chirurgical
Fibromes utérins (1) (prévalence = 25 % des femmes de 40 à 50 ans, jusqu'à 50 % au delà)	Progestatif 21 jours sur 28 (2) pendant 3 à 6 mois en cas de ménorragies	– Agoniste de la LH-RH en pré-opératoire – Traitement chirurgical si complications

1. Aucune indication thérapeutique si fibrome asymptomatique.
2. Un effet contraceptif intéressant est obtenu par l'administration discontinue du 5e au 25e jour du cycle, ou 21 jours sur 28, de chlormadinone, nomégestrol ou promégestone.

Hémorragies utérines	Traitement étiologique ± Progestérone ou progestatif de synthèse	Antifibrinolytique
Insuffisance lutéale Syndrome prémenstruel Métrorragies fonctionnelles par insuffisance lutéale	Progestérone ou progestatif de synthèse du 16e au 25e jour du cycle	
Mastopathies bénignes	Progestérone par voie percutanée en continu et/ou progestatif de synthèse 21 jours sur 28 (3)	
Préménopause	Progestérone ou Progestatif de synthèse du 16e au 25e jour du cycle	

3. Un effet contraceptif intéressant est obtenu par l'administration discontinue du 5e au 25e jour du cycle, ou 21 jours sur 28, de chlormadinone, lynestrénol, nomégestrol ou promégestone.

Ménopause (âge moyen de survenue ≈ 51 ans) Insuffisance ovarienne Carences œstrogéniques	Estradiol par voie percutanée 25 jours par mois + Progestérone ou Progestatif non androgénique 25 jours par mois (mais traitement à instituer au cas par cas selon l'importance des symptômes climatériques et les demandes de la patiente)	
Stérilité féminine par anovulation fonctionnelle	Bromocriptine ou Cabergoline (en cas d'hyperprolactinémie) ou Clomifène	– Gonadotrophines – Gonadoréline

GYNÉCOLOGIE-OBSTÉTRIQUE : Schémas thérapeutiques

Affections obstétricales et du post-partum

Avortement (menace)	Repos (arrêt de travail)	Dydrogestérone ou Progestérone (1)

1. Réservées aux insuffisances lutéales prouvées car plus de 50 % des avortements spontanés précoces sont dus à des anomalies chromosomiques.

Accouchement prématuré (menace) (2)	Cerclage si béance de l'isthme + Repos en décubitus latéral gauche	– Nicardipine – Bêta-2 adrénergique – Atosiban – Hospitalisation si col utérin modifié

2. Avant 37 semaines d'aménorrhée (environ 7 % des naissances chaque année en France).

Toxémie gravidique Pré-éclampsie Éclampsie Crise d'éclampsie	Arrêt de travail + Repos au lit en décubitus latéral gauche plusieurs heures par jour + Surveillance + Antihypertenseur si diastolique > 100 mmHg (3) Prévention des pré-éclampsies sévères précoces (avant 30 semaines) par l'aspirine (100 mg/jour) dès le début de grossesse Prévention et traitement de la crise d'éclampsie par le sulfate de magnésium IV Accouchement provoqué vers la 38ᵉ semaine de grossesse si HTA modérée sans souffrance fœtale (mais la césarienne ou l'accouchement provoqué plus précoces s'imposent si souffrance fœtale ou toxémie non contrôlée par le traitement médical)

3. Méthyldopa ou dihydralazine ou certains bêta-bloquants ayant fait l'objet d'études randomisées (aténolol, labétalol, oxyprénolol), mais en évitant toute baisse trop rapide et/ou trop importante de la tension artérielle qui aggraverait la situation en réduisant le flux placentaire.

Prurit gravidique Ictère gravidique	Cholestyramine en cas de prurit intense	Vitamine K en cas d'hypoprothrombinémie
Hémorragies de la délivrance	Délivrance artificielle (si décollement partiel du placenta) ou révision utérine (si délivrance faite) + Méthylergométrine ou Oxytocine	
Atonie du post-partum	Méthylergométrine ou Oxytocine	
Immunisation Rhésus	Prévention par Immunoglobulines anti-Rhésus	
Allaitement (interruption)	Arrêt de la succion (4)	Bromocriptine ou Lisuride ou Cabergoline

4. Le port d'un soutien-gorge associé avec l'absence de stimulations des mamelons peut permettre en cas de contre-indication un tarissement de la sécrétion lactée en 1 à 2 semaines.

Crevasses du sein	Mesures d'hygiène + Téterelles ± Oligoderm

GYNÉCOLOGIE-OBSTÉTRIQUE : Schémas thérapeutiques

Maladies sexuellement transmissibles ou MST

Leur prévention repose sur l'utilisation de préservatifs.
Ces derniers assurent une prévention efficace des MST : sida, hépatite B, herpès, infections dues à *Papillomavirus* ou *Chlamydiae* ou *Mycoplasma* ou *Ureaplasma*, gonococcie, syphilis, chancre mou, candidoses, trichomonase uro-génitale.

Contraception (efficacité) (1)

Méthodes contraceptives	Taux de grossesse durant la 1re année d'utilisation	
	en emploi typique (%)	si utilisation parfaite (%)
Aucune méthode	85	85
Spermicides	29	18
Retrait	27	4
Abstinence périodique		3 à 5
Éponge – Femmes uni-/multipares – Femmes nullipares	 32 16	 20 9
Diaphragme	16	6
Préservatif – Féminin – Masculin	 21 15	 5 2
Pilule combinée, patch, anneau, pilule progestative seule	8	0,3
Acétate de médroxyprogestérone intramusculaire	3	0,3
Dispositif intra-utérin cuivre	0,8	0,6
Dispositif intra-utérin lévonorgestrel	0,2	0,2
Implant à l'étonogestrel	0,05	0,05

1. Source OMS, 2009.

Stérilisation

Type d'intervention	Moyen	Efficacité
Chirurgicale	Femme : section des trompes Homme : vasectomie	Théoriquement absolue (réversibilité non garantie)
Hystéroscopique	Femme : ESSURE (dispositif à type de ressort "stent" dans les 2 trompes)	3 mois après la pose

Contraception hormonale et risque vasculaire : mise au point

- Les contraceptions orales œstro-progestatives (COC) de 3e génération (désogestrel, gestodène) et autres générations (drospirénone, acétate de cyprotérone en association avec l'éthinyl-estradiol même si cette dernière n'a pas l'AMM dans l'indication contraception mais dans le traitement de l'acné) font l'objet d'une polémique en raison de leur sur-risque (environ 2 fois plus) d'évènements vasculaires veineux par rapport aux COC contenant un progestatif de 2e génération (lévonorgestrel). Les contraceptions combinées contenant du norgestimate sembleraient être de niveau de risque équivalent aux COC de 2e génération (mais peu d'études l'évaluent). Ce doublement de risque est aussi observé avec les contraceptions hormonales combinées administrées par patch ou par anneau vaginal. Cette augmentation de risque de thrombose veineuse est liée aux modifications plus importantes de la coagulation de ces combinaisons en raison de leur climat hormonal plus estrogénique par rapport aux COC de 2e génération. Même si ces évènements vasculaires sont rares (1 à 4 pour 10 000 femmes/an), le prescripteur doit donc pouvoir répondre aux questions de sa patiente, et connaître les stratégies de prescription optimales des COC
- Une contraception de 2e génération doit être proposée en première intention si la femme désire une COC, en raison de la balance bénéfice/risque la plus favorable dans l'indication contraception. S'il n'est pas nécessaire d'examiner d'un point de vue gynécologique les jeunes patientes avant prescription d'une COC, un interrogatoire à la recherche des antécédents médicaux, des traitements utilisés et **surtout des facteurs de risque vasculaire** est absolument indispensable ainsi que la **prise de la pression artérielle** et la mesure de **l'indice de masse corporelle**
- **Les facteurs de risque vasculaire à rechercher sont les suivants :**
  - Risque artériel : âge > 35 ans, tabagisme, hypertension artérielle, diabète, dyslipidémie, obésité et surpoids, migraine simple ou avec aura, antécédents familiaux d'accident artériel (IDM ou AVC) chez un apparenté jeune (< 60 ans)
  - Risque veineux : âge > 35 ans, antécédents familiaux chez un apparenté jeune (< 60 ans), existence d'une thrombophilie biologique connue, obésité et surpoids. La présence d'un de ces facteurs de risque remet en cause la prescription d'une contraception combinée œstro-progestative

GYNÉCOLOGIE-OBSTÉTRIQUE : Schémas thérapeutiques

Contraception

Stratégie de choix d'une contraception combinée œstro-progestative	1. Pilule remboursée 2. Pilule dont le risque thrombo-embolique veineux est le plus faible (progestatif de 2e génération [lévonorgestrel] faiblement dosé en éthinyl-estradiol) (1) 3. Adaptation de la pilule après 3 à 6 mois d'utilisation en fonction des signes d'hypo-œstrogénie, d'hyperœstrogénie ou d'hyperandrogénie
Bilan biologique à réaliser en cas d'antécédents familiaux thrombo-embolique veineux avant l'utilisation d'une contraception combinée œstro-progestative	TP, TCA, fibrinogène, antithrombine, protéine C, protéine S, recherche d'une résistance à la protéine C activée et/ou recherche de la mutation du facteur V Leiden, recherche de la mutation 20210A de la prothrombine
Bilan lipidique à réaliser en cas d'antécédents familiaux artériels ou de facteur de risque artériel avant prescription d'une contraception combinée œstro-progestative (2)	Cholestérol total, triglycérides, glycémie

1. Il existe encore peu de données sur les nouvelles contraceptions contenant de l'estradiol.
2. Une contraception microprogestative peut être prescrite sans bilan biologique en cas d'utilisation urgente.

Contraception d'urgence

Protocoles contraceptifs d'urgence (utilisation devant rester exceptionnelle)	**Efficacité après un rapport sexuel non protégé en période péri-ovulatoire**
Norstéroïde à forte dose (Lévonorgestrel) = Pilule du lendemain (3)	95 % si prise dans les 24 heures 85 % si prise dans les 24 à 48 heures 58 % si prise dans les 48 à 72 heures
Stérilet dit "du lendemain" (4)	Efficacité presque absolue si insertion dans les 5 jours

3. Gratuite pour les femmes mineures et délivrée sans ordonnance. Existe en générique.
4. L'efficacité d'un stérilet mis en place *dans les 5 jours* suivant un rapport sexuel non protégé en période péri-ovulatoire semble presque absolue (environ 1 échec sur 1 300 insertions).

GYNÉCOLOGIE-OBSTÉTRIQUE : Schémas thérapeutiques

Contraception d'urgence (suite)

Protocoles contraceptifs d'urgence (utilisation devant rester exceptionnelle)	Efficacité après un rapport sexuel non protégé en période péri-ovulatoire
Mifépristone (1)	Efficacité paraissant absolue si prise dans les 72 heures
Ulipristal acétate (2)	Efficacité jusqu'à 120 heures 95 % si prise dans les 24 heures 85 % si prise entre 0 et 72 heures 61 % si prise entre 48 et 120 heures

1. L'efficacité en contraception post-coïtale (600 mg en 1 prise *dans les 72 heures* suivant un rapport sexuel non protégé en période péri-ovulatoire) semble pratiquement absolue (indication hors AMM).
2. Remboursé. 30 mg en 1 prise dans les 120 heures suivant un rapport sexuel non protégé.

Comitialité et contraception hormonale

Le tableau ci-dessous synthétise les principaux traitements antiépileptiques inducteurs ou non-inducteurs avec la prise concomitante d'une contraception hormonale qu'elle soit œstro-progestative (orale, vaginale ou par patch) ou progestative seule.

Antiépileptiques inducteurs	Antiépileptiques non-inducteurs
Première génération Barbituriques (Phénobarbital – Primidone) : Gardenal-Alepsal Phénytoïnes : Dihydan, Prodilantin Carbamazépine : Tegretol	**Première génération** Éthosuximide : Zarontin Acide valproïque : Depakine
Deuxième génération Felbamate : Taloxa Topiramate : Epitomax > 200 mg/jour Rufinamide : Inovelon Oxcarbezépine : Trileptal	**Deuxième génération** Gabapentine : Neurontin Lamotrigine : Lamictal (3) Prégaline : Lyrica Tiagabine : Gabitril Vigabatrine : Sabril Lévétiracétam : Keppra
Troisième génération Eslicarbazépine : Zebinix (AMM européenne)	**Troisième génération** Lacosamide : Vimpat Zonisomide : Zonegran

3. **Attention** : l'efficacité antiépileptique de la lamotrigine est diminuée en association avec les contraceptifs hormonaux. Il faut donc informer le neurologue prescripteur afin d'adapter les doses nécessaires à la stabilité de la comitialité.

GYNÉCOLOGIE-OBSTÉTRIQUE : Schémas thérapeutiques

Interruption de la grossesse (1)

Avortement provoqué (une visite de contrôle est prévue entre le 14e et le 21e jour post-IVG)	IVG médicamenteuse = Mifépristone + Misoprostol	IVG chirurgicale (2)

1. Sur environ 200 000 IVG pratiquées chaque année en milieu hospitalier en France, 10 % le sont sur des mineures et 25 % seulement le sont par la technique médicale :
– Jusqu'à 7 semaines d'aménorrhée, *la technique de choix est médicale* car efficace dans 95 à 98,7 % des cas (l'IVG chirurgicale peut aussi être utilisée, dans les rares échecs notamment).
– Entre la 8e et la 9e semaine d'aménorrhée, *la technique de choix est chirurgicale* (la technique médicale peut aussi être utilisée, mais uniquement sous surveillance en milieu hospitalier).
– Entre la 10e et la 12e semaine d'aménorrhée, la technique médicale n'est plus recommandée, et entre la 13e et la 14e semaine d'aménorrhée, seule l'IVG chirurgicale est recommandée.
Une méthode contraceptive efficace doit bien évidemment être instituée après toute IVG.
2. Le curetage aspiratif sera effectué après administration de prostaglandines visant à ramollir le col utérin et permettre une dilatation cervicale plus aisée (400 µg de misoprostol en 1 prise orale unique effectuée 3 heures au moins avant l'intervention).

Vomissements pendant la grossesse

Stratégie de choix d'un traitement antiémétique en début de grossesse quel que soit le terme de la grossesse	En première intention : doxylamine (Donormyl), antihistaminique H1 très bien évalué en cours de grossesse. En France, la doxylamine n'a pas l'AMM dans cette indication, mais au Canada c'est l'antiémétique de référence chez la femme enceinte En deuxième intention, si la doxylamine se montre peu efficace ou mal tolérée, le métoclopramide (Primpéran) pourra être utilisé En cas d'inefficacité de ces options, on pourra avoir recours à la métopimazine (Vogalène) ou la dompéridone (Motilium) En cas de vomissements incoercibles, on pourra avoir recours à la chlorpromazine (Largactil) ou au sulpiride (Dogmatil) Si ces molécules s'avèrent également inefficaces, on pourra si nécessaire avoir recours à l'ondansétron (Zophren) (3)

3. Schéma thérapeutique recommandé par le CRAT (Centre de référence sur les agents tératogènes). Consulter : www.lecrat.org.

Ménopause

Traitement des bouffées de chaleur en cas de contre-indication aux œstrogènes	Bêta-alanine (efficacité modeste, n'est plus remboursé) Progestérone ou progestatif de type pregnane à petites doses Inhibiteurs de la recapture de la sérotonine Gabapentine Acupuncture

Contraception locale (I) : Condoms ou Préservatifs masculins

Préservatifs répondant aux normes françaises (NF) *Non remboursé*

Préservatifs DUO	Épaisseur = 100 microns	Préservatifs prélubrifiés ou avec lubrifiant séparé
Préservatifs DUREX Préservatifs PROPHYLTEX Préservatifs STYMULEVE Préservatifs SUPRATEX	Épaisseur = 75 microns Épaisseur = 60 microns Épaisseur = 60 microns Épaisseur = 50 microns	Préservatifs standard
Préservatifs PHARMATEX	Épaisseur = 60 microns (+ Benzalkonium 0,9 %)	Préservatifs enduits avec un produit spermicide (ne pas les lubrifier)

Contre-indications

Allergie au latex (rare, parfois croisée avec certains aliments : *cf.* ci-dessous)

Propriétés et indications

- Condoms de latex fin assurant une prophylaxie efficace des maladies sexuellement transmissibles y compris du sida (méthode de prophylaxie à conseiller absolument)
- Efficacité contraceptive mal connue (taux d'échec sur un an = 3 à 15 %), dépendant d'une utilisation correcte et de la motivation du couple : les échecs sont liés surtout à une utilisation non systématique (souvent intermittente, "pendant les périodes à risque d'ovulation") et/ou à une mauvaise utilisation (pose juste avant l'éjaculation, rupture ou perte lors du rapport sexuel)

Effets indésirables

- Possibilité de rupture (< 1 % des cas lors des rapports vaginaux, mais jusqu'à 10 % en cas de coït anal) : *la cause principale de fragilisation semble en fait l'utilisation de corps gras non compatibles altérant le latex* (avec diminution de l'effet contraceptif de 90 % après 60 secondes seulement de contact avec le latex)
- Allergie au latex parfois croisée avec certains aliments (banane, avocat, kiwi, sarrasin, châtaigne, fruits de la passion, melons, etc.) = urticaire de contact, œdème de Quincke, bronchospasme, et environ 50 cas de choc anaphylactique dûs aux gants chirurgicaux décrits en France → allergie à confirmer par prick-test (très sensible et spécifique) et faisant conseiller alors l'utilisation de préservatifs en latex déprotéiné (PLD Manix Crystal) ou en polyuréthane (Aventi)

Mode d'emploi

- Mettre en place avant le début de la pénétration, garder pendant toute la durée des contacts génitaux, maintenir contre la base de la verge lors du retrait, ne pas réutiliser après l'emploi... et utiliser de façon systématique surtout si partenaires multiples
- *Ne jamais utiliser des corps gras* (vaseline, beurre, huiles, crèmes, pommades, etc.) pour lubrifier les préservatifs → utiliser si besoin uniquement un lubrifiant hydrosoluble et compatible avec le latex (lubrifiants pour préservatifs des marques Try, Taïdo, Sensilube, Prémicia, Lubran, etc.)

Contraception locale (II) : Diaphragmes ou Obturateurs vaginaux (I)

Diaphragmes Non remboursé

CAYA Diaphragme	Dôme en silicone avec système ressort en nylon, taille unique 67 x 75 mm	À placer avant le rapport sexuel (avec un produit spermicide) puis le laisser en place au moins 6 h après le rapport et au maximum jusqu'à 24 h

Contre-indications
Post-partum immédiat (< 6 semaines)
Prolapsus

Propriétés et indications

- Dôme de silicone minimisant les risques d'allergie (notamment au latex), serti avec un système de ressort en nylon. Il comporte un ergot de retrait facilitant le retrait du diaphragme avec un seul doigt
- Il doit être placé entre le cul-de-sac vaginal postérieur et la fossette rétrosymphysaire. Le diaphragme recouvre ainsi le col de l'utérus

Effets indésirables

- Pas d'effets indésirables connus
- Possibilité d'allergie à certains spermicides associés (rare)

Mode d'emploi

- Examen clinique préalable pour déterminer les éventuelles contre-indications
- Appliquer un gel spermicide dans la coupelle en silicone. On peut également l'appliquer sur les rebords afin de faciliter l'introduction dans le vagin
- Placer le diaphragme en le pliant au niveau des picots d'accroche avant le rapport (jusqu'à 1 à 2 heures avant) et le laisser en place 6 heures après le rapport et pas plus de 24 heures
- Contrôler lors d'un examen gynécologique le bon positionnement du diaphragme par la patiente, la bonne tolérance et la bonne compréhension de la méthode
- Nettoyage à l'eau et au savon avant réutilisation
- Utilisable pendant 2 ans
- Si le diaphragme est placé plus de 1 à 2 heures avant le rapport, remettre une application de spermicide

Contraception locale (III) : Diaphragmes ou Obturateurs vaginaux (II)

Diaphragmes *Remboursement LPPR*

DIAFAM Diaphragme	Dôme en latex pur à base sertie par un ressort plat : 9 tailles de 55 à 95 mm croissant de 5 mm en 5 mm	À placer avant le rapport sexuel (avec un produit spermicide) puis le laisser en place au moins 6 heures après le rapport mais pas plus de 24 heures

Contre-indications

Infection vaginale ou cervico-vaginale, post-partum immédiat
Prolapsus utérin, cystocèle, rectocèle important, fistules recto-vaginales ou vésico-vaginales, antéversion ou rétroversion utérines importantes
Cul-de-sac antérieur court et non dépressible
Paroi pelvienne douloureuse, tissus vaginaux sans tonicité
Position du col rendant la mise en place difficile
Allergie au latex ou aux spermicides associés (très rare)

Propriétés et indications (taux d'échec sur un an = 6 à 16 %)

- Dôme de latex pur serti à sa base d'un ressort pour permettre l'application correcte (au fond du cul-de-sac postérieur et derrière la symphyse), indiqué pour la contraception locale féminine en association avec un produit spermicide
- Efficacité contraceptive mal connue (taux d'échec sur un an = 4 à 8 %), augmentant avec la durée d'utilisation, dépendant largement d'une utilisation correcte et de la motivation du couple : les échecs sont liés avant tout à une mauvaise utilisation

Effets indésirables

- Allergie au latex très rare et parfois croisée avec l'avocat, le kiwi et la banane (eczéma de contact, environ 50 cas de choc anaphylactique per-opératoire dûs aux gants chirurgicaux décrits en France) → allergie à confirmer par le prick-test (très sensible et très spécifique) plutôt que par le RAST (négatif chez 50 à 70 % des sujets allergiques)
- Possibilité d'allergie aux spermicides associés (rare)
- Acceptabilité parfois mauvaise (manipulation vaginale préalable au rapport sexuel)

Précautions d'emploi

- Examen clinique préalable pour éliminer les contre-indications, déterminer la taille adaptée (le diaphragme doit s'adapter au fond du cul-de-sac postérieur et derrière la symphyse) et bien expliquer à la femme le maniement correct d'un diaphragme
- Contrôler lors d'un examen gynécologique ultérieur de la femme, qui devra porter son diaphragme depuis plusieurs heures, la bonne adhérence de l'anneau (changer la taille si nécessaire), la bonne tolérance et la bonne compréhension de la méthode

Mode d'emploi

- Interposer un spermicide entre le col utérin et le diaphragme (efficacité accrue)
- Placer le diaphragme dans tous les cas avant les rapports sexuels et le laisser en place au moins 6 heures après, mais pas plus de 24 heures
- Si le diaphragme est placé plus d'une heure avant le rapport, remettre une application de spermicide

Contraception locale (IV) : Spermicides

Crèmes spermicides (1) *Non remboursé*

ALPAGELLE Crème Benzalkonium chlorure	Tube de 80 g 6 unidoses de 24 mg	Délai d'action = immédiat Durée d'action = 10 heures
PHARMATEX Crème Benzalkonium chlorure	Tube de 72 g 6 unidoses de 54 mg	Délai d'action = immédiat Durée d'action = 10 heures

1. Les délais et durées d'action indiqués sont ceux qui sont mentionnés par les fabriquants, mais les durées d'action qu'ils indiquent semblent assez optimistes.

Ovules spermicides (2) *Non remboursé*

PHARMATEX Ovules Benzalkonium chlorure	10 ou 20 ovules 19 mg	Délai d'action mal connu (environ 10 à 30 minutes) Durée d'action = 4 heures
PHARMATEX Capsules Benzalkonium chlorure	6 cap. molles 19 mg	Délai d'action mal connu (environ 10 à 30 minutes) Durée d'action = 4 heures
PHARMATEX Mini-ovules Benzalkonium chlorure	10 ou 20 ovules 19 mg	Délai d'action mal connu (environ 10 à 30 minutes) Durée d'action = 4 heures

2. Les délais et durées d'action indiqués sont ceux qui sont mentionnés par les fabriquants, mais les durées d'action qu'ils indiquent semblent assez optimistes.

Éponges vaginales spermicides (3) *Non remboursé*

PHARMATEX Tampons Benzalkonium chlorure	6 tampons imprégnés (60 mg par tampon)	Délai d'action = immédiat Durée d'action = 24 heures

3. Les délais et durées d'action indiqués sont ceux qui sont mentionnés par les fabriquants, mais les durées d'action qu'ils indiquent semblent assez optimistes.

Contre-indications
Hypersensibilité aux différents produits

Propriétés (taux d'échec sur un an = 18 à 29 %)

- Substances de la classe des surfactifs ioniques (benzalkonium, benzéthonium) ou non ioniques (nonoxynol-9) ayant une action contraceptive secondaire à un effet chimique (altération des membranes cellulaires des spermatozoïdes avec destruction de leur flagelle puis éclatement de leur tête), un effet antimicrobien *in vitro* sur les gonocoques, staphylocoques, *Chlamydiae*, *Trichomonas vaginalis*, et qui seraient actifs sur *Herpes virus* type 2 et sur le VIH (mais l'efficacité virulicide, si elle existe *in vitro*, n'a jamais été démontrée *in vivo*)
- En revanche, leur activité est nulle sur les mycoplasmes, et faible sur *Candida albicans*, *Treponema pallidum*, *Gardnerella vaginalis* et *Haemophilus ducreyi*
- Les éponges vaginales imprégnées de chlorure de benzalkonium et placées en avant du col ont une action contraceptive due avant tout au spermicide et accessoirement à l'effet de barrière, avec l'intérêt d'une action plus longue (mais celle qui est indiquée par le fabriquant semble optimiste)
- Efficacité contraceptive mal connue et dépendant d'une utilisation correcte

Indications

- Contraception vaginale, notamment chez les couples souhaitant seulement un espacement des naissances, ou quand les rapports sexuels sont *épisodiques*, et chez les femmes présentant une contre-indication aux autres méthodes de contraception
- Association pour une meilleure efficacité aux diaphragmes ou aux préservatifs (les spermicides cités ici n'altéreraient pas le latex des préservatifs)

Effets indésirables

- Possibilité d'irritation chez l'un ou l'autre des partenaires (1 à 2 %), rarement réaction allergique locale, possibilité d'induction ou d'aggravation de lésions génitales érosives (balanites, vaginites)
- Acceptabilité mauvaise (insertion vaginale d'un produit préalable au rapport sexuel)

Précautions d'emploi

- Mettre en place au fond du vagin en respectant les instructions particulières données par le fabriquant pour chaque produit notamment en ce qui concerne :
  - Le délai d'action : les crèmes spermicides ont une action immédiate, mais les ovules et capsules solubles nécessitent 10 à 30 minutes pour se dissoudre
  - La répétition des applications à chaque rapport, selon la durée d'action
  - L'interdiction de tout traitement local et de toute irrigation vaginale pendant les 12 heures précédant le rapport sexuel et les 6 à 8 heures qui suivent
  - L'utilisation systématique des spermicides avant les rapports sexuels, et ceci quelle que soit la période du cycle menstruel

Interactions médicamenteuses

- ***Associations déconseillées*** : tout produit administré par voie vaginale, dont les antiseptiques, antimicrobiens, savons (inhibition de l'effet contraceptif)

Contraception locale (V) :
Dispositifs intra-utérins ou DIU ou Stérilets

Stérilets au cuivre (1) *Remboursement 65 % (ou 100 % si CMU)*

GYNELLE 375	Taille unique (375 mm^2 de cuivre) avec hystéromètre
MULTILOAD Cu 250 (2)	Taille standard (250 mm^2 de cuivre) Taille short (250 mm^2 de cuivre)
MULTILOAD Cu 375 (2)	Taille standard (375 mm^2 de cuivre) Taille short (375 mm^2 de cuivre)
TT 380 TT 380 Short	Taille unique (380 mm^2 de cuivre) Taille short (380 mm^2 de cuivre)
UT 380 Standard (3) UT 380 Short (3)	Taille standard (380 mm^2 de cuivre) avec hystéromètre Taille short (380 mm^2 de cuivre) avec hystéromètre
NT 380 Standard NT 380 Short	Taille standard (380 mm^2 de cuivre) avec hystéromètre Taille short (380 mm^2 de cuivre) avec hystéromètre
MONA LISA Cu 375 (2) MONA LISA Cu 375 SL	Taille standard (375 mm^2 de cuivre) Taille short (375 mm^2 de cuivre)
MONA LISA NT Cu 380	Taille unique (380 mm^2 de cuivre)
MONA LISA Cu T380A QL	Taille unique (380 mm^2 de cuivre)

1. Stérilets au cuivre constitués d'un support en polyéthylène radio-opaque (adjonction de sulfate de baryum) et d'un fil de cuivre d'une surface de 200 mm^2 au minimum : leur effet contraceptif persiste pendant 5 ans au moins (voire même pendant 10 ans selon des publications américaines pour les stérilets d'une surface de 380 mm^2 de cuivre).
2. Le modèle standard est prévu pour une hauteur utérine comprise entre 6 et 9 cm et le modèle short pour une hauteur utérine comprise entre 5 et 7 cm.
3. Le modèle standard est prévu pour les hauteurs utérines supérieures à 7 cm et le modèle short pour les hauteurs utérines inférieures à 7 cm.

Stérilet libérant du lévonorgestrel *Liste I-65 %-Coll*

MIRENA 52 mg (4)	Taille unique (Lévonorgestrel = 52 mg)
JAYDESS 13,5 mg (5) *En attente de prix de remboursement*	Taille unique (Lévonorgestrel = 13,5 mg)

4. Stérilet dont le corps en plastique possède un réservoir contenant 52 mg de lévonorgestrel dont la libération lente et constante (20 µg/jour pendant 5 ans) permet, outre l'effet contraceptif, de diminuer la durée et le volume des règles chez les femmes polyménorrhéïques : son effet contraceptif persiste pendant 5 ans.
   Outre son indication pour la contraception intra-utérine, ce stérilet est indiqué pour le traitement des ménorragies fonctionnelles après recherche et élimination de causes organiques décelables. Son efficacité a été démontrée par plusieurs essais randomisés en cas d'adénomyose.
5. Système intra-utérin indiqué chez les patientes nullipares du fait de la plus petite taille du dispositif. Le réservoir contient 13,5 mg de lévonorgestrel délivrant en moyenne 6 µg/24 heures. Son effet contraceptif persiste pendant 3 ans. Mêmes indications que pour le système intra-utérin à 52 mg.

Contre-indications

Absolues : Valvulopathies, traitement anticoagulant
Cancers de l'utérus, infections génitales évolutives ou à répétition
Malformation utérine, béance de l'isthme, fibromes endocavitaires
Troubles de la crase sanguine, hémorragie génitale non étiquetée
Stérilets au cuivre : allergie au cuivre (rare), radio- ou électrothérapies locales à courants de haute fréquence, maladie de Wilson
Grossesse, antécédents de grossesse extra-utérine, femme nullipare
Post-partum immédiat (dans les 6 semaines suivant l'accouchement)
Relatives : Femme ayant des partenaires sexuels multiples
Sténose cervicale, malposition utérine marquée et fixée
Fibromes sous-muqueux, utérus cicatriciels

Propriétés et indications (taux d'échec sur un an = 0,6 à 0,8 %)
- Dispositifs intra-utérins (DIU) indiqués pour la contraception endo-utérine, ayant des propriétés contraceptives liées à un effet anti-nidatoire puissant surtout à leur proximité (leur localisation fondique est indispensable à leur bonne efficacité) : leurs effets portent sur l'endomètre (réaction inflammatoire non spécifique, perturbations fonctionnelles augmentées par le cuivre, atrophie en cas de libération de progestatif, altérations de la glaire cervicale (où les spermatozoïdes sont moins mobiles)
- Durée d'action : l'efficacité contraceptive des stérilets au cuivre et au lévonorgestrel pendant 5 ans au moins est démontrée
- Efficacité contraceptive : taux d'échec sur un an = 0,6 à 0,8 % avec les stérilets au cuivre et 0,3 % avec le stérilet au lévonorgestrel (par ailleurs, *l'efficacité d'un stérilet posé dans les 5 jours suivant un rapport sexuel non protégé est pratiquement absolue* !)

Effets indésirables (les stérilets au cuivre n'entraînent pas d'élévation de la cuprémie)
- Assez fréquents : douleurs dans les heures ou les jours suivant l'insertion et cédant de façon spontanée, malaise vagal lors de la pose, ménorragies et métrorragies (4-15 %), plus rarement douleurs persistantes et/ou hémorragies utérines importantes motivant le retrait (6 à 11 %). Toute métrorragie doit faire rechercher une origine organique
- Infectieux (rares) : infections génito-pelviennes (1,6 pour 1 000 années/femmes) avec possibilité de stérilité secondaire par infection tubaire, ces risques étant accrus en cas de partenaires sexuels multiples
- Mécaniques (rares) : expulsion (0,6 à 7 % des cas, méconnue 1 fois sur 5), perforation utérine extrêmement rare (1,2 ‰) par maladresse lors de l'insertion ou plus tard par migration à travers le myomètre
- Grossesse sur stérilet : la grossesse sur stérilet est ectopique dans 1 cas/30 (1 cas/125 dans la population générale), 50 % des grossesses intra-utérines sur stérilet vont aboutir à un avortement spontané, l'accouchement prématuré et la rupture prématurée des membranes sont plus fréquents s'il est laissé en place → retirer le stérilet

Interactions médicamenteuses
- ***Associations déconseillées*** : aspirine à dose ≥ 3 g/jour et tout autre AINS à très forte dose

Précautions d'emploi
- Insertion immédiatement après les règles (pas en seconde partie du cycle), après un examen gynécologique, en respectant des conditions d'asepsie strictes
- Puis surveillance clinique 3 mois après la pose, puis 1 fois par an, avec échographie en cas de signes anormaux ou de non-visualisation du fil (rechercher une expulsion spontanée)
- La femme devra apprendre à repérer elle-même régulièrement les fils (leur disparition pouvant traduire une expulsion ou une migration du stérilet) et consulter rapidement en cas de douleurs, saignements fréquents, pertes malodorantes ou retard de règles

Contraception hormonale (I) : Œstro-progestatifs (I)*

Pilules contenant un progestatif de 1re génération

Liste I-65 %-Coll

TRIELLA	Triphasique	Éthinylestradiol 35 µg + Noréthistérone 0,5-0,75-1 mg

Pilules contenant un progestatif de 2e génération (1)

Liste I-65 %-Coll

MINIDRIL[G] LUDEAL ZIKIALE LOVAPHARM OPTIDRIL (2)	Monophasique	Éthinylestradiol 30 µg + Lévonorgestrel 150 µg
LEELOO LOVAULO OPTILOVA (2)	Monophasique	Éthinylestradiol 20 µg + Lévonorgestrel 100 µg
ADEPAL PACILIA	Biphasique	Éthinylestradiol 30-40 µg + Lévonorgestrel 150-200 µg
TRINORDIOL DAILY AMARANCE EVANECIA	Triphasique	Éthinylestradiol 30-40 µg + Lévonorgestrel 50-75-125 µg

1. Recommandées en première intention lors de l'initiation d'un traitement contraceptif.
2. Contient 7 comprimés placebo.

* Voir Contre-indications, propriétés et indications, effets indésirables, précautions d'emploi et mode d'emploi, interactions médicamenteuses, pages suivantes.

Contraception hormonale (II) : Œstro-progestatifs (II)*

Pilules contenant un progestatif de 3e génération *Liste I-Non remboursé*

EFFIPREV	Monophasique	Éthinylestradiol 35 µg + Norgestimate 250 µg
CYCLEANE 30G VARNOLINE DESOBEL 30	Monophasique	Éthinylestradiol 30 µg + Désogestrel 150 µg
VARNOLINE CONTINU	Monophasique	Éthinylestradiol 30 µg + Désogestrel 150 µg (= 21 cp. avec l'association et 7 cp. placebo, pour prise en continu)
CARLIN 30G EFEZIAL 30 FELIXITA 30 MINULET MONEVA	Monophasique	Éthinylestradiol 30 µg + Gestodène 75 µg
CARLIN 20G EFEZIAL 20 FELIXITA 20 HARMONET MELIANE	Monophasique	Éthinylestradiol 20 µg + Gestodène 75 µg
CYCLEANE 20G MERCILON DESOBEL 20	Monophasique	Éthinylestradiol 20 µg + Désogestrel 150 µg
EDENELLEG MELODIA MINESSE OPTINESSE SYLVIANE	Monophasique	Éthinylestradiol 15 µg + Gestodène 60 µg (= 24 cp. avec l'association et 4 cp. placebo, pour prise en continu)
TRIAFEMI	Triphasique	Éthinylestradiol 35 µg + Norgestimate 180-215-250 µg
PHAEVA TRI-MINULET PERLEANE	Triphasique	Éthinylestradiol 30-40 µg + Gestodène 50-70-100 µg

Pilules contenant un progestatif d'autres générations

BELARA *Non remboursé*	Monophasique	Éthinylestradiol 30 µg + Chlormadinone 2 mg

* Voir contre-indications, propriétés et indications, effets indésirables, précautions d'emploi et mode d'emploi, interactions médicamenteuses, pages suivantes.

Contre-indications

Absolues : Cancers du sein ou de l'utérus, tumeur hypophysaire
Hémorragies génitales non diagnostiquées
Antécédents de thrombose veineuse ou artérielle, hypertension artérielle
Cardiopathie thrombogène ou décompensée, insuffisance coronarienne
Affection hépatique sévère ou récente
Insuffisance rénale chronique
Porphyries, lupus érythémateux disséminé
Hyperlipidémies, diabète compliqué
Affections vasculaires cérébrales ou oculaires
Migraines avec aura et/ou avec antécédents familiaux d'AVC
Tabagisme important
Grossesse

Relatives : Tabagisme modéré
Épilepsies
Obésité, varices
Prédispositions héréditaires ou acquises aux thromboses
Fibromes utérins, tumeurs bénignes du sein, mastopathies bénignes
Formes graves d'otospongiose, migraine sans aura
Femme > 40 ans, allaitement

Propriétés et indications (taux d'échec sur un an = 0,3 à 8 % en fonction de l'utilisation parfaite ou dans la vie courante)

- Contraceptifs hormonaux œstro-progestatifs entraînant un *blocage de l'ovulation*, un épaississement de la glaire cervicale qui devient imperméable aux spermatozoïdes et une atrophie de l'endomètre, utilisés pour la contraception mais également pour les dysménorrhées essentielles invalidantes
- Absorption digestive, métabolisation hépatique (hydroxylation, glycuro-conjugaison et sulfo-conjugaison), élimination urinaire et biliaire avec cycle entéro-hépatique

Effets indésirables

- Tout contraceptif œstro-progestatif oral augmente le risque d'accident thrombo-embolique veineux et artériel. Le risque est accru par l'âge, le tabagisme, l'obésité, l'intervention chirurgicale, l'immobilisation et les thrombophilies acquises ou héréditaires
- Une analyse individuelle soigneuse doit être régulièrement réalisée. De plus, les contraceptifs de troisième génération, ou comportant de la drospirénone, induisent un doublement du risque de thromboses veineuses (40/100 000/an) par rapport aux contraceptifs de deuxième génération
- *Rares mais nécessitant l'arrêt du traitement* : hypertension artérielle, accidents cardio-vasculaires ou thrombo-emboliques, ictères cholestatiques, céphalées importantes, migraines, vertiges, troubles visuels ou neurologiques, augmentation des crises comitiales, mastodynie sévère, mastopathie, tumeur du sein ou de l'utérus, hyperlipidémie, diabète, galactorrhée (rechercher un adénome hypophysaire), adénome hépatique
- *Assez fréquents* : nausées, céphalées banales, prise de poids, tension des seins, acné, séborrhée, hypertrichose, chute de cheveux, chloasma, irritabilité, tendance dépressive, saignement intermenstruel, oligoménorrhée, aménorrhée (éliminer une grossesse), jambes lourdes, modification de la libido, candidose vaginale, irritation oculaire par les lentilles de contact, lithiase biliaire (fréquence doublée)
- *Aménorrhée post-thérapeutique avec anovulation* : plus fréquente en cas d'irrégularité menstruelle antérieure, cédant spontanément en règle générale, mais nécessitant la recherche d'une pathologie hypophysaire ou ovarienne si elle se prolonge

Précautions d'emploi et mode d'emploi

- Bilan préalable puis annuel (examen clinique, frottis cervico-vaginaux tous les 2 à 3 ans, bilan lipido-glucidique) + examen clinique des seins annuel → arrêter "la pilule" en cas d'effets indésirables graves (*cf.* ci-dessus), d'immobilisation prolongée et 2 mois avant une intervention chirurgicale programmée : remplacer par une pilule progestative seule
- Mode d'emploi : débuter le premier jour des règles et prendre 1 cp./jour à heure fixe pendant 21 jours (sauf autre mention), puis arrêter pendant 7 jours, puis recommencer
- En cas d'oubli d'un ou de plusieurs comprimés, la sécurité contraceptive peut être diminuée :
  - Si l'oubli est constaté dans les 12 heures, prendre immédiatement le comprimé oublié et poursuivre le traitement normalement
  - Si l'oubli est constaté plus de 12 heures après l'heure normale de la prise, la sécurité contraceptive n'est plus assurée et une autre méthode contraceptive doit être associée (préservatifs, spermicides...)

Interactions médicamenteuses

- ***Associations déconseillées** formellement* : rifampicine (risque de grossesse)
- ***Associations déconseillées*** : autres agents inducteurs enzymatiques (rifabutine, barbituriques, carbamazépine, phénytoïne, griséofulvine, modafinil, millepertuis, antirétroviraux) → déconseillés ou choisir une pilule à 50 µg d'éthinylestradiol avec contraceptif local jusqu'à obtention de 2 cycles sans spotting ni métrorragies
- *Associations à utiliser avec précaution* : ciclosporine (réduction de son catabolisme), colestyramine (respecter un intervalle de 3 heures entre les prises orales), flunarizine (risque de galactorrhée), lansoprazole (inducteur enzymatique faible)
- Les pilules œstro-progestatives diminuent l'efficacité du lamotrigine : risque d'augmentation des crises d'épilepsie en cas d'association

Contraception hormonale (III) : Œstro-progestatifs (III)*

Pilules contraceptives contenant de la drospirénone (1)

Liste I-Non remboursé

JASMINE[G] (2) CONVULINE (2) DROSPIBEL 30 (2)	Éthinylestradiol 30 µg + Drospirénone 3 mg : 21 cp.
JASMINELLE[G] (2) BELANETTE (2) DROSPIBEL 20 (2)	Éthinylestradiol 20 µg + Drospirénone 3 mg : 21 cp.
JASMINELLE CONTINU[G] (2)	Éthinylestradiol 20 µg + Drospirénone 3 mg : 21 cp. Prise continue : 21 cp. actifs + 7 cp. placebo
YAZ (2) RIMENDIA (2)	Éthinylestradiol 20 µg + Drospirénone 3 mg : 21 cp. Prise continue : 24 cp. actifs + 4 cp. placebo

1. *Cf.* les conditions d'emploi page précédente.
2. Pilules contenant un progestatif dérivé de la spironolactone (drospirénone), d'affinité faible pour les récepteurs aux androgènes et avec un effet anti-minéralocorticoïde, indiquées chez la femme ayant une acné, une séborrhée et/ou des symptômes prémenstruels par rétention hydrosodée.

Pilules contraceptives dites normodosées *Liste I-65 %-Coll*

STÉDIRIL (3) et (4)	Éthinylestradiol 50 µg + Norgestrel 0,5 mg

3. Pilule dite "*normodosée*" pouvant être préférée aux pilules minidosées dans les cas suivants :
   - Si une prise régulière à heure fixe (sans alternance matin et soir) n'est pas assurée.
   - Quand la prise d'un médicament à effet inducteur enzymatique est nécessaire (*cf.* page précédente).
   - Si la surveillance médicale met en évidence un blocage hypophysaire insuffisant qui se traduit par une dystrophie ovarienne avec ovaires gros et sensibles et/ou des mastodynies.
4. Pilule utilisable en *contraception d'urgence* (moins efficace que le lévonorgestrel).

Pilules contraceptives contenant de l'estradiol *Liste I-Non remboursé*

QLAIRA (5) et (6)	2 cp. : 3 mg de valérate d'estradiol 5 cp. : 2 mg de valérate d'estradiol + 2 mg de diénogest 17 cp. : 2 mg de valérate d'estradiol et 3 mg de diénogest 2 cp. : 1 mg de valérate d'estradiol 2 cp. blancs de placebo
ZOELY (7)	Estradiol 1,5 mg + Acétate de nomégestrol 2,5 mg

5. Première pilule contenant de l'estradiol associée à un dérivé 19 nor-testostérone dit de 4e génération, le diénogest, progestatif hybride dérivé du groupe estrane avec un 17α-cyanomethyl group lui conférant peu d'effet androgénique.
6. Pilule dont l'ordre des comprimés doit bien être respecté pendant la prise des 28 jours.
7. Deuxième pilule contenant de l'estradiol associé à un dérivé nor-pregnane.

* Voir propriétés générales, contre-indications, précautions d'emploi et interactions, pages précédentes

Contraception hormonale (IV) : Œstro-progestatifs (IV)*

Patch contraceptif œstro-progestatif *Liste I-Non remboursé*

EVRA (1)	3 patchs (Éthinylestradiol 750 µg + Norelgestromine 6 mg)

1. *Cf.* les conditions d'emploi page précédente.
Ces patchs de 20 cm^2 délivrant chaque jour 20 µg d'éthinylestradiol et 150 µg de norelgestromine (métabolite actif du norgestimate) doivent être mis en place sur le bas de l'abdomen ou sur une fesse, laissés 1 semaine et renouvelés 3 semaines sur 4 (efficacité égale à celle des autres contraceptifs, sauf, peut-être, en cas de poids > 90 kg, mais tension mammaire plus fréquente, durée des règles un peu plus longue, réactions cutanées au site d'application dans 2 % des cas). Le risque thrombo-embolique est multiplié par 2 par rapport aux COC de 1re et 2e générations → pas d'utilisation en première intention.

Anneau vaginal contraceptif œstro-progestatif *Liste I-Non remboursé*

NUVARING^G (2)	1 anneau (Éthinylestradiol 2,7 mg + Étonogestrel 11,7 mg)

2. *Cf.* les conditions d'emploi page précédente.
Anneau vaginal inséré dans le vagin (comme un tampon vaginal) et laissé en place 3 semaines par mois, délivrant chaque jour 20 µg d'éthinylestradiol et 150 µg d'étonogestrel (métabolite actif du désogestrel), d'efficacité équivalente à celle des pilules minidosées, mais pouvant entraîner dans 5 à 6 % des cas des vaginites (pouvant être traitées par voie locale sans altérer l'efficacité). En cas d'expulsion accidentelle, l'anneau peut être rinçé à l'eau froide puis être réinséré immédiatement (l'efficacité est conservée s'il n'est pas laissé plus de 3 heures en dehors du vagin). Risque thrombo-embolique probablement identique à la voie orale.

* Voir propriétés générales, contre-indications, précautions d'emploi et interactions, pages précédentes.

Contraception hormonale d'urgence (V) : Progestatifs pour contraception d'urgence

Contraception d'urgence par norstéroïde à forte dose

Remboursement 65 %-Coll

NORLEVO Lévonorgestrel[G]	1 cp. 1,5 mg	1 cp. *en une prise unique* (à répéter si vomissements dans les 3 heures suivantes)

Contre-indications
Aucune contre-indication absolue

Propriétés

- Progestatif de synthèse (norstéroïde) ayant, aux doses utilisées et dans les délais d'utilisation indiqués, un effet contraceptif par blocage de l'ovulation, voire aussi en empêchant l'implantation de l'œuf dans l'utérus (mais il est inefficace dès que le processus d'implantation a commencé)
- Efficacité = 95 % des cas si prise dans les 24 heures après un rapport sexuel, 85 % si prise dans les 24 à 48 heures, 58 % si prise dans les 48 à 72 heures
- *Statut spécial : médicament délivrable gratuitement aux mineures* par les pharmacies, les infirmeries scolaires et les centres de planning familial, remboursé sur prescription médicale, mais aussi *en vente libre en pharmacie sans ordonnance*

Indications

- Contraception d'urgence à utiliser dans les 72 heures (mais au mieux dans les 24 heures) suivant un rapport sexuel non protégé en période péri-ovulatoire

Effets indésirables

- Nausées (23 %), vomissements, plus rarement vertiges, asthénie, céphalées

Précautions d'emploi, mode d'emploi et interactions médicamenteuses

- Utilisation déconseillée chez les femmes présentant un risque de grossesse ectopique (antécédents de salpingite et/ou de grossesse extra-utérine)
- Son activité androgénique n'a pas de conséquences cliniques lors de son emploi pour la contraception d'urgence de façon brève et occasionnelle, qui doit cependant rester exceptionnelle et en aucun cas se substituer à une contraception régulière
- Le traitement comporte la prise de 1 comprimé le plus tôt possible après le rapport sexuel non protégé (*au plus tard dans les 72 heures*) → en cas de vomissements dans les 3 heures suivantes, renouveler la prise *après un antiémétique si besoin*
- En cas de nouveau rapport sexuel, une contraception locale est nécessaire jusqu'au retour des règles suivantes, qui surviennent en général à la date prévue
- En cas de retard de règles de plus de 5 jours ou de saignements anormaux à la date des règles, faire un test de grossesse → en cas d'échec, les résultats d'études épidémiologiques permettent d'écarter, à ce jour, un risque malformatif (urogénital ou autre)
- Interactions médicamenteuses : pas d'interaction significative au plan clinique

Contraception hormonale d'urgence (VI) : Autres hormones

Modulateur sélectif des récepteurs de la progestérone *Liste I-65 %-Coll*

ELLAONE Ulipristal acétate	1 cp. 30 mg	1 cp. *en une prise unique* (à répéter si vomissements dans les 3 heures suivantes)

Contre-indications

Grossesse existante ou suspectée
Hypersensibilité à la substance active ou à l'un des excipients

Propriétés

- Modulateur sélectif des récepteurs de la progestérone entraînant une inhibition ou un retard de l'ovulation associés à des modifications de l'endomètre
- Efficacité : le taux de grossesse pour une contraception prise entre 0 et 72 heures est de 1,5 %. Pour une contraception utilisée entre 48 et 120 heures après un rapport sexuel non ou mal protégé, le taux de grossesses observé est de 2,1 %

Indications

- Contraception d'urgence à utiliser dans les 120 heures (le plus rapidement possible) suivant un rapport sexuel non protégé ou en cas d'échec d'une méthode contraceptive

Effets indésirables

- Céphalées (17,5 %), nausées (12,2 %), douleur abdominale (11,7 %), plus rarement asthénie, vertiges, dysménorrhée
- Aménorrhée : 80 % des femmes ont eu leurs règles à la date supposée avec ± 7 jours de décalage. Un retard de plus de 20 jours a été observé chez 5,1 % des femmes et 0,5 % ont présenté un retard de plus de 60 jours
- Kystes ovariens : asymptomatiques et réversibles dans la majorité des cas

Précautions d'emploi (à respecter en raison du manque de données cliniques)

- Enfants et adolescentes âgées de moins de 18 ans
- Femmes enceintes ou allaitantes
- Femmes atteintes d'asthme sévère, d'insuffisance rénale ou hépatique
- Utilisation répétée au cours du même cycle menstruel
- Utilisation simultanée d'inducteurs enzymatiques ou d'inhibiteur du CYP 3A4, de médicaments augmentant l'acidité gastrique ou de contraceptifs progestatifs
- Les principaux risques suspectés sont malformatifs mais le nombre de grossesses exposées dans les essais cliniques est très faible : risque potentiel d'avortement incomplet et de saignements importants, risque de grossesse extra-utérine
- Femme > 80 kg : diminution de l'efficacité

Mode d'emploi

- Le traitement comporte la prise de 1 comprimé au milieu d'un repas le plus tôt possible après un rapport sexuel non protégé ou en cas d'échec d'une contraception (au plus tard dans les 5 jours, soit 120 heures). En cas de vomissements dans les 3 heures suivant la prise, renouveler la prise
- En cas de nouveau rapport sexuel, une contraception locale est nécessaire jusqu'au retour des règles suivantes

Contraception hormonale (VII) :
Progestatifs microdosés en traitement continu

Micropilules progestatives (norstéroïdes)

CERAZETTE Désogestrel[G] (1) ANTIGONE CLAREAL DESOPOP *Liste I-Non remboursé*	28 cp. 75 µg 84 cp. 75 µg	1 cp./jour en traitement continu sans interruption
MICROVAL Lévonorgestrel (2) *Liste I-65 %*	28 cp. 30 µg 84 cp. 30 µg	*Idem*

1. Le comprimé doit être pris *tous les jours sans interruption y compris pendant les règles*, en évitant un espacement des prises (*prendre chaque jour à la même heure*). Décalage jusqu'à 12 heures autorisé.
   En cas d'oubli, *utiliser simultanément une contraception locale* pendant les 2 semaines qui suivent (le risque d'inefficacité en cas d'oubli serait moindre avec le désogestrel, qui aurait une action anti-ovulatoire, et semblerait par ailleurs entraîner moins de saignements à long terme).
2. Pas plus de 3 heures de décalage dans la prise quotidienne.

Contre-indications
Insuffisance hépato-cellulaire, hépatite, antécédents récents d'hépatite
Ictères chroniques héréditaires (maladie de Rotor et de Dubin-Johnson)
Cancer du sein ou cancer de l'utérus, suspicion de grossesse

Propriétés (taux d'échec sur un an = 0,3 à 8 %)

- Progestatifs de synthèse de type norstéroïde, ayant à faible dose en administration continue sans interruption une action contraceptive par un effet périphérique surtout : modifications de la glaire cervicale qui devient imperméable aux spermatozoïdes (effet maximal 4 heures après la prise, diminuant après 24 heures), ralentissement du transit tubaire de l'ovule (risque plus élevé de grossesse ectopique en cas d'échec) et inhibition de la nidation de l'œuf au niveau de l'endomètre, le blocage complet de l'activité ovarienne étant très inconstant (seulement 16 % des cas)
- Absorption digestive, métabolisation hépatique (hydroxylation, glycuro-conjugaison et sulfo-conjugaison), élimination urinaire et biliaire avec cycle entero-hépatique

Indications

- Contraception orale sans œstrogènes, intéressante chez la femme *présentant une contre-indication aux œstro-progestatifs* (allaitement, tabagisme chez la femme de plus de 35 ans, diabète, hyperlipidémie, obésité, hypertension artérielle, cardiopathie thrombogène ou décompensée, insuffisance rénale) ou *présentant une contre-indication aux stérilets* (cardiopathie valvulaire, maladies hémorragiques, nulliparité)

Effets indésirables

- Modifications de la fonction ovulatoire (anovulation et/ou kystes fonctionnels ovariens) responsables de spotting et d'irrégularités menstruelles (10 à 30 % des cas après 2 à 3 mois), diminution des règles (constante), aménorrhée (une grossesse doit être alors recherchée, car elle a un risque plus élevé d'être ectopique à cause du ralentissement du transit tubaire de l'ovule induit par ces contraceptifs)
- Manifestations d'hyperœstrogénie relative : mastodynies, œdèmes cycliques, douleurs pelviennes (rechercher dans ce dernier cas une éventuelle grossesse extra-utérine)

Précautions d'emploi

- Bilan clinique initial puis surveillance gynécologique périodique : examen des seins et de l'utérus, frottis cervico-vaginaux
- Faire un test de grossesse ou une échographie en cas d'aménorrhée prolongée
- *Utilisation à éviter* chez la femme ayant des manifestations d'hyperœstrogénie relative (dystrophie ovarienne, mastodynies, mastopathie bénigne, hyperplasie endométriale, fibromes utérins) ou des antécédents de grossesse extra-utérine ou de salpingite ou de prurit ou d'ictère gravidique
- *Suspendre le traitement* en cas de récidive d'ictère ou de prurit chez la femme ayant des antécédents d'ictère ou de prurit gravidique
- Adjoindre un contraceptif local pendant 14 jours *en cas d'oubli de plus de 12 heures* (désogestrel) et de 3 heures pour les autres molécules

Interactions médicamenteuses

- ***Associations contre-indiquées*** : rétinoïdes (utiliser une pilule œstro-progestative car les rétinoïdes peuvent réduire l'effet contraceptif des progestatifs mini-dosés)
- ***Associations déconseillées*** : inducteurs enzymatiques (barbituriques, phénytoïne, carbamazépine, griséofulvine, modafinil, rifampicine, rifabutine, millepertuis, antirétroviraux)
- *Associations à utiliser avec précaution* : colestyramine (intervalle de 2 heures entre les prises orales), lansoprazole (inducteur enzymatique faible)

Contraception hormonale (VIII) :
Progestatifs en implant SC à très longue durée d'action

Contraceptifs progestatifs en implant sous-cutané *Liste I-65 %-Coll*

NEXPLANON (1) Étonogestrel	1 bâtonnet à 68 mg (L = 40 mm, Ø = 2 mm) à retirer après 3 ans	Implant **SC** à retirer dès que la femme le désire (et dans tous les cas après 3 ans)

1. Nouvel applicateur facilitant l'insertion de l'implant, limitant le risque de chute de l'implant au moment de la pose ainsi que le risque d'insertion trop profonde. De plus, la présence de sulfate de baryum dans l'implant facilite sa localisation dans le bras de la patiente par une simple radiographie.

Contre-indications

Grossesse (masculinisation non exclue d'un fœtus femelle) et allaitement
Accident thrombo-embolique veineux évolutif, hypertension artérielle non contrôlée
Tumeurs progestatives-dépendantes, hémorragies génitales non étiquetées
Présence ou antécédents d'affection hépatique sévère
tant que les paramètres des fonctions hépatiques ne sont pas normalisés
Hypersensibilité à l'un des composants

Propriétés et indications (taux d'échec ≈ 0,05 % à 3 ans)

– Progestatif en implant à longue durée d'action, ayant un effet contraceptif par blocage de l'ovulation, modifications de la glaire cervicale et atrophie de l'endomètre, indiqué pour la contraception chez la femme quand la contraception par stérilet ou contraceptif oral ou local est impossible, ou si la femme souhaite ne plus penser à sa contraception tout en ayant un contraceptif fiable (efficacité considérée comme *pratiquement absolue* sur 3 ans si le poids est normal et sur 2 ans chez les patientes obèses)

Effets indésirables

– Saignements moins fréquents (50 %) ou plus fréquents (9 %) au cours du 1er trimestre, saignements prolongés (28 % au 1er trimestre, 10 % au 24e mois), aménorrhée (24 %), prise de poids (15 à 37 %), acné (15 %), seins douloureux (9 %), céphalées (8,5 %)
– Fréquence < 5 % : douleurs abdominales, baisse de la libido, sensations vertigineuses, instabilité émotionnelle, humeur dépressive, alopécie
– Rares : augmentation de la pression artérielle
– Locaux, lors de l'insertion et/ou du retrait : ecchymoses, irritation locale, douleurs et/ou prurit, voire occasionnellement cicatrice

Précautions d'emploi et interactions médicamenteuses

– Bilan clinique initial puis surveillance régulière (tension artérielle, poids, bilan lipidique et glucidique, examen gynécologique et des seins avec frottis cervico-vaginaux)
– L'implantation (sous anesthésie locale) sera faite par un praticien familiarisé avec cette technique, en haut de la face interne du bras du côté non dominant, dans le sillon entre le biceps et le triceps : implanter entre J1 et J5 d'un cycle menstruel, ou le lendemain de la dernière prise d'un contraceptif oral, ou juste après une IVG, ou dans la 4e semaine après un accouchement
– Vérifier l'absence de grossesse en cas d'aménorrhée et/ou douleurs abdominales
– Utiliser avec prudence en cas d'antécédents d'IDM ou infarctus cérébral ou accident thrombo-embolique, angor, diabète, chloasma
– ***Associations défavorables*** : inducteurs enzymatiques, comme pour toute contraception hormonale (*cf.* contraception œstro-progestative)

Contraception hormonale (IX) : Progestatifs injectables en IM à longue durée d'action

Contraceptifs progestatifs injectables par voie IM *Liste I-65 %-Coll*

DÉPO-PROVERA Médroxyprogestérone (noyau prégnane)	1 amp. 3 ml = 150 mg	Injection **IM** profonde : 1 ampoule tous les 3 mois

Contre-indications

Grossesse (masculinisation non exclue d'un fœtus femelle) et allaitement
Insuffisance hépato-cellulaire, hépatite, antécédents récents d'hépatite
Ictères chroniques héréditaires (maladie de Rotor et de Dubin-Johnson)
Antécédents d'ictère ou de prurit gravidiques, hypertension artérielle non contrôlée
Antécédents ou manifestations thrombo-emboliques artérie les ou veineuses
Cancers du sein ou de l'endomètre, hémorragies génitales non étiquetées
Dystrophies ovariennes polykystiques, mastopathies bénignes

Propriétés et indications (taux d'échec sur un an = 0,3 à 3 %)

- Progestatif injectable à longue durée d'action, ayant un effet contraceptif par blocage de l'ovulation, modifications de la glaire cervicale et atrophie de l'endomètre, indiqué pour la contraception chez la femme quand la contraception par stérilet ou contraceptif oral ou local est impossible (utilisé à grande échelle dans les pays en voie de développement), l'efficacité étant un peu inférieure à celle des œstro-progestatifs *per os*

Effets indésirables

- Spotting et métrorragies (> 70 %) surtout au début, puis aménorrhée secondaire (50 à 70 %) réversible en 6 à 12 mois (vérifier l'absence de grossesse avant l'injection)
- Prise de poids (0,5 à 4 kg), acné, séborrhée, hypertrichose, chloasma, mastodynie, diminution de la libido, nausées, céphalées, sensations vertigineuses, aggravation des états dépressifs, ictère cholestatique
- Diminution possible du HDL cholestérol et de la tolérance aux hydrates de carbone

Précautions d'emploi

- Bilan clinique initial puis surveillance régulière (tension artérielle poids, bilan lipidique et glucidique, examen gynécologique et des seins avec frottis cervico-vaginaux)
- Les progestatifs à noyau prégnane sont mieux tolérés que les norstéroïdes
- La première injection sera faite entre le 1er et le 5e jour d'un cycle menstruel
- Vérifier l'absence de grossesse en cas d'aménorrhée et/ou douleurs abdominales
- Utiliser avec prudence si ATCD d'IDM ou d'infarctus cérébral, angor, diabète
- Ce type de contraception est contre-indiqué chez la femme à risque vasculaire en raison de l'augmentation du risque de thrombose veineuse (x 3 par rapport aux femmes non utilisatrices)

Interactions médicamenteuses

- ***Associations défavorables*** : inducteurs enzymatiques (rifampicine, rifabutine, phénobarbital, carbamazépine, phénytoïne, griséofulvine, modafinil, millepertuis, antirétroviraux)

Antiprogestérone : IVG médicamenteuse

Mifépristone[G] ou RU-486 *Liste I-65 %-Coll-Disponible en ville*

MIFÉGYNE	3 cp. 200 mg	Interruption volontaire de la grossesse avant le 63e jour d'aménorrhée : (1) 600 mg en 1 seule prise (+ 400 µg de misoprostol *per os* 36 à 48 heures après) *Autres indications* (2)

1. *Interruption volontaire de la grossesse* : la prescription et l'administration de mifépristone peuvent être faites par tout médecin, hospitalier ou en ville, aux conditions suivantes : *première consultation* avant le 42e jour d'aménorrhée en raison du délai légal de réflexion de 7 jours et *consultation de contrôle obligatoire* dans les 8 à 12 jours suivant la prise, avec un dosage de bêta-HCG plasmatique et éventuellement une échographie pelvienne pour vérifier l'expulsion complète et l'arrêt des métrorragies (car leur persistance doit faire rechercher une rétention ovulaire ou une GEU passée inaperçue).
   La prise orale de mifépristone, effectuée en présence du médecin et associée si besoin à la prévention anti-D, *sera suivie obligatoirement après 36 à 48 heures de l'administration d'un analogue des prostaglandines* (*400 µg de misoprostol par voie orale*, plutôt que 1 mg de géméprost par voie vaginale, les ovules de géméprost à 1 mg paraissant trop dosés car provoquant plus fréquemment des douleurs abdominales) : cette association permet d'obtenir un taux de succès (grossesse interrompue et expulsée) de 95 à 98,7 % pour les grossesses de moins de 50 jours d'aménorrhée (contre 80 % si on utilisait la mifépristone sans prostaglandines).
2. *Autres indications* : la mifépristone est indiquée également dans la préparation à l'action des prostaglandines lors des interruptions de grossesse pour raison thérapeutique (pour réduire les doses de prostaglandines nécessaires à l'expulsion), l'induction du travail lors des grossesses interrompues (mort fœtale *in utero*), et la préparation du col utérin avant IVG par aspiration (200 mg en 1 prise 36 à 48 heures avant l'IVG).

Misoprostol en obstétrique (3) et (4) *Liste I-65 %-Coll-Disponible en ville*

GYMISO CYTOTEC	2 cp. séc. 200 µg	Adjuvant de la mifépristone : 400 µg en 1 seule prise (36 à 48 heures après la prise de mifépristone)
MISOONE	1 cp. 400 µg	

3. Le misoprostol est aussi utilisé hors AMM pour faciliter la dilatation du col utérin avant IVG par aspiration, la posologie étant ici de 400 µg en 1 prise orale unique 3 heures au moins avant l'IVG (efficacité comparable à celle du géméprost par voie vaginale ou de la mifépristone seule).
4. Risques potentiels graves (rupture utérine, hémorragies, troubles du rythme fœtal) liés à l'utilisation hors AMM dans le déclenchement artificiel de l'accouchement.

Contre-indications
Toutes indications : insuffisance surrénale, allergie aux produits, asthme sévère non contrôlé, porphyrie héréditaire
Interruption de grossesse : grossesse non confirmée, grossesse de 84 jours d'aménorrhée et plus, suspicion de grossesse extra-utérine
Contre-indication à l'analogue de prostaglandine utilisé

Propriétés

- Dérivé de la noréthindrone (19 norstéroïde) substitué en 11-ß, ayant une action anti-progestérone à dose ≥ 1 mg/kg, par antagonisme compétitif au niveau des récepteurs tissulaires de la progestérone (affinité 5 fois plus forte que celle de la progestérone), qui déclenche un avortement en altérant le chorion et en le séparant du tissu décidual avec chute d'HCG et lutéolyse secondaire (expulsion favorisée par le ramollissement du col et l'augmentation des contractions du myomètre par les prostaglandines). La mifépristone a par ailleurs une action anti-glucocorticoïde à forte dose (≥ 4,5 mg/kg)
- Absorption digestive incomplète (biodisponibilité de 70 %), liaison forte aux protéines plasmatiques (98 %), pic plasmatique atteint en 90 minutes, métabolisation hépatique en dérivés d'activité plus faible, élimination par les urines (10 %) et les fèces (90 %), demi-vie d'élimination de 18 heures

Indications (*cf.* ci-contre les autres indications potentielles)

- Interruption volontaire de grossesse : alternative à l'IVG par aspiration utérine pour l'interruption médicale des grossesses intra-utérines avant le 50e jour d'aménorrhée, en association au misoprostol administré 36 à 48 heures plus tard

Effets indésirables

- *Liés à la mifépristone* : douleurs pelviennes modérées pendant 1 heure environ (80 %), métrorragies d'abondance comparable à celle des règles durant 9 à 10 jours, rarement métrorragies prolongées pendant plus de 12 jours en l'absence de rétention ovulaire (5 %), nausées (43 %), vomissements (17 %), diarrhée (14 %), céphalées, éruptions cutanées allergiques
- *Liés aux prostaglandines* : douleurs abdominales dans les heures suivantes (nécessité d'un antalgique dans 50 % des cas), nausées, vomissements, diarrhée, bouffées de chaleur, vertiges, céphalées, frissons, hypotension
- *Échec de la méthode* (≤ 5 %) : expulsion incomplète, métrorragies excessives ou échec complet → IVG instrumentale (car tératogène chez le lapin)

Précautions d'emploi

- Nécessité d'une ablation préalable du DIU en cas de grossesse sur stérilet et d'une *prévention d'une éventuelle immunisation Rhésus lors de la première consultation*
- Déconseillé en cas d'insuffisance rénale ou hépatique, de diabète insulino-dépendant

Interactions médicamenteuses

- ***Associations déconseillées*** : AINS (antagonisme des prostaglandines), inducteurs enzymatiques (carbamazépine, griséofulvine, phénobarbital, primidone, phénytoïne, rifampicine, rifabutine, modafinil, millepertuis)

Œstrogènes (I) :
Œstrogénothérapie substitutive (I)

Patchs œstrogéniques et gels : Estradiol 17 bêta (1) *Liste II-65 %-Coll*

ESTRÉVA GEL OESTRODOSE OESTROGEL	Estreva = délivre 0,5 mg par pression Oestrodose = délivre 0,75 mg par pression Oestrogel = délivre 1,5 mg par réglette	Gel à appliquer sur une large surface (avant-bras, cuisses, mais pas sur les seins) : 0,5 à 1,5 mg d'estradiol/jour (jusqu'à 3 mg/jour si besoin) 21 à 25 jours par mois
DÉLIDOSE	28 sac. de gel à 0,5 mg/0,5 g ou 1 mg/1 g	*Idem*
DERMESTRIL Septem FEMSEPT THAÏS SEPT	4 patchs délivrant : 25 µg/24 h, 50 µg/24 h, 75 µg/24 h ou 100 µg/24h	Coller 1 patch, à renouveler **1 fois par semaine** 21 à 25 jours par mois (2)
CLIMARA	4 patchs délivrant : 50 µg/24 h	*Idem*
ESTRAPATCH	4 patchs délivrant : 40 µg/24 h, 60 µg/24 h ou 80 µg/24h	*Idem*
DERMESTRIL ESTRADERM TTS ESTRADIOL G GAM OESCLIM THAÏS VIVELLEDOT	8 patchs délivrant : 25 µg/24 h, 37,5 µg/24 h, 50 µg/24 h, 75 µg/24 h ou 100 µg/24h	Coller 1 patch, à renouveler **2 fois par semaine** 21 à 25 jours par mois (2)

1. L'œstrogénothérapie percutanée, préférable à l'œstrogénothérapie orale, est intéressante mais à discuter au cas par cas après la ménopause, et uniquement si on lui associe de la progestérone ou un progestatif non androgénique au moins 12 jours par mois (pour prévenir un cancer endométrial), chez les femmes non hystérectomisées.
   Elle entraîne une suppression des bouffées de chaleur (dans 90 % des cas), une amélioration des troubles liés à l'atrophie vaginale, des troubles mictionnels, des troubles cutanés.
2. Patchs à coller sur une zone du tronc sans pli (bas du dos, région lombaire, abdomen... mais pas sur les seins) : on recommande de commencer avec un patch à 50 µg d'estradiol/24 h, puis d'adapter la dose au cas par cas, en fonction des signes d'hyper ou d'hypo-œstrogénie.

Contre-indications
Absolues : Accident thrombo-embolique veineux en évolution Accident thrombo-embolique artériel (coronarien, cérébral...) Cancers du sein, de l'utérus ou de l'ovaire, hémorragies génitales Atteinte hépatique sévère, hypersensibilité à l'un des composants, lupus **Relatives** : Cardiopathie emboligène, antécédent thrombo-embolique veineux récent

Propriétés

- Œstrogénothérapie générale par voie percutanée, utilisant l'estradiol 17 bêta naturel, reproduisant les effets des œstrogènes endogènes au niveau de leurs organes cibles : ce type d'œstrogénothérapie permet d'éviter le système porte et l'inondation hépatique en œstrogènes inhérente à l'œstrogénothérapie orale (et donc de réduire leurs effets indésirables sur les facteurs de la coagulation liés au risque thrombogène)
- Absorption partielle par voie percutanée, diffusion systémique lente, taux plasmatique moyen d'estradiol de 80 pg/ml avec les gels et de 25 à 75 pg/ml selon leurs dosages avec les systèmes adhésifs, métabolisation hépatique, élimination urinaire

Indications (associer un progestatif non androgénique)

- Œstrogénothérapie substitutive après ménopause, ovariectomie ou dans l'insuffisance ovarienne primitive ou hypothalamo-hypophysaire

Effets indésirables

- Signes d'hyperœstrogénie : tension des seins, nausées, irritabilité, jambes lourdes
- Signes d'hypo-œstrogénie : bouffées de chaleur et sécheresse vaginale persistantes, céphalées, frilosité, douleurs articulaires
- Divers : métrorragies (à explorer), chloasma, mélasma, exacerbation d'une comitialité
- *Rares, essentiellement avec l'œstrogénothérapie orale, mais imposant l'arrêt* : accident cardio-vasculaire ou thrombo-embolique, ictère cholestatique, mastopathie bénigne, tumeur utérine, adénome hépatique, galactorrhée (recherche d'adénome à prolactine)
- Avec les patchs : possibilité de décollement (5 à 15 %), d'érythème local (5 à 30 %)
- *Risque carcinologique* lié à l'administration d'un traitement œstro-progestatif (effet de classe) : tumeurs œstrogénodépendantes bénignes ou malignes, essentiellement mammaires. Risque de pathologies endométriales si la durée du traitement progestatif n'est pas suffisante (12 jours au moins par mois)

Précautions d'emploi

- Bilan préalable puis annuel (examen clinique, frottis cervico-vaginaux tous les 2 à 3 ans, bilan lipido-glucidique) + mammographie tous les 2 ans, puis tous les ans examen clinique pelvien et mammaire
- L'œstrogénothérapie sera administrée 25 jours par mois, *en association systématique avec un progestatif non androgénique* (au moins 12 jours par mois si la femme est non hystérectomisée)
- Interrompre le traitement en cas d'effets indésirables graves (*cf.* ci-dessus), d'alitement prolongé et 1 mois avant une intervention chirurgicale programmée
- Utiliser avec prudence si obésité, diabète, hypertriglycéridémie, HTA, endométriose, fibrome utérin, tumeur bénigne du sein, tumeur hypophysaire à prolactine, insuffisance rénale, porphyries, épilepsie, cholestase ou prurit gravidiques, troubles hépatiques, otospongiose, tabagisme, ATCD familiaux de cancer du sein

Interactions médicamenteuses (mal connues par voie percutanée)

- ***Associations défavorables*** : inducteurs enzymatiques (barbituriques, phénytoïne, carbamazépine, griséofulvine, modafinil, rifampicine, rifabutine, antirétroviraux)
- *Associations à utiliser avec précaution* : ciclosporine (réduction de son catabolisme), flunarizine (risque de galactorrhée), lansoprazole (inducteur enzymatique faible)

Œstrogènes (II) :
Œstrogénothérapie substitutive (II)

Œstroprogestatifs *per os* à visée substitutive *Liste I-65 %-Coll*

ACTIVELLE Estradiol = 1 mg + Noréthistérone = 0,5 mg (1)	28 cp. (association)	1 cp./jour en continu
ANGELIQ Estradiol = 1 mg + Drospirénone = 2 mg (2)	28 cp. (association)	1 cp./jour en continu (THS sans règles)
AVADENE 1 mg/0,025 Estradiol = 1 mg + Gestodène = 0,025 mg	16 cp. (œstrogène) + 12 cp. (association)	1 cp./jour en continu
CLIMASTON 1 mg/5 Estradiol = 1 mg + Dydrogestérone = 5 mg (2)	28 cp. (association)	1 cp./jour en continu (THS sans règles)
CLIMASTON 1 mg/10 ou 2 mg/10 Estradiol = 1 ou 2 mg + Dydrogestérone = 10 mg (2)	14 cp. (œstrogène) + 14 cp. (association)	1 cp./jour en continu
CLIMENE Estradiol = 2 mg + Cyprotérone = 1 mg (2)	11 cp. (œstrogène) + 10 cp. (association)	1 cp./jour x 21 jours par mois
DIVINA Estradiol = 2 mg + Médroxyprogestérone = 10 mg (2)	11 cp. (œstrogène) + 10 cp. (association)	1 cp./jour x 21 jours par mois
DUOVA 1 mg/2,5 ou 1 mg/5 ou 2 mg/5 Estradiol = 1 ou 2 mg + Médroxy- progestérone = 2,5 ou 5 mg (2)	28 cp. (association)	1 cp./jour (THS sans règles)
KLIOGEST Estradiol = 2 mg + Noréthistérone = 1 mg (1)	28 cp. (association)	1 cp./jour en continu
NAEMIS Estradiol = 1,5 mg + Nomégestrol = 3,75 mg	10 cp. (œstrogène) + 14 cp. (association)	1 cp./jour x 24 jours par mois
NOVOFEMME Estradiol = 1 mg + Noréthistérone = 1 mg (1)	12 cp. (œstrogène) + 16 cp. (association)	1 cp./jour en continu
TRISEQUENS Estradiol = 2 mg + Noréthistérone = 1 mg (1)	12 cp. (œstrogène) + 10 cp. (association) + 6 cp. (œstrogène)	1 cp./jour en continu

1. Progestatif de type norstéroïde ayant des effets androgéniques et métaboliques indésirables.
2. Progestatifs intéressants car dépourvus d'effets androgéniques indésirables.

Contre-indications
Absolues : Atteinte hépatique sévère, hypersensibilité à l'un des composants Accident thrombo-embolique veineux ou antécédent thrombo-embolique Accident thrombo-embolique artériel (coronarien, cérébral...) Cancers du sein, de l'utérus ou de l'ovaire Hémorragies génitales non diagnostiquées Atteinte hépatique sévère, hypersensibilité à l'un des composants, lupus **Relatives** : Cardiopathie emboligène

Propriétés

– Œstrogénothérapie générale par voie orale, reproduisant les effets des œstrogènes endogènes au niveau de leurs organes cibles, *cependant l'œstrogénothérapie substitutive percutanée est préférable* car l'administration orale d'œstrogènes (résorption digestive avec inondation hépatique en œstrogènes) induit des perturbations hépatiques augmentant le risque thrombo-embolique

Indications (associer un progestatif non androgénique)

– Œstrogénothérapie substitutive après ménopause, ovariectomie ou dans l'insuffisance ovarienne primitive ou hypothalamo-hypophysaire

Effets indésirables

– Signes d'hyperœstrogénie : tension des seins, nausées, irritabilité, jambes lourdes
– Signes d'hypo-œstrogénie : bouffées de chaleur et sécheresse vaginale persistantes, céphalées, frilosité, douleurs articulaires
– Divers : métrorragies (à explorer), chloasma, mélasma, exacerbation d'une comitialité
– *Rares, mais imposant l'arrêt* : accident cardio-vasculaire ou thrombo-embolique, ictère cholestatique, mastopathie bénigne, tumeur utérine, adénome hépatique, galactorrhée (recherche d'adénome à prolactine)
– *Risque carcinologique* lié à l'administration d'un traitement œstro-progestatif (effet de classe) : tumeurs œstrogénodépendantes bénignes ou malignes, essentiellement mammaires. Risque de pathologies endométriales si la durée du traitement progestatif n'est pas suffisante (12 jours au moins par mois)

Précautions d'emploi

– Bilan préalable puis annuel (examen clinique, frottis cervico-vaginaux tous les 2 à 3 ans, bilan lipido-glucidique) + mammographie tous les 2 ans, puis tous les ans examen clinique pelvien et mammaire
– Administration en règle générale 3 semaines sur 4, *en association systématique avec un progestatif non androgénique au moins 12 jours par mois chez la femme non hystérectomisée si forme non combinée*
– Interrompre le traitement en cas d'effets indésirables graves (*cf.* ci-dessus), d'alitement prolongé et 1 mois avant une intervention chirurgicale programmée
– Utiliser avec prudence si obésité, diabète, hypertriglycéridémie, HTA, endométriose, fibrome utérin, tumeur bénigne du sein, tumeur hypophysaire à prolactine, insuffisance rénale, porphyries, épilepsie, cholestase ou prurit gravidiques, troubles hépatiques, otospongiose, tabagisme, ATCD familiaux de cancer du sein

Interactions médicamenteuses

– ***Associations défavorables*** : inducteurs enzymatiques (barbituriques, phénytoïne, carbamazépine, griséofulvine, modafinil, rifampicine, rifabutine, millepertuis, antirétroviraux)
– *Associations à utiliser avec précaution* : ciclosporine (réduction de son catabolisme), colestyramine (respecter un intervalle de 3 heures entre les prises orales), flunarizine (risque de galactorrhée), lansoprazole (inducteur enzymatique faible)

Œstrogènes (III) :
Œstrogénothérapie substitutive (III)

Patchs œstro-progestatifs (1) *Liste I-65 %-Coll*

FEMSEPTCOMBI	2 patchs délivrant 50 µg d'estradiol/24 h + 2 patchs délivrant 50 µg d'estradiol/24 h avec 10 µg/24 h de lévonorgestrel	Coller 1 patch, à renouveler **1 fois par semaine en traitement continu** (œstrogène seul x 15 jours puis association x 15 jours)
FEMSEPTEVO	4 patchs délivrant 50 µg d'estradiol/24 h + 10 µg/24 h de lévonorgestrel	Coller 1 patch, à renouveler **1 fois par semaine en traitement continu** (= THS sans règles)

1. *Cf.* page précédente les conditions d'emploi de l'œstrogénothérapie percutanée. Ces associations permettent d'éviter la prise nécessaire et indispensable de progestatif par voie orale au moins 12 jours par mois.

Œstrogènes par voie orale (2) *Liste II-65 %-Coll ou Non remboursé (NR)*

ESTRÉVA Estradiol[G] ESTROFEM ***NR*** OROMONE PROGYNOVA ***NR*** PROVAMES	28 cp. séc. 1,5 mg 28 cp. 1 mg ou 2 mg 28 cp. 1 mg ou 2 mg 20 cp. 1 mg ou 2 mg 28 cp. 1 mg ou 2 mg	1 à 2 mg/jour x 21 jours par mois
PHYSIOGINE 1 mg Estriol (3)	30 cp. séc. 1 mg	0,5 à 1 mg/jour x 21 jours par mois
ETHINYL-ŒSTRADIOL Éthinylestradiol	15 cp. séc. 50 µg	*Cf.* ci-dessous (4)

2. Œstrogènes devant être associés à un progestatif non androgénique au moins 12 jours par mois (*cf.* les conditions d'emploi page suivante) : cependant, l'œstrogénothérapie substitutive par voie percutanée est préférable (*cf.* pages précédentes).
3. Œstrogène naturel peu puissant, ayant surtout un effet trophique sur le vagin et la vulve, sans action sur l'endomètre, utilisable dans les troubles trophiques locaux par carence œstrogénique (sécheresse vaginale, prurit, dyspareunie, vaginite atrophique, retard de cicatrisation vulvo-vaginal) et dans les stérilités liées à une insuffisance de la glaire cervicale.
4. Œstrogène indiqué pour la préparation du col utérin à certains examens gynécologiques type colposcopie ou hystéroscopie (50 µg/jour pendant la semaine précédant l'examen), et pour l'amélioration de la glaire cervicale dans le cadre d'un traitement d'hypofertilité (50 à 100 µg/jour du 10e au 13e jour du cycle). **On lui préfère maintenant dans tous les cas du 17 bêta estradiol.**

Œstrogènes (IV) : Œstrogénothérapie substitutive (IV)

Œstrogènes par voie vaginale *Liste II-35 %-Coll*

COLPOTROPHINE Promestriène	20 cap. gyn. 10 mg Crème gynécologique : tube de 30 g	1 cap. gyn. x 2 à 3 fois/semaine ou 1 à 2 applications/jour (crème) en cures de 20 jours
COLPOSEPTINE *Non remboursé* *Idem*	18 cp. gyn. 10 mg (+ Chlorquinaldol 200 mg)	1 cp. gyn./jour en cures de 18 jours
TROPHIGIL FLORGYNAL Estriol	14 cap. gyn. 200 µg (+ Progestérone 2 mg)	1 à 2 cap. gyn. x 2 à 3 fois/semaine
GYDRELLE TROPHICRÈME *Idem*	Crème gynécologique : 30 g + applicateur délivrant 1 mg par dose	1 dose/jour pendant 2 à 3 semaines, puis 2 fois/semaine
PHYSIOGINE Ovules PHYSIOGINE Crème *Idem*	15 ovules 0,5 mg Crème gynécologique : 15 g + applicateur délivrant 0,5 mg par dose	1 ovule ou 1 dose/jour pendant 2 à 3 semaines, puis 2 fois/semaine

Contre-indications

Cancers œstrogénodépendants évolutifs ou guéris
Métrorragies d'étiologie non diagnostiquée, grossesse et allaitement

Propriétés

- Œstrogènes naturels peu puissants, ayant un effet trophique avant tout local (vagin et vulve)

Indications

- Affections vulvo-vaginales secondaires à la carence œstrogénique de la ménopause (sécheresse vaginale, dyspareunie, prurit, vaginite atrophique, troubles atrophiques de la vulve, du vestibule ou de l'anneau vaginal, retards de cicatrisation vulvo-vaginaux)

Effets indésirables

- Très rarement : irritation ou prurit locaux, mastodynie (troubles transitoires en début de traitement)

Précautions d'emploi

- Bilan préalable (examen clinique, frottis cervico-vaginaux tous les 2 à 3 ans, bilan lipido-glucidique) + mammographie tous les 2 ans, puis tous les ans examen clinique pelvien et mammaire

Progestatif avec action œstrogénique

Tibolone[G] *Liste I-Non remboursé*

LIVIAL	28 cp. 2,5 mg	A. 2,5 mg/jour

Contre-indications
Hypersensibilité au produit ou à l'un des composants
Tumeurs malignes hormono-dépendantes dont cancer du sein, de l'endomètre ou de l'ovaire
Hémorragies génitales non diagnostiquées
Troubles hépatiques sévères
Thrombose veineuse en évolution, maladie thrombo-embolique
Accident trombo-artériel (notamment coronarien ou cérébral)
Antécédent thrombo-embolique veineux, cardiopathies emboligènes
Lupus, porphyrie
Grossesse (masculinisation non exclue d'un fœtus femelle) et allaitement

Propriétés

- Stéroïde de synthèse à effet progestatif et dont 2 métabolites hydroxylés ont un effet œstrogénique sur les bouffées de chaleur, la sécheresse vaginale, le tractus génito-urinaire et la perte osseuse post-ménopausique, mais n'ayant pas d'avantage prouvé sur les associations œstro-progestatives, ni en terme d'efficacité, ni en terme d'effets indésirables cancérologiques au niveau du sein, de l'utérus ou de l'ovaire
- Absorption digestive rapide, métabolisme hépatique rapide, élimination principalement biliaire et fécale sous forme de métabolites, demi-vie d'élimination de 5 à 10 heures

Indications

- Traitement hormonal des symptômes de déficit en œstrogènes chez les femmes ménopausées depuis plus d'un an

Effets indésirables

- Occasionnels (surtout dans les premiers mois) : saignements irréguliers, spottings, écoulements vaginaux, mastodynies, douleurs abdominales
- Ballonnements, constipation, nausées, céphalées, migraines, troubles visuels, œdèmes, vertiges, prise de poids, hirsutisme, acné, chute de cheveux, modifications de la libido, prurit, rash cutané
- Imposant l'arrêt immédiat : accident cardio-vasculaire ou thrombo-embolique ou AVC, ictère, saignements ou spottings persistants (à explorer), réactions allergiques, cancer du sein, de l'utérus ou de l'ovaire

Précautions d'emploi et interactions médicamenteuses

- Bilan clinique initial puis surveillance régulière (tension artérielle, poids, bilan lipidique et glucidique, examen gynécologique et des seins avec frottis cervico-vaginaux)
- Utiliser avec prudence si antécédents familiaux d'accident thrombo-embolique, obésité, diabète, HTA, épilepsie, migraines, tumeur bénigne du sein, endométriose, hyperplasie de l'endomètre, porphyrie, tumeur à prolactine, affections hépatiques, insuffisance rénale, otospongiose, antécédents familiaux de cancer du sein ou de l'endomètre
- Interrompre le traitement en cas d'effets indésirables graves (*cf.* ci-dessus), d'alitement prolongé et 2 mois avant une intervention chirurgicale programmée
- *Associations à utiliser avec précaution* : antivitamines K (risque de potentialisation)

Progestérone et dérivés proches

Formes orales *Liste I-65 %-Coll*

DUPHASTON Dydrogestérone	10 cp. séc. 10 mg	20 mg/jour en 2 prises, du 16e au 25e jour du cycle (1)
UTROGESTAN Progestérone micronisée^{G} ESTIMA MENAELLE PROGESTAN Gé	30 cap. molles orales ou vaginales à 100 mg 15 cap. molles orales ou vaginales à 200 mg	200 mg/jour *de préférence le soir*, du 16e au 25e jour du cycle (2) 100 mg/jour du 1er au 25e jour du mois (3)

1. Posologie indiquée dans l'insuffisance lutéale.
2. L'utilisation de ces produits au cours de la grossesse est *réservée au 1er trimestre et à la voie vaginale* (l'administration au cours des 2e et 3e trimestres de la grossesse peut favoriser l'apparition d'une cholestase gravidique ou d'une hépatite cytolytique).
3. En association avec une œstrogénothérapie percutanée dans le traitement hormonal de la ménopause.

Formes injectables (Esters de la 17 α-hydroxyprogestérone)

Liste I-30 %-Coll

PROGESTÉRONE Retard Caproate d'hydroxyprogestérone	3 amp. 2 ml = 500 mg	Par voie IM stricte avec une seringue en verre : indications et posologie ci-dessous (4)

4. Produit indiqué en cas d'insuffisance lutéale à la dose de 250 mg au 16e jour du cycle (10 jours après l'imprégnation œstrogénique en cas de cycle artificiel).

Formes locales *Remboursement 30 %-Coll*

PROGESTOGEL Progestérone à 1 %	Tube de 80 g avec une réglette pour mesurer la dose (2,5 g/mesure)	5 g/jour en continu sur les seins *soit* 1 mesure/jour sur chaque sein (5)

5. Produit indiqué en cas de mastodynie (douleur mammaire cyclique).

Contre-indications
Altérations graves de la fonction hépatique, méningiome

Propriétés

- La progestérone micronisée et la dydrogestérone (dérivé proche) ont une activité progestomimétique et gestagène comparable à celle de la progestérone endogène (sans les effets indésirables androgéniques et métaboliques des autres progestatifs dont les norstéroïdes), mais n'ont pas d'action antigonadotrope donc pas d'effet contraceptif
- Les esters injectables de la 17 α-hydroxyprogestérone ont une activité comparable, mais prolongée pendant 7 à 10 jours

Indications

- *Dydrogestérone* : troubles liés à une insuffisance lutéale, dont irrégularités menstruelles post-pubertaires ou préménopausiques, syndrome prémenstruel, aménorrhée secondaire en dehors de la grossesse après bilan, ménométrorragies, dysménorrhée, stérilité par insuffisance lutéale, ménopause confirmée (cycle artificiel en association à un œstrogène administré du 1er au 21e jour). Seul progestatif non thermogène, il n'altère pas la réalisation d'une courbe de température en cas d'infertilité
- *Progestérone micronisée par voie orale* : troubles liés à une insuffisance lutéale, dont syndrome prémenstruel, irrégularités menstruelles par dysovulation ou anovulation, préménopause, ménopause confirmée (cycle artificiel en association à un œstrogène administré du 1er au 25e jour)
- *Progestérone micronisée par voie vaginale* : substitution en progestérone au cours des déficits complets chez les femmes ovarioprives (dons d'ovocytes), supplémentation de la phase lutéale au cours des cycles de fécondation *in vitro*, supplémentation de la phase lutéale au cours des cycles spontanés ou induits, en cas d'hypofertilité ou de stérilité primaire ou secondaire notamment par dysovulation, menace d'avortement et prévention des avortements à répétition jusqu'à la 12e semaine d'aménorrhée
- *Formes injectables* : *cf.* leurs indications ci-contre
- *Progestogel* : pathologie mammaire bénigne (mastodynies, mastopathies, prévention des récidives des kystes et des adénofibromes du sein)

Effets indésirables

- Saignements intermenstruels en cas de prise trop précoce dans le cycle
- Utrogestan : risque d'hépatites cytolytiques ou cholestatiques chez la femme enceinte (→ *cf.* Précautions d'emploi), somnolence et sensations vertigineuses fréquentes 1 à 3 heures après la prise (→ prendre le soir de préférence ou utiliser la voie vaginale)
- Caproate d'hydroxyprogestérone : quelques cas d'hypospadias non imputés de façon formelle au produit

Précautions d'emploi

- Utiliser avec prudence en cas d'altérations des fonctions hépatiques
- Grossesse : un pourcentage important d'avortements précoces est dû à des anomalies génétiques → un traitement progestatif n'est justifiée que dans les rares cas où une insuffisance en progestérone paraît en cause (en cas d'avortement "chromosomique", il ne ferait que retarder l'expulsion inéluctable d'un œuf mort), par ailleurs, ce traitement est déconseillé après la 36e semaine de grossesse (car possibilité d'aménorrhée ou de métrorragies du post-partum)
  La progestérone micronisée est réservé au 1er trimestre de la grossesse et à la voie vaginale (car l'administration au cours des 2e et 3e trimestres peut favoriser la survenue d'une cholestase gravidique ou d'une hépatite cytolytique)

Progestatifs de synthèse *Liste I-65 % -Coll*

Dérivés de la 17 α-hydroxyprogestérone (noyau prégnane)

LUTÉRAN Chlormadinone[G]	10 cp. 5 mg 12 cp. 10 mg	2 à 10 mg/jour (1) et (2)
ANDROCUR Cyprotérone[G] (3)	20 cp. 50 mg	50 mg/jour

1. Contraception en préménopause : ces progestatifs ont aussi un *effet contraceptif* en administration discontinue du 5e au 25e jour du cycle (5 mg/jour pour le nomégestrol, 0,5 mg/jour pour la promégestone, 10 mg/jour pour la chlormadinone et le lynestrénol) pouvant être mis à profit notamment pour la contraception en préménopause; une *aménorrhée* est assez fréquente à la fin des 20 jours de traitement (prévenir la patiente de reprendre le traitement après 7 jours d'arrêt en l'absence de règles) et une *prise de poids* n'est pas rare (recourir à un autre mode de contraception en cas de prise pondérale excessive).
2. Débuter le 1er cycle le 1er jour des règles et préférer la prescription 21 jours sur 28 en raison de la présence d'une aménorrhée fréquente lors de l'utilisation de certains de ces progestatifs.
3. Ce progestatif est réservé aux femmes présentant un hirsutisme ou des signes d'hyperandrogénie, en raison de son puissant effet antiandrogène. Il nécessite le plus souvent une association à un œstrogène naturel (17 bêta estradiol). Son schéma d'utilisation est de 20 jours sur 27.

Dérivés de la 17-méthylprogestérone (noyau prégnane)

COLPRONE Médrogestone	20 cp. 5 mg	5 à 10 mg/jour

Dérivés de la 19-norprogestérone ou Norprégnanes

LUTENYL Nomegestrol[G]	14 cp. 3,75 mg 10 cp. séc. 5 mg	5 mg/jour (4) 3,75 mg/jour (5)
SURGESTONE Promégestone	12 cp. 0,125 mg 12 cp. 0,250 mg 12 cp. 0,500 mg	0,125 à 0,5 mg/jour

4. Schéma contraceptif : 5 mg 21 jours sur 28.
5. Du 1er au 25e jour du mois lors du traitement de ménopause en association avec une œstrogénothérapie chez les femmes non hystérectomisées.

Contre-indications
Antécédents ou maladie thrombo-emboliques Hémorragies génitales non étiquetées, insuffisance hépatique sévère Hypersensibilité à l'un des composants Grossesse (*cf.* Précautions d'emploi) et allaitement, méningiome

Propriétés

- Progestatifs de synthèse ayant une action progestomimétique, anti-œstrogénique, antigonadotrope et sur la glaire cervicale (avec effet contraceptif à doses suffisantes), mais aussi pour certains d'entre eux des propriétés androgéniques à l'origine d'effets cliniques et surtout métaboliques indésirables (rôle favorisant sur l'athérogénèse et la thrombogénèse), la puissance d'action étant variable selon les produits
- *Les norstéroïdes* ont l'action la plus puissante, mais aussi les effets androgéniques et métaboliques indésirables les plus importants
- *Les progestatifs à noyau prégnane* ont une action moins puissante, intermédiaire entre celles des norstéroïdes et de la progestérone naturelle, avec des effets androgéniques faibles ou nuls (la chlormadinone, notamment, en serait dépourvue)

Indications

- Endométriose (traitement continu pendant 6 à 12 mois à dose suffisante pour induire une aménorrhée)
- Hémorragies fonctionnelles et ménorragies des fibromes (traitement de 10 jours, qui peut être répété pendant quelques cycles du 16e au 25e jour durant 3 à 6 mois, mais ces produits ne réduisent pas la taille des fibromes)
- Insuffisances lutéales particulièrement en préménopause : syndromes prémenstruels, mastodynies, dysménorrhée, irrégularités menstruelles (traitement de 10 jours, du 16e au 25e jour de chaque cycle menstruel)
- Ménopause (traitement d'au moins 12 jours en utilisant soit la progestérone micronisée, la dydrogestérone ou un progestatif à noyau prégnane ou non prégnane, avec l'œstrogénothérapie substitutive administrée du 1er au 21e ou 25e jour du mois)
- Contraception en préménopause (*cf.* la note ci-contre)

Effets indésirables

- Irrégularités menstruelles, atrophie de l'endomètre avec saignements intermenstruels ou aménorrhée
- *Androgéniques* : prise de poids, rétention hydrosodée (avec les norstéroïdes surtout), diminution du HDL cholestérol avec augmentation du risque cardio-vasculaire, acné, chloasma, séborrhée, augmentation de la pilosité, modifications de la libido
- *Hépatiques* : possibilité d'ictère cholestatique et de prurit (avec les norstéroïdes surtout)
- *Divers* : nausées, vomissements, aggravation des états dépressifs chez certains sujets, aggravation des insuffisances veineuses

Précautions d'emploi

- *Utiliser avec prudence* en cas d'antécédents coronariens ou d'accidents vasculaires cérébraux, d'hypertension artérielle, de diabète, d'hyperlipidémie
- *Interrompre le traitement* en cas de survenue de céphalées importantes, de troubles visuels (diplopie, scotomes et/ou lésions vasculaires rétiniennes), de manifestations thrombo-emboliques ou d'altération des fonctions hépatiques
- *Grossesse* : effets androgéniques sur le fœtus avec possibilité d'hypospadias chez le garçon et de virilisation chez la fille (avec les norstéroïdes surtout)

Progestatif de synthèse

Dérivé de la nortestostérone *Liste I-NR-Coll*

VISANNE Dienogest	28 ou 84 ou 168 cp. 2 mg	1 cp./jour

Contre-indications

Thrombo-embolie veineuse en cours
Affection artérielle et cardiovasculaire
Diabète sucré avec atteinte rénale
Présence ou antécédents d'affection hépatique sévère
Présence ou antécédents de tumeurs hépatiques (bénignes ou malignes)
Tumeurs malignes hormono-dépendantes connues ou suspectées
Saignement vaginal d'origine inconnue

Propriétés

– Progestatif dérivé de la nortestostérone dépourvu d'activité androgénique, exerçant une activité antiandrogénique correspondant à un tiers de l'activité de l'acétate de cyprotérone. Le dienogest se lie au récepteur de la progestérone notamment au niveau utérin. Son pouvoir progestatif *in vivo* est puissant, malgré sa faible affinité pour le récepteur de la progestérone (10 %). Il agit par inhibition de la production endogène d'estrogène et par atrophie des lésions liées à l'endométriose

Indications

– Traitement de l'endométriose

Effets indésirables

– Troubles du cycle : plus fréquents en début de traitement, ils s'atténuent lors de la poursuite du traitement. Des perturbations du cycle telles que des spottings, des saignements irréguliers ou des aménorrhées peuvent être observés
– Fréquents (1 à 10 %) : céphalées, gênes mammaires, troubles de l'humeur dépressive, acné, prise de poids
– Rares (< 1 %) : anémie, perte de poids, anxiété, troubles de l'attention, sécheresse oculaire, acouphènes, palpitations, troubles digestifs, troubles cutanés, troubles musculo-squelettiques

Précautions d'emploi et interactions médicamenteuses

– Interrompre une contraception hormonale avant l'instauration du traitement et utiliser une contraception non hormonale associée
– Interrompre le traitement en cas de survenue d'apparition de symptômes ou en cas de suspicion d'un accident thrombotique artériel ou veineux ainsi qu'en cas d'apparition de tumeurs hormono-dépendantes ou hépatiques
– Utilisation déconseillée en cas d'intolérance au galactose, déficit en lactase de Lapp ou syndrome de malabsorption du glucose ou du galactose (maladies héréditaires rares)
– *Associations déconseillées* :
  – Toutes substances ayant des propriétés d'induction enzymatique entraînant une augmentation de la clairance des hormones sexuelles et donc de l'efficacité attendue du traitement
  – Toutes substances ayant des propriétés d'inhibition enzymatique notamment les inhibiteurs du CYP 3A4 pouvant augmenter les taux plasmatiques des progestatifs et entraîner des effets indésirables

Modulateur synthétique sélectif des récepteurs de la progestérone

ESMYA Ulipristal acétate *Liste I-Non remboursé-Coll*	28 cp. 5 mg	1 cp./jour

Contre-indications

Tumeur maligne utérine, cervicale ovarienne ou du sein
Hémorragie génitale d'étiologie inconnue
Grossesse et allaitement

Propriétés

- Modulateur synthétique sélectif des récepteurs de la progestérone, caractérisé par un effet antagoniste partiel de la progestérone sur des tissus spécifiques, déjà utilisé en contraception d'urgence à doses différentes agissant par un effet direct sur l'endomètre et induisant une aménorrhée jusqu'à l'arrêt du traitement
- L'action se traduit par des changements histologiques spécifiques à cette classe pharmacothérapeutique appelées PAEC (*Progesterone receptor modulator Associated Endometrial Changes*) : avec des effets combinés estrogéniques (mitotiques) et progestatifs (sécrétoires) sur l'épithélium
- Il existe une action directe sur les fibromes utérins en réduisant leur taille par le biais de l'inhibition de la prolifération cellulaire et l'induction de l'apoptose

Indications

- Traitement pré-opératoire des symptômes modérées à sévères des fibromes utérins chez la femme adulte en âge de procréer. La durée du traitement est limitée à 3 mois

Effets indésirables

- Troubles du cycle : l'aménorrhée est l'évènement indésirables le plus fréquemment observé (80,8 % des patientes)
- L'épaississement de l'endomètre est observé chez 10 à 15 % des femmes. Cet effet est réversible à l'arrêt du traitement et à la reprise du cycle menstruel
- Fréquents (1 à 10 %) : bouffées de chaleur, céphalées, kystes ovariens fonctionnels, hémorragies utérines (quelques cas ont été rapportés pendant le traitement ou dans les 3 mois après l'arrêt du traitement), les douleurs pelviennes
- Rares (< 1 %) : vertiges, douleurs abdominales, nausées, lésions cutanées, acné, hyperhidrose, douleurs musculo-squelettiques, douleurs mammaires, œdème, fatigue, augmentation du cholestérol sanguin

Précautions d'emploi et interactions médicamenteuses

- Interrompre une contraception hormonale avant l'instauration du traitement et utiliser une contraception non hormonale associée
- Utilisation déconseillée en cas d'insuffisance rénale sévère, d'insuffisance hépatique modérée ou sévère, d'asthme sévère insuffisamment contrôlé
- ***Associations déconseillées*** :
  - Toutes substances ayant des propriétés d'induction enzymatique entraînant une augmentation de la clairance du composé actif et donc de l'efficacité attendue du traitement
  - Toutes substances ayant des propriétés d'inhibition enzymatique notamment les inhibiteurs modérés ou puissants du CYP 3A4 pouvant augmenter les taux plasmatiques et entraîner des effets indésirables

Inducteurs de l'ovulation (I) : Citrate de clomifène

Clomifène citrate *Liste I-65 %-Coll*

CLOMID PERGOTIME	5 cp. séc. 50 mg	1 cp./jour x 5 jours (du 5e au 10e jour d'un cycle)

Contre-indications

Grossesse (effet tératogène chez l'animal, suspecté chez l'homme)
Intolérance connue au produit (troubles visuels, réactions allergiques)
Atteinte hépatique, adénome hypophysaire, hyperprolactinémie
Kystes ovariens sauf les ovarites polykystiques
Hémorragies génitales non étiquetées, cancers des organes génitaux

Propriétés

- Inducteur de l'ovulation agissant par inhibition compétitive du rétrocontrôle des œstrogènes au niveau hypothalamique, ce qui aboutit à une élévation de la FSH entraînant la maturation folliculaire
- Absorption digestive correcte, élimination fécale avec cycle entéro-hépatique

Indications

- Stérilité par anovulation fonctionnelle normoprolactinémique d'origine haute avec ovaires fonctionnels chez la femme désirant une grossesse (inducteur de l'ovulation de première intention) → obtention d'une ovulation dans 70 % des cas environ (taux de succès estimé sur plus de 5 000 cas)

Effets indésirables

- *Hypertrophie ovarienne* : pesanteur, distension ou douleurs abdominales, ovaires augmentés de volume et douloureux au toucher vaginal (risque modéré comparativement aux gonadotrophines)
- *Troubles visuels* (vision floue, scotomes scintillants, baisse de l'acuité visuelle) → arrêt définitif du traitement et examen ophtalmologique complet
- *Possibilité de grossesse multiple* (risque relativement modéré)
- *Plus rares* : nausées, vomissements, asthénie, tendance dépressive, vertiges, sensations ébrieuses, tension mammaire, insomnie, saignements intermenstruels, hyperménorrhée, céphalées, pollakiurie, réactions cutanées allergiques, chute de cheveux, bouffées de chaleur (effet antiœstrogénique)

Précautions d'emploi

- À n'utiliser que sous surveillance médicale, en ne commençant le traitement qu'au 5e jour d'un cycle naturel ou induit
- En cas d'absence d'ovulation, faire un nouveau traitement à dose double (2 cp./jour) après un intervalle de 1 mois, en respectant un intervalle de 1 mois entre 2 traitements et sans faire plus de 5 traitements consécutifs

Interactions médicamenteuses

- *Association utilisée exceptionnellement* : gonadotrophines (risques très accrus d'hyperstimulation ovarienne avec douleurs, kystes fonctionnels ovariens pouvant se rompre avec ascite, hydrothorax, hémoconcentration, hypercogulabilité, et risque de survenue de grossesses multiples dans plus de 30 % des cas)

Inducteurs de l'ovulation (II) : Gonadotrophines (I) *Réservé aux spécialistes gynécologues, obstétriciens et endocrinologues*

Hormone folliculo-stimulante ou FSH recombinante *Liste I-100 %-Coll*

GONAL-F Follitropine alpha	1 ou 5 amp. (+ solvant) à 75, 150, 450, 1050 UI Stylo 300, 450 ou 900 UI	Par voie **SC** : posologie ci-dessous (1)
FOSTIMONKIT Urofollitropine	1 amp. (+ solvant) à 75 ou 150 UI	Par voie **SC** : posologie ci-dessous (1)
PUREGON Follitropine bêta *Conserver de + 2 °C à + 8 °C*	5 fl. prêts à l'emploi à 50, 75 ou 150 UI Cartouches à 300, 600 ou 900 UI pour stylo	Par voie **SC** : posologie ci-dessous (1)

Hormone folliculo-stimulante ou FSH urinaire purifiée

Liste I-100 %-Coll

FOSTIMON Urofollitropine	1 ou 5 amp. (+ solvant) à 75 ou 150 UI	Par voie **SC** : posologie ci-dessous (1)

1. *Anovulation* (chez la femme réglée, débuter dans les 7 premiers jours du cycle) : 75 à 150 UI/jour, puis si besoin par paliers de 37,5 à 75 UI tous les 7 à 14 jours sans dépasser 225 UI/jour maximum (l'ovulation peut être déclenchée par injection d'HCG 24 à 48 heures après la dernière injection de FSH). Arrêter le traitement en cas d'absence de réponse après 4 semaines de traitement.
   Stimulation de la croissance folliculaire multiple : 150 à 225 UI/jour à partir du 2e ou 3e jour du cycle, en augmentant si nécessaire la posologie jusqu'à obtention d'une croissance folliculaire adéquate sans dépasser 450 UI/jour maximum. Puis administrer 10 000 UI d'HCG 24 à 48 heures après la dernière injection de FSH pour induire la maturation folliculaire finale.
   Hypogonadisme hypogonadotrope chez l'homme avec azoospermie ou oligospermie extrême : 150 UI x 3 fois/semaine avec 1 500 UI d'HCG x 2 à 3 fois/semaine, pendant 3 à 4 mois minimum (un traitement de 18 mois peut être nécessaire pour obtenir une spermatogénèse).

Gonadotrophines urinaires ou HMG (activité FSH prédominante)

Liste I-100 %-Coll

MÉNOPUR Ménotropine	5 fl. avec solvant = 75 UI de FSH + 75 UI de LH	Par voie **SC** ou **IM** : posologie ci-dessous (2)

2. Gonadotrophines utilisées chez la femme et chez l'homme dans les mêmes indications et à la même posologie que la FSH recombinante (mais avec un coût environ 4 fois moindre).

Inducteurs de l'ovulation (III) : Gonadotrophines (II)

Réservé aux spécialistes gynécologues, obstétriciens et endocrinologues

Hormone lutéinisante ou LH recombinante *Liste I-100 %-Coll*

LUVERIS Lutropine alpha	1 fl. 75 UI avec solvant	Par voie **SC** : posologie ci-dessous (1)

1. *Chez la femme* : développement folliculaire par injection de 75 UI/jour en association avec la FSH (l'ovulation sera déclenchée par injection d'HCG 24 à 48 heures après la dernière injection).

Gonadotrophines chorioniques ou HCG (activité LH) *Liste I-65 %-Coll*

GONADOTROPHINE CHORIONIQUE ENDO	1 amp. 5 000 UI 6 amp. 1 500 UI	Par voie **IM** stricte : posologie ci-dessous (2)
OVITRELLE	1 stylo 250 µg équivalent à 6 500 UI	Par voie **SC** : posologie ci-dessous (3)

2. *Chez la femme* : déclenchement de l'ovulation par injection IM de 3 000 à 10 000 UI d'HCG faite 24 à 48 heures après la dernière injection de FSH.
3. *Chez la femme* : développement de l'ovulation par injection de 250 µg 24 à 48 heures après obtention d'une croissance folliculaire adéquate ou 24 à 48 heures après la dernière injection de FSH.

Combinaison de FSH et LH *Liste I-100 %*

PERGOVERIS (4)	Follitropine alpha : 150 UI/fl. Lutropine alpha : 75 UI/fl.	Par voie **SC** : posologie ci-dessous (5)

4. Traitement de la stérilité.
5. *Chez la femme* : l'objectif est le développement d'un seul follicule mature. Injection quotidienne à adapter en fonction de la réponse de la patiente.

Contre-indications

Ovaires hypertrophiés ou kystes non imputables
à un syndrome des ovaires polykystiques, stérilités d'origine mécanique
Tumeurs hypothalamo-hypophysaires, hyperprolactinémie, cancers gynécologiques
Aménorrhées chez les femmes ne souhaitant pas de grossesse
Hypersensibilité connue à l'un des constituants
Taux élevé de FSH ou LH, grossesse en cours, antécédents thrombo-emboliques

Propriétés

- FSH recombinante et LH recombinante : hormones produites par des cellules d'ovaires de hamster (cellules CHO) génétiquement modifiées
- Ménotropine : gonadotrophines urinaires humaines post-ménopausiques ayant une activité FSH prédominante et une activité LH accessoire, avec des effets comparables à ceux de la FSH recombinante (mais environ 4 fois moins onéreuse)
- HCG (*Human chorionic gonadotrophin*) : gonadotrophines d'origine placentaire à activité LH, entraînant le déclenchement de l'ovulation (après stimulation suffisante par les gonadotrophines à action FSH) et la différenciation des cellules de Leydig

Indications (traitement onéreux et nécessitant une surveillance très rigoureuse)

- Chez la femme souhaitant une grossesse : traitement de l'anovulation, y compris dans le cas du syndrome des ovaires polykystiques, chez les femmes qui n'ont pas répondu au citrate de clomifène (en association aux HCG)
- Stimulation de la croissance folliculaire multiple dans le cadre de la procréation médicalement assistée
- Infertilité masculine (*cf.* ci-contre)
- Cryptorchidie chez l'enfant (100 UI/kg d'HCG tous les 4 jours pendant 3 à 4 semaines, entre l'âge de 3 et 6 ans, et traitement chirurgical après l'âge de 6 ans en cas d'échec)

Effets indésirables

- *Accidents d'hyperstimulation ovarienne* (1 à 2 %) : augmentation de taille des ovaires et prise de poids (et parfois douleurs abdominales, nausées, vomissements, diarrhée), élévation trop importante du taux d'estradiol plasmatique, kystes ovariens bilatéraux, voire rupture de kyste ovarien, avec ascite, hydrothorax, hémoconcentration → arrêter le traitement immédiatement et ne pas injecter d'HCG si le taux d'estradiol plasmatique dépasse 1 200 pg/ml
- Risque de grossesse multiple assez élevé (20 à 35 % des cas)
- Troubles digestifs bénins (nausées, vomissements)
- Possibilité de choc allergique
- Accidents thrombo-emboliques exceptionnels (liés à un surdosage et qui paraissent pouvoir être évités par une surveillance rigoureuse)

Précautions d'emploi et interactions médicamenteuses

- *À n'utiliser qu'en milieu hospitalier spécialisé* sous surveillance clinique et biologique quotidienne (volume des ovaires, échographie, estradiol plasmatique, glaire cervicale)
- *Si le taux d'estradiol est trop élevé*, arrêter le traitement sans administrer d'HCG et donner de la progestérone durant 10 jours (3 cp./jour de progestérone micronisée ou de didrogestérone) pour reproduire le cycle normal au niveau de l'endomètre
- *Association utilisée exceptionnellement* : clomifène (*cf.* page précédente)

Inducteurs de l'ovulation (IV) : Gonadoréline (analogue de la LH-RH)

Gonadoréline acétate *Liste I-100 %-Coll*

LUTRELEF 3,2 mg	Fl. 3,2 mg	Perfusion IV ou SC pulsatile (chronique et intermittente) à l'aide d'une minipompe portable après cathétérisme (1)

1. Perfusion pulsatile (chronique-intermittente) par voie intraveineuse ou par voie sous-cutanée (nécessitant un cathétérisme) à l'aide d'une minipompe portable programmable (Zyklomat), à une posologie de 5 µg par pulsation de 1 minute toutes les 90 minutes (stades 2, 3a, et 3b) et jusqu'à 30 µg par pulsation de 1 minute toutes les 90 minutes (stade 3c), soit 16 pulsations par 24 heures pendant une durée moyenne de 10 à 20 jours par cycle → efficacité remarquable, de l'ordre de 90 % des cas correctement définis, après un traitement de 2 à 3 cycles en moyenne.

Contre-indications
Stérilités féminines ne relevant pas de ce type de traitement

Propriétés

- Décapeptide de synthèse analogue de la LH-RH naturelle hypothalamique (qui est sécrétée normalement de façon pulsatile par l'hypothalamus), stimulant la sécrétion gonadotrope et la libération de LH et de FSH, après administration à la minipompe portable de façon pulsatile (chronique et intermittente)
- Pic plasmatique obtenu en 3 minutes (injection IV) à 15 minutes (injection SC), retour au taux basal après 30 minutes (injection IV) à 60 minutes (injection SC), demi-vie de 5,2 à 6 minutes, inactivation par hydrolyse enzymatique spécifique, la principale voie de dégradation étant rénale

Indications (traitement très onéreux)

- Certaines stérilités féminines par anovulations d'origine hypothalamique ou suprahypophysaire (stades 2 et 3)

Effets indésirables (rares)

- *Hyperstimulation ovarienne* : risque minime (si susceptibilité individuelle ou association aux HCG ou surdosage) et évolution bénigne à l'arrêt du traitement (qui pourra être recommencé ensuite à posologie inférieure)
- *Risque de grossesse multiple* paraissant faible (12 %) et inférieur à celui des traitements par les gonadotrophines (20 %)
- *Locaux* : possibilité de veinite ou de lymphangite au point d'injection

Précautions d'emploi

- *Traitement lourd*, à n'entreprendre qu'en milieu hospitalier spécialisé disposant d'une équipe entraînée et disponible (installation de la pompe, surveillance du cathéter à demeure, de la glaire cervicale, de la courbe thermique)
- *Éliminer préalablement* une cause de stérilité ne relevant pas de ce traitement, qu'elle soit d'origine endocrinienne (hyperprolactinémie, hyperandrogénie, insuffisance ovarienne primitive, test au clomifène positif) ou non, par examen gynécologique, spermogramme du conjoint, test de Hünher, hystérographie)
- *Classer ensuite cette aménorrhée* par les tests au clomifène, aux progestatifs, et à la LH-RH

Classification des stades d'aménorrhée d'origine hypothalamique

- Stade 1 Test au clomiphène positif avec saignement après :
  - Stade 1 a : cycle biphasique induit
  - Stade 1 b : insuffisance lutéale induite
  - Stade 1 c : cycle anovulatoire induit
- Stade 2 Test négatif au clomiphène et test positif aux progestatifs
- Stade 3 Tests négatifs au clomiphène et aux progestatifs avec réponse variable après injection de LH-RH :
  - Stade 3 a : réponse de type adulte
  - Stade 3 b : réponse de type prépurbertaire
  - Stade 3 c : absence de réponse

Ocytociques (I)

Méthylergométrine *Liste I-65 %-Coll (30 % pour les formes orales)*

MÉTHERGIN Injectable Délai d'action = 2 à 5 minutes Durée d'action = 4 à 6 heures *Conserver de + 2 °C à + 8 °C*	3 amp. 1 ml = 200 µg	Par voie **IM** (1) : 200 µg (répétés si besoin toutes les 2 à 6 heures)

1. Exceptionnellement possibilité d'injection intraveineuse lente (100 µg en 1 à 2 minutes).

Contre-indications

Hémorragie génitale au cours de la grossesse, allergie au produit
Au cours du travail, et jusqu'au dégagement de l'épaule postérieure en cas de présentation céphalique, ou jusqu'au dégagement complet de l'enfant dans les présentations du siège et les autres présentations anormales, ou jusqu'à la naissance du dernier enfant en cas de grossesse multiple
Hypertension artérielle sévère, toxémie gravidique (pré-éclampsie, éclampsie)
Affections vasculaires oblitérantes, états infectieux sévères, injection veineuse

Propriétés

– Dérivé de l'ergot de seigle utérotonique (augmentant le tonus des fibres musculaires de l'utérus ainsi que la fréquence et l'amplitude de leur contraction, par stimulation des récepteurs utérins alpha-adrénergiques), d'action équivalente à celle de l'oxytocine (et de l'ergométrine disponible dans d'autres pays), passant dans le lait maternel

Indications

– Hémorragies de la délivrance et du post-partum après césarienne, curetage utérin ou IVG, atonie de l'utérus après l'extraction de l'enfant

Effets indésirables

– Vasoconstricteurs (surtout en cas d'injection veineuse trop rapide) : risque de poussée hypertensive, bradycardie ou tachycardie, douleurs angineuses, vasospasme artériel, état de choc, voire hémorragie cérébro-méningée
– Céphalées, vertiges, réduction de la sécrétion lactée, éruptions cutanées allergiques
– À forte dose : nausées, vomissements, douleurs abdominales

Précautions d'emploi et interactions médicamenteuses

– Utiliser avec prudence en cas d'hypertension artérielle, affection vasculaire oblitérante, insuffisance hépatique ou rénale, état infectieux
– Hémorragies de la délivrance et du post-partum : vérifier toujours l'expulsion préalable et complète du placenta
– Allaitement : à n'utiliser qu'en cas d'indication formelle et pas pendant plus de 3 jours
– *Associations déconseillées* : bromocriptine et vasoconstricteurs dérivés de l'ergot de seigle (ergotamine, dihydroergotamine) car augmentation possible des effets vasoconstricteurs
– *Associations à prendre en compte* : sympathomimétiques (vasoconstriction)

Ocytociques (II)

Oxytocine[G] *Liste II-65 %-Coll*

SYNTOCINON Délai d'action = 30 secondes par voie IV, 3 à 5 minutes par voie IM Durée d'action = 20 à 40 minutes par voie IV, 2 à 3 heures par voie IM *Conserver de + 2 °C à + 15 °C*	3 amp. 1 ml = 5 UI	En perfusion **IV** lente à dose progressive sous tocographe : 2 à 8 gouttes/min puis si besoin jusqu'à 40 gouttes/min (1)

1. Posologie indiquée pour stimuler les contractions au cours du travail (après dissolution de 5 UI dans 500 ml de soluté glucosé isotonique à 5 %). Il est aussi possible de recourir à la voie intramurale (10 à 15 UI dans les césariennes) ou à la voie intramusculaire (5 à 10 UI dans les hémorragies de la délivrance et l'atonie du post-partum).

Contre-indications

Dystocies, utérus fragile (cicatriciel) ou trop distendu, hypertonie utérine
Risque d'embolie amniotique : hématome rétroplacentaire, mort fœtale *in utero*
Placenta prævia, toxémie gravidique sévère, troubles cardio-vasculaires

Propriétés

– Ocytocique de synthèse, analogue de l'ocytocine naturelle posthypophysaire, qui augmente la fréquence et l'intensité des contractions utérines

Indications

– Induction des contractions utérines en début ou en cours de travail
– Césariennes : obtention d'une bonne rétraction utérine immédiatement après la naissance de l'enfant (10 à 15 UI par voie intramurale après la naissance)
– Hémorragies de la délivrance et atonie du post-partum (mais utiliser plutôt la méthylergométrine, d'action plus longue)

Effets indésirables

– Perfusion trop prolongée : intoxication par l'eau avec céphalées et nausées
– Possibilité d'allongement de l'espace QT et de troubles du rythme
– **Surdosage** : souffrance fœtale (ralentissement du rythme cardiaque, hypoxie, présence de méconium dans le liquide amniotique), hypertonie utérine, risque de rupture utérine

Précautions d'emploi

– Induction de l'accouchement : le col utérin doit être dilaté (3 à 4 cm) et en voie d'effacement, la rupture préalable de la poche des eaux est indispensable, et le produit ne doit être utilisé que sous surveillance constante de l'enfant
– Hémorragies de la délivrance et du post-partum : vérifier toujours l'expulsion préalable et complète du placenta (mais utiliser plutôt la méthylergométrine)
– Utiliser avec prudence en cas d'allongement de QT, bradycardie, hypokaliémie

Interactions médicamenteuses

– ***Associations déconseillées*** : analogues des prostaglandines
– *Associations à utiliser avec précaution* : anesthésiques volatils halogénés

Ocytociques (III)

Carbétocine injectable (1) *Liste II- Réservé à l'usage hospitalier*

PABAL injectable	Amp. 1 ml (100 µg/ml)	En perfusion IV : posologie ci-dessous (2)

1. La carbétocine se lie de façon sélective aux récepteurs de l'ocytocine du muscle lisse de l'utérus. Elle stimule les contractions régulières de l'utérus, augmente la fréquence des contractions déjà présentes ainsi que le tonus du muscle utérin.
   Sur l'utérus en phase post-partum, la carbétocine augmente la fréquence et la puissance des contractions utérines spontanées. L'activité constrictive de la carbétocine sur l'utérus débute rapidement, avec des contractions nettes obtenues en 2 minutes.
   Une dose intraveineuse unique de 100 µg de carbétocine, administrée après l'accouchement, suffit à maintenir les contractions utérines nécessaires pour prévenir une atonie utérine et des saignements excessifs.
2. Administration lente en une minute, uniquement après accouchement de l'enfant né par césarienne. Administrer la dose lentement par voie IV uniquement, sous surveillance médicale adaptée, en milieu hospitalier.
   La carbétocine sera administrée le plus tôt possible après l'accouchement, de préférence avant l'expulsion du placenta. L'administration de Pabal n'est préconisée qu'en injection unique. Aucune dose supplémentaire de carbétocine ne doit être administrée.

Contre-indications
Ne pas utiliser pendant la grossesse et le travail précédant l'extraction de l'enfant
Ne pas utiliser pour le déclenchement du travail
Hypersensibilité à la carbétocine, à l'ocytocine ou à l'un des autres constituants de Paba
Insuffisance hépatique ou rénale
En cas de pré-éclampsie et éclampsie
Affections cardio-vasculaires graves
Épilepsie

Propriétés

- Agoniste de l'ocytocine à action prolongée

Indications

- Prévention de l'atonie utérine suivant un accouchement par césarienne sous anesthésie péridurale ou rachianesthésie

Effets indésirables

- Très fréquents (> 10 %) : céphalées, tremblements, hypotension, bouffées vasomotrices, nausées, douleurs abdominales, prurit, sensation de chaleur
- Fréquents (1 à 10 %) : anémie, vertiges, douleurs thoraciques, dyspnée, vomissements, douleurs dorsales, frissons

Précautions d'emploi

- À n'utiliser que sous surveillance médicale dans les maternités spécialisées et disposant d'un personnel qualifié
- Si les saignements utérins persistent après l'administration de la carbétocine, une recherche étiologique doit être effectuée. Des résidus placentaires, une expulsion incomplète, des lésions utérines ou des troubles de la coagulation sanguine seront plus particulièrement recherchés
- En cas de persistance de l'hypotonie ou de l'atonie utérine et de saignements excessifs associés, l'association d'ocytocine et/ou d'ergométrine doit être envisagée. Il n'existe pas de données sur l'administration de doses supplémentaires de carbétocine ni sur l'utilisation de la carbétocine en cas d'atonie utérine persistante après injection d'ocytocine
- Les études chez l'animal ont mis en évidence une activité antidiurétique de la carbétocine (activité vasopressine < 0,025 UI/amp.). De ce fait, la survenue d'une hyponatrémie ne peut pas être éliminée. Les signes précurseurs tels que somnolence, apathie et céphalées doivent être identifiés afin de prévenir des convulsions, voire un coma
- La carbétocine doit être utilisée avec prudence chez les patientes souffrant de migraine, d'asthme, de maladies cardio-vasculaires, ou toute situation où une surcharge rapide en liquide extracellulaire peut être dangereuse pour un organisme déjà surchargé en liquides. Dans ces cas, le bénéfice/risque sera soigneusement évalué par le médecin avant tout traitement par carbétocine
- L'efficacité de la carbétocine n'a pas été évaluée après un accouchement par voie naturelle (voie vaginale)

Interactions médicamenteuses

- Aucune interaction n'a été mise en évidence dans les essais cliniques où la carbétocine a été administrée en association avec des analgésiques, spasmolytiques et produits utilisés pour l'anesthésie péridurale ou rachianesthésie
- Aucune étude d'interaction spécifique n'a été effectuée
- Cependant la carbétocine a une structure analogue à celle de l'ocytocine ; de ce fait, les interactions connues avec l'ocytocine ne peuvent pas être exclues

Ocytociques (IV) :
Prostaglandines ocytociques (I)

Dinoprostone injectable *Liste I-Réservé aux hôpitaux*

PROSTINE E2 Injectable par voie extra-amniotique *Conserver de + 2 °C à + 8 °C*	Amp. 0,5 ml (5 mg) + 50 ml de diluant	En instillation dans l'espace extra-amniotique : posologie ci-dessous (1)
PROSTINE E2 10 mg/ml injectable par voie IV *Conserver de + 2 °C à + 8 °C*	Amp. 0,5 ml (5 mg)	En perfusion **IV** : posologie ci-dessous (2)
PROSTINE E2 1 mg/ml injectable par voie IV *Conserver de + 2 °C à + 8 °C*	Amp. 0,75 ml (0,75 mg)	En perfusion **IV** : posologie ci-dessous (3)

1. *Avortement thérapeutique au 1er et 2e trimestres de la grossesse, évacuation de l'utérus en cas d'avortement incomplet, alternative dans l'IVG lorsque les injections intra-amniotiques de NaCl n'ont pas abouti* : diluer le contenu de l'ampoule dans le diluant joint pour obtenir une solution concentrée à 100 µg/ml puis faire une 1re instillation de 1 ml dans l'espace extra-amniotique, des instillations supplémentaires de 1 à 2 ml pouvant être effectuées si besoin en respectant un intervalle minimum de 2 heures entre 2 instillations (l'administration du produit pendant plus de 2 jours n'est pas recommandé).
2. *Avortement thérapeutique au 1er et 2e trimestres de la grossesse, évacuation de l'utérus en cas d'avortement incomplet, alternative dans l'IVG lorsque les injections intra-amniotiques de NaCl n'ont pas abouti, évacuation d'une môle hydatiforme* : diluer dans du NaCl isotonique ou du glucosé à 5 % pour obtenir une dilution de 5 µg/ml, puis perfuser au débit initial de 2,5 µg/min pendant 30 minutes au moins, débit augmenté ensuite si besoin jusqu'à 5 µg/min pendant au moins 4 heures, voire ensuite si besoin jusqu'à 10 µg/min si la tolérance le permet (l'administration du produit pendant plus de 2 jours n'est pas recommandé).
3. *Déclenchement du travail à terme en l'absence de contre-indications fœtales ou maternelles et en présence d'une bonne confrontation céphalo-pelvienne, déclenchement du travail pour raison médicale dans l'intérêt maternel ou fœtal ou en cas de mort fœtale* in utero : diluer dans du NaCl isotonique ou du glucosé à 5 % pour obtenir une dilution de 1,5 µg/ml, puis perfuser au débit initial de 0,25 µg/min pendant 30 minutes au moins, débit augmenté ensuite si besoin jusqu'à 0,5 à 1 µg/min, plus rarement jusqu'à 2 µg/min (l'administration du produit pendant plus de 2 jours n'est pas recommandé).

Contre-indications
Antécédents d'hypersensibilité aux prostaglandines Antécédents de césarienne ou de chirurgie utérine avec risque de rupture Fragilité utérine liée à un utérus cicatriciel à une grande multiparité ou à des antécédents de grossesse gémellaire Antécédents d'asthme ou de bronchite chronique, antécédents vasculaires notamment coronariens, HTA permanente sévère, insuffisance cardiaque décompensée, glaucome *Pour le déclenchement du travail* : grossesse multiple, disproportions fœto-pelviennes, présentation non céphalique, souffrance fœtale aiguë *Pour la voie extra-amniotique* : cervicite, infection génitale, môle

Propriétés

- Dérivé synthétique de la prostaglandine E2 provoquant, après administration extra-amniotique ou veineuse, des contractions utérines capables d'entraîner une évacuation de l'utérus si elles se poursuivent pendant une durée suffisante
- Effet de premier passage hépatique important, demi-vie de moins de 1 minute

Indications

- Avortement thérapeutique aux 1er et 2e trimestres de la grossesse, évacuation de l'utérus en cas d'avortement incomplet, alternative dans l'IVG lorsque les injections intra-amniotiques de NaCl n'ont pas abouti, évacuation d'une môle hydatiforme
- Déclenchement du travail à terme en l'absence de contre-indications fœto-maternelles et en présence d'une bonne confrontation céphalo-pelvienne, déclenchement du travail pour raison médicale dans l'intérêt maternel ou fœtal et en cas de mort fœtale *in utero*

Effets indésirables (dose-dépendants)

- Nausées, vomissements, diarrhée, possibilité de bronchoconstriction, symptômes vagaux (bouffées de chaleur, frissons, céphalées, vertiges), fièvre et hyperleucocytose transitoires, veinite au point d'injection
- Accidents cardio-vasculaires exceptionnels (infarctus myocardique, FV) signalés avec d'autres analogues des PG (sulprostone), attribués à des spasmes des coronaires, le risque étant accru par l'âge > 35 ans et le tabagisme
- **Surdosage** : hypertonie utérine avec souffrance fœtale → arrêt jusqu'au retour à l'état normal et reprise ultérieure éventuelle à une dose réduite de moitié

Précautions d'emploi

- Employer uniquement sous surveillance médicale spécialisée en milieu obstétrical disposant du matériel de monitoring et de réanimation nécessaire à traiter un accident
- Traiter préalablement toute infection pelvienne avant l'administration extra-amniotique
- Nécessité d'une surveillance stricte et continue des contractions utérines, du rythme cardiaque fœtal, de la dilatation cervicale, avec recherche soigneuse de signes de souffrance fœtale et d'anomalies des contractions utérines
- Nécessité d'une surveillance cardio-respiratoire de la femme, renforcée chez la femme fumeuse (arrêter toujours le tabac 3 jours avant) ou ayant d'autres facteurs de risque
- Utiliser avec prudence en cas de glaucome, hypertonie oculaire, antécédent d'asthme
- Vérifier la vacuité utérine en cas d'avortement thérapeutique
- Laver abondamment à l'eau et au savon en cas de contact accidentel avec la peau

Interactions médicamenteuses

- ***Associations déconseillées*** : oxytocine (potentialisation réciproque)
- *Associations à prendre en compte* : AINS (antagonisme des prostaglandines)

Ocytociques (V) :
Prostaglandines ocytociques (II)

Dinoprostone par voie locale *Liste I-Réservé aux hôpitaux*

PREPIDIL *Conserver de + 2 °C à + 8 °C*	Gel stérile intracervical : seringue de 2,5 ml soit 0,5 mg (avec cathéter)	Par voie intracervicale : posologie ci-dessous (1)
PROSTINE E2 Gel *Conserver de + 2 °C à + 8 °C*	Gel stérile vaginal : seringues préremplies de 1 mg ou de 2 mg	Par voie vaginale dans le cul-de-sac postérieur : posologie ci-dessous (2)
PROPESS *Conserver au congélateur entre – 10 °C et – 20 °C*	Dispositif vaginal stérile : 5 dispositifs à 10 mg	Par voie vaginale dans le cul-de-sac postérieur : posologie ci-dessous (3)

1. Administrer le contenu de la seringue de façon lente dans le canal cervical, à 1 centimètre au-dessus de l'orifice externe du col (sans dépasser l'orifice interne pour éviter un passage dans l'espace intra-amniotique) : la patiente restera ensuite pendant 1 heure au minimum en décubitus dorsal pour éviter l'expulsion du gel.
2. Administrer 1 mg en dose initiale dans le cul-de-sac vaginal postérieur, une 2e dose de 1 ou 2 mg pouvant être administrée après 6 heures (1 mg pour accroître la réponse à la dose initiale, 2 mg en l'absence de réponse à la dose initiale).
3. Insérer un dispositif assez haut dans le cul-de-sac vaginal postérieur (et attendre 30 minutes au moins avant l'utilisation d'ocytociques).
   Le retirer immédiatement en cas de contractions utérines excessives, rupture des membranes, signes de souffrance fœtale, événements systémiques indésirables (nausées, vomissements, hypotension ou tachycardie) et lorsque la maturation du col est considérée commme complète dès le début du travail (contractions régulières et douloureuses toutes les 3 minutes).

Contre-indications
Antécédents d'hypersensibilité aux prostaglandines Antécédents de césarienne ou de chirurgie utérine avec risque de rupture Grossesse gémellaire, disproportions fœto-pelviennes Placenta prævia ou autre anomalie du placenta Présentations non céphaliques

Propriétés

– Dérivé synthétique de la prostaglandine E2 provoquant une maturation du col utérin et pouvant induire des contractions utérines
– Effet de premier passage hépatique important, demi-vie de moins de 1 minute

Indications

– Maturation cervicale et dilatation du col utérin à terme ou à proximité du terme

Effets indésirables (dose-dépendants)

– Nausées, vomissements, diarrhée
– Anomalies des contractions utérines sans retentissement fœtal, modifications du rythme cardiaque fœtal pendant le travail, détresse fœtale avant la délivrance et dépression respiratoire néonatale
– **Surdosage** : hypertonie utérine avec souffrance fœtale éventuelle → évacuer le gel vaginal si possible et mettre la patiente en position latérale semi-assise

Précautions d'emploi

– Employer uniquement sous surveillance médicale spécialisée en milieu obstétrical disposant du matériel de monitoring et de réanimation nécessaire à traiter un accident, bien que des accidents cardio-vasculaires, rapportés avec d'autres analogues des PG (sulprostone), n'aient jamais été décrits avec la dinoprostone par voie intracervicale ou vaginale
– Nécessité d'une surveillance stricte et continue des contractions utérines, du rythme cardiaque fœtal, de la dilatation cervicale, avec recherche soigneuse de signes de souffrance fœtale et d'anomalies des contractions utérines
– Nécessité d'une surveillance cardio-respiratoire de la femme, renforcée chez la femme fumeuse (arrêter toujours le tabac 3 jours avant) ou ayant d'autres facteurs de risque
– Utiliser avec prudence en cas de glaucome, d'hypertonie oculaire, d'asthme ou d'antécédents d'asthme, d'utérus cicatriciel, d'antécédents de travail difficile ou d'accouchement traumatique, chez les grandes multipares
– Laver abondamment à l'eau et au savon en cas de contact accidentel avec la peau

Interactions médicamenteuses

– ***Associations déconseillées*** : oxytocine (potentialisation réciproque)
– *Associations à prendre en compte* : AINS (antagonisme des prostaglandines)

Ocytociques (VI) :
Prostaglandines ocytociques (III)

Géméprost *Liste I-Réservé aux hôpitaux*

CERVAGEME *Conserver au congélateur à moins de – 15 °C (décongeler en gardant quelques minutes à température ambiante)*	1 ovule à 1 mg	Par voie vaginale dans le cul-de-sac postérieur : posologie ci-dessous (1)

1. *Indications gynécologiques et indications du 1er trimestre de la grossesse* : placer 1 ovule dans le cul-de-sac vaginal postérieur 3 heures avant l'intervention.
Association à la mifépristone pour l'interruption volontaire de grossesse : 1 mg de géméprost (voire 0,5 mg) par voie vaginale, mis en place 48 heures après la prise de mifépristone (mais en pratique les ovules de géméprost à 1 mg paraissent trop dosés, difficilement sécables et entraînent, en association à la mifépristone, des douleurs abdominales plus fréquentes que le misoprostol par voie orale qui est actuellement préféré par la majorité des centres d'IVG français).
Indications du 2e trimestre de la grossesse : placer 1 ovule dans le cul-de-sac vaginal postérieur, à renouveler toutes les 6 heures jusqu'à obtention de l'expulsion, mais sans dépasser 5 ovules (recourir à un autre traitement en cas d'échec 30 heures après le début du traitement).

Contre-indications
Antécédents d'hypersensibilité aux prostaglandines Insuffisance cardiaque décompensée, HTA permanente sévère, antécédents vasculaires notamment coronariens Déclenchement de l'accouchement à terme d'un enfant viable, utérus cicatriciels, placenta prævia, grandes multipares, grossesse gémellaire

Propriétés

- Analogue synthétique de la prostaglandine E1, efficace par voie vaginale, entraînant 2 à 4 heures après son administration d'amples contractions utérines avec ramollissement et dilatation du col utérin
- Taux plasmatique de 6 ng/ml en 1 heure et pendant 2 heures après mise en place de 1 mg, métabolisation importante, élimination par voie urinaire

Indications

- Préparation du col utérin aux explorations et aux manœuvres instrumentales endo-utérines
- Premier trimestre de la grossesse : préparation du col utérin à 'interruption volontaire de la grossesse, rétentions après interruption de la grossesse et dans les avortements spontanés
- Deuxième trimestre de la grossesse : expulsion du contenu utérin au cours des ruptures de membranes, morts fœtales *in utero*, avortements thérapeutiques

Effets indésirables (dose-dépendants)

- Douleurs liées aux contractions utérines (cédant aux antispasmodiques et/ou aux antalgiques), saignements utérins
- Diarrhée, nausées, vomissements, plus rarement symptômes vagaux (bouffées de chaleur, frissons, céphalées, vertiges), hyperthermie

Précautions d'emploi

- Des accidents cardio-vasculaires parfois mortels (IDM, FV), liés à des spasmes des coronaires favorisés par l'âge > 35 ans et le tabagisme, ont été décrits avec d'autres analogues des PG (sulprostone) mais pas avec le géméprost par voie vaginale → prendre en compte toutefois le rapport bénéfice/risque chez ces femmes et leur interdire impérativement le tabac durant les 3 jours précédents
- Traiter préalablement toute infection cervico-vaginale
- Utiliser avec prudence en cas de glaucome, d'hypertonie oculaire, d'asthme ou d'antécédents d'asthme
- *En obstétrique* : vérifier impérativement l'interruption effective de la grossesse et la vacuité utérine qui doivent être obtenues dans tous les cas

Interactions médicamenteuses

- ***Associations déconseillées*** : oxytocine (potentialisation réciproque)
- *Associations à prendre en compte* : AINS (antagonisme des prostaglandines)

Ocytociques (VII) : Prostaglandines ocytociques (IV)

Sulprostone *Liste I-Réservé aux hôpitaux*

NALADOR *Conserver de + 2 °C à + 8 °C*	1 amp. 500 µg	Perfusion IV lente : posologie ci-dessous (1)

1. *Dilatation du col utérin avant IVG* (1er trimestre) : perfuser 500 µg en IV en 3 à 6 heures (après dilution de 1 ampoule dans 250 ml de soluté salé isotonique), une aspiration utérine étant faite 6 à 12 heures après le début de la perfusion.
Avortement thérapeutique (2e trimestre) : perfuser à une dose moyenne de 1 000 µg par voie IV en 10 heures (après dilution de 1 ampoule dans 250 ml de soluté salé isotonique), à un débit égal à 1,7 µg/min soit 17 gouttes/min, débit pouvant être augmenté éventuellement sans dépasser un débit maximum de 500 µg/h soit 80 gouttes/min et une dose totale maximale de 1 500 µg (ce schéma thérapeutique pourra être répété 12 à 24 heures après la fin de l'administration si l'objectif n'est pas atteint).

Contre-indications
Antécédents d'hypersensibilité aux prostaglandines Femme > 35 ans, fumeuse ou ayant arrêté le tabac depuis moins de 2 ans Affections ou antécédents cardio-vasculaires (hypertension artérielle, angor, phénomènes de Raynaud, troubles du rythme, insuffisance cardiaque, antécédents thrombo-emboliques ou thrombo-phlébitiques, lésions cardiaques préexistantes même sans signes de décompensation) Antécédents vasculaires ou comitiaux, affections générales sévères Atteinte hépatique ou rénale sévère, diabète décompensé, thyrotoxicose Asthme, bronchites spasmodiques, glaucome, hypertonie oculaire Utérus cicatriciels, infections gynécologiques aiguës Colite ulcéreuse, ulcère gastrique, thalassémies, drépanocytoses Déclenchement de l'accouchement à terme d'un enfant viable

Propriétés

- Dérivé synthétique de la prostaglandine E2, provoquant des contractions de l'utérus et une dilatation du col utérin entraînant l'expulsion du contenu utérin
- Après injection, pic plasmatique atteint en 5 à 15 minutes, puis élimination sous forme de métabolites essentiellement par voie urinaire (90 % en 105 minutes, le reste en 21 heures), accessoirement par voie biliaire (15 %)

Indications

- Avortement thérapeutique (2e trimestre de la grossesse)
- Expulsion du contenu utérin après avortement incomplet, mort fœtale *in utero*, môle hydatiforme
- Dilatation du col utérin avant IVG au 1er trimestre de la grossesse chez la femme < 35 ans et non fumeuse ou ayant cessé de fumer depuis plus de 2 ans

Effets indésirables (dose-dépendants)

- Nausées, vomissements, crampes abdominales, diarrhée occasionnelle, plus rarement céphalées, obnubilation, très rarement bronchoconstriction (chez des sujets prédisposés), bradycardie, hypotension → bêta-mimétiques en cas de bronchoconstriction ou de bradycardie, remplissage vasculaire si hypovolémie
- Rares cas d'infarctus myocardique ou troubles du rythme ventriculaire parfois mortels, dus à des spasmes coronariens, chez des femmes > 30 ans et fumant plus de 10 cigarettes par jour

Précautions d'emploi

- Respecter les contre-indications de façon absolue
- Employer uniquement en milieu obstétrical spécialisé disposant du matériel de monitoring et de réanimation nécessaire à traiter un éventuel accident, et sous surveillance médicale constante des fonctions cardio-respiratoires
- Éviter toute injection intra-artérielle accidentelle
- Vérifier impérativement l'interruption effective de la grossesse et la vacuité utérine qui doivent être obtenues dans tous les cas

Interactions médicamenteuses

- ***Associations déconseillées*** : oxytocine (potentialisation réciproque)
- *Associations à prendre en compte* : AINS (antagonisme des prostaglandines)

Utérorelaxants (I) :
Bêta-stimulants (utérorelaxants)

Formes injectables *Liste I-65 %-Coll*

SALBUMOL Injectable Salbutamol (utérorelaxant) Délai d'action = 5 minutes en IV, 5 à 15 minutes par voie SC ou IM Durée d'action = 3 à 4 heures	6 amp. 1 ml = 0,5 mg	Perfusion IV (1) : 15 à 20 µg/min *soit* 30 à 40 gouttes/min Par voie SC ou IM sans dilution préalable : 0,5 mg x 4 fois/jour
SALBUMOL FORT Salbutamol[G] Délai d'action = 5 minutes Durée d'action = 3 à 4 heures	10 amp. 5 ml = 5 mg *Réservé aux hôpitaux*	Perfusion IV (2) : 15 à 20 µg/min *soit* 30 à 40 gouttes/min
BRICANYL Injectable Terbutaline (utérorelaxant) Délai d'action = 5 minutes Durée d'action = 2 à 4 heures	8 amp. 1 ml = 0,5 mg	Perfusion IV (3) : 15 à 20 µg/min *soit* 50 à 66 gouttes/min

1. Diluer 2,5 mg (5 ampoules) dans 250 ml de soluté glucosé isotonique → 10 gouttes = 5 µg.
2. Diluer 5 mg (1 ampoule) dans 500 ml de soluté glucosé isotonique → 10 gouttes = 5 µg.
3. Diluer 3 mg (6 ampoules) dans 500 ml de soluté glucosé isotonique → 10 gouttes = 3 µg.

Contre-indications
Absolues : Infarctus myocardique au stade aigu, angor instable Insuffisance coronarienne sévère, infection intra-amniotique Hypersensibilité aux composants Poursuite de la grossesse faisant courir un risque à la mère ou à l'enfant **Relatives** : Hyperthyroïdie, affections cardiaques congénitales ou acquises Cardiomyopathies obstructives, troubles du rythme cardiaque Hémorragies utérines ou risque d'hémorragies utérines

Propriétés (*cf.* aussi *Bronchodilatateurs* au chapitre "Pneumologie")
- Agonistes spécifiques des récepteurs bêta-2 adrénergiques des muscles lisses de l'utérus (effet utérorelaxant) et des bronches (bronchodilatation), ayant très peu d'effets sur les récepteurs bêta-1 cardiaques
- Action en 5 minutes par voie IV, en 5 à 15 minutes par voie SC ou IM, en 1 à 2 heures par voie orale ou rectale, conjugaison hépatique, élimination urinaire sous forme active et métabolisée, durée d'action de 4 à 6 heures

Indications obstétricales
- Menace d'accouchement prématuré
- Dystocie dynamique de démarrage, hypercinésie au cours du travail, tocolyse avant césarienne, souffrance fœtale liée aux contractions utérines
- Prophylaxie des contractions utérines chez la femme enceinte après la 12e semaine de grossesse lors des interventions chirurgicales et cerclages du col par exemple (traitement *per os* pendant les 24 heures précédentes, interrompu 3 heures avant l'intervention et repris éventuellement après celle-ci pendant 1 semaine)

Effets indésirables
- Tachycardie sinusale modérée secondaire à la vasodilatation périphérique, nervosité, tremblements des extrémités, céphalées, vertiges, palpitations → réduire la posologie ou arrêter momentanément si la fréquence cardiaque dépasse 130 à 140 par minute
- **Surdosage** : tachycardie excessive, tremblements, palpitations, hypotension, vertiges, sueurs, agitation, nausées, vomissements, flush facial → arrêt du traitement (et si besoin bêta-bloquants en milieu hospitalier, administrés avec une grande prudence en cas d'asthme à cause du risque de bronchoconstriction)

Précautions d'emploi
- Utiliser avec prudence en cas d'angor, hypertension artérielle, troubles du rythme surtout ventriculaires, cardiomyopathie obstructive, diabète sévère ou mal équilibré (effet hyperglycémiant avec risque de cétose)
- *Voie parentérale* : utiliser en milieu hospitalier, chez la femme enceinte placée en décubitus latéral gauche en surveillant son pouls et sa tension artérielle (toutes les 15 minutes puis toutes les 1 à 6 heures) et le rythme cardiaque du fœtus

Interactions et incompatibilités médicamenteuses
- ***Associations déconseillées*** : anesthésiques volatils halogénés (risques accrus d'arythmies), solutés alcalins (incompatibilité)
- *Associations à utiliser avec précaution* : antidiabétiques (élévation de la glycémie par les bêta-stimulants injectables), corticoïdes injectables (risque d'OAP si association avec la ritodrine injectable)
- Antagonisme pharmacologique avec les bêta-bloquants

Utérorelaxants (II) : Atosiban

Atosiban *Liste I-Réservé aux hôpitaux et à l'usage en situation d'urgence*

TRACTOCILE *Conserver de + 2 °C à + 8 °C*	Fl. 0,9 ml = 6,75 mg (pour injection IV en bolus) Fl. 5 ml = 37,5 mg (soluté à diluer dans un soluté isotonique glucosé ou salé pour obtenir une concentration finale de 0,75 mg/ml)	Par voie IV lente : bolus IV de 6,75 mg en 1 minute au moins, *puis* 300 µg/min pendant 3 heures, *puis* 100 µg/min durant 45 heures maximum

Contre-indications
Hypersensibilité à l'un des composants
Âge gestationnel < 24 semaines ou > 33 semaines
Rupture prématurée des membranes au-delà de 30 semaines de gestation
Retard de croissance intra-utérin et rythme cardiaque fœtal anormal
Hémorragie utérine ante-partum nécessitant l'accouchement immédiat
Éclampsie ou pré-éclampsie nécessitant l'accouchement, hématome rétroplacentaire
Placenta prævia, suspicion d'infection utérine, mort fœtale *in utero*
Tout autre facteur rendant la poursuite de la grossesse dangereuse

Propriétés

- Peptide de synthèse, antagoniste compétitif de l'ocytocine au niveau des récepteurs, réduisant significativement dans les 10 minutes les contractions utérines et maintenant un repos du muscle utérin stable aux doses recommandées
- Pic plasmatique atteint en 1 heure, liaison à 47 % aux protéines plasmatiques, demi-vie d'élimination terminale d'environ 2 heures, passage faible dans le lait maternel

Indications

- Menace d'accouchement prématuré de la 24e semaine et jusqu'à la 33e semaine de gestation incluse, en cas de :
  - Contractions régulières (durée ≥ 30 secondes, au moins 4 fois en 30 minutes)
  - Dilatation et effacement du col
  - Rythme cardiaque fœtal normal

Effets indésirables

- Nausées très fréquentes (> 10 %), moins fréquemment (1 à 10 %) céphalées, vertiges, bouffées de chaleur, vomissements, tachycardie, hypotension, réactions au point d'injection, hyperglycémie
- Peu fréquents (0,1 à 1 %) : fièvre, insomnie, prurit, rash cutané
- Rares (< 0,1 %) : cas isolés d'hémorragie et atonie utérine, réaction anaphylactique

Précautions d'emploi et interactions médicamenteuses

- Utilisation uniquement par un médecin expérimenté dans le traitement des femmes en travail prématuré, en surveillant leur fréquence cardiaque et leur TA, les contractions utérines et le rythme cardiaque du fœtus
- Insuffisance rénale ou hépatique : absence de données
- Interactions médicamenteuses : absence d'études

Anti-infectieux locaux en gynécologie (I) : Antifongiques gynécologiques

Antifongiques azolés *Remboursement 30 %-Coll (sauf autre mention)*

FAZOL Isoconazole	3 ovules 300 mg	1 ovule le soir pendant 3 jours
GYNO-DAKTARIN 400 mg Miconazole	3 cap. vaginales 400 mg	1 capsule le soir pendant 3 à 6 jours
GYNO-PEVARYL 150 mg Econazole	3 ovules 150 mg	1 ovule le soir pendant 3 à 6 jours
GYNO-PEVARYL LP 150 mg GYNOPURA LP MYLEUGYNE Econazole[G]	1 ovule 150 mg LP	1 ovule le soir en administration unique
GYNOTROSYD 300 mg Tioconazole	1 ovule 300 mg	1 ovule le soir au coucher en administration unique
LOMEXIN 600 mg Vaginal Fenticonazole	1 cap. vaginale 600 mg	1 capsule le soir en administration unique
MONAZOL Ovules Sertaconazole	1 ovule 300 mg	1 ovule le soir en administration unique
MYCOHYDRALIN ***NR*** Clotrimazole	3 cp. vaginaux 200 mg	1 cp./jour pendant 3 jours
MYLEUGYN LP Econazole *Non remboursé*	1 ovule 150 mg LP	1 ovule le soir en administration unique
TERLOMEXIN Fenticonazole	3 cap. vaginales 200 mg	1 capsule le soir pendant 3 jours

Contre-indications
Hypersensibilité aux différents produits
Association aux AVK ou aux sulfamides hypoglycémiants (pour le miconazole)

Propriétés

- Antifongiques d'usage local peu résorbés par la muqueuse vaginale, actifs sur *Candida albicans* et sur les bactéries Gram positif

Indications

- Candidoses vulvo-vaginales : associer une crème ou un gel antifongique en cas de vulvite ou d'anite

Effets indésirables

- Possibilité d'irritation locale (picotements transitoires) et d'allergie de contact aux différents produits ou à l'excipient

Précautions d'emploi

- Prescrire ces produits au mieux juste après les règles (nombre de levures au plus bas), sinon ne pas les arrêter pendant les règles
- Placer ces produits bien au fond du vagin puis rester allongée pendant un quart d'heure après la mise en place pour faciliter leur diffusion
- Éviter pendant ces traitements : les rapports sexuels, les tampons vaginaux, les injections vaginales, les savons acides favorisant les candidoses (utiliser pour la toilette un produit à pH alcalin, type Gyn-Hydralin, ou neutre)

Incompatibilités physico-chimiques

- Éviter les injections vaginales et l'utilisation d'autres antiseptiques pendant le traitement

Interactions médicamenteuses (avec le miconazole et l'éconazole)

- *Associations contre-indiquées* : antivitamines K (risque de saignements : épistaxis, gingivorragies, ecchymoses), sulfamides hypoglycémiants (risque d'hypoglycémie)
- *Associations à utiliser avec précaution* : phénytoïne (augmentation des taux plasmatiques de phénytoïne)

Remarque

- Indication hors AMM (mais avec efficacité prouvée) : dans les candidoses vulvo-vaginales récidivantes, après échec d'un traitement local bien conduit, certains antifongiques ont prouvé leur efficacité en *traitement intermittent par voie orale pendant 6 mois* : fluconazole (150 mg x 1 fois/mois), itraconazole (200 mg/jour x 2 jours, puis 200 mg à J5 et J6 de chaque cycle menstruel)

Anti-infectieux locaux en gynécologie (II) : Antiseptiques gynécologiques polyvalents

Antibactériens et antifongiques

BÉTADINE OVULES Povidone iodée *Remboursement 30 %-Coll*	8 ovules 250 mg	1 ovule chaque soir x 2 à 3 semaines
BÉTADINE VAGINALE (1) Povidone iodée *Remboursement 30 %-Coll*	Solution gynécologique à 10 g/100 ml	1 injection vaginale chaque soir pendant 2 à 3 semaines
FLAGYL Métronidazole *Liste I-30 %-Coll*	10 ovules	1 ovule/jour pendant 10 jours
POLYGYNAX Nystatine + Néomycine + Polymyxine B *Liste I-30 %*	6 ovules	A. 1 à 2 ovules/jour pendant 10 à 20 jours
POLYGYNAX VIRGO Nystatine + Néomycine + Polymyxine B *Liste I-30%*	6 capsules effilées (pouvant être utilisées chez la petite fille et chez la femme vierge)	1 instillation le soir pendant 6 jours
TERGYNAN Nystatine + Néomycine + Métronidazole *Liste I-30 %-Coll*	10 cp. vaginaux	A. 1 à 2 cp./jour pendant 10 jours

1. À utiliser après dilution de 2 cuillerées à soupe dans 1 l d'eau tiède préalablement bouillie.

Autres anti-infectieux locaux par voie vaginale

Antifongiques non associés (*cf.* page précédente).
Trichomonacides non associés (*cf. Trichomonacides* au chapitre "Parasitologie").

Contre-indications
Hypersensibilité aux différents produits (notamment à la povidone iodée) Grossesse et allaitement (pour la povidone iodée)

Propriétés

- Anti-infectieux d'usage local non résorbés par la muqueuse vaginale (sauf l'iode de la povidone iodée), appartenant à différentes classes :
  - Antifongiques polyèniques : nystatine (anticandidosique)
  - Antibiotiques : néomycine, polymyxine B
  - Antiseptiques iodés : povidone iodée (antifongique et antibactérien)

Indications

- Candidoses vulvo-vaginales : associer une crème ou un gel antifongique en cas de vulvite ou d'anite
- Traitement d'appoint des infections cervico-vaginales d'origine bactérienne
- Vulvo-vaginites des petites filles (*Polygynax Virgo*) : associer éventuellement une œstrogénothérapie par voie orale (1 mg d'estradiol tous les 2 jours pendant 10 jours, traitement qui entraîne une leucorrhée fonctionnelle normale pendant 2 à 3 semaines) et une antibiothérapie adaptée au germe isolé

Effets indésirables

- Possibilité d'irritation locale (picotements transitoires), d'allergie de contact aux différents produits ou à l'excipient, risque non exclu de surcharge iodée en cas d'utilisation prolongée ou répétée de povidone iodée

Précautions d'emploi

- Placer ces produits bien au fond du vagin, le soir au coucher ou rester allongée pendant un quart d'heure pour faciliter leur diffusion, et ne pas les arrêter pendant les règles
- Éviter pendant ces traitements : les rapports sexuels, les tampons vaginaux, les injections vaginales, les savons acides favorisant les candidoses (utiliser pour la toilette un produit à pH alcalin, type Gyn-Hydralin, ou neutre)
- Grossesse et allaitement : utilisation contre-indiquée de la povidone iodée (car passage transplacentaire et passage dans le lait maternel persistant 3 jours après l'application vaginale)
- L'administration locale d'antibiotiques peut sélectionner des germes résistants et compromettre leur utilisation ultérieure par voie générale (sensibilisation)

Incompatibilités physico-chimiques

- Éviter les injections vaginales et l'utilisation d'autres antiseptiques pendant le traitement (notamment ne jamais associer la povidone iodée avec des antiseptiques mercuriels en raison de la formation de composés caustiques)

Remarque

- Indication hors AMM (mais avec efficacité prouvée) : dans les candidoses vulvo-vaginales récidivantes, après échec d'un traitement local bien conduit, certains antifongiques ont prouvé leur efficacité en *traitement intermittent par voie orale pendant 6 mois* : fluconazole (150 mg x 1 fois/mois), itraconazole (200 mg/jour x 2 jours, puis 200 mg à J5 et J6 de chaque cycle menstruel)

Produits divers (I)

Inhibiteurs non œstrogéniques des bouffées de chaleur

Non remboursé

ABUFENE Bêta-alanine	30 cp. 400 mg	1 à 2 cp./jour (jusqu'à 3) en 1 à 3 prises aux repas en cures de 5 à 10 jours

Contre-indications
Hypersensibilité ou intolérance aux différents produits

Propriétés

– Médicaments sans activité œstrogénique : la bêta-alanine est un acide aminé qui agirait sur les bouffées de chaleur en s'opposant à la décharge d'histamine

Indications (activité non démontrée)

– Utilisé dans le traitement symptomatique des bouffées de chaleur chez la femme ménopausée

Effets indésirables

– Bêta-alanine : gastralgies assez rares, très rares cas de paresthésies imposant l'arrêt

Complément nutritionnel non hormonal des bouffées de chaleur

Non remboursé

SERELYS (1) Vitamine E et extraits de pollen	60 cp.	1 à 2 cp./jour

1. Médicament sans activité œstrogénique.

Indications

– Utilisé dans le traitement symptomatique des bouffées de chaleur chez la femme en périménopause

Produits divers (II)

Produit destiné à stimuler la sécrétion lactée *Non remboursé*

GALACTOGIL	Granulé : 210 g à 10 g/càs : Extrait stabilisé de galéga .... 400 mg/càs + Diphosphate tricalcique .... 480 mg/càs + Extrait sec de malt .... 390 mg/càs	1 à 2 càs x 3 fois/jour (1)

1. À prendre avant les repas, croqué ou dissous dans un liquide.

Contre-indications

Hypercalcémie, hypercalciurie, lithiase calcique

Propriétés et indications (activité non démontrée)

- Produit visant à pallier l'insuffisance de la sécrétion lactée, compenser les pertes en calcium et en phosphore en cas d'allaitement prolongé utilisé dans l'insuffisance de sécrétion lactée

Lubrifiant vaginal *Non remboursé*

REPLENS	Gel vaginal aqueux : 12 unidoses de 2,5 g	Application vaginale 3 fois/semaine
SERELYS	Gel vaginal aqueux : 7 unidoses de 5 ml	*Idem*

Contre-indications

Hypersensibilité connue à l'un des excipients (très rare)
Grossesse et allaitement (par prudence)

Propriétés et indications

- Produit destiné à hydrater l'épithélium vaginal, ne présentant pas d'incompatibilité avec les diaphragmes ni avec les préservatifs selon son fabriquant, utilisé comme traitement symptomatique de la sécheresse vaginale chez la femme après la ménopause ayant une contre-indication aux traitements œstrogéniques locaux

Tests de grossesse *Non remboursé*

Tests colorimétriques à effectuer par la femme sur son urine

Nom	Délai à respecter avant la lecture	Positivation par rapport à la date présumée des règles	Sensibilité en UI d'HCG/l
BABYCHECK 1 Direct	5 à 10 minutes	Le jour même	25
BLUETEST Grossesse	1 minute	*Idem*	50
CLEARBLUE	1 minute	*Idem*	50
ELLE-TEST	3 minutes	*Idem*	25
G-TEST SCREEN	5 minutes	*Idem*	25
INDICATEST	3 à 4 minutes	*Idem*	20
PREDICTOR	4 minutes	*Idem*	50
PRIMACARD	2 minutes	*Idem*	20
PRIMASTICK	2 minutes	*Idem*	20
REVELATEST	3 à 5 minutes	*Idem*	25

Principe de ces tests

- Tests immunologiques permettant de détecter la présence d'hormone gonadotrophine chorionique (HCG) dans les urines de la femme enceinte, basés sur une réaction antigène-anticorps : inhibition, en présence d'HCG, d'une réaction entre un réactif antigénique (fraction bêta de l'HCG fixée sur des hématies) et des anticorps anti-bêta-HCG
- **Résultats faussement positifs** : recueil des urines dans un récipient préalablement lavé avec un détergent, mauvaise manipulation, protéinurie ou hématurie, prise de certains médicaments (dont benzodiazépines, neuroleptiques, phénothiazines)
- **Résultats faussement négatifs** : test réalisé trop précocement, densité urinaire trop faible (boissons trop abondantes), bactériurie, pyurie, taux anormalement bas d'HCG (en cas de grossesse extra-utérine ou hypotrophique notamment)
- **En cas d'incertitude**, un dosage de la bêta-HCG plasmatique permet un diagnostic fiable de la grossesse dès le 8e jour après la fécondation (l'examen clinique permet au mieux un diagnostic à partir du 30e jour de gestation soit "15 jours de retard de règles")

Évolution du taux urinaire d'HCG chez la femme enceinte		
Âge de la grossesse depuis la fécondation	Retard de règles pour un cycle de 28 jours	Taux urinaires moyens d'HCG (en UI/l)
15 jours	1 jour	≈ 150
16 jours	2 jours	≈ 250
25 jours	11 jours	≈ 1 500
1 mois	15 jours	10 000-50 000
2 mois	45 jours	50 000-200 000
3 mois	76 jours	10 000-50 000
3,5 à 7 mois	–	2 000-5 000
plus de 7 mois	–	1 000-5 000

Table d'obstétrique : Accouchement (date)

Janvier	1	2	3	4	5	6	7	8	9	10	11	12	13	14	15	16	17	18	19	20	21	22	23	24	25	26	27	28	29	30	31
Octobre/Novembre	8	9	10	11	12	13	14	15	16	17	18	19	20	21	22	23	24	25	26	27	28	29	30	31	1	2	3	4	5	6	7
Février	1	2	3	4	5	6	7	8	9	10	11	12	13	14	15	16	17	18	19	20	21	22	23	24	25	26	27	28			
Novembre/Décembre	8	9	10	11	12	13	14	15	16	17	18	19	20	21	22	23	24	25	26	27	28	29	30	1	2	3	4	5			
Mars	1	2	3	4	5	6	7	8	9	10	11	12	13	14	15	16	17	18	19	20	21	22	23	24	25	26	27	28	29	30	31
Décembre/Janvier	6	7	8	9	10	11	12	13	14	15	16	17	18	19	20	21	22	23	24	25	26	27	28	29	30	31	1	2	3	4	5
Avril	1	2	3	4	5	6	7	8	9	10	11	12	13	14	15	16	17	18	19	20	21	22	23	24	25	26	27	28	29	30	
Janvier/Février	6	7	8	9	10	11	12	13	14	15	16	17	18	19	20	21	22	23	24	25	26	27	28	29	30	31	1	2	3	4	
Mai	1	2	3	4	5	6	7	8	9	10	11	12	13	14	15	16	17	18	19	20	21	22	23	24	25	26	27	28	29	30	31
Février/Mars	5	6	7	8	9	10	11	12	13	14	15	16	17	18	19	20	21	22	23	24	25	26	27	28	1	2	3	4	5	6	7
Juin	1	2	3	4	5	6	7	8	9	10	11	12	13	14	15	16	17	18	19	20	21	22	23	24	25	26	27	28	29	30	
Mars/Avril	8	9	10	11	12	13	14	15	16	17	18	19	20	21	22	23	24	25	26	27	28	29	30	31	1	2	3	4	5	6	
Juillet	1	2	3	4	5	6	7	8	9	10	11	12	13	14	15	16	17	18	19	20	21	22	23	24	25	26	27	28	29	30	31
Avril/Mai	7	8	9	10	11	12	13	14	15	16	17	18	19	20	21	22	23	24	25	26	27	28	29	30	1	2	3	4	5	6	7
Août	1	2	3	4	5	6	7	8	9	10	11	12	13	14	15	16	17	18	19	20	21	22	23	24	25	26	27	28	29	30	31
Mai/Juin	8	9	10	11	12	13	14	15	16	17	18	19	20	21	22	23	24	25	26	27	28	29	30	31	1	2	3	4	5	6	7
Septembre	1	2	3	4	5	6	7	8	9	10	11	12	13	14	15	16	17	18	19	20	21	22	23	24	25	26	27	28	29	30	
Juin/Juillet	8	9	10	11	12	13	14	15	16	17	18	19	20	21	22	23	24	25	26	27	28	29	30	1	2	3	4	5	6	7	
Octobre	1	2	3	4	5	6	7	8	9	10	11	12	13	14	15	16	17	18	19	20	21	22	23	24	25	26	27	28	29	30	31
Juillet/Août	8	9	10	11	12	13	14	15	16	17	18	19	20	21	22	23	24	25	26	27	28	29	30	31	1	2	3	4	5	6	7
Novembre	1	2	3	4	5	6	7	8	9	10	11	12	13	14	15	16	17	18	19	20	21	22	23	24	25	26	27	28	29	30	
Août/Septembre	8	9	10	11	12	13	14	15	16	17	18	19	20	21	22	23	24	25	26	27	28	29	30	31	1	2	3	4	5	6	
Décembre	1	2	3	4	5	6	7	8	9	10	11	12	13	14	15	16	17	18	19	20	21	22	23	24	25	26	27	28	29	30	31
Septembre/Octobre	7	8	9	10	11	12	13	14	15	16	17	18	19	20	21	22	23	24	25	26	27	28	29	30	1	2	3	4	5	6	7

Cette table permet de calculer la date prévue de l'accouchement (sur la 2e ligne), en fonction de la date du **premier jour des dernières règles** (sur la 1re ligne).

Notes

Chapitre 13

Hématologie

Prise en charge des surdosages en antivitamines K et des accidents hémorragiques sous antivitamines K

- Environ 1 % de la population en France reçoit un traitement par AVK. Les accidents hémorragiques des AVK sont au 1er rang des accidents iatrogènes par leur fréquence et par leur gravité

Surdosage asymptomatique

- Privilégier la prise en charge ambulatoire si le contexte le permet
- Préférer l'hospitalisation s'il existe un ou plusieurs facteurs de risque hémorragique individuel (âge, antécédent hémorragique, comorbidité)

Mesures correctrices recommandées en fonction de l'INR mesuré et de l'IRN cible

INR mesuré	*INR cible 2,5 (fenêtre entre 2 et 3)*	*INR cible ≥ 3 (fenêtre 2,5 – 3,5 ou 3 – 4,5)*
INR < 4	Pas de saut de prise Pas d'apport de vitamine K Adaptation de la posologie	–
4 ≤ INR < 6	Saut d'une prise Pas d'apport de vitamine K Adaptation de la posologie	Pas de saut de prise Pas d'apport de vitamine K Adaptation de la posologie
6 ≤ INR < 10	Arrêt du traitement 1 à 2 mg de vitamine K par voie orale (1/2 à 1 ampoule buvable forme pédiatrique) (grade A)	Saut d'une prise sur avis spécialisé Traitement éventuel par 1 à 2 mg de vitamine K par voie orale
INR ≥ 10	Arrêt du traitement 5 mg de vitamine K par voie orale (1/2 ampoule buvable forme adulte) (grade A)	Un avis spécialisé sans délai ou une hospitalisation est recommandé

- Contrôler l'INR le lendemain. Si l'INR reste suprathérapeutique, les mesures correctrices proposées restent valables et doivent être reconduites
- Dans tous les cas, une recherche de la cause du surdosage doit être réalisée (erreur de prise, interaction médicamenteuse, modifications alimentaires...), puis une adaptation de la posologie

Hémorragie grave ou potentiellement grave : prise en charge hospitalière

- **Critères de gravité**
  - Abondance du saignement, apprécié notamment sur le retentissement hémodynamique
  - Localisation pouvant engager un pronostic vital ou fonctionnel
  - Absence de contrôle par des moyens usuels
  - Nécessité d'une transfusion ou d'un geste hémostatique en milieu hospitalier
- **Prise en charge hospitalière d'une hémorragie grave** (objectif : INR < 1,5)
  - Arrêt des AVK et mesure de l'INR en urgence
  - Si INR disponible : administration de CCP* à dose adaptée à l'INR, selon le RCP
  - Si INR non disponible : administration de CCP* 25 U/kg (soit 1 ml/kg)
  - + Vitamine K 10 mg (1 ampoule adulte ; privilégier la voie orale)
  - Contrôle de l'INR à 30 minutes
  - Si INR > 1,5 : nouvelle dose de CCP selon le RCP
  - Contrôle INR à 6-8 heures

* CCP = concentré de complexe prothrombique, aussi appelé PPSB.

Chirurgie et actes invasifs sous AVK
Actes responsables de saignements de faible intensité et aisément contrôlés, pouvant être réalisés sans interrompre les AVK

Conditions

- INR compris entre 2 et 3, à contrôler avant le geste
- Absence de risque médical associé (prise d'un autre médicament ou comorbidité interférant avec l'hémostase ou avec l'équilibre du traitement anticoagulant)

Actes

- Chirurgie cutanée
- Chirurgie de la cataracte
- Actes de rhumatologie à faible risque hémorragique (*cf.* www.rhumatologie.asso.fr)
- Certains actes de chirurgie bucco-dentaire (*cf.* www.societechirbuc.com)
- Certains actes d'endoscopie digestive (*cf.* www.sfed.org)

Actes programmés nécessitant l'interruption des AVK (objectif : INR au moment de l'intervention < 1,5 ou < 1,2 si neurochirurgie)	
– ACFA sans antécédent embolique – MTEV à risque modéré → Arrêt des AVK sans relais pré-opératoire par héparine → Reprise des AVK dans les 24-48 heures ou, si elle n'est pas possible, héparine à dose curative si le risque hémorragique est contrôlé (2)	– Valves mécaniques (tout type) – ACFA avec antécédent embolique – MTEV à haut risque (1) → Arrêt des AVK et relais pré-opératoire par héparine à dose curative → Reprise des AVK dans les 24-48 heures ou, si elle n'est pas possible, héparine à dose curative si le risque hémorragique est contrôlé (2)

1. TVP proximale et/ou EP < 3 mois, MTEV récidivante idiopathique (n ≥ 2 au moins 1 accident sans facteur déclenchant). La mise en place d'un filtre cave en pré-opératoire est discutée au cas par cas.
2. L'héparinothérapie à dose curative ne doit pas être prise avant la 6e heure post-opératoire. Si le traitement par héparine à dose curative n'est pas repris à la 6e heure, dans les situations où elle est indiquée, la prévention post-opératoire précoce de la MTEV doit être réalisée selon les modalités habituelles.
(MTEV : maladie thrombo-embolique veineuse ; TVP : thrombose veineuse profonde ; EP : embolie pulmonaire ; ACFA : arythmie complète par fibrillation auriculaire)

Les héparines en relais des AVK doivent être utilisées à dose curative

- Trois options sont possible :
  - Héparine non fractionnée (HNF) à la seringue électrique
  - HNF sous-cutanée (2 ou 3 injections/jour)
  - Héparine de bas poids moléculaire (HBPM) sous-cutanée (1 ou 2 injections/jour)

Conduite à tenir devant une anémie

- Le risque de l'anémie est l'insuffisance coronarienne potentiellement mortelle. Il doit être apprécié suivant le terrain (antécédents, présence ou non de signes angineux). C'est la seule justification de la prescription d'une transfusion de culots globulaires en urgence
- Un essoufflement d'effort n'est pas un facteur de risque
- Il n'est pas justifié (et même dangereux), en urgence, de chercher à normaliser le taux d'hémoglobine (Hb) en transfusant plus de 2 culots globulaires
- En revanche, les programmes de transfusion doivent être établis en cas d'anémie chronique incurable pour maintenir le taux d'Hb entre 10 et 12 g/dl
- Dans certains cas, l'érythropoïétine (*cf.* les indications) peut être utilisée pour réduire ou éviter les transfusions

Le raisonnement diagnostique devant une anémie passe d'abord par l'étude du VGM

- **En cas de VGM < 82 fl**, il faut rechercher une carence en fer : elle sera affirmée par un taux abaissé de ferritinémie. C'est la seule indication d'un traitement martial
  - La recharge en fer doit utiliser la voie orale (sauf cas très exceptionnels ou chez le dialysé sous érythropoïétine) avec une dose ne dépassant pas 200 mg, mais de façon prolongée (> 4 mois)
  - Il est inutile (et même nuisible) de prescrire du fer dans les autres situations
  - Parallèlement, il est essentiel de chercher une cause de carence pouvant justifier un traitement (saignement digestif d'origine tumorale, malabsorption intestinale, cause diététique)
  - Il est néanmoins important de garder à l'esprit que les 2 causes de loin les plus fréquentes sont peu accessibles à un traitement étiologique et peuvent justifier un traitement d'entretien : ménorragies banales, hernie hiatale
  - Si la ferritine est élevée, la responsabilité d'un syndrome inflammatoire, d'une myélodysplasie (anémie sidéroblastique) ou d'une hémoglobinopathie génétique devra être discutée en fonction du contexte et de l'âge
- **En cas de VGM > 100 fl**, il faut avant tout éliminer une anémie régénérative et numérer les réticulocytes (une forte réticulocytose élève le VGM). Ceci doit alors conduire à un "bilan d'hémolyse" : dosage de l'haptoglobine, de la bilirubine libre, puis test de Coombs
  - En cas de faible réticulocytose, il faut rechercher une mégaloblastose par dosage de la vitamine B12 et de l'acide folique. Un alcoolisme chronique peut être en cause
  - Si le taux des vitamines est normal, on doit penser à une myélodysplasie
  - Différents traitements au long cours sont susceptibles d'induire une augmentation du VGM (anticomitiaux, méthotrexate...)
- **En cas de VGM normal**, il faut mesurer la clairance de la créatininémie (insuffisance rénale), la TSH (insuffisance thyroïdienne) et rechercher des signes d'inflammation (élévation de la CRP, du fibrinogène et de la ferritinémie)
  - Les autres anémies normocytaires peuvent être périphériques avec réticulocytes élevés (anémies hémolytiques) ou le plus souvent centrales avec réticulocytes bas par défaut de production médullaire (hémopathies, métastases médullaires, infiltrations diverses...). Leur diagnostic relève d'une expertise spécialisée (myélogramme...)

HÉMATOLOGIE : Schémas thérapeutiques

Anémies (1)

Carence martiale (curatif) Grossesse (préventif)	Sel ferreux jusqu'à guérison *et* reconstitution des réserves en fer (3 à 4 mois) + Traitement étiologique (recherche d'un saignement digestif +++ ou gynécologique ou d'une malabsorption)
Carence en folates (curatif) Grossesse (préventif)	Acide folique ou folinique jusqu'à guérison + Traitement étiologique Acide folique jusqu'au terme
Carence en vitamine B12 : Maladie de Biermer Gastrectomie totale Non-dissociation de la vitamine B12	Vitamine B12 IM ou *per os* à vie
Anémie chronique : des insuffisants rénaux des myélodysplasies des chimiothérapies	Érythropoïétine ± Sel ferreux Culots globulaires (si tolérance médiocre) (2)
Anémie chronique des hémoglobinopathies d'origine génétique (thalassémies, drépanocytoses...)	Culots globulaires (si tolérance médiocre) (2)
Maladie de Marchiafava-Micheli ou Hémoglobinurie paroxystique nocturne	Culots globulaires Éculizumab
Maladie de Minkowski-Chauffard ou Sphérocytose héréditaire	Splénectomie (si anémie sévère) Cholécystectomie (si lithiase pigmentaire)
Anémie aiguë mal tolérée	Culots globulaires (si risque coronarien) Remplissage vasculaire et culots globulaires si choc hémorragique

1. Le traitement étiologique des anémies, lorsqu'il est possible, est évidemment essentiel.
2. L'administration de chélateurs du fer est nécessaire en cas de transfusions répétées lorsque la ferritinémie est > 1 000 µg/l.

HÉMATOLOGIE : Schémas thérapeutiques

Troubles de l'hémostase

Déficit en facteur II Déficit en facteur X	Concentré de complexe prothrombinique (CCP) = PPSB	
Déficit en facteur V	Plasma frais congelé	
Déficit en facteur VII	Facteur VII ou CCP	
Déficit en facteur VIII ou Hémophilie A	Facteur VIII (ou Desmopressine)	– Acide tranexamique – Facteur VII activé
Déficit en facteur IX ou Hémophilie B	Facteur IX	– Acide tranexamique – Facteur VII activé
Déficit en facteur XI	Facteur XI humain	Plasma frais congelé
Déficit en facteur XIII	Facteur XIII humain	
Déficit global sévère en facteurs de la coagulation	Plasma frais congelé à risque viral atténué	
Hypoprothrombinémie Hypovitaminose K	Vitamine K	PPSB humain
Maladie hémolytique néo-natale	Exsanguinotransfusion ± Albumine humaine	
Maladie hémorragique néo-natale	Prévention par l'administration systématique de vitamine K à la naissance	
Maladie de Willebrand	Desmopressine (sauf type II B ou sévère)	Facteur Willebrand seul ± Facteur VIII (si formes sévères)
Microangiopathie thrombotique (MAT) – Purpura thrombotique thrombocytopénique (PTT) – Syndrome hémolytique et urémique (SHU) = Déficit en ADAMTS13	– Échanges plasmatiques – Corticothérapie – Supplémentation en folates – Culots globulaires + Antibiothérapie si infection	
Thrombopénie induite par l'héparine et thromboses	Danaparoïde ou Hirudines recombinantes ou Argatroban	
Thrombopénie sévère	Concentrés de plaquettes en cas de thrombopénie centrale si hémorragie ou < 10 000/mm^3	
Purpura thrombopénique idiopathique	Corticothérapie en bolus ou Immunoglobulines polyvalentes IV	– Rituximab – Splénectomie – Romiplostim – Eltrombopag

HÉMATOLOGIE : Schémas thérapeutiques

Syndromes de défibrination

Coagulation intravasculaire disséminée ou CIVD (1)	Traitement étiologique	Héparine (faible dose) ± Plaquettes

1. Observée dans les septicémies, états de choc, pathologies obstétricales, grands traumatismes, brûlures, cancers disséminés, leucémies à promyélocytes, hémolyses aiguës intravasculaires.

Fibrinolyses primitives pures sans CIVD	Antifibrinolytique ± Fibrinogène	

Troubles hématologiques divers

Afibrinogénémies Dysfibrinogénémies	Fibrinogène humain	
Agranulocytose	Arrêt définitif du produit responsable + Isolement et Antibiothérapie IV ± GCSF	
Déficit héréditaire thrombogène (Protéine C, Protéine S, Antithrombine III)	Antivitamine K de façon prolongée (INR = 2 à 3) après le 2e épisode de thrombose veineuse profonde et/ou d'embolie pulmonaire Durée du traitement à réévaluer tous les 5 ans --- Prophylaxie efficace de toutes situations à risque thrombotique chez le sujet asymptomatique ou en cas d'antécédent de thrombose provoquée par une cause thrombogène	
Surcharges en fer secondaires à des transfusions répétées et dans les hémoglobinopathies	Déféroxamine, Déférasirox, Défériprone	
Méthémoglobinémies (*cf.* Méthémoglobinisants)	Traitement étiologique notamment l'éviction d'un toxique causal	– Bleu de méthylène – Acide ascorbique – Exsanguinotransfusion
Syndrome d'activation macrophagique (SAM) = Syndrome hémophagocytaire	Traitement étiologique (infections, néoplasies, maladies inflammatoires ou auto-immunes, arrêt d'un médicament suspect) – Infection à EBV : étoposide – Lymphomes : chimiothérapie – Lupus (hors infection) : corticothérapie Traitement symptomatique (support transfusionnel, antibiothérapie, équilibre hydro-électrolytique)	
Porphyries hépatiques aiguës (traitement des crises aiguës)	Hémine arginine en perfusion veineuse le plus rapidement possible (traitement de référence)	

Antianémiques (I) :
Fer (sels ferreux) par voie orale

Sels de fer ferreux (1) *Remboursement 65 %-Coll ou Non remboursé (NR)*

ASCOFER Ascorbate ferreux	30 gél. 33 mg + Acide ascorbique 30 mg	Traitement curatif : A. et E. > 30 kg : 100 à 200 mg/jour E. > 20 kg : 100 à 150 mg/jour Traitement préventif : A. 60 mg/jour
ELEVIT Vit B9 ***NR*** Fumarate ferreux	30 cp. 60 mg + Acide folique 0,8 mg + Acide ascorbique 100 mg	Prévention des carences en fer et en folates durant la grossesse : 1 cp./jour à partir de la 24e semaine
FER AP-HP Sulfate ferreux *Prescription hospitalière-Coll*	100 gél. 2,5 mg	Traitement préventif : N. 1 mg/kg/jour N.-N. 2 mg/kg/jour
FERO-GRAD-Vitamine C Sulfate ferreux	30 cp. 105 mg + Acide ascorbique 500 mg	*Idem* Ascorbate ferreux
FERROSTRANE Férédétate de sodium	Sirop : 34 mg par càc	*Idem* Ascorbate ferreux
FUMAFER Fumarate ferreux	100 cp. 66 mg	*Idem* Ascorbate ferreux
FUMAFER POUDRE ***NR***	Poudre orale à diluer : 50 doses à 33 mg/dose	*Idem*
INOFER Succinate ferreux	100 cp. 33 mg 25 cp. 33 mg ***NR***	*Idem* Ascorbate ferreux
TARDYFERON Sulfate ferreux	30 cp. 80 mg + Acide ascorbique 30 mg	*Idem* Ascorbate ferreux
TARDYFERON B9	30 cp. 50 mg + Acide folique 350 µg	Prévention des carences en fer et en folates durant la grossesse : 1 cp./jour à partir de la 24e semaine
TIMOFEROL Sulfate ferreux	30 ou 60 gél. 50 mg + Acide ascorbique 30 mg	*Idem* Ascorbate ferreux
TOT'HEMA ***NR*** Gluconate ferreux	20 amp. buv. 50 mg + Manganèse 1,33 mg + Cuivre 0,7 mg	*Idem*

1. Les concentrations des différentes spécialités sont indiquées ici en mg de fer ferreux (Fe^{++}) : chez l'enfant et les sujets ayant des difficultés à avaler, utiliser uniquement les formes liquides.

Contre-indications

Hypersensibilité aux produits
Hémochromatose, surcharge martiale
Anémie normo- ou hypersidérémique
Elévit : association à la lévodopa, insuffisance rénale sévère, hypercalcémie

Propriétés

- Oligo-élément indispensable à la constitution des pigments respiratoires, notamment de l'hémoglobine (représentant 66 % du stock de fer de l'organisme)
- Besoins quotidiens : 16 à 18 mg chez la femme réglée, 15 à 18 mg chez l'adolescent, 7 à 15 mg chez l'enfant, 10 mg chez l'homme
- Absorption faible (10 à 20 %) sous forme de fer ferreux, augmentée par l'acide ascorbique et les états de carence puis incorporation à l'hémoglobine et à la myoglobine, élimination de 1 mg par jour (doublée chez la femme pendant les règles)

Indications

- Traitement curatif des anémies ferriprives (par voie orale, durée de 3 à 6 mois, en association au traitement étiologique)
- Traitement préventif des carences martiales chez les sujets à risques : femme enceinte (à partir de la 24e semaine) ou porteuse d'un stérilet, nourrissons ayant un régime lacto-farineux exclusif, régimes alimentaires déséquilibrés (sujets âgés, végétariens, végétaliens, anorexie mentale), saignements chroniques non curables, hernie hiatale, gastrectomisés, malabsorption, règles abondantes

Effets indésirables

- Constipation, nausées, douleurs abdominales, diarrhée
- Noircissement des dents (formes orales liquides → utilisation d'une paille), coloration foncée des selles

Précautions d'emploi

- L'hyposidérémie associée aux syndromes inflammatoires n'est pas sensible au traitement martial
- Rechercher toujours la cause d'une anémie liée à une carence en fer
- Le traitement curatif doit être poursuivi jusqu'à correction de l'anémie et reconstitution des réserves en fer (3 à 4 mois minimum)
- Ne pas dépasser la dose de 200 mg de fer métal par jour (sinon : intolérance digestive)
- Ne pas laisser à portée des enfants (risque d'intoxication aiguë mortelle)

Interactions médicamenteuses

- *Associations à prendre en compte* : calcium (diminution de l'absorption du fer → fer à distance des repas), cyclines, entacapone, fluoroquinolones, hormones thyroïdiennes, méthyl-dopa, zinc (diminution de l'absorption de ces produits)
- *Nécessité d'un intervalle de 2 à 3 heures entre les prises orales* avec diphosphonates, entacapone, fluoroquinolones, hormones thyroïdiennes, méthyldopa, pénicillamine, tétracyclines, topiques gastro-intestinaux
- *À noter* : une consommation importante de thé peut inhiber l'absorption digestive du fer

Antianémiques (II) :
Fer (hydroxyde ferrique) par voie intraveineuse

Hydroxyde ferrique *Liste I-65 %-Réservé à l'usage hospitalier*

FER injectable[G] VENOFER[G] Hydroxyde ferrique + Saccharose	5 fl. 5 ml = 100 mg (diluer dans du NaCl à 0,9 % = 100 mg dans 100 ml à passer en 1 heure)	Perfusion **IV** lente : A. 100 à 300 mg/injection E. 3 mg/kg/injection
FERINJECT ***NR*** Carboxymaltose ferrique (Hydroxyde ferrique)	1 fl. 2 ml ou 1 ou 2 fl. 10 ml à 50 mg/ml (diluer dans du NaCl à 0,9 %)	A. et E. > 14 ans : voie **IV** lente : perfusion : 100 à 1 000 mg bolus : 1 000 mg max.
FERRISAT Hydroxyde ferrique + Dextran	5 amp. 2 ml (50 mg/ml) 2 ou 5 amp. 10 ml (diluer dans du NaCl à 0,9 %)	A. et E. > 14 ans : perfusion **IV** lente : 100 à 200 mg/injection

Contre-indications

Hypersensibilité aux produits
Hémochromatose, surcharge martiale
Anémie hémolytique, alcoolisme chronique

Propriétés

– L'administration de fer par voie IV permet de corriger rapidement les carences martiales sévères mais en raison du risque de réactions graves d'hypersensibilité, elle doit être réservée aux situations où la voie orale n'est pas tolérée ou n'est pas efficace ou ne peut être utilisée

Indications

– Le fer infectable est indiqué en traitement de l'anémie chez l'insuffisant rénal chronique dialysé ou en prédialyse si l'apport oral est insuffisant ou mal toléré, en pré-opératoire chez les patients inclus dans un programme de don du sang autologue en association avec l'EPO, et dans les anémies aiguës en post-opératoire immédiat chez les patients ne pouvant recevoir d'alimentation orale (injections 1 à 3 fois par semaine), ainsi que dans les maladies inflammatoires sévères du tube digestif et/ou malabsorptions réfractaires

Effets indésirables

– Asthénie, frissons, fièvre, malaise, céphalées, confusion, paresthésies, tremblements, troubles digestifs, perturbations du goût, urticaire, angiœdème, arthralgies, palpitations, tachycardie, coloration rouge des urines
– *Par voie IV* : possibilité de réaction anaphylactique (en particulier avec Ferrisat en raison du dextran), de thrombose veineuse au point d'injection

Précautions d'emploi et interactions médicamenteuses

– L'administration des fers IV requiert la présence de personnels formés à la prise en charge des réactions anaphylactiques avec les moyens nécessaires → surveillance étroite
– Le risque de réaction d'hypersensibilité est accru si antécédents d'allergies ou d'atopie, ou de maladies immunitaires ou inflammatoires (lupus, polyarthrite…)
– Grossesse : limiter aux cas d'absolue nécessité aux deuxième et troisième trimestres
– ***Associations déconseillées*** : fer injectable avec le fer par voie orale (lipothymie voire choc par saturation de la sidérophiline), zinc par voie orale (chélation intestinale)

Antianémiques (III) : Folates (I)

Acide folique[G] ou Vitamine B9 *Remboursement 65 %-Col*

SPÉCIAFOLDINE 5 mg	20 cp. 5 mg	A. 5 à 15 mg/jour E. 5 à 10 mg/jour N. 2,5 à 5 mg/jour
SPÉCIAFOLDINE 0,4 mg	28 cp. 0,4 mg	A. 0,4 mg/jour (1)

1. Spécialité indiquée pour la prévention des anomalies embryonnaires de fermeture du tube neural chez les femmes sans antécédent de ce type et qui désirent concevoir (de 4 semaines avant la conception à 8 semaines après celle-ci).

Propriétés

- Vitamine B9 intervenant comme coenzyme au cours de la synthèse des acides nucléiques et des purines, indispensable à la maturation des érythrocytes
- *Besoins quotidiens* pas toujours couverts chez les sujets âgés et la femme enceinte : 800 µg chez la femme enceinte, 400 µg chez l'adulte, 100 à 300 µg chez l'enfant, 30 à 100 µg chez le nourrisson (apports par la levure, le foie, les légumes verts et les crudités, les champignons, le pain)
- Absorption digestive rapide (80 %), métabolisation en acide méthyl-5 tétrahydrofolique actif, élimination urinaire avec une demi-vie de 4 à 5 heures

Indications

- Anémies mégaloblastiques par carence en acide folique. Folates sériques normaux = 5 à 15 µg/l *soit* 15 à 34 nmol/l (carence confirmée si < 5 µg/l)
- Troubles chroniques de l'absorption intestinale (malabsorptions, maladie cœliaque, grandes résections digestives)
- Carences d'apport en folates : malnutrition, alcoolisme chronique
- Prévention et correction des anémies mégaloblastiques iatrogènes au cours des traitements par pyriméthamine, triméthoprime, triamtérène, phénytoïne, barbituriques, sulfasalazine, méthotrexate (5 à 10 mg/semaine d'acide folique administrés 48 heures après le méthotrexate hebdomadaire)
- Déficit congénital en dihydrofolate-réductase
- Grossesse : apport systématique recommandé chez les femmes ayant eu un enfant porteur d'une anomalie de fermeture du tube neural et chez les femmes sous traitement antiépileptique → 4 mg/jour d'acide folique débutés 1 mois avant la conception et poursuivis durant le 1er trimestre de la grossesse
- Grossesse : les experts recommandent l'apport de 0,4 mg/jour d'acide folique chez toute femme désirant un enfant (*cf.* note 1)
- Anémies hémolytiques chroniques (auto-immunes, congénitales) ou thrombopénies immunes chroniques (augmentation des besoins).

Effets indésirables

- Très rares : réactions cutanées allergiques, troubles gastro-intestinaux

Précautions d'emploi et interactions médicamenteuses

- L'utilisation isolée est contre-indiquée dans les anémies mégaloblastiques avec carence en vitamine B12 → commencer alors par la vitamine B12
- *Associations à utiliser avec précaution* : barbituriques et phénytoïne (réduction des taux plasmatiques et de l'activité de ces antiépileptiques)

Antianémiques (IV) : Folates (II)

Acide foliniqueG ou Leucovorine (mélanges racémiques)

LEDERFOLINE Folinate de calcium *Remboursement 65 %-Coll*	30 cp. 5 mg 30 cp. 15 mg 30 cp. 25 mg Solution buvable : Fl. 50 mg	Prévention et traitement des carences en folates : 50 mg tous les 10 jours ou 5 à 15 mg/jour *per os* (doses identiques par voies orale, **IM ou IV**) Traitement au long cours par la pyriméthamine : par voie orale, 5 mg tous les 2 à 4 jours (enfant) ou 50 mg/semaine (adulte) Adjuvant du 5-fluoro-uracile et du méthotrexate : *cf.* posologie ci-contre
FOLINORAL *Idem* *Remboursement 65 %-Coll*	28 gél. 5 mg 14 gél. 25 mg	*Idem*
FOLINATE DE CALCIUM *Non remboursé-Coll*	25 amp. 1 ml = 2,5 mg 10 fl. 50 mg (1) Fl. 100 mg (1) Fl. 200 mg (1) Fl. 350 mg (1)	*Idem*

1. Poudres pour solution injectable.

Acide L-foliniqueG (forme lévogyre deux fois plus active)

ELVORINE Lévofolinate de calcium *Réservé aux hôpitaux-Coll*	Fl. 25 mg (2) Fl. 50 mg (2) Fl. 100 mg (2) Fl. 175 mg (2)	Par voie **IM ou IV** lente, mais posologie réduite de 50 % par rapport à celle de la leucovorine : *cf.* posologie ci-contre Traitement préventif et curatif des toxicités induites par les médicaments bloquant le métabolisme des folates

2. Poudres pour solution injectable, à diluer préalablement dans de l'eau ppi (2,5 ml par flacon de 25 mg, 5 ml par flacon de 50 mg ou 100 mg, et 17,5 ml par flacon de 175 mg), la solution obtenue étant compatible avec les solutés glucosés ou salés isotoniques.

Contre-indications

Allergie à l'un des constituants
Utilisation isolée dans les carences en vitamine B12

Propriétés

- Métabolite actif de l'acide folique (*cf.* page précédente), utilisé comme antagoniste biochimique des antifoliques en particulier du *méthotrexate* dont il est un inhibiteur spécifique (en *administration* décalée après le *méthotrexate*, il s'oppose à l'apparition de ses manifestations toxiques hématologiques, cutanéo-muqueuses et digestives sans réduire son activité antitumorale), utilisé aussi à fortes doses pour potentialiser l'activité cytostatique du 5-fluoro-uracile (synergie d'action démontrée notamment dans les cancers colorectaux métastasés)
- L'acide L-folinique est l'isomère lévogyre de l'acide folinique, dont il constitue la forme biologiquement active : il est deux fois plus actif que l'acide folinique sous forme de mélange racémique (et donc utilisé à une posologie réduite de moitié)
- Absorption digestive rapide et importante (90 %), diffusion tissulaire et intracellulaire rapide, métabolisation en acide méthyl-5 tétrahydrofolique actif, élimination urinaire sous forme de 5 et 10 formyl-tétrahydrofolates avec une demi-vie de 4 à 5 heures

Indications

- Prévention des accidents toxiques provoqués par le méthotrexate dans les leucémies et cancers (traitement à commencer 8 à 24 heures après le méthotrexate, en administration toutes les 6 heures durant 3 à 4 jours : 10 à 25 mg/m^2 d'acide folinique ou 5 à 12,5 mg/m^2 d'acide L-folinique par voie IM ou IV lente ou orale)
- Association au fluoro-uracile dans le traitement des cancers colorectaux (administration avant le fluoro-uracile, par voie IV lente en 10 minutes : 200 mg/m^2/jour d'acide folinique, ou 100 mg/m^2/jour d'acide L-folinique pendant chaque cure de 5-FU)
- Prévention et correction des anémies mégaloblastiques iatrogènes au cours des traitements par pyriméthamine, triméthoprime, triamtérène, phénytoïne, barbituriques, sulfasalazine

Effets indésirables

- Très rares : réactions cutanées allergiques

Précautions d'emploi

- L'utilisation isolée est contre-indiquée dans les anémies mégaloblastiques tant qu'une carence en vitamine B12 n'a pas été éliminée (épuisement des faibles réserves de vitamine B12 et risque d'aggravation des signes neurologiques → commencer alors par la vitamine B12)
- Association au *méthotrexate* à forte dose dans le traitement des tumeurs solides et des hémopathies : commencer *l'administration* de folates *8 à 24 heures après le méthotrexate*
- Association au fluoro-uracile : administrer les folates *avant le fluoro-uracile*

Interactions médicamenteuses

- *Associations à utiliser avec précaution* : barbituriques et phénytoïne (réduction des taux plasmatiques et de l'activité de ces antiépileptiques)

Antianémiques (V) : Vitamine B12

Formes orales (1)

VITAMINE B12 Comprimés Cyanocobalamine *Non remboursé*	10 cp. 1 mg 24 cp. 250 µg	A. et E. > 6 ans : 1 mg/jour x 15 à 30 jours (avec un apport de fer), *puis* 1 mg tous les 10 jours

Formes injectables (ou buvables) (1)

VITAMINE B12 1 000 µg Cyanocobalamine *Remboursement 65 %-Coll*	6 amp. 1 mg buvables ou injectables en IM ou 3 fois/semaine	Dose initiale de 10 mg au rythme de 1 mg/jour (avec un apport de fer), *puis* 1 mg par mois en IM stricte ou 1 mg tous les 10 jours par voie orale
VITAMINE B12 100 µg Cyanocobalamine *Non remboursé*	10 amp. 100 µg buvables ou injectables en IM	1 amp. IM/mois en traitement d'entretien (carences d'absorption) 2 amp. buvables/jour pendant 2 à 4 semaines, puis tous les 10 jours (végétaliens stricts)
DODÉCAVIT Hydroxocobalamine *Remboursement 30 %-Coll*	6 amp. 1 mg injectables par voie IM	*Idem*

1. Des études ont montré qu'il existe une voie d'absorption digestive indépendante du facteur intrinsèque et de l'iléum terminal, ce qui permet d'obtenir une réponse équivalente à celle de l'administration IM avec des doses de l'ordre de 1 à 2 mg/jour par voie orale (voire sublinguale), sans les contraintes liées aux injections IM, notamment sans les douleurs liées aux injections.

Formes injectables utilisées en toxicologie à très forte dose

Utilisation de l'hydroxocobalamine à titre d'antidote dans les intoxications cyanhydriques aiguës (*cf. Cyanokit* au chapitre "Toxicologie").

Contre-indications
Antécédents d'hypersensibilité aux cobalamines Tumeurs malignes (*cf.* Précautions d'emploi)

Propriétés

- Vitamine hydrosoluble apportée essentiellement par les aliments d'origine *animale* (abats, poissons, viandes, œufs, fromages, laitages), ayant un rôle de coenzyme indispensable de nombreux enzymes, dans la synthèse de l'ADN au niveau des tissus à multiplication rapide (intestin grêle, tissu hématopoïétique, utérus) et dans le métabolisme des neurones : la carence en vitamine B12 entraîne la survenue d'une anémie mégaloblastique avec démyélinisation et troubles neurologiques (paresthésies, ataxie, spasticité, troubles psychiques)
- *Besoins quotidiens* (assurés par une alimentation non végétarienne) : 3 µg chez l'adulte et l'adolescent, 4 µg chez la femme enceinte ou qui allaite, 1 à 2 µg chez l'enfant, 0,5 à 1 µg chez le nourrisson
- Absorption dans l'iléon terminal en présence du facteur intrinsèque sécrété par le fundus gastrique (mais *cf.* note ci-contre), stockage hépatique (réserves évaluées à 3 ou 4 mg), liaison aux transcobalamines plasmatiques, élimination biliaire avec cycle entéro-hépatique (et urinaire si emploi de fortes doses)

Indications

- Carences d'absorption en vitamine B12 : maladie de Biermer (absence de facteur intrinsèque gastrique), gastrectomies, malabsorptions iléales (résection iléale, maladie cœliaque, maladie de Crohn, maladie de Whipple, fistules intestinales, stéatorrhée, botriocéphalose, syndrome de l'anse intestinale, déficits congénitaux rares en transcobalamines)
- Défaut de dissociation du complexe vitamine B12-facteur intrinsèque : cause de fréquence croissante chez le sujet âgé
- Carences d'apport en vitamine B12 (survenant chez les végétariens stricts et surtout les végétaliens suivant ces régimes depuis plus de 3 à 4 ans)
- Intoxications cyanhydriques aiguës (*cf. Cyanokit* au chapitre "Toxicologie")

Effets indésirables

- Réactions allergiques : prurit, érythèmes, urticaires, voire choc anaphylactique
- Douleurs au point d'injection intramusculaire
- Possibilité d'hypokaliémie lors de la réparation d'anémie carentielle majeure
- Possibilité d'acné lors des traitements prolongés
- Coloration brun/rouge habituelle des urines

Précautions d'emploi

- Tumeurs malignes : la vitamine B12 est contre-indiquée en raison de ses effets stimulants sur la croissance des tissus

Taux sanguins normaux

- Vitamine B12 = 120 à 700 pmol/l (< 35 pmol/l dans les carences)

Antianémiques (VI) : Érythropoïétine

Érythropoïétine humaine recombinante[BS] (r-HuEPO) (1) (2) et (3)

Liste I-65 %-Coll-Médicament d'exception à prescription initiale hospitalière
Conserver de + 2° à + 8 °C et à l'abri de la lumière

ABSEAMED BINOCRIT EPREX RETACRIT Époétine alfa	Seringues préremplies à 1 000, 2 000, 3 000, 4 000, 5 000, 6 000, 8 000, 10 000, 20 000, 30 000 ou 40 000 UI
NEORECORMON Époétine bêta	Seringues préremplies à 500, 2 000, 3 000, 4 000, 5 000, 6 000, 10 000, 20 000, 30 000 UI Fl. 50 000 UI
EPORATIO Époétine théta	Seringues à 20 000 ou 30 000 UI

1. *Anémie des insuffisants rénaux chroniques (privilégier la voie SC avant l'hémodialyse) :*
   - Phase de correction : injection de 50 UI/kg x 3 fois/semaine, puis adaptation par paliers mensuels de 25 UI/kg jusqu'à un taux d'hémoglobine de 10 à 12 g/dl.
   - Phase d'entretien : injection à la dose requise (entre 75 et 300 UI/kg x 1 ou 2 semaines)
   - Avec Mircera, une seule injection mensuelle est recommandée.
2. *Anémie des patients traités par chimiothérapie* : injection SC de 150 UI/kg x 3 fois/semaine ou 450 UI/kg x 1 fois/semaine pendant 1 mois, puis augmenter si besoin à 300 UI/kg x 3 fois/semaine après 1 mois en cas de réponse insuffisante (augmentation de l'Hb < 1 g/dl) jusqu'à un taux d'Hb de 10 à 12 g/dl → arrêt si réponse toujours insuffisante après 4 semaines.
3. *Transfusion autologue programmée* chez les patients ayant une anémie modérée (Ht entre 33 et 39 %) sans déficit en fer, quand une intervention lourde est programmée avec un volume de perte sanguine prévu important ou quand la période requise de prélèvement de sang autologue est trop courte : injection par voie IV obligatoire de 600 UI/kg x 2 fois/semaine pendant 3 semaines avant l'intervention avec supplémentation en fer commencée le plus tôt possible.

Érythropoïétine humaine recombinante à demi-vie longue

Liste I-65 %-Coll-Médicament d'exception à prescription initiale hospitalière

ARANESP (4) Darbépoétine alfa *Conserver de + 2° à + 8 °C et à l'abri de la lumière*	1 ou 4 seringues préremplies à 10, 20, 30, 40, 50, 60, 80, 100, 130, 150, 300 ou 500 µg Stylos ARANESP SureClick : 20, 40, 60, 80, 100, 150, 300 ou 500 µg
MIRCERA Époétine bêta	Seringues à 30, 50, 75, 100, 120, 150, 200, 250 ou 360 µg

4. Érythropoïétine glycosylée ayant une demi-vie 3 fois plus longue, ce qui permet *une administration toutes les 2 ou 4 semaines.*
   Anémie des insuffisants rénaux chroniques (privilégier la voie SC avant l'hémodialyse) :
   - Phase de correction : injection de 0,45 µg/kg x 1 fois/semaine, puis adaptation par paliers mensuels de 25 % jusqu'à un taux d'hémoglobine de 10 à 12 g/dl.
   - Phase d'entretien : injection SC tous les mois à la dose requise.

   Anémie des patients traités par chimiothérapie : injection SC de 2,25 µg/kg x 1 fois/semaine ou 6,75 µg/kg toutes les 3 semaines, dose à doubler après 1 mois en cas de réponse insuffisante jusqu'à un taux d'Hb de 10 à 12 g/dl → arrêt si réponse toujours insuffisante après 4 semaines.

Contre-indications
HTA non contrôlée, allergie aux divers produits Grossesse (innocuité non établie)

Propriétés

- Érythropoïétine humaine recombinante, ayant la même action que l'érythropoïétine humaine (hormone sécrétée par le rein, qui stimule les précurseurs érythroblastiques) : sa production est réduite en cas d'insuffisance rénale chronique, ce qui explique l'anémie pratiquement constante chez ces patients
- Demi-vie de 4 à 12 heures pour la r-HuEPO, et 21 heures pour la darbépoétine alpha

Indications

- Anémie des insuffisants rénaux chroniques dialysés ou non, adultes ou enfants > 2 ans (traitement qui améliore considérablement le confort de vie de ces patients et leur évite des transfusions sanguines dans 60 à 75 % des cas)
- Anémie des patients traités par chimiothérapie pour tumeur solide, lymphome malin, LLC ou myélome multiple, transfusion autologue programmée (*cf.* notes ci-contre)
- Anémie des myélodysplasies (efficacité dans 50% des cas qui permet d'éviter des transfusions répétées)

Effets indésirables

- Hypertension artérielle dose-dépendante (28 %) cédant en général aux traitements classiques, plus rarement encéphalopathie hypertensive grave (4 %) annoncée par des céphalées violentes, un état confusionnel, voire des convulsions
- Syndrome pseudo-grippal transitoire (7 %) avec céphalées, vertiges, arthralgies, après les premières injections surtout, disparaissant habituellement de façon spontanée
- Risque accru de manifestations thrombo-emboliques et de thrombose de la fistule artério-veineuse d'hémodialyse utilisée pour l'injection de l'érythropoïétine (13 %) → faire suivre l'injection d'un rinçage avec 10 ml de soluté isotonique et augmenter éventuellement l'héparinisation en cours de dialyse
- Augmentation de la kaliémie et de la phosphorémie, douleurs lors de l'injection SC
- Réactions allergiques imposant l'arrêt (2 %) : rash cutané, œdème palpébral
- Érythroblastopénies exceptionnelles (probablement liées aux excipients)
- Une méta-analyse (*Lancet* 2009) des essais thérapeutiques a montré des taux de survie diminués chez les patients atteints de cancer et traités par érythropoïétine

Précautions d'emploi et incompatibilités physico-chimiques

- Réserves en fer à évaluer systématiquement avant et pendant le traitement pour mise en place d'une supplémentation éventuelle
- Surveiller (1 fois/semaine au début puis 1 fois/mois) la tension artérielle, la kaliémie, la NFS, les réticulocytes, la ferritinémie, la créatininémie, la phosphorémie
- L'objectif est d'augmenter *très progressivement* le taux d'hémoglobine (de 1 g/dl/mois, et sans dépasser 2 g/dl/mois) jusqu'à un taux de 10 à 12 g/dl, cette progression et ce taux ne devant pas être dépassés (car risque accru d'HTA et de convulsions au-delà)
- Utiliser avec prudence si HTA (surveillance stricte de la TA, si besoin renforcement du traitement antihypertenseur), maladie vasculaire ischémique, antécédents convulsifs
- Réponse au traitement réduite en cas d'intoxication aluminique, d'infection aiguë ou chronique, d'hyperparathyroïdie importante
- ***À noter*** : produits faisant l'objet de trafic et usage illicites en milieu sportif
- Ne pas administrer en perfusion veineuse ou en mélange à d'autres produits

Antianémiques (VII) :
Transfusion sanguine : Culots globulaires

Concentrés érythrocytaires ou Culots globulaires (1)

CULOTS GLOBULAIRES SAGM ou PAGGS *Conservation : 35 jours à + 4 °C*	Poche plastique + 80 ml de solution SAGM ou PAGGS	Apport d'hémoglobine ≥ 160 g/l
CULOTS GLOBULAIRES CPD-ADENINE *Conservation : 35 jours à + 4 °C*	Poche plastique	Apport d'hémoglobine ≥ 220 g/l
CULOTS GLOBULAIRES CPD *Conservation : 21 jours à + 4 °C*	Poche plastique	Apport d'hémoglobine ≥ 220 g/l

1. Les culots globulaires CPD (avec solution anticoagulante Citrate-Phosphate-Dextrose) ont une durée de conservation maximale autorisée de 21 jours.
Les culots globulaires contenant de l'adénine ont une durée de conservation maximale autorisée portée à 35 jours : culots globulaires CPD-Adénine, SAGM (avec une solution saline contenant adénine, glucose et mannitol) ou PAGGS (avec une solution saline contenant phosphate, adénine, glucose et guanosine).
Dans certains cas on peut obtenir des culots globulaires ayant des qualifications particulières :
– CG phénotypés → prévention des accidents d'incompatibilité transfusionnelle chez les sujets déjà immunisés à un ou plusieurs antigènes de groupe et prévention de l'allo-immunisation transfusionnelle chez les receveurs à risque : femmes non ménopausées (prévention d'une maladie hémolytique néonatale), sujets polytransfusés ou sujets potentiellement polytransfusés (hémoglobinopathies, thalassémies, dysérythropoïèses, hémopathies aiguës ou chroniques), sujets en attente de transplantation.
– CG anti-CMV négatif → prévention des infections à cytomégalovirus chez les sujets indemnes, notamment chez les femmes enceintes, les nouveau-nés et les prématurés, dans les déficits immunitaires, traitements immunosuppresseurs, greffes médullaires, transplantations d'organe, chimiothérapies lourdes des hémopathies, sida.
– CG déleucocytés → prévention des réactions transfusionnelles non hémolytiques chez les sujets ayant développé des anticorps anti-HLA et prévention de l'immunisation anti-HLA chez les sujets polytransfusés (hémoglobinopathies, thalassémies, dysérythropoïèses, hémopathies aiguës ou chroniques) et les sujets en attente de transplantation.
– CG déplasmatisés → prévention des réactions transfusionnelles liées à la présence d'anticorps anti-IgA ou d'autres anticorps antiprotéines humaines.
– CG congelés → groupes sanguins rares, ou sujets ayant des allo-anticorps multiples, ou en remplacement des CG déleucocytés, déplasmatisés ou anti-CMV négatif en cas d'indisponibilité.
– CG irradiés (inhibition de la capacité de prolifération des lymphocytes viables) → recommandés dans les cas suivants : greffes médullaires, maladie de Hodgkin, certains déficits immunitaires congénitaux, traitement par sérum antilymphocytes, transfusion et exsanguinotransfusion *in utero*, et éventuellement (études en cours) transfusion et exsanguinotransfusion des nouveau-nés et prématurés, chimiothérapies lourdes des hémopathies, traitement immunosuppresseur au cours des transplantations d'organes.

Contre-indications

RÈGLES IMPÉRATIVES

Prévention de l'allo-immunisation : utiliser des CG phénotypés
Allo-anticorps anti-érythrocytes : utiliser des CG phénotypés
Allo-immunisation leuco-plaquettaire : utiliser des CG déleucocytés
Intolérance au plasma : utiliser des CG déplasmatisés ou congelés
Immunodéficience sévère : utiliser des CG irradiés
Transfusion du prématuré et du nouveau-né : utiliser des CG anti-CMV négatif

Propriétés

- Concentrés érythrocytaires obtenus à partir du sang total par élimination du plasma, la durée moyenne de survie des hématies étant de 50 jours à dater du prélèvement

Indications

- Choc hémorragique (avec remplissage vasculaire)
- Anémies chroniques importantes (Hb < 90 g/l) lorsqu'elles sont accompagnées de signes d'intolérance clinique (coronaropathies) ou en l'absence de traitement curatif

Effets indésirables

- En 2008 : 7 298 effets indésirables déclarés dont 39 décès (1/3 seulement sont liés à la transfusion)
- **Accidents immédiats** (→ nécessitant l'arrêt immédiat de la transfusion) :
  - *Œdème pulmonaire de surcharge* ++ (prudence chez le sujet âgé → Furosémide IV)
  - *Accidents hémolytiques* (1 cas/1 000 à 6 000) par incompatibilité dans le système ABO (> 60 % des cas) ou par insuffisance de la recherche d'agglutinines irrégulières = malaise, douleurs lombaires, état de choc, 10 à 20 % de décès
  - *Choc septique* exceptionnel par contamination des prélèvements ou bactériémie du donneur (< 1 cas/10 000 mais souvent mortel)
  - *Œdème pulmonaire lésionnel* probablement d'origine immunologique (exceptionnel)
  - *Syndrome frissons-hyperthermie* (+ 1° à + 3 °C) nécessitant ultérieurement la transfusion de sang déleucocyté, *urticaire*, *choc anaphylactique*
- **Accidents précoces** (survenant dans les 24 premières heures) :
  - *Manifestations d'hémolyse différées* liées à une incompatibilité (ictère, oligo-anurie, transfusion inefficace), *œdèmes pulmonaires lésionnels* (TRALI : *transfusion-related acute lung injury*) potentiellement graves (première cause de décès transfusionnel)
- **Accidents tardifs** :
  - *Première semaine* : hémolyse différée, inefficacité transfusionnelle, purpura post-transfusionnel, réaction du greffon contre l'hôte
  - *Au-delà de la première semaine* :
    - Maladies transmises (très rares) : hépatites virales à virus C (1 cas tous les 2 ans en France) et à virus B (6 cas par an), sida (1 cas par an), dues aux donneurs *récemment* infectés, infections à CMV (utiliser seulement des produits cellulaires CMV négatif chez les sujets transplantés et les nouveau-nés de mère CMV négatif), syphilis, brucellose, paludisme, toxoplasmose, mononucléose infectieuse
    - Allo-immunisation tardive
    - Hémochromatose chez les polytransfusés (hémoglobinopathies, dysmyélopoïèses)

Précautions d'emploi et posologie

- Détermination préalable de la compatibilité ABO et Rhésus, et détection systématique d'agglutinines irrégulières chez le receveur
- Surveillance médicale continue pendant la transfusion et les heures suivantes
- Perfuser par voie veineuse avec une tubulure à filtre, sans mélanger à d'autres solutés injectables ou à d'autres médicaments (utiliser un réchauffeur de perfusion en cas de transfusions supérieures à une masse sanguine en moins de 12 heures)

Anticoagulants (I) :
Héparines non fractionnées

Héparine standard par voie intraveineuse *Liste I-65 %-Coll*

HÉPARINE SODIQUE Héparinate de sodium Délai d'action = qqs minutes Durée d'action = 3 heures	Amp. 1 ml = 2 500 UI Amp. 1 ml = 5 000 UI Amp. 2 ml = 10 000 UI Fl. 5 ml = 25 000 UI	*Traitement curatif :* bolus **IV** puis perfusion **IV** A. Posologies ci-dessous (1), (2) et (3)

1. Maladie veineuse thrombo-embolique, fibrillation auriculaire, prothèse valvulaire mécanique, ischémie aiguë artérielle :
   - Soit bolus 80 UI/kg IV puis 18 UI/kg/h IV ou 70 UI/kg IV puis 15 UI/kg/h en cas d'antécédent d'AVC ischémique et de cardiopathie.
   - Soit bolus 5 000 UI IV puis 1 300 UI/h.

   Surveillance TCA : 50 à 70 sec ; héparinémie : 0,3 à 0,7 UI/ml.
2. Syndrome coronarien aigu : bolus 60 UI/kg IV (max. : 4 000 UI) puis 12 UI/kg/h (max. : 1 000 UI/h). Surveillance TCA : 50 à 70 sec.
3. *Le traitement curatif* doit être effectué en perfusion **IV** continue à la seringue électrique qui assure une héparinémie constante, *sous surveillance biologique stricte* effectuée 4 heures après le début de la perfusion. La gravité des thrombopénies dues à l'héparine justifie la réduction de la durée des traitements hépariniques au minimum.

Héparine standard par voie sous-cutanée (4) *Liste I-65 %-Coll*

CALCIPARINE SC Héparinate de calcium Délai d'action = 1 à 2 heures Durée d'action = 8 à 12 heures	2 seringues préremplies 0,2 ml = 5 000 UI 2 seringues préremplies 0,3 ml = 7 500 UI 2 amp. 0,5 ml = 12 500 UI 2 amp. 0,8 ml = 20 000 UI 50 amp. 1 ml = 25 000 UI (modèle hospitalier)	Par voie **SC** : *Traitement curatif* (après éventuel bolus d'héparine IV) : 500 UI/kg/jour en 2 à 3 injections **SC** (5) *Traitement préventif :* 5 000 UI à renouveler toutes les 8 à 12 heures (6)

4. Voie sous-cutanée stricte au niveau de l'abdomen ou des cuisses. Ne pas injecter par voie intramusculaire.
5. *Le traitement curatif*, succédant en général au traitement par voie veineuse, peut être effectué en 2 injections **SC** quotidiennes espacées de 12 heures (mais 3 injections quotidiennes espacées de 8 heures sont préférables en particulier si la posologie quotidienne est > 1,2 ml), *sous surveillance biologique stricte* effectuée à la 4e heure (en cas d'injections toutes les 8 heures) ou à la 6e heure (en cas d'injections toutes les 12 heures) : la gravité des thrombopénies dues à l'héparine justifie la réduction de la durée des traitements hépariniques au minimum avec un relais précoce par les antivitamines K (dès le 1er ou le 2e jour de traitement).
6. *Le traitement préventif à faible dose* de la maladie veineuse thrombo-embolique peut être effectué en 2 ou mieux 3 injections quotidiennes (1re injection de 5 000 UI 2 heures avant l'intervention puis toutes les 8 à 12 heures pendant la période de risque thrombo-embolique, au moins 10 jours au minimum), et *ne nécessite aucune surveillance biologique* (à l'exception de la numération des plaquettes).

Contre-indications

Antécédents de thrombopénie et/ou d'allergie à l'héparine
Manifestations ou tendances hémorragiques (sauf CIVD non liées à l'héparine)
Période post-opératoire après chirurgie du cerveau ou de la moelle spinale
Endocardite bactérienne, ulcère gastro-duodénal évolutif
Accident vasculaire cérébral hémorragique, certaines associations (*cf.* Interactions)

Propriétés

- Polysaccharides extraits de poumon de bœuf ou d'intestin de porc, agissant en accélérant de façon considérable l'action de l'antithrombine III (inhibiteur de la coagulation) en inhibant la thrombine (facteur IIa), le facteur Xa et le facteur XIIa
- Inactivation dans le tube digestif imposant la voie parentérale, absence de passage transplacentaire ou dans le lait maternel, élimination urinaire
- La demi-vie d'élimination plasmatique est dose-dépendante et de l'ordre de 60 à 120 minutes

Indications

- *Traitement curatif* : maladie veineuse thrombo-embolique, syndrome coronarien aigu, embolies artérielles extracérébrales, certains cas de coagulopathie
- *Traitement préventif* des accidents thrombo-emboliques artériels et veineux et des circuits de circulation extracorporelle et d'épuration extrarénale

Effets indésirables

- *Risque hémorragique* (en cas de non respect des contre-indications, de surdosage, de mauvaise surveillance, de thrombopénie importante), possibilité d'éruptions cutanées, élévation des transaminases, hyperkaliémie, et ostéoporose si traitement très prolongé
- *Thrombopénies précoces* (avant le 5e jour) et modérées (plaquettes ≥ 100 000/µl), spontanément résolutives et n'imposant pas l'arrêt de l'héparine
- *Thrombopénies tardives* (du 6e au 25e jour) avec thromboses artérielles et/ou veineuses fréquentes → arrêt impératif de l'héparine devant toute thrombopénie survenant après le 5e jour et bilan biologique avec tests d'agrégation plaquettaire
- Risque d'hématome local lors des injections SC en cas de thrombopénie préalable inférieure à 50 000/µl (→ éviter la voie SC dans ce cas), alopécie, hyperkaliémie
- **Surdosage** : en cas d'hémorragie sévère, 100 unités anti-héparine (UAH) de protamine par voie IV lente neutralisent 100 UI d'héparine standard ou 50 à 60 % d'anti-Xa d'HBPM

Précautions d'emploi

- *Bilan préalable* : temps de céphaline activé (TCA), temps de Quick, NFS, plaquettes
- *Surveillance biologique* lors du traitement curatif par le TCA (1,5 à 3 fois le temps du témoin) : contrôle effectué 4 heures après le début d'une perfusion IV ou 4 à 6 heures après injection SC, jusqu'à obtention de valeurs satisfaisantes, puis 1 fois par jour. En cas d'anomalies préexistantes du TCA, l'activité anti-Xa (héparinémie) sera utilisée ; elle doit se situer entre 0,2 et 0,6 UI/ml
- *Numération des plaquettes* avant tout traitement héparinique, puis 2 fois par semaine pendant 3 semaines après intervention chirurgicale
- *Utiliser avec prudence* en cas d'antécédents ulcéreux, d'HTA sévère, d'insuffisance hépatique ou rénale, et chez les sujets âgés

Interactions médicamenteuses

- ***Associations contre-indiquées*** : injections intramusculaires, ponctions et injections intra-articulaires ou intra-artérielles, infiltrations sympathiques
- ***Associations déconseillées*** : AINS, aspirine et salicylés, clopidogrel, ticlopidine
- *Associations à utiliser avec précaution* : AVK, corticoïdes, dextran, thrombolytiques

Anticoagulants (II) : Héparines de bas poids moléculaire (HBPM) (I)

Daltéparine sodique *Liste I-65 %-Coll*

	2 ou 5 ou 6 ou 10 seringues de :	*Traitement préventif* (1) :
FRAGMINE 2 500 UI	0,2 ml = 2 500 UI anti-Xa	– 2 500 UI/jour (risque moyen)
FRAGMINE 5 000 UI	0,2 ml = 5 000 UI anti-Xa	– 5 000 UI/jour (risque élevé)
FRAGMINE 7 500 UI	0,75 ml = 7 500 UI anti-Xa	
FRAGMINE 10 000 UI	0,4 ml = 10 000 UI anti-Xa	*Traitement curatif* (2) et (3) :
FRAGMINE 10 000 UI	1 ml = 10 000 UI anti-Xa	100 UI/kg SC x 2 fois/24 h
FRAGMINE 12 500 UI	0,5 ml = 12 500 UI anti-Xa	*Syndrome coronarien aigu non ST sus* (4) :
FRAGMINE 15 000 UI	0,6 ml = 15 000 UI anti-Xa	
FRAGMINE 18 000 UI	0,72 ml = 18 000 UI anti-Xa	120 UI/kg SC x 2 fois/24 h
		Prévention de la thrombose chez l'hémodialysé (> 4h) (5) :
		30 à 35 UI/kg en IV directe

1. *Traitement préventif* en 1 injection SC/jour en chirurgie et en médecine : débuter *2 à 4 heures avant l'intervention* si risque thrombogène moyen ou *12 heures avant* si risque thrombogène élevé (chirurgie orthopédique ou des cancers ou chez le patient ayant des ATCD thrombo-emboliques), et poursuivre pendant la période de risque thrombo-embolique (au moins jusqu'à la déambulation, soit 6 à 10 jours).
2. *Traitement curatif* des thromboses veineuses profondes avec ou sans embolie pulmonaire (sans signe de gravité) : dose à adapter en fonction du prélèvement de l'activité Xa à la 4e heure après l'injection qui doit être à 0,59 ± 0,25 UI/ml à J2, et à 0,69 ± 0,26 UI/ml à J10 (un nouveau dosage n'est pas nécessaire si le résultat obtenu est satisfaisant, sauf en cas d'insuffisance rénale car risque d'accumulation).
3. Traitement curatif de la maladie thrombo-embolique symptomatique chez les cancéreux : 200 UI/kg le 1er mois ; 150 UI/kg du 2e au 6e mois.
4. *Traitement curatif* de 2 à 8 jours, jusqu'à stabilisation clinique du patient.
5. *Hémodialyse rénale* (séances > 4 heures) en l'absence de risque hémorragique particulier : la dose sera ajustée si des thromboses surviennent dans le circuit extracorporel ou si l'activité anti-Xa < 0,4 unité anti-Xa/ml ou > 1,2 unité anti-Xa/ml.

Contre-indications
Antécédents d'allergie aux produits et/ou thrombopénie avec test d'agrégation *in vitro* positif en présence du produit (très rares)
Manifestations ou tendances hémorragiques (sauf CIVD non liées à l'héparine)
Endocardite bactérienne, ulcère gastro-duodénal évolutif
Accident vasculaire cérébral hémorragique, administration par voie IM
Clairance de la créatinine < 30 ml/min (pour le traitement curatif)

Propriétés

- Fragments d'héparine, de bas poids moléculaire (HBPM), inhibant davantage le facteur Xa que la thrombine (facteur IIa), ayant l'avantage, par rapport aux héparines non fractionnées, d'un risque moindre (mais non exclu) d'hémorragies et de thrombopénies, d'une action prolongée et d'une surveillance biologique limitée
- Biodisponibilité presque totale (98 %), demi-vie d'élimination de 3,5 heures, activité anticoagulante pendant 12 heures et antithrombotique pendant au moins 18 heures

Indications

- *Traitement préventif* de la maladie veineuse thrombo-embolique en médecine et en chirurgie
- *Traitement curatif* des thromboses veineuses profondes et/ou des embolies pulmonaires (certaines EP sont susceptibles de relever d'un traitement thrombolytique ou chirurgical)
- Traitement curatif prolongé de la maladie thrombo-embolique veineuse symptomatique et prévention de ses récidives chez le patient cancéreux
- Syndrome coronarien aigu non ST sus
- Hémodialyse rénale en prévention de la coagulation dans le circuit extracorporel

Effets indésirables

- Risque de thrombopénie non exclu mais moindre qu'avec l'héparine non fractionnée (en fait il existe des allergies croisées entre l'héparine non fractionnée et les HBPM)
- Rares : hématome au point d'injection, réactions allergiques ou nécrose locale précédée de purpura ou d'érythème douloureux ou thrombocytose imposant l'arrêt
- **Surdosage** : risques de saignements (l'injection IV lente de protamine neutralise la faible activité anticoagulante des HBPM : 1 mg de protamine neutralise 100 UI anti-Xa)

Précautions d'emploi et interactions médicamenteuses

- *Évaluer la fonction rénale avant traitement* (en particulier chez le sujet ≥ 75 ans) → utilisation déconseillée à dose curative si la clairance de la créatinine est entre 30 et 60 ml/min, et en traitement préventif si elle est < 30 ml/min (risque hémorragique accru)
- En chirurgie, en traumatologie, en cas d'ATCD de thrombopénie et chez les malades graves, numération des plaquettes avant traitement puis 2 fois/semaine pendant 3 semaines. Chez les autres patients, une numération plaquettaire initiale est suffisante mais doit être renouvelée en cas de suspicion de thrombopénie induite : thromboses, lésion cutanée douloureuse au site d'injection, manifestation allergique
- Utiliser avec prudence en cas d'insuffisance hépatique, HTA, antécédents ulcéreux, maladie vasculaire chorio-rétinienne, et en période post-opératoire après chirurgie du cerveau ou de la moelle spinale
- L'utilisation pendant la grossesse ne doit être envisagée qu'en cas de nécessité stricte
- L'allaitement est autorisé
- ***Associations contre-indiquées*** : injections intramusculaires, ponctions et injections intra-articulaires ou intra-artérielles, infiltrations sympathiques
- ***Associations déconseillées*** : AINS, aspirine et salicylés, clopidogrel, ticlopidine
- *Associations à utiliser avec précaution* : AVK, corticoïdes, dextran, thrombolytiques

Anticoagulants (III) : Héparines de bas poids moléculaire (HBPM) (II)*

Enoxaparine sodique *Liste I-65 %-Coll*

	2 ou 6 ou 10 seringues de :	*Traitement préventif* (1) :
LOVENOX 2 000 UI	0,2 ml = 2 000 UI anti-Xa	– 2 000 UI/jour (risque moyen)
LOVENOX 4 000 UI	0,4 ml = 4 000 UI anti-Xa	– 4 000 UI/jour (risque élevé)
LOVENOX 6 000 UI	0,6 ml = 6 000 UI anti-Xa	*Traitement curatif* :
LOVENOX 8 000 UI	0,8 ml = 8 000 UI anti-Xa	100 UI/kg **SC** x 2 fois/24 h
LOVENOX 10 000 UI	1 ml = 10 000 UI anti-Xa	*Syndrome coronarien aigu sans ST sus* (2) :
	1 fl. multidose de :	100 UI/kg **SC** x 2 fois/24 h
LOVENOX 30 000 UI	3 ml = 30 000 UI anti-Xa	*IDM aigu avec sus-décalage ST, traité par fibrinolyse* (3) :
	Réservé aux hôpitaux	30 mg bolus **IV** puis 100 UI/kg **SC** x 2
		Hémodialyse rénale (4) : 50 à 100 UI/kg dans la ligne artérielle du circuit de dialyse

1. *Traitement préventif en 1 injection SC/jour* : débuter *2 à 4 heures avant l'intervention* si risque thrombogène moyen ou *12 heures avant* si risque thrombogène élevé (chirurgie orthopédique ou des cancers ou chez le patient ayant des ATCD thrombo-emboliques), et poursuivre pendant la période de risque thrombo-embolique (au moins jusqu'à la déambulation, soit 6 à 10 jours). PTH : 4 à 5 semaines.
2. *Traitement curatif* de 2 à 8 jours, jusqu'à la stabilisation clinique du patient.
3. Si ≥ 75 ans : pas de bolus IVD et 75 UI/kg SC x 2.
4. *Hémodialyse rénale :* injecter en début de séance dans la ligne artérielle du circuit de dialyse, la dose étant réduite de 30 à 50 % chez les dialysés à haut risque hémorragique.

Tinzaparine sodique *Liste I-65 %-Coll*

	2 ou 6 ou 10 seringues de :	*Traitement préventif* (5) :
INNOHEP 2 500 UI	0,25 ml = 2 500 UI anti-Xa	– 2 500 UI/jour (risque moyen)
INNOHEP 3 500 UI	0,35 ml = 3 500 UI anti-Xa	– 4 500 UI/jour (risque élevé)
INNOHEP 4 500 UI	0,45 ml = 4 500 UI anti-Xa	*Traitement curatif* :
INNOHEP 10 000 UI	0,5 ml = 10 000 UI anti-Xa	175 UI/kg/24 heures
INNOHEP 14 000 UI	0,7 ml = 14 000 UI anti-Xa	en **1 injection SC**
INNOHEP 18 000 UI	0,9 ml = 18 000 UI anti-Xa	
	10 fl. multidose de :	
INNOHEP 40 000 UI	2 ml = 40 000 UI anti-Xa	
	Réservé aux hôpitaux	

5. *Traitement préventif en 1 injection SC/jour* : débuter *2 à 4 heures avant l'intervention* si risque thrombogène moyen ou *12 heures avant* si risque thrombogène élevé (chirurgie orthopédique ou des cancers ou chez le patient ayant des ATCD thrombo-emboliques), et poursuivre pendant la période de risque thrombo-embolique (au moins jusqu'à la déambulation, soit 6 à 10 jours). PTH : 4 à 5 semaines.

* Voir les propriétés générales et les conditions d'emploi pages précédentes.

Anticoagulants (IV) : Héparines de bas poids moléculaire (HBPM) (III)*

Nadroparine calcique *Liste I-65 %-Coll*

FRAXIPARINE 1 900 UI FRAXIPARINE 2 850 UI FRAXIPARINE 3 800 UI FRAXIPARINE 5 700 UI FRAXIPARINE 7 600 UI FRAXIPARINE 9 500 UI	2 ou 6 ou 10 seringues de : 0,2 ml = 1 900 UI anti-Xa 0,3 ml = 2 850 UI anti-Xa 0,4 ml = 3 800 UI anti-Xa 0,6 ml = 5 700 UI anti-Xa 0,8 ml = 7 600 UI anti-Xa 1 ml = 9 500 UI anti-Xa	*Traitement préventif* (1) : – 2 850 UI/jour (risque moyen) – 38 UI/kg/jour x 3 jours, puis 57 UI/kg/jour (risque élevé) *Traitement curatif* (2) : 85 UI/kg SC x 2 fois/24 h *Syndrome coronarien aigu non ST sus* (3) : 86 UI/kg SC x 2 fois/24 h *Hémodialyse rénale (prévention)* : 65 UI/kg dans la ligne artérielle du circuit de dialyse
FRAXODI 11 400 UI FRAXODI 15 200 UI FRAXODI 19 000 UI	2 ou 10 seringues de : 0,6 ml = 11 400 UI anti-Xa 0,8 ml = 15 200 UI anti-Xa 1 ml = 19 000 UI anti-Xa	*Traitement curatif* : 171 UI/kg/24 heures en **1 injection SC**

1. *Traitement préventif* en **1 injection SC**/jour en chirurgie : débuter *2 à 4 heures avant l'intervention* si risque thrombogène moyen ou *12 heures avant* si risque thrombogène élevé (chirurgie orthopédique ou des cancers ou chez le patient ayant des ATCD thrombo-emboliques), et poursuivre pendant la période de risque thrombo-embolique (au moins jusqu'à la déambulation, soit 6 à 10 jours).
2. Dans tous les cas, une surveillance particulière est indispensable chez les patients âgés et/ou insuffisants rénaux, ainsi qu'en cas de traitement prolongé au-delà de 10 jours.
3. *Traitement curatif* de 2 à 8 jours, jusqu'à la stabilisation clinique du patient.

* Voir les propriétés générales et les conditions d'emploi pages précédentes.

Anticoagulants (V) :
Héparines de bas poids moléculaire (HBPM) (IV)*

Danaparoïde *Liste I-65 %-Coll*

ORGARAN (1)	10 amp. de : **0,6 ml = 750 UI anti-Xa**	*Traitement préventif* en **SC** sans antécédents de TIH : 750 UI x 2 fois/jour pendant 7 à 10 jours *Traitement préventif* en **SC** si antécédents de TIH (2) : ≤ 90 kg : 750 UI x 2 fois/jour > 90 kg : 1250 UI x 2 fois/jour pendant 7 à 10 jours *Traitement préventif* en **SC** si TIH aiguë sans thrombose (2) : ≤ 90 kg : 750 UI x 3 fois/jour > 90 kg : 1250 UI x 3 fois/jour pendant 7 à 10 jours *Traitement curatif* (3) : ≤ 55 kg : 1 250 UI en bolus **IV** 55 à 90 kg : 2 500 en bolus **IV** > 90 kg : 3 750 UI en bolus **IV** suivi d'une administration : – soit IV : perfusion de 400 UI/h pendant 4 heures, puis 300 UI/h pendant 4 heures, puis 150 à 200 UI/h pendant 5 à 7 jours – soit SC (si voie IV indisponible) : ≤ 55 kg : 1 500 UI x 2 fois/jour 55 à 90 kg : 2 000 x 2 fois/jour > 90 kg : 1 750 UI x 3 fois/jour

1. L'utilisation pendant la grossesse est possible en cas de nécessité absolue.
2. *Traitement préventif* des manifestations thrombo-emboliques chez les patients ayant des ATCD ou atteints de thrombopénie induite par l'héparine (TIH) de type II : en pré-opératoire, la dernière injection doit être effectuée 1 à 4 heures avant l'intervention, puis ce traitement préventif sera poursuivi pendant 7 à 10 jours ou jusqu'à ce que le risque thrombo-embolique ait diminué.
3. *Traitement curatif* des manifestations thrombo-emboliques chez les patients ayant des ATCD ou atteints de thrombopénie induite par l'héparine (TIH) de type II : la posologie sera adaptée selon le dosage de l'activité anti-Xa (fait 5 à 10 minutes après un bolus **IV** ou 6 heures après une injection SC, et qui doit être entre 0,4 et 0,8 unité anti-Xa/ml de plasma) en cas d'insuffisance rénale (risque d'accumulation), ou surpoids ou cachexie, ce traitement curatif étant poursuivi pendant 5 à 7 jours.

* Voir les propriétés générales et les conditions d'emploi pages précédentes.

Interactions médicamenteuses et alimentaires des AVK

Associations contre-indiquées

Risque d'hématome local important ou d'hémarthrose Toutes les injections et ponctions par voie intramusculaire, intra-arterielle ou intra-articulaire
Risque d'hémorragies sévères et imprévisibles Aspirine et salicylés à forte dose, Miconazole
Antagonisme des AVK par induction enzymatique Millepertuis (*Hypericum perforatum* ou Herbe de la Saint-Jean)

Associations déconseillées

Risque hémorragique très accru Anti-inflammatoires non stéroïdiens, Aspirine et salicylés à faible dose, 5-fluoro-uracile, Clopidogrel, Prasugrel, Ticlopidine

Associations à utiliser avec précaution

Potentialisation des AVK *(INR plus fréquents et diminution éventuelle de la posologie des AVK)* Allopurinol, Amiodarone, Anabolisants stéroïdiens, Androgènes, Antiandrogènes (Bicalutamide, Flutamide, Nilutamide), Antidépresseurs ISRS (Citalopram, Fluoxétine, Fluvoxamine, Paroxétine, Sertraline), Antifongiques azolés (Fluconazole, Itraconazole, Kétoconazole, Voriconazole), certaines Céphalosporines (Céfamandole, Céfopérazone, Ceftriaxone), Cimétidine, Corticoïdes, Danazol, Disulfirame, Fibrates, Fluoroquinolones et Quinolones, Hormones thyroïdiennes, Lopinavir, Macrolides (sauf Spiramycine), Nitro-imidazolés, Orlistat, Propafénone, Raloxifène, Ritonavir, Statines, Sulfamides, Sulfasalazine, Tamoxifène, Tétracyclines, Tibolone, Tocophérol (si ≥ 500 mg/j), Tramadol, Triméthoprime...
Antagonisme des AVK par induction enzymatique *(INR plus fréquents et augmentation éventuelle de la posologie des AVK)* Bosentan, Carbamazépine, Efavirenz, Griséofulvine, Névirapine, Phénobarbital, Phénytoïne, Primidone, Rifabutine, Rifampicine...
Diminution de l'absorption digestive des AVK Colestyramine, Sucralfate (espacer les prises orales de 2 heures au moins), Huile de paraffine au long cours (diminue l'absorption digestive de la vitamine K et des AVK)

Interactions alimentaires – Teneur des aliments en vitamine K

Alcool	*Potentialisation des AVK* en cas d'intoxication aiguë ou antagonisme en cas d'éthylisme chronique
Cranberry ou canneberge à gros fruits (complément alimentaire)	*Potentialisation des AVK* (diminution éventuelle de leur posologie)
Vitamine K : 1 000-100 µg/100 g	Brocoli, chou vert, chou de Bruxelles, laitue, cresson, persil, huile de colza ou de soja, épinards, orvale, pissenlit
Vitamine K : 100-10 µg/100 g	Asperge, haricot vert, fève, chou rouge, chou-fleur, concombre, reine-claude, poireau, margarine, huile d'olive, pois

Anticoagulants (VI) : Antivitamines K ou AVK

Dérivés coumariniques ou Coumariniques (1) et (2) *Liste I-65 %-Coll*

COUMADINE 2 mg ou 5 mg Warfarine Délai d'action = 36 à 72 heures Durée d'action = 3 à 5 jours	20 cp. séc. 2 mg (couleur rose) 30 cp. séc. 5 mg (couleur blanche)	Dose initiale = 4-5 mg/jour puis paliers de 1 mg jusqu'à 1 à 20 mg/jour en 1 prise quotidienne (moins de 10 mg/jour dans 95 % des cas)
SINTROM 4 mg Acénocoumarol Délai d'action = 24 à 48 heures Durée d'action = 2 à 3 jours	30 cp. 4 mg quadrisécables	Dose initiale = 4 mg/jour puis paliers de 1 mg jusqu'à 1 à 8 mg/jour en 2 prises (matin et soir)
MINISINTROM 1 mg Acénocoumarol Délai d'action = 24 à 48 heures Durée d'action = 2 à 3 jours	20 cp. séc. 1 mg	*Idem*

Dérivés de l'indane-dione (1) et (2) *Liste I-65 %-Coll*

PRÉVISCAN 20 mg Fluindione Délai d'action = 36 à 72 heures Durée d'action = 3 à 4 jours	30 cp. 20 mg quadrisécables	Dose initiale = 20 mg/jour puis paliers de 5 mg jusqu'à 5 à 20 mg/jour en 1 prise quotidienne

1. *Préférer les AVK* à action lente et durable.
La dose initiale mentionnée est empirique en raison d'une sensibilité individuelle variable (elle sera réduite de 25 à 50 % chez les sujets > 70 ans, les sujets < 50 kg, et en cas d'insuffisance hépatique ou rénale ou de foie cardiaque) → puis l'INR sera déterminé après 24 à 48 heures (selon le délai d'action du produit choisi), l'ajustement posologique s'effectuant par paliers en plus ou en moins (*cf.* chaque produit) avec INR tous les 2 jours jusqu'à stabilisation dans la zone thérapeutique choisie.
Les AVK à demi-vie courte (Acénocoumarol) doivent être prescrits en *deux prises quotidiennes* car des variations significatives de l'INR au cours des 24 heures ont été observées en cas de prise quotidienne unique.
2. L'INR cible est variable selon les indications mais l'INR doit rester compris entre 2 et 4,5.

Contre-indications
Allergie connue aux produits Syndromes hémorragiques et lésions susceptibles de saigner : ulcère gastro-duodénal évolutif, HTA maligne, intervention neuro-chirurgicale ou intervention oculaire récentes, accident vasculaire cérébral récent (sauf embolie) Insuffisance hépatique ou rénale sévère, certaines associations (*cf.* page précédente) Grossesse (tératogène) et allaitement

Propriétés

– Anticoagulants *d'action différée* (non adaptés à une situation d'urgence), actifs en inhibant la gammacarboxylation hépatique des facteurs de la coagulation vitamine K-dépendants (facteurs II, VII, IX et X) et de deux inhibiteurs physiologiques de la coagulation (protéines C et S)
– Absortion digestive complète, fixation importante à l'albumine plasmatique (97 %), métabolisme hépatique (interactions médicamenteuses très nombreuses), élimination urinaire, passage transplacentaire et dans le lait maternel

Indications (privilégier les produits à action lente et durable)

– Traitement et prévention de la maladie thrombo-embolique veineuse
– Cardiopathies emboligènes : prothèses valvulaires, valvulopathies, fibrillation auriculaire
– Infarctus du myocarde compliqué d'insuffisance cardiaque ou troubles du rythme ou anévrisme ventriculaire, embolies systémiques récidivantes
– Prévention des thromboses sur cathéter

Effets indésirables

– **Risque hémorragique** en cas de surdosage (risque important si INR ≥ 5) ou en cas de lésion préexistante pouvant saigner (*cf.* Conduite à tenir en cas d hémorragie sous AVK)
– *Propres aux dérivés coumariniques* : gastralgies, nausées, vomissements, diarrhée, urticaire, alopécie, possibilité d'ulcérations buccales avec l'acénocoumarol
– *Propres aux dérivés de l'indane-dione* : diarrhée, réactions d'hypersensibilité rares (éruptions cutanées, fièvre, leucopénie ou aplasie médullaire, néphrite tubulo-interstitielle avec anurie, myocardite, rares cas d'hépatite)
– Exceptionnellement : résistance d'origine génétique (la warfarine est plus active que les autres AVK), nécroses cutanées par thromboses capillaires (si déficit en protéine C)
– **Surdosage** : *cf.* Prise en charge des surdosages et des accidents hémorragiques sous AVK (en début de chapitre)

Précautions d'emploi (*cf.* Interactions médicamenteuses pages précédentes)

– Bilan préalable = NFS, créatininémie, bilan hépatique, TCA, TP, groupage sanguin
– Utiliser avec prudence en cas d'insuffisance hépatique ou rénale, de foie cardiaque, d'HTA, d'antécédents ulcéreux, et prendre un avis spécialisé lors des extractions dentaires ou des interventions chirurgicales
– Surveillance biologique par l'**INR** ou *International Normalized Ratio* à effectuer après 24 à 48 heures selon l'AVK choisi, puis tous les 2 jours jusqu'à sa stabilisation à 2 contrôles successifs dans la zone thérapeutique choisie, puis 1 fois par semaine pendant 15 jours, puis 1 fois par mois, pour obtenir :
  – → **INR entre 2 et 3** *dans la plupart des indications* (maladie thrombo-embolique, IDM à la phase aiguë, fibrillation auriculaire, valvulopathies, bioprothèses cardiaques)
  – → **INR entre 3 et 4,5** *plus rarement* (embolies systémiques récidivantes, prothèses valvulaires mécaniques, en position mitrale et avec facteurs cardiaques aggravants)
  – Relais de l'héparine → continuer celle-ci durant 5 jours au minimum et jusqu'à ce que l'INR soit dans la zone choisie à 2 reprises à 24 ou 48 heures d'intervalle

Anticoagulants (VII) : Hirudines recombinantes

Bivalirudine *Liste I-Réservé aux hôpitaux-Coll*

ANGIOX	2 ou 10 fl. à 250 mg	A. Posologie ci-dessous

Contre-indications

Hypersensibilité connue aux hirudines ou aux autres composants
Saignement actif ou risque accru de saignement en raison de troubles de l'hémostase et/ou de troubles irréversibles de la coagulation
Hypertension artérielle sévère non contrôlée, endocardite bactérienne
Insuffisance rénale sévère (clairance de la créatinine < 30 ml/min)

Propriétés

– Antithrombotique (hirudine recombinante dérivée de cellules de levure = polypeptide proche de l'hirudine produite par la sangsue *Hirudo medicinalis*), agissant comme un inhibiteur spécifique de la thrombine en masquant l'accès à son site actif
– Élimination par voie urinaire, demi-vie d'élimination de 15 à 40 minutes, allongée en cas d'insuffisance rénale (1 à 3,5 heures si clairance de la créatinine < 30 ml/min)

Indications et posologie

– Anticoagulant chez les patients subissant une intervention coronaire percutanée (bolus IV de 0,75 mg/kg suivi immédiatement d'une perfusion IV de 1,75 mg/kg/h pendant au moins la durée de l'intervention et jusqu'à 4 heures après si besoin)
– Traitement d'un angor instable/infarctus du myocarde sans sus-décalage ST (AI/IDM ST–) devant bénéficier d'une intervention urgente ou précoce

Effets indésirables

– *Rares (< 1 %)* : saignement au site de ponction (0,8 %), saignements à d'autres sites, céphalées, nausées, vomissements, dyspnée, hypotension, angor, bradycardie, tachycardie ventriculaire, dorsalgies, éruption cutanée, anémie, thrombopénie
– *Très rares (< 0,1 ‰)* : réactions anaphylactiques, thromboses
– **Surdosage** : pas d'antidote → arrêt immédiat et surveillance clinique (l'effet disparaît rapidement car la demi-vie d'élimination est de 15 à 40 minutes)

Précautions d'emploi

– Les patients *préalablement traités par hirudines* doivent être considérés comme des sujets à risque de choc anaphylactique (plusieurs cas d'évolution fatale)
– Surveillance par le TCA effectué 5 minutes après le bolus IV → injecter un second bolus IV de 0,3 mg/kg si TCA < 225 secondes (avec nouveau TCA 5 minutes après)
– L'introducteur artériel pourra être retiré 2 heures après l'arrêt de la perfusion sans nouveau contrôle du TCA
– Insuffisance rénale modérée (clairance de la créatinine = 30-59 ml/min) : réduire la vitesse de perfusion à 1,4 mg/kg/h
– Insuffisance hépatique : aucune adaptation posologique n'est nécessaire

Interactions médicamenteuses

– Utilisation possible 30 minutes après l'arrêt de l'héparine non fractionnée par voie IV ou 8 heures après l'arrêt d'une héparine de bas poids moléculaire par voie SC
– *Incompatibilité physico-chimique* en perfusion entre bivalirudine et alteplase

Anticoagulants (VIII) : Inhibiteur direct de la thrombine (I) injectable

Argatroban *Liste I-Prescription hospitalière*

ARGANOVA	1 ou 6 fl. 2,5 ml 1 ml = 100 mg	A. en perfusion continue : 2 µg/kg/min (1)

1. Le suivi du traitement se fait par la surveillance du TCA (contrôlé à la 2e heure puis au moins 1 fois/jour) qui doit être compris entre 1,5 et 3 fois la valeur initiale, sans dépasser 100 secondes. Dose maximale recommandée : 10 µg/kg/minute et durée maximale de traitement de 14 jours.

Contre-indications

Hypersensibilité au produit ou à un excipient
Hémorragie non contrôlée, insuffisance hépatique sévère

Propriétés

- Dérivé de la L-arginine, inhibiteur direct de la thrombine par liaison réversible et inhibiteur de la formation de la fibrine, de l'activation des facteurs V, VIII et XIII, de l'activation de la protéine C et de l'agrégation plaquettaire
- Distribution dans le liquide extracellulaire (391 ml/kg), liaison à 54 % aux protéines plasmatiques et métabolisation hépatique par le cytochrome P450, l'effet anticoagulant atteint un état d'équilibre dans les 1 à 3 heures ; demi-vie d'élimination de 52 minutes

Indications

- Anticoagulation chez les adultes ayant une thrombopénie induite par l'héparine de type II, nécessitant un traitement antithrombotique par voie orale

Effets indésirables

- *Risque hémorragique* : événements mineurs (39 %) et majeurs (5,5 %)
- Fréquents (1 à 10 %) : nausées, anémie, purpura, thrombose veineuse
- Rares (< 1 %) : infections, anorexie, céphalées, vertiges, confusion, troubles visuels, surdité, troubles du rythme cardiaque, troubles digestifs, éruptions, leucopénie, thrombopénie, hypoglycémie, hyponatrémie, hypertransaminasémie, hyperbilirubinémie, insuffisance rénale

Précautions d'emploi

- Tout traitement anticoagulant par voie parentérale doit être préalablement interrompu avec détermination initiale du TCA
- Prudence dans les états pathologiques comportant un risque hémorragique accru : HTA sévère, rétinopathie diabétique, ponction lombaire, rachianesthésie, intervention chirurgicale majeure, troubles de l'hémostase, lésions gastro-intestinales
- Surveillance particulière, clinique et biologique, en raison du risque hémorragique. Il n'y a pas d'antidote spécifique disponible. Après arrêt de la perfusion, normalisation du TCA en 2 à 4 heures
- Prudence en cas de pathologie hépatique : réduire la posologie initiale
- Grossesse : ne doit être prescrit qu'en cas de nécessité absolue. Allaitement déconseillé
- L'utilisation concomitante d'antiagrégants plaquettaires, d'agents thrombolytiques ou d'autres anticoagulants peut augmenter le risque hémorragique

Anticoagulants (IX) :
Inhibiteur direct de la thrombine (II) par voie orale

Dabigatran *Liste I-Remboursement 65 %-Coll*

PRADAXA	10 ou 30 ou 60 gél. 75 mg 10 ou 30 ou 60 gél. 110 mg 60 gél. 150 mg	*Traitement préventif* *– des thromboses veineuses* (1) : 220 mg/jour en 1 prise *– des embolies artérielles* (2) : 300 mg/jour en 2 prises

1. *Prévention des thromboses veineuses* : le 1er jour 110 mg à débuter 1 à 4 heures après l'intervention si hémostase correcte. Si début du traitement 24 heures après l'intervention, commencer à 220 mg/jour. Durée du traitement adaptée en fonction du risque individuel et de l'intervention : 10 jours pour la prothèse du genou, 28 à 35 jours pour la prothèse de la hanche.
– Pour les patients présentant une insuffisance rénale modérée (clcr = 30 à 50 ml/min), les patients traités de façon concomitante par vérapamil, amiodarone ou quinine, et les patients ≥ 75 ans, la dose recommandée est de 150 mg/jour en une prise.
2. *Prévention des embolies artérielles systémiques* associées à la fibrillation atriale non valvulaire : 150 mg x 2 fois/jour. Réduire à 110 mg x 2 fois/jour si âge > 80 ans ou traitement de vérapamil.
– Chez les patients ≥ 75 ans, les patients présentant une insuffisance rénale modérée, les patients présentant une gastrite, une œsophagite, un reflux gastro-œsophagien ou un risque augmenté de saignement, la posologie de 300 mg/jour ou de 220 mg/jour doit être choisie en fonction de l'évaluation individuelle du rapport bénéfice/risque.

Contre-indications

Hypersensibilité au produit
Saignement évolutif ou risque de saignement grave
(ulcération gastro-intestinale, néoplasie maligne à risque hémorragique,
lésion cérébrale ou rachidienne, varices œsophagiennes,
malformations artérielles ou veineuses)
Trouble de l'hémostase, atteinte hépatique grave
Insuffisance rénale sévère (clairance < 30 ml/min)
Traitement avec les inhibiteurs de la glycoprotéine P, dronédarone
Grossesse et allaitement

Propriétés

- Prodrogue inactive transformée par hydrolyse en dabigatran, inhibiteur direct, puissant et réversible de la thrombine et de l'agrégation plaquettaire induite par la thrombine
- Biodisponibilité très faible (3 à 7 %) d'où une forte variabilité d'exposition intersujet, pic plasmatique entre 1 et 2 heures après la prise, mais retardé à 6 heures environ après une prise post-opératoire, liaison faible aux protéines plasmatiques (35 %), conjugaison aux dérivés actifs, élimination urinaire avec une demi-vie de 12 à 14 heures

Indications

- Prévention primaire des événements thrombo-emboliques veineux après une intervention chirurgicale programmée pour prothèse totale de hanche ou du genou
- Prévention de l'accident vasculaire cérébral et de l'embolie systémique chez les adultes en fibrillation atriale non valvulaire avec facteurs de risque : antécédent d'AVC, d'AIT ou d'embolie systémique ; FEVG < 40 % ; insuffisance cardiaque NYHA ≥ 2 ; âge ≥ 75 ans ou dès 65 ans en cas de diabète, de coronaropathie ou d'HTA concomitants
- ***NB*** *: ne doit pas être utilisé chez les patients porteurs d'une prothèse valvulaire*

Effets indésirables

- Risque hémorragique d'environ 15 % en post-opératoire et chez les patients traités pour FA (hémorragies majeures 1 à 3 %). Il n'existe aucun antidote au dabigatran → arrêt du traitement et recherche de l'origine du saignement
- Fréquents (1 à 10 %) : anémie, douleurs abdominales, diarrhée, nausées
- Rares (< 1 %) : rash, prurit, hypersensibilité, thrombopénie, hypertransaminasémie
- Sur-risque coronarien (RR : 33 %), possiblement lié à des phénomènes inflammatoires

Précautions d'emploi

- Il n'est pas nécessaire de surveiller les paramètres de coagulation pendant le traitement
- Il n'est pas nécessaire d'ajuster la posologie en fonction du poids, du sexe ou en cas d'insuffisance hépatique modérée. Cependant l'expérience clinique chez les patients < 50 kg ou > 110 kg reste très limitée. Si âge ≥ 80 ans : 110 mg × 2 fois/jour
- Utiliser avec prudence chez l'insuffisant rénal modéré (clairance entre 30 et 50 ml/min)
- Utilisation non recommandée : transaminases > 2 N, utilisation postopératoire prolongée de cathéters péridurаux et chez l'enfant ou l'adolescent
- Si passage à un anticoagulant parentéral, attendre 24 heures pour la 1re administration
- Si passage d'un anticoagulant par voie parentérale à dabigatran, ce dernier doit être administré 0 à 2 heures avant l'heure prévue d'administration de l'autre traitement
- En cas de dose oubliée, poursuivre le traitement à la dose quotidienne habituelle, sans rattrapage
- ***Associations déconseillées*** : AINS, aspirine (sur-risque hémorragique)
- Associations aux inhibiteurs de la glycoprotéine P (amiodarone, vérapamil, clarithromycine, quinidine…) → réduction posologique à 150 mg/jour en une prise

Anticoagulants (X) :
Inhibiteurs sélectifs du facteur Xa (I) par voie injectable

Fondaparinux *Liste I-65 %-Coll*

ARIXTRA	2 ou 7 ou 10 seringues préremplies de 2,5 mg/0,5 ml	*Traitement préventif* (1) et (2) en SC : 2,5 mg x 1 fois/24 h *Traitement curatif de la thrombose veineuse superficielle* (3) en SC : 2,5 mg x 1 fois/24 h
ARIXTRA	2 seringues préremplies – de 5 mg/0,4 ml – de 7,5 mg/0,6 ml – de 10 mg/0,8 ml	*Traitement curatif* (4) en SC : < 50 kg : 5 mg x 1 fois/24 h > 50 kg : 7,5 mg x 1 fois/24 h > 100 kg : 10 mg x 1 fois/24 h *Syndrome coronarien aigu non ST sus à risque intermédiaire ou faible* : 2,5 mg SC x 1 fois/24 h

1. *Traitement préventif de la maladie thrombo-embolique* : administrer la dose initiale *6 heures après la fin de l'intervention chirurgicale*, après vérification de l'absence de saignement actif, le traitement étant poursuivi 5 à 9 jours (et jusqu'à 24 jours dans les fractures de hanche).
2. *Traitement préventif de la maladie thrombo-embolique* : chez les patients dont la clairance de la créatinine est comprise entre 20 et 50 ml/min, la posologie devra être réduite à 1,5 mg (0,3 ml) une fois par jour (avis de la Commission de la transparence : démonstration insuffisante).
3. *Traitement curatif de la thrombose veineuse superficielle* : le diagnostic doit être confirmé par une échographie qui montre une thrombose d'au moins 5 cm située à 3 cm au moins de la jonction saphéno-fémorale et l'absence de thrombose veineuse profonde associée. Le traitement sera poursuivi de 30 à 45 jours.
4. *Traitement curatif de la maladie thrombo-embolique* : le traitement sera poursuivi pendant au moins 5 jours et jusqu'à ce que la posologie adéquate du traitement anticoagulant oral institué en relais soit atteinte (INR compris entre 2 et 3 durant 24 à 48 heures). Ce traitement anticoagulant oral doit être initié dès que possible et généralement dans les 72 heures, la durée du traitement par fondaparinux étant de 7 jours dans les études cliniques, l'expérience clinique au-delà de 10 jours étant limitée.

Contre-indications
Hypersensibilité connue au fondaparinux ou à l'un des excipients Saignement évolutif cliniquement significatif, endocardite bactérienne aiguë Insuffisance rénale sévère (clairance de la créatinine < 30 ml/min)

Propriétés

- Pentasaccharide de synthèse représentant la plus petite séquence polysaccharidique de l'héparine capable d'inhiber sélectivement le facteur Xa en se liant uniquement à l'antithrombine III, n'inhibant pas la thrombine (facteur IIa) contrairement à l'héparine, ayant un rapport bénéfice/risque comparable à celui des HBPM mais ne se liant pas au facteur 4 plaquettaire, et sans aucune interaction avec le cytochrome P 450
- Pic plasmatique en 2 heures après injection SC, état d'équilibre obtenu en 3 à 4 jours, demi-vie d'élimination de 17 heures à 21 heures, élimination urinaire sous forme inchangée sans métabolisation, passage transplacentaire et dans le lait maternel

Indications

- *Traitement préventif* des évènements thrombo-emboliques veineux en chirurgie orthopédique majeure du membre inférieur (telle que fracture de hanche, prothèse de hanche ou chirurgie majeure du genou), en chirurgie abdominale chez des patients à haut risque (cancers) et chez les patients jugés à haut risque alités pour une affection médicale aiguë (telle que insuffisance cardiaque et/ou trouble respiratoire aigu et/ou maladies infectieuses ou inflammatoires aiguës)
- *Traitement curatif* des thromboses veineuses profondes aiguës et/ou des embolies pulmonaires aiguës (à l'exclusion des patients hémodynamiquement instables ou des patients nécessitant une thrombolyse ou une embolectomie pulmonaire)
- Syndrome coronarien aigu non ST sus à risque intermédiaire ou faible
- Traitement curatif de la thrombose veineuse superficielle spontanée aiguë symptomatique des membres inférieurs de l'adulte sans thrombose veineuse profonde associée

Effets indésirables

- *Fréquents (≥ 1 % et < 10 %)* : saignement (post-opératoire, digestif urinaire, pulmonaire, hématome), anémie, thrombocytopénie, purpura, anomalies du bilan hépatique
- *Rares (< 1 %)* : vertiges, étourdissements, céphalées, hypotension, nausées, vomissements, douleurs abdominales, dyspepsie, gastrite, constipation, diarrhée, rashs cutanés, prurit, thrombocytémie, réactions au point d'injection, fièvre, œdème périphérique, suintement de la cicatrice, hémorragies (parfois graves et responsables de décès)
- **Surdosage** : risque de saignement accru nécessitant l'arrêt et un traitement approprié (hémostase chirurgicale, transfusion de sang ou plasma, plasmaphérèse)

Précautions d'emploi

- Insuffisance hépatique : aucune adaptation posologique n'est nécessaire
- Utiliser avec prudence chez les sujets âgés ou de moins de 50 kg ou présentant une insuffisance rénale modérée (clairance de la créatinine < 50 ml/min), et en cas de troubles congénitaux ou acquis de la coagulation (par exemple plaquettes < 55 000/µl), maladie ulcéreuse gastro-intestinale en poussée, hémorragie intracrânienne récente ou suites récentes d'intervention chirurgicale cérébrale, rachidienne ou ophtalmique
- Grossesse et allaitement : utilisation non recommandée sauf nécessité absolue

Interactions médicamenteuses

- ***Associations contre-indiquées*** : injections intramusculaires, ponctions et injections intra-articulaires ou intra-artérielles, infiltrations sympathiques, autres anticoagulants
- ***Associations déconseillées*** : AINS, aspirine et salicylés, clopidogrel, ticlopidine
- *Associations à utiliser avec précaution* : AVK, corticoïdes, dextran, thrombolytiques

Anticoagulants (XI) : Inhibiteurs sélectifs du facteur Xa (II) par voie orale

Rivaroxaban *Liste I-Remboursement 65 %-Coll*

XARELTO 10	5 ou 10 ou 30 cp. 10 mg	*Prévention en chirurgie :* A. 10 mg/jour (1) et (2)
XARELTO 15 XARELTO 20	14 ou 28 ou 42 cp. 15 mg 14 ou 28 cp. 20 mg	*Fibrillation auriculaire* (3) *Traitement curatif de la maladie thrombo-embolique veineuse* (4) A. Posologies ci-dessous

1. À débuter 6 à 10 heures après l'intervention chirurgicale à condition qu'une hémostase ait pu être obtenue.
2. Durée du traitement adaptée en fonction du risque individuel, mais aussi de l'intervention :
   - 2 semaines pour la prothèse totale du genou.
   - 5 semaines pour la prothèse totale de la hanche.
3. Prévention des AVC et des embolies systémiques : 20 mg/jour en 1 prise ; réduction à 15 mg/jour si clairance de la créatinine < 50 ml/min.
4. Traitement curatif de la maladie thrombo-embolique veineuse et prévention des récidives : traitement initial de 15 mg matin et soir de J1 à J21, puis de 20 mg/jour en 1 seule prise à partir de J22.
   - *Relais des AVK par rivaroxaban* : le traitement par AVK doit être interrompu puis le rivaroxaban doit être pris dès que l'INR est ≤ 2,5. La surveillance des INR doit alors être interrompue (le rivaroxaban peut élever les valeurs de l'INR mais cet indice ne convient pas pour mesurer l'activité anticoagulante du produit).
   - *Relais de rivaroxaban par un AVK* : l'AVK n'étant pas immédiatement efficace, une administration conjointe devra être maintenue jusqu'à ce que l'INR (mesuré 24 heures après la prise de rivaroxaban) soit ≥ 2.
   - *Relais de rivaroxaban par un anticoagulant parentéral* : la première dose d'anticoagulant parentéral doit être administrée à l'heure à laquelle la dose suivante de rivaroxaban aurait due être prise.
   - *Relais d'un anticoagulant parentéral par rivaroxaban* : si anticoagulant IV, la première prise est effectuée à l'arrêt du traitement IV ; si anticoagulant SC, la première prise est effectuée 0 à 2 heures avant l'heure prévue de l'injection.

NB : les xabans et le dabigatran n'ont pas d'avantage clinique démontré par rapport aux AVK en prévention des AVC et des embolies systémiques associées à la fibrillation auriculaire. Il est non inférieur à la warfarine et son risque hémorragique semble similaire.
Ces traitements n'ont pas à être prescrits chez un sujet déjà équilibré par un traitement par AVK, mais constituent un recours en cas de difficulté à maintenir un tel traitement dans la fourchette thérapeutique correcte, en respectant les recommandations suivantes :
- **Évaluer le risque hémorragique avant toute décision de prescription** : fonction rénale, âge, situation clinique, poids corporel, comorbidités, interactions médicamenteuses (rappel : il n'existe pas d'andidote au rivaroxaban).
- **Surveiller attentivement la survenue d'événements indésirables, particulièrement dans les situations suivantes** : relais d'un traitement par AVK, association à un médicament antiplaquettaire, comorbidités, polymédications.
- **Évaluer la fonction rénale au moins une fois par an et plus fréquemment dans certaines situations à risque** : sujet âgé, interactions médicamenteuses, etc.

Contre-indications
Hypersensibilité à la substance active ou à l'un des excipients
Saignement évolutif cliniquement significatif
Atteinte hépatique associée à une coagulopathie et à un risque de saignement cliniquement significatif
Cirrhose Child Pugh classe B ou C
Insuffisance rénale sévère (clcr < 15 ml/min)
Grossesse et allaitement

Propriétés

- Inhibiteur direct, compétitif, réversible et spécifique du facteur X activé (action sur le FXa libre, le FXa engagé dans le complexe prothrombinase et sur le FXa au sein du caillot) sans effet inhibiteur direct sur la thrombine ; il provoque un allongement (dose-dépendant) du TQ et du TCA (qu'il n'est pas utile de contrôler)
- Biodisponibilité de 80 à 100 % (pic plasmatique 2 à 4 heures après la prise de 10 mg), demi-vie de 5 à 13 heures, élimination majoritairement rénale (66 %)

Indications

- *Comprimés à 10 mg* : prévention des événements thrombo-emboliques veineux chez les patients adultes bénéficiant d'une intervention chirurgicale programmée pour prothèse totale de la hanche ou du genou
- *Comprimés à 15 et 20 mg* :
  - Prévention des accidents vasculaires cérébraux (AVC) et des embolies systémiques chez les patients adultes atteints de fibrillation atriale non valvulaire et présentant un ou plusieurs facteurs de risque, tels qu'insuffisance cardiaque congestive, hypertension artérielle, âge ≥ 75 ans, diabète, antécédent d'AVC ou d'AIT
  - Traitement curatif des thromboses veineuses profondes (TVP) et prévention des récidives sous forme de TVP et d'embolie pulmonaire suite à une TVP aiguë de l'adulte

Effets indésirables

- Fréquents (1 à 10 %) : dyspepsie, nausées, diarrhée, constipation, céphalées, vertiges, hypotension, tachycardie, prurit, épistaxis, hémorragie conjonctivale, hématomes, hémorragie au site de la cicatrice, hémorragie digestive, hémorragie uro-génitale, anémie, hypertransaminasémie
- Rares (< 1 %) : réactions allergiques, sécheresse buccale, insuffisance rénale, élévation des phosphatases alcalines et/ou de la bilirubine, thombocytémie, hémorragie grave
- ***NB*** : il n'existe pas actuellement d'antidote spécifique, en cas d'hémorragie grave, l'administration de facteur VIIa recombinant, de PPSB ou de plasma frais congelé pourra être envisagée

Précautions d'emploi et interactions médicamenteuses

- *Il n'est pas nécessaire de surveiller les paramètres de coagulation pendant le traitement*
- Il n'est pas nécessaire d'ajuster la posologie en fonction du poids, du sexe, de l'âge ou en cas d'insuffisance rénale avec clairance > 50 ml/min
- Clairance entre 15 et 50 ml/min : la dose est de 15 à 20 mg/jour selon le risque hémorragique (après 15 mg matin et soir durant les 3 premières semaines si TVP et/ou EP)
- En cas d'oubli reprendre un comprimé dès que possible (pas deux en compensation)
- Utiliser avec prudence chez le cirrhotique avec insuffisance hépatique modérée
- *Porteurs de valves artificielles* : la sécurité et l'efficacité n'ayant pas été étudiées, l'utilisation du rivaroxaban n'est pas recommandée
- ***Associations déconseillées*** : inhibiteurs du CYP 3A4 et de la P-gp (amiodarone, clarithromycine, vérapamil, quinidine...), antifongiques azolés et inhibiteurs de la protéase du VIH en particulier

Anticoagulants (XII) : Inhibiteurs sélectifs du facteur Xa (III) par voie orale

Apixaban *Liste I-65 %-Coll*

ELIQUIS	10 ou 20 ou 60 cp. 2,5 mg	*Traitement préventif des thromboses veineuses* : 2,5 mg x 2 fois/jour (1) *des embolies artérielles (FA)* : 5 mg x 2 fois/jour au long cours (2)

1. *Prévention des thromboses veineuses* : la première dose doit être prise 12 à 24 heures après l'intervention chirurgicale.
   - Chez les patients bénéficiant d'une chirurgie pour prothèse totale de hanche, la durée de traitement recommandée est de 32 à 38 jours.
   - Chez les patients bénéficiant d'une chirurgie pour prothèse totale de genou, la durée de traitement recommandée est de 10 à 14 jours.
   - Il n'y a pas d'ajustement posologique selon le poids, l'âge ou le sexe.
2. *Prévention des embolies artérielles sur FA* : chez les patients présentant au moins deux facteurs de risque hémorragique (âge ≥ 80 ans, poids ≤ 60 kg, créatininémie ≥ 133 µmol/l), la dose doit être réduite à 2,5 mg x 2 fois/jour.

NB : les xabans et le dabigatran n'ont pas d'avantage clinique démontré par rapport aux AVK en prévention des AVC et des embolies systémiques associées à la fibrillation auriculaire. Il est non inférieur à la warfarine et son risque hémorragique semble similaire.
Ces traitements n'ont pas à être prescrits chez un sujet déjà équilibré par un traitement par AVK, mais constituent un recours en cas de difficulté à maintenir un tel traitement dans la fourchette thérapeutique correcte, en respectant les recommandations suivantes :
- **Évaluer le risque hémorragique avant toute décision de prescription** : fonction rénale, âge, situation clinique, poids corporel, comorbidités, interactions médicamenteuses (rappel : il n'existe pas d'andidote au rivaroxaban).
- **Surveiller attentivement la survenue d'événements indésirables, particulièrement dans les situations suivantes** : relais d'un traitement par AVK, association à un médicament antiplaquettaire, comorbidités, polymédications.
- **Évaluer la fonction rénale au moins une fois par an et plus fréquemment dans certaines situations à risque** : sujet âgé, interactions médicamenteuses, etc.

Contre-indications
Hypersensibilité à la substance active ou à un excipient
Saignement évolutif cliniquement significatif
Hépatopathie avec coagulopathie
Lésions comportant un risque d'hémorragie majeure
Grossesse et allaitement

Propriétés

- Inhibiteur direct, sélectif et réversible du facteur X activé qui prévient la formation de thrombine et le développement du caillot. Il provoque un allongement du temps de prothrombine (TQ) et du temps de céphaline activé (TCA) mais ces mesures ne sont pas recommandées pour évaluer l'effet thérapeutique
- Biodisponibilité de 50 % environ (pic plasmatique : 3 à 4 heures), liaison aux protéines de 87 %, métabolisation limitée, demi-vie d'environ 12 heures, élimination majoritaire dans les selles sous forme inchangée

Indications

- Prévention des événements thrombo-emboliques veineux chez les patients adultes ayant bénéficié d'une chirurgie programmée pour prothèse totale de hanche ou de genou
- Prévention de l'accident vasculaire cérébral et de l'embolie systémique chez les patients adultes en fibrillation atriale (FA) non valvulaire et présentant un ou plusieurs facteurs de risque : antécédents d'AVC ou d'AIT ; âge ≥ 75 ans ; hypertension artérielle ; diabète ; insuffisance cardiaque NYHA ≥ 2

Effets indésirables

- Fréquents (1 à 10 %) : anémie, saignement aux points de ponction et au site d'intervention, hématomes, nausées
- Rares (< 1 %) : hypotension, hémorragies diverses, thrombopénie, perturbations des tests hépatiques
- ***NB*** : il n'existe pas actuellement d'antidote spécifique, en cas d'hémorragie grave, l'administration du facteur VIIa recombinant ou de plasma frais congelé pourra être envisagée

Précautions d'emploi et interactions médicamenteuses

- En cas d'oubli d'une dose, le patient doit prendre immédiatement le comprimé oublié et poursuivre son traitement avec 2 prises par jour, comme auparavant
- Le passage d'anticoagulants par voie parentérale à l'apixaban (et vice versa) peut se faire à l'heure prévue de la dose suivante
- Insuffisance rénale : non recommandé si clairance de créatinine < 15 ml/min
- Insuffisance hépatique sévère ; traitement non recommandé. À utiliser avec précaution en cas de cytolyse hépatique
- Médicament contre-indiqué en cas de ponction lombaire ou d'anesthésie péridurale. En cas de pose d'un cathéter péridural, apixaban ne doit pas être administré au moins 5 heures après son retrait
- ***Associations déconseillées*** : inhibiteurs du CYP 3A4 et de la P-gp (augmentation d'activité) : antifongiques azolés (kétoconazole, itraconazole, voriconazole), inhibiteurs de la protéase du VIH ; diltiazem, naproxène ; inducteurs du CYP 3A4 et de la P-sp (réduction d'activité) : rifampicine, antiépileptiques, millepertuis ; AINS et antiagrégants (augmentation du risque de saignement)

Hémostatiques généraux (I) : Antifibrinolytiques

Antidotes des thrombolytiques : acide tranexamique[G] *Liste I-30 %-Coll*

EXACYL SPOTOF	20 cp. 500 mg 5 amp. buv. 10 ml = 1 g	En 2 à 3 prises orales (1) : A. 2 à 4 g/jour E. 20 mg/kg/jour
EXACYL Injectable	5 amp. 5 ml = 500 mg	Traitement d'urgence par voie IV lente stricte (1) : 0,5 à 1,5 g x 2 à 3 fois/jour

1. Réduire la posologie en cas d'insuffisance rénale : 20 mg/kg/24 h en 2 fois si la créatininémie est entre 120 et 250 µmol/l, 10 mg/kg/24 h en 1 fois si elle est entre 250 et 500 µmol/l, et 10 mg/kg toutes les 48 heures si elle est supérieure à 500 µmol/l.

Contre-indications
Antécédents de thrombose artérielle ou veineuse ou de convulsions
Manifestations ou risques thrombo-emboliques, CIVD
Insuffisance rénale sévère, hématuries macroscopiques

Propriétés
– Acide aminé inhibiteur de la fibrinolyse, inhibant l'activation du plasminogène et à un moindre degré la plasmine
– Absorption rapide (30-50 %), élimination sous forme inchangée par voie urinaire (90 % en 12 heures), passage transplacentaire et dans le lait maternel

Indications
– Syndromes hémorragiques fibrinolytiques primitifs
– Correction des accidents hémorragiques au cours de traitements fibrinolytiques
– Prévention des hémorragies après extraction dentaire ou après interventions oto-rhino-laryngologiques, notamment chez l'hémophile
– Accidents hémorragiques entretenus par une fibrinolyse locale, notamment dans les méno-métrorragies, hémorragies digestives, hématuries d'origine basse, hémorragies au décours des interventions chirurgicales prostatiques, urologiques, stomatologiques, oto-rhino-laryngologiques (amygdalectomies, adénoïdectomies), etc.
– Hors AMM : œdème angioneurotique héréditaire

Effets indésirables
– Lipothymie (en cas d'injection IV trop rapide)
– Nausées, vomissements, vertiges, diarrhée
– Risque thrombo-embolique accru (x 3) (thrombose veineuse profonde, embolie pulmonaire, thrombose cérébrale ou rétinienne), convulsions, réactions allergiques (urticaire, angiœdème, choc anaphylactique)

Précautions d'emploi
– Ne pas utiliser dans les hématuries macroscopiques (risques de caillotage massif)
– Ne pas utiliser en traitement prolongé ou à doses suprathérapeutiques
– Diminuer la posologie en cas d'insuffisance rénale (accumulation)
– Grossesse et allaitement : utilisation déconseillée (innocuité non établie)

Hémostatiques généraux (II) : Vitamine K ou Phytoménadione

Vitamine K ou Phytoménadione *Remboursement 65 %-Coll*

VITAMINE K1 Roche (1) Délai d'action = 1 à 2 heures par voie **IV**, 4 à 8 heures par voie **IM**, 12 heures *per os* Durée d'action = qqs jours	– 5 amp. à 2 mg/0,2 ml avec 5 pipettes graduées à 1 mg et 2 mg (solution pour nourrisson) – 3 amp. à 10 mg/1 ml	*Prévention de la maladie hémorragique néo-natale :* Administrer 2 mg *per os* à la naissance, puis entre le 2e et le 7e jour (2) *Hypovitaminoses K* (3) *:* A. 1 à 20 mg en 1 prise E. 1 à 10 mg en 1 prise 5 à 20 mg par voie **IM** (ou **IV** lente si hémorragie ou sujets sous AVK)

1. Solution injectable ne contenant pas de crémophor EL, pouvant être dissoute dans les solutés aqueux salés ou glucosés isotoniques pour perfusion intraveineuse.
2. *En cas d'allaitement maternel prédominant*, poursuivre cette prévention par l'administration hebdomadaire de 2 à 5 mg pendant la durée de l'allaitement.
3. Une administration unique est généralement suffisante dans le traitement des hypovitaminoses K.

Contre-indications

Hypersensibilité connue au produit (exceptionnelle)

Propriétés

- Facteur vitaminique intervenant comme co-enzyme dans l'activation hépatique des précurseurs inactifs des facteurs du complexe prothrombique (facteurs II, VII, IX et X)
- Absorption complète (en présence de sels biliaires), concentration hépatique, biotransformations mal connues, élimination sous forme inactive par voie biliaire et urinaire

Indications

- Traitement et prévention des hémorragies dues à une carence en vitamine K
- Prophylaxie de la maladie hémorragique du nouveau-né (prématuré, enfant nourri au sein ou né de mère traitée par AVK ou antiépileptiques ou antituberculeux ou antibiotiques à large spectre ou cholestyramine)
- Malabsorption digestive (obstruction ou fistule biliaire, hépatite cholestatique)
- Atrésie des voies bilaires du nourrisson
- Carences d'origine iatrogène (AVK*, antibiotiques à large spectre, phénytoïne, salicylés à forte dose), alimentation parentérale totale
- Intoxications par les raticides contenant des antivitamines K (50 mg à répéter)

Effets indésirables et précautions d'emploi

- Par voie IM : risque d'hématome si hypoprothrombinémie (utiliser alors la voie IV)
- Réaction anaphylactique
- Sujets sous AVK : éviter les doses trop fortes de vitamine K, entraînant ensuite une résistance prolongée aux AVK

* *Cf.* Hémorragies en cours de traitement par AVK.

Hémostatiques généraux (III) : Protamine

Protamine *Remboursement 65 %-Coll*

PROTAMINE Sulfate de protamine Délai d'action = 1 minute Durée d'action = 2 heures	10 fl. multidoses de 10 ml à 1 000 UAH/ml	Injection **IV** très lente (sans dépasser un débit maximal de 5 ml en 10 minutes) : posologie ci-dessous

Propriétés

– Antidote de l'héparine d'action pratiquement immédiate par voie IV (libération des complexes héparine-antithrombine III et formation de complexes héparine-protamine)

Indications et posologie

– Hémorragies sévères par surdosage en héparine : 100 UAH (unités anti-héparine) par voie IV lente neutralisent 100 UI d'héparine standard ou 50 à 60% d' anti-Xa d'HBPM, la dose utile étant adaptée à l'héparinémie.

Effets indésirables

– Injection trop rapide : hypotension transitoire avec bradycardie, flush, dyspnée
– **Surdosage** : persistance de l'hémorragie (effet anticoagulant propre de la protamine)

Hémostatiques généraux (IV) : Etamsylate

Etamsylate *Non remboursé-Coll*

DICYNONE	20 cp. 500 mg (contenant des sulfites)	En 3 prises orales : A. 1 500 mg/jour E. 750 mg/jour
DICYNONE Injectable	6 amp. 2 ml = 250 mg (contenant des sulfites)	Chez l'adulte : par voie **IV** ou en **IM** : 500 à 2 000 mg/jour Chez l'enfant : par voie locale (application locale, en tamponnant, ou buvable)

Contre-indications
Hypersensibilité au produit ou à l'excipient (sulfites)

Propriétés
– Hémostatique augmentant l'adhésivité plaquettaire et la résistance capillaire

Indications
– Proposé comme hémostatique dans les hémorragies gynécologiques, gingivo-dentaires et nasales, les hémorragies capillaires iatrogènes (anticoagulants, anti-inflammatoires) et per-opératoires (ORL, gynécologie, ophtalmologie)
– Proposé dans les purpuras, ecchymoses, hématomes spontanés, insuffisances veineuses, troubles de la circulation rétinienne ou choroïdienne

Effets indésirables
– Nausées, céphalées, éruptions cutanées, fièvre, possibilité de choc anaphylactique lié aux sulfites de l'excipient

Précautions d'emploi
– Grossesse et allaitement : utilisation déconseillée (absence de données)

Hémostatiques généraux (V) :
Facteur VIII ou Facteur antihémophilique A

Facteur VIII recombinant ou Octocog alfa *Liste I-Réservé aux hôpitaux-Coll*

ADVATE HELIXATE KOGENATE REFACTO AF *Conserver de + 2 °C à + 8 °C*	Fl. 250 UI, 500 UI, 1 000 UI ou 2 000 UI (avec solvant et nécessaire d'injection à usage unique) Seringues préremplies 500 UI, 1 000 UI, 2 000 UI ou 3 000 UI	Injection IV lente en 1 fois sans dépasser 2 ml/min : Posologie ci-dessous (1)

Facteur VIII humain THP *Liste I-Réservé aux hôpitaux-Coll*

FACTANE *Conserver de + 2 °C à + 8 °C*	Fl. 250 UI, 500 UI ou 1 000 UI (avec solvant et nécessaire d'injection à usage unique)	Injection IV lente en 1 fois sans dépasser 2 ml/min : posologie ci-dessous (1)

1. En règle générale, l'administration de 1 UI de facteur VIII par kg de poids corporel augmente son taux plasmatique d'environ 2 %, les formules suivantes permettant de calculer la dose nécessaire à l'obtention d'une réponse donnée ou la réponse à attendre d'une dose donnée :

Nombre d'UI = poids corporel (en kg) x augmentation souhaitée du taux de facteur VIII (en %) x 0,5
Augmentation du taux de facteur VIII (en %) = [nombre d'UI x 2] divisé par le poids corporel (en kg)

Valeurs minimales du taux de facteur VIII à obtenir dans les situations hémorragiques

Accident hémorragique ou acte chirurgical	Taux plasmatique nécessaire de facteur VIII (en % de la normale) et période pendant laquelle il doit être maintenu
Hémorragie mineure (hémorragie articulaire, épistaxis, hématomes)	15 à 30 % pendant au moins 1 jour (selon la gravité de l'hémorragie)
Hémorragie modérée à majeure (hémorragies musculaires ou de la cavité buccale) Interventions chirurgicales non majeures, extractions dentaires Traumatisme crânien léger	30 à 50 % pendant 2 à 4 jours ou jusqu'à cicatrisation satisfaisante
Hémorragies majeures ou menaçant le pronostic (hémorragies intra-crâniennes, intra-abdominales, intrathoraciques, gastro-intestinales) Interventions chirurgicales majeures (chirurgie cardio-vasculaire ou orthopédique) Fractures	50 à 100 % pendant 7 jours, puis 30 à 50 % pendant 4 à 7 jours supplémentaires

Contre-indications

Hypersensibilité connue aux protéines de souris ou de hamster (pour les facteurs VIII recombinants) ou à l'un des constituants des préparations

Propriétés (demi-vie ≈ 9 à 34 heures, en moyenne 16 heures)

- Les facteurs VIII recombinants (produits par des cellules de hamster infectées par un virus vecteur qui intègre dans son code génétique les gènes du facteur VIII humain) sont aussi efficaces et ne semblent pas induire plus souvent des anticorps neutralisants anti-facteur VIII que le facteur VIII humain THP, avec le grand avantage d'un risque moindre de transmission de virus humains
- Le facteur VIII humain THP est une fraction plasmatique humaine ayant subi un traitement par solvant-détergent permettant d'inactiver les virus enveloppés (VIH, VHC, VHB) mais d'efficacité limitée sur certains virus non enveloppés
- L'injection de 1 UI/kg de facteur VIII augmente son taux circulant d'environ 2 %

Indications (les facteurs VIII recombinants sont d'utilisation plus sûre)

- Traitement et prévention des hémorragies et en situation chirurgicale chez les sujets atteints d'hémophilie A (ou déficit congénital en facteur VIII) ne présentant pas d'inhibiteur dirigé contre le facteur VIII (le traitement peut être poursuivi chez les patients qui développent un inhibiteur du facteur VIII à un taux < 5 unités Bethesda si la réponse clinique persiste avec une augmentation du taux du facteur VIII)
- Peut être utilisé chez l'enfant de tout âge, y compris chez le nouveau-né

Effets indésirables

- Possibilité de développement d'anticorps neutralisants anti-facteur VIII (en particulier avec Kogenate et Helixate) pouvant compromettre l'efficacité des injections ultérieures (anticorps apparaissant dans 12,5 % des cas environ mais disparaissant spontanément dans un tiers des cas malgré la poursuite du traitement des épisodes hémorragiques)
- Possibilité de réactions allergiques très rares (non décrites lors des études avec les facteurs VIII recombinants)
- Facteur VIII humain THP : possibilité non exclue de transmission d'infections virales à virus dits “nus” ou non enveloppés (hépatite A, parvovirus, etc.)

Précautions d'emploi

- *NB* : ne contient pas de facteur von Willebrand → non indiqué chez les sujets atteints de maladie de von Willebrand
- Vacciner préalablement les hémophiles, notamment contre les hépatites A et B, en particulier en cas d'utilisation du facteur VIII humain THP
- Réaliser des tests biologiques pour détecter la présence d'un inhibiteur si les taux plasmatiques de facteur VIII ne peuvent atteindre les taux désirés ou si le saignement n'est pas maîtrisé après l'administration d'une dose adéquate
- Réaction allergique ou anaphylactique → arrêt immédiat et traitement adéquat
- Grossesse et allaitement : pas de données (rareté de la maladie chez la femme)

Hémostatiques généraux (VI) :
Facteur IX ou Facteur antihémophilique B

Facteur IX recombinant ou Nonacog alfa *Liste I-Réservé aux hôpitaux-Coll*

BENE FIX *Conserver de + 2 °C à + 8 °C*	Fl. 250 UI, 500 UI ou 1 000 UI (avec solvant et nécessaire d'injection à usage unique)	Injection IV lente en 1 fois sans dépasser 2 ml/min : posologie ci-dessous (1)

Facteur IX humain *Liste I-Réservé aux hôpitaux-Coll*

BETAFACT MONONINE *Conserver de + 2 °C à + 8 °C*	Fl. 250 UI, 500 UI ou 1 000 UI (avec solvant et nécessaire d'injection à usage unique)	Injection IV lente en 1 fois sans dépasser 2 ml/min : posologie ci-dessous (1)

1. En règle générale, l'administration de 1 UI de facteur IX par kg de poids corporel augmente son taux plasmatique d'environ 0,8 %, la formule suivante permettant de calculer la dose nécessaire à l'obtention d'une réponse donnée :

Nombre d'UI = poids corporel (en kg) x augmentation souhaitée du taux de facteur IX (en %) x 1,2

Valeurs minimales du taux de facteur IX à obtenir dans les situations hémorragiques

Accident hémorragique ou acte chirurgical	Taux plasmatique de facteur IX recommandé (en % de la normale)	Fréquence des injections
Hémorragies		
Hémarthrose précoce Hémorragie musculaire ou de la cavité buccale	20 à 40 %	Répéter les injections toutes les 24 heures
Hémarthrose étendue	30 à 60 %	Répéter les injections toutes les 24 heures
Hémorragie avec enjeu vital	60 à 100 %	Répéter les injections toutes les 8 à 24 heures
Chirurgie		
Mineure	30 à 60 %	Répéter les injections toutes les 24 heures
Majeure	80 à 100 %	Répéter les injections toutes les 8 à 24 heures

Contre-indications
Hypersensibilité connue aux protéines de souris ou de hamster (pour les facteurs IX recombinants) ou à l'un des constituants des préparations

Propriétés (demi-vie ≈ 11 à 32 heures, en moyenne 24 heures)

- Les facteurs IX recombinants (produits par des cellules de hamster infectées par un virus vecteur qui intègre dans son code génétique les gènes du facteur IX humain) sont aussi efficaces et ne semblent pas induire plus souvent des anticorps neutralisants anti-facteur IX que le facteur IX humain
- Le facteur IX humain filtré est une fraction plasmatique humaine, concentrée en facteur IX, dont les techniques de préparation (avec filtration à 15 nanomètres) permettent d'éliminer tous les virus connus, enveloppés (VIH, VHC, VHB) ou non enveloppés (hépatite A, parvovirus, etc.)
- L'injection de 1 UI/kg de facteur IX augmente son taux circulant de 0,8 %

Indications

- Traitement et prévention des hémorragies et en situation chirurgicale chez les sujets atteints d'hémophilie B ou déficit congénital en facteur IX ne présentant pas d'inhibiteur dirigé contre le facteur IX (le traitement peut être poursuivi chez les patients qui développent un inhibiteur du facteur IX à un taux < 5 unités Bethesda si la réponse clinique persiste)

Effets indésirables

- Possibilité de développement d'anticorps neutralisants anti-facteur IX pouvant compromettre l'efficacité des injections ultérieures (anticorps apparaissant chez 1 à 5 % des patients atteints d'hémophilie B sévère)
- Risque potentiel d'accidents thrombo-emboliques notamment chez les patients ayant des antécédents de maladie coronaire, d'infarctus du myocarde, de maladies hépatiques, chez les patients récemment opérés ou ayant un risque thrombo-embolique ou de CIVD, et chez les nouveau-nés
- Possibilité de réactions allergiques très rares

Précautions d'emploi

- Vacciner préalablement les hémophiles, notamment contre les hépatites A et B
- Surveillance particulière à la recherche de complications thrombo-emboliques
- Réaliser des tests biologiques pour détecter la présence d'un inhibiteur si les taux plasmatiques de facteur IX ne peuvent atteindre les taux désirés ou si le saignement n'est pas maîtrisé après l'administration d'une dose adéquate
- Réaction allergique ou anaphylactique → arrêt immédiat et traitement adéquat
- Grossesse et allaitement : innocuité non établie, notamment en raison du risque thrombo-embolique accru chez la femme enceinte

Hémostatiques généraux (VII) :
Facteur VIII spécial von Willebrand d'origine plasmatique

Facteur VIII spécial von Willebrand THP *Liste I-Réservé aux hôpitaux*

WILSTART 100 UI/ml *Conserver à moins de + 25 °C et à l'abri de la lumière*	Fl. 1 000 UI de cofacteur de la ristocétine (ou vWfRCo) + fl. 500 UI de facteur VIII + leur solvant (eau ppi)	Injection **IV** lente en 1 fois sans dépasser 4 ml/min : posologie ci-dessous

Contre-indications

Réaction allergique connue à l'un des constituants de la préparation

Propriétés (demi-vie ≈ 18 heures)

- Fraction plasmatique humaine concentrée en facteur von Willebrand (cofacteur de la ristocétine) *et contenant du facteur VIII*, ayant subi un traitement par solvant-détergent permettant d'inactiver les virus enveloppés (VIH, VHC, VHB) mais d'efficacité limitée sur certains virus non enveloppés
- L'injection de 1 UI/kg vWfRCo augmente son taux circulant de 2 %

Indications et posologie (ne pas utiliser dans l'hémophilie A)

- Traitement préventif et curatif des hémorragies dans les formes sévères de la maladie de Willebrand avec un taux de facteur VIII ≤ 20 %, quand le traitement par la desmopressine est inopérant ou contre-indiqué (il faut maintenir un taux d'activité de cofacteur de la ristocétine à 60 % et de facteur VIII à 40 %)
- Posologie : 40-80 UI/kg vWfRCo (jusqu'à 80 UI/kg vWfRCo dans les cas graves) toutes les 12 heures pendant un à plusieurs jours puis toutes les 24 heures pendant une durée variable (après 24 à 48 heures, on peut remplacer ce produit par le facteur von Willebrand, ce qui évite des taux trop élevés de facteur VIII)

Effets indésirables

- Possibilité non exclue de transmission d'infections virales à virus dits "nus" ou non enveloppés (virus de l'hépatite A, parvovirus, etc.)
- Très rares : possibilité de réactions allergiques, d'apparition d'un inhibiteur du facteur von Willebrand, risque d'accidents thrombo-emboliques (en particulier chez les patients ayant une insuffisance hépatique, un déficit en inhibiteur de la coagulation ou en enzymes fibrinolytiques)

Précautions d'emploi

- Vacciner préalablement les patients notamment contre les hépatites A et B
- Rechercher la présence d'un inhibiteur du facteur von Willebrand si les taux plasmatiques ne peuvent atteindre les taux désirés ou en l'absence de réponse clinique après plusieurs injections de doses correctes
- Réaction allergique ou anaphylactique → arrêt immédiat et traitement adéquat

Hémostatiques généraux (VIII) :
Facteur von Willebrand d'origine plasmatique

Facteur von Willebrand THP *Liste I-Réservé aux hôpitaux-Coll*

WILFACTIN 100 UI/ml *Conserver à moins de + 25 °C et à l'abri de la lumière*	Fl. 1 000 UI de cofacteur de la ristocétine (ou vWfRCo) + 10 ml d'eau ppi	Injection **IV** lente en 1 fois sans dépasser 4 ml/min : posologie ci-dessous

Contre-indications

Utilisation isolée (sans facteur VIII) pendant les 24 premières heures dans les hémorragies chez les patients ayant un déficit important en facteur VIII (≤ 20 %)
Réaction allergique connue à l'un des constituants de la préparation

Propriétés (demi-vie ≈ 18 heures)
- Fraction plasmatique humaine concentrée en facteur von Willebrand (cofacteur de la ristocétine) *mais sans facteur VIII*, ayant subi un traitement par solvant-détergent permettant d'inactiver les virus enveloppés (VIH, VHC, VHB) mais d'efficacité limitée sur certains virus non enveloppés
- L'injection de 1 UI/kg vWfRCo augmente son taux circulant de 2 % (0,02 UI/ml)

Indications et posologie
- Traitement préventif des hémorragies de la maladie de Willebrand en cas d'intervention chirurgicale ou de traumatisme sévère, quand le traitement par la desmopressine est inopérant ou contre-indiqué : 50 UI/kg vWfRCo, 30 minutes avant l'intervention
- Traitement curatif des hémorragies de la maladie de Willebrand, quand le traitement par la desmopressine est inopérant ou contre-indiqué, dans les formes avec un taux de facteur VIII > 20 %, surtout dans les hémorragies des muqueuses : 40-80 UI/kg vWfRCo puis 30-50 UI/kg toutes les 12 à 24 heures pendant 1 à plusieurs jours selon la sévérité de l'hémorragie

Effets indésirables
- Identiques à ceux de Wilstart (*cf.* page ci-contre)

Précautions d'emploi
- Maladie de Willebrand avec taux de facteur VIII ≤ 20 % : faire toujours en plus une injection initiale de 30-40 UI/kg de facteur VIII, ou utiliser pour la première injection le Wilstart (préparation qui contient en plus du facteur VIII)
- Vacciner préalablement les patients notamment contre les hépatites A et B
- Rechercher la présence d'un inhibiteur du facteur von Willebrand si les taux plasmatiques ne peuvent atteindre les taux désirés ou en l'absence de réponse clinique après plusieurs injections de doses correctes
- Réaction allergique ou anaphylactique → arrêt immédiat et traitement adéquat

Hémostatiques généraux (IX) :
Facteur VII activé recombinant

Eptacog alfa activé *Liste I-Réservé aux hôpitaux-Coll*

NOVOSEVEN (1) *Conserver de + 2 °C à + 8 °C*	Fl. 50 kUI (1 mg) Fl. 100 kUI (2 mg) Fl. 250 kUI (5 mg) Fl. 400 kUI (8 mg) (+ solvant = eau ppi)	En bolus **IV** (en 2 à 5 minutes) après reconstitution : posologie ci-contre

1. Poudre et solvant pour solution injectable.

Contre-indications
Hypersensibilité connue aux protéines de hamster ou de souris ou de bœuf

Propriétés

- Facteur VII activé recombinant (rFVIIa), obtenu par clonage dans des cellules rénales de hamster, entraînant la formation de thrombine et initiant la coagulation dans les hémophilies A ou B avec anticorps inhibiteurs
- Demi-vie ≈ 2 heures 30

Indications

- Saignements importants et prévention des hémorragies lors d'intervention chirurgicale ou de procédures invasives :
  - Chez les hémophiles A ou B ayant développé des anticorps inhibiteurs des facteurs VIII ou IX de titre > 5 unités Bethesda (UB), ou chez lesquels une forte réponse anamnestique à l'administration de facteurs VIII ou IX est prévisible
  - Chez les patients ayant une hémophilie acquise
  - Chez les patients ayant un déficit congénital en facteur VII
  - Chez les patients ayant une thrombasthénie de Glanzmann avec anticorps anti-GP IIb-IIIa et/ou anti-HLA, et avec absence de réponse aux transfusions plaquettaires

Posologie (à titre indicatif)

- Saignements importants : 90 µg/kg ou bolus IV, à renouveler toutes les 2 à 3 heures jusqu'à amélioration clinique, puis si besoin à intervalles de 4, 6, 8 puis 12 heures (un saignement important pourra être traité durant 2 à 3 semaines). Les dosages chez l'enfant sont identiques mais la clairance d'élimination est plus rapide, pouvant nécessiter des doses plus importantes
- Intervention chirurgicale : 90 µg/kg juste avant l'intervention, à renouveler après 2 heures, puis à intervalles de 2 à 3 heures pendant 24 à 48 heures (en cas d'intervention majeure, le traitement peut être poursuivi à intervalles de 2 à 4 heures durant 6 à 7 jours, puis de 6 à 8 heures durant 2 à 3 semaines)
- Déficit en F VII : 15 à 30 µg/kg toutes les 4 à 6 heures (pour le traitement préventif ou curatif)

Effets indésirables

- Systémiques mineurs (19 cas/8 000 injections) : nausées, céphalées, malaise, fièvre, variations de la TA
- Systémiques majeurs (7 cas/8 000 injections) : insuffisance rénale, ataxie, troubles cérébro-vasculaires, angor, arythmie atriale, choc circulatoire
- Réactions allergiques (7 cas/8 000 injections) : prurit, éruption cutanée → arrêt immédiat
- Risque non exclu de CIVD chez les patients souffrant d'affections sous-jacentes prédisposant à la CIVD (athérosclérose, polytraumatismes, septicémie, etc.) → recherche de CIVD et de thrombose, surtout si plus de 3 injections/24 h sont effectuées

Précautions d'emploi

- Ne pas mélanger aux solutions de perfusion ni administrer par goutte-à-goutte, mais administrer en bolus IV en 2 à 5 minutes après reconstitution par le solvant

Hémostatiques généraux (X) : Facteur XI d'origine plasmatique

Facteur XI humain *Liste I-Réservé aux hôpitaux-Coll*

HEMOLEVEN *Conserver de + 2 °C à + 8 °C*	Fl. 1 000 UI + 10 ml d'eau ppi	Injection **IV** lente en 1 fois sans dépasser 4 ml/min : posologie ci-dessous

Contre-indications
Réaction allergique connue à l'un des constituants de la préparation

Propriétés (demi-vie ≈ 30 à 60 heures, en moyenne 48 heures)
- Fraction plasmatique humaine concentrée en facteur XI, dont le mode de préparation permet d'inactiver les virus enveloppés (VIH, VHC, VHB) et non enveloppés (virus de l'hépatite A, parvovirus B19)
- L'injection de 1 UI/kg de facteur XI augmente son taux circulant de 1,5 à 2,5 %

Indications
- Prévention et traitement des hémorragies liées à un déficit congénital sévère en facteur XI

Posologie
- La posologie est calculée de façon à obtenir un taux de facteur XI de 30 à 40 %, le traitement étant renouvelable toutes les 48 heures en raison de la longue demi-vie, sans dépasser une dose de 30 UI/kg (risque de CIVD et/ou d'accident thrombo-embolique à doses élevées)
- Les formules suivantes permettent de calculer la dose nécessaire à l'obtention d'une réponse donnée ou la réponse à attendre d'une dose donnée :

Nombre d'UI = poids corporel (en kg) x augmentation souhaitée du taux de facteur XI (en %) x 0,5
Augmentation du taux de facteur XI (en %) = [nombre d'UI x 2] divisé par le poids corporel (en kg)

Effets indésirables
- L'utilisation de facteur XI est potentiellement thrombogène
- Possibilité de réactions allergiques, exceptionnellement possibilité d'apparition d'un inhibiteur du facteur XI

Précautions d'emploi
- Vacciner préalablement les patients contre les hépatites A et B par précaution
- Rechercher préalablement et sous traitement des signes de CIVD
- Réaction allergique ou anaphylactique → arrêt immédiat et traitement adéquat
- Grossesse et allaitement : innocuité non établie, notamment en raison du risque thrombo-embolique accru chez la femme enceinte

Hémostatiques généraux (XI) : Facteur XIII d'origine plasmatique

Facteur XIII humain *Liste I-Réservé aux hôpitaux-Coll*

FIBROGAMMIN *Conserver de + 2 °C à + 8 °C*	Poudre et solvant pour solution injectable ou perfusion 62,5 U/ml	En bolus IV (en 2 à 5 minutes) après reconstitution : posologie ci-dessous

Propriétés

– Demi-vie d'environ 9,2 jours

– Pas de différence pharmacocinétique avec le facteur XIII d'origine placentaire

Indications

– Traitement et prophylaxie des hémorragies et des troubles de la cicatrisation chez les patients atteints de définit congénital en facteur XIII (34 cas recensés en 2008 en France)

Posologie

– Prophylaxie des hémorragies : 10 U par kg de poids corporel environ 1 fois par mois. L'intervalle peut être raccourci si des hémorragies spontanées se développent

– Avant intervention chirurgicale : jusqu'à 35 U par kg de poids corporel. Renouveler l'injection si nécessaire pour atteindre un taux de facteur XIII approprié. L'efficacité est maintenue par des injections répétées jusqu'à cicatrisation complète

– Traitement des hémorragies : 10-20 U par kg de poids corporel 1 fois par jour ; pour les hémorragies sévères et les hématomes extensifs jusqu'à l'arrêt du saignement

Effets indésirables

– Rares rashs cutanés, n'empêchant pas une réadministration

– Un cas d'anticorps inhibiteur du facteur XIII induit signalé

Précautions d'emploi

– Pas de données connues de tératogénèse et de cancérogénèse

Hémostatiques généraux (XII) : Facteur de coagulation divers

Facteurs de coagulation divers *Liste I-Réservé aux hôpitaux-Coll*

FEIBA *Conserver de + 2 °C à + 8 °C*	Fl. 500 ou 1 000 UI + 20 ml d'eau ppi	Injection IV lente sans dépasser 2 UI/kg/min : posologie ci-dessous

Contre-indications

Allergie connue à l'un des constituants de la préparation
Signes biologiques et/ou cliniques de CIVD et/ou d'insuffisance hépatique
Risque potentiel de complications thrombotiques, notamment cardio-vasculaires

Propriétés

– Fraction plasmatique humaine, ayant une activité coagulante court-circuitant l'action des facteurs antihémophiliques, fondée sur la présence des facteurs IX, X et VII activé, dont le mode de préparation permet d'inactiver les virus enveloppés (VIH, VHC, VHB), mais d'efficacité limitée sur les virus non enveloppés

Indications

– Traitement et prévention des hémorragies, et en situation chirurgicale, dans le déficit constitutionnel en facteur VIII (hémophilie A) et chez les patients "forts répondeurs" ayant développé un inhibiteur dirigé contre le facteur VIII
– Traitement et prévention des hémorragies, et en situation chirurgicale, dans le déficit constitutionnel en facteur IX (hémophilie B) et chez les patients "forts répondeurs" ayant développé un inhibiteur dirigé contre le facteur IX, si échec du facteur VII activé

Posologie

– Posologie = 80 UI/kg x 2 à 3 fois/jour (≤ 240 UI/kg/24 h et 100 UI/kg/injection)
– Interventions chirurgicales : administrer juste avant l'intervention puis toutes les 8 heures jusqu'à cicatrisation

Effets indésirables

– Possibilité d'accidents thrombo-emboliques, notamment à dose élevée ou chez les patients à risque thrombotique, et de CIVD à dose élevée et répétée
– Possibilité de réactions allergiques, relance anamnestique des anticorps anti-facteurs VIII ou IX, rares cas d'IDM (à doses élevées et/ou prolongées)

Précautions d'emploi

– Vacciner préalablement les patients contre les hépatites A et B
– Rechercher préalablement et sous traitement des signes de CIVD, et surveiller la NFS, les plaquettes, le titre de l'inhibiteur anti-facteur VIII ou IX
– Réaction allergique ou anaphylactique → arrêt immédiat et traitement adéquat
– Grossesse et allaitement : innocuité non établie, notamment en raison du risque thrombo-embolique accru chez la femme enceinte

Hémostatiques généraux (XIII) : Complexe prothrombique d'origine plasmatique

Concentré de complexe prothrombique (CCP) ou PPSB humain *Liste I-Réservé aux hôpitaux-Coll*

CONFIDEX KANOKAD KASKADIL OCTAPLEX *Conserver à moins de + 25 °C*	Fl. 10 ou 20 ml (1) contenant par ml : 15-45 UI de facteur II 7-20 UI de facteur VII 25 UI de facteur IX 15-50 UI de facteur X < 5 UI d'Héparine	Injection **IV** lente en 1 fois sans dépasser 4 ml/min : posologie ci-dessous

1. Poudre et solvant pour solution injectable.

Contre-indications

Allergie connue à l'un des constituants de la préparation
Risques de thrombose ou de CIVD, syndrome hémorragique du nouveau-né

Propriétés

- Fraction plasmatique humaine comportant les quatre facteurs du complexe prothrombique (facteurs II, VII, IX et X), ayant subi un traitement par solvant-détergent permettant d'inactiver les virus enveloppés (VIH, VHC, VHB) mais d'efficacité limitée sur certains virus non enveloppés
- La demi-vie et le taux de récupération de ces facteurs sont les suivants :
  - Facteur II = demi-vie de 2 à 3 jours (1 UI/kg élève son taux plasmatique de 1,5 %)
  - Facteur VII = demi-vie de 4 à 6 heures (1 UI/kg élève son taux plasmatique de 2 %)
  - Facteur IX = demi-vie de 24 heures (1 UI/kg élève son taux plasmatique de 0,8 %)
  - Facteur X = demi-vie de 36 heures (1 UI/kg élève son taux plasmatique de 1,5 %)

Indications et posologie

- Traitement et prévention des accidents hémorragiques en cas de déficit global et sévère en facteurs vitamine K-dépendants, en cas de surdosage en anti-vitamines K : 10 à 20 UI/kg exprimées en unités de facteur IX, puis adaptation posologique selon l'effet clinique et la surveillance biologique
- Traitement et prévention des accidents hémorragiques en cas de déficit constitutionnel en facteur II ou en facteur X (déficits rares) : 20 à 40 UI/kg/24 h exprimées en unités du facteur manquant

Effets indésirables et précautions d'emploi

- Possibilité non exclue de transmission d'infections notamment à virus dits "nus" ou non enveloppés (hépatite A, parvovirus, etc.) → vaccination préalable si possible notamment contre les hépatites A et B
- Rares : risque potentiel de CIVD ou accidents thrombo-emboliques réduit par la présence d'héparine (→ surveillance spécialisée), réactions anaphylactiques ou de type frissons-hyperthermie, apparition d'anticorps chez l'hémophile B
- Préparation trop pauvre en facteur VII et en facteur IX pour traiter les déficits isolés en ces facteurs → utiliser des facteurs spécifiques dans ces déficits

Hémostatiques généraux (XIV) :
Fibrinogène d'origine plasmatique

Fibrinogène humain (1) *Liste I-Réservé aux hôpitaux-Coll*

CLOTTAFACT *Conserver de + 2 °C à + 8 °C*	Fl. 1,5 g + 100 ml d'eau ppi	Injection **IV** lente en 1 fois sans dépasser 4 ml/min : posologie ci-dessous
RIASTAP *Conserver à < + 25 °C* Contient 164 mg de Na^+/flacon	Fl. 1 g + 50 ml d'eau ppi La solution reconstituée contient 20 mg/ml de fibrinogène	Injection **IV** lente en 1 fois sans dépasser 5 ml/min

1. L'administration de fibrinogène doit être prescrite et surveillée par un médecin expérimenté dans le traitement des troubles de la coagulation.

Contre-indications

Thromboses récentes, infarctus myocardique récent (sauf si le pronostic vital est mis en jeu par une hémorragie et dans les déficits congénitaux)
Antécédents thrombo-emboliques (sauf dans les déficits congénitaux)

Propriétés
- Préparation de fibrinogène humain, ayant subi un traitement par solvant-détergent permettant d'inactiver les virus enveloppés (VIH, VHC, VHB) mais d'efficacité limitée sur certains virus non enveloppés
- L'injection de fibrinogène permet la coagulation chez les patients ayant un déficit en fibrinogène : un taux de fibrinogène circulant de 0,8 g/l au minimum est nécessaire à l'hémostase dans les situations chirurgicales ou obstétricales
- Demi-vie Clottafact : 4 à 6 jours ; Riastap : 3 à 4 jours

Indications
- Traitement curatif des hémorragies graves dans les hypofibrinogénémies, dysfibrinémies ou afibrinogénémies constitutionnelles, et dans certains cas d'hypofibrinogénémie sévère acquise (situations chirurgicales, obstétricales ou après traitements thrombolytiques)
- Traitement préventif des saignements en situation chirurgicale ou obstétricale dans les afibrinogénémies constitutionnelles

Posologie
- Dans les déficits congénitaux la première injection vise à obtenir un taux de fibrinogène circulant de 1 g/l, la dose à injecter étant calculée comme suit : Clottafact : dose en grammes = (taux circulant à obtenir en g/l – taux circulant avant traitement en g/l) x 0,04 x poids du patient en kg ; Riastap : dose en grammes = [taux circulant à obtenir en g/l – taux circulant avant traitement/0,017 (g/l)]
- Dans les déficits acquis une coagulation satisfaisante est obtenue avec un taux de fibrinogène circulant de 0,8 à 1,5 g/l (risque majeur de thrombose au-delà)

Effets indésirables et précautions d'emploi
- Possibilité non exclue de transmission d'infections notamment à virus dits "nus" ou non enveloppés (hépatite A, parvovirus B19, etc.) → vaccination préalable si possible notamment contre les hépatites A et B
- Rares : risque potentiel de thrombose ou de CIVD (→ surveillance spécialisée), réactions anaphylactiques ou de type frissons-hyperthermie

Hémostatiques généraux (XV) : Plaquettes

Concentrés de plaquettes *Remboursement 100 %-Coll*

CONCENTRÉ DE PLAQUETTES STANDARD ou MCP *Conservation : 5 jours à + 22 ° C*	Poche plastique	Plaquettes ... 2 à 5.10^{11} Plasma .... 80-720 ml Leucocytes ...... < 1.10^{6}
CONCENTRÉ DE PLAQUETTES D'APHÉRESE ou CPA *Conservation : 1 à 5 jours à + 22 °C*	Poche plastique	Plaquettes ... 2 à 8.10^{11} Plasma ...... 200-650 ml Leucocytes ...... < 1.10^{6}

Contre-indications

Thrombopénies d'origine immunologique

Propriétés

- Suspensions de plaquettes obtenue par cytaphérèse à partir d'un seul donneur (CPA de prix très élevé et pas toujours disponibles) ou du sang total de plusieurs donneurs (MCP) : le nombre des plaquettes est accru d'environ 10 000/mm^3 par un MCP et d'environ 50 000/mm^3 par un CPA, la durée de survie de ces plaquettes étant de 4 à 8 jours (il est possible d'obtenir des concentrés de plaquettes déplasmatisés, déleucocytés, irradiés, phénotypés, CMV négatifs, pédiatriques)

Indications

- Hémorragie liée à une thrombopénie ou à une thrombopathie (transfusion curative)
- Prévention des hémorragies en cas de thrombopénie centrale (< 20-30 000/mm^3) ou de CIVD

Effets indésirables

- Frissons et hyperthermie (10 % des cas)
- Réactions anaphylactiques mineures type urticaire ou rashs cutanés (1 à 2 % des cas)
- Exceptionnels : réactions anaphylactiques majeures (urticaire géant, bronchospasme, œdème de Quincke, choc anaphylactique) justifiant l'utilisation ultérieure de CP déplasmatisés, œdème pulmonaire lésionnel
- À moyen et à long terme : allo-immunisation anti-HLA (20 à 40 % des polytransfusés, à prévenir chez eux par des CP déleucocytés) ou anti-plaquettes (à rechercher en cas de transfusions inefficaces répétées), réaction du greffon contre l'hôte (à prévenir par des CP irradiés chez les sujets à risque), risque non exclu de transmission d'infections

Précautions, mode d'emploi et posologie

- Respecter les règles de compatibilité ABO et Rhésus chez les receveurs Rh(D)-négatif notamment de sexe féminin → en cas d'indisponibilité de CP Rh(D)-négatif, injecter 100 µg d'immunoglobulines antirhésus pour chaque CPA ou tous les 7 à 10 MCP
- N'introduire aucun médicament et aucune solution dans les poches
- Perfusion IV stricte avec une tubulure munie d'un filtre de 170 µ de diamètre, à un débit de 10-15 ml/min : 0,5 à 0,7 x 10^{11} plaquettes/7 kg de poids corporel (à renouveler en cas de poursuite de l'hémorragie dans les transfusions curatives)
- Surveiller l'effet hémostatique et la numération plaquettaire après 12 à 18 heures
- Transfusions répétées → recherche d'anticorps anti-leucoplaquettaires

Hémostatiques généraux (XVI) : Plasma frais congelé

Plasma frais congelé *Remboursement 100 %-Délivrance particulière*

PFCSe (1) PFCASe (2) PFC-VA-SD (3) PFCSo (4)	Poche plastique de 200 ml environ	Plasma .... ≥ 200 ml Plaquettes .... ≤ 25.10⁹/l Protéines .... ≥ 50 g/l Facteurs de la coagulation dont V et VIII .... ≥ 0,7 UI/ml Fibrinogène .... ≥ 2 g/l Anti-A et Anti-B .... ≤ 1/64

1. Plasma frais congelé placé en quarantaine d'une durée minimale de 120 jours, délai après lequel un nouveau prélèvement du même donneur permettra de répéter les sérologies et examens de dépistage réglementaires avant d'utiliser le produit. En cours de retrait ; remplacement par PFC-VA-BM.
2. Le PFC sécurisé (PFCSe) est obtenu à partir de sang total, le PFC d'aphérèse sécurisé (PFCASe) est obtenu par don spécifique de plasma à l'aide d'un séparateur de cellules.
3. Plasma frais congelé ayant subi une inactivation virale par solvant-détergent permettant d'inactiver les virus enveloppés (VIH, VHC, VHB) mais d'efficacité limitée sur certains virus non enveloppés comme le parvovirus B19.
4. Plasma frais congelé destiné au receveur de concentrés cellulaires issus du même don (ce qui supprime le risque viral additionnel dû à un plasma venant d'un autre donneur).

Contre-indications
Intolérance connue au plasma (notamment sujets présentant un déficit en IgA)
Surcharge volémique, insuffisance cardiaque décompensée

Propriétés

- Plasma humain à risque viral atténué (mais non supprimé), congelé dans les 6 heures suivant le prélèvement, utilisable comme source de facteurs de la coagulation car il contient notamment les facteurs labiles de la coagulation
- Demi-vie des facteurs de coagulation : fibrinogène = 4-6 jours, facteur II = 2-3 jours, facteur V = 12 h, facteur VII = 4-6 h, facteur VIII = 9-34 h, facteur IX = 11-32 h, facteur X = 36 h, facteur XI = 30-60 h, facteur XII = 60 h, facteur XIII = 6-10 jours

Indications (restrictives et réglementées par l'arrêté DGS du 3 décembre 1991)

- Coagulopathies graves de consommation avec effondrement de tous les facteurs
- Hémorragies aiguës avec déficit global des facteurs de coagulation
- Déficits complexes rares en facteurs de coagulation lorsque des facteurs spécifiques ne sont pas disponibles (sont disponibles notamment le fibrinogène, le facteur VII, le facteur VIII, le facteur IX, le facteur von Willebrand, l'antithrombine III, la protéine C)
- Purpura thrombotique thrombocytopénique
- Syndrome hémolytique et urémique de l'adulte

Mode d'emploi et posologie

- Administrer en perfusion IV stricte avec tubulure munie d'un filtre de 170 µ de diamètre, en surveillant les paramètres hémodynamiques (PVC, TA, auscultation pulmonaire, diurèse) : dans les déficits isolés en facteurs de la coagulation, la posologie est de 10 à 20 ml/kg, à répéter en fonction de la demi-vie des facteurs concernés

Effets indésirables

- Frissons et hyperthermie (10 % des cas)
- Réactions anaphylactiques mineures type urticaire ou rashs cutanés (1 à 2 % des cas)
- Exceptionnels : réactions anaphylactiques majeures (urticaire géant, bronchospasme, œdème de Quincke, choc anaphylactique) chez les rares sujets ayant un déficit en IgA et ayant développé des anticorps anti-IgA, œdème pulmonaire lésionnel (si le PFC a un titre élevé d'anticorps anti-HLA ou anti-granulocytaires), troubles métaboliques (en cas de transfusion de volume important), hémolyse (en cas d'incompatibilité ABO)
- Risque non exclu de transmission d'infections malgré les précautions utilisées
- **Surdosage** : risque de surcharge volémique et œdème aigu du poumon

Précautions d'emploi

- Les règles de compatibilité ABO *sont inverses de celles de la transfusion de globules rouges* : le plasma AB est utilisable pour les receveurs des 4 groupes ABO, le plasma A uniquement pour les receveurs A ou O, le plasma B uniquement pour les receveurs B ou O, et le plasma O uniquement pour les receveurs O
- La compatibilité Rhésus (D) devra être respectée notamment chez les jeunes femmes Rh(D)-négatif → en cas d'impossibilité, injecter 100 µg d'immunoglobulines antirhésus toutes les 3 à 5 unités de PFC
- Vérifier la date et l'heure de péremption, décongeler à + 37 °C et utiliser immédiatement ou en tout cas moins de 6 heures après la décongélation (ne jamais recongeler)
- N'introduire aucun médicament et aucune solution dans les poches de plasma
- Uiliser un réchauffeur de perfusion en cas de perfusion massive (l'injection IV par une autre voie de 10 ml de chlorure de calcium toutes les 4 à 5 unités de PFC est possible pour prévenir une hypocalcémie due au citrate)

Produits sanguins divers (I) : Stimulant de la thrombopoïèse (I)

Romiplostim *Liste I-65 %–Coll–Prescription hospitalière (hématologues, internistes)*

NPLATE	Fl. 5 ml (poudre pour solution injectable) à 250 µg/5 ml ou 500 µg/5 ml	A. Posologie (µg) = poids (kg) x dose (µg/kg) en injection SC hebdomadaire (1) et (2)

1. La dose initiale recommandée est de 1 µg/kg puis la dose hebdomadaire est réévaluée chaque semaine, en augmentant par paliers de 1µg/kg tant que les plaquettes < 50.10^9/l. La dose de 10 µg/kg ne doit pas être dépassée. Si après 4 semaines à cette dose, le taux de plaquettes n'atteint pas un niveau acceptable, le traitement doit être arrêté.
2. Une auto-administration est possible après éducation thérapeutique.

Contre-indications

Hypersensibilité connue au romiplostim ou à l'un des excipients ou aux protéines dérivées d'*E. coli*

Propriétés

– Protéine fusionnée avec un Fc-peptide qui entraîne une stimulation du récepteur de la thrombopoïétine (TPO) pour augmenter la production plaquettaire

Indications

– Purpura thrombopénique auto-immum (PTI) chronique de l'adulte en échec après splénectomie, et réfractaire aux autres traitements (corticoïdes, immunoglobulines, rituximab) ou lorsque la chirurgie est contre-indiquée
– ***NB*** : traitement non conseillé dans les autres causes de thrombopénie (en particulier les myélodysplasies, du fait du risque accru de favoriser une évolution leucémique)

Effets indésirables

– Très fréquents (> 10 %) : hypersensibilité (rash, urticaire, angiœdème), céphalées
– Fréquents (1 à 10 %) : troubles digestifs, syndrome pseudo-grippal, arthro-myalgies, insomnies, vertiges, paresthésies, bouffées vasomotrices, maladie thrombo-embolique veineuse (6 %), thrombose de la veine porte
– Fibrose de la moelle osseuse (2 à 3 %) : tout signe évocateur (anomalies morphologiques des hématies, érythromyélémie) doit faire rechercher une myélofibrose par biopsie

Précautions d'emploi

– Ne pas administrer si insuffisance hépatique modérée à sévère (score de Child-Pugh ≥ 7)
– Il n'y a pas d'ajustement de dose nécessaire en fonction de l'âge
– Une élévation excessive de plaquettes justifie le suivi régulier de la numération sanguine pour réduire la posologie si plaquettes > 150 000 pendant 2 semaines
– L'utilisation concomitante d'un autre traitement du PTI est possible, mais les doses doivent souvent être progressivement réduites
– Les essais cliniques n'ont concernés ni les enfants < 18 ans, ni les insuffisants rénaux ou hépatiques
– La réapparition de la thrombopénie et de saignements est possible après l'interruption du traitement → surveillance étroite
– Grossesse : en l'absence de données chez la femme enceinte, il n'est pas recommandé
– Allaitement : un risque toxique chez l'enfant n'étant pas exclu, la poursuite du traitement ou de l'allaitement doit être soigneusement pesée

Produits sanguins divers (II) : Stimulant de la thrombopoïèse (II)

Eltrombopag *Liste I-Prescription hospitalière (hématologues, internistes)*

REVOLADE	14 ou 28 cp. 25 mg ou 50 mg	A. Initialement 50 mg/jour puis adaptation par palier de 25 mg (1) et (2) (D. max : 75 mg/jour)

1. L'objectif thérapeutique est le maintien d'une numération plaquettaire > 50 000/µl, au-dessus du seuil associé à un risque hémorragique.
2. Pour les patients originaires de l'Asie de l'Est, posologie initiale réduite à 25 mg/jour.

Contre-indications

Hypersensibilité au produit ou à l'un des excipients

Propriétés

- Agoniste du récepteur à la thrombopoïétine (principale cytokine impliquée dans la régulation de la production plaquettaire) qui induit la prolifération et la différenciation des mégacaryocytes à partir des précurseurs médullaires
- Absorption digestive de 50 %, pic de concentration entre 2 et 6 heures, forte liaison aux protéines (> 99 %), métabolisme hépatique par le CYP 1A2 et le CYP 2C8, élimination par les fèces (59 %), demi-vie d'élimination de 21 à 32 heures

Indications

- Purpura thrombopénique auto-immum (PTI) chronique de l'adulte en échec après splénectomie, et réfractaire aux autres traitements (corticoïdes, immunoglobulines, rituximab) ou lorsque la chirurgie est contre-indiquée

Effets indésirables

- Fréquents (1 à 10 %) : céphalées, fatigue, insomnie, paresthésies, sécheresse oculaire, cataracte, troubles digestifs, éruption cutanée, prurit, alopécie, arthralgies, myalgies, œdèmes périphériques, hypertransaminasémie, thromboses
- Rares (< 1 %) : infections des voies respiratoires hautes, anémie, éosinophilie, leucopénie, anorexie, anxiété, dépression, neuropathie, douleurs oculaires, troubles de la vision, vertiges, hypertension, hépatite, protéinurie, insuffisance rénale

Précautions d'emploi et interactions médicamenteuses

- Surveillance initiale hebdomadaire puis mensuelle de la NFS et du frottis sanguin (risque d'hyperplaquettose et recherche d'anomalies morphologiques cellulaires)
- Les transaminases et la bilirubine doivent être surveillées initialement puis tous les 15 jours puis tous les mois lorsque la posologie est stable → arrêt si ALAT > 3N
- Prudence si insuffisance hépatique et chez les sujets à risque de thrombo-embolie
- Surveillance ophtalmologique régulière (cataracte)
- Risque théorique de stimulation d'hémopathies malignes existantes
- Grossesse et allaitement : utilisation déconseillée
- Réduction des posologies des statines, prudence avec le méthotrexate, chélation par anti-acides, produits laitiers et compléments minéraux (4 heures d'intervalle)

Produits sanguins divers (III) : Concentrés de granulocytes d'aphérèse (CGrA)

Concentrés de granulocytes *Remboursement 100 %-Coll*

CONCENTRÉ DE GRANULOCYTES ou CGrA *Conservation : 12 heures à + 2 °C (utilisation immédiate si possible)*	Poche plastique	Granulocytes .... $> 2.10^{10}$ Plaquettes .... $\leq 3.10^{11}$ Plasma .... 200-650 ml Gélatine fluide .... 60 ml Héparine .... 1 500 UI

Contre-indications

Intolérance connue au plasma ou à la gélatine fluide modifiée
Allo-immunisation anti-granulocytaire ou anti-HLA polyspécifique
Survie improbable à l'aplasie, insuffisance respiratoire sévère

Propriétés

– Concentrés de granulocytes obtenus d'un donneur unique à l'aide d'un séparateur de cellules (prix très élevé) et utilisables dès leur obtention : environ 50 % des leucocytes recirculants ont quitté le secteur vasculaire après 12 heures (il est possible d'obtenir des CGrA déplasmatisés, irradiés, phénotypés, CMV négatifs)

Indications (exceptionnelles)

– Granulopénies centrales (< 500/mm³) avec espoir de réversibilité de l'aplasie et avec infection résistante à une antibiothérapie adaptée depuis plus de 48 heures
– Granulomatose septique en phase aiguë

Effets indésirables

– Frissons et hyperthermie (10 % des cas)
– Réactions anaphylactiques mineures type urticaire ou rashs cutanés (1 à 2 % des cas)
– Exceptionnels : réactions anaphylactiques majeures (urticaire géant, bronchospasme, œdème de Quincke, choc anaphylactique) justifiant l'utilisation ultérieure de CGrA déplasmatisés, œdème pulmonaire lésionnel (complication redoutée des CGrA)
– À moyen et à long terme : allo-immunisation anti-HLA (20-40 % des polytransfusés) ou anti-granulocytes (20-30 % des polytransfusés) ou anti-érythrocytes, risque non exclu de transmission d'infections

Précautions, mode d'emploi et posologie

– Respecter les règles de compatibilité ABO, et Rhésus chez les receveurs Rh(D)-négatif notamment de sexe féminin → en cas d'indisponibilité de CGrA Rh(D)-négatif, injecter 100 µg d'immunoglobulines antirhésus pour chaque CGrA
– N'introduire aucun médicament et aucune solution dans les poches de CGrA
– Perfusion IV stricte avec une tubulure munie d'un filtre de 170 µ de diamètre et à un débit < 5 ml/min : 2×10^{10} granulocytes par m² de surface corporelle et par jour jusqu'à remontée des leucocytes à plus de 1 000/mm³ ou retour à une température normale
– Transfusions répétées → recherche d'anticorps anti-HLA et anti-granulocytes

Produits sanguins divers (IV) : Cofacteur de l'héparine ou Antithrombine III

Antithrombine III humaine *Liste I-Réservé aux hôpitaux-Coll*

ACLOTINE *Conserver de + 2 °C à + 8 °C*	Fl. 500 UI + 5 ml d'eau ppi Fl. 1 000 UI + 10 ml d'eau ppi	Injection **IV** lente en 1 fois sans dépasser 4 ml/min : posologie ci-dessous

Contre-indications

Utiliser avec prudence chez les patients susceptibles de présenter une réaction allergique à l'un des composants de la préparation

Propriétés

- Préparation concentrée d'antithrombine III humaine d'origine plasmatique, ayant subi un chauffage pendant 10 heures à + 60 °C pour inactiver les virus dont ceux des hépatites et le VIH
- L'antithrombine III ou cofacteur de l'héparine, principal inhibiteur physiologique de la coagulation, a une demi-vie de 2 à 3 jours (très diminuée dans certains états pathologiques et lors de traitement simultané par héparine) et son activité normale est de 80 à 120 % chez l'adulte et d'environ la moitié chez le nouveau-né, ce taux plasmatique étant fortement abaissé dans les déficits congénitaux (comportant des états thrombotiques sévères) et certains états pathologiques

Indications

- Déficits congénitaux en antithrombine III : traitement préventif des thromboses veineuses dans les situations à risque élevé (notamment suites de chirurgie, septicémies, CIVD), et traitement curatif des thromboses veineuses profondes en association à l'héparine
- Déficits acquis sévères en antithrombine III dans les CIVD graves évolutives associées à un contexte septique

Posologie

- L'injection de 1 UI/kg augmente l'activité de 1,5 % en l'absence de consommation élevée d'AT III, la dose initiale à injecter pouvant être calculée comme suit :
  dose en UI = [poids en kg x (100 – taux basal d'AT III en %)] divisé par 1,5 %
- À titre indicatif, la dose initiale chez l'adulte est de 30 à 50 UI/kg tous les 2 jours pour la prévention des thromboses, et de 60 à 100 UI/kg en traitement curatif (une activité d'au moins 100 % doit être obtenue initialement et maintenue au dessus de 80 % pendant la durée du traitement)

Précautions d'emploi

- Surveillance spécialisée notamment pour mesure des effets sur la coagulation, du taux d'AT III, et prévention du risque de saignement si héparine associée

Produits sanguins divers (V) : Protéine C humaine

Protéine C d'origine humaine *Liste I-Réservé aux hôpitaux-Coll*

PROTEXEL *Conserver de + 2 °C à + 8 °C et à l'abri de la lumière*	Fl. 500 UI/10 ml (poudre + eau ppi)	Injection **IV** lente en 1 fois sans dépasser 4 ml/min : posologie ci-dessous

Contre-indications
Hypersensibilité connue à l'un des constituants de la préparation

Propriétés
– Glycoprotéine anticoagulante vitamine K-dépendante, synthétisée par le foie : activée par la thrombine et associée à son cofacteur, la protéine S, elle stimule l'inactivation protéolytique des facteurs Va et VIIIa
– Demi-vie d'environ 8 heures après l'injection

Indications
– Déficits constitutionnels sévères en protéine C, homozygotes ou hétérozygotes composites du nouveau-né, responsables de thrombose veineuse sévère et massive et de l'adulte lors du relais héparine/AVK pour éviter la nécrose cutanée
– Prévention de la thrombose chez l'hétérozygote lors d'interventions chirurgicales et de césariennes, en cas d'inefficacité ou de contre-indication au traitement héparine/AVK

Posologie
– Déficit constitutionnel sévère en protéine C :
  – À la phase aiguë (purpura fulminans néo-natal) : 240 UI/kg/jour en 4 fois puis réduire progressivement jusqu'à 100 UI/kg/jour
  – Lors d'épisodes thrombotiques : 100 UI/kg/jour en 1 ou 2 perfusions/jour
  – Déficit constitutionnel modéré chez l'hétérozygote : 50 à 100 UI/kg/jour en 1 à 2 perfusions/jour
– En traitement préventif : 1 à 3 fois par semaine à 100 UI/kg/jour

Effets indésirables
– Possibilité non exclue de transmission d'infections virales à virus non enveloppés (virus de l'hépatite A, parvovirus, etc.)
– Si réaction allergique ou anaphylactique → arrêt immédiat et traitement adéquat

Précautions d'emploi
– Prise en charge et surveillance par un spécialiste de l'hémostase
– Vacciner préalablement les patients notamment contre les hépatites A et B
– Grossesse et allaitement : innocuité non établie (utiliser en cas de nécessité absolue)

Incompatibilités physico-chimiques
– Ne mélanger à aucun autre produit et/ou médicament

Produits sanguins divers (VI) :
Dérivé globulaire antiporphyrie

Hémine arginine d'origine humaine *Liste I-Réservé aux hôpitaux-Coll*

NORMOSANG *Conserver de + 2 °C à + 8 °C et à l'abri de la lumière*	4 amp. 10 ml = 250 mg (à diluer dans du NaCl) (1)	Perfusion **IV** très lente (en 30 à 45 minutes) : 3 à 4 mg/kg/jour x 4 jours

1. Diluer préalablement le produit dans 100 ml de NaCl à 0,9 % en flacon de verre, perfuser avec une tubulure munie d'un filtre dans une grosse veine de l'avant-bras en 30 à 45 minutes (car solution hypertonique), rincer la veine ensuite avec une perfusion de NaCl à 0,9 % pendant 10 à 15 minutes.

Contre-indications

Hypersensibilité connue à l'un des constituants du produit

Propriétés

- Anti-enzyme obtenue à partir de globules rouges de donneurs de sang, bloquant la synthèse des porphyrines (réduction du déficit en hème avec répression par rétro-action de la delta-amino-lévulinique synthétase), susceptible de normaliser l'excrétion urinaire d'acide delta-amino-lévulinique et de porphobilinogène, précurseurs toxiques qui paraissent responsables du déclenchement des crises aiguës de porphyries → une *administration précoce* améliore remarquablement les douleurs abdominales et symptômes gastro-intestinaux (en 2 à 4 jours) et semble empêcher la survenue des complications neurologiques (paralysies et troubles psychiques) qui font la gravité de la maladie, et qui, une fois installées, sont peu sensibles au traitement
- Demi-vie de 18 heures après la 4e perfusion veineuse

Indications

- Traitement des crises aiguës des porphyries hépatiques (porphyrie aiguë intermittente, porphyrie variegata, coproporphyrie héréditaire)

Effets indésirables

- Douleurs locales si perfusion dans une veine trop fine, rares cas de thrombophlébite
- Risque non exclu de transmission d'agents infectieux, notamment viraux, malgré une sélection stricte des donneurs et des procédés de fabrication qui semblent éviter les risques de contamination par le VIH et les virus des hépatites B et C, mais inactivation non assurée contre les virus non enveloppés (hépatite A, parvovirus, etc.) et les prions

Précautions d'emploi

- Établir préalablement avec certitude le diagnostic de crise de porphyrie hépatique (signes cliniques évocateurs, élévation au-delà de 20 à 100 fois la normale de l'acide delta-amino-lévulinique et du porphobilinogène dans les urines)
- Grossesse et allaitement : n'utiliser qu'en cas de nécessité absolue

Interactions médicamenteuses et incompatibilités physico-chimiques

- ***Associations contre-indiquées*** : inducteurs enzymatiques qui augmentent l'activité de la delta-amino-lévulinique synthétase (alcool, barbituriques, phénytoïne, primidone, carbamazépine, œstrogènes, stéroïdes, etc.) → *cf.* Porphyries et médicaments
- Ne mélanger à aucun autre produit dans le flacon de perfusion (sauf le NaCl à 0,9 %)

Produits sanguins divers (VII) : Immunomodulateur pour l'hémoglobinurie paroxystique nocturne

Éculizumab *Liste I-Coll-Réservé à l'usage hospitalier (hématologistes, internistes)*

SOLIRIS (1) *Conserver de + 2 °C à + 8 °C* *Ne pas congeler*	Fl. 300 mg/30 ml	Phase initiale (5 semaines) : 600 mg IV/semaine Phase d'entretien : 900 mg IV/14 jours

1. Doit être administré en perfusion IV de 25 à 45 minutes sous la surveillance d'un médecin expérimenté dans la prise en charge des troubles hématologiques. Une vaccination contre le méningocoque doit être réalisée au moins 2 semaines avant le début du traitement.

Contre-indications

Hypersensibilité à l'éculizumab ou aux protéines murines
Patient non vacciné contre *Neisseria meningiditis*
Infection à *Neisseria meningiditis* non résolue
Déficits héréditaires connus ou suspectés du complément
Allaitement

Propriétés

- Anticorps humanisé monoclonal recombinant qui se lie à la protéine C5 du complément et inhibe l'activation de sa fraction terminale. Cette action restaure la régulation du complément chez les patients atteints d'hémoglobinurie paroxystique nocturne et inhibe l'hémolyse vasculaire
- La demi-vie d'élimination moyenne est de 11 jours et un état d'équilibre est obtenu après 49 à 56 jours. Les anticorps humains sont catabolisés par les cellules du système réticulo-endothélial

Indications

- Hémoglobinurie paroxystique nocturne chez les patients ayant un antécédent de transfusions

Effets indésirables

- Fréquents (1 à 10 %) : céphalées, rhinopharyngite, nausées, fièvre, myalgies, fatigue, herpes simplex
- Rares (< 1 %) : risque de septicémie à méningocoques, y compris chez des sujets vaccinés

Précaution d'emploi

- Ne doit pas être administré en injection intraveineuse directe ou en bolus
- Par son mécanisme d'action, ce médicament augmente la sensibilité du patient à une infection à méningocoque. Malgré la vaccination, les patients doivent être informés des signes et des symptômes de cette maladie et de la conduite à tenir
- Risque de réactions allergiques ou d'hypersensibilité
- Détection régulière d'une hémolyse intravasculaire (taux de LDH) et possible ajustement de la dose. Risque accru lors d'un arrêt thérapeutique qui nécessite une surveillance d'au moins 8 semaines
- Grossesse : traitement déconseillé sauf nécessité manifeste

Chélateurs du fer (I)

Déféroxamine *Liste I-100 %-Coll*

DESFÉRAL	Fl. 500 mg + 5 ml d'eau ppi Fl. 2 000 mg + 20 ml d'eau ppi	*Hémochromatoses :* 20 à 60 mg/kg/jour en perfusion **SC** de 8 à 12 heures répétée 5 à 7 fois/semaine *Intoxication martiale aiguë :* 500 mg **IM** toutes les 4 à 12 heures ou 15-80 mg/kg/jour en perfusion **IV** de 12 heures puis selon l'état clinique

Contre-indications

Insuffisance rénale sévère non dialysée, hypersensibilité à la déféroxamine
Infection bactérienne évolutive
Grossesse (effet tératogène chez le lapin)

Propriétés

- Chélateur du fer ferrique, formant un chélate stable et hydrosoluble (ferrioxamine) éliminé par les urines avec une demi-vie d'élimination de 6 heures

Indications

- Hémochromatose primitive non traitable par saignées
- Hémosidérose secondaire (surcharge en fer liée aux transfusions répétées dans les bêta-thalassémies et les myélodysplasies)
- Intoxications martiales aiguës
- Intoxication aluminique chez l'hémodialysé

Effets indésirables

- Réactions allergiques par histamino-libération : prurit, urticaire, érythèmes, voire choc
- Coloration des urines en brun/rouge et coloration noire des selles
- Tachycardie, hypotension ou convulsions en cas de perfusion IV trop rapide, collapsus en cas d'injection IV directe, douleurs et érythème au point d'injection IM ou SC
- Irritation digestive (nausées, vomissements, troubles du transit, crampes abdominales), élévation des transaminases, hématurie, oligurie, très rarement vertiges, convulsions
- Possibilité de cataractes et de neuropathies optiques ou auditives (surtout lorsque les taux de ferritine sont inférieurs à 1 000 µg/l), infections bactériennes ou mycosiques, hépatites, toxicité pulmonaire, anomalies osseuses et ralentissement de la croissance à doses élevées

Précautions d'emploi et interactions médicamenteuses

- Utiliser avec prudence en cas d'insuffisance rénale : risque d'aggravation
- Faire un examen ophtalmologique et audiométrique régulier en cas de traitement prolongé ; le risque de toxicité est accru lorsque la ferritinémie est < 1 000 ng/ml
- Vitamine C : augmentation de l'élimination de la ferrioxamine avec de faibles doses de vitamine C (150 à 200 mg/jour) concomitantes (contre-indiqué en cas d'insuffisance cardiaque)

Chélateurs du fer (II)

Déférasirox *Liste I-65 %-Coll-Prescription initiale hospitalière*

EXJADE	28 cp. 125 mg ou 500 mg	A. et E. > 2 ans : posologie initiale : 20 mg/kg (1) à jeun 30 minutes avant le repas

1. La ferritinémie doit être contrôlée tous les mois et la dose du médicament adaptée tous les 3 à 6 mois, par paliers de 5 à 10 mg/kg. Si ferritinémie < 500 µg/l, interruption du traitement.

Contre-indications

Hypersensibilité à la substance active ou à un excipient
Association à d'autres traitements chélateurs du fer
Insuffisance rénale avec clairance de la créatinine < 60 ml/min

Propriétés

- Chélateur du fer utilisable *per os* favorisant son excrétion, essentiellement par la bile. En l'absence de surcharge en fer, sa toxicité peut être accrue
- Biodisponibilité d'environ 70 % ; pic plasmatique de 1,5 à 4 heures ; excrétion biliaire après glucuronidation et élimination par les fèces (84 %)

Indications

- Surcharge en fer chronique secondaire à des transfusions sanguines fréquentes (≥ 7 ml/kg/mois de concentrés érythrocytaires) chez les patients > 6 ans qui présentent une bêta-thalassémie majeure
- Surcharge en fer chronique secondaire à des transfusions sanguines lorsque le traitement par la déféroxamine est inadapté, chez des patients de 2 à 5 ans, chez des patients présentant d'autres anémies, chez des patients présentant une bêta-thalassémie majeure requérant des transfusions moins fréquentes
- Surcharge en fer non dépendante des transfusions chez des patients > 10 ans présentant un syndrome thalassémique et lorsque le traitement par déféroxamine est inadapté

Effets indésirables

- Très fréquents (> 10 %) : une augmentation de la créatinine de plus de 33 % a été observée chez 36 % des patients, effet dose-dépendant
- Fréquents (1 à 10 %) : troubles gastro-intestinaux (nausées, vomissements, diarrhée, douleurs), rash cutané, céphalées, prurit, hypertransaminasémie, protéinurie
- Peu fréquents (< 1 %) : réactions d'hypersensibilité parfois graves, calculs biliaires, cataracte précoce, maculopathie, perte d'audition, douleurs pharyngées, glycosurie, fièvre, œdèmes, leucopénies, thrombopénies ou pancytopénies parfois mortelles, insuffisance rénale aiguë, insuffisance hépatique aiguë

Précautions d'emploi et interactions médicamenteuses

- Un test de l'audition et un examen ophtalmologique sont recommandés avant le traitement puis tous les 12 mois
- La créatininémie doit être déterminée à 2 reprises avant le traitement, chaque semaine pendant un mois puis chaque mois. Une augmentation > 33 % doit faire réduire la dose de 10 mg/kg et la persistance de l'anomalie interrompre le traitement
- Recherche mensuelle d'une protéinurie et d'une glucosurie
- Insuffisance hépatique sévère : non recommandé
- La dissolution n'est pas recommandée dans les boissons gazeuses ni dans le lait
- Grossesse et allaitement : traitement non recommandé
- *Associations à prendre en compte* : cholestyramine, midazolam, théophylline

Chélateurs du fer (III)

Défériprone *Liste I-65 %-Coll-Prescription initiale hospitalière-Réservé aux spécialistes en oncologie ou en hématologie*

FERRIPROX	100 cp. pell. 500 mg 50 cp. pell. 1 000 mg Fl. 500 ml (sol. buv. à 100 mg/ml)	Par voie orale : 25 mg/kg x 3 fois/jour (D. max : 100 mg/kg/jour)

Contre-indications

Hypersensibilité à la défériprone ou à l'un des excipients
Antécédents d'agranulocytose ou d'épisodes récurrents de neutropénie
Neutropénie préalable (Polynucléaires neutrophiles < 1 500/µl)
Association à des médicaments pouvant provoquer neutropénie ou agranulocytose
Grossesse (tératogène et embryotoxique chez l'animal) et allaitement

Propriétés

- Chélateur du fer utilisable *per os*, mais qui pourrait aggraver le risque de fibrose hépatique et peut provoquer des agranulocytoses (nécessitant une surveillance hebdomadaire des polynucléaires neutrophiles)
- Absorption rapide, pic sérique en 1 à 2 heures, métabolisme hépatique en dérivé glycuro-conjugué inactif, élimination principalement urinaire (75 à 90 % en 24 heures), demi-vie d'élimination de 2 à 3 heures, passage transplacentaire et dans le lait maternel

Indications

- Surcharge en fer chez les patients qui présentent une thalassémie majeure et pour lesquels un traitement par la déféroxamine est contre-indiqué ou inadapté

Effets indésirables

- Hématologiques : neutropénie, agranulocytoses (2 %) parfois mortelles
- Coloration rougeâtre/marron des urines (54 %), nausées, douleurs abdominales, vomissements, arthralgies, augmentation des transaminases, augmentation de l'appétit, diminution des taux plasmatiques de zinc (carence à corriger)
- **Surdosage chronique** (dose ≥ 100 mg/kg/jour) : troubles neurologiques diminuant lentement à l'arrêt (nystagmus, troubles de la marche, ataxie, dystonie)

Précautions d'emploi

- Surveiller la NFS (polynucléaires neutrophiles) toutes les semaines → arrêt immédiat et traitement adapté jusqu'à résolution en cas de neutropénie ou de signes d'infection (mais reprise contre-indiquée en cas d'agranulocytose)
- Surveiller chaque mois la ferritine sérique (→ arrêt si < 500 µg/l), la concentration plasmatique en zinc (→ supplémentation en cas de carence), les transaminases
- Patients séropositifs pour le VIH ou immunodéprimés : pas de données disponibles
- Insuffisance rénale ou hépatique et fibrose hépatique : pas de données disponibles
- Enfant < 6 ans : pas de données disponibles

Interactions médicamenteuses

- *Associations à prendre en compte* : cations métalliques dont les anti-acides à base d'aluminium (fixation de la défériprone), vitamine C

Hémostatiques locaux (I)

Colles biologiques *Liste I-Réservé aux hôpitaux-Coll*

ARTISS Colle	Fl. 1 ou 2 ou 5 ml Aprotinine synthétique + Thrombine humaine + Fibrinogène humain + Calcium chlorure	Application exclusivement locale, en chirurgie et en endoscopie digestive
BERIPLAST TISSUCOL KIT *Conserver de + 2 °C à + 8 °C*	Coffret 0,5 ou 1 ou 3 ml Fibrinogène humain + Facteur XIII humain + Thrombine humaine + Chlorure de calcium + Aprotinine bovine	*Idem*
EVICEL Colle	2 fl. 1 ou 2 ou 5 ml Fibrinogène humain + Protéines humaines + Fibronectine humaine + Thrombine humaine	*Idem*

Contre-indications

Hypersensibilité à l'un des composants, en particulier à l'aprotinine d'origine bovine (constituant une des solutions de reconstitution)

Propriétés

– Produits hémostatiques adhésifs et résorbables, coagulables *in situ* par la thrombine en présence d'ions calcium, réalisant une hémostase locale par obturation en raison de leurs propriétés coagulantes et d'adhésivité. Formés d'un concentré de facteurs de l'hémostase d'origine plasmatique dont le mode de préparation permet d'inactiver les virus enveloppés (VIH, VHC, VHB). L'efficacité des procédés utilisés reste limitée sur certains virus non enveloppés (parvovirus notamment B19, virus de l'hépatite A, etc.)

Indications

– Traitement adjuvant destiné à favoriser l'hémostase locale lors d'interventions chirurgicales et en endoscopie digestive

Effets indésirables et précautions d'emploi

– Très rares : réactions allergiques, en particulier à l'aprotinine d'origine bovine (dyspnée, érythèmes, urticaire, hypotension, quelques cas isolés de choc anaphylactique), nécessitant l'arrêt immédiat et un traitement symptomatique
– Risque de formation de thrombus en cas d'administration parentérale ou de pulvérisation dans des cavités de petit volume fortement vascularisées
– Risque d'embolie gazeuse (favorisée par une mauvaise utilisation du dispositif : pression trop élevée ou distance trop proche)
– Grossesse et allaitement : usage déconseillé (innocuité non établie)

Hémostatiques locaux (II)

Gazes hémostatiques résorbables *Réservé aux hôpitaux-Coll*

SURGICEL Gaze de cellulose oxydée régénérée, stérilisée aux rayons gamma *Conservation : + 15 °C à + 25 °C, au sec*	12 compresses	5 x 1,25 cm 5 x 7,50 cm 5 x 35 cm 10 x 20 cm	Application locale : résorption complète
SURGICEL 2 Gaze de cellulose oxydée régénérée, stérilisée aux rayons gamma *Conservation : + 15 °C à + 25 °C, au sec*	12 compresses 10 compresses	2,5 x 7,50 cm 7,5 x 10 cm 15,2 x 22,90 cm	*Idem*
SURGICEL Fibrillaire Gaze de cellulose oxydée régénérée, stérilisée aux rayons gamma *Conservation : + 15 °C à + 25 °C, au sec*	10 compresses	1,5 x 5 cm 5 x 10 cm 10 x 10 cm	*Idem*

Contre-indications

Ne pas utiliser sur un tissu osseux insuffisamment irrigué (ralentissement de la formation du cal)

Ne pas utiliser sur des plaies superficielles (épithélialisation retardée)

Propriétés et indications

- Gaze de cellulose oxydée, régénérée, stérile, résorbable en 15 jours, utilisée comme hémostatique dans les hémorragies en nappes, lors du contrôle du suintement des greffes vasculaires, en neurochirurgie, chirurgie générale, vasculaire, digestive, stomatologique, ORL

Précautions d'emploi

- Utiliser la quantité minimale de gaze, particulièrement en neurochirurgie ou au contact de l'os
- Éviter le méchage serré, ne pas humidifier la gaze, ni l'imprégner d'autres hémostatiques ou d'antibiotiques (incompatibilité avec la pénicilline *in situ*)

Hémostatiques locaux (III)

Collagène hémostatique résorbable *Réservé aux hôpitaux-Coll*

PANGEN Collagène natif non dénaturé et résorbable d'origine bovine	Compresses 1,3 x 1,3 x 1 cm 2,5 x 3,5 x 0,6 cm 5 x 7 x 0,6 cm 10 x 7 x 0,3 cm Fl. poudreur de 400 mg	Application locale

Contre-indications

Ne pas utiliser sur un tissu osseux sur lequel du matériel prothétique doit être fixé avec du ciment de polyméthacrylate de méthyle (réduction du pouvoir adhésif)
Ne pas autotransfuser en per-opératoire de sang ayant été en contact avec le produit (risque potentiel de formation de microthrombus systémiques)

Propriétés et indications

– Collagène natif non dénaturé, d'origine bovine, inactivé par autoclavage, résorbable, utilisé comme hémostatique si l'hémostase n'est pas réalisable par les ligatures et les moyens conventionnels en chirurgie : hémorragies capillaires en nappe des loges et des surfaces de décollement, hémorragies des tranches parenchymateuses, hémorragies au travers des prothèses et des sutures vasculaires, hémorragie alvéolaire après avulsion dentaire, épistaxis d'origine traumatique en adjonction du méchage

Effets indésirables

– Risque potentiel de réaction allergique (car présence en faible quantité de protéines sériques d'origine bovine) et de réaction de rejet de corps étranger

Précautions d'emploi

– Ne pas humidifier les compresses et utiliser la poudre sur un site hémorragique le mieux asséché possible
– Ne pas interposer entre les berges d'une incision chirurgicale afin de ne pas faire obstacle au parfait affrontement de celles-ci
– Éviter l'utilisation dans des zones infectées

Hémostatiques locaux (IV)

Hémostatiques à usage externe : Alginate de calcium

Remboursement 65 %-Coll

ALGOSTERIL Alginate de calcium	16 compresses 10 compresses 16 mèches	10 x 20 cm 10 x 10 cm 5 x 5 cm 40 x 5 cm	Application locale
COALGAN Alginate de calcium	5 sachets stériles de ouate hémostatique		*Idem*

Contre-indications

Ne pas appliquer sur des plaies infectées ou dans des cavités infectées

Propriétés

- Hémostatiques utilisés en application locale par tamponnement, l'application devant être accompagnée d'une compression (premier geste à effectuer dans les hémorragies superficielles, nasales ou autres) pour favoriser l'hémostase

Indications

- Épistaxis en complément de la compression locale et autres saignements cutanés et muqueux chez les patients présentant un trouble de l'hémostase congénital ou acquis

Précautions d'emploi

- Les plaies ou cavités traitées doivent être préalablement désinfectées
- L'alginate de calcium est soluble dans l'eau bicarbonatée, ce qui permet le cas échéant de retirer facilement les compresses hémostatiques sans déclencher un nouveau saignement

Notes

Chapitre 14

Immunologie-Allergologie

IMMUNOLOGIE-ALLERGOLOGIE : Schémas thérapeutiques

Réactions allergiques (1)

Réaction anaphylactique	Antihistaminiques H1 + Corticoïdes
Choc anaphylactique	Adrénaline IV ou IM + Corticoïdes + Expansion volémique
Œdème de Quincke	Adrénaline IV ou IM + Corticoïdes
Maladie sérique	– Antihistaminiques H1 ± Antalgiques si arthralgies – Corticoïdes

1. *Cf.* 3e de couverture : grades et posologies d'urgence de l'adrénaline.

Œdème angio-neurotique (OAN) (2)

Étiologies/mécanismes	OAN héréditaire (type I ou II) = déficit congénital, pondéral ou fonctionnel, en C1-inhibiteur OAN héréditaire (type III) = œstrogéno-dépendant, aggravé par la grossesse et la contraception OP OAN acquis = déficit acquis en C1-Inh Angio-œdèmes d'origine médicamenteuse (IEC...)
Distinction OAN/œdème de Quincke	OAN = œdème sous-cutané et/ou sous-muqueux, non prurigineux, non-inflammatoire, ± récidivant, réfractaire aux antihistaminiques
Traitement de fond	Danazol, Acide tranexamique
Traitement préventif	Danazol en cas de geste programmé (chirurgie, soins dentaires) Concentré de C1-Inh en cas de geste en urgence (chirurgie, intubation, accouchement)
Traitement d'urgence + Appel 15 ou Réanimation	Concentré de C1-Inh ou Icatibant en urgence Acide tranexamique, à défaut ou en attendant

2. Synonymes : œdème angio-neurotique (OAN), angio-œdème bradykinique/non histaminique).

Déficits immunitaires (hors VIH)

Agammaglobulinémie liée au sexe ou Maladie de Bruton Hypogammaglobulinémies	Immunoglobulines polyvalentes substitutives tous les 21 à 28 jours + Traitement curatif des infections intercurrentes
Asplénie congénitale Asplénie fonctionnelle Splénectomisés	Vaccins contre pneumocoques, méningocoques et *Haemophilus* (à effectuer si possible avant une splénectomie programmée) + Traitement curatif et préventif des infections (3)

3. Une antibioprophylaxie à vie des infections à pneumocoques (Pénicilline V ou Extencilline) est indiquée chez les aspléniques et drépanocytaires, même après vaccin antipneumococcique.

IMMUNOLOGIE-ALLERGOLOGIE : Schémas thérapeutiques

Connectivites

(Ces patients doivent être inclus le plus souvent dans des protocoles thérapeutiques)

Fasciite à éosinophiles	Corticothérapie (1 mg/kg/jour de prednisone) diminuée très progressivement jusqu'à la dose minimale efficace, prolongée durant 2 à 5 ans Immunosuppresseurs dans les formes sévères
Granulomatose avec polyangéite (de Wegener) Vascularites à ANCA+	Formes peu sévères et/ou localisées : Corticothérapie prolongée ± Cotrimoxazole --- Forme sévères : Corticothérapie prolongée + Cyclophosphamide durant 6 mois puis immunosuppresseur (Méthotrexate, Azathioprine...) Rituximab en cas de rechutes
Lupus érythémateux disséminé (1)	Formes modérées : Antipaludéen de synthèse + AINS ou Salicylé en cas d'arthralgies --- Formes sévères : Antipaludéen de synthèse + Corticothérapie (en bolus + au long cours) diminuée très progressivement jusqu'à la dose minimale efficace + Immunosuppresseurs (Cyclophosphamide, Mycophénolate, Azathioprine, Méthotrexate...)
Périartérite noueuse	Corticothérapie (1-1,5 mg/kg/jour de prednisone) diminuée très progressivement jusqu'à la dose minimale efficace ± Cyclophosphamide dans les formes graves ou résistantes à la corticothérapie
Polychondrite atrophiante	Corticothérapie (1 mg/kg/jour de prednisone) diminuée très progressivement jusqu'à la dose minimale efficace + Immunosuppresseur (Azathioprine, Cyclophosphamide) ou Disulone Rituximab en cas de rechutes
Polymyosites Dermatopolymyosites (cancer associé dans 20 % des cas, surtout après 40 ans)	Recherche et traitement d'un cancer associé --- Corticothérapie (1 mg/kg/jour de prednisone) diminuée très progressivement jusqu'à la dose minimale efficace + Immunosuppresseur (Azathioprine, Immunoglobulines polyvalentes...)
Sclérodermies	*Cf.* le chapitre "Dermatologie"

1. Dans tous les cas, éviter l'exposition au soleil et la prise d'œstrogènes, et éviter toute grossesse en période évolutive.

Corticoïdes de synthèse (I)

Propriétés

- Corticoïdes de synthèse différant des glucocorticoïdes physiologiques (cortisone et hydrocortisone) par des effets métaboliques et de rétention hydrosodée réduits, utilisés pour leur effet anti-inflammatoire, antiallergique, et immunodépresseur
- Absorption digestive rapide mais variable, diffusion intracellulaire avec fixation sur une protéine cytosolique, inactivation par biotransformations en 17-cétostéroïdes éliminés par les urines sous forme conjuguée, passage transplacentaire et dans le lait maternel

Effets indésirables (dose-dépendants)

- *Troubles métaboliques* : rétention hydrosodée, hypokaliémie, effet orexigène et diabétogène, augmentation du catabolisme protéique (amyotrophie et faiblesse musculaire, ostéoporose, ostéonécrose aseptique de la tête fémorale, tassements vertébraux), arrêt de croissance chez l'enfant, retard de cicatrisation, cataracte postérieure sous-capsulaire, ruptures tendineuses
- *Troubles endocriniens* : syndrome cushingoïde, irrégularités menstruelles, atrophie cortico-surrénale secondaire (maximale avec la bétaméthasone et la dexaméthasone)
- *Troubles digestifs* : risque d'ulcère gastro-duodénal, perforation et hémorragie digestive parfois inaugurales (la tolérance digestive semble toutefois meilleure que celle des anti-inflammatoires non stéroïdiens), pancréatite aiguë surtout chez l'enfant
- *Troubles psychiques* : euphorie, excitation, insomnie, état maniaque ou confusionnel
- *Risque infectieux accru parfois d'évolution torpide* : sigmoïdite, tuberculose, viroses, mycoses, anguillulose, toxoplasmose, et risque d'infections bactériennes
- *Divers* : acné (surtout dorsale), hypertrichose, atrophie cutanée, purpura, ecchymoses, vergetures, glaucome

Précautions d'emploi (impératives en traitement prolongé à fortes doses)

- *Une corticothérapie courte* pendant moins de 10 jours peut être arrêtée brutalement et ne nécessite pas de surveillance particulière
- *Utiliser avec prudence* chez l'enfant, en cas d'antécédents ulcéreux ou psychiatriques, HTA, diabète, ostéoporose, colite ulcéreuse (risque de perforation), sigmoïdite diverticulaire (risque d'abcès et de perforation à bas bruit), épilepsie, infections (bactériennes, tuberculeuses, virales, mycosiques ou parasitaires → à traiter en cas d'antécédents car une rechute peut être favorisée par les corticoïdes), glaucome (surveiller la pression intra-oculaire surtout si > 65 ans)
- *Régime et traitements associés* : régime riche en protides, calcium, potassium, pauvre en glucides et en lipides (+ régime désodé au-delà de 0,5 mg/kg/jour de prednisone ou équivalent et/ou en cas d'HTA), avec adjonction de potassium, calcium, vitamine D, diphosphonate, et si forte posologie inhibiteur de la pompe à protons
- *Surveillance* : tolérance clinique, TA, poids, kaliémie, créatininémie, glycémie
- *En cas de stress* (intervention chirurgicale, traumatismes, infections) → augmenter la posologie habituelle en cas de corticothérapie au long cours (voie IV si nécessaire)
- *Grossesse* : risque accru de diabète, HTA et prise de poids excessive chez la mère, et possibilité (exceptionnelle) d'insuffisance surrénalienne néonatale chez l'enfant
- *Allaitement* : à éviter (passage dans le lait maternel)
- *Réduction de l'inertie hypophyso-surrénalienne* : administrer les corticoïdes en 1 prise le matin, voire 1 jour sur 2 chez l'enfant (donner en 1 fois la dose pour 48 heures), et surtout réduire la posologie par paliers lors du sevrage (diminuer de 10 % tous les 7 à 15 jours), voire, si traitement prolongé à fortes doses, remplacer le corticoïde de synthèse à partir de 5 mg/jour de prednisone ou équivalent par de l'hydrocortisone (20 mg/jour) avant de poursuivre la décroissance des doses

Contre-indications

Aucune contre-indication absolue pour une corticothérapie brève ou d'indication vitale
Certaines viroses en évolution (herpès et zona oculaires, hépatites virales aiguës)
États infectieux (en particulier tuberculose) ou mycosiques non contrôlés
Ulcère gastro-duodénal en évolution
Troubles psychiques sévères induits par les corticoïdes

Interactions médicamenteuses

- ***Associations déconseillées*** : médicaments entraînant des torsades de pointe
- *Associations à utiliser avec précaution* : AINS et salicylés, anticoagulants, biguanides, digitaliques, hormone de croissance, inducteurs enzymatiques (rifampicine, rifabutine, barbituriques, carbamazépine, phénytoïne), insulines, interleukine-2 recombinante, isoniazide, hypokaliémiants (amphotéricine B en IV, diurétiques, laxatifs stimulants)
- *Associations à prendre en compte* : antihypertenseurs, ciclosporine, interféron alpha, kétoconazole, praziquantel, vaccins à virus vivants atténués
- *Topiques gastro-intestinaux :* intervalle de 2 heures ou plus entre les prises orales

Activité relative des hormones gluco-corticoïdes et corticoïdes de synthèse

DCI	Activité minéralo-corticoïde	Activité anti-inflammatoire	Équivalence des doses
Cortisone	1	0,8	25 mg
Hydrocortisone	1	1	20 mg
Prednisone et Prednisolone	0,8	4	5 mg
Méthylprednisolone	0,5	5	4 mg
Triamcinolone	0	5	4 mg
Bétaméthasone	0	25-30	0,75 mg
Dexaméthasone	0	25-30	0,75 mg
Cortivazol	0	60	0,3 mg

Indications

- *Réactions allergiques sévères* : œdème de Quincke, urticaire géante, états allergiques sévères, choc anaphylactique (en complément de l'adrénaline), maladie sérique
- *Réactions inflammatoires sévères* : œdème laryngé, laryngite suffocante, épiglottite aiguë, œdème pulmonaire infectieux ou toxique, œdème cérébral, choc septique, syndrome malin des maladies infectieuses, méningite tuberculeuse avec blocage du LCR, péricardite, uvéite grave, surdité brusque, paralysie faciale *a frigore*, otite séreuse sévère
- *Affections pulmonaires* : asthme grave, crise d'asthme rebelle, état de mal asthmatique, sarcoïdose évolutive, pneumopathie interstitielle diffuse, poussée aiguë d'insuffisance respiratoire
- *Maladies auto-immunes* : anémie hémolytique auto-immune, purpura thrombopénique auto-immun, lupus érythémateux disséminé, dermatopolymyosite, polymyosite, fasciite à éosinophiles, périartérite noueuse, pemphigus, pemphigoïde bulleuse, thyroïdite, hépatite chronique active auto-immune, polyarthrite rhumatoïde, myasthénie
- *Divers* : vascularites (en particulier l'artérite temporale de Horton), rhumatisme articulaire aigu, syndrome néphrotique, exophtalmie maligne, sclérose en plaques, certaines névrites optiques, colites ulcéreuses et maladie de Crohn, érythroblastopénie chronique, transplantation d'organe, hypercalcémie notamment du myélome, chimiothérapies émétisantes, traitement d'appoint de certains cancers et hémopathies

Corticoïdes de synthèse (II)*

Prednisone[G] *Liste I-65 %-Coll*

CORTANCYL	30 cp. 1 mg 30 cp. séc. 5 mg 20 cp. séc. 20 mg	*Traitement d'attaque* (1) : A. 0,5 à 1,5 mg/kg/jour E. 1 à 3 mg/kg/jour *Traitement d'entretien* (2) : A. 5 à 15 mg/jour E. 0,25 à 0,5 mg/kg/jour

1. Les posologies des traitements d'attaque varient selon les indications. Elles peuvent constituer un relais après des bolus IV. La durée du traitement d'attaque est également variable, de quelques jours à 4 semaines.
2. Les modalités du traitement d'entretien varient selon les indications, l'âge et le poids. Le traitement peut être maintenu de quelques mois à quelques années, voire indéfiniment.

Prednisolone[G] (5 mg correspondent à 5 mg de prednisone) *Liste I-65 %-Coll*

SOLUPRED	30 cp. séc. 5 mg effervescents ou orodispersibles 20 cp. séc. 20 mg effervescents ou orodispersibles	*Traitement d'attaque* : A. 0,5 à 1,5 mg/kg/jour E. 1 à 3 mg/kg/jour *Traitement d'entretien* : A. 5 à 15 mg/jour E. 0,25 à 0,5 mg/kg/jour
SOLUPRED 1 mg/ml	Soluté buvable : 50 ml contenant 1 mg par ml avec doseur gradué en ml (à 0,5 ml, 1 ml, 1,5 ml, 2 ml)	*Traitement d'attaque* : N. 1 à 3 mg/kg/jour E. 1 à 3 mg/kg/jour *Traitement d'entretien* : N. 0,25 à 0,5 mg/kg/jour E. 0,25 à 0,5 mg/kg/jour A. 5 à 15 mg/jour

Méthylprednisolone (4 mg correspondent à 5 mg de prednisone)
Liste I-65 %-Coll

MEDROL	30 cp. séc. 4 mg, 16 mg, 32 mg ou 100 mg	*Traitement d'attaque* : A. 0,3 à 1 mg/kg/jour E. 0,4 à 1,6 mg/kg/jour *Traitement d'entretien* : A. 4 à 12 mg/jour E. 0,2 mg/kg/jour

* Voir les propriétés générales et les conditions d'emploi à *Corticoïdes* pages précédentes.

Corticoïdes de synthèse (III)*

Bétaméthasone[G] (0,75 mg correspondent à 5 mg de prednisone)

Liste I-65 %-Coll (sauf autre mention)

BETNESOL CELESTENE	30 cp. efferv. 0,5 mg 20 cp. dispersibles séc. 2 mg	*Traitement d'attaque* (1) : A. 0,05 à 0,2 mg/kg/jour E. > 6 ans : 0,075 à 0,3 mg/kg/jour *Traitement d'entretien* (1) : A. 0,5 à 1,5 mg/jour E. 0,03 mg/kg/jour
CELESTENE Gouttes	Fl. 30 ml avec un compte-gouttes : 1 ml = 40 gouttes = 0,5 mg	*Traitement d'attaque* (1) : N. et E. 0,075 à 0,3 mg/kg/jour *Traitement d'entretien* (1) : N. et E. 0,03 mg/kg/jour
CELESTAMINE ***NR*** + Dexchlorphéniramine 2 mg	30 cp. séc. 0,25 mg	A. 1 à 4 cp./jour

1. Les posologies et la durée des traitements d'attaque varient selon les indications. Elles peuvent constituer un relais après des bolus IV.

Déxaméthasone (0,75 mg correspondent à 5 mg de prednisone)

DECTANCYL *Liste I-65 %-Coll*	30 ou 40 cp. séc. 0,5 mg	*Traitement d'attaque* : A. 0,05 à 0,2 mg/kg/jour E. > 6 ans : 0,075 à 0 3 mg/kg/jour *Traitement d'entretien* : A. 0,5 à 1,5 mg/jour E. 0,03 mg/kg/jour
NEODEX *Délivrance en ATU*	10 cp. 40 mg	A. 20 à 40 mg/jour en 1 prise (2)

2. Indiqué, en association, dans les traitements de certaines formes de myélome multiple, de lymphome et de leucémie aiguë lymphoblastique.

Budésonide *Liste I-65 %-Coll*

ENTOCORT (3) MIKICORT	45 gél. 3 mg gastro-résistantes 50 gél. 3 mg gastro-résistantes	A. 3 gél./jour (9 mg) en 1 prise le matin

3. Corticoïde indiqué uniquement dans le traitement de la maladie de Crohn d'intensité légère à modérée affectant l'iléum et/ou le côlon ascendant (cure de 8 semaines).

* Voir les propriétés générales et les conditions d'emploi à *Corticoïdes* pages précédentes.

Corticoïdes de synthèse (IV)*

Corticoïdes injectables d'action rapide *Liste I-65 %-Coll*

SOLUMÉDROL Méthylprednisolone[G] (1)	Fl. 20 mg, 40 mg, 120 mg, 500 mg ou 1 000 m	Par voie **IV** ou **IM** : A. 20 à 60 mg/jour E. 1 à 3 mg/kg/jour (jusqu'à 30 mg/kg/jour)
CELESTENE Injectable Bétaméthasone (2)	3 amp. 1 ml = 4 mg 1 amp. 2 ml = 8 mg	Par voie **IV** ou **IM** : A. 2 à 20 mg/jour E. 0,1 à 0,3 mg/kg/jour (jusqu'à 6 mg/kg/jour)
BETNESOL Injectable Bétaméthasone (2) et (3)	3 amp. 1 ml = 4 mg	*Idem*
DEXAMÉTHASONE Dexaméthasone (2) et (3) *Réservé aux hôpitaux*	20 amp. 1 ml = 4 mg 10 amp. 5 ml = 20 mg	Par voie **IV** ou **IM** : A. 2 à 20 mg/jour E. 0,1 à 0,3 mg/kg/jour (jusqu'à 6 mg/kg/jour)

1. La méthylprednisolone est également utilisée en bolus intraveineux (250 à 1 000 mg en 1 à 3 heures pendant 3 à 5 jours chez l'adulte) dans certaines affections, notamment :
   - Les rejets de greffes.
   - Les hypercalcémies, en particulier au cours du myélome.
   - Les polyarthrites rhumatoïdes en poussée aiguë.
   - Les poussées de scléroses en plaques.
   - Dans certaines maladies dysimmunitaires et/ou vascularites en poussées sévères : dermatomyosite, polymyosite, périartérite noueuse, lupus érythématheux disséminé, purpura thrombopénique idiopathique, maladie de Wegener et vascularites à ANCA+...
   - Pour son effet antiémétisant au cours des chimiothérapies émétisantes (120 mg en IV lente, avec relais par voie orale à la dose de 16 mg x 2 fois/jour pendant 3 à 5 jours chez l'adulte).
   - Lors de ces injections rapides de fortes doses par voie IV, de rares cas de réactions anaphylactiques, d'arythmies cardiaques et/ou de collapsus cardio-vasculaires ont été observés → surveillance clinique, ionique (kaliémie) et ECG.
2. Ces produits peuvent être utilisés en usage systémique ou local.
3. Les conservateurs (sulfites) de ces spécialités peuvent être allergisants → utiliser de préférence les produits sans sulfites, notamment chez les sujets allergiques et asthmatiques.

* Voir les propriétés générales et les conditions d'emploi à *Corticoïdes* pages précédentes.

Corticoïdes de synthèse (V)*

Corticoïdes injectables à effet retard (1) *Liste I-65 %-Coll*

CELESTENE CHRONODOSE Bétaméthasone (2)	1 amp. 5,7 mg	Par voie **IM** stricte : 1 à 2 amp./semaine
DIPROSTENE Bétaméthasone	1 amp. 1 ml = 7 mg	Par voie **IM** stricte : A. 1 amp. toutes les 3 à 4 semaines
DEPO-MÉDROL Méthylprednisolone *Prescription hospitalière*	Fl. 1 ml = 40 mg Fl. 2 ml = 80 mg	Par voie **IM** stricte : A. 40 à 120 mg E. 1 à 2 mg/kg tous les 10 jours
KENACORT-RETARD Triamcinolone	1 amp. 1 ml = 40 mg 1 amp. 2 ml = 80 mg	Par voie **IM** stricte : A. 40 à 120 mg E. 1 à 2 mg/kg toutes les 3 à 6 semaines

1. Ces produits peuvent être utilisés :
   - *En usage systémique* : rhinite allergique saisonnière après échec des autres thérapeutiques ; lorsque la voie orale n'est pas adaptée ou en cas de mauvaise observance.
   - *En usage oral* en dermatologie, en ORL, en rhumatologie (*cf.* anti-inflammatoires locaux et corticoïdes en infiltration) avec une *prévention très soigneuse du risque infectieux.*
2. Le Célestène chronodose est utilisé pour la prévention anté-natale de la maladie des membranes hyalines.

* Voir les propriétés générales et les conditions d'emploi à *Corticoïdes* pages précédentes.

Antihistaminiques H1 (I)

Antihistaminiques H1 peu sédatifs *Liste II-30 %-Coll ou Non remboursé (**NR**)*

AERIUS Desloratadine[G] DASSELTA	15 ou 30 cp. 5 mg	A. et E. > 12 ans : 5 mg/jour
AERIUS Sirop *Idem*	Sirop à 0,5 mg/ml : 150 ml + mesure à 2,5 ml et 5 ml	A. et E. > 12 ans : 10 ml/jour E. de 6 à 11 ans : 5 ml/jour E. de 1 à 5 ans : 2,5 ml/jour
BILASKA Bilastine INORIAL	10 ou 30 cp. 20 mg	A. et E. > 12 ans : 20 mg/jour
CLARITYNE Loratadine[G] DOLIALLERGIE ***NR*** HUMEX ALLERGIE ***NR*** ZAPRILIS ***NR***	15 cp. 10 mg 7 cp. 10 mg	A. et E. > 12 ans : 10 mg/jour
CLARITYNE Sirop	Sirop à 1 mg/ml : 60 ou 120 ml avec mesure (1 mesure = 5 ml = 5 mg)	A. et E. > 12 ans : 10 mg/jour E. de 2 à 12 ans : 5 mg/jour
KESTIN Ébastine[G] KESTINLYO	15 ou 30 cp. 10 mg 30 lyocs 10 mg	A. et E. > 12 ans : 10 à 20 mg/jour en 1 prise
MIZOLLEN Mizolastine[G]	15 cp. 10 mg	A. et E. > 12 ans : 10 mg/jour
PRIMALAN Méquitazine *Liste I-30 %-Coll*	14 cp. séc. 5 mg 14 cp. séc. 10 mg Sirop : 60 ml ou 125 ml à 1,25 mg par mesure (1 mesure = 2,5 ml)	A. 10 mg/jour en 1 à 2 prises E. 2,5 mg/10 kg/jour (sans dépasser 10 mg/jour) N. 1,25 mg/5 kg/jour
TELFAST Fexofénadine	15 cp. 120 mg 15 cp. 180 mg	A. et E. > 12 ans : 120 à 180 mg/jour en 1 prise
VIRLIX Cétirizine[G] ACTIFED ALLERGIE ***NR*** ALAIRGIX ***NR*** DRILL ALLERGIE ***NR*** HUMEX ALLERGIE ***NR*** ZYRTECSET ***NR*** ZYRTEC Buvable	15 cp. séc. 10 mg 7 cp. séc. 10 mg Gouttes : fl. 15 ml à 10 mg/ml (10 gouttes = 5 mg)	A. et E. > 6 ans : 10 mg/jour en 1 ou 2 prises A. et E. > 6 ans : 10 mg/jour E. de 2 à 6 ans : 5 mg/jour en 1 ou 2 prises
WYSTAMM Rupatadine	15 ou 30 cp. 10 mg	A. et E. > 12 ans : 10 mg/jour
XYZALL Lévocétirizine	14 ou 28 cp. 5 mg	A. et E. > 12 ans : 5 mg/jour E. de 6 à 12 ans : 5 mg/jour

Contre-indications

Allergie connue aux différents produits
Allongement congénital ou acquis de l'espace QT
Insuffisance rénale (pour cétirizine et lévocétirizine)
Insuffisance hépatique sévère, certaines associations (cf. Interactions)
Risque de glaucome par fermeture de l'angle ou de rétention urinaire (méquitazine)
Contre-indication absolue de certaines présentations chez l'enfant, le nourrisson et le nouveau-né

Propriétés

- Antihistaminiques agissant au niveau des récepteurs histaminergiques de type H1 (bronches, vaisseaux, intestin) par antagonisme spécifique et compétitif, expliquant leur effet avant tout préventif et leur inefficacité dans les réactions allergiques sévères
- Ces antihistaminiques H1 de 2e génération n'ont pas d'effets anticholinergiques (sauf la méquitazine) et moins d'effets sédatifs à dose usuelle car ils pénètrent mal dans le cerveau (mais une somnolence peut survenir à doses élevées)
- Absorption digestive correcte, diffusion ubiquitaire, passage très faible de la barrière hémato-méningée, métabolisation hépatique (sauf la féxofénadine), élimination urinaire, passage transplacentaire et dans le lait maternel

Indications

- Traitement symptomatique des rhinites allergiques intermittentes ou persistantes (avec action sur des symptômes oculaires associés)
- Traitement symptomatique des dermatoses allergiques (urticaires, réactions locales bénignes dues à des piqûres d'insecte)
- Traitement symptomatique adjuvant des dermatoses prurigineuses (eczéma, prurigo)
- Prévention des réactions secondaires (recrudescence des manifestations allergiques) lors des traitements de désensibilisation spécifique

Effets indésirables

- Céphalées, somnolence, troubles digestifs, asthénie, prise de poids en traitement prolongé, réactions cutanées allergiques très rares
- Méquitazine : effets anticholinergiques surtout à forte dose (bouche sèche, constipation, tachycardie, troubles de l'accomodation, risques de poussée aiguë de glaucome par fermeture de l'angle, dysurie, risque de rétention aiguë d'urines en cas d'obstacle)
- **Surdosage** : possibilité d'allongement de l'espace QT et torsades de pointe en cas de surdosage ou d'association à des médicaments diminuant leur métabolisme hépatique

Précautions d'emploi

- Chez l'enfant < 2 ans, la majorité des cas de rhinites est d'origine infectieuse et non allergique, et il n'y a pas de données validant l'utilisation des antihistaminiques
- Ne pas dépasser les doses indiquées (risque de troubles du rythme cardiaque)
- Grossesse : utilisation déconseillée (effet tératogène non exclu, dont hypospadias)
- Allaitement : utilisation déconseillée (passage dans le lait maternel)
- Utiliser avec prudence chez les conducteurs et les utilisateurs de machines

Interactions médicamenteuses (aucune avec la cétirizine)

- ***Associations contre-indiquées** (avec mizolastine, féxofénadine, ebastine)* : médicaments entraînant des torsades de pointe (voir ce terme), antiprotéases (et mizolastine)
- ***Associations déconseillées*** : alcool (effet sédatif), bétahistine (antagonisme)
- *Associations à prendre en compte* : médicaments hypokaliémiants et bradycardisants (avec la mizolastine), anticholinergiques et médicaments dépresseurs du SNC (avec la méquitazine), topiques gastro-intestinaux (espacer les prises orales de 2 heures)

Antihistaminiques H1 (II)

Antihistaminiques H1 et antipyrétiques *Non remboursé*

FERVEX Phéniramine 25 mg + Paracétamol 500 mg + Acide ascorbique 200 mg	8 sac. granulés pour sol. buv. (il existe une forme sans sucre)	A. et E. > 15 ans 1 sac. x 2 à 3 fois/jour (Durée max. : 5 jours)

Antihistaminiques H1 sédatifs

POLARAMINE Dexchlorphéniramine *Non remboursé-Coll*	30 cp. séc. 2 mg Sirop : fl. 125 ml à 0,5 mg par càc	A. 6 à 8 mg/jour E. 2 à 4 mg/jour N. 0,5 à 1 mg/jour en 2 à 4 prises
POLARAMINE Injectable *Remboursement 30 %-Coll*	5 amp. 1 ml = 5 mg	Par voie **IM**, **SC** ou **IV** : A. 5 à 10 mg/jour E. > 3 ans : 5 à 10 mg/jour
DIMÉGAN Bromphéniramine *Remboursement 15 %-Coll*	10 gél. 12 mg Sirop : fl. 125 ml Solution alcoolisée 2,5 ml = 1 mg 5 ml = 2 mg	A. 24 mg/jour en 2 prises E. > 6 ans : 1 à 2 c. 5 ml x 2 à 3 fois/jour N. 1 à 2 c. 2,5 ml x 2 à 3 fois/jour

Phénothiazines (antihistaminiques)

PÉRIACTINE Cyproheptadine *Non remboursé-Coll*	30 cp. 4 mg	A. 4 mg x 1 à 3 fois/jour E. > 6 ans : demi-dose
PHÉNERGAN Prométhazine *Remboursement 15 %-Coll* *(sauf le sirop, non remboursé)*	20 cp. 25 mg Sirop : fl. 150 ml à 5 mg par càc	A. 10 à 150 mg/jour E. 10 à 50 mg/jour N. 2,5 à 15 mg/jour en 2 à 4 prises
PHÉNERGAN Injectable *Non remboursé-Coll*	5 amp. 2 ml = 50 mg contenant des sulfites	Par voie **IM** ou perfusion **IV** : A. 50 à 100 mg/jour
THÉRALÈNE Alimémazine *Liste II-15 %-Coll* *(sauf le sirop, non remboursé)*	50 cp. séc. 5 mg Sirop : fl. 150 ml à 2,5 mg par càc Gouttes : fl. 30 ml à 1 mg par goutte	A. 5 à 40 mg/jour E. 0,5 à 1 mg/kg/jour N. 0,5 à 1 mg/kg/jour en 2 à 4 prises

L'ATARAX (hydroxyzine, voir ce terme) est utilisé dans les mêmes indications, en particulier lorsqu'il existe des phénomènes d'anxiété et/ou d'insomnie.

Contre-indications
Allergie aux différents produits ou aux sulfites de l'excipient pour certains Risque de glaucome par fermeture de l'angle ou de rétention urinaire par obstacle urétro-prostatique

Propriétés

- Antihistaminiques agissant au niveau des récepteurs histaminergiques de type H1 (bronches, vaisseaux, intestin) par antagonisme spécifique et compétitif, expliquant leur effet avant tout préventif et leur inefficacité dans les réactions allergiques sévères
- Ces antihistaminiques H1 de 1re génération ont tous des effets sédatifs (somnolence diurne) et des effets anticholinergiques faibles
- Absorption digestive correcte, diffusion ubiquitaire, métabolisation hépatique, élimination urinaire, passage hémato-encéphalique, transplacentaire et dans le lait maternel

Indications

- Traitement symptomatique des rhinites allergiques intermittentes ou persistantes (avec action sur des symptômes oculaires associés)
- Traitement symptomatique des dermatoses allergiques (urticaires, réactions locales bénignes dues à des piqûres d'insecte)
- Traitement symptomatique adjuvant des dermatoses prurigineuses (eczéma, prurigo)
- Prévention des réactions secondaires (recrudescence des manifestations allergiques) lors des traitements de désensibilisation spécifique

Effets indésirables

- Effets centraux fréquents : somnolence diurne (fréquente, avec sensibilité individuelle, majorée par l'alcool et les dépresseurs centraux), plus rarement réactions paradoxales d'excitation surtout chez le nourrisson et l'enfant jeune (insomnie, agitation, nervosité)
- Effets anticholinergiques : sécheresse buccale, constipation, tachycardie, troubles de l'accommodation avec risque de poussée aiguë de glaucome par fermeture de l'angle, dysurie avec risque de rétention aiguë d'urines en cas d'obstacle urétro-prostatique
- Possibilité de prise de poids en traitement prolongé
- Très rares : réactions cutanées allergiques, troubles digestifs
- *Phénothiazines* : possibilité de choc anaphylactique dû aux sulfites (avec les formes injectables), très rarement photosensibilisation, leucopénie, agranulocytose
- **Surdosage** : effets atropiniques avec troubles de la vigilance, dépression respiratoire, convulsions, coma → traitement symptomatique

Précautions d'emploi

- *Phénothiazines* : ne pas utiliser chez les nourrissons à risque d'apnée âgés de moins de 1 an (rôle hypothétique des phénothiazines dans la mort subite du nourrisson)
- Utiliser avec prudence chez les conducteurs et utilisateurs de machines, les jeunes enfants, les sujets âgés, hyperthyroïdiens, hypertendus, cardiaques
- Grossesse et allaitement : utilisation déconseillée (effet tératogène non exclu, dont hypospadias). Cependant, la dexchlorphéniramine peut être prescrite durant les 2 premiers trimestres si nécessaire
- *Chez les diabétiques* : tenir compte de la teneur en saccharose des sirops

Interactions médicamenteuses

- ***Associations déconseillées*** : alcool (effet sédatif), bétahistine (antagonisme)
- *Associations à prendre en compte* : autres anticholinergiques, autres médicaments dépresseurs du SNC

Antiallergiques divers (I)

Cromoglycate disodique par voie orale[G] *Liste II-Non remboursé-Coll*

INTERCRON	30 amp. buv. 100 mg	Par voie orale : A. 1 amp./jour, puis jusqu'à 2 à 3 amp./jour E. même posologie sans dépasser 40 mg/kg/jour

Propriétés
- Antiallergique de la famille des cromones (dérivé de la khelline) ayant une action locale au niveau de la muqueuse du tube digestif (inhibition de la libération des médiateurs de l'anaphylaxie par les mastocytes)
- Absorption très faible (0,5 %), pas de métabolisation, élimination de la faible fraction absorbée par voie biliaire et urinaire

Indications
- Manifestations digestives et extradigestives de l'allergie alimentaire lorsque l'allergène ne peut être évité avec certitude ou quand les troubles persistent malgré l'éviction d'un allergène connu

Effets indésirables
- Par voie orale : nausées, diarrhée, éruptions cutanées, arthralgies, exacerbation des symptômes allergiques en cas de posologie trop élevée

Précautions d'emploi
- Grossesse (1er trimestre) et allaitement : traitement déconseillé par prudence

Antiallergiques divers (II)

Kétotifène *Liste II-15 %-Coll*

ZADITEN	60 gél. 1 mg uniquement Sol. buvable : 30 mg/150 ml avec gobelet gradué à : 2,5 ml = 0,5 mg ou 5 ml = 1 mg	A. 1 mg/jour le soir, puis 1 mg x 2 fois/jour E. > 3 ans : même dose E. > 6 mois : 0,5 mg/jour le soir, puis 0,5 mg x 2 à 3 fois/jour
ZADITEN LP 2 mg	30 cp. 2 mg à libération prolongée	A. 2 mg/jour le soir au cours du repas E. > 6 ans : même dose

Contre-indications

Hypersensibilité connue au produit ou à un excipient

Propriétés

- Antihistaminique H1 sédatif, non bronchodilatateur, inhibant la bronchoconstriction et l'accumulation d'éosinophiles dans les voies aériennes induites par le PAF (facteur d'activation plaquettaire) et la libération d'histamine
- Absorption digestive rapide, forte métabolisation en dérivés conjugués et déméthylés, élimination biphasique lente essentiellement urinaire, demi-vie de 20 heures environ, taux plasmatiques doublés chez le nourrisson et l'enfant < 3 ans par rapport aux taux plasmatiques observés chez l'enfant > 3 ans et chez l'adulte

Indications

- Traitement symptomatique de la rhinoconjonctivite allergique

Effets indésirables

- Somnolence, sécheresse buccale, nausées, anorexie, vomissements, constipation, gastralgies, vertiges (troubles généralement transitoires), prise de poids, gynécomastie
- **Surdosage** : somnolence, confusion mentale, bradycardie ou tachycardie, tachypnée ou bradypnée, excitation, convulsions → traitement symptomatique

Précautions d'emploi

- Utilisation déconseillée chez le nourrisson < 6 mois, et chez l'enfant < 6 ans pour les comprimés et les gélules (utiliser le soluté buvable)
- Utiliser avec prudence au début chez les conducteurs et les utilisateurs de machines
- Ne pas interrompre le traitement trop tôt en cas d'inefficacité car l'action prophylactique apparaît en 4 semaines environ, l'effet maximal étant obtenu après plusieurs mois
- Grossesse et allaitement : utilisation déconseillée en l'absence d'études

Interactions médicamenteuses

- ***Associations déconseillées*** : antidiabétiques oraux (thrombopénie), alcool
- *Associations à prendre en compte* : anticholinergiques et dépresseurs du SNC, neuroleptiques de 1re génération, antinauséeux

Immunosuppresseurs (I) : Ciclosporine

Ciclosporine *Liste I-100 %-Coll-Prescription initiale hospitalière de 6 mois*

NÉORAL (microémulsion à résorption orale améliorée) SANDIMMUN *Conserver à température ambiante < + 25 °C*	Sol. buv. à 100 mg/ml (fl. 50 ml avec pipette graduée de 0,5 à 4 ml) 60 cap. 10 mg, 25 mg, 50 mg ou 100 mg	Par voie orale, en 2 prises (1) : 6 à 15 mg/kg/jour *puis* réduction progressive jusqu'à 2 à 6 mg/kg/jour

1. Posologie indiquée dans les greffes d'organes, de tissus et de moelle osseuse. Elle est différente dans les autres indications (où la ciclosporine est *contre-indiquée* chez les patients ayant eu un traitement antérieur par l'arsenic ou liqueur de Fowler, ou des kératoses pré-épithéliomateuses ou des carcinomes cutanés sous PUVAthérapie, des antécédents d'affection maligne, une affection maligne évolutive, une HTA mal contrôlée, une insuffisance hépatique ou rénale, une infection mal contrôlée ou une hypersensibilité connue à la ciclosporine).

Indications	Posologie	Traitements associés
Traitement préventif du rejet	Initiale : 6 à 15 mg/kg/jour Entretien : 2 à 6 mg/kg/jour	Corticothérapie Azathioprine (faible dose)
Syndrome néphrotique cortico-dépendant ou -résistant	Initiale : 5 mg/kg/jour (2,5 mg/kg/jour si insuffisance rénale)	Corticothérapie
Psoriasis étendu et sévère, réfractaire	Initiale : 2,5 à 5 mg/kg/jour D. max. : 5 mg/kg/jour	Traitements locaux
Dermatite atopique sévère réfractaire	Initiale : 2,5 à 5 mg/kg/jour Entretien : 2,5 à 5 mg/kg/jour D. max. : 5 mg/kg/jour	Traitements locaux
Polyarthrite rhumatoïde active et sévère réfractaire	Initiale : 2,5 mg/kg/jour D. max. : 5 mg/kg/jour	Corticothérapie (faible dose) et/ou AINS
Uvéites postérieures ou intermédiaires non infectieuses sévères	Initiale : 5 mg/kg/jour	Corticothérapie (faible dose)
Aplasies médullaires acquises sévères	Initiale : 6 mg/kg/jour Entretien : pour taux résiduel à 150 ng/ml (sang total)	Corticothérapie Sérum antilymphocytaire
Autres (non validées) : myasthénie, cirrhose biliaire primitive réfractaires		

SANDIMMUN Injectable	10 amp. 1 ml = 50 mg 10 amp. 5 ml = 250 mg (contenant du Crémophor EL)	En perfusion IV (2) : 2 à 5 mg/kg/jour, avec relais rapide *per os*

2. Perfusion veineuse lente en 2 à 6 heures ou en continu sur 24 heures, après dilution dans un soluté salé ou glucosé isotonique dans la proportion de 1/20 à 1/100.

Contre-indications

Hypersensibilité à la ciclosporine ou à l'excipient des formes injectables
Occlusion intestinale (présence d'un dérivé d'huile de ricin)

Propriétés

- Polypeptide ayant permis d'améliorer considérablement les résultats des allogreffes d'organes et de moelle osseuse (inhibition des réactions immunitaires allogéniques : rejet de la greffe, réaction du greffon contre l'hôte) et également certaines pathologies auto-immunes, agissant en inhibant de façon sélective et réversible la production par les lymphocytes T amplificateurs (CD4) des interleukines ou lymphokines (facteurs de croissance et/ou de différenciation ayant pour cible la plupart des cellules du système immunitaire), sans diminuer l'hématopoïèse ni modifier les fonctions des phagocytes
- Absorption digestive variable (meilleure avec le Néoral), forte fixation aux lipoprotéines plasmatiques (95 %), métabolisation hépatique très importante, élimination biphasique essentiellement par voie biliaire sous forme de métabolites, demi-vie de 6 à 16 heures

Indications

- Traitement préventif et curatif du rejet dans la transplantation d'organe ou de moelle osseuse
- Traitement préventif et curatif de la réaction du greffon contre l'hôte
- Autres indications : *cf.* page ci-contre

Effets indésirables (dose-dépendants)

- Néphrotoxicité : insuffisance rénale aiguë précoce et réversible, ou insuffisance rénale chronique progressive (essentiellement après transplantation rénale)
- Hépatotoxicité : hépatites cholestatiques rares et réversibles à l'arrêt du traitement
- Hyperuricémie (45 à 80 %) avec possibilité de crises de goutte, hirsutisme (30 %), hypertrophie gingivale, HTA (surtout chez les transplantés cardiaques), anorexie, nausées, vomissements, œdème du visage, hyperkaliémie, paresthésies, sensations transitoires de brûlures des mains et pieds, tremblements, plus rarement convulsions, algodystrophie, risque d'infections et de pseudolymphomes
- Risque accru de cancers cutanés et de syndromes lymphoprolifératifs
- *Formes injectables* : possibilité de réaction anaphylactique au crémophor EL

Précautions d'emploi

- Surveillance spécialisée et dosages réguliers de la créatinine, de la bilirubine, des transaminases et des taux plasmatiques ou sanguins pour adapter la posologie
- Taux résiduels efficaces = 40 à 120 ng/ml (plasma) ou 100 à 300 ng/ml (sang)
- Pendant la grossesse, l'utilisation de la ciclosporine ne doit être envisagée que si elle est indispensable. L'allaitement est déconseillé en cas de traitement maternel

Interactions médicamenteuses (très nombreuses)

- ***Associations contre-indiquées*** : tacrolimus, millepertuis, stiripentol, bosentan, rosuvastatine
- ***Associations déconseillées*** : melphalan, nifédipine, orlistat, jus de pamplemousse
- *Associations à utiliser avec précaution* : médicaments néphrotoxiques et médicaments hyperkaliémiants, amiodarone, azathioprine, cimétidine, colchicine, fluconazole, itraconazole, kétoconazole, inducteurs enzymatiques, inhibiteurs calciques, statines, lanréotide et octréotide, macrolides (sauf spiramycine), synergistines, clindamycine, antiprotéases, efavirenz, névirapine, méthotrexate, norfloxacine
- *Associations à prendre en compte* : aminosides, amphotéricine B IV, œstroprogestatifs, corticoïdes, 5-ASA, diurétiques, triméthoprime, vaccins à virus vivants, AINS
- *Risque d'immunodépression excessive et de pseudolymphomes* avec les globulines antilymphocytaires et les cytostatiques

Immunosuppresseurs (II) : Tacrolimus

Tacrolimus[G] (1) *Liste I-100 %-Coll-Prescription initiale hospitalière*

PROGRAF *Conserver à l'abri de la lumière* ADOPORT	50 gél. 0,5 mg, 1 mg ou 5 mg	0,10 à 0,30 mg/kg/jour en 2 prises quotidiennes *1 heure avant ou 2 heures après les repas* puis adaptation selon les taux plasmatiques (2)
PROGRAF Injectable *Conserver à l'abri de la lumière et à température ambiante < + 25 °C*	10 amp. 1 ml = 5 mg (contenant du Crémophor EL)	Perfusion IV continue : *cf.* ci-dessous (2)
ADVAGRAF *Conserver dans l'emballage d'origine, dans un endroit sec, à l'abri de l'humidité*	30 gél. 0,5 mg, 1 mg, 3 mg ou 5 mg à libération prolongée	0,10 à 0,30 mg/kg/jour (3) en une seule prise quotidienne *1 heure avant ou 2 heures après les repas* puis adaptation selon les taux plasmatiques
MODIGRAF	50 sac. 0,2 ou 1 mg pour sol. buv.	A. 0,1 à 0,3 mg/kg/jour E. 0,3 mg/kg/jour en 2 prises séparées (2)

1. Ne doit être prescrit que par des médecins ayant l'expérience de l'utilisation de traitements immunosuppresseurs après greffes d'organes.
2. Recommandations posologiques données à titre indicatif, variables selon la transplantation, la tolérance et le traitement immunosuppresseur associé. En pratique, la posologie repose sur l'évaluation clinique (signes de rejet et tolérance) et biologique (objectif de concentration résiduelle sur sang total : 5-15 ng/ml). L'administration par voie orale est à privilégier. Si nécessaire, le contenu de la gélule peut être mélangé à de l'eau et administré par sonde nasogastrique. La voie intraveineuse ne sera utilisée qu'en cas d'impossibilité d'utilisation de la voie orale, en perfusion continue, après dilution (sérum salé ou glucosé isotonique).

Transplantation	Hépatique	Rénale	Cardiaque
Prévention du rejet (adulte)	PO : 0,10 à 0,20 mg/kg/jour IV : 0,01 à 0,05 mg/kg/jour	PO : 0,20 à 0,30 mg/kg/jour IV : 0,05 à 0,10 mg/kg/jour	PO : 0,75 mg/kg/jour IV : 0,01 à 0,02 mg/kg/jour
Prévention du rejet (enfant)	PO : 0,30 mg/kg/jour IV : 0,05 mg/kg/jour	PO : 0,30 mg/kg/jour IV : 0,075 à 0,100 mg/kg/jour	PO : 0,03 à 0,05 mg/kg/jour IV : 0,10 à 0,30 mg/kg/jour (cible : 15 à 25 ng/ml)
Adaptation en post-transplantation	Possible réduction initiale de la posologie et réadaptation ultérieure Possible arrêt des autres traitements immunosuppresseurs		
Traitement du rejet	Augmentation de la posologie, adjonction de corticoïdes, cures d'anticorps mono- ou polyclonaux		

3. Chez les patient stables convertis de Prograf (2 prises/jour) à Advagraf (1 prise/jour) sur la base d'une posologie quotidienne totale de 1 : 1, l'exposition systémique au tacrolimus (ASC_{0-24}) est d'environ 10 % inférieure, la concentration résiduelle étant similaire. Des ajustements individuels de posologie doivent être réalisés afin de maintenir une exposition similaire.

Contre-indications
Hypersensibilité connue au tacrolimus ou à d'autres macrolides
Hypersensibilité connue à l'huile de ricin polyoxyéthylénée (formes injectables)

Propriétés
- Macrolide immunosuppresseur très puissant, inhibant les lymphocytes cytotoxiques qui sont responsables du rejet du greffon, efficace chez des patients ayant un rejet aigu ou chronique de greffe rénale ou hépatique
- Biodisponibilité ≤ 20 % réduite par les aliments riches en graisses, forte fixation aux protéines plasmatiques (99 %), métabolisation hépatique importante par le cytochrome P450 3A4, élimination biliaire, demi-vie de 17,6 heures

Indications
- Traitement préventif du rejet du greffon au décours de la transplantation rénale, hépatique et cardiaque
- Traitement curatif du rejet de l'allogreffe, résistant à un traitement par d'autres traitements immunosuppresseurs (transplantation rénale, hépatique, cardiaque, pulmonaire, pancréatique, intestinale)

Effets indésirables (assez voisins de ceux de la ciclosporine)
- Néphrotoxicité : insuffisance rénale aiguë précoce et réversible, ou insuffisance rénale chronique progressive (surtout après transplantation rénale)
- Neurotoxicité (sévère dans 5-8 % des cas) : tremblements, céphalées, paresthésies, agitation, anxiété, insomnie, cauchemars, somnolence, vertiges, confusion mentale, dépression, convulsions, myoclonies, neuropathies, troubles visuels et auditifs
- Hyperglycémie (40 %) voire diabète, HTA (40 %), tachycardie, œdèmes, insuffisance cardiaque, troubles du rythme, diarrhée, nausées, arthralgies, myalgies, asthénie, fièvre, éruptions, alopécie, hirsutisme, hyperkaliémie, hyperuricémie, anémie, leucopénie, thrombopénie, élévation des transaminases, risque d'infections et de pseudolymphomes
- Risque accru de syndromes lymphoprolifératifs
- Formes injectables : possibilité de réaction anaphylactique à l'excipient

Précautions d'emploi
- Surveillance spécialisée avec dosages réguliers de créatininémie, kaliémie, natrémie, glycémie, bilirubine, transaminases, phosphatases alcalines, gamma GT, TP, TCA, NFS, surveillance clinique et neurologique, de la TA, de l'ECG, de l'acuité visuelle, et surveillance régulière des taux sanguins résiduels efficaces = 5 à 15 ng/ml sur sang total
- Insuffisance hépatique ou cholestase → réduire la posologie
- Risque de rejet ou d'augmentation des effets indésirables en cas de changement de formulation (libération immédiate ou prolongée) nécessitant une surveillance biologique accrue
- Grossesse : utilisation possible s'il n'existe pas d'alternative. Allaitement : utilisation déconseillée

Interactions médicamenteuses (nombreuses)
- ***Associations contre-indiquées*** : ciclosporine (administrer 12 à 24 heures, voire plus, après la dernière prise de ciclosporine), kétoconazole, millepertuis
- ***Associations déconseillées*** : diurétiques hyperkaliémiants et apport de potassium, itraconazole, macrolides, melphalan, jus de pamplemousse
- *Associations à utiliser avec précaution* : azathioprine, fluconazole, danazol, *inducteurs ou inhibiteurs enzymatiques hépatiques*, nicardipine, antiprotéases, efavirenz, névirapine, jus de pamplemousse
- *Associations à prendre en compte* : aminosides, amphotéricine B en IV, vaccins à virus vivants, AINS
- *Risque d'immunodépression excessive et de pseudo-lymphomes* avec les globulines antilymphocytaires et les cytostatiques

Immunosuppresseurs (III) : Inhibiteurs de la mTOR (I)

Sirolimus *Liste I-100 %-Coll-Prescription initiale hospitalière de 6 mois*

RAPAMUNE *Conserver de + 2 °C à + 8 °C et à l'abri de la lumière pour la solution buvable uniquement*	30 cp. 0,5 mg, 1 mg ou 2 mg Sol. buv. : 60 ml à 1 mg/ml + 30 seringues doseuses graduées	En 1 prise par jour, avec au moins 60 ml d'eau ou de jus d'orange, 4 heures après la ciclosporine : A. Posologie ci-dessous (1)

1. Traitement à prescription initiale hospitalière de 6 mois, réservé aux médecins ayant l'expérience des traitements immunodépresseurs dans le cadre des transplantations d'organes et ayant accès au suivi thérapeutique des concentrations sanguines du produit.
Traitement d'initiation (pendant les 2 à 3 mois après la transplantation) :
Dose de charge de 6 mg dès que possible après la transplantation, puis 2 mg/jour (posologie adaptée ensuite pour obtenir une concentration sanguine résiduelle de 4 à 12 ng/ml).
Traitement d'entretien :
La ciclosporine doit être progressivement supprimée sur une période de 4 à 8 semaines et la posologie du sirolimus doit alors être ajustée pour obtenir une concentration sanguine résiduelle comprise entre 12 et 20 ng/ml.
Chez les sujets pour lesquels l'arrêt de la ciclosporine est un échec ou ne peut être envisagée, l'association de sirolimus et de ciclosporine ne doit pas être poursuivie au-delà de 3 mois après la transplantation.
Insuffisance rénale et sujets ≥ 65 ans : aucune adaptation posologique n'est nécessaire.
Insuffisance hépatique légère à modérée (classes A et B de Child-Pugh) : surveiller étroitement les concentrations sanguines résiduelles du sirolimus.
Insuffisance hépatique sévère (classe C de Child-Pugh) : utilisation non évaluée.

Contre-indications
Hypersensibilité au sirolimus, à l'évérolimus ou à l'un ces excipients

Propriétés

- Immunosuppresseur agissant par un mécanisme différent de celui de la ciclosporine et du tacrolimus (inhibition de la mTOR avec blocage de la prolifération des lymphocytes T induite par l'interleukine-2)
- Absorption digestive faible (biodisponibilité = 14 %), métabolisation importante par le CYP 3A4, élimination fécale essentiellement (≥ 91 %), demi-vie d'élimination terminale de 62 ± 16 heures, passage transplacentaire et dans le lait maternel

Indications

- Prévention du rejet d'organe chez les patients présentant un risque immunologique faible à modéré recevant une transplantation rénale (en association avec corticoïdes et ciclosporine pendant 2 à 3 mois, puis avec corticoïdes seuls si la ciclosporine peut être arrêtée progressivement)

Effets indésirables (nombreux et très fréquents)

- Très fréquents (≥ 10 %) : hypercholestérolémie et hypertriglycéridémie (50 %), thrombopénie, hypokaliémie, anémie, élévation de la LDH, diarrhée, douleurs abdominales, arthralgies, infections urinaires, acné, lymphocèle
- Fréquents (1 à 10 %) : anomalies des enzymes hépatiques, leucopénie, infections fongiques, virales et bactériennes (en particulier risque accru de tuberculose), stomatite, aphtose, épistaxis, tachycardie, ostéonécrose aseptique, éruptions cutanées, purpura thrombotique thrombocytopénique, syndrome hémolytique et uremique, œdèmes, cicatrisation anormale
- Rares (< 1 %) : angiœdème, pancréatite, pneumonie interstitielle, diabète, œdèmes périphériques, ascite, épanchements pleuraux et/ou péricardiques
- Lymphomes et autres tumeurs malignes, en particulier cutanées

Précautions d'emploi

- Surveillance des taux plasmatiques au début du traitement et 5 à 7 jours après chaque changement de posologie, renforcée en cas d'insuffisance hépatique, réduction ou arrêt de la ciclosporine, introduction ou arrêt d'inducteurs ou inhibiteurs enzymatiques
- Surveillance de la NFS, des lipides sanguins (traitement hypolipidémiant éventuel), des tests fonctionnels hépatiques, de la kaliémie (et de la TA et de la fonction rénale tant que la ciclosporine est associée)
- Éviter l'exposition solaire ou aux UV
- Prophylaxie des pneumonies à *Pneumocystis carinii* (pendant les 12 premiers mois) et des infections à CMV (pendant les 3 premiers mois)
- Grossesse et allaitement : utilisation déconseillée (innocuité non établie)

Interactions médicamenteuses (le sirolimus est principalement métabolisé par le CYP 3A4 ; il est également un substrat de la PgP)

- ***Associations déconseillées*** : inducteurs et inhibiteurs puissants du CYP 3A4 (voir ce terme), jus de pamplemousse, millepertuis
- Exemples de risque de surdosage : ciclosporine (en administration concomitante), kétoconazole, voriconazole, diltiazem, vérapamil
- Exemples de risque de sous-dosage : rifampicine, carbamazépine
- *Associations à utiliser avec précaution* : inducteurs et inhibiteurs modérés du CYP 3A4
- *Associations à prendre en compte* : ciclosporine (administrer le sirolimus 4 heures après)

Immunosuppresseurs (IV) : Inhibiteurs de la mTOR (II)

Évérolimus *Liste I-100 %-Coll-Prescription initiale hospitalière de 6 mois*

CERTICAN *Conserver à l'abri de la lumière et de l'humidité*	60 cp. oro-dispersibles à 0,1 mg ou 0,25 mg 60 cp. à 0,25 mg, 0,50 mg ou 0,75 mg	A. 0,75 mg x 2 fois/jour puis adaptation selon les taux plasmatiques (1) et (2)

1. Traitement à prescription initiale hospitalière de 6 mois, réservé aux médecins ayant l'expérience des traitements immunodépresseurs dans le cadre des transplantations d'organes et ayant accès au suivi thérapeutique des concentrations sanguines du produit.
   La Cmax et l'AUC sont réduites respectivement de 60 % et 16 % par un repas riche en graisses, ce médicament devra donc être ingéré *soit toujours à un repas, soit toujours en dehors des repas*.
   La posologie initiale (0,75 mg x 2 fois/jour à débuter le plus tôt possible après la transplantation) sera ajustée à intervalles de 4 à 5 jours en fonction des concentrations sanguines, de la tolérance, de la réponse individuelle, des modifications des médicaments associés et de la situation clinique.
   Les concentrations sanguines résiduelles optimales doivent être ≥ 3 ng/ml, la limite supérieure de la fourchette thérapeutique étant de 8 ng/ml.
   Insuffisance rénale et sujets ≥ 65 ans : aucune adaptation posologique n'est nécessaire.
   Insuffisance hépatique légère à modérée (classes A et B de Child-Pugh) : réduire la posologie de moitié si existent deux des critères suivants (bilirubine > 34 µmol/l, albumine < 35 g/l, TP < 45 %).
   Insuffisance hépatique sévère (classe C de Child-Pugh) : utilisation non évaluée.
   La posologie de la ciclosporine doit être progressivement réduite après le premier mois suivant la transplantation et celle de l'évérolimus doit être ajustée pour obtenir une concentration sanguine résiduelle ≥ 3 ng/ml (3 à 8 ng/ml).
2. Dans la transplantation hépatique, la posologie est de 1 mg x 2 fois/jour, la dose initiale devant être administrée environ 4 semaines après la transplantation.

Contre-indications
Hypersensibilité à l'évérolimus, au sirolimus ou à l'un des excipients

Propriétés

- Immunosuppresseur agissant par un mécanisme différent de celui de la ciclosporine et du tacrolimus (inhibition de la mTOR avec blocage de la prolifération des lymphocytes T induite par l'interleukine-2)
- Absorption digestive réduite par les aliments riches en graisses, fixation à 74 % aux protéines plasmatiques, métabolisation hépatique par le CYP 3A4 et la glycoprotéine P, élimination fécale essentiellement (80 %) sous forme de métabolites, demi-vie terminale de 28 ± 7 heures, passage transplacentaire et dans le lait maternel

Indications

- Prévention du rejet d'organe chez les patients présentant un risque immunologique faible à modéré recevant une allogreffe rénale ou cardiaque (en association avec de la ciclosporine sous forme de microémulsion et des corticoïdes)
- Prévention du rejet dans la transplantation hépatique, en association avec du tacrolimus et des corticoïdes

Effets indésirables

- Très fréquents (≥ 10 %) : hypercholestérolémie et hypertriglycéridémie, leucopénie
- Fréquents (1 à 10 %) : infections fongiques, virales et bactériennes, anémie, thrombopénie, purpura thrombotique thrombocytopénique, troubles de la coagulation, syndrome hémolytique et urémique, accident thrombo-embolique veineux, hypertension, œdème, acné, retard de cicatrisation post-opératoire, douleurs abdominales, diarrhée, vomissements, douleurs, infections urinaires, lymphocèle
- Peu fréquents (1 ‰ à 1 %) : pneumopathie, infections des plaies, hémolyse, hémorragie digestive, myalgies, élévation des enzymes hépatiques, hépatite, éruptions cutanées, nécrose tubulaire rénale, hypogonadisme masculin
- Lymphomes, autres tumeurs malignes notamment cutanées

Précautions d'emploi

- Surveillance des taux plasmatiques au début du traitement et 5 à 7 jours après chaque changement de posologie, renforcée en cas d'insuffisance hépatique, réduction ou arrêt de la ciclosporine, introduction ou arrêt d'inducteurs ou inhibiteurs enzymatiques
- Surveillance de la NFS, des lipides sanguins, des enzymes hépatiques, de la kaliémie (et de la TA et de la fonction rénale si ciclosporine associée)
- Éviter l'exposition solaire ou aux UV
- Prophylaxie des pneumonies à *Pneumocystis carinii* (pendant les 12 premiers mois) et des infections à CMV (pendant les 3 premiers mois)
- Grossesse et allaitement : utilisation déconseillée (innocuité non établie)

Interactions médicamenteuses (l'évérolimus est principalement métabolisé par le CYP 3A4 ; il est également un substrat de la PgP)

- ***Associations déconseillées*** : inducteurs et inhibiteurs puissants du CYP 3A4 (voir ce terme), jus de pamplemousse, millepertuis
- Exemples de risque de surdosage : ciclosporine, fluconazole, érythromycine, diltiazem
- Exemples de risque de sous-dosage : rifampicine, carbamazépine, phénobarbital, phénytoïne
- *Associations à utiliser avec précaution* : inducteurs et inhibiteurs modérés du CYP 3A4, substrats des CYP 3A4 et 2D6 (voir ces termes)
- *Association à prendre en compte* : ciclosporine (espacer les prises orales des produits)

Immunosuppresseurs (V) : Azathioprine

Azathioprine[G] *Liste I-100 %-Coll*

IMUREL	50 cp. 25 mg ou 50 mg (comprimés pelliculés non sécables, à ne pas briser) --- Fl. 50 mg pour injections IV (2)	*Transplantation d'organes* : 1 à 3 mg/kg/jour sans dépasser 150 mg/jour (1) *pendant les repas* *Maladies auto-immunes* : jusqu'à 3 mg/kg/jour en traitement d'attaque puis 1 à 3 mg/kg/jour en 1 à 3 prises *pendant les repas* *Hépatite chronique active* : en 1 à 3 prises *pendant les repas* 1 à 1,5 mg/kg/jour

1. Posologie adaptée à la réponse clinique et à la tolérance hématologique.
2. Les formes injectables (réservées aux hôpitaux) ne doivent être utilisées que lorsque la voie orale est impossible (la posologie est identique par voie orale ou intraveineuse).
Mode d'emploi : diluer le contenu de chaque flacon dans 5 à 15 ml d'eau ppi, puis ajouter dans 20 à 200 ml de soluté salé isotonique et injecter de préférence par cathéter central (solution irritante).

Contre-indications

Hypersensibilité connue au produit ou à un médicament de la classe des imidazolés
Certaines associations médicamenteuses (*cf.* Interactions)

Propriétés

- Immunosuppresseur à action cytotoxique de la famille des analogues des bases puriques (dérivé nitro-imidazolé de la mercaptopurine), agissant principalement sur les lymphocytes T mais aussi sur l'ensemble des cellules hématopoïétiques, ayant un effet antiprolifératif inférieur à celui du cyclophosphamide et donc une toxicité moindre
- Absorption digestive rapide et complète, transformation en mercaptopurine et dérivé imidazole, dégradation par la xanthine-oxydase, élimination urinaire en majeure partie sous forme d'acide thio-urique inactif mais qui garde une toxicité hématopoïétique

Indications

- Prévention du rejet du greffon dans la transplantation d'organes, en association avec une corticothérapie ou d'autres agents immunosuppresseurs
- Maladies auto-immunes dans les formes sévères et en cas de corticodépendance ou corticorésistance : lupus érythémateux systémique, polyarthrite rhumatoïde sévère, hépatite auto-immune, purpura thrombopénique idiopathique, anémie hémolytique auto-immune, dermatomyosite, polymyosite, vascularites systémiques (sauf étiologie virale), maladie de Wegener, pemphigus, maladie de Crohn et rectolite hémorragique

Effets indésirables (tolérance relativement bonne à une posologie ≤ 2,5 mg/kg/jour)

- Nausées en début de traitement (prendre les comprimés en fin de repas)
- Toxicité hématologique (rare), parfois sévère et favorisée par des mutations génétiques affectant la biotransformation (TPMT) : essentiellement leucopénie (réversible lors de la réduction de la posologie,) plus rarement thrombopénie et/ou anémie, agranulocytose
- Rares : fièvre et/ou éruptions cutanées allergiques imposant l'arrêt, vomissements, diarrhée, myalgies, chute de cheveux généralement modérée
- Risque d'infections opportunistes chez les patients transplantés traités par azothioprine en association avec d'autres immunosuppresseurs
- Exceptionnels : hépatite cholestatique, pancréatite
- Fréquence accrue des tumeurs malignes lymphoréticulaires et épithéliales chez les transplantés

Précautions d'emploi et interactions médicamenteuses

- Surveiller l'hémogramme régulièrement → diminution de la posologie ou arrêt en cas de leucopénie < 2 500/mm^3 ou de thrombopénie < 130 000/mm^3
- Examen régulier de la peau, en évitant toute exposition solaire pendant le traitement (fréquence accrue des cancers cutanés chez les transplantés)
- Diminuer la posologie en cas d'insuffisance hépatique ou rénale, et d'association avec les hypo-uricémiants type allopurinol ou tisopurine
- Prendre les comprimés *au cours des repas* (meilleure tolérance digestive), à avaler avec un verre d'eau sans croquer, ni mâcher, ni écraser
- Grossesse : possibilité de troubles hématologiques (dont agranulocytose) et de déficits immunitaires avec infections sévères chez le nouveau-né exposé *in utero*
- ***Associations contre-indiquées*** : vaccin antiamaril, thérapeutiques myélotoxiques, allopurinol
- *Associations déconseillées* : vaccins vivants atténués, phénytoïne et fosfophénytoïne, mycophénolate mofétil
- *Associations à prendre en compte* : ciclosporine et tacrolimus (risque d'immunodépression excessive et de lymphoprolifération) ; AVK (diminution d'efficacité) ; aminosalycilates et dérivés, cytostatiques (effets additifs sur l'hématopoïèse), ribavirine (risque de pancytopénie, réduction des doses)

Immunosuppresseurs (VI) : Mycophénolate mofétil ou sodique

Formes orales *Liste I-100 %-Coll-Disponible en ville*

CELLCEPT Mycophénolate mofétil[G] *Conserver à l'abri de la lumière et à moins de + 30 °C*	100 gél. 250 mg 50 cp. 500 mg	A. 1 g à 1,5 g x 2 fois/jour *en dehors des repas* (1)
CELLCEPT 1 g/5 ml (2) Mycophénolate mofétil *Conserver à l'abri de la lumière et à moins de + 30 °C*	Fl. de 110 g de poudre à reconstituer avec de l'eau purifiée (= 1 g/5 ml de suspension buvable)	E. de 2 à 18 ans : 600 mg/m^2 x 2 fois/jour (sans dépasser 2 g/jour) *en dehors des repas*
MYFORTIC Mycophénolate sodique *Conserver à l'abri de la lumière et à moins de + 30 °C*	120 cp. 180 mg 120 cp. 360 mg	A. 720 mg x 2 fois/jour *en dehors des repas* (3)

1. *Transplantation rénale* : posologie recommandée de 750 mg (surface corporelle : 1,25-1,5 m^2) à 1 g (surface corporelle > 1,5 m^2) x 2 fois/jour, à débuter dans les 72 heures après la greffe.
   Transplantation cardiaque : posologie recommandée de 1,5 g x 2 fois/jour, à débuter dans les 5 jours après la greffe.
   Transplantation hépatique : posologie recommandée de 1,5 g x 2 fois/jour, à débuter dans les 4 jours après la greffe.
2. Présentation spécialement adaptée en pédiatrie en cas de transplantation rénale.
3. Sel ayant une AMM dans les allogreffes rénales (bioéquivalence : 720 mg de mycophénolate sodique = 1 000 mg de mycophénolate mofétil).

Formes injectables *Liste I-Réservé aux hôpitaux-Coll*

CELLCEPT Injectable Mycophénolate mofétil *Conserver à moins de + 30 °C*	4 fl. 500 mg de poudre à diluer dans du G5	Perfusion IV en 2 heures : A. 1 g x 2 fois/jour (4)

4. Alternative aux formes orales dans les allogreffes rénales ou hépatiques, à utiliser après dilution (reconstituer chaque flacon avec 14 ml de G5, puis diluer 2 flacons ainsi reconstitués dans 140 ml de G5 pour obtenir une concentration finale de 6 mg/ml).
   La dose recommandée chez les transplantés rénaux est de 1 g x 2 fois/jour, soit une dose quotidienne de 2 g, en débutant le traitement dans les 24 heures suivant la greffe.
   La dose recommandée chez les transplantés hépatiques est de 1 g x 2 fois/jour, soit une dose quotidienne de 2 g, administrée pendant les 4 premiers jours suivant la greffe avec relais par voie orale dès qu'elle est possible.

Contre-indications
Hypersensibilité connue au mycophénolate mofétil ou à l'acide mycophénolique Allergie au polysorbate 80 (pour les formes injectables), allaitement

Propriétés

- Immunosuppresseur inhibant la prolifération des lymphocytes B et T, par inhibition, sans être incorporé à l'ADN, de la synthèse *de novo* des nucléotides guanosine (inhibiteur sélectif, non compétitif et réversible de l'inosine monophosphate déshydrogénase)
- Absorption digestive rapide (Cmax réduite de 40 % par les aliments), biotransformation en MPA (métabolite actif) lié à 97 % à l'albumine, soumis à un cycle entéro-hépatique, métabolisé en glycuronide phénolique inactif (MPAG) éliminé dans les urines, passage transplacentaire et dans le lait maternel

Indications

- Prévention des rejets aigus d'organe chez les patients ayant bénéficié d'une allogreffe rénale, cardiaque ou hépatique, en association à la ciclosporine et aux corticoïdes

Effets indésirables

- Troubles hématologiques (> 10 %) : neutropénie (sévère soit < 500/µl dans 0,5 % des cas), anémie, thrombopénie, érythroblastopénie (→ diminution ou arrêt du traitement)
- Troubles digestifs (> 10 %) : diarrhée, nausées et vomissements, constipation, dyspepsie, candidose, ulcère, plus rarement hémorragie ou perforation gastro-intestinales
- Infections (> 10 %) : infections généralisées, pneumonie, infection urinaire, infections à CMV, herpès, zona, candidoses
- Fréquents (1 à 10 %) : syndrome pseudo-grippal, céphalées, douleurs, vertiges, insomnie, somnolence, convulsions, hypertonie, syndrome myasthénique, paresthésies, tremblements, hypertension artérielle, tachycardie, pleurésie, œdèmes, élévation de la créatininémie, hématurie, protéinurie, nécrose tubulaire, dyskaliémies, élévation des transaminases, hyperglycémie, hypophosphorémie, hyperlipidémie, acné, prurit, rashs cutanés
- Risque accru de lymphomes et autres tumeurs malignes, notamment cutanées (éviter l'exposition aux UV)
- Exceptionnellement : leucoencéphalopathie multifocale progressive (LEMP) liée au virus JC

Précautions d'emploi

- Surveillance spécialisée, clinique et biologique, avec notamment NFS hebdomadaire le premier mois, puis tous les 15 jours pendant 2 mois, puis chaque mois → faire un diagnostic étiologique et si besoin arrêter le traitement si neutrophiles < 1,3 x 10^3/µl
- Utiliser avec prudence en cas d'affection active grave du tube digestif
- Insuffisance rénale sévère (clcr < 25 ml/min) → ne pas dépasser les doses indiquées
- Insuffisance hépatique : aucune adaptation nécessaire
- La posologie efficace est appréciée individuellement sur l'évolution clinico-biologique. Cependant la concentration résiduelle sur sang total, 12 heures après la dernière prise, peut être utile : généralement comprise entre 5 et 20 ng/ml, elle ne doit pas dépasser 20 ng/ml
- Grossesse : utilisation déconseillée mais possible en l'absence d'alternative

Interactions médicamenteuses

- ***Associations déconseillées*** : azathioprine, vaccins vivants atténués
- *Associations à utiliser avec précaution* : aciclovir et probénécide, ganciclovir et cotrimoxazole, cholestyramine (réduction du cycle entéro-hépatique du produit), antiacides (réduction de l'absorption digestive)
- *Associations à prendre en compte* (surveillance de la concentration sérique et adaptation de la posologie) : rifampicine, sirolimus

Immunosuppresseurs (VII) : Anticorps monoclonal antilymphocytaire T (I)

Basiliximab *Liste I-Réservé aux hôpitaux-Coll*

SIMULECT *Conserver de + 2 °C à + 8 °C*	1 fl. 10 mg + solvant (pouvant être injecté en bolus ou en perfusion IV) 1 fl. 20 mg + solvant (diluer dans 50 ml de soluté salé ou glucosé isotonique)	Perfusion IV (20-30 minutes) : A. et E. > 35 kg : 20 mg dans les 2 heures avant transplantation, puis 4 jours plus tard E. < 35 kg : demi-doses

Contre-indications

Hypersensibilité au basiliximab ou à l'un des composants
Grossesse et allaitement

Propriétés

– Anticorps monoclonal chimérique murin-humain dirigé contre la chaîne alpha du récepteur de l'interleukine-2 (antigène CD25) exprimé à la surface des lymphocytes T en réponse à une stimulation antigénique : en bloquant ce récepteur, le basiliximab empêche la liaison de l'interleukine-2 à ce récepteur, et donc son activité biologique
– Ce produit réduit de 15 %, en valeur absolue, le nombre de patients ayant un épisode de rejet aigu nécessitant un traitement curatif en milieu hospitalier dans les 6 mois qui suivent la transplantation rénale
– Il a l'intérêt, par rapport aux autres produits d'indication identique, d'une administration plus simple (2 perfusions courtes, au lieu de 5 avec le daclizumab ou de 1 perfusion quotidienne pendant 1 à 3 semaines avec les immunoglobulines antilymphocytes)

Indications

– Prévention du rejet aigu après transplantation rénale allogénique *de novo* chez l'adulte et l'enfant :
  – En association à la ciclosporine (microémulsion) et aux corticoïdes, chez les patients ayant moins de 80 % d'alloréactivité vis-à-vis des antigènes HLA du panel
  – Ou en association à une trithérapie immunosuppressive d'entretien comprenant de la ciclosporine (micro-émulsion), des corticoïdes et de l'azathioprine ou du mycophénolate mofetil

Effets indésirables

– Réactions anaphylactiques rares (< 1 ‰) mais parfois graves, survenant dans les 24 heures → arrêt définitif du traitement
– Constipation, infection urinaire, douleurs, nausées, œdèmes périphériques, hypertension, céphalées, anémie, hyperkaliémie (risque accru si insuffisance rénale chronique)
– Risque accru de syndromes lymphoprolifératifs et d'infections opportunistes, non quantifié à ce jour

Précautions d'emploi

– Administrer sous surveillance médicale spécialisée, avec disposition immédiate des médicaments nécessaires au traitement de réactions anaphylactiques
– Femme : utiliser une contraception efficace poursuivie 2 mois après l'arrêt du traitement
– Enfant : innocuité et efficacité non établies

Immunosuppresseurs (VIII)

Belimumab

Liste I-Réservé aux hôpitaux-Coll-Prescription réservée aux spécialistes en dermatologie, en médecine interne, en néphrologie et en rhumatologie

BENLYSTA	Fl. 5 ml/120 mg poudre pour solution avec 1,5 ml eau ppi Fl. 20 ml/400 mg poudre pour solution avec 4,8 ml eau ppi	A. 10 mg/kg à J0, J14 et J28 puis toutes les 4 semaines en perfusion d'une heure après prémédication anti-H1

Contre-indications

Hypersensibilité à la substance active ou à l'un des excipients

Propriétés

- Anticorps monoclonal humain de type IgG1λ de la protéine Blys bloquant la liaison aux récepteurs des lymphocytes B, ce qui inhibe leur différenciation en plasmocytes → normalisation du taux d'IgG (50 %), négativation des anticorps anti-ADN natif (16 %) et correction des taux bas de C3 et C4 (40 %) chez les malades lupiques
- Après perfusion IV, le volume de distribution est de 5,3/l puis dégradation peptidique par des enzymes protéolytiques ubiquitaires avec demi-vie terminale de 19 jours

Indications

- Lupus érythémateux systémique actif chez l'adulte avec présence d'auto-anticorps et activité de la maladie élevée malgré un traitement standard, en association au traitement habituel

Effets indésirables

- Très fréquents (> 10 %) : *réactions liées à la perfusion* : bradycardie, myalgies, céphalées, urticaire, fièvre, vertiges, arthralgies ou *réactions d'hypersensibilité* : hypotension, angiœdème, dyspnée, nécessitant une prémédication avec un anti-histaminique, une surveillance étroite et l'interruption de la perfusion en cas de réaction sévère (1 %) ; *infections* : bronchite, gastro-entérite, cystite, rhinopharyngite, et *troubles digestifs* : nausées, vomissements et diarrhée
- Fréquents (1 à 10 %) : dépression, insomnie, migraine, douleurs des extrémités, fièvre, leucopénie

Précautions d'emploi

- Utilisation non étudiée et non recommandée en cas d'atteinte neurologique centrale sévère et active, de néphropathie sévère, d'infection par le VIH, le VHB ou le VHC, d'hypogammaglobulinémie (IgG < 4 g/l) ou de déficit en IgA (< 100 mg/l)
- L'association avec d'autres traitements ciblant les lymphocytes B ou le cyclophosphamide n'a pas été étudiée
- Prudence en cas d'infections récurrentes ou en cas d'antécédent de cancer
- Pas de vaccins vivants dans les 30 jours précédant l'administration
- Insuffisance rénale ou hépatique : pas d'ajustement posologique
- La tolérance et l'efficacité n'ont pas été étudiées avant l'âge de 18 ans
- Grossesse et allaitement : utilisation non recommandée
- Aucune étude d'interaction n'a été réalisée

Immunosuppresseurs (IX) :
Protéine de fusion antilymphocytaire T

Bélatacept *Liste I-Réservé à l'usage hospitalier*

NULOJIX	Fl. 250 mg Pourdre pour sol. à diluer	A. à J1, J5, J14, J28, S8 et S12 : perfusion **IV** 10 mg/kg puis 5 mg/kg toutes les 4 semaines

Contre-indications

Hypersensibilité à la substance active ou à un excipient
Patients transplantés séronégatifs ou de statut inconnu pour EBV

Propriétés

- Protéine de fusion constituée d'un fragment de l'antigène 4 cytotoxique humain associé au lymphocyte T (CTLA4) lié à une immunoglobuline G1 humaine (IgG1), qui se lie aux récepteurs CD80 et CD86 en bloquant la stimulation et l'activation des lymphocytes T
- Après plusieurs perfusions IV de 5 à 10 mg/kg, la valeur de distribution est de 0,12 l/kg et la demi-vie de 9 jours. L'état d'équilibre est obtenu à la semaine 8 en phase initiale, et au mois 6 en phase de maintenance

Indications

- Prévention du rejet du greffon chez les adultes recevant une transplantation rénale, en association aux corticoïdes et à l'acide mycophénolique. Pour l'induction thérapeutique, l'adjonction d'un antagoniste des récepteurs de l'interleukine 2 (IL-2) est recommandée

Effets indésirables

- Très fréquents (> 10 %) : infections urinaires et bronchiques, infection à CMV, insomnie, céphalées, anxiété, hyper- ou hypotension, troubles digestifs, fièvre, arthralgies, œdèmes, dysfonction du greffon, anémie, leucopénie, troubles ioniques
- Fréquents (de 1 à 10 %) : infections virales, bactériennes et fongiques variées, syndrome cushingoïde, variations pondérales, diabète, dépression, tremblements, paresthésies, troubles de la vision, vertiges, acouphènes, manifestations cardio-vasculaires et respiratoires, lésions cutanées, troubles urinaires, fatigue, carcinomes cutanés, anomalies de l'hémogramme, hypogammaglobulinémie, hépatite, manifestations auto-immunes
- Rares (< 1 %) : insuffisance surrénale, manifestations neurologiques, rétinite, infarctus, détresse repiratoire aiguë, troubles gastro-intestinaux, complications rénales, pancréatite
- Risque accru de syndromes lymphoprolifératifs post-transplantation et de tumeurs malignes, y compris cancers de la peau

Précautions d'emploi

- Une prémédication des patients n'est pas nécessaire
- Une décroissance très progressive des corticoïdes est recommandée en raison du risque de rejet
- Insuffisance rénale ou dialyse : aucun ajustement posologique n'est recommandé
- Grossesse et allaitement : utilisation déconseillée
- Aucune étude d'interaction n'a été réalisée

Immunosuppresseurs (XI)

Sérum antilymphocytaire de lapin[G] (1) *Liste I-Réservé aux hôpitaux*

THYMOGLOBULINE Globulines antilymphocytaires *Conserver de + 2 °C à + 8 °C*	1 fl. 20 mg ou 25 mg d'IgG	*Prophylaxie du rejet* (2) *Rejet* : 1,5 mg/kg/jour x 3 à 14 jours *Prévention GVH* : 2,5 à 5 mg/kg/jour x 3 à 4 jours *Aplasie* : 2,5 à 3,5 mg/kg/jour x 5 jours

1. Perfusion continue sur 8 à 12 heures, sur cathéter central (dilution dans du soluté salé isotonique), après injection d'un antihistaminique et en association avec un corticoïde.
2. Posologie : 1 à 1,5 mg/kg/jour x 2 à 5 jours (transplantation cardiaque) ou 2 à 9 jours (transplantation rénale, pancréatique, hépatique).

Contre-indications

Hypersensibilité connue aux protéines de lapin
Infections virales évolutives ou infections sévères dues à des germes à parasitisme intracellulaire facultatif

Propriétés

- Solutions purifiées d'immunoglobulines à activité antilymphocytaire, obtenues par immunisation de lapins avec des lymphocytes humains : ces immunoglobulines entraînent une lymphopénie profonde et une suppression des réactions d'hypersensibilité retardée

Indications

- Traitement curatif et préventif du rejet du greffon en transplantation d'organe
- Traitement curatif et préventif du rejet de la réaction du greffon contre l'hôte
- Traitement curatif de certaines aplasies médullaires graves et rebelles

Effets indésirables

- Réactions allergiques immédiates : fièvre, urticaire, éruptions, arthralgies, voire choc anaphylactique (imposant l'arrêt immédiat et définitif du traitement)
- Possibilité de maladie sérique entre le 8e et le 14e jour (10 à 30 % des cas) avec fièvre, urticaire, arthralgies, leucocytose, thrombopénie
- Réactions locales : douleurs, érythème et œdème au point d'injection
- Leuconeutropénie, thrombopénie

Précautions d'emploi et interactions médicamenteuses

- À utiliser uniquement en milieu hospitalier avec un antihistaminique 1 heure avant la perfusion et des corticoïdes pendant celle-ci
- Surveillance médicale pendant la perfusion → arrêt immédiat et définitif du traitement en cas de réaction allergique
- Surveillance hématologique quotidienne poursuivie pendant les 2 semaines suivantes
- Grossesse et allaitement : innocuité non établie
- *Associations à prendre en compte* : ciclosporine et tacrolimus (risque d'immunodépression excessive et pseudo-lymphomes), vaccins à virus vivants atténués
- Ne pas transfuser simultanément du sang ou des dérivés du sang
- Ne pas mélanger avec un autre soluté injectable, notamment lipidique

Interféron gamma recombinant

Interféron gamma-1b recombinant *Liste I-100 %-Réservé aux hôpitaux-Coll*

IMUKIN *Conserver de + 2 °C à + 8 °C*	1 fl. 0,5 ml = 100 µg	Par voie **SC** à raison de 3 injections/semaine (1)

1. 50 µg/m² de surface corporelle (ou 1,5 µg/kg si surface corporelle ≤ 0,5 m²).
Réduire la posologie de 50 % en cas d'effets indésirables sévères ou interrompre le traitement jusqu'à leur disparition.

Contre-indications

Réaction allergique aiguë ou antécédents de telles réactions à l'interféron gamma ou à un autre interféron

Propriétés

- Les interférons, produits par génie génétique, constituent une famille de protéines ayant des propriétés antivirales, antiprolifératives et immunomodulatrices : l'interféron gamma est présumé augmenter la cytotoxicité des macrophages en stimulant la respiration cellulaire et la production de métabolites toxiques de l'oxygène intervenant dans la destruction des micro-organismes intracellulaires
- Pic plasmatique atteint en 7 heures et demi-vie de 5,9 heures après injection SC

Indications

- Réduction de la fréquence des infections graves chez les patients atteints de granulomatose septique chronique ou d'ostéopétrose maligne sévère (le plus souvent avec une antibiothérapie prophylactique)

Effets indésirables (dose-dépendants)

- Habituels mais atténués par l'injection au coucher et la prise de paracétamol : syndrome pseudo-grippal (fièvre, frissons, myalgies, céphalées, asthénie)
- Plus rares : nausées, vomissements, arthralgies, rash cutané transitoire, dermatites, rashs maculo-papuleux, éruptions pustulo-vésiculeuses, douleurs et érythème au site d'injection, chute de cheveux
- Élévation des transaminases hépatiques, neutropénie, thrombopénie
- Conduite et utilisation de machines : médicament susceptible d'altérer la vigilance

Précautions d'emploi

- Utiliser avec précaution chez les patients présentant une affection cardiaque (angor, infarctus myocardique, insuffisance cardiaque, troubles du rythme), une comitialité ou une atteinte du SNC, une atteinte hépatique ou rénale sévère
- Bilan préalable puis régulier avec hémogramme, plaquettes, bilan hépatique et rénal
- Vérifier préalablement le flacon à la recherche de particules ou d'un changement de couleur de la solution, ne pas mélanger à d'autres substances dans la même seringue, injecter par voie SC dans la région deltoïdienne ou à la face antérieure de la cuisse
- Grossesse et allaitement, enfants < 6 mois : innocuité non établie

Interactions médicamenteuses

- *Associations à prendre en compte* : AINS, salicylés et corticoïdes, médicaments ayant une toxicité neurologique, cardiaque ou hématologique
- Ne pas associer avec une solution de protéines sériques hétérologues ou un vaccin (risque de majoration inattendue de la réponse immunitaire)

Inhibiteur de la C1-estérase (I)

C1-INH d'origine humaine *Liste I-65 %-Coll*

BERINERT 50 U/ml *Conserver 30 mois à < + 25 °C et à l'abri de la lumière*	Fl. 500 U (poudre) + 10 ml d'eau ppi	Par voie **IV** lente ou en perfusion lente (5 ml/min) (1) : posologies ci-dessous

1. Une AMM a été accordée pour l'utilisation du médicament à domicile ou en auto-administration après une formation appropriée du patient, en assurant une révision des conditions d'administration à intervalles réguliers.

Contre-indications

Hypersensibilité à l'un des composants

Propriétés
- Inhibiteur de la C1-estérase (alpha-2 globuline dont la principale fonction est de contrôler la réponse du système complément et qui est déficitaire dans l'œdème angioneurotique), obtenu à partir de plasma humain, ayant une action très rapide mais une demi-vie courte (30 à 60 heures)
- Dans le traitement des poussées aiguës = traitement de référence, ayant une efficacité spectaculaire (en moins de 30 minutes dans 70 % des cas)
- En prévention à court terme = alternative au danazol (dont le délai d'action est de 4 à 5 jours) quand la prévention doit être réalisée en quelques heures, ou en cas d'échec du danazol (l'inhibiteur de la C1-estérase restant actif après échec du danazol)

Indications et posologies
- Traitement des poussées aiguës d'œdème angioneurotique héréditaire par déficit congénital en C1-INH : 20 U/kg, à renouveler si nécessaire selon la symptomatologie
- Prévention à court terme des manifestations d'œdème angioneurotique héréditaire par déficit congénital en C1-INH, lors d'interventions chirurgicales, obstétricales ou dentaires : 20 U/kg, à débuter 2 heures avant l'intervention
- À noter : l'efficacité de ce médicament n'a pas été établie dans les œdèmes angioneurotiques acquis

Effets indésirables
- Rares réactions d'hypersensibilité et/ou élévation de la température. L'administration doit être immédiatement interrompue
- Des thromboses ont été rapportées lors de l'administration de fortes doses
- Risque non totalement exclu de transmission d'agents infectieux, notamment viraux, malgré une sélection stricte des donneurs et des procédés de fabrication qui semblent éviter les risques de contamination par le VIH et les virus des hépatites B et C, mais inactivation non assurée contre les virus non enveloppés (hépatite A, parvovirus, etc.) et les prions

Précautions d'emploi
- Administrer sous surveillance médicale, avec disposition immédiate des médicaments nécessaires au traitement de réactions anaphylactiques → arrêt immédiat et traitement symptomatique en cas de réaction anaphylactique
- Vacciner préalablement les patients contre les hépatites A et B en cas d'utilisation programmée
- Grossesse et allaitement : à n'utiliser qu'en cas de nécessité absolue (innocuité non établie)

Inhibiteur de la C1-estérase (II)

C1-INH d'origine humaine *Liste I-65 %-Coll-Prescription hospitalière*

CINRYSE *Conserver 24 mois à < + 25 °C et à l'abri de la lumière*	2 fl. 500 U (poudre) + 2 fl. solvant 5 ml (11,5 mg de Na par flacon)	Par voie **IV** très lente (1 ml/min) : posologies ci-dessous (1)

1. Une utilisation du médicament à domicile ou en auto-administration peut être envisagée par le médecin après une formation appropriée du patient.

Contre-indications

Hypersensibilité à l'un des composants

Propriétés

- Inhibiteur de la C1-estérase (C1-INH) obtenu à partir de plasma humain qui, en se liant aux sous-unités C1r et C1s du système complément, régule l'activité de la cascade enzymatique dont une activation excessive par déficit en C1-INH peut entraîner un œdème
- Son action est rapide (délai médian 2 heures) et la demi-vie d'élimination comprise entre 56 et 65 heures

Indications et posologies

- Traitement des poussées aiguës d'œdème angioneurotique héréditaire : 1 000 unités, posologie à renouveler après 60 minutes si la réponse du patient est insuffisante (ou plus rapidement en cas de crises laryngées)
- Prévention des crises d'angiœdème chez les adultes et les adolescents en cas de crises sévères et récidivantes, insuffisamment protégés ou intolérants à un traitement préventif par voie orale : 1 000 unités tous les 3 ou 4 jours
- Prévention des crises d'angiœdème avant une intervention dentaire ou chirurgicale : 1 000 unités dans les 24 heures précédentes

Effets indésirables

- Très fréquents (> 10 %) : éruption cutanée non grave ne justifiant pas l'arrêt du traitement
- Fréquents (1 à 10 %) : céphalées, thrombose veineuse, toux, nausées, douleurs abdominales, arthralgies, myalgies, bouffées vasomotrices, fièvre, douleur au site d'injection, réactions d'hypersensibilité
- Rares (< 1 %) : thrombose veineuse, hyperglycémie
- Risque non totalement exclu de transmission d'agent infectieux

Précautions d'emploi

- Administrer sous surveillance médicale mais une auto-administration à domicile est possible
- Vacciner préalablement les patients contre les hépatites A et B en cas d'utilisation programmée
- Les sujets présentant des risques thrombotiques connus (y compris cathéter à demeure) doivent être surveillés pendant le traitement
- L'expérience d'utilisation chez l'enfant et le sujet âgé est restée très limitée
- Insuffisance rénale ou hépatique : les doses ne sont pas modifiées
- Grossesse et allaitement : à n'utiliser qu'en cas de nécessité absolue

Inhibiteur de la C1-estérase (III)

C1-INH d'origine lapine : conestat alfa *Liste I-65 %-Coll*

RUCONEST *Conserver à < + 25° C dans l'emballage d'origine à l'abri de la lumière*	Fl. 2 100 U/14 ml après reconstitution, soit 150 U/ml	Par voie **IV** lente (5 min) (1) : A. < 84 kg : 1 injection **IV** de 50 U/kg (2) A. ≥ 84 kg : 1 injection **IV** de 4 200 U (2)

1. Une utilisation du médicament à domicile ou en auto-administration peut être envisagée par le médecin après une formation appropriée du patient. En cas de réponse insuffisante, consultation obligatoire.
2. En cas de réponse clinique insuffisante, une dose supplémentaire de 50 U/kg jusqu'à 4 200 U peut-être administrée. Ne pas administrer plus de 2 doses en 24 heures.

Contre-indications

Hypersensibilité à la substance active ou à l'un des excipients
Présence d'anticorps IgE contre des allergènes de lapin
(recherche préalable obligatoire)

Propriétés

- Conestat alfa est un analogue recombinant d'origine lapine du C1-INH humain qui exerce un effet inhibiteur sur plusieurs protéases des systèmes de contact et de complément (C1s activé, kallicréine, facteur XIIa et facteur XIa) et qui restaure de façon dose-dépendante l'homéostasie du complément chez les patients atteints d'œdème angioneurotique héréditaire. Une unité d'activité du produit est équivalente à l'activité du C1-INH présente dans 1 ml de plasma normal
- Après une injection IV, une concentration maximale de 1,36 U/ml est observée avec un volume de distribution d'environ 3 litres et une demi-vie d'élimination d'environ 2 heures (endocytose, hydrolyse et dégradation hépatiques)

Indications

- Traitement des crises aiguës d'angiœdème chez l'adulte présentant un œdème angioneurotique héréditaire en raison d'un déficit en inhibiteur de la C1-estérase (C1-INH)

Effets indésirables (sévérité faible à modérée)

- Fréquents (1 à 10 %) : céphalées
- Rares (< 1 %) : vertiges, irritation de la gorge, nausées, diarrhée, urticaire, paresthésies péribuccales, œdèmes
- Des réactions d'hypersensibilité ne peuvent être exclues → surveillance étroite

Précautions d'emploi et interactions médicamenteuses

- Les malades doivent être testés avant l'instauration du traitement afin de déceler la présence d'anticorps IgE contre des allergènes de lapin (Système ImmunoCap de Phadia). Le test sera renouvelé une fois par an ou bien après 10 traitements
- La sécurité et l'efficacité chez les enfants < 12 ans n'ont pas été établies
- Insuffisance rénale : aucun ajustement de la dose
- Insuffisance hépatique : aucune donnée clinique
- Grossesse et allaitement : aucune donnée clinique
- En raison d'interactions possibles avec l'activateur tissulaire du plasminogène (tPA), ne pas administrer en même temps

Antagoniste de la bradykinine

Icatibant *Liste I-65 %-Coll-Prescription hospitalière*

FIRAZYR *Conserver 24 mois à < + 25 °C* *Ne pas congeler*	1 seringue de 3 ml contenant 10 mg/ml *Usage unique exclusivement*	A. 1 injection SC de 30 mg dès la crise d'angiœdème (1) et (2)

1. L'injection n'est pas auto-administrable. Elle doit être effectuée lentement par un professionnel des soins de santé, de préférence dans la région abdominale.
2. L'injection est éventuellement renouvelable 6 heures plus tard en cas d'efficacité insuffisante. Ne pas dépasser 3 injections sur une période de 24 heures.

Contre-indications

Hypersensibilité au produit

Propriétés

– Antagoniste des récepteurs B2 de la bradykinine entraînant une amélioration symptomatique en 2 à 3 heures chez les patients présentant une crise d'angiœdème cutané ou abdominal due à différentes altérations du gène de l'inhibiteur de la C1-estérase (C1-INH) responsables d'angiœdèmes héréditaires (AOH de types I et II) par libération excessive de bradykinine

Indications

– Traitement symptomatique des crises aiguës d'œdème angioneurotique héréditaire chez l'adulte ayant une carence en inhibiteur de la C1-estérase

Effets indésirables

– Troubles gastro-intestinaux, réactions au point d'injection, rashs, vertiges, congestion nasale

Précautions d'emploi

– Les patients souffrant d'œdèmes laryngés doivent être pris en charge au sein d'un établissement médical approprié après l'injection, jusqu'à ce qu'un médecin juge que leur sortie peut avoir lieu en toute sécurité
– Le traitement des crises sévères (localisation pharyngée) repose sur l'administration intraveineuse de concentré de C1-INH
– Le traitement de fond en prophylaxie pour prévenir les crises repose sur la suppression des facteurs déclenchants identifiables (aliments, certains médicaments tels que les IEC...) et, si nécessaire, sur un androgène (danazol)
– Enfants et adolescents : aucune expérience n'a été réalisée
– Sujets âgés : exposition systémique accrue
– Cardiopathie ischémique et angine de poitrine : risque théorique de décompensation
– Troubles hépatiques : aucun ajustement de la dose
– Troubles rénaux : aucun ajustement de la dose
– Grossesse et allaitement : pas d'information disponible

Inhibiteur de l'interleukine Iβ

Canakinumab *Liste I-Médicament d'exception-Prescription hospitalière réservée aux dermatologues, internistes, pédiatres et rhumatologues*

ILARIS	Fl. 150 mg poudre pour solution injectable	Poids > 40 kg : 1 injection **SC** 150 mg/8 semaines (1) 7,5 kg ≤ poids ≤ 40 kg : 1 injection **SC** 2 mg/kg/8 semaines (1)

1. Une semaine après le début du traitement, l'administration d'une deuxième dose peut être envisagée en l'absence de réponse clinique satisfaisante.

Contre-indications

Hypersensibilité à la substance active ou à l'un des excipients
Infections sévères et/ou évolutives

Propriétés

- Anticorps monoclonal humain qui se lie avec une forte affinité à l'interleukine 1bêta (IL-1β) en neutralisant son activité biologique, en particulier la synthèse des médiateurs de l'inflammation. Dans les syndromes périodiques associés à la cryopyrine (CAPS), cet anticorps entraîne une normalisation rapide des paramètres inflammatoires
- Le pic de concentration sérique est atteint environ 7 jours après une injection SC de 150 mg avec une biodisponibilité estimée à 70 % et une demi-vie terminale de 26 jours. Le taux d'accumulation est multiplié par 1,3 après 6 mois de traitement

Indications

- Chez les adultes, les adolescents et les enfants > 2 ans et pesant plus de 7,5 kg, traitement des syndromes périodiques associés à la cryopyrine (CAPS) incluant :
  - Le syndrome de Muckle-Wells (MWS)
  - Le syndrome chronique infantile neurologique, cutané et articulaire (CINCA)/la maladie systémique inflammatoire à début néo-natal (NOMID)
  - Les formes sévères du syndrome familial auto-inflammatoire au froid (FCAS) ou urticaire familiale au froid (FCU)

Effets indésirables

- Très fréquents (> 10 %) : infections bactériennes parfois graves (rhinopharyngées, respiratoires, urinaires) ou virales ; réactions au point d'injection, vertiges
- Fréquents (1 % à 10 %) : neutropénie, réactions d'hypersensibilité, élévation transitoire des transaminases ou de la bilirubine

Précautions d'emploi et interactions médicamenteuses

- Le traitement doit être instauré et surveillé par un médecin ayant l'expérience des CAPS
- L'expérience clinique chez les patients > 60 ans est limitée
- Insuffisance rénale : aucune adaptation posologique n'est nécessaire
- En raison de vertiges possibles, prudence pour la conduite de véhicules ou de machines
- Grossesse et allaitement : données limitées, contraception recommandée
- L'association à des inhibiteurs du TNF est déconseillée (risque d'infections graves)
- En raison de l'inhibition des cytokines, l'expression des enzymes CYP 450 pourrait être accrue, ce qui peut modifier les médicaments concernés à index thérapeutique étroit
- Les vaccins vivants sont déconseillés (délai minimum de 3 mois)

Extraits allergéniques (I)

Pollen de graminée de phéole des prés *Liste I-15 %*

GRAZAX	30 cp. lyophilisat oral	A. et E. > 5 ans : 1 cp./jour (1), (2) et (3)

1. Le comprimé de lyophylisat oral doit être déposé sous la langue. Ne pas déglutir pendant au moins 1 minute. Ne pas absorber d'aliment ni de boisson dans les 5 minutes qui suivent.
2. La première prise sera effectuée sous surveillance médicale pendant 20 à 30 minutes, en raison de rares cas de réactions allergiques systémiques sévères → interruption du traitement.
3. La durée préconisée est de 3 ans. Cependant, en l'absence d'amélioration significative pendant la première saison des pollens, la poursuite du traitement n'est pas justifiée.

Contre-indications

Hypersensibilité aux extraits ou à l'un des excipients
Affections malignes, maladies dysimmunitaires, déficits immunitaires
États inflammatoires de la cavité buccale
Asthme non contrôlé ou sévère (adulte : VEMS < 70 %, enfant : VEMS < 80 %)

Propriétés

- Extraits allergéniques (75 000 SQ-T) dont l'administration répétée est susceptible d'activer les mécanismes immunomodulateurs dans le but d'obtenir une réduction durable des symptômes
- Les polypeptides et les protéines allergéniques sont dégradées dans les voies digestives et au niveau tissulaire. Aucun profil pharmacocinétique n'a été réalisé

Indications

- Traitement de désensibilisation afin de modifier l'évolution de la rhinite et de la conjonctivite allergiques déclenchées par les pollens de graminées chez les adultes et les enfants (à partir de 5 ans) ayant une symptomatologie clinique imputable à une allergie aux pollens de graminées avec confirmation diagnostique par un test cutané positif aux pollens de graminées et/ou la présence d'IgE spécifiques aux pollens de graminées

Effets indésirables

- Des réactions allergiques au niveau buccal, en général légères à modérées, de quelques minutes à plusieurs heures, sont très fréquentes en début de traitement puis ont tendance à disparaître : œdème et prurit, irritation de la gorge et éternuements
- Fréquents (1 à 10 %) : asthénie, céphalées, paresthésies buccales, conjonctivite, toux, asthme, rhinite, dyspepsie, nausées, gonflement de la langue, prurit, urticaire
- Rares (< 1 %) : infection des voies respiratoires, lymphadénopathies, étourdissements, ulcérations buccales, douleurs abdominales, vomissements, diarrhée, malaise, fièvre

Précautions d'emploi

- Le traitement doit être initié par un médecin expérimenté dans le traitement des pathologies allergiques. La survenue de réactions allergiques sévères (angiœdème, troubles de la déglutition, bronchospasme, œdème pharyngé, hypotension) doit faire interrompre le traitement. L'utilisation d'adrénaline peut être nécessaire
- Il est recommandé de débuter le traitement au moins 4 mois avant la date prévue du début de la saison des pollens de graminées
- En cas de chirurgie bucco-dentaire, y compris la perte de dents de lait, le traitement doit être suspendu pendant au moins 7 jours
- En cas d'infection des voies respiratoires chez un enfant asthmatique, le traitement doit être suspendu jusqu'à guérison
- Grossesse et allaitement : aucune donnée clinique n'est disponible
- Ne pas utiliser chez des patients traités par bêta-bloquants (risque accru en cas de choc anaphylactique)

Extraits allergéniques (II)

Pollens de graminées diverses *Liste I-15 %-Coll*

ORALAIR *Conserver 36 mois à l'abri de l'humidité dans l'emballage d'origine*	Boîte initiale : 3 cp. 100 IR sublingaux + 28 cp. 300 IR sublingaux (1) Boîte d'entretien : 30 cp. 300 IR sublingaux	A. et E. > 5 ans (2) : 1er jour : 100 IR 2e jour : 200 IR puis 300 IR/jour jusqu'à la fin de la saison pollinique

1. IR : indice de réactivité qui mesure l'allergénicité d'un extrait allergénique.
2. Le traitement doit être conduit par un médecin expérimenté dans le traitement des maladies allergiques.
   La première prise sera effectuée sous surveillance médicale pendant 30 minutes.

Contre-indications

Hypersensibilité aux extraits ou à l'un des excipients
Asthme sévère et/ou instable (VEMS < 70 %)
Affections malignes, maladies dysimmunitaires, déficit immunitaire
États inflammatoires de la cavité buccale

Propriétés

- Extraits allergéniques de graminées susceptibles d'induire une réponse immunitaire systémique et une amélioration des symptômes
- Absence de passage systémique des extraits allergéniques

Indications

- Traitement de la rhinite allergique, avec ou sans conjonctivite, aux pollens de graminées chez les adultes et les enfants (à partir de 5 ans) ayant une symptomatologie clinique significative avec confirmation diagnostique par un test cutané positif aux pollens de graminées et/ou la présence d'IgE spécifiques aux pollens de graminées

Effets indésirables

- Réactions allergiques : urticaire, prurit, œdème de Quincke, conjonctivite, congestion nasale
- Fréquents (1 à 10 %) : céphalées, paresthésies, irritation de la gorge, œdème oropharyngé, dyspnée, dyspepsie, glossite, gêne buccale, fatigue
- Rares (< 1 %) : vertiges, dysgueusie, œsophagite, colite, diarrhée, myalgies, oppression thoracique, œdèmes

Précautions d'emploi

- La survenue de réactions allergiques sévères doit faire interrompre le traitement. L'utilisation d'adrénaline peut être nécessaire
- En cas de chirurgie bucco-dentaire, le traitement doit être suspendu pendant au moins 7 jours
- Grossesse et allaitement : aucune donnée clinique n'est disponible
- Ne pas utiliser chez des patients traités par bêta-bloquants (risque accru en cas de choc anaphylactique)

Notes

Notes

Chapitre 15

Neurologie

Traitement de la maladie d'Alzheimer : mise au point par la HAS 2011

- Quatre médicaments ont une autorisation de mise sur le marché (AMM) dans le traitement symptomatique de la maladie d'Alzheimer :
  - trois inhibiteurs de l'acétylcholinestérase : Aricept (donépézil), Reminyl/Reminyl LP (galantamine) et Exelon (rivastigmine) ont une AMM dans les formes "légères à modérément sévères"
  - un antagoniste des récepteurs NMDA : Ebixa (mémantine) a une AMM dans les formes "modérées à sévères"
- Leur efficacité est au mieux modeste et de pertinence clinique discutable. Elle a été démontrée essentiellement sur la cognition et les activités de la vie quotidienne. Aucun impact n'a été démontré sur le délai d'entrée en institution, la qualité de vie ou la morbi-mortalité
- Ils peuvent entraîner des effets indésirables digestifs, cardio-vasculaires et neuropsychiatriques pouvant nécessiter leur arrêt. Il existe aussi un risque d'interactions médicamenteuses, notamment avec les psychotropes, souvent co-prescrits
- L'intérêt thérapeutique des médicaments de la maladie d'Alzheimer doit être considéré comme faible. Néanmoins, dans le souci de ne pas priver les patients répondeurs (impossibles à identifier *a priori*) d'un éventuel bénéfice clinique à court terme, il reste suffisant pour leur prise en charge par la solidarité nationale
- En l'absence de donnée clinique à long terme, l'utilisation de ces médicaments doit faire l'objet d'une réévaluation attentive à un an, au cas par cas. La pertinence de la poursuite du traitement au-delà d'un an ne sera décidée qu'après une réunion de concertation pluridisciplinaire

Traitement de la sclérose en plaques

- Deux interférons bêta-1a (Avonex et Rebif), un interféron bêta-1b (Betaféron, Extavia) et l'acétate de glatiramère (Copaxone) sont indiqués dans le traitement de fond de la sclérose en plaques (SEP)
- Ces spécialités ont une efficacité modeste sur la fréquence des poussées, qui est réduite de 30 % à court terme. Leur efficacité sur l'évolution à long terme du handicap n'est pas démontrée. Ces médicaments représentent un progrès thérapeutique modéré
- Les interférons bêta ou l'acétate de glatiramère (notamment en cas d'intolérance aux interférons) restent le traitement de fond de première intention de la SEP

AFFECTIONS NEUROLOGIQUES : Schémas thérapeutiques

Affections neurologiques diverses

Accidents vasculaires cérébraux ischémiques : prévention secondaire	Aspirine à dose antiagrégante (75 à 300 mg/jour) ou Clopidogrel si échec de l'aspirine ou intolérance ou allergie, ou Antivitamine K ou NACO (nouveaux anticoagulants oraux) si cardiopathie emboligène
Accident ischémique transitoire	Traitement étiologique (foyer emboligène) Si négatif : antiagrégants plaquettaires et traitement des facteurs de risque cardio-vasculaire
Akathisie des neuroleptiques	Benzodiazépine
Algie vasculaire de la face	Traitement de crise : Oxygène par voie nasale, 10 à 12 l/min pendant 10 à 30 minutes ou sumatriptan 0,6 mg par voie SC maximum x 2 fois/jour Traitement de fond (formes chroniques) : – Vérapamil 240 à 960 mg (hors AMM) – Propranolol 40 à 120 mg/jour
Crampes essentielles	Étirement du muscle En cas de récidives fréquentes : – Hydratation suffisante (NaCl, K, Mg) – Étirements préventifs – Myorelaxants (rhiocolchicosides) Recherche de médicaments favorisants (statines, fibrates)
Contractures musculaires	Analgésique et/ou myorelaxant, Clorazépate ou Diazépam à forte dose sous VA dans le tétanos
Dystonies focales primitives : Blépharospasme Spasme hémifacial Torticolis spasmodique	Toxine botulique dans certains cas bien précis et par des spécialistes très entraînés (injections à intervalle variable dans les muscles impliqués) Piracétam à forte dose
Hypertension intracrânienne Œdèmes cérébraux	Antiœdémateux cérébraux (Glycérol ou Mannitol et/ou Tétracoside) + Corticoïdes injectables + Traitement étiologique
Maladie d'Alzheimer (≈ 6 % des sujets > 65 ans, et 18 % après 75 ans)	Prise en charge pluridisciplinaire ± Inhibiteur de la cholinestérase ou Antagoniste des récepteurs NMDA en fonction de la sévérité
Maladie de Gélineau ou Narcolepsie-cataplexie (prévalence ≈ 50/100 000)	Consommer café et thé ± Modafinil ± Imipramine ou Clomipramine (contre la cataplexie), voire Méthylphénidate (si échec du modafinil) Autre : Oxybarate de Na (cataplexie)

AFFECTIONS NEUROLOGIQUES : Schémas thérapeutiques

Affections neurologiques diverses (suite)

Maladie de Parkinson (prévalence ≈ 150 à 200/100 000, âge moyen de survenue = 60 ans, mais 10 % des cas avant 50 ans)	Agoniste dopa ± L-dopa + dopadécarboxylase ± IMAO B, inhibiteur de la catécholoxyméthyl transférase. En fonction de l'âge : greffes de cellules souches ou stimulation cérébrale	
Myasthénie (prévalence ≈ 10/100 000)	Anticholinestérasique + Thymectomie Corticothérapie et/ou Azathioprine, Ciclosporine, Immunoglobulines ou Échanges plasmatiques	
Neuropathie amyloïde Stade 1 symptomatique	Prise en charge habituelle (antalgiques, anticonvulsivants, kinésithérapie) + Tafamidis	
Neuropathie motrice multifocale	Immunoglobulines IV à fortes doses	
Œdème cérébral	Diurétiques osmotiques, Mannitol 10 à 20 % ou Corticoïdes à fortes doses, Solumédrol 2 à 3 mg/kg	
Paralysie faciale a frigore ou Paralysie de Bell	Corticothérapie pendant 2-4 semaines + Larmes artificielles + Pansement oculaire occlusif	
Paralysie périodique hypokaliémique	Traitement des accès par Potassium, Prévention par spironolactone, suppression d'efforts violents et de prises excessives d'hydrates de carbone	
Polyradiculonévrite aiguë ou Syndrome de Guillain-Barré	Immunoglobulines IV à fortes doses ± Assistance respiratoire (voire échanges plasmatiques)	
Sclérose en plaques ou SEP (prévalence ≈ 100/100 000)	Méthylprednisolone IV lors des poussées ± Traitement de fond : interféron bêta, copaxone en première intention, immunosuppresseurs, anthracycline	
Sclérose latérale amyotrophique ou SLA	Prise en charge très spécialisée : Kinésithérapie motrice et respiratoire ± Riluzole	
Spasticité, Contractures Spasmes en flexion-extension	Baclofène, Diazépam, Dantrolène + Rééducation	
Syndrome de Gilles de la Tourette ou Tics incoercibles	Clonidine, Buspirone ou Clonazépam	Halopéridol, Pimozide ou abstention
Syndrome des jambes sans repos	Correction d'une éventuelle carence en fer ± Clonazépam Ropinirole, Pramipexole ou Rotigotine si invalidant	
Tremblement essentiel	– Bêta-bloquant non sélectif : Propranolol – Primidone ou Clonazépam ou Flunarizine	

AFFECTIONS NEUROLOGIQUES : Schémas thérapeutiques

Ces schémas ne sont qu'un simple aide-mémoire sur un sujet éminemment évolutif (les traitements de première intention figurent en 2e colonne et les alternatives thérapeutiques en 3e colonne).

Épilepsies ou Comitialité

Première crise d'épilepsie généralisée tonico-clonique	Benzodiazépine (diazépam ou clonazépam) + Surveillance durant 2 ans sans traitement si pas de récidive après première crise sans étiologie décelable
État de mal épileptique Convulsions	Diazépam intrarectal chez l'enfant, ou en IV si abord veineux disponible (1) + Hospitalisation pour traitement IV : Acide valproïque, Fosphénytoïne, Phénobarbital Clonazépam, Phénytoïne (état de mal partiel), Phénobarbital (pathologie infectieuse, œdème cérébral)
Épilepsie généralisée idiopathique (environ 30 % des épileptiques)	Acide valproïque en première intention sauf chez la femme jeune en âge de procréer où l'on préfère Lamotrigine
Épilepsies partielles ou focales simples, complexes ou avec généralisation secondaire (60 % au moins des épileptiques)	Acide valproïque ou Carbamazépine ou Oxcarbazépine ou Topiramate ou Lamotrigine ou Lévétiracétam en première intention et en monothérapie à dose progressive ------ Phénytoïne, Phénobarbital, Gabapentine, Prégabaline, Tiagabine, Zonisamide, voire Vigabatrin en deuxième ligne
Absences du petit mal ou Petit mal épileptique (environ 5 % des épileptiques)	Acide valproïque, Ethosuximide ------ Clonazépam, Lamotrigine
Absences atypiques, crises myocloniques ou atoniques	Acide valproïque, Clonazépam Lamotrigine, Topiramate, voire Felbamate
Convulsions fébriles de l'enfant	Si les convulsions persistent à l'arrivée du médecin, Diazépam intrarectal Dans tous les cas, traitement antipyrétique à renouveler à chaque poussée thermique Si complication : valproate de sodium

1. L'injection IV de benzodiazépine suppose de disposer d'un matériel de réanimation respiratoire à proximité.

Anticonvulsivants ou Antiépileptiques (I) : Acide valproïque[G] et Valproate de sodium

Formes orales[G] (1) *Liste II-65 %-Coll*

DÉPAKINE CHRONO 500 mg	30 ou 40 cp. séc. 500 mg à libération prolongée	A. et E. > 17 kg : 20 à 30 mg/kg/jour en 2 prises aux repas voire en 1 prise le soir
DÉPAKINE 500 mg	40 cp. enrobés 500 mg	A. 20 à 30 mg/kg/jour en 2 à 3 prises aux repas (2)
DÉPAKINE 200 mg	40 cp. enrobés 200 mg	E. 20 à 30 mg/kg/jour (minimum 400 mg) en 2 à 3 prises aux repas
DÉPAKINE Sol. buv. (concentration = 200 mg/ml)	Fl. 40 ml avec seringue graduée tous les 50 mg (50 à 400 mg)	E. 20 à 30 mg/kg/jour (minimum 400 mg) N. 30 mg/kg/jour en 2 à 3 prises aux repas
DÉPAKINE Sirop (concentration = 57,64 mg/ml)	Fl. 150 ml avec seringue graduée tous les 10 mg (10 à 260 mg)	*Idem*
MICROPAKINE LP (3)	30 sac. 100 mg, 250 mg, 500 mg, 750 mg, ou 1 000 mg	A. 20 à 30 mg/kg/jour E. 20 à 30 mg/kg/jour en 1 à 2 prises/jour

1. La posologie optimale sera atteinte en 1 semaine, en augmentant par paliers tous les 2 à 3 jours.
2. Taux thérapeutique = 40 à 100 mg/l (taux toxique au-delà de 130 à 150 mg/l). Diminuer éventuellement la posologie en cas d'insuffisance rénale.
3. Forme pharmaceutique adaptée à l'enfant (quand il est capable d'avaler des aliments mous) et à l'adulte ayant des problèmes de déglutition, à mélanger à un aliment mou ou à un liquide (mais pas à des aliments ni à des liquides chauds).

Formes injectables[G] *Liste II*

DÉPAKINE Injectable (4) Délai d'action = 10 minutes Durée d'action = courte	4 fl. 400 mg + 4 ml d'eau ppi	En perfusion IV : *cf.* ci-dessous (4)

4. Présentation réservée aux indications suivantes :
   - Traitement de l'épilepsie pendant une période inférieure à 3 jours en relais de la voie orale quand celle-ci est momentanément inutilisable (perfusion IV dans du NaCl isotonique au débit de 0,5 à 1 mg/kg/h à commencer 4 à 6 heures après la dernière prise orale, puis reprendre ensuite le traitement *per os* à la posologie habituelle en commençant dès l'arrêt de la perfusion).
   - Traitement de l'état de mal épileptique où le produit est efficace dans 83 % des cas dont 70 % des cas en moins de 15 minutes (injection en bolus IV en 3 à 5 minutes de 15 à 25 mg/kg, suivie d'une perfusion IV continue au débit de 1,5 mg/kg/h, permettant d'obtenir en 8 à 12 minutes une concentration plasmatique d'environ 75 µg/ml).

Contre-indications
Antécédents d'hépatite médicamenteuse, hépatite aiguë ou chronique
Porphyrie hépatique, association à la méfloquine
Grossesse, déficit enzymatique du cycle de l'urée

Propriétés

- Antiépileptique actif dans tous les types d'épilepsie
- Absorption intestinale complète, fixation protéique à 90 %, demi-vie de 8 à 20 heures, état d'équilibre atteint en 2 à 4 jours, diffusion dans le LCR, le placenta et le lait maternel, métabolisme hépatique par conjugaison en dérivés inactifs, élimination urinaire

Indications

- Épilepsies généralisées primaires tonico-cloniques (75 à 85 % de contrôle) et absences du petit-mal (70-90 % de contrôle), état de mal épileptique (forme injectable)
- Épilepsies focalisées avec ou sans généralisation secondaire y compris crises Bravais-Jacksoniennes, épilepsies complexes, syndromes de West et de Lennox-Gastaut
- Prévention des récidives de convulsions fébriles en deuxième intention, en l'absence d'efficacité d'une prophylaxie par benzodiazépines
- Régulateur de l'humeur (Dépamide, Dépakote)
- Traitement de fond des migraines sévères (hors AMM)

Effets indésirables (moins fréquents avec la forme LP)

- Hépatotoxicité : élévation transitoire et isolée des transaminases (30 %), très rarement hépatite cytolytique (quelques cas mortels) imposant l'arrêt immédiat
- Prise de poids (62 % des cas) avec œdèmes (parfois importants et imposant l'arrêt du traitement), tremblement d'attitude, alopécie, sédation, somnolence, troubles digestifs transitoires, aménorrhée ou irrégularités menstruelles
- États confusionnels ou convulsifs surtout en polythérapie (régressifs après réduction de la dose ou arrêt du traitement), hyperammoniémie, thrombopénie, exceptionnellement anémie, leucopénie, pancréatite, rashs cutanés, syndrome de Stevens-Johnson, érythème polymorphe, hyponatrémie par sécrétion inappropriée d'ADH, risque de suicide

Précautions d'emploi et interactions médicamenteuses
(inhibiteur des cytochromes)

- Faire NFS, plaquettes, TP et bilan hépatique préalablement puis régulièrement → arrêt du traitement en cas d'altération persistante du bilan hépatique. Adaptation des posologies chez l'insuffisant rénal
- Grossesse : éviter l'instauration de ce traitement chez la femme en âge de procréer. Mais, en cas de grossesse, ne pas interrompre un traitement efficace (mais assurer le dépistage d'une anomalie éventuelle de fermeture du tube neural, et faire un bilan de la coagulation chez la mère avant l'accouchement et chez le nouveau-né). Supplémentation en acide folique au moment de la conception. Retard intellectuel chez les enfants de mère traitée pendant la grossesse, augmentation du risque suicidaire. Ne pas dépasser 1 000 mg/jour
- Allaitement : déconseillé, innocuité non établie (passage faible dans le lait maternel)
- Naissance : risque de syndrome hémorragique non vitamino-K dépendant et d'hypoglycémie durant la 1re semaine de vie
- Conduite automobile : risque de somnolence
- ***Associations contre-indiquées*** : méfloquine (risque de convulsions), millepertuis (diminue l'effet)
- ***Associations déconseillées*** : lamotrigine, alcool (rash cutané), salicylés (chez l'enfant), carbapénèmes (risque convulsif)
- *Associations à utiliser avec précaution* : antidépresseurs imipraminiques, phénytoïne, phénobarbital, primidone, carbamazépine, zidovudine, rifampicine, nimodipine, éthosuximide, felbamate, topiramate (risque d'encéphalopathie)

Anticonvulsivants ou Antiépileptiques (II) : Benzodiazépines et épilepsie (I)

Diazépam[G] *Liste I-65 %-Coll*

VALIUM Injectable Délai d'action = 2 à 3 minutes par voie IV, moins de 5 minutes par voie intrarectale Durée d'action = 1 à 3 heures	6 amp. 2 ml = 10 mg (solution injectable pouvant également être administrée par voie intrarectale avec une canule montée sur seringue, ou si besoin par voie orale)	Par voie intrarectale (1) : E. 0,5 mg/kg (≤ 10 mg) N. 0,5 mg/kg Par voie **IV** lente ou **IM** (2) : A. 10 à 20 mg E. 0,2 à 0,3 mg/kg (renouvelable jusqu'à 4 à 6 fois/24 heures)
VALIUM *per os* Demi-vie = 32 heures	30 cp. séc. 10 mg 40 cp. séc. 2 mg ou 5 mg Gouttes buvables 1 % (3 gouttes = 1 mg)	À dose très progressive en 2 à 3 prises orales : A. 5 à 20 mg/jour (jusqu'à 40 mg/jour) E. et N. 0,5 mg/kg/jour

1. Le diazépam *agit plus vite par voie intrarectale* (en moins de 5 minutes) ou par voie orale (en 30 à 60 minutes) que par voie IM : la voie rectale *doit donc être préférée* notamment chez le nourrisson et l'enfant, et les doses ci-dessus peuvent être répétées dans les 5 minutes si besoin.
2. L'injection IV d'une benzodiazépine *suppose de disposer d'un matériel de réanimation respiratoire* : dans l'état de mal épileptique chez l'adulte, la posologie est de 2 mg/min en perfusion rapide jusqu'à 20 mg, puis 100 mg dans 500 ml de G5 en perfusion IV lente à raison de 40 ml/h.

Clonazépam (3) et (4) *Stupéfiant-65 %-Coll-Prescription restreinte aux neurologues*

RIVOTRIL Injectable Délai d'action = 5 minutes en IV Durée d'action = 4 à 6 heures	6 amp. 1 ml = 1 mg (avec solvant séparé qui permet la conservation à température ambiante)	Par voie **IV** lente ou **IM** (5) : A. 1 à 2 mg E. < 15 ans : 0,2 à 0,5 mg (renouvelable jusqu'à 4 à 6 fois/24 h)
RIVOTRIL *per os* Demi-vie = 32 à 38 heures	28 cp. séc. 2 mg (quadrisécables) Gouttes buv. 0,25 % (6) (1 goutte = 0,1 mg) 20 ml	À dose très progressive en 1 prise (le soir) à 3 prises : A. 0,05 à 0,1 mg/kg/jour E. et N. 0,1 mg/kg/jour

3. Le clonazépam est également prescrit hors AMM dans les douleurs de désafférentation fulgurantes (0,5 à 4 mg/jour) et dans les tremblements intentionnels isolés ne répondant pas au propranolol, dans le syndrome des jambes sans repos en première intention (non remboursé).
4. Prescription réservée aux neurologues et aux pédiatres sur ordonnance sécurisée (décision prise pour limiter le risque de mésusage).
5. L'injection IV d'une benzodiazépine *suppose de disposer d'un matériel de réanimation respiratoire.*
6. Pour limiter les risques de soumission chimique par le clonazépam, un colorant bleu a été ajouté à la solution buvable.

Clobazam *Liste I-65 %-Coll*

URBANYL *per os*	30 cp. séc. 10 mg ou 20 mg	5 à 10 mg x 3 fois/jour en association avec le traitement de fond

Contre-indications
Hypersensibilité connue aux benzodiazépines (très rare)
Insuffisance respiratoire sévère, apnée du sommeil, myasthénie, comportement addictif

Propriétés

- Benzodiazépines ayant un effet anticonvulsivant, anxiolytique, sédatif et myorelaxant, utilisées en première intention dans la crise d'épilepsie et l'état de mal épileptique pour leur action rapide (mais pas au long cours, car l'efficacité diminue souvent après quelques mois = augmentation des doses et effets indésirables, et risque d'état de mal à l'arrêt par accoutumance et dépendance)
- Action très rapide (en moins de 4 minutes et durant 2 à 3 heures) par voie intrarectale ou intraveineuse, action en 30 à 60 minutes et durant 6 à 12 heures par voie orale, demi-vie de 32 à 38 heures, métabolisme hépatique en métabolites actifs, élimination urinaire sous forme de métabolites glycuroconjugués, passage transplacentaire et dans le lait maternel

Indications (uniquement celles de l'épilepsie)

- Diazépam et clonazépam IV : état de mal épileptique de l'adulte et de l'enfant (avec relais par un antiépileptique d'action prolongée type phénytoïne ou phénobarbital), crise d'épilepsie (traitement aigu). Par voie intrarectale, prévention des convulsions hyperthermiques
- Clonazépam : épilepsie sous toutes ses formes y compris les absences, douleurs de désafférentation fulgurantes, névralgies du trijumeau
- Diazépam et clobazam, en association à un autre traitement épileptique chez l'adulte et l'enfant : épilepsies généralisées, crises cloniques, toniques, tonico-cloniques, absences, crises myocloniques, atoniques, spasmes infantiles et syndrome de Lenox Gastaut, épilepsie partielle avec ou sans généralisation

Effets indésirables

- En rapport avec la posologie et la sensibilité individuelle : somnolence, difficultés de concentration, hypotonie, sensations ébrieuses, plus rarement réactions paradoxales (irritabilité, agressivité, excitation, confusion, syndrome d'amnésie-automatisme)
- En utilisation prolongée et/ou à forte dose : développement d'une tolérance et risque de dépendance physique et psychique pouvant entraîner à l'arrêt un syndrome de sevrage (anxiété, insomnie, irritabilité, céphalées, myalgies, plus rarement agitation, épisodes confusionnels, dépersonnalisation, hallucinations, convulsions)
- Possibilité d'hypersécrétion bronchique régressant à l'arrêt du traitement surtout chez les encéphalopathes (clonazépam), réactions cutanées allergiques
- **Surdosage** : état ébrieux, somnolence, coma, dépression respiratoire → flumazénil (antagoniste spécifique) et surveillance des fonctions cardio-respiratoires

Précautions d'emploi

- Utiliser avec prudence en cas d'insuffisance respiratoire, chez les conducteurs et les utilisateurs de machines, chez les sujets âgés, en cas d'insuffisance hépatique ou rénale (réduire éventuellement la posologie), d'antécédents de pharmacodépendance
- Grossesse : éviter les fortes doses au 3e trimestre (risque de détresse respiratoire du nouveau-né avec hypothermie et hypotonie)
- Allaitement : utilisation à éviter sauf prise unique (passage dans le lait)

Interactions médicamenteuses

- ***Associations déconseillées*** : alcool
- *Associations à utiliser avec précaution* : cimétidine, phénytoïne (avec le diazépam notamment), autres sédatifs
- *Associations à prendre en compte* : clozapine, médicaments dépresseurs du SNC, nilutamide

Anticonvulsivants ou Antiépileptiques (III) : Benzodiazépines et épilepsie (II)

Midazolam *Liste I-65 %-Coll-Prescription initiale annuelle réservée aux neurologues et pédiatres-Médicament d'exception*

BUCCOLAM Solution buccale	4 seringues pré-remplies : 2,5 mg = 0,5 ml 5 mg = 1 ml 7,5 mg = 1,5 ml 10 mg = 2 ml	À placer entre la gencive et la joue, en une seule dose : – de 3 à 6 mois : 2,5 mg (1) – de 6 mois à 1 an : 2,5 mg – de 1 à 5 ans : 5 mg – de 5 à 10 ans : 7,5 mg – de 10 à 18 ans : 10 mg **La crise doit cesser dans les 10 minutes, sinon appeler les secours**

1. Chez les nourrissons de 3 à 6 mois, le traitement doit être administré en milieu hospitalier.

Contre-indications

Uniquement administrable *per os*
Usage à domicile pour les enfants < 6 mois
Myasthénie grave, insuffisance respiratoire non contrôlée

Propriétés

– Métabolisé par le CYP 3A4, mais peu de conséquenses en administration unique

Indications

– Traitement des crises convulsives aiguës prolongées chez les nourrissons, jeunes enfants, enfants et adolescents (de 3 mois à < 18 ans)
– Chez les nourrissons âgés de 3 à 6 mois, le traitement doit être administré en milieu hospitalier afin d'assurer une surveillance et de disposer d'un équipement de réanimation

Effets indésirables

– Ceux des benzodiazépines : somnolence, hypotonie, hypotension, dépression respiratoire, amnésie antérograde, réactions paradoxales

Précautions d'emploi

– La coadministration de midazolam avec d'autres agents sédatifs/hypnotiques et dépresseurs du SNC, incluant l'alcool, est susceptible d'augmenter la sédation et la dépression respiratoire
– Avant 3 mois, l'administration se fait exclusivement en milieu hospitalier
– Le plan de gestion des risques associe :
  – Un carnet individuel de suivi de crises remis aux parents, complété après chaque crise et rapporté à chaque consultation
  – Un document destiné au patient et à son entourage

Anticonvulsivants ou Antiépileptiques (IV) : Barbituriques

Phénobarbital voie orale *Liste II-65 %-Coll*

GARDÉNAL	80 cp. 10 mg 30 cp. 50 mg 20 cp. 100 mg[G]	À dose progressive en 1 prise *au coucher* : A. 2 à 3 mg/kg/jour E. 3 à 4 mg/kg/jour
APAROXAL	20 cp. séc. 100 mg	*Idem*
ALEPSAL + Caféine (doses variables)	30 cp. 15 mg, 50 mg, 100 mg ou 150 mg	*Idem*
KANEURON 5,4 %	Sol. buv. en gouttes Fl. 30 ml 1 goutte = 1 mg	A. 2 à 3 mg/kg E. 3 à 4 mg/kg en 1 prise au coucher

Primidone voie orale *Liste II-15 %-Coll*

MYSOLINE (1)	50 cp. séc. 250 mg	À dose progressive en 2 prises quotidiennes : A. 10 à 20 mg/kg/jour E. 10 à 40 mg/kg/jour

1. Molécule métabolisée en partie en phénobarbital, semblant moins active que le phénobarbital, la carbamazépine ou la phénytoïne dans l'épilepsie, mais ayant une action démontrée dans le tremblement essentiel chez l'adulte à la dose de 375 à 750 mg/jour atteinte progressivement (quand les bêta-bloquants sont contre-indiqués, voire en association à ceux-ci).
Ce médicament, qui n'est plus utilisé dans le traitement de l'épilepsie, peut être utile en cas d'épilepsie incontrôlée.

Phénobarbital voie injectable *Liste II-65 %-Coll*

GARDÉNAL Injectable (2) Délai d'action = 5 minutes en IV Durée d'action = très longue	Fl. 40 mg/2 ml Fl. 200 mg/4 ml *(Réservé aux hôpitaux)* poudre + solvant	Par voie **SC** ou **IM**, ou surtout **IV** lente (diluer dans du NaCl à 0,9 % et utiliser des seringues en verre) : A. 10 mg/kg/jour E. 20 à 40 mg/jour N. 10 à 20 mg/jour en 1 ou 2 injections

2. Antiépileptique utilisé dans l'état de mal épileptique en complément des benzodiazépines (pour son action plus prolongée), surtout par voie IV (action en 5 minutes), utilisable seulement en milieu hospitalier car *son utilisation implique de disposer d'un matériel de réanimation respiratoire* (les voies SC et IM ont un intérêt limité en raison de leur délai d'action de une à plusieurs heures).

Contre-indications
Antécédents d'hypersensibilité aux barbituriques
Insuffisance respiratoire sévère, porphyries, allaitement, intolérance au gluten

Propriétés

- Antiépileptiques utilisés surtout dans les crises tonico-cloniques et les crises partielles (mais inefficaces sur les absences et les crises myocloniques), ayant un **effet inducteur enzymatique marqué**
- Absorption digestive lente (80 %), diffusion ubiquitaire, métabolisation hépatique, élimination urinaire lente (augmentée par alcalinisation des urines) sous forme active (30 %) et métabolisée (70 %), demi-vie variant selon l'âge (40 à 55 heures chez l'enfant et 84 à 160 heures chez l'adulte), *état d'équilibre atteint après 15 à 21 jours seulement*, passage transplacentaire et dans le lait maternel (taux identiques aux taux sériques)

Indications

- Épilepsies généralisées : crises cloniques, toniques, tonico-cloniques
- Épilepsies partielles avec ou sans généralisation secondaire
- Certains cas d'ictère néonatal (5 mg/kg *par voie orale* en 1 fois à la naissance)
- Hors AMM, la primidone est efficace sur le tremblement essentiel
- Ces traitements sont devenus des traitements de deuxième intention

Effets indésirables (taux thérapeutiques = 10 à 30 mg/l, toxicité si > 30 mg/l)

- Fréquents : sédation chez l'adulte (souvent transitoire), hyperactivité chez l'enfant
- Plus rares : confusion mentale (sujet âgé), troubles mnésiques et cognitifs, irritabilité, dépression, acné (adolescents surtout), anémie mégaloblastique par carence en folates
- Rares mais imposant l'arrêt immédiat : ostéomalacie, rachitisme carentiel, rhumatisme gardénalique (type épaule gelée), maladie de Dupuytren, crises de porphyries aiguës, ataxie, nystagmus, éruptions cutanées allergiques y compris syndrome de Lyell
- **Surdosage aigu** : obnubilation, états confuso-oniriques, somnolence puis coma profond aréflexique avec myosis, dépression respiratoire, hypotension, hypothermie, phlyctènes aux points de compression, voire rhabdomyolyse, oligoanurie

Précautions d'emploi et interactions médicamenteuses (très nombreuses car inducteur enzymatique puissant entraînant une réduction d'activité de ces médicaments)

- Éviter l'arrêt brutal chez les épileptiques, diminuer éventuellement la posologie en cas d'insuffisance hépatique ou rénale et chez les sujets âgés ou éthyliques
- Adjonction systématique de vitamine D chez l'enfant (1 200 à 2 000 UI/jour) pour la prophylaxie du rachitisme et adjonction systématique d'acide folique
- *Grossesse* : risque tératogène très faible (ne pas interrompre un traitement efficace en raison des risques de la maladie épileptique chez la femme enceinte). Possibilité de syndrome hémorragique parfois mortel chez le nouveau-né → prévention par l'apport systématique de vitamine K à la mère (10 à 20 mg/jour *per os* durant le mois précédant l'accouchement) et au nouveau-né (1 à 4 mg/jour *per os* pendant 1 semaine)
- ***Associations déconseillées*** : contraceptifs oraux (inactivation possible → utiliser une autre méthode contraceptive, en particulier de type mécanique), rétinoïdes, alcool, lopinavir, ritonavir, voriconazole, saquinavir, ifosfamide, millepertuis
- *Associations à utiliser avec précaution* : acide folique, acide valproïque, antidépresseurs imipraminiques, antivitamines K, ciclosporine, corticostéroïdes, digitoxine, disopyramide, doxycycline, felbamate, félodipine, isradipine, hormones thyroïdiennes, itraconazole, procarbazine, progabide, quinidiques, tacrolimus, théophylline et dérivés
- *Associations à prendre en compte* : bêta-bloquants à forte métabolisation hépatique, carbamazépine, autres médicaments dépresseurs du SNC, méthotrexate, phénytoïne

Anticonvulsivants ou Antiépileptiques (V) : Hydantoïnes (I)

Phénytoïne *Liste II-65 %-Coll*

DI-HYDAN 100 mg	60 cp. séc. 100 mg	En 1 ou 2 prises orales : A. 2 à 6 mg/kg/jour, *soit* 3 cp./jour en moyenne (D. max. : 6 mg/kg/jour) E. 6 à 8 mg/kg/jour, *soit* < 15 ans : 2 à 3 cp./jour < 10 ans : 1 à 2 cp./jour

Phénytoïne sodique *Liste II-Réservé aux hôpitaux-Coll*

DILANTIN (1)	10 fl. 5 ml à 250 mg/5 ml	Dose de charge IV en 20 à 60 minutes : A. 18 mg/kg Sujet âgé : 10 à 15 mg/kg/jour E. 10 à 15 mg/kg Nouveau-né : 8 à 12 mg/kg/jour Dose d'entretien (2) : A. 7 à 10 mg/kg/jour E. 5 mg/kg/jour Vitesse d'administration : 1 mg/kg/min sans dépasser 50 mg/min (3) (4) et (5)

1. Contient du propylèneglycol, excipient à effet notoire, et de l'éthanol.
2. Après 6 à 12 heures tant que la voie orale n'est pas possible.
3. Prévention des crises d'épilepsie en post-neurochirurgie :
   - *Idem* à la dose de charge si pas de phénytoïne.
   - 9 mg/kg si phénytoïne antérieure (ajuster les posologies sur les taux sanguins).
4. Chaque injection doit être suivie d'une perfusion de NaCl 9 ‰ pour rincer la veine.
5. Surveiller FC et TA toutes les 2 minutes : risque de bradycardie et d'hypoTA.

Contre-indications

Hypersensibilité ou intolérance connue aux hydantoïnes, absences, crises myocloniques
Grossesse, allaitement, bloc sino-auriculaire, allergie au gluten

Propriétés et indications

- Antiépileptique utilisable dans les crises tonico-cloniques généralisées et partielles (mais pas dans les absences et les crises myocloniques de l'adulte et de l'enfant, seul ou en association), ayant également un effet antalgique et un effet antiarythmique (classe Ib)
- Absorption digestive rapide, fixation à 90 % aux protéines plasmatiques, demi-vie de 10 à 48 heures (état d'équilibre atteint en 8 à 20 jours), métabolisme hépatique saturable (métabolisation par le cytochrome P450 en époxyde réactif détoxifié par l'époxyde hydroxylase), élimination urinaire avec cycle entéro-hépatique
- Son maniement compliqué en fait un traitement de l'état de mal épileptique de l'adulte et de l'enfant en monothérapie ou en association

Effets indésirables (taux thérapeutique = 5 à 15 mg/l, toxicité si > 20 mg/l)

- Digestifs : hypertrophie gingivale (50 %), anorexie, nausées, vomissements, gastralgies
- Neurologiques : somnolence, possibilité à doses élevées de vertiges, ataxie, dysarthrie, troubles visuels, confusion mentale, syndrome cérébelleux et vestibulaire, neuropathie périphérique, état de mal épileptique en cas de sevrage brutal, idées et comportements suicidaires
- Hématologiques : anémie mégaloblastique par déficit en acide folique, thrombopénies, granulopénies, agranulocytose, pancytopénies parfois mortelles → arrêt immédiat
- Allergiques : éruptions cutanées, fièvre, arthralgies, adénopathies, voire syndrome de Lyell parfois mortel, arrêt immédiat en cas d'éruption
- Hépatites cholestatiques (surtout si déficit génétique en époxyde hydroxylase) souvent associées à des réactions d'hypersensibilité → arrêt immédiat, notamment chez les noirs
- Divers : lupus induit, hirsutisme, acné, pigmentation brune du visage, carence en vitamine D et B9, effet diabétogène, risque d'hémorragies par déficit en vitamine K chez les nouveau-nés de mère traitée
- **Surdosage** (troubles pouvant apparaître après un délai de plusieurs mois) : ataxie, nystagmus, syndrome cérébelleux, troubles psychiques, hypotension, coma avec défaillance respiratoire, apnée → arrêt et traitement symptomatique

Précautions d'emploi (pas d'arrêt brutal)

- *Surveillance régulière* de la NFS et des plaquettes, des gencives, de la peau
- *Adjonction systématique* de vitamine D et acide folique en cas d'utilisation prolongée
- *Grossesse* : possibilité de syndrome hémorragique chez le nouveau-né → prévention par l'apport systématique de vitamine K à la mère (10 à 20 mg/jour *per os* durant le mois précédant l'accouchement) et au nouveau-né (1 à 4 mg/jour *per os* pendant 1 semaine), tératogène chez l'animal
- Risque suicidaire accru comme pour les autres

Interactions médicamenteuses (très nombreuses car inducteur enzymatique)

- ***Associations contre-indiquées*** : millepertuis (diminue les concentrations, risque de convulsions), télaprévir
- ***Associations déconseillées*** : contraceptifs oraux (inactivation → utiliser une autre méthode contraceptive, en particulier locale), chloramphénicol, cimétidine, disulfirame, phénylbutazone, rétinoïdes, saquinavir, sulfamides, mitoxantrone, bosentan, bocéprevir, azathioprine
- *Associations à utiliser avec précaution* : acide folique, acide valproïque, amiodarone, amphétaminiques, antidépresseurs imipraminiques, antivitamines K, ciclosporine, clozapine, corticoïdes et hormones surrénaliennes, diazépam, digitoxine, dihydropyridines, disopyramide, doxycycline, fénoprofène, fluconazole, fluoxétine, furosémide, hormones thyroïdiennes, inhibiteurs de la pompe à protons, isoniazide, itraconazole, méxilétine, miconazole, paroxétine, progabide, quinidiques, tacrolimus, théophylline et dérivés, viloxazine
- *Associations à prendre en compte* : antithyroïdiens de synthèse (diminution des concentrations de LT4), barbituriques, carbamazépine, méthotrexate, nilutamide, procarbazine, vigabatrin, midazolam, rivaroxaban

Anticonvulsivants ou Antiépileptiques (VI) : Hydantoïnes (II)

Fosphénytoïne sodique (1) *Liste II-Réservé aux hôpitaux-Coll*

PRODILANTIN Délai d'action = 20 à 30 minutes Durée d'action = 8 à 10 heures *Conserver de + 15 °C à + 30 °C*	10 fl. 10 ml à 75 mg/ml (750 mg = 500 mg = équivalent phénytoïne ou EP)	En perfusion **IV** ou en **IM** : posologie ci-dessous

1. Précurseur de la phénytoïne (mieux toléré localement), indiqué dans l'état de mal épileptique en complément des benzodiazépines (pour son action plus prolongée), la prévention et le traitement des crises convulsives après une intervention neuro-chirurgicale ou un *traumatisme crânien*, la substitution à la phénytoïne orale quand l'administration orale est impossible.
Équivalents de phénytoïne sodique (EP) : 1,5 mg de fosphénytoïne sodique équivaut à 1 mg d'EP, et il faut prescrire la fosphénytoïne en unités EP afin de ne pas avoir à ajuster les doses en fonction du poids moléculaire en début de traitement ou lors du remplacement de la phénytoïne.
Administration en perfusion IV (après dilution dans du NaCl isotonique ou du G5 pour obtenir une concentration de 1,5 à 25 mg d'EP/ml) effectuée à un débit de 50 à 150 mg d'EP/min chez l'adulte ou 1 à 3 mg d'EP/kg/min chez l'enfant, ou en injection IM (chez l'adulte).
Dans l'état de mal épileptique en complément des benzodiazépines administrées en premier, la posologie est la suivante :
– Dose de charge = 15 mg d'EP/kg en perfusion IV.
– Dose d'entretien = 4 à 5 mg d'EP/kg/24 h en1 à 2 administrations IV ou IM chez l'adulte, ou en 1 à 4 administrations IV chez l'enfant. Ne jamais dépasser 150 mg d'EP/min.
Dans la prévention et le traitement des crises convulsives après intervention neuro-chirurgicale ou traumatisme crânien, la posologie est la suivante :
– Dose de charge = 10 à 15 mg d'EP/kg en perfusion IV (ou en IM chez l'adulte).
– Dose d'entretien = 4 à 5 mg d'EP/kg/24 h en1 à 2 administrations IV ou IM chez l'adulte, ou en 1 à 4 administrations IV chez l'enfant.
En substitution temporaire à la phénytoïne orale, on utilisera les mêmes doses.
Contre-indications particulières à la voie parentérale : bradycardie sinusale, bloc sino-auriculaire, BAV des 2e et 3e degrés, syndrome de Stokes-Adams, porphyrie aiguë intermittente.
Chez les sujets âgés, insuffisants hépatiques ou rénaux, il peut être nécessaire de réduire la dose et/ou le débit de perfusion de 10 à 25 %.
Une surveillance continue de l'ECG, de la TA et de la fonction respiratoire doit être effectuée.
Ne peut être dilué que dans une solution hypertonique de chlorure de sodium.
Incompatible avec toute autre association.
Doit être administré immédiatement après reconstitution.

Contre-indications

Hypersensibilité ou intolérance connue aux hydantoïnes, absences, grossesse, allaitement, bloc sino-auriculaire, porphyrie aiguë intermittente, bradycardie sinusale

Propriétés

– Prodrogue de la phénytoïne, fixation > 90 % aux protéines plasmatiques, Cmax atteint en 30 minutes (état d'équilibre atteint en 8 à 20 jours), métabolisme hépatique saturable (métabolisation par le cytochrome P450 en époxyde réactif détoxifié par l'époxyde hydroxylase), élimination urinaire avec cycle entéro-hépatique

Indications

– État de mal épileptique de type tonicoclonique
– Prévention et traitement des crises post-intervention chirurgicale ou post-trauma crânien
– Substitution de la phénytoïne orale quand elle ne peut être prise par cette voie

Effets indésirables (taux thérapeutique = 5 à 15 mg/l, toxicité si > 20 mg/l)
- Digestifs : hypertrophie gingivale (50 %), anorexie, nausées, vomissements, gastralgies
- Neurologiques : somnolence, possibilité à doses élevées de vertiges, ataxie, dysarthrie, troubles visuels, confusion mentale, syndrome cérébelleux et vestibulaire, neuropathie périphérique, possibilité d'état de mal épileptique en cas de sevrage brutal
- Hématologiques : anémie mégaloblastique par déficit en acide folique, thrombopénies, granulopénies, agranulocytose, pancytopénies parfois mortelles → arrêt immédiat
- Allergiques : éruptions cutanées, fièvre, arthralgies, adénopathies, voire syndrome de Lyell parfois mortel, arrêt immédiat en cas d'éruption
- Hépatites cholestatiques (surtout si déficit génétique en époxyde hydroxylase) souvent associées à des réactions d'hypersensibilité → arrêt immédiat, notamment chez les noirs
- Divers : lupus induit, hirsutisme, acné, pigmentation brune du visage, carence en vitamine D et B9, effet diabétogène, risque d'hémorragies par déficit en vitamine K chez les nouveau-nés de mère traitée
- **Surdosage** (troubles pouvant apparaître après un délai de plusieurs mois) : ataxie, nystagmus, syndrome cérébelleux, troubles psychiques, hypotension, coma avec défaillance respiratoire, apnée → arrêt et traitement symptomatique

Précautions d'emploi (pas d'arrêt brutal)
- *Surveillance régulière* de la NFS et des plaquettes, des gencives, de la peau
- *Adjonction systématique* de vitamine D et acide folique en cas d'utilisation prolongée
- *Grossesse* : possibilité de syndrome hémorragique chez le nouveau-né → prévention par l'apport systématique de vitamine K à la mère (10 à 20 mg/jour *per os* durant le mois précédant l'accouchement) et au nouveau-né (1 à 4 mg/jour *per os* pendant 1 semaine)
- Risque suicidaire accru

Interactions médicamenteuses (très nombreuses car inducteur enzymatique)
- ***Associations déconseillées*** : contraceptifs oraux (inactivation → utiliser une autre méthode contraceptive, en particulier locale), chloramphénicol, cimétidine, disulfirame, phénylbutazone, rétinoïdes, saquinavir, sulfamides, mitoxantrone
- *Associations à utiliser avec précaution* : acide folique, acide valproïque, amiodarone, azathioprine, amphétaminiques, antidépresseurs imipraminiques, antivitamines K, ciclosporine, clozapine, corticoïdes et hormones surrénaliennes, diazépam, digitoxine, dihydropyridines, disopyramide, doxycycline, fénoprofène, fluconazole, fluoxétine, furosémide, hormones thyroïdiennes, inhibiteurs de la pompe à protons, isoniazide, itraconazole, méxilétine, miconazole, paroxétine, progabide, quinidiques, tacrolimus, théophylline et dérivés, viloxazine
- *Associations à prendre en compte* : antithyroïdiens de synthèse (diminution des concentrations de LT4), barbituriques, carbamazépine, méthotrexate, nilutamide, procarbazine, vigabatrin

Anticonvulsivants ou Antiépileptiques (VII) : Dérivés de carboxamide (I)

Carbamazépine[G] (1) *Liste II-65 %-Coll*

TÉGRÉTOL LP	30 cp. séc. 200 mg ou 30 cp. séc. 400 mg (à libération prolongée)	Posologie très progressive, augmentée par paliers tous les 3 à 7 jours : A. 10 à 15 mg/kg/jour E. 10 à 20 mg/kg/jour *en 2 prises par jour*
TÉGRÉTOL	50 cp. séc. 200 mg	Posologie très progressive, augmentée par paliers tous les 3 à 7 jours : A. 10 à 15 mg/kg/jour E. 10 à 20 mg/kg/jour *en 2 ou 3 prises par jour*
TÉGRÉTOL 20 mg/ml (Suspension buvable)	Fl. 150 ml avec une seringue-doseuse de 10 ml graduée tous les 0,25 ml (1 ml = 20 mg)	*Idem*

1. *Dans l'épilepsie*, la dose initiale recommandée est de 400 mg/jour chez l'adulte et l'adolescent, de 200 mg/jour chez l'enfant > 6 ans ou 100 mg/jour chez l'enfant < 6 ans, administrés au début en 2 prises : ces doses seront augmentées par paliers tous les 3 à 7 jours (de 200 mg/jour chez l'adulte ou 100 mg/jour chez l'enfant) jusqu'à obtention de la réponse désirée.
Dans les autres indications de la carbamazépine, les posologies utilisées sont les suivantes :
- Névralgie du trijumeau (l'efficacité de la carbamazépine en fait un véritable test diagnostique dans la névralgie du trijumeau qu'elle améliore à court terme dans 80 % des cas environ, avec une résistance ultérieure dans 10 % des cas) : 200 mg/jour au début, puis par paliers de 100 mg tous les 3 à 7 jours jusqu'à une dose de 800 à 1 200 mg/jour, sans dépasser 2 000 mg/jour.
- Douleurs de désafférentation (réponse souvent spectaculaire dans les douleurs fulgurantes), douleurs en éclair d'origine tabétique, neuropathies diabétiques, névralgies post-herpétiques, certains paroxysmes douloureux au cours de la sclérose en plaques : 400 mg/jour au début, puis par paliers jusqu'à suppression des douleurs (800 à 1 200 mg/jour, sans dépasser 2 000 mg/jour).
- Prévention des rechutes des psychoses maniaco-dépressives (efficacité dans 50 à 75 % des cas en première intention et dans 25 % des cas résistants au lithium, la prévention des états maniaques étant meilleure que celle des états dépressifs) : 400 à 800 mg/jour, à dose progressive.
- Traitement de certains états d'excitation maniaque (action en une dizaine de jours, en particulier chez les "cycliques rapides" ayant 4 accès maniaques ou plus dans l'année et chez les sujets résistants au lithium) : 600 à 1 200 mg/jour, à dose progressive.
- Hors AMM : la carbamazépine est active dans les "schizophrénies affectives" notamment chez les sujets jeunes (dépressifs et maniaques) à début précoce et à cycles rapides, et avec des troubles du comportement.

Contre-indications

Hypersensibilité connue à la carbamazépine, bloc auriculo-ventriculaire, absences
Antécédents d'hypoplasie médullaire, porphyrie aiguë intermittente
Certaines associations médicamenteuses, allaitement

Propriétés

- Antiépileptique utilisable dans les épilepsies partielles essentiellement et les crises tonico-cloniques généralisées (mais pas dans les absences et les crises myocloniques), effet antalgique dans certaines douleurs neuropathiques et un effet thymorégulateur et antimaniaque
- Absorption digestive lente, métabolisme hépatique par le CYP 3A4 en dérivé époxydé actif (97-98 %), élimination urinaire, demi-vie de 8 à 24 h, état d'équilibre atteint en 2 à 5 jours, passage transplacentaire et dans le lait maternel (50 % des taux sériques)

Indications

- Épilepsies de type grand mal, épilepsies partielles (notamment épilepsies psycho-motrices du lobe temporal), troubles caractériels intercritiques des épileptiques, seul ou en association
- Prévention des rechutes des troubles de l'humeur bipolaire, traitement de certains états maniaques et de certaines douleurs (*cf.* note page précédente)
- Névralgie du trijumeau et du glossopharyngien et autres douleurs neuropathiques

Effets indésirables (taux thérapeutiques = 4 à 12 mg/l, toxicité si > 12 à 15 mg/l)

- Neurologiques (le plus souvent réduits en fragmentant les prises ou en diminuant les doses) : somnolence, ataxie, vertiges, diplopie, céphalées, confusion mentale, agitation
- Bouche sèche, nausées, vomissements, diarrhée ou constipation (huile de ricin, dans les comprimés LP), prise de poids, réduction de la vitamine D, glaucome, rétention d'urine
- Rares et *imposant l'arrêt immédiat* : neutropénie (2 %), thrombopénie, agranulocytose, aplasie médullaire, hépatite, hyponatrémie, thrombo-embolie, protéinurie, troubles de la conduction, éruptions cutanées (5 à 10 %) y compris syndrome de Lyell parfois mortel et DRESS syndrome
- **Surdosage** : somnolence, coma, convulsions, tremblements, ataxie, vertiges, nystagmus, opisthotonos, tachycardie, hypotension, troubles de la conduction, état de choc, nausées, vomissements, oligurie, dépression respiratoire → traitement symptomatique (et lavage gastrique si le patient est conscient)
- Risque accru de syndrome de Stevens-Johnson et de syndrome de Lyell chez les populations HLA B 1502 d'origine thaïlandaise ou chinoise Han, également chez les Européens ou les Japonais HLA A 3101

Précautions d'emploi et interactions médicamenteuses (nombreuses car inducteur des CYP 1A2 et 3A4)

- Bilan hépatique et hémogramme préalables puis réguliers, utilisation prudente chez le sujet âgé, les conducteurs et utilisateurs de machines, en cas de glaucome par fermeture de l'angle, adénome prostatique, insuffisance cardiaque, hépatique, rénale
- Grossesse : possibilité de syndrome hémorragique chez le nouveau-né → prévention par l'apport systématique de vitamine K à la mère et au nouveau-né. Carence en acide folique au cours de la grossesse. Si grossesse souhaitée, envisager le changement de traitement
- Risque suicidaire accru
- ***Associations contre-indiquées*** : IMAO non sélectifs, télaprévir, voriconazole
- ***Associations déconseillées*** : contraceptifs oraux (inactivation), clozapine, dextropropoxyphène, isoniazide, lithium, macrolides, valpromide, alcool, millepertuis, jus de pamplemousse, inhibiteurs des tyrosines kinases, praziquantel, tramadol, bocéprévir, bosentan
- *Associations à utiliser avec précaution* : acétazolamide, acide valproïque, antidépresseurs imipraminiques, sérotoninergiques, AVK, barbituriques, ciclosporine, cimétidine, clonazépam, corticostéroïdes, danazol, desmopressine, digitoxine, diltiazem, doxycycline, éthosuximide, felbamate, félodipine et isradipine, halopéridol, hormones thyroïdiennes, itraconazole, médicaments dépresseurs du SNC, phénytoïne, procarbazine, quinidiques, rifampicine, tacrolimus, théophylline et dérivés, vérapamil, viloxazine

Anticonvulsivants ou Antiépileptiques (VIII) : Dérivés de carboxamide (II)

Oxcarbazépine[G] (1) et (2) *Liste II-65 %-Coll*

TRILEPTAL	50 cp. séc. 150 mg, 300 mg ou 600 mg	Posologie très progressive, augmentée par paliers tous les 7 jours, *en 2 prises/jour* : A. 600 mg/jour, jusqu'à 2 400 mg/jour E. > 6 ans : 8-10 mg/kg/jour, puis jusqu'à 46 mg/kg/jour
TRILEPTAL 60 mg/ml (Suspension buvable) (3)	Fl. 250 ml avec une seringue-doseuse de 10 ml graduée tous les 0,5 ml (1 ml = 60 mg)	*Idem* (4)

1. Chez l'adulte, la dose initiale recommandée est de 600 mg/jour et sera si besoin augmentée par paliers de 600 mg/jour tous les 7 jours jusqu'à la réponse désirée (600 à 2 400 mg/jour). Pour une activité identique, il faut une dose double d'oxcarbazépine comparativement à la carbamazépine. Chez l'enfant, la dose initiale recommandée est de 8 à 10 mg/kg/jour et sera si besoin augmentée par paliers de 10 mg/kg/jour tous les 7 jours jusqu'à la réponse désirée (30 à 46 mg/kg/jour). En cas d'insuffisance rénale avec clairance de la créatinine < 30 ml/min, les doses seront réduites de moitié.
2. Ce médicament a été développé dans le but d'éviter un métabolite époxide probablement impliqué dans de nombreux effets indésirables.
3. Contient des parahydroxybenzoates (réactions allergiques retardées possibles).
4. La prescription en suspension buvable doit être effectuée en millilitres afin d'éviter les erreurs et les risques de surdosage.

Contre-indications

Hypersensibilité connue à l'oxcarbazépine ou à l'un des excipients
(allergie croisée avec la carbamazépine dans 25 à 30 % des cas)
Grossesse (tératogène) et allaitement

Propriétés

- Antiépileptique chimiquement proche de la carbamazépine, ayant moins d'interactions médicamenteuses (métabolisme différent), entraînant moins de réactions allergiques mais plus d'hyponatrémie
- Absorption digestive complète, métabolisation hépatique intense en dérivé actif (DMH), élimination essentiellement urinaire sous forme de métabolites, demi-vie d'élimination de 9,3 ± 1,8 heures, état d'équilibre atteint en 2 à 3 jours, passage transplacentaire et dans le lait maternel (50 % des taux plasmatiques)

Indications

- Traitement des crises d'épilepsie partielle avec ou sans généralisation secondaire chez l'adulte et l'enfant à partir de 6 ans, en monothérapie (efficacité comparable à celle du valproate, de la carbamazépine ou de la phénytoïne) ou en association

Effets indésirables

- Très fréquents (≥ 10 %) : céphalées (37 %), somnolence (21 %), vertiges (20 %), fatigue, asthénie, nausées, vomissements, diplopie, ataxie
- Fréquents (1 à 10 %) : hyponatrémie (plus que la carbamazépine), agitation, amnésie, apathie, ataxie, troubles de la concentration, nervosité, confusion, dépression, nystagmus, flou visuel, tremblements, constipation ou diarrhée, douleurs abdominales, acné, alopécie, rash cutané, pancréatite, alopécie
- Rares (< 1 %) : urticaire, leucopénie, élévation des transaminases et/ou des phosphatases alcalines, hématotoxicité
- Très rares (< 1 ‰) : œdème de Quincke, réactions allergiques systémiques, syndrome de Lyell et de Stevens-Johnson dont des cas mortels, arythmies (BAV en particulier), thrombopénie, hépatites, hyponatrémie compliquée (avec nausées, vomissements, confusion, convulsions, troubles de la conscience, encéphalopathie), lupus induit
- **Surdosage** : somnolence, vertiges, nausées, vomissements, nystagmus, hyperkinésie, ataxie, hyponatrémie → lavage gastrique et/ou charbon, traitement symptomatique

Précautions d'emploi

- Bilan préalable (natrémie, bilan hépatique et rénal, hémogramme) puis régulièrement (dont natrémie après 15 jours, puis mensuelle pendant 3 mois) → restriction hydrique ou diminution des doses ou arrêt en cas d'hyponatrémie, arrêt du traitement en cas d'hépatite, réaction allergique ou autres effets indésirables graves
- Utilisation prudente en cas d'insuffisance cardiaque (surveiller poids et natrémie), de troubles de la conduction, et chez les conducteurs et utilisateurs de machines
- Insuffisance rénale : *cf.* note page précédente
- Insuffisance hépatique sévère : absence d'études
- Risque suicidaire accru, réduction de LT4
- Même problématique HLA que pour la carbamazépine (*cf.* pages précédentes)

Interactions médicamenteuses (inducteur faible du CYP 3A4 et du CYP 3A5 et inhibiteur du CYP 2C19)

- ***Associations contre-indiquées*** : IMAO non sélectifs
- ***Associations déconseillées*** : contraceptifs oraux (inactivation possible → utiliser une autre méthode contraceptive, en particulier de type mécanique), alcool
- *Associations à utiliser avec précaution* : phénytoïne (réduire si besoin sa posologie), phénobarbital, lithium, diurétiques, AINS, desmopressine
- Pas d'interaction significative avec acide valproïque, clobazam, felbamate

Anticonvulsivants ou Antiépileptiques (IX) : Dérivés de carboxamide (III)

Rufinamide *Liste I-65 %-Coll-Réservé aux médecins spécialises en pédiatrie ou en neurologie et expérimentés dans la prise en charge de l'épilepsie*

INOVELON *Conservation du flacon ouvert : 90 jours*	10 cp. 100 mg 60 cp. 200 mg ou 400 mg Susp. buv. 40 mg/ml Fl. 460 ml + 2 seringues	A. et E. > 4 ans et > 30 kg : 200 à 1 600 mg x 2 fois/jour (1) E. > 4 ans et < 30 kg : 100 à 500 mg x 2 fois/jour Paliers de 200 mg tous les 2 jours À prendre au cours des repas avec de l'eau (2)

1. *Patients < 30 kg ne recevant pas de valproate* : le traitement doit être instauré à une dose journalière de 200 mg. En fonction de la réponse clinique et de la tolérance, la posologie peut être augmentée par paliers de 200 mg/jour, tous les 2 jours, jusqu'à la dose maximale recommandée de 1 000 mg/jour. Des doses pouvant atteindre 3 600 mg/jour ont été étudiées chez un nombre limité de patients.
   Patients < 30 kg traités aussi par le valproate : le valproate diminuant significativement la clairance d'Inovelon, le traitement doit être instauré à 200 mg/jour jusqu'à la dose maximale recommandée de 600 mg/jour.
   Utilisation chez les adultes et les enfants ≥ 4 ans et > 30 kg : le traitement doit être instauré à la posologie journalière de 400 mg. En fonction de la réponse clinique et de la tolérance, la dose peut être augmentée par paliers de 400 mg/jour, tous les 2 jours, jusqu'à la dose maximale recommandée indiquée dans le tableau ci-dessous.

Poids corporel	30,0-50,0 kg	50,1-70,0 kg	≥ 70,1 kg
Dose maximale recommandée	1 800 mg/jour	2 400 mg/jour	3 200 mg/jour

   Des doses pouvant atteindre 4 000 mg/jour (pour un poids corporel allant de 30 à 50 kg) ou 4 800 mg/jour (pour un poids > 50 kg) ont été étudiées chez un petit nombre de patients. Pas d'adaptation à la fonction rénale, prudence en cas d'insuffisance hépatique, arrêt toujours progressif.
2. Suspension buvable : 200 mg ou 5 ml en 2 fois (2,5 ml matin et soir). Augmentation par paliers de 200 mg/jour tous les 2 jours → dose maximale de 1 000 mg/jour ou 25 ml de suspension buvable. En cas d'association au valproate, ne pas dépasser 600 mg dose totale/jour (15 ml en suspension).

Contre-indications

Hypersensibilité à la substance active, aux dérivés triazolés ou à l'un des excipients
Insuffisance hépato-cellulaire, intolérance au lactose
Grossesse et allaitement

Propriétés

- Modulateur de l'activité des canaux sodiques, prolongeant leur état inactif
- Biodisponibilité diminuant avec la dose, (34 %) liée aux protéines sériques humaines, presque exclusivement éliminé par hydrolyse du groupe carboxylamide en dérivé acide, le CGP 47292, pharmacologiquement inactif. Métabolisme *via* le cytochrome P450 très minime. Demi-vie d'élimination plasmatique d'environ 6 à 10 heures. L'excrétion rénale est la voie prédominante d'élimination des produits liés au medicament, représentant 84,7 % de la dose

Indications

- Indiqué comme traitement adjuvant des crises d'épilepsie associées au syndrome de Lennox-Gastaut chez les patients ≥ 4 ans

Effets indésirables

- *Très fréquents* : somnolence, asthénie, céphalées, vertiges, nausées, vomissements
- *Fréquents* : infection des voies aériennes supérieures et inférieures, syndrome grippal, anorexie, perte de poids, anxiété, insomnie, état de mal épileptique, convulsions, troubles de la coordination, nystagmus, hyperactivité psychomotrice, tremblement, diplopie, douleurs abdominales, éruption cutanée, acné, troubles de la marche, mal de dos, chute

Précautions d'emploi

- Risque d'état de mal épileptique sous rufinamide, en début de traitement
- Arrêt progressif afin de réduire le risque possible de crises d'épilepsie à l'arrêt
- Augmentation du risque de chutes accidentelles, risque de DRESS syndrome
- Raccourcissement de l'espace QTc, proportionnel à sa concentration (recherche d'un syndrome congénital du QT court), ECG en début de traitement
- Prise de contraceptif indispensable (fœtotoxicité animale)

Interactions médicamenteuses

- Valproate de Na : une augmentation importante des concentrations plasmatiques de rufinamide peut être observée
- Carbamazépine, phénobarbital, phénytoïne, vigabatrine et primidone : risque de baisse du taux de rufinamide
- Risque de diminution de l'efficacité des contraceptifs oraux
- Pas de métabolisation par les cytochromes P450 mais inducteur du CYP 3A4

Anticonvulsivants ou Antiépileptiques (X)

Eslicarbazépine *Liste I-65 %-Coll*

ZEBINIX	30 cp. séc. 800 mg	400 mg x 1 fois/jour puis 800 mg/jour en 1 prise après 1 à 2 semaines (1) et (2)

1. En fonction de la réponse individuelle, la dose pourra être augmentée jusqu'à une dose maximale de 1 200 mg x 1 fois/jour prise au cours ou en dehors des repas.
2. **Ajuster la posologie à la fonction rénale : demi-dose entre 30 et 60 ml/min de créatinine ; < 30 ml/min, utilisation non recommandée.**

Contre-indications

Hypersensibilité à la substance active ou à d'autres dérivés des carboxamides (carbamazépine, oxcarbazépine)

Bloc auriculo-ventriculaire 2 ou 3

Propriétés

– Stabilise l'inactivation des canaux sodiques voltage-dépendants, empêchant ainsi leur retour à un état activé et maintenant de ce fait les décharges neuronales répétées. L'activité pharmacologique de l'acétate d'eslicarbazépine s'exerce principalement par le biais de son métabolite actif, l'eslicarbazépine. L'eslicarbazépine et son glucuronide représentent plus de 90 % des métabolites totaux excrétés par voie urinaire, avec environ deux tiers sous forme inchangée et un tiers sous forme du conjugué glucuronide

Indications

– En association chez l'adulte dans le traitement de l'épilepsie partielle avec ou sans généralisation secondaire

Effets indésirables

– Très fréquents : sensation vertigineuse, somnolence, risque de chute traumatique
– Fréquents : céphalées, troubles de la coordination, de l'attention,de la marche, tremblement, diplopie, nausées, vomissements, diarrhée, rash, fatigue
– Rares : anémie, hypersensibilité, hypothyroïdie, hyponatrémie, troubles de l'appétit, nombreux troubles neurologiques, acouphènes, bradycardie sinusale, allongement de l'espace PR, troubles digestifs variés, alopécie, myalgie, éruption cutanée

Précautions d'emploi

– Risque accru de somnolence et de chute, attention chez l'insuffisant rénal : risque de surdosage
– Diminue l'efficacité des CO, pas d'arrêt brutal sous peine de reprise évolutive
– Risque accru de syndrome de Stevens-Johnson chez les patients d'origine chinoise et thai porteurs de l'allèle HLA B 1502. De même chez les Européens et chez les Japonais HLA A 3101 : augmentation du risque d'accident cutané de 5 à 26 % pour la carbamazépine ; les médicaments de la même famille sont à risque
– Comme pour les autres antiépileptiques, un risque accru d'idées suicidaires n'est pas exclu bien que n'ayant pas été spécifiquement démontré
– Peu ou pas de notion chez la femme enceinte ; chez l'animal baisse de la fertilité

Interactions médicamenteuses

– L'acétate d'eslicarbazépine est probablement inducteur du CYP 3A4 : attention en particulier avec les œstroprogestatifs, notamment ceux contenant du lévonorgestrel

Anticonvulsivants ou Antiépileptiques (XI)

Éthosuximide *Liste II-65 %-Coll*

ZARONTIN (1)	Sirop : fl. 200 ml à 250 mg/5 ml 6 mg Na/càc (2) (gobelet doseur gradué tous les 2,5 ml)	En 1 ou 2 prises *aux repas* : A. 20 mg/kg/jour soit 30 ml de sirop (D. max. : 2 g/jour) E. 20 à 30 mg/kg/jour soit 10 ml de sirop (3) et (4)

1. Excipient jaune orangé (E 110) à effet notoire : risque de réactions allergiques.
2. Contient 6 mg de chlorure de sodium par cuillère à café de 5 ml.
3. La dose efficace sera atteinte par paliers en commençant par 250 mg/jour chez l'enfant entre 3 et 6 ans soit 5 ml, ou 500 mg/jour chez l'enfant > 6 ans et l'adulte, puis en augmentant la posologie de 250 mg tous les 4 à 7 jours sans dépasser 30 mg/kg/jour chez l'enfant (1 g/jour) et 20 mg/kg/jour chez l'adulte (2 g/jour). Pas d'efficacité établie chez l'enfant < 3 ans. Taux thérapeutiques = 40 à 80 mg/l (taux toxiques au delà de 100 mg/l).
4. Quand le contrôle des crises est obtenu, une seule prise par jour suffit (longue demi-vie).

Contre-indications

Antécédents d'hypersensibilité aux succimides
Enfant < 3 ans, grossesse et allaitement

Propriétés

- Antiépileptique de la famille des succinimides, agissant uniquement dans le petit mal épileptique, utilisable en deuxième intention en monothérapie après échec de l'acide valproïque, puis si nécessaire avec l'acide valproïque ou le clonazépam
- Absorption correcte, métabolisme hépatique par le CYP 3A4, demi-vie de 30 heures chez l'enfant et 60 heures chez l'adulte, élimination urinaire (en 4 à 5 jours), état d'équilibre atteint en 7 jours

Indications

- Traitement, en monothérapie ou en association à un autre antiépileptique, des épilepsies généralisées, absences, crises myocloniques et atoniques

Effets indésirables

- Digestifs (cédant à la réduction de la posologie) : anorexie, nausées, vomissements, hoquet, douleurs abdominales, diarrhée, gastralgies, amaigrissement
- Neuro-psychiques : somnolence, céphalées, plus rarement vertiges, asthénie, ataxie, irritabilité, excitation (plus fréquente si antécédents psychiatriques), exacerbation des crises de grand mal ou d'épilepsie partielle associées, syndrome extrapyramidal
- Leucopénie, éosinophilie, anémie aplastique, voire agranulocytose ou pancytopénie
- Cutanés : urticaires, rashs cutanés, syndrome de Stevens-Johnson, lupus induit
- **Surdosage** : somnolence, nausées, vomissements, vertiges, ataxie, diarrhée, **céphalées**, irritabilité, confusion mentale → lavage gastrique et réanimation symptomatique

Précautions d'emploi et interactions médicamenteuses

- *Associer un autre antiépileptique actif* en cas d'absences associées à des crises de grand mal épileptique ou d'épilepsie partielle
- *Surveiller régulièrement* l'hémogramme et les fonctions rénale et hépatique
- *Grossesse* : utilisation à éviter (effet tératogène chez l'animal, malformation squelettique)
- ***Associations contre-indiquées*** : millepertuis
- *Associations à utiliser avec précaution* : carbamazépine et autres médicaments métabolisés par les CYP 3A4

Anticonvulsivants ou Antiépileptiques (XII)

Topiramate[G] *Liste I-65 %-Coll*

ÉPITOMAX (1)	28 gél. 15 mg, 25 mg ou 50 mg (ces gélules peuvent être ouvertes pour mélanger leur contenu aux aliments, mais à alors avaler sans mâcher) -------------------------------- 28 cp. 50 mg, 100 mg ou 200 mg	A. 50 mg/jour le soir x 7 jours, puis paliers de 50 à 100 mg/semaine jusqu'à 100 à 600 mg/jour en 2 prises E. ≥ 2 ans : 0,5 à 1 mg/kg/jour le soir x 7 jours, débuter à 25 mg puis paliers de 0,5 à 1 mg/kg/semaine jusqu'à 3 à 9 mg/kg/jour

1. *En monothérapie* :
   - Adulte : début très progressif. Augmenter la dose de 25 à 50 mg toutes les semaines en débutant à 25 mg. Si nécessaire, prolonger les paliers. Objectif : 100 à 200 mg/jour en 2 prises ; maximum : 500 mg/jour en 2 prises.
   - Enfant > 6 ans : 0,5 à 1 mg/kg/jour le soir pendant la première semaine. Posologie initiale : 100 mg/jour le soir.

   En association : *cf.* Indications page suivante.

   Dans le traitement de la migraine chez l'adulte : 100 mg/jour en 2 prises. Débuter à 25 mg le soir et augmenter par paliers de 1 à 2 semaines. Dose maximale : 200 mg/jour.

Contre-indications
Hypersensibilité connue au produit ou aux sulfamides, galactosémie congénitale Grossesse et allaitement (pas de données suffisantes)

Propriétés

- Antiépileptique (monosaccharide sulfamate-substitué) augmentant l'activité de l'acide gamma-amino-butyrique ou GABA (principal neurotransmetteur inhibiteur)
- Absorption digestive rapide (81 %), liaison faible aux protéines plasmatiques (≤ 17 %), métabolisation partielle en dérivés inactifs (20 % en monotherapie mais 50 % avec des inducteurs enzymatiques), élimination urinaire diminuée en cas d'insuffisance rénale, demi-vie d'environ 21 heures, passage transplacentaire dans le lait maternel, dans le LCR. Dérivés sulfamides

Indications (en monothérapie, ou en association aux autres antiépileptiques)

- Traitement des épilepsies partielles et des crises généralisées tonico-cloniques (n'est pas efficace dans les absences)
- En association aux autres antiépileptiques chez l'enfant à partir de 2 ans, l'adolescent et l'adulte dans l'épilepsie partielle secondairement généralisée ou non, dans les crises tonico-cloniques généralisées, dans le traitement de crises associées au syndrome de Lennox-Gastaut
- Traitement de fond des migraines de l'adulte rebelles aux autres traitements (début par 25 mg/jour le soir, paliers de 25 mg/semaine sans dépasser 100 mg/jour en 2 prises)

Effets indésirables

- Troubles cognitifs (41 %), paresthésies (13-35 %), céphalées (18-25 %), asthénie (17-23 %), somnolence (12-17 %), sensations vertigineuses (12-19 %), anorexie, nausées, diarrhée, troubles affectifs, troubles du langage, comportements agressifs, dépression, troubles psychotiques, tentative de suicide
- Plus rares : nystagmus, ataxie, diplopie, myopie aiguë avec glaucome secondaire à angle fermé dans le premier mois de traitement, **perte de poids parfois importante**, nausées, vomissements, dysgueusie, acidose métabolique hyperchlorémique (inhibition de l'anhydrase carbonique rénale) grave, accidents thrombo-emboliques, leuconeutropénie, thrombocytopénie, lymphocytose, pancréatite aiguë
- Risque de lithiase urinaire, oligo-hydrose et hyperthermie en cas de température extérieure élevée ou exercice important → assurer une hydratation adéquate, glaucome par fermeture de l'angle, précaution en cas d'antécédent de lithiase rénale (inhibition de l'anhydrase carbonique)
- **Surdosage** → évacuation digestive et surveillance des fonctions vitales

Précautions d'emploi et interactions médicamenteuses

- Bien hydrater en cas de fièvre ou chaleur
- Antécédent de dépression
- Prédisposition à un glaucome à angle fermé
- Ce n'est pas un médicament pour maigrir !
- Utiliser avec prudence chez les conducteurs et utilisateurs de machines, ne jamais arrêter brutalement
- Insuffisance rénale → posologie réduite de 50 % (chez l'hémodialysé, administrer une dose supplémentaire d'environ 50 % de la dose quotidienne en début et fin de dialyse)
- ***Associations déconseillées*** : contraceptifs oraux (risque d'inactivation), produits pouvant induire la formation de calculs urinaires (*cf.* Lithiases urinaires iatrogènes)
- *Associations à utiliser avec précaution* : phénytoïne et carbamazépine (variations des taux plasmatiques des produits), valproate et divalproate de sodium (risque accru d'hyperammoniémie et d'encéphalopathie), digoxine (diminution de la digoxinémie), millepertuis (perte d'efficacité), contraceptifs oraux, lithium (baisse du taux), hydrochlorothiazide (hypokaliémie)

Anticonvulsivants ou Antiépileptiques (XIII)

Tiagabine *Liste I-30 %-Coll*

GABITRIL (1)	50 cp. séc. 5 mg, 10 mg ou 15 mg	À dose progressive en 1 à 2 prises orales *au cours des repas* : A. et E. > 12 ans : posologie ci-dessous (2)

1. Contient du lactose, excipient à effet notoire.
2. Dose initiale de 5 à 10 mg/jour en 3 prises aux repas, puis augmenter par paliers hebdomadaires de 5 à 10 mg/jour jusqu'à la dose d'entretien recommandée ci-dessous, en 2 prises quotidiennes :
   - Patients sans inducteur enzymatique : 15 à 30 mg/jour.
   - Patients traités par inducteurs enzymatiques : 30 à 50 mg/jour (voire jusqu'à 70 mg/jour).

   Insuffisance hépatique légère à modérée → réduire les doses unitaires ou espacer les prises (car le pic plasmatique est augmenté de 50 %, l'ASC de 70 % et la demi-vie est allongée).
   Insuffisance rénale : pas d'adaptation des doses.
   Pas d'arrêt brutal du traitement.

Contre-indications
Antécédents d'hypersensibilité à la tiagabine ou à l'un des constituants Insuffisance hépatique sévère, galactosémie congénitale Épilepsies généralisées, en particulier formes idiopathiques comportant des absences et syndrome de Lennox-Gastaut

Propriétés

- Antiépileptique, inhibiteur puissant et sélectif du captage du GABA (principal neurotransmetteur inhibiteur) à la fois neuronal et glial, élevant sa concentration cérébrale
- Absorption à 90 %, fixation à 96 % aux protéines plasmatiques, métabolisation hépatique importante par le CYP 3A4/5 (augmentée par les inducteurs enzymatiques), élimination essentiellement fécale, passage transplacentaire (passage dans le lait non étudié), demi-vie de 7 à 9 heures (2 à 3 heures avec des inducteurs enzymatiques)

Indications

- Traitement chez l'adulte et l'enfant > 12 ans des épilepsies partielles avec ou sans crises secondairement généralisées, en addition aux autres antiépileptiques si ceux-ci sont insuffisamment efficaces. Échec de 1 ou 2 monothérapies

Effets indésirables (surtout lors de la phase d'ajustement de la posologie)

- Concernent essentiellement le SNC : risque suicidaire, anxiété, dépression
- Sensations vertigineuses (30 à 34 %), asthénie et somnolence (20 à 25 %), céphalées et tremblements (20 à 25 %)
- Plus rares (10 à 15 %) : nervosité, difficultés de concentration, diarrhée, humeur dépressive, labilité émotionnelle, ecchymoses, rares cas de déficits du champ visuel, tendance suicidaire, réaction paranoïde, hallucinations, idées délirantes
- Depuis la commercialisation sont soulignés : vision trouble, vomissements, ataxie, démarche anormale, troubles du langage, hostilité, insomnie, dermatite bulleuse, spasmes musculaires
- Des convulsions et états de mal épileptique chez des patients non épileptiques traités hors AMM pour des troubles psychiatriques sont régulièrement rapportés
- **Surdosage** : somnolence, vertiges, tremblements, ataxie, incoordination, mutisme, voire coma léger (troubles réversibles sans séquelles) → surveillance et traitement symptomatique (troubles régréssifs dans les 24 heures), convulsions voire état de mal épileptique

Précautions d'emploi

- Bilan hépatique préalable avec NFS et plaquettes, puis régulièrement (vérifier la NFS et les plaquettes en cas d'ecchymoses)
- Insuffisance hépatique légère à modérée → réduire les doses unitaires ou espacer les prises, pas d'influence de l'insuffisance rénale
- Utiliser avec prudence chez les conducteurs et utilisateurs de machines, en cas d'antécédents de troubles du comportement sévères dont anxiété et dépression → surveillance (risque d'idées suicidaires)
- Ne pas arrêter brutalement le traitement mais si possible sur 2 à 3 semaines (risque de recrudescence des crises)
- Enfant < 12 ans, grossesse, allaitement : utilisation déconseillée (données insuffisantes) mais pas d'effet tératogène chez l'animal

Interactions médicamenteuses

- *Associations à prendre en compte* : inducteurs enzymatiques (carbamazépine, phénobarbital, phénytoïne, primidone, rifampicine) car augmentation du métabolisme de la tiagabine (→ augmenter les doses : *cf.* note ci-contre)
- Pas d'interactions avec la contraception orale

Anticonvulsivants ou Antiépileptiques (XIV)

Gabapentine[G] *Liste I-65 %-Coll*

NEURONTIN	90 gél. 100 mg, 300 mg ou 400 mg (*pouvant être ouvertes en mélangeant leur contenu à un aliment car goût très amer*) ------------------------------ 90 cp. 600 mg ou 800 mg (*comprimés très gros et donc difficiles à avaler, réservés à l'adulte*)	*En monothérapie ou en association avec d'autres antiépileptiques appropriés* : A. et E. > 16 ans (au cours des repas) : 300 mg x 1 fois/jour (1er jour) *puis* 300 mg x 2 fois/jour (2e jour) *puis* 300 mg x 3 fois/jour (3e jour) *puis* selon le résultat (1) (D. max. : 3 600 mg/jour en 3 prises) E. de 3 à 12 ans (en 3 prises) (2) : 10 mg/kg/jour (1er jour) *puis* 20 mg/kg/jour (2e jour) *puis* 30 à 35 mg/kg/jour

1. Adaptation de la posologie à partir du 3e jour :
   - Si le contrôle des crises est satisfaisant, continuer à la dose de 900 mg/jour en 3 prises (300 mg matin, midi et soir) en monothérapie, ou 1 200 mg/jour en 3 prises (400 mg matin, midi et soir) en association.
   - Si le contrôle des crises est insuffisant, augmenter les doses progressivement par paliers pour atteindre 1 800 mg/jour, voire 2 400 mg/jour dans certains cas (dose maximale = 3 600 mg/jour).

   Réduire la posologie en cas d'insuffisance rénale en fonction de la clairance de la créatinine :
   - Clairance de la créatinine > 60 ml/min → 400 mg x 3 fois/jour.
   - Clairance de la créatinine ≤ 60 ml/min → 300 mg x 2 fois/jour.
   - Clairance de la créatinine ≤ 30 ml/min → 300 mg x 1 fois/jour.
   - Clairance de la créatinine < 15 ml/min → 300 mg tous les 2 jours.
   - Hémodialysés → dose de charge de 300 à 400 mg, puis dose d'entretien de 200 à 300 mg après chaque 4 heures d'hémodialyse. Pas de gabapentine les jours sans dialyse.
   - Réduction toujours progressive.
2. Enfant > 6 ans : toujours en association.
   Enfant > 12 ans : possible en monothérapie.

Contre-indications

Hypersensibilité connue à la gabapentine, idées suicidaires, intolérance au lactose (gélule)

Propriétés

- Antiépileptique de structure proche de celle du GABA ou acide gamma-aminobutyrique (principal neurotransmetteur inhibiteur), dont le mécanisme d'action est encore mal connu (pas de liaison aux récepteurs GABA A et GABA B), ayant également un effet bénéfique dans les douleurs neuropathiques permanentes, chroniques
- Absorption de 51 à 59 % (non influencée par les aliments), absence de liaison aux protéines plasmatiques, élimination sous forme inchangée par les urines (réduite en cas d'insuffisance rénale), demi-vie d'élimination de 5 à 7 heures

Indications

- Traitement des épilepsies partielles de l'adulte et de l'enfant > 6 ans, en monothérapie de première intention ou de substitution, ou en association aux autres antiépileptiques quand ils sont insuffisamment efficaces (effet optimal dans les épilepsies partielles avec des crises partielles complexes et les épilepsies partielles avec généralisation tonico-clonique secondaire). Serait moins efficace que lamotrigine et carbamazépine
- Douleurs neuropathiques périphériques : névralgies post-zostériennes (jusqu'à 3 600 mg/jour), neuropathies diabétiques douloureuses
- *Utilisation hors AMM* : névralgies du trijumeau, douleurs associées à la sclérose en plaques, neuropathies sensitives liées à l'infection à VIH, douleurs des membres fantômes, syndromes douloureux régionaux complexes, douleurs associées à une lésion de la moelle spinale, prophylaxie des migraines (*cf. Antalgiques*)

Effets indésirables (produit globalement bien toléré)

- Fréquents (81 % des patients, motivant l'arrêt dans 7 % des cas) mais non formellement imputables au produit qui est souvent utilisé avec d'autres antiépileptiques :
  - Neuro-psychiques (surtout en début de traitement) : somnolence (24 %), sensations vertigineuses (20 %), troubles de l'équilibre (17 %), asthénie (15 %), céphalées (15 %), tremblements (15 %), troubles psychiques (labilité émotionnelle, hostilité, troubles de la pensée avec idées suicidaires ayant pu conduire à des décès par suicide), prise de poids (5 à 10 % du poids corporel), infections virales (chez l'enfant)
  - Nausées et/ou vomissements (9 %), sensation de nez bouché, œdèmes périphériques, troubles visuels : amblyopie, diplopie
- Chez l'enfant : comportement agressif et hyperkinésie
- Rares : rashs cutanés, neutropénie, thrombopénie, augmentation des transaminases et/ou CPK, DRESS syndrome
- **Surdosage** : possibilité de vertiges, diplopie, troubles de l'élocution, somnolence, diarrhée bénigne → surveillance (ces troubles ont disparu sans séquelles même avec des doses atteignant 30 g en 1 prise)

Précautions d'emploi et interactions médicamenteuses

- Utiliser avec prudence chez les conducteurs et utilisateurs de machines (risque de somnolence et vertiges), les sujets ayant des troubles comitiaux mixtes comportant des absences (pas d'efficacité sur les absences qu'elle peut même aggraver) et en cas de troubles psychiques avec idées suicidaires (à rechercher)
- Insuffisance rénale : réduire la posologie (*cf.* page ci-contre)
- Réduire les doses sur 1 semaine environ si une interruption est nécessaire, pour éviter un syndrome de sevrage (anxiété, insomnie, nausées, douleurs, sueurs)
- Grossesse : à n'utiliser qu'en cas d'absolue nécessité (innocuité non établie)
- Allaitement : déconseillé (passage dans le lait maternel)
- Pas d'interactions décrites, mais faux positif de protéinurie par méthode semi-quantitative

Anticonvulsivants ou Antiépileptiques (XV)

Prégabaline *Liste I-65 %-Coll*

LYRICA (1)	56 ou 84 ou 100 gél. 25 mg 84 ou 100 gél. 50 mg 56 ou 100 gél. 75 mg 84 ou 100 gél. 100 mg 56 ou 100 gél. 150 mg 84 ou 100 gél. 200 mg 56 ou 100 gél. 300 mg (2) Sol. buv. 20 mg/ml Fl. 473 ml + seringue graduée 5 ml	En 2 à 3 prises, *au cours ou en dehors des repas* : A. 150 à 600 mg/jour (3) et (4) (D. max. : 600 mg/jour) Augmenter les doses progressivement en débutant par 150 mg/jour

1. Contient du lactose monohydraté, excipient à effet notoire.
2. Les conditionnements à 100 gélules sont réservés à l'usage hospitalier.
3. Commencer le traitement par 150 mg/jour, puis augmenter en fonction de la réponse et de la tolérance jusqu'à 300 mg/jour après 3 à 7 jours, puis si nécessaire jusqu'à une dose maximale de 600 mg/jour atteinte après un délai supplémentaire de 7 jours.
   Insuffisance rénale (adapter la posologie selon la clairance de la créatinine) :
   – Clairance de la créatinine ≥ 60 ml/min : 150 à 600 mg/jour en 2 à 3 prises.
   – Clairance de la créatinine < 60 ml/min : 75 à 300 mg/jour en 2 à 3 prises.
   – Clairance de la créatinine < 30 ml/min : 25 à 150 mg/jour en 1 à 2 prises.
   – Clairance de la créatinine < 15 ml/min : 25 à 75 mg/jour en 1 prise.
   – Sujets dialysés : dose supplémentaire de 25 à 100 mg après chaque séance d'hémodialyse.
   Insuffisance hépatique : aucun ajustement posologique n'est nécessaire.
   Sujet âgé : vérifier la fonction rénale.
   Interruption du traitement : si le traitement doit être interrompu, il est recommandé de le faire progressivement sur une période minimale d'une semaine.
4. Pas de données chez l'enfant et l'adolescent.

Contre-indications

Hypersensibilité à l'un des composants, intolérance au galactose, syndrome de malabsorption du glucose et du galactose, déficit en lactase

Propriétés

- Antiépileptique proche de la gabapentine, analogue du GABA ou acide gamma-amino-butyrique (principal neurotransmetteur inhibiteur), se liant à une sous-unité auxiliaire des canaux calciques voltage-dépendants dans le SNC
- Absorption digestive rapide (> 90 %), pas de fixation aux protéines plasmatiques, très faible métabolisation (2 %), élimination principalement urinaire sous forme inchangée, demi-vie d'élimination de 6,3 heures, état d'équilibre atteint en 24 à 48 heures

Indications

- Traitement des crises épileptiques partielles de l'adulte avec ou sans généralisation secondaire, en association. Pas d'indication chez l'enfant
- Douleurs neuropathiques périphériques et centrales de l'adulte
- Trouble anxieux généralisé chez l'adulte

Effets indésirables

- Proches de ceux de la gabapentine, les troubles visuels régressant à l'arrêt
- Très fréquents (≥ 10 %) : étourdissements, somnolence
- Fréquents (1 à 10 %) : augmentation de l'appétit, **prise de poids**, décompensation de diabète, euphorie, confusion mentale, diminution de la libido, irritabilité, ataxie, troubles de l'attention, troubles de la coordination, troubles de la mémoire, tremblements, dysarthrie, paresthésies, **vision trouble**, diplopie, vertiges, dyspnée, sécheresse nasale, bouche sèche, constipation, vomissements, flatulences, fatigue, œdèmes périphériques, sensation d'ébriété, troubles de la marche, troubles de l'érection, réactions allergiques
- Peu fréquents (< 1 %) : anorexie, apathie, dépersonnalisation, nervosité, dépression, agitation, insomnie, crises de panique, hallucinations, troubles cognitifs, nystagmus, myoclonies, hyporéflexie, dyskinésies, agueusie, tremblements, sécheresse oculaire, douleurs oculaires, altération du champ visuel, bouffées vasomotrices, distension abdominale, sialorrhée, reflux gastro-œsophagien, sueurs, éruption papuleuse, crampes, myalgies, arthralgies, dysurie, incontinence urinaire, asthénie, soif, oppression thoracique, élévation des transaminases, élévation de la CPK, thrombopénie
- Rares (< 1 ‰) : désinhibition, excitation, hypokinésie, parosmie, dysgraphie, photopsie, irritation des yeux, mydriase, strabisme, altérations de la vision, hyperacousie, BAV, tachycardie, arythmie sinusale, hypotension ou hypertension, altération de la fonction cardiaque, rhinopharyngite, toux, épistaxis, congestion nasale, dysphagie, ascite, pancréatite, sueurs froides, urticaire, spasmes ou douleurs cervicales, rhabdomyolyse, oligurie, insuffisance rénale, aménorrhée, dysménorrhée, douleurs mammaires, élévation de la créatininémie, hypoglycémie ou hyperglycémie, neutropénie, hypokaliémie, troubles du rythme et/ou de la conduction, insuffisance cardiaque, en particulier chez le sujet âgé, idées et comportement suicidaires
- **Surdosage** → traitement symptomatique et hémodialyse si besoin

Précautions d'emploi et interactions médicamenteuses

- Utiliser sous contraception efficace chez la femme en âge de procréer
- Utiliser avec prudence chez les conducteurs et utilisateurs de machines (somnolence et étourdissements très fréquents)
- Alcool et benzodiazépines : risque accru de somnolence
- Risque d'abus médicamenteux
- Grossesse et allaitement : utilisation non recommandée (innocuité non établie)
- Enfants et adolescents : utilisation non recommandée (innocuité non établie)

Anticonvulsivants ou Antiépileptiques (XVI)

Lamotrigine[G] *Liste I-65 %-Coll*

LAMICTAL	30 cp. à croquer ou à diluer dans un verre d'eau à 2 mg, 5 mg, 25 mg, 50 mg, 100 mg ou 200 mg (1)	Posologies : *cf.* ci-dessous
LAMICSTART	21 cp. à 25 mg 42 cp. à 50 mg	

1. Les formes dosées à 25 mg et 50 mg sont réservés :
   - Au premier mois de traitement par lamotrigine chez l'adulte et l'enfant à partir de 13 ans dans l'épilepsie et chez l'adulte à partir de 18 ans dans les troubles bipolaires.
   - Pour la forme dosée à 25 mg : en cas d'utilisation en association avec du valproate de sodium et/ou d'autres médicaments dont les interactions pharmacocinétiques avec la lamotrigine ne sont pas connues.
   - Pour la forme dosée à 50 mg : en cas d'utilisation en association sans le valproate de sodium et avec des inducteurs de la glucuronisation de la lamotrigine.

   Ces conditions doivent être présentes pour utiliser ce conditionnement.

Patient ne recevant pas de valproate de sodium :

A. et E. > 12 ans :

25 mg/jour en 1 prise pendant 2 semaines, puis 50 mg/jour en 1 prise pendant 2 semaines, puis 100 à 200 mg/jour en 2 prises (2) et (3)

E. de 2 à 12 ans :

en 1 ou 2 prises/jour, 0,3 mg/kg/jour pendant 2 semaines, puis 0,6 mg/kg/jour pendant 2 semaines, puis 1 à 15 mg/kg/jour par paliers maximum de 0,6 mg/kg/jour toutes les 1 à 2 semaines, sans dépasser 200 mg/jour (4) et (5)

Patient recevant du valproate de sodium :

A. et E. >12 ans :

25 mg x 1 jour sur 2 pendant 2 semaines, puis 25 mg/jour en 1 prise pendant 2 semaines, puis 100 à 200 mg/jour en 1 ou 2 prises (2) et (3)

E. de 2 à 12 ans :

0,15 mg/kg/jour pendant 2 semaines, puis 0,30 mg/kg/jour pendant 2 semaines (1 prise/jour), puis 1 à 5 mg/kg/jour (1 ou 2 prises) par paliers maximum de 0,3 mg/kg/jour paliers toutes les 1 à 2 semaines, sans dépasser 200 mg/jour (4) et (5)

2. Chez l'adulte et l'enfant > 12 ans, la posologie d'entretien sera atteinte progressivement, par paliers de 50 à 100 mg au maximum toutes les 1 à 2 semaines chez le patient ne recevant pas de *valproate de sodium*, ou par paliers de 25 à 50 mg au maximum toutes les 1 à 2 semaines chez le patient recevant du *valproate de sodium*. Dose d'entretien atteinte en 8 semaines. Des posologies jusqu'à 500 mg ont pu être atteintes.
3. Dans les troubles bipolaires, le traitement est réservé à l'adulte, avec des posologies initiales similaires à celles de l'épilepsie avec ou sans valproate et des posologies maximales de 400 mg et 200 mg respectivement.
4. **Surdosage** : sédation, ataxie, diplopie, nausées, vomissements → hospitaliser pour lavage gastrique éventuel et traitement symptomatique.
5. En cas de réintroduction après arrêt, risque majeur d'éruption cutanée. Reprendre le schéma d'ascension des posologies très progressivement.

Contre-indications

Antécédents d'hypersensibilité à la lamotrigine ou à l'un ces composants
Altérations graves des fonctions hépatiques

Propriétés

- Antiépileptique agissant en stabilisant les membranes neuronales et inhibant la libération des neuromédiateurs excitateurs, principalement le glutamate, et à large spectre. Blocage des canaux sodium voltage dépendants
- Absorption digestive rapide et complète, pic plasmatique en 2,5 heures, liaison à 55 % aux protéines plasmatiques, métabolisation hépatique très importante, élimination urinaire (94 %), demi-vie d'élimination de 25 à 30 heures, allongée à 70 heures avec le valproate de sodium ou réduite à 14 heures avec les inducteurs enzymatiques

Indications

- Épilepsie chez l'adulte et l'adolescent âgé de 13 ans et plus :
  - Traitement en monothérapie ou en association des épilepsies partielles et généralisées, incluant les crises tonico-cloniques
  - Crises associées au syndrome de Lennox-Gastaut. Le produit est administré en association à un autre traitement mais peut également être de première intention
- Épilepsie chez l'enfant et l'adolescent de 2 à 12 ans :
  - Traitement en association des épilepsies partielles et généralisées, incluant les crises tonico-cloniques et les crises associées à un syndrome de Lennox-Gastaut
  - Traitement en monothérapie des absences typiques
- Troubles bipolaires chez l'adulte à partir de 18 ans : prévention des épisodes dépressifs chez les patients ayant un trouble bipolaire de type I et qui ont une prédominance d'épisodes dépressifs. Pas d'indication dans les états maniaques aigus

Effets indésirables

- *Éruptions cutanées imposant l'arrêt immédiat* (en général dans les deux premiers mois, favorisées par des posologies trop élevées, une augmentation trop rapide des doses y compris en cas de reprise de traitement, et l'association au valproate ou divalproate de sodium ou au valpromide qui doublent la demi-vie de la lamotrigine) : éruptions maculo-papuleuses (5-10 %), plus rarement (1 ‰) réactions sévères mettant en jeu le pronostic vital (syndromes de Lyell ou de Stevens-Johnson, œdème de Quincke). Au-delà de 3 mois, le risque s'estompe. Plus fréquent chez l'enfant
- Fréquents (5 à 15 %) : prise de poids, diplopie, flou visuel, vertiges, ataxie, insomnie dose-dépendante, syndrome parkinsonien, somnolence, **céphalées**, arthralgies, asthénie, troubles de l'équilibre, nausées, vomissements, irritabilité et agressivité, exacerbation des crises comitiales, disparition de l'aura épileptique chez certains patients (avec risque de blessures), aggravation et risque suicidaire, augmentation des transaminases, infections, rhinopharyngite

Précautions d'emploi et interactions médicamenteuses

- *Respecter strictement* les contre-indications et les paliers pour l'adaptation des doses, et éviter sauf nécessité l'association au valproate de sodium
- Surveiller attentivement les patients pendant les 4 à 8 premières semaines → *arrêter le traitement immédiatement en cas d'éruption cutanée*
- Utiliser avec prudence chez les conducteurs et utilisateurs de machines (risque de vertiges et troubles visuels), l'insuffisant rénal (accumulation prévisible des métabolites glycuroconjugués), le sujet âgé (absence de données)
- En cas d'arrêt du traitement, réduire si possible progressivement la posologie sur une période de 2 semaines pour éviter une recrudescence des crises
- Grossesse : de plus en plus utilisé ; taux de malformation dans les registres de 3 % ; comme en population générale, en association avec l'acide folique
- ***Associations déconseillées*** : valproate, divalproate (augmentation des concentrations)
- *Associations à utiliser avec précaution (augmenter, voire doubler la dose de lamotrigine)* : contraceptifs œstroprogestatifs et inducteurs enzymatiques accélérant son métabolisme (carbamazépine, phénytoïne, phénobarbital, primidone), rifampicine, lopinavir, ritonavir

Anticonvulsivants ou Antiépileptiques (XVII)

Lévétiracétam[G] *Liste II-65 %-Coll*

KEPPRA	60 cp. séc. 250 mg, 500 mg ou 1 000 mg Sol. buv. à 100 mg/ml avec seringue doseuse (150 ml, 300 ml) Sol. à diluer pour perfusion 100 mg/ml (10 fl.) de 5 ml	À dose progressive : *cf.* posologie ci-dessous 2 fois/jour (1) et (2)

1. Ne jamais arrêter brutalement. À prendre avec une grande quantité de liquide. Pas d'influence des repas.
2. *En monothérapie chez l'adulte et l'enfant > 16 ans* : 250 mg x 2 fois/jour puis 500 mg x 2 fois/jour au bout de 2 semaines ; dose maximale : 1 500 mg x 2 fois/jour.
En association chez l'adulte et l'enfant > 12 ans et > 50 kg : 300 mg x 2 fois/jour puis 1 000 mg x 2 fois/jour au bout de 2 à 4 semaines ; dose maximale : 1 500 mg x 2 fois/jour.

Contre-indications
Hypersensibilité au principe actif, aux autres dérivés de la pyrrolidone ou à l'un des excipients

Propriétés

- Substance proche du piracétam (dérivés de la pyrrolidone), représentant un recours dans les épilepsies partielles en traitement additionnel (profil pharmacocinétique favorable, avec un *faible risque d'interactions médicamenteuses*), et qui pourrait représenter un recours dans l'épilepsie généralisée en raison de sa bonne tolérance et de sa maniabilité. Mécanisme d'action différent des autres
- Absorption digestive rapide et complète, très faible liaison aux protéines plasmatiques (< 10 %), métabolisation assez faible (24 %), élimination urinaire surtout (95 %), demi-vie d'élimination de 6 à 8 heures, état d'équilibre obtenu après 2 jours

Indications et posologie

- Traitement des crises partielles avec ou sans généralisation secondaire, en monothérapie ou en association au traitement antérieur, chez l'adulte, l'enfant et le nourrisson à partir de 1 mois (réduction de 50 % au moins de la fréquence des crises chez 15 à 30 % des patients). Monothérapie à partir de 16 ans seulement (250 mg x 2 fois/jour)
- Traitement des crises myocloniques de l'épilepsie myoclonique juvénile, en association à d'autres traitements antiépileptiques, chez l'adulte et l'enfant > 12 ans (500 mg x 2 fois/jour)
- Traitement des crises généralisées tonico-cloniques primaires de l'adulte et de l'adolescent à partir de 12 ans présentant une épilepsie généralisée idiopathique
- Posologie maximale d'emblée, en 2 prises quotidiennes, efficace en 24 à 48 heures
- Adulte et enfant > 12 ans : 500 mg x 2 fois/jour, puis jusqu'à 1 500 mg x 2 fois/jour (dose maximale) (augmenter de 250 mg/prise toutes les 2 semaines)
- Nourrisson de 1 à 6 mois : 7 mg/kg x 2 fois/jour avec dose maximale de 21 mg/kg x 2 fois/jour ; nourrisson > 6 mois et jusqu'à 12 ans : 7 à 10 mg/kg x 2 fois/jour avec dose maximale de 30 mg/kg x 2 fois/jour

Effets indésirables

- Très bonne tolérance, pas d'effet indésirable sérieux
- Somnolence (15 %), **asthénie** (14 %), léthargie, sensations vertigineuses (9,2 %), **irritabilité**, anorexie, rhinopharyngite, céphalées
- Plus rares : céphalées, amnésie, ataxie, chloréathéthose, dyskinésie, tremblements, insomnie, dépression, anxiété, nervosité, labilité émotionnelle, agressivité, confusion mentale, au maximum psychose (1 % des cas), risque suicidaire, hallucinations, diplopie, nausées, dyspepsie, diarrhée, douleurs abdominales, éruptions cutanées (nécrolyse épidermique toxique, syndrome de Stevens-Johnson, érythème polymorphe), alopécie, leucopénie, thrombopénie, pancytopénie

Précautions d'emploi et interactions médicamenteuses

- Utiliser à dose progressive (avec paliers de 500 mg ou 10 mg/kg tous les 7 à 15 jours)
- Ne pas arrêter le traitement brutalement
- Réduire la posologie en cas d'insuffisance rénale et chez le sujet âgé
- Insuffisance rénale terminale et dialyse : 500 à 1 000 mg x 1 fois/jour (avec une dose supplémentaire de 250 à 500 mg après une séance de dialyse)
- Utiliser avec prudence chez les conducteurs et utilisateurs de machines
- Grossesse et allaitement : utillisation non recommandée (données insuffisantes)
- Pas d'interactions médicamenteuses notables

Anticonvulsivants ou Antiépileptiques (XVIII)

Zonisamide *Liste I-65 %-Réservé aux spécialistes en neurologie-Coll*

ZONEGRAN	14 gél. 25 mg ou 50 mg 56 gél. 100 mg	À dose progressive : A. Posologie ci-dessous (1) et (2)

1. *En monothérapie :*
   - 100 mg/jour en 1 prise semaines 1 et 2.
   - 200 mg/jour en 1 prise semaines 3 et 4.
   - 300 mg/jour en 1 prise semaines 5 et 6.

   Dose maximale : 500 mg/jour.

   En association avec des inducteurs : demi-dose en 2 prises par rapport à la monothérapie. Dose maximale : 500 mg/jour, toujours en 2 prises.
2. Chez l'enfant à partir de 6 ans en association :
   - En cas d'inducteurs associés : 1 mg/kg/jour la 1re semaine, augmentation de 1 mg/kg toutes les semaines. Entretien : de 20 à 55 kg, 6 à 8 mg/kg/jour en 1 prise ; > 55 kg, 300 à 500 mg x 1 fois/jour.
   - En l'absence d'inducteurs : 1 mg/kg/jour les 2 premières semaines, puis augmentation de 1 mg/kg/jour toutes les 2 semaines. Entretien : mêmes doses que ci-dessus. En cas d'arrêt : réduire de 2 mg/kg tous les 7 jours.

Contre-indications
Hypersensibilité au zonisamide, aux sulfamides ou à un excipient (dont colorant E 110)

Propriétés

- Antiépileptique dérivé du benzisoxazole *à radical sulfamide*, non apparenté aux autres antiépileptiques, ayant une faible activité inhibitrice de l'anhydrase carbonique rénale (risque d'acidose métabolique hyperchlorémique)
- Absorption digestive complète en 2 à 5 heures, faible liaison aux protéines plasmatiques (40 à 50 %), mais liaison aux globules rouges, métabolisation par le CYP 3A4 et N-acétylation en dérivés inactifs éliminés dans les urines, demi-vie d'élimination de 60 heures, état d'équilibre atteint en 13 jours

Indications

- En monothérapie dans le traitement de l'épilepsie partielle avec ou sans généralisation secondaire chez l'adulte ayant une épilepsie de novo
- En association dans le traitement de l'épilepsie partielle avec ou sans généralisation secondaire chez l'adulte, l'adolescent et l'enfant à partir de 6 ans

Effets indésirables (effets proches de ceux du topiramate)

- Très fréquents (> 10 %) : anorexie, agitation, irritabilité, somnolence, vertiges, confusion mentale, dépression, troubles mnésiques, ataxie, diplopie, anorexie, diminution des bicarbonates par acidose métabolique hyperchlorémique
- Fréquents (1 à 10 %) : insomnie, troubles de l'attention, troubles d'élocution, troubles psychotiques, nausées, diarrhée, perte de poids, éruptions cutanées, hypohidrose et fièvre
- Peu fréquents (< 1 %) : vomissements, lithiase bilaire, cholécystite, lithiase urinaire, infections urinaires, pneumonie, convulsions, risque suicidaire accru, hypokaliémie
- Rares (< 1 ‰) : idées suicidaires, hallucinations, crises tonico-cloniques, syndrome myasthénique, syndrome malin des neuroleptiques, troubles hématologiques (anémie aplasique, thrombopénie, leucopénie, agranulocytose, pancytopénie, lymphadénopathie), dyspnée, pneumonie de déglutition, pancréatite, hépatite, acidose métabolique, rhabdomyolyse, insuffisance rénale, prurit, érythème multiforme, syndrome de Stevens-Johnson, coup de chaleur (risque majoré chez l'enfant), coma, perte de poids
- **Toute éruption cutanée doit faire arrêter le traitement**

Précautions d'emploi et interactions médicamenteuses

- Surveiller la NFS, les enzymes hépatiques, la créatininémie, les CPK et l'amylasémie
- Déconseillé pendant la grossesse et l'allaitement ; utiliser sous contraception efficace poursuivie 1 mois après l'arrêt
- Utiliser avec prudence chez le sujet âgé et les conducteurs et utilisateurs de machines, en cas de facteurs de risque de lithiase urinaire, en période chaude (hydrater le sujet)
- Insuffisance rénale : utiliser à dose progressive, arrêter le traitement en cas d'élévation persistante de la créatininémie ou d'apparition d'une insuffisance rénale aiguë, adapter les posologies, prudence chez le sujet âgé
- Insuffisance hépatique : non recommandée en cas d'insuffisance hépatique sévère
- Interrompre le traitement de façon progressive (réduire de 100 mg tous les 7 jours)
- ***Associations déconseillées*** : autres produits responsables de lithiases urinaires iatrogènes (topiramate), surtout en cas de chaleur, mais peu d'interactions ; autres médicaments substrats de la PgP

Anticonvulsivants ou Antiépileptiques (XIX)

Vigabatrine *Liste I-Médicament à prescription restreinte-Disponible en ville*

SABRIL (1)	60 cp. séc. 500 mg 60 sac. 500 mg pour sol. buv.	*En association à d'autres antiépileptiques appropriés*, à dose progressive et en 2 prises orales avec de l'eau avant les repas : A. 1 g/jour, puis augmenter par palier de 0,5 mg/semaine jusqu'à 3 g/jour E. et N. 40 mg/kg/jour (dose initiale)

1. Médicament à prescription initiale réservée aux neurologues, pédiatres ou neuro-psychiatres (hospitaliers ou de ville), le renouvellement pouvant être effectué par tout médecin.
La posologie moyenne lors de la mise en route du traitement est de 2 g/jour chez l'adulte et 40 mg/kg/jour chez l'enfant (le vigabatrin étant ajouté aux autres traitements), cette posologie initiale pouvant si nécessaire être augmentée de façon progressive :
– Chez l'adulte : jusqu'à 4 g/jour (par paliers de 0,5 à 1 g) à 1 semaine d'intervalle.
– Chez l'enfant : jusqu'à 80 à 100 mg/kg/jour, la dose recommandée étant de 0,5 à 1 g/jour pour un poids corporel de 10 à 15 kg, 1 à 1,5 g/jour de 15 à 30 kg, 1,5 à 3 g/jour de 30 à 50 kg, et 2 à 4 g/jour au-delà de 50 kg.
– Chez l'enfant traité en monothérapie pour un syndrome de West, la dose quotidienne optimale est de 50 à 100 mg/kg/jour (des doses allant jusqu'à 150 mg/kg/jour ont été bien tolérées). S'il n'y a pas d'amélioration après un traitement bien conduit, celui-ci ne doit pas être poursuivi. Jamais d'arrêt brutal, sauf effet indésirable majeur.
– Nourrisson : 50 mg/kg/jour (syndrome de West), qui peuvent être atteints en plusieurs jours. Dosage maximum : 150 mg/kg/jour.
– En cas d'inefficacité, ne pas poursuivre le traitement, qui sera arrêté progressivement.

Contre-indications
Hypersensibilité ou toxicité oculaire connue due au produit
Monothérapie en dehors des spasmes infantiles

Propriétés

- Antiépileptique inhibant sélectivement et définitivement la GABA-transaminase (responsable du catabolisme de l'acide gamma-aminobutyrique ou GABA), ce qui augmente la concentration intracérébrale en GABA (principal neurotransmetteur inhibiteur), *utilisable en dernière intention car ce produit a une toxicité oculaire généralement irréversible*
- Absorption rapide et totale (non influencée par les aliments), pas de fixation aux protéines plasmatiques, pas de métabolisation, élimination par voie urinaire (70 % en 24 heures), demi-vie de 5 à 8 heures, durée d'action dépendant de la vitesse de resynthèse de la GABA-transaminase (2 à 3 jours) et non des concentrations plasmatiques

Indications (en dernière intention, car toxicité oculaire généralement irréversible chez 1 patient sur 3)

- Traitement en monothérapie des spasmes infantiles (syndrome de West) résistants à la corticothérapie, en particulier liés à une sclérose de Bourneville
- Épilepsies rebelles aux autres traitements, notamment les épilepsies partielles, en complément des traitements antérieurs (réduction de 50 % au moins de la fréquence des crises chez plus de 50 % des patients, avec un effet optimal dans les épilepsies partielles avec des crises partielles complexes ou avec généralisation tonico-clonique secondaire) lorsque toutes les autres associations se sont avérées inefficaces ou mal tolérées

Effets indésirables

- ***Toxicité oculaire généralement irréversible*** : rétrécissement concentrique du champ visuel (30 à 40 % des cas), parfois associé à une *baisse définitive de l'acuité visuelle*
- Neuro-psychiques fréquents (1 à 10 %) : somnolence, asthénie, ataxie et vertiges, céphalées, irritabilité, troubles mnésiques, dépression, réactions psychotiques, agressivité, risque suicidaire accru, excitation, agitation chez l'enfant
- Divers : prise de poids, douleurs abdominales, diminution des transaminases hépatiques (inhibition de ces transaminases par le produit), œdème de Quincke, mouvements anormaux, anomalies cérébrales (IRM), urticaire
- **Surdosage** : possibilité de vertiges, tremblements, voire coma léger (troubles réversibles sans séquelles) → surveillance et traitement symptomatique
- Baisse possible des ASAT et ALAT et de l'hémoglobine, augmentation des acides aminés urinaires : fausse protéinurie

Précautions d'emploi et interactions médicamenteuses

- *Surveillance ophtalmologique (dont le champ visuel) tous les 3 à 6 mois, avec examen ophtalmologique au moindre signe* → arrêt immédiat en cas de toxicité oculaire
- Utiliser avec prudence en cas d'antécédents psychiatriques (uniquement en cas de nécessité absolue), et chez les conducteurs et utilisateurs de machines
- Insuffisance rénale et sujet âgé : utiliser à dose très progressive surtout si la clairance de la créatinine est < 60 ml/min (élimination rénale du produit) (surveiller l'apparition de sédation ou de confusion)
- Grossesse : utiliser en cas d'absolue nécessité (faible augmentation de l'incidence des divisions palatines chez le lapin à fortes doses)
- Allaitement : déconseillé (passage dans le lait maternel)
- Une aggravation de l'épilepsie reste possible
- *Associations à prendre en compte* : phénytoïne (réduction des taux plasmatiques de la phénytoïne de 20 % environ sans conséquences cliniques)
- Absence d'interactions avec acide valproïque, bartiburiques, carbamazépine

Anticonvulsivants ou Antiépileptiques (XX)

Felbamate (1) *Liste I-Coll-Prescription initiale hospitalière-Prescription réservée aux neurologues et pédiatres hospitaliers sous surveillance stricte-Rétrocession*

TALOXA (2)	60 cp. 600 mg Susp. buv. à 600 mg/5 ml = fl. 230 ml	*En association avec d'autres antiépileptiques* (3) (4) et (5) : A. et E. ≥ 14 ans : 600 à 1 200 mg/jour en 2 à 3 prises, puis par paliers de 600 à 1 200 mg chaque semaine jusqu'à 3 600 mg/jour maximum en 3 à 4 prises E. de 4 à 14 ans : 7,5 à 15 mg/kg/jour en 2 à 3 prises, puis par paliers de 7,5 à 15 mg/kg chaque semaine jusqu'à 45 mg/kg/jour maximum (3 600 mg/jour maximum) en 3 à 4 prises

1. Compte tenu de son efficacité dans le syndrome de Lennox-Gastant et de sa grande toxicité, toute prescription devrait s'accompagner d'un consentement éclairé. Une réévaluation à 2-3 mois doit impérativement être faite et le médicament arrêté s'il ne marche pas.
2. Contient du lactose monohydraté, excipient à effet notoire.
3. Chez les patients déjà traités par acide valproïque, carbamazépine ou phénytoïne, la posologie de ces antiépileptiques sera réduite de 20 à 30 % dès l'introduction du felbamate puis adaptée en fonction des taux plasmatiques et de la surveillance clinique.
   Insuffisance rénale → la posologie initiale devra être plus faible et augmentée avec précaution et sous surveillance attentive (car pas d'études chez ces sujets). Si clairance de la créatinine < 50 ml/min, diminuer la posologie de moitié.
4. Les repas n'affectent pas la biodisponibilité mais il faut boire suffisamment car risque de cristallurie.
5. Le traitement doit impérativement être réévalué à 3 mois.

Contre-indications
Antécédents de troubles hématologiques ou hépatiques
Hypersensibilité connue au felbamate ou à ses excipients
Intolérance au galactose, au lactose, au sorbitol

Propriétés

- Antiépileptique (dicarbamate) ayant une structure différente de celle des autres carbamates, dont le mécanisme d'action précis n'est pas élucidé, *utilisable en dernière intention car pouvant être responsable de réactions idiosynchrasiques mortelles*
- Absorption digestive à 95 %, liaison faible aux protéines plasmatiques (25 %), métabolisation partielle (50 %), élimination urinaire, demi-vie d'élimination de 15 à 23 heures

Indications (en dernière intention, car réactions idiosynchrasiques mortelles)

- Traitement chez l'adulte et l'enfant à partir de 4 ans du syndrome de Lennox-Gastaut non contrôlé par les autres antiépileptiques appropriés disponibles, en complément du traitement antérieur (épilepsie généralisée, réfractaire) et en connaissance des risques hématologiques et hépatiques

Effets indésirables (parfois mortels, prévenir patients et familles)

- **Hématologiques et hépatiques** : risque d'aplasie médullaire (1 cas/4 000, survenant 2 à 12 mois après le début mais parfois plus tôt ou plus tard, même après l'arrêt du traitement, mortelle dans 30 % des cas) et risque d'insuffisance hépatique aiguë (mortelle dans 1 cas/30 000) → prévenir les patients du risque
- Nausées, vomissements, anorexie et étourdissements (5-11 %), plus rarement (2-5 %) perte de poids, insomnie, diplopie, somnolence, céphalées, risque suicidaire accru
- Rares (< 2 %) : ataxie, vision trouble, douleurs abdominales, fatigue, démarche anormale, troubles de l'élocution, anxiété, dépression, réactions allergiques de tous types (y compris syndromes de Lyell et de Stevens-Johnson, choc anaphylactique)
- **Surdosage** : ataxie, nystagmus, diplopie, étourdissements, constipation, nausées, vomissements, céphalées, agitation, somnolence, coma → évacuation digestive et traitement symptomatique

Précautions d'emploi

- Prescription *réservée aux neurologues et pédiatres expérimentés dans le traitement de l'épilepsie*, en informant les patients des risques potentiellement mortels d'aplasie médullaire et d'insuffisance hépatique aiguë
- Surveillance clinique avec NFS + plaquettes + bilan hépatique, préalablement puis tous les 15 jours → *arrêt immédiat* en cas de neutropénie < 1 500/µl ou de thrombopénie < 150 000/µl, ou troubles hépatiques ou tous autres effets indésirables graves
- Utiliser avec prudence chez les conducteurs et utilisateurs de machines (risque de somnolence et étourdissements) et l'insuffisant rénal (absence d'études)
- Grossesse et allaitement : ne pas utiliser (innocuité non établie). Pas de tératogénicité chez l'animal
- Dans la mesure du possible, ne pas arrêter brutalement

Interactions médicamenteuses (inducteur modéré du CYP 3A4 et inhibiteur du CYP 2C19)

- *Associations à utiliser avec précaution* : acide valproïque, carbamazépine, phénobarbital, phénytoïne (réduire leur posologie de 20 à 30 %), clonazépam, vigabatrin, et tous les médicaments métabolisés par le cytochrome P450
- Les interactions sont complexes et à évaluer au coup par coup car le produit peut être inducteur et inhibiteur

Anticonvulsivants ou Antiépileptiques (XXI)

Lacosamide par voie orale *Liste I-65 %-Coll*

VIMPAT (1)	14 cp. 50 mg 56 cp. 50 mg, 100 mg, 150 mg ou 200 mg Sirop à 10 mg/ml = fl. 200 ml	A. et E. > 16 ans : 50 mg x 2 fois/jour puis 100 mg x 2 fois/jour au bout d'une semaine (dose recommandée) (D. max. : 200 mg x 2 fois/jour)

1. Ne pas arrêter brutalement.

Lacosamide par voie injectable *Liste I-Coll*

VIMPAT Solution	Sol. pour perfusion à 10 mg/ml = fl. 20 ml (200 mg)	A. et E. > 16 ans : 50 mg x 2 fois/jour en perfusion de 15 à 60 minutes Équivalence posologique pour la voie orale

Contre-indications
Hypersensibilité à la substance active, à l'arachide, au soja ou à l'un des excipients
Blocs auriculo-ventriculaires connus (AV) du 2e ou du 3e degré

Propriétés

- Favorise de manière sélective l'inactivation lente des canaux sodiques voltage-dépendants, et liaison à la protéine-2 médiatrice de la réponse à la collapsine (*collapsin response mediator protein-2*, CRMP-2), impliquée dans la différenciation neuronale et le contrôle de la croissance axonale
- Biodisponibilité orale approximativement de 100 %, liaison aux protéines plasmatiques inférieure à 15 % et 95 % de la dose sont excrétés dans l'urine sous forme inchangée et sous forme de métabolites. Principal métabolite O-desméthyl (moins de 30 %). Pas d'activité propre

Indications

- Traitement des crises partielles avec ou sans généralisation secondaire en association chez des patients épileptiques âgés de 16 ans et plus

Effets indésirables

- *Les plus fréquents* : sensations vertigineuses, céphalées, nausées et diplopie. Généralement d'intensité légère à modérée, asthénie, ataxie pouvant entraîner des chutes, dépression, confusion, troubles cognitifs, tremblements, nystagmus, diplopie, vomissements, éruption cutanée
- L'utilisation du lacosamide est associée à une augmentation de l'intervalle PR dose-dépendant avec possibilité de blocs auriculo-ventriculaires de second degré ou supérieurs, bradycardie, anomalies des tests hépatiques, possibilité de DRESS syndrome

Précautions d'emploi

- Chez les patients âgés, risque accru de troubles cardiaques ou utilisé en association avec des médicaments connus pour être associés à un allongement de l'espace PR → prévenir les patients des symptômes possiblement évocateurs de BAV (malaises, palpitations, dyspnée...)
- Risque suicidaire accru
- Insuffisance rénale (Cl < 30 ml/min), posologie maximum : 250 mg
- Pas de précaution pour l'insuffisance hépatique
- Pas de données en dessous de 16 ans
- Grossesse et allaitement : pas de données suffisantes. Embryotoxicité chez le rat à doses toxiques

Interactions médicamenteuses

- Précaution chez des patients traités par des médicaments connus pour être associés à un allongement de l'espace PR (carbamazépine, lamotrigine, prégabaline) et par ceux traités par des médicaments antiarythmiques de classe I
- Sinon peu d'interactions médicamenteuses notamment pas par le biais des CYP

Anticonvulsivants ou Antiépileptiques (XXII)

Rétigabine *Liste I-65 %-Coll*

TROBALT	Étui instauration 21 cp. 50 mg et 42 cp. 100 mg 21 cp. et 84 cp. 50 et 100 mg 84 cp. 200 mg, 300 mg ou 400 mg	A. 1 prise x 3 fois/jour sans écraser les comprimés en commençant par 100 mg x 3 fois/jour (1) (2) et (3)

1. La dose doit être augmentée progressivement en fonction de la réponse de chaque patient. La dose maximale totale journalière en début de traitement est de 300 mg/jour (100 mg x 3 fois/jour). Puis la dose journalière peut être augmentée de 150 mg maximum chaque semaine, en fonction de la réponse clinique et de la tolérance individuelle du patient. Une dose entre 600 mg/jour et 1 200 mg/jour est attendue comme dose d'entretien.
   La tolérance et l'efficacité des doses supérieures à 1 200 mg/jour n'ont pas été étudiées.
   Si un patient oublie de prendre une ou plusieurs prises, il est recommandé qu'il prenne une prise unique dès qu'il y pense.
   Un intervalle d'au moins 3 heures devra être respecté entre cette prise et la prochaine, puis l'horaire normal des prises devra être repris.
2. Lors de l'arrêt du traitement, la dose doit être diminuée progressivement pour éviter la survenue d'une crise à l'arrêt brutal.
3. Adaptations posologiques :
   - La dose totale d'instauration de traitement est de 150 mg/jour, et il est recommandé pendant la période d'augmentation de posologie que la dose totale journalière soit augmentée de 50 mg chaque semaine, jusqu'à une dose maximale totale de 600 mg/jour.
   - Aucune diminution des posologies n'est requise chez les patients ayant une insuffisance hépatique légère (score de Child-Pugh 5 à 6).
   - Une diminution de 50 % des doses d'instauration de traitement et d'entretien est recommandée pour les patients atteints d'une insuffisance hépatique modérée à sévère (score Child-Pugh ≥ 7).
   - Population pédiatrique : l'efficacité et la tolérance de la rétigabine chez les enfants < 18 ans n'ont pas été établies. Aucune donnée n'est disponible.
   - Une diminution de 50 % des doses d'instauration de traitement et d'entretien est recommandée chez des patients ayant une insuffisance rénale modérée ou sévère (clairance de la créatinine < 50 ml/minute)

Contre-indications
Hypersensibilité à la substance active ou à l'un des excipients
Grossesse et allaitement

Propriétés

- Premier antiépileptique ayant pour mécanisme d'action l'activation des canaux potassiques

Indications (traitement de deuxième intention)

- Indiqué en association dans le traitement des crises d'épilepsie partielles résistantes avec ou sans généralisation secondaire chez les patients épileptiques ≥ 18 ans lorsque les autres associations médicamenteuses se sont révélées inadéquates ou n'ont pas été tolérées

Effets indésirables

- Les événements indésirables les plus fréquents, dont l'incidence augmentait avec la dose administrée, ont concerné le système nerveux central : somnolence (17 à 23 %), étourdissements (10 %), vertiges, confusion (5 à 17,9 %) troubles du langage (5 à 16 %), tremblements, amnésie, pensées anormales, hallucinations, risque suicidaire accru
- Fréquents : troubles de la vision : diplopie, exophtalmie, vision anormale, asthénie, céphalées, augmentation de poids dose-dépendante. Une augmentation transitoires des transaminases et une augmentation peu importante des gamma-GT ont été observées. Décoloration de la peau, des lèvres ou des ongles avec parfois des modifications de la pigmentation oculaire (délai moyen de 4 ans ; doses élevées souvent ≥ 900 mg/jour)
- Plus rarement ont été signalé des effets potentiellement graves faisant l'objet d'un plan de gestion de risque : augmentation modeste, dose-dépendante de l'intervalle QT, risque de rétention d'urine, de dysurie, de lithiase rénale

Précautions d'emploi

- Patients ayant une maladie cardiaque ou prenant un traitement connu pour allonger le QT
- Patients ≥ 65 ans, les patients ayant un risque de rétention urinaire
- Prise d'alcool concomitante : risque de troubles visuels
- Attention à la conduite de véhicule en début de traitement
- En cas de surdosage il est noté une agressivité
- Il convient de surveiller l'ECG (bilan initial puis tous les 6 mois) et la miction

Interactions médicamenteuses

- Interaction avec le dosage de la bilirubine (augmentation)
- Peu d'interactions avec les antiepileptiques ont été signalées sur un nombre limité de patients. La phénytoïne peut réduire l'exposition systémique en rétigabine de 35 % ; la carbamazépine peut réduire l'exposition systémique en rétigabine de 33 %

Anticonvulsivants ou Antiépileptiques (XXIII)

Stripentol *Liste I-65 %-Coll-Prescription initiale hospitalière réservée aux pédiatres et neuropédiatres-Surveillance particulière-Renouvellement non restreint*

DIACOMIT	60 sac. ou 60 gél. 250 mg ou 500 mg	E. 50 mg/kg/jour uniquement en 2 ou 3 prises (1)

1. Sachet : dissoudre dans un verre d'eau et prendre au cours des repas. Gélule : doit être déglutie intacte avec un verre d'eau au cours du repas. Les doses peuvent être augmentées progressivement sur 3 jours pour atteindre 50 mg/kg/jour.

Contre-indications

Antécédents de psychose sous forme d'épisodes délirants
Association avec carbamazépine, phénytoïne et phénobarbital
Insuffisance hépatique ou rénale sévère

Propriétés et indications

- Bien absorbé, fortement lié aux protéines plasmatiques, demi-vie de 4,5 à 13 heures, métabolisme intensif par les iso-enzymes CYP 1A2, CYP 2C19 et CYP 3A4, élimination par voie rénale
- En association au valproate de sodium et au clobazam dans le traitement des convulsions tonicocloniques généralisées chez des patients atteints d'une épilepsie myoclonique sévère du nourrisson (EMSN) et insuffisamment contrôlées
- Syndrome de Dravet (pas de données en monothérapie)

Effets indésirables

- *Fréquents* : troubles digestifs, augmentation de la gamma-GT
- *Peu fréquents* : photosensibilité, éruption, allergie cutanée, urticaire, fatigue, anorexie, diminution de l'appétit, perte de poids, insomnie, agressivité, irritabilité, troubles du comportement, hyperexcitabilité, troubles du sommeil, somnolence, ataxie, hypotonie, dystonie, hyperkinésie, diplopie (en cas d'administration concomitante avec la carbamazépine), nausées, vomissements, neutropénie disparaissant habituellement après l'arrêt

Précautions d'emploi et interactions médicamenteuses

- En raison de la fréquence des effets indésirables digestifs lors d'un traitement par stiripendol et valproate de sodium, le taux de croissance des enfants recevant cette association doit être surveillée étroitement
- La NFS et la fonction hépatique doivent être vérifiées tous les 6 mois
- Grossesse : pas de données, pas de tératogénicité chez l'animal
- Les données sur l'inhibition potentielle des iso-enzymes CYP 1A2 sont limitées, et des interactions avec la théophylline et la caféine ne peuvent donc être exclues
- Associations à prendre en compte : inhibiteurs des iso-enzymes 2C19, 3A4, 2D6 (citalépram, inhibiteurs de protéases, antagonistes calciques, statines, codéine, contraceptifs) à étudier au cas par cas
- ***Associations déconseillées (à éviter, sauf si strictement nécessaires)*** : alcaloïdes de l'ergot de seigle (ergotamine, dihydroergotamine) ; cisapride, halofantrine, pimozide, quinidine, bépridil ; immunosuppresseurs (tacrolimus, ciclosporine, sirolimus) ; statines (atorvastatine, simvastatine, etc.)

Anticonvulsivants ou antiépileptiques (XXIV)

Pérampanel *Liste 1-Coll*

FYCOMPA	7 ou 28 cp. 2mg 28 cp. 4 mg ou 6 mg ou 8 mg ou 10 mg ou 12 mg	A. et E. > 12 ans : 1 fois/jour au coucher (1) Commencer à 2 mg puis augmenter de 2 mg par paliers de 2 semaines Posologie efficace de 4 à 12 mg/jour Arrêt toujours progressif

1. Comprimé à prendre entier à l'aide d'un verre d'eau, ne pas croquer.

Contre-indications

Allergie à l'un des constituants

Propriétés

- Antagoniste sélectif, non compétitif des récepteurs ionotropiques au glutamate de type AMPA (acide α-amino-3-hydroxy-5-méthyl-4-isoxazole propionique) présents sur les neurones post-synaptiques

Indications

- En association dans le traitement des crises d'épilepsie partielles avec ou sans généralisation secondaire chez des patients épileptiques âgés de 12 ans et plus

Effets indésirables

- Très fréquents (> 10 %) : sensations vertigineuses, somnolence céphalées
- Fréquents (1 à 10 %) : fatigue, irritabilité, chutes (effets dose dépendants), nausées, prise de poids, mal de dos, diplopie, vision double
- Effets psychiatriques constatés : irritabilité, agressivité, colère, anxiété, paranoïa, euphorie, agitation et variations de l'état mental, désorientation

Précautions d'emploi

- Peu de données chez le sujet âgé
- Peut être utilisé en cas d'insuffisance rénale ou hépatique légère à modérée
- Conduite automobile : somnolence accrue
- Grossesse : utilisation non recommandée (embryotoxicité chez le rat)

Interactions médicamenteuses (faible inducteur ou inhibiteur)

- Diminue l'efficacité des progestatifs
- ***Associations à prendre en compte*** : certains antiépileptiques connus pour être des inducteurs enzymatiques (carbamazépine, phénytoïne, oxcarbazépine) augmentent la clairance du pérampanel et diminuent les concentrations plasmatiques du pérampanel de même que les inducteurs puissants du cytochrome P450, tels que la rifampicine, le millepertuis et le felbamate

Antimigraineux (I), traitement de crise : Triptans

Formes pernasales (1) et (2) *Liste I-65 %-Coll*

IMIGRANE 10 mg/0,1 ml IMIGRANE 20 mg/0,1 ml Sumatriptan	2 amp. 10 mg/0,1 ml 6 ou 12 amp. 20 mg/0,1 ml	A. et E. > 12 ans : 10 à 20 mg dans 1 narine (D. max. : 40 mg/24 h)

1. Cette forme est particulièrement réservée aux patients nauséeux.

Formes orales (2) *Liste I-65 %-Coll*

ZOMIG 2,5 mg ZOMIGORO 2,5 mg Zolmitriptan[G]	6 ou 12 cp. 2,5 mg (*oro-dispersibles pour la spécialité Zomigoro*)	A. 2,5 mg (D. max. : 5 mg/24 h)
NARAMIG[G] 2,5 mg Naratriptan	6 ou 12 ou 18 cp. 2,5 mg *Usage hospitalier*	A. 2,5 mg (D. max. : 5 mg/24 h)
IMIGRANE 50 mg Sumatriptan[G]	6 cp. 50 mg	A. 50 mg voire 100 mg (D. max. : 200 mg/24 h)
ALMOGRAN 12,5 mg Almotriptan	6 ou 12 cp. 12,5 mg	A. 12,5 mg (D. max. : 25 mg/24 h)
RELPAX 20 ou 40 mg Élétriptan	6 ou 10 cp. 20 mg 6 ou 10 cp. 40 mg	A. 20 mg voire 40 mg (D. max. : 80 mg/24 h)
TIGREAT 2,5 mg ISIMIG 2,5 mg Frovatriptan	2 ou 6 ou 12 cp. 2,5 mg	A. 2,5 mg voire 5 mg (D. max. : 5 mg/24 h)
MAXALT 5 et 10 mg MAXALTLYO 5 ou 10 mg Rizatriptan[G]	6 ou 12 cp. 5 ou 10 mg 2 cp. lyo. 5 mg 2 ou 6 ou 12 cp. lyo. 10 mg	A. 5 à 10 mg (D. max. : 20 mg/24 h)

Formes injectables (2)

IMIGRANE 6 mg/0,5 ml Sumatriptan[G] *Liste I-Non remboursé-Coll*	2 seringues de 0,5 ml = 6 mg (avec ou sans auto-injecteur)	A. 1 injection SC de 6 mg (D. max. : 12 mg/24 h)
IMIJECT 6 mg/0,5 ml (3) Sumatriptan *Liste I-65 %-Coll* *Médicament d'exception*	2 seringues de 0,5 ml = 6 mg (avec ou sans auto-injecteur)	Algie vasculaire de la face : A. 1 injection SC de 6 mg (D. max. : 12 mg/24 h)

2. Crise migraineuse : les triptans sont à prendre *dès le début de la crise* (si migraine commune) ou *après la phase de l'aura* (si migraine avec aura); en cas d'échec (25 % des cas) une 2ᵉ administration sera inefficace → une 2ᵉ administration ne sera effectuée qu'en *cas de réapparition d'une céphalée migraineuse préalablement calmée* (30 à 40 % des patients préalablement soulagés) en respectant un intervalle d'au moins 2 heures entre 2 administrations (4 heures avec le naratriptan), *sans dépasser les doses maximales indiquées* (et sans dépasser 2,5 mg/24 h pour le naratriptan et 40 mg/24 h pour l'élétriptan en cas d'insuffisance rénale).
3. *Médicament dit d'exception* (remboursable uniquement s'il est prescrit avec une "ordonnance de médicaments d'exception" et dans l'indication du *traitement de la crise aiguë d'algie vasculaire de la face*) et non dans le traitement d'une crise de migraine.

Contre-indications
Sujets < 18 ans (ou < 15 ans pour le spray nasal) ou > 65 ans, injection par voie IV
Antécédents d'infarctus du myocarde, angor d'effort ou de repos
HTA non contrôlée, antécédents d'infarctus cérébral, syndromes de Raynaud et pathologie artérielle périphérique, syndrome de Wolff-Parkinson-White et autres troubles du rythme liés à une voie de conduction accessoire
Insuffisance hépatique sévère, antécédents de colite ischémique due aux triptans
Insuffisance rénale sévère (clairance de la créatinine < 15 ml/min)
Allergie aux différents produits (parfois croisée entre eux et/ou avec les sulfamides)

Propriétés

– Vasoconstricteurs artériels : agonistes sérotoninergiques sélectifs des récepteurs 5HT1B/1D présents surtout au niveau de la circulation artérielle carotidienne, mais également récepteurs dans le SNC
– Absorption rapide, faible liaison aux protéines plasmatiques, métabolisme hépatique en dérivés inactifs, élimination urinaire, demi-vie de 2 à 6 heures selon les produits

Indications

– Traitement de la crise migraineuse avec ou sans aura (disparition complète de la douleur dans les 2 heures chez environ 75 % des patients, mais réapparition après quelques heures chez 20 à 40 % des patients préalablement soulagés ; récurrence)
– Traitement de la crise d'algie vasculaire de la face (disparition complète de la douleur en 15 à 30 minutes chez 75 % des patients, efficacité comparable à celle de l'oxygène pur en inhalation au masque à un débit de 7 l/min pendant 15 minutes, **uniquement pour le sumatriptan injectable**)

Effets indésirables

– Syndrome dit "des triptans" (≤ 5 %) : impression de tête vide faiblesse, somnolence, sensations vertigineuses, sensations de fourmillements, lourdeur, pression, chaleur ou brûlures diffuses notamment au niveau de la poitrine et la gorge, bouffées de chaleur, bouche sèche, augmentation transitoire de la pression artérielle
– Plus rares : nausées, vomissements, perturbation mineure des fonctions hépatiques, réactions allergiques, douleurs thoraciques (2,2 %) reliées exceptionnellement à un spasme coronarien (parfois compliqué de tachycardie ou fibrillation ventriculaire, infarctus du myocarde), dysgueusies, rares cas de colites ischémiques
– Possibilité de "céphalées par abus médicamenteux" si usage quotidien → sevrage des triptans
– Fréquents par voie SC (40 %) : irritation ou douleur transitoire au site d'injection

Précautions d'emploi et interactions médicamenteuses

– Respecter les intervalles indiqués entre les prises, sans dépasser la dose maximale, et *sans utiliser plus de 3 fois par semaine* (possibilité de "céphalées par abus médicamenteux")
– La "non-réponse" à un triptan testé sur au moins 3 crises ne doit pas faire récuser les autres (pas "d'inefficacité croisée", un autre triptan pouvant être efficace)
– Utiliser avec prudence en cas d'insuffisance hépatique, de facteurs de risque cardio-vasculaire (dont tabagisme, HTA contrôlée, hommes > 40 ans, obésité), et chez les conducteurs et utilisateurs de machines
– Grossesse et allaitement : les données concernent surtout le sumatriptan (registre). Innocuité probable
– ***Associations contre-indiquées*** : ergotamine, dihydroergotamine par voie nasale ou injectable et méthysergide (intervalle de 24 heures entre les prises), IMAO, inhibiteurs enzymatiques avec l'élétriptan (substrat du CYP 3A4)
– *Associations à prendre en compte* : antidépresseurs sérotoninergiques purs, cimétidine → risque de syndrome sérotoninergique

Antimigraineux (II), traitement de crise : Dérivés de l'ergot de seigle et AINS

Ergotamine tartrate *Liste I-30 %-Coll*

GYNERGENE-CAFÉINÉ	20 cp. 1 mg + Caféine 100 mg	A. 1 à 2 mg, à répéter 1 fois après 30 minutes si la douleur n'a pas disparu E. > 10 ans : utilisation éventuelle à demi-dose

Dihydroergotamine pernasale *Liste II-30 %-Coll*

DIERGO-SPRAY 4 mg/ml	Solution nasale : 1 fl. pulvérisateur de 1 ml = 4 mg (4 pulvérisations/fl.)	Crise migraineuse : A. 1 pulvérisation dans chaque narine (pouvant être répétée si besoin après 15 à 30 minutes) D. max. : 4 mg/jour et 24 mg/semaine

Dihydroergotamine injectable *Liste II-30 %-Coll*

DIHYDROERGOTAMINE INJECTABLE *Conserver à l'abri de la lumière*	2 amp. 1 ml = 1 mg	Crise migraineuse : A. 1 amp. par voie **SC** ou **IM** voire par voie **IV** lente (pouvant être répétée après 30 à 60 minutes)

Anti-inflammatoires non stéroïdiens *Liste I-65 %*

IBUPROFÈNE[G]	Cp. 200 mg ou 400 mg	Crise migraineuse : 200 à 800 mg
KÉTOPROFÈNE[G] PROFEMIGR	Cp. 50 mg ou 100 mg 10 cp. séc. 150 mg	Crise migraineuse : 50 à 150 mg

Aspirine en association avec un antinauséeux *Liste I-65 %*

MIGPRIV (1) Acétylsalicylate de lysine 1 620 mg Métoclopramide 10 mg	6 sac. de poudre pour solution buvable	A. et E. > 15 ans : 1 sac. dès les premiers signes

1. Attention au risque de QT long (métoclopramide).

Dérivés de l'ergot de seigle

Contre-indications

Grossesse (effet ocytocique faible), allaitement, enfant < 10 ans
Affections artérielles oblitérantes, syndromes de Raynaud
Insuffisance coronarienne, hypertension artérielle, thyrotoxicose
États infectieux sévères, insuffisances rénales ou hépatiques sévères

Indications

– Traitement de la crise migraineuse (efficacité dans 75 % des cas en moins de 2 heures)

Effets indésirables

– *Troubles digestifs bénins* : nausées, plus rarement vomissements
– *Possibilité de dépendance* (céphalée par abus médicamenteux) en cas d'utilisation pendant plus de 2 jours par semaine et/ou au-delà des doses maximales autorisées
– *Ergotisme* : accidents ischémiques des extrémités (favorisés par l'association à certains macrolides ou par un surdosage) → la survenue de paresthésies, douleurs, fourmillements ou vasoconstriction au niveau des extrémités impose *l'arrêt immédiat* du traitement et *l'hospitalisation en cas d'ergotisme confirmé* (à traiter par héparine, vasodilatateurs de type acide nicotinique ou papavérine et éventuellement corticoïdes)

Précautions d'emploi

– *Ne jamais dépasser les doses maximales autorisées* = 6 mg/jour et 10 mg/semaine
– Utiliser avec prudence en cas d'insuffisance hépatique sévère
– Efficacité meilleure si le produit est pris dès les prodromes de la crise migraineuse
– En cas de troubles digestifs, associer un antiémétisant

Interactions médicamenteuses

– ***Associations contre-indiquées*** : macrolides (sauf la spiramycine), triptans, antiprotéases, voriconazole
– ***Associations déconseillées*** : bromocriptine, méthylergométrine
– *Associations à utiliser avec précaution* : bêta-bloquants, vasoconstricteurs (risque d'ergotisme, phénomène de Raynaud)

Antimigraineux (III), traitement de fond :
Dérivés de l'ergot de seigle

Méthysergide *Liste II-Non remboursé-Coll*

DÉSERNIL	20 cp. séc. 1,65 mg	A. Posologie ci-dessous (1) et (2)

1. *Posologie progressive* : 1/2 cp./jour au repas du soir, puis par paliers de 1/2 cp. tous les 4 à 5 jours jusqu'à la *dose minimale efficace* (1 à 3 cp./jour en 2 à 3 prises aux repas).
2. *Ne pas faire de traitement continu et prolongé* → fenêtres thérapeutiques d'au moins 1 mois entre 2 cures de 6 mois du fait du risque de fibrose.

Rapport bénéfice/risque jugé défavorable par l'ANSM en 2012.

> **Contre-indications**
> Allergie au produit (très rare)
> Insuffisance hépatique ou rénale sévère
> Artérite temporale, migraine hémiplégique ou basilaire
> Valvulopathies, antécédents de fibroses iatrogènes, syndrome de Raynaud
> Artériopathies chroniques, insuffisance coronarienne, HTA non contrôlée
> Certaines associations (*cf.* Interactions)
> Grossesse (effet ocytocique faible) et allaitement, utilisation chez l'enfant

Propriétés

- Alcaloïde de l'ergot de seigle (dérivé hémisynthétique de l'acide lysergique) qui est le plus puissant antagoniste de la sérotonine au niveau des récepteurs 5 HT2, bien qu'il soit le moins prescrit actuellement en raison des risques de fibrose rétropéritonéale (réels mais évitables quand la surveillance est correcte et les fenêtres thérapeutiques respectées), ayant un effet ocytocique faible et un effet antiagrégant plaquettaire faible
- Bonne absorption digestive, pic plasmatique en 1 heure, métabolisation importante surtout en dérivé déméthylé (méthylergonovine), élimination biphasique essentiellement par voie urinaire (56 %) sous forme inchangée et de métabolites, demi-vie de 10 heures

Indications (réservé à l'adulte)

- Traitement de fond des migraines et des algies vasculaires de la face sévères et résistantes aux autres traitements (en deuxième intention)

Effets indésirables

- Asthénie, nausées, vertiges, insomnie (cédant à la réduction de posologie)
- Risque potentiel de vasoconstriction artérielle (→ respecter les contre-indications), possibilité de prise de poids, très rares réactions cutanées allergiques
- Après traitement continu et prolongé (1 cas/5 000 environ) : possibilité de **fibrose rétropéritonéale** (oligurie, dysurie, douleurs lombaires ou abdominales) voire pleuro-pulmonaire et/ou cardiaque (valvulopathies), d'origine immunologique, régressant en général à l'arrêt du traitement ou après corticoïdes instaurés rapidement

Précautions d'emploi

- *Surveillance* : surveiller la diurèse, déterminer la VS et la créatininémie tous les 2 à 3 mois (paramètres toujours élevés en cas de fibrose), faire un uroscanner au moindre doute si on suspecte une fibrose rétropéritonéale (douleurs lombaires inhabituelles)

Interactions médicamenteuses

- ***Associations contre-indiquées*** : macrolides (sauf spiramycine), triptans (de principe)
- ***Associations déconseillées*** : bromocriptine, ergotamine, dihydroergotamine, alcool
- *Associations à utiliser avec précaution* : bêta-bloquants, méthylergométrine

Antimigraineux (IV), traitement de fond : Antisérotoninergiques (I)

Oxétorone (1) *Liste II-30 %-Coll*

NOCERTONE	30 cp. séc. 60 mg	A. 1 à 2 cp./jour (jusqu'à 3) à prendre le soir en 1 ou 2 prises (au repas du soir et au coucher)

1. Après une période d'arrêt de fabrication, la molécule est à nouveau disponible.

Contre-indications

Hyperprolactinémies, galactosémie congénitale

Propriétés

- Antimigraineux apparenté aux neuroleptiques ayant un effet antisérotoninergique, alpha-adrénolytique et antihistaminique H1
- Le rapport bénéfice/risque est considéré comme défavorable par l'ANSM

Indications

- Traitement de fond de la migraine (durée du traitement : au moins 6 mois)

Effets indésirables

- Somnolence assez fréquente en début de traitement ou à forte dose, cédant par la suite, d'où l'administration le soir
- Diarrhée parfois sévère et pouvant nécessiter l'arrêt du traitement
- Prise de poids
- Grossesse et allaitement : à éviter de principe, mais recul suffisant pour ne pas s'inquiéter
- Rares cas d'hyperprolactinémie

Précautions d'emploi

- Utiliser avec prudence chez les sujets comitiaux ou polysensibilisés, chez les conducteurs et les utilisateurs de machines
- Surdosage : symptômes équivalents à une intoxication aux neuroleptiques

Interactions médicamenteuses

- *Associations déconseillées* : alcool (effets sédatifs accrus)
- *Associations à prendre en compte* : médicaments dépresseurs du SNC car risque de sédation cumulée notamment avec les antihistaminiques H1

Antimigraineux (V), traitement de fond : Antisérotoninergiques (II)

Pizotifène *Liste II-30 %-Coll*

SANMIGRAN	50 ou 100 cp. 0,5 mg	À dose progressive : A. 1 cp./jour le soir pendant 1 semaine puis jusqu'à 1 cp. x 3 fois/jour E. 1 cp./jour le soir

Contre-indications

Glaucome par fermeture de l'angle

Adénome prostatique évolué (propriétés anticholinergiques)

Propriétés

- Dérivé tricyclique développé initialement comme antidépresseur, ayant des propriétés antisérotoninergiques au niveau des vaisseaux cérébraux et plaquettes sanguines, des propriétés antihistaminiques H1, des propriétés anticholinergiques faibles et un effet antidépresseur modéré (inférieur à celui des antidépresseurs imipraminiques)
- Absorption digestive complète mais lente (pic plasmatique en 5 à 8 heures), fixation protéique moyenne (91 %) avec affinité faible, métabolisation hépatique intense, élimination lente (demi-vie de 23 heures) par voie urinaire (60 %) et par les fèces (30 %)

Indications

- Traitement de fond de la migraine

Effets indésirables

- **Somnolence, prise de poids**, augmentation de l'appétit, plus rarement nausées, constipation, vertiges, myalgies, asthénie
- Très rares : réaction d'hypersensibilité, œdème facial, dépression, agitation, agressivité

Précautions d'emploi

- Utiliser avec prudence chez les conducteurs et les utilisateurs de machines
- Déclenchement de crises chez les patients épileptiques

Interactions médicamenteuses

- *Associations déconseillées* : alcool (effets sédatifs accrus)
- *Associations à prendre en compte* : autres anticholinergiques (addition des effets anticholinergiques), médicaments dépresseurs du SNC (majoration des effets sédatifs)

Antimigraineux (VI), traitement de fond

Flunarizine *Liste I-15 %-Coll*

SIBELIUM	30 cp. séc. 10 mg	Posologie ci-dessous

Contre-indications

Grossesse (absence de données), allaitement (passage dans le lait)
Antécédents de syndromes dépressifs, galactosémie congénitale
Maladie de Parkinson, antécédents de syndromes extrapyramidaux

Propriétés

- Inhibiteur calcique non sélectif du canal calcique lent (classe des pipérazines, comme la cinnarizine, donc proche des neuroleptiques), ayant un effet antihistaminique H1 et antisérotoninergique (activité antimigraineuse), une action dépressive au niveau vestibulaire, et aussi une certaine activité dans le tremblement essentiel
- Absorption digestive à 85 %, pic plasmatique après 2 à 4 heures, forte liaison aux protéines plasmatiques (90 %) mais lipophilie importante (taux tissulaires supérieurs aux taux plasmatiques), métabolisation hépatique en dérivés glycuroconjugués inactifs éliminés essentiellement par voie biliaire et fécale (70 % en 8 jours) et accessoirement urinaire, demi-vie de 18 jours (évaluer l'efficacité après 2 mois environ)

Indications et posologie

- Traitement de fond des migraines lorsque les autres traitements sont inefficaces ou mal tolérés. Il s'agit d'un traitement de deuxième intention compte tenu des problèmes de tolérance
- Posologie : 5 à 10 mg/jour chez l'adulte, 5 mg/jour chez le sujet > 65 ans (et chez l'enfant > 10 ans, où l'utilisation doit être exceptionnelle), en commençant à faible dose pendant 1 à 2 semaines, en interrompant le traitement en cas d'inefficacité après 2 mois, et sans dépasser 6 mois de traitement chez l'adulte ou 3 mois chez l'enfant

Effets indésirables (assez fréquents, motivant l'arrêt dans 1 % des cas)

- Fréquents : prise de poids (25 %), somnolence et asthénie (7 %)
- Troubles digestifs (1 %) : gastralgies, vomissements
- Plus rares : céphalées et insomnies (0,5 %)
- Très rares mais réels (généralement après 6 à 7 mois et surtout aux doses de plus de 10 mg/jour) : syndromes dépressifs, troubles extrapyramidaux (activité antidopaminergique des pipérazines), hyperprolactinémie, galactorrhée → troubles régressant en quelques semaines à quelques mois après l'arrêt du traitement
- **Surdosage** : sédation, agitation, tachycardie → évacuation digestive, charbon, traitement symptomatique

Précautions d'emploi et interactions médicamenteuses

- Risques de somnolence diurne → administrer au coucher et utiliser avec prudence chez les conducteurs et utilisateurs de machines
- ***Associations déconseillées*** : alcool, agonistes dopaminergiquees, neuroleptiques
- *Associations à prendre en compte* : anticholinergiques, autres médicaments dépresseurs du SNC

Antimigraineux (VII), autres traitements de fond

Amitriptyline : LAROXYL

L'amitriptyline (voir ce terme), antidépresseur tricyclique, a également une action antalgique retardée (de 5 à 10 jours) en traitement de fond des migraines, céphalées de tension, *à une posologie inférieure à la posologie antidépressive* : soit en moyenne 10 à 50 mg/jour en 1 ou 2 prises, posologie atteinte progressivement (par paliers de 5 à 10 mg).

Bêta-bloquants : AVLOCARDYL, LOPRESSOR, SELOKEN

Certains bêta-bloquants sont actifs dans le traitement de fond des migraines : seuls le **propranolol** et le **métoprolol** ont une AMM dans cette indication mais d'autres bêta-bloquants sont efficaces (aténolol, nadolol, timolol), les doses utiles étant variables selon les sujets. Les autres bêta-bloquants ne sont pas recommandés. Efficacité prouvée chez 70 % des patients lors des essais.

Antiépileptiques : EPITOMAX (seul le topiramate a une AMM)

Certains antiépileptiques sont actifs dans le traitement de fond de la migraine : seul le **topiramate** a une AMM dans cette indication en France mais d'autres antiépileptiques sont efficaces : le valproate de sodium est aux États-Unis un traitement de fond de première intention. Il ne faut pas oublier le risque tératogène du valproate, la population des femmes migraineuses étant souvent en pleine période d'activité génitale. La gabapentine est proposée également.

Vérapamil (120 à 960 mg/jour)

Indication hors AMM.
Traitement de fond le plus efficace dans les formes chroniques d'algies vasculaires de la face (après un ECG pour étude du QT).

Antiparkinsoniens (I) :
Lévodopa + Inhibiteurs de la décarboxylase ou IDC (précurseur direct de la dopamine)

L-dopa + Bensérazide[G] *Liste I-65 %-Coll*

MODOPAR 62,5 MODOPAR 125 MODOPAR 250	60 gél. 50 mg + Bensérazide 12,5 mg 60 gél. 100 mg + Bensérazide 25 mg 60 gél. 200 mg + Bensérazide 50 mg	À dose très progressive en prises fractionnées (1) et (2)
MODOPAR 125 DISPERSIBLE	60 cp. 100 mg + Bensérazide 25 mg (= comprimés sécables dispersibles)	*Idem*
MODOPAR LP 125	60 gél. 100 mg + Bensérazide 25 mg (= gélules à libération prolongée)	Forme destinée aux parkinsoniens ayant des fluctuations d'activité (3)

1. Commencer par 1 Modopar 62,5 mg la première semaine, puis augmenter par paliers de 1 Modopar 62,5 mg chaque semaine jusqu'à la posologie optimale (qui est d'environ 4 Modopar 125 ou 3 Modopar 250, administrés en 3 à 4 prises ou plus).
2. Posologie *très progressive*, augmentée par paliers jusqu'à la dose minimale efficace administrée *en prises fractionnées* et *en dehors des repas* (sauf intolérance digestive) à heures fixes et de plus en plus rapprochées. Ne pas augmenter les doses si des mouvements anormaux apparaissent.
3. Forme retard améliorant les fluctuations d'activité dans plus de 50 % des cas : le passage du Modopar au Modopar LP s'effectue d'un jour à l'autre *en respectant la même posologie et la même fréquence d'administration*, la posologie étant ensuite ajustée par paliers de 2 à 3 jours, une posologie apportant jusqu'à 50 % de lévodopa en plus pouvant être nécessaire. Nécessité d'espacer les prises à heures fixes.

L-dopa + Carbidopa[G] *Liste I-65 %-Coll*

DUODOPA	Gel intestinal 7 sac. 100 ml 1 sac. = 2 000 mg de lévodopa + 500 mg de carbidopa	Administrer par sonde duodénale (gastrostomie) à l'aide d'une pompe portable
SINEMET 100 SINEMET 250	50 cp. 100 mg + Carbidopa 10 mg 50 cp. 250 mg + Carbidopa 25 mg	À dose très progressive en prises fractionnées (4)
SINEMET LP 100 SINEMET LP 200	30 cp. 100 mg + Carbidopa 25 mg 30 cp. 200 mg + Carbidopa 50 mg (= comprimés à libération prolongée)	Formes destinées aux parkinsoniens ayant des fluctuations d'activité (5)

4. Commencer par 1/2 comprimé de Sinemet 250 x 1 ou 2 fois/jour, puis augmenter par paliers de 1/2 comprimé tous les jours ou tous les 2 jours jusqu'à la posologie optimale (qui est d'environ 3 à 6 Sinemet 250/jour en 3 à 4 prises ou plus, sans dépasser 8 Sinemet 250/jour).
5. Forme retard améliorant les fluctuations d'activité dans plus de 50 % des cas : le passage du Sinemet au Sinemet LP s'effectue d'un jour à l'autre *en respectant la même posologie mais en augmentant l'intervalle des prises de 30 à 50 %*, la posologie étant ensuite ajustée par paliers de 2 à 3 jours, une posologie apportant jusqu'à 30 % de lévodopa en plus pouvant être nécessaire.

Contre-indications
Infarctus myocardique récent, affections cardio-vasculaires décompensées
Psychoses graves, démences, confusion mentale, glaucome à angle fermé
Ulcère gastro-duodénal en poussée évolutive, mélanomes malins
Grossesse au 1er trimestre (par prudence)

Propriétés

– La lévodopa, transformée en dopamine, compense au niveau du striatum le déficit caractérisant la maladie de Parkinson : elle agit sur l'akinésie et la rigidité, de façon moindre sur le tremblement. Le benzérazide inhibe la décarboxylase périphérique
– Absorption *réduite par les protéines alimentaires*, biodisponibilité faible (15 %), pic plasmatique en 1 à 10 heures, passage hémato-encéphalique par transport actif, métabolisation complexe, élimination urinaire rapide

Indications

– Maladie de Parkinson (notamment dans les formes akinéto-hypertoniques et chez les sujets âgés ou dont l'activité nécessite une correction maximale de leurs troubles)
– Syndromes parkinsoniens d'origine neurodégénérative

Effets indésirables

– Lors de l'ajustement de la posologie : anorexie, nausées, vomissements, hypotension orthostatique, effet dopaminergique, plus exceptionnellement idéations paranoïdes, épisodes psychotiques, troubles du rythme → commencer à doses faibles
– Fluctuations d'activité et/ou réduction de l'activité du traitement à plus ou moins long terme (80 % des sujets après 10 ans) → fractionner les doses (multiplier le nombre de prises) et/ou utiliser une forme à libération prolongée et/ou adjoindre de la sélégiline ou un agoniste dopaminergique (apomorphine, lisuride, bromocriptine, etc.) ou un ICOMT
– Mouvements anormaux involontaires tardifs fréquents (50 % des cas après 5 ans) : dystonies de fin de dose (crampes douloureuses) et/ou dyskinésies de milieu de dose (mouvements choréiques des extrémités, voire cervico-facials) → réduire la posologie
– Accès de somnolence (conduite automobile déconseillée), cauchemars, sueurs, rhinorrhée, hypersialorrhée, troubles olfactifs, coloration foncée des urines, plus rarement ESV, fibrillation auriculaire, tachycardie paroxystique, mydriase, chute de cheveux, leucopénie, thrombopénie, hyperuricémie
– Troubles psychiques compulsifs, hypersexualité, boulimie, addiction au jeu
– **Surdosage** : disparition de tout signe extrapyramidal, hypotension avec tachycardie sinusale, insomnie, anorexie, confusion mentale → régression en 1 semaine à l'arrêt

Précautions d'emploi

– Utiliser avec prudence en cas d'insuffisance coronarienne, de troubles du rythme, de variations tensionnelles, d'antécédents psychotiques ou de mauvais état général
– Anesthésie générale : arrêter la lévodopa 6 à 12 heures avant pour la reprendre après 24 heures (en évitant les anesthésiques volatils type halothane)

Interactions médicamenteuses

– ***Associations contre-indiquées*** : IMAO non sélectifs (avec la lévodopa sans IDC car risque de poussée hypertensive), neuroleptiques (sauf la clozapine), réserpiniques (antagonisme), vitamine B6 (avec la lévodopa sans IDC car antagonisme)
– ***Associations déconseillées*** : anesthésiques généraux de type halothane, papavérine, antiémétisants (métoclopramide, métopimazine, alizapride, thiéthylpérazine), neuroleptiques antipsychotiques sauf clozapine
– *Associations à utiliser avec précaution* : baclofène (troubles psychiques), méthyldopa (potentialisation réciproque), IMAO non sélectifs (avec la lévodopa avec IDC)

Antiparkinsoniens (II) :
Inhibiteurs de la COMT ou Catéchol-O-méthyltransférase (I)

Entacapone[G] *Liste I-65 %-Coll*

COMTAN[G]	60 ou 100 cp. 200 mg	A. 200 mg avec chaque dose de lévodopa (sans dépasser 200 mg x 10 fois/jour) (1)
STALEVO 50 STALEVO 75 STALEVO 100 STALEVO 125 STALEVO 150 STALEVO 175 STALEVO 200	200 mg d'Entacapone par comprimé (2) avec 100 cp. Lévodopa 50 mg + Carbidopa 12,5 mg 100 cp. Lévodopa 75 mg + Carbidopa 18,75 mg 100 cp. Lévodopa 100 mg + Carbidopa 25 mg 100 cp. Lévodopa 125 mg + Carbidopa 31,25 mg 100 cp. Lévodopa 150 mg + Carbidopa 37,5 mg 100 cp. Lévodopa 175 mg + Carbidopa 43,5 mg 100 cp. Lévodopa 200 mg + Carbidopa 50 mg	Association fixe remplaçant chaque composé pris séparement (3)

1. Peut permettre une réduction de 100 mg de lévodopa par 24 heures.
2. Quel que soit le dosage des autres composés.
3. Triple association destinée au traitement des fluctuations de fin de dose non stabilisées par l'association [lévodopa + carbidopa] : la posologie est celle de doses équivalentes des formes à libération immédiate des composants (*cf.* Entacapone, les conditions d'emploi de ce produit).

Contre-indications

Hypersensibilité à l'un des composants, insuffisance hépatique, phéochromocytome
Antécédents de syndrome malin des neuroleptiques
et/ou de rhabdomyolyse non traumatique
Grossesse et allaitement (pas de données)

Propriétés

- Inhibiteur spécifique et réversible de la catéchol-O-méthyltransférase (COMT = enzyme impliquée dans le catabolisme de la lévodopa et de la dopamine), augmentant les quantités de lévodopa disponibles au niveau du cerveau en inhibant sa O-méthylation au niveau périphérique (prolongation d'environ 30 à 60 minutes de la demi-vie d'élimination de la lévodopa avec augmentation significative des périodes "on") (environ 1 à 2 h/jour)
- Biodisponibilité orale d'environ 35 %, pic plasmatique en 1 heure, effet de premier passage hépatique important, forte liaison à l'albumine plasmatique (98 %), métabolisation en isomères (*E*) à 95 % et (*Z*), élimination fécale (80-90 %) et urinaire (10-20 %) non diminuée en cas d'insuffisance rénale, demi-vie de 30 minutes

Indications

- Traitement adjuvant aux traitements par lévodopa chez les parkinsoniens ayant des fluctuations motrices de fin de dose

Effets indésirables

- Dus à l'augmentation des effets dopaminergiques
- Neurologiques : dyskinésies (27 %), aggravation du syndrome parkinsonien, sensations vertigineuses, plus rarement dystonie, hyperkinésie, crampes, tremblements, troubles de la marche, insomnie, hallucinations, confusion mentale, rêves anormaux, hypersomnolence
- Digestifs : nausées (11 %), **diarrhée**, douleurs abdominales, sécheresse buccale, constipation : peuvent être réduits en diminuant la posologie de L-dopa
- Généraux : hypotension orthostatique, fatigue, hypersudation, céphalées, coloration des urines, hépatite cytolytique, cholestase, insuffisance hépatique
- Rares cas de rhabdomyolyse secondaires à des dyskinésies sévères ou à des syndromes malins des neuroleptiques

Précautions d'emploi et interactions (*cf.* pages précédentes celles de la lévodopa)

- Utiliser avec prudence chez les conducteurs et utilisateurs de machines (risques de vertiges et hypotension orthostatique)
- L'adjonction au traitement par lévodopa nécessite souvent une réduction de 10 à 30 % des doses de lévodopa (réduction par paliers de 10 % tous les 3 à 4 jours environ), surtout si apparaissent dyskinésies, nausées, vomissements, hallucinations
- ***Associations contre-indiquées*** : IMAO A et B sélectifs ou non (la sélégiline peut être associée mais sa posologie ne doit pas dépasser 10 mg/jour), neuroleptiques
- Fer *per os* (chélation nécessitant un intervalle de 2 à 3 heures entre les prises orales)

Antiparkinsoniens (III) : Inhibiteur de la COMT ou Catéchol-O-méthyltransférase (II)

Tolcapone *Liste I-30 %-Coll*

TASMAR (1)	100 cp. pelliculés 100 mg	A. 100 mg x 3 fois/jour en association avec L-dopa + Bensérazide ou L-dopa ou Carbidopa

1. Médicament réservé aux neurologues :
   - AMM retiré en novembre 1998, AMM redonnée en 2004 sous réserve des éléments de surveillance.
   - Nécessite une surveillance hépatique toutes les 2 semaines pendant la 1re année de traitement ; si transaminases > 2 N, arrêt du traitement.
   - En l'absence d'une amélioration clinique nette dans les 3 semaines qui suivent son instauration, et aux posologies maximales tolérées (200 mg x 3), le traitement doit être arrêté.
   - Trois cas d'hépatite fulminants survenus dans les 6 premiers mois de traitement, peu de temps après sa commercialisation.
   - Traitement de dernière intention, à arrêter si aucune amélioration au bout de 3 semaines.

Contre-indications
Hypersensibilité au tolcapone ou à l'un des constituants du produit Maladie hépatique évolutive, dyskinésies sévères Antécédents de syndrome malin des neuroleptiques et/ou de rhabdomyolyse non traumatique ou d'hyperthermie Phéochromocytome

Propriétés

- Inhibiteur, sélectif et réversible, de la catéchol-O-méthyltransférase (COMT), actif par voie orale. Administré en même temps que la lévodopa et qu'un inhibiteur de la décarboxylase d'un acide aminé aromatique (AADC-I), il stabilise les concentrations plasmatiques de lévodopa en réduisant sa transformation métabolique en 3-méthoxy-4-hydroxy-L-phénylalanine (3-OMD)
- Des taux plasmatiques élevés de 3-OMD ont été associés à une réponse médiocre de la lévodopa chez des patiens atteints de maladie de Parkinson. Le tolcapone réduit fortement la formation de 3-OMD
- Des études cliniques contrôlées en double insu ont montré une réduction significative de 20 à 30 % des périodes *off* et une augmentation équivalente des périodes *on*, accompagnée d'une diminution de la sévérité des symptômes chez les patients fluctuants

Indications (en deuxième intention)

- Traitement adjuvant aux traitements par la lévodopa/bensérazide ou à la lévodopa/carbidopa dans le traitement de la maladie de Parkinson idiopathique avec des fluctuations motrices répondant à la lévodopa et qui n'ont pas répondu ou ont été intolérants à d'autres inhibiteurs de la COMT. En raison du risque d'insuffisance hépatique aiguë, potentiellement mortelle, Tasmar ne doit pas être considéré comme un traitement d'appoint de la lévodopa/bensérazide ou de la lévodopa/cardidopa de première intention

Effets indésirables et interactions médicamenteuses

- **Très fréquents** : augmentation des dyskinésies, nausées, vomissements, douleurs abdominales, diarrhée, syncope, apparition de symptômes en position orthostatique, constipation, troubles du sommeil, somnolence, confusion, hallucinations, coloration jaune intense de l'urine, sans signification clinique
- **Fréquents**(1 à 10 %) : augmentation jusqu'à 3 fois la limite supérieure de la normale du taux d'alanine aminotransférase (ALAT). Cette augmentation a été à peu près 2 fois plus fréquente chez les femmes. Elle est généralement apparue 6 à 12 semaines après le début du traitement et n'était pas associée à des symptômes ou à des signes cliniques. Le traitement doit être immédiatement interrompu en raison du risque d'insuffisance hépatique potentiellement mortelle
- ***Associations contre-indiquées*** : inhibiteurs non sélectifs de la monoamine oxydase (IMAO)
- *Associations à prendre en compte* : warfarine : les paramètres de la coagulation doivent être contrôlés en cas de coadministration (métabolisme hépatique commun, forte liaison à l'albumine)
- Majoration des effets des sympathomimétiques

Antiparkinsoniens (IV) : Inhibiteurs du catabolisme de la dopamine, IMAO sélectifs de type B

Sélégiline *Liste I-65 %-Coll*

DÉPRÉNYL[G]	30 cp. séc. 5 mg	A. 2,5 à 10 mg/jour en 1 à 2 prises (le matin et à midi) (1) et (2)
OTRASEL	30 lyocs 1,25 mg	A. 1,25 mg/jour le matin

1. Posologie plus faible en association.
2. La réduction possible de lévodopa peut aller jusqu'à 30 %.

Rasagiline *Liste I-65 %-Coll*

AZILECT (3)	30 cp. 1 mg	A. 1 mg/jour le matin

3. Métabolisé par le CYP 1A2 : interaction avec le millepertuis spécifique.

Contre-indications
Celles de la lévodopa (*cf.* page précédente), certaines associations (*cf.* Interactions) Insuffisance hépatocellulaire grave, ulcère gastro-duodénal en poussée

Propriétés

- Inhibiteurs spécifiques de la monoamine oxydase de type B renforçant l'action de la lévodopa en augmentant et surtout en prolongeant les taux utiles de dopamine (liaison irréversible, expliquant l'action prolongée qui disparaît seulement quand des quantités suffisantes de MAO-B ont été synthétisées à nouveau) dans les synapses
- Absorption digestive rapide (30 minutes), forte liaison aux protéines du plasma avec concentration intra-érythrocytaire, élimination lente essentiellement par voie urinaire et accessoirement fécale, sous forme inchangée et sous forme de métabolites (N-déméthylsélégiline, l-méthamphétamine, l-amphétamine), demi-vie de 20 à 60 heures

Indications

- Traitement de la maladie de Parkinson en monothérapie au début de l'affection où ils permettent de retarder de quelques mois le recours à la lévodopa
- Traitement de la maladie de Parkinson en association à la lévodopa afin de renforcer son action et diminuer ainsi sa posologie, ou au stade des "fluctuations de fin de dose" afin de prolonger son action (amélioration chez plus de 50 % des patients, surtout des "akinésies de fin de dose")

Effets indésirables

- Hypotension orthostatique assez fréquente, plus rarement troubles du rythme supraventriculaires, bradycardie, BAV, HTA, élévation modérée des transaminases
- Rares cas d'ulcérations buccales et de stomatites avec les lyocs
- Leucopénie, thrompopénie, réactions cutanées
- Possibilité d'augmentation des effets indésirables de la lévodopa (*cf.* page précédente)
- Quelques études suggèrent une surmortalité liée à des effets indésirables cardio-vasculaires avec la sélégiline et un risque accru de mélanome avec la rasagiline

Précautions d'emploi et interactions (*cf.* page précédente celles de la lévodopa)

- Utiliser avec précaution chez les sujets ayant des antécédents d'affections cardio-vasculaires, de troubles psychiques ou d'ulcère digestif
- L'adjonction au traitement par lévodopa nécessite souvent une réduction de 10 à 30 % des doses de lévodopa (réduction par paliers de 10 % tous les 3 à 4 jours environ)
- Grossesse et allaitement : innocuité non établie (absence d'études)
- ***Associations contre-indiquées*** : IMAO, bupropion, péthidine, triptans (syndromes sérotoninergiques), tramadol, neuroleptiques anti-émétiques, linézolide, tétrabénazine
- *Associations à prendre en compte* : antidépresseurs sérotoninergiques, sympathomimétiques α (poussées hypertensives)
- Millepertuis, péthidine : risque de poussées hypertensives

Antiparkinsoniens (V) : Agonistes dopaminergiques (I)

Bromocriptine[G] (1) *Liste I-65 %-Coll*

PARLODEL (2)	20 ou 30 cp. séc. 2,5 mg 30 gél. 5 mg ou 10 mg	*Maladie de Parkinson* (3) : 1,25 mg le 1er jour, puis à dose très progressive jusqu'à la posologie minimale efficace en 3 à 4 prises aux repas *Hyperprolactinémies* : 1,25 mg le 1er jour, 1,25 mg x 2 fois/jour le 2e jour, puis 5 mg/jour en 2 prises aux repas (4) *Inhibition de la montée de lait et arrêt de la lactation* : 1,25 mg le 1er jour, 1,25 mg x 2 fois/jour le 2e jour, puis 5 mg/jour en 2 prises aux repas (5)

1. Après utilisation prolongée de dérivés de l'ergot de seigle, des atteintes inflammatoires de nature fibrotique ont été signalées, avec des troubles graves de type pleurésie, épanchement pleural, fibrose pleurale, fibrose pulmonaire, péricardite, épanchement péricardique et fibrose rétropéritonéale. Ces événements étant d'installation insidieuse, le patient doit être suivi pendant toute la durée du traitement, en portant une attention particulière à la survenue des signes et symptômes suggérant une atteinte inflammatoire de nature fibrotique ou séreuse. Si une atteinte de type fibrotique est suspectée, le traitement doit être interrompu et le diagnostic confirmé par la recherche d'un syndrome inflammatoire biologique, la mesure de la créatininémie et des examens d'imagerie diagnostique (tomodensitométrie thoracique et abdominale, échocardiographie, par ex.).
2. Contient du lactose monohydraté, excipient à effet notoire.
3. *Maladie de Parkinson* : augmenter la posologie progressivement (paliers de 2,5 mg tous les 3 à 7 jours) jusqu'à la posologie minimale efficace qui est très variable (de 7,5 à 60 mg/jour avec une moyenne de 20 à 40 mg/jour) : le produit doit être administré aux repas en 3 voire en 4 prises/jour.
4. *Hyperprolactinémies* (normalisation de la prolactinémie dans 60 à 100 % des cas selon l'étiologie) : le traitement sera poursuivi jusqu'à cessation de l'écoulement lacté en cas de galactorrhée ou jusqu'à l'apparition de cycles normaux en cas d'aménorrhée, soit généralement plusieurs mois, en augmentant si besoin la posologie selon la prolactinémie mais en respectant un intervalle de 3 à 4 jours entre chaque augmentation de posologie, qui pourra atteindre très progressivement jusqu'à 15 mg/jour en 3 à 4 prises aux repas, une résistance devant être envisagée au-delà (5 % des cas).
5. *Inhibition de la montée laiteuse et arrêt de la lactation* : traitement de 14 jours, à débuter dans les 24 heures suivant l'accouchement pour l'inhibition de la montée laiteuse, ou à arrêter 4 jours après le tarissement de la sécrétion lactée lors de l'arrêt de la lactation (mais traitement à reprendre pendant 1 semaine en cas d'effet rebond à l'arrêt).

Contre-indications
Hypersensibilité à la bromocriptine ou à d'autres alcaloïdes de l'ergot de seigle Traitement au long cours : valvulopathie cardiaque, hypertension gravidique ou du post-partum, insuffisance coronarienne Troubles psychiques sévères et/ou antécédents psychiatriques

Propriétés

- Agoniste dopaminergique dérivé de l'ergot de seigle freinant la sécrétion de prolactine et de façon inconstante la sécrétion de STH, ayant une action antiparkinsonienne par stimulation des récepteurs D2 dopaminergiques et antagonisme des récepteurs D1 (elle agit surtout sur l'akinésie et l'hypertonie, mais l'efficacité et la régularité d'action sont inférieures à celles de la lévodopa, cependant l'absence de fluctuations motrices et de mouvements anormaux à long terme peut justifier sa prescription en première intention)
- Absorption intestinale rapide, effet de premier passage hépatique (90 %), demi-vie de 3 heures (9 à 15 jours avec les microcapsules injectables), élimination biliaire (95 %)

Indications

- Maladie de Parkinson en monothérapie en première intention (pour différer la mise sous dopathérapie) ou en association à la lévodopa (en cas de diminution ou fluctuations des effets de la lévodopa)
- Hyperprolactinémie responsable de troubles de la fonction gonadique chez la femme et chez l'homme
- Inhibition de la montée laiteuse et arrêt de la lactation (l'ANSM a conclu que le rapport bénéfice/risque n'est pas favorable dans cette indication)

Effets indésirables (dose-dépendants, surtout à forte dose chez les parkinsoniens)

- Risque d'accès soudains de sommeil diurne pouvant causer un accident de la route
- Possibilité de comportement de jeu pathologique et hypersexualité cédant à l'arrêt
- Troubles psychiques dose-dépendants, surtout chez les sujets âgés ou ayant des signes de détérioration mentale (20 %) : euphorie, somnolence, excitation, insomnie, confusion mentale, hallucinations visuelles
- Troubles digestifs transitoires (42 %) : anorexie, nausées, vomissements
- Rares : hypotension orthostatique initiale généralement transitoire, dyskinésies, baisse de la vigilance, bouche sèche, constipation, phénomène de Raynaud, vertiges, dermite ocre, chute de cheveux, fibrose rétropéritonéale, épanchement pleural, pneumopathies interstitielles (doses > 60 mg/jour), troubles cardio-vasculaires (HTA, accident vasculaire cérébral, infarctus myocardique), impuissance, hypertension artérielle pulmonaire, fibrose valvulaire cardiaque (*cf.* note 1 ci-contre)

Précautions d'emploi et interactions médicamenteuses

- Comme pour tout agoniste dopaminergique, éviter la conduite automobile et les autres activités dangereuses (somnolence et risque d'accès soudains de sommeil diurne)
- Surveiller la TA en début de traitement et prendre au cours des repas
- Utiliser avec prudence en cas de détérioration mentale, d'affections cardio-vasculaires, de phénomènes de Raynaud, d'antécédents de troubles psychiques (surtout sous lévodopa ou agoniste dopaminergique), d'antécédents d'ulcère gastro-duodénal
- Ne pas cumuler les différents dérivés ergotés
- ***Associations déconseillées*** : macrolides (sauf la spiramycine), méthylergométrine, vasoconstricteurs dérivés de l'ergot de seigle, sympathomimétiques alpha, flunarizine, neuroleptiques et antiémétiques apparentés (alizapride, métoclopramide, métopimazine), alcool
- *Associations à utiliser avec précaution* : griséofulvine

Antiparkinsoniens (VI) : Agonistes dopaminergiques (II)

Ropinirole[G] : antiparkinsonien *Liste I-65 %-Coll*

REQUIP (1) et (2)	21 cp. 0,25 mg, 0,5 mg, 1 mg, 2 mg ou 5 mg	Maladie de Parkinson (en 3 prises aux repas) : 0,25 mg x 3 fois/jour la 1re semaine, puis 0,5 mg x 3 fois/jour la 2e semaine, puis 0,75 mg x 3 fois/jour la 3e semaine, puis 1 mg x 3 fois/jour la 4e semaine, puis par paliers de 0,5 à 1 mg/semaine jusqu'à la dose optimale
REQUIP LP	28 cp. 2 mg, 4 mg ou 8 mg	

1. Maladie de Parkinson : la posologie doit être augmentée progressivement jusqu'à la posologie optimale, variable selon les sujets (3 à 9 mg/jour en moyenne, voire jusqu'à 24 mg/jour). Si le ropinirole est utilisé en association avec la lévodopa, la dose de lévodopa peut être réduite progressivement de 20 % environ.
2. Contient du lactose monohydraté, excipient à effet notoire.

Ropinirole : syndrome des jambes sans repos *Liste I-Coll-Non remboursé*

ADARTREL (3)	28 cp. 0,25 mg, 0,5 mg ou 2 mg	Syndrome des jambes sans repos invalidant (en 1 prise au coucher) : 0,25 mg le soir x 2 jours, puis par paliers de 0,5 mg/semaine jusqu'à la dose optimale

3. Syndrome des jambes sans repos invalidant (syndrome qui affecterait 8,5 % de la population, dont environ 3 % de formes sévères) : la posologie doit être augmentée progressivement jusqu'à la posologie optimale, variable selon les sujets (2 mg/jour en moyenne, des doses > 4 mg/jour n'ayant pas été étudiées dans cette indication). Dans cette indication, le produit ne doit pas être administré plus de 3 heures avant le coucher.

Contre-indications
Hypersensibilité connue au ropinirole
Insuffisance rénale sévère (clairance de la créatinine < 30 ml/min)
Insuffisance hépatique
Grossesse et allaitement

Propriétés

- Agoniste dopaminergique de type "non ergoline", ayant une action antiprolactine et antiparkinsonienne (par effet sur les récepteurs striataux dopaminergiques D2 et D3), d'efficacité comparable à celle de la bromocriptine
- Absorption digestive d'environ 50 %, pic plasmatique atteint en 90 minutes, faible fixation aux protéines plasmatiques (< 40 %), métabolisation par l'isoenzyme CYP 1A2 du cytochrome P450, élimination essentiellement urinaire sous forme de dérivés cent fois moins actifs, demi-vie d'élimination d'environ 6 heures

Indications

- Maladie de Parkinson en monothérapie en première intention (pour différer la mise sous dopathérapie) ou en association à la lévodopa (en cas de diminution ou fluctuations des effets de la lévodopa)
- Syndrome des jambes sans repos invalidant (à dose progressive, en 1 prise/jour au coucher, seulement après correction d'une éventuelle carence en fer, avec efficacité dans 53 à 73 % des cas, mais au prix d'une toxicité non négligeable)

Effets indésirables

- Risque d'accès soudains de sommeil diurne pouvant causer un accident de la route
- Possibilité de comportement de jeu pathologique et hypersexualité cédant à l'arrêt
- Très fréquents : nausées (30 %), hypotension orthostatique (13 %) somnolence (12 %), vomissements (11 %), vertiges (11 %), fatigue (8 %), confusion, troubles psychotiques, délire, paranoïa
- Fréquents : nervosité, douleurs abdominales, œdèmes des membres inférieurs
- Seul ou en association à la lévodopa : dyskinésies, nausées, hallucinations, confusion mentale, hypotension orthostatique, syncopes
- **Surdosage** : nausées, vomissements, dyskinésies, variations tensionnelles, troubles psychiques → réduire la posologie ou arrêter le traitement, et si besoin administrer du métoclopramide ou un neuroleptique (antagonistes)

Précautions d'emploi

- Comme pour tout agoniste dopaminergique, éviter la conduite automobile et les autres activités dangereuses (somnolence et risque d'accès soudains de sommeil diurne)
- Surveiller la tension artérielle en début de traitement, administrer au cours des repas
- Utiliser avec prudence en cas de troubles psychiatriques ou psychotiques majeurs, d'affections cardio-vasculaires sévères (en particulier insuffisance coronarienne)

Interactions médicamenteuses

- ***Associations déconseillées*** : neuroleptiques et produits apparentés (alizapride, métoclopramide, métopimazine, thiéthylpérazine), alcool et médicaments sédatifs
- *Associations à utiliser avec prudence* (métabolisme par l'isoenzyme CYP 1A2 du cytochrome P450) : substrats (théophylline) ou inhibiteurs de cet isoenzyme (cimétidine, fluoroquinolones, fluvoxamine) et œstrogènes (augmentation des taux plasmatiques du ropinirole pouvant nécessiter une adaptation de sa posologie)

Antiparkinsoniens (VII) :
Agonistes dopaminergiques (III)

Pramipexole[G] *Liste I-65 % pour la maladie de Parkinson-Coll*

OPRYMEA	30 cp. 0,18 mg ou 0,70 mg	*Maladie de Parkinson (en 3 prises aux repas)* : 0,09 mg x 3 fois/jour la 1re semaine, puis 0,18 mg x 3 fois/jour la 2e semaine, puis 0,36 mg x 3 fois/jour la 3e semaine, puis si besoin par paliers de 0,54 mg/semaine jusqu'à la dose optimale (sans dépasser 4,2 mg/jour) *Syndrome des jambes sans repos invalidant (en 1 prise au coucher)* : 0,09 mg le soir la 1re semaine, puis 0,18 mg le soir la 2e semaine, puis 0,36 mg le soir la 3e semaine, puis jusqu'à 0,54 mg le soir maximum
SIFROL (1) et (2)	30 ou 100 cp. séc. 0,18 mg ou 0,70 mg	
OPRYMEA LP SIFROL LP	10 ou 30 cp. 0,26 mg ou 0,52 mg ou 1,05 mg 30 cp. 2,10 mg	

1. Maladie de Parkinson : la posologie doit être augmentée progressivement jusqu'à la posologie optimale, très variable selon les sujets (0,36 mg/jour à 4,2 mg/jour au maximum).
   Si le pramipexole est utilisé en association avec la lévodopa, la dose de lévodopa peut être réduite progressivement de 20 % environ.
2. Syndrome des jambes sans repos invalidant (syndrome qui affecterait 8,5 % de la population, dont environ 3 % de formes sévères) : la posologie doit être augmentée progressivement jusqu'à la posologie optimale, variable selon les sujets (0,54 mg/jour maximum). Dans cette indication, le produit ne doit pas être administré plus de 3 heures avant le coucher. Non remboursé dans cette indication.

Contre-indications
Hypersensibilité connue au pramipexole ou à l'un des excipients
Troubles psychotiques
Grossesse et allaitement (absence de données)

Propriétés

- Agoniste dopaminergique de type "non ergoline", ayant une action antiprolactine et une action antiparkinsonienne (par effet sur les récepteurs striataux dopaminergiques, ayant une forte sélectivité pour les récepteurs dopaminergiques D3), d'efficacité comparable à celle de la bromocriptine
- Absorption digestive > 90 %, pic plasmatique atteint en 1 à 3 heures, très faible fixation aux protéines plasmatiques (< 20 %), élimination essentiellement urinaire (90 %) sous forme inchangée, demi-vie d'élimination de 8 à 12 heures. Adapter la posologie à la fonction rénale

Indications

- Maladie de Parkinson en monothérapie en première intention (pour différer la mise sous dopathérapie) ou en association à la lévodopa (en cas de diminution ou fluctuations des effets de la lévodopa) (forme LP)
- Syndrome des jambes sans repos invalidant (à dose progressive, en 1 prise/jour au coucher, seulement après correction d'une éventuelle carence en fer, avec efficacité dans 53 à 73 % des cas, mais au prix d'une toxicité non négligeable) (forme simple, maximum 0,54 mg)

Effets indésirables

- Risque d'accès soudains de sommeil diurne pouvant causer un accident de la route
- Possibilité de troubles du comportement, jeux pathologiques et hypersexualité cédant à l'arrêt
- Fréquents (1 à 10 %) : insomnie, hallucinations, confusion mentale, étourdissements, dyskinésies, somnolence, nausées, constipation, œdèmes périphériques, inhibition de la sécrétion de prolactine, vertiges
- Peu fréquents (< 1 %) : hypotension
- En association à la lévodopa : dyskinésies, nausées, hallucinations, confusion mentale, hypotension orthostatique, troubles de la vision
- **Surdosage** : nausées, vomissements, dyskinésies, variations tensionnelles, troubles psychiques → réduire la posologie ou arrêter le traitement, et si besoin administrer du métoclopramide ou un neuroleptique (antagonistes)
- Ne jamais arrêter brutalement : risque de syndrome malin des neuroleptiques

Précautions d'emploi

- Comme pour tout agoniste dopaminergique, éviter la conduite automobile et les autres activités dangereuses (somnolence et risque d'accès soudains de sommeil diurne)
- Surveillance de la tension artérielle et surveillance ophtalmologique régulière
- Utiliser avec prudence en cas de troubles psychiatriques ou psychotiques majeurs, d'affections cardio-vasculaires sévères (en particulier insuffisance coronarienne)
- Diminuer la posologie si la clairance de la créatinine est < 50 ml/min

Interactions médicamenteuses

- *Associations déconseillées* : neuroleptiques et produits apparentés (alizapride, métoclopramide, métopimazine, thiéthylpérazine), alcool et médicaments sédatifs
- *Associations à utiliser avec prudence* : cimétidine et amantadine (réduction de 34 % de l'émination rénale du pramipexole, nécessitant une réduction de sa posologie)

Antiparkinsoniens (VIII) :
Agonistes dopaminergiques (IV)

Piribédil *Liste II-65 %-Coll*

TRIVASTAL 20 mg	30 cp. 20 mg	En monothérapie : 150 à 250 mg/jour en 3 à 5 prises + Dopathérapie : 80 à 140 mg/jour en 3 à 5 prises
TRIVASTAL 50 mg LP	30 cp. 50 mg à libération prolongée	*Idem*

Contre-indications

Infarctus myocardique à la phase aiguë
Collapsus cardio-vasculaire
Neuroleptiques antiémétiques et antiphychotiques (sauf clozapine)

Propriétés

– Agoniste dopaminergique central actif sur le tremblement parkinsonien mais qui est aussi efficace sur l'akinésie et l'hypertonie
– Absorption rapide, faible liaison aux protéines plasmatiques, métabolisation intense en deux dérivés hydroxylés, élimination urinaire (70 %) et biliaire (30 %) plus lente pour la forme LP (50 % en 24 heures et 100 % en 48 heures)

Indications

– Maladie de Parkinson dans les formes débutantyes avec tremblement de repos isolé, en monothérapie à dose très progressive, augmentée par paliers de 20 à 40 mg/semaine jusqu'à la dose efficace (environ 150 à 250 mg/jour en 3 à 4 prises aux repas), mais il peut être utilisé aussi en association avec la lévodopa à la période de déclin de la maladie (80 à 140 mg/jour en 3 à 4 prises aux repas)

Effets indésirables

– Fréquents (1 à 10 %) : nausées, flatulences, vomissements (à prendre aux repas), confusion, agitation, hallucinations, sensation vertigineuse
– À forte dose dans la maladie de Parkinson : possibilité d'accès soudains de sommeil diurne (pouvant causer un accident de la route)
– Troubles psychiques compulsifs, hypersexualité, boulimie
– Rares (< 1 %) : hypotension orthostatique, syncope, chute
– **Surdosage** : nausées, vomissements, variations tensionnelles, somnolence

Précautions d'emploi et interactions médicamenteuses

– Utiliser à dose progressive et administrer au cours des repas
– Grossesse et allaitement : utilisation déconseillée
– Éviter la consommation d'alcool pendant le traitement
– *Associations déconseillées* : neuroleptiques antipsychotiques, tétrabénazine

Antiparkinsoniens (IX) : Agonistes dopaminergiques (V)

Rotigotine *Liste I-65 % pour la maladie de Parkinson-Coll*

NEUPRO Transdermique *Conserver à température ambiante (< 25 °C) pendant 2 ans*	7 ou 30 dispositifs 2 mg ou 4 mg/24 h 30 dispositifs 6 mg ou 8 mg/24 h	Un dispositif nouveau toutes les 24 heures (1)

1. Réduire les doses progressivement, par paliers.
   Débuter à 2 mg et augmenter de 2 mg toutes les semaines (D. max. : 16 mg/semaine). Appliquer sur peau saine.

Contre-indications

Imagerie par résonance magnétique ou cardioversion
Grossesse ou allaitement

Propriétés

- Agoniste dopaminergique D3/D2/D1 de type non ergoline
- La biodisponibilité après application transdermique est d'environ 37 %, variant de 2 % (bras par rapport au flanc) à 46 % (épaule par rapport à cuisse), forte liaison aux protéines plasmatiques, métabolisation par N-désalkylation, ainsi que par conjugaison, excrétion urinaire prédominante avec demi-vie d'élimination de 5 à 7 heures

Indications

- En monothérapie (sans lévodopa) au stade précoce de la maladie de Parkinson idiopathique, ou en association avec la lévodopa, quand, au cours de l'évolution de la maladie, jusqu'aux stades avancés, les effets de la lévodopa s'atténuent ou deviennent irréguliers et que des fluctuations de l'effet thérapeutique apparaissent
- Traitement symptomatique du syndrome des jambes sans repos idiopathique d'intensité modérée à sévère chez l'adulte (2 mg/24 h, non remboursé dans cette indication)

Effets indésirables

- Très fréquents : somnolence, sensations vertigineuses, céphalée, nausées, vomissements, réactions au site d'application
- Fréquents : troubles de la perception (hallucinations, hallucination visuelle, auditive, illusion), insomnie, trouble du sommeil, cauchemar, rêves anormaux, troubles de la conscience, syncope, dyskinésies, sensations vertigineuses, léthargie, vertiges, palpitations, hypotension orthostatique, hoquet, constipation, sécheresse buccale, dyspepsie, érythème, hyperhidrose, prurit, œdème, perte de poids, chute, attaques de sommeil/ endormissement soudain, paranoïa, hypersexualité, troubles psychiques compulsifs, état confusionnel, troubles visuels, augmentation des enzymes hépatiques

Précautions d'emploi et interactions médicamenteuses

- Retirer le dispositif en cas d'IRM ou de cardioversion
- Surveillance pression artérielle (hypotension), accès de sommeil, somnolence au volant, troubles du comportement, syndrome malin des neuroleptiques, surveillance ophtalmologique, insuffisance hépatique, insuffisance rénale
- Patch contenant des sulfites : risque de réaction allergique
- ***Associations déconseillées*** : neuroleptiques, métoclopramide et autres antagonistes de la dopa, effets additifs avec les autres psychotropes et l'alcool

Antiparkinsoniens (X) : Agonistes dopaminergiques (VI)

Apomorphine injectable *Liste I-65 %-Coll*

APOKINON Délai d'action = 2 à 10 minutes Durée d'action = 45 à 90 minutes	Stylo injecteur prérempli multidoses = 30 mg/3 ml (1 ou 5 ou 10 stylos) *contenant des sulfites* ou amp. injectables 5 mg/ml (10 amp. 10 ml) 10 mg/ml (10 amp. 5 ml)	Par voie SC (1) : dose-test de 1 mg (ou 20 µg/kg) à augmenter par paliers de 1 mg en cas d'inefficacité jusqu'à obtention d'un déblocage Perfusion SC continue (2) : 1 mg/h à adapter selon les résultats

1. La résorption est meilleure en cas d'injection sous-cutanée dans la paroi abdominale qu'en cas d'injection sous-cutanée au niveau de la cuisse : la posologie efficace est variable d'un patient à l'autre, mais elle reste en général identique d'une injection à l'autre chez un même patient.
2. La perfusion sous-cutanée continue par pompe portable permet d'augmenter la demi-vie et de prolonger la durée d'action de l'apomorphine chez les patients sévèrement handicapés, mais des nodules sous-cutanés douloureux sont pratiquement constants (ce qui impose de varier chaque jour le point d'injection) et les effets indésirables psychiques semblent un peu plus fréquents.

Contre-indications

Insuffisance hépatique
Déficit intellectuel, confusion mentale, manifestations psychotiques
Allergie au produit et aux sulfites de l'excipient

Propriétés

- L'apomorphine, le plus puissant des agonistes dopaminergiques (stimulation des récepteurs dopaminergiques D1 et D2), a une durée d'action brève (45 à 90 minutes seulement) et est inactive par voie orale : elle est utilisable dans les fluctuations d'activité sous lévodopa ou agonistes dopaminergiques, par voie sous-cutanée en auto-administration par le malade en cas de blocage *off* ou par une pompe permettant l'injection continue dans les formes plus gravement fluctuantes (associée avec de la dompéridone afin d'éviter des vomissements car elle possède un effet émétisant puissant par stimulation des récepteurs dopaminergiques de l'area postrema)
- Délai d'action de 2 à 10 minutes par voie parentérale, demi-vie de 34 minutes, durée d'action de 45 à 90 minutes selon les sujets, métabolisation hépatique en dérivés glycuroconjugués éliminés par voie urinaire

Indications

- Traitement d'appoint des fluctuations sévères d'activité de la lévodopa au cours de la maladie de Parkinson (phénomènes *on-off*)
- Induction de vomissements en cas d'intoxication : utilisation non recommandée

Effets indésirables (dose-dépendants)

- Réactions locales fréquentes : prurit au point d'injection, possibilité de nodules sous-cutanés inflammatoires en cas de perfusion continue → varier les points d'injection
- Effets dopaminergiques périphériques : nausées, vomissements, hypotension orthostatique, sueurs, céphalées → adjonction systématique de dompéridone
- Troubles psychiques compulsifs, hypersexualité, boulimie nécessitant la réduction de la posologie ou l'arrêt du traitement, somnolence
- Possibilité de réactions anaphylactiques aux sulfites de l'excipient
- **Surdosage** : excitation, vomissements persistants, bradycardie, hypotension, dépression respiratoire sévère → naloxone (0,02 mg/kg par voie IV) en cas de dépression respiratoire sévère, atropine en cas de bradycardie

Précautions d'emploi

- Utiliser avec prudence en cas d'antécédents de troubles psychiques après administration d'antiparkinsoniens et d'affections cardio-vasculaires récentes et/ou sévères
- Associer systématiquement un traitement par dompéridone (20 mg x 3 fois/jour) débuté 4 jours avant l'apomorphine et arrêté progressivement en l'absence de troubles digestifs à partir de la 3e semaine (diminuer de 10 mg tous les 3 jours)
- Réduire la posologie des autres antiparkinsoniens dopaminergiques en cas de perfusion sous-cutanée continue

Interactions médicamenteuses

- ***Associations déconseillées*** : neuroleptiques antipsychotiques et antiémétisants type métoclopramide (antagonisme), sétrons (hypotension sévère), médicaments susceptibles d'allonger l'espace QT

Antiparkinsoniens (XI) : Agonistes dopaminergiques (VII)

Amantadine *Liste I-15 %-Coll*

MANTADIX	50 cap. 100 mg	*Maladie de Parkinson en monothérapie :* A. 100 mg x 2 fois/jour (jusqu'à 400 mg/jour en plusieurs prises) (1) *Prophylaxie de la grippe à virus A (en 1 ou 2 prises)* : A. 200 mg/jour (100 mg/jour chez les sujets > 65 ans) E. > 12 ans : 100-200 mg/jour E. > 1 an : 4 à 5 mg/kg/jour sans dépasser 150 mg/jour

1. En association aux autres antiparkinsoniens : 100 à 200 mg/jour en augmentant la lévodopa. Pour les complications extrapyramidales post-neuroleptiques : 100 mg x 2 fois/jour, avec possibilité à 300 mg/jour.

Contre-indications

Hypersensibilité connue aux dérivés de la famille des adamantanes
Grossesse, allaitement, enfant < 1 an

Propriétés

- Dérivé de la famille des adamantanes, utilisé comme *agoniste dopaminergique* (moins efficace que la bromocriptine), agissant sur l'akinésie et l'hypertonie surtout, avec un délai d'action d'environ 2 semaines, mais efficacité inconstante et épuisement rebelle à l'augmentation des doses après plusieurs mois
- *Antiviral inhibant la multiplication des Myxovirus influenzae de type A* (effet uniquement prophylactique, inconstant, dans 70 à 80 % des cas seulement, sans effet sur d'autres virus grippaux, n'empêchant pas la réponse immunitaire après l'exposition à ces virus ou au vaccin antigrippal)
- Absorption digestive rapide, pas de métabolisation, élimination urinaire augmentée par l'acidification des urines, demi-vie de 20 heures doublée en cas d'insuffisance rénale sévère (clairance de la créatinine < 10 ml/min)

Indications

- Maladie de Parkinson (formes débutantes akinéto-hypertoniques ne justifiant pas encore la lévodopa), ou en association avec celle-ci
- Syndrome parkinsonien induit par les neuroleptiques
- Prophylaxie de la grippe à virus A chez le sujet non vacciné : après contage familial (8 à 10 jours), en période épidémique pour éviter la grippe à une date précise (voyage, etc.) ou dans l'attente de l'immunoprotection (10 à 15 jours) début janvier

Effets indésirables (dose-dépendants)

- *Troubles neuro-psychiques* : insomnies (30 %), difficultés de concentration, plus rarement agitation hypomaniaque, asthénie, état dépressif, confusion mentale, hallucinations, céphalées, vertiges, tremblements, ataxie, dysarthrie, myalgies
- *Troubles digestifs* : anorexie, nausées, douleurs abdominales, vomissements, hoquet, diarrhée ou constipation, sécheresse buccale
- *Divers* : œdème des membres inférieurs avec livedo reticularis cédant au repos ou à l'arrêt, dyspnée, toux, hypotension orthostatique, palpitations, bouffées de chaleur, réactions cutanées allergiques, céphalées
- Surdosage : antidote physostigmine, 1 à 2 mg toutes les heures

Précautions d'emploi

- Utiliser avec prudence en cas d'antécédents de troubles psychiques (surtout sous lévodopa ou agonistes dopaminergiques), d'antécédents convulsifs ou d'épilepsie, d'insuffisance cardiaque congestive et d'œdèmes périphériques
- Diminuer la posologie si la clairance de la créatinine est < 50 ml/min :
  - Clairance de la créatinine < 50 ml/min : 100 mg/jour
  - Clairance de la créatinine < 30 ml/min : 100 mg tous les 2 jours
  - Clairance de la créatinine < 10 ml/min : absence d'études suffisantes
- Éviter la prise d'amantadine après 17 h 00 (insomnies fréquentes)

Interactions médicamenteuses

- *Associations à utiliser avec précaution* : anticholinergiques (réduire la posologie des deux produits car risque de troubles psychiques), effets atropiniques
- Neuroleptiques antiémétiques : effets antagonistes
- Neuroleptiques antipsychotiques

Antiparkinsoniens (XII) :
Anticholinergiques antiparkinsoniens

Formes orales (1) *Liste I-65 %-Coll*

AKINETON LP Bipéridène	30 cp. 4 mg à libération prolongée	A. 4 à 8 mg/jour en 1 prise le matin
ARTANE[G] Trihexyphénidyle	50 cp. 2 mg 20 cp. 5 mg Gouttes : fl. 30 ml ou 100 ml à 0,1 mg par goutte (0,4 %)	A. 4 à 15 mg/jour E. 2 à 6 mg/jour en 2 à 3 prises
PARKINANE LP *Idem*	50 gél. 2 mg 20 gél. 5 mg	A. 2 à 10 mg/jour en 1 prise
LEPTICUR Tropatépine	30 ou 50 cp. séc. 10 mg	A. 5 à 30 mg/jour en 2 à 3 prises

1. Augmenter les posologies progressivement.

Formes injectables (2) *Liste I-65 %-Coll*

ARTANE Trihexyphénidyle	5 amp. 5 ml = 10 mg	Par voie **IM** : A. 5 à 30 mg/jour
LEPTICUR Tropatépine	1 amp. 2 ml = 10 mg	Par voie **IM** ou **IV** : A. 5 à 30 mg/jour (3)

2. Augmenter les posologies progressivement.
3. Correction initiale d'urgence des manifestations aiguës de type extrapyramidal induites par les neuroleptiques.

Contre-indications
Risque de glaucome par fermeture de l'angle et risque de rétention urinaire par obstacle urétro-prostatique, iléus paralytique, achalasie, spasmes de l'œsophage
Cardiopathies décompensées
Enfant < 15 ans

Propriétés

- Anticholinergiques de synthèse agissant par antagonisme des effets muscariniques de l'acétylcholine au niveau central (*action antiparkinsonienne* surtout sur le tremblement extrapyramidal, moindre sur l'hypertonie, presque nulle sur l'akinésie extrapyramidale) et périphérique (*action antispasmodique* au niveau des fibres musculaires lisses du tube digestif et des voies urinaires, avec ralentissement de la vidange gastrique et réduction des sécrétions gastrique, salivaire, lacrymale et sudorale)
- Absorption digestive rapide et importante, inactivation hépatique partielle (hydrolyse enzymatique), élimination urinaire, passage transplacentaire et dans le lait maternel

Indications

- Syndrome parkinsonien des neuroleptiques
- Maladie de Parkinson (formes trémulantes pures ou accompagnées d'hypersialorrhée, ou en traitement adjuvant de la lévodopa ou des agonistes dopaminergiques)

Effets indésirables

- *Effets atropiniques dose-dépendants* : bouche sèche, constipation, mydriase, troubles de l'accommodation, élévation de la pression intra-oculaire, diminution de la sécrétion lacrymale, tachycardie, palpitations, risque de rétention urinaire en cas d'obstacle urétro-prostatique et de glaucome aigu en cas de glaucome à angle fermé
- Plus rarement effets centraux (excitation, euphorie et hallucinations expliquant l'usage abusif par les toxicomanes, confusion mentale et effet amnésiant notamment chez le sujet âgé), aggravation d'une détérioration intellectuelle dans les démences des parkinsoniens, parotidite suppurative, éruptions cutanées allergiques
- Rôle probable dans la genèse et/ou l'aggravation des dyskinésies tardives souvent irréversibles dues aux neuroleptiques
- **Surdosage** : effets atropiniques décrits ci-dessus avec surtout tachycardie, agitation, confusion mentale, hallucinations, dépression respiratoire → évacuation digestive, éventuellement ésérine (1 à 2 mg par voie SC, IM ou IV lente à répéter si besoin) ou prostigmine (0,5 à 2,5 mg par voie IM ou IV lente à répéter si besoin)

Précautions d'emploi

- Utiliser avec prudence en cas de troubles du rythme, angor, hyperthyroïdie, bronchite chronique (viscosité accrue des sécrétions bronchiques), troubles prostatiques, chez les sujets âgés, chez les conducteurs et utilisateurs de machines (troubles de l'accommodation, sédation)
- Administrer à doses progressives et ne pas arrêter le traitement de façon brutale chez les parkinsoniens (exacerbation des symptômes extrapyramidaux)
- Grossesse et allaitement : à éviter (risques d'iléus méconial chez l'enfant)

Interactions médicamenteuses

- ***Associations déconseillées*** : dompéridone et métoclopramide (inhibition de leurs effets sur la motricité digestive), triphosadénine injectable (antagonisme), anticholinestérasiques (antagonisme), autres anticholinergiques, neuroleptiques, anti-H1 de 1re génération, antidépresseurs imipraminiques

Antiœdémateux cérébraux (I) : Agents osmotiques

Diurétiques osmotiques[G] : Mannitol injectable *Réservé aux hôpitaux*

MANNITOL à 10 % Délai d'action < 15 minutes dans l'HTIC, 15 à 30 minutes dans la diurèse osmotique Durée d'action = 3 à 6 heures	Fl. ou poches 250 ou 500 ml à 10 g pour 100 ml	En perfusion **IV** (1) : A. 500 à 1 000 ml/24 h (60 à 70 gouttes/min) E. 10 ml/kg/24 h (10 à 15 gouttes/min)
MANNITOL à 20 % *Idem*	Fl. ou poches 250 ou 500 ml à 20 g pour 100 ml	En perfusion **IV** (1) : A. 250 à 1 000 ml/24 h (30 à 40 gouttes/min)

1. Oligo-anuries : faire une dose-test de 12,5 g de mannitol par voie intraveineuse lente (en 3 à 5 minutes) → en cas de réponse positive (augmentation du volume urinaire qui atteint 40 à 60 ml/h dans les 3 à 4 heures qui suivent), administrer en perfusion veineuse pour obtenir une diurèse d'environ 100 ml/h (arrêter le traitement si inefficace).

Contre-indications

Hyperosmolarité plasmatique préexistante
Déshydratation à prédominance intracellulaire
Insuffisance rénale anurique par obstacle
Insuffisance cardiaque congestive (contre-indication relative)

Propriétés

- Substance osmotiquement active, ne diffusant que dans les espaces extracellulaires, non métabolisée et éliminée dans le filtrat glomérulaire sans être réabsorbée : action antiœdémateuse rapide et prolongée, notamment au niveau du cerveau et de la chambre antérieure de l'œil (par création d'une hypertonie du secteur extracellulaire) et action diurétique (diurèse osmotique avec augmentation du volume urinaire)
- Le mannitol n'entraîne pas d'effet rebond à l'arrêt, contrairement aux solutions hypertoniques d'urée

Indications

- À titre d'anti-œdémateux : œdèmes cérébraux, hypertension intracrânienne, traitement d'urgence des hypertonies oculaires aiguës
- À titre de diurétique osmotique : oligo-anuries d'installation récente et d'étiologies diverses, sauf obstacle sur les voies urinaires, maintien d'une diurèse élevée lors de certaines intoxications

Effets indésirables

- Risque d'œdème aigu du poumon par expansion des liquides extracellulaires, notamment du secteur plasmatique, en cas de perfusion trop rapide ou en cas de surdosage

Précautions d'emploi

- Éviter les administrations prolongées et surveiller l'équilibre hydro-électrolytique
- Glaucome aigu : associer de l'acétazolamide, puis l'instillation toutes les heures de pilocarpine à 2 % ou 3 % (mais uniquement 30 à 60 minutes après l'administration d'hypotonisants par voie générale), et hospitaliser pour cure chirurgicale éventuelle

Antiœdémateux cérébraux (II)

Tétracoside *Liste I-65 %-Coll (en rupture de stock mondiale actuellement)*

SYNACTHÈNE Retard Délai d'action = 1 à 2 heures Durée d'action = 24 à 48 heures *Conserver au réfrigérateur*	1 amp. 1 ml = 1 mg	Par voie **IM** stricte : A. 0,5 mg tous les 2 jours et jusqu'à 2 mg/jour E. 0,25 à 0,5 mg/m²/jour
SYNACTHÈNE 0,25 mg Délai d'action < 1 heure Durée d'action = 2 à 4 heures *Conserver au réfrigérateur*	1 amp. 1 ml = 0,25 mg	Par voie **IM** lente ou en perfusion **IV** : A. 0,25 mg toutes les 6 à 8 heures E. 0,25 à 0,5 mg/m²/jour

Contre-indications

Hypersensibilité au tétracoside ou aux ACTH d'origine animale
Insuffisance cardiaque, asthme
Infections non contrôlées, psychoses aiguës, syndrome de Cushing
Nouveau-né (pour le Synacthène Retard, contenant de l'alcool benzylique)

Propriétés

- Analogue de synthèse de l'ACTH, stimulant la sécrétion des hormones corticosurrénaliennes, ayant une action antiœdémateuse (mécanisme mal expliqué) et des effets anti-allergiques et anti-inflammatoires

Indications

- Encéphalopathies myocloniques infantiles (syndrome de West, syndrome de Lennox-Gastaut)
- Exploration dynamique de la corticosurrénale (insuffisance) (test au synacthène), (*cf.* le chapitre "Endocrinologie") notamment en cas de déficit surrénalien ou de déficit en 21 bêta-hydroxylase

Effets indésirables, précautions d'emploi et interactions

- Possibilité de réactions anaphylactiques (notamment en cas de terrain atopique ou allergique, où ce produit ne doit être utilisé qu'en cas de nécessité)
- Ceux des corticoïdes de synthèse

Remarques

- Surtout utilisé comme test d'exploration de la fonction surrénalienne (*cf.* le chapitre "Endocrinologie"). De moins en moins utilisé comme antiœdémateux

Anticholinestérasiques et myasthénie (I) :
Antimyasthéniques et Péristaltogènes intestinaux

Formes orales

MESTINON Pyridostigmine Délai d'action = 30 minutes Durée d'action = 3 à 4 heures *Remboursement 65 %-Coll*	20 cp. 60 mg	*Myasthénie* : 4 à 8 cp./jour en 3 à 4 prises 30 minutes *avant les repas* *Atonie intestinale* : A. 1 cp. x 2 fois/jour
MYTÉLASE Ambénonium Délai d'action = 30 minutes Durée d'action = 4 à 6 heures *Liste I-65 %-Coll*	50 cp. séc. 10 mg	*Myasthénie* : 3 à 10 cp./jour en 3 à 4 prises 30 minutes *avant les repas*

Formes injectables

PROSTIGMINE Néostigmine Délai d'action = 10 à 15 minutes Durée d'action = 1 à 2 heures *Liste I-65 %-Coll*	6 ou 60 amp. 1 ml = 0,5 mg	*Myasthénie* : 2 à 5 amp./jour en 4 à 6 injections par voie **SC** ou **IM** *Atonie intestinale* : 1/2 à 1 amp. par voie **SC** ou **IM** (voire en **IV** lente) à répéter si besoin après 4 à 5 heures

Spironolactone

Thérapeutique adjuvante permettant de maintenir le capital potassique et de diminuer les besoins exagérés en potassium (*cf.* Diurétiques hyperkaliémiants dans le chapitre "Cardiologie").

Contre-indications
Asthme, maladie de Parkinson, hypersensibilité connue aux produits Obstruction mécanique des voies digestives ou urinaires, iléus paralytique

Propriétés

- Acétylcholinomimétiques indirects, agissant en prolongeant l'action de l'acétylcholine au niveau de la membrane post-synaptique (inhibition réversible de sa dégradation par les cholinestérases), représentant le traitement de base de la myasthénie
- Absorption digestive rapide mais incomplète, métabolisation rapide en dérivés inactifs éliminés par les urines, durée d'action variable selon les produits (*cf.* ci-contre)

Indications

- Traitement symptomatique de base de la myasthénie
- Test à la prostigmine (diagnostic de la myasthénie) = 0,5 à 1 mg de néostigmine par voie IV lente (5 minutes après l'injection IV de 0,25 mg d'atropine pour prévenir les effets muscariniques) → le test est positif si le déficit moteur (ptosis et strabisme, qui sont les troubles les plus faciles à évaluer) est réduit dans les 15 minutes qui suivent
- Décurarisation après pachycurares (curarisants non dépolarisants) : 0,5 à 2,5 mg de néostigmine par voie IM ou IV (5 minutes après l'injection IV de 0,25 mg d'atropine)
- Produits utilisés dans la constipation sévère par atonie intestinale

Effets indésirables (cédant à la réduction de posologie ou après injection d'atropine)

- *Effets nicotiniques* : fasciculations, crampes musculaires, soubresauts musculaires, risque de troubles de déglutation
- *Effets muscariniques* : crampes abdominales, diarrhée, nausées, vomissements, hypersalivation, sueurs, hypersécrétion bronchique et lacrymale, myosis, bradycardie
- **Surdosage** (à dose excessive, ou plus souvent à dose habituelle lors d'amélioration de la myasthénie spontanée ou due à d'autres traitements, échanges plasmatiques notamment) : *signes nicotiniques* avec fasciculations (*premier signe de surdosage,* crampes, hyperexcitabilité neuro-musculaire, possibilité de troubles de la déglution et troubles respiratoires avec apnée dans les cas sévères, et *signes muscariniques* (douleurs abdominales, diarrhée, sueurs, hypersécrétion salivaire, bronchique et lacrymale, myosis, bradycardie, nausées, vomissements) → arrêt temporaire, voire injection d'atropine (0,5 mg IV à renouveler par voie SC ou IM après 20 minutes) et transfert en centre spécialisé pour éventuelle assistance respiratoire

Précautions d'emploi et interactions médicamenteuses

- Myasthénie : posologie individuelle ajustée par tâtonnement, en débutant à des doses faibles (1 à 2 comprimés par prise) réparties dans la journée en 3 à 4 prises, voire sur les 24 heures en cas de dysphagie matinale (une difficulté momentanée de déglution gênant l'ingestion des comprimés peut être vaincue par une injection de néostigmine), jusqu'à la posologie efficace permettant une activité normale (posologie pouvant être variable d'un jour à l'autre ou d'une prise à l'autre et nécessitant une adaptation par le patient selon ses besoins, qui sont réduits en cas d'alitement par exemple)
- Réduire éventuellement la posologie en cas d'insuffisance rénale sévère
- Utiliser avec prudence en cas de bronchite spasmodique
- Grossesse : surveiller les fonctions musculaires et pulmonaires du nouveau-né
- *Associations à utiliser avec précaution* : morphiniques et opiacés (potentialisation des effets dépresseurs respiratoires), anticholinergiques (antagonisme pharmacologique)
- Éviter les aminosides : effet curare-like

Anticholinestérasiques et myasthénie (II) : Antimyasthénique : Lambert Eaton

Amifampridine *Liste I-100 %-Coll-Réservé aux internistes, neurologues et oncologues-AMM sous circonstance exceptionnelle*

FIRDAPSE	100 cp. 10 mg	A. Au cours des repas, dose initiale : 15 mg/jour en 3 à 4 prises puis augmenter de 5 mg tous les 5 jours (D. max. : unitaire 20 mg, quotidienne 60 mg) (1)

1. En cas d'insuffisance rénale ou hépatique sévère, commencer à 5 mg et augmenter de 5 mg par palier d'une semaine.

Contre-indications
Épilepsie, asthme non contrôlé
Syndrome du QT long congénital
Sclérose en plaques
Grossesse et allaitement

Propriétés

- Bloque les canaux potassiques voltage-dépendants, prolongeant ainsi la dépolarisation de la membrane des cellules présynaptiques. Le prolongement du potentiel d'action augmente le transport du calcium vers les terminaisons nerveuses. L'augmentation des concentrations intracellulaires en calcium qui en découle facilite l'exocytose des vésicules contenant de l'acétylcholine qui, à son tour, augmente la transmission neuromusculaire
- Mode d'élimination inconnu, peut-être principalement par les reins, demi-vie d'élimination d'environ 2 heures. L'amifampridine n'est plus détectée dans le plasma 24 heures après son administration

Indications

- Traitement symptomatique du syndrome myasthénique de Lambert-Eaton chez l'adulte

Effets indésirables

- Les plus fréquemment rapportés : paresthésies (paresthésies périphériques et péribuccales), troubles gastro-intestinaux (épigastralgie, diarrhée, nausées et douleurs abdominales). L'intensité et l'incidence de la plupart des effets indésirables sont dose-dépendants
- Signalés dans les essais avec une fréquence inconnue : troubles du sommeil, convulsions, anxiété, somnolence, vertiges, faiblesse, fatigue, céphalées, chorée, myoclonies, vision floue, troubles du rythme cardiaque, palpitations, syndrome de Raynaud, extrémités froides, crise d'asthme chez les patients asthmatiques ou les patients ayant des antécédents d'asthme, taux élevés d'enzymes hépatiques (transaminases)

Précautions d'emploi

- Risque accru de crises d'épilepsie, de crises d'asthme → interrogatoire soigneux concernant les antécédents
- Une surveillance clinique et la réalisation d'un ECG sont indiquées lors de l'instauration du traitement, puis doivent ensuite être effectuées une fois par an. En cas de signes ou de symptômes suggérant des arythmies cardiaques, un ECG doit être pratiqué immédiatement
- Le traitement n'est pas assez prescrit pour être correctement évalué
- Aucune donnée concernant le métabolisme et les interactions potentielles du médicament ne sont connues

Interactions médicamenteuses

- ***Associations contre-indiquées*** : sultopride (augmentation du risque de torsade de pointe)
- *Associations à prendre en compte* : antidépresseurs neuroleptiques, tramadol (risque d'abaissement du seuil épileptogène)

Médicaments de la maladie d'Alzheimer (I) : Anticholinestérasiques (I)

Rivastigmine[G] (1) *Liste I-15 %-Coll-Médicament à prescription restreinte réservée aux neurologues, psychiatres, gériatres ou médecins généralistes avec une capacité de gériatrie*

EXELON[G]	28 ou 56 gél. 1,5 mg, 3 mg, 4,5 mg ou 6 mg Sol. buv. : 50 ml à 2 mg/ml (avec une seringue graduée de 0,5 mg en 0,5 mg) D Transderm 30 : 4,6 mg/24 h ou 9,5 mg/24 h (2) et (3)	En 2 prises (matin et soir) *au cours des repas et toujours à dose progressive* : A. Posologie ci-dessous (4)

1. Les médicaments de l'Alzheimer ont été réévalués par la Commission de la transparence et leur service médical rendu a été jugé faible. Le traitement doit être réévalué à 6 mois et arrêté en l'absence de bénéfice.
2. Un seul dispositif par jour, à appliquer sur peau saine (haut ou bas du dos, haut des bras ou poitrine). À changer toutes les 24 heures sur une zone différente (ne pas réutiliser la même zone avant 14 jours). Le dispositif ne doit pas être coupé.
3. Le service médical rendu du patch à 133 µg/24 h a été jugé insuffisant par la HAS (18/12/2013).
4. Médicament à prescription initiale annuelle réservée aux spécialistes en neurologie, psychiatrie ou gériatrie et aux médecins spécialistes ou généralistes titulaires de la capacité de gérontologie, le renouvellement étant possible par tout médecin.
   Administrer en 2 prises quotidiennes (matin et soir) *au cours des repas et à dose progressive* :
   - Début du traitement : 1,5 mg x 2 fois/jour pendant au moins 2 semaines.
   - Adaptation posologique : sous réserve d'une tolérance satisfaisante, la posologie sera ensuite augmentée *par paliers de 2 semaines au moins* à 3 mg x 2 fois/jour, puis 4,5 mg x 2 fois/jour, puis 6 mg x 2 fois/jour (la dose efficace moyenne est de 3 à 6 mg x 2 fois/jour).

   Éléments propres à la prise en charge de toute maladie d'Alzheimer :
   - Nécessité d'un diagnostic et d'un suivi par un praticien expérimenté.
   - Nécessité d'une évaluation régulière de la persistance du bénéfice du traitement.
   - Présence d'un proche pouvant s'assurer de la prise correcte du médicament.

- L'efficacité des anticholinestérasiques est au mieux modeste et de pertinence clinique discutable. Elle a été démontrée essentiellement sur la cognition et les activités de la vie quotidienne. Aucun impact n'a été démontré sur le délai d'entrée en institution, la qualité de vie ou la morbi-mortalité.
- Ces médicaments peuvent entraîner des effets indésirables digestifs, cardio-vasculaires et neuropsychiatriques pouvant nécessiter leur arrêt. Il existe aussi un risque d'interactions médicamenteuses, notamment avec les psychotropes, souvent co-prescrits.
- L'utilisation de ces médicaments doit faire l'objet d'une réévaluation attentive à 1 an, au cas par cas. La pertinence de la poursuite du traitement au-delà de 1 an ne sera décidée qu'après une réunion de concertation pluridisciplinaire.

Contre-indications
Hypersensibilité au produit ou aux dérivés des carbamates ou aux excipients Insuffisance hépatique sévère, grossesse et allaitement

Propriétés

- Inhibiteurs de la cholinestérase utilisés dans la maladie d'Alzheimer (où la détérioration cognitive est associée à une réduction de la transmission cholinergique cérébrale)
- Dans les formes légères à modérément sévères, ils peuvent, chez 10 % des patients environ, améliorer les fonctions cognitives ou retarder leur dégradation, améliorer ou stabiliser les activités de la vie quotidienne, diminuer ou retarder les troubles du comportement (par hallucinations, épisodes délirants, états d'agitation) et réduire l'apathie
- Absorption digestive rapide et complète, pic plasmatique en 1 heure, fixation à 40 % aux protéines plasmatiques, transformation rapide et importante par la cholinestérase en métabolite décarbamylé peu actif (mais peu ou pas de métabolisation par le *cytochrome P450*), élimination urinaire rapide (> 90 % en 24 heures), demi-vie de 1 heure environ et inhibition de l'acétylcholinestérase pendant 9 heures environ

Indications

- Traitement symptomatique de la maladie d'Alzheimer dans ses formes légères à modérément sévères (MMSE entre 10 et 26)
- Traitement symptomatique des formes légères à modérément sévères d'une démence chez les patients atteints de maladie de Parkinson idiopathique

Effets indésirables

- Fréquence ≥ 5 % : nausées (38 %), vomissements (23 %), asthénie, anorexie, somnolence, vertiges, étourdissements, plus rarement douleurs abdominales, agitation, confusion, dépressions, dyspepsie, diarrhée, céphalées, insomnie, infections urinaires ou des voies aériennes supérieures, hypersudation, malaise, perte de poids, symptômes extrapyramidaux, hallucinations, agressivité
- Risque de vomissements intenses (avec des cas de rupture de l'œsophage) si reprise d'emblée à la dose d'entretien après une interruption du traitement ou augmentation trop rapide des doses → utiliser toujours à dose progressive
- Rares : angor, hémorragies gastro-intestinales, tremblements chez le parkinsonien, bradycardies, troubles de conduction, syncopes → risque de fractures
- **Surdosage** : effets cholinergiques dose-dépendants (nausées, vomissements et diarrhée surtout) → arrêt du traitement pendant 24 heures, antiémétisant si besoin, et éventuellement atropine (1 à 2 mg par voie IV, à renouveler si besoin)
- Avec les patchs : anxiété, confusion, fièvre

Précautions d'emploi

- Nécessité d'un examen cardiologique avec ECG préalable
- Utiliser avec prudence en cas de maladie du nœud sinusal, troubles de la conduction cardiaque (bloc sino-auriculaire ou atrio-ventriculaire, BAV), ulcère gastro-duodénal en poussée ou antécédents d'ulcère gastro-duodénal, asthme, bronchopneumopathie obstructive ou rétention urinaire
- Insuffisance rénale ou insuffisance hépatique légère à modérée → suivre attentivement les recommandations concernant l'adaptation de la posologie
- Prévenir l'anesthésiste en cas d'anesthésie générale

Interactions médicamenteuses (pas de métabolisme par le cytochrome P450)

- *Associations à utiliser avec précaution* : médicaments cholinergiques et anticholinergiques, médicaments bradycardisants (dont bêta-bloquants, digitaliques, diltiazem, vérapamil et antiarythmiques) ou induisant des torsades de pointe (voir ce terme)
- *Associations à prendre en compte* : myorelaxants type succinylcholine (potentialisation des effets myorelaxants)

Médicaments de la maladie d'Alzheimer (II) : Anticholinestérasiques (II)

DonepezilG (1) *Liste I-15 %-Coll-Médicament à prescription restreinte réservée aux neurologues, psychiatres, gériatres ou médecins généralistes avec une capacité de gériatrie*

ARICEPT ARICEPT Orodispersible	28 ou 50 cp. 5 mg ou 10 mg (comprimés pelliculés ou orodispersibles)	En 1 prise orale *le soir avant le coucher* : A. Posologie ci-dessous (2)

1. Les médicaments de l'Alzheimer ont été réévalués par la Commission de la transparence et leur service médical rendu a été jugé faible. Le traitement doit être réévalué à 6 mois et arrêté en l'absence de bénéfice.
2. Médicament à prescription initiale annuelle réservée aux spécialistes en neurologie, psychiatrie ou gériatrie et aux médecins spécialistes ou généralistes titulaires de la capacité de gérontologie, le renouvellement étant possible par tout médecin.
   Administrer en 1 prise orale *le soir avant le coucher*, à *dose progressive* :
   – Début du traitement : 5 mg/jour en 1 prise (dose maintenue pendant 1 mois au moins, durée nécessaire à l'évaluation des premières réponses cliniques).
   – Adaptation posologique ultérieure en fonction des résultats cliniques : augmentation possible de la posologie à 10 mg/jour en 1 prise (= posologie quotidienne maximale recommandée).
   – Des cas d'agitation nocturne et/ou de cauchemars ont été décrits et font proposer alors la prise du médicament le matin.
   Éléments propres à la prise en charge de toute maladie d'Alzheimer :
   – Nécessité d'un diagnostic et d'un suivi par un praticien expérimenté.
   – Nécessité d'une évaluation régulière de la persistance du bénéfice du traitement.
   – Présence d'un proche pouvant s'assurer de la prise correcte du médicament.

Contre-indications
Hypersensibilité au produit ou aux dérivés de la pipéridine ou aux excipients
Grossesse et allaitement
Autres démences

Propriétés

- Inhibiteurs de la cholinestérase utilisés dans la maladie d'Alzheimer (où la détérioration cognitive est associée à une réduction de la transmission cholinergique cérébrale)
- Dans les formes légères à modérément sévères, ils peuvent, chez 10 % des patients environ, améliorer les fonctions cognitives ou retarder leur dégradation, améliorer ou stabiliser les activités de la vie quotidienne, diminuer ou retarder les troubles du comportement (par hallucinations, épisodes délirants, états d'agitation), et réduire l'apathie
- Absorption digestive *non diminuée par les aliments*, pic plasmatique en 3 à 4 heures, fixation à 95 % aux protéines plasmatiques, *métabolisation hépatique* par la voie du cytochrome P450 (CYP 3A4 et CYP 2D6), élimination par voie urinaire (57 %) et fécale (15 %) surtout sous forme de métabolites, demi-vie d'élimination de 70 heures (état d'équilibre atteint en 3 semaines)

Indications

- Traitement symptomatique de la maladie d'Alzheimer dans ses formes légères à modérément sévères (MMSE entre 10 et 26)

Effets indésirables (surtout au cours des 3 premières semaines; augmenter les posologies progressivement)

- Diarrhée, nausées, vomissements, insomnie, crampes musculaires, fatigue
- Plus rares : céphalées, douleurs abdominales, douleurs, rhume, vertiges, syncope, bloc sino-auriculaire ou bloc auriculo-ventriculaire, agitation, hallucinations, comportements agressifs, symptômes extrapyramidaux
- Dans les démences d'origine vasculaire, une possible surmortalité est observée
- **Surdosage** : effets cholinergiques dose-dépendants (nausées, vomissements, hypersalivation, sueurs, bradycardie, hypotension, faiblesse musculaire croissante jusqu'à une paralysie létale par atteinte des muscles respiratoires) → arrêt du traitement et éventuellement atropine (1 à 2 mg par voie IV, à renouveler si besoin)

Précautions d'emploi

- Nécessité d'un examen cardiologique avec ECG préalable
- Utiliser avec prudence en cas de maladie du sinus, de BAV ou bloc sino-auriculaire, d'antécédents d'asthme ou de bronchopneumopathie chronique obstructive, d'ulcères gastro-intestinaux, de rétention urinaire
- Insuffisance rénale ou insuffisance hépatique légère à modérée → aucune adaptation de la posologie (clairance non modifiée)
- Prévenir l'anesthésiste en cas d'anesthésie générale

Interactions médicamenteuses (métabolisme par les CYP 3A4 et 2D6)

- *Associations à utiliser avec précaution* : inhibiteurs et inducteurs enzymatiques (voir ces termes), médicaments cholinergiques et anticholinergiques, médicaments bradycardisants (dont bêta-bloquants, digitaliques, diltiazem, vérapamil et antiarythmiques) ou induisant des torsades de pointe (voir ce terme)
- *Associations à prendre en compte* : myorelaxants type succinylcholine (potentialisation des effets myorelaxants), AINS

Médicaments de la maladie d'Alzheimer (III) : Anticholinestérasiques (III)

Galantamine[G] (1) et (2) *Liste I-15 %-Coll-Médicament à prescription restreinte réservée aux neurologues, psychiatres, gériatres ou médecins généralistes avec une capacité de gériatrie*

REMINYL	56 cp. 4 mg, 8 mg ou 12 mg Sol. buv. : 100 ml à 4 mg/ml (avec une seringue de 6 ml graduée en ml)	En 2 prises (matin et soir) *au cours des repas et toujours à dose progressive* : A. Posologie ci-dessous (3)
REMINYL LP	28 gél. LP 8 mg, 16 mg ou 24 mg	En 1 prise le matin *mais sans mâcher ni écraser la gélule, toujours à dose progressive* : A. Posologie ci-dessous (4)

1. Les médicaments de l'Alzheimer ont été réévalués par la Commission de la transparence et leur service médical rendu a été jugé faible. Le traitement doit être réévalué à 6 mois et arrêté en l'absence de bénéfice.
2. Médicament à prescription initiale annuelle réservée aux spécialistes en neurologie, psychiatrie ou gériatrie et aux médecins spécialistes ou généralistes titulaires de la capacité de gérontologie, le renouvellement étant possible par tout médecin.
   Éléments propres à la prise en charge de toute maladie d'Alzheimer :
   – Nécessité d'un diagnostic et d'un suivi par un praticien expérimenté.
   – Nécessité d'une évaluation régulière de la persistance du bénéfice du traitement.
   – Présence d'un proche pouvant s'assurer de la prise correcte du médicament.
3. Administrer en 2 prises quotidiennes (matin et soir) *au cours des repas et à dose progressive* :
   – Début du traitement : 4 mg x 2 fois/jour pendant 4 semaines.
   – La posologie sera ensuite augmentée à 8 mg x 2 fois/jour pendant 4 semaines au minimum.
   – Une posologie ultérieure augmentée à 12 mg x 2 fois/jour sera réservée aux patients "non répondeurs" à la posologie précédente.
4. Administrer en 1 prise le matin avec une boisson, en avalant sans mâcher, *à dose progressive* :
   – Début du traitement : 8 mg/jour pendant 4 semaines.
   – La posologie d'entretien sera ensuite portée à 16 mg/jour pendant 4 semaines au moins.
   – Une posologie ultérieure de 24 mg/jour sera envisagée au cas par cas après bilan approprié incluant une évaluation du bénéfice et de la tolérance.

Contre-indications

Hypersensibilité au produit ou aux excipients
Insuffisance hépatique sévère (score de Child-Pugh > 9)
Insuffisance rénale sévère (clairance de la créatinine < 10 ml/min)
Grossesse et allaitement
Autres démences

Propriétés

- Inhibiteurs de la cholinestérase utilisés dans la maladie d'Alzheimer (où la détérioration cognitive est associée à une réduction de la transmission cholinergique cérébrale)
- Dans les formes légères à modérément sévères, ils peuvent, chez 10 % des patients environ, améliorer les fonctions cognitives ou retarder leur dégradation, améliorer ou stabiliser les activités de la vie quotidienne, diminuer ou retarder les troubles du comportement (par hallucinations, épisodes délirants, états d'agitation) et réduire l'apathie
- Absorption digestive *non diminuée par les aliments*, pic plasmatique en 1 heure, fixation à 18 % aux protéines plasmatiques, *métabolisation hépatique* par la voie du cytochrome P450 (CYP 3A4 et CYP 2D6), élimination par voie urinaire (> 90 %) et fécale (< 10 %) surtout sous forme de métabolites, demi-vie d'élimination de 7 à 8 heures

Indications

- Traitement symptomatique de la maladie d'Alzheimer dans ses formes légères à modérément sévères (MMSE entre 10 et 26)

Effets indésirables (surtout au cours des premières semaines)

- Fréquence ≥ 5 % : nausées, vomissements, diarrhée, douleurs abdominales, fatigue, dyspepsie, anorexie, perte de poids, sensations vertigineuses, céphalées, somnolence
- Plus rares : confusion mentale, insomnie, rhinite, infection urinaire, syncope, bradycardie sévère, symptômes extrapyramidaux
- **Surdosage** : effets cholinergiques dose-dépendants (nausées, vomissements, hypersalivation, sueurs, bradycardie, hypotension, faiblesse musculaire croissante jusqu'à une paralysie létale par atteinte des muscles respiratoires) → arrêt du traitement et éventuellement atropine (1 à 2 mg par voie IV, à renouveler si besoin)

Précautions d'emploi

- Nécessité d'un examen cardiologique avec ECG préalable
- Utiliser avec prudence en cas de maladie du sinus, de BAV ou bloc sino-auriculaire, d'antécédents d'asthme ou de bronchopneumopathie chronique obstructive, d'ulcères gastro-intestinaux, de rétention urinaire, d'obstruction gastro-intestinale
- Insuffisance hépatique modérée à sévère → posologie progressive (4 mg/jour le matin pendant 1 semaine au minimum, puis 4 mg x 2 fois/jour pendant 1 mois au minimum, puis ne pas dépasser 8 mg x 2 fois/jour)
- Prévenir l'anesthésiste en cas d'anesthésie générale

Interactions médicamenteuses (métabolisme par les CYP 3A4 et 2D6)

- *Associations à utiliser avec précaution* : inhibiteurs et inducteurs enzymatiques (voir ces termes), médicaments cholinergiques et anticholinergiques, médicaments bradycardisants dont bêta-bloquants, digitaliques, diltiazem, vérapamil et antiarythmiques) ou induisant des torsades de pointe (voir ces termes)
- *Associations à prendre en compte* : myorelaxants type succinylcholine (potentialisation des effets myorelaxants), AINS

Médicaments de la maladie d'Alzheimer (IV) : Antagonistes des récepteurs NMDA

Mémantine^G (1)

Liste I-15 %-Coll-Médicament à prescription restreinte réservée aux neurologues, psychiatres, gériatres ou médecins généralistes avec une capacité de gériatrie

EBIXA	56 ou 98 cp. séc. 10 mg 28 ou 98 cp. 20 mg Sol. buv. 50 ml (2) et (3) 5 mg/pression de 0,5 ml	En 1 prise à la même heure à dose progressive : A. Posologie ci-dessous (4)

1. Les médicaments de l'Alzheimer ont été réévalués par la Commission de la transparence et leur service médical rendu a été jugé faible. Le traitement doit être réévalué à 6 mois et arrêté en l'absence de bénéfice.
2. Contient du sorbitol, excipient à effet notoire.
3. À prendre 1 fois/jour dans un verre d'eau. Dose maximale : 20 mg/jour, atteinte en 4 semaines par palier de 5 mg chaque semaine.
4. Début du traitement : 5 mg/jour en 1 prise pendant 1 semaine.
La posologie sera ensuite augmentée par paliers de 5 mg chaque semaine jusqu'à la dose maximale de 20 mg/jour en 1 prise à partir de la 4e semaine.
Insuffisance hépatique : si insuffisance modérée (Child-Pugh A ou B), aucune adaptation posologique n'est nécessaire. Si insuffisance sévère, l'administration de mémantine n'est pas recommandée.
Insuffisance rénale :
– Clairance ≥ 50 ml/min : posologie habituelle.
– Clairance = 30 à 49 ml/min : la dose quotidienne doit être de 10 mg. Si la tolérance est bonne après au moins 7 jours, la dose pourra être augmentée jusqu'à 20 mg/jour selon les modalités habituelles.
– Clairance < 30 ml/min : dose maximale 10 mg/jour.
Éléments propres à la prise en charge de toute maladie d'Alzheimer :
– Nécessité d'un diagnostic et d'un suivi par un praticien expérimenté.
– Nécessité d'une évaluation régulière de la persistance du bénéfice du traitement.
– Présence d'un proche pouvant s'assurer de la prise correcte du médicament.

Contre-indications
Hypersensibilité au produit ou à l'un des excipients

Propriétés

- Acide aminé dérivé de l'amantadine, antagoniste non compétitif et d'affinité modérée des récepteurs NMDA ou N-méthyl-D-aspartate du glutamate (neurotransmetteur dont la libération excessive pourrait avoir un rôle dans la dégénérescence neuronale au cours de la maladie d'Alzheimer, d'où l'intérêt d'inhiber ces récepteurs)
- Efficacité modeste, comparable à celle des inhibiteurs de la cholinestérase, ce produit pouvant constituer une alternative à ceux-ci en raison d'un profil d'effets indésirables différent (meilleure tolérance digestive, mais plus de troubles neurologiques), mais il pourrait peut-être leur être associé
- Biodisponibilité orale de 100 %, pic plasmatique en 3 à 8 heures, faible fixation aux protéines plasmatiques (45 %), métabolisation partielle (20 %) en dérivés inactifs, élimination par voie urinaire (99 %), demi-vie d'élimination de 60 à 100 heures

Indications

- Traitement de la maladie d'Alzheimer dans ses formes modérées à sévères (MMSE entre 19 et 3)
- *NDR* : l'évaluation de ce médicament n'a pas démontré d'efficacité clinique tangible

Effets indésirables (nécessitant l'arrêt pour sensations vertigineuses surtout)

- Fréquents (1 à 10 %) : hypersensibilité au médicament : sensations vertigineuses, céphalées, fatigue, somnolence, hypertension, dyspnée, constipation
- Rares (< 1 %) : anxiété, agitation, hallucinations, confusion, hypertonie, vomissements, cystite, augmentation de la libido, réactions allergiques, thrombose veineuse, réactions psychotiques, risque suicidaire, pancréatite, hypertension artérielle, insuffisance cardiaque

Précautions d'emploi

- Nécessité d'un examen cardiologique avec ECG préalable
- Utiliser avec prudence en cas d'épilepsie, HTA non contrôlée, antécédents cardio-vasculaires (IDM, insuffisance cardiaque), et chez les conducteurs et utilisateurs de machines (sensations vertigineuses fréquentes)
- Insuffisance rénale ou hépatique → *cf.* note ci-contre
- Grossesse et allaitement : innocuité non établie et utilisation déconseillée

Interactions médicamenteuses (inhibiteur des CYP 2B6, peu métabolisé)

- ***Associations déconseillées*** : autres antagonistes NMDA (amantadine, kétamine, dextrométorphane) et phénytoïne, car risque d'effets indésirables accrus
- *Associations à utiliser avec précaution* : augmentation possible des effets de la L-dopa et des agonistes dopaminergiques, diminution possible de l'action des barbituriques et neuroleptiques, modifications possibles de l'action des antispastiques type baclofène ou dantrolène, substrats des CYP 2B6 et 2D6
- *Associations à prendre en compte* (potentialisation) : médicaments utilisant le même système de transport cationique rénal (cimétidine, ranitidine, procaïnamide, quinidine, quinine, nicotine) ou réduisant l'excrétion de la mémantine (diurétiques thiazidiques)

Médicaments de la sclérose en plaques (I) : Interférons bêta

Interféron bêta-1a glycosylé (1) *Liste I-65 %-Coll-Médicaments d'exception et à prescription réservée aux spécialistes en neurologie*

AVONEX AVONEXPEN *Conserver de + 2 °C à + 8 °C*	4 seringues préremplies ou stylos injecteurs à 30 µg/0,5 ml *soit* 6 M UI	Par voie **IM** le soir (changer de site à chaque fois) : A. 6 M UI x 1 fois/semaine
REBIF *Conserver de + 2 °C à + 8 °C*	Sol. inj. Multidose en cartouche : 22 µg/0,5 ml à 66 µg/cartouche 44 µg/0,5 ml à 132 µg/cartouche Sol. inj. en seringue préremplie 8,8 µg ou 22 µg ou 44 µg Sol. inj. en stylo prérempli 8,8 µg ou 22 µg ou 44 µg	Par voie **SC** le soir (changer de site à chaque fois) : A. – Semaines 1 et 2 : 8,8 µg x 3 fois/semaine – Semaines 3 et 4 : 22 µg x 3 fois/semaine – Semaines ≥ 5 : 44 µg x 3 fois/semaine Objectif : 44 µg x 3 fois/semaine

Interféron bêta-1b non glycosylé (1)

BETAFÉRON *Conserver de + 2 °C à + 8 °C (et pendant 3 mois à moins de + 25 °C avant la reconstitution)*	15 seringues remplies à 250 µg/ml *soit* 8 M UI poudre + solvant	Par voie **SC** le soir (changer de site à chaque fois) : A. 8 M UI x 3 fois/semaine
EXTAVIA *Non reconstitué, se conserve à température ambiante* *Après reconstitution, une utilisation immédiate est nécessaire*	15 fl. de poudre et 15 seringues préremplies de solvant 250 µg/ml	Par voie **SC** tous les 2 jours 8 M UI en dose d'entretien en augmentant les doses progressivement toutes les 3 injections : 0,25 ml jusqu'à 1 ml

1. Médicaments d'exception et à prescription initiale et renouvellement réservés aux spécialistes en neurologie (hospitaliers ou exerçant en ville).
En l'état actuel des connaissances, on ne sait pas combien de temps les patients doivent être traités : les données d'efficacité pour un traitement de plus de 2 ans sont encore insuffisantes et une évaluation clinique globale devra être faite après 2 ans pour envisager, au cas par cas, la poursuite du traitement à plus long terme.
Ce traitement n'est pas recommandé chez les patients ayant présenté moins de 2 poussées dans les 2 années précédentes et il convient de l'interrompre chez les patients non répondeurs, par exemple dans les situations suivantes :
– Progression du handicap sur une période de 6 mois.
– Recours à au moins 3 cures de corticoïdes ou d'ACTH sur une période de 1 an.

Contre-indications
Hypersensibilité aux interférons bêta ou à l'albumine humaine des solvants
Troubles dépressifs graves ou idées suicidaires
Épilepsie non contrôlée par un traitement
Décompensation d'une insuffisance hépatique
Grossesse (embryotoxique chez le singe Rhésus) et allaitement

Propriétés

- Interférons bêta produits par génie génétique, réduisant la fréquence (d'environ 30 %) et la sévérité des poussées dans certaines formes de sclérose en plaques (SEP), mais sans effet actuellement bien démontré sur la durée des poussées, les symptômes entre les poussées et la progression de la maladie : les avantages et inconvénients respectifs de ces produits sont comparables, mais l'administration de l'interféron bêta-1a en IM est plus aisée (1 injection IM par semaine au lieu de 3 injections SC par semaine)
- Demi-vie estimée à 5 heures après injection SC et 10 heures après injection IM

Indications

- SEP de type récurrente évoluant par poussées, caractérisée par au moins 2 attaques avec atteinte neurologique au cours des 2 années précédentes, suivies de rémission totales ou partielles, chez des patients ambulatoires capables de se déplacer sans aide
- SEP de formes rémittentes pures ou premier événement démyélinisant à haut risque évolutif
- SEP secondairement progressive

Effets indésirables (fréquents)

- Réactions inflammatoires locales (10 à 15 % avec l'interféron bêta-1a, mais 60 % avec l'interféron bêta-1b) pouvant aller jusqu'à la nécrose → changer de site à chaque fois
- Syndrome pseudo-grippal chez 60 % des patients en début de traitement et 8 % des patients après 1 an de traitement (fièvre, frissons, sueurs, myalgies, malaise, asthénie, céphalées) → atténuation par l'injection le soir et la prise de paracétamol
- Réactions graves d'hypersensibilité (rares mais sévères : bronchospasme, urticaire, réactions anaphylactiques) → arrêt du traitement
- Syndromes dépressifs (16,9 %), tentatives de suicide, anxiété, instabilité émotionnelle, dépersonnalisation, convulsions, confusion mentale, possibilité de troubles menstruels chez la femme en période d'activité génitale, leucopénie, lymphopénie, thrombopénie, élévation transitoire des transaminases, de la créatininémie, hypothyroïdie définitive
- Apparition d'anticorps neutralisants (6 à 30 % après 1 à 2 ans) corrélée à une moindre efficacité clinique, et dont la recherche pourrait peut-être permettre de prévoir un épuisement de l'effet thérapeutique

Précautions d'emploi

- Utiliser avec prudence chez les conducteurs et utilisateurs de machines, les patients ayant des antécédents de troubles dépressifs, comitiaux ou cardiaques, ou présentant une neutropénie (surveillance accrue pour recherche de fièvre et infection), des antécédents de pathologie thyroïdienne
- Bilan préalable puis régulier comportant NFS, transaminases, créatininémie
- Insuffisance rénale : surveiller attentivement la fonction rénale
- Assurer une hydratation suffisante pendant toute la durée du traitement, prévenir et traiter le syndrome pseudo-grippal par le paracétamol (et l'injection le soir)
- Arrêter le traitement en cas d'effets indésirables sévères ou de non réponse
- Sujets < 18 ans : innocuité non établie
- Interactions : au cours du traitement de la SEP, éviter l'utilisation d'immunomodulateurs autres que les corticoïdes et l'ACTH (utilisables au cours des poussées)

Médicaments de la sclérose en plaques (II) : Anthracyclines

Mitoxantrone *Liste I-Réservé à l'usage hospitalier-Prescription restreinte aux neurologues*

ELSEP	Fl. 10 ml 2 mg/ml Solution à diluer	12 mg/m^2 **IV** 1 fois/mois pendant 6 mois, jamais > 20 mg/injection, dose totale cumulée : 72 mg/m^2 ou 120 mg

Contre-indications

Allergie au produit, insuffisance cardiaque, neutropénie, thrombopénie, myélodysplasie, hémopathie maligne
Ne pas administrer à des patients préalablement traités par la mitoxantrone ou des anthracyclines
Vaccin contre la fièvre jaune : risque de maladie vaccinale généralisée
Grossesse et allaitement : effet mutagène

Propriétés

– Molécule de la famille des anthracyclines

Indications

– **Traitement de deuxième intention** des formes agressives de sclérose en plaques de type récurrente-rémittente ou secondairement progressive. Progression : 2 poussées avec séquelles chacune dans les 12 derniers mois + 1 nouvelle lésion sur IRM de moins de 3 mois ou progression de 2 points à l'EDSS au cours des 12 mois précédents et 1 nouvelle lésion sur IRM de moins de 3 mois
– Ce traitement ne devra être utilisé qu'après évaluation du bénéfice/risque cardiologique et hématologique
– N'est pas indiqué dans les formes progressives primaires de sclérose en plaques

Effets indésirables

– Hématologique : leuconeutropénie dès la 1re injection, maximale au 10e jour et retour à la normale au 20e jour, thrombocytopénie, risque de leucémie aiguë myéloblastique, survenant au bout de 2 ans, rapidement fatale
– Cardiaques : troubles du rythme auriculaire et ventriculaire, myocardite toxique, risque d'insuffisance cardiaque → dose maximale à ne pas dépasser
– Autres : nausées, alopécie réversible à l'arrêt du traitement, asthénie, aménorrhée définitive au-delà de 35 ans
– Réactions allergiques aux sulfites : coloration bleu vert des urines

Précautions d'emploi et interactions médicamenteuses

– ECG, échographie cardiaque avant le début du traitement, surveillance FEVG
– Contraception obligatoire chez les femmes en âge de procréer
– NFS plaquettes tous les mois pendant le traitement, puis tous les 3 mois
– Registre international de suivi de la tolérance
– Accord de soins indispensable au préalable (patient prévenu)
– Effectuer TP, albumine, transaminases, gamma-GT avant traitement
– *Associations à prendre en compte* : phénytoïne (risque de convulsions par perte d'efficacité)
– ***Associations contre-indiquées*** : vaccins vivants atténués, ciclosporine, immunodépression majeure

Médicaments de la sclérose en plaques (III) : Inhibiteur des canaux potassiques

Fampridine *Liste I-15 %-Coll-Prescription réservée aux neurologues*

FAMPYRA	28 ou 56 cp. 10 mg à libération prolongée	A. 1 cp matin et soir à 12 heures d'intervalle (1)

1. Le bénéfice clinique est constaté 2 semaines après le début des traitements par un test de marché chronométré. Arrêt du traitement en l'absence de résultats.

Contre-indications

Patients épileptiques ou ayant des antécédents d'épilepsie
Insuffisance rénale légère (clcr < 80 ml/min)
Association avec des médicaments inhibiteurs du transporteur de cations organiques tels que la cimétidine

Propriétés

- Bloque les canaux potassiques, réduit le courant ionique à travers ces canaux et par conséquent prolonge la repolarisation et améliore la formation du potentiel d'action dans les axones démyélinisés
- Absorption rapide et complète, faible liaison (3 à 7 %) aux protéines plasmatiques, métabolisation hépatique par oxydation et conjugaison en dérivés inactifs, élimination rénale (90 %), demi-vie de 6 heures

Indications

- Améliorer la capacité de marche des patients adultes atteints de sclérose en plaques et présentant un handicap à la marche (EDSS 4-7)

Effets indésirables

- Très fréquents : infections urinaires
- Fréquents : insomnie, anxiété, céphalées, étourdissements, troubles de l'équilibre, tremblements, dyspnée, nausées, vomissements, constipation, douleurs dorsales, asthénie, épilepsie
- Réactions d'hypersensibilité

Précautions d'emploi et interactions médicamenteuses

- Survenue de crises d'épilepsie chez les patients traités : attention aux facteurs abaissant le seuil
- L'élimination exclusivement rénale nécessite une surveillance accrue de cette dernière
- Prudence chez les patients ayant des troubles du rythme cardio-vasculaire ainsi que des troubles de la conduction cardiaque sino-auriculaire ou auriculo-ventriculaire
- La fampridine est principalement éliminée par voie rénale, par sécrétion rénale active à 60 %. L'OCT2 est le transporteur responsable de la sécrétion active de la fampridine. C'est pourquoi l'utilisation concomitante de la fampridine et de médicaments inhibant l'OCT2, tels que la cimétidine, est contre-indiquée. La prudence s'impose lors de l'utilisation concomitante de la fampridine et de médicaments substrats de l'OCT2, par exemple le carvédilol, le propranolol et la metformine
- Grossesse : pas de données, toxicité animale sur la reproduction

Médicaments de la sclérose en plaques (IV) : Immunomodulateur polypeptidique

Glatiramère *Liste I-65 %-Coll-Réservé aux spécialistes en neurologie-Médicament d'exception*

COPAXONE *Conserver de + 2 °C à + 8 °C*	28 seringues préremplies à 20 mg/ml	A. Par voie SC (changer le site à chaque fois) : 20 mg x 1 fois/jour (1) et (2)

1. Changer de site d'injection tous les jours (abdomen, bras, hanches, cuisses).
   La 1re injection doit être réalisée sous surveillance pendant au moins 30 minutes.
2. Variabilité d'efficacité car variation de composition possible.

Contre-indications

Hypersensibilité au produit ou aux autres composants

Propriétés

- Agent immunomodulateur synthétique de nature polypeptidique (composé de 4 acides aminés = acide L-glutamique, L-alanine, L-lysine, L-tyrosine), paraissant aussi efficace que les interférons bêta, ayant des effets indésirables différents mais très fréquents
- Absence d'études de pharmacocinétique

Indications

- Sclérose en plaques évoluant par poussées, caractérisée par au moins 2 attaques avec atteinte neurologique au cours des 2 années précédentes, suivies de rémission totales ou partielles, chez des patients ambulatoires, soit capables de se déplacer sans aide
- Pas d'effet bénéfique démontré sur la progression du handicap
- Pas d'indication dans les formes progressives d'emblée ou secondairement progressives de sclérose en plaques

Effets indésirables

- Réactions très fréquentes au site d'injection (82 %) : érythème, induration, prurit, œdème, inflammation, hypersensitivité
- Réactions immédiates fréquentes (41 %) mais transitoires, dans les minutes suivant l'injection : vasodilatation (bouffée vasomotrice), oppression thoracique, dyspnée, palpitations, tachycardie, anxiété, nausées, rash, sueurs
- Fréquents (1 à 10 %) : œdèmes périphériques, arthralgies, sueurs, lymphadénopathies, asthénie, nausées, céphalées, hypertonie, syncope, herpès, candidose vaginale
- Rares (< 1 %) : rash cutané, œdème de la face, urticaire, bronchospasme, réaction anaphylactique, hépatite, modifications de la NFS, prise de poids

Précautions d'emploi et interactions médicamenteuses

- Utiliser avec prudence chez les patients ayant des antécédents de troubles cardiaques
- Bilan préalable puis régulier comportant NFS, transaminases, créatininémie
- Insuffisance rénale : surveiller attentivement la fonction rénale
- Grossesse et allaitement : utilisation déconseillée (absence de données)
- ***Association déconseillées*** : interférons bêta
- *Associations à prendre en compte* : corticoïdes (réactions au sites d'injection accrues)

Médicaments de la sclérose en plaques (V) : Immunosuppresseur (I)

Natalizumab *Liste I-Prescription hospitalière-Réservé aux neurologues*

TYSABRI (1)	Fl. 15 ml 300 mg à 20 mg/ml Solution à diluer pour perfusion	A. Perfusion de 300 mg pendant 1 heure toutes les 4 semaines (2)

1. Obligation de délivrer une carte de mise en garde compte tenu des risques.
2. Traitement à réévaluer au bout de 6 mois si pas d'effet.

Contre-indications

Hypersensibilité au produit
Grossesse, allaitement, infections opportunistes, sujets immunodéprimés
Pathologie cancéreuse évolutive (sauf les baso-cellulaires)

Propriétés

- Agent immunosuppresseur par son action inhibitrice sur les molécules d'adhésion (intégrines leucocytaires) qui réduit la réaction inflammatoire tissulaire et le recrutement de cellules immunitaires. Anticorps humanisé recombinant anti-alpha-4 intégrine
- Après administration IV, la demi-vie est d'environ 16 jours et le délai pour atteindre l'équilibre est d'environ 36 semaines ; reste dans le sang 12 semaines après l'arrêt

Indications

- Forme agressive malgré un traitement par interféron bêta, ou SEP récurrente-rémittente sévère d'évolution rapide

Effets indésirables

- Leuco-encéphalite multifocale progressive (troubles des fonctions cognitives, troubles visuels, hémiparésie, troubles du comportement) avec risque de handicap majeur, voire de décès (20 cas/6 000 patients traités en France en 2011 ; facteurs de risque : traitements immunosuppresseurs antérieurs, anticorps antivirus JC, durée de traitement > 24 mois → réévaluation régulière du rapport bénéfice/risque), autres infections opportunistes, risque d'apparition d'anticorps anti-natalizumab
- Réaction allergique post-perfusion (surveillance de 1 heure), urticaire, choc anaphylactique, réaction d'hypersensibilité
- Céphalées, vertiges, nausées, vomissements, arthralgies, fatigue, fièvre, infections diverses
- Troubles hépatiques pouvant conduire à l'arrêt

Précautions d'emploi et interactions médicamenteuses

- Perfusion lente pour limiter l'intensité de la réaction allergique, surveillance 1 heure
- Recherche d'un foyer infectieux
- Surveillance de la fonction hépatique
- Surveillance neurologique régulière et IRM annuelle
- Pas de données en cas de réadministration
- ***Associations contre-indiquées*** : interférons, acétate de glatiramère
- ***Associations déconseillées*** : immunomodulateurs ou immunosuppresseurs

Médicaments de la sclérose en plaques (VI) : Immunosuppresseur (II)

Fingolimod *Médicament d'exception-Prescription initiale hospitalière réservée aux neurologues-Durée de prescription maximale de 6 mois*

GILENYA	7 ou 28 gél. 0,5 mg	1 gél./jour (1)

1. Ne pas rattraper une dose oubliée. Peut être pris dans la suite d'un traitement par interféron sauf si neutropénie. Dans les 4 à 6 heures suivant la première administration, le taux de lymphocytes dans le sang périphérique diminue d'environ 75 % de la valeur initiale. Avec une administration quotidienne continue, le taux de lymphocytes continue à diminuer sur une période de 2 semaines, pour atteindre un taux minimal d'environ 500 cellules/µl ou environ 30 % de la valeur initiale. Un taux minimal inférieur à 200 cellules/µl a été observé chez 18 % des patients lors d'au moins un contrôle de la numération. Des taux de lymphocytes faibles sont maintenus en cas d'administration quotidienne chronique. La majorité des lymphocytes T et B circulant transitent en permanence par les organes lymphoïdes et sont les principales cellules ciblées par le produit.

Contre-indications

Syndrome d'immunodéficience connu
Patients ayant un risque accru d'infections opportunistes, en particulier les patients présentant une immunodéficience
Infections actives sévères, infections chroniques actives (hépatite, tuberculose)
Cancers diagnostiqués en évolution, à l'exception des carcinomes cutanés basocellulaires
Insuffisance hépatique sévère (classe C de Child-Pugh)
Grossesse, allaitement, absence de contraception efficace

Propriétés

- Modulateur des récepteurs à la sphingosine 1-phosphate. Il provoque la séquestration des lymphocytes sur lesquels il est fixé dans les ganglions lymphatiques, ce qui entraîne une redistribution des lymphocytes, plutôt qu'une déplétion. Cette redistribution diminue l'infiltration des lymphocytes pathogènes dans le système nerveux central, où ils seraient impliqués dans l'inflammation des nerfs et les lésions du tissu nerveux
- Absorbé lentement (tmax de 12 à 16 heures) et de façon importante (85 %), biodisponibilité orale absolue apparente de 93 %. Après administration 1 fois/jour, l'état d'équilibre des concentrations sanguines est atteint en 1 à 2 mois et les concentrations à l'état d'équilibre sont d'environ 10 fois supérieures à celles observées après la dose initiale. Forte liaison protéique 99 % (intra-erythrocytaire), demi-vie terminale apparente moyenne (t112) de 6 à 9 jours. Après administration orale, environ 81 % de la dose sont excrétés lentement dans les urines sous forme de métabolites inactifs

Indications

- Indiqué en monothérapie comme traitement de fond des formes très actives de sclérose en plaques (SEP) rémittente-récurrente pour les groupes de patients suivants :
  - Patients présentant une forme très active de la maladie malgré un traitement par l'interféron-bêta (ces patients n'ayant pas répondu à un traitement complet et bien conduit par interféron-bêta d'au moins 1 an). Les patients doivent avoir présenté au moins une poussée au cours de l'année précédente alors qu'ils étaient sous traitement et doivent présenter au moins 9 lésions hyperintenses en T2 à l'IRM cérébrale ou au moins une lésion rehaussée après injection de gadolinium. Un "non-répondeur" peut également être défini comme un patient dont le taux de poussées n'a pas changé ou a augmenté par rapport à l'année précédente, ou qui continue à présenter des poussées sévères
  - Patients présentant une sclérose en plaques rémittente-récurrente sévère et d'évolution rapide, définie par 2 poussées invalidantes ou plus au cours d'une année, associées à une ou plusieurs lésion(s) rehaussée(s) après injection de gadolinium sur l'IRM cérébrale ou une augmentation significative de la charge lésionnelle en T2 par rapport à une IRM antérieure récente

Effets indésirables

- Les plus graves : infections, œdème maculaire, bloc auriculo-ventriculaire transitoire à l'instauration du traitement, au maximum BAV 3, syndrome hémophagocytaire parfois fatal
- Les plus fréquents (incidence 10 %) : céphalées, état grippal, diarrhée, dorsalgies, hépatite (3,8 % des arrêts), toux, lymphopénie, dépression, troubles de la vision, bradycardie, HTA, eczéma, asthénie, accident vasculaire cérébral et risque d'encéphalopathie

Précautions d'emploi et interactions médicamenteuses

- Tous les patients doivent rester en observation en hôpital de jour pendant une période d'au moins 6 heures après la première prise afin de surveiller les signes et symptômes de bradycardie au maximum bloc auriculo-ventriculaire. La baisse commence dès la 1re heure et est maximale en 5 heures. En général retour à la normale dans le 1er mois
- *Alerte AFSSAPS du 20/01/2012* du fait de morts subites après l'instauration du traitement qui recommande de pratiquer un électrocardiogramme avant la 1re administration, de poursuivre la période d'observation au-delà de 24 heures en cas de trouble cardiaque significatif, jusqu'à complète résolution, en particulier en cas de :
  - Persistance à la fin de la période d'observation d'une bradycardie à moins de 40 battements/minute ou d'une diminution du rythme cardiaque de 20 battements/minute par rapport au rythme de base ou d'un bloc auriculo-ventriculaire du second degré de type Mobitz 1 (avoir atropine et isoprénaline à disposition)
  - Apparition pendant la période d'observation d'une bradycardie symptomatique ou survenue d'un bloc auriculo-ventriculaire du second degré de type Mobitz II ou de degré III
- Éviter les associations qui favorisent le risque d'allongement de QT
- Ne pas démarrer un traitement en cas d'infection notamment à virus herpès. L'immunodépression persiste 2 mois après l'arrêt du fait de la durée
- Compte tenu de sa longue vie, il faut une fenêtre thérapeutique avant la reprise de tout traitement
- Risque d'œdème maculaire majoré en cas d'uvéite ou de diabète : examen OPH indispensable à 5 mois
- Surveillance des patients souffrant d'HTA, diminution du VEMS et de la diffusion du CO
- L'isoenzyme principale impliquée dans le métabolisme du fingolimod est partiellement identifiée et peut être soit le CYP4F2 ou le CYP3A4
- Cumul d'effet immunosuppresseurs avec les anticancéreux ou autres immunosuppresseurs
- Attention aux médicaments pro-arythmogènes ou bradycardisants

Antispastiques (I)

Baclofène[G] ou Bêta-4-chlorophényl-GABA *Liste I-30 %-Coll*

LIORÉSAL	50 cp. séc. 10 mg	À dose progressive (1) : A. 5 mg x 3 fois/jour, puis jusqu'à 1 mg/kg/jour (en moyenne 30-75 mg/jour) en 3 à 4 prises aux repas E. 0,5 à 1 mg/kg/jour en 3 à 4 prises aux repas

1. Augmenter la dose par paliers de 10 mg tous les 3 jours jusqu'à la dose efficace (30-75 mg/jour en moyenne chez l'adulte, voire jusqu'à 120 mg/jour en milieu hospitalier), mais réduire la posologie en cas d'insuffisance rénale (≈ 5 mg/jour chez l'adulte).

Baclofène injectable (voie intrathécale) (2) *Liste I-Réservé aux hôpitaux*

LIORÉSAL Intrarachidien pour injection ou perfusion par voie intrathécale (3)	Amp. 0,05 mg/1 ml Amp. 10 mg/5 ml Amp. 10 mg/20 ml	Par voie intrathécale stricte en milieu médical spécialisé

2. Utilisation hors AMM à plus forte posologie → 300 mg/jour dans la réduction de la dépendance à l'alcool ; des essais thérapeutiques sont en cours.
3. Produit indiqué par voie intrathécale sous surveillance médicale spécialisée dans le traitement symptomatique de la sclérose en plaques et des lésions médullaires avec spasticité chronique sévère, et de la spasticité chronique sévère secondaire à une infirmité motrice d'origine cérébrale (patients chez lesquels la voie orale est inefficace, notamment quand la spasticité est un obstacle à la rééducation fonctionnelle).
   La posologie est strictement individuelle et doit être établie selon un protocole en 3 phases :
   - *Phase de sélection initiale* par la technique du bolus intrathécal (dose-test de 25 µg en 1 minute au minimum, augmentée par paliers de 25 µg à des intervalles de 24 heures au moins, jusqu'à l'obtention d'une réponse environ 4 à 8 heures après l'injection) → interrompre en l'absence de réponse avec une dose-test de 100 µg.
   - *Phase de détermination de la dose* chez les patients répondeurs.
   - *Traitement d'entretien* en perfusion continue à long terme (de 10 à 2 000 µg/24 h, la plupart des patients répondant à une dose de 100 à 800 µg/24 h).

Contre-indications
Hypersensibilité connue au baclofène, myasthénie
Non indiqué dans les états athétosiques et la maladie de Parkinson
Grossesse (tératogène chez l'animal)

Propriétés

- Antispastique, analogue structural de l'acide gamma-aminobutyrique (l'un des principaux neurotransmetteurs inhibiteurs au niveau médullaire), se liant avec les récepteurs GABA-B, agissant surtout au niveau médullaire présynaptique (réduction de la libération des neurotransmetteurs excitateurs), déprimant les réflexes mono- et polysynaptiques, diminuant la fréquence et l'intensité des spasmes en flexion et en extension des paraplégiques
- Absorption digestive rapide et complète, liaison aux protéines plasmatiques à 30 %, passage de la barrière hémato-encéphalique, demi-vie d'élimination de 3 à 4 heures, élimination principalement sous forme inchangée par les urines (75 % en 72 heures) et par les fèces

Indications

- Contractures spastiques de la sclérose en plaques, des affections médullaires et cérébrales
- Utilisé hors AMM dans l'aide au maintien du sevrage alcoolique (*cf.* chapitre "Psychiatrie")

Effets indésirables (dose-dépendants)

- **Somnolence**, asthénie et/ou nausées généralement transitoires, vertiges, plus rarement hypotonie musculaire (→ réduire la dose), céphalées, bouche sèche, constipation, diarrhée, vomissements, hypotension, bradycardie, troubles de la miction, énurésie, troubles de l'accommodation, dysgueusie, sueurs, réactions cutanées allergiques, dépression respiratoire, élévation des transaminases
- Troubles psychiques : insomnie, euphorie, confusion mentale, hallucinations, dépression (surtout chez les sujets âgés et/ou présentant une lésion cérébrale), léthargie
- Abaissement du seuil épileptogène (risque de crises chez les épileptiques)
- **Surdosage** : somnolence (1er signe), hypotonie musculaire, possibilité d'apnée et troubles de la conscience allant jusqu'au coma → traitement symptomatique

Précautions d'emploi

- Utiliser avec prudence en cas d'épilepsie, troubles psychiatriques, antécédents ulcéreux, affection vasculaire cérébrale, insuffisance respiratoire ou hépatique, hypertonie sphinctérienne, et chez les **conducteurs et utilisateurs de machines**
- Surveiller les fonctions hépatique et rénale et la glycémie
- Réduire fortement la posologie en cas d'insuffisance rénale (*cf.* ci-contre)
- Arrêter, sauf urgence, le traitement de façon progressive (sur 1 à 2 semaines), état confusionnel, convulsions possibles en cas d'arrêt brutal

Interactions médicamenteuses

- *Associations à prendre en compte* : antidépresseurs imipraminiques (hypotonie musculaire majorée), antihypertenseurs (effets antihypertenseurs majorés), lévodopa, médicaments dépresseurs du SNC (morphine, psychotropes)

Antispastiques (II)

Dantrolène *Liste I-30 %-Coll*

DANTRIUM	50 gél. 25 mg 30 gél. 100 mg	Spasticité pyramidale : A. 25 mg/jour puis à dose progressive jusqu'à 100 à 200 mg/jour en 2 à 3 prises aux repas (D. max. : 400 mg/jour) Prévention de l'hyperthermie maligne per-anesthésique : 1 à 2 mg/kg x 3 à 4 fois/jour pendant 1 à 2 jours avant l'intervention
DANTRIUM Injectable Délai d'action = 3 à 4 minutes Durée d'action = 3 heures *Réservé aux hôpitaux*	Fl. 20 mg Lyophilisat	Prévention de l'hyperthermie maligne per-anesthésique : perfusion IV de 2,5 mg/kg en 1 heure environ avant l'intervention Traitement de l'hyperthermie maligne per-anesthésique (1) : injection IV de 1 mg/kg à répéter si besoin jusqu'à régression des symptômes de l'hyperthermie sans dépasser 10 mg/kg en tout

1. Traitement curatif de l'hyperthermie maligne per-anesthésique (ajouter 60 ml d'eau ppi dans chaque flacon et utiliser dans les 6 heures suivantes), le dantrolène IV devant être associé aux autres mesures thérapeutiques : arrêt des anesthésiques et de la chirurgie, hyperventilation en oxygène pur, contrôle de l'acidose métabolique, refroidissement, et si nécessaire maintien de la diurèse et régulation des électrolytes.

Autres produits antispastiques

Diazépam (voir ce terme) : benzodiazépine antispastique d'efficacité globalement comparable à celles du baclofène et du dantrolène, paraissant cependant plus efficace dans les troubles spastiques d'origine médullaire, mais une posologie de 20 à 30 mg/jour voire jusqu'à 60 mg/jour est souvent nécessaire, posologie à laquelle les effets indésirables à type de somnolence et faiblesse musculaire sont importants.

Contre-indications

Insuffisance hépato-cellulaire grave, myasthénie
Certaines associations (*cf.* Interactions), intolérance au gluten

Propriétés

- Antispastique agissant directement sur les fibres musculaires striées (par inhibition des mouvements du calcium au niveau cellulaire), sans modifier la transmission neuro-musculaire (pas d'effet anesthésique local) ni la conduction nerveuse (pas d'effet curarisant), et pratiquement sans action sur les fibres musculaires lisses ou le myocarde aux doses thérapeutiques
- Absorption digestive à 80 %, diffusion ubiquitaire, demi-vie de 8 à 10 heures, élimination urinaire et intestinale sous forme de métabolites nombreux

Indications

- Formes évoluées de spasticité pyramidale associées aux hémiplégies, aux paraplégies, à la sclérose en plaques (notamment si la motricité résiduelle est bonne)
- Hyperthermie maligne per-anesthésique : prévention (voie orale ou injectable) et traitement curatif (voie injectable)
- Hyperthermies malignes dues aux neuroleptiques

Effets indésirables

- Hépatites cytolytiques (plusieurs cas mortels) plus fréquentes au-dessus de 300 mg/jour, après l'âge de 35 ans, chez la femme et en cas de prise concomittente d'œstrogènes
- Psychiques : somnolence, vertiges, asthénie, confusion mentale (régressifs lors de la réduction des doses) → à prévenir par une posologie progressive
- Digestifs : gastralgies, nausées, vomissements, diarrhée
- Urinaires : incontinence urinaire par relâchement sphinctérien, coloration des urines en orange
- Cutanés : éruptions cutanées d'aspect acnéiforme rares, anaphylaxie
- Troubles hématologiques rares : leucopénie, anémie aplastique, lymphomes
- **Surdosage** : hypotonie musculaire, diplopie, troubles psychiques (régressant lors de la réduction des doses)

Précautions d'emploi

- Utiliser à posologie très progressive jusqu'à la dose minimale efficace, sans dépasser une dose maximale de 400 mg par jour *per os*
- Bilan hépatique préalable puis surveillance des transaminases tous les mois → arrêt en cas d'élévation au-delà de 2 fois les valeurs normales
- Utiliser avec prudence en cas d'insuffisance cardiaque ou respiratoire
- Grossesse et allaitement : innocuité non établie
- Conduite automobile

Interactions médicamenteuses

- ***Associations contre-indiquées*** (avec le dantrolène IV) : bépridil, diltiazem et vérapamil (risque de fibrillation ventriculaire mortelle observée chez l'animal)
- ***Associations déconseillées*** : dihydropyridines (avec le dantrolène IV par analogie avec les autres inhibiteurs calciques), médicaments hépatotoxiques (fibrates, IMAO non sélectifs, kétoconazole...)

Médicaments de la slérose latérale amyotrophique

Riluzole[G] *Liste I-65 %-Prescription initiale annuelle par un neurologue*

RILUTEK	56 cp. 50 mg	En 2 prises orales espacées de 12 heures : A. 50 mg x 2 fois/jour (1) et (2)

1. Surveiller les transaminases → interrompre le traitement en cas d'élévation des transaminases dépassant 5 fois la limite supérieure de la normale (les transaminases sont redevenues inférieures à 2 fois la limite supérieure de la normale en 2 à 4 mois après l'arrêt, mais la réadministration est déconseillée si le taux d'ALAT a atteint ou dépassé 5 fois la limite supérieure de la normale).
   Le renouvellement de l'ordonnance initiale est possible par tout médecin, hospitalier ou de ville, généraliste ou spécialiste.
2. Pas de bénéfice à augmenter les doses.

Contre-indications

Antécédents d'hypersensibilité au riluzole ou à l'un des excipients
Maladie hépatique ou taux des transaminases > 3 N avant le traitement
Grossesse et allaitement

Propriétés

- Produit qui agirait par inhibition de processus glutamatergiques (le glutamate, principal neurotransmetteur excitateur du SNC, paraissant impliqué dans la mort cellulaire au cours de la sclérose latérale amyotrophique), permettant d'augmenter d'environ 3 mois la survie des patients atteints de SLA (médiane de survie de 17,7 mois sous riluzole contre 14,9 mois sous placebo)
- Absorption digestive à 90 % *réduite par les aliments riches en graisses*, pic plasmatique en 60 à 90 minutes, fixation à 97 % aux protéines plasmatiques, forte métabolisation hépatique par la voie du CYP 1A2, élimination par voie urinaire (90 %) surtout sous forme de glycuronides (85 %), demi-vie d'élimination de 9 à 15 heures, état d'équilibre atteint en moins de 5 jours

Indications

- Indiqué pour prolonger la durée de survie ou retarder le recours à la ventilation mécanique assistée au cours de la sclérose latérale amyotrophique (SLA) ou maladie de Charcot. Pas d'effet bénéfique dans les formes avancées

Effets indésirables (médicament relativement bien toléré)

- Hépatotoxicité (surtout dans les 3 premiers mois) : élévation des transaminases > 3 N (11 %) plus rarement > 5 N (3,8 %), des gamma-GT et de la bilirubine, avec rarement ictère
- Asthénie disparaissant en général après quelques semaines (17,5 %), nausées (14 %), céphalées (6,8 %), douleurs abdominales (5,1 %), vomissements (4 %), étourdissements (3,3 %), tachycardie (3 %), somnolence (2 %), paresthésies péribuccales (1,3 %)
- Exceptionnellement : neutropénie sévère (3 cas pour 5 000 patients), anémie, œdème de Quincke et réactions anaphylactiques, pneumopathie interstitielle (signes disparaissant le plus souvent à l'arrêt du traitement)

Précautions d'emploi

- Bilan hépatique préalable puis surveillance stricte des transaminases, tous les 15 jours pendant les 3 premiers mois, puis en moyenne tous les 2 mois → *cf.* note ci-contre pour la conduite à tenir en cas d'élévation
- Utiliser avec prudence en cas d'antécédents de dysfonctionnement hépatique ou d'élévation modérée des transaminases (< 3 fois la limite supérieure de la normale), de la bilirubine, des gamma-GT, chez les conducteurs et utilisateurs de machines (risque d'étourdissements et somnolence)
- Contrôler la NFS en cas de maladie fébrile → arrêt en cas de neutropénie
- Insuffisance rénale : utilisation non recommandée (absence d'études)
- En cas de toux sèche ou de dyspnée, faire pratiquer une radio pulmonaire

Interactions médicamenteuses (substrat du CYP 1A2)

- Possibilité de réduction de son élimination par les inhibiteurs du CYP 1A2 dont le jus de pamplemousse, ou au contraire d'augmentation de son élimination par les inducteurs de cet iso-enzyme dont le tabac (*cf.* Inducteurs et inhibiteurs enzymatiques)

Myorelaxants à action périphérique : Toxines botuliques

Toxine botulique de type A *Liste I-Réservé aux hôpitaux-Coll-Réservé aux spécialistes en neurologie, OPH, ORL, chirurgie, dermatologie*

BOTOX 50 ou 100 ou 200 *Conserver de + 2 °C à + 8 °C (réfrigérateur)*	Fl. 50 ou 100 ou 200 unités Allergan à diluer par du NaCl à 0,9 % (1 Unité Allergan = DL 50 chez la souris par voie intrapéritonéale)	Utilisable chez l'adulte et l'enfant > 2 ans (1) par voie intramusculaire ou intradermique stricte
DYSPORT 300 ou 500 *Conserver de + 2 °C à + 8 °C (réfrigérateur)*	Fl. 300 ou 500 unités Speywood à diluer par du NaCl à 0,9 % (1 Unité Speywood = DL 50 chez la souris par voie intrapéritonéale)	Réservé à l'adulte (2)
XEOMIN 50 ou 100 (3)	50 ou 100 U DL 50 Poudre pour soluté injectable	Réservé à l'adulte (3)

1. À titre indicatif, dans le blépharospasme bilatéral, la posologie initiale utilisée est de 17,5 unités Allergan par œil, la dose totale ne devant pas dépasser 100 unités Allergan tous les 3 mois.
2. À titre indicatif, dans le blépharospasme bilatéral, la posologie utilisée est de 80 à 120 unités Speywood par œil.
3. Uniquement dans le blépharospasme et le torticolis spasmodique de l'adulte.

Toxine botulique de type B *Liste I-Réservé aux hôpitaux-Coll-Réservé aux spécialistes en neurologie, OPH, ORL, chirurgie, dermatologie*

NEUROBLOC 5 000 UI/ml *Conserver de + 2 °C à + 8 °C (réfrigérateur)*	Fl. 2 500 U/0,5 ml Fl. 5 000 U/1 ml Fl. 10 000 U/2 ml	Réservé à l'adulte (4)

4. Médicament constituant une alternative *en cas de résistance immunologique à la toxine botulique de type A* (concernant moins de 1 % des patients en France, mais 10 % aux États-Unis où les protocoles d'injections sont différents), généralement acquise à la suite d'injections trop rapprochées (sept sérotypes antigéniques existent, numérotés de A à G) : la toxine botulique de type B est efficace chez environ 50 % des patients chez qui la toxine botulique de type A est devenue inefficace.
Indiqué dans le traitement de la dystonie cervicale (torticolis spasmodique) : la posologie initiale utilisée est de 5 000 à 10 000 U réparties entre les deux à quatre muscles les plus touchés.

La posologie exacte et le nombre de sites d'injection doivent être adaptés à chaque individu d'après la taille, le nombre et l'emplacement des muscles impliqués, la sévérité de la spasticité, la présence d'une faiblesse musculaire localisée et la réponse du patient au traitement précédent.
Les doses recommandées ne sont pas interchangeables car les unités de toxines (exprimées en unité Allergan) ne sont pas les mêmes.
Réserver le maniement à des professionnels entraînés.

Contre-indications
Myasthénie, grossesse, allaitement, hypersensibilité aux produits ou aux excipients

Propriétés

- Neurotoxine extrêmement puissante, produite par *Clostridium botulinium* et ayant une action curaromimétique (paralysie musculaire en bloquant la libération d'acétylcholine au niveau de la jonction neuro-musculaire)
- Son effet est transitoire, imposant la répétition des injections : il apparaît en 3 à 10 jours, est maximal après 8 à 15 jours, et persiste au moins 1 mois (40 % des patients), 2 mois (30 % des patients), 3 mois (16 % des patients), voire 4 à 6 mois (14 % des patients)

Indications

- Hyperactivité détrusorienne neurologique conduisant à une incontinence urinaire chez les blessés médullaires, et dans la sclérose en plaques et utilisant l'autosondage
- Blépharospasme → amélioration chez 80 à 90 % des patients
- Torticolis spasmodique (formes invalidantes), dystonies cervicales rotationelles → amélioration chez 75 % des patients
- Spasme hémifacial → amélioration chez 75 % des patients
- Spasticité du membre supérieur et inférieur consécutive à un accident vasculaire cérébral ou d'autres causes chez l'adulte et l'enfant
- Traitement de la déformation dynamique du pied en équin chez l'enfant présentant une spasticité due à une infirmité motrice cérébrale et autre état spastique chez l'enfant
- Strabisme si contre-indication à la chirurgie ou résultats insuffisants (amélioration chez 60 % des patients), paralysies oculomotrices récentes, myopathie thyroïdienne récente
- Hyperhidroses axillaires et/ou palmaires sévères avec retentissement social sévère
- Hors AMM : dystonies de fonction (crampes de l'écrivain, des musiciens), dystonies oromandibulaires, dystonies laryngées spasmodiques, syndrome de Frey

Effets indésirables

- En cas d'injection trop profonde ou mal orientée : ptosis durant 6 à 8 semaines (en cas de diffusion dans le releveur de la paupière), diplopie transitoire (si diffusion excessive dans les muscles oculo-moteurs), dysphagie et risque de fausses routes durant 2 à 4 semaines (pneumopathie d'inhalation, détresse respiratoire sévère) avec dysphonie et diminution de la force des muscles du cou (si diffusion excessive dans le muscle sterno-cléido-mastoïdien), chute de la commissure labiale (en cas d'injection dans le releveur de la commissure labiale en plus des injections effectuées autour de la fente palpébrale), faiblesse musculaire, asthénie (effet du traitement)
- Sécheresse oculaire, voire kératite, surtout chez les patients souffrant de paralysie faciale ou de blépharospasme (par diminution du clignement)
- Transitoires : larmoiement, photophobie, ectropion, gonflement des paupières, douleur au site d'injection, infections virales
- Exceptionnels : réaction allergique, cas très exceptionnels de décompensation cardiaque (4 cas dont 3 mortels sur 12 000 injections), et de faiblesse musculaire en cas de débord du produit

Précautions d'emploi et interactions médicamenteuses

- Utilisation délicate, réservée aux spécialistes ayant l'expérience de ce traitement
- Respecter un intervalle minimum de 2 mois entre deux périodes d'injections, car des anticorps anti-toxine (apparaissant dans 12,5 % des cas) peuvent réduire l'activité
- Réduire la posologie, notamment pour la première injection, en cas d'antécédents d'atteinte neurogène de la face et chez les sujets > 70 ans
- Enfant < 12 ans : innocuité non démontrée (absence d'études)
- ***Associations déconseillées*** : curarisants (monitorage obligatoire), aminosides

Autres médicaments du système nerveux (I) : Nimodipine

Formes orales *Liste I-Réservé aux hôpitaux-Coll-Prescription hospitalière*

NIMOTOP 30 mg	90 cp. 30 mg 36 sac. granulés effervescents 30 mg	Par voie orale en 6 prises : 360 mg/jour en 6 prises (60 mg toutes les 4 heures) pendant 3 semaines

Formes injectables *Liste I-Réservé aux hôpitaux-Coll*

NIMOTOP 10 mg/50 ml Délai d'action = quelques minutes Durée d'action = 1 à 2 heures	5 fl. 50 ml = 10 mg (sol. alcoolique) (1)	En perfusion IV continue : posologie ci-dessous (2)

1. Contient jusqu'à 10 g d'alcool pour 50 ml.
2. Perfusion veineuse continue à la seringue électrique (*en proscrivant tout matériel en PVC*) en débutant par 1 mg soit 5 ml/h (0,25 µg/kg/min) pendant 2 heures : en l'absence d'une baisse significative de la pression artérielle, la posologie devra être augmentée après la 2e heure à 2 mg soit 10 ml/h (0,50 µg/kg/min), et au contraire réduite à 0,5 mg soit 2,5 ml/h (0,125 µg/kg/min) en cas d'intolérance.
   L'administration intraveineuse de la nimodipine doit être entreprise le plus tôt possible après l'apparition des signes ischémiques et poursuivie pendant au moins 5 jours et au plus 15 jours (en moyenne 12 jours avec relais *per os* pendant 10 jours) : il est recommandé de la maintenir pendant l'anesthésie, la chirurgie, les angiographies.
   Si une chirurgie d'exclusion de l'anévrysme est effectuée sous nimodipine intraveineuse, il est recommandée de poursuivre celle-ci au moins pendant les 4 jours post-opératoires : au cours de la chirurgie d'exclusion d'un anévrysme, il est recommandé d'instiller par voie intracisternale un soluté de nimodipine dilué, à raison de 1 ml de nimodipine dans 19 ml de soluté de Ringer (réchauffer ce soluté à 37 °C auparavant et l'utiliser dans les 10 minutes suivant sa préparation).

Altéplase Actilyse : traitement fibrinolytique de l'accident vasculaire cérébral ischémique à la phase aiguë

Le traitement doit être instauré dans les 6 heures suivant l'apparition des symptômes d'accident vasculaire cérébral et après avoir exclu le diagnostic d'hémorragie intracrânienne par des techniques appropriées d'imagerie (*cf.* Thrombolytiques dans le chapitre "Cardiologie").

Contre-indications
Grossesse (innocuité non démontrée)

Propriétés

- Inhibiteur calcique sélectif du canal calcique lent, de la famille des dihydropyridines (produits qui agissent au niveau vasculaire de façon prépondérante avec un effet vasodilatateur artériel très puissant, supérieur à celui des autres inhibiteurs calciques), ayant une action vasodilatatrice sur les vaisseaux cérébraux *plus sélective* que celle des autres inhibiteurs calciques, et dont *l'efficacité clinique est démontrée* dans la prévention et le traitement des vasospasmes des artères cérébrales secondaires à une hémorragie méningée (survenant dans 30 à 60 % des cas entre 4 et 10 jours après l'hémorragie, entraînant la mort ou laissant un déficit neurologique sévère dans 50 % des cas)
- Absorption digestive rapide mais avec effet de premier passage hépatique important (biodisponibilité de 8 à 10 %), fixation à 98 % aux protéines plasmatiques, demi-vie courte (1 à 2 heures), élimination biliaire après métabolisation en dérivés inactifs

Indications

- Forme orale : prévention des déficits neurologiques ischémiques sévères et des décès consécutifs au vasospasme des artères cérébrales secondaire à une hémorragie méningée par rupture d'anévrisme cérébral (réduction de 75 % de la mortalité et de la morbidité sévère dues à un tel vasospasme)
- Forme injectable : traitement des déficits neurologiques consécutifs à une hémorragie sous-arachnoïdienne par rupture d'anévrisme cérébral

Effets indésirables (mineurs)

- Possibilité de céphalées, rougeur du visage, douleurs gastro-intestinales, nausées, diminution de la pression artérielle, élévation transitoire des transaminases, des phosphatases alcalines et de la gamma-GT, veinite au point d'injection, thrombopénie, céphalées, vasodilatation, nausées
- **Surdosage** : baisse de la pression artérielle, bradycardie initiale, puis tachycardie → arrêt du traitement, injection IV de vasopresseur (dopamine) en cas d'hypotension importante

Précautions d'emploi

- **Attention** : ne pas diluer, ni conserver ou administrer dans des récipients en PVC
- Utiliser avec prudence en cas d'œdème cérébral ou d'hypertension intracrânienne
- Utiliser la forme injectable avec prudence en cas d'insuffisance hépatique (réduire si besoin la posologie en raison de son métabolisme hépatique réduit), d'insuffisance cardiaque évoluée, de troubles de la conduction intracardiaque
- Le traitement préventif doit débuter le plus tôt possible après l'hémorragie méningée et être poursuivi pendant 3 semaines
- Le traitement curatif doit débuter le plus tôt possible après l'apparition des signes ischémiques et être poursuivi pendant au moins 5 jours et au plus 15 jours : il est recommandé de le maintenir pendant l'anesthésie, la chirurgie, les angiographies

Interactions médicamenteuses

- ***Associations contre-indiquées*** (avec le soluté injectable contenant de l'alcool) : disulfirame et autres médicaments à effet antabuse (risque de fibrillation ventriculaire chez l'animal)
- ***Associations déconseillées*** : autres antagonistes du calcium (dihydropyridines, diltiazem, bépridil, vérapamil), dantrolène injectable, méthyldopa
- *Associations à utiliser avec précaution* : alpha-1-bloquants, ciclosporine
- *Associations à prendre en compte* : bêta-bloquants, acide valproïque et valpromide

Autres médicaments du système nerveux (II) : Syndrome des myoclonies post-anoxiques

Oxitriptan (L-5 Hydroxy-tryptophane) *Liste I-30 %-Coll*

LÉVOTONINE	100 gél. 100 mg	A. 700 à 1 000 mg/jour soit 7 à 10 gél./jour en 3 prises aux repas (1) E. < 15 ans : 0,3 à 7 mg/kg/jour (D. max. : 10 mg/jour), diluer les gélules dans de l'eau

1. En début de traitement, la dose doit être augmentée graduellement sur 2 à 4 semaines. Réponse rapide en 7 jours.

Contre-indications

Insuffisances rénales sévères
Tumeurs carcinoïdes de l'intestin grêle
Association aux IMAO non sélectifs

Propriétés

– Précurseur de la sérotonine franchissant la barrière hémato-encéphalique, décarboxylé dans le cerveau en sérotonine (qui est métabolisée en 5-hydroxy-indole acétique éliminé par voie urinaire), agissant de façon rapide dans les myoclonies (en 7 jours environ)

Indications

– Syndrome des myoclonies post-anoxiques de Lance et Adams

Effets indésirables

– Possibilité de nausées, vomissements, diarrhée, somnolence, céphalées, allergie, urticaire, voire syndrome hyperéosinophile-myalgie
– Rhinite, désinhibition, agitation, irritabilité

Précautions d'emploi

– Éliminer une affection cardiaque ou rénale avant le traitement
– Grossesse et allaitement : innocuité non démontée
– Présence de 5HIAA dans les urines → interaction avec les dosages
– Épilepsie : risque d'aggravation des crises
– Pas d'arrêt brutal sous peine de syndrome de sevrage

Interactions médicamenteuses

– *Associations contre-indiquées* : antidépresseurs imipraminiques et IMAO
– *Associations déconseillées* : sympathomimétiques α et β par voie parentérale, linézolide, inhibiteurs de la décarboxylase périphérique : augmentation du taux sanguin, adrénaline : troubles du rythme ventriculaire par surdosage

Autres médicaments du système nerveux (III) : Traitement des myotonies

Mexilétine AP-HP *Liste I-65 %-Prescription hospitalière (surveillance particulière)*

MEXILÉTINE AP-HP	50 gél. 200 mg	A. Débuter par 1 gél. à 200 mg puis augmenter progressivement jusqu'à 600 mg/jour en 3 prises (sous surveillance ECG en évitant la position allongée)

Contre-indications

Hypersensibilité à l'un des composants, aux anesthésiques locaux
Infarctus du myocarde et antécédent, insuffisance cardiaque
Bloc de branche complet, bloc bifasciculaire,
bloc auriculoventriculaire de 2ᵉ et 3ᵉ degrés
Maladie du sinus auriculaire non appareillé
Insuffisance hépatique et rénale sévère

Indications

– Traitement symptomatique des syndromes myotoniques (dystrophies myotoniques et myotonies non dystrophiques ou canalopathies), bloqueur des canaux sodiques

Effets indésirables

– Très fréquents : sensation de vertige, dyspepsie, dysgueusie
– Fréquents : vomissements, somnolence, tremblement, nystagmus, paresthésie, ataxie, vision floue, palpitation, nausée, douleur épigastrique, éruption cutanée
– Peu fréquents : convulsions, troubles de l'élocution, bradycardie, hypotension artérielle, bouffée vasomotrice, leucopénie, thrombopénie, syndrome lupique, anticorps antinucléaire, syndrome d'hypersensibilité, hallucinations, confusion mentale, diplopie, bloc auriculoventriculaire, arythmie, collapsus cardiovasculaire, fibrose pulmonaire, ulcère œsophagien, enzymes hépatiques (augmentation), érythrodermie, syndrome de Stevens-Johnson

Précautions d'emploi et interactions médicamenteuses

– La mexilétine peut aggraver une arythmie préexistante diagnostiquée ou non car elle a des propriétés antiarythmiques de la classe Ib
– **Surveillance de l'ECG** avant et pendant le traitement. L'apparition d'un trouble du rythme cardiaque doit faire réévaluer le bénéfice de la poursuite du traitement
– Le métabolisme et l'élimination de la mexilétine sont retardés chez les patients ayant une cirrhose hépatique décompensée
– Surveillance de la kaliémie et de la magnésémie avant et pendant le traitement
– Éviter la conduite automobile dans les premières semaines de traitement
– Chez les patients épileptiques, la mexilétine peut majorer le nombre de crises
– Femme enceinte : pas de données, pas d'effet tératogène dans 2 espèces animales
– ***Associations contre-indiquées*** : antiarythmiques pouvant donner des torsades de pointe
– ***Associations déconseillées*** : antiarthmiques de la classe Ib
– *Associations à prendre en compte* : fluvoxamine (majoration des effets indésirables), inducteurs enzymatiques (phénytoïne, rifampicine), théophylline, caféine

Autres médicaments du système nerveux (IV) : Maladie de Huntington

Tétrabénazine[G] *Liste I-Réservé aux spécialistes en neurologie-Coll-Médicament d'exception*

XENAZINE TEMODIS	112 cp. séc. 25 mg	À dose progressive : A. 25 mg x 2 à 3 fois/jour (D. max. : 200 mg/jour)

Contre-indications

Hypersensibilité à la tétrabénazine ou à l'un des constituants
2 semaines après instauration d'un IMAO, maladie de Parkinson et syndrome hypokinétique, hypertonique
Dépression sévère mal contrôlée
Grossesse et allaitement, certaines associations (*cf.* Interactions)

Propriétés

- Dérivé de la benzylquinolizine, entraînant une déplétion en dopamine et en autres monoamines au niveau du SNC, expliquant la réduction des mouvements anormaux hyperkinétiques. Famille des neuroleptiques (inhibiteur sélectif du transport des mono-amines dans les vésicules neuronales présynaptiques)
- Absorption digestive rapide, liaison à 80 % aux protéines plasmatiques, métabolisation avec important effet de premier passage hépatique, élimination urinaire sous forme de métabolites conjugués, demi-vie d'élimination d'environ 5 heures

Indications

- Mouvements anormaux liés à la maladie de Huntington
- Hémiballisme

Effets indésirables (réversibles à l'arrêt)

- Psychiques : insomnie, anxiété, nervosité, dépression, somnolence, fatigue, troubles de la mémoire, confusion
- Neurologiques : troubles de l'équilibre, vertiges, tremblements, akathisie, réaction dystonique, crise oculogyre, syndrome parkinsonien, syndrome malin des neuroleptiques
- Autres : céphalées, nausées, vomissements, diarrhée, hypotension orthostatique, risque d'allongement de l'espace QT

Précautions d'emploi et interactions médicamenteuses

- Utiliser avec prudence chez les parkinsoniens (risque d'aggravation ou de syndrome malin des neuroleptiques), chez les conducteurs et utilisateurs de machines, ne pas utiliser chez les patients traités pour syndrome dépressif
- Arrêter le traitement en cas d'hyperthermie inexpliquée (syndrome malin)
- Insuffisance rénale et enfants : utilisation déconseillée en l'absence de données
- Insuffisance hépatique : aucun ajustement de la posologie
- Sujets âgés : commencer à demi-dose et ne pas dépasser 75 mg/jour
- Interrompre le traitement de façon progressive (car risque de syndrome malin)
- ***Association contre-indiquées*** : IMAO non sélectifs (risque de crises hypertensives), lévodopa et agonistes dopaminergiques (antagonisme réciproque)
- *Associations à prendre en compte* : antihypertenseurs et bêta-bloquants (risque d'hypotension orthostatique), médicaments dépresseurs du SNC (effet sédatif), médicaments et substances sédatives

Autres médicaments du système nerveux (V) : Amylose à transthyrétine (TTR)

Tafamidis meglumine *Liste I-Médicament orphelin-Prescription hospitalière réservée aux neurologues*

VYNDAQEL (1)	Boîte de 30 capsules molles 20 mg	1 capsule 20 mg/jour pendant ou en dehors des repas (2)

1. Actuellement en ATU de cohorte depuis 2011. AMM sous conditions exceptionnelles.
2. Ne pas casser ou couper ou écraser la gelule.

Contre-indications

Hypersensibilité au tafamidis
Grossesse, allaitement, absence de contraception féminine efficace
Intolérance au fructose (contient du sorbitol)

Propriétés

- Stabilisateur spécifique de la transthyrétine (TTR). L'amylose à TTR est une neuropathie dégénérative axonale. La dissociation du tétramère de TTR en monomères est l'étape limitante dans la pathogénie de l'amylose à TTR. Les monomères subissent une dénaturation partielle pour produire alternativement des intermédiaires monomériques amyloïdogéniques. Ces intermédiaires se rassemblent alors en oligomères solubles, profilaments, filaments et fibrilles amyloïdes. Le tafamidis se lie de façon non spécifique aux deux sites de liaison de la TTR lors de la formation des tétramères de TTR empêchant la dissociation en monomères et la progression de la maladie
- Tmax : 1,75 h, liaison protéique 99,9 %, métabolisme hépatique, demi-vie d'élimination de 59 heures
- Les effets sur l'évolution des atteintes cardiaques ne sont pas encore établis

Indications

- Traitement de l'amylose à transthyrétine (TTR) chez les patients adultes présentant une polyneuropathie symptomatique de stade 1 pour ralentir la progression de la neuropathie périphérique
- *NDR* : les patients doivent être inclus dans un registre de l'amylose à TTR (THAOS)

Effets indésirables

- Les plus fréquents : diarrhées, céphalées, infections urinaires, infections vaginales, douleurs abdominales hautes

Précautions d'emploi et interactions médicamenteuses

- Femme en âge de procréer : chez la descendance de lapin, modifications du squelette, réduction de poids et augmentation des morts fœtales → nécessité d'une contraception efficace pendant le traitement (et encore 1 mois après l'arrêt) ainsi que chez les femmes partenaires d'un homme traité
- Transplantation hépatique : le traitement doit être interrompu apres transplantation
- Insuffisance rénale ou hépatique sévère : pas de données
- Non métabolisé par les cytochromes
- Pas d'interaction connue

Autres médicaments du système nerveux (VI)

Piracétam[G] (1) *Liste II-Coll-Non remboursé*

NOOTROPYL	45 ou 90 cp. séc. 800 mg 30 amp. buv. 1,2 g	A. 1 cp. x 3 fois/jour ou 1 amp. buv. x 2 fois/jour
NOOTROPYL	Sol. buv. 125 ml à 200 mg/ml avec pipette graduée par zones de 10 kg de poids	A. 1 càc x 3 fois/jour E. > 30 kg : 50 mg/kg/jour en 3 prises
GABACET	60 gél. 400 mg 30 amp. buv. 1,2 g	A. 2 gél. x 3 fois/jour ou 1 amp. buv. x 2 fois/jour
NOOTROPYL Injectable *Réservé aux hôpitaux*	20 amp. 15 ml = 3 g 60 amp. 5 ml = 1 g	A. 1 g x 3 fois/jour par voie **IM** ou **IV** ou en perfusion **IV** (2)

1. Seule l'indication myoclonies d'origine corticale est désormais remboursée.
2. Début du traitement : 6 à 8 g/jour. Augmentation posologique par paliers de 3 g tous les 3 jours jusqu'à l'obtention d'un bénéfice. Ne pas dépasser 24 g pour les myoclonies d'origine corticale.

Contre-indications

Hypersensibilité au produit ou aux autres dérivés de la pyrrolidone ou à un excipient
Hémorragie cérébrale, insuffisance rénale sévère
Chorée de Huntington
Grossesse (innocuité non établie)

Propriétés

– Dérivé de la pyrrolidone ayant expérimentalement des propriétés anti-anoxiques

Indications

– Traitement d'appoint à visée symptomatique du déficit pathologique cognitif et neurosensoriel chronique du sujet âgé (à l'exclusion de la maladie d'Alzheimer et des autres démences), des vertiges, traitement d'appoint de la dyslexie chez l'enfant (non remboursé dans ces trois indications)
– Myoclonies d'origine corticale (voie veineuse et solution buvable à 20 %)

Effets indésirables

– Nervosité, agitation, insomnie, nausées, vomissements, diarrhée, gastralgies
– Réactions allergiques possibles, leucopénie, thrombopénie. En cas de voie veineuse, risque de phlébite au point de perfusion

Précautions d'emploi et interactions médicamenteuses

– Espacer les doses ou diminuer la posologie en cas d'insuffisance rénale
– Utilisation non recommandée chez les patients ayant des troubles de l'hémostase, une hémorragie sévère ou qui doivent subir une intervention chirurgicale
– *Associations à prendre en compte* : anticoagulants oraux (augmentation de l'effet)

Pathologies du sommeil (I) : Catalepsie (I)

Modafinil[G] *Liste I-65 %-Médicament d'exception-Prescription hospitalière réservée aux neurologues, aux pneumologues et aux médecins en centre du sommeil*

MODIODAL* (1)	30 cp. 100 mg	A. 200 à 400 mg/jour en 2 prises (matin et midi) Débuter par 200 mg

1. Sympathomimétique d'action centrale.
Indications : somnolence diurne associé à une narcolepsie avec ou sans cataplexie ; hypersomnies idiopathiques ; somnolence excessive résiduelle d'un syndrome d'apnée du sommeil correctement appareillé.

Méthylphénidate *Stupéfiants-Règle des 28 jours-Prescription initiale hospitalière réservée aux neurologues, aux psychiatres et aux médecins en centre du sommeil*

RITALINE* (2)	30 cp. séc. 10 mg	A. et E. > 6 ans : monter les doses jusqu'à 30 mg/jour en moyenne sans dépasser 60 mg/jour

2. Indications : narcolepsie avec ou sans catalepsie en cas d'échec du modafinil chez l'adulte et l'enfant > 6 ans.

* Voir les propriétés, effets indésirables, précautions d'emploi
et interactions médicamenteuses au chapitre "Psychiatrie et addictologie".

Pathologies du sommeil (II) : Catalepsie (II)

Oxybate de sodium

Stupéfiants-Coll-Prescription limitée à 28 jours sur ordonnance sécurisée-Prescription initiale hospitalière réservée aux neurologues et aux médecins en centre du sommeil-Renouvellement non restreint

XYREM (1)	Fl. 180 ml solution buvable à 500 mg/ml avec 1 seringue de 10 ml, 2 godets doseurs de 90 ml (2)	Posologie : *cf.* ci-dessous (3) et (4)

1. Contient du Na : attention chez les insuffisants cardiaques. Ne se conserve pas plus de 40 jours après ouverture du flacon.
2. Chaque dose doit être diluée dans 60 ml d'eau dans un verre doseur avant l'ingestion.
3. L'absorption est rapide mais incomplète après administration orale (25 %) ; elle est retardée et diminuée par un repas riche en graisses. Très hydrophile, non lié aux protéines plasmatiques, le produit est éliminé principalement par métabolisme avec une demi-vie de 0,5 à 1 heure. La pharmacocinétique n'est pas linéaire ; l'aire sous la courbe (ASC) est multipliée par 3,8 lorsque la dose est doublée de 4,5 g à 9 g. La pharmacocinétique n'est pas modifiée lors de prises répétées. Élimination presque entièrement par biotransformation en gaz carbonique, éliminé ensuite par expiration. En moyenne, moins de 5 % est éliminé sous forme inchangée dans l'urine 6 à 8 heures après administration. Excrétion fécale négligeable.
4. Adultes : la posologie initiale est de 4,5 g/jour d'oxybate de sodium fractionné en 2 prises de 2,25 g jusqu'à une posologie maximale de 9 g/jour à fractionner en 2 prises identiques de 4,5 g/dose ; adaptée par paliers de 1,5 g/jour (soit 0,75 g/dose). Un minimum de 1 à 2 semaines est recommandé entre chaque augmentation de posologie.
   L'alimentation réduit la biodisponibilité de l'oxybate de sodium ; par conséquent, les patients doivent prendre leur repas au moins quelques (2-3) heures avant la première prise d'oxybate de sodium. Les patients doivent toujours observer le même délai entre la prise du traitement et le repas. 1re dose au coucher, 2e dose 4 heures plus tard. Pas d'expérience chez l'enfant.

Contre-indications

Traitement par opiacé ou barbituriques
Patient < 18 ans, épilepsie, porphyrie, grossesse et allaitement, dépression sévère, hypersensibilité à un des composants, insuffisance hépatique sévère

Propriétés

- Dépresseur du système nerveux central qui réduit la somnolence diurne excessive et la cataplexie chez les patients narcoleptiques et modifie l'architecture du sommeil réduisant le sommeil de nuit fragmenté. Administré avant le sommeil nocturne, il augmente la durée du sommeil de stades 3 et 4 ainsi que la latence du sommeil, tandis qu'il réduit les endormissements en sommeil paradoxal

Indications

- Traitement de la narcolepsie chez les patients adultes présentant une cataplexie

Effets indésirables

- Troubles psychiatriques :
  - *Fréquents* : rêves anormaux, confusion, désorientation, cauchemars, somnambulisme, dépression, troubles du sommeil, cataplexie, anxiété, insomnie insomnie de milieu de nuit, nervosité
  - *Peu fréquents* : psychose, paranoïa, pensée anormale, hallucination, agitation, tentative de suicide, insomnie d'endormissement
- Troubles neurologiques :
  - *Très fréquents* : étourdissements, maux de tête, anorexie, vision trouble, hypertension, sueurs
  - *Fréquents* : paralysie du sommeil, somnolence, tremblements, troubles de l'équilibre, chute, troubles de l'attention, hypo-esthésie, paresthésie, sédation, fatigue, sensation d'ébriété, œdème périphérique, incontinence urinaire ou fécale
  - *Peu fréquents* : myoclonies, amnésie, syndrome des jambes sans repos
- Nausées, vomissement, douleur abdominale haute, diarrhée, crampes musculaires, arthralgies, énurésie nocturne, incontinence urinaire
- Pas de syndrome de sevrage franc à l'arrêt, cependant les effets indésirables tels que insomnie, maux de tête, anxiété, étourdissements, troubles du sommeil, somnolence, hallucinations, et troubles psychotiques ont été observés à l'arrêt du traitement

Précautions d'emploi

- Risque d'abus et dépendance : l'oxybate de sodium est le sel de sodium du gamma hydroxybutyrate (GHB), un dépresseur du système nerveux central (SNC) présentant un risque d'abus bien connu. Les médecins devront rechercher chez les patients un antécédent d'abus médicamenteux et les suivre avec attention
- Dépression du SNC : l'usage concomitant de l'alcool ou de tout produit dépresseur du SNC et l'oxybate de sodium peut conduire à une potentialisation des effets dépresseurs centraux de l'oxybate de sodium, risque de crises chez l'épileptique
- Dépression respiratoire : l'oxybate de sodium peut provoquer une depression respiratoire. Avant d'augmenter la posologie les prescripteurs devront être avertis que des apnées du sommeil surviennent chez 50 % des patients narcoleptiques. Attention chez les patients obèses
- Possible augmentation des avortements spontanés au 1er trimestre de la grossesse. N'est pas recommandé chez la femme enceinte

Interactions médicamenteuses

- Benzodiazépines : compte tenu de la possibilité d'augmentation du risque de dépression respiratoire, l'utilisation concomitante de benzodiazépines et d'oxybate de sodium doit être évitée, de même que la prise d'alcool
- L'oxybate de sodium ne devra pas être utilisé en association avec des hypnotiques sédatifs ou avec d'autres dépresseurs du SNC

Notes

Chapitre 16

Ophtalmologie

Collyres entamés (conservation)
La durée légale d'utilisation des collyres entamés est de 1 mois. Le patient devra noter la date d'ouverture sur chaque flacon de collyre.

En cas de traitement associant plusieurs types de collyres, un intervalle de 3 à 5 minutes entre 2 instillations successives est nécessaire et suffisant pour préserver l'action de tous les collyres.

Conduite à tenir devant un œil rouge et douloureux

– Vérifier le caractère réellement douloureux (différent d'une simple gêne, comme dans les conjonctivites)
– Si unilatéral et associé à une baisse d'acuité visuelle, les trois diagnostics à évoquer en urgence sont les suivants :

Fermeture aiguë de l'angle irido-cornéen

– En faveur : douleurs intenses avec nausées, vision très abaissée, œil dur (palpation), pupille en semi-mydriase, cornée trouble (l'iris paraît terne, en comparaison de l'autre œil)
– Ne pas tenter de dilater la pupille par des collyres mydriatiques
– Débuter en urgence le traitement par acétazolamide par voie orale

Kératite épithéliale aiguë

– En faveur : photophobie importante, antécédents de traumatisme oculaire, de port de lentilles, d'épisodes identiques (évoquer un herpès, une anomalie de la cornée pré-existante...)
– Ne pas prescrire de corticoïdes topiques sans avoir éliminé formellement une infection
– Possibilité d'atténuer les douleurs par application d'une pommade à la vitamine A, en attendant l'avis spécialisé

Uvéite antérieure aiguë

– En faveur : antécédents d'épisodes identiques (évoquer une maladie générale auto-immune ou infectieuse), antécédent récent (moins de 1 an) d'une intervention intra-oculaire (cataracte, injection intravitréenne...), caractère souvent modéré des douleurs et de la baisse de la vision (non formel)
– Ne pas perdre de temps si suspicion d'infection post-opératoire et adresser en urgence dans un milieu ophtalmologique chirurgical (pour prélèvement intra-oculaire puis injection locale d'antibiotiques)
– Ne pas prescrire de corticoïdes topiques sans avoir éliminé formellement une infection
– Si unilatéral sans baisse d'acuité visuelle, évoquer en priorité une sclérite ou une épisclérite
– Si unilatéral avec baisse d'acuité visuelle, évoquer en priorité une uvéite associée à une infection à *virus herpès simplex*, à *varicelle-zona* ou à *Toxoplasma gondii*, et éviter d'entreprendre un traitement par corticoïde sans examen ophtalmologique spécialisé
– Si bilatéral, évoquer en priorité une uvéite liée à une maladie générale (auto-immune ou infectieuse)

Conduite à tenir devant une baisse d'acuité visuelle (BAV) rapidement progressive

- Mesurer le niveau de perte visuelle, de loin et de près (échelles ophtalmologiques adaptées ou distance maximale de comptage des doigts)
- Dans les atteintes unilatérales (les plus fréquentes), certaines caractéristiques sont évocatrices :

En cas de BAV très rapide et sévère (voire brutale et complète)

- Évoquer une occlusion de l'artère centrale de la rétine ou des artères ciliaires postérieures (NOIAA = neuropathie optique ischémique antérieure aiguë)
- Dans les deux cas, évoquer en premier lieu une maladie de Horton et débuter le traitement corticoïde au moindre doute
- La cause la plus fréquente est cependant l'athéromatose, beaucoup plus rarement les embolies

En cas de BAV relativement rapide

- En faveur d'une occlusion de la veine centrale de la rétine (ou de ses branches principales) : sujet plutôt âgé, terrain "vasculaire", sténose carotidienne, hyperviscosité
- En faveur d'une neuropathie optique rétrobulbaire : sujet plutôt jeune, notion de syndrome pseudo-grippal, antécédents connus de démyélinisation ou de syndrome déficitaire transitoire
- En faveur d'une uvéite postérieure pure : notion de maladie oculaire ou générale évocatrice, épisodes identiques

En cas de phosphènes ou myodésopsies

- Évoquer en premier lieu un décollement de la rétine avec atteinte maculaire récente (urgence chirurgicale)
- Évoquer une migraine accompagnée si scotome scintillant

En cas de myodésopsies majeures (pluie de suie)

- Évoquer en premier lieu une hémorragie intravitréenne (sur rétinopathie diabétique et/ou décollement de rétine)

En cas de métamorphopsies d'apparition rapide

- Évoquer en premier lieu une poussée néovasculaire dans une dégénérescence maculaire liée à l'âge (même si celle-ci n'était pas connue)

En cas d'amputation sectorielle du champ visuel

- Si amputation en triangle, d'abord périphérique puis progressant vers le centre : évoquer un décollement de rétine
- Si atteinte altitudinale (supérieure ou inférieure) : évoquer une NOIAA encore incomplète ou une occlusion d'une branche de veine ou d'artère centrale de la rétine
- Dans les atteintes bilatérales :
  - Évoquer un accident vasculaire occipital bilatéral
  - Évoquer une origine psychogène

- Dans tous les cas, une baisse d'acuité visuelle rapidement progressive doit faire l'objet d'un examen rapide par un spécialiste pour l'orientation diagnostique et thérapeutique, après avoir évoqué (et éventuellement traité) une maladie de Horton

OPHTALMOLOGIE : Schémas thérapeutiques

Ces schémas ne sont qu'un simple aide-mémoire sur un sujet éminemment évolutif.

Affections du globe oculaire

Cataracte	Ablation du cristallin et correction de la réfraction (lentille intra-oculaire plus éventuellement lunettes ou lentilles)
Conjonctivites allergiques Conjonctivites printanières	Éviction de l'allergène + Antihistaminique H1 en phase aiguë (± Collyre cortisonique), puis Collyre antiallergique non cortisonique
Conjonctivites infectieuses (1)	Collyre antiseptique ou antibiotique (2)

1. Chez le nourrisson, les conjonctivites purulentes et oto-conjonctivites sont dues dans 80 % des cas à *Haemophilus influenzae* → intérêt des collyres aminosides, rifamycine et azithromycine. Chez le nouveau-né, l'instillation systématique dans chaque œil de collyre à l'érythromycine ou de rifamycine, voire de povidone iodine diluée est *nécessaire* pour la prévention d'une conjonctivite à gonocoque.
2. Possibilité d'utiliser d'emblée des antibiotiques si signes de gravité (sécrétions purulentes importantes, chémosis ou larmoiements importants, baisse de l'acuité visuelle, photophobie) et/ou facteurs de risques (immunodépression dont le diabète, anomalies préexistantes de la surface oculaire, dont une chirurgie récente, et monophtalmie ou très jeune âge) [*AFSSAPS 2004*].

Décollement de rétine (réduction des risques par surveillance périodique de la rétine, en particulier chez les myopes)	Traitement préventif par la photocoagulation au laser de la rétine autour des déchirures rétiniennes ------ Traitement curatif d'urgence = Chirurgie puis Collyre mydriatique + Anti-inflammatoire + Antibiotique local + Pansement occlusif quelques jours
Dégénérescence maculaire liée à l'âge ou DMLA	Surveillance clinique et paraclinique régulière, anti-VEGF dans les formes néovasculaires, rééducation basse vision si besoin et compléments alimentaires à base d'antioxydants et d'acides gras polyinstaurés en oméga-3 (sur le modèle de l'étude AREDS) dans le cadre de la prévention de la DMLA à un stade modéré
Glaucome aigu ou Hypertension intra-oculaire aiguë	Acétazolamide IV puis *per os* ± Mannitol ou Glycérol + Pilocarpine ou Acéclidine (mais après réduction de l'hypertonie), puis Iridectomie (avec iridectomie préventive sur l'œil adelphe)
Glaucome chronique à angle ouvert (2 à 4 % des sujets > 45 ans)	Traitement médical (collyre bêta-bloquant ou prostaglandines en première intention), puis changement de classe thérapeutique et/ou association, puis chirurgie si échappement ou mauvaise compliance

OPHTALMOLOGIE : Schémas thérapeutiques

Affections du globe oculaire (suite)

Œdème maculaire par occlusion veineuse rétinienne ou compliquant une rétinopathie diabétique	Injection intravitréenne de corticoïdes ou de ranibizumab en cas d'œdème cliniquement significatif et après évaluation des alternatives thérapeutiques
Ophtalmie des neiges (1)	Prévention par verres filtrant bien les UV (classe 3 en montagne, voire 4 en très haute montagne mais conduite automobile contre-indiquée avec les classes 4)

1. La neige réfléchit 85 % des rayons UV, le sable environ 20 % et l'eau environ 10 %.

Plaies cornéennes non transfixiantes (2)	Collyre mydriatique type atropine (*seul traitement actif sur les douleurs souvent intolérables*) + Collyre antiseptique ou antibiotique + Collyre cicatrisant

2. Un examen ophtalmologique *est indispensable* pour éliminer toute "plaie perforante" du globe oculaire (relevant d'un traitement spécialisé) et pour l'ablation d'un éventuel corps étranger (dont *l'ablation en urgence de tout métal*, avant la diffusion de rouille).

Rétinopathie diabétique	Contrôle strict du diabète et des autres anomalies (lipides, HTA, fonction rénale) + Examen du fond d'œil et examen rétinien en cohérence optique (OCT) ± Angiographie et éventuelle photocoagulation au laser en fonction de l'évolution, voire les anti-VEGF et/ou corticoïdes en injection intravitréenne
Épisclérites	Collyre aux AINS + Bilan étiologique si récidives
Sécheresse oculaire Syndrome oculaire sec Insuffisance lacrymale ou Hypolacrimie ou Œil sec Kératoconjonctivites sèches	Suppléance lacrymale par les larmes artificielles + Hygiène des paupières Cyclosporine topique 0,05 % (préparation magistrale) dans les formes sévères (hors AMM)
Uvéites antérieures = Iritis et Iridocyclites	Traitement rapide : Collyre mydriatique + Corticothérapie locale (sauf si une étiologie infectieuse est suspectée, surtout pour l'herpès) + Traitement étiologique si possible + Avis spécialisé en urgence pour bilan
Uvéites postérieures = Rétinites, Choroïdites, Papillites	Bilan indispensable par un spécialiste + Traitement étiologique (anti-infectieux et/ou anti-inflammatoire par voie générale) avec surveillance rapprochée

OPHTALMOLOGIE : Schémas thérapeutiques

Affections des annexes du globe oculaire

Blépharites	Pommade antibiotique et/ou cortisonique et/ou anti-allergique en fonction de l'étiologie suspectée + Soins d'hygiène des paupières Recherche d'une rosacée oculaire pure ou associée à des signes cutanés
Rosacée oculaire	Hygiène biquotidienne des paupières + Collyres mouillants (minimum 4 fois/jour) ± Cycline *per os* pendant 2 à 3 mois (ou Macrolides *per os* pendant 1 à 3 mois ou Métronidazole chez l'enfant) (hors AMM)
Chalazion	Pommade cortisonique ± Antibiotique en phase inflammatoire (cure chirurgicale en cas d'échec)
Orgelet ou Compère-loriot (furoncle centré sur un cil)	Pommade antistaphylococcique pendant 8 jours, voire incision en cas d'abcès collecté
Dacryocystite aiguë	Antibiothérapie probabiliste (Co-amoxiclav ± Métronidazole) puis adaptée au germe isolé jusqu'à guérison (environ 10 jours) puis bilan de perméabilité des voies lacrymales
Dacryocystite récidivante ou Obstruction séquellaire lacrymo-nasale	Traitement chirurgical en règle générale : reperméabilisation de la voie lacrymale

Affections du nerf optique

Maladie de Horton (1) ou Artérite temporale ou Artérite giganto-cellulaire	Corticothérapie indispensable pour prévenir une atteinte rétinienne controlatérale ou une complication extra-oculaire = Méthylprednisolone (500 mg IV x 3 jours), puis Prednisone (1 mg/kg/jour, à diminuer très progressivement)
Névrite optique rétrobulbaire d'origine toxique	Vitamines du groupe B + Arrêt de tout produit responsable : alcool et tabac, disulfirame, IMAO, éthambutol, isoniazide, etc.
Neuropathie optique rétrobulbaire par démyélinisation (supposée ou prouvée)	Corticothérapie = Méthylprednisolone (1 000 mg IV x 3 jours) puis Prednisone rapidement dégressif sur 10 jours Bilan étiologique

1. Associer un traitement anticoagulant systématique au début, dès qu'une atteinte des gros troncs artériels est suspectée, pour éviter des complications invalidantes, voire mortelles.

Collyres anesthésiques et colorants

Collyres anesthésiques *Liste I-Réservé à l'usage spécialisé-Coll*

CÉBÉSINE Oxybuprocaïne Délai d'action = 10 à 30 secondes Durée d'action = 5 à 10 minutes *Disponible en ville-* *Non remboursé*	Collyre à 0,4 % : 10 ml	1 à 2 gouttes dans l'œil
CHLORHYDRATE D'OXYBUPROCAÏNE *Idem* *Non remboursé*	Collyre à 0,4 % 20 ou 100 unidoses (0,4 ml)	*Idem*
TÉTRACAÏNE Faure Tétracaïne *Remboursement 65 %*	Collyre à 1 % 100 unidoses (0,4 ml)	*Idem*

Contre-indications

Antécédents d'allergie aux anesthésiques de la famille de l'acide para-aminobenzoïque (type procaïne)

Propriétés

- Anesthésiques locaux dérivés de l'acide para-aminobenzoïque, ayant une action intense, rapide et brève : pour obtenir une anesthésie plus intense et plus prolongée, on peut répéter les instillations 3 à 5 fois pendant une période de 5 minutes

Indications

- Anesthésie cornéo-conjonctivale avant extraction de corps étrangers superficiels, tonométrie, tonographie, gonioscopie, électrorétinographie, injections et ponctions de la chambre antérieure de l'œil, etc.

Effets indésirables et précautions d'emploi

- Possibilité de réactions locales allergiques → vérifier l'absence d'allergie aux anesthésiques dérivés de l'acide para-aminobenzoïque
- Risque d'altérations graves de l'épithélium cornéen si usage répété ou prolongé → collyres réservés aux actes professionnels (*ne jamais en remettre aux patients*)

Colorants à usage OPH *Non remboursé-Coll*

FLUORESCÉINE Collyre	Collyre à 0,5 % 5 ou 100 unidoses (0,4 ml)	1 à 2 gouttes dans l'œil

Contre-indications

Antécédents d'allergie aux dérivés fluorescéiniques

Propriétés et indications

- Colorant utilisé pour la recherche d'érosions de la cornée (colore en vert les pertes de substance après avoir éliminé l'excès de colorant puis excitation à la lumière bleue)

Effets indésirables

- Possibilité de réactions locales allergiques rares, mais des *réactions anaphylactiques graves et parfois mortelles* ont été décrites après injection IV de fluorescéine pour angiographie rétinienne (1 cas sur 247 000 examens et 1 décès sur 2 468 000 examens)

Collyres mydriatiques (I) :
Collyres parasympatholytiques ou Collyres atropiniques

Mydriatiques peu cycloplégiques d'action brève

MYDRIATICUM Tropicamide collyre *Liste I-65 %-Coll*	Collyre à 0,5 % : 10 ml	Examen du fond d'œil et dilatation pré-opératoire : 1 à 2 gouttes instillées 15 minutes avant l'examen ou l'intervention Examen skiascopique sous cycloplégie : 4 à 6 gouttes espacées de 5 minutes (20-40 minutes avant l'effet désiré)
MYDRIATICUM UNIDOSES Tropicamide collyre sans conservateur	1 unidose à 0,5 % *Liste I-65 %* 20 unidoses à 0,5 % *Liste I-Non remboursé* 100 unidoses à 0,5 % *Liste I-Non remboursé*	

Mydriatiques cycloplégiques d'action brève

SKIACOL Cyclopentolate collyre *Liste I-Non remboursé*	1 unidose à 0,5 %	Instillation 1 heure avant l'examen ou l'intervention : A. et E. > 3 ans : 2 gouttes à intervalle de 10 minutes E. > 1 an : 1 goutte unique

Mydriatiques cycloplégiques d'action semi-prolongée

ISOPTO-HOMATROPINE Collyre Homatropine bromhydratée *Non remboursé*	Collyre à 1 % : 10 ml	1 goutte x 2 à 3 fois/jour

Mydriatiques cycloplégiques d'action prolongée

ATROPINE *Non remboursé*	Collyre à 0,3 % : 10 ml Collyre à 0,5 % : 10 ml Collyre à 1 % : 10 ml Unidoses à 1 %	1 goutte x 2 à 4 fois/jour

Contre-indications
Hypersensibilité à l'un des composants
Risque de glaucome par fermeture de l'angle (contre-indication absolue)
Cyclopentolate chez l'enfant < 1 an
Atropine 0,3 % chez l'enfant < 2 ans
Atropine 0,5 % chez l'enfant < 10 ans

Propriétés

- Parasympatholytiques entraînant une mydriase passive importante par paralysie du sphincter de l'iris (accrue par la phényléphrine et l'épinéphrine) et une cycloplégie ou paralysie de l'accommodation par paralysie du muscle ciliaire
- L'atropine a l'action la plus puissante et prolongée, l'homatropine est utilisable en cas d'allergie à l'atropine, le cyclopentolate et le tropicamide ont une action plus brève et moins puissante (le tropicamide est employé essentiellement comme mydriatique, car la cycloplégie qu'il induit est faible et incomplète)

Principes actifs		**Mydriase**		**Réduction de l'accommodation**	
		Maximale (en minutes)	**Disparition complète**	**Maximale** (en minutes)	**Disparition complète**
Atropine	1 %	30 à 40	7 à 10 jours	60 à 180	7 à 12 jours
Homatropine	1 %	40 à 60	1 à 3 jours	30 à 60	1 à 3 jours
Cyclopentolate	0,5 %	30 à 60	24 heures	30 à 60	24 heures
Tropicamide	0,5 %	15 à 40	5 à 8 heures	20 à 40	4 à 6 heures

Indications

- Mydriatiques d'action brève (tropicamide et cyclopentolate) : examen du fond d'œil (tropicamide), examen skiascopique sous *cycloplégie*, étude de la réfraction, dilatation préopératoire pour cataracte ou photocoagulation
- Mydriatiques d'action prolongée : uvéites antérieures (iritis et iridocyclites) afin d'éviter les synéchies entre l'iris et le cristallin, strabismes accommodatifs, kératites épithéliales, plaies cornéennes non pénétrantes (= *seul traitement réduisant les douleurs souvent intolérables*)

Effets indésirables

- Mydriase et troubles de la vue gênants, risque de glaucome aigu en cas d'angle irido-cornéen étroit, possibilité de réactions allergiques, bouche sèche, constipation, syndrome confusionnel (sujet âgé), troubles neuro-psychiques notamment avec le cyclopentolate chez le sujet ayant une atteinte du SNC (→ surveiller le patient dans les 30 minutes qui suivent)
- **Surdosage** : effets atropiniques (bouche sèche, constipation, mydriase, troubles de l'accommodation, élévation de la pression intra-oculaire, fièvre, tachycardie, excitation, euphorie, hallucinations, confusion mentale) → arrêt du traitement et éventuellement ésérine (1 à 2 mg par voie SC, IM ou IV lente à répéter si besoin) ou prostigmine (0,5 à 2,5 mg par voie IM ou IV lente à répéter si besoin)

Précautions d'emploi

- Vérifier préalablement l'ouverture de l'angle irido-cornéen, déconseiller la conduite automobile si traitement bilatéral, comprimer les voies lacrymales surtout chez l'enfant et le sujet âgé pour éviter des effets systémiques liés au passage par les voies lacrymales
- Éviter de stocker les flacons à la portée des enfants pour éviter une ingestion accidentelle, source potentielle de surdosage sévère voire mortel

Collyres mydriatiques (II)

Mydriatiques et vasoconstricteurs sympathomimétiques

Remboursement 65 %-Coll

NÉOSYNÉPHRINE Collyre Phényléphrine collyre	Collyre à 5 % Collyre à 10 % Fl. 5 ml ou unidoses (0,4 ml)	Examen du fond d'œil et dilatation chirurgicale : 1 à 3 gouttes instillées à intervalle de quelques minutes jusqu'à obtenir l'effet désiré Usage thérapeutique : 1 goutte x 3 fois/jour

Contre-indications

Risque de glaucome par fermeture de l'angle
Phényléphrine 5 % chez l'enfant < 3 ans
Phényléphrine 10 % chez l'enfant < 12 ans
Association aux IMAO non sélectifs ou à d'autres sympathomimétiques
Grossesse durant le 1er trimestre, allaitement

Propriétés

– Sympathomimétique de synthèse entraînant une vasoconstriction rapide et importante des vaisseaux de la conjonctive et, aux concentrations supérieures à 5 %, une mydriase active de durée limitée sans cycloplégie notable

Indications

– Examen du fond d'œil
– Dilatation pré-opératoire et per-opératoire
– Affections inflammatoires du segment antérieur de l'œil (surtout pour obtenir, en association à un collyre à 1 % d'atropine, une mydriase maximale : rupture ou prévention de synéchies)

Effets indésirables

– Risque de glaucome aigu chez les sujets à angle irido-cornéen trop étroit
– Mydriase et troubles de la vue gênants
– En cas d'instillations répétées : possibilité d'élévation de la pression artérielle, tremblements, pâleur, céphalées et très rarement troubles du rythme

Précautions d'emploi

– Vérifier préalablement l'ouverture de l'angle irido-cornéen, déconseiller la conduite automobile en cas de traitement bilatéral
– Éviter les instillations répétées chez les sujets présentant une contre-indication à l'utilisation des amines pressives (troubles du rythme, coronariens) et ne pas utiliser chez le nouveau-né ou en association aux bêta-bloquants, aux IMAO et aux anesthésiques halogénés type halothane
– Éviter les instillations répétées chez les personnes âgées : augmentation du risque de complications cardiaques
– Le collyre à 10 % ne doit pas être utilisé chez l'enfant < 12 ans en raison d'effets indésirables cardio-vasculaires graves

Insert mydriatique

Mydriatique cycloplégique d'action brève *Liste I-65 %-Coll*

MYDRIASERT Phényléphrine + Tropicamide	Insert ophtalmique Boîte de 1 ou 20 Usage professionnel	Déposer l'insert dans le cul-de-sac conjonctival inférieur au maximum 2 heures avant la chirurgie ou l'examen ophtalmologique

Contre-indications

Hypersensibilité à l'un des composants
Risque de glaucome par fermeture de l'angle

Propriétés

– Association fixe d'un mydriatique sympathomimétique (néosynéphrine) et d'un mydriatique parasympatholytique (tropicamide), sous forme d'insert à déposer par le patient lui-même ou par une infirmière, dans le but d'obtenir une mydriase à visée diagnostique (préparer l'examen, gain de temps pour le patient) ou surtout pré-opératoire (par exemple avant une chirurgie de la cataracte)

Indications

– Mydriase à visée diagnostique (préparation d'un examen du fond d'œil) ou pré-opératoire

Effets indésirables

– Mydriase et troubles de la vue gênants, risque de glaucome aigu en cas d'angle irido-cornéen étroit, possibilité de réactions allergiques, bouche sèche, constipation, syndrome confusionnel (sujet âgé), troubles neuro-psychiques (→ surveiller le patient dans les 30 minutes qui suivent)
– Kératite ponctuée superficielle, irritation oculaire

Précautions d'emploi

– Vérifier préalablement l'ouverture de l'angle irido-cornéen, déconseiller la conduite automobile pendant la durée de la mydriase (3 à 6 heures en moyenne)

Collyres et pommades antiseptiques (I)

Antiseptiques pour irrigation oculaire pré-opératoire

Réservé aux hôpitaux

BÉTADINE 5 % OPH Povidone iodine	20 unidoses (20 ml)	Antisepsie pré-opératoire cutanéo-conjonctivale (1)

1. Rincer après 2 minutes au sérum physiologique stérile jusqu'à disparition de la coloration.

Collyres antiseptiques sans vasoconstricteurs *Non remboursé*

SEDACOLLYRE 0,025 % Céthexonium BIOCIDAN Unidoses Collyre	Fl. 10 ml 10 unidoses (0,4 ml)	1 goutte x 3 à 4 fois/jour
MONOSEPT *Idem*	30 unidoses (0,4 ml)	*Idem*
NOVOPTINE Collyre et Unidoses Cétylpyridinium	Fl. 10 ml 10 unidoses à 0,025 % (0,4 ml) et à 0,01 % (0,4 ml)	1 goutte x 3 fois/jour
DÉSOMÉDINE Collyre Hexamidine à 0,1 %	Fl. 10 ml 10 unidoses (10 ml)	2 gouttes x 3 à 6 fois/jour
VITABACT Collyre et Unidoses Picloxydine à 0,05 %	Fl. 10 ml ou 10 unidoses (0,4 ml)	2 gouttes x 3 à 6 fois/jour

Solutés légèrement antiseptiques pour lavage oculaire

ANTALYRE Unidoses ***NR*** CIELLA 0,1 % SOPHTAL 0,1 % Acide salicylique 0,1 %	10 unidoses (0,4 ml) Fl. 5 ml Unidoses (0,5 ml et 10 ml)	1 goutte x 2 à 4 fois/jour
DACRYOSÉRUM Acide borique + Borate de sodium[G] *Remboursement 30 %-Coll* BORAX/ACIDE BORIQUE DACRYUM Unidoses DACUDOSES Unidoses PHYLARM 0,9 % STÉRIDOSE Unidoses	Fl. 150 ml 20 unidoses (5 ml) 20 unidoses 15 et 30 unidoses (5 ml) 16 et 24 unidoses (10 ml) 16 et 28 unidoses (2 ml) 16 unidoses (10 ml) 20 unidoses (10 ml)	Lavage oculaire x 1 à 3 fois/jour
OPTREX Flacon ***NR*** Chlorobutanol + Hamammélis (conservateur : parahydroxybenzoate de méthyle)	Fl. 190 ml	Lavage ou bain oculaire x 3 ou 4 fois/jour

Contre-indications
Allergie ou intolérance à l'un des constituants, aux ammoniums quaternaires, aux dérivés mercuriels Association des dérivés mercuriels avec la povidone iodée

Propriétés

- La solution de povidone iodine pour irrigation oculaire pré-opératoire élimine près de 100 % des germes après 2 applications de 2 minutes et permet la décontamination pré-opératoire des marges palpébrales avec un large spectre d'action (bactéries anaérobies et aérobies, levures)
- Les collyres antiseptiques appartiennent à diverses classes pharmacologiques : acide borique, propionate de sodium, ammoniums quaternaires (benzalkonium, benzododécinium, céthéxonium, cétylpyridinium), amidines (chlorhexidine, hexamidine, picloxydine)
- Les solutés pour bains et lavages oculaires, isotoniques aux larmes et bien tolérés, ont une action décongestionnante et légèrement antiseptique
- Il n'existe pas d'allergie croisée entre la polyvidone iodine et les produits de contrastes iodés, ni avec les fruits de mer

Indications

- Povidone iodine : antisepsie pré-opératoire en chirurgie ophtalmologique
- Collyres antiseptiques : traitement antiseptique d'appoint des affections de l'œil et de ses annexes (irritation conjonctivale par agents chimiques ou physiques, conjonctivites, kératites, blépharites, orgelets, chalazions)
- Solutés pour lavage oculaire : irritations des paupières et du globe oculaire, notamment dans les blépharites et conjonctivites

Effets indésirables

- Possibilité de réactions allergiques locales aux différents produits, de sélection de germes résistants en cas d'emploi prolongé (et d'altérations épithéliales cornéennes ou conjonctivales si emploi prolongé d'ammoniums quaternaires)

Précautions d'emploi

- Éviter l'emploi prolongé de collyres antiseptiques (durée optimale du traitement de 6 à 7 jours et devant être inférieure à 10 jours) → réévaluer le diagnostic en l'absence d'amélioration après 3 à 4 jours
- En cas de traitement simultané avec un autre collyre, respecter un intervalle de 3 minutes entre les 2 instillations
- Collyres colorés (à éviter) ou contenant des ammoniums quaternaires : ne pas les utiliser chez le sujet porteur des lentilles cornéennes souples hydrophiles (risque d'altération définitive des lentilles)
- Solutés pour lavage ou bain oculaire : nettoyer préalablement les paupières et les cils avec une compresse stérile imbibée du produit

Incompatibilités physico-chimiques

- Povidone iodine : ne pas l'associer avec les dérivés mercuriels, présents dans plusieurs collyres (formation de composés caustiques)
- Ammoniums quaternaires : incompatibilité avec chlorhexidine, fluorescéine, pilocarpine, borates, salicylates, sels d'argent et lentilles de contact
- Chlorhexidine : incompatibilité avec ammoniums quaternaires, fluorescéine, borates, phosphates, sulfates, bicarbonates

Collyres et pommades antiseptiques (II)

Collyres antiseptiques incolores avec vasoconstricteurs

Non remboursé-Coll

VISIODOSE Unidoses Chlorhexidine, Phenylephrine 0,1 %	10 unidoses (0,4 ml)	Instiller 2 gouttes x 3 à 6 fois/jour
ISODRIL Unidoses Phényléphrine, Chlorhexidine 0,2 %	10 unidoses (0,4 ml)	*Idem*

Collyre antiseptique coloré avec vasoconstricteur

Liste II-Non remboursé

COLLYRE Bleu Naphazoline 0,5 ‰, Méthylthioninium	Fl. 10 ml	Instiller 2 gouttes x 3 à 6 fois/jour

Contre-indications
Allergie ou intolérance à l'un des constituants, notamment aux ammoniums quaternaires, aux dérivés mercuriels Risque de glaucome par fermeture de l'angle pour les collyres contenant des vasoconstricteurs (propriétés mydriatiques) Enfant < 3 ans

Propriétés

- Collyres antiseptiques contenant des vasoconstricteurs sympathomimétiques à faibles concentrations (naphazoline, phényléphrine) ayant une action décongestionnante par vasoconstriction des vaisseaux de la conjonctive sans effets mydriatiques ou cycloplégiques notables (sauf en cas d'instillations répétées), et des antiseptiques : chlorhexidine, méthylthioninium

Indications (préférer les collyres antiseptiques sans vasoconstricteurs)

- Traitement antiseptique d'appoint des affections de l'œil et de ses annexes (irritation conjonctivale par agents chimiques ou physiques, conjonctivites)
- *La commission d'AMM (02/12/2011) a conclu à un rapport bénéfice/risque défavorable des pommades aux dérivés mercuriels*

Effets indésirables

- Possibilité de réactions allergiques locales aux différents produits, de sélection de germes résistants en cas d'emploi prolongé (et d'altérations épithéliales cornéennes ou conjonctivales si emploi prolongé d'ammoniums quaternaires)
- Vasoconstricteurs sympathomimétiques : déclenchement d'une poussée aiguë de glaucome en cas d'angle fermé, et en cas d'instillations répétées mydriase gênante et exceptionnellement effets systémiques (élévation de la tension artérielle, céphalées, tremblements, tachycardie, troubles du rythme cardiaque)

Précautions d'emploi

- Utiliser avec prudence chez les hypertendus, coronariens, hyperthyroïdiens
- Éviter l'emploi prolongé de collyres antiseptiques (durée optimale du traitement de 6 à 7 jours et devant être inférieure à 10 jours) → réévaluer le diagnostic en l'absence d'amélioration après 3 ou 4 jours
- Collyres colorés (à éviter) ou contenant des ammoniums quaternaires : ne pas les utiliser chez le sujet porteur des lentilles cornéennes souples hydrophiles (risque d'altération définitive des lentilles)

Interactions médicamenteuses et incompatibilités physico-chimiques

- ***Associations déconseillées*** : IMAO non sélectifs, guanéthidine et produits apparentés (risques de poussées hypertensives)
- Ammoniums quaternaires : incompatibilité avec chlorhexidine, fluorescéine, pilocarpine, borates, salicylates, sels d'argent
- Chlorhexidine : incompatibilité avec ammoniums quaternaires, fluorescéine, borates, phosphates, sulfates, bicarbonates

Antibiotiques locaux en ophtalmologie

Collyres et pommades antibiotiques *Liste I-65 %-Coll ou Non remboursé (NR)*

ATEBEMYXINE *NR* Néomycine + Polymyxine B	Collyre : fl. 10 ml Pommade 5 g	1 goutte x 3 à 8 fois/jour 1 à 5 applications/jour
AURÉOMYCINE 1 % *NR* Chlortétracycline à 1 %	Pommade 5 g	1 à 2 applications/jour
AZYTER Azithromycine	Collyre 6 unidoses	1 goutte x 2 fois/jour pendant 3 jours
CÉBÉMYXINE Néomycine + Polymyxine B *Remboursement 30 %-Coll*	Collyre : fl. 10 ml Pommade 5 g	1 à 2 gouttes x 4 fois/jour 1 à 2 applications/jour
CHIBROXINE Norfloxacine à 0,3 %	Collyre : fl. 5 ml (1)	1 à 2 gouttes x 4 fois/jour
CILOXAN Ciprofloxacine à 0,3 %	Collyre : fl. 5 ml (1) Pommade 3,5 g	1 à 2 gouttes x 4 à 8 fois/jour 1 à 2 applications/jour
EXOCINE Ofloxacine à 0,3 % MONOOX QUINOFREE	Collyre : fl. 5 ml (1) Collyre : 20 unidoses (0,5 ml) *Sans conservateur*	2 gouttes x 4 fois/jour
FUCITHALMIC Acide fusidique à 1 %	Gel ophtalmique Tube de 3 g	1 goutte x 2 fois/jour
RIFAMYCINE Rifamycine SV à 1 %	Collyre : fl. 5 ml (2) Pommade 5 g	1 goutte x 3 à 6 fois/jour 1 à 5 applications/jour
TOBREX TOBRABACT Tobramycine à 0,3 % G	Collyre : fl. 5 ml Pommade 5 g	1 goutte x 3 à 8 fois/jour 1 à 5 applications/jour

1. Conserver à l'abri de la lumière.
2. Collyre contenant des sulfites (possibilité de réactions anaphylactiques).

Céfuroxime *Liste I-Prescription réservée aux ophtalmologistes*

APROKAM (3)	10 fl. poudre pour sol. inj. 50 mg (+ 5 ml de solvant)	Par voie intracamérulaire : injection de 1 mg = 0,1 ml de sol. reconstituée

3. Indication : antibioprophylaxie des endophtalmies post-opératoires après chirurgie de la cataracte.

Contre-indications
Allergie connue à l'un des constituants

Propriétés

– Antibiotiques en collyres ou pommades OPH ayant surtout une action antibactérienne de surface (faible résorption intra-oculaire par la cornée

Activité antibactérienne

– Ces données bactériologiques sont indicatives et susceptibles d'évoluer
– Azithromycine : *Haemophilus*, *Propionibacterium*, *Chlamydiae*, cocci Gram positif et gonocoques (résistance > 10 %), *Pseudomonas* (résistance très fréquente)
– Quinolones (ciprofloxacine, norfloxacine, ofloxacine) : cocci Gram positif (staphylocoques) et Gram négatif, entérobactéries, *Haemophilus*, *Pseudomonas, Chlamydiae*, *Mycoplasma* mais peu d'activité sur streptocoques et pneumocoques
– Aminosides (gentamicine, néomycine, tobramycine) : cocci Gram positif (dont staphylocoques) et Gram négatif, entérobactéries, *Haemophilus*, *Pseudomonas*
– Polymyxine B (polypeptide) : *Pseudomonas*, *Haemophilus* et entérobactéries
– Rifamycine : cocci Gram positif (dont staphylocoques) et Gram négatif, *Pseudomonas, Proteus*
– Acide fusidique : cocci Gram positif (dont staphylocoques) et cocci Gram négatif
– Tétracyclines (chlortétracycline) : spectre large en théorie (y compris *Chlamydiae* et gonocoques), mais actuellement résistances croissantes notamment des staphylocoques et des bacilles Gram négatif

Indications

– Infections bactériennes du segment antérieur de l'œil et de ses annexes dues à des germes sensibles : conjonctivites sévères, kératites, ulcères cornéens surinfectés, tarsites, blépharites, orgelets, infections post-opératoires ou post-traumatiques
– Trachome : collyre à l'azithromycine à la dose de 2 gouttes/jour pendant 3 jours, l'alternative étant la prise orale unique de 1 g d'azithromycine

Effets indésirables

– Sensation de brûlure ou hyperhémie conjonctivale transitoires
– Possibilité de réactions locales allergiques notamment avec la néomycine (allergène le plus fréquent dans la genèse d'eczémas de contact, l'allergie étant parfois croisée entre les aminosides)
– Possibilité de sélection de souches bactériennes résistantes
– Rifamycine : coloration irréversible des lentilles cornéennes souples (contre-indication)

Précautions d'emploi

– Utiliser en fonction des résultats de l'examen bactériologique, la durée optimale du traitement étant de 6 à 7 jours en moyenne (≤ 10 jours) → réévaluer le diagnostic en l'absence d'amélioration après 3 ou 4 jours
– Tous les antibiotiques présentent un risque de sensibilisation après utilisation locale, pouvant compromettre leur utilisation ultérieure
– Grossesse : l'azithromycine, la ciprofloxacine, l'ofloxacine, la rifamycine doivent être utilisées avec précaution. Les aminosides et la chlortétracycline sont déconseillés
– Allaitement : l'acide fusidique et la rifamycine doivent être utilises avec précaution. Les quinolones, toutes les cyclines et tous les antibiotiques associés à un corticoïde ou à l'indométacine sont déconseillés
– Enfant < 8 ans : éviter la chlortétracycline
– Enfant < 2 ans : éviter les antibiotiques associés à un corticoïde
– Enfant < 1 an : éviter la ciprofloxacine en pommade et utiliser l'azithromycine avec précaution

Antiviraux locaux en OPH (I)

Ganciclovir (Gel OPH) *Liste I-65 %-Coll*

VIRGAN	Gel OPH à 0,15 % : Tube de 5 g	*Cf.* posologie ci-dessous

Contre-indications

Hypersensibilité au ganciclovir ou aux autres composants
Grossesse et allaitement (innocuité non démontrée)

Propriétés

- Antiviral bloquant la synthèse de l'ADN viral par inhibition de l'ADN polymérase et incorporation à l'ADN viral, virustatique sur les *herpes viridae*, ayant, dans les kératites herpétiques, une efficacité comparable à celle de l'aciclovir en pommade ophtalmique, mais paraissant entraîner moins de flou visuel
- Après application oculaire, diffusion dans le stroma cornéen et dans l'humeur aqueuse, mais diffusion systémique faible ou nulle aux doses thérapeutiques

Indications et posologie

- Kératites herpétiques aiguës superficielles : instiller 1 goutte x 5 fois/jour jusqu'à la réépithélialisation cornéenne complète, puis instiller 1 goutte x 3 fois/jour pendant 7 jours (durée de traitement ne dépassant pas 21 jours en général)

Effets indésirables (rares)

- Sensations de brûlure et picotements transitoires après l'application, kératite ponctuée superficielle

Aciclovir (Pommade OPH) *Liste I-65 %-Coll*

ZOVIRAX OPH	Pommade OPH à 3 % : Tube de 4,5 g	*Cf.* posologie ci-dessous

Contre-indications

Hypersensibilité à l'aciclovir

Propriétés

- Antiviral inhibant sélectivement l'ADN polymérase virale après son activation par la thymidine-kinase virale, actif sur les virus de l'herpès y compris sur certaines souches résistantes à l'idoxuridine, de la varicelle et du zona (environ 10 % des souches sont résistantes à l'aciclovir *in vitro* mais les résistances cliniques sont exceptionnelles, sauf chez les patients fortement immunodéprimés)
- Après application oculaire, diffusion dans le stroma cornéen et l'humeur aqueuse, mais diffusion systémique faible ou nulle aux doses thérapeutiques

Indications et posologie

- Kératoconjonctivites herpétiques : appliquer 5 fois par jour à intervalle de 3 heures dans le cul-de-sac sous-conjonctival en partant de la commissure interne de l'œil, et poursuivre le traitement 3 jours après la cicatrisation (soit 5 à 10 jours)

Effets indésirables (rares)

- Douleurs transitoires après l'application, kératite ponctuée superficielle, conjonctivite folliculaire, allergie palpébro-conjonctivale

Antiviraux locaux en OPH (II)

Trifluridine ou Trifluorothymidine *Liste I-65 %-Coll*

VIROPHTA *Conserver de + 2 °C à + 8 °C*	Collyre à 1 % : Fl. 5 ml	*Cf.* posologie ci-dessous

Contre-indications

Hypersensibilité connue à la trifluridine

Propriétés

– Antiviral inhibant l'ADN-polymérase virale après activation par les thymidine-kinases cellulaires (toxicité cellulaire supérieure à celle de l'aciclovir, inférieure à celle de l'idoxuridine)

– Après instillation oculaire, diffusion dans le stroma cornéen (meilleure qu'avec l'idoxuridine et la vidarabine) et dans l'humeur aqueuse proportionnelle aux lésions épithéliales, sans diffusion systémique aux doses thérapeutiques

Indications

– Kératoconjonctivites herpétiques : kératites superficielles non dendritiques, kératites dentritiques, kératites géographiques, kératites disciformes, kérato-uvéites

Effets indésirables

– Picotements et sensations de brûlures locales lors des instillations, et risque de kératites ponctuées lors des traitements prolongés (toxicité pour l'épithélium cornéen)

Précautions d'emploi

– Ne pas porter de lentilles de contact pendant le traitement (risque d'adsorption sur les lentilles de certains composants du collyre)

– Grossesse et allaitement (innocuité non démontrée)

Posologie et mode d'emploi

– Instillation toutes les 2 heures (9 instillations par jour au maximum) pendant la poussée et jusqu'à réépithélialisation cornéenne complète, puis 5 fois par jour pendant 7 jours : ne pas dépasser 9 instillations par jour et 21 jours de traitement en général

Cicatrisants en ophtalmologie

Collyres cicatrisants et Pommades cicatrisantes OPH

EURONAC GENAC Acétylcystéine à 5 % *Remboursement 65 %-Coll*	Fl. 5 ml	1 goutte x 4 à 5 fois/jour
VITAMINE A Collyre Rétinol *Remboursement 30 %*	Fl. 10 ml	1 goutte x 4 à 6 fois/jour
VITAMINE A Pommade OPH Rétinol *Remboursement 65 %-Coll*	Tube de 10 g	2 à 3 applications/jour
VITAMINE B12 Collyre MONO VITAMINE B12 ECOVITAMINE B12 0,05 % Cyanocobalamine à 0,05 % *Non remboursé-Coll*	Fl. 5 ml 20 unidoses de 0,4 ml *Sans conservateur* Fl. 10 ml	1 goutte x 3 à 4 fois/jour

Collyre antiœdémateux

OPHTASILOXANE Diméticone *Non remboursé*	Fl. 10 ml	1 goutte x 1 à 6 fois/jour

Contre-indications

Hypersensibilité aux différents constituants

Propriétés

- Les acides aminés sont proposés comme accélérateurs de la cicatrisation des ulcères de la cornée, les vitamines et nucléosides favoriseraient la nutrition de la cornée
- Le diméticone réduit l'hydrophilie du stroma cornéen et a une action anti-œdémateuse locale par déshydratation intracellulaire

Indications

- Pour les produits cicatrisants : plaies, traumatismes et brûlures de la cornée (traitement de 7 jours environ), ulcérations cornéennes d'origine infectieuse (traitement de 10 jours), kératites dystrophiques et soins post-opératoires des kératoplasties (traitement de 2 à 3 semaines). Ces produits doivent être considérés comme des adjuvants de la cicatrisation, à associer au traitement étiologique
- Pour le diméticone : prévention des adhérences conjonctivales et cornéo-conjonctivales (ou symblépharons), traitement d'appoint des brûlures oculo-palpébrales, œdème cornéen en période post-opératoire (en complément de l'action de l endothélium cornéen)

Effets indésirables

- Possibilité de réactions locales allergiques (rares)
- Pour le diméticone : possibilité d'effet désséchant sur la cornée en cas d'emploi dans les œdèmes cornéens essentiels pendant plus de 6 mois → arrêt pendant 1 mois

Précautions d'emploi

- Plaies, traumatismes, brûlures, ulcérations de la cornée : associer un traitement anti-infectieux adapté (antiseptique ou antibiotique et/ou antiviral), et un collyre atropinique d'action prolongée dans les plaies et traumatismes oculaires (pour diminuer les douleurs qui sont souvent intolérables)

Antiglaucomateux par voie générale :
Inhibiteur de l'anhydrase carbonique

Acétazolamide *Liste I-65 %-Coll*

DIAMOX Délai d'action = 1 heure Durée d'action = 6 à 8 heures	24 cp. séc. 250 mg	A. 250 à 500 mg/jour (jusqu'à 1 g/jour) E. ≥ 5 ans : 5 à 10 mg/kg/jour En 2 à 3 prises orales *au cours des repas*
DIAMOX Injectable Délai d'action = 15 minutes Durée d'action = 6 à 8 heures	Fl. 5 ml = 500 mg	Injections **IV** lentes (ou **IM** mais injection douloureuse) : A. 1 à 2 g/jour E. ≥ 5 ans : 5 à 10 mg/kg/jour

Les diurétiques osmotiques (solutés de mannitol à 20 % ou 25 %) sont indiqués dans le traitement d'urgence des hypertonies oculaires aiguës (*cf.* Agents osmotiques dans le chapitre "Neurologie").

Contre-indications
Hypersensibilité connue aux sulfamides
Insuffisance hépatique ou rénale ou surrénale sévère
Antécédents de coliques néphrétiques
Acidose métabolique et hypokaliémie non compensées
Grossesse (effet tératogène)

Propriétés

- Diurétique, inhibiteur de l'anhydrase carbonique, diminuant la formation de l'humeur aqueuse et du LCR, augmentant l'élimination urinaire des bicarbonates (alcalinisation urinaire), du potassium et du sodium, et diminuant l'élimination des ions chlore (avec tendance à l'acidose hyperchlorémique et hypokaliémique)
- Action en 1 heure *per os* et en 15 minutes par voie IV pendant 6 à 8 heures environ (relais par les comprimés dont le premier peut être pris en même temps que l'injection IV), passage transplacentaire et dans le lait maternel

Indications

- Formes injectables : fermeture aiguë de l'angle irido-cornéen (traitement d'attaque en association avec les agents osmotiques, et avec la pilocarpine après 30 à 60 minutes), œdèmes cérébraux post-traumatiques, hypercapnie au cours des poussées aiguës de cœur pulmonaire chronique
- Formes orales :
  - Glaucome chronique non contrôlé par les collyres antiglaucomateux en attente d'un acte chirurgical curatif
  - Hypercapnie au cours des poussées aiguës de cœur pulmonaire chronique
  - Prévention du mal des montagnes : 250 mg matin et midi, à débuter 2 jours avant l'ascension en haute altitude (≥ 3 000 m) (hors AMM)

Effets indésirables

- Possibilité d'hypokaliémie avec acidose métabolique, lithiases urinaires, asthénie, somnolence, troubles digestifs, hyperglycémie, hyperuricémie, myopie transitoire, coma hépatique chez les cirrhotiques, douleurs lors de l'injection par voie IM
- Réactions d'intolérance aux sulfamides : éruptions cutanées, troubles hématologiques (thrombopénie, agranulocytose, aplasie médullaire)
- **Surdosage** : risque d'acidose hyperchlorémique et hypokaliémique → traitement symptomatique avec rééquilibrage hydro-électrolytique

Précautions d'emploi

- Traitements prolongés : surveiller l'ionogramme sanguin (→ adjonction de potassium en cas d'hypokaliémie), la créatininémie, la glycémie, l'uricémie, l'hémogramme
- Fermeture aiguë de l'angle irido-cornéen : associer des agents osmotiques, puis l'instillation toutes les heures de pilocarpine à 2 % ou 3 % ou d'acéclidine (uniquement 30 à 60 minutes après les hypotonisants par voie générale), et hospitaliser pour cure chirurgicale
- Utiliser avec prudence chez la femme qui allaite et en cas de diabete

Interactions médicamenteuses

- ***Associations déconseillées*** : lithium, médicaments responsables de torsades de pointe (amiodarone, antiarythmiques de la classe Ia, bépridil, sotalol, vincamine, érythromycine par voie IV)
- *Associations à surveiller* : biguanides et antidiabétiques, AINS, diazoxyde, digitaliques, médicaments hypokaliémiants (amphotéricine B en IV, corticoïdes, diurétiques, laxatifs, perfusions insulino-glucosées), produits de contraste iodés, salicylés, tétracyclines

Collyres antiglaucomateux (I)

Collyres et gels bêta-bloquants non associés

Liste I-65 %-Coll (sauf autre mention)

BETAGAN 0,5 % Levobunolol *Non remboursé*	Fl. 5 ml 60 unidoses 0,4 ml	1 goutte x 2 fois/jour, sauf les LP : 1 goutte/jour le matin
BETOPTIC 0,25 % et 0,5 % Bétaxolol	Fl. 3 ml 60 unidoses 0,25 ml	*Idem*
CARTÉOL 1 %, 2 %, 1 % LP, 2 % LP Cartéolol	Fl. 3 ml 30 unidoses 0,2 ml	*Idem*
GELTIM LP 0,1 % Gel (1) Timolol[G] OPHTIM 0,25 % et 0,5 % TIMABAK 0,25 % et 0,5 % TIMOCOMOD 0,25 % et 0,5 % TIMOLOL 0,1 %, 0,25 % et 0,5 % TIMOPTOL 0,25 % et 0,5 % TIMOPTOL LP 0,25 % et 0,5 %	30 unidoses à 0,1 % 60 unidoses à 0,25 % ou 0,5 % Collyre : fl. 5 ml Collyre : fl. 5 ml Collyre : fl. 5 ml Collyre : fl. 3 ml Collyre : fl. 2,5 ml	*Idem*

1. Efficacité comparable à celle d'un collyre à 0,5 % avec un risque réduit d'iatrogénie systémique.

Collyres bêta-bloquants associés à d'autres produits

Cf. pages suivantes : Pilocarpine, Inhibiteurs de l'anhydrase carbonique, Alpha-2 adrénergiques, Prostaglandines.

Contre-indications
Asthme et bronchopneumopathies chroniques obstructives (sauf théoriquement pour le bétaxolol)
Phénomène de Raynaud (sauf théoriquement pour le bétaxolol)
BAV de haut degré non appareillé
Bradycardie < 45 à 50/min, insuffisance cardiaque congestive non contrôlée
Hypersensibililté à l'un des produits ou aux conservateurs (benzalkonium notamment)

Propriétés

- Bêta-bloquants agissant dans les glaucomes en réduisant la pression intra-oculaire par diminution de la sécrétion active d'humeur aqueuse et en facilitant son écoulement par le trabeculum sans modifier le diamètre pupillaire ni l'accomodation, ayant un effet hypotonisant supérieur à ceux de la pilocarpine ou de l'adrénaline
- Passage systémique pouvant induire des effets indésirables et passage dans le lait maternel

Propriétés particulières

- Bétaxolol (bêta-1-sélectif) = seul bêta-bloquant pouvant théoriquement être utilisé en cas d'asthme, bronchopneumopathie obstructive chronique, phénomènes de Raynaud ou artérites → commencer par la posologie la plus faible et mettre en place une surveillance clinique et paraclinique pour s'assurer de la bonne tolérance
- Cartéolol (activité sympathomimétique intrinsèque) = bêta-bloquant intéressant en cas de bradycardie modérée, et, en théorie, présentant un intérêt supplémentaire dans les glaucomes chroniques (amélioration de la vascularisation du segment postérieur de l'œil, notamment de la tête du nerf optique)

Indications

- Glaucome chronique à angle ouvert, hypertonie intra-oculaire primitive ou secondaire

Effets indésirables (rares)

- Locaux : sensation de brûlure légère et larmoiement (transitoires), sécheresse oculaire, possibilité d'hypoesthésie cornéenne (effet anesthésique local modéré), réactions allergiques locales rares, vision floue transitoire avec le timolol en collyre visqueux
- Effets systémiques potentiels (surtout en cas de surdosage) : bradycardie, hypotension, syncope, bronchospasme et décompensation d'une insuffisance cardiaque → respect strict des posologies et des contre-indications

Précautions d'emploi

- *Commencer toujours le traitement* avec les collyres les moins concentrés, et *vérifier chaque année* l'absence d'échappement thérapeutique
- *Utiliser avec prudence* en cas d'asthme (où seul le bétaxolol n'est théoriquement pas contre-indiqué), insuffisance cardiaque, bradycardie, BAV, myasthénie, et chez les sujets prenant par voie générale un bêta-bloquant ou un traitement hypoglycémiant (augmentation de la fréquence et de la gravité des hypoglycémies et signes d'hypoglycémie masqués)
- Le port de lentilles cornéennes est déconseillé (sécheresse oculaire induite par ces collyres et possibilité d'adsorption de certains composants sur les lentilles souples hydrophiles entraînant leur détérioration)
- *Grossesse et enfants* : utilisation déconseillée (absence d'études)
- *Allaitement* : utilisation déconseillée (passage dans le lait maternel)

Interactions médicamenteuses

- Celles des bêta-bloquants utilisés par voie générale (*cf.* le chapitre "Cardiologie")

Collyres antiglaucomateux (II) : Collyres parasympathomimétiques directs

Pilocarpine collyre *Liste I-65 %-Coll ou Non remboursé (**NR**)*

ISOPTO-PILOCARPINE 0,5 % Chlorhydrate de pilocarpine	Collyre à 0,5 % Fl. 10 ml	1 à 2 gouttes x 1 à 4 fois/jour
ISOPTO-PILOCARPINE 1 % Chlorhydrate de pilocarpine	Collyre à 1 % Fl. 10 ml	*Idem*
ISOPTO-PILOCARPINE 2 % ***NR*** *Idem*	Collyre à 2 % Fl. 10 ml	*Idem* (1)
PILOCARPINE FAURE 1 % ***NR*** Nitrate de pilocarpine	Collyre à 1 % 100 unidoses (0,4 ml)	*Idem*
PILOCARPINE FAURE 2 % ***NR*** *Idem*	Collyre à 2 % 100 unidoses (0,4 ml)	*Idem*

1. Fermeture aiguë de l'angle irido-cornéen : instillation possible toutes les 10 minutes pendant 1 heure, puis jusqu'à l'acte chirurgical toutes les 1 à 4 heures (mais il faut débuter les myotiques en collyre seulement 30 à 60 minutes après l'administration d'hypotonisants par voie générale).

Contre-indications
Uvéites antérieures (iritis, iridocyclites)
Allergie à l'un des composants notamment à la pilocarpine

Propriétés

- Parasympathomimétique à action cholinergique directe, d'origine naturelle (pilocarpine = alcaloïde du jaborandi), diminuant la pression intra-oculaire en facilitant l'écoulement de l'humeur aqueuse par le trabeculum et entraînant un myosis actif
- Son effet atteint son maximum en 40 minutes et peut durer 12 à 24 heures (les dosages à 1 ou 2 % sont généralement suffisants dans le glaucome chronique)

Indications

- Glaucome chronique à angle ouvert, notamment chez les patients ayant une chambre antérieure peu profonde (hypermétropes) et un angle irido-cornéen relativement étroit
- Fermeture aiguë de l'angle irido-cornéen (en complément mais 30 à 60 minutes après l'administration d'hypotonisants par voie générale)

Effets indésirables

- Fréquents dans les heures suivant l'instillation : troubles visuels désagréables et gênants notamment la nuit et lors de la conduite ou l'utilisation de machines (myosis, spasme de l'accomodation pendant 2 heures, modifications du champ visuel, vasodilatation conjonctivale, hypersécrétion lacrymale, clignement des paupières, rhinorrhée)
- Possibilité de réaction allergique à la pilocarpine, de décollement de rétine chez les myopes (→ vérifier auparavant la périphérie rétinienne)
- L'utilisation au long cours dans les glaucomes chroniques risque d'entraîner une séclusion pupillaire (adhérence du bord pupillaire de l'iris au cristallin) par combinaison de l'effet myotique et du caractère pro-inflammatoire de ces collyres
- **Surdosage** : des instillations répétées et/ou prolongées peuvent entraîner un passage systémique non négligeable du produit avec hypersalivation, hypersécrétion lacrymale, sueurs, nausées, vomissements, bronchospasme, chute tensionnelle → antagonisme par les atropiniques

Précautions d'emploi

- Utiliser avec prudence chez les conducteurs et utilisateurs de machines
- Chez les myopes : n'utiliser qu'après vérification de la périphérie rétinienne en raison du risque de décollement de la rétine
- Fermeture aiguë de l'angle irido-cornéen : collyres à commencer *uniquement 30 à 60 minutes après l'administration d'hypotonisants par voie générale* (acétazolamide et/ou agents osmotiques), délai nécessaire à l'action de ces derniers produits
- Grossesse et allaitement : utilisation déconseillée (absence d'études)

Interactions médicamenteuses

- *Associations à prendre en compte* : potentialisation des curarisants (prévenir l'anesthésiste en cas d'intervention chirurgicale), antagonisme avec l'atropine

Collyres antiglaucomateux (III)

Collyres inhibiteurs de l'anhydrase carbonique

Liste I-65 %-Coll

AZOPT Brinzolamide 1 %	Fl. 5 ml à 1 % *Avec benzalkonium*	En monothérapie ou avec un bêta-bloquant : 1 goutte x 2 fois/jour
TRUSOPT Dorzolamide 2 %[G]	Fl. 5 ml à 2 % *Avec benzalkonium*	En monothérapie : 1 goutte x 3 fois/jour Avec un bêta-bloquant : 1 goutte x 2 fois/jour

Inhibiteur de l'anhydrase carbonique + Bêta-bloquant (1)

Liste I-65 %-Coll

AZARGA Brinzolamide 1 % + Timolol 0,5 %	Fl. 5 ml *Avec benzalkonium* *et carbomère*	1 goutte x 2 fois/jour
COSOPT Dorzolamide 2 % + Timolol 0,5 %[G] COSOPT Unidoses	Fl. 5 ml *Avec benzalkonium* 60 unidoses *Sans conservateur*	*Idem*

1. *Cf.* pages précédentes les conditions d'emploi des bêta-bloquants.

Contre-indications
Allergie connue aux sulfamides et apparentés Insuffisance rénale sévère (clairance de la créatinine < 30 ml/min) Acidose hyperchlorémique, hypersensibilité à l'un des constituants Celles des bêta-bloquants si associés (*cf.* pages précédentes)

Propriétés

– Inhibiteurs de l'anhydrase carbonique, diminuant la sécrétion d'humeur aqueuse et la pression intra-oculaire, ayant en monothérapie un effet antiglaucomateux légèrement inférieur à celui des collyres bêta-bloquants (intérêt en cas de contre-indication ou intolérance à ces derniers) auxquels ils peuvent être associés si besoin (produits aussi efficaces que la pilocarpine, mais mieux tolérés que celle-ci)

Indications

– Traitement de la pression intra-oculaire élevée chez les patients présentant une hypertonie oculaire ou un glaucome chronique à angle ouvert
– L'adjonction d'un bêta-bloquant est justifiée chez les patients pour lesquels la réduction de pression intra-oculaire est insuffisante sous monothérapie

Effets indésirables

– Picotements, brûlures, démangeaisons, vision trouble passagère, larmoiement, sensation de corps étranger, douleur ou gêne palpébrale
– Plus rares : irritation ou inflammation palpébrale, conjonctivite, asthénie, fatigue, céphalées, goût amer, nausées, anorexie, perte de poids
– Possibilité de réactions allergiques, troubles neuro-psychiques (paresthésies, vertiges, dépression, confusion, asthénie, irritabilité, agitation, hallucinations, troubles cognitifs), très rares cas de lithiase urinaire → arrêt du traitement
– Le chlorure de benzalkonium est un conservateur qui peut être à l'origine de réactions allergiques locales (conjonctivite) ou générales (asthme)

Précautions d'emploi (pour les produits en flacons)

– Utiliser avec prudence en cas d'insuffisance hépatique
– Ne pas utiliser de lentilles souples hydrophiles si collyre contenant du benzalkonium
– Peu d'études en population pédiatrique
– Grossesse et allaitement : utilisation déconseillée (absence d'études)

Collyres antiglaucomateux (IV)

Collyres aux prostaglandines *Liste I-65 %-Coll ou Non remboursé (NR)*

LUMIGAN Bimatoprost	Collyre : 3 ml à 0,1 mg/ml *Avec benzalkonium à 0,2 mg/ml* Collyre : 3 ml à 0,3 mg/ml *Avec benzalkonium à 0,05 mg/ml*	A. 1 goutte/jour
TRAVATAN Travoprost	Collyre : 2,5 ml à 40 µg/ml *Avec polyquad*	*Idem*
XALATAN Latanoprost[G]	Collyre : 2,5 ml à 50 µg/ml *Avec benzalkonium*	*Idem*
MONOPROST *Conserver de + 2 °C à + 8 °C*	5 ou 10 ou 30 ou 90 unidoses (0,2 ml) à 50 mg/ml *Sans conservateur*	*Idem*

Collyres aux prostaglandines + Bêta-bloquant (1) *Liste I-65 %-Coll*

DUOTRAV Travoprost = 40 µg/ml + Timolol = 5 mg/ml *Conserver de + 2 °C à + 8 °C*	Collyre : fl. 2,5 ml *Avec polyquad*	A. 1 goutte/jour
GANFORT Bimatoprost = 0,3 mg/ml + Timolol = 5 mg/ml	Collyre : fl. 3 ml *Avec benzalkonium*	*Idem*
XALACOM[G] Latanoprost = 50 µg/ml + Timolol = 5 mg/ml *Conserver de + 2 °C à + 8 °C*	Collyre : fl. 2,5 ml *Avec benzalkonium*	*Idem*

1. *Cf.* pages précédentes les conditions d'emploi des bêta-bloquants.

Contre-indications

Hypersensibilité connue à l'un des constituants
Port de lentilles de contact
Celles des bêta-bloquants pour le timolol (*cf.* Collyres bêta-bloquants)
Allaitement

Propriétés

- Analogues de la prostaglandine F2 alpha, diminuant la pression intra-oculaire en augmentant l'écoulement de l'humeur aqueuse (effet débutant après environ 3 à 4 heures, maximal en 8 à 12 heures et persistant pendant au moins 24 heures)
- Le bimatoprost fait partie de la famille des prostamides, dont certains récepteurs semblent distincts de ceux des prostaglandines F2 alpha

Indications

- Réduction de la pression intra-oculaire élevée chez les patients atteints de glaucome chronique à angle ouvert ou d'hypertension intra-oculaire, en monothérapie chez les patients qui présentent une intolérance ou une contre-indication ou une réponse insuffisante à un autre traitement, ou en association à un collyre bêta-bloquant en cas de réponse insuffisante

Effets indésirables

- Possibilité d'assombrissement définitif de l'iris (16 %) avec hétérochromie en cas de traitement d'un seul œil (surtout chez les sujets ayant des iris de plusieurs couleurs, notamment vert-marron, jaune-marron, bleu-marron, gris-marron), par augmentation de la teneur en mélanine des mélanocytes du stroma de l'iris
- Très fréquents (> 10 %) : croissance des cils, hyperhémie conjonctivale, prurit oculaire
- Fréquents (1 à 10 %) : sensation de corps étranger, kératite ponctuée superficielle, sécheresse oculaire, irritation oculaire, photophobie, larmoiements, réaction allergique locale
- Rares cas d'œdème maculaire (surtout chez les patients aphaques), blépharospasme, rétraction de la paupière, iritis, uvéite, hémorragie rétinienne
- Le chlorure de benzalkonium est un conservateur qui peut être à l'origine de réactions allergiques locales (conjonctivite) ou générales (asthme). Sa concentration est plus élevée dans le Lumigan 0,1 que dans le Lumigan 0,3. Il faut souligner que le Monoprost ne comporte pas de conservateur
- Si nécessaire, le latanoprost collyre en solution peut être utilisé chez l'enfant aux mêmes posologies que chez l'adulte ; cependant l'expérience avant l'âge de 1 an reste limitée

Précautions d'emploi

- Informer le patient du risque d'assombrissement définitif de l'iris
- Utiliser avec prudence en cas d'asthme, d'insuffisance respiratoire, chez l'aphaque, et dans les formes de glaucome autres que le glaucome à angle ouvert (pas de données)
- Espacer les instillations d'au moins 5 minutes en cas d'association à un autre collyre
- Peut être utilisé chez l'enfant aux mêmes posologies que chez l'adulte
- Peut être utilisé pendant la grossesse en cas de nécessité absolue. En raison du passage dans le lait maternel, le traitement doit être discuté chez la femme allaitante

Interactions médicamenteuses et incompatibilités

- Précipitation en cas de mélange à des collyres contenant du thiomersal
- Effet synergique avec les collyres bêta-bloquants, à la pilocarpine, à la dipivéphrine, et avec l'acétazolamide par voie orale

Collyres antiglaucomateux (V) : Collyres adrénergiques

Collyres alpha-2-adrénergiques *Liste I-65 %-Coll*

ALPHAGAN Brimonidine[G]	Collyre à 0,2 % : 5 ml *Avec benzalkonium*	A. 1 goutte x 2 fois/jour (espacées de 12 heures)
IOPIDINE 0,5 % IOPIDINE 1 % Apraclonidine	Fl. 5 ml 2 unidoses 0,25 ml à 1 % *Sans conservateur*	A. 1 goutte 1 heure avant et dès après l'intervention

Collyre alpha-2-adrénergique + Bêta-bloquant *Liste I-65 %-Coll*

COMBIGAN Brimonidine + Timolol	Fl. 5 ml	A. 1 goutte x 2 fois/jour

Contre-indications

Enfant < 20 kg (et prudence chez l'enfant < 12 ans)
Antécédents de pathologie cardio-vasculaire sévère ou instable et non contrôlée
Celles des bêta-bloquants si associés (*cf.* pages précédentes)

Propriétés

– Agonistes alpha-2-adrénergiques, réduisant la pression intra-oculaire par diminution de la formation de l'humeur aqueuse, très faiblement absorbés après instillation locale, ayant une demi-vie d'élimination de 2 à 3 heures environ dans l'humeur aqueuse

Indications

– Brimonidine : glaucome chronique à angle ouvert (monothérapie ou association quand un collyre bêta-bloquant ne permet pas un contrôle efficace de la pression intra-oculaire)
– Apraclonidine 0,5 % : glaucome chronique à angle ouvert en traitement provisoire en association aux autres antiglaucomateux, en attente d'un acte chirurgical curatif
– Apraclonidine 1 % : contrôle ou prévention des élévations post-chirurgicales de la pression intra-oculaire chez les patients subissant une intervention au laser sur le segment antérieur de l'œil (trabéculoplasties, iridotomies, capsulotomies)

Effets indésirables (rares)

– Hyperhémie oculaire, prurit, larmoiement, bouche sèche, plus rarement (< 1 %) relèvement de la paupière supérieure, inflammation oculaire, saignement conjonctival, mydriase, réactions allergiques locales, céphalées, bradycardie, malaise vagal
– Le chlorure de benzalkonium est un conservateur qui peut être à l'origine de réactions allergiques locales (conjonctivite) ou générales (asthme)

Précautions d'emploi et interactions médicamenteuses

– Utiliser avec prudence chez les sujets ayant une pathologie cardio-vasculaire, une insuffisance rénale ou hépatique
– Prudence chez l'enfant < 12 ans, constatation de somnolence (55 %), parfois sévère
– Grossesse et allaitement : utilisation déconseillée (absence d'études)
– ***Associations contre-indiquées*** : IMAO, sympathomimétiques par voie générale, antidépresseurs tricycliques, miansérine
– *Associations à utiliser avec précaution* : antihypertenseurs, bêta-bloquants, clonidine, digitaliques, dépresseurs du SNC, sympathomimétiques locaux

Correcteurs des sécheresses lacrymales (I)*

Contre-indications

Allergie à l'un des constituants (notamment aux conservateurs)
Port de lentilles souples pour les produits avec conservateurs
Association à des produits iodés (pour les collyres ayant des conservateurs mercuriels : mercurothiolate, phénylmercure borate, thiomersalate)
Pour les traitements oraux : asthme pour la pilocarpine, enfant < 6 ans et atrophie des voies biliaires pour l'anétholtrithione

Propriétés

– Produits de suppléance lacrymale employés en cas d'hypolacrymie : syndrome de l'œil sec (maladie de Gougerot-Sjögren), hypolacrymie sénile, hypolacrymie associée à certaines maladies systémiques (polyarthrite rhumatoïde, lupus érythémateux disséminé, dysglobulinémies, etc.), kérato-conjonctivites sèches, inconfort dû aux lentilles cornéennes
– La pilocarpine *per os*, par son effet secrétagogue, permet d'améliorer les signes subjectifs de sécheresse oculaire, mais les résultats objectifs sont modérés et l'efficacité de l'anétholtrithione sur le syndrome sec oculaire est très modérée

Indications

– Traitement symptomatique du syndrome de l'œil sec

Précautions d'emploi

– En instillation oculaire :
  – Instiller dans le cul-de-sac conjonctival inférieur, en tirant légèrement la paupière inférieure vers le bas et en regardant vers le haut, 1 goutte de gel dans les yeux, 2 à 4 fois/jour en fonction des troubles oculaires
  – Utiliser l'unidose immédiatement après ouverture et la jeter après usage
  – Ne pas réutiliser une unidose entamée (risque d'infection)
  – Éviter le contact de l'embout avec l'œil et les paupières
  – Les produits sans conservateur sont mieux tolérés dans les traitements répétés ou au long cours

Effets indésirables

– Possibilité de trouble visuel transitoire, surtout avec les gels à haute viscosité et avec les inserts oculaires → utiliser avec prudence chez les conducteurs et utilisateurs de machines
– Allergie possible aux conservateurs (conjonctivite chronique) → intérêt des unidoses sans conservateur
– Troubles digestifs mineurs (diarrhée, flatulence, météorisme) avec les traitements *per os*, urines foncées avec l'anétholtrithione, syndrome grippal, asthénie, sueurs, pollakiurie, palpitations avec la pilocarpine
– Éviter ces traitements pendant la grossesse et l'allaitement

Remarques

– Collyres : leur temps de rétention court impose des instillations fréquentes qui découragent souvent le patient (ce temps est amélioré avec les gels à haute viscosité, mais ces produits entraînent un brouillard visuel lié à leur viscosité, principale cause de leur abandon)
– Les traitements *per os* sont surtout utiles pour traiter la sécheresse extra-oculaire dans le cadre d'un syndrome de Sjögren. L'état oculaire peut en être amélioré partiellement

* Voir les produits pages suivantes.

Correcteurs des sécheresses lacrymales (II)

Produits à très haute viscosité : hyaluronate de sodium

Remboursement 65 % ou Non remboursé (NR)

HYABAK ***NR***	Fl. 10 ml	1 goutte x 3 à 4 fois/jour
HYALINE ***NR***	16 ou 28 unidoses	*Idem*
HYLOCOMOD ***NR***	Fl. 10 ml	*Idem*
HYLOVIS *65 %*	20 unidoses	*Idem*
HYLOVIS MULTI *65 %*	Fl. 10 ml	*Idem*
NAVITAE ***NR*** + Vitamines A et E	Fl. 15 ml	1 à 2 gouttes/jour
VISMED *65 %*	20 unidoses	*Idem*
VISMED MULTI *65 %*	Fl. 10 ml	*Idem*
VITADROP ***NR*** + Vitamine B12	Fl. 10 ml	*Idem*

Produits à haute viscosité *Remboursement 65 %-Coll ou Non remboursé (**NR**)*

AQUAREST GEL-LARMES UNIDOSES LACRIFLUID UNIDOSES LACRYVISC UNIDOSES Carbomère	60 unidoses Gel 10, 30 ou 60 unidoses Fl. 10 g	1 goutte x 2 à 4 fois/jour
LACRIGEL LACRIFLUID CIVIGEL Carbomère + Cétrimide[G]	Gel : 5 ou 10 g Fl. 10 g	*Idem*
LIPOSIC Carbomère + Triglycérides + Cétrimide	Tube de 10 g	*Idem*
GEL-LARMES LACRINORM LACRYVISC SICCAFLUID Carbomère + Benzalkonium	Gel : 5 ou 10 ou 15 g	*Idem*
OPTIVE ***NR*** Carboxyméthylcellulose de Na + Glycérine + osmoprotecteurs (L-carnitine et érytritol)	Fl. 10 ml *Conservateur purite rapidement dégradé*	1 à 2 gouttes/jour

Correcteurs des sécheresses lacrymales (III)*

Produits à haute viscosité (suite) *Remboursement 65 %-Coll ou **NR***

ARTELACHypromellose	Collyre : 60 unidoses	1 goutte x 4 à 6 fois/jour
CELLUVISC UNIDOSES Carmellose sodique	Collyre : 30 unidoses	1 goutte x 2 à 8 fois/jour
CATIONORM ***NR*** Émulsion lipidique cationique	10 ou 30 unidoses	1 goutte x 3 à 4 fois/jour
VYSEO TEARS AGAIN ***NR*** Lécithine de soja + Vit. A et E	Spray 10 ml	1 à 2 vaporisations sur chaque paupière fermée x 3 à 4 fois/jour
SYSTANE ***NR*** Polyéthylèneglycol + Hydroxypropylguar + Acide borique	Fl. 10 ml *Avec conservateur : polyquad*	*Idem*

Produits à faible viscosité *Remboursement 65 %-Coll (sauf les unidoses)*

LARMABAK Chlorure de sodium (NaCl) PHYSIODOSE ***NR*** UNILARM ***NR*** LARMES ARTIFICIELLES	Fl. 10 ml 20 unidoses Fl. 5 ml Fl. 10 ml *Avec benzalkonium*	1 goutte x 3 à 8 fois/jour
DULCILARMES Povidone FLUIDABAK REFRESH (+ acide polyvinylique) UNIFLUID NUTRIVISC	Collyres : 10 ml ou 30 ou 36 unidoses Fl. 10 ml *Avec benzalkonium*	*Idem*
ANGIODROP ***NR*** Extraits de mauve et camomille	Fl. 15 ml	1 goutte x 2 à 3 fois/jour
SENSIVISION ***NR*** Acide borique + Extrait de plantain	10 unidoses	*Idem*

Traitement oral de l'insuffisance lacrymale

La pilocarpine *per os* (SALAGEN) et l'anétholtrothione (SULFARLEM) ont une indication dans le traitement des insuffisances de sécrétion lacrymale mais également dans les hyposialies et les xérostomies (voir ces produits).

* Pour tous les produits correcteurs des sécheresses lacrymales, voir les propriétés et les conditions d'emploi pages précédentes.

Collyres anti-inflammatoires (I)

Collyres et pommades cortisoniques non associés *Liste I-65 %-Coll*

FLUCON Fluorométholone[G]	Fl. 3 ml à 0,1 %	1 goutte x 3 fois/jour
MAXIDEX DEXA-FREE (sans conservateur) Dexaméthasone[G]	Fl. 3 ml à 0,1 % Pommade 5 g 30 unidoses	1 goutte x 3 à 6 fois/jour
VEXOL Rimexolone	Fl. 5 ml à 1 %	1 à 2 gouttes x 4 fois/jour

Collyres cortisoniques + Anti-infectieux *Liste I-30 %-Coll*

BACICOLINE Hydrocortisone + Colistine + Bacitracine	Fl. 5 ml	2 gouttes x 3 à 8 fois/jour
CHIBRO-CADRON Dexaméthasone + Néomycine	Fl. 5 ml	*Idem*
FRAKIDEX Dexaméthasone + Framycétine	Fl. 5 ml	*Idem*
MAXIDROL Dexaméthasone + Néomycine + Polymyxine B	Fl. 3 ml	*Idem*
TOBRADEX Dexaméthasone + Tobramycine	Fl. 5 ml	1 goutte x 4 à 6 fois/jour

Pommades cortisoniques OPH + Antibiotiques

Liste I-30 % ou Non remboursé (NR)-Coll

FRAKIDEX Dexaméthasone + Framycétine	Tube 5 g	1 à 2 applications/jour
MAXIDROL Dexaméthasone + Néomycine + Polymyxine B	Tube 3,5 g	*Idem*
STERDEX Dexaméthasone + Oxytétracycline	12 unidoses	*Idem*

Contre-indications

Ulcères cornéens (risque de perforation), infections oculaires d'origine virale (herpès, zona), mycosique, parasitaire ou tuberculeuse, en l'absence de traitement anti-infectieux efficace, trachome évolutif
Antécédents glaucomateux personnels ou familiaux (sauf pour fluorométholone et rimexolone), hypersensibilité aux différents constituants, scléromalacie
Celles des antibiotiques pour les associations

Propriétés

– Corticostéroïdes d'action locale anti-inflammatoire et antiallergique puissante, ayant une bonne pénétration conjonctivale, sclérale, cornéenne et au niveau de l'humeur aqueuse (mais elle est très faible au niveau du vitré), augmentant la pression intra-oculaire ce qui peut induire un glaucome cortisonique : cet effet hypertonisant est moindre avec la fluorométholone et la riméxolone, et maximal avec la dexaméthasone (qui est aussi le produit le plus puissant)

Indications

– Corticoïdes non associés : affections inflammatoires et allergiques du segment antérieur de l'œil et de ses annexes (uvéites antérieures, épisclérites, sclérites, conjonctivites allergiques, blépharites et allergies palpébrales, kératites non infectieuses)
– Corticoïdes avec antibiotiques : affections inflammatoires surinfectées, infections du segment antérieur de l'œil présentant une forte composante inflammatoire

Effets indésirables

– *Retard de cicatrisation* des plaies cornéennes et cornéo-sclérales
– *Aggravation des infections oculaires* d'origine virale (herpès cornéens et zonas ophtalmiques notamment), tuberculeuse, mycosique ou parasitaire
– *Hypertonie oculaire* (modérée dans 60 % des cas, importante dans 5 % des cas, retardée et régressive en quelques semaines après l'arrêt du traitement, rare en cas d'emploi pendant moins de 2 à 3 semaines) → *risque de glaucome cortisonique* chez les sujets prédisposés (sujet ayant un glaucome chronique et ses parents au premier degré) surtout si le traitement est prolongé plus de 15 jours
– *Risque de cataracte souvent sous-capsulaire postérieure* lors des traitements prolongés

Précautions d'emploi

– *Examen ophtalmologique préalable* → ne pas administrer avant qu'un examen ophtalmologique ait permis un diagnostic et éliminé toute contre-indication
– *Usage prolongé* : surveiller attentivement la pression intra-oculaire et le cristallin
– *Utiliser préférentiellement* la fluorométholone ou la riméxolone chez les sujets prédisposés à l'hypertonie oculaire
– L'association d'antibiotiques aux cortisoniques, rarement nécessaire, présente un risque de sensibilisation pouvant compromettre leur utilisation ultérieure → utiliser les antibiotiques selon le résultat des examens bactériologiques et pendant une durée de 6 à 7 jours (< 10 jours)
– Nourrissons pour Chibrocadron, Frakidex, Maxidex, Maxidrol, Bacicoline ; nourrissons < 1 an pour Tobradex ; enfants < 8 ans pour Sterdex
– Allaitement : utilisation déconseillée de Bacicoline, Chibrocadron (sauf traitement < 10 jours), Frakidex, Maxidrol, Sterdex, Tobradex, Vexol
– Grossesse : utilisation déconseillée de Bacicoline, Chibrocadron, Dexafree, Frakidex, Sterdex, Tobradex, Vexol

Collyres anti-inflammatoires (II)

Collyres anti-inflammatoires non stéroïdiens *Liste II-65 %-Coll ou Non remboursé (NR)*

ACULAR Kétorolac	Fl. 5 ml *Avec benzalkonium*	1 à 2 gouttes x 3 à 4 fois/jour
INDOCOLLYRE 0,1 % Indométacine	Fl. 5 ml à 0,1 % (+ mercurothiolate sodique) 50 unidoses à 0,1 % *Sans conservateur*	1 goutte x 4 fois/jour la veille de l'intervention, puis 45 minutes avant, puis 1 goutte x 4 fois/jour jusqu'à la cicatrisation
NEVANAC *NR* Népafénac	Fl. 5 ml *Avec benzalkonium*	1 goutte x 3 fois/jour à débuter la veille de l'intervention puis continuer pendant 3 semaines
OCUFEN Collyre Flurbiprofène	50 unidoses à 0,03 % *Sans conservateur*	1 goutte x 4 fois dans les 2 heures avant l'intervention, puis 1 goutte x 6 fois/jour x 2 semaines (chirurgie de la cataracte) ou 1 semaine (trabéculoplastie au laser)
YELLOX Bromfénac	Fl. 5 ml *Avec benzalkonium*	1 goutte x 2 fois/jour à débuter le lendemain de l'intervention puis continuer pendant 2 semaines
VOLTARENOPHTA *NR* VOLTARENOPHTABAK Diclofénac	20 unidoses à 0,1 % Fl. 10 ml à 0,1 % *Sans conservateur* *Contient du crémophor EL*	1 goutte x 5 fois dans les 3 heures avant l'intervention, puis 1 goutte x 3 à 5 fois/jour

Collyres anti-inflammatoires non stéroïdiens + Antibiotiques

Liste II-65 %-Coll

INDOBIOTIC Indométacine + Gentamycine	20 unidoses (0,35 ml)	1 goutte x 4 fois/jour

Contre-indications

Hypersensibilité à l'un des constituants

Propriétés

– Anti-inflammatoires non stéroïdiens inhibant la production des prostaglandines de l'œil, réduisant la fréquence des manifestations inflammatoires oculaires post-chirurgicales ou post-instrumentales

Indications

– Prévention des manifestations inflammatoires après intervention chirurgicale de la cataracte et sur le segment antérieur de l'œil ou trabéculoplastie au laser
– Inhibition du myosis per-opératoire (1 goutte de flurbiprofène ou diclofénac en collyre toutes les 30 minutes pendant les 2 à 3 heures précédant l'intervention)
– Prévention de l'œdème maculaire cystoïde de l'aphaque survenant après extraction chirurgicale du cristallin
– Traitement des manifestations douloureuses oculaires liées à la kératectomie photoréfractive au cours des 24 premières heures postopératoires
– *Remarque* : pour les spécialités comportant AINS + antibiotiques, l'indication est restreinte aux suites de la chirurgie de la cataracte, en respectant aussi les contre-indications et les précautions d'emploi de la gentamycine

Effets indésirables

– Brûlures oculaires, sensation de chaleur ou picotement lors de l'instillation, rougeur oculaire, élévation modérée de la pression oculaire, possibilité d'altération de l'épithélium cornéen (abrasion, kératite ponctuée superficielle, kératite striée, ulcère cornéen, voire fonte stromale – exceptionnelle)
– Possibilité de réaction allergique locale (prurit, œdème palpébral et cornéen) ou de réactions anaphylactiques

Précautions d'emploi

– Utiliser avec prudence en cas d'antécédents d'allergie à l'aspirine ou aux AINS, et en cas d'antécédents de kératite herpétique
– Ne pas associer à l'aspirine ou aux AINS par voie générale (tendance au saignement des tissus oculaires), ne pas utiliser de lentilles cornéennes pendant le traitement
– Grossesse, allaitement et enfants : innocuité non démontrée

Implants intravitréens de corticoïdes

Liste I-100 %-Prescription réservée aux ophtalmologistes

ILUVIEN Acétonide de fluocinolone 190 µg	Implant intravitréen	Insertion en position intravitréenne au bloc opératoire
OZURDEX Dexaméthasone 0,7 mg	Implant intravitréen	*Idem*

Contre-indications

Infection péri-oculaire ou oculaire, active ou suspectée
Glaucome mal ou non équilibré (risque d'aggravation rapide) ou patient connu pour augmenter sa pression intra-oculaire de façon importante après instillation de collyres aux corticoïdes

Propriétés

- Iluvien est un implant non résorbable permettant la libération progressive de 190 µg de fluocinolone sur une période pouvant durer jusqu'à 36 mois
- Ozurdex est un implant de polymère biodégradable permettant la libération progressive de 700 µg de dexaméthasone sur une période pouvant durer jusqu'à 6 mois
- L'implant doit être inséré dans le vitré par un chirurgien, dans des conditions d'asepsie chirurgicale, avec surveillance post-opératoire du bon positionnement et des éventuels effets indésirables

Indications

- *Pour Iluvien* : œdème maculaire diabétique chronique lorsque la réponse aux autres traitements disponibles est jugée insuffisante
- *Pour Ozurdex* :
  - Œdème maculaire dans les suites d'une occlusion de la veine centrale de la rétine (ou de ses branches) chez l'adulte
  - Inflammation chronique et non infectieuse du segment postérieur de l'œil (uvéite) chez l'adulte

Effets indésirables

- Possibilité d'infections post-opératoires et de complications rétiniennes, comme dans toute chirurgie intravitréenne. Les risques potentiels importants sont : endophtalmie (infectieuse ou non infectieuse) ; rétinite secondaire à une réactivation virale latente ou une autre infection ophtalmique ; décollement ou déchirement de la rétine ; issue du vitré ou hypotonie oculaire ; défaillance mécanique du dispositif et mauvais positionnement de l'implant
- Étude Geneva sur l'Ozurdex :
  - Hypertonie oculaire : au pic d'efficacité (2 mois), environ 3 % des patients développent une pression intra-oculaire > 35 mmHg, et 15 % entre 25 mmHg et 35 mmHg dans le cadre d'une seconde insertion d'implant. À 12 mois de l'inclusion, 1,2 % des patients ont dû subir une chirurgie du glaucome
  - Cataracte : 1 % à 1,5 % des patients doivent être opérés dans les 12 mois après l'occlusion (parfois après 2 insertions à 6 mois d'intervalle)
- Étude Fame sur l'Iluvien :
  - Hypertonie oculaire : 38 % nécessitant un traitement *versus* 14 % dans le groupe contrôle
  - Cataracte : 80 % nécessitant une chirurgie *versus* 27,3 % dans le groupe contrôle

Collyres antiallergiques non cortisoniques (I)*

Antidégranulants mastocytaires *Remboursement 30 %-Coll (sauf autre mention)*

ALLERGOCOMOD Cromoglycate de sodium[G] CROMABAK CROMADOSES Unidoses CROMEDIL Unidoses CROMOFREE CROMOPTIC CROMOPTIC Unidoses HUMEX Conjonctivite ***NR*** MULTICROM MULTICROM Unidoses OPHTACALM ***NR*** OPHTACALMFREE ***NR*** OPHTACALM Unidoses OPTICRON OPTICRON Unidoses ***NR***	Collyre à 2 % : fl. 10 ml *Avec benzalkonium, sauf Allergocomod, Cromabak et Cromofree* 30 unidoses à 2 % *Sans conservateur* 2 sac./5 unidoses Fl. 10 ml 10 unidoses Fl. 5 ml 10 ou 24 unidoses	A. 1 goutte x 2 à 6 fois/jour E. > 4 ans : *idem*
NAABAK Acide N-acétylaspartylglucamique = acide spaglumique	Collyre à 4,9 % : 10 ml *Sans benzalkonium*	*idem*
ALMIDE Lodoxamide ALMIDE Unidoses	Collyre à 0,1 % : 5 ml 20 unidoses à 0,1 % *Sans conservateur*	A. 1 goutte x 4 fois/jour E. > 4 ans : *idem*
TILAVIST Nédocromil *Liste II-65 %-Coll*	Collyre à 2 % : 5 ml	A. 1 goutte x 2 à 4 fois/jour E. > 6 ans : *idem*

Anti-histaminiques H1 : lévocabastine *Liste II-30 %-Coll (sauf autre mention)*

ALLERGIFLASH ***NR*** LEVOFREE LEVOPHTA	10 unidoses à 0,05 % Unidoses à 0,05 % Collyre à 0,05 % : 5 ml	A. 1 goutte x 2 à 4 fois/jour E. > 4 ans : *idem*

* Voir les propriétés et les conditions d'emploi pages suivantes.

Collyres antiallergiques non cortisoniques (II)

Antiallergiques à action mixte

OPATANOL Olopatadine *Liste I-30 %-Coll*	Collyre à 0,1 % : 5 ml	A. 1 goutte x 2 fois/jour E. > 3 ans : *idem*
PURIVIST Épinastine *Liste I-65 %-Coll*	Collyre à 0,05 % : 5 ml	A. 1 goutte x 2 fois/jour E. ≥ 12 ans : *idem*
ZALERG Kétotifène[G] MONOKETO *Liste II-30 %-Coll* ZALERGONIUM *Liste II-Non remboursé*	Collyre à 0,025 % Fl. 5 ml *Sans conservateur* 30 unidoses (0,4 ml) 60 unidoses à 0,025 % Collyre à 0,025 % Fl. 5 ml *Avec benzalkonium*	A. 1 goutte x 2 fois/jour E. > 3 ans : *idem*
ALLERGODIL *Liste I-30 %-Coll* Azélastine[G]	Collyre à 0,05 % : 6 ml	A. 1 goutte x 2 à 4 fois/jour E. > 4 ans : *idem*

Contre-indications

Hypersensibilité à l'un des constituants, notamment au benzalkonium

Propriétés

- Produits inhibant la dégranulation des mastocytes, antagonistes des récepteurs H1 de l'histamine

Indications

- Conjonctivites et blépharo-conjonctivites allergiques

Effets indésirables

- Transitoires : picotements ou sensation de brûlure oculaire, larmoiement, prurit, gêne visuelle, photophobie, sécheresse nasale, sécheresse buccale, altérations du goût
- Benzalkonium : possibilité de réaction allergique, kératite ponctuée et/ou kératopathie ulcérative toxique, coloration des lentilles de contact souples

Précautions d'emploi

- Ne pas porter de lentilles souples avec les collyres qui contiennent du benzalkonium (possibilité d'absorption du benzalkonium par les lentilles et de coloration de celles-ci)
- Grossesse et allaitement : innocuité non établie par manque de données, sauf pour les cromoglycates et le kétotifène qui peuvent être donnés pendant la grossesse et l'allaitement
- Enfant < 3 ans pour kétotifène, olopatadine
- Enfant < 4 ans pour azélastine
- Enfant < 12 ans pour épinastine

Médicaments divers en ophtalmologie (I)

Myotiques pour usage per-opératoire

MIOSTAT Carbachol 0,01 % Solution pour injection intra-oculaire	12 fl. 1,5 ml	Voie intra-oculaire per-opératoire : obtention rapide d'un myosis complet
MIOCHOLE Chlorure d'acétylcholine Solution pour injection intra-oculaire	Préparation pour dilution de 20 mg dans 2 ml	*Idem*

Propriétés et indications

– Pour les myotiques, induction d'un myosis en cours d'intervention chirurgicale (chirurgie de la cataracte ou du glaucome)

Effets indésirables

– Possibilité de kératopathie bulleuse lorsque l'endothélium cornéen est anormal (comme avec tout traumatisme), rares cas d'opacification ou œdème cornéens (non formellement attribués au produit)
– Risque de passage dans la circulation générale, mais en très faible quantité : bradycardie, hypotension, rougeur, hypersudation et difficultés respiratoires (effets réversibles sous atropine)

Précautions d'emploi

– Solutions sans conservateurs → ne pas conserver les produits entamés
– Grossesse et allaitement : les myotiques sont susceptibles d'être tératogènes et sont déconseillés
– Enfant : pas de données d'utilisation

Médicaments divers en ophtalmologie (II)

Vertéporfine *Liste I-100 %-Coll-Médicament d'exception*

VISUDYNE	Fl. 15 mg (diluer dans de l'eau ppi)	*Cf.* le mode d'emploi (1)

1. Médicament d'exception, réservé aux spécialistes en ophtalmologie, à utiliser comme suit :
   - 1re phase : perfusion IV pendant 10 minutes à la dose de 6 mg/m² de surface corporelle (diluée dans 30 ml d'eau ppi, à l'exclusion d'autres solvants, et utilisée dans les 4 heures).
   - 2e phase : activation par la lumière 15 minutes après le début de la perfusion, avec une lumière rouge non thermique (de longueur d'onde 689 ± 3 nm) délivrée par un laser.

Contre-indications

Porphyries, insuffisance hépatique grave

Propriétés

- Agent photosensibilisant destiné à être injecté un quart d'heure avant l'application d'un rayon laser rouge dans certains cas de dégénérescence maculaire liée à l'âge (DMLA)
- Après perfusion, Cmax de 1,5 µg/ml, liaison à 90 % aux lipoprotéines plasmatiques, métabolisation hépatique faible, élimination biliaire, demi-vie d'élimination de 6 heures

Indications (médicament onéreux)

- Traitement de la dégénérescence maculaire liée à l'âge chez des patients présentant une néovascularisation choroïdienne rétrofovéolaire (la vertéporfine n'est plus actuellement un traitement de première intention de la DMLA)
- Traitement de patients présentant une néovascularisation choroïdienne rétrofovéolaire due à une myopie forte (stabilise l'acuité visuelle chez 25 % des patients à 2 ans)

Effets indésirables (chez environ 46 % des patients traités)

- Oculaires : vision trouble ou flashs lumineux, baisse transitoire de l'acuité visuelle, altérations du champ visuel, perte sévère de la vision dans les 7 jours récupérant partiellement ou complètement, plus rarement (≤ 1 %) troubles lacrymaux, hémorragie sous-rétinienne ou intravitréenne, ischémie rétinienne (surdosage)
- Réactions au point d'injection : douleur, œdème, extravasation, inflammation
- Systémiques : nausées, photosensibilisation, douleur lombaire, asthénie, prurit, hypercholestérolémie et élévation de la créatininémie, douleur thoracique constrictive

Précautions d'emploi et intéractions médicamenteuses

- Photosensibilité pendant 48 heures → pendant cette période, pas d'exposition solaire ni aux UV, port de vêtements couvrants, port de lunettes de soleil à haute protection à l'extérieur, pas d'exposition à une lumière artificielle intense (éviter les soins dentaires)
- En cas d'extravasation, arrêt de la perfusion et application de compresses froides
- Utiliser avec prudence en cas d'insuffisance hépatique modérée ou obstruction biliaire
- Insuffisance cardiaque sévère ou HTA non contrôlées : pas d'expérience clinique
- Conducteurs et utilisateurs de machines → activités déconseillées jusqu'à la disparition de tout symptôme suivant le traitement
- Grossesse et allaitement : utilisation non recommandée (tératogène chez l'animal)
- Précipitation avec les solutions salines → diluer uniquement dans de l'eau ppi
- Possibilité non exclue de photosensibilisation accrue avec d'autres médicaments photosensibilisants (amiodarone, diurétiques thiazidiques, griséofulvine phénothiazines, quinolones, sulfamides antibactériens ou hypoglycémiants, tétracyclines, etc.)

Médicaments divers en ophtalmologie (III)

Inhibiteurs du VEGF

(1) *Liste I-Remboursement 100 %-Médicament d'exception-Réservé aux ophtalmologistes*

EYLEA Aflibercept *Conserver de + 2° C à + 8° C*	Fl. 100 µl Seringue préremplie de 90 µl (40 mg/ml) pour injection intravitréenne	1 injection de 2 mg (50 µl) toutes les 4 semaines à 3 reprises puis 1 injection toutes les 8 semaines
LUCENTIS Ranibizumab *Conserver de + 2° C à + 8° C*	Fl. 0,23 ml (10 mg/ml) pour injection intravitréenne	1 injection de 0,5 mg toutes les 4 semaines à au moins 3 reprises, puis selon l'évolution clinique (2)
MACUGEN Pégaptanib	Ampoule pour injection intravitréenne (1,65 mg)	1 injection toutes les 6 semaines à 2 reprises au moins, puis selon l'évolution clinique

1. Les injections intravitréennes doivent être réalisées dans des locaux dédiés et dans le respect des régles d'hygiène propres à une intervention chirurgicale.
2. En cas d'administration concomitante avec une photocoagulation au laser le même jour, le ranibizumab doit être administré au moins 30 minutes après la photocoagulation.

Contre-indications
Infection oculaire ou périoculaire active ou suspectée (car injection intravitréenne) Hypersensibilité connue au principe actif ou à l'un des excipients

Propriétés

- Le pégaptanib est un oligonucléotide pégylé se liant spécifiquement à l'isomère 165 du facteur de croissance vasculaire endothélial extracellulaire (VEGF). Le VEGF favorisant l'angiogénèse, la perméabilité vasculaire et l'inflammation, le blocage du seul isoforme 165 du VEGF semble avoir pour corollaire une certaine préservation du tissu vasculaire normal
- L'aflibercept est une protéine chimérique composée de la fusion de fragments des domaines extracellulaires des récepteurs du VEGF humain (types 1 et 2) et du fragment Fc de l'IgG1 humaine. Elle agit comme un leurre des récepteurs et peut inhiber leur activation
- Le ranibizumab est un fragment d'anticorps monoclonal humanisé recombinant dirigé contre toutes les isoformes du VEGF de type A (dont l'isoforme 165). Son action attendue est donc plus puissante que celle du pégaptanib

Indications (molécules très onéreuses)

- Traitement de la forme néovasculaire (humide) de la dégénérescence maculaire liée à l'âge (DMLA)
- Pour le ranibizumab :
  - Œdème maculaire dans le cadre d'une rétinopathie diabétique
  - Œdème maculaire dans le cadre d'une occlusion de la veine centrale de la rétine ou d'une de ses branches (AMM également pour aflibercept)
  - Baisse d'acuité visuelle due à une néovascularisation choroïdienne secondaire à une myopie forte
- *Hors AMM* : certaines lésions rétiniennes liées au pseudoxanthome élastique

Effets indésirables

- Endophtalmie post-opératoire (de 0,03 % à 0,5 % par injection)
- Des hémorragies rétiniennes ou vitréennes, ainsi que les décollements de rétine, ont été décrits dans moins de 1 % des cas
- Fréquents (1 % à 10 %) : céphalées, augmentation de la pression intra-oculaire, corps flottants et opacification du corps vitré
- Rares (< 1 %) : anomalies cardio-vasculaires (palpitations, hypertension, anévrisme aortique) avec le pégaptanib, ainsi que quelques rares cas de réactions anaphylactiques/anaphylactoïdes, dont œdème de Quincke
- *Ranibizumab* : il existe un sur-risque d'accident vasculaire (infarctus du myocarde, AVC) pendant la première année de traitement (2,5 % *versus* 1,1 % pour le groupe placebo), qui disparaît en seconde année de suivi (2,6 % *versus* 3,2 %)
- *Aflibercept* : incidence d'événements thrombo-emboliques artériels de 3,3 % *versus* 3,2 % chez les patients traités par ranibizumab

Précautions d'emploi

- Le risque post-opératoire immédiat étant l'élévation transitoire de la pression intra-oculaire, il est conseillé de vérifier la perfusion de la tête du nerf optique après l'injection. Compte tenu du risque d'endophtalmie, les patients doivent être prévenus de cette éventualité et doivent connaître les signes devant faire consulter en urgence
- Le pégaptanib, le ranibizumab et l'aflibercept ne sont pas conseillés chez les femmes enceintes ou allaitantes, par manque de données (l'âge de ces femmes ne correspond d'ailleurs pas aux indications actuellement prises en charge par l'Assurance Maladie)

Compléments alimentaires proposés en ophtalmologie (I)

Compléments alimentaires proposés dans les troubles rétiniens liés à l'âge Non remboursé

BLUE BERRY	2 cp./jour
DIFRAVISION	2 gél./jour
DUAL RETNAL	2 cp./jour
GRANIONS lutéine-zéaxanthine	1 gél./jour
LÉRO PERVULANE	1 gél./jour
MACULA 1 STEP	1 cp./jour
MACULAZ	1 cap./jour
NATUROPHTA Macula	1 cp. + 1 gél./jour
NUTROF Total	1 cp./jour ou 1 sac./jour
OEMINE Vision	1 cap./jour
OFTAN MACULA	1 cp./jour
PRESERVISION	2 cp./jour
RD RETINAL	1 cap./jour
SUNVUE	2 gél./jour
SUVEAL Duo	1 cp./jour
VISIOPREV	2 cp./jour
VITRECOR	1 gél./jour
VYSEO PROTECT	1 à 2 cap./jour

Compléments alimentaires proposés dans les troubles liés à la sécheresse oculaire *Non remboursé*

ALPHALARM	1 cp./jour
DIOPTEC	2 cp./jour
NUTRILARM	2 cp./jour
TRIOPTEC	2 cp./jour

Compléments alimentaires proposés en ophtalmologie (II)

Hygiène des paupières *Non remboursé*

BLEPHACLEAN	1 à 2 applications/jour
BLEPHAGEL	1 à 2 applications/jour
CAMOLID	1 application/jour
ILAST HYDRA	1 à 2 applications/jour
NAVIBLEF	2 à 3 applications/jour
OPHTAFRESH	2 à 3 applications/jour
PHYSIODOSE	1 à 6 applications/jour
TOPIALYSE PALPEBRA	1 à 2 applications/jour
URIAGE ISOPHY	1 à 2 applications/jour
VYSEO BLEPHACURA	1 à 2 applications/jour
VYSEO TEARS AGAIN	1 à 2 vaporisations par œil x 3 à 4 fois/jour

Compléments alimentaires proposés pour améliorer le confort visuel Non remboursé

CEBROLUX	1 à 2 sachets x 1 à 2 fois/jour
CORVITEC	2 gél./jour
MEMOPTIC	2 cp./jour
OEMINE Vision	1 cp./jour
OENOBIOL Regard	2 cap./jour pendant 1 mois
OPTIBIOL	1 cp./jour

Propriétés

- Ces compléments contiennent des anti-oxydants, des oligo-éléments, des dérivés pigmentés (type flavénoïdes), des huiles poly-insaturées, en particulier de type Oméga-3
- Ce type d'association serait susceptible de limiter le risque de maladies oculaires liées à l'âge, en particulier la dégénérescence maculaire. Toutefois, plusieurs de ces études utilisaient des doses largement supérieures aux apports quotidiens conseillés en Europe
- La composition de ces compléments alimentaires varie parfois de façon brutale
- Certaines spécialités fournissent peu d'informations sur les conditions de préparation des produits, en particulier concernant les températures des huiles poly-insaturées en oméga-3, ce qui peut modifier la nature et/ou le degré de saturation

Précautions d'emploi

- Vérifier l'absence d'hypersensibilité aux composants et éviter les produits contenant de la vitamine A chez les fumeurs (augmentation du risque de cancer du poumon)

Conseils pour l'entretien et le port des lentilles

Conseils généraux pour l'entretien des lentilles

– Les produits de lentilles doivent idéalement être prescrits en même temps que les lentilles, au cours d'un entretien insistant sur les mesures d'hygiène et les signes devant faire alerter sur le risque de kératite infectieuse (essentiellement bacilles Gram négatif, champignons et amibes)

Généralités sur les composants des produits pour lentilles

– On peut distinguer plusieurs composants dans les produits d'entretien de lentilles :
  – *Agents nettoyants* (dits aussi surfactants ou tensio-actifs ; ex. : Pluronic, Tetronic, Poloxamer, Tyloxapol) : associés au massage de la lentille, ils agissent comme des détergents (capture des lipides) et permettent une meilleure mouillabilité de la lentille. Ils existent en produits séparés ou sont intégrés, en faible concentration, dans les solutions multifonctions
  – *Agents déprotéinisants* : de nature enzymatique (Substilisine A en comprimé pour les LSH et LRPG) ou chimique (chlorate pour les LRPG), et enfin par catalase dans les peroxydes d'hydrogène mais d'action très modérée, insuffisante pour des lentilles à remplacement supérieur au mois
  – *Agents décontaminants* : produits pour LRPG sans surfactant associé, ou produits servant aussi de conservateurs (*cf.* ci-dessous), ou encore oxydant de type peroxyde d'hydrogène (H_2O_2) qui reste encore un des meilleurs décontaminants
  – *Agents conservateurs*, servant aussi de décontaminant dans les solutions multifonctions pour LSH, de type biguanide (PHMB) ou ammonium quaternaire (essentiellement polyquad)
  – *Agents mouillants* (ex. : HPMC, PG, sorbitol, hydroxyéthylcellulose), soit intégrés dans des larmes artificielles à instiller pendant la journée pour le confort, soit intégrés dans une solution multifonctions. Ils sont différents des sérums physiologiques purs car ils contiennent des agents de viscosité tels que du hyaluronate de sodium, des dérivés carboxyls ou des polyvidones qui permettent aux larmes de conserver leurs propriétés visco-élastiques nécessaires à la bonne lubrification de l'œil
  – *Agents viscosifiants*, soit intégrés dans les produits à instiller dans la journée (confort), soit intégrés dans les solutions multifonctions (intégrés dans les blisters des LRF)
  – *Agents chélateurs : l'EDTA* sert à capter les ions Ca+ et potentialise l'action des décontaminants/conservateurs et le citrate et l'hydranate servent à capter les protéines (sans pour autant avoir la même efficacité que les déprotéinisants enzymatiques)

Généralités sur les mesures d'hygiène pour le port des lentilles

– Éviter le contact entre l'eau (courante, piscine, lacs et rivières) et les lentilles ou les flacons servant à l'entretien et au stockage des lentilles (risque d'infection amibienne ou fongique pouvant entraîner une infection sévère mettant en jeu le pronostic visuel)
– Ne manipuler les lentilles qu'avec des mains propres (fraîchement lavées à l'eau et au savon, puis séchées)
– En cas de gêne oculaire, d'irritation, de douleur ou de baisse d'acuité visuelle : retirer la lentille et consulter le plus rapidement possible un ophtalmologiste, et, en attendant son avis, conserver la lentille suspecte et son flacon pour un éventuel examen microbiologique

Notes

Chapitre 17

Oto-Rhino-Laryngologie Stomatologie

Traitement de la sinusite aiguë purulente de l'adulte

Les différents types de sinusite aiguë purulente

– La sinusite aiguë purulente correspond à une infection bactérienne (principalement à *Haemophilus influenzae* et à *Streptococcus pneumoniae*) d'une ou plusieurs cavités sinusiennes
– La sinusite maxillaire est la plus fréquente mais les sinusites frontales, ethmoïdales et sphénoïdales possèdent un risque plus élevé de complications

Diagnostic

– Le diagnostic de sinusite aiguë est essentiellement clinique
– Un scanner des sinus n'est pas indiqué sauf en cas de suspicion de sinusite sphénoïdale ou de sinusite compliquée

Traitement

– L'antibiothérapie est indiquée d'emblée en cas de sinusite frontale, ethmoïdale ou sphénoïdale
– Par contre, elle n'est pas indiquée d'emblée dans la sinusite maxillaire aiguë lorsque les symptômes restent diffus, bilatéraux et modérés dans un contexte épidémique. L'antibiothérapie devient nécessaire :
    1. en cas d'augmentation des douleurs malgré un traitement symptomatique (antalgique et/ou antipyrétique) d'au moins 48 heures
    2. en cas de douleurs unilatérales, pulsatiles et accrues par le mouvement de la tête penchée en avant
    3. en cas d'aggravation de la rhinorrhée et/ou de sa purulence
– L'antibiothérapie de première intention, administrée par voie orale comporte soit :
    1. l'association amoxicilline-acide clavulanique
    2. les céphalosporines de deuxième génération (céfuroxime-axétil) et certaines de troisième génération (cefpodoxime-proxétil ; céfotiam-héxétil)
    3. en cas de contre-indication aux bêta-lactamines, la pristinamycine ou la télithromycine
– La durée du traitement est habituellement de 7 à 10 jours
– Les antibiotiques locaux par instillation nasale, endosinusienne ou par aérosol ne sont pas recommandés
– Les corticoïdes *per os* peuvent être utiles en cure courte (maximum : 7 jours), en adjuvant de l'antibiothérapie, dans les formes hyperalgiques

OTO-RHINO-LARYNGOLOGIE : Schémas thérapeutiques

Affections oto-rhino-laryngologiques

Bouchon de cérumen	Céruménolytique puis extraction
Eczéma du conduit auditif	Gouttes auriculaires antibio-cortisoniques
Épiglottite aiguë ou Laryngite supraglottique à *Haemophilus influenzae* (enfant de 2 à 3 ans surtout)	Hospitalisation *d'extrême urgence* (intubation à la moindre gêne respiratoire) + Antibiothérapie de 10 à 15 jours par Céfotaxime ou Ceftriaxone (ou Thiamphénicol en cas d'allergie)
Épistaxis (traitement étiologique indispensable, notamment d'une éventuelle HTA)	Mouchage, puis compression des ailes du nez durant 10 minutes après mise en place dans la fosse nasale de gaze imbibée de lidocaïne (xylocaïne) 5 % à la naphtazoline
	Tamponnement antérieur (par gaze grasse) ou tamponnement antéro-postérieur par spécialiste
	Électrocoagulation ou microchirurgie endonasale en cas de récidive
Furoncle du conduit auditif	Antibiotique antistaphylococcique *per os*
Laryngite sous-glottique du nourrisson et du jeune enfant (origine virale surtout)	Stridor sans détresse respiratoire : Dose unique de corticoïde *per os* ou IM + Réévaluation après 2 à 4 heures et hospitalisation si persistance
	Signes de détresse respiratoire : Corticoïde *per os* ou IM + Hospitalisation rapide (Adrénaline en aérosol et surveillance)
Œdème de la glotte	Adrénaline et si besoin trachéotomie (1)
Otites barotraumatiques	Corticothérapie générale courte à forte dose + Vasoconstricteur par voie nasale
Otites externes à tympan fermé d'origine bactérienne (2) (le plus souvent à staphylocoques ou à germes Gram négatif)	Gouttes auriculaires antibio-cortisoniques
	Antibiothérapie générale après prélèvement en cas d'échec du traitement local
Otites moyennes aiguës Sinusites aiguës	*Cf. Infections ORL* dans le chapitre "Antibiotiques"
Otites mycosiques ou Otomycoses	Antifongique local imidazolé en solution ou en émulsion pendant 3 semaines

1. Dans des conditions précaires, en l'absence d'expérience de la trachéotomie, la ventilation peut être assurée par ponction de la membrane intercrico-thyroïdienne avec 2 ou 3 grosses aiguilles.
2. Dans les formes sévères avec douleurs insomniantes et œdème, un méchage avec une gaze imbibée d'alcool à 60 ° désinfecte, assèche et soulage très rapidement le patient.

OTO-RHINO-LARYNGOLOGIE : Schémas thérapeutiques

Affections oto-rhino-laryngologiques (suite)

Otites séreuses (90 % des cas chez l'enfant)	Vasoconstricteur ORL + Antihistaminique H1 ou Corticothérapie	– Adénoïdectomie – Pose d'un aérateur transtympanique
Presbyacousie (début vers 45 ans, mais gêne auditive souvent après 65 ans)	Appareillage précoce, dès 30 dB de perte sur 2 000 Hz ou moins de 80 % de mots compris à 60 dB (voix du dialogue) + Rééducation	
Rhinites allergiques Rhinosinusites allergiques Sinusites allergiques Rhume des foins ou Pollinose	Éviction des allergènes si possible (acariens, animaux domestiques, etc.) ± Antiallergique par voie nasale ou Antihistaminique H1 *per os* --- Corticoïde par voie nasale (voire Corticothérapie générale courte dans les formes sévères) --- Désensibilisation = 80 % de bons résultats dans la rhinite persistante modérée à sévère avec une hypersensibilité monoallergique (1)	
Rhinites vasomotrices	Humidification de l'air	Ipratropium bromure
Surdité brusque (rechercher un neurinome de l'acoustique)	Traitement d'urgence : Tétracoside ou Corticoïde ± Oxygénothérapie (2) ± Vasodilatateurs + Bilan étiologique	
Crise vertigineuse (3) Névrite vestibulaire (3) Vertiges essentiels (3)	Acétyl-leucine ou Glucosé hypertonique en IV ou Diazépam injectable + Supprimer le tabac et l'alcool ± Rééducation vestibulaire	
Vertige paroxystique positionnel bénin (1/3 des vertiges)	Manœuvre libératoire de Semont ou manœuvre de repositionnement d'Epley ou Kinésithérapie d'habituation vestibulaire	
Maladie de Ménière (3)	Supprimer le tabac et l'alcool ± Anti-ischémique + Antivertigineux en phase aiguë ± Traitement chirurgical dans certains cas	

1. Selon l'OMS, entre 10 et 30 % de la population mondiale souffrirait de rhinites allergiques et ces patients seraient sensibilisés à plusieurs allergènes dans la moitié des cas.
2. Oxygénothérapie en caisson hyperbare (quelques séances) ou par inhalation au masque 8 fois par jour pendant 30 minutes de carbogène (mélange de 5 % de CO_2 et 95 % d'oxygène).
3. Les sujets vertigineux ne doivent pas rester alités pendant plus de 48 heures (car l'alitement prolongé est un facteur de passage à la chronicité des vertiges, quelle que soit leur origine) et les antivertigineux ne doivent pas être prescrits pendant plus de 5 à 6 jours (risque de persistance des vertiges par insuffisance de compensation vestibulaire), sauf dans la maladie de Ménière où ils peuvent être prescrits par périodes de 3 à 6 semaines si les crises sont fréquentes.

STOMATOLOGIE : Schémas thérapeutiques

Affections dentaires

Carie dentaire (prévention)	Brossage des dents 2 fois par jour + Suppression des bonbons, sucreries et boissons sucrées + Apport de fluor de 2 ans à 12 ans dans les régions où la teneur en fluor de l'eau potable est insuffisante (< 0,3 mg/l) (1)
Pulpite aiguë ou Rage de dent Desmodontite aiguë	En urgence = Application de lidocaïne à 5 % sur un coton fin que l'on tasse contre la carie Ce geste extrêmement efficace soulage le patient pendant quelques heures, dans l'attente de l'intervention indispensable du chirurgien-dentiste sur la dent atteinte
Abcès dentaire aigu (bacilles et cocci anaérobies)	Incision de la collection suppurée ou extraction de la dent + Antibiothérapie de 5 à 7 jours (2) + Antalgiques

1. Dans chaque commune, cette information peut être obtenue auprès de la mairie.
2. Pénicilline V ou G ou Amoxicilline ou Co-amoxiclav, ou [Spiramycine + Métronidazole] en cas d'allergie aux bêta-lactamines.

Affections stomatologiques diverses

Aphtose commune (guérison spontanée en 5 à 15 jours)	Lysozyme perlingual ± Lidocaïne visqueuse à titre antalgique sur l'aphte (3) --- Suppression des aliments réputés aphtogènes + Soins dentaires si besoin – Brossage des dents	
Aphtose récidivante (4)	Colchicine	– Corticothérapie courte – Thalidomide (5)

3. La lidocaïne ne doit pas être utilisée chez le nourrisson car elle peut créer des fausses routes.
4. Rechercher une maladie de Behçet (aphtose génitale, uvéite...), une colite inflammatoire, une pathologie hématologique ou la prise prolongée de certains médicaments (AINS, captopril, nicorandil, etc.).
5. La thalidomide est le traitement le plus efficace des aphtoses sévères, notamment au cours de l'infection par le VIH.

STOMATOLOGIE : Schémas thérapeutiques

Affections stomatologiques (suite)

Glossodynies Stomatodynies Papillite linguale	Arrêt des bains de bouche et des benzodiazépines (facteurs d'entretien) + Traitement d'une carence vitaminique éventuelle (B1, B6, B12 et Folates) et d'une éventuelle mycose buccale ± Psychothérapie car terrain anxio-dépressif fréquent
Hyposialies et Asialies (1) Sécheresse buccale ou Xérostomie Syndrome de Sjögren	Rechercher des médicaments responsables --- Hydratation correcte ± Chewing-gum sans sucre --- Anétholtrithione, Bromhexine, Pilocarpine par voie orale Substitut salivaire --- Amifostine (prévention des xérostomies aiguës et tardives post-radiothérapiques)
Lithiases salivaires ou Calculs salivaires (2)	Antispasmodique type Phloroglucinol ± Sialogogue Antibiothérapie si syndrome infectieux Ablation chirurgicale du calcul si nécessaire
Mucite buccale associée à des traitements myéloablatifs	Palifermin
Parodontopathies	Brossage des dents 2 fois par jour afin d'éliminer la plaque dentaire *en utilisant une brosse douce et un dentrifice non agressif* + Détartrage 2 fois par an + Traiter une éventuelle carence vitaminique
Anticoagulants et soins dentaires présentant un risque hémorragique (3)	Risque thrombotique faible : faire diminuer l'INR jusqu'à 1,5 avant de réaliser l'acte, puis reprise immédiate de l'AVK à la dose adéquate --- Risque thrombotique majeur : relayer les AVK par HBPM à dose curative en 2 injections par jour au moins 5 jours avant l'acte (réalisé 10 à 12 heures après la dernière injection)

1. Les sécheresses buccales uniquement nocturnes sont dues à une respiration buccale pendant le sommeil, qui nécessite idéalement la correction d'un éventuel défaut de la respiration nasale. Des mesures de bon sens consistent à éviter de surchauffer la chambre (ne pas dépasser 20 °C), à y mettre un humidificateur et si besoin à utiliser une solution nasale de sérum physiologique.
2. Affections assez fréquentes = environ 1,3 % de la population (avec environ 76 % de calculs sous-maxillaires, 23 % de calculs parotidiens et 1 % de calculs sublinguaux).
3. Pratiquer ces soins le matin, et jamais le week-end, car nécessaire surveillance d'une journée.

Antivertigineux (I)

Acétyl-leucine *Remboursement 30 %-Coll*

TANGANIL INJECTABLE	5 amp. 5 ml = 500 mg	Par voie **IV** lente dans la crise vertigineuse : A. 2 amp./jour (1) E. 1/4 à 1 amp./jour en 1 ou 2 injections
TANGANIL[G]	30 cp. séc. 500 mg	A. 3 à 4 cp./jour en 2 prises aux repas

1. La dose peut être augmentée jusqu'à 4 amp./jour transitoirement si nécessaire.

Contre-indications

Hypersensibilité au produit ou à un excipient
Ne pas injecter par voie intramusculaire

Propriétés

– Médicament de mécanisme d'action inconnu, ayant expérimentalement des propriétés antivertigineuses

Indications

– Traitement symptomatique de la crise vertigineuse

Effets indésirables

– Éruption cutanée, urticaire

Précautions d'emploi

– Voie **IV** : *injecter lentement (1 à 2 minutes)*
– Grossesse et allaitement : utilisation déconseillée en l'absence de données cliniques

Autres médicaments utilisables dans la crise vertigineuse

Soluté glucosé hypertonique à 30 % : ce soluté peut être utilisé à la dose de 10 à 30 ml en injection **IV** stricte au cours de la crise vertigineuse aiguë.
Diazépam injectable : benzodiazépine ayant souvent une bonne efficacité au cours de la crise vertigineuse aiguë.

Antivertigineux (II)

Bétahistine[G] *Liste I-30 %-Coll*

SERC	30 ou 90 cp. 8 mg 45 cp. séc. 16 mg	A. 8 à 16 mg x 3 fois/jour *au cours des repas* (D. max. : 48 mg/jour)
BETASERC 24 mg LECTIL 24 mg	60 cp. 24 mg	A. 24 mg x 2 fois/jour *au cours des repas* (D. max. : 48 mg/jour)
EXTOVYL	60 gél. 12 mg	A. 12 mg x 2 à 3 fois/jour *au cours des repas*

Contre-indications

Hypersensibilité à l'un des composants
Ulcère gastro-duodénal, phéochromocytome

Propriétés

- Médicament ayant une action analogue à celle de l'histamine, qui faciliterait la microcirculation labyrinthique (action au niveau des sphincters précapillaires) et aurait un effet inhibiteur sur les neurones vestibulaires, permettant souvent de réduire l'intensité et la fréquence des crises vertigineuses (mais sans effets sur les troubles de l'audition dans la maladie de Ménière)
- Absorption digestive rapide et complète, élimination urinaire pratiquement complète en 24 heures, demi-vie d'élimination de 3 h 30 environ

Indications

- Traitement symptomatique des vertiges d'origine vestibulaire

Effets indésirables

- Rares : gastralgies (pouvant être minimisées par la prise au cours des repas), nausées, vomissements, diarrhée, céphalées, asthénie, somnolence, thrombopénie
- **Surdosage** : à traiter si besoin par un antihistaminique H1

Précautions d'emploi

- Utiliser avec prudence chez les asthmatiques (risque de bronchoconstriction)
- Grossesse et allaitement : utilisation déconseillée en l'absence de données cliniques

Interactions médicamenteuses

- ***Associations déconseillées*** : antihistaminiques H1 (antagonisme potentiel)

Antivertigineux (III)

Méclozine *Remboursement 30 %-Coll*

AGYRAX	15 cp. 25 mg	A. 1 à 3 cp./jour avant les repas

Contre-indications

Hypersensibilité connue à la méclozine
Risque de glaucome par fermeture de l'angle
et risque de rétention urinaire par obstacle urétro-prostatique
Grossesse au 1er trimestre (tératogène chez l'animal), allaitement

Propriétés

- Antihistaminique H1 inhibant la réaction à la stimulation labyrinthique électrique et ayant des propriétés anticholinergiques faibles

Indications

- Traitement symptomatique de la crise vertigineuse
- Prévention et traitement du mal des transports (première prise 1 h avant le voyage)

Effets indésirables

- Somnolence (augmentée par l'alcool et les médicaments dépresseurs du SNC)
- Effets atropiniques : bouche sèche, mydriase, troubles de l'accommodation, élévation de la pression intra-oculaire, constipation, risque de rétention urinaire en cas d'obstacle urétro-prostatique, risque de poussée de glaucome aigu en cas de glaucome à angle fermé, confusion mentale chez le sujet âgé
- **Surdosage** : effets atropiniques avec troubles de la vigilance, dépression respiratoire, convulsions → évacuation gastrique et réanimation symptomatique

Précautions d'emploi

- Utiliser avec prudence chez les conducteurs et utilisateurs de machines et chez les asthmatiques

Interactions médicamenteuses

- ***Associations déconseillées*** : alcool (effets sédatifs accrus), bétahistine
- *Associations à prendre en compte* : autres anticholinergiques (addition des effets anticholinergiques), autres médicaments dépresseurs du SNC (effets sédatifs accrus)

Décongestionnants ORL (I) :
Par voie orale

Antihistaminique H1 Non remboursé

DRILL RHUME	16 cp. Chlorphénamine 4 mg + Paracétamol 500 mg	A. et E. > 15 ans : 1 cp. x 1 à 4 fois/jour
FLUSTIMEX	8 sac. poudre pour sol. buv. Chlorphénamine 4 mg + Paracétamol 500 mg + Vitamine C 200 mg	A. et E. > 15 ans : 1 sac. x 1 à 4 fois/jour

Sympathomimétiques associés (1) *Non remboursé*

ACTIFED LP Rhinite Allerg.	10 cp. LP Pseudoéphédrine 120 mg + Cétirizine 5 mg	A. et E. > 15 ans : 1 cp. x 2 fois/jour
ACTIFED Rhume	15 cp. Pseudoéphédrine 60 mg + Paracétamol 500 mg + Triprolidine 2,5 mg	A. et E. > 15 ans : 1 cp. x 2 à 3 fois/jour
ACTIFED Rhume J et N	16 cp. : 12 J + 4 N Paracétamol 500 mg + Pseudoéphédrine 60 mg (jour) ou Diphénhydramine 25 mg (nuit)	A. et E. > 15 ans : 1 cp. "jour" x 2 à 3 fois/jour 1 cp. "nuit" le soir
DOLIRHUME RHUMAGRIP	16 cp. Pseudoéphédrine 30 mg + Paracétamol 500 mg	A. et E. > 15 ans : 1 à 2 cp. x 1 à 3 fois/jour
DOLIRHUMEPRO	16 cp. Cp. jour : Pseudoéphédrine 30 mg Cp. nuit : Doxylamine 7,5 mg + Paracétamol 500 mg	A. et E. > 15 ans : 1 cp. "jour" x 1 à 3 fois/jour 1 cp. "nuit" le soir
HEXARHUME	20 cp. Biclotimol 30 mg + Phényléphrine 10 mg (jour) + Chlorphénamine 2 mg (nuit)	A. et E. > 15 ans : 1 cp. x 1 à 2 fois/jour
HUMEX Rhinite allergique	15 cp. Pseudoéphédrine 60 mg + 5 cp. Cétirizine 10 mg	A. et E. > 15 ans : 1 cp. "jour" x 1 à 3 fois/jour 1 cp. "nuit" le soir
HUMEX RHUME	12 cp. + 4 gél. Cp. jour : Pseudoéphédrine 60 mg Gél. nuit : Chlorphénamine 4 mg + Paracétamol 500 mg	A. et E. > 15 ans : 1 cp. x 1 à 3 fois/jour 1 gél. le soir
ADVILTAB RHUME NUROFEN RHUME RHINADVIL RHUME RHINUREFLEX	20 cp. enrobés Pseudoéphédrine 30 mg + Ibuprofène 200 mg	A. et E. > 15 ans : 1 cp. x 2 à 3 fois/jour au cours des repas (D. max. : 4 cp./jour)

1. Susceptibles d'entraîner, en particulier chez l'enfant, des troubles neurologiques (convulsions, hallucinations, agitation, troubles du comportement, insomnie) en cas de fièvre, surdosage, antécédents convulsifs et sont *contre-indiqués avant l'âge de 15 ans*.

Contre-indications

Hypersensibilité à l'un des composants
Enfant < 15 ans, allaitement
HTA sévère ou mal équilibrée, antécédent ou risque d'AVC
Insuffisance coronarienne sévère
Antécédents convulsifs, certaines associations (*cf.* Interactions)
Pour les antihistaminiques : risque de glaucome par fermeture de l'angle et risque de rétention urinaire par obstacle urétro-prostatique
Pour l'ibuprofène : grossesse, ulcère gastro-duodénal en évolution, insuffisance rénale ou hépatique sévère, lupus érythémateux disséminé
Pour le paracétamol : insuffisance hépato-cellulaire

Propriétés

- Alpha-sympathomimétiques (noréphédrine, phényléphrine, pseudoéphédrine) utilisés pour leur effet vasoconstricteur au niveau des muqueuses rhino-pharyngée et tubaire, réduisant la rhinorrhée et l'obstruction nasale, mais qui exposent à des effets indésirables cardio-vasculaires parfois graves
- Les alpha-sympathomimétiques ont aussi une action dans l'incontinence urinaire par renforcement du tonus sphinctérien et relâchement du détrusor

Indications

- Traitement symptomatique de la congestion et de l'hypersécrétion nasale au cours des affections rhino-pharyngées aiguës de l'adulte

Effets indésirables

- Sécheresse de la bouche, insomnie, anxiété, migraine, sueurs, troubles digestifs, tachycardie, palpitations, excitation, HTA
- La pseudoéphédrine expose à des effets indésirables graves et parfois mortels : troubles du rythme cardiaque, troubles cardio-vasculaires ischémiques, convulsions, accidents vasculaires
- *Antihistaminiques* : somnolence (fréquente, avec sensibilité individuelle, majorée par l'alcool et les dépresseurs centraux), plus rarement réactions paradoxales d'excitation (insomnie, agitation, nervosité), effets anticholinergiques (sécheresse buccale, constipation, tachycardie, troubles de l'accommodation avec risque de poussée aiguë de glaucome par fermeture de l'angle, dysurie, risque de rétention urinaire en cas d'obstacle)
- **Surdosage** : céphalées, insomnie, agitation, convulsions, palpitations, tachycardie, hypertension artérielle, troubles du rythme cardiaque (et dépression respiratoire avec les antihistaminiques) → lavage gastrique précoce, traitement symptomatique (et, pour le paracétamol, administration d'acétylcystéine orale ou injectable)

Précautions d'emploi et interactions médicamenteuses

- Utiliser avec prudence en cas d'HTA, angor, hyperthyroïdie, troubles psychiques
- Ne pas dépasser les doses indiquées et 5 jours de traitement au maximum
- L'association de deux vasoconstricteurs est contre-indiquée
- *Pour les antihistaminiques* : utiliser avec prudence chez les conducteurs et utilisateurs de machines (*cf.* le chapitre "Analgésiques" pour le paracétamol et l'ibuprofène)
- Grossesse : utilisation déconseillée en raison de la vasoconstriction
- ***Associations contre-indiquées*** : IMAO non sélectifs, produits abaissant le seuil épileptogène (clobutinol, dérivés terpéniques, substances atropiniques, anesthésiques locaux...)
- ***Associations déconseillées*** : anesthésiques volatils halogénés, bromocriptine, réserpiniques et autres antihypertenseurs
- *Associations à utiliser avec précaution* : digitaliques
- *Pour l'ibuprofène* : *associations déconseillées* avec les AINS

Décongestionnants ORL (II) :
Sympathomimétiques par voie nasale

Vasoconstricteurs *Liste II-15 % ou Non remboursé (**NR**)*

ATURGYL *Liste II-15 %-Coll* PERNAZENE *Liste II-15 %-Coll* Oxymétazoline + Benzalkonium	A. et E. > 15 ans : 1 pulvérisation x 2 à 3 fois/jour
RHINAMIDE *Liste II-**NR*** Éphédrine + Acide benzoïque	A. et E. > 15 ans : 1 pulvérisation x 2 à 5 fois/jour
RHINO-SULFURYL *Liste II-**NR*** Éphédrine + Thiosulfate de sodium	*Idem*

Vasoconstricteurs + Corticoïdes

DÉTURGYLONE *Liste I-**NR*** Oxymétazoline + Prednisolone	A. et E. > 15 ans : 1 pulvérisation x 3 à 6 fois/jour
DÉRINOX *Liste II-**NR*** Naphazoline + Prednisolone	*Idem*

Vasoconstricteurs + Antiseptique *Liste II-Non remboursé*

HUMOXAL Phényléphrine 250 mg/100 ml + Benzalkonium 40 mg	A. et E. > 15 ans : 1 pulvérisation x 3 à 5 fois/jour
RHINOFLUIMUCIL Tuaminoheptane + N-acétylcystéine + Benzalkonium	A. et E. > 15 ans : 2 pulvérisations x 3 à 4 fois/jour

Contre-indications
Hypersensibilité à l'un des constituants, association aux IMAO non sélectifs Enfant < 15 ans, allaitement Risque de glaucome par fermeture de l'angle Risque de rétention urinaire lié à des troubles urétro-prostatiques HTA mal équilibrée, insuffisance coronarienne sévère Antécédents ou risque d'AVC, antécédents de convulsions Infections virales (pour les corticoïdes)

Propriétés

– Vasoconstricteurs alpha-sympathomimétiques (éphédrine, naphazoline, oxymétazoline, tuaminoheptane) utilisables par voie nasale pour leur effet vasoconstricteur sur les muqueuses rhino-pharyngées, ayant une action très rapide sur l'obstruction nasale due à l'œdème des fosses nasales lors des affections rhino-pharyngées

Indications

– Traitement symptomatique de courte durée par voie locale de la congestion et de l'hypersécrétion nasale au cours des affections rhino-pharyngées aiguës

Effets indésirables

– Sensation de sécheresse nasale
– Usage prolongé : effet rebond survenant après 6 à 8 heures avec obstruction nasale favorisant l'automédication (risque de rhinite iatrogène avec hypertrophie des cornets, obstruction nasale chronique), et possibilité d'insomnies, céphalées, palpitations, voire hypertension artérielle, crise de glaucome, troubles urinaires, anxiété, nausées
– Réactions allergiques possibles, notamment aux antiseptiques associés : exanthème, urticaire, prurit
– **Surdosage** (les vasoconstricteurs peuvent entraîner des troubles graves par passage systémique à travers la muqueuse inflammatoire ou absorption digestive, notamment chez les enfants et les sujets âgés) : agitation, insomnies, excitation, céphalées, sudation, hallucinations, convulsions, exceptionnels infarctus myocardique ou AVC (si vasoconstricteurs), hypothermie, hypertension artérielle, voire pertes de connaissance, coma, dépression respiratoire pouvant nécessiter l'intubation et la ventilation assistée

Précautions d'emploi

– Ne pas dépasser la posologie maximale journalière
– La durée maximale de traitement est de 5 jours consécutifs
– Utiliser avec prudence en cas d'hypertension artérielle, angor et autres affections cardio-vasculaires, hyperthyroïdie
– Ne pas associer deux vasoconstricteurs
– Grossesse : utilisation déconseillée en raison de la vasoconstriction

Interactions médicamenteuses

– *Associations déconseillées* : anesthésiques volatils halogénés, brétylium, bromocriptine, guanéthidine et apparentés, IMAO non sélectifs, réserpiniques

Décongestionnants ORL (III) : Anticholinergiques par voie nasale

Ipratropium bromure *Liste I-15 %-Coll*

ATROVENT Nasal à 0,03 %	Aérosol de 180 doses à 21 µg par bouffée (sans gaz propulseur)	A. 2 bouffées (soit 42 µg) dans chaque narine x 2 à 3 fois/jour après mouchage

Contre-indications

Hypersensibilité au bromure d'ipratropium, à l'atropine ou à ses dérivés
Rhinites infectieuses (risque de sinusite par assèchement de la muqueuse)

Propriétés
– Anticholinergique utilisé par voie nasale, inhibant l'hypersécrétion nasale en respectant la clairance muco-ciliaire (action dans les 5 minutes, maximale entre 1 heure et 4 heures et persistant pendant au moins 8 heures)
– Absorption systémique minime par voie nasale (la faible fraction déglutie puis absorbée par voie intestinale est éliminée par voie urinaire et des effets anticholinergiques généraux sont peu probables)

Indications
– Traitement symptomatique de la rhinorrhée séro-muqueuse lors des rhinites vasomotrices ou allergiques non infectées

Effets indésirables
– Sécheresse nasale et buccale, irritation rhino-pharyngée, risques de sinusite par assèchement de la muqueuse pituitaire en cas de rhinite infectieuse
– Céphalées, nausées, diarrhées
– Liés à l'effet anticholinergique : palpitations, tachycardie, troubles de l'accomodation visuelle, rétention urinaire, vertiges, constipation
– Réactions d'hypersensibilité immédiate : urticaire, prurit, rashs cutanés, œdème de Quincke, œdème de la face voire du larynx

Précautions d'emploi
– Réservé à l'adulte
– Ne pas projeter dans l'œil → mydriase et risque de glaucome chez les sujets prédisposés
– En cas de vision trouble, de douleur oculaire ou d'images colorées, arrêter le traitement et consulter un ophtalmologiste
– Grossesse et allaitement : utilisation déconseillée en raison des propriétés atropiniques

Interactions médicamenteuses
– ***Associations déconseillées*** : les médicaments atropiniques (antidépresseurs imipraminiques, antihistaminiques H1, antiparkinsoniens anticholinergiques, antispasmodiques atropiniques, disopyramide, neuroleptiques phénothiaziniques, clozapine) peuvent additionner leurs effets indésirables : tachycardie, rétention urinaire, glaucome aigu, constipation, sécheresse buccale...

Décongestionnants ORL (IV) : Solutions de lavage nasal et antiseptiques locaux

Sérum physiologique pour lavage nasal *Non remboursé*

Sérum physiologique stérile à usage nasal	Préparation officinale (NaCl stérile à 0,9 %)	Instillations dans chaque narine x 1 à 3 fois/jour
Chlorure de sodium en solution nasale stérile	16 unidoses de 5 ml (NaCl stérile à 0,9 %)	*Idem*
STERIMAR Eau de mer isotonique	Spray	1 à 3 fois/jour

Propriétés et indications
- Lavage des fosses nasales au cours des rhinites infectieuses, des sinusites, des rhinites congestives et des rhinites atrophiques

Antiseptiques par voie nasale *Non remboursé*

BIOCIDAN Céthexomium 7 mg/fl. + Phényltoloxamine 26,1 mg/fl.	Flacon pressurisé (15 ml) (environ 200 pulvérisations)	A. 1 pulvérisation x 4 à 6 fois/jour E. 1 pulvérisation x 2 à 3 fois/jour
DÉSOMÉDINE Héxamidine	Flacon pulvérisateur 10 ml à 0,1 %	4 à 6 pulvérisations/jour
NÉCYRANE Ritiométan	Flacon pressurisé (10 ml)	A. 3 à 6 instillations/jour E. > 3 ans : 3 instillations/jour
PRORHINEL RHUME Benzododécinium + Polysorbate 80	Flacon-pipette + 10 amp. 10 ml 20 amp. 5 ml	A. 1 à 3 instillations/jour E. 1 à 2 instillations/jour N. 1 instillation/jour (de 5 ml)
RHINOTROPHYL Acide ténoïque	Flacon pulvérisateur 3 g/100 ml (20 ml)	A. 1 pulvérisation x 4 à 6 fois/jour E. 1 pulvérisation x 3 à 4 fois/jour

Propriétés et indications
- Antiseptiques en solutions nasales, ne contenant pas de vasoconstricteurs
- Traitement local d'appoint des infections de la muqueuse rhino-pharyngée

Précautions d'emploi (pour ces produits administrés par voie nasale)
- Ne pas conserver ces produits plus de 24 heures après leur ouverture
- Éviter les mouchages violents dans les 10 minutes qui suivent l'instillation

Remarque importante
- Chez le nourrisson, proscrire toute solution nasale en flacons pressurisés

Antiallergiques par voie nasale (I)

Corticoïdes par voie nasale *Liste I-30 %-Coll*

BECONASE Béclométhasone BÉCLO-RHINO	Fl. 200 doses à 50 µg par dose Fl. 100 ou 200 doses à 50 µg par dose	A. et E. > 12 ans : 1 dose x 4 fois/jour E. > 3 ans : 1 dose x 2 fois/jour
HUMEX *Idem* Rhume des foins	Fl. 100 doses à 50 µg par dose	A. et E. > 15 ans : 1 dose x 4 fois/jour
RHINOMAXIL *Idem* RINOCLENIL	Fl. 120 doses à 100 µg par dose	A. 1 dose x 2 fois/jour
AVAMYS Fluticasone	Fl. 120 doses à 27,5 µg par dose	A. 2 doses x 1 fois/jour E. > 6 ans : 1 dose/jour
FLIXONASE *Idem* FIXORINOX	Fl. 120 doses à 50 µg par dose	A. et E. > 12 ans : 2 doses x 1 fois/jour
NASONEX Mométasone	Fl. 120 doses à 50 µg par dose	*Idem*
NASACORT Triamcinolone	Fl. 120 doses à 55 µg par dose	A. et E. > 6 ans : 1 à 2 doses/jour le matin
RHINOCORT Budésonide	Fl. 120 doses à 64 µg par dose	A. et E. > 6 ans : 1 dose x 2 fois/jour
PIVALONE *Liste II* Tixocortol	Fl. 100 doses à 1 mg par dose	1 à 2 doses x 2 à 4 fois/jour

Contre-indications

Hypersensibilité aux différents constituants
Infection virale ou fongique ou infection bactérienne non traitée, épistaxis

Propriétés et indications

– Corticostéroïdes antiallergiques et anti-inflammatoires dénués d'effets systémiques aux doses recommandées, indiqués dans le traitement symptomatique des rhinites allergiques saisonnières et perannuelles, de la rhinite inflammatoire à éosinophiles et de la polypose naso-sinusienne de l'adulte

Effets indésirables

– Picotement nasal transitoire avec éternuements, sécheresse nasale
– Réactions locales allergiques possibles

Précautions d'emploi

– Associer un traitement anti-infectieux adapté en cas d'infection
– Chez l'enfant : éviter un traitement prolongé

Antiallergiques par voie nasale (II)

Antiallergiques non cortisoniques par voie nasale

ALLERGODIL Nasal Azélastine *Liste I-30 %-Coll* PROALLERGODIL *Non remboursé*	Fl. 17 ml à 0,1 % soit 120 doses Fl. 10 ml à 0,1 %	A. et E. > 6 ans : 1 pulvérisation x 2 fois/jour dans chaque narine
LOMUSOL Cromoglycate disodique *Liste II-15 %-Coll* CROMORHINOL 2 % *Non remboursé*	Fl. 15 ml à 4 %	A. et E. 1 pulvérisation x 2 à 4 fois/jour dans chaque narine
RHINAAXIA 6 % Acide isospaglumique *Remboursement 15 %-Coll*	Fl. 13 ml soit 185 doses	A. et E. 2 pulvérisations x 5 fois/jour dans chaque narine

Contre-indications

Hypersensibilité connue à l'un des produits ou à l'excipient (benzalkonium)
Enfant < 6 ans pour l'azélastine (absence d'études)

Propriétés

- Antiallergiques utilisés par voie nasale, ayant un effet comparable à ceux des corticoïdes par voie nasale ou des antihistaminiques H1 *per os* : l'azélastine est un antihistaminique H1, l'acide isospaglumique (*alias* acide N-acétyl-aspartyl-glutamique) et le cromoglycate de sodium inhibent la dégranulation des mastocytes à l'origine de la libération des médiateurs chimiques de l'allergie
- Ces produits sont très faiblement résorbés par la muqueuse pituitaire (effets systémiques très peu probables)

Indications

- Traitement symptomatique des rhinites saisonnières et perannuelles d'origine allergique

Effets indésirables

- Généralement transitoires (en début de traitement) : prurit nasal et éternuements dans les minutes suivant la pulvérisation, altération du goût, rarement épistaxis
- Possibilité de réactions d'hypersensibilité à ces produits ou au benzalkonium (conservateur présent dans leur excipient)

Précautions d'emploi

- Grossesse au 1er trimestre : utilisation déconseillée par prudence
- Ne pas associer l'azélastine à l'alcool : majoration théorique de l'effet sédatif, en fait peu probable par cette voie d'administration et aux doses indiquées

Gouttes auriculaires (I)

Antibiotiques + Corticoïdes *Liste I-30 %-Coll*

ANTIBIO-SYNALAR	Fl. 10 ml Polymyxine B, Néomycine, Fluocinolone	3 à 6 gouttes x 2 fois/jour
FRAMYXONE Auriculaire	Fl. 10 ml Framycétine, Polymyxine B, Dexaméthasone	*Idem*
PANOTILE	Fl. 8 ml (250 gouttes) Néomycine, Polymyxine B, Fludrocortisone, + Lidocaïne	*Idem*
POLYDEXA Auriculaire	Fl. 10,5 ml Néomycine, Polymyxine B, Dexaméthasone	*Idem*

Antibiotiques + Antifongiques + Corticoïdes *Liste I-30 %-Coll*

AURICULARUM *Après préparation de la suspension conserver de + 2 °C à + 8 °C*	Fl. 10 ml poudre et solvant Polymyxine B, Oxytétracycline, Dexaméthasone, Nystatine	En poudre : 1 dose x 1 à 2 fois/jour En suspension : 5 à 10 gouttes x 1 à 2 fois/jour (faire tiédir le flacon dans la main)

Contre-indications

Hypersensibilité à l'un des constituants
Perforation tympanique (qu'elle soit d'origine infectieuse ou traumatique)
Infection virale du conduit auditif externe (varicelle, herpès...)

Propriétés

– Antibiotiques de la classe des aminosides (framycétine, néomycine) ou d'autres classes (polymyxine B, tétracyclines), associés à des corticostéroïdes d'action locale anti-inflammatoire, voire à d'autres produits (lidocaïne, nystatine)

Indications

– Otites externes d'origine bactérienne à tympan fermé, notamment eczéma infecté du conduit auditif
– *NB* : la durée du traitement est habituellement de 7 jours, pouvant aller jusqu'à 15 jours au maximum dans le traitement de l'otomycose
– *Auricularum* : otites chroniques en pré- ou post-opératoire

Effets indésirables et précautions d'emploi

– Oto-toxicité en cas d'ouverture tympanique avec les aminosides (framycétine, néomycine) = risques de surdité et de troubles vestibulaires irréversibles → vérifier toujours l'état du tympan avant la prescription de gouttes auriculaires (car les produits instillés dans la caisse du tympan pénètrent dans l'oreille interne à travers la membrane de la fenêtre ronde)
– Réactions locales : irritation
– Possibilité d'allergie aux antibiotiques (malgré la présence de corticoïdes) et sensibilisation pouvant compromettre leur emploi ultérieur par voie générale
– Possibilité de sélection de germes résistants et de développement de mycoses
– Le flacon doit être tiédi dans la paume de la main préalablement à l'emploi
– Grossesse et allaitement : utilisation possible si nécessaire mais absence d'études cliniques

Gouttes auriculaires (II)

Antibiotiques non associés *Liste I-30 %-Coll*

COLIXAN Auriculaire Ciprofloxacine[G]	Fl. 5 ml 3 mg/ml *Avec chlorure de benzalkonium*	A. 4 gouttes x 2 fois/jour E. > 1 an : 3 gouttes x 2 fois/jour
OFLOCET Auriculaire Ofloxacine[G]	20 unidoses 0,5 ml = 1,5 mg (sans conservateur et incolore)	A. et E. : 1 unidose matin et soir pendant 7 à 10 jours
OTOFA Rifamycine	Fl. 10 ml à 2,6 % (contenant des sulfites et coloré)	A. 5 gouttes x 3 fois/jour E. 3 gouttes x 3 fois/jour pendant 7 à 10 jours

Contre-indications

Hypersensibilité aux quinolones
Hypersensibilité à la rifamycine ou aux sulfites (pour Otofa)

Propriétés

– Antibiotiques ayant une action sur la majorité des germes impliqués dans les infections de l'oreille moyenne. Cependant la rifamycine est inactive sur le *Pseudomonas aeruginosa*, responsable d'au moins 30 % des infections

Indications

– Suppuration des cavités d'évidement ou sur aérateur tympanique
– Otites chroniques non ostéitiques à tympan ouvert
– *Ciprofloxacine* : otites externes purulentes

Effets indésirables (peu fréquents et bénins)

– Coloration rose du conduit auditif externe et des textiles (avec la rifamycine), otalgies transitoires, réaction allergique rare (œdème du conduit auditif externe)

Céruménolytiques *Non remboursé*

CÉRULYSE Xylène	Fl. 10 ml à 5 %	Bain d'oreille tiède de 10 minutes (répété pendant 3 jours si nécessaire)

Contre-indications

Hypersensibilité à l'un des constituants
Ouverture tympanique

Propriétés, indications et précautions d'emploi

– Solutions tensio-actives, détergentes et émulsifiantes du cérumen, utilisables pour la préparation à l'extraction des bouchons de cérumen = bain d'oreille de 10 minutes avant l'extraction
– Vérifier dans tous les cas l'intégrité tympanique avant leur prescription
– Possibilité de réactions locales (irritation ou sensibilisation)

Gouttes auriculaires (III)

Anesthésiques locaux associés *Remboursement 15 %-Coll*

OTIPAX Lidocaïne + Phénazone	Fl. 15 ml = 16 g de solution	4 gouttes tiédies 2 à 3 fois/jour

Contre-indications
Hypersensibilité à l'un des constituants (en particulier les anesthésiques locaux)
Perforation tympanique

Propriétés
– Antalgique et anti-inflammatoire local

Indications
– Traitement symptomatique local de certains états douloureux de l'oreille moyenne à tympan fermé

Précautions d'emploi
– S'assurer de l'intégrité tympanique avant toute administration
– En cas d'infection bactérienne, instaurer une thérapeutique adaptée
– Limiter la durée du traitement à 10 jours
– Principes actifs pouvant induire une réaction positive aux tests antidopage
– Grossesse et allaitement : utilisation possible

Antiseptiques en stomatologie :
Bains de bouche antiseptiques

ELUDRIL 1 % Chlorhexidine + Éthanol + Chlorobutanol *Remboursement 15 %-Coll* ELUDRILPERIO 2 % ***NR***	Fl. 90 ml avec gobelet-doseur Fl. pressurisé 55 ml Fl. 200 ml Fl. 200 ou 500 ml	A. et E. > 6 ans : 2 à 3 bains de bouche/jour (diluer 10 à 20 ml) ou 2 à 3 pulv./jour
PAROEX Chlorhexidine PREXIDINE Chlorhexidine + Menthol	Fl. 300 ml ou 500 ml avec gobelet-doseur Fl. 200 ml	2 à 3 bains de bouche/jour (utiliser sans dilution)
THIOVALONE ***NR*** Chlorhexidine + Tixocortol RHINADVIL Maux de gorge	Fl. 12 ml (soit 66 doses)	A. et E. > 6 ans : 1 à 2 pulv. x 3 à 4 fois/jour
HEXTRIL ***NR*** Hexétidine + Menthol	Fl. 200 ml ou 400 ml avec gobelet-doseur Fl. 200 ml (10 g)	2 à 3 bains de bouche/jour (utiliser pur ou dilué)
BÉTADINE Buccale ***NR*** Povidone iodée + Menthol PREDYL 10 % ***NR***	Fl. 125 ml ou 10 unidoses (10 ml) Fl. 200 ml (10 g)	2 à 4 bains de bouche/jour (diluer 2 càc ou 1 unidose dans un verre d'eau)
DENTEX ***NR*** Peroxyde d'hydrogène + Menthol + Salicylate	Fl. 50 ml ou 300 ml avec bouchon de 10 ml	2 à 3 bains de bouche/jour (utiliser sans dilution)
ALODONT ***NR*** Cétylpyridinium + Chlorobutanol	Fl. 200 ml ou 500 ml	A. et E. > 12 ans : 3 bains de bouche/jour E. de 7 à 12 ans : produit dilué à 50 %
DOLI Mal de gorge ***NR*** Hexamidine + Tétracaïne	Fl. pompe 30 g	A. 1 pulv. x 3 à 6 fois/jour E. > 12 ans : 1 pulv. x 2 à 3 fois/jour
HUMEX Mal de gorge ***NR*** Biclotymol SOLUTRICINE ***NR*** HEXASPRAX ***NR***	Fl. pressurisé 35 ml 24 past. 20 mg Fl. 30 mg (collutoire) 24 past. 20 mg	A. 1 prise x 4 à 6 fois/jour E. > 6 ans : 1 prise x 2 à 3 fois/jour A. et E. > 30 mois : 2 pulv. x 3 fois/jour
SYNTHOL Liquide ***NR*** Livomenthol + Vératrole + Résorcinol + Acide salicylique	Fl. 75 ml, 225 ml ou 450 ml Fl. pulvérisateurs 75 ml	A. et E. > 7 ans : 2 à 3 bains de bouche/jour après dilution à 10 % (1 càs dans un verre d'eau)

Contre-indications
Hypersensibilité ou intolérance aux différents composants Enfant < 6 ans

Propriétés

– Produits ayant une action antiseptique (chlorhexidine, hexétidine, polyvidone iodée, peroxyde d'hydrogène), antifongique (hexétidine, polyvidone iodée), antalgique (chlorobutanol, salicylates)

Indications

– Soins pré-opératoires et post-opératoires en stomatologie
– Traitement local d'appoint des affections de la cavité buccale et des affections parodontales liées au développement de la plaque bactérienne : alvéolites, aphtes, glossites, gingivites, parodontites, stomatites
– *NB : devant des signes cliniques généraux d'infection bactérienne, une antibiothérapie par voie générale doit être envisagée*

Effets indésirables

– Allergiques (notamment avec la chlorhexidine, la povidone iodée, les salicylates) : réactions allergiques locales, voire générales (œdème de Quincke, avec des cas de choc anaphylactique rares mais décrits)
– Possibilité d'intolérance locale (notamment au menthol)
– Possibilité de coloration brune des dents et de la langue, réversible à l'arrêt, en cas d'usage prolongé de la chlorhexidine (notamment chez les consommateurs de thé et/ou de café)
– En cas d'utilisation prolongée et/ou à doses élevées : possibilité d'irritation et d'inflammation de la muqueuse buccale, perturbations du goût

Précautions d'emploi

– Ne pas avaler (utiliser en bains de bouche de 1 minute environ, puis recracher)
– La durée du traitement ne devra pas dépasser 7 jours (10 jours au maximum)

Interactions médicamenteuses

– Ne pas associer la povidone iodée avec des dérivés mercuriels (formation de composés caustiques, avec possibilité d'érythème, phlyctènes, voire nécroses cutanéo-muqueuses)

Prévention des caries dentaires

Fluor en stomatologie (1) et (2) *Remboursement 30 %-Coll*

FLUOREX Fluorure de sodium	Sol. buv. : 30 ml avec mesure graduée par 1/4 ml = 0,25 mg	E. de 2 à 6 ans : 0,50 mg/jour (0,25 mg/jour si emploi d'un dentifrice fluoré) E. de 6 à 12 ans : 0,50 à 1 mg/jour selon la teneur en fluor de l'eau de boisson
ZYMAFLUOR *Idem*	200 cp. 0,25 mg 100 cp. 0,50 mg 100 cp. 0,75 mg 100 cp. 1 mg	*Idem*
ZYMADUO 150 UI (3) Cholécalciférol 150 UI + Fluor 0,0625 mg/goutte ZYMADUO 300 UI (3) Cholécalciférol 300 UI + Fluor 0,0625 mg/goutte	Fl. 12 ml : 370 gouttes à 150 UI de vitamine D par goutte Fl. 12 ml : 370 gouttes à 300 UI de vitamine D par goutte	*Prophylaxie* : N. 600 à 2 000 UI/jour *Traitement curatif* : E. 4 000 à 8 000 UI/jour pendant 1 à 2 mois A. 4 000 à 20 000 UI/jour
FLUOSTÉROL (3) Cholécalciférol 800 UI + Fluor 0,25 mg/dose	Fl. 90 doses à 800 UI de vitamine D par dose de 0,25 ml	*Prophylaxie* : N. 1 dose/jour
FLUOCARIL bi-fluoré 2000 *Liste II-Remboursement 30 % -Coll*	Fl. 250 ml Gel dentaire	*Prophylaxie* (4) : A. 1 application durant 5 min, soit quotidienne (radiothérapie) soit hebdomadaire (hyposialie)

1. Des consensus d'experts ont conclu :
   - Qu'aucun apport en fluor n'est indiqué chez la femme enceinte (pas de bénéfice pour l'enfant).
   - Qu'avant l'âge de 2 ans, une supplémentation en fluor chez l'enfant n'est pas justifiée.
   - Qu'après cet âge, elle ne doit pas être systématique mais réalisée *uniquement dans les régions où l'eau de boisson est pauvre en fluor* (< 0,3 mg de fluor/l), et en respectant l'apport suivant :
     - Entre 2 et 6 ans : 0,50 mg/jour (ou 0,25 mg/jour seulement si l'enfant utilise un dentifrice fluoré, car une ingestion de fluor non négligeable est possible avec ces dentifrices chez l'enfant).
     - De 6 à 12 ans : 0,50 à 1 mg/jour selon la teneur en fluor de l'eau de boisson.
2. La concentration en fluor de l'eau de boisson peut être obtenue dans chaque commune auprès de la mairie.
3. Spécialités contre-indiquées en association avec d'autres médicaments contenant du fluor.
4. Ce gel, qui n'est pas un dentifrice, doit être appliqué à l'aide d'une brosse ou de gouttières spéciales qui recouvrent les dents. Le produit ne doit pas être avalé ni utilisé de façon prolongée. En cas d'absorption chez l'enfant, prévenir le centre antipoison.

Contre-indications

Pas de contre-indications (sauf fluorose avérée)

Propriétés

– Le fluor est un constituant normal de l'émail dentaire (fluoroapatite qui donne un émail de bonne qualité) et des os (sous forme de fluorure de calcium) : il a des propriétés démontrées pour la prévention des caries dentaires de l'enfant mais une supplémentation *ne doit pas être systématique* (*cf.* note ci-contre)

Indications

– Prévention des caries dentaires chez l'enfant à partir de 2 ans dans les régions où la teneur en fluor de l'eau des réseaux de distribution est insuffisante (soit moins de 0,3 mg/l)
– Fluocaril bifluoré : réservé à l'adulte pour la prophylaxie des caries, en particuler en post-radiothérapie ou en cas d'hyposialie iatrogène

Effets indésirables

– Fluorose dentaire (après surdosage prolongé durant plusieurs années d'environ 10 mg/jour chez l'adulte, 5 mg/jour chez l'enfant ou 2 mg/jour chez le nourrisson) : lésions de l'émail visibles à l'œil nu (lignes blanchâtres fines, horizontales et parallèles, puis taches opaques blanchâtres, punctiformes puis confluentes, puis, à un stade plus avancé, taches brunâtres par porosité de l'émail, zones d'érosion et pertes de substance)
– **Surdosage massif** à traiter par vomissements provoqués, voire évacuation gastrique, ingestion de calcium (lait), surveillance médicale de plusieurs heures

Interactions médicamenteuses et alimentaires

– On peut administrer les préparations de fluor destinées à une prévention des caries dentaires en même temps que du lait, des laitages ou du calcium : en effet, aux doses réduites utilisées pour cette prévention, le fluorure de calcium formé est à une faible concentration, reste à l'état dissous et peut donc être résorbé par voie digestive

Remarques

– Dans la plupart des régions de France, la teneur en fluor de l'eau des réseaux de distribution est insuffisante (< 0,3 mg/l), mais il y a d'importantes disparités géographiques et il est essentiel *de se renseigner auprès des mairies ou des DDASS* avant de prescrire une supplémentation en fluor
– L'utilisation d'un sel de table fluoré pour la cuisine familiale apporte aux nourrissons de 5 à 12 mois entre 0,2 à 0,3 mg de fluor par jour, et aux enfants de 1 à 6 ans entre 0,4 à 0,6 mg de fluor par jour : c'est une mesure très simple permettant de couvrir les besoins en fluor
– *À noter* : aux États-Unis, une augmentation des cas de fluorose a été observée parallèlement à une supplémentation en fluor mal contrôlée

Correcteurs des hyposialies (I)

Substituts salivaires *Remboursement 15 %-Coll*

ARTISIAL Solution pour pulvérisations endo-buccales	Fl. 100 ml : chlorure de sodium, chlorure de potassium, chlorure de magnésium, chlorure de calcium, phosphates dipotassique et monopotassique	Pulvérisations buccales 4 à 8 fois/jour selon la sécheresse buccale

Propriétés et indications
– **Substituts salivaires** utilisés dans les hyposialies et asialies, notamment celles qui sont dues à une irradiation des voies aéro-digestives supérieures mais également dans les syndromes secs

Effets indésirables
– Exceptionnels : picotements, sensations de brûlures et nausées

Anétholtrithione *Remboursement 15 %-Coll*

SULFARLEM S25	60 cp. 25 mg	A. 1 cp. x 3 fois/jour *au cours des repas*
SULFARLEM 12,5 mg	60 cp. 12,5 mg	A. 1 à 2 cp. x 3 fois/jour E. > 6 ans : 2 à 3 cp./jour *au cours des repas*

Contre-indications
Obstruction des voies biliaires extrahépatiques Enfant < 6 ans

Propriétés
– Cholérétique souffré utilisé dans les hyposialies, notamment celles qui sont induites par les traitements médicamenteux ou une irradiation des voies aéro-digestives supérieures

Indications
– Traitement d'appoint des hyposialies médicamenteuses, post-radiothérapiques ou de la sénescence
– Traitement d'appoint des insuffisances de sécrétion lacrymale

Effets indésirables
– Troubles digestifs mineurs (diarrhée, flatulences, météorisme) pouvant justifier une diminution de la posologie

Précautions d'emploi
– Grossesse et allaitement : innocuité non démontrée, passage dans le lait non étudié

Correcteurs des hyposialies (II)

Pilocarpine par voie orale *Liste I-Non remboursé*

SALAGEN	84 cp. 5 mg	A. 5 mg x 2 à 3 fois/jour (jusqu'à 30 mg/jour) *au cours des repas*

Contre-indications

Hypersensibilité connue à la pilocarpine
Asthme non contrôlé, iridocyclite, glaucome par fermeture de l'angle
Grossesse (risque de contractions utérines) et allaitement

Propriétés

- Parasympathomimétique à action cholinergique directe, augmentant la production des sécrétions salivaires, lacrymales, sudorales et bronchiques (effet maximal après 4 à 8 semaines), améliorant les xérostomies post-radiothérapiques chez 50 % des patients environ et les xérostomies du syndrome de Sjögren chez 60 % des patients environ
- Pic plasmatique atteint en 1 heure, métabolisme mal connu, élimination urinaire, demi-vie d'élimination d'environ 1 heure

Indications

- Hyposialies et xérostomies post-radiothérapiques ou lors du syndrome de Sjögren

Effets indésirables (dose-dépendants)

- Hypersudation (66 %), frissons, nausées, rhinites, bouffées de chaleur, sensations vertigineuses, pollakiurie, asthénie, céphalées, diarrhée, larmoiement, amblyopie, HTA
- Plus rares : vomissements, dyspepsie, douleurs abdominales, détresse respiratoire notamment en cas d'asthme ou bronchopneumopathie chronique obstructive, spasme digestif, tachycardie, bradycardie, BAV, hypotension, état de choc, confusion mentale, tremblements
- **Surdosage** : à traiter par atropine (0,5 à 1 mg par voie SC ou IV) et éventuellement assistance respiratoire et circulatoire

Précautions d'emploi

- Examen ophtalmologique avec examen du fond d'œil avant d'instaurer le traitement
- Interrompre le traitement en l'absence d'amélioration après 3 mois
- Utiliser avec prudence en cas d'asthme, bronchopneumopathie chronique obstructive, affections cardio-vasculaires, troubles du rythme cardiaque, ulcère digestif, lithiase biliaire ou urinaire, insuffisance rénale ou hépatique, troubles psychiatriques et chez les conducteurs et utilisateurs de machines (risque de gêne visuelle)
- Augmenter l'hydratation en cas de sueurs excessives, forte chaleur, etc.
- *Remarque* : l'utilisation *par voie orale* de pilocarpine en collyre à 2 % est une alternative moins onéreuse (4 à 5 gouttes x 4 fois/jour)

Interactions médicamenteuses

- *Associations à utiliser avec précaution* : anticholinergiques (antagonisme), bêta-bloquants (risque de troubles de la conduction), parasympathomimétiques (synergie d'action), curarisants (possibilité de potentialisation)

Produits utilisés dans les aphtes buccaux (I)

Anesthésique de surface à visée antalgique : Lidocaïne

XYLOCAÏNE Visqueuse *Liste II-65 %-Coll*	Tube 100 ml à 2 % soit 20 mg par ml = 200 mg par càc 300 mg par càs	A. Appliquer sur chaque aphte, puis recracher ou 200 à 300 mg au moment des douleurs (D. max. : 900 mg/jour)
DYNEXAN *Liste II-15 %-Coll* DYNEXANGIVAL *NR*	Tube 10 g Crème à 1 % Crème à 2 %	A. et E. > 6 ans : 0,5 g x 4 fois/jour en massant (D. max. : 200 mg/jour)
AFTAGEL *NR* Lidocaïne + zinc	Tube 15 ml à 0,6 %	A. Appliquer sur chaque aphte À renouveler si besoin

Contre-indications
Hypersensibilité aux différents constituants, porphyries

Propriétés et indications

– Anesthésique local sous forme de gel utilisé à titre antalgique dans les aphtes buccaux sporadiques et dans les douleurs buccales ou œsogastriques ainsi qu'en préparation aux explorations instrumentales stomatologiques, ORL et digestives

Effets indésirables et précautions d'emploi

– Possibilité de réaction allergique aux différents constituants
– Suppression du goût assez souvent mal ressentie par le patient, ne pas laisser à portée des enfants et ne pas utiliser chez le nourrisson (car risque de fausses routes)
– NB : la suppression des aliments réputés aphtogènes peut prévenir les récidives

Aliments réputés aphtogènes	
Chocolat **Épices** **Fruits oléagineux** : Amandes, cacahuètes, noisettes, noix, noix du Brésil, pignons, pistaches **Fruits frais** : Fraises, raisin, autres fruits non pelés	**Fromages à pâtes pressées cuites** : Appenzel, beaufort, comté, emmental, fribourg, gruyère, parmesan, etc. **Fromages à pâtes pressées non cuites** : Cantal, gouda, mimolette, ossau-iraty, tomme de Savoie, etc.

Traitements généraux utilisés dans les aphtoses sévères

Colchicine (voir ce terme) : produit utilisé (hors AMM) dans l'aphtose vulgaire récidivante (1 mg/jour).
Corticoïdes : corticothérapie générale courte (0,5 mg/kg/jour de prednisone x 3 à 7 jours) en cas de poussée d'aphtose miliaire ou géante.
Thalidomide (voir ce terme) : prescription et surveillance spécialisées dans les aphtoses bucco-pharyngées invalidantes, surtout l'aphtose géante (y compris chez les sujets HIV) et dans la maladie de Behçet.

Produits utilisés dans les aphtes buccaux (II)

Lysozyme *Non remboursé*

HEXALYSE (+ Biclothymol = 5 mg + Enoxolone = 5 mg)	30 cp. à sucer 5 mg	A. et E. > 6 ans : 6 à 8 cp./jour à sucer (en prises espacées de 2 heures, et sans dépasser 5 jours)
LYSO 6 Comprimés (+ Pyridoxine = 10 mg)	30 cp. sublinguaux 20 mg	*Idem*
LYSOPAÏNE (+ Cétylpyridinium = 1,5 mg)	24 cp. sublinguaux 20 mg	*Idem*

Contre-indications

Association à la lévodopa sans IDC (pour la pyridoxine)

Propriétés

– Produits divers à visée antiseptique et anti-inflammatoire : le lysozyme est une enzyme physiologique (mucopolysaccharidase), agent non spécifique de défense de l'organisme capable de détruire la paroi cellulaire des bactéries dans les lyscsomes des phagocytes

Indications

– Utilisés dans les aphtes buccaux sporadiques
– Traitement local d'appoint des états congestifs de l'oro-pharynx

Effets indésirables

– Possibilité de réaction allergique aux différents constituants

Interactions médicamenteuses (avec la pyridoxine)

– ***Associations contre-indiquées*** : lévodopa utilisée sans inhibiteur de la décarboxylase périphérique (inhibition des effets de la lévodopa)

Corticoïdes par voie locale *Liste I-Non remboursé*

BUCCOBET Bétaméthasone	50 cp. à sucer 0,1 mg	A. et E. > 6 ans : 5 à 10 cp./jour à sucer

Contre-indications

Lésions buccales d'origine virale

Propriétés et indications

– Cortocoïde d'usage local utilisé dans les aphtes buccaux sporadiques et comme traitement d'appoint des états congestifs de l'oro-pharynx

Effets indésirables et précautions d'emploi

– Risque de candidose bucco-pharyngée
– Si persistance des troubles après 10 jours, nécessité d'une réévaluation

Produits utilisés dans les parodontopathies

Produits utilisés dans les parodontopathies

PIASCLÉDINE Insaponifiables d'avocat et soja *Remboursement 15 %-Coll*	15 gél. 300 mg	A. 1 gél./jour au cours d'un repas

Contre-indications

Antécédents d'hypersensibilité ou d'intolérance aux différents produits
Enfant < 15 ans pour la solution d'Insadol (présence d'alcool)

Indications

– Traitement d'appoint des parodontopathies
– Traitement symptomatique à effet différé de l'arthrose de la hanche et du genou

Effets indésirables et précautions d'emploi

– Piasclédine : régurgitations à odeur lipidique (ingérer lors d'un repas), colites lymphocytaires avec diarrhée chronique régressant à l'arrêt, réactions d'hypersensibilité, exceptionnelles atteintes hépatiques (élévation de la bilirubine, des transaminases, de la gamma-GT et des phosphatases alcalines) → arrêt immédiat en cas de diarrhée chronique, réaction d'hypersensibilité ou atteinte hépatique
– Grossesse et allaitement : utilisation déconseillée (absence d'études cliniques)

Remarque

– La prévention des parodontopathies repose sur l'hygiène bucco-dentaire (brossage des dents 2 fois par jour, et au minimum après le repas du soir, en utilisant une brosse douce et un dentrifice non agressif), et sur un détartrage régulier

Dents : Numérotation des dents

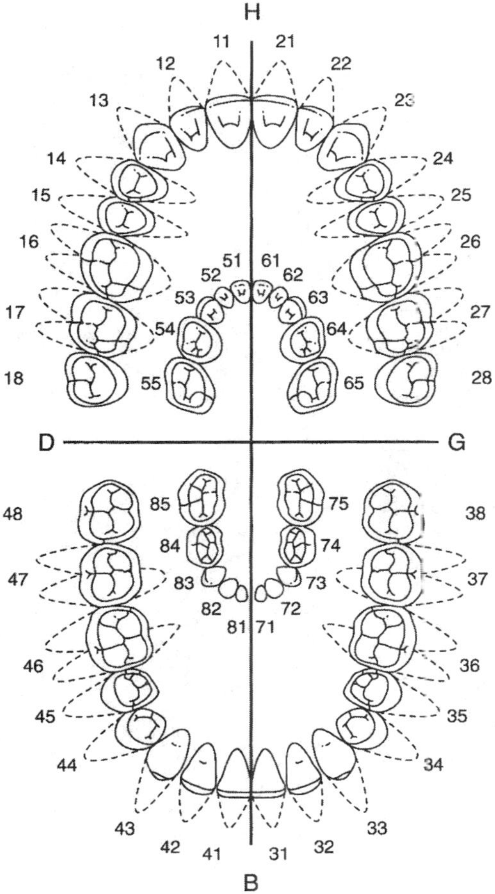

Le sujet étant regardé de face, l'ensemble des deux arcades dentaires est divisé en quatre quadrants, chaque dent portant un numéro d'ordre à partir de l'axe de symétrie du visage. Le schéma central représente les dents temporaires chez l'enfant.

Notes

Chapitre 18

Parasitologie
Médecine tropicale

Nous remercions pour son aide le Pr Jean-Pierre Gangneux.

PARASITOLOGIE : Schémas thérapeutiques

Ectoparasitoses ou Parasitoses cutanées

Gale ou Scabiose (1) *Sarcoptes scabiei*	Ivermectine (prise orale de 200 µg/kg)	Benzoate de benzyle, Pyréthrines, Lindane
Pédiculoses ou Phtiriases : Poux = *Pediculus capitis* et *Pediculus humanus* Morpions = *Phtirus pubis*	Malathion (peu de résistances)	Pyréthrines avec du butoxyde de pipéronyle
Trombidiose automnale ou Érythème automnal ou Aoûtats *Thrombicula autumnalis*	Benzoate de benzyle au porte-coton sur les lésions	Destruction des larves d'acariens des jardins par un insecticide

1. Traiter simultanément le patient et son entourage proche, et déparasiter le linge et la literie par lavage à 60 °C (le parasite meurt au-delà de 55 °C).

Protozooses

Amibiase asymptomatique *Entamœba histolytica*	Intétrix x 10 jours	– Paromomycine (ATU) – Diloxanide (NC)
Dysenterie amibienne Amibiase hépatique ou Abcès amibien hépatique *Entamœba histolytica*	Nitro-imidazolé x 10 jours puis Intétrix x 10 jours	Drainage si abcès amibien hépatique dans les cas rebelles
Amibiase intestinale à *Dientamoeba fragilis*	Intétrix x 10 jours	– Tétracycline x 10 jours – Paromomycine (ATU)
Babésiose ou Piroplasmose *Babesia divergens* ou *microti* (transmise par morsure de tiques)	Clindamycine + Quinine x 7 à 12 jours ou Atovaquone + Azithromycine x 7 à 12 jours Exsanguino-transfusion (formes sévères)	
Balantidiose *Balantidium coli*	Métronidazole ou Tétracycline x 10 jours	Paromomycine (ATU)
Isosporose *Isospora belli*	Cotrimoxazole x 10 à 20 jours	– Ciprofloxacine – Pyriméthamine
Cryptosporidiose *Cryptosporidium species*	Nitazoxanide (ATU)	– Paromomycine (ATU) – Rifaximine (ATU)
Cyclosporose *Cyclospora cayetanensis*	Cotrimoxazole x 10 jours	Ciprofloxacine
Giardiase ou Lambliase *Giardia intestinalis*	Nitro-imidazolé x 5 jours	– Albendazole x 5 jours – Nitazoxanide (ATU)

PARASITOLOGIE : Schémas thérapeutiques

Protozooses (suite)

Leishmanioses viscérales ou Kala-azar *Leishmania donovani* *Leishmania infantum*	Amphotéricine B liposomale	– Antimoniés – Miltéfosine (ATU)
Leishmanioses cutanées Bouton d'Orient *L. tropica, major, mexicana, aethiopica*, etc.	Antimoniés en intralésionnel + Cryothérapie	– Pentamidine (*L. aethiopica*) – Antifongiques azolés
Leishmaniose cutanée du Nouveau Monde *L. guyanensis, L. panamensis*	Pentamidine	Antimoniés
Leishmaniose cutanéo-muqueuse ou Espundia *L. braziliensis*	Antimoniés	Amphotéricine B liposomale
Microsporidioses *Encephalitozoon intestinalis* *Enterocytozoon bieneusi*	– Albendazole si *Encephalitozoon intestinalis* – Fumogilline si *Enterocytozoon bieneusi* Traitement intensif anti-VIH si autres affections	
Paludisme ou Malaria	*Plasmodium falciparum*, *ovale*, *vivax* ou *malariae*	
• Pays du groupe I	Chimioprophylaxie et traitement : Chloroquine	
• Pays du groupe II	Chimioprophylaxie : [Chloroquine + Proguanil] ou [Atovaquone + Proguanil] Traitement : [Atovaquone + Proguanil] ou [Artéméther + Luméfantrine] ou Méfloquine, Halofantrine ou [Quinine ± Doxycycline]	
• Pays du groupe III	Chimioprophylaxie : [Atovaquone + Proguanil] ou Méfloquine ou Doxycycline Traitement : [Atovaquone + Proguanil] ou [Artéméther + Luméfantrine] ou Méfloquine, Halofantrine ou [Quinine ± Doxycycline]	
Toxoplasmose (*Toxoplasma gondii*)		
Toxoplasmose en dehors de la grossesse	Spiramycine x 21 jours ou abstention	Cotrimoxazole
Toxoplasmose chez la femme enceinte	Spiramycine jusqu'à l'accouchement ou Pyriméthamine + Sulfadiazine ou Sulfadoxine + Pyriméthamine dans certains cas	
Toxoplasmose congénitale (traitement du nouveau-né)	Pyriméthamine + Sulfadiazine (1 an) ou Pyriméthamine + Sulfadoxine (1 à 2 ans)	
Toxoplasmose grave chez les sujets immunodéprimés	Pyriméthamine + Sulfadiazine	Clindamycine + Pyriméthamine ou Dapsone + Pyriméthamine

PARASITOLOGIE : Schémas thérapeutiques

Protozooses (suite)

Prophylaxie primaire Prophylaxie secondaire chez les immunodéprimés	Cotrimoxazole ou Pyriméthamine (monothérapie) voire Dapsone + Pyriméthamine ou Atovaquone	
Trichomonose uro-génitale *Trichomonas vaginalis*	Nitro-imidazolé x 1 à 10 jours	
Trypanosomiase africaine ou Maladie du sommeil *Trypanosoma gambiense* *Trypanosoma rhodesiense* (environ 500 000 personnes par an)	Eflornithine (DFMO) Ornidyl	– Mélarsoprol (Arsobal), dérivé de l'arsenic (pour *T. gambiense*) – Pentamidine x 10 jours (pour *T. gambiense*) – Suramine (NC) puis Mélarsoprol – Eflornithine (NC)
Trypanosomiase américaine ou Maladie de Chagas *Trypanosoma cruzi* (environ 16 à 20 millions de personnes atteintes, surtout en Amérique latine)	Benznidazole (ATU)	Chirurgie au stade de méga-splanchnie
Méningoencéphalite amibienne *Acanthamoeba* *Naegleria fowleri*	Amphotéricine B	

Helminthiases (I) : Nématodoses cutanées

Dermatite rampante = Larbish ou Larva migrans cutanée *Ancylostoma caninum* *Ancylostoma brasiliense*	Ivermectine en 1 prise	Albendazole x 3 jours *per os* ou percutané (1)

1. Utilisation possible par voie percutanée sous forme de préparation magistrale appliquée 3 fois/jour pendant 7 à 10 jours (3 g = 6 comprimés écrasés et mélangés à 30 g de vaseline).

Helminthiases (II) : Nématodoses généralisées

Angiostrongylose *Angiostrongylus*	Ivermectine	Mébendazole (NC)
Gnathostomiase *Gnathostoma spinigerum*	Exérèse chirurgicale + Albendazole x 21 jours	Ivermectine
Toxocarose ou Larva migrans viscérale *Toxocara canis*	Albendazole ± Corticoïdes	
Trichinellose ou Trichinose *Trichinella spiralis*	Albendazole x 15 jours ± Corticoïdes	

PARASITOLOGIE : Schémas thérapeutiques

Helminthiases (III) : Nématodoses intestinales

Anguillulose ou Strongyloïdose *Strongyloides stercoralis*	Ivermectine en prise unique	Albendazole x 3 jours
Anisakiose *Anisakis* (prévention = cuire le poisson à 65 °C ou le congeler à – 20 °C pendant 24 h)	Extraction sous endoscopie ou chirurgicale	Abstention (guérison spontanée) voire Albendazole
Ankylostomose *Ancylostoma duodenale* *Necator americanus*	Flubendazole x 3 jours	– Albendazole x 1 jour – Pyrantel x 1 à 3 jours
Ascaridiase ou Ascaridose *Ascaris lumbricoides*	Flubendazole x 3 jours	– Albendazole x 1 jour – Pyrantel x 1 jour
Oxyurose (1) *Enterobius vermicularis*	Flubendazole x 1 jour ou Pyrantel x 1 jour	– Pyrvinium x 1 jour – Albendazole x 1 jour
Trichocéphalose *Trichuris trichiura*	Flubendazole x 3 jours	– Albendazole x 1 jour – Mébendazole (NC)
Trichostrongylose *Trichostrongylus*	Flubendazole x 3 jours ou Pyrantel x 1 jour	– Albendazole x 1 jour – Mébendazole (NC)

1. Répéter le traitement après 15 à 20 jours et traiter toujours l'entourage

Helminthiases (IV) : Trématodoses (I) : Bilharzioses

Bilharziose intestinale *Schistosoma mansoni*	Praziquantel x 1 jour	Oxamniquine x 1 jour (non disponible en France)
Bilharziose génito-urinaire *Schistosoma hæmatobium* Bilharziose orientale *Schistosoma japonicum* Bilharziose rectale *Schistosoma intercalatum*	Praziquantel x 1 jour	
Bilharziose des canards ou Dermatite des nageurs *Larves de Trichobilharzia*	Antihistaminique pour calmer le prurit Prévention = éviter les baignades en eau douce fréquentée par des oiseaux aquatiques	

PARASITOLOGIE : Schémas thérapeutiques

Helminthiases (V) : Trématodoses (II) : Distomatoses

Douves intestinales *Fasciolopsis buski* *Metagonimus yokogawai* *Heterophyes heterophyes*	Niclosamide x 1 jour	Praziquantel x 1 jour en cas d'échec
Fasciolase = Grande douve ou Douve hépatique du mouton (1) *Fasciola hepatica* *Fasciola gigantica*	Triclabendazole en prise unique	
Clonorchiase ou Douve hépatique de Chine *Clonorchis sinensis*	Praziquantel x 1 jour	
Opistorchiase ou Douve hépatique des félidés *Opistorchis felineus*	Praziquantel x 1 jour	
Douve de la civette *Opistorchis viverrini*	Praziquantel x 1 jour	
Douve du poumon ou Paragonimose *Paragonimus westermani*	Praziquantel x 2 jours	Bithionol (sous ATU)

1. La prévention repose sur le contrôle des cultures maraîchères des végétaux aquatiques (dont cresson, mâche, pissenlit), l'hôte intermédiaire étant une limnée (petit gastéropode d'eau douce).

Helminthiases (VI) : Cestodoses intestinales

Ténia du bœuf ou Ver solitaire *Taenia saginata* (2)	Niclosamide x 1 jour	– Praziquantel x 1 jour – Semences de courge
Bothriocéphalose ou Ténia du poisson cru *Diphyllobothrium latum*	Niclosamide x 1 jour	– Praziquantel x 1 jour – Semences de courge
Hymenolépiase *Hymenolepis nana* *Hymenolepis diminuta*	Praziquantel x 7 jours	– Niclosamide x 7 jours – Semences de courge
Ténia du porc (3) *Taenia solium*	Niclosamide x 1 jour (avec un purgatif)	Praziquantel x 1 jour (avec un purgatif)
Ténia du chien *Dipylidium caninum*	Niclosamide x 1 jour	Praziquantel x 1 jour

2. Le téniasis à *Taenia saginata* est la principale (voire la seule) cestodose intestinale autochtone en France métropolitaine.
3. Un purgatif salin après le traitement du *Taenia solium* est indispensable pour éviter tout risque de cysticercose par auto-infestation secondaire à la libération d'œufs viables de *Taenia solium*.

PARASITOLOGIE : Schémas thérapeutiques

Helminthiases (VII) : Cestodoses tissulaires

Cénurose Larves de *Taenia multiceps*	Exérèse chirurgicale complète des lésions
Cysticercose Larves de *Taenia solium*	Albendazole x 1 mois ou Praziquantel x 15 jours + Corticoïdes
Echinococcose alvéolaire *Echinococcus multilocularis* Larves de Ténia du renard	Exérèse chirurgicale des lésions (hépatectomie partielle) + Albendazole en plusieurs cures de 28 jours
Hydatidose = Kyste hydatique *Echinococcus granulosus*	Exérèse chirurgicale ou Technique PAIR (ponction-aspiration-injection-réaspiration de sérum salé hypertonique) + Albendazole en plusieurs cures de 28 jours

Helminthiases (VIII) : Filarioses

Onchocercose ou Cécité des rivières *Onchocerca volvulus*	Ivermectine en prise unique (± Antihistaminique H1) + Ablation chirurgicale des nodules sous-cutanés quand cela est possible	
Dracunculose ou Filaire de Médine *Dracunculus medinensis*	Extraction par la “méthode indigène” (1) + Vaccin antitétanique	
Filaires lymphatiques *Wuchereria bancrofti* *Brugia malayi*	Ivermectine en prise unique	– Diéthylcarbamazine x 10 à 21 jours – Albendazole
Loase ou Filaire sous-cutanée *Loa-loa*	Ivermectine en prise unique	Diéthylcarbamazine x 10 à 21 jours
Mansonellose américaine *Mansonella ozzardi*	Ivermectine en prise unique	

1. Enroulement progressif du ver sur une allumette, sans le rompre (ceci nécessite plusieurs jours).

Animaux venimeux (I) : Envenimations (I)

Arachnidés venimeux

Araignées (1) Morsure d'araignées Latrodectisme	Désinfection + Application de sac de glace sur la morsure (+ Gluconate de calcium en perfusion IV en milieu hospitalier si morsure de veuve noire)

1. En France, seule la veuve noire ou malmignatte est dangereuse (*Latrodectus mactans* = petite araignée noire mesurant 7 à 16 mm, avec des taches rouges, qui n'est présente qu'en Corse et dans les zones sauvages du pourtour méditérranéen et du sud des Alpes). À noter que sa morsure est indolore et peut donc passer inaperçue.
Ailleurs, sur plus de 40 000 espèces recensées, une dizaine sont potentiellement mortelles.

Scolopendres (2) Morsure de scolopendres	Désinfection + Analgésique (douleur locale très importante, mais pas de signes généraux)

2. En France, une espèce venimeuse (*Scolopendra cingulata*, parfois > 10 cm) dans le sud du pays.

Scorpions (3) Piqûre de scorpions	Désinfection + Application de sac de glace sur la piqûre + Hospitalisation si signes cardiaques, respiratoires ou généraux

3. En France, il existe 5 espèces, dans le sud du pays, considérées à tort assez inoffensives, dont *Buthus occitanus* (jaune, d'environ 5 cm) et *Euscorpius flavicaudis* (noir, d'environ 2 cm).
Ailleurs, sur environ 1 500 espèces recensées, une vingtaine sont potentiellement mortelles.

Tiques ou Ixodidés (4) Morsure de tiques	Enlever au plus tôt cet acarien avec un tire-tique (vendu en pharmacie) + Désinfecter la morsure

4. Les tiques, plus dangereuses qu'on ne le pense, peuvent entraîner un choc anaphylactique (en particulier la tique des pigeons des villes en France *Argas reflexus* !) et transmettre la maladie de Lyme (environ 50 000 cas par an en Europe), la babésiose, l'ehrlichiose, des encéphalites à flavivirus, etc.

Insectes venimeux

Hyménoptères – Apidés : abeilles et bourdons – Vespidés : guêpes et frelons Piqûre d'hyménoptères Allergie aux hyménoptères (5) (en France, environ 30 décès par choc anaphylactique chaque année)	Extraction immédiate du dard + Antihistaminique si formes peu sévères, **mais Adrénaline IV ou IM** et transport immédiat par SMUR si réaction anaphylactique grave, piqûre à la tête ou au cou **Désensibilisation** très utile si sujet allergique (qui devra toujours pouvoir *disposer d'adrénaline injectable*, qui peut lui sauver la vie)

5. La désensibilisation assure une protection chez environ 96 % des sujets allergiques au venin de guêpes et environ 80 % des sujets allergiques au venin d'abeilles (plus toxique).

Chenilles processionnaires (lésions prurigineuses au niveau de la peau, mais risque de nécrose en cas de contact buccal ou oculaire)	*Contact buccal* (jeune enfant surtout) : nettoyage de la bouche avec un tissu humide + consultation d'urgence (corticoïde si œdème bucco-lingual) *Contact oculaire* : rinçage à l'eau prolongé + consultation ophtalmologique d'urgence
Papillons à poils urticants Papillonite ou Lépidoptérisme (Amérique du Sud : *Hylesia* ; Afrique : *Anaphae*)	Prurigo guérissant en 8 à 10 jours (à traiter par Désinfection ± Antihistaminique H1)

Animaux venimeux (II) : Envenimations (II)

Animaux marins venimeux

Anémones de mer (contact)	Lavage à l'eau de mer ou au Dakin + Nettoyage avec gaze imbibée d'alcool ou de vinaigre (neutralise le venin) ± Recouvrir de mousse à raser puis gratter (pour retirer les nématocystes persistants)
Cônes venimeux Piqûre de cônes venimeux (environ 20 espèces dangereuses en zone Indo-Pacifique)	Analgésique + Surveillance médicale (car venin thermostable et neurotoxique, pouvant entraîner la mort par paralysie des muscles respiratoires) La seule espèce méditérranéenne est inoffensive
Méduses (contact) Physalies (contact) (la *Pelagia nocticula* rencontrée en Méditérranée mesure 20 à 30 cm. Les physalies des mers chaudes, et surtout les cuboméduses d'Australie, sont beaucoup plus dangereuses)	Retirer avec un gant les filaments restants, rincer à l'eau de mer chaude (toxine thermolabile) sans frotter (et pas à l'eau douce, qui relargue le venin par éclatement du nématocyste) ± Recouvrir de mousse à raser puis gratter (pour retirer les nématocystes persistants) + Désinfection ± Antalgique ± Antihistaminique Traitement d'un choc vagal ou anaphylactique
Oursins : piqûre d'oursins (prévention par port de sandales en caoutchouc en mers chaudes, où il y a des oursins à venin neurotoxique)	Désinfection + Retrait précoce et minutieux des épines (très friables) + Désinfection à l'alcool ± Pénicilline ou Macrolide (surinfection fréquente à *E. rhusiopathiae*, dans les 24 heures environ après la piqûre)

Poissons venimeux (1)
Piqûre de poissons venimeux
– Acanthuridés : Poissons-chirurgiens
– *Dasyatidés* : Raies armées
– *Scorpaenidés* :
  - Poissons-pierres
  - Poissons-scorpions
  - Ptéroïs
  - Rascasses
– *Siluroidés* : Poissons-chats
– *Trichinidés* : Vives
	Mesures générales : Nettoyer la plaie à l'eau de mer puis Antiseptique + Exposer la piqûre à une source de chaleur car **venins thermolabiles** + Analgésique de niveau II ± Lidocaïne sans adrénaline *in situ* car douleur souvent atroce
	------------------------------ 	
	Raies armées : essayer d'enlever le dard très délicatement, puis sa gaine venimeuse (noirâtre, et plus facile à enlever)
	------------------------------ 	
	Poissons-pierres : en Australie, il existe un sérum d'origine équine (dit *anti-stonefish*) neutralisant les venins toxiques de ces synancées

Serpents marins venimeux ou Hydrophydés	Environ 50 espèces, à venin encore plus toxique que celui des cobras (océan Indien surtout)

1. Exposer la zone piquée à la chaleur : eau très chaude, sèche-cheveux, extrémité incandescente d'une cigarette, maintenue de 5 à 10 mm de la peau sans la brûler (éloigner la source de chaleur dès la sensation de brûlure, puis la rapprocher selon un mouvement de va-et-vient en fonction des sensations de la victime, et ceci jusqu'à sédation de la douleur, soit pendant 2 à 10 minutes selon l'espèce de poisson venimeux).

Animaux venimeux (III) : Envenimations (III)

Serpents terrestres venimeux

Morsure de serpents (sur 3 500 espèces recensées, il y aurait 700 espèces venimeuses, dont environ 50 mortelles, la majorité vivant dans les régions tropicales. Mais certains serpents vivent au nord du cercle polaire arctique jusqu'au 68e parallèle nord, et en Amérique du Sud jusqu'au 48e parallèle sud)	En France, il existe un sérum antivenimeux dirigé contre les venins des vipères d'Europe : la vipère aspic (*Vipera aspis*) présente dans la moitié sud du pays, la vipère péliade (*Vipera berus*) dans la moitié nord et la vipère ammodyte
Il existe aux États-Unis et en Afrique divers sérums contre les venins de serpents En France 1 à 5 décès/an pour 1 000 à 2 000 morsures	Ailleurs, les principaux serpents venimeux sont : – *Atractaspididae* (vipère fouisseuse) en Afrique et au Proche-Orient – *Colubridae* (boomslang), du sud du Sahara jusqu'à l'Afrique du Sud – *Crotalidae* (180 espèces) en Amérique et en Asie (bothrops, crotales, mocassins) – *Elapidae* en Afrique (cobras, mambas, najas), en Asie (cobras, bongares, najas), en Australie (pseudonaja, serpent-tigre, taïpan), en Amérique (serpents corail) – *Viperidae* (84 espèces) en Europe, en Afrique, au Proche-Orient, en Amérique et en Asie

Vipères (morsures) : Schémas thérapeutiques préconisés en France

Grade/ Envenimation	Signes et symptômes	Attitude
0 / Pas d'envenimation	Trace des crochets, mais sans œdème	Désinfection + Repos + Surveillance de 48 heures
1 / Grade I	Œdème local autour de la morsure	Désinfection + Repos + Hospitalisation de 6 heures (24 heures au maximum)
2 / Grade II	Œdème régional (s'étendant au membre mordu) et symptômes généraux modérés (hypotension, diarrhée, vomissements...)	Hospitalisation en service de réanimation
3 / Grade III	Œdème étendu au-delà du membre mordu et/ou symptômes généraux graves (collapsus prolongé, état de choc, saignements...)	Sérothérapie IV la plus précoce possible (SMUR et transport en service de réanimation)

Sérum antivenimeux d'origine équine

Sérum antivenimeux contre les vipères d'Europe

VIPERFAV *Conserver de + 2 °C à + 8 °C pendant 24 mois* *Liste I-Réservé aux hôpitaux-Coll*	Fl. 4 ml à diluer dans 100 ml de NaCl à 0,9 % en IV lente	Perfusion **IV** uniquement en milieu hospitalier Durée totale de perfusion : 1 heure A. et E. : même dose

Contre-indications

Hypersensibilité connue ou probable aux sérums hétérologues **d'origine équine**, notamment chez les sujets ayant déjà reçu antérieurement un tel sérum

Propriétés et indications

- Fragments F(ab')2 d'immunoglobulines équines antivenimeuses contre les venins des vipères d'Europe (vipère aspic, vipère bérus, vipère ammodyte), *d'efficacité démontrée par voie **IV** en milieu hospitalier dans les grades élevés d'envenimation (grades II et III)*
- Débuter le traitement dès l'apparition des signes cliniques de gravité et au mieux dans les 6 premières heures

Effets indésirables

- *Réactions anaphylactiques immédiates* de tous les types pouvant aller jusqu'au choc anaphylactique (fréquent dans les 10 minutes après l'injection, à traiter par adrénaline injectable, remplissage vasculaire et corticoïdes injectables en traitement d'appoint)
- *Maladie sérique retardée* (8e jour au 12e jour) : fièvre, arthralgies fugaces, érythèmes, urticaire, œdème de Quincke, polyadénopathies, plus rarement glomérulonéphrite aiguë ou polynévrite (troubles évoluant en règle générale vers la guérison spontanée sans séquelles en quelques jours)

Précautions d'emploi

- Éviter (sauf risque vital) l'utilisation de sérums hétérologues chez le sujet ayant déjà reçu auparavant un tel sérum (risque de sensibilisation et de choc anaphylactique)
- *Utiliser en milieu hospitalier* après prélèvements biologiques et mise du patient sous *surveillance médicale intensive* (voie d'abord veineuse, monitoring cardiaque, mesure de la TA, SaO2, disponibilité immédiate d'adrénaline injectable, soluté de remplissage vasculaire, corticoïde IV, oxygène et ventilation assistée)
- Injecter auparavant 4 mg/kg d'hydrocortisone en IV en cas d'antécédents ou suspicion d'allergie
- *Tracer les contours de l'œdème au feutre* : l'œdème sera maximal à partir de J3, la résorption de ce troisième secteur risquant d'entraîner un OAP et nécessitant alors une réduction des perfusions et si besoin l'utilisation de furosémide
- Associer la mise à jour du vaccin antitétanique (indispensable) et une antibiothérapie adaptée (co-amoxiclav, ou pénicilline G + métronidazole)

Méthode de Besredka

- Consiste à faire des injections par voie SC à intervalles de 15 minutes à doses très progressives (0,1 ml, puis 0,25 ml) avant d'injecter le reste de la dose utile → arrêter les injections à la moindre manifestation anaphylactique et mettre alors en place le traitement adéquat (adrénaline injectable, etc.)

Trichomonacides :
Nitro-imidazolés

Nitro-imidazolés utilisés dans la trichomonose uro-génitale (1)

Liste I-65 %-Coll

FLAGYL Métronidazole	4 ou 14 cp. 500 mg 20 cp. 250 mg Susp. buv. : 120 ml à 125 mg par càc	A. 2 g *à l'un des repas en 1 prise unique à répéter après 15 jours* ou 500 mg/jour *en 2 prises aux repas pendant 10 jours*
SECNOL Secnidazole	1 sac. 2 000 mg	A. 2 g *en 1 prise unique à répéter après 15 jours*

1. Le "traitement-minute" (prise unique à l'un des repas, de préférence le soir, mais à répéter après 15 jours) est aussi efficace qu'un traitement plus prolongé à moindre dose.

Trichomonacides locaux *Liste I-30 %-Coll*

FLAGYL OVULES (2) Métronidazole	10 ovules 500 mg	1 ovule/jour pendant 10 jours

2. Seul trichomonacide spécifique non associé utilisable au 1er trimestre de la grossesse (*cf.* aussi les anti-infectieux locaux polyvalents au chapitre "Gynécologie").

Contre-indications
Hypersensibilité aux dérivés nitro-imidazolés (rare), allaitement

Propriétés

- Dérivés nitro-imidazolés de synthèse ayant un mode d'action particulier (réduction intracellulaire en produits cytotoxiques) qui explique leur spectre d activité original (germes anaérobies et protozoaires, qui, seuls, possèdent cette capacité de réduction)
- Absorption digestive rapide et importante, excellente diffusion tissulaire y compris dans le SNC et le LCR, métabolisation hépatique partielle, élimination principalement urinaire (40 à 70 %) et biliaire, passage transplacentaire et dans le lait maternel, demi-vie de 8 à 12 heures pour le métronidazole et 12 à 14 heures pour le secnidazole

Activité antibactérienne et antiparasitaire

- Activité bactéricide : bacilles anaérobies Gram négatif (*Bacteroides*, *Fusobacterium*), bacilles anaérobies Gram positif sporulés (*Clostridium*), et *Gardnerella vaginalis*
- Sensibilité inconstante des cocci anaérobies Gram négatif (*Veillonella*) et Gram positif (*Peptococcus*, *Peptostreptococcus*), et résistance habituelle des bacilles Gram positif anaérobies non sporulés (*Actinomyces*, *Propionibacterium*)
- Activité parasiticide : *Entamoeba histolytica* (amœbicide tissulaire et de contact à un moindre degré), *Giardia intestinalis, Trichomonas vaginalis* (il existe de rares souches de *Trichomonas* résistantes au métronidazole), *Balantidium coli*

Indications

- Trichomonose uro-génitale (en "traitement-minute")
- Vaginose bactérienne à *Gardnerella vaginalis* (en "traitement-minute")
- Amibiase, giardiase et balantidiose (*cf.* page suivante)
- Infections à bactéries anaérobies (*cf.* le chapitre "Antibiotiques")
- En trithérapie : éradication de *Helicobacter pylori* (voir ce terme)

Effets indésirables

- Troubles digestifs (5 à 10 %) : nausées, modifications du goût (métallique), anorexie, vomissements, diarrhée, épigastralgies, glossite, stomatite, muguet buccal
- Leucopénie modérée réversible à l'arrêt, plus rarement prurit, urticaire, troubles neurologiques (céphalées, vertiges, ataxie, paresthésies, polynévrites sensitivo-motrices), coloration brun/rouge des urines avec le métronidazole
- Effet antabuse avec l'alcool (25 %) : nausées, vomissements, douleurs abdominales, bouffées vasomotrices, céphalées, hypotension orthostatique

Précautions d'emploi

- Trichomonose uro-génitale : associer le traitement oral aux trichomonacides locaux chez la femme et traiter simultanément le partenaire (les traitements-minute permettent une meilleure observance du traitement mais doivent être répétés après 15 jours)
- Surveillance de la NFS et examen neurologique lors des traitements prolongés plus de 10 jours ou à forte posologie : arrêter le traitement en cas d'apparition de vertiges, ataxie, polynévrites, confusion mentale ou convulsions
- Réduire les doses en cas d'insuffisance rénale sévère (*cf. Insuffisance rénale*)
- Grossesse au 1er trimestre : à éviter (sauf les formes à usage local)

Interactions médicamenteuses

- ***Associations déconseillées*** : disulfirame (troubles psychiques), alcool
- *Associations à utiliser avec précaution* : antivitamines K, fluoro-uracile, lithium

Antiamibiens (I) :
Amœbicides diffusibles : Nitro-imidazolés

Nitro-imidazolés utilisés dans l'amibiase et la giardiase

Liste I-65 %-Coll

FLAGYL Métronidazole	20 cp. 250 mg 4 ou 14 cp. 500 mg Susp. buv. : 120 ml à 125 mg par càc	*Amibiase* : A. 1,5 g/jour E. 40 mg/kg/jour en 3 prises x 7 à 10 jours *Giardiase* : A. 500 mg à 1 g/jour en 3 prises x 5 à 10 jours E. > 5 ans : 500 mg/jour E. < 5 ans : 250 mg/jour en 2 prises x 5 à 7 jours
FLAGYL 0,5 % Injectable METRONIDAZOLE 0,5 % Métronidazole *Réservé aux hôpitaux*	1 fl. 100 ml = 500 mg	Perfusions IV lentes en 30 à 60 minutes : A. 500 mg x 3/jour E. 20 à 30 mg/kg/jour
SECNOL Secnidazole	1 sac. 2 000 mg	*Amibiase hépatique* : A. 1,5 g/jour en 1 à 2 prises x 5 jours *Amibiase intestinale et giardiase* (1) : A. 2 g en 1 prise
TIBERAL Ornidazole	10 cp. 500 mg	*Amibiase* : A. 1 à 1,5 g/jour E. 30 mg/kg/jour *Trichomonase* : – soit 1 g/jour 5 jours – soit 1,5 g en 1 seule prise *Lambliase* : A. 1 g/jour E. 30 mg/kg/jour
	12 amp. 3 ml = 500 mg 12 amp. 6 ml = 1 000 mg Sol. inj. *Réservé aux hôpitaux*	Perfusions IV lentes en 30 à 60 minutes : A. 500 à 750 mg x 2/jour E. 20 à 30 mg/kg/jour

1. Répéter la prise après 15 jours dans la giardase et pendant 3 jours consécutifs chez les porteurs asymptomatiques de kystes dans l'amibiase intestinale.
Les formes IV sont réservées aux amibiases tissulaires et/ou intestinales sévères chez les sujets incapables d'avaler.

Contre-indications

Hypersensibilité aux dérivés nitro-imidazolés (rare), allaitement

Propriétés

- Dérivés nitro-imidazolés de synthèse ayant un *mode d'action particulier* (réduction intracellulaire en produits cytotoxiques) qui explique leur *spectre d'activité original* (germes anaérobies et protozoaires, qui, seuls, possèdent cette capacité de réduction)
- Absorption digestive rapide et importante, excellente diffusion tissulaire y compris dans le SNC et le LCR, métabolisation hépatique partielle, élimination principalement urinaire (40 à 70 %) et biliaire, passage transplacentaire et dans le lait maternel, demi-vie de 8 à 12 heures pour le métronidazole et 12 à 14 heures pour les autres produits

Activité antibactérienne et antiparasitaire

- Activité bactéricide : bacilles anaérobies Gram négatif (*Bacteroides*, *Fusobacterium*), bacilles anaérobies Gram positif sporulés (*Clostridium*), et *Gardnerella vaginalis*
- Sensibilité inconstante des cocci anaérobies Gram négatif (*Veillonella*) et Gram positif (*Peptococcus*, *Peptostreptococcus*), et résistance habituelle des bacilles Gram positif anaérobies non sporulés (*Actinomyces*, *Propionibacterium*)
- Activité parasiticide : *Entamoeba histolytica* (amœbicide tissulaire et de contact à un moindre degré), *Giardia intestinalis, Trichomonas vaginalis* (il existe de rares souches de *Trichomonas* résistantes au métronidazole), *Balantidium coli*

Indications

- Amibiase (*cf.* Précautions d'emploi)
- Giardiase ou lambliase
- Balantidiose (métronidazole pendant 10 jours)
- Trichomonose uro-génitale et vaginose bactérienne (*cf.* page précédente)
- Infections à bactéries anaérobies (*cf.* le chapitre "Antibiotiques")
- En trithérapie : éradication de *Helicobacter pylori* (voir ce terme)

Effets indésirables

- Troubles digestifs (5 à 10 %) : nausées, modifications du goût (métallique), anorexie, vomissements, diarrhée, épigastralgies, glossites, stomatites, muguet buccal
- Leucopénie modérée réversible à l'arrêt, plus rarement prurit, urticaire, troubles neurologiques (céphalées, vertiges, ataxie, paresthésies, polynévrites sensitivo-motrices), coloration brun/rouge des urines avec le métronidazole
- Effet antabuse avec l'alcool (25 %) : nausées, vomissements, douleurs abdominales, bouffées vasomotrices, céphalées, hypotension orthostatique

Précautions d'emploi

- *Amibiases* : il peut être nécessaire *d'évacuer le pus des abcès* en plus du traitement médical dans l'amibiase hépatique à la phase suppurative, et il est nécessaire *de faire suivre le traitement par une cure d'amœbicide de contact* (Intétrix pendant 10 à 20 jours)
- Surveillance de la NFS et examen neurologique lors des traitements prolongés plus de 10 jours ou à forte posologie : arrêter le traitement en cas d'apparition de vertiges, ataxie, polynévrites, confusion mentale ou convulsions
- Réduire les doses en cas d'insuffisance rénale sévère (*cf. Insuffisance rénale*)
- Grossesse au premier trimestre : à éviter

Interactions médicamenteuses

- ***Associations déconseillées*** : disulfirame (troubles psychiques), alcool
- *Associations à utiliser avec précaution* : antivitamines K, fluoro-uracile, lithium

Antiamibiens (II) : Amœbicides de contact

Hydroxyquinoléines méthylées *Liste I-30 %-Coll*

INTETRIX Tilbroquinol + Tiliquinol	20 gél. contenant : 100 mg de tiliquinol + 200 mg de tilbroquinol	A. 4 gél./jour en 2 prises pendant 10 jours au maximum

Contre-indications

Acrodermatite entéropathique

Propriétés

– Antiseptiques intestinaux dérivés de l'hydroxy-8-quinoléine, ayant une action amœbicide de contact sur les formes végétatives d'*Entamœba histolytica*, une action antibactérienne sur la majorité des germes intestinaux pathogènes Gram positif et Gram négatif (avec action vibriolytique sur *Vibrio cholerae*)

Indications

– Amibiase intestinale de l'adulte :
  – En complément d'un amœbicide tissulaire
  – Ou isolément chez les porteurs asymptomatiques d'amibes intraluminales

Effets indésirables

– Réactions cutanées allergiques rares
– Élévation des transaminases, généralement asymptomatique et d'évolution favorable à l'arrêt du traitement

Précautions d'emploi et interactions médicamenteuses

– Des troubles neurologiques (SMON ou *Subacute myelo-optic neuropathy*) ont été observés lors de traitements prolongés à forte dose par le clioquinol (dérivé de l'hydroxyquinoléine retiré du marché en 1985) : ce syndrome associait une myélite subaiguë, une névrite optique et une atteinte neurogène périphérique → de tels cas n'ont pas été décrits avec l'Intétrix, mais il convient par prudence de ne pas prolonger le traitement au-delà de 10 jours sans avis médical, de ne pas dépasser les doses indiquées et de ne pas associer d'autres médicaments contenant des hydroxyquinoléines ou de la nitroxoline

Antipaludéens (I) : Paludisme (chimioprophylaxie)

En 2011 : 3 560 cas de paludisme importé en France dont 135 graves et 4 décès.
En italique = zones où sévit surtout *Plasmodium vivax* (→ chimioprophylaxie non indispensable).
Les anophèles piquent surtout à partir de 18 heures (*risque maximal entre 22 heures et 5 heures du matin*), *période où les mesures de protection personnelles sont essentielles* : insectifuge sur la peau (DEET) et les vêtements (Perméthrine), repos sous une moustiquaire traitée par un insectifuge.

Chimioprophylaxie antipaludéenne dans les pays du groupe I (1)

Pas de *Plasmodium falciparum* ou pas de chimiorésistance → chimioprophylaxie par Chloroquine.

Afrique	Aucun
Amérique	*Argentine (nord)*, *Belize*, Bolivie (sauf Amazonie), *Brésil* (sauf Amazonie), *Costa Rica*, *Guatemala*, Haïti, *Honduras*, *Mexique*, *Nicaragua*, *Panama (ouest)*, *Paraguay (est)*, *Pérou (sauf Amazonie)*, République Dominicaine, *Salvador*, Venezuela (sauf Amazonie)
Asie	*Chine (nord-est)*
Moyen-Orient	*Iran* (sauf *sud-est*), *Iraq*

1. Référence : BEH n° 21-22, juin 2010.

Chimioprophylaxie antipaludéenne dans les pays du groupe II

Chloroquino-résistance → chimioprophylaxie par Chloroquine + Proguanil ou Atovaquone + Proguanil.

Afrique	Madagascar
Asie et Océanie	Inde, Indonésie (sauf Irian et Java), Népal (Teraï), *Sri Lanka*
Moyen-Orient	Tadjikistan

Chimioprophylaxie antipaludéenne dans les pays du groupe III

Chloroquino-résistance à prévalence élevée ou multirésistance → chimioprophylaxie par Méfloquine ou par Atovaquone + Proguanil, voire par Doxycycline en zones de multirésistances notamment certaines régions d'Asie (zones frontalières forestières Thaïlande-Myanmar et Thaïlande-Cambodge).

Afrique	Afrique du Sud (*nord-est*), Angola, Bénin, Botswana, Burkina Faso, Burundi, Cameroun, Comores, Congo, Côte-d'Ivoire, Djibouti, Érythrée, Éthiopie, Gabon, Gambie, Ghana, Guinée, Guinée-Bissau, Guinée équatoriale, Kenya, Liberia, Malawi, Mali, Mauritanie, Mayotte, Mozambique, Namibie, Niger, Nigeria, Ouganda, République centrafricaine, République démocratique du Congo (ex- Zaïre), Rwanda, Sao Tomé-et-Principe, Sénégal, Sierra Leone, Somalie, Soudan, Swaziland, Togo, Tanzanie, Tchad, Zambie, Zimbabwe
Amérique	Bolivie (Amazonie), *Brésil* (Amazonie), Colombie (Amazonie), Équateur (Amazonie), Guyana, Guyane (fleuves), Panama (est), Pérou (Amazonie), Surinam, Venezuela (Amazonie)
Asie et Océanie	Afghanistan, Bangladesh, Bhoutan, Cambodge, Chine (Yunnan, Haïnan), Îles Salomon, Inde (nord-est), Indonésie (Irian, Java, sauf Bali), Laos, Malaisie (sauf zones urbaines ou côtières), Myanmar, Pakistan, Papouasie-Nouvelle-Guinée, Philippines, Thaïlande (uniquement régions frontalières avec Cambodge, Laos, Malaisie et Myanmar), Timor oriental, Viêtnam (sauf bandes côtières et deltas)
Moyen-Orient	Arabie saoudite (sud-ouest uniquement), Iran (sud-est), Yémen

Antipaludéens (II) :
Amino-4-quinoléines

Chloroquine *Liste II-65 %-Coll*

NIVAQUINE 100 mg NIVAQUINE Sirop	20 ou 100 cp. 100 mg (comprimés sécables) Sirop : 150 ml à 5 mg/ml (soit 1 mesure = 25 mg)	*Chimioprophylaxie* (1) : > 50 kg : 100 mg/jour < 50 kg : 1,5 mg/kg/jour *Traitement curatif* (2) : A. *1 500 mg sur 3 jours soit* 600 mg en 1 prise + 300 mg 6 heures plus tard (le 1er jour), puis 300 mg/jour en 1 prise pendant les 2 *jours* suivants E. et N. *25 mg/kg sur 3 jours soit* 10 mg/kg en 1 prise + 5 mg/kg 6 heures plus tard (le 1er jour), puis 5 mg/kg/jour en 1 prise pendant les 2 *jours* suivants

1. Commencer la chimioprophylaxie le jour du départ et la poursuivre pendant toute la durée du risque d'impaludation et durant les 4 semaines suivant le retour.
2. Le schéma curatif de l'OMS (10 mg/kg/jour pendant 2 jours + 5 mg/kg le 3e jour) est plus simple et pourrait être mieux toléré (car allongement éventuel de l'espace QT avec 15 mg/kg le 1er jour).

Contre-indications
Rétinopathie (sauf pour le traitement curatif du paludisme) Allergie au blé

Propriétés

- Dérivé de l'amino-4-quinoléine, d'action schizonticide rapide et prolongée, mais dont l'utilisation est géographiquement limitée depuis 1960 par l'extension de la résistance des *Plasmodium falciparum* surtout en Asie du Sud-Est, au nord de l'Amérique du Sud et en Afrique (*Plasmodium vivax, malariae et ovale* restent le plus souvent sensibles)
- Absorption digestive rapide et importante (80 à 90 %) *favorisée par la prise d'aliments*, diffusion tissulaire importante, métabolisation hépatique partielle, élimination urinaire lente (25 % en 7 jours) sous forme inchangée (70 %) et métabolisée (30 %), demi-vie de 40 à 70 heures, passage transplacentaire et passage faible dans le lait maternel

Indications (*cf.* le chapitre "Rhumatologie" pour les autres indications)

- Chimioprophylaxie du paludisme dans les pays du groupe I, et en association avec le proguanil dans les pays du groupe II
- Traitement curatif des accès palustres en dehors des zones de chloroquino-résistance

Effets indésirables (index thérapeutique faible)

- Très rares en chimioprophylaxie : prurit, éruptions cutanées lichénoïdes, pigmentation ardoisée des ongles et des muqueuses lentement réversible, toxicité rétinienne en cas de doses cumulées ≥ 100 g soit un peu plus de 3 ans de chimioprophylaxie continue (dyschromatopsie, troubles de l'accommodation, opacification cornéenne réversible à l'arrêt, baisse de l'acuité visuelle, rétinopathie, cécité parfois irréversible), hépatites dose-dépendantes très rares
- *Aux doses curatives* : céphalées, nausées, vertiges, risque d'abcès au point d'injection et de choc anaphylactique aux sulfites (avec la forme injectable), risque de collapsus chez le jeune enfant lors de l'injection IM (*contre-indiquée avant 5 ans*)
- **Surdosage** (prise unitaire ≥ 25 mg/kg *per os* ou 10 mg/kg par voie IM) : céphalées, étourdissements, nausées, vomissements, agitation, vertiges, vision floue, nystagmus, diplopie, mydriase, hypotension, possibilité d'arrêt cardiaque et respiratoire brutal → SAMU, épinéphrine en perfusion IV (0,25 µg/kg/min), thiopental (5 mg/kg en IV) après intubation, diazépam (2 mg/kg IV en 30 minutes puis 1 à 2 mg/kg/jour pendant 48 heures au moins), lavage gastrique, potassium en cas d'hypokaliémie
- *Avec l'amodiaquine* (réservée à la prescription dans les DOM-TOM et certains pays étrangers) : rares cas d'agranulocytoses et d'hépatites fulminantes mortelles

Précautions d'emploi et interactions médicamenteuses

- Grossesse et allaitement : utilisation possible (mais passage insuffisant dans le lait pour la chimioprophylaxie de l'enfant → lui assurer une chimioprophylaxie spécifique)
- Contrôle ophtalmologique annuel en cas d'utilisation prolongée en chimioprophylaxie ou en cas d'utilisation à fortes doses en rhumatologie
- *Topiques gastro-intestinaux* : intervalle de 2 heures entre les prises orales

Remarque concernant la prophylaxie du paludisme

- Il n'y a pas de transmission du paludisme *en ville* en Amérique et en Asie, excepté en Inde et en Amazonie, par ailleurs, les anophèles piquent surtout à partir de 18 heures (risque maximal entre 22 heures et 5 heures du matin), période où les *mesures de protection personnelles* sont essentielles : insectifuge efficace sur la peau (Diéthyltoluamide) et les vêtements (Perméthrine), repos sous une moustiquaire traitée par un insectifuge avec un vêtement couvrant tout le corps, insecticide dans la chambre

Antipaludéens (III) : Proguanil

Proguanil *Liste II-Non remboursé-Coll*

PALUDRINE	56 cp. séc. 100 mg	Chimioprophylaxie en 1 prise quotidienne post-prandiale, en *association avec la chloroquine* : > 50 kg : 200 mg/jour entre 9 et 50 kg : 3 mg/kg/jour

Proguanil + Chloroquine *Liste II-Non remboursé-Coll*

SAVARINE	28 cp. contenant : 100 mg de chloroquine + 200 mg de proguanil	Chimioprophylaxie en 1 prise quotidienne post-prandiale : > 50 kg : 1 cp./jour < 50 kg : chloroquine 1,5 mg/kg/jour et proguanil 3 mg/kg/jour

Autres antipaludéens antifoliniques

Cf. Pyriméthamine pages suivantes.

Contre-indications
Celles de la chloroquine (*cf.* page précédente), qui doit être associée au proguanil

Propriétés

- Antipaludéen antifolinique (comme la pyriméthamine, mais d'action schizonticide plus faible, avec résistance croisée entre les deux produits) de la famille des biguanides, agissant après métabolisation hépatique en cycloguanil actif (inhibant la dihydrofolate réductase et donc la synthèse de l'acide folique par les protozoaires, sans inhiber cette enzyme dans les cellules des mammifères d'où une toxicité pratiquement nulle) : de nombreuses souches *Plasmodium falciparum* sont résistantes au proguanil ainsi que certaines souches de *Plasmodium vivax* → utiliser en association à la chloroquine
- Absorption digestive lente (70 à 90 %), concentration intra-érythrocytaire du proguanil, métabolisation hépatique en cycloguanil actif (pic plasmatique atteint en 5 heures), élimination rapide par voie urinaire (90 %) et fécale (10 %), demi-vie d'élimination de 20 heures, passage transplacentaire et passage faible dans le lait maternel

Indications

- Chimioprophylaxie du paludisme (toujours avec la chloroquine) dans les pays du groupe II

Effets indésirables

- Intolérance gastrique modérée et transitoire cédant malgré la poursuite du traitement
- Très rarement : éruptions cutanées, prurit, dépigmentation cutanée, perte de cheveux
- Exceptionnellement : ulcérations buccales, stomatite, hépatites immuno-allergiques
- **Surdosage** : vomissements, diarrhée, gêne épigastrique, parfois irritation urinaire et hématurie (troubles modérés et transitoires même après ingestion de fortes doses)

Précautions d'emploi et interactions médicamenteuses

- Prendre les comprimés *chaque jour à la même heure*, après un repas, avec de l'eau, en associant toujours le proguanil avec la chloroquine
- Réduire la posologie en cas d'insuffisance rénale selon la clairance de la créatinine :
  - Clairance de la créatinine > 60 ml/min/1,73 m^2 : posologie usuelle
  - Clairance de la créatinine < 60 ml/min/1,73 m^2 : 100 mg/jour
  - Clairance de la créatinine < 20 ml/min/1,73 m^2 : 50 mg tous les 2 jours
  - Clairance de la créatinine < 10 ml/min/1,73 m^2 : 50 mg/semaine
- Grossesse : utilisation possible (aucun effet indésirable n'a été décrit chez la mère ou l'enfant après 40 ans d'utilisation du proguanil)
- Allaitement : utilisation possible mais passage insuffisant pour une chimioprophylaxie chez l'enfant nourri au sein → lui assurer une chimioprophylaxie spécifique
- *Topiques gastro-intestinaux* : intervalle de 2 heures entre les prises orales

Remarque concernant la prophylaxie du paludisme

- Il n'y a pas de transmission du paludisme *en ville* en Amérique et en Asie, excepté en Inde et en Amazonie, par ailleurs, les anophèles piquent surtout à partir de 18 heures (risque maximal entre 22 heures et 5 heures du matin), période où les *mesures de protection personnelles* sont essentielles : insectifuge efficace sur la peau (Diéthyltoluamide) et les vêtements (Perméthrine), repos sous une moustiquaire traitée par un insectifuge avec un vêtement couvrant tout le corps, insecticide dans la chambre

Antipaludéens (IV) : Quinine

Formes orales (1) *Liste I-65 %-Coll (sauf autre mention)*

SURQUINA Chlorhydrate de quinine *Liste I-Non remboursé-Coll*	18 cp. séc. 250 mg	*Traitement curatif* : A. et E. ≥ 30 kg : 8 mg/kg et par prise toutes les 8 heures pendant 5 à 7 jours A. ≥ 75 kg : 750 mg par prise toutes les 8 heures pendant 5 à 7 jours
QUININE Lafran Chlorhydrate de quinine	20 cp. 250 mg ou 500 mg (mais non sécables)	*Idem*
QUINIMAX Alcaloïdes du quinquina (= quinine + quinidine, cinchonine, cinchonidine)	18 cp. séc. 125 mg 9 cp. séc. 500 mg	*Traitement curatif* : A. et E. ≥ 9 kg : même posologie

1. Administrer en 3 prises orales/24 h (toutes les 8 heures), la posologie pouvant être réduite à 15 mg/kg/24 h dès l'apyrexie, le traitement étant alors poursuivi 1 semaine.
En cas de sensibilité diminuée à la quinine, associer de la doxycycline (200 mg/jour x 10 jours).

Formes injectables (2) *Liste I-Réservé aux hôpitaux-Coll*

QUININE Renaudin Chlorhydrate de quinine	100 amp. 2 ml = 490 mg (sans sulfites)	*Traitement curatif* : A. et E. > 16 kg : 8 mg/kg et par perfusion IV toutes les 8 heures (sans dépasser 1 500 mg par 24 heures chez l'adulte)
SURQUINA Chlorhydrate de quinine	3 amp. 1 ml = 245 mg 3 amp. 2 ml = 490 mg (sans sulfites)	*Idem*
QUINIMAX Injectable Alcaloïdes du quinquina (= quinine + quinidine, cinchonine, cinchonidine)	3 amp. 1 ml = 125 mg 3 amp. 2 ml = 250 mg 3 amp. 4 ml = 500 mg (sans sulfites)	*Idem*

2. Diluer dans du glucosé à 5 % (250 ml pour 500 mg) et administrer en 3 perfusions IV de 4 heures (8 mg/kg toutes les 8 heures sans dépasser 500 mg toutes les 8 heures) avec relais oral dès que les signes de gravité ont régressé et l'ingestion possible, le traitement étant poursuivi 1 semaine.

Contre-indications

Hypersensibilité à la quinine (rare)
Troubles de la conduction intraventriculaire, fièvre bilieuse hémoglobinurique
Myasthénie
Déficit en G6PD
Injection par voie intramusculaire

Propriétés

- Alcaloïde du quinquina, schizonticide sur toutes les espèces de *Plasmodium* (rares résistances en Asie du Sud-Est et en Amérique du Sud) et faiblement gamétocydocide
- Absorption digestive rapide (90 %), pic plasmatique en 2 à 3 heures, demi-vie de 10 à 12 heures, catabolisme hépatique, élimination urinaire rapide (100 % en 24 heures), passage transplacentaire et passage très faible dans le lait maternel

Indications (ne pas utiliser dans les crampes musculaires car risque de thrombopénie)

- Traitement curatif de l'accès palustre notamment en présence d'une résistance aux amino-4-quinoléines (avec doxycycline en zone de sensibilité diminuée à la quinine)

Effets indésirables

- Par voie IM (à proscrire) : risque de nécrose musculaire, abcès, paralysie du sciatique
- Hypoglycémie dose-dépendante, hypotension (si perfusion trop rapide), thrombopénie à forte dose, veinite et sclérose veineuse en cas de dilution insuffisante
- Cinchonisme (taux plasmatiques > 10 mg/l) : acouphènes, vertiges, vomissements, diarrhée, gastralgies, troubles visuels, hypoacousie, convulsions, hypoglycémie (ces troubles apparaissent après 1 à 3 jours et sont régressifs en 24 à 48 heures à l'arrêt)
- Allergiques (rares mais parfois mortels) : thrombopénies avec hémorragies parfois mortelles, fièvre, rash cutané, hépatites, réactions anaphylactiques, rôle déclenchant dans la fièvre bilieuse hémoglobinurique
- **Surdosage massif** : amaurose et risque de cécité définitive (par atteinte rétinienne), surdité (par atteinte du VIII), convulsions, hypotension, troubles de conduction cardiaque → lavage gastrique, charbon activé, vasodilatateurs par voie rétrobulbaire et réanimation

Précautions d'emploi et interactions médicamenteuses

- **La voie intramusculaire doit être proscrite** (*cf.* Effets indésirables)
- Insuffisance rénale → réduire la posologie de 30 à 50 % si utilisation par voie IV
- En cas d'utilisation à forte dose, adapter la posologie selon les dosages plasmatiques (taux thérapeutiques = 5 mg/l, et jusqu'à 10 mg/l dans les *accès pernicieux à souches chloroquino-résistantes*) et surveiller la glycémie, l'ECG et la TA
- Grossesse : utilisation possible car la quinine ne stimule les contractions utérines que pendant le travail et n'a pas d'effet tératogène aux doses préconisées
- Allaitement : utilisation possible mais passage insuffisant pour une chimioprophylaxie chez l'enfant nourri au sein → lui assurer une chimioprophylaxie spécifique
- ***Associations déconseillées*** : méfloquine (effets convulsivants additifs → intervalle de 12 heures entre l'injection IV de quinine et la méfloquine si association nécessaire), halofantrine et autres médicaments responsables de torsades de pointe (voir ce terme)

Remarque concernant la prophylaxie du paludisme

- Il n'y a pas de transmission du paludisme *en ville* en Amérique et en Asie, excepté en Inde et en Amazonie, par ailleurs, les anophèles piquent surtout à partir de 18 heures (risque maximal entre 22 heures et 5 heures du matin), période où les *mesures de protection personnelles* sont essentielles : insectifuge efficace sur la peau (Diéthyltoluamide) et les vêtements (Perméthrine), repos sous une moustiquaire traitée par un insectifuge avec un vêtement couvrant tout le corps, insecticide dans la chambre

Antipaludéens (V) :
Méfloquine

Méfloquine *Liste I-Non remboursé-Coll*

LARIAM	8 cp. 250 mg quadri-sécables (pouvant être écrasés et dissous dans de l'eau)	Traitement curatif sur 24 heures en espaçant les prises de 6 à 8 heures (1) : Poids > 60 kg : 3 prises (750 mg puis 500 mg puis 250 mg) – 46-60 kg : 2 prises (750 mg puis 500 mg) – 31-45 kg : 2 prises (500 à 750 mg puis 250 mg) – 21-30 kg : 500 à 750 mg en 2 prises espacées de 12 heures – 5-20 kg : 1 cp./10 kg ou 1/4 cp./2,5 kg en 2 prises espacées de 12 heures Chimioprophylaxie en 1 prise hebdomadaire unique (2) : A. et E. > 45 kg : 1 cp. – 31-45 kg : 3/4 cp. – 20-30 kg : 1/2 cp. – 15-19 kg : 1/4 cp.

1. Le traitement curatif des accès palustres chez les sujets semi-immuns demeurant en zones d'endémie fait appel à des doses plus faibles : 750 mg en 1 prise puis 250 mg après 6 à 8 heures au-dessus de 60 kg, prise unique de 750 mg entre 45 et 60 kg ou de 25 mg/kg entre 15 et 45 kg.
2. La chimioprophylaxie par la méfloquine, réservée aux séjours dans les pays du groupe III, doit *commencer au moins 10 jours avant le départ* (afin d'apprécier la tolérance notamment neuropsychique après la 2e prise, soit 3 jours avant le départ) et *doit être poursuivie pendant 3 semaines après le retour*.
   Les associations [Atovaquone + Proguanil] ou la Doxycycline (avec un traitement présomptif des accès fébriles par Méfloquine ou Halofantrine ou Quinine) sont *les alternatives recommandées pour la chimioprophylaxie du paludisme* lors des séjours dans ces pays ou en cas d'intolérance ou de contre-indication ou de résistance à la méfloquine (Thaïlande et Cambodge notamment).

> **Contre-indications**
> Hypersensibilité à la méfloquine ou à l'un des excipients
> Association au valproate de sodium, insuffisance rénale, insuffisance hépatique sévère
> *Pour la chimioprophylaxie* : enfant < 15 kg, antécédents de convulsions ou de dépression, état dépressif en cours

Propriétés

- Antipaludéen schizonticide majeur (amino-alcool de structure quinoléique), agissant comme la quinine au niveau des membranes cellulaires, efficace sur les 4 espèces de *Plasmodium* (y compris sur la majorité des souches résistantes aux autres produits)
- Absorption digestive rapide et importante (90 %), fixation aux protéines plasmatiques à 98 %, bonne diffusion tissulaire avec concentration dans les érythrocytes, élimination essentiellement biliaire et fécale sous forme de métabolites inactifs, demi-vie longue (20 jours) permettant une *prise hebdomadaire unique en prophylaxie*

Indications

- Traitement curatif des accès palustres à *Plasmodium falciparum* dans les zones de chloroquino-résistance
- Traitement présomptif des accès fébriles dans les zones de chloroquino-résistance
- Chimioprophylaxie du paludisme : *à réserver* à la chimioprophylaxie lors des séjours dans les pays du groupe III (des résistances sont décrites en Asie du Sud-Est où elles atteindraient jusqu'à 20 à 25 % des souches dans certaines zones)

Effets indésirables (fréquents en traitement curatif, plus rares en prophylaxie)

- Très fréquents (> 10 %) : céphalées et vertiges, nausées, vomissements, diarrhée, gastralgies, anorexie, insomnie, obnubilation, acouphènes
- Rares (< 1 %) : réactions cutanées allergiques, élévation transitoire des transaminases, bradycardie sinusale et extrasystolie bénigne à forte dose, troubles neuro-psychiques surtout à doses curatives, favorisés par la quinine, parfois en prophylaxie (convulsions, excitation, confusion mentale, accès maniaques, dépressifs, psychotiques), pneumopathies interstitielles
- **Surdosage** : lavage gastrique et surveillance des fonctions cardiaque et hépatique

Précautions d'emploi

- Le traitement curatif impose le décubitus durant 24 heures avec surveillance médicale
- Chimioprophylaxie : utiliser avec prudence en cas d'antécédents psychiatriques
- Grossesse : utilisation possible y compris en chimioprophylaxie
- Allaitement à éviter (passage dans le lait)

Interactions médicamenteuses

- ***Associations contre-indiquées*** : valproate de sodium (risque de convulsions)
- ***Associations déconseillées*** : quinine IV (effets convulsivants additifs → intervalle de 12 heures entre l'injection IV de quinine et la méfloquine si association nécessaire)
- *Associations à utiliser avec précaution* : médicaments donnant des torsades de pointe (voir ce terme)

Remarque concernant la prophylaxie du paludisme

- Il n'y a pas de transmission du paludisme *en ville* en Amérique et en Asie, excepté en Inde et en Amazonie, par ailleurs, les anophèles piquent surtout à partir de 18 heures (risque maximal entre 22 heures et 5 heures du matin), période où les *mesures de protection personnelles* sont essentielles : insectifuge efficace sur la peau (Diéthyltoluamide) et les vêtements (Perméthrine), repos sous une moustiquaire traitée par un insectifuge avec un vêtement couvrant tout le corps, insecticide dans la chambre

Antipaludéens (VI) : Halofantrine

Halofantrine *Liste I-Non remboursé-Coll*

HALFAN	6 cp. 250 mg Susp. buv. : 45 ml à 20 mg par ml (1 mesure = 5 ml = 100 mg)	Traitement curatif = 24 mg/kg en 3 prises espacées de 6 heures *toujours en dehors des repas*, à répéter après 1 semaine (1) : A. 500 mg x 3 fois E. > 40 kg : 500 mg x 3 fois – 32-40 kg : 300 mg x 3 fois – 23-31 kg : 250 mg x 3 fois – 16-22 kg : 200 mg x 3 fois – 13-15 kg : 150 mg x 3 fois – 10-12 kg : 100 mg x 3 fois

1. Il est recommandé de *répéter le traitement après une semaine mais à demi-dose* chez les sujets qui n'ont pas d'antécédents de paludisme. Si l'exposition au risque de paludisme persiste après le traitement d'un accès palustre par l'halofantrine, une chimiothérapie adaptée devra être prescrite (mais avec un autre produit car l'halofantrine *doit être réservée au traitement curatif* du paludisme).

Contre-indications

Allongement congénital ou acquis de l'espace QT
Myasthénie
Grossesse et allaitement (effet embryotoxique et passage dans le lait maternel)

Propriétés

- Antipaludéen schizonticide majeur (amino-alcool à noyau phénantrènique), agissant comme la quinine au niveau des membranes cellulaires, efficace sur les 4 espèces de *Plasmodium* (y compris sur les souches de *Plasmodium falciparum* résistantes aux autres antipaludéens)
- Absorption digestive variable mais quintuplée par les aliments riches en lipides (→ prendre en dehors des repas), métabolisation partielle en dérivé débutylé (20-30 %), pic plasmatique atteint en 3 à 6 heures (halofantrine) et 12 heures (dérivé débutylé), élimination surtout fécale, demi-vie de 1 à 2 jours (halofantrine) et 3 à 5 jours (dérivé débutylé), passage transplacentaire et dans le lait maternel

Indications (à n'utiliser qu'avec la plus extrême prudence en raison de sa cardiotoxicité potentiellement mortelle)

- Traitement curatif des accès palustres à *Plasmodium falciparum* dans les zones de chloroquino-résistance

Effets indésirables

- Troubles digestifs fréquents : diarrhée, douleurs abdominales, nausées et/ou vomissements
- Divers : prurit et éruptions cutanées (2 %), élévation transitoire des transaminases, toux, céphalées, vertiges, myalgies, fièvre, frissons
- Rares mais graves : risques de torsades de pointe notamment en cas d'allongement congénital ou acquis de l'espace QT (l'halofantrine allonge l'espace QT de façon dose-dépendante)
- **Surdosage** : risque de torsades de pointe → évacuation digestive et surveillance ECG

Précautions d'emploi

- Risque potentiel d'allongement de l'espace QT et de torsades de pointe → *faire un électrocardiogramme* impérativement avant tout traitement curatif, et préalablement chez les voyageurs susceptibles de prendre ce produit en traitement présomptif
- Ingérer ce médicament *en dehors des repas* (absorption quintuplée par les lipides)
- Chimioprophylaxie : utilisation non recommandée pour éviter l'émergence de souches résistantes, ce qui a été le cas avec tous les autres antipaludéens

Interactions médicamenteuses

- ***Associations déconseillées*** : médicaments entraînant des torsades de pointe (voir ce terme), médicaments hypokaliémiants et bradycardisants, inhibiteurs enzymatiques (voir ce terme)
- Absence d'interactions avec la chloroquine et la sulfadoxine-pyriméthamine

Remarque concernant la prophylaxie du paludisme

- Il n'y a pas de transmission du paludisme *en ville* en Amérique et en Asie, excepté en Inde et en Amazonie, par ailleurs, les anophèles piquent surtout à partir de 18 heures (risque maximal entre 22 heures et 5 heures du matin), période où les *mesures de protection personnelles* sont essentielles : insectifuge efficace sur la peau (Diéthyltoluamide) et les vêtements (Perméthrine), repos sous une moustiquaire traitée par un insectifuge avec un vêtement couvrant tout le corps, insecticide dans la chambre

Antipaludéens (VII) :
Dérivés de l'artémisinine

Artéméther + Luméfantrine *Liste I-Réservé aux hôpitaux-Coll*

RIAMET (1)	24 ou 400 cp. contenant : Artéméther 20 mg + Luméfantrine 120 mg	Traitement curatif = 6 prises de 4 cp. sur une durée de 60 heures, *au cours d'un repas*, *soit* chez l'adulte et l'enfant > 12 ans et > 35 kg : prise unitaire de 4 cp., renouvelée 8, 24, 36, 48 et 60 heures après la prise initiale Chez les nourrissons > 5 kg, 6 prises de 1 à 3 cp. en fonction du poids : – 5-15 kg : 1 cp. H0, H8, H24, H36, H48, H60 – 15-25 kg : 2 cp. H0, H8, H24, H36, H48, H60 – 25-35 kg : 3 cp. H0, H8, H24, H36, H48, H60

1. L'artéméther est un dérivé de l'artémisinine d'action rapide, qui est associé dans cette spécialité à la luméfantrine (molécule de structure proche de celle de l'halofantrine) pour éviter un risque important de rechutes en cas d'utilisation isolée de l'artéméther.

Contre-indications
Hypersensibilité connue aux substances actives ou à l'excipient
Allongement congénital ou acquis de l'espace QT, hypokaliémie, hypomagnésémie
Antécédents familiaux d'allongement congénital de l'espace QT ou mort subite
Antécédents de troubles du rythme cardiaque, bradycardie, insuffisance cardiaque
Certaines associations (*cf.* Interactions), grossesse et allaitement

Propriétés

- Antipaludéens schizonticides, d'action plus rapide que celles de la quinine ou de la méfloquine, agissant sur *Plasmodium falciparum*, sans résistance croisée avec les autres antipaludéens
- Absorption digestive augmentée par les aliments, pic plasmatique atteint en 2 heures pour l'artéméther et 6 à 8 heures pour la luméfantrine, liaison aux protéines > 95 %, métabolisation hépatique en dérivés actifs notamment par le CYP 3A4, élimination fécale et urinaire, demi-vie d'élimination de 4 à 6 jours, passage transplacentaire et dans le lait maternel

Indications

- Traitement curatif des accès palustres non compliqués à *Plasmodium falciparum* chez les sujets adultes, enfants et nourrissons > 5 kg

Effets indésirables

- Très fréquents (≥ 10 %) : céphalées, étourdissements, douleurs abdominales, anorexie
- Fréquents (1 à 10 %) : troubles du sommeil, palpitations, diarrhée, nausées, vomissements, prurit, éruptions cutanées, toux, arthralgies, myalgies, asthénie, fatigue
- **Surdosage** : traitement symptomatique, surveillance de l'ECG et de la kaliémie

Précautions d'emploi

- Médicament non évalué en cas de paludisme compliqué, notamment neuropaludisme ou autres manifestations sévères telles qu'œdème pulmonaire ou insuffisance rénale
- Médicament non évalué en cas de paludisme à *Plasmodium vivax*, *malariae* ou *ovale*
- Insuffisances hépatique ou rénale sévères : utiliser avec prudence, sous surveillance de l'ECG et de la kaliémie
- Risque potentiel d'allongement de l'espace QT (*cf.* Interactions)
- Utiliser avec prudence chez les conducteurs et utilisateurs de machines
- Renouveler la prise en cas de vomissements dans l'heure suivant une prise
- Une 2e cure est possible mais le médicament ne doit plus être utilisé ultérieurement (absence de données de cancérogénèse)

Interactions médicamenteuses (inducteurs du CYP 2C19, inhibiteurs du CYP 2D6)

- ***Associations contre-indiquées*** : médicaments entraînant des torsades de pointe (voir ce terme), inhibiteurs enzymatiques (voir ce terme), médicaments métabolisés par le CYP 2D6 (imipraminiques, métoprolol, flécaïnide), autres antipaludéens (notamment intervalle d'au moins 1 mois après prise d'halofantrine), autres médicaments susceptibles d'allonger l'intervalle QT
- ***Associations déconseillées*** : médicaments hypokaliémiants et bradycardisants

Remarque concernant la prophylaxie du paludisme

- Il n'y a pas de transmission du paludisme *en ville* en Amérique et en Asie, excepté en Inde et en Amazonie, par ailleurs, les anophèles piquent surtout à partir de 18 heures (risque maximal entre 22 heures et 5 heures du matin), période où les *mesures de protection personnelles* sont essentielles : insectifuge efficace sur la peau (Diéthyltoluamide) et les vêtements (Perméthrine), repos sous une moustiquaire traitée par un insectifuge avec un vêtement couvrant tout le corps, insecticide dans la chambre

Antipaludéens (VIII)

Pipéraquine + Arténimol *Liste I-Non remboursé*

EVRARTESIM	12 cp. séc. Pipéraquine 320 mg + Arténimol 40 mg	A. et E. (1)

1. Poids corporel : 5 à 7 kg = 1/2 cp. à 160/20 ; 7 à 13 kg = 1 cp. à 160/20 ; 13 à 24 kg = 1 cp. à 320/40 ; 24 à 36 kg = 2 cp. à 320/40 ; 36 à 75 kg = 3 cp. à 320/40 ; > 75 kg = 4 cp. à 320/40.

Contre-indications

Hypersensibilité au produit
Paludisme sévère
Syndrome du QT long, antécédents d'arythmies, HTA sévère, insuffisance cardiaque
Troubles hydroélectrolytiques

Propriétés
- Dérivé de l'artémisine qui provoque l'altération membranaire du protozoaire par formation de radicaux libres
- Tmax : 1 à 2 heures, forte liaison aux protéines plasmatiques, faible volume de distribution mais concentration intraérythrocytaire élevée, métabolisme hépatique indépendant du cytochrome P450 mais inhibition du CYP 1A2

Indications
- Paludisme non compliqué causé par *Plasmodium falciparum*

Effets indésirables
- Fréquents (1 à 10 %) : céphalées, asthénie, fièvre, tachycardie, allongement de QT, anémie
- Rares (< 1 %) : infection respiratoire, convulsions, arythmies, toux, vomissements, diarrhée, hépatite, prurit, arthralgies, myalgies

Précautions d'emploi
- Surveillance de l'ECG avant et 4 heures après la dernière dose
- Grossesse et allaitement : utilisation déconseillée

Interactions médicamenteuses
- *Associations contre-indiquées* : médicaments allongeant l'intervalle QT
- *Associations déconseillées* : statines, antirétroviraux, ciclosporine

Pyriméthamine

Pyriméthamine

MALOCIDE *Remboursement 65 %-Coll*	20 cp. séc. 50 mg	*Toxoplasmose grave* (1) *Toxoplasmose congénitale* (2)

1. Toxoplasmose grave : A. 100-200 mg le premier jour puis 50 à 100 mg/jour (avec 4 à 6 g/jour de sulfadiazine) pendant 2 mois, puis prévention secondaire à vie à la dose de 25 à 50 mg/jour (avec 2 à 3 g/jour de sulfadiazine). E. 1 mg/kg/jour.
2. Toxoplasmose congénitale :
   - Femme enceinte : dose de charge 100 mg puis 50 mg/jour en association avec sulfadiazine (4-6 g/jour) + acide folinique (5-20 mg/jour). Ne pas prescrire au 1er trimestre, à réserver aux situations d'infection fœtale prouvée par diagnostic anténatal.
   - E. traitement continu pendant 2 à 6 mois selon la gravité, puis diminution à 0,5 mg/kg pendant 10 ou 6 mois, pour une durée totale de 1 an. Association avec sulfadiazine 100 mg/kg/jour en 2-3 prises/jour et acide folinique 50 mg/semaine.

Contre-indications

Insuffisance rénale ou hépatique sévère
Affections hématologiques, déficit en G6PD, porphyries
Carence en acide folique (éthyliques, sujets âgés)
Grossesse (1er trimestre)

Propriétés de la pyriméthamine

- Benzylpyrimidine de la famille des diaminopyrimidines (comme le triméthoprime, mais sans action antibactérienne), active sur les formes végétatives de *Toxoplasma gondii* (mais pas sur les kystes) et sur les *Plasmodium* (schizonticide d'action lente, plus marquée que celle du proguanil, avec résistance croisée entre les deux produits), inhibant la dihydrofolate réductase et donc la synthèse de l'acide folique par ces protozoaires
- Absorption digestive lente et incomplète, accumulation dans tous les tissus (y compris le cerveau), demi-vie de 4 jours, élimination urinaire lente (4 à 5 semaines), passage transplacentaire et dans le lait maternel

Indications

- Pyriméthamine : toxoplasmose grave, notamment les formes cérébrales (2e infection opportuniste chez les sujets atteints de sida) et toxoplasmose congénitale
- L'association de pyriméthamine (50-100 mg/semaine) et de dapsone (50 mg/jour) est efficace pour la double prophylaxie de la pneumocystose et de la toxoplasmose

Effets indésirables

- Pyriméthamine : carence en acide folique après environ un mois de traitement avec anémie macrocytaire, asthénie, irritabilité, possibilité de stomatite ulcéreuse, iléite et troubles neurologiques → associer systématiquement avec l'acide folinique

Précautions d'emploi et interactions médicamenteuses

- Pyriméthamine : surveillance hebdomadaire de la NFS avec dosage des plaquettes et *administration d'acide folinique systématiquement* (50 mg/semaine chez l'adulte et 5 mg x 2 à 3 fois/semaine chez l'enfant)
- Sulfamides : assurer une diurèse abondante (et alcalinisante pour la sulfadiazine) et surveiller l'hémogramme lors des traitements prolongés
- *Associations à utiliser avec précaution* : triméthoprime et zidovudine (risques accrus de cytopénie → surveillance hebdomadaire de la NFS + administration systématique d'acide folinique)

Antileishmaniens : Antimoniés ou Stibiés

Antimoniate de méglumine *Remboursement 65 %-Coll*

GLUCANTIME	5 amp. 5 ml = 1 500 mg soit 300 mg/ml (contenant des sulfites)	Injection **IM** quotidienne : A. et E. 60 mg/kg/jour soit 20 mg de substance base/kg/jour

Autres produits antileishmaniens

Amphotérine B (voir ce terme) : antifongique polyènique ayant montré son efficacité dans la leishmaniose viscérale résistante aux antimoniés (fréquente en Inde, en Afrique de l'est et chez les immunodéprimés), traitement de première intention sous forme liposomale.
Pentamidine (*cf.* page suivante) : antileishmanien utilisé en première intention dans les leishmanioses cutanées guyanaises et en deuxième intention en cas de stibio-résistance ou de contre-indication aux antimoniés ou de stibio-intolérance.
Fluronazole : indiqué pour la leishmaniose cutanée à *L. tropica*.
Miltéfosine (IMPAVIDO distribué en ATU), indiqué pour la leishmaniose viscérale.
Paramomycine seule ou associée aux antimoniés (non disponible en France), indiquée dans la leishmaniose viscérale.

Contre-indications
Insuffisance hépatique ou rénale
Tuberculose pulmonaire, atteinte cardiaque grave
Intolérance connue aux dérivés antimoniés ou aux sulfites de l'excipient

Propriétés

- Dérivé antimonié pentavalent actif sur les leishmanies (hormis les agents des leishmanioses cutanées diffuses), éliminé en 48 heures par les urines

Stibio-résistance des leishmanies responsables du Kala-azar

- Stibio-résistance primaire : possible dans le Bassin méditérranéen, plus fréquente en Afrique de l'est et surtout en Inde
- Stibio-résistance secondaire : essentiellement chez l'enfant, réduite par un traitement initial prolongé

Indications

- Leishmanioses viscérales ou Kala-azar
- Leishmanioses cutanéo-muqueuses ou Espundia (avec un corticoïde au début si atteinte pharyngée ou trachéale car réaction inflammatoire périlésionnelle)
- Leishmanioses cutanées : utilisation par voie IM ou injections périlésionnelles en cas de lésion unique ou de lésions peu nombreuses (5 à 10 ml x 1 à 2 fois/semaine, en plusieurs points autour et sous la lésion, jusqu'à guérison)

Effets indésirables (en cas d'utilisation systémique)

- Stibio-intolérance (survenant dès la 1re injection chez les malades en mauvais état général, habituellement évitée par la posologie croissante et la restauration préalable de l'état général s'il est altéré, mais motivant l'arrêt du traitement) : fièvre avec toux quinteuse, frissons, arthralgies, myalgies, éruptions cutanées, et parfois vomissements, diarrhée, hémorragies graves
- Possibilité de choc anaphylactique aux sulfites (excipient), exceptionnellement injection douloureuse pouvant révéler un abcès nécrotique, pancréatites
- **Surdosage** (stibio-intoxication, survenant en fin de cure) : hyperthermie avec myalgies, neuropathies périphériques, atteinte cardiaque (précédée par une inversion de l'onde T et un allongement de ST), atteinte rénale et hépatique

Précautions d'emploi et posologie (en cas d'utilisation systémique)

- Une tuberculose associée nécessite son propre traitement simultanément
- Utiliser sous surveillance stricte en milieu hospitalier (TA et ECG notamment), après traitement préalable visant à restaurer l'état général quand il est altéré (correction d'une anémie, d'une dénutrition, des troubles hydro-électrolytiques et des surinfections souvent associées)
- Employer à posologie progressive pour réduire les risques de stibio-intolérance (25 % de la dose calculée le 1er jour, 33 % de la dose calculée le 2e jour, 50 % de la dose calculée le 3e jour, dose complète à partir du 4e jour, chaque cure comportant 10 à 15 injections dont *au minimum 8 à 12 injections à dose pleine*)

Trypanocides :
Pentamidine

Pentamidine iséthionate injectable *Liste I-65 %-Coll*

PENTACARINAT	Fl. 300 mg (1)	Maladie du sommeil à la phase lymphatico-sanguine : 4 mg/kg et par injection, en injections 1 jour sur 2 x 7 à 10 injections maximum Leishmaniose cutanée du Nouveau Monde : 4 mg/kg et par injection, en injections 1 jour sur 2 x 3 à 4 injections en général Traitement des pneumopathies à *Pneumocystis jirovecii* : 4 mg/kg/jour en perfusion IV lente pendant 14 à 21 jours

1. Le produit peut être administré soit *par voie intramusculaire* (dissoudre le contenu d'un flacon dans 10 ml d'eau pour préparations injectables) soit *en perfusion IV lente en plus de 1 heure* (dissoudre le contenu d'un flacon dans 10 ml d'eau pour préparations injectables, puis diluer le produit ainsi reconstitué dans 250 ml de soluté glucosé isotonique), mais *ne jamais le mélanger avec des solutés de chlorure de sodium (précipitation)*.

Pentamidine iséthionate en aérosols *Liste I-65 %-Coll*

PENTACARINAT	Fl. 300 mg (2)	Prévention des pneumopathies à *Pneumocystis jirovecii* : séance d'aérosol avec un nébuliseur de type Respirgard II, à la dose de 4 mg/kg par séance hebdomadaire

2. L'intérêt des aérosols est d'apporter de fortes concentrations de principe actif au site infectieux (pénétration alvéolaire = 6,5 à 10 % de la dose administrée) en minimisant les risques d'effets indésirables systémiques, la longue demi-vie intrapulmonaire permettant d'espacer les séances de 1 mois : des essais sont en cours pour évaluer quel est le mode de prophylaxie optimal de la pneumocystose, le traitement de première intention actuel étant l'administration orale de cotrimoxazole. La dapsone est aussi en cours d'évaluation dans cette indication, où elle serait moins toxique que le cotrimoxazole, avec l'intérêt d'être active sur *Toxoplasma gondii* et sur *Mycobacterium avium*.

Contre-indications
Allergie au produit
Tuberculose bacillifère (pour les aérosols)
Grossesse (1er trimestre) et allaitement

Propriétés

- Dérivé d'une diamidine, actif sur *Trypanosoma gambiense* et *rhodesiense* (mais pas sur *Trypanosoma cruzi*), *Pneumocystis jirovecii*, *Blastomyces dermatitidis*, ainsi que sur les leishmanies (l'iséthionate de pentamidine est mieux toléré que le mésylate qui était commercialisé auparavant sous le nom de Lomidine)
- Voie parentérale : accumulation tissulaire importante notamment dans le foie et les reins, élimination urinaire et fécale biphasique (50 % en 5 jours, puis le reste sur une période de plus de 6 mois), passage transplacentaire
- *Aérosols* : forte concentration intrapulmonaire sans effets toxiques systémiques, avec une longue demi-vie intrapulmonaire permettant d'espacer les séances de 1 semaine

Indications

- Maladie du sommeil ou trypanosomiase africaine à la phase lymphatico-sanguine
- Leishmanioses cutanées du Nouveau Monde *Leishmania guyanensis* et *Leishmania paramensis*
- Traitement des pneumopathies à *Pneumocystis jirovecii* (en cas de contre-indication ou intolérance au cotrimoxazole)
- Prévention des pneumopathies à *Pneumocystis jirovecii* au cours du sida (en cas de contre-indication ou intolérance au cotrimoxazole = séance d'aérosol chaque semaine)

Effets indésirables (essentiellement après administration parentérale)

- Injection douloureuse pouvant entraîner lipothymies, impotence du membre inférieur, malaise, sueurs, nausées, douleurs abdominales, crise d'asthme, sialorrhée, hypotension, collapsus cardio-vasculaire → remplissage vasculaire, vasopresseurs
- Hypoglycémies immédiates (10 à 30 %) corrigées par du sérum glucosé hypertonique, exceptionnellement hyperglycémie transitoire, voire diabète insulinodépendant définitif ou pancréatite aiguë
- Insuffisance rénale (25 %) dose-dépendante et favorisée par une déshydratation, peu sévère et d'évolution favorable (élévation de la créatinine, de l'urée sanguine, de la kaliémie, protéinurie, hématurie)
- Élévation des transaminases, leucopénie, thrombopénie, rashs cutanés
- *Aérosols* : toux et bronchospasme (prévenus ou atténués par un bronchodilatateur en aérosol administré systématiquement 15 minutes avant la séance d'aérosol)

Précautions d'emploi et interactions médicamenteuses (par voie parentérale)

- Surveillance stricte pendant le traitement (tension artérielle, glycémie, créatininémie, protéinurie, diurèse, hémogramme, bilan hépatique)
- Injecter chez un sujet sous antihistaminiques, à jeun, restant allongé pendant 1 heure
- Insuffisance rénale : réduire les doses unitaires de 30 à 50 %
- Ne pas utiliser pour traiter les leishmanioses cutanées au 1er trimestre de la grossesse (fœto-toxicité chez l'animal), chez les enfants < 8 kg et chez les sujets en mauvais état général ; mais la gravité des autres affections justifie l'emploi du produit sans contre-indications dans ces affections
- ***Associations déconseillées*** : médicaments entraînant des torsades de pointe (voir ce terme) et médicaments bradycardisants ou hypokaliémiants
- *Associations à utiliser avec précaution* : didanosine, foscarnet, stavudine, zalcitabine

Naphtoquinones

Atovaquone *Liste I-Réservé aux hôpitaux-Coll*

WELLVONE	Susp. buv. : 240 ml à 750 mg/5 ml (avec une cuillère-mesure de 5 ml)	Traitement des pneumopathies à *Pneumocystis jirovecii* : A. 750 mg x 2 fois/jour (soit 5 ml x 2 fois/jour) pendant 21 jours *à prendre toujours avec des aliments, surtout des aliments riches en graisses*

Atovaquone + Proguanil[G] (1) *Liste I-Non remboursé-Coll*

MALARONE ADULTE MALARONE ENFANT	12 cp. Adulte 250 mg (+ 100 mg de proguanil) 12 cp. Enfant 62,5 mg (+ 25 mg de proguanil)	Traitement de l'accès palustre simple (non compliqué) à *Plasmodium falciparum* : A. et E. ≥ 12 ans : 4 cp. A./jour E. ≥ 40 kg : 4 cp. A./jour E. ≥ 31 kg : 3 cp. A./jour E. ≥ 21 kg : 2 cp. A./jour E. ≥ 11 kg : 1 cp. A./jour E. ≥ 9 kg : 3 cp. E./jour E. ≥ 5 kg : 2 cp. E./jour en 1 prise pendant 3 jours *à prendre toujours avec des aliments, surtout des aliments riches en graisses* Prophylaxie : A. et E. > 40 kg ou > 12 ans : 1 cp. A./jour E. ≥ 31 kg : 3 cp. E./jour E. ≥ 21 kg : 2 cp. E./jour E. ≥ 11 kg : 1 cp. E./jour en 1 prise (2) *à prendre toujours avec des aliments, surtout des aliments riches en graisses*

1. Association à doses fixes avec le proguanil (car 30 % de rechutes en monothérapie) ne présentant pas de résistances croisées avec les autres antipaludéens (mais antagoniste avec la chloroquine, la quinine, la méfloquine).
2. Pour la chimioprophylaxie du paludisme à *Plasmodium falciparum* dans les zones de chloroquino-résistance (zones II et III), le traitement doit commencer *la veille du départ* et être poursuivi pendant le séjour et *pendant seulement 7 jours après le retour*.
Chez l'enfant < 6 ans (risque de fausse route), les comprimés peuvent être écrasés et mélangés avec des aliments ou une boisson lactée.

Contre-indications
Hypersensibilité aux produits
Insuffisance rénale sévère (pour la Malarone en chimioprophylaxie)

Propriétés

- Hydroxynaphtoquinone lipophile, inhibiteur spécifique du transport d'électrons de la chaîne respiratoire mitochondriale de certains protozoaires parasites dont *Pneumocystis jirovecii*, *Plasmodium falciparum* et *Toxoplasma gondii*, mieux toléré que le cotrimoxazole, paraissant aussi efficace dans le traitement curatif de la pneumocystose que le cotrimoxazole *per os* ou la pentamidine IV
- Biodisponibilité orale faible (accrue d'un facteur 2 à 4 par les aliments riches en graisses), fixation à 99,9 % aux protéines plasmatiques, demi-vie de 2 à 3 jours, absence de métabolisation, élimination sous forme inchangée dans les selles

Indications

- Traitement de la phase aiguë des pneumopathies à *Pneumocystis jirovecii* dans les formes peu à modérément sévères (avec $PaO_2 \geq 60$ mmHg soit 8 kPa et différence alvéolo-capillaire en oxygène ≤ 45 mmHg soit 6 kPa) en particulier chez les patients intolérants au cotrimoxazole
- En cours d'évaluation pour le traitement préventif de la pneumocystose et de la toxoplasmose
- Hors AMM mais paraissant efficace : traitement de la babésiose en association avec l'azithromycine (traitement de 7 jours)
- Pour l'association Atovaquone + Proguanil : traitement et chimioprophylaxie du paludisme à *Plasmodium falciparum* chez l'adulte et l'enfant en zones de chloroquino-résistance (pays des groupes II et III)

Effets indésirables (nécessitant l'arrêt dans 7 à 9 % des cas)

- Très fréquents (> 10 %) : éruptions cutanées (23 %), nausées (21 %), douleurs abdominales (20 %), diarrhée, céphalées, fièvre, vomissements, insomnie
- Plus rares (< 10 %) : asthénie, prurit, candidose buccale, constipation, sensations vertigineuses, élévation des transaminases, anémie, hyponatrémie

Précautions d'emploi

- Prendre absolument aux repas (en particulier avec des aliments riches en graisses ou du lait non écrémé) pour favoriser l'absorption
- Diarrhée préexistante : diminution des taux plasmatiques et donc de l'efficacité
- Enfants, sujets âgés, insuffisants rénaux ou hépatiques : absence de données
- Grossesse et allaitement : innocuité non établie

Interactions médicamenteuses (à surveiller car médicament nouveau)

- ***Associations déconseillées*** : rifampicine (réduction de 50 % des taux plasmatiques de l'atovaquone)
- *Associations à utiliser avec précaution* : métoclopramide et tétracyclines (réduction significative des taux plasmatiques de l'atovaquone), antivitamines K (car forte fixation de l'atovaquone aux protéines plasmatiques)

Anthelminthiques (I)

Flubendazole *Remboursement 65 %-Coll*

FLUVERMAL	6 cp. séc. 100 mg Susp. buv. : 30 ml soit 6 càc à 100 mg par càc	Oxyurose : A. et E. 100 mg en 1 prise unique renouvelée après 15 à 20 jours (mais voir la remarque ci-dessous) Autres nématodoses : A. et E. 100 mg matin et soir pendant 3 jours

Contre-indications

Grossesse au 1er trimestre (innocuité non établie)

Propriétés

- Dérivé de la famille des benzimidazoles, présentant une très grande activité sur les ascaris, ankylostomes, oxyures et trichocéphales, agissant en inhibant la nutrition des nématodes, ayant une excellente tolérance
- Ce produit est moins actif dans la trichinellose (où il a été utilisé par certains auteurs à la dose de 500 mg/jour pendant 5 jours) et peu ou pas actif dans l'anguillulose
- Résorption digestive très faible, élimination essentiellement par voie fécale

Indications

- Oxyurose, ascaridiase, ankylostomose, trichocéphalose, trichostrongylose

Effets indésirables

- Occasionnels : diarrhée, nausées, douleurs abdominales, migration de l'ascaris à travers la bouche et le nez
- Très rares : leucopénie, agranulocytose

Remarque

- Oxyurose : la posologie préconisée par le fabriquant (100 mg en prise unique renouvelée après 15 à 20 jours) est souvent inefficace (la même posologie que dans les autres nématodoses est préférable pour nombre d'auteurs autorisés) ; par ailleurs il faut prescrire un traitement de l'entourage, associé avec une désinfection de la literie et avec un brossage régulier des ongles

Anthelminthiques (II)

Pyrantel

COMBANTRIN *Remboursement 65 %-Coll* HELMINTOX *Réservé aux DOM-TOM et à l'exportation*	6 cp. séc. 125 mg Susp. buv. : 15 ml soit 6 mesures à 125 mg par mesure	Ascaridiase et oxyurose : A. > 75 kg : 1 000 mg A. < 75 kg : 750 mg E. 12,5 mg/kg en 1 prise unique Autres indications : A. > 75 kg : 1 000 mg A. < 75 kg : 750 mg E. 20 mg/kg/jour pendant 1 à 3 jours

Contre-indications

Atteinte hépatique préexistante
Association avec la pipérazine
Grossesse au 1er trimestre (innocuité non établie)

Propriétés

- Anthelmintique très actif sur les oxyures, ascaris et ankylostomes (mais peu actif sur les trichocéphales), agissant par blocage neuro-musculaire
- Absorption digestive très faible, élimination fécale surtout, et urinaire (7 %)

Indications

- Oxyurose (répéter la première cure après 2 à 3 semaines systématiquement pour éviter une réinfestation et prescrire un traitement de l'entourage, associé avec une désinfection de la literie et avec un brossage régulier des ongles)
- Ascaridiase
- Ankylostomose (la posologie sera portée à 20 mg/kg/jour en 1 ou 2 prises pendant 2 à 3 jours en cas d'infestation massive par *Ancylostoma duodenale* ou d'infestation par *Necator americanus*)

Effets indésirables

- Troubles digestifs (10 à 15 %) : anorexie, nausées, vomissements, diarrhée, douleurs abdominales
- Très rares : céphalées, somnolence, vertiges, rashs cutanés, élévation modérée et transitoire des transaminases

Interactions médicamenteuses

- ***Associations contre-indiquées*** : pipérazine (antagonisme)

Anthelminthiques (III)

Triclabendazole *Liste I-Non remboursé-Coll*

EGATEN	4 cp. séc. 250 mg	A. et E. > 6 ans : 10 mg/kg en 1 prise unique *après un repas* (1)

1. En cas d'infestation massive, une 2e dose de 10 mg/kg peut être administrée dans les 12 à 24 heures suivantes chez l'adulte et l'enfant > 15 ans.

Contre-indications
Hypersensibilité connue au triclabendazole ou à l'un des excipients Certaines associations (*cf.* Interactions médicamenteuses)

Propriétés
- Dérivé benzimidazolé, initialement destiné à l'usage vétérinaire, parasiticide sur les formes immatures et adultes des douves *Fasciola hepatica* et *Fasciola gigantica*, et qui paraît efficace à la phase d'invasion et à la phase d'état (éradication dans 80 % des cas, voire 94 % des cas en donnant une deuxième dose dans les 12 à 24 heures)
- Absorption digestive rapide (doublée par la prise aux repas), métabolisation hépatique très importante notamment en dérivé sulfone actif (inhibiteur enzymatique), élimination bilio-fécale (90 %) et urinaire (10 %), demi-vie d'élimination d'environ 11 heures

Indications (toujours en hospitalisation, pour surveillance clinique et de l'ECG)
- Traitement de la fasciolase (grande douve) à *Fasciola hepatica* ou *Fasciola gigantica*

Effets indésirables (difficiles à distinguer de ceux liés à l'élimination des parasites)
- Très fréquents (> 10 %) : sueurs, douleurs abdominales, épigastriques et/ou de l'hypochondre droit (dues à l'élimination massive par les voies biliaires des parasites morts)
- Fréquents (1 à 10 %) : fièvre (maximale au 4e jour), asthénie, sensation de malaise, vertiges, céphalées, douleurs thoraciques, anorexie, nausées, vomissements, diarrhée, ictère, colique hépato-biliaire, prurit, urticaire, toux, dyspnée
- Peu fréquents (< 1 %) : somnolence, douleurs dorsales, élévation de la créatininémie

Précautions d'emploi
- En cas d'infestation sévère, une deuxième dose de 10 mg/kg dans les 12 à 24 heures suivantes peut être envisagée chez l'adulte et l'enfant > 15 ans
- Rapport bénéfices/risques non établi chez l'enfant < 6 ans
- Insuffisance rénale ou hépatique : absence d'études permettant d'adapter la posologie
- Administrer un antispasmodique pendant 5 à 7 jours pour réduire la douleur et l'ictère provoqués par l'élimination massive par les voies biliaires de parasites morts
- Utiliser avec prudence en cas d'allongement congénital ou acquis de l'espace QT (allongement décrit chez le chien, mais pas dans les études cliniques chez l'homme)
- Utiliser avec prudence chez les conducteurs et utilisateurs de machines (vertiges), en cas de déficit en G6PD (risque d'hémolyse) et utilisation non recommandée en cas de galactosémie congénitale, syndrome de malabsorption du glucose et du galactose ou déficit en lactase (présence de lactose)
- Grossesse et allaitement : absence d'études (donc déconseillé)

Interactions médicamenteuses
- ***Associations contre-indiquées*** : cisapride, pimozide, quinidine (risque de torsades de pointe), vasoconstricteurs dérivés de l'ergot de seigle (ergotamine, dihydroergotamine, méthysergide) (risque d'ergotisme aigu)
- ***Associations déconseillées*** : tout médicament favorisant des torsades de pointe

Anthelminthiques (IV)

Albendazole (1) *Liste II-65 %-Coll*

ZENTEL	1 cp. séc. 400 mg (à croquer ou avaler) Susp. buv. à 4 % : 10 ml à 40 mg/ml	Ascaridiase, ankylostomose, trichocéphalose : A. et E. > 2 ans : 400 mg en prise unique *à un repas* Oxuyrose : A. et E. > 2 ans : 400 mg en prise unique *à un repas* (à répéter après 7 jours) Anguillulose : A. et E. > 2 ans : 400 mg/jour en 1 prise *à un repas* pendant 3 jours Capillariose intestinale : A. et E. > 2 ans : 400 mg/jour en 2 prises *aux repas* pendant 10 jours Trichinellose : A. 400 mg/jour x 3 jours puis 800 mg/jour en 2 prises *aux repas* pendant 10 à 15 jours
ESKAZOLE *Réservé aux hôpitaux-Coll*	56 cp. séc. 400 mg (à croquer ou avaler)	*Cf.* indications et posologies ci-dessous

1. Ce produit (à prendre toujours aux repas) est aussi indiqué dans les affections suivantes :
   - Hydatidose, en complément de la chirurgie ou du drainage percutané ou si ceux-ci ne peuvent pas être utilisés : 800 mg/jour en 2 prises (15 mg/kg/j si < 60 kg) en plusieurs cures de 28 jours espacées de 14 jours ou en traitement continu.
   - Échinococcose alvéolaire, en complément de la chirurgie : 800 mg/jour en 2 prises (15 mg/kg/j si < 60 kg) en plusieurs cures de 28 jours espacées de 14 jours ou en traitement continu.

   Autres indications potentielles :
   - Giardiase (400 mg/jour x 5 jours).
   - *Larva migrans* cutanées (400 mg/jour x 3 jours) ou viscérales (800 mg/jour x 3 à 5 jours).
   - Gnathostomose en complément de la chirurgie (400 à 800 mg/jour x 21 jours).
   - Cysticercose (15 mg/kg/jour en 3 prises x 28 jours, à répéter si besoin), l'action de ce produit paraissant supérieure à celle du praziquantel (une corticothérapie est presque toujours associée pour prévenir les poussées d'hypertension intracrânienne avec œdème cérébral provoquées par le traitement).
   - Microsporidioses au cours du sida bien que son efficacité ne soit pas formellement démontrée (*Enterocytozoon bieneusi*, *Encephalocytozoon cuniculi*, *Encephalocytozoon hominis*, *Septata intestinalis*) : 800 mg/jour en 2 prises x 4 semaines.
   - L'albendazole a aussi été utilisé avec succès dans les gales résistantes aux traitements locaux chez les sujets immunodéprimés.

Contre-indications

Hypersensibilité connue à l'albendazole
Grossesse (tératogène chez l'animal)

Propriétés

- Dérivé de la famille des benzimidazoles, très actif sur les oxyures, ascaris, ankylostomes, trichocéphales, un peu moins sur les anguillules, également actif sur les trichines, la plupart des larves de nématodes et les larves de quelques cestodes, agissant en inhibant la polymérisation des tubulines ce qui bloque l'absorption du glucose par les parasites et entraîne leur mort
- Absorption digestive correcte et améliorée par les aliments riches en lipides, métabolisation hépatique totale en dérivé sulfoxydé, demi-vie de 8,5 heures, élimination essentiellement biliaire

Indications

- Parasitoses à nématodes intestinaux dues à un seul ou à plusieurs parasites (ascaris, ankylostomes, oxyures, trichocéphales, trichostrongylus)
- Anguillulose (mais éradication dans 60-85 % des cas seulement, l'ivermectine étant plus efficace)
- Capillariose intestinale
- Trichinellose
- Hydatidose et échinococcose alvéolaire (*cf.* ci-contre)
- Autres indications potentielles hors AMM (*cf.* ci-contre)

Effets indésirables

- Élévation des transaminases le plus souvent minime, réversible à l'arrêt (15 %)
- Troubles hématologiques : leucopénie, cas très exceptionnels d'aplasie médullaire mortelle
- Troubles digestifs : douleurs abdominales, nausées, rarement vomissements, diarrhée
- Rares : alopécie réversible, céphalées, malaise avec vertiges, fièvre, rashs cutanés, prurit, migration d'ascaris à travers la bouche et le nez

Précautions d'emploi

- Ingérer *au cours des repas* pour améliorer la tolérance digestive et l'absorption
- Utiliser avec prudence en cas d'insuffisance hépatique sévère
- En cas de traitement prolongé : surveillance de la NFS et des transaminases (tous les 15 jours pendant 1 mois, puis chaque mois pendant 2 mois, puis tous les 3 mois)
- Parasitoses intestinales : faire une seconde cure après 3 semaines si le contrôle parasitologique est positif, notamment en cas d'infestation polyparasitaire
- Allaitement déconseillé (passage dans le lait non étudié)

Interactions médicamenteuses

- *Associations à prendre en compte* (augmentation des taux plasmatiques de l'albendazole) : cimétidine, dexaméthasone, praziquantel

Anthelminthiques (V) : Taenicides

Niclosamide *Liste II-65 %-Coll*

TRÉDÉMINE	4 cp. 500 mg à mastiquer longuement et à déglutir sans eau ou avec peu d'eau (1 gorgée), pouvant être *écrasés pour l'utilisation pédiatrique*	*Grands taenias* : A. et E. > 7 ans : 2 g E. < 7 ans : 1 g E. < 2 ans : 500 mg *toujours à jeun en 2 prises espacées de 1 heure* *Hymenolepis nana* : A. et E. > 7 ans : 2 g le 1er jour répartis aux repas, puis 1 g/jour x 6 jours *en 1 prise après un repas* E. < 7 ans : demi-dose E. < 2 ans : quart de dose

Contre-indications

Ingestion simultanée d'alcool et de boissons alcalines

Propriétés

- Taenicide actif sur de nombreux cestodes (*Taenia saginata*, *Taenia solium*, *Hymenolepis nana*, *Hymenolepis diminuta*, *Diphyllobotrium latum*) y compris du chien (*Dipylidium caninum*, *Taenia hydatigena*) et des herbivores (*Moniezia expansa*), tuant les vers par contact (inhibition de l'absorption du glucose et blocage du cycle de Krebs)
- Absorption digestive très faible (augmentée par les boissons alcoolisées ou alcalines), élimination fécale, absence d'effet tératogène décrit chez l'homme et chez l'animal

Indications

- Taeniasis
- Utilisable également dans les distomatoses intestinales (2 g chez l'adulte, 1,5 g chez l'enfant > 34 kg, 1 g chez l'enfant > 11 kg)

Effets indésirables

- Très rares : nausées, douleurs abdominales, vomissements
- Des échecs rares peuvent être observés s'il y a plus d'un ver, si le taenia est dans le duodénum, en cas de giardiase associée ou de gastrectomie ou d'accélération du transit digestif ou de liquide de stase ou d'hypersécrétion de mucus

Précautions d'emploi

- Le patient devra toujours être à jeun depuis la veille au soir et devra le rester pendant les 3 heures suivant la seconde prise, sans boire et sans fumer
- Un purgatif salin est souhaitable 3 heures après la seconde prise (et indispensable en cas de *Taenia solium* pour éviter une cysticercose secondaire par auto-infestation)
- *Hymenolepis nana* : administrer des jus de fruits acides pour favoriser l'élimination des mucosités protégeant le cestode (mais le praziquantel est plus pratique et très efficace)
- Grossesse et allaitement : utilisation possible, sauf entéropathie pouvant augmenter la perméabilité de la muqueuse intestinale

Anthelminthiques (VI) : Antibilharziens : Praziquantel

Praziquantel *Liste I-65 %-Coll-Disponible en ville*

BILTRICIDE	6 cp. 600 mg quadri-sécables	Posologie ci-dessous (1)

1. Ce médicament est le traitement de premier choix dans les indications suivantes, la posologie utile étant très différente selon les parasitoses :
   - Bilharzioses à *S. haematobium*, *S. mansoni*, *S. intercalatum* : 40 mg/kg en 1 ou 2 prises sur 1 seul jour.
   - Bilharzioses à *Schistosoma japonicum* : 60 mg/kg en 2 ou 3 prises sur 1 seul jour.
   - Distomatoses à *Clonorchis sinensis* : 75 mg/kg en 3 prises sur 1 seul jour.
   - Distomatoses à *Opistorchis viverrini* : 75 mg/kg en 3 prises sur 1 seul jour.
   - Distomatoses à *Paragonimus westermani* : 75 mg/kg/jour en 3 prises pendant 2 jours.
   - Taeniasis à *Taenia saginata* et *Taenia solium* : 10 mg/kg en 1 prise unique.
   - Taeniasis à *Hymenolepis nana* : 15 à 25 mg/kg en 1 prise, à renouveler 7 jours plus tard.

Contre-indications
Cysticercose oculaire

Propriétés
- Pyrazino-isoquinoléine bien tolérée, active sur toutes espèces de schistosomes pathogènes pour l'homme (*Schistosoma haematobium*, *mansoni*, *japonicum*, *intercalatum*), sur certaines douves hépato-biliaires (*Clonorchis sinensis*, *Opisthorchis viverrini*), pulmonaires (*Paragonimus westermani*) et intestinales (*Fasciolopsis*, *Métagonimus*, *Heterophyes*) pour lesquelles aucun traitement n'était efficace jusqu'à présent (mais peu active sur *Fasciola hépatica*), efficace aussi dans les taeniasis, et à l'étude dans la cysticercose
- Absorption digestive rapide, pic sérique atteint en 1 à 3 heures, métabolisation rapide et complète, élimination urinaire (70 % en 24 heures, 80 % en 4 jours) demi-vie d'élimination de 60 à 90 minutes, passage faible dans le lait maternel

Indications
- Bilharzioses intestinales, urinaires, hépato-spléniques
- Distomatoses (guérison dans 90 % des cas)
- Hors AMM : taeniasis (guérison dans pratiquement 100 % des cas)
- Hors AMM : cysticercose : ce traitement ne devra être entrepris qu'en milieu hospitalier très spécialisé (traitement très actif sur les formes cérébrales hémisphériques et médullaires, mais hélas bien moins sur les formes oculaires et ventriculaires)

Effets indésirables (rares et pouvant résulter de l'infestation elle-même)
- Douleurs abdominales (10 à 15 %), nausées et vomissements
- Céphalées, somnolence, vertiges, fièvre, plus rarement prurit, urticaire

Précautions d'emploi
- Les comprimés doivent être avalés sans les croquer, avec un peu de liquide, de préférence à la suite d'un repas
- En cas de prises pluriquotidiennes, l'intervalle entre les prises ne doit pas être inférieur à 4 heures ni dépasser 6 heures
- Grossesse : déconseillé au 1er trimestre (mais non tératogène)
- Allaitement : il sera suspendu en cas d'administration à la mère pendant le jour du traitement et les 72 heures suivantes (par précaution)

Interactions médicamenteuses
- *Association à prendre en compte* : corticoïdes notamment la dexaméthasone (réduction des taux plasmatiques du praziquantel)

Anthelminthiques (VII) :
Antifilariens (I) : Ivermectine

Ivermectine (1)

STROMECTOL *Remboursement 65 %-Coll*	4 ou 20 cp. 3 mg *(pouvant être écrasés pour utilisation chez le jeune enfant)*	*Anguillulose* = prise unique à jeun avec de l'eau, sans manger pendant les 2 heures suivantes, à la dose de 200 µg/kg, *soit* : Poids > 80 kg : 18 mg Poids = 66-79 kg : 15 mg Poids = 51-65 kg : 12 mg Poids = 36-50 kg : 9 mg Poids = 25-35 kg : 6 mg Poids = 15-24 kg : 3 mg Gale = posologie identique (2)
MECTIZAN *Non commercialisé en France – Disponible auprès du laboratoire Merck Sharp et Dohme-Chibret*	4 ou 500 cp. 3 mg *(pouvant être écrasés pour utilisation chez le jeune enfant)*	*Onchocercose* = prise unique à jeun avec de l'eau, sans manger pendant les 2 heures suivantes, à la dose de 150 µg/kg (répétée après 3 à 12 mois), *soit* : Poids = 65-84 kg : 12 mg Poids = 45-64 kg : 9 mg Poids = 26-44 kg : 6 mg Poids = 15-25 kg : 3 mg

1. Dans l'onchocercose (endémique dans 35 pays = en Afrique sub-saharienne, en Amérique latine et au Yemen), l'ivermectine est adaptée à l'utilisation pour des campagnes de traitement de masse, en raison de sa bonne tolérance et de sa longue durée d'action (prise unique, répétée après 3 à 12 mois). Le fabriquant (Merck Sharp et Dohme-Chibret) a décidé en 1987 d'en assurer la distribution gratuite dans le monde entier : ainsi, fin 2005, plus de 40 millions de personnes reçoivent ce médicament chaque année, 300 millions de traitements soit environ 1 milliard de comprimés ont été distribués et environ 25 millions d'hectares de terres fertiles ayant dû être abandonnées ont pu être remis en culture par leurs habitants dans les zones d'endémie.
   Dans l'anguillulose, ce produit assure une guérison dans pratiquement 100 % des cas, les rares échecs étant accessibles à une seconde cure réalisée 2 semaines après (dans les anguilluloses graves, un traitement de 2 à 3 jours à la même posologie est souhaitable).
   Dans la gale, où ce produit représente un *progrès remarquable*, le déparasitage du linge (lavage à 60 °C) et le traitement de l'entourage sont obligatoires (dans la gale profuse et la gale hypersérotosique chez les immunodéprimés, le traitement sera répété 2 à 3 fois à 15 jours d'intervalle).
   Bien que ce produit remarquable n'ait pas encore d'AMM dans d'autres indications (extensions d'AMM souhaitables), l'ivermectine est un anthelminthique "à large spectre" qui est efficace dans les parasitoses suivantes :
   – *Larva migrans* cutanée ou larbish (200 µg/kg en 1 prise) = produit qui semble le plus efficace.
   – *Larva migrans* viscérales (200 µg/kg en 1 prise).
   – Filarioses lymphatiques et loase (300 à 400 µg/kg en 1 prise).
   – Mansonellose américaine ou filaire sanguicole à *Mansonella ozzardi* (200 µg/kg en 1 prise).
2. **L'expérience accumulée plaide pour la répétition de la prise à J14.**

Contre-indications
Hypersensibilité connue au produit
Grossesse au 1er trimestre (effet tératogène chez l'animal)

Propriétés

- Anthelminthique majeur de la famille des avermectines, ayant une puissante *activité micro-filaricide* sur les micro-filaires d'*Onchocerca volvulus* (quelques jours après une dose unique, elles sont à un taux indétectable dans la peau et leur nombre après 1 an est inférieur à 10 % du nombre trouvé avant traitement), agissant chez les parasites en inhibant la transmission des influx allant des interneurones aux neurones moteurs par stimulation de la libération du GABA (il pénètre peu dans le SNC des mammifères et n'interfère pas chez eux avec la neurotransmission GABA-dépendante)
- L'ivermectine est aussi efficace dans les nématodoses intestinales, notamment dans l'anguillulose (avec activité sur les oxyures et ascaris, ce qui est à noter en cas de parasitoses associées), dans la gale, dans la larva migrans
- Absorption digestive rapide, pic de concentration plasmatique atteint après 4 heures, métabolisation dans l'organisme, élimination essentiellement fécale (< 1 % dans les urines), demi-vie d'environ 12 heures pour l'ivermectine et d'environ 3 jours pour ses métabolites, passage faible dans le lait maternel

Indications

- Traitement de l'onchocercose à *Onchocerca volvulus* ou cécité des rivières (filariose transmise par des mouches du genre *Simulium*, répandues en Afrique tropicale et certaines régions localisées du Mexique, du Guatemala, de la Colombie, du Venezuela, du Brésil, du Surinam, du Yemen, atteignant environ 40 millions de personnes dans le monde dont 5 % ont une cécité irréversible)
- Anguillulose, gale et indications hors AMM (*cf.* ci-contre)

Effets indésirables (dans les filarioses essentiellement)

- *Réaction de Mazzotti* liée à la lyse des micro-filaires (moins fréquente et moins sévère qu'avec la diéthylcarbamazine) : prurit, éruptions cutanées, conjonctivite, myalgies, arthralgies, fièvre, œdèmes, lymphadénite, adénopathies, asthénie, nausées, vomissements, diarrhées, tachycardie, hypotension orthostatique, céphalées
- *Effets ophtalmiques* (peu fréquents, transitoires et pouvant être liés à l'affection elle-même) : sensations anormales dans les yeux, œdèmes des paupières, conjonctivite, uvéite antérieure, limbite, kératite, choroïdite, choriorétinite
- Divers : somnolence, éosinophilie transitoire, élévation des transaminases
- **Surdosage aigu** : somnolence, mydriase, tremblements, ataxie, réduction de l'activité motrice (à traiter par vomissements provoqués voire lavage gastrique précoce, purgatifs et traitement symptomatique)

Précautions d'emploi

- Allaitement : utilisation déconseillée si allaitement d'un enfant < 3 mois (faible passage dans le lait, mais innocuité non démontrée)
- Sujets sévèrement atteints d'onchocercose : réaction de Mazzotti plus fréquente et plus grave pouvant nécessiter l'administration d'antihistaminique et d'aspirine

Anthelminthiques (VIII) :
Antifilariens (II) : Diéthylcarbamazine

Diéthylcarbamazine *Distribuée par la Pharmacie Centrale des Hôpitaux*

NOTÉZINE	20 cp. séc. 100 mg	Loase avec micro-filarémie : 3 mg/jour (1/32e de comprimé) puis augmenter la posologie très progressivement (sur une période de 5 à 8 jours) jusqu'à 6 mg/kg/jour en 2 prises aux repas (1) Autres filarioses : 25 à 50 mg/jour puis doubler la dose tous les jours jusqu'à 6 mg/kg/jour en 2 prises aux repas (1)

1. Cure de 10 jours renouvelée 2 à 3 fois à intervalles de 10 jours ou cure de 21 jours consécutifs.

Contre-indications
Grossesse au 1er trimestre (par précaution)

Propriétés

- Dérivé organique de synthèse ayant une puissante activité micro-filaricide sur les larves des filaires
- Absorption digestive rapide, pic plasmatique maximal atteint en 1 à 3 heures, élimination essentiellement urinaire (à 20 % sous forme inchangée)

Indications

- Filaire diurne ou loase (*Loa-loa*)
- Filarioses lymphatiques : filaire nocturne (*Wuchereria bancrofti*) et filaire de Malaisie (*Brugia malayi*)
- Onchocercose (mais l'ivermectine est plus pratique, plus efficace et bien mieux tolérée dans cette indication)

Effets indésirables

- Indépendants de l'affection : anorexie, nausées, vomissements, céphalées et somnolence à forte dose (10 mg/kg/jour)
- Réaction de Mazzotti liée à la lyse des micro-filaires (troubles survenant dans les heures suivant la prise, pouvant persister pendant 3 à 7 jours, disparaissant progressivement, variables selon le type de filariose) :
  - Onchocercose : prurit, éruptions cutanées, conjonctivite, myalgies, arthralgies, hyperthermie, œdèmes, lymphadénite, adénopathies, nausées, vomissements, diarrhées, asthénie, tachycardie, hypotension orthostatique, céphalées
  - Filarioses à *Brugia malayi* et *Loa-loa* : réactions similaires, mais parfois plus sévères dans la loase (collapsus cardio-vasculaire, réactions encéphalitiques)
  - Filarioses à *Wuchereria bancrofti* : toux, malaise général, fièvre, plus rarement lymphangite et éruptions cutanées

Précautions d'emploi

- Loase avec micro-filarémie : administrer le produit à une posologie progressive en débutant par 1/32e de comprimé → nécessité d'une hospitalisation avec administration systématique de corticoïdes (20 mg/jour de prednisone débutés un jour avant le début du traitement et poursuivis pendant 5 à 7 jours) et au besoin d'antihistaminiques et/ou d'antisérotonines (Périactine) en cas de micro-filarémie élevée (> 2 000/ml)
- Onchocercose : les lésions oculaires de l'onchocercose peuvent être aggravées lorsque la posologie n'est pas progressive (mais l'ivermectine est actuellement préférée dans cette indication)
- Grossesse : pas d'effet tératogène décrit (mais différer le traitement par prudence après l'accouchement ou en tout cas après le 1er trimestre)

Insectifuges ou Répulsifs cutanés :
Prévention des piqûres diurnes

– Concentrations efficaces et conditions d'utilisation des répulsifs cutanés en fonction de l'âge, selon les recommandations des bonnes pratiques de la protection personnelle antivectorielle de la Société de médecine des voyages (2010)

Âge	Nombre maximum d'applications/jour	DEET (1)	Picaridine (2)	Citrodiol (2)	IR3535 (2) et (3)
6 mois-âge de la marche	1	10-30 %	–	20-30 %	20 %
Âge de la marche-24 mois	2	10-30 %	–	20-30 %	20 %
24 mois-12 ans	2	20-30 %	20-30 %	20-30 %	20-35 %
> 12 ans	3	20-50 %	20-30 %	20-30 %	20-35 %
Adulte	3	30-50 %	20-30 %	20-30 %	20-35 %
Femme enceinte	3	30 %	20 %	20 %	20 %

1. DEET : N,N-diéthyl-m-toluamide (Insect Écran Adulte ou Enfant ou Spécial Tropique). Le DEET a fait l'objet de la première expertise au niveau européen et une restriction d'usage a été émise chez l'enfant < 12 ans. Cependant, en cas de risque élevé de transmission d'une maladie vectorielle, il est utilisable sur une période courte en respectant scrupuleusement le nombre d'applications maximum admis et les conditions pratiques d'usage chez l'enfant.
2. Les dossiers européens sont en cours d'expertise.
3. Seule la France a émis une restriction d'usage chez l'enfant < 30 mois. Cette position sera probablement amenée à évoluer dans le cadre de l'expertise européenne.

Précautions d'emploi

– Éviter tout contact avec les yeux et les muqueuses (→ laver à grande eau en cas de contact accidentel) et ne pas laisser à la portée des enfants
– Grossesse : innocuité non établie

Insectifuges ou Répulsifs tissus (I) : Prévention des piqûres nocturnes (I)

Perméthrine *(Recommandé Afssaps 2008) Non remboursé*

INSECT ÉCRAN Tissu	Vaporisateur de 125 ml à 3,2 % de perméthrine	Pulvérisation sur les vêtements (permet aussi de traiter par trempage les vêtements et moustiquaires)

Contre-indications

Application sur la peau, sur les muqueuses et sur les yeux

Propriétés et indications

- Insecticide de contact plus qu'insectifuge, peu toxique, à pulvériser sur la face externe des vêtements (veste, pantalon), sur les tentes ou les moustiquaires (ne tache pas les tissus, résiste à l'eau après 20 lavages et à la chaleur même après un repassage), *ayant un effet insecticide d'environ 6 semaines sur les vêtements pulvérisés et d'environ 6 mois sur les moustiquaires ou les vêtements imprégnés par trempage* (on peut en effet retirer la pompe et diluer le produit dans 2 l d'eau pour traiter les tissus par trempage)
- Toxicité pour les poissons (à signaler aux pêcheurs ayant un vêtement imprégné)
- Lutte contre le paludisme

Effets indésirables

- **Surdosage** (si ingestion ou inhalation accidentelle massive) : troubles de l'excitabilité nerveuse allant de troubles de la sensibilité du visage jusqu'à des fasciculations musculaires et des convulsions

Précautions d'emploi

- Ne pas pulvériser sur la peau ni sur un vêtement en contact direct avec la peau et éviter tout contact avec les yeux et les muqueuses (→ laver à grande eau en cas de contact accidentel) et ne pas laisser à portée des enfants

Remarque

- L'application de DEET sur la peau couplée avec une pulvérisation de perméthrine sur les vêtements (veste et pantalon) assurerait une protection à 100 % contre moustiques et tiques (une concentration de DEET de 50 % est nécessaire en zone d'endémie palustre, une concentration de 35 % étant suffisante ailleurs)

Insectifuges ou Répulsifs tissus (II) : Prévention des piqûres nocturnes (II)

Deltaméthrine *(Recommandée Afssaps 2008) Non remboursé*

K-OTHRINE Deltaméthrine	Fl. 15 ml à 25 mg/ml de concentré émulsionnable	À utiliser par imprégnation des moustiquaires (*cf.* le mode d'emploi ci-dessous)
MOUSTIQUAIRES CINQ SUR CINQ	Moustiquaires déjà imprégnées par de la deltaméthrine : modèles en polyamide de 12 m^2 pour adulte et de 5 m^2 pour enfant + Kit de réimprégnation	

Propriétés et indications

– Insecticide peu toxique pour l'homme aux doses indiquées, utilisé pour imprégner les moustiquaires, *avec un effet insecticide et insectifuge d'au moins 6 mois* si la moustiquaire est pliée et dépliée quotidiennement et *pendant 1 an* si elle n'est ni pliée ni lavée
– L'emploi de moustiquaires traitées par la deltaméthrine a permis d'obtenir une baisse nette de la transmission du paludisme dans les régions impaludées où elles sont utilisées

Précautions d'emploi

– Nourrissons et jeunes enfants : utiliser les moustiquaires ainsi traitées avec une très grande prudence car ces enfants ont tendance à tout porter à la bouche

Mode d'emploi (pour l'imprégnation des moustiquaires par la deltaméthrine)

– Éviter toute projection sur la peau ou les muqueuses lors de l'imprégnation des moustiquaires (paresthésies, sensations de brûlures) → rincer abondamment à l'eau en cas de contact accidentel (la sensation de brûlure disparaît en quelques heures)
– Déterminer la *surface de la moustiquaire* (5 à 12 m^2 pour une moustiquaire individuelle, 13 à 15 m^2 pour une moustiquaire collective), puis la laver pour déterminer sa *capacité d'absorption après essorage* (les tissus synthétiques absorbent 10 fois moins d'eau que le coton)
– Mettre des gants, puis dissoudre dans une bassine 1 ml (25 mg) de K-OTHRINE par mètre carré de moustiquaire en l'ajoutant au volume d'eau ainsi défini (en mélangeant bien car le produit est très peu soluble dans l'eau) → faire tremper la moustiquaire *jusqu'à absorption complète*, puis la faire sécher à l'ombre et à plat (au mieux sur un matelas pour détruire d'autres parasites tels que puces, punaises et poux)

Produits divers (I)

Fumagilline

FLISINT Fumagilline *Réservé à l'usage hospitalier*	Gél. 20 mg	3 gél./jour pendant 21 jours

Contre-indications

Hypersensibilité connue à la fumagilline et/ou à l'un des excipients de ce médicament
Taux de plaquettes < 150 000/mm^3 avant l'initiation du traitement
Anomalie biologique sévère (hémoglobine < 8 g/dl, neutrophiles < 1 000/mm^3, créatinine > 175 µmol/l, transaminases > 3N, bilirubine > 2N, lipasémie > 2N)
Allaitement

Propriétés

- La fumagilline est une substance produite par la fermentation d'*Aspergillus fumigatus* qui a des effets inhibiteurs puissants *in vitro* vis-à-vis d'un certain nombre d'espèces de microsporidies
- Le mécanisme par lequel la fumagilline exerce son activité antiparasitaire d'inhibition de la réplication microsporidiale n'est pas clairement établi mais la cytochimie suggère que la fumagilline inhibe la synthèse de l'ARN chez le parasite. Les données récentes soutiennent fortement l'hypothèse que la méthionine aminopeptidase-2 est la cible moléculaire microsporidiale de la fumagilline

Indications

- Traitement des diarrhées sévères dues à une microsporidiose intestinale à *Enterocytozoon bieneusi* chez les patients adultes, infectés par le virus de l'immunodéficience humaine (VIH), sévèrement immunodéprimés après échec d'une restauration immunitaire par traitement antirétroviral

Effets indésirables

- Très fréquents (> 10 %) : anémie, granulopénie, thrombopénie
- Fréquents (1 à 10 %) : douleurs abdominales, nausées, vomissements, fièvre, asthénie, insomnie, toux, dyspnée, prurit et rash

Précautions d'emploi

- NFS avant traitement puis 2 fois par semaine et 4 semaines après l arrêt du traitement
- Arrêt du traitement si plaquettes inférieures à 75 000/mm^3
- Grossesse : utilisation déconseillée, contraception obligatoire
- Pas d'interaction médicamenteuses *in vivo*

Produits divers (II)

Eau de boisson (désinfection) *Non remboursé*

AQUATABS Dichloro-s-triazinetrione de sodium = DCCNa ou Dichloro-isocyanurate de sodium ou Troclosene	AQUATABS 1 l (60 cp. effervescents) → 1 cp. pour 1 l d'eau AQUATABS 10 l (40 cp. effervescents) → 1 cp. pour 10 l d'eau (laisser agir 30 minutes, puis consommer l'eau ainsi désinfectée dans les 24 heures)
MICROPUR Forte Dichloro-s-triazinetrione de sodium = DCCNa	MF 1T = 100 cp. → 1 cp. pour 1 l d'eau (attendre 2 heures avant de consommer l'eau)
MICROPUR Complexe d'ion argent et de chlorure de sodium	MC 1T = 100 cp. → 1 cp. pour 1 l d'eau MC 10T = 40 cp. → 1 cp. pour 10 l d'eau MC 100T = 10 g → 1 g pour 100 l d'eau (attendre 2 heures avant de consommer l'eau)

Propriétés et indications

– Le DCCNa est un dérivé chloré (plus actif que le tosylchloramide) destiné à la désinfection de l'eau de boisson si elle n'est pas réalisable par une ébullition de 5 minutes (temps nécessaire pour assurer une sécurité microbiologique optimale, notamment pour inactiver le virus de l'hépatite A)

– L'ion argent n'est pas considéré comme un désinfectant, mais plutôt comme un conservateur de l'eau désinfectée par un autre procédé, cette conservation pouvant alors être assurée pendant 3 à 6 mois

Précautions d'emploi

– La clarification de l'eau par filtration (avec filtre en papier ou à défaut plusieurs épaisseurs de gaze ou de tissu fin et propre) est un préalable indispensable à sa désinfection, que ce soit avant l'ébullition ou avant la désinfection chimique

Remarques concernant l'ébullition de l'eau de boisson

– Au niveau de la mer, une ébullition de l'eau à gros bouillons pendant 1 minute pleine paraît suffisante pour assurer sa désinfection, à une altitude supérieure à 2 000 mètres il faudrait 3 minutes d'ébullition, et, en plus haute altitude, il paraît logique d'augmenter ce temps d'ébullition à 5 minutes

– Pour réduire l'altération du goût de l'eau bouillie, on peut l'aérer en la transvasant plusieurs fois d'un récipient propre dans un autre, et/ou lui ajouter une toute petite pincée de sel

Notes

Chapitre 19

Pneumologie

PNEUMOLOGIE : Schémas thérapeutiques

Affections respiratoires

Asthme intermittent (1) Crise d'asthme Stade 1	Bêta-2-agoniste d'action brève en inhalation	Éviction des allergènes + Bêta-2 agonistes inhalés d'action brève en crise

1. L'asthme est intermittent si < 1 crise/semaine et ≤ 2 crises nocturnes/mois, avec une fonction respiratoire normale entre les crises, et ne requiert alors qu'un traitement des crises.
Crise = épisodes récidivant de sibilance, de dyspnée et/ou de toux survenant surtout la nuit et au petit matin.

Asthme persistant (2) et (3) Léger : stade 2 Modéré : stade 3 Sévère : stade 4 Symptômes > 1 fois/5	Bêta-2-agonistes inhalés d'action brève à la demande ± Corticoïde inhalé (dès qu'un bêta-2-agoniste est utilisé plus de 3 à 4 fois/semaine) associé à un bêta-2-agoniste d'action prolongée ± Antileucotriènes, voire Corticoïdes *per os* en cas d'asthme persistant insuffisamment contrôlé

2. Léger : > 1 crise/semaine et < 1 crise/jour ; > 2 crises nocturnes/mois ; activité et sommeil peuvent être perturbés.
Modéré : ≥ 1 crise/jour ; > 1 crise nocturne/semaine ; activité physique et sommeil souvent perturbés.
Sévère : symptômes permanents ; activité physique fortement limitée.
3. Un traitement de fond est indiqué dans l'asthme persistant (Corticoïdes inhalés en première intention). La kinésithérapie respiratoire et une psychothérapie font aussi partie du traitement.

Asthme d'effort	Bêta-2-agoniste ou Cromone en aérosol (15 à 30 minutes avant l'effort déclenchant) ou antileucotriènes (montélukast). Prise au long cours
Asthme professionnel (environ 10 % des asthmes)	Éviction de l'allergène identifié, plus de 250 étant actuellement recensés (4)

4. Les principaux métiers impliqués sont la boulangerie-pâtisserie (20 %), la coiffure (8 %), la peinture, les métiers du bois, l'agriculture et l'élevage, les métiers de la santé et du nettoyage, les soudeurs "à l'étain", etc.

Asthme aigu grave État de mal asthmatique Bronchospasme sévère	Bêta-2-agoniste en IV + Corticoïdes en IV + Oxygénothérapie (6 à 8 l/min)	– Adrénaline en IV en milieu de réanimation – Ventilation assistée dans les cas ultimes
Bronchectasie ou Dilatation des bronches	Drainage postural + Kinésithérapie respiratoire + Traitement des surinfections ± Chirurgie (si forme localisée avec hémoptysies répétées, infections invalidantes et/ou pneumonies récidivantes)	

PNEUMOLOGIE : Schémas thérapeutiques

Affections respiratoires (suite)

Bronchites chroniques Bronchopneumopathie obstructive ou BPCO (troisième cause de mortalité par maladie selon l'OMS en 2003)	Arrêt du tabac *impérativement* + Traitement des surinfections et de l'encombrement bronchique (hydratation correcte, kinésithérapie respiratoire, bronchodilatateur : bêta-2-agoniste d'action brève ou prolongée ± anticholinergiques) + Corticoïdes inhalés (1) + Vaccin antigrippal annuel et vaccin antipneumococcique (> 65 ans et BPCO sévère)
Fibroses pulmonaires interstitielles diffuses à leur début	Corticothérapie (1 mg/kg/jour de prednisone au début) réduite après amélioration sur 3 à 6 mois jusqu'à la posologie minimale efficace en fonction du mécanisme, LBA : liquide inflammatoire
Insuffisance respiratoire chronique (2)	OLD pour obtenir une SaO_2 > 90 % sans entraîner d'acidose hypercapnique (3) + Saignées quand l'hématocrite dépasse 55 %

1. Les corticoïdes inhalés ne sont indiqués qu'en association aux bêta-2-agonistes uniquement dans les stades avancés.
2. PaO_2 diurne < 60 mmHg à plusieurs reprises à distance d'exacerbations, malgré un traitement optimal.
3. OLD = Oxygénothérapie de longue durée, par administration par sonde nasale d'oxygène à faible débit (0,5 à 2 l/min) pendant une durée égale ou supérieure à 15 h/jour.

Hypertension artérielle pulmonaire idiopathique ou associée à une connectivite	Traitement conventionnel : AVK, Oxygénothérapie, Inhibiteur calcique, Diurétique --- Iloprost, Époprosténol, Bosentan, Sildénafil --- Transplantation pulmonaire ou cœur-poumon
Mucoviscidose ou Fibrose kystique du pancréas (maladie génétique fréquente : environ 1 nouveau-né sur 3 500)	Nutrition : régime riche en calories et en protides, normolipidique (avec graisses polyinsaturées) + Extraits pancréatiques (avec antisécrétoire et/ou anti-acide en cas de stéatorrhée persistante) + Suppléments en vitamines (A, D, K et surtout E) et oligo-éléments (fer, sélénium, cuivre, zinc...) + Supplémentation en sel en cas d'hypersudation Traitement de l'obstruction bronchique (Drainage postural + Kinésithérapie + Désoxyribonucléase ± Bronchodilatateur) et traitement des infections respiratoires intercurrentes (antibiothérapie anti-Pseudomonas en aérosol)
Pneumonie à éosinophiles ou Maladie de Carrington ou Éosinophilie pulmonaire primitive	Corticothérapie (0,7-1 mg/kg/jour de prednisone au début) réduite progressivement et prolongée 6 à 12 mois pour éviter des rechutes

PNEUMOLOGIE : Schémas thérapeutiques

Affections respiratoires (suite)

Pneumonie chronique avec bronchiolite oblitérante BOOP	Corticothérapie (35 à 50 mg/jour de prednisone) réduite progressivement mais prolongée durant une période suffisante pour éviter des rechutes
Râles agoniques liés à une accumulation de sécrétions dans le pharynx et la trachée	Scopolamine par voie percutanée (patch) ou par voie sous-cutanée
Sarcoïdose ou Maladie de Besnier-Boëck-Schauman	Adénopathies médiastinales isolées et syndrome de Löfgren : abstention et surveillance Atteinte parenchymateuse pulmonaire ou autres atteintes extrapulmonaires mettant en jeu le pronostic fonctionnel (système nerveux central, foie, œil) : Corticothérapie (1 à 2 mg/kg/jour de prednisone au début) réduite après amélioration jusqu'à la dose minimale efficace et poursuivie 1 à 2 ans (1 an minimum) Dans les situations complexes, les choix thérapeutiques sont affaire de spécialiste
Toux	Traitement étiologique (dont arrêt du tabagisme, éviction des allergènes = acariens, animaux...) ± Antitussif (si toux non productive et gênante) Les toux productives doivent être respectées Le traitement symptomatique n'a comme objectif que de soulager les symptômes

Bronchodilatateurs (I) :
Bêta-2-stimulants inhalés d'action brève avec gaz propulseur (I)

Salbutamol[G] *Liste I-65 %-Coll*

VENTOLINE Inhalation par distributeur avec embout buccal (1)	Fl. 200 bouffées à 100 µg par bouffée	*Crise d'asthme* *et exacerbations* : A. et E. 1 à 2 bouffées répétées si besoin après quelques minutes (2) *Asthme d'effort (prévention)* : A. et E. 1 à 2 bouffées 15 à 30 minutes avant l'effort

1. Nécessite une bonne synchronisation main/poumon.
2. Il ne faut pas dépasser 15 bouffées/24 h.

AIROMIR Autohaler Suspension pour inhalation Gaz propulseur : tétrafluoroéthane	Fl. 200 doses de 100 µg	*Crise d'asthme* *et exarcerbations* : A. et E. 1 à 2 inhalations répétées si besoin après quelques minutes *Asthme d'effort (prévention)* : A. et E. 1 à 2 inhalations 15 à 30 minutes avant l'effort *Test de réversibilité* de l'obstruction bronchique lors des explorations fonctionnelles respiratoires

Contre-indications

Intolérance au médicament (toux et bronchospasme après inhalation)

Propriétés

- Agonistes spécifiques des récepteurs bêta-2 adrénergiques des muscles lisses des bronches (bronchodilatation), pratiquement dépourvus par voie inhalée de tout effet sur les récepteurs bêta-1 cardiaques
- Action quasi immédiate et pendant 4 à 8 heures, résorption infime avec des taux plasmatiques négligeables (conjugaison hépatique puis élimination urinaire sous forme active et sous forme de métabolites conjugués inactifs pour la fraction infime ayant eu un passage systémique)

Indications

- Traitement de la crise d'asthme et des exacerbations au cours de la maladie asthmatique ou de la BPCO
- Traitement préventif de l'asthme d'effort
- Test de réversibilité de l'obstruction bronchique lors des EFR

Effets indésirables (très rares)

- Exceptionnels à doses thérapeutiques : nervosité, tremblements des extrémités, céphalées, vertiges, palpitations, tachycardie sinusale modérée (manifestations du surdosage)
- Possibilité de crampes musculaires douloureuses
- Réactions d'intolérance exceptionnelles (urticaire, exanthème, bronchospasme paradoxal, œdème de Quincke, hypotension sévère) → arrêt du traitement

Précautions d'emploi

- Ne pas dépasser la posologie recommandée → *les patients traités à domicile doivent être prévenus qu'une diminution de l'effet et/ou de la durée d'action est un signe d'aggravation de l'asthme qui impose une consultation immédiate et si besoin une hospitalisation, de même que l'augmentation du nombre de bouffées par jour*
- L'hypersécrétion et l'infection des bronches peuvent réduire l'action du produit (mauvaise pénétration) → traiter toute surinfection bronchique associée
- Peut être utilisé par ce mode d'administration chez les insuffisants cardiaques

Mode d'emploi (essentiel pour l'efficacité)

- Agiter l'appareil, expirer complètement, puis mettre l'embout buccal entre les lèvres, fond de la cartouche orienté vers le haut, et inspirer par la bouche aussi profondément que possible en déclenchant la pulvérisation, puis retenir sa respiration pendant quelques secondes
- L'usage des aérosols-doseurs se heurte à la mauvaise coordination main-poumon chez l'enfant < 6 ans ou même l'enfant plus âgé au cours des crises, problème qui peut être résolu par leur administration à l'aide d'une chambre d'inhalation (*cf.* en fin de chapitre) ou l'utilisation de poudres pour inhalation à l'aide de dispositifs spéciaux (*cf.* page suivante)

Bronchodilatateurs (II) :
Bêta-2-stimulants d'action brève en poudre et en suspension pour inhalation sans gaz propulseur (II)

Terbutaline[G] (1) *Liste I-65 %-Coll*

BRICANYL Turbuhaler Poudre	Fl. 100 doses de 500 µg, avec un distributeur Turbuhaler	*Crise d'asthme et exarcerbations* : A. et E. 1 inhalation répétée si besoin après quelques minutes *Asthme d'effort (prévention)* : A. et E. 1 inhalation 15 à 30 minutes avant l'effort *Test de réversibilité* de l'obstruction bronchique lors des explorations fonctionnelles respiratoires

Salbutamol[G] (1) *Liste I-65 %-Coll*

VENTILASTIN Novolizer Poudre	Fl. 200 doses (cartouches) de 100 µg, avec un distributeur Novolizer	*Crise d'asthme et exarcerbations* : A. et E. 1 à 2 inhalations répétées si besoin après quelques minutes *Asthme d'effort (prévention)* : A. et E. 1 à 2 inhalations 15 à 30 minutes avant l'effort *Test de réversibilité* de l'obstruction bronchique lors des explorations fonctionnelles respiratoires
ASMASAL Clickhaler Poudre	Fl. 200 doses de 90 µg, avec un distributeur Clickhaler	*Idem*

1. Ces spécialités, présentées sous forme de poudre pour inhalation buccale à l'aide de dispositifs spéciaux, sont destinées à améliorer l'utilisation des bêta-stimulants chez les sujets ayant une mauvaise coordination main-poumon (enfant < 6 ans ou enfant plus âgé au cours des crises), car la délivrance du principe actif est déclenchée par l'inspiration, même à faible débit inspiratoire, et non par une pression manuelle (mais la manipulation des appareils doit être bien comprise du patient et donc bien expliquée par le prescripteur) → mêmes indications que les aérosols-doseurs (*cf.* les propriétés générales et les conditions d'emploi page précédente).

Bronchodilatateurs (III) :
Bêta-2-stimulants d'action brève, solutions pour inhalation par nébuliseur (III)

SalbutamolG (1) *Liste I-65 %-Coll-Prescription réservée aux pneumologues et aux pédiatres et aux médecins intervenant en situation d'urgence*

VENTOLINE à inhaler Délai d'action = 1 à 2 minutes Durée d'action = 4 à 8 heures	2 ou 20 unidoses (2,5 ml) à 1,25 mg par unidose 20 ou 60 unidoses (2,5 ml) – à 2,5 mg par unidose – à 5 mg par unidose (solution prête à l'emploi sans dilution préalable)	Dose par nébulisation (2) : A. 5 à 10 mg E. 50 à 150 µg/kg sans dépasser 5 mg N. Posologie identique

1. Indications :
   - Traitement symptomatique des asthmes aigus graves (enfant et adultes).
   - Traitement des poussées aiguës des BPCO en association à une oxygénothérapie et/ou à une corticothérapie par voie générale.

TerbutalineG *Liste I-65 %-Coll-Prescription réservée aux pneumologues et aux pédiatres*

BRICANYL 5 mg/2 ml Délai d'action = 1 à 2 minutes Durée d'action = 4 à 8 heures	50 unidoses (2 ml) à 5 mg par unidose (diluer dans du sérum physiologique stérile pour obtenir 4 à 5 ml)	Dose par nébulisation (2) : A. 5 à 10 mg E. 0,1 à 0,2 mg/kg N. Posologie identique

2. Ces produits sont soumis à prescription réservée aux pneumologues et pédiatres *pour la prise en charge des patients à domicile afin de leur éviter une hospitalisation.*
   Ils doivent être administrés uniquement par voie inhalée à l'aide d'un appareil pour nébulisation (nébuliseur) : se conformer au mode d'emploi de l'appareil utilisé (en location en pharmacie).
   Le produit est pulsé par un débit d'air ou d'oxygène (6 à 8 ml/min) pendant 10 à 15 minutes environ durant lesquelles le patient respire à son rythme habituel.
   La nébulisation peut être renouvelée toutes les 20 à 30 minutes en fonction du résultat clinique et de la tolérance du traitement, en général 3 à 6 fois/jour.
   Toute dose entamée doit être utilisée dans les 24 heures.

Bronchodilatateurs (IV) :
Bêta-2-stimulants d'action rapide, formes injectables (IV)

Terbutaline *Liste I-65 %-Coll*

BRICANYL Injectable Délai d'action = 5 à 15 minutes Durée d'action = 2 à 4 heures	10 amp. 1 ml = 0,5 mg	Par voies **SC** et **IV** : A. 1 amp. (0,5 mg) à répéter si besoin toutes les 4 à 8 heures E. > 2 ans : 5 à 10 µg/kg *soit* 0,1 à 0,2 ml/10 kg

Salbutamol[G] *Liste I-65 %-Coll*

VENTOLINE Injectable Délai d'action = 5 à 15 minutes Durée d'action = 3 à 4 heures	6 amp. 1 ml = 0,5 mg	Par voie **SC** : A. 1 amp. (0,5 mg) à répéter si besoin toutes les 4 à 6 heures
SALBUMOL (1) Délai d'action = 5 minutes en IV Durée d'action = 3 à 4 heures *Réservé aux hôpitaux*	5 amp. 5 ml = 5 mg (1 amp. = 5 ml)	Perfusion **IV** (2) : 0,1 à 0,2 µg/kg/min jusqu'à cessation de la crise, puis 0,25 à 1,5 mg/h

1. Ce médicament est également indiqué en obstétrique : en cas de menace d'accouchement prématuré, de dystocie dynamique, de tocolyse précésarienne (voir chapitre "Gynécologie-Obstétrique").
2. Diluer 5 mg (1 ampoule) dans 500 ml de soluté glucosé isotonique → 10 gouttes = 5 µg.

Contre-indications
Absolues : Infarctus myocardique au stade aigu, angor instable Insuffisance coronarienne sévère, infection intra-amniotique **Relatives** : Hyperthyroïdies, affections cardiaques congénitales ou acquises Hémorragies utérines ou risque d'hémorragies utérines

Propriétés

- Agonistes spécifiques des récepteurs bêta-2 adrénergiques des muscles lisses des bronches (bronchodilatation) et de l'utérus (effet utérorelaxant), ayant très peu d'effets sur les récepteurs bêta-1 cardiaques
- Action en 5 minutes par voie IV, en 5 à 15 minutes par voie SC ou IM, élévation du VEMS pendant 4 à 6 heures, conjugaison hépatique et élimination urinaire sous forme active et sous forme de métabolites conjugués inactifs

Indications

- Par voie sous-cutanée ou intramusculaire : dyspnées aiguës, crise d'asthme d'intensité moyenne ou sévère, explorations fonctionnelles respiratoires
- En perfusion veineuse : crise d'asthme sévère, état de mal asthmatique

Effets indésirables

- Nervosité, tremblements des extrêmités, céphalées, vertiges, palpitations, tachycardie sinusale modérée secondaire à la vasodilatation périphérique → diminuer la posologie ou arrêter le traitement momentanément si la fréquence cardiaque dépasse 130 à 140 par minute
- Crampes musculaires douloureuses (avec la terbutaline notamment)
- Possibilité d'hypokaliémie et d'élévation de la glycémie (surveillance des diabétiques)
- Réactions d'intolérance exceptionnelles (urticaire, exanthème, bronchospasme paradoxal, œdème de Quincke, hypotension sévère) → arrêt du traitement
- **Surdosage** : tachycardie excessive, tremblements, palpitations hypotension, vertiges, sueurs, agitation, nausées, vomissements, flush facial → arrêt du traitement (et si besoin bêta-bloquants en milieu hospitalier, administrés avec une grande prudence dans l'asthme à cause du risque de bronchoconstriction, uniquement en réanimation)

Précautions d'emploi

- Utiliser avec prudence en cas d'insuffisance coronarienne stable, troubles du rythme surtout ventriculaires, cardiomyopathie obstructive, HTA, diabète grave ou mal équilibré (effet hyperglycémiant avec risque de cétose)
- Formes injectables par voie veineuse : utiliser sous surveillance médicale très stricte, de préférence en milieu hospitalier

Interactions et incompatibilités médicamenteuses

- ***Associations déconseillées*** : anesthésiques volatils halogénés (risques accrus d'arythmies), solutés alcalins (incompatibilité)
- Antagonisme pharmacologique avec les bêta-bloquants

Bronchodilatateurs (V) : Bêta-2-stimulants inhalés d'action prolongée (I)

Formotérol (1) *Liste I-65 %-Coll*

ASMELOR NOVOLIZER En poudre sans gaz propulseur	Cartouches de 60 doses à inhaler dosées à 12 µg avec ou sans inhalateur	*Traitement de fond* : A. 12 µg x 2 fois/jour (D. max. : 48 µg/jour) E. > 4 ans : 50 µg x 2 fois/jour E. > 4 ans : 50 µg x 2 fois/jour *Asthme d'effort (prévention)* : A. et E. > 5 ans : 12 à 24 µg 30 minutes avant l'effort
ATIMOS FORMOAIR Solution pour inhalation flacon pressurisé	Fl. 100 doses à 12 µg par dose	
FORADIL En poudre sans gaz propulseur	10 ou 30 ou 60 gél. à 12 µg (2)	

1. Produits d'action prolongée (12 heures), donc intéressants notamment pour prévenir des crises d'asthme nocturnes malgré un traitement bien conduit par corticoïde inhalé, mais ayant un délai d'action trop long pour traiter la crise d'asthme (effet bronchodilatateur en 1 à 3 minutes et maximal en 2 heures pour le formotérol, effet bronchodilatateur en 15 minutes pour le salmétérol) → sauf pour le traitement de la crise d'asthme, ces produits ont les mêmes indications que les autres bêta-2-stimulants inhalés, avec un intérêt particulier pour la prévention des crises d'asthme nocturnes (*cf.* les propriétés générales et les conditions d'emploi pages précédentes).
2. Conditionnement de 10 cp. réservé aux hôpitaux.

Salmétérol (3) *Liste I-65 %-Coll*

SEREVENT Diskus 50 µg En poudre sans gaz propulseur	Boîte de 60 doses de 50 µg, avec un distributeur Diskus	*Traitement de fond* : A. 50 µg x 2 fois/jour (D. max. : 200 µg/jour) E. > 4 ans : 50 µg x 2 fois/jour *Asthme d'effort (prévention)* : A. et E. > 4 ans : 50 µg 15 à 30 minutes avant l'effort
SEREVENT 25 µg Suspension pour inhalation Gaz propulseur : tétrafluoroéthane	Fl. pressurisé 120 doses à 25 µg par dose	

3. Produits d'action prolongée (12 heures), donc intéressants notamment pour prévenir des crises d'asthme nocturnes malgré un traitement bien conduit par corticoïde inhalé, mais ayant un délai d'action trop long pour traiter la crise d'asthme (effet bronchodilatateur en 1 à 3 minutes et maximal en 2 heures pour le formotérol, effet bronchodilatateur en 15 minutes pour le salmétérol) → sauf pour le traitement de la crise d'asthme, ces produits ont les mêmes indications que les autres bêta-2-stimulants inhalés, avec un intérêt particulier pour la prévention des crises d'asthme nocturnes (*cf.* les propriétés générales et les conditions d'emploi pages précédentes).

Contre-indications
Hypersensibilité connue à l'un des composants (exceptionnelle)

Propriétés

- Agonistes spécifiques des récepteurs bêta-2 adrénergiques des muscles lisses des bronches (bronchodilatation), pratiquement dépourvue par voie pulmonaire de tout effet sur les récepteurs bêta-1 cardiaques
- Ces produits ont une action quasi immédiate, maximale après 5 à 15 minutes et durant 4 à 8 heures, avec résorption infime et taux plasmatiques négligeables
- Améliorent l'observance en réduisant le nombre de bouffées

Indications

- *Traitement symptomatique continu de l'asthme persistant modéré à sévère :*
  - Chez des patients nécessitant des prises quotidiennes de bêta-2 agonistes à action rapide et de courte durée
  - Et/ou en cas de symptômes nocturnes
  - En association avec un traitement anti-inflammatoire continu comme les corticoïdes inhalés
- *Traitement préventif* de l'asthme induit par l'effort. **Remarque** : le salmétérol n'est pas un traitement de la crise d'asthme. En cas de crise d'asthme, utiliser un bêta-2 mimétique d'action rapide et de courte durée par voie inhalée ou en fonction de la gravité par voie injectable
- *Traitement symptomatique* de la bronchopneumopathie chronique obstructive. **Remarque** : il n'y a pas lieu d'associer systématiquement un corticoïde inhalé à un bronchodilatateur dans le traitement de la bronchopneumopathie chronique obstructive

Effets indésirables (très rares)

- Exceptionnels à doses thérapeutiques : nervosité, tremblements des extrémités, céphalées, vertiges, palpitations, tachycardie sinusale modérée
- Possibilité de crampes musculaires douloureuses
- Réactions d'intolérance exceptionnelles (urticaire, exanthème, bronchospasme paradoxal, œdème de Quincke, hypotension sévère) → arrêt du traitement

Précautions d'emploi

- Ne pas dépasser la posologie recommandée → *les patients traités à domicile doivent être prévenus qu'une diminution de l'effet et/ou de la durée d'action est un signe d'aggravation de l'asthme qui impose une consultation immédiate et si besoin une hospitalisation*
- L'hypersécrétion et l'infection des bronches peuvent réduire l'action du produit (mauvaise pénétration) → traiter toute surinfection bronchique associée
- Après la nébulisation, jeter la solution non utilisée dans la cuve du nébuliseur

Bronchodilatateurs (VI) :
Bêta-2-stimulants inhalés d'action prolongée (II)

Indacatérol *Liste I-65 %*

ONBREZ BREEZHALER Poudre pour inhalation	10 ou 30 gél. 150 µg ou 300 µg avec ou sans inhalateur (1)	A. 150 µg x 1 fois/jour (D. max. : 300 µG en 1 prise)
OSLIF BREEZHALER	10 ou 30 gél. 150 µg ou 300 µg avec inhalateur (1)	*Idem*

1. Les boîtes de 10 gélules sont réservées à l'usage hospitalier.

Contre-indications
Hypersensibilité au produit
Asthme
Patient < 18 ans

Propriétés
- Agoniste bêta-2 adrénergique à longue durée d'action (24 fois plus puissant sur les bêta-2 que sur les bêta-1)

Indications
- Traitement bronchodilatateur continu chez les patients atteints de bronchopneumopathie chronique obstructive

Effets indésirables
- Fréquents (1 à 10 %) : rhinopharyngite, infection respiratoire, haute toux, rhinorrhée, sinusite, hyperglycémie, diabète, céphalées, cardiopathie ischémique, spasmes musculaires, œdèmes périphériques
- Rares (< 1 %) : fibrillation auriculaire, tremblements, anémie, hypokaliémie

Précautions d'emploi
- Asthme : pas de données sur le long terme
- Exacerbation : si pas de réponse à 300 µg, modifier le traitement. N'est pas un traitement de crise
- Prudence en cas de maladie coronarienne, d'hypertension, d'hyperthyroïdie et d'épisodes convulsifs : augmentation de la fréquence cardiaque et hypokaliémie
- Risque d'augmentation de la glycémie chez les patients diabétiques

Bronchodilatateurs (VII) :
Bêta-2-stimulants inhalés d'action prolongée + corticoïdes (III)

Formotérol *Liste I-65 %-Coll*

FORMODUAL INNOVAIR Solution pour inhalation NEXTHALER Poudre pour inhalation	Fl. 120 doses à 6 µg de Formotérol (+ Béclométasone 100 µg)	A. > 18 ans : 1 à 2 inhalations x 1 à 2 fois/jour
SYMBICORT Turbuhaler 100 ou 200 ou 400 µg En poudre inhalateur multidose avec embout buccal	Fl. 120 doses à : – 6 µg de Formotérol (+ Budésonide 100 µg) – 6 µg de Formotérol (+ Budésonide 200 µg) Fl. 60 doses à : 12 µg de Formotérol (+ Budésonide 400 µg)	A. et E. > 12 ans : 1 inhalation x 1 à 2 fois/jour E. > 6 ans : dosage (100/6 µg) en inhalation x 1 à 2 fois/jour
FLUTIFORM IFFEZA AFFERA Suspension pour inhalation	Fl. 120 doses à 50/5 µg ou 125/5 µg ou 250/10 µg de Fluticasone	A. et E. > 12 ans : 50 et 125 x 2 fois/jour A. 250 x 2 fois/jour

Salmétérol *Liste I-65 %-Coll*

SERETIDE 50 ou 125 ou 250 µg Suspension pour inhalation	Fl. 120 doses à 25 µg de Salmétérol (+ Fluticasone = 50 µg ou 125 µg ou 250 µg)	A. et E. > 12 ans : 1 inhalation x 2 fois/jour à 250 puis 125 µg E. > 4 ans : utiliser le dosage le plus faible
SERETIDE Diskus 100 ou 250 ou 500 µg En poudre	28 ou 60 récipients unidoses à 50 µg de Salmétérol (+ Fluticasone = 100 µg ou 250 µg ou 500 µg)	*Traitement continu de l'asthme* : pour les stades 2, 3 et 4 *Traitement symptomatique de la BPCO* (1) : 1 inhalation x 1 à 2 fois/jour

1. Chez les patients dont le VEMS est < 60 % et présentant des antécédents d'exacerbations répétées et des symptômes significatifs malgré un traitement bronchodilatateur continu.

Contre-indications
Hypersensibilité connue à l'un des composants (exceptionnelle)

Propriétés

- Agonistes spécifiques des récepteurs bêta-2 adrénergiques des muscles lisses des bronches (bronchodilatation), pratiquement dépourvue par voie pulmonaire de tout effet sur les récepteurs bêta-1 cardiaques
- Ces produits ont une action quasi immédiate, maximale après 5 à 15 minutes et durant 4 à 8 heures, avec résorption infime et taux plasmatiques négligeables

Indications

- *Traitement symptomatique continu de l'asthme :*
  - Chez des patients nécessitant des prises quotidiennes de bêta-2 agonistes à action rapide et de courte durée
  - Et/ou en cas de symptômes nocturnes
  - En association avec un traitement anti-inflammatoire continu comme les corticoïdes inhalés (traitement de deuxième intention)
- *Traitement symptomatique* de la bronchopneumopathie chronique obstructive. **Remarque** : il n'y a pas lieu d'associer systématiquement un corticoïde inhalé à un bronchodilatateur dans le traitement de la bronchopneumopathie chronique obstructive
- *Pour le Seretide* : traitement continu de l'asthme, dans les situations où l'administration par voie inhalée d'un médicament associant un corticoïde et un bronchodilatateur bêta-2 agoniste de longue durée d'action est justifiée :
  - Chez des patients insuffisamment contrôlés par une corticothérapie inhalée et la prise d'un bronchodilatateur bêta-2 agoniste de courte durée "à la demande"
  - Ou chez des patients contrôlés par l'administration d'une corticothérapie inhalée associée à un traitement continu par bêta-2 agoniste de longue durée d'action
- *Pour le Symbicort* : traitement continu de l'asthme persistant, dans les situations où l'administration par voie inhalée d'un médicament associant un corticoïde et un bronchodilatateur bêta-2 agoniste de longue durée d'action est justifiée :
  - Chez les patients insuffisamment contrôlés par une corticothérapie inhalée et la prise d'un bronchodilatateur bêta-2 agoniste de courte durée à la demande
  - Chez les patients contrôlés par l'administration d'une corticothérapie inhalée associée à un traitement continu par bêta-2 agoniste de longue durée d'action par voie inhalée
- *Pour le Symbicort, dans le traitement des bronchopneumopathies chroniques obstructives (BPCO)* : traitement symptomatique de la BPCO sévère (VEMS < 50 %) chez les patients présentant des exacerbations répétées et des symptômes significatifs malgré un traitement continu par bronchodilatateur de longue durée d'action

Effets indésirables

- Possibilité de crampes musculaires douloureuses
- Exceptionnels : nervosité, tremblements, céphalées, vertiges, palpitations, tachycardie
- Réactions d'hypersensibilité : urticaire, bronchospasme, œdème de Quincke

Précautions d'emploi

- Ne pas dépasser la posologie recommandée → *les patients traités doivent être prévenus qu'une diminution de l'effet et/ou de la durée d'action est un signe d'aggravation qui impose une consultation immédiate et si besoin une hospitalisation*
- L'hypersécrétion et l'infection des bronches peuvent réduire l'action du produit (mauvaise pénétration) → traiter toute surinfection bronchique associée
- Après la nébulisation, jeter la solution non utilisée dans la cuve du nébuliseur

Bronchodilatateurs (VIII) :
Bêta-2-stimulants,
formes orales à libération prolongée (IV)

Terbutaline *Liste I-30 %-Coll*

BRICANYL LP 5 mg	30 cp. 5 mg à libération prolongée	A. 1 cp. x 2 fois/jour au cours des repas E. ≥ 5 ans et ≥ 20 kg : 1 cp. x 2 fois/jour au cours des repas

Bambutérol (1) *Liste I-65 %-Coll*

OXEOL	30 cp. séc. 10 mg 30 cp. séc. 20 mg	A. 10 mg/jour en 1 prise au coucher (D. max. : 20 mg/jour en 1 prise au coucher)

1. Précurseur de la terbutaline, métabolisé lentement par hydrolyse en terbutaline active → réduire la posologie de 50 % en cas d'insuffisance rénale, et utiliser de préférence la terbutaline en cas d'insuffisance hépato-cellulaire.

Contre-indications
Enfant < 5 ans (pour terbutaline LP), enfant < 15 ans (pour bambutérol) Infarctus du myocarde au stade aigu, angor instable, angor sévère

Propriétés

- Agonistes spécifiques des récepteurs bêta-2 adrénergiques des muscles lisses des bronches (bronchodilatation) et de l'utérus (effet utérorelaxant), ayant très peu d'effets sur les récepteurs bêta-1 cardiaques à faible dose et une perte de la sélectivité à forte dose
- Durée d'action de 4 à 6 heures pour le salbutamol, 12 heures pour la terbutaline LP et 24 heures pour le bambutérol (précurseur de la terbutaline), conjugaison hépatique et élimination urinaire sous forme active et de métabolites inactifs

Indications

- Traitement symptomatique continu de l'asthme avec crises fréquentes et/ou nocturnes ou à dyspnée continue (en association à un corticoïde inhalé), et des autres broncho-pneumopathies obstructives réversibles (intérêt chez les personnes âgées)

Effets indésirables (très rares avec les formes à libération prolongée)

- Nervosité, tremblements des extrémités, céphalées, vertiges, palpitations, tachycardie sinusale modérée voire plus importante (sensibilité particulière)
- Crampes musculaires douloureuses (avec la terbutaline et le bambutérol)
- Possibilité d'hypokaliémie et d'élévation de la glycémie
- Réactions d'intolérance exceptionnelles (urticaire, exanthème, bronchospasme paradoxal, œdème de Quincke, hypotension sévère) → arrêt du traitement
- **Surdosage** : tachycardie excessive, tremblements, palpitations, hypotension, vertiges, sueurs, agitation, nausées, vomissements, flush facial → arrêt du traitement (antagonisme possible par bêta-bloquants sous réserve)

Précautions d'emploi

- Utiliser avec prudence en cas d'insuffisance coronarienne stable, troubles du rythme surtout ventriculaires, cardiomyopathie obstructive, HTA, diabète grave ou mal équilibré (effet hyperglycémiant avec risque de cétose), hyperthyroïdie, affections cardiaques congénitales ou acquises, hémorragie utérine ou risque d'hémorragie utérine
- Bambutérol → réduire la posologie de 50 % en cas d'insuffisance rénale et utiliser de préférence la terbutaline en cas d'insuffisance hépato-cellulaire

Interactions médicamenteuses

- ***Associations déconseillées*** : anesthésiques volatils halogénés (risques accrus d'arythmies), succinylcholine (potentialisation par le bambutérol qui doit être interrompu 24 heures avant)

Bronchodilatateurs (IX) : Anticholinergiques antiasthmatiques en inhalation (I)

Ipratropium bromure[G] *Liste I-65 %-Coll*

ATROVENT Suspension pour inhalation en flacon pressurisé	Fl. 200 bouffées 10 ml à 20 µg par bouffée	A. 1 à 2 bouffées x 2 à 4 fois/jour
ATROVENT IPRATROVENT Solution pour nébulisation Délai d'action = 3 minutes Durée d'action = 4 à 6 heures	Solution Adulte à 0,50 mg/2 ml : 10 unidoses ou à 0,50 mg/1 ml : 30 unidoses Solution Enfant à 0,25 mg/1 ml : 30 unidoses ou à 0,25 mg/2 ml : 10 unidoses	Réservée à l'adulte : posologie ci-dessous (1) Destinée à l'enfant : posologie ci-dessous (1)

1. Solutions destinées au *traitement en milieu spécialisé des asthmes aigus sévères de l'adulte et de l'enfant et des poussées aiguës de bronchopneumopathie chronique obstructive de l'adulte* : diluer 1 dose dans du sérum physiologique stérile pour obtenir un volume de 5 ml chez l'adulte ou 4 ml chez l'enfant, puis *administrer à l'aide d'un nébulisateur ultrasonique ou à gaz comprimé* en 5 à 15 minutes, *en association à un bêta-2-sympathomimétique à dose optimale et à de l'oxygène par sonde nasale* (les nébulisations peuvent être répétées si besoin 3 fois par 24 heures).
Ces produits ne sont pas recommandés systématiquement mais peuvent être adjoints aux bêta-2 + en cas de réponse incomplète dans les premières heures de la prise en charge d'une crise d'asthme sévère.

Ipratropium bromure + Fénotérol *Liste I-65 %-Coll*

BRONCHODUAL Solution pour inhalation en flacon pressurisé	200 doses pour inhalation buccale contenant : 20 µg d'Ipratropium ou 50 µg de Fénotérol (avec ou sans inhalateur)	Posologie ci-dessous (2)

2. Posologie : 1 à 2 bouffées x 2 à 4 fois/jour en inhalation buccale dans la bronchopneumopathie chronique obstructive, 1 à 2 bouffées 15 minutes avant l'effort ; 1 à 2 bouffées au début d'une crise d'asthme.

Contre-indications
Hypersensibilité à l'un des composants, insuffisance rénale

Propriétés

– Bronchodilatateurs anticholinergiques inhibant l'augmentation du tonus des bronches et la bronchoconstriction réflexe par effet inhibiteur sur les récepteurs muscariniques des muscles lisses bronchiques, pratiquement dépourvus d'effets systémiques (car résorption minime après inhalation bronchique, la faible fraction déglutie, absorbée par voie digestive, étant éliminée par voie urinaire)
– L'effet bronchodilatateur concerne surtout les grosses bronches proximales et il est plus retardé mais plus prolongé que celui des bêta-2 stimulants (utilement associés)

Indications

– Traitement symptomatique de la crise d'asthme (en complément d'un bêta-2-stimulant d'action rapide et de courte durée par voie inhalée) (uniquement ipratropium)
– Traitement symptomatique des exacerbations au cours de la maladie asthmatique ou de la bronchopneumopathie chronique obstructive (en complément d'un bêta-2-stimulant d'action rapide et de courte durée par voie inhalée) (uniquement ipratropium)
– Traitement symptomatique continu du bronchospasme réversible de la bronchopneumopathie chronique obstructive
– Traitement en milieu spécialisé des asthmes aigus sévères et poussées aiguës de bronchopneumopathie chronique obstructive (solutions pour nébuliseur)

Effets indésirables

– Effets atropiniques : bouche sèche (12 % avec le tiotropium, 6 % avec l'ipratropium), pharyngite, tachycardie, sinusite, constipation, candidoses locales
– Peu fréquents : dysurie, rétention urinaire, infections urinaires, enrouement, réactions allergiques (prurit, urticaire, éruption cutanée, bronchospasme, œdème de Quincke)
– Risque accru d'accidents cardio-vasculaires (troubles rythmiques, infarctus, décès)

Précautions d'emploi

– Utiliser avec prudence en cas de risque de glaucome par fermeture de l'angle et/ou de rétention urinaire par obstacle urétro-prostatique, ou de rétrécissement du col vésical
– L'hypersécrétion et l'infection des bronches peuvent réduire l'action du produit (mauvaise pénétration) → traiter toute surinfection bronchique associée
– Grossesse et allaitement : déconseillé au 1er trimestre et en cas d'allaitement

Mode d'emploi des aérosols-doseurs (essentiel pour l'efficacité)

– Aérosols-doseurs : agiter l'appareil, expirer complètement, puis mettre l'embout buccal entre les lèvres, fond de la cartouche orienté vers le haut, et inspirer par la bouche aussi profondément que possible en déclenchant la pulvérisation, puis retenir sa respiration pendant quelques secondes, puis se rincer la bouche et avaler un verre d'eau pour réduire le risque de sécheresse buccale et d'irritation pharyngée
– L'usage des aérosols-doseurs se heurte à la mauvaise coordination main-poumon chez l'enfant < 6 ans ou même l'enfant plus âgé au cours des crises, problème qui peut être résolu par l'administration à l'aide d'une chambre d'inhalation

Associations médicamenteuses synergiques

– Association intéressante avec les bêta-2-stimulants inhalés préalablement (rapidité d'action de ceux-ci et action prolongée des anticholinergiques), avec effet synergique en raison de sites d'action différents (les anticholinergiques agissant surtout sur les grosses bronches proximales, les sympathomimétiques sur l'ensemble des bronches)

Bronchodilatateurs (X) : Anticholinergiques antiasthmatiques en inhalation (II)*

Glycopyrronium bromure *Liste I-65 %-Coll*

SEEBRI BREEZHALER Poudre pour inhalation en gélules	Boîte de 6 ou 30 gél. à 44 µg pour inhalation	A. 1 gél./jour à l'aide du dispositif Aucune indication chez l'enfant

Tiotropium bromure (1) *Liste I-65 %-Coll*

SPIRIVA Poudre en gélule pour inhalation (avec inhalateur Handihaler)	10 (hôpital) ou 30 gél. pour inhalation : 18 µg de tiotropium	A. 1 gél./jour à heure fixe en inhalation buccale (dose délivrée : 10 µg)
SPIRIVA Respimat 2,5 µg/dose	Solution pour inhalation : 60 doses/cartouche + inhalateur	A. 2 bouffées soit 5 µg x 1 fois/jour (2)

1. Bronchodilatateur anticholinergique ayant l'avantage d'une seule prise quotidienne, au prix d'une légère augmentation des effets indésirables, notamment la sécheresse buccale, indiqué dans le traitement symptomatique continu du bronchospasme réversible de la BPCO uniquement. Pas d'indication dans l'asthme.
2. Pas de données chez l'enfant.

Aclidinium bromure Service médical rendu insuffisant

EKLIRA GENUAIR Poudre pour inhalation BRETARIS GENUAIR	60 doses à 322 µg	A. 1 dose x 2 fois/jour

* Voir les propriétés générales et les conditions d'emploi page précédente.

Antiasthmatiques divers (I) : Anticorps monoclonal anti-IgE

Omalizumab *Liste I-65 %-Coll-Prescription initiale hospitalière-Réservé aux pneumologues et aux pédiatres-Médicament d'exception*

XOLAIR *Conserver de + 2 °C à + 8 °C* Contient 108 mg de saccharose	Seringue préremplie pour injection SC 75 mg = 0,5 ml 150 mg = 1 ml	A. et E. > 6 ans : posologie ci-contre avec 1 injection SC toutes les 4 semaines (1)

1. Traitement au long cours. Après 16 semaines, l'efficacité doit être réévaluée.

Contre-indications

Hypersensibilité à l'omalizumab ou à l'un des excipients

Propriétés

- Anticorps monoclonal recombinant humanisé se liant sélectivement aux IgE sériques, réduisant la quantité d'IgE circulantes pouvant déclencher la chaîne des réactions allergiques, diminuant de 19 % environ la fréquence des exacerbations de l'asthme
- Biodisponibilité absolue moyenne de 62 %, concentrations sériques maximales en 7 à 8 jours, demi-vie d'élimination sérique de 26 jours en moyenne

Indications et posologie

- **Le traitement par Xolair ne doit être envisagé que chez les patients présentant un asthme dont la dépendance aux IgE a été établie sur des critères probants**
- Traitement additionnel chez les adultes, adolescents et enfants > 6 ans atteints d'asthme allergique persistant sévère, ayant un test cutané positif ou une réactivité *in vitro* à un pneumallergène perannuel et résistant à un traitement quotidien par un corticoïde inhalé à forte dose et un bêta-2 agoniste inhalé à longue durée d'action, et qui présentent un VEMS < 80 %, des symptômes diurnes ou des réveils nocturnes, et des exacerbations sévères mal contrôlées
- La dose et la fréquence d'administration, déterminées en fonction du taux initial d'IgE sériques et du poids corporel, est comprise entre 75 et 375 mg en 1 à 3 injections SC dans la région deltoïdienne ou la cuisse toutes les 2 à 4 semaines (la dose maximale recommandée est de 600 mg toutes les 2 semaines)

Effets indésirables et précautions d'emploi

- Fréquents (1 à 10 %) : maux de tête, réactions au point d'injection (douleur, érythème, prurit, gonflement)
- Rares (< 1 %) : somnolence, paresthésies, fatigue, bouffées vasomotrices, hypotension, syncope, pharyngite, toux, nausées, diarrhée, dyspepsie, prise de poids, syndrome pseudo-grippal, prurit, urticaire, éruption cutanée, photosensibilité, augmentation du risque d'infestation par des helminthes, thrombopénie idiopathique sévère
- Exceptionnels (< 1 ‰) : réactions anaphylactiques de type 1 (angiœdème, œdème du larynx, broncho-spasme allergique, état de choc) dans les 2 heures qui suivent l'injection
- Administrer sous surveillance médicale spécialisée, avec disposition immédiate des médicaments nécessaires au traitement de réactions anaphylactiques
- Utiliser avec prudence en cas d'insuffisance hépatique ou rénale, de maladies auto-immunes ou à complexes immuns, et chez les patients exposés au risque d'infestation parasitaire par les helminthes notamment lors de séjour en zone d'endémie
- Grossesse, allaitement : utilisation déconseillée

Antiasthmatiques divers (II) : Antileucotriènes

Montelukast[G] *Liste I-65 %-Coll*

SINGULAIR	28 cp. 4 mg ou 5 mg à croquer 28 cp. 10 mg à avaler (1) 50 cp. 5 mg ou 10 mg *Réservé aux hôpitaux* 28 sac. granulé enfant 4 mg	A. et E. > 15 ans : 10 mg/jour en 1 prise *le soir au coucher* E. de 6 ans à 14 ans : 5 mg/jour en 1 prise *le soir au coucher* E. de 6 mois à 5 ans : 1 sac. 4 mg *le soir au coucher* (2) et (3)

1. Chez l'enfant, les comprimés à croquer seront pris 1 heure avant ou 2 heures après le repas pour éviter une diminution de la biodisponibilité.
2. Les granulés sont administrés soit directement dans la bouche, soit mélangés à de la nourriture froide. Ils ne doivent pas être dissous dans un verre d'eau.
3. Ne pas persévérer au-delà de 4 semaines en absence d'effet. L'effet apparaît dès les 2 premiers jours.

Contre-indications
Hypersensibilité au produit
Intolérance au galactose

Propriétés

- Antagoniste sélectif des récepteurs aux cystéinyl-leucotriènes (médiateurs pro-asthmatiques produits par les mastocytes et les éosinophiles, induisant un effet bronchoconstricteur, une augmentation de la sécrétion de mucus, de l'œdème de la paroi des voies respiratoires et du recrutement des éosinophiles)
- Absorption rapide (63-73 %), pic plasmatique atteint en 3 à 4 heures, liaison aux protéines plasmatiques > 99 %, métabolisation hépatique importante en dérivés inactifs par les CYP 3A4 et 2C9, élimination essentiellement bilio-fécale (86 % en 5 jours), demi-vie d'environ 4,9 heures, passage transplacentaire et dans le lait maternel

Indications

- Traitement additif (ou alternative aux corticoïdes inhalés à faibles doses) chez les patients présentant un asthme persistant léger à modéré insuffisamment contrôlé par corticoïdes inhalés et bêta-2 stimulants à courte durée d'action administrés à la demande (ce produit a également un effet démontré sur les symptômes d'une rhinite allergique saisonnière associée)
- Traitement préventif de l'asthme d'effort (prise au long cours et non à la demande)
- Alternative aux corticoïdes inhalés en cas d'asthme persistant léger sans antécédent récent de crise sévère

Effets indésirables

- Fréquents : céphalées (18,4 %), syndrome grippal, douleurs abdominales et/ou diarrhée
- Rares (< 3 %) : asthénie, toux, nausées, dyspepsie, étourdissements, insomnie, congestion nasale, réactions cutanées allergiques, troubles psychiques (agitation, agressivité, cauchemars, anxiété, insomnie, hallucinations), augmentation des transaminases, étourdissement, somnolence, épistaxis
- Syndrome de Churg et Stauss (très rare)

Précautions d'emploi

- Le montelukast n'est pas un traitement de crise, pas de substitution avec arrêt brutal de corticoïdes
- En cas d'éosinophilie, risque de vascularite allergique
- Insuffisance rénale : absence de données (mais élimination bilio-fécale surtout, donc pas d'ajustement posologique à envisager)
- Phénylcétonurie : noter la présence d'aspartam dans les comprimés à croquer (apportant 0,842 mg de phénylalanine par comprimé à 5 mg)
- Grossesse et allaitement : innocuité non démontrée, pas de tératogénicité chez l'animal

Interactions médicamenteuses

- *Associations à utiliser avec précaution* : inducteurs du CYP 3A4 (rifampicine, carbamazépine, phénobarbital, phénytoïne, primidone, etc.) car réduction des taux plasmatiques (jusqu'à 40 %) et donc de l'efficacité du montelukast
- Le montelukast est un inhibiteur puissant de CYP 2C8 *in vitro*, pas d'effet évident *in vivo* (attention à paclitaxel, repaglinide)

Antiasthmatiques divers (III) : Méthylxanthines ou Bases xanthiques (I)

Formes orales à libération prolongée : Théophylline[G] *Liste II-30 %-Coll*

DILATRANE LP	30 gél. 50 mg, 100 mg, 200 mg ou 300 mg	A. et E. > 3 ans : 10 mg/kg/jour en 2 prises espacées de 12 heures
EUPHYLLINE LA	30 ou 100 gél. 50 mg, 100 mg, 200 mg, 300 mg ou 400 mg (1)	*Idem*
TÉDRALAN LP	30 gél. 200 mg	*Idem*
THÉOSTAT LP	30 ou 150 cp. séc. 100 mg 30 ou 100 cp. séc. 200 mg ou 300 mg (1)	*Idem*
XANTHIUM LP	30 gél. 200 mg, 300 mg ou 400 mg	*Idem*

1. Conditionnement de 100 et 150 cp. pour toutes les formes réservé aux hôpitaux.

Formes orales à libération prolongée : Bamifylline *Liste II-30 %-Coll*

TRENTADIL	20 cp. 300 mg	A. 2 à 3 cp./jour en 2 à 3 prises

Autres formes orales à libération immédiate (2)

DILATRANE SIROP Théophylline *Remboursement 65 %-Coll*	Sirop à 10 mg/ml (1 %) : Fl. 200 ml avec mesure de 5 ml	E. > 30 mois : 6 mg/kg en 1 prise puis 3 mg/kg toutes les 8 heures dans la crise d'asthme A. 8 à 12 mg/kg/jour en 3 prises

2. Espacer les prises orales de 8 heures et ne pas dépasser 12 mg/kg/jour et 400 mg/jour maximum chez l'enfant.

Ces traitements ne sont indiqués que si les bêta-2 mimétiques et la corticothérapie bien conduits sont inefficaces.

Contre-indications
Enfant < 30 mois, intolérance connue à la théophylline Certaines associations (*cf.* Interactions médicamenteuses) car index thérapeutique étroit

Propriétés

- Bronchodilatateurs agissant par inhibition de la phosphodiestérase (relaxation des muscles lisses bronchiques et du diaphragme), *ayant des effets anti-inflammatoires dans l'asthme à des doses inférieures aux doses bronchodilatatrices*, avec une action analeptique respiratoire centrale et psychostimulante (et des effets convulsivants à forte dose), et de faibles effets diurétiques, inotropes positifs et chronotropes positifs
- Résorption correcte par voie orale (action en 1 heure) mais variable par voie rectale, taux plasmatiques efficaces de 5-15 mg/l (28-80 μmol/l), catabolisme hépatique (accru par le tabac et les inducteurs enzymatiques), élimination urinaire (10 % sous forme inchangée), demi-vie variable selon l'âge (18 à 30 heures chez le prématuré, 3 à 4 heures chez l'enfant, 5 à 7 heures chez l'adulte et l'adolescent), passage transplacentaire

Indications

- Formes orales : crises d'asthme chez l'enfant (sirop) et traitement symptomatique continu de l'asthme persistant et des autres bronchopneumopathies chroniques obstructives
- Formes rectales : traitement symptomatique des formes mineures d'asthme
- Formes injectables : crise d'asthme aiguë et état de mal asthmatique si le sujet n'a pas reçu de méthylxanthines dans les 6 heures précédentes (ou 12 heures si forme LP) en cas de contrôle insuffisant par un bêta-2 mimétique nébulisé ou injecté éventuellement associé à un anticholinergique inhalé

Effets indésirables (dose-dépendants, marge thérapeutique étroite)

- Excitabilité, nervosité, pesanteur gastrique, et à doses plus fortes tachycardie, nausées, vomissements, gastralgies, diarrhée, céphalées, excitation, insomnie, tremblements
- En fin de grossesse : possibilité d'excitation et de tachycardie chez le nouveau-né
- **Surdosage** (dose thérapeutique proche de la dose toxique) : tachycardie, agitation, vomissements, convulsions (parfois inaugurales chez l'enfant), hyperthermie, hypotension, logorrhée, confusion mentale, hyperventilation, dépression respiratoire, risque de fibrillation ventriculaire → lavage gastrique et réanimation

Précautions d'emploi

- Respecter l'intervalle indiqué entre les prises (selon les produits), calculer la posologie selon le poids idéal chez l'obèse et adapter la posologie selon les effets indésirables et/ou les dosages plasmatiques (taux toxiques si ≥ 20 mg/l soit 106 μmol/l)
- Diminuer la posologie de 50 % en cas d'insuffisance hépatique ou cardiaque ou de fièvre, et de 25 % chez le sujet âgé ou en cas d'arrêt du tabac
- Utiliser avec prudence en cas d'angor, HTA, hyperthyroïdie, ulcère gastro-duodénal, épilepsie et antécédents convulsifs, en fin de grossesse et chez l'enfant < 5 ans
- Formes injectables : éviter l'injection IM (douloureuse) et l'injection IV directe (risque de choc) → utiliser toujours en perfusion IV lente (*cf.* page suivante)

Interactions médicamenteuses (très nombreuses, métabolisme par cytochromes hépatiques)

- ***Associations contre-indiquées*** : énoxacine, viloxazine, millepertuis
- ***Associations déconseillées*** : érythromycine, ciprofloxazine, norfloxacine, péfloxacine (risque de surdosage en théophylline)
- *Associations à utiliser avec précaution* : clarithromycine, dirithromycine, josamycine et roxithromycine, allopurinol, cimétidine, diltiazem, fluconazole, fluvoxamine, inducteurs enzymatiques, méxilétine, nilutamide, pentoxifylline, tiabendazole, ticlopidine

Remarques

- Utilisation limitée car nombreux effets indésirables du fait d'une marge thérapeutique étroite et de nombreuses interactions médicamenteuses
- Réservé aux cas intolérants aux bêta-2-mimétiques

Antiasthmatiques divers (IV) : Méthylxanthines ou Bases xanthiques (II)*

Formes injectables *Liste II-Réservé aux hôpitaux-Coll*

AMINOPHYLLINE Injectable Aminophylline	100 amp. 10 ml = 250 mg	Perfusion IV lente (1) : A. 5 mg/kg en 30 minutes puis 0,6 mg/kg/h E. 7 mg/kg en 30 minutes puis 0,7 à 1,2 mg/kg/h

1. Administrer toujours en perfusion IV lente continue.
Réduire la posologie à 0,3 mg/kg/h chez le sujet âgé et 0,1 à 0,2 mg/kg/h en cas d'insuffisance hépatique ou cardiaque.
Ne se fait que dans le cas d'une hospitalisation en soins intensifs.

* Voir les propriétés et les conditions d'emploi page précédente.

Antiasthmatiques divers (V) : Cromones

Cromoglycate disodique (1) *Liste II-Non remboursé*

LOMUDAL SOLUTION pour nébulisation par nébuliseur électrique	48 amp. 20 mg/2ml	Nébulisation (2) : A. 1 amp. x 3 à 4 fois/jour E. 1 amp. x 3 à 4 fois/jour

1. Produit réévalué par la Commission de transparence : considéré comme ayant un service médical rendu insuffisant pour être remboursé.
2. Réparti en 4 séances d'aérosolthérapie. Solution prête à l'emploi ; si dilution nécessaire, utiliser du sérum physiologique.

Contre-indications

Allergie au produit

Propriétés

- Dérivé de la khelline exerçant une action locale au niveau de la muqueuse bronchique qui inhiberait la dégranulation des mastocytes, prévenant la libération des médiateurs de l'anaphylaxie, ayant un *effet préventif* dans les asthmes allergiques ou déclenchés par des agents non spécifiques (effort, air froid, irritants type anhydride sulfureux)
- Résorption très faible (2 à 3 % par voie pulmonaire et faible fraction déglutie), pas de métabolisation, élimination de la minime fraction résorbée par la bile et les urines

Indications (très limitées)

- Traitement continu anti-inflammatoire de l'asthme persistant léger (symptômes diurnes > 1 fois/semaine et < 1 fois/jour et/ou symptômes nocturnes > 1 fois/mois)
- Traitement *préventif* de l'asthme d'effort (1 à 2 ampoules pour nébulisation à prendre 15 minutes avant l'effort déclenchant)

Effets indésirables

- Très rares : possibilité d'irritation pharyngée, toux, bronchospasme modéré transitoire (pouvant être inhibé par absorption d'un verre d'eau ou prévenu par un bêta-stimulant)
- Exceptionnels : bronchospasme sévère, urticaire ou dysurie motivant l'arrêt

Précautions et mode d'emploi

- L'hypersécrétion et l'infection des bronches peuvent réduire l'action du produit (par mauvaise pénétration) → traiter toute surinfection bronchique associée
- Arrêter le traitement en cas d'inefficacité après 1 mois
- Grossesse (1er trimestre) et allaitement : traitement déconseillé par prudence
- Ne remplace pas le traitement de l'asthme en cas de symptômes aigus

Remarques

- Pas d'avantage par rapport au placebo dans l'asthme de l'enfant
- Ce traitement ne fait pas partie des recommandations

Corticoïdes en inhalation (I)

Béclométasone diproprionate[G], suspension pour inhalation avec gaz propulseur, distributeur avec embout buccal *Liste I-65 %-Coll*

BÉCLOJET[G] 250 µg/dose	Fl. 200 doses à 250 µg par bouffée	Dose initiale en fonction de la sévérité de la maladie
BÉCLOSPRAY 50 µg ou 250 µg/dose BÉCOTIDE 250 µg/dose ÉCOBEC 250 µg/dose	Fl. 200 doses à 50 µg ou 250 µg par bouffée	Asthme persistant léger : A. 500 à 1 000 µg/jour E. 250 à 500 µg/jour Asthme sévère, dose initiale : A. 2 000 µg/jour E. 1 000 µg/jour en 2 prises
QVAR Autohaler (1) 100 µg/dose	Fl. 100 ou 200 doses à 100 µg par bouffée	Asthme persistant léger : A. 200 à 400 µg/jour en 2 prises E. 100 à 200 µg/jour en 2 prises Asthme persistant sévère : A. 800 µg/jour en 2 prises E. 300 à 400 µg/jour en 2 prises
QVARSPRAY 100 µg/dose	Sol. pour inhalation buccale Fl. pressurisé 100 doses Autohaler 200 doses	*Idem*

1. Corticoïdes avec des dispositifs spéciaux permettant d'améliorer l'utilisation chez les sujets ayant une mauvaise coordination main-poumon (car la délivrance du produit est déclenchée par l'inspiration, même à faible débit inspiratoire, et non par une pression manuelle) : valve doseuse et embout buccal.

Béclométasone diproprionate[G], suspension pour inhalation par nébuliseur *Liste I-65 %-Coll*

BÉCLOSPIN 400 µg/ml ou 800 µg/2 ml	Fl. 20 doses	E. 400 à 800 µg x 2 fois/jour (2)

2. Tout récipient unidose ouvert doit être jeté. Traitement pour enfants.

Béclométasone diproprionate[G], poudre pour inhalation avec dispositif sans gaz propulseur *Liste I-65 %-Coll*

ASMABEC Clickhaler 100 µg ou 250 µg/dose	Fl. 200 doses à 100 µg Fl. 100 doses à 250 µg par bouffée	A. 800 µg/jour en moyenne, jusqu'à 2 000 µg/jour E. dose max. : 400 µg/jour
BÉMÉDREX Easyhaler 200 µg/dose	Fl. 200 doses à 200 µg par bouffée	*Idem*
MIFLASONE 100 µg ou 200 µg ou 400 µg/dose	Fl. 60 doses à 100 µg ou 200 µg ou 400 µg par bouffée	*Idem*

Contre-indications
Tuberculose pulmonaire évolutive ou latente non traitée

Propriétés

- Corticoïdes très utilisés en raison de leur action anti-inflammatoire locale puissante sur l'inflammation bronchique (composante majeure de l'asthme de l'adulte) et parce qu'ils ont l'avantage d'avoir peu ou pas d'effets systémiques et de ne pas entraîner de freinage surrénalien, du moins à dose thérapeutique. Ces produits représentent un réel progrès thérapeutique dans l'asthme nécessitant un traitement de fond : leur efficacité est meilleure chez les sujets non traités par corticothérapie générale (50 à 80 % des cas) que chez les sujets cortico-dépendants (50 à 60 % des cas)
- La majeure partie de la dose inhalée (90 %) est déglutie et éliminée par les fèces, une fraction seulement (10 %) parvient au niveau broncho-alvéolaire où elle est résorbée faiblement puis métabolisée au niveau hépatique et éliminée sous forme de dérivés inactifs par voie biliaire et urinaire

Indications

- Traitement de fond de l'asthme persistant (recommandé précocement, c'est-à-dire dès qu'un bêta-2-stimulant est utilisé plus de 3 fois par semaine)
- Sevrage ou diminution des corticoïdes par voie générale dans les asthmes cortico-dépendants (où un sevrage est obtenu dans 50 à 80 % des cas)
- Toux spasmodique, laryngo-trachéites spasmodiques, bronchites asthmatiformes de l'enfant, bronchopneumopathies chroniques obstructives spastiques

Effets indésirables

- Possibilité d'irritation locale transitoire (gêne pharyngée, toux, raucité de la voix), d'où rinçage de la bouche après chaque inhalation
- Candidoses oro-pharyngées (1 % chez l'enfant, 5 à 13 % chez l'adulte) nécessitant l'arrêt du traitement jusqu'à leur guérison par un traitement antifongique adapté
- Exceptionnels : quelques cas de cataracte après traitement prolongé pendant des mois ou années (dont certains chez l'enfant > 13 ans)
- **Surdosage** : risque très faible de freinage cortico-surrénalien (aux doses dépassant les doses maximales indiquées ci-contre) disparaissant à l'arrêt du traitement
- Retard de croissance chez l'enfant traité par fortes doses

Précautions d'emploi et associations médicamenteuses utiles

- L'hypersécrétion et l'infection des bronches peuvent réduire l'action du produit (par mauvaise pénétration) → traiter toute surinfection bronchique associée
- Asthmes cortico-dépendants : le sevrage des corticoïdes systémiques sera fait de façon très progressive, sous surveillance médicale prolongée
- Associations utiles : bronchodilatateurs, désensibilisation spécifique (pour les asthmes allergiques)

Interactions médicamenteuses

- Le risque est peu probable car les concentrations sont faibles
- En cas de prise d'inhibiteurs puissants du CYP 3A4 (kétoconazole, itraconazole, ritonavir) lors d'un traitement par fluticasone avec un risque en cas d'association prolongée de cusching thérapeutique et de freination de l'axe

Corticoïdes en inhalation (II)

Fluticasone (1) *Liste I-65 %-Coll*

FLIXOTIDE Diskus Poudre pour inhalation	Fl. 60 doses : – à 100 µg par bouffée – à 250 µg par bouffée – à 500 µg par bouffée	A. 100-1 000 µg x 2 fois/jour (D. max. : 2 000 µg/jour) E. > 4 ans : 50-200 µg x 2 fois/jour E. > 1 an : 50-100 µg x 2 fois/jour
FLIXOTIDE Suspension pour inhalation avec gaz propulseur	Fl. 120 doses : – à 50 µg par bouffée – à 125 µg par bouffée – à 250 µg par bouffée	

1. Des atteintes musculaires lentement réversibles après remplacement par la béclométasone ou le budésonide ont été décrites avec la fluticasone inhalée à forte dose chez l'enfant.

Ciclésonide *Liste I-65 %-Coll*

ALVESCO (2) Solution pour inhalation	Fl. pressurisé 60 doses au travers de l'embout buccal à 80 µg et 160 µg par dose	A. et E. > 12 ans : 160 µg x 1 fois/jour en entretien

2. Traitement continu de l'asthme persistant chez l'adulte et l'enfant > 12 ans. Peut être utilisé avec chambre d'inhalation Aero Chamber Plus.

Il convient de toujours rechercher la dose minimale efficace.

Mode d'emploi commun à tous les aérosols-doseurs (essentiel pour l'efficacité)

- Aérosols-doseurs : agiter l'appareil, expirer complètement, puis mettre l'embout buccal entre les lèvres, fond de la cartouche orienté vers le haut et inspirer par la bouche aussi profondément que possible en déclenchant la pulvérisation, puis retenir sa respiration pendant quelques secondes, se rincer la bouche et avaler un verre d'eau pour minimiser le risque de candidose oro-pharyngée
- L'usage des aérosols-doseurs se heurte à la mauvaise coordination main-poumon chez l'enfant < 6 ans ou même l'enfant plus âgé au cours des crises, problème qui peut être résolu par l'administration à l'aide d'une chambre d'inhalation (Béclojet) ou avec des dispositifs spéciaux (Autohaler, Clickhaler, Turbuhaler)

Contre-indications
Tuberculose pulmonaire évolutive ou latente non traitée

Propriétés

- Corticoïdes très utilisés en raison de leur action anti-inflammatoire locale puissante sur l'inflammation bronchique (composante majeure de l'asthme de l'adulte) et parce qu'ils ont l'avantage d'avoir peu ou pas d'effets systémiques et de ne pas entraîner de freinage surrénalien, du moins à dose thérapeutique. Ces produits représentent un réel progrès thérapeutique dans l'asthme nécessitant un traitement de fond : leur efficacité est meilleure chez les sujets non traités par corticothérapie générale (50 à 80 % des cas) que chez les sujets cortico-dépendants (50 à 60 % des cas)
- La majeure partie de la dose inhalée (90 %) est déglutie et éliminée par les fèces, une fraction seulement (10 %) parvient au niveau broncho-alvéolaire où elle est résorbée faiblement puis métabolisée au niveau hépatique et éliminée sous forme de dérivés inactifs par voie biliaire et urinaire

Indications

- Traitement de fond de l'asthme persistant (recommandé précocement, c'est-à-dire dès qu'un bêta-2-stimulant est utilisé plus de 3 fois par semaine)
- Sevrage ou diminution des corticoïdes par voie générale dans les asthmes cortico-dépendants (où un sevrage est obtenu dans 50 à 80 % des cas)
- Toux spasmodique, laryngo-trachéites spasmodiques, bronchites asthmatiformes de l'enfant, bronchopneumopathies chroniques obstructives spastiques

Effets indésirables

- Possibilité d'irritation locale transitoire (gêne pharyngée, toux, raucité de la voix), d'où rinçage de la bouche après chaque inhalation
- Candidoses oro-pharyngées (1 % chez l'enfant, 5 à 13 % chez l'adulte) nécessitant l'arrêt du traitement jusqu'à leur guérison par un traitement antifongique adapté
- Exceptionnels : quelques cas de cataracte après traitement prolongé pendant des mois ou années (dont certains chez l'enfant > 13 ans)
- **Surdosage** : risque très faible de freinage cortico-surrénalien (aux doses dépassant les doses maximales indiquées ci-contre) disparaissant à l'arrêt du traitement
- Retard de croissance chez l'enfant traité par fortes doses d'où la nécessité de rechercher la dose minimale active

Précautions d'emploi et associations médicamenteuses utiles

- L'hypersécrétion et l'infection des bronches peuvent réduire l'action du produit (par mauvaise pénétration) → traiter toute surinfection bronchique associée
- Asthmes cortico-dépendants : le sevrage des corticoïdes systémiques sera fait de façon très progressive, sous surveillance médicale prolongée
- Associations utiles : bronchodilatateurs, désensibilisation spécifique (pour les asthmes allergiques)

Interactions médicamenteuses

- Le risque est peu probable car les concentrations sont faibles
- En cas de prise d'inhibiteurs puissants du CYP 3A4 (kétoconazole, itraconazole, ritonavir) lors d'un traitement par fluticasone avec un risque en cas d'association prolongée de cusching thérapeutique et de freination de la sécrétion d'ACTH

Corticoïdes en inhalation (III)*

Budésonide[G], poudre pour inhalation en gélules *Liste I-65 %-Coll*

MIFLONIL 200 µg ou 400 µg	60 doses	A. 200 à 400 µg x 2-4 fois/jour (D. max. : 1 600 µg/jour) E. 100 à 200 µg x 2-4 fois/jour (D. max. : 800 µg/jour) à 100 µg par bouffée
NOVOPULMON Novolizer 200 µg ou 400 µg	200 ou 400 doses avec inhalateur ou recharges simples	*Idem*
PULMICORT Turbuhaler (1) 100 µg ou 200 µg ou 400 µg	200 doses à 100 µg ou 200 µg 100 doses à 400 µg	*Idem*

1. Poudre micronisée sans gaz propulseur.

Budésonide[G], suspension pour inhalation par nébuliseur (à air comprimé) prête à l'emploi *Liste I-65 %-Coll*

PULMICORT (2) 0,5 mg/2 ml ou 1 mg/2 ml	20 doses avec récipients unidoses	E. 0,5 à 2 mg/jour en 2 séances d'aérosolthérapie 6 à 8 l/min pendant 15 minutes

2. Tout flacon entamé doit être jeté. Les générateurs ultrasoniques ne sont pas recommandés.

Mométasone, poudre pour inhalation *Liste I-65 %-Coll*

ASMANEX Twisthaler	30 ou 60 doses à 200 µg ou 400 µg	A. et E. > 11 ans : 200 à 400 µg x 1 à 2 fois/jour en fonction de la sévérité (3)

3. Toujours respecter la dose minimale efficace.

* Voir les propriétés générales et les conditions d'emploi page précédente.

Traitement de la mucoviscidose (I) : Activateur sélectif de la protéine CFTR

Ivacaftor *ATU-Réservé aux collectivités et au prescripteur expérimenté en mucoviscidose -Médicament orphelin*

KALYDECO (1)	4 plaquettes de 14 cp. 150 mg	A. et E. > 6 ans : 150 mg x 2 fois/jour toutes les 12 heures (2)

1. Uniquement chez les patients atteints de mucoviscidose porteurs de la mutation G5510 sur au moins un allèle du gène CFTR (*Cystic Fibrosis Transmembrane Regulator*) (4 % des patients).
2. Administrer au cours d'un repas riche en graisse, sans consommation de pamplemousse.

Contre-indications

Déficit en lactase, intolérance au galactose

Indications

- Traitement de la mucoviscidose chez les patients adultes, adolescents et enfants > 6 ans atteints de mucoviscidose et porteurs de la mutation G551D sur au moins un allèle du gène CFTR (pas d'efficacité si mutation CFTR-F508del)

Effets indésirables

- Très fréquents (> 10 %) : rhinopharyngites, douleur abdominale, diarrhée, éruption cutanée, céphalées
- Fréquents (1 à 10 %) : vertiges, otalgies, acouphènes, hyperhémie du conduit auditif, congestion sinusienne
- Peu fréquents (< 1 %) : mastite, gynécomastie, tumeur du sein, augmentation des transaminases

Précautions d'emploi

- Clairance rénale < 30 ml/min
- Réduire les posologies de moitié (150 mg/jour) si Child Pugh B
- Médicaments inhibiteurs du CYP 3A4 (azolés et macrolides) : 150 mg x 2 fois/semaine
- Recul de durée de traitement 96 semaines ; si traitement efficace traitement théoriquement au long cours, peu de données si VEMS < 40 % théorique
- Surveillance de la fonction hépatique à J0, S4, S12 et tous les 3 mois. En cas d'augmentation, arrêt du traitement
- Pas de données chez le patient greffé, chez la femme enceinte (mais pas de tératogénéité chez l'animal) et allaitante

Traitement de la mucoviscidose (II) :
Désoxyribonucléase recombinante humaine ou rhDNase

Dornase alpha ou rhDNase *Liste I-30 %-Coll (Disponible en ville)- Prescription initiale hospitalière semestrielle- Renouvellement non restreint*

PULMOZYME *Conserver de + 2 °C à + 8 °C et à l'abri de la lumière* Solution claire et incolore à légèrement jaunâtre	6 ou 30 amp. 2,5 ml = 2 500 U (1 mg = 1 000 unités) = 1 ml Solution pour inhalation	A. et E. > 5 ans : aérosol quotidien à la dose de 2,5 mg/24 h (ampoule non diluée, avec un nébuliseur pneumatique) (1)

1. Certains patients de plus de 21 ans peuvent bénéficier de 2 aérosols par jour.

Propriétés

– Enzyme obtenue par génie génétique, protéine recombinante humaine, identique à la désoxyribonucléase humaine endogène qui hydrolyse l'ADN extracellulaire et donc réduit l'encombrement bronchique et améliore la clairance muco-ciliaire des sujets atteints de mucoviscidose : des études ont montré qu'elle entraîne, chez les sujets traités ayant une capacité vitale forcée (CVF) ≥ 40 % de la valeur attendue, une diminution de la sensation de dyspnée, une amélioration de la fonction ventilatoire, une réduction des infections respiratoires et du nombre de jours d'hospitalisation, son effet étant rapide mais disparaissant aussitôt à l'arrêt du traitement

Indications

– Traitement de l'encombrement bronchique afin d'améliorer les fonctions respiratoires des patients atteints de mucoviscidose > 5 ans et dont la capacité vitale forcée (CVF) est ≥ 40 % de la valeur attendue

Effets indésirables

– Pharyngites (36 à 40 %) et modifications de la voix à type d'enrouement (12 à 16 %) spontanément résolutives, plus rarement laryngites (3 %), conjonctivites
– En début de traitement (effets transitoires) : diminution de la fonction respiratoire avec augmentation de la sécrétion du mucus bronchique, douleur thoracique, fièvre, rhinite, dyspepsie
– Rash, urticaire, anticorps anti-dornase alpha chez < 5 % des patients traités ; pas de modification des performances
– Bien toléré en cas de complication de la maladie

Précautions d'emploi

– Les nébuliseurs ultrasoniques ne sont pas adaptés (risque de dégradation du produit) → utiliser uniquement avec un nébuliseur compresseur pneumatique, en mettant le produit non dilué dans la cuve du nébuliseur et en respectant le mode d'emploi du nébuliseur utilisé
– Patients dont la CVF est < 40 % de la valeur attendue : utilisation non recommandée (efficacité et tolérance non établies)
– Enfants < 5 ans : utilisation non recommandée (absence de données)
– Grossesse et allaitement : innocuité non établie
– Maintenir la kinésithérapie associée, poursuite du traitement possible si surinfection

Incompatibilités physico-chimiques

– Ne mélanger à aucun autre produit dans la cuve du nébuliseur (risque de dégradation du produit)

Fluidifiants ou Mucolytiques (I)

Fluidifiants en instillation locale pour soins aux trachéotomisés

MUCOMYSTENDO Solution Acétylcystéine ou N-acétylcystéine *Liste II-15 %-Coll*	6 amp. 1 000 mg/5 ml	En instillations trachéales par la canule de trachéotomie : 1 à 2 ml de solution diluée par instillation (1) ou en aérosol *Per os* dans les intoxications par le paracétamol : *cf.* posologie ci-contre

1. Diluer obligatoirement dans une quantité égale de sérum physiologique ou d'eau distillée.
Soins aux trachéotomisés : traitement de l'encombrement des voies respiratoires en instillation locale.

Contre-indications

Hypersensibilité ou intolérance connue à l'acétylcystéine
Sujets incapables d'expectorer (sauf si l'aspiration bronchique est possible)
Crise d'asthme et état de mal asthmatique

Propriétés

– Agent fluidifiant (ou mucolytique) qui favorise l'expectoration en diminuant le degré de viscosité de la couche géliforme du mucus bronchique (riche en mucines et en Ig A sécrétoires), par rupture des liaisons chimiques au niveau des mucines

Indications

– Syndromes d'hyperviscosité avec encombrement trachéo-bronchique chez les trachéotomisés
– *Hors AMM :*
  – Mucoviscidose
  – Prévention de l'encombrement bronchique post-opératoire

Effets indésirables

– Exceptionnellement : réactions allergiques (rashs cutanés, œdème de Quincke, bronchospasme, choc anaphylactique) → arrêt immédiat et traitement symptomatique
– *Formes à usage local* : risque de liquéfaction brutale des sécrétions bronchiques et d'inondation broncho-alvéolaire chez le sujet incapable d'expectorer (nécessitant une aspiration bronchique en urgence), risque de bronchospasme chez l'asthmatique, toux avec sensations de brûlures rétrosternales

Précautions d'emploi

– Utiliser avec prudence chez les sujets asthmatiques et allergiques
– Un matériel permettant de réaliser une aspiration bronchique d'urgence doit être immédiatement disponible en cas d'utilisation de ces médicaments chez les sujets présentant des difficultés pour expectorer

Incompatibilités physico-chimiques (formes à usage local)

– L'acétylcystéine a une *action corrosive* sur certains constituants des appareils à aérosol (caoutchouc et certains métaux), c'est pourquoi il est nécessaire de l'utiliser uniquement avec des appareils constitués des matériaux suivants : verre, matières plastiques, acier inoxydable. Ne pas mélanger avec des corticoïdes ou des antibiotiques
– Acétylcystéine : peut être diluée dans du sérum physiologique

Fluidifiants ou Mucolytiques (II)

Mucorégulateurs par voie orale (1) et (2) *Liste II-Non remboursé-Coll*

Acétylcystéine[G] CODOTUSSYL EXOMUC (3) FLUIMUCIL (3) et (4) HUMEX MUCOMYST (3) MUCOTHIOL SOLMUCOL	Sirops et solutions buvables Cp., cp. efferv. et sachets 100 mg Sachets et solution 200 mg	A. et E. > 7 ans : 600 mg en 3 prises/jour (6)
Ambroxol[G] SURBRONC MUXOL VICKS 0,6 %	30 cp. séc. 30 mg 20 sac. 30 mg Sol. buv. 0,3 à 0,6 % : 100 ml, 150 ml ou 180 ml à 15 mg par càc (5)	A. 60 à 120 mg/jour en 2 prises soit 1 à 2 cp. x 2 fois/jour
Bromhexine BISOLVON	30 cp. 8 mg	A. 1 à 2 cp. x 3 fois/jour (6)
Carbocistéine[G] (4) BRONCATHIOL (4) BRONCHOKOD 2 % et 5 % (4) BRONCOCLAR CLARIX 2 % et 5 % (4) DRILL ERGIX EXOTOUX FLUDITEC 2 % et 5 % HUMEX 5 % MÉDIBRONC (4) RHINATHIOL 2 % et 5 % (4)	Sirops et solutions buvables (5)	A. et E. > 15 ans : 3 à 6 prises/jour (6)
Éprazinone MUCITUX	30 cp. 50 mg	A. 3 à 6 cp./jour (6)
Erdostéine VECTRINE	20 gél. ou sac. 300 mg	A. et E. > 15 ans : 300 mg x 2 fois/jour
Guaïfénésine VICKS 1,33 % Sirop expectorant	Fl. 120 ml ou 180 ml de sirop 200 mg/15 ml 1 càs = 200 mg Contient de l'éthanol	A. 1 à 2 càs x 4 fois/jour (6)

1. Les associations ne figurent pas ici.
2. En raison du risque d'atteinte neurologique (convulsions, somnolence, agitation), les suppositoires contenant des dérivés terpéniques sont contre-indiqués chez les enfants < 30 mois et/ou aux antécédents de convulsion fébrile et/ou aux antécédents d'épilepsie.
3. Retrait des formes pour nourrissons.
4. Contre-indiqué chez l'enfant < 2 ans.
5. Les sirops existent avec ou sans sucre.
6. Pas plus de 5 jours sans avis médical.

Contre-indications

États de bronchoplégie sévère
Hypersensibilité ou intolérance connue aux différents produits
Ulcère gastro-duodénal (dérivés de la cystéine)
Insuffisance rénale ou hépatique sévères (erdcstéine)

Propriétés

– Agents fluidifiants (ou mucolytiques) qui favorisent l'expectoration en diminuant le degré de viscosité de la couche géliforme du mucus bronchique (riche en mucines et en Ig A sécrétoires), par rupture des liaisons chimiques au niveau des mucines

Indications

– Traitement d'appoint des affections bronchiques comportant une sécrétion accrue de mucus bronchique épais : bronchites aiguës, trachéo-bronchites, bronchites chroniques peu évoluées
– Pour l'acétylcystéine : intoxications par le paracétamol (toute intoxication par le paracétamol doit faire l'objet d'un dosage plasmatique, son résultat étant interprété en fonction de l'horaire de la prise pour l'indication à l'emploi de N-acétylcystéine par voie orale ou intraveineuse) : par voie orale utiliser le Mucomyst solution à la dose de 1 330 mg/kg en 72 heures, soit une dose de charge de 140 mg/kg (10 ampoules pour l'adulte de 70 kg), suivie de prises orales de 70 mg/kg (5 ampoules pour l'adulte de 70 kg) toutes les 4 heures, ces prises orales étant répétées 17 fois (il faut diluer les ampoules dans un jus de fruits, un soda ou du Coca-Cola, ou les administrer par sonde gastrique, car le goût désagréable de l'acétylcystéine peut entraîner des nausées et des vomissements)

Effets indésirables

– Possibilité de troubles digestifs (surtout à forte dose, cédant à la réduction de la posologie) : gastralgies, nausées, diarrhées, vomissements
– Risque exceptionnel de liquéfaction excessive des sécrétions bronchiques et d'inondation broncho-alvéolaire chez les sujets incapables d'expectorer, pouvant nécessiter une aspiration bronchique en urgence (en cas d'intoxication)
– Rares : céphalées, somnolence, vertiges
– Très rarement : réactions allergiques de tous types (rashs cutanés, œdème de Quincke, bronchospasme, voire même choc anaphylactique) → arrêt immédiat et traitement symptomatique

Précautions d'emploi

– Dans tous les cas, il faudra s'assurer que le patient est capable d'évacuer ses sécrétions bronchiques (soit par la toux, soit par la kinésithérapie respiratoire), et traiter, s'ils sont présents, les infections bronchiques ou ORL et un éventuel bronchospasme

Interactions médicamenteuses

– ***Associations déconseillées*** : antitussifs (car ils empêchent l'évacuation des sécrétions), atropiniques (ayant un effet opposé en asséchant les sécrétions)

Remarques

– L'intérêt des fluidifiants est discutable dans les bronchites chroniques évoluées où le mucus bronchique est déjà très fluide (teneur en Ig A faible) et où ils risquent de nuire à l'évacuation des sécrétions bronchiques
– Ces médicaments ont été déremboursés du fait d'une efficacité faible voire inexistante

Analeptiques respiratoires (I)

Caféine (1) *Liste I-65 %-Coll*

Citrate de caféine	Sol buvable ou injectable 10 amp. ou 50 amp. 2 ml (25 mg/ml)	Nouveau-né : **IV** ou *per os* (2) et (3) Dose de charge : 20 mg/kg/jour **IV** lente Dose d'entretien au-delà de 24 heures : 5 mg/kg/jour

1. Voir les propriétés et les effets indésirables de la caféine au chapitre "Analgésiques".
2. Seule indication : traitement de l'apnée du nouveau-né prématuré.
3. Surveillance de la caféinémie (entre 8 et 15 mg/l), majore le risque de reflux gastro-œsophagien.

Propriétés
– Inhibiteurs des phosphodiestérases

Effets indésirables (apparition si taux sanguin ≥ 20 mg/l)
– Vomissements, diarrhée, tachycardie, trémulations, hyperdiurèse, hyperglycémie

Précautions d'emploi
– Utiliser avec prudence si troubles du rythme cardiaque, épilepsie, hyperthyroïdie

Interactions médicamenteuses
– Majoration du taux avec enoxacine, norfloxacine, ciprofloxacine, cimétidine
– Diminution du taux avec phénytoïne

Analeptiques respiratoires (II)

Doxapram *Liste I-Coll*

DOPRAM 2 %	50 amp. 3 ml 1 fl. 20 ml (1) Solution injectable IV	A. 1 mg/kg en **IV** lente ou 1 à 3 mg/kg/h en perfusion **IV** soit 400 mg dilués dans 250 cc G 5 % en 4 à 6 heures (2)

1. Stimulant respiratoire lors des prises en charge des USI.
2. Ne pas dépasser 24 mg/kg/jour pendant une période maximale de 2 jours.

Contre-indications

Épilepsies, HTA, accident vasculaire cérébral récent, enfant < 15 ans
Incompatible avec les solutions alcalines

Propriétés

– Stimule la respiration, principalement par une action directe sur les centres respiratoires

Indications

– Stimulant respiratoire lors des prises en charge en unité de soins intensifs

Effets indésirables

– Liés à la stimulation du système nerveux central : des crises convulsives sont possibles après l'administration de la solution
– En cas d'administration trop rapide ou de posologie trop élevée, différents phénomènes d'excitation peuvent être observés : céphalées, vertiges, tremblements, dyspnée, hypertension artérielle modérée, nausées, vomissements, bouffées de chaleur, hypersudation

Antitussifs opiacés (I)

Dextrométhorphane[G] (1), (2) et (3) *Non remboursé (sauf autre mention)*

PULMODEXANE *Remboursement 30 %-Coll*	Fl. 150 ml de sirop à 15 mg pour 5 ml 12 cp. 30 mg	A. 60 à 120 mg/jour en 3 à 4 prises E. > 10 ans : 1 mg/kg/jour en 3 à 4 prises
DEXTROCIDINE Adultes ERGIX *Remboursement 30 %-Coll*	Sirop 150 ml à 15 mg pour 5 ml avec mesure de 5 ml 20 gél. 20 mg	A. 60 à 120 mg/jour en 3 à 4 prises
DRILL Sirop Adulte	Sirop 125 ml à 15 mg par càc	*Idem*
DRILL Sirop Enfant ERGIX	Sirop 125 ml à 5 mg par càc	*Idem*
ATUXANE 0,2 %	Sirop 125 ml à 10 mg/mesure de 5 ml	*Idem*
TUSSIDANE *Remboursement 30 %-Coll*	Sirop et sac. à 125 ml ou 250 ml à 1,5 mg/ml avec ou sans sucre Cp. 30 mg	A. 15 à 30 mg/prise, jusqu'à 120 mg/jour E. > 30 mois : 0,25 mg/kg/prise, jusqu'à 1 mg/kg/jour
TUXIUM *Remboursement 30 %-Coll*	12 caps. 30 mg	A. et E. > 15 ans : 1 caps./ prise jusqu'à 120 mg/jour

1. Ces produits sont à mettre absolument hors de la portée des enfants.
2. Existe également dans des associations non détaillées ici.
3. Ne pas dépasser 5 jours sans avis médical.

Noscapine *Non remboursé*

TUSSISÉDAL (4) (+ Prométhazine 2,5 mg)	Sirop 125 ml à 5 mg par càc	A. 30 à 60 mg/jour en 4 prises E. > 30 mois : 0,5 mg/kg/jour en 3 à 4 prises

4. Spécialité contenant un antihistaminique H1, *contre-indiquée* en cas de risque de glaucome par fermeture de l'angle ou de risque de rétention urinaire par obstacle urétro-prostatique.

Codéthyline ou Éthylmorphine

CLARIX TS 0,1 % PETERS 0,049 % *Non remboursé*	Sirop 150 ml Sirop 250 ml	A. et E. > 15 ans : 1 càs x 6 fois/jour maximum
VEGETOSERUM *Remboursement 30 %*	Sirop 150 ml (5)	A. 1 à 2 càs x 6 fois/jour maximum

5. Une cuillère à soupe contient 2,4 g d'éthanol.

Contre-indications
Enfant < 30 mois (formes pédiatriques) ou enfant < 15 ans (formes pour adulte)
Insuffisance respiratoire quel que soit son degré
Toux productive, toux de l'asthmatique
Hypersensibilité connue à l'un des produits (notamment à la codéine)
Association aux agonistes-antagonistes morphiniques
Association aux IMAO non sélectifs ou sélectifs de type A (avec dextrométhorphane)

Propriétés

- Dextrométhorphane = antitussif opiacé sans effet dépresseur respiratoire aux doses thérapeutiques et sans effet analgésique, *considéré comme non toxicomanogène*
- Noscapine = antitussif opiacé sans effet dépresseur respiratoire ni analgésique, ayant un effet bronchodilatateur, *considéré comme très peu toxicomanogène*
- Pholcodine = antitussif opiacé plus puissant que la codéine, faiblement dépresseur respiratoire, sans effet analgésique, *considéré comme assez peu toxicomanogène*
- Codéine = antitussif opiacé ayant un effet analgésique 5 à 10 fois inférieur à celui de la morphine, faiblement dépresseur respiratoire, peu toxicomanogène à dose usuelle mais les toxicomanes l'utilisent très souvent à forte dose en substitution de l'héroïne
- Éthylmorphine = antitussif opiacé un peu moins puissant que la codéine
- Pour tous ces produits : résorption digestive rapide et presque complète, métabolisme hépatique en dérivés glycuroconjugués, élimination urinaire, passage transplacentaire et dans le lait maternel

Indications (utiliser de préférence le dextrométhorphane)

- Traitement symptomatique de courte durée des toux sèches et des toux d'irritation non productives gênantes

Effets indésirables

- Constipation, somnolence, sensations vertigineuses, nausées
- Plus rarement : réactions cutanées allergiques (codéine notamment), bronchospasme, vomissements, dépression respiratoire (modérée aux doses thérapeutiques, surtout avec la codéine, moins marquée avec la codéthyline, très faible avec la pholcodine, extrêmement faible voire nulle avec la noscapine et le dextrométhorphane)
- Aux doses suprathérapeutiques : risque de dépendance et de syndrome de sevrage à l'arrêt brutal chez l'utilisateur et le nouveau-né de mère toxicomane (codéine surtout)
- **Surdosage** : tableau d'intoxication morphinique à forte dose avec myosis, excitation, somnolence, vomissements, convulsions, risques de bronchoconstriction, de laryngospasme et d'arrêt respiratoire → naloxone et réanimation cardio-respiratoire

Précautions d'emploi

- Éviter toute utilisation prolongée à forte dose (risque de dépendance)
- Utiliser avec prudence chez les conducteurs et utilisateurs de machines (somnolence), le sujet âgé (réduire la posologie de 50 %) et en cas d'hypertension intracrânienne

Interactions médicamenteuses

- ***Associations contre-indiquées*** : agonistes-antagonistes morphiniques (avec tout autre morphinique), IMAO non sélectifs et sélectifs de type A (pour dextrométhorphane)
- ***Associations déconseillées*** : alcool (effets sédatifs accrus), fluidifiants
- *Associations à prendre en compte* : autres morphiniques et antitussifs opiacés, autres dépresseurs du SNC (effets sédatifs accrus)

Antitussifs opiacés (II)*

Pholcodine[G] (1) *Liste I-Remboursement 30 % (sauf autre mention)*

BIOCALYPTOL	Sirop Adulte : 200 ml à 6 mg/5 ml, avec ou sans sucre	A. 6 à 12 mg x 3 à 6 fois/jour E. > 15 ans : même dose
DIMETANE	Sirop Adulte : 200 ml à 133 mg/100 ml	A. 1 à 2 cuillères mesures de 5 mg (D. max. : 12/jour)
POLERY *Liste I-15 %*	Sirop Enfant : 125 ml à 1 mg/ml	E. de 30 mois (> 15 kg) à 6 ans : 0,5 mg/kg/jour E. de 6 à 15 ans : 1 mg/kg/jour

1. Les autres antitussifs contenant de la pholcodine et des principes actifs divers sont extrêmement nombreux (environ 20 spécialités en France) et non cités ici. Ils ne sont pas remboursés. Ces produits sont à mettre absolument hors de la portée des enfants. Leur emploi doit être de courte durée.

Codéine (antitussif, seule ou en association) (2)

NÉO-CODION Adulte *Remboursement 30 % (sirop)*	20 cp. 25 mg Sirop Adulte : 180 ml à 15 mg par càs (15 ml)	A. 3 à 4 cp./jour ou 3 à 4 càs/jour, à ne pas dépasser
NÉO-CODION Enfant *Non remboursé*	Sirop Enfant : 125 ml à 3,3 mg/5 ml avec gobelet doseur gradué à 2,5 ml ou 5 ml ou 10 ml ou 15 ml	E. 13 à 20 kg : 2,5 ml/prise E. 20 à 25 kg : 5 ml/prise E. 25 à 40 kg : 10 ml/prise E. 40 à 50 kg : 15 ml/prise pendant 4 jours maximum

2. Dosages exprimés en mg de codéine base : en raison d'un usage abusif par les toxicomanes, la délivrance du Néo-Codion est limitée à 1 boîte, sauf prescription médicale contraire. Les autres antitussifs contenant de la codéine et des principes actifs très divers sont extrêmement nombreux (environ 50 spécialités en France) et non cités ici. Les analgésiques à base de codéine sont cités au chapitre "Analgésiques". Ces produits sont à mettre absolument hors de la portée des enfants.

* Voir les propriétés générales et les conditions d'emploi page précédente.

Antitussifs non opiacés (I)

Antitussif non opiacé et non antihistaminique *Remboursement 15 %*

HELICIDINE 10 % *Sans sucre*	Sirop : 125 ml à 0,5 ml par càc ou 1,5 ml par càs	A. 2 càs x 3 fois/jour E. 2 ml/kg/jour en 3 prises *soit* : E. > 25 kg : 3 à 5 càs/jour E. > 15 kg : 3 càs/jour E. > 12 kg : 6 càc/jour

Contre-indications

Toux productive, toux de l'asthmatique
Antécédents d'allergie à l'un des constituants,
en particulier aux parahydroxybenzoates de méthyle ou de propyle
Nourrisson < 2 ans

Propriétés

- Complexe gluco-protidique extrait du mucus sécrété par le gastéropode *Helix Pomatia* (escargot de Bourgogne), qui aurait un effet antitussif par action périphérique

Indications

- Traitement symptomatique des toux non productives gênantes de courtes durées (quelques jours)

Effets indésirables

- Possibilité de réactions d'hypersensibilité à l'un des constituants

Précautions d'emploi

- Tenir compte de l'apport de saccharose en cas de diabète ou de régime hypoglucidique
- Limiter la prescription à quelques jours ; si la toux persiste, revoir le diagnostic

Pentoxyvérine *Liste I-Non remboursé*

CLARIX CODOTUSSYL TOCLASE VICKS PECTORAL	Sirop 150 ml : – 3,2 mg/ml Adulte – 0,15 % Enfant 1,5 mg/ml	A. 120 mg/jour soit 5 ml x 4 fois/jour E. > 6 ans : 1 mg/kg/jour en 4 prises

Oxéladine *Liste I-15 %*

PAXELADINE	Sirop 125 ml à 0,2 % 10 mg/5 ml	A. 5 m toutes les 4 heures, 5 prises/jour maximum E. de 30 mois à 6 ans : 2,5 ml x 4 fois/jour E. de 6 à 10 ans : 5 ml x 3 fois/jour

Antitussifs non opiacés (II)

Antitussifs antihistaminiques H1 anticholinergiques

CALMIXENE Piméthixène *Liste II-Non remboursé*	Sirop : 150 ml à 1 mg par godet 0,18 mg/ml	E. > 5 ans : 5 à 6 càc/jour E. > 2 ans : 3 à 4 càc/jour en 3 à 4 prises
FLUISÉDAL Prométhazine RHINATHIOL *Non remboursé*	Sirop : 125 ml ou 250 ml à 2,5 mg par mesure et 7,5 mg par càs	A. 3 à 4 mes./jour E. > 12 ans : même dose E. < 12 ans : 4-6 mes./jour en 3 à 4 prises
THERALENE Alimémazine *Liste II-15 % (sauf sirop, non remboursé)*	Sol. buv. 4 % à 30 ml ou 100 ml 50 cp. séc. 5 mg Sirop : 150 ml à 0,05 %	A. 5 à 10 mg/prise E. > 2 ans : 0,1 à 0,2 goutte/kg/prise
TOPLEXIL Oxomémazine[G] *Remboursement 15 %*	Sol. sans sucre ou sirop 150 ml à 0,33 mg/ml	A. 10 ml/jour x 4 fois/jour E. > 2 ans : 5 ml/prise x 2 à 4 fois/jour

Contre-indications

Toux productive, toux de l'asthmatique, insuffisance respiratoire
Allergie connue aux différents produits (rare)
Risque de glaucome par fermeture de l'angle
Risque de rétention urinaire par obstacle urétro-prostatique
Nourrisson < 2 ans

Propriétés
– Antitussifs antihistaminiques H1, ayant des propriétés antitussives, sédatives, antiallergiques et des effets anticholinergiques

Indications
– Traitement symptomatique des toux non productives gênantes notamment les toux à prédominance nocturne ou les toux allergiques ou irritatives

Effets indésirables
– Ceux des antihistaminiques H1 sédatifs (voir ce terme), notamment somnolence diurne, possibilité d'excitation paradoxale chez l'enfant, effets atropiniques

Précautions d'emploi
– Grossesse et allaitement : innocuité non établie
– Conducteurs d'automobiles et d'engins

Interactions médicamenteuses
– *Associations déconseillées* : fluidifiants
– *Associations à prendre en compte* : alcool et dépresseurs du SNC (effet sédatif accru)
– Autres anticholinergiques

Antitussifs non opiacés (III)

Fenspiride *Liste II-Non remboursé*

PNEUMOREL Sirop	Fl. 150 ml 0,2 % à 10 mg par càc	A. 3 à 6 càs/jour E. 2 à 4 càs/jour

Contre-indications

Grossesse (fentes palatines chez le lapin) et allaitement (pas de données)
Nourrisson < 2 ans

Propriétés et indications

- Produit ayant des propriétés antibronchoconstrictrices et anti-inflammatoires modestes, indiqué dans le traitement des signes fonctionnels (toux et expectoration) au cours des bronchopneumopathies (sans retarder une antibiothérapie générale si nécessaire)

Effets indésirables

- Rares (1,4 %) : somnolence, nausées, gastralgies, plus rarement tachycardie sinusale cédant à la réduction de la posologie, réactions cutanées allergiques diverses

Remarque

- Niveau de preuve faible (AMM 1975)

Médicaments de l'HTAP (I) :
Analogues de la prostacycline (I)

Époprosténol[G] *Liste I-Réservé aux cardiologues et pneumologues hospitaliers-Coll -Rétrocession possible*

FLOLAN *Conserver de + 2 °C à + 8 °C et à l'abri de la lumière pendant 24 heures après reconstitution*	1 fl. 0,5 mg ou 1,5 mg + solvant stérile 50 ml sans conservateur	Perfusion **IV** continue par cathéter central et pompe ambulatoire (1)

1. Perfuser *via* un cathéter central à l'aide d'une pompe ambulatoire permettant des ajustements de débit par paliers de 1 ng/kg/min.
   Posologie initiale de 1 ng/kg/min, augmentée par paliers de 1 ng/kg/min toutes les 12 à 24 heures selon la tolérance jusqu'à 10 ng/kg/min, puis augmentation par paliers de 1 ng/kg/min tous les 15 jours jusqu'à 16 ng/kg/min.
   Adaptations ultérieures : les doses seront augmentées en fonction des récidives ou aggravations des symptômes de l'HTAP.
   En cas de signes de surdosage : les doses doivent être diminuées toujours de façon progressive, par paliers de 2 ng/kg/min toutes les 15 minutes ou plus (mais pas d'arrêt brutal car risque de rebond hypertensif artériel pulmonaire pouvant engager le pronostic vital).
   Doit être administrée en perfusion IV continue en raison de sa demi-vie très courte (environ 5 minutes). État d'équilibre atteint en 15 minutes, métabolisation intense, élimination surtout urinaire sous forme de métabolites moins actifs.
   Pour une perfusion IV au long cours, Flolan doit être administré *via* un cathéter central à l'aide d'une pompe pour perfusion ambulatoire.

Contre-indications

Hypersensibilité à l'époprosténol ou à l'un des excipients
PA < 85 mmHg
Insuffisance cardiaque congestive due à un dysfonctionnement sévère du VG
Suspicion de maladie veino-occlusive évoquée sur les données de l'anamnèse, de la clinique, de la tomodensitométrie thoracique et du lavage broncho-alvéolaire, ou en cas de survenue d'œdème pulmonaire lors de la mise en route de l'époprosténol

Propriétés

- Prostacycline, entraînant une vasodilatation directe au niveau de la circulation artérielle pulmonaire et systémique, ayant aussi un effet antiagrégant plaquettaire, améliorant les patients atteints d'HTAP sévère, au prix d'effets indésirables nombreux

Indications

- Traitement au long cours, en perfusion veineuse continue, de l'hypertension artérielle pulmonaire idiopathique ou associée à une connectivite de stade 3 ou 4 de la NYHA, quand le traitement conventionnel est inefficace (anticoagulants, diurétiques, oxygène, vasodilatateurs oraux, digitaliques) et présentant l'un des critères hémodynamiques suivants : résistances vasculaires pulmonaires (RVP) > 20 UI/m^2, index cardiaque (IC) < 2,5 l/min/m^2, pression de l'atrium droit (POD) > 10 mmHg, saturation veineuse en oxygène (SVO_2) < 63 %
- Ne doit être prescrit que dans des services spécialisés en pneumologie disposant d'une unité de soins intensifs et d'une unité d'exploration cardiologique invasive afin d'assurer un bilan spécialisé et la surveillance par une équipe formée à la prise en charge des patients atteints d'hypertension artérielle pulmonaire et à l'utilisation de Flolan

Effets indésirables

- Dose-dépendants, traduisant un surdosage : céphalées, hypotension avec tachycardie, nausées, vomissements, diarrhée, flushs
- Réflexe vagal : bradycardie, pâleur, nausées, étourdissements
- Photosensibilité, douleurs abdominales, douleurs de la mâchoire, arthralgies, anxiété, agitation, syndrome pseudo-grippal, œdèmes, thrombopénie, hyperglycémie, saignements
- Liés au cathétérisme central : douleurs au site d'injection, infection au site d'injection, occlusion du cathéter, septicémie, dysfonctionnement de pompe avec signes de surdosage ou sous-dosage

Précautions d'emploi

- Traitement devant être initié et surveillé uniquement par un médecin expérimenté dans la prise en charge de l'hypertension artérielle pulmonaire
- Identifier préalablement les patients potentiellement répondeurs aux vasodilatateurs oraux (tels que les inhibiteurs calciques) par un test de vasodilatation en aigu, au mieux à l'aide du monoxyde d'azote (NO) par voie inhalée
- Ajustements posologiques uniquement en milieu médical spécialisé nécessaire à une surveillance intensive et à des soins de réanimation adaptés
- Après ajustement de la posologie, surveiller la FC et la TA en position debout et en décubitus pendant plusieurs heures
- Éviter tout arrêt brutal (risque de rebond hypertensif pulmonaire grave)
- Grossesse, allaitement et enfant (absence de données suffisantes)

Interactions médicamenteuses

- *Associations à prendre en compte* : antiagrégants plaquettaires, anticoagulants (majoration du risque hémorragique), anti-hypertenseurs et vasodilatateurs (risque de potentialisation)

Médicaments de l'HTAP (II) :
Analogues de la prostacycline (II)

Tréprostinil sodique *Liste I-Réservé aux cardiologues et pneumologues hospitaliers-Coll*

REMODULIN	Fl. 20 ml à 1 mg, 2,5 mg, 5 mg ou 10 mg/ml	Perfusion SC continue par cathéter SC et pompe ambulatoire (1)

1. Perfusion continue *via* un cathéter sous-cutané à l'aide d'une pompe pour perfusion ambulatoire. *Posologie initiale* de 1,25 ng/kg/min (si cette dose initiale est mal tolérée, le débit de perfusion sera réduit à 0,625 ng/kg/min), puis augmentation par paliers de 1,25 ng/kg/min par semaine pendant les 4 premières semaines de traitement, puis de 2,5 ng/kg/min par semaine. La posologie sera ajustée individuellement et sous contrôle médical de façon à atteindre pour le traitement au long cours la dose assurant l'amélioration des symptômes avec une tolérance acceptable pour le patient.
Sujets âgés : d'une façon générale, en raison de la fréquence d'altérations des fonctions hépatiques, rénales ou cardiaques, de maladies intercurrentes ou de traitements médicamenteux associés, la plus grande prudence est recommandée pour adapter la dose chez les sujets âgés.
Insuffisance hépatique : augmentation des concentrations de tréprostinil chez les sujets avec une insuffisance hépatique légère à modérée (stades A à B de la classification de Child-Pugh), la dose initiale sera diminuée à 0,625 ng/kg/min et la plus grande prudence est préconisée à chaque ascension de dose.
Insuffisance rénale : absence d'étude chez les insuffisants rénaux ; compte tenu de l'excrétion essentiellement par voie urinaire du tréprostinil et de ses métabolites, la prudence est recommandée.

Contre-indications

Hypersensibilité au tréprostinil ou à l'un des excipients
Hypertension artérielle pulmonaire liée à une maladie veino-occlusive
Insuffisance cardiaque congestive due à un dysfonctionnement sévère du VG
Cardiopathie ischémique sévère, angor instable, infarctus du myocarde ou trouble du rythme cardiaque sévère survenu dans les 6 derniers mois
Anomalies valvulaires congénitales ou acquises entraînant un retentissement
Insuffisance hépatique sévère (classe C de Child-Pugh)
Ulcère gastro-intestinal évolutif, hémorragie intracrânienne, traumatisme récent ou autre état clinique susceptible d'entraîner un saignement
Accidents cérébro-vasculaires dans les 3 derniers mois
TA systolique < 85 mmHg
Grossesse et femme sans contraception efficace, allaitement

Propriétés

- Analogue de synthèse de la prostacycline, administrable par voie sous-cutanée continue, qui exerce un effet vaso-dilatateur direct au niveau de la circulation artérielle pulmonaire et systémique ainsi qu'un effet inhibiteur de l'agrégation plaquettaire
- Après perfusion, état d'équilibre atteint entre 15 et 18 heures, concentration proportionnelle à la dose pour des débits de perfusion allant de 2,5 à 15 ng/kg/min ; la demi-vie d'élimination est de 1,3 à 1,4 heure après une perfusion de 6 heures, de 4,6 heures après une perfusion de 72 heures et de 2,9 heures après une perfusion d'au moins 3 semaines. La clairance est plus faible chez les sujets obèses (IMC > 30 kg/m^2) ; élimination de métabolites inactifs pour trois quarts dans les urines et un quart dans les fèces

Indications

- Traitement de l'hypertension artérielle pulmonaire idiopathique, dans le but d'améliorer la tolérance à l'effort et les symptômes de la maladie chez les patients en classe fonctionnelle III de la NYHA

Effets indésirables

- Effets locaux liés à l'administration sous-cutanée (réaction locale inflammatoire, douleurs au site de perfusion, saignement ou hématome)
- Les effets secondaires correspondant aux propriétés des prostacyclines sont dose-dépendants : céphalées, sensations vertigineuses, flushs, hypotension, diarrhées, nausées, érythème, prurit, douleurs de la mâchoire, œdème des membres inférieurs, accidents hémorragiques (fréquents compte tenu du nombre important de patients sous anticoagulants) à type d'épistaxis et de saignements d'origine digestive, thrombocytopénie, hémorragie au point de ponction, douleurs osseuses, éruption cutanée généralisée
- **Surdosage** : les symptômes sont similaires aux effets susceptibles de limiter l'augmentation des doses (flushs, céphalées, hypotension, nausées, vomissements et diarrhées)

Précautions d'emploi et interactions médicamenteuses

- Le traitement doit être initié et surveillé uniquement par un médecin expérimenté dans la prise en charge de l'hypertension pulmonaire
- Chez les sujets ayant une pression artérielle systémique basse, le traitement par tréprostinil peut majorer le risque d'hypotension systémique
- Arrêt en cas d'apparition d'OAP (possibilité d'une maladie veino-occlusive)
- L'arrêt brutal peut provoquer un rebond de l'hypertension artérielle pulmonaire
- La prudence est recommandée en cas de saignements en raison du risque hémorragique augmenté par l'effet antiagrégant plaquettaire du tréprostinil
- Les patients obèses (IMC > 30 kg/m^2) ont une clairance du tréprostinil plus faible
- *Associations à prendre en compte* : antiagrégants plaquettaires, anticoagulants, antihypertenseurs et vasodilatateurs

Médicaments de l'HTAP (III) :
Analogues de la prostacycline (III)

Iloprost en inhalation *Liste I-Réservé aux hôpitaux-Coll*

VENTAVIS 10 µg/ml	30 amp. 1 ou 2 ml 10 µg/ml	Avec un nébuliseur : posologie ci-dessous (1)

1. Utiliser avec un nébuliseur dosimétrique à déclenchement inspiratoire (HaloLite ou Prodose) et dans une pièce bien ventilée, pour éviter toute exposition accidentelle.
La dose recommandée par nébulisation est de 2,5 µg en 4 à 5 minutes à 5 µg en 8 à 10 minutes (dose délivrée au niveau de l'embout buccal du nébuliseur), en fonction de l'effet clinique attendu et de la tolérance du patient.
Les séances de nébulisation seront répétées 6 à 9 fois par jour, en fonction de l'effet clinique attendu et de la tolérance du patient.
La durée du traitement dépend de l'état clinique du patient et sera déterminée par le médecin (si l'état clinique se détériore malgré ce traitement, l'administration de prostacycline par voie IV doit être envisagée).
Insuffisance hépatique (diminution de l'élimination) : débuter le traitement avec des doses de 2,5 µg par nébulisation, en espaçant les séances de 3 heures au minimum (soit 6 prises quotidiennes au maximum), puis adapter les doses selon la tolérance individuelle.
Insuffisance rénale : posologie usuelle si clairance de la créatinine > 30 ml/min (absence d'études si elle est inférieure).

Contre-indications

Hypersensibilité à l'iloprost ou à l'un des excipients
Pathologies pouvant être aggravées par l'effet antiagrégant plaquettaire (ulcères gastro-duodénaux évolutifs, traumatismes, hémorragie intracrânienne)
Angor instable, coronoropathie sévère, infarctus myocardique au cours des 6 derniers mois, insuffisance cardiaque décompensée, troubles du rythme cardiaque sévères, accidents vasculaires cérébraux lors des 3 derniers mois
Hypertension artérielle pulmonaire liée à une maladie veino-occlusive
Anomalie valvulaire héréditaire ou acquise avec troubles de la fonction myocardique cliniquement patents non liés à l'HTAP, TA systolique < 85 mmHg
Grossesse et allaitement (innocuité non établie)

Propriétés

- Analogue de synthèse de la prostacycline administrable par inhalation, entraînant une vasodilatation directe au niveau de la circulation artérielle pulmonaire et systémique, ayant aussi un effet antiagrégant plaquettaire
- Après inhalation, métabolisation hépatique intense, élimination urinaire sous forme de métabolites inactifs, demi-vie de 5 à 30 minutes, action pendant 1 à 2 heures

Indications

- Traitement de l'hypertension artérielle pulmonaire idiopathique dans le but d'améliorer la tolérance à l'effort et les symptômes chez les patients en classe fonctionnelle III de la NYHA

Effets indésirables

- Très fréquents (> 10 %) : majoration de la toux, douleur thoracique, vasodilatation, hypotension systémique
- Fréquents (> 1 % mais < 10 %) : céphalées, douleurs de la mâchoire, trismus, vertiges, syncope, œdèmes périphériques, nausées, vomissements, diarrhée
- Du fait du mode d'emploi (inhalé), bronchospasmes avec sifflements bronchiques
- Risque d'hyperglycémie dans les traitements au long cours

Précautions d'emploi

- Traitement devant être initié et surveillé uniquement par un médecin expérimenté dans la prise en charge de l'hypertension artérielle pulmonaire
- Utiliser avec prudence chez les conducteurs et utilisateurs de machines (jusqu'à ce que la tolérance individuelle soit déterminée, car risque d'hypotension et syncope)
- Arrêter le traitement en cas de survenue de signes d'œdème pulmonaire
- Déconseillé en cas d'HTAP instable avec insuffisance cardiaque droite évoluée
- Prudence en cas de tension artérielle systémique basse
- Bénéfice non établi en cas de broncho-pneumopathie chronique ou d'asthme sévère
- Sujets < 18 ans : innocuité non établie

Interactions médicamenteuses

- *Associations à prendre en compte* : antiagrégants plaquettaires, anticoagulants, antihypertenseurs et vasodilatateurs (risque de potentialisation)

Médicaments de l'HTAP (IV) : Inhibiteurs de la PDE5 (I)

Sildénafil (1) *Liste I-Coll-Prescription restreinte aux spécialistes en cardiologie, en médecine interne et en pneumologie*

REVATIO	90 cp. 20 mg Fl. poudre 125 ml + 1 godet doseur pour susp. buv. à 10 mg/ml	A. 20 mg x 3 fois/jour (2) (toutes les 6 à 8 heures) *à jeun ou aux repas* E. de 1 à 17 ans : ≤ 20 kg : 10 mg x 3 fois/jour > 20 kg : 20 mg x 3 fois/jour
	Fl. 20 ml (= 10 mg de sildénafil) à 0,8 mg/ml Sol. injectable (3)	A. 10 mg x 3 fois/jour en bolus IVD

1. Médicament également indiqué dans les troubles de l'érection.
2. Ce traitement doit être initié et surveillé uniquement par un spécialiste cardiologue, pneumologue ou interniste expérimenté dans la prise en charge de l'hypertension artérielle pulmonaire.
   Une baisse de la posologie à 20 mg x 2 fois/jour doit être envisagée après évaluation minutieuse du rapport bénéfices/risques seulement si le traitement n'est pas bien supporté, notamment en cas d'insuffisance hépatique légère à modérée (classes A et B de Child-Pugh), le produit étant contre-indiqué en cas d'insuffisance hépatique sévère (classe C de Child-Pugh), et en cas d'association avec des inhibiteurs faibles à modérés du CYP 3A4 (mais contre-indication formelle avec les inhibiteurs puissants de cet isoenzyme).
   Aucune adaptation posologique n'est requise chez les sujets âgés et en cas d'insuffisance rénale même sévère (clairance de la créatinine < 30 ml/min).
3. Indiqué chez les patients qui, de façon temporaire, sont dans l'incapacité de prendre leur médicament par voie orale, mais sont par ailleurs stables sur le plan clinique et hémodynamique. Non disponible actuellement.

Contre-indications

Hypersensibilité connue au produit ou à l'un des excipients (contient du lactose)
Nourrisson < 1 an
Neuropathie optique ischémique antérieure
Antécédent récent (≤ 6 mois) d'accident vasculaire cérébral, d'infarctus du myocarde
Hypotension (TA ≤ 90/50 mmHg), troubles du rythme non contrôlés
Insuffisance hépatique sévère (classe C de Child-Pugh), allaitement

Propriétés

- Inhibiteur puissant et spécifique de la phosphodiestérase de type 5 ou PDE5 (isoenzyme inactivant le GMP cyclique), utilisé initialement dans les impuissances, induisant une vasodilatation du lit vasculaire pulmonaire et dans une moindre mesure au niveau de la circulation générale
- Biodisponibilité orale moyenne (41 %), pic plasmatique atteint en 1 heure à jeun (retardé de 1 heure par un repas gras), métabolisation hépatique par le CYP 3A4 surtout, élimination bilio-fécale (80 %) et urinaire sous forme de dérivés inactifs, demi-vie d'élimination de 4 à 5 heures

Indications

- Traitement de l'hypertension artérielle pulmonaire idiopathique chez les patients en classes fonctionnelles II et III selon la classification de l'OMS, afin d'améliorer la capacité d'effort. Efficacité également démontrée dans l'HTAP associée aux connectivites et aux cardiopathies congénitales

Effets indésirables (dose-dépendants)

- Constants : diminution discrète de la pression artérielle, mais risque d'hypotension brutale en cas d'association à certains produits dont les dérivés nitrés (*cf.* Interactions)
- Très fréquents (> 10 %) : céphalées (46 %), rougeurs de la face, dyspepsie, diarrhée, douleurs des membres, myalgies
- Fréquents (> 1 % et < 10 %) : toux, épistaxis, bronchite, insomnie, anxiété, fièvre, syndrome grippal, vision trouble ou colorée ou sensibilité augmentée à la lumière, NOIA, hémorragie rétinienne
- Plus rares (1 à 3 %) : anémie, sensations vertigineuses, ballonnements, gastrite, reflux gastro-œsophagien, hémorroïdes, rétention hydrique, œdèmes, paresthésies, tremblements, anxiété, sinusite, bronchite, gynécomastie, alopécie, réactions de photosensibilité, cellulite
- Rares : évènements cardio-vasculaires graves (IDM, angor instable, arythmies ventriculaires, accidents ischémiques cérébraux et accidents ischémiques transitoires), perte brutale de l'audition
- Cas exceptionnels de neuropathie optique ischémique non artéritique (NOINA) avec perte de vision, quelques cas de priapisme
- **Surdosage** : risque d'hypotension sévère → arrêt et traitement symptomatique

Précautions d'emploi et interactions médicamenteuses

- Un bilan préalable et un suivi cardiologique et ophtalmologique sont indispensables
- Insuffisance rénale ou hépatique et sujet âgé → *cf.* note ci-contre
- Utiliser avec prudence en cas d'anomalie anatomique du pénis, de pathologies hématologiques prédisposant au priapisme ou à une neuropathie optique ischémique non artéritique (diabète, HTA, hyperlipidémies, rétinite pigmentaire, grossesse), ulcère gastro-duodénal évolutif, troubles hémorragiques, et chez les conducteurs et utilisateurs de machines (troubles visuels, vertiges, etc.). En cas de baisse de la vision → arrêt du traitement
- ***Associations contre-indiquées*** : dérivés nitrés sous toutes leurs formes, nicorandil, sydnonimines, nitrite d'amyle, "poppers", nitroprussiate de sodium (nécéssité absolue d'un intervalle d'au moins 24 heures), alpha-1-bloquants, inhibiteurs enzymatiques puissants du CYP 3A4 dont les antiprotéases et antifongiques azolés (*cf.* CYP 3A4), inhibiteurs calciques, autres médicaments de l'HTAP, autres inhibiteurs de la PDE5

Médicaments de l'HTAP (V) :
Inhibiteurs de la PDE5 (II)

Tadalafil *Liste I-Coll-Prescription hospitalière réservée aux cardiologues, internistes et pneumologues-Liste de rétrocession avec prise en charge 100 %*

ADCIRCA	28 ou 56 cp. 20 mg	A. > 18 ans : 40 mg/jour en 1 prise (1) et (2)

1. Chez l'insuffisant rénal léger à modéré : débuter par 20 mg. Chez l'insuffisant rénal sévère : ne pas administrer.
   Chez l'insuffisant hépatique avec cirrhose (Child-Pugh A et B) : débuter par 20 mg.
2. Cmax atteint en 4 heures, volume apparent moyen de distribution d'environ 77 l à l'état d'équilibre, ce qui suggère que le tadalafil est distribué dans les tissus. Aux concentrations thérapeutiques, le tadalafil est lié à 94 % aux protéines plasmatiques. La liaison aux protéines n'est pas modifiée par l'insuffisance rénale.
   Demi-vie d'élimination terminale moyenne de 16 heures chez les sujets sains. Essentiellement excrété sous forme de métabolites inactifs, principalement dans les selles (environ 61 %) et, à un moindre degré, dans les urines (environ 36 %).
   Non dialysable.

Contre-indications
Hypersensibilité au produit Infarctus du myocarde < 3 mois, hypotension < 90/50 mmHg Perte de la vision d'un œil due à une neuropathie optique ischémique antérieure non artéritique, allaitement

Propriétés

- Inhibiteur puissant et sélectif de la phosphodiestérase de type 5 (PDE5), prédominante dans le système vasculaire pulmonaire. L'inhibition de la PDE5 par le tadalafil augmente les concentrations en guanosine monophosphate cyclique (GMPc), provoquant une relaxation des cellules musculaires lisses des vaisseaux pulmonaires et une vasodilatation

Indications

- Traitement de l'hypertension artérielle pulmonaire idiopathique et associée à une connectivite chez les patients en classe fonctionnelle II et III selon la classification de l'OMS, afin d'améliorer la capacité à l'effort

Effets indésirables

- Très fréquents : céphalées, bouffées vasomotrices, inflammation du nasopharynx (congestion nasale, congestion des sinus et rhinite), nausées, dyspepsie (douleur/inconfort abdominal), myalgies, douleurs dorsales, douleurs des membres
- Fréquents : hypotension, vision trouble, épistaxis, vomissements, métrorragies
- De fréquence indéterminée : neuropathie optique ischémique antérieure non-artéritique, occlusion vasculaire rétinienne, anomalie du champs visuel, AVC, anémie, perte brutale de l'audition, angor, infarctus du myocarde, tachycardie, rash, urticaire, syndrome de Stevens-Johnson, dermatite exfoliative, hyperhydrose, œdème du visage

Précautions d'emploi et interactions médicamenteuses

- Les pathologies cardiovasculaires suivantes étaient des critères d'exclusion dans les essais :
  - Valvulopathie cardiaque gauche, péricardite constrictive, cardiomyopathie
  - Dysfonction ventriculaire gauche significative, arythmie et/ou HTA non contrôlées
  - Insuffisance coronarienne, maladie veino-occlusive pulmonaire. En cas d'apparition de symptômes d'œdème pulmonaire lors de l'administration de tadalafil, il convient d'évoquer l'existence d'une maladie veino-occlusive pulmonaire sous-jacente
- Baisse transitoire de la pression artérielle systémique en début de traitement
- Anomalies visuelles et cas de NOIAN de survenue brutale
- Des cas de priapisme ont été rapportés, prudence chez les patients présentant une malformation anatomique du pénis ou présentant des pathologies susceptibles de les prédisposer (drépanocytose, myélome multiple, leucémie)
- Grossesse et allaitement déconseillés : pas de données
- *Associations à utiliser avec précaution* : alpha-bloquants, dérivés nitrés, autres antihypertenseurs (risque d'hypotension par cumulation d'effet)
- ***Associations non recommandées*** : inducteurs puissants du CYP 3A4, tels que la rifampicine ; inhibiteurs puissants du CYP 3A4, tels que le kétoconazole ou le ritonavir
- L'efficacité et la tolérance du tadalafil administré en association à la prostacycline ou à ses analogues ou aux antagonistes de l'endotheline n'ont pas été étudiées

Médicaments de l'HTAP (VI) : Antagonistes de l'endothéline (I)

Bosentan *Liste I-Réservé aux cardiologues, pneumologues et internistes-Coll*

TRACLEER	56 cp. séc. 32 mg dispersibles 56 cp. séc. 62,5 mg ou 125 mg	Par voie orale en 2 prises par jour (matin et soir) : posologie ci-dessous (1) (2) (3) (4) et (5)

1. Traitement devant être initié et surveillé uniquement par un médecin expérimenté dans la prise en charge de l'hypertension artérielle pulmonaire.
2. Résorption digestive à 50 % non modifiée par les aliments, pic plasmatique en 3 à 4 heures, forte liaison aux protéines plasmatiques (> 98 %), métabolisation par le CYP 2C9 et le CYP 3A4, élimination par voie biliaire sous forme de métabolites actifs et inactifs, demi-vie d'élimination d'environ 5 heures, état d'équilibre atteint en 3 à 5 jours.
3. Posologie initiale de 62,5 mg x 2 fois/jour pendant 4 semaines, puis 125 mg x 2 fois/jour (mais ne pas dépasser une dose de 250 mg x 2 fois/jour en raison de l'hépatotoxicité dose-dépendante).
   Insuffisance rénale : aucune adaptation posologique n'est nécessaire, y compris en cas de dialyse.
   Insuffisance hépatique : aucune adaptation posologique n'est nécessaire en cas d'insuffisance hépatique légère (classe A au score de Child-Pugh), mais contre-indication en cas d'insuffisance hépatique modérée à sévère (classes B et C au score de Child-Pugh).
   En cas d'arrêt du traitement : malgré l'absence d'effet rebond lors des études, diminuer si possible la dose de moitié pendant 3 à 7 jours avant d'arrêter le traitement.
4. Chez les enfants ≥ 2 ans : 2 mg/kg x 2 fois/jour. Pas de données en cas d'arrêt brutal ; celui-ci n'est pas recommandé.
5. Recommandations en cas d'augmentation du taux des ASAT, ALAT :
   - > 3 et ≤ 8 fois la normale : confirmer l'anomalie. Si positive, réduire ou arrêter le traitement, recontrôler 2 semaines plus tard. Au retour à la normale : évaluation du bénéfice/risque pour la réintroduction.
   - > 8 : arrêt définitif.

Contre-indications

Hypersensibilité au bosentan ou à l'un des excipients
Insuffisance hépatique modérée à sévère (classes B et C de Child-Pugh)
ALAT et/ou ASAT > 3 N avant le début du traitement, TA systolique < 85 mmHg
Grossesse et femme sans contraception efficace (tératogène chez l'animal)
Certaines associations (*cf.* Interactions cyclosporine A), allaitement (pas de données)

Propriétés

- Antagoniste spécifique et compétitif de l'endothéline-1 (très puissant vasoconstricteur endogène, ayant également des effets prolifératifs, profibrotiques, pro-inflammatoires), se liant aux deux récepteurs ETA et ETB, diminuant les résistances vasculaires pulmonaires et systémiques et atténuant les effets de l'HTAP sur la restructuration vasculaire, plus facile d'emploi que l'époprosténol en perfusion IV continue, mais hépatotoxique, tératogène et pouvant entraîner une anémie dose-dépendante

Indications

- Traitement de l'hypertension artérielle pulmonaire (HTAP) dans le but d'améliorer la tolérance à l'effort et les symptômes chez les patients en classe fonctionnelle OMS III :
  - Hypertension artérielle pulmonaire primitive (idiopathique et familiale)
  - Hypertension artérielle pulmonaire associée à une sclérodermie
  - Hypertension artérielle pulmonaire associée à certaines cardiopathies congénitales (shunt gauche-droite)
- Certaines améliorations ont été également démontrées chez des patients atteints d'hypertension artérielle pulmonaire (HTAP) en classe fonctionnelle OMS II
- Réduction du nombre de nouveaux ulcères digitaux chez les patients souffrant de sclérodermie systémique et d'ulcères digitaux évolutifs

Effets indésirables

- Dose-dépendants : céphalées (16 à 22 %), bouffées de chaleur (6 à 9 %), élévation des transaminases (6 à 9 %) (*cf.* note page précédente) avec cas exceptionnels de cirrhose hépatique, œdème des membres inférieurs, anémie, crampes musculaires, syncopes, arthralgies
- Rhinopharyngite (11 %), pneumonie, hypotension, dyspepsie, prurit, asthénie, bouche sèche, érythème du visage, angiœdèmes, nausées, rétention hydrosodée, douleur thoracique

Précautions d'emploi

- Doser les transaminases avant le traitement, puis chaque mois durant toute la durée du traitement, et 2 semaines après toute augmentation de posologie (→ réduire la posologie ou arrêter le traitement en cas d'anomalies persistantes, une réintroduction éventuelle nécessitant l'avis d'un hépatologue), cirrhose possible au long cours
- Faire une NFS avant le traitement, puis chaque mois pendant 3 mois, puis chaque trimestre (→ exploration et avis spécialisé en cas d'anémie)
- Traitement diurétique d'emblée chez les patients présentant des signes de rétention
- Allaitement et enfant : innocuité non établie (absence de données suffisantes)
- Pas d'effet bénéfique sur la cicatrisation des ulcères digitaux existants

Interactions médicamenteuses (inducteur des CYP 2C9 et CYP 3A4 et possiblement CYP 2C19)

- ***Associations contre-indiquées*** : ciclosporine, glibenclamide
- ***Associations déconseillées*** : inhibiteurs enzymatiques dont antifongiques azolés (kétoconazole, etc.), antiprotéases (ritonavir, etc.), rifampicine
- *Associations à prendre en compte* : antivitamines K (renforcer la surveillance de l'INR), contraceptifs oraux (utiliser une contraception locale supplémentaire), statines

Médicaments de l'HTAP (VII) :
Antagonistes de l'endothéline (II)

Ambrisentan *Liste I-Réservé aux cardiologues, pneumologues et internistes hospitaliers*
Liste de rétrocession-100 %-Coll

VOLIBRIS	30 cp. 5 mg 30 cp. 10 mg	5 mg/jour, posologie pouvant être augmentée à 10 mg/jour (1)

1. La dose de 5 mg doit être bien tolérée avant d'envisager une augmentation de la dose à 10 mg.

Contre-indications
Hypersensibilité à la molécule ou aux excipients (soja, galactose, lactate)
Fibrose pulmonaire idiopathique
Insuffisance hépatique sévère, ASAT et/ou ALAT > 3 N
Grossesse, allaitement, femmes sans contraception efficace fiable

Propriétés

- Antagoniste spécifique des récepteurs de type A de l'endothéline (ETA) appartenant à la catégorie des acides propioniques, réduisant les résistances vasculaires pulmonaires et améliorant la capacité à l'exercice des patients. La sélectivité du produit devrait préserver la production par les récepteurs de l'endothéline de type B (ETB), des vasodilatateurs comme le monoxyde d'azote (NO) et la prostacycline
- Concentration plasmatique maximale 1,5 heure environ après la prise, forte liaison aux protéines, glucuroconjugaison hépatique et métabolisme oxydatif principalement par CYP 3A4, élimination biliaire, demi-vie entre 13 et 16 heures

Indications

- Traitement de l'hypertension artérielle pulmonaire idiopathique ou associée à une collagénose systémique chez les patients en classes fonctionnelles II et III (OMS) pour améliorer la capacité à l'effort

Effets indésirables (doses-dépendants)

- Très fréquents (≥ 10 %) : céphalées, rétention hydrique, œdèmes périphériques
- Fréquents (> 1 % et < 10 %) : palpitations, congestion nasale, sinusite, douleurs abdominales, constipation, bouffées vasomotrices, anémie
- Plus rares (< 1 %) : réaction d'hypersensibilité, angiœdème, éruption cutanée, dyspnée, insuffisance cardiaque congestive

Précautions d'emploi

- Traitement de l'HTAP ayant théoriquement l'avantage d'être associé à un faible risque d'interactions médicamenteuses et un faible risque d'hépatotoxicité
- Traitement devant être initié et surveillé uniquement par un médecin expérimenté dans la prise en charge de l'hypertension artérielle pulmonaire
- Doser les transaminases avant le traitement et interrompre le traitement en cas d'augmentation des ALAT et/ou ASAT ou de signes/symptômes d'atteinte hépatique
- Faire une NFS avec le taux d'hémoglobine avant le traitement puis à 1 et à 3 mois. Interrompre le traitement en cas d'anémie non liée à une autre cause
- En cas de rétention hydrique, interrompre le traitement si elle n'est pas liée à une évolution de la cardiopathie sous-jacente
- Chez la femme en âge de procréer, une grossesse doit être exclue avant la mise en route du traitement
- L'effet sur la fertilité de l'homme n'est pas connu (expérimentalement atrophie tubulaire testiculaire chez les animaux mâles)

Interactions médicamenteuses

- Pas d'inhibition ni d'induction des enzymes impliquées dans les phases I et II du métabolisme des médicaments (en particulier pas d'interaction avec kétoconazole ou warfarine)
- L'efficacité et la tolérance du produit en administration concomitante avec les autres médicaments de l'HTAP n'ont pas été étudiées dans des essais cliniques contrôlés

Traitement de la fibrose pulmonaire

Pirfénidone *Liste I-15 %-Coll-Médicament d'exception, réservé aux pneumologues*

ESBRIET	63 gél. 267 mg pour les 2 premières semaines 252 gél. 262 mg ensuite	1 gél. x 3 fois/jour de J1 à J7 (1) 2 gél. x 3 fois/jour de J8 à J14, puis 3 gél. x 3 fois/jour (2)

1. Accompagnée d'un aliment en entier pour éviter nausées et vertige.
2. Reprendre avec le même schéma en cas d'arrêt du traitement pendant plus de 14 jours.

Contre-indications

Hypersensibilité à un des composants, traitement par fluvoxamine
Clairance de la créatinine < 30 ml/min, insuffisance hépatique, Child Pugh C
Grossesse et allaitement

Propriétés
– Immunosuppresseur ayant des propriétés antifibrotiques et anti-inflammatoires par réduction de la prolifération des fibroblastes et des protéines associées à la fibrose
– Élimination urinaire après métabolisation hépatique, demi-vie de 2,4 heures

Indications
– Traitement de la fibrose pulmonaire idiopathique légère à modérée de l'adulte

Effets indésirables
– Très fréquents (> 10 %) : dyspepsie, nausées, diarrhées, réaction de photosensibilisation, éruption, fatigue
– Fréquents (1 à 10 %) : infections, anorexie, perte de poids, insomnie, vertiges, maux de tête, somnolence, dysgueusie, dyspnée, toux, bouffées de chaleur, reflux gastro-œsophagien, vomissements, douleurs abdominales, gastrite, constipation, prurit, érythème, sécheresse de la peau, myalgies, arthralgies, douleurs thoraciques

Précautions d'emploi et interactions médicamenteuses
– Nécessité de vérifier la fonction hépatique en début de traitement puis tous les mois
– Si élévation des transaminases ≥ 5N, arrêter le traitement et ne pas le reprendre
– Pas de données chez l'insuffisant hépatique sévère
– Une exposition directe aux rayons solaires (y compris les lampes solaires) doit être évitée ou minimisée pendant le traitement. Recommander aux patients d'utiliser quotidiennement une protection écran solaire
– Ne pas débuter le traitement sans s'être assuré de l'absence de vertiges (notamment conduite automobile). La majorité des patients qui ont ressenti des vertiges n'ont connu qu'un seul épisode. Si les vertiges ne s'atténuent pas ou s'ils s'aggravent, un ajustement de la dose, voire une interruption, peut se justifier
– Essentiellement métabolisé par le CYP 1A2 (43 %) → attention aux coprescriptions
– La fluvoxamine, puissant inhibiteur, augmente les concentrations par un facteur 4
– À l'inverse, le tabac, inducteur, entraîne une réduction de 50 % des doses
– Éviter de prendre des médicaments connus pour provoquer une photosensibilisation

Surfactant pulmonaire : Phospholipides

Poractant alpha (extrait de surfactant de poumon de porc)

Liste I-Réservé aux hôpitaux (service de néonatalogie expérimenté)

CUROSURF 120 mg/1,5 ml CUROSURF 240 mg/3 ml *Conserver de + 2 °C à + 8 °C*	Fl. 1,5 ml = 120 mg Fl. 3 ml = 240 mg	Instillation endo-trachéale : *cf.* posologie ci-dessous

Contre-indications

Hypersécrétion bronchiolo-bronchique notamment lors d'infections bactériennes

Propriétés

– Surfactant pulmonaire semi-naturel extrait de poumon de porc, qui réduit la tension de surface au niveau des alvéoles pulmonaires, facilite les échanges gazeux, prévient le collapsus alvéolaire et protège l'épithélium alvéolaire

Indications (médicament en sus de la T2A)

– Traitement d'enfants nouveaux-nés prématurés présentant un syndrome de détresse respiratoire par déficit en surfactant pulmonaire (maladie des membranes hyalines)

Précautions d'emploi

– Traitement réservé aux médecins des unités de soins intensifs en néonatalogie et uniquement à des enfants intubés sous ventilation mécanique et sous surveillance constante de leur oxymétrie par mesure de la PaO_2 par électrode transcutanée
– Radiographie pulmonaire préalable systématique pour vérifier la bonne position de la sonde intratrachéale et l'absence de pneumothorax
– Possibilité d'augmentation rapide de l'expansion thoracique imposant une réduction rapide de la pression respiratoire maximale de ventilation
– Possibilité d'augmentation rapide de la pression partielle d'oxygène dans le sang artériel imposant une réduction rapide de la concentration de l'oxygène inspiré afin d'éviter une hyperoxie dont les dangers, notamment rétiniens, sont redoutables chez les prématurés (risque de cécité)

Effets indésirables

– Obstruction du tube endo-trachéal par les sécrétions muqueuses (0,3 ‰) nécessitant l'aspiration du tube ou son remplacement
– Hémorragie intrapulmonaire (complication rare mais parfois fatale de toute naissance prématurée) et paraissant plus fréquente chez l'enfant traité par surfactant pulmonaire (2 %) que chez l'enfant non traité (1 %), bradycardie, hypotension

Mode d'emploi et posologie

– Instillation le plus tôt possible après la naissance (dès le diagnostic de SDR posé) par voie endo-trachéale de 1 dose unique de 200 mg/kg de poids de naissance (ou de 1 demi-dose dans chaque bronche principale) : il est possible d'administrer encore 1 ou 2 doses supplémentaires de 100 mg/kg chacune à un intervalle d'au moins 12 heures chez les enfants qui sont toujours ventilés et nécessitent une oxygénothérapie

Produits divers en pneumologie (I)

Alpha-1 antitrypsine humaine *Liste I-Prescription hospitalière restreinte aux pneumologues*

ALFALASTIN *Conserver de + 2 °C à + 8 °C et à l'abri de la lumière*	Fl. 1 000 mg + 30 ml d'eau ppi 33,33 mg/ml	Injection **IV** immédiatement apres reconstitution *sans dépasser un débit de 4 ml/min* : 60 mg/kg x 1 fois/semaine

Contre-indications
Hypersensibilité à l'un des constituants

Propriétés (demi-vie ≈ 4 jours)
- Glycoprotéine normalement élaborée par le foie, inhibiteur physiologique de l'élastase (90 % de l'activité élastasique), de la trypsine, de la chymotrypsine, de la thrombine et des protéases bactériennes, contrôlant la dégradation des tissus (rôle fondamental dans le maintien des structures anatomiques normales du poumon)
- Le mode de préparation de ce produit sanguin permet d'inactiver les virus enveloppés (VIH, VHC, VHB), mais peut être d'efficacité limitée sur certains virus non enveloppés (VHA, parvovirus B19)

Indications
- Traitement substitutif des formes graves de déficit primitif en alpha-1 antitrypsine chez les sujets de phénotype PiZZ ou PiSZ avec emphysème pulmonaire
- Schéma d'administration :
  - De façon continue en cas d'emphysème évolutif
  - De façon discontinue par cures lors des poussées de surinfection

Effets indésirables
- Possibilité non exclue de réactions allergiques ou anaphylactiques, nécessitant l'arrêt immédiat et définitif et un traitement symptomatique, et une surveillance de la perfusion

Précautions d'emploi
- Vacciner préalablement les patients, notamment contre les hépatites A et B
- Prescription et surveillance uniquement par un pneumologue hospitalier, en surveillant le patient pendant 1,5 heure après l'injection, avec le matériel nécessaire pour traiter une éventuelle réaction anaphylactique (adrénaline)
- Dosages d'alpha-1 antitrypsine 1 fois par mois pendant 6 mois puis tous les 3 à 4 mois (adapter les doses pour maintenir un taux plasmatique minimum de 0,50 à 0,70 g/l)
- Grossesse et allaitement : innocuité non établie

Incompatibilités physico-chimiques
- Ne mélanger à aucun autre médicament, pas d'interaction connue
- Arrêt du tabac impératif

Produits divers en pneumologie (II)

SCOPOLAMINE[G] Bromhydrate *Liste I-65 %-Coll*	Sol. injectable : 10 ou 50 amp. à 0,5 mg/2 ml (1) 100 amp. à 1 ou 2 ml 0,025 % 0,4 mg de scopolamine base = 1 amp.	Posologie individuelle en fonction de l'effet recherché et de la tolérance (*cf.* Indications)
SCOPODERM TTS Délai d'action = 6 à 8 heures Durée d'action = 72 heures *Liste I-Non remboursé-Coll*	5 ou 30 (1) systèmes adhésifs contenant 1,31 mg de scopolamine = délivrance de 1 mg sur 72 heures	A. Application derrière l'oreille 6 à 12 heures avant le départ (2)

1. Formes réservées à l'hôpital.
2. À retirer dès la fin du voyage et à changer toutes les 72 heures.

Contre-indications

Adénome de la prostate, glaucome à angle fermé

Propriétés

- Parasympatholytique de type atropinique qui agit comme antagoniste compétitif de l'acétylcholine et des autres agonistes muscariniques
- L'administration de ce médicament entraîne une diminution des sécrétions salivaires. Son effet sur la diminution des sécrétions bronchiques est beaucoup moins marqué. Aux doses préconisées, il peut être observé une diminution de leur viscosité rendant plus difficile leur expectoration
- La scopolamine diminue la motilité intestinale et exerce un effet tachycardisant moins marqué que l'atropine. Au niveau du système nerveux central, elle exerce un effet sédatif prédominant, contrairement à l'atropine

Indications

- Traitement en soins palliatifs des râles agoniques liés à l'encombrement des voies aériennes supérieures par excès de sécrétions salivaires (patch), à réévaluer tous les jours
- La posologie habituellement préconisée chez l'adulte est :
  - *En injection sous-cutanée* : 0,2 à 0,6 mg de scopolamine base soit 1/2 à 2 ampoules, toutes les 4 heures
  - *En perfusion sous-cutanée* : 0,8 à 2,4 mg de scopolamine base soit 2 à 7 ampoules, par 24 heures
- En patch cutané : traitement du mal des transports

Effets indésirables

- Liés aux effets anticholinergiques : épaississement des sécrétions bronchiques, diminution de la sécrétion lacrymale, troubles de l'accommodation (mydriase), tachycardie, palpitations, constipation, rétention urinaire, confusion mentale, agitation, hallucinations, délire en particulier chez les sujets âgés. Ces troubles cognitifs sont fréquemment décrits à faible dose chez les sujets fragilisés traités en soins palliatifs

Précautions d'emploi

- Il convient de s'assurer après la première utilisation de scopolamine à la posologie recommandée que le patient ne présente pas d'altération des fonctions cognitives, d'agitation ou d'hallucinations avant de renouveler l'injection
- Les effets peuvent persister plus de 12 heures après le retrait du patch
- Insuffisance coronarienne, troubles du rythme, hyperthyroïdie, bronchite chronique
- Éviter le contact avec l'œil (par le doigt) : mydriase

Chambres d'inhalation *Remboursement LPPR*

Nom	Caractéristiques
ABLE SPACER Volume = 135 ml	Nourrissons (avec petit masque) de 0 à 9 mois, pédiatrique (avec masque moyen), de 9 mois à 6 ans ; sans masque, pour tous les patients > 6 ans, adaptateur universel compatible avec tous les aérosols doseurs Valve faisant partie intégrante de la chambre et ne nécessitant pas d'être changée Sans latex
AEROCHAMBER PLUS Volume = 150 ml	Chambre d'inhalation munie d'une valve d'inhalation (silicone), d'un embout buccal (polypropylène) protégé par un capuchon, d'un adaptateur et d'un sifflet Flowsignal, utilisable avec tout aérosol-doseur (adulte et enfant > 6 ans) Sans latex ni phtalates, masques pour enfant
BABYHALER Volume = 350 ml	Chambre d'inhalation allongée, d'un volume de 350 ml, munie de deux valves et d'un masque étanche n° 2 pour les enfants de 3 mois à 5 ans (silicone), utilisable avec les aérosols-doseurs Ventoline, Flixotide, Bécotide, Seretide et Serevent Masque n° 1 adapté aux enfants < 3 mois également disponible
FUNHALER Volume = 226 ml	Chambre d'inhalation pédiatrique : < 6 ans Compatible avec une majorité d'aérosols-doseurs
ITINHALER Volume = 325 ml	Chambre d'inhalation souple, compactable (se plie et se roule), sans latex, 100 % silicone Compatible avec tous les aérosols-doseurs Trois formes : < 9 mois, < 6 ans et > 6 ans ; existe avec masque
TIPSHALER Volume = 260 ml	Chambre d'inhalation transparente sans phtalates, sans bisphénol A, sans latex Compatible avec tous les aérosols-doseurs Trois formes : < 9 mois, < 6 ans et > 6 ans ; existe avec masque
VORTEX Volume = 193 ml PARI VORTEX	Chambre d'inhalation universelle en aluminium, avec valves anti-retour Chambre simple avec embout buccal simple Chambre avec masque jeune enfant < 2 ans (masque ludique en forme de grenouille et de coccinelle) Chambre avec masque enfant > 2 ans Chambre avec masque adulte Compatible avec tous les aérosols-doseurs disponibles sur le marché

Propriétés

- Chambres d'inhalation présentant un orifice où s'adapte l'embout de l'aérosol-doseur, un embout buccal et un système de valve s'ouvrant à l'inspiration et se fermant à l'expiration → destinées à supprimer la synchronisation main-poumon imposée par les aérosols-doseurs et donc à améliorer la pénétration pulmonaire du produit inhalé, notamment chez l'enfant < 6 ans ou chez l'enfant plus âgé au cours de crise d'asthme
- Pour les jeunes enfants, un masque est adaptable sur la chambre, plutôt qu'un embout buccal

Mode d'emploi

- Agiter l'aérosol-doseur, introduire son embout dans l'orifice de la chambre avec le fond de la cartouche orienté vers le haut, serrer l'embout buccal de la chambre avec les lèvres (ou appliquer le masque sur le visage de l'enfant), pulvériser 1 bouffée, inspirer calmement et profondément par la bouche, maintenir éventuellement une apnée de quelques secondes après chaque inspiration (ces chambres se vident en 3 à 10 cycles respiratoires)
- Nettoyer chaque semaine ces chambres à l'eau savonneuse en les rinçant ensuite à grande eau puis en les laissant sécher à l'air libre (ceci afin de retirer les particules de médicaments déposées sur les parois, et pour des raisons d'hygiène évidentes)

Oxygénothérapie

Oxygène à usage médical *Agréé aux collectivités et livraison à domicile*

OXYGÈNE MÉDICINAL	En évaporateurs fixes ou mobiles, ou en bouteilles métalliques sous une pression de 200 bars (1)

1. Une bouteille de 2 l apporte 0,4 m^3 de gaz sous une pression de 1 bar à 15°.

Propriétés

- Gaz (constituant approximativement 21 % de l'air ambiant), utilisé comme oxygénateur sanguin pour maintenir une PaO_2 > 60 mmHg ou une $SaO_2 \geq 90$ %
- L'oxygénothérapie hyperbare (à une pression partielle > 1 atmosphère *soit* 1,013 bar) augmente de façon importante la quantité d'oxygène dissous dans le sang

Indications

- Hypoxies d'étiologies diverses nécessitant une oxygénothérapie normobare ou hyperbare
- Alimentation des respirateurs en anesthésie et en réanimation
- Vecteur des médicaments pour inhalation administrés par un nébuliseur
- Crise d'algie vasculaire de la face (oxygène pur en inhalation au masque à un débit de 7 l à 10 l/min pendant 15 minutes)

Posologie (oxygénothérapie normobare, avec pour objectif de maintenir une PaO_2 > 60 mmHg ou une SaO_2 > 90 %)

- Insuffisance respiratoire chronique : l'oxygénothérapie de longue durée consiste à administrer par sonde nasale de l'oxygène à faible débit (0,5 à 2 l/min) pendant une durée ≥ à 15 h/jour
- Insuffisance respiratoire aiguë : administration à un débit variant de 0,5 à 15 l/min, à adapter en fonction de la gazométrie
- En ventilation assistée : FiO_2 de 21 % à 100 % maximum (concentration en O_2 de l'air ventilé)

Effets indésirables

- Apnée par dépression respiratoire liée à la suppression soudaine du facteur stimulant hypoxique, en particulier chez l'insuffisant respiratoire chronique
- Microatélectasies par diminution d'azote dans les alvéoles pulmonaires et effet de l'oxygène sur le surfactant pulmonaire, surtout à de fortes concentrations
- Lésions pulmonaires suite à une oxygénothérapie avec une FiO_2 > 80 %
- Crises convulsives suite à une oxygénothérapie avec une FiO_2 de 100 % pendant plus de 6 heures (notamment en administration hyperbare)
- Barotraumatisme par hyperpression sur les parois des cavités closes (oreille moyenne, sinus, poumons) en administration hyperbare
- Rétinopathie à type de fibroplasie rétrolentale chez les nouveau-nés qui nécessitent une FiO_2 > 30 % (chez les prématurés notamment) (décolement de rétine, voire cécité)
- Crises de claustrophobie lors de l'oxygénothérapie hyperbare en caisson
- Rupture de membrane tympanique, pneumothorax à forte dose, prolongée

Précautions d'emploi

- Nourrisson : contrôler régulièrement la PaO_2 (qui ne doit pas dépasser 100 mmHg)

Notes

Chapitre 20

Psychiatrie et addictologie

Conduite à tenir en cas d'agitation

- L'état d'agitation peut induire un risque pour les patients et leur entourage
- Une pathologie organique doit toujours être suspectée (hyperthermie, globe vésical, douleur, hypoglycémie, hypercapnie, pathologie neurologique aiguë) : examen somatique, NFS, ionogramme, calcémie, TSH, phosphatases alcalines, gamma-GT, toxiques sanguins et urinaires
- La consommation d'alcool, de drogues et de médicaments doit être recherchée
- Avec le malade et son entourage, évaluation de l'humeur, du jugement, de l'orientation, de la vigilance et de l'adéquation à la réalité + anamnèse avec recherche d'antécédents psychiatriques
- Essayer d'établir une relation de confiance et d'apaisement
- Une sédation médicamenteuse peut être nécessaire :
  - Temesta 2,5 mg si l'étiologie n'est pas définie ou s'il s'agit d'un trouble anxieux
  - Zyprexa 20 mg si le tableau paraît psychotique
- Une contention physique voire un isolement peuvent être transitoirement justifiés
- En cas de delirium tremens : réhydratation (IV si nécessaire) + vitaminothérapie B1-B6 + Valium 10 mg/6 h
- En cas d'échec : Tranxène 20 mg + Tercian 50 mg en IM

Conduite à tenir en cas de crise suicidaire

- La crise suicidaire se caractérise par l'expression du désir de se donner la mort
- Sa prise en charge doit intervenir sans délai
- Se montrer empathique et rassurant
- Faire verbaliser ses émotions et ses représentations au patient
- Rechercher un trouble mental (schizophrénie, trouble bipolaire, épisode dépressif majeur, trouble anxieux, trouble du comportement alimentaire, syndrome de stress post-traumatique, etc.)
- Évaluer 3 paramètres : risque, urgence et dangerosité
  - Les facteurs de risque sont les conditions favorisant de manière générale une crise suicidaire. Ils peuvent être primaires (présence d'un trouble psychiatrique avéré, antécédent familial de suicide ou de TS, antécédent personnel de TS, impulsivité, expression d'une intention suicidaire), secondaires (perte précoce de l'un des parents, difficultés socio-professionnelles, antécédents de maltraitance ou d'agression) ou tertiaires (sexe masculin, adolescence ou sénescence)
  - Le degré d'urgence quantifie la capacité du sujet à passer à l'acte à court terme. Il dépend du niveau de souffrance du sujet qui s'exprime par des projets suicidaires construits (s'enquérir d'un scénario suicidaire : moment et moyen présumés)
  - La dangerosité est en rapport avec la létalité potentielle du moyen suicidaire présumé
- Rechercher les éléments permettant un étayage (dont les personnes ressources dans l'entourage) et l'existence d'une demande d'aide
- Proposer une alternative à la mise en œuvre du projet suicidaire
- Hospitaliser le patient (en procédure de soins psychiatriques à la demande d'un tiers – SPDT – le cas échéant) si le degré d'urgence et la dangerosité le justifient. Le risque suicidaire est l'un des principaux motifs d'hospitalisation en psychiatrie
- Agir sur l'angoisse à l'aide d'un anxiolytique (par exemple : Xanax 0,5 mg : 1 cp.)
- Traitement – pharmacologique, psychothérapeutique et médicosocial – spécifique du trouble mental associé le cas échéant

PSYCHIATRIE : Schémas thérapeutiques

Ces schémas sont un simple aide-mémoire. Il est indispensable de ne pas se limiter au traitement médicamenteux, qu'il faut généralement associer à des mesures psychothérapiques.

Troubles de l'humeur : Épisodes dépressifs et maniaques

Troubles bipolaires (prévention des rechutes)	Thymorégulateur au long cours (Lithium, Divalproate de Na, Carbamazépine ou Lamotrigine – ce dernier produit est indiqué dans les troubles bipolaires de type I dans lesquels les épisodes dépressifs dominent le tableau) Antidépresseur (choisir un produit efficace antérieurement et bien supporté) dans les formes unipolaires dépressives (proscrire les antidépresseurs en monothérapie dans les formes bipolaires)
Épisodes dépressifs majeurs d'intensité sévère	Hospitalisation souvent indispensable (1) + Antidépresseur (ISRS ou IRSNA ou agoniste mélatoninergique en première intention, imipraminique ou IMAO en deuxième intention) (2) ± Hypnotique ± Anxiolytique ± Neuroleptique (dans les formes délirantes) + Suivi psychiatrique après rémission Électroconvulsivothérapie si échec ou contre-indication absolue des antidépresseurs, voire en première intention dans les formes stuporeuses Normothymique (formes bipolaires) ou antidépresseur (formes unipolaires dépressives) en prévention des rechutes
Épisodes dépressifs majeurs d'intensité légère à modérée	Conseils hygiénodiététiques, Soutien psychologique, Relaxation ou méditation ± Psychothérapie de type cognitivo-comportementale ou psychodynamique ± Antidépresseur (ISRS ou IRSNA en première intention, imipraminique en deuxième intention) (2) ± Hypnotique ± Anxiolytique ± Hospitalisation (1)

1. *Le risque suicidaire conditionne l'hospitalisation* (l'évaluer systématiquement selon les 3 critères consensuels : risque, urgence et dangerosité). L'âge est également un critère central (hospitalisation quasi-systématique chez les enfants et les sujets âgés).
2. *Modalités d'utilisation des antidépresseurs* dans les états dépressifs :
   - La prescription d'antidépresseur est indiquée en cas de dépression d'intensité modérée à sévère.
   - Le délai d'action des antidépresseurs est de 10 jours à 1 mois → attendre au moins 3 semaines de traitement à dose efficace avant de changer de produit.
   - Les antidépresseurs doivent être prescrits en monothérapie en première intention, éventuellement en association avec un sédatif (anxiolytique ou neuroleptique sédatif) dans les dépressions anxieuses, agitées ou lorsqu'il existe un risque suicidaire.
   - Les antidépresseurs ne doivent pas être prescrits en monothérapie dans le trouble bipolaire.

PSYCHIATRIE : Schémas thérapeutiques

Troubles de l'humeur : Épisodes dépressifs et maniaques (suite)

Épisodes maniaques Épisodes hypomaniaques (ne nécessitant pas une hospitalisation)	Hospitalisation (mise au calme et si besoin en chambre d'isolement) + Thymorégulateur (Lithium, Divalproate de Na, Carbamazépine) ± Neuroleptique (dans les formes délirantes ou à titre antimaniaque) ± Benzodiazépine (à titre sédatif) Électroconvulsivothérapie si résistance au traitement psychotrope Thymorégulateur en prévention des rechutes

Épisodes psychotiques aigus

Trouble psychotique bref Trouble schizophréniforme Manie avec caractéristiques psychotiques	Hospitalisation + Bilan (biologique + neuro-imagerie) pour le diagnostic différentiel + Neuroleptique + Suivi psychiatrique après rémission

États confusionnels

États confusionnels d'origine organique ou toxique	Hospitalisation ± Mise au calme + Bilan étiologique
Delirium tremens (DT) Pré-delirium tremens	Hospitalisation (mise au calme) + Bilan biologique + Réhydratation + Anxiolyse et prévention des crises comitiales par BZD + Vitamines (B1-B6, PP, pour prévention des encéphalopathies alcooliques) + Acide folique + Arrêt total et définitif de l'alcool

Troubles psychotiques chroniques

Trouble délirant (anciennement délire paranoïaque)	Neuroleptique + Psychothérapie spécifique
Schizophrénie	Prise en charge psychiatrique biopsychosociale : Neuroleptique (à propriétés antiproductives dans les formes paranoïdes ; à propriétés antidéficitaires dans les formes désorganisées et résiduelles) + Psychothérapie spécifique + Réhabilitation psychosociale

PSYCHIATRIE : Schémas thérapeutiques

Troubles anxieux

Trouble anxieux généralisé (TAG)	Thérapie cognitivo-comportementale + Antidépresseur (ISRS ou Venlafaxine) ± BZD sur une durée très brève (risque élevé de dépendance) ou Prégabaline
Attaque de panique	Anxiolytique à la phase aiguë
Trouble obsessionnel compulsif (TOC) Trouble panique (TP) Trouble phobique	Thérapie cognitivo-comportementale + Antidépresseur (ISRS) ± BZD sur une durée très brève (risque élevé de dépendance)
Angoisse de situation Trac	Bêta-bloquant (Propranolol : 20-40 mg *per os* 1 heure avant la situation stressante)
Trouble de l'adaptation avec réaction anxieuse ou dépressive	Réassurance + Mise au calme ± Anxiolytique ± Antidépresseur
Stress post-traumatique	Psychothérapie + Antidépresseur

Addictions à des substances

Alcoolisme chronique	Arrêt de l'alcool + Prévention du DT et des encéphalopathies alcooliques (*cf.* page précécente) + Examen somatique à la recherche de complications + Examen psychiatrique au décours du sevrage + Prise en charge biopsychosociale ultérieure (dont Naltrexone, Disulfirame, Acamprosate ou Baclofène) + Associations de malades
Tabagisme	Arrêt du tabac + Nicotine (percutanée, perlinguale) ou Bupropion ou Varenicline tartrate ± Psychothérapie ± Anxiolytique
Amphétamines	Arrêt du produit ± Anxiolytique ± Psychothérapie
Barbituriques	Phénobarbital à doses dégressives (risque de convulsions si arrêt brutal) + Psychothérapie
Benzodiazépines	Benzodiazépine à doses dégressives (risque de convulsions si arrêt brutal) ± Psychothérapie
Cannabis	Arrêt du produit ± Psychothérapie ± Anxiolytique
Cocaïne	Arrêt du produit ± Psychothérapie ± Anxiolytique

PSYCHIATRIE : Schémas thérapeutiques

Addictions à des substances (suite)

Opiacés	Surdosage aigu (overdose) = Manœuvres de réanimation si besoin (ventilation, massage cardiaque, oxygène) + Appel du SAMU pour hospitalisation + Naloxone sous surveillance médicale continue, puis sevrage des opiacés Sevrage = Arrêt total des opiacés + Analgésique + Antispasmodique + Anxiolytique + Traitement substitutif (Méthadone, Buprénorphine) Post-sevrage = Prise en charge biopsychosociale : Psychothérapie + Traitement substitutif (Méthadone, Buprénorphine) ± Antidépresseur ± Anxiolytique ± Soutien social

Troubles du comportement alimentaire

Anorexie mentale	Évaluation de l'IMC + Bilan biologique + Psychothérapie ± Anxiolytique ± Antidépresseur ± Hospitalisation avec contrat de poids si dénutrition sévère ou si trouble ionique
Boulimie	Évaluation de l'IMC + Bilan biologique + Psychothérapie ± Anxiolytique ± Antidépresseur (ISRS) ± Hospitalisation si dénutrition sévère ou si trouble ionique

Troubles psychiques de l'enfant

Épisode dépressif caractérisé	Psychothérapie ± Antidépresseur (en première ou deuxième intention dans les formes d'intensité sévère de l'adolescent, en deuxième intention chez l'enfant + Surveillance et recherche d'un comportement suicidaire et/ou hostile) + Soutien de la famille
Énurésie	Règles hygiéno-diététiques ± Psychothérapie ± Oxybutynine ± Biofeedback
Encoprésie	Psycho-éducation de l'enfant et de ses parents + Laxatifs ± Psychothérapie ± Recherche de maltraitance

PSYCHIATRIE : Schémas thérapeutiques

Troubles psychiques de l'enfant (suite)

Trouble hyperactif avec déficit de l'attention (THADA ou ADHD)	Psychothérapie ± Méthylphénidate
Terreurs nocturnes	Rassurer ± Enregistrement polysomnographique ± Psychothérapie ± BZD (ex. : Clobazam) sur une courte durée

Troubles du sommeil (1)

Insomnie	Bilan étiologique + Traitement spécifique le cas échéant ± Règles hygiénodiététiques ± Psychothérapie ± Hypnotique sur une courte durée
Syndrome de décalage horaire (*jet lag*)	Adaptation dès l'arrivée de son activité au fuseau horaire local (pas de sieste) ± Hypnotique ± Mélatonine
Somnolence au volant	Proscrire l'alcool, les psychotropes, le cannabis, les agonistes dopaminergiques et tout dépresseur du SNC S'arrêter au moindre signe de somnolence et faire régulièrement des pauses Recherche d'un syndrome d'apnées du sommeil ou d'une narcolepsie (enregistrement du sommeil)

1. Fatigue liée au décalage horaire : on compte environ *un jour de récuperation par fuseau horaire*.

Anxiolytiques (I) : Benzodiazépines

Benzodiazépines (classées selon leur demi-vie d'élimination)

*Liste I-65 %-Coll ou Non remboursé (**NR**)*

VÉRATRAN Clotiazépam Demi-vie = 5 heures	30 cp. séc. 5 mg 30 cp. séc. 10 mg	A. 5 à 30 mg/jour en 2 à 3 prises
SÉRESTA Oxazépam Demi-vie = 8 heures	30 cp. séc. 10 mg 20 cp. séc. 50 mg	A. 10 à 50 mg/jour (jusqu'à 150 mg/jour)
XANAX Alprazolam[G] Demi-vie = 12 heures	30 cp. séc. 0,25 mg 30 cp. séc. 0,50 mg 30 cp. 1 mg	A. 0,5 à 4 mg/jour en 2 à 3 prises
TÉMESTA Lorazépam[G] EQUITAM Demi-vie = 10 à 20 heures	30 cp. séc. 1 mg 30 cp. séc. 2,5 mg	A. 1 à 7,5 mg/jour en 1 à 3 prises
LEXOMIL Bromazépam[G] QUIÉTILINE Demi-vie = 20 heures, 50 heures pour le métabolite actif principal	30 cp. séc. 6 mg quadrisécables	A. 3 à 12 mg/jour en 1 à 3 prises (jusqu'à 36 mg/jour chez le sujet hospitalisé)
VALIUM Diazépam[G] Demi-vie = 32 à 47 heures, 30 à 150 heures pour le métabolite actif principal (*cf.* la forme injectable en Neurologie)	40 cp. séc. 2 mg 40 cp. séc. 5 mg 30 cp. séc. 10 mg Gouttes : 3 gtes = 1 mg	A. 5 à 20 mg/jour (jusqu'à 40 mg/jour) E. 0,5 mg/kg/jour en 2 à 3 prises
URBANYL Clobazam Demi-vie = 20 heures, 50 heures pour le métabolite actif principal	30 gél. 5 mg 30 cp. séc. 10 mg 30 cp. 20 mg	A. 5 à 60 mg/jour (jusqu'à 120 mg/jour chez le sujet hospitalisé) E. 0,5 à 1 mg/kg/jour
LYSANXIA Prazépam[G] Demi-vie = 30 à 150 heures	40 cp. séc. 10 mg 20 cp. séc. 40 mg ***NR*** Gouttes : 20 ml à 15 mg/ml = 30 gtes	A. 10 à 30 mg/jour (jusqu'à 60 mg/jour) en 1 à 2 prises
NORDAZ Nordazépam Demi-vie = 30 à 150 heures	30 cp. séc. 7,5 mg 30 cp. séc. 15 mg	A. 7,5 à 15 mg/jour en 1 prise le soir
VICTAN Loflazépate d'éthyle Demi-vie = 77 heures	30 cp. séc. 2 mg	A. 1 à 3 mg/jour en 1 prise le soir
TRANXENE Clorazépate dipotassique Demi-vie = 30 à 150 heures (métabolite actif)	30 ou 50 gél. 5 mg 30 ou 50 gél. 10 mg 28 ou 50 gél. 20 mg	A. 10 à 90 mg/jour (jusqu'à 200 mg/jour chez le sujet hospitalisé)
TRANXENE Injectable Délai d'action = 15 à 30 minutes Durée d'action = plusieurs heures	20 fl. 20 mg/2 ml 20 fl. 50 mg/2,5 ml	Par voie **IM** ou **IV** lente : A. 20 à 200 mg/jour

Contre-indications
Insuffisance respiratoire, apnées du sommeil
Myasthénie, insuffisance hépatique sévère, porphyries
Hypersensibilité aux benzodiazépines, toxicomanie (sauf sevrage – CI relative)

Propriétés

- Facilitation de la transmission gabaergique, ayant un effet anxiolytique, myorelaxant, anticonvulsivant, sédatif et hypnotique ; leur utilisation expose à un risque de dépendance, facteur expliquant leur surconsommation
- Absorption digestive rapide et importante, pic plasmatique en 1 à 2 heures, demi-vie très variable selon les molécules, élimination urinaire sous forme de métabolites glycuroconjugués inactifs, passage transplacentaire et dans le lait materne

Indications (prescription limitée à 12 semaines au maximum)

- Anxiété aiguë dans le cadre d'un stress aigu et transitoire, d'un trouble de l'adaptation, d'un trouble anxieux ou dépressif ou d'un trouble psychotique (en association avec un neuroleptique)
- Insomnie d'endormissement
- Sevrage alcoolique (prévention et traitement du delirium tremens) (clorazépate)
- Épilepsies (clobazam, clonazépam, diazépam), tremblement essentiel, symptômes extrapyramidaux précoces de type akathisie et tasikinésie dus aux neuroleptiques
- Formes injectables : crise d'angoisse aiguë avec impossibilité d'administration PO, états d'agitation et d'agressivité, delirium tremens, prémédication, tétanos (jusqu'à 100 mg de clorazépate toutes les 3 à 4 heures)

Effets indésirables

- En rapport avec la posologie et/ou la sensibilité individuelle : somnolence, difficultés de concentration, amnésie antérograde, hypotonie, sensations ébrieuses, plus rarement confusion ou réactions paradoxales (irritabilité, agressivité, excitation)
- En utilisation prolongée et/ou à forte dose : développement d'une tolérance, et *risque de dépendance* physique et psychique pouvant entraîner un syndrome de sevrage à l'arrêt (anxiété, insomnie, irritabilité, céphalées, myalgies, plus rarement agitation, épisodes confusionnels, dépersonnalisation, hallucinations, convulsions)
- Très rares : hépatite, réactions cutanées allergiques, dysphagie
- **Surdosage** : état ébrieux, somnolence, coma, dépression respiratoire → flumazénil (antagoniste spécifique) et surveillance des fonctions cardio-respiratoires

Précautions d'emploi

- Prescrire à posologie minimale efficace, arrêter le traitement de façon progressive sur une période d'au moins 2 semaines en cas d'utilisation prolongée et/ou à forte posologie
- *Utiliser avec prudence* chez les sujets âgés (réduire la dose de 50 à 70 %), en cas d'insuffisance hépatique ou rénale (adapter la dose), d'antécédents de pharmacodépendance et chez les conducteurs et utilisateurs de machines
- *Grossesse* : éviter sauf nécessité absolue au 1er trimestre (risque tératogène) et éviter les fortes doses au 3e trimestre (risque de détresse respiratoire du nouveau-né avec hypothermie et hypotonie)
- *Allaitement* : utilisation à éviter sauf prise unique (passage dans le lait)

Interactions médicamenteuses

- ***Associations déconseillées*** : alcool
- *Associations à utiliser avec précaution* : cimétidine, inhibiteurs de la pompe à protons, phénytoïne (avec le diazépam notamment)
- *Associations à prendre en compte* : cisapride, clozapine, médicaments dépresseurs du SNC, nilutamide

Anxiolytiques (II) : Hydroxyzine

Hydroxyzine *Liste I-65 %-Coll*

ATARAX Délai d'action = 15 à 30 minutes Demi-vie = 13 à 20 heures	30 cp. séc. 25 mg	A. 50 à 100 mg/jour (jusqu'à 300 mg/jour) E. > 6 ans : 1 mg/kg/jour
ATARAX SIROP Délai d'action = 15 à 30 minutes Durée d'action = 6 à 8 heures	Fl. 200 ml à 2 mg/ml (+ seringue graduée de 0,25 ml en 0,25 ml)	A. 30 à 120 mg/jour E. 1 mg/kg/jour
HYDROXYZINE Injectable[G] Délai d'action = 10 à 20 minutes Durée d'action = 6 à 8 heures	6 amp. 2 ml = 100 mg	Par voie **IM** stricte (1) : A. 100 à 300 mg/jour

1. Utilisation possible par voie IV en anesthésie.

Contre-indications
Hypersensibilité à l'hydroxyzine Glaucome par fermeture de l'angle Obstacle urétro-prostatique avec risque de rétention urinaire Porphyries Grossesse au 1er trimestre, allaitement

Propriétés

- Antihistaminique H1 dérivé de la pipérazine (non apparenté aux phénothiazines), utilisé comme sédatif, anxiolytique et antiprurigineux, ayant un effet anticholinergique, n'induisant pas de dépendance physique ou psychique ni de dépression respiratoire en cas de surdosage (contrairement aux benzodiazépines)
- Absorption digestive rapide (pic plasmatique en 2 à 2,5 heures), métabolisation complète, élimination urinaire sous forme de métabolites, demi-vie d'élimination de 3 à 4 heures

Indications (prescription limitée à 12 semaines au maximum)

- Anxiété, insomnie d'endormissement
- Manifestations allergiques diverses : prurit, urticaire, rhinites, conjonctivites
- Prémédication avant anesthésie générale et certaines explorations fonctionnelles ou radiologiques

Effets indésirables

- Somnolence, excitation, constipation
- **Surdosage** : hypersédation et effets anticholinergiques (bouche sèche, constipation, mydriase, troubles de l'accommodation, élévation de la pression intra-oculaire, risque de poussée aiguë de glaucome à angle fermé, risque de rétention urinaire en cas d'obstacle urétro-prostatique, confusion mentale chez le sujet âgé) → surveillance

Précautions d'emploi, interactions médicamenteuses et incompatibilités

- Ne pas administrer par voie SC ou intra-artérielle (risque de nécrose locale)
- Utiliser avec prudence chez les conducteurs et utilisateurs de machines (somnolence)
- ***Associations déconseillées*** : alcool (effet sédatif accru), bétahistine (antagonisme)
- *Associations à prendre en compte* : autres dépresseurs du SNC (majoration des effets sédatifs), autres anticholinergiques (majoration des effets anticholinergiques)

Anxiolytiques (III) : Azaspirodécanediones

Buspirone[G] *Liste I-65 %-Coll*

BUSPIRONE Demi-vie = 2 à 11 heures	20 cp. séc. 10 mg	À dose progressive A. 15 à 20 mg/jour en 3 prises (jusqu'à 60 mg/jour)

Contre-indications
Hypersensibilité à la buspirone
Insuffisance rénale ou hépatique sévère, porphyries

Propriétés
- Anxiolytique ayant un délai d'action de 1 à 3 semaines, dénué d'effets sédatifs, myorelaxants ou anticonvulsivants, avec un mécanisme d'action complexe sur les systèmes sérotoninergique (inhibiteur sélectif des récepteurs sérotoninergiques I_A), noradrénergique et dopaminergique, non apparenté aux benzodiazépines, aux carbamates ou aux neuroleptiques, n'entraînant ni dépendance, ni syndrome de sevrage à l'arrêt, ni altération des capacités psychomotrices et cognitives
- Absorption digestive rapide, fixation à 95 % aux protéines plasmatiques, métabolisation rapide, élimination sous forme de métabolites par voie urinaire (30 à 60 %) et biliaire (20 à 40 %) avec cycle entéro-hépatique, demi-vie d'élimination de 2 à 11 heures

Indications (prescription limitée à 12 semaines au maximum)
- Anxiété

Effets indésirables (rares)
- Généralement transitoires : gastralgies, sensations vertigineuses ou ébrieuses, plus rarement céphalées, nervosité, sueurs, nausées (troubles disparaissant spontanément ou lors de la réduction de la posologie)
- Possibilité de troubles extrapyramidaux

Précautions d'emploi
- Utiliser avec prudence chez les conducteurs et les utilisateurs de machines (sensations vertigineuses ou ébrieuses éventuelles en début de traitement)
- Prescrire à doses progressives, en commençant par 15 mg par jour en 3 prises, puis en augmentant si besoin par paliers de 5 mg tous les 2 à 3 jours jusqu'à la posologie efficace
- Utilisé seul, ce médicament n'est pas adapté au traitement des états dépressifs
- Grossesse et allaitement : à éviter (absence d'études cliniques)
- Sujets < 18 ans : à éviter (absence d'études cliniques)

Interactions médicamenteuses
- *Associations déconseillées* : alcool, érythromycine, itraconazole
- *Associations à utiliser avec précaution* : autres dépresseurs du SNC (dont les benzodiazépines), diltiazem, vérapamil, rifampicine, jus de pamplemousse

Anxiolytiques (IV)

Anxiolytiques divers

COVATINE Captodiame *Liste II-30 %-Coll*	45 cp. 50 mg	A. 1 cp. x 3 fois/jour
STRESAM Étifoxine Demi-vie = 20 heures *Liste I-30 %-Coll*	60 gél. 50 mg	A. 1 gél. x 3 fois/jour

Contre-indications

Hypersensibilité à ces différents produits
Myasthénie (pour l'étifoxine), porphyries
Insuffisance hépatique, rénale ou respiratoire sévère (pour l'étifoxine)
État de choc (pour l'étifoxine)

Propriétés
- Anxiolytiques divers non apparentés aux benzodiazépines, aux carbamates ou aux neuroleptiques

Indications (prescription limitée à 12 semaines au maximum)
- Anxiété excessive, notamment avec manifestations psycho-somatiques

Effets indésirables
- Possibilité de somnolence diurne et difficultés d'endormissement en début de traitement
- Rares : hépatites aiguës, cytolytiques ou mixtes, parfois graves
- Étifoxine (rares) : syndrome grave d'hypersensibilité cutanée (DRESS, érythème polymorphe, Stevens-Johnson, Lyell), vascularite, choc anaphylactique, thrombopénie, colite lymphocytaire

Précautions d'emploi
- Utiliser avec prudence chez les conducteurs et utilisateurs de machines
- Grossesse et allaitement : utilisation à éviter

Interactions médicamenteuses
- ***Associations déconseillées*** : alcool (majoration des effets sédatifs)
- *Associations à prendre en compte* : autres médicaments dépresseurs du SNC (majoration des effets sédatifs)

Prégabaline (voir ce terme)

LYRICA est indiqué dans le traitement du trouble anxieux généralisé (TAG) chez l'adulte.

Hypnotiques (I) : Cyclopyrrolones

Zopiclone[G] *Liste I-65 %-Coll*

IMOVANE Demi-vie = 5 à 6 heures	5 ou 14 cp. 3,75 mg 14 cp. séc. 7,5 mg	A. 3,75 à 7,5 mg/jour au coucher

Contre-indications

Hypersensibilité à la zopiclone
Insuffisance respiratoire ou hépatique sévère, apnées du sommeil
Myasthénie
Allergie au blé

Propriétés

– Hypnotique de la famille des cyclopyrrolones, facilitant la transmission gabaergique (comme les benzodiazépines, mais par fixation sur un site différent), ayant une action hypnotique rapide, des effets anxiolytiques, myorelaxants et anticonvulsivants, modifiant moins l'architecture du sommeil que les benzodiazépines, notamment la durée du sommeil paradoxal
– Absorption digestive rapide (pic plasmatique en 90 à 120 minutes), fixation faible aux protéines plasmatiques, métabolisation hépatique, élimination urinaire sous forme métabolisée (80 %) et inchangée (4 %), demi-vie d'élimination de 5 à 6 heures (allongée en cas d'insuffisance hépatocellulaire), passage transplacentaire et dans le lait maternel

Indications (prescription limitée à 4 semaines au maximum)

– Insomnies

Effets indésirables

– En rapport avec posologie et sensibilité individuelles : somnolence diurne, hypotonie musculaire, bouche sèche, céphalées, asthénie, amnésie antérograde, sensations ébrieuses, plus rarement réactions paradoxales d'irritabilité, d'agressivité, d'excitation, syndrome confusionnel ou confuso-onirique
– Sensation de goût amer après la prise, réactions cutanées allergiques rares
– Possibilité de dépendance avec syndrome de sevrage à l'arrêt brutal du traitement : anxiété, insomnie, tremblements, crampes, nausées, plus rarement incidents majeurs (convulsions, état de mal myoclonique, syndrome confusionnel)
– **Surdosage** : somnolence, coma et dépression respiratoire → flumazénil, surveillance et traitement symptomatique

Précautions d'emploi et interactions médicamenteuses

– Ne pas dépasser 3,75 mg/jour chez l'insuffisant hépatique et chez le sujet âgé
– Utiliser avec prudence en cas d'insuffisance respiratoire, chez les conducteurs et les utilisateurs de machines, éviter tout traitement prolongé inutilement, diminuer progressivement les doses en cas de traitement prolongé et/ou à forte posologie
– Grossesse et allaitement : utilisation déconseillée
– Enfant < 18 ans : utilisation non recommandée en l'absence d'études
– ***Associations déconseillées*** : alcool
– *Associations à prendre en compte* : autres médicaments dépresseurs du SNC

Hypnotiques (II) : Imidazopyridines

Zolpidem[G] *Liste I-65 %-Coll*

STILNOX Demi-vie = 2,4 heures	7 ou 14 cp. séc. 10 mg	A. 5 à 10 mg/jour au coucher

Contre-indications

Hypersensibilité au zolpidem
Insuffisance respiratoire ou hépatique sévère, apnées du sommeil
Myasthénie
Grossesse et allaitement, enfant < 15 ans (innocuité non démontrée)

Propriétés

- Hypnotique de la famille des imidazopyridines, ayant une action hypnotique rapide, agoniste spécifique d'un des sous-types de récepteurs aux benzodiazépines, mais modifiant moins l'architecture du sommeil que ces dernières, notamment la durée du sommeil paradoxal
- Absorption digestive rapide (concentration plasmatique maximale en 30 à 180 minutes), forte fixation aux protéines plasmatiques (92 %), élimination sous forme de métabolites inactifs par voie urinaire (56 %) et fécale (37 %), demi-vie d'élimination de 2,4 heures (allongée en cas d'insuffisance hépato-cellulaire à environ 10 heures)

Indications (prescription limitée à 4 semaines au maximum)

- Insomnies

Effets indésirables

- En rapport avec posologie et sensibilité individuelles : sensations vertigineuses, somnolence diurne, céphalées, nausées et/ou vomissements, asthénie
- Rares : syndrome d'amnésie-automatisme, somnambulisme, agitation nocturne, cauchemars, syndrome confusionnel transitoire, hallucinations visuelles, syndrome dépressif, diplopie, tremblements, démarche instable, ataxie, chutes, diarrhée
- Possibilité de dépendance avec syndrome de sevrage à l'arrêt brutal du traitement : anxiété, insomnie, tremblements, crampes, nausées, plus rarement incidents majeurs (convulsions, état de mal myoclonique, syndrome confusionnel)
- **Surdosage** : troubles de la conscience modérés sans dépression cardio-respiratoire → surveillance des fonctions cardio-respiratoires, voire évacuation gastrique

Précautions d'emploi

- Utiliser avec prudence chez les conducteurs ou utilisateurs de machines et en cas d'insuffisance respiratoire
- Utiliser à la plus faible dose efficace, sans dépasser une dose initiale de 5 mg/jour et une dose maximale de 10 mg/jour chez les sujets âgés ou insuffisants hépatiques

Interactions médicamenteuses

- *Associations déconseillées* : alcool
- *Associations à prendre en compte* : autres dépresseurs du SNC, kétoconazole, rifampicine

Hypnotiques (III) : Mélatonine

Mélatonine *Liste I-Non remboursé*

CIRCADIN Demi-vie = 3,5-4 heures	21 cp. 2 mg à libération prolongée	A. 2 mg après le repas, 1 à 2 heures avant le coucher E. > 6 ans, syndrome de Smith-Magenis : 6 mg/jour

Contre-indications
Hypersensibilité à la substance active ou à l'un des excipients

Propriétés

– Hormone jouant un rôle sur le sommeil et la régulation des cycles circadiens par son action sur les récepteurs MT1 et MT2, dont la production endogène diminue avec l'âge
– Absorption digestive en quelques heures (pic plasmatique 3 heures après le repas), complète chez l'adulte et pouvant être réduite jusqu'à 50 % chez la personne âgée, fixation aux protéines plasmatiques de l'ordre de 60 %, métabolisation hépatique par le CYP1A, le CYP2A et le CYP2C19 (induction du CYP3A à des doses suprathérapeutiques), élimination urinaire, demi-vie d'élimination de 3,5 à 4 heures, passage transplacentaire et dans le lait maternel

Indications

– Insomnie primaire chez la personne de 55 ans ou plus
– Troubles du rythme veille-sommeil confirmé par enregistrement actimétrique chez l'enfant de plus de 6 ans atteint d'une maladie neurogénétique, d'un autisme ou d'un déficit intellectuel associé à un trouble envahissant du développement (remboursement forfaitaire pour une durée de 3 ans)
– Dans le syndrome de décalage horaire ou *jet lag*, cette substance est utilisée aux États-Unis à des doses de 0,5 à 5 mg/jour en 1 prise orale 30 minutes avant le coucher pendant une semaine, en commençant 3 jours avant un vol aérien transméridien (indication cependant non approuvée par la FDA)

Effets indésirables

– Rares (< 1 %) : douleurs abdominales, nausées, céphalées, hyperactivité psychomotrice, vertiges, somnolence, irritabilité, insomnie, asthénie, prise de poids, hyperbilirubinémie, constipation, sécheresse buccale, hyperhidrose, crise convulsive
– **Surdosage** : possible somnolence → pas de traitement particulier

Précautions d'emploi et interactions médicamenteuses

– Utilisation prudente chez les conducteurs de véhicules et les utilisateurs de machines
– Utilisation déconseillée chez l'insuffisant hépatique
– Utilisation déconseillée chez la femme enceinte (absence de données)
– Utilisation déconseillée chez la femme allaitante (passage de la mélatonine dans le lait)
– **Associations déconseillées** : fluvoxamine, alcool
– Associations à prendre en compte : 5- et 8-MOP, cimétidine, œstrogénothérapie, quinolones, carbamazépine, rifampicine, autres hypnotiques

Hypnotiques (IV) :
Benzodiazépines (anesthésie)

Midazolam[G] *Liste I-Réservé à l'usage hospitalier*

MIDAZOLAM	1 mg/ml sol. inj. 10 amp. 5 ml = 5 mg 5 mg/ml sol. inj. 10 amp. 1 ml = 5 mg 10 fl. 10 ml = 50 mg	Solution injectable réservée aux anesthésistes -réanimateurs et aux situations d'urgence (voie **IV**, **IM** ou rectale)

Contre-indications

Insuffisance respiratoire sévère ou dépression respiratoire aiguë
Hypersensibilité aux benzodiazépines ou à un autre composant du produit

Propriétés
- Benzodiazépine d'action immédiate et de courte durée, ayant des propriétés hypnotiques et sédatives intenses, ainsi que des effets anxiolytiques, anticonvulsivants, myorelaxants et amnésiants
- Demi-vie comprise entre 1,5 et 2,5 heures chez le volontaire sain hydroxylation hépatique par l'isoenzyme 3A4 du CP450, élimination par voie rénale à 60-80 %

Indications
- Sédation vigile, prémédication avant l'induction de l'anesthésie, induction de l'anesthésie, sédation anesthésique en association avec d'autres agents anesthésiques et analgésiques, sédation en unité de soins intensifs

Effets indésirables
- Rash cutané, urticaire, prurit, somnolence, confusion, euphorie, hallucinations, céphalées, ataxie, sédation post-opératoire, amnésie antérograde, réactions paradoxales (agitation, mouvements involontaires, hyperactivité, excitation, accès de violence)
- Dépression respiratoire, apnée, arrêt respiratoire et/ou cardiaque, hypotension, trouble du rythme cardiaque, spasme laryngé
- Développement d'une dépendance physique après administration IV prolongée : risque de tolérance (à l'origine d'échappements thérapeutiques) et de dépendance physique (à l'origine de symptômes de sevrage si le traitement est interrompu brutalement : céphalées, myalgies, insomnie, anxiété, agitation, confusion, hallucinations, convulsions)
- **Surdosage** : somnolence, confusion mentale, dépression cardio-respiratoire, coma → *flumazénil (antagoniste spécifique)* et surveillance des fonctions cardio-respiratoires

Précautions d'emploi et interactions médicamenteuses
- Présence d'équipements de réanimation appropriés à l'âge et à la taille
- Arrêt progressif du traitement lorsqu'il est utilisé de manière prolongée
- *Utiliser avec prudence* chez les sujets âgés, les patients atteints de maladie chronique ou en mauvais état général
- *Grossesse* : ne pas utiliser sauf nécessité absolue
- *Allaitement* : suspendre l'allaitement dans les 24 heures qui suivent l'administration
- ***Association strictement déconseillée*** : alcool
- *Associations à utiliser avec précaution lors de l'utilisation de doses élevées ou de perfusion de midazolam* : itraconazole, fluconazole, kétoconazole, vérapamil, diltiazem, macrolides, cimétidine et ranitidine à fortes doses
- *Associations à prendre en compte* : saquinavir, autres antiprotéases, dépresseurs du SNC

Hypnotiques (V) :
Benzodiazépines (hypnotiques)

Benzodiazépines d'action intermédiaire (1) *Liste I-65 %-Coll*

HAVLANE Loprazolam Demi-vie = 8 heures	20 cp. séc. 1 mg	A. 0,5 à 1 mg au coucher
NOCTAMIDE Lormétazépam[G] Demi-vie = 10 heures	14 cp. séc. 1 mg ou 2 mg	A. 0,5 à 2 mg au coucher
NORMISON Témazépam Demi-vie = 5 à 8 heures	14 cp. séc. 10 mg 7 cp. séc. 20 mg	A. 10 à 20 mg au coucher

1. Utiliser toujours à la plus faible posologie efficace, certains effets indésirables dose-dépendants étant particulièrement fréquents, notamment chez les sujets à risque de réveil intempestif (prenant des gardes nocturnes) et/ou en association à d'autres psychotropes et/ou à l'alcool : troubles du comportement et syndromes d'amnésie-automatisme (pouvant avoir une incidence médico-légale).

Benzodiazépines d'action prolongée (2) *Liste I-30 %-Coll (sauf autre mention)*

MOGADON Nitrazépam Demi-vie = 16 à 48 heures	20 cp. séc. 5 mg	A. 2,5 à 5 mg au coucher
NUCTALON Estazolam Demi-vie = 17 heures	20 cp. 2 mg	A. 2 mg au coucher

2. Utiliser toujours à la plus faible posologie efficace, certains effets indésirables dose-dépendants étant particulièrement fréquents, notamment chez les sujets à risque de réveil intempestif (prenant des gardes nocturnes) et/ou en association à d'autres psychotropes et/ou à l'alcool : troubles du comportement et syndromes d'amnésie-automatisme (pouvant avoir une incidence médico-légale).

Contre-indications
Insuffisance respiratoire, apnées du sommeil, myasthénie Insuffisance hépatique sévère, hypersensibilité aux benzodiazépines

Propriétés

- Psychotropes de la famille des benzodiazépines, dont les effets sont dus à une facilitation de la transmission gabaergique, utilisés comme hypnotiques, ayant aussi des effets anxiolytiques, myorelaxants et anticonvulsivants
- Ils perturbent l'architecture du sommeil en diminuant, notamment, la durée du sommeil paradoxal, et leur utilisation expose à un risque de dépendance physique qui est l'un des facteurs expliquant leur surconsommation
- Absorption digestive rapide, pic plasmatique atteint en 30 à 120 minutes, demi-vie très variable selon les molécules, élimination urinaire sous forme de métabolites glycuro-conjugués inactifs, passage transplacentaire et dans le lait maternel

Indications (prescription limitée à 4 semaines)

- Insomnies

Effets indésirables

- En rapport avec la posologie et/ou la sensibilité individuelle : somnolence, difficultés de concentration, hypotonie, sensations ébrieuses, plus rarement réactions paradoxales (notamment avec le flunitrazépam à forte dose : euphorie avec levée des inhibitions et amnésie antérograde, agressivité, excitation, confusion mentale, syndrome d'amnésie-automatisme)
- En utilisation prolongée et/ou à forte dose : développement d'une tolérance et risque de dépendance physique et psychique pouvant entraîner à l'arrêt un syndrome de sevrage (anxiété, insomnie, irritabilité, céphalées, myalgies, plus rarement agitation, épisodes confusionnels, dépersonnalisation, hallucinations, convulsions)
- Très rares : dysphagie, réactions cutanées allergiques
- **Surdosage** : état ébrieux, somnolence, coma, dépression respiratoire → flumazénil (antagoniste spécifique) et surveillance des fonctions cardio-respiratoires

Précautions d'emploi

- Prescrire à la plus faible posologie efficace, pour une durée de 4 semaines maximum et arrêter le traitement de façon progressive sur une période de 2 semaines en cas de traitement prolongé et/ou à forte posologie
- *Utiliser avec prudence* chez les sujets âgés (réduire la dose de 50 à 70 %), en cas d'insuffisance hépatique ou rénale (réduire éventuellement la dose), d'antécédents de pharmacodépendance, et chez les conducteurs et utilisateurs de machines
- *Grossesse* : éviter sauf nécessité absolue au 1er trimestre (risque tératogène) et éviter les fortes doses au 3e trimestre (risque de détresse respiratoire du nouveau-né avec hypothermie et hypotonie)
- *Allaitement* : utilisation à éviter, sauf prise unique

Interactions médicamenteuses

- ***Association déconseillée*** : alcool
- *Associations à utiliser avec précaution* : cimétidine, inhibiteurs de la pompe à protons, phénytoïne, macrolides
- *Associations à prendre en compte* : cisapride, clozapine, médicaments dépresseurs du SNC, nilutamide

Hypnotiques (VI)

Éthanolamines

DONORMYL LIDENE NOCTYL Doxylamine[G] (1) Demi-vie = 10 heures *Non remboursé*	10 cp. séc. 15 mg	A. 7,5 à 30 mg 15 à 30 minutes avant le coucher

1. Produit utilisé aussi hors AMM dans les nausées et vomissements de la femme enceinte.

Phénothiazines (hypnotiques)

THÉRALÈNE Alimémazine *Liste II-15 %-Coll* *(sauf le sirop, non remboursé)*	50 cp. séc. 5 mg (2) Sirop : fl. 150 ml à 2,5 mg par càc (3) Gouttes : fl. 30 ml à 1 mg par goutte (3)	A. 5 à 20 mg au coucher E. > 12 mois : 0,25 à 0,5 mg/kg au coucher

2. Les comprimés sont réservés à l'adulte et à l'enfant > 6 ans.
3. **Attention** : les gouttes sont 80 fois plus dosées que le sirop → indiquer la posologie :
   - En pipette doseuse pour les gouttes (5 gouttes = 5 mg).
   - En gobelet doseur pour le sirop (10 ml = 5 mg).

Contre-indications
Antécédents d'hypersensibilité ou d'intolérance aux différents produits
Glaucome par fermeture de l'angle
Obstacle urétro-prostatique associé à un risque de rétention urinaire
Maladie de Parkinson
Insuffisance respiratoire, apnées du sommeil
Nourrisson < 12 mois et enfant < 3 ans (pour la niaprazine)

Propriétés

- Antihistaminiques utilisés comme hypnotiques en raison de leur effet sédatif, ayant des effets anticholinergiques indésirables (notamment chez le sujet âgé)
- Absorption digestive rapide, métabolisation hépatique importante, élimination urinaire, passage transplacentaire et dans le lait maternel

Indications

- Insomnies occasionnelles et transitoires
- Alimémazine :
  - Traitement symptomatique des manifestations allergiques diverses : rhinite (saisonnière ou perannuelle), conjonctivite, urticaire
  - Traitement symptomatique des toux non productives gênantes, en particulier à prédominance nocturne

Effets indésirables

- *Phénothiazines* : somnolence diurne, excitation paradoxale chez certains sujets, effets atropiniques (bouche sèche, mydriase, troubles de l'accommodation, élévation de la pression intra-oculaire, constipation, rétention urinaire en cas d'obstacle urétro-prostatique, poussée de glaucome aigu à angle fermé), exceptionnellement troubles extrapyramidaux, génito-endocriniens, cutanés (allergiques ou par photosensibilisation), ictère, leucopénie, agranulocytose
- **Surdosage** : somnolence, coma, troubles extrapyramidaux, dépression respiratoire, hypotension, défaillance circulatoire → lavage gastrique et traitement symptomatique

Précautions d'emploi

- *Ne pas utiliser de phénothiazines* chez les nourrissons < 1 an (rôle hypothétique dans la mort subite du nourrisson)
- Utiliser avec prudence chez les conducteurs et utilisateurs de machines et les sujets âgés (somnolence), les parkinsoniens, en cas d'insuffisance rénale ou hépatique ou d'affection cardiovasculaire grave
- Suspendre immédiatement le traitement en cas de fièvre inexpliquée (élément du syndrome malin décrit avec les neuroleptiques) ou d'intolérance à ces produits
- Grossesse : utilisation à éviter par prudence (sauf la doxylamine, dont l'utilisation est possible du fait de données d'observation rassurantes)
- Allaitement : utilisation à éviter par prudence

Interactions médicamenteuses

- ***Associations déconseillées*** : alcool (effet sédatif), bétahistine (antagonisme)
- *Associations à prendre en compte* : autres anticholinergiques, autres médicaments dépresseurs du SNC

Antidépresseurs ou Thymo-analeptiques (I) : Antidépresseurs imipraminiques

Imipraminiques d'activité intermédiaire (1) *Liste I-65 %-Coll*

ANAFRANIL Clomipramine[G]	60 cp. 10 mg 50 cp. 25 mg 20 cp. séc. 75 mg 5 amp. 25 mg	A. 25 à 150 mg/jour en 1 à 3 prises orales ou par voie IM voire en perfusion IV (D. max. : 300 mg/jour et 75 mg par prise) E. > 4 ans : 10 à 30 mg/jour en 1 à 3 prises orales
PROTHIADEN Dosulépine	50 gél. 25 mg 20 cp. 75 mg	A. 75 à 150 mg/jour en 1 à 3 prises orales
TOFRANIL Imipramine	60 cp. 10 mg 100 cp. 25 mg	A. 25 à 150 mg/jour en 1 à 3 prises orales E. > 4 ans : 10 à 30 mg/jour en 1 à 3 prises orales

1. Administrer en 1 ou plusieurs prises (en règle générale en 1 prise le matin).

Imipraminiques sédatifs et anxiolytiques (2) *Liste I-65 %-Coll*

LAROXYL Amitriptyline	60 cp. 25 mg 20 cp. 50 mg Gouttes à 4 % : 20 ml à 1 mg par goutte 12 amp. 50 mg	A. 25 à 150 mg/jour (jusqu'à 250 mg/jour) par voie orale ou IM voire en perfusion IV E. > 4 ans : 10 à 30 mg/jour en 1 à 3 prises orales
ELAVIL Amitriptyline	60 cp. 25 mg	*Idem*
QUITAXON Doxépine	40 cp. séc. 10 mg 20 cp. séc. 50 mg Gouttes à 1 % : 30 ml à 0,5 mg par goutte 10 amp. 25 mg	A. 25 à 100 mg/jour (jusqu'à 400 mg/jour) par voie orale ou IM voire en perfusion IV E. > 4 ans : par voie orale 0,5 à 1 mg/kg/jour
DÉFANYL Amoxapine	25 cp. séc. 50 mg 20 cp. séc. 100 mg	A. 150 à 200 mg/jour en 1 à 3 prises orales
SURMONTIL Trimipramine (antidépresseur imipraminique le plus sédatif)	50 cp. séc. 25 mg 20 cp. séc. 100 mg Gouttes à 4 % : 30 ml à 1 mg par goutte	A. 50 à 100 mg/jour (jusqu'à 400 mg/jour) par voie orale le soir
LUDIOMIL Maprotiline (antidépresseur tétracyclique, mais comparable aux imipraminiques sédatifs du type amitriptyline)	50 cp. séc. 25 mg 28 cp. séc. 75 mg	A. 50 à 150 mg/jour en 1 à 3 prises orales E. > 5 ans : 1 à 3 mg/kg/jour en 1 à 3 prises orales

2. Administrer en 1 ou plusieurs prises en fin de journée (en règle générale en 1 prise le soir).

Contre-indications
Hypersensibilité à l'un des produits
Glaucome par fermeture de l'angle
Obstacle urétro-prostatique avec risque de rétention urinaire
Infarctus du myocarde récent
Certaines associations (*cf.* Interactions)

Propriétés

- Psychotropes thymo-analeptiques (stimulants de l'humeur susceptibles de corriger la tristesse pathologique caractérisant la dépression), agissant par plusieurs mécanismes d'action (effet noradrénergique, effet sérotoninergique, effet anticholinergique central et périphérique, effet alpha-adrénolytique à fortes doses)
- Absorption digestive rapide et importante, forte affinité tissulaire, métabolisation hépatique importante aboutissant à des dérivés actifs et inactifs, élimination essentiellement urinaire (70 à 99 %), passage transplacentaire et dans le lait maternel

Indications

- Épisode dépressif majeur (*cf.* ci-dessous les modalités de choix)
- Prévention des rechutes chez les dépressifs unipolaires (utilisés à faible dose = 20 à 50 mg/jour de clomipramine)
- Troubles obsessionnels compulsifs (75 à 300 mg/jour de clomipramine pendant au moins 6 mois, avec un délai d'action de 15 à 30 jours, voire parfois 90 jours)
- Prévention des attaques de panique avec ou sans agoraphobie, troubles phobiques et boulimie sucrée (20 à 150 mg/jour de clomipramine)
- Anxiété (antidépresseur sédatif à faible dose), inhibition névrotique (antidépresseur psychostimulant), insomnie isolée (amitriptyline à faible dose le soir)
- Douleurs rebelles (névralgies faciales, névralgies post-zostériennes, algodystrophies, migraines, céphalées et algies rebelles d'origine neurologique ou cancéreuse, en particulier douleurs de désafférentation permanentes) : l'amitriptyline, la clomipramine et l'imipramine ont une action antalgique retardée de 5 à 10 jours, à une dose inférieure à la dose antidépressive (en moyenne de 40 à 75 mg/jour en 1 à 2 prises, à atteindre progressivement par paliers de 10 à 25 mg)
- Cataplexie de la narcolepsie (10 à 75 mg/jour d'imipramine ou clomipramine le soir)
- Akinésie et états dépressifs des parkinsoniens (clomipramine ou imipramine)
- Pédiatrie : énurésie et terreurs nocturnes chez l'enfant > 5 ans (10-30 mg/jour d'imipramine, de clomipramine ou d'amitriptyline)

Modalités de choix des antidépresseurs dans les états dépressifs

- *Le délai d'action* de ces produits est de 20 à 40 jours → attendre au moins 3 semaines de traitement à doses correctes avant de changer de produit
- *Les antidépresseurs psychostimulants* sont utilisés de préférence dans les dépressions où prédominent l'inhibition psychomotrice et l'asthénie. L'association initiale à un traitement anxiolytique est recommandée (prévention du syndrome de levée d'inhibition)
- *Les antidépresseurs sédatifs* sont utilisés plutôt dans les formes anxieuses, agitées, à fort potentiel suicidaire et/ou avec manifestations somatiques ou névrotiques
- *Les antidépresseurs intermédiaires* peuvent être utilisés dans ces deux types extrêmes de dépressions et quand anxiété et inhibition sont intriquées

Effets indésirables, précautions d'emploi et interactions

- *Cf.* page suivante

Antidépresseurs imipraminiques

Effets indésirables

- *Liés à la maladie* : réactivations anxieuses, délirantes ou hallucinatoires, inversion trop rapide de l'humeur, voire virage maniaque, levée de l'inhibition avec risque suicidaire
- *Effets atropiniques* : bouche sèche, constipation, mydriase, troubles de l'accommodation, élévation de la pression intra-oculaire, tachycardie, dysurie et risque de rétention urinaire en cas d'obstacle urétro-prostatique
- *Effets centraux* : insomnie et anxiété (produits psychostimulants), somnolence diurne avec asthénie et inhibition (produits sédatifs), confusion mentale (sujets âgés surtout), tremblement digital fin, crises convulsives (exceptionnelles chez le sujet normal)
- *Divers* : hypotension orthostatique, retard à l'éjaculation, impuissance, frigidité, prise de poids, sueurs, hépatite cholestatique, troubles de la conduction, troubles du rythme, paresthésies, agranulocytose, thrombopénie, rash cutané, réactions anaphylactiques aux sulfites présents dans certaines formes injectables, chute de cheveux
- **Surdosage aigu** : effets atropiniques, puis vertiges, ataxie, tremblements, dysarthrie, agitation, état stuporeux, coma avec mydriase, convulsions, dépression respiratoire modérée et *toxicité cardio-vasculaire* (troubles du rythme et de la conduction, hypotension, voire choc cardiogénique) → traitement symptomatique et surveillance des fonctions vitales, notamment cardiaques et respiratoires, pendant au moins 5 jours

Précautions d'emploi

- Utilisation prudente chez les conducteurs et utilisateurs de machines, chez les sujets âgés et en cas d'épilepsie, d'affection cardio-vasculaire, d'insuffisance coronarienne, rénale ou hépatique, de dysthyroïdie, ainsi qu'en cas de risque suicidaire (nécessitant le recours à une hospitalisation)
- Administration possible en 1 seule prise (avant 17 h 00 pour les antidépresseurs psychotoniques ou intermédiaires, ou le soir pour les antidépresseurs sédatifs) à dose *progressive* jusqu'à la posologie efficace, puis à dose efficace sur une période suffisante pour prévenir une rechute dépressive (6 mois minimum dans les dépressions sévères et 4 à 6 mois dans les dépressions modérées), l'arrêt du traitement se faisant de manière progressive, sur une période d'environ 1 mois afin de permettre l'observation éventuelle de signes de rechute et éviter un rebond d'insomnie, d'anxiété ou d'asthénie
- Associations justifiées : neuroleptique (en cas d'épisode dépressif majeur avec composante psychotique), dihydroergotamine ou heptaminol (en cas d'hypotension orthostatique), sulfarlem (si bouche sèche) et si besoin anxiolytique ou hypnotique pour une durée brève en début de traitement
- Fin de grossesse et allaitement : usage déconseillé (effets atropiniques chez l'enfant)

Interactions médicamenteuses

- ***Associations contre-indiquées*** : IMAO non sélectifs (intervalle de 15 jours pour passer des IMAO aux imipraminiques ou de 7 jours de ceux-ci aux IMAO)
- ***Associations déconseillées*** : alcool, amphétamines et dérivés, antidépresseurs sérotoninergiques purs, clonidine et apparentés, IMAO sélectifs de type A, oxitriptan, rilménidine, sympathomimétiques mixtes
- *Associations à utiliser avec précaution* : anesthésiques locaux avec adrénaline, anticholinergiques (effets anticholinergiques accrus), anticonvulsivants, antihypertenseurs, baclofène, médicaments dépresseurs du SNC

Antidépresseurs ou Thymo-analeptiques (II) : Inhibiteurs de la recapture de la sérotonine et de la noradrénaline (IRSNA) (I) *Liste I-65 %-Coll*

IXEL Milnacipran[G]	56 gél. 25 mg ou 50 mg	A. 100 mg/jour *en 2 prises au cours des repas*
CYMBALTA Duloxétine	28 gél. 30 mg ou 60 mg	A. 60 à 120 mg/jour *en 1 à 2 prises*

Contre-indications

Hypersensibilité connue aux produits actifs ou aux excipients
Obstacle sur les voies excrétrices urinaires (milnacipran)
Insuffisance hépatique ou rénale sévère, HTA non contrôlée (duloxétine)
Enfant < 15 ans, grossesse et allaitement

Propriétés

- Antidépresseurs inhibant la recapture de la sérotonine et de la noradrénaline
- Absorption digestive à 50 % (duloxétine) et 85 % (milnacipran), liaison aux protéines plasmatiques faible (13 %) pour le milnacipran et forte (95 %) pour la duloxétine, oxydation (CYP1A2 et 2D6) et glycuroconjugaison hépatique pour la duloxétine, élimination urinaire à 90 % pour le milnacipran, passage transplacentaire et dans le lait maternel

Indications

- Épisode dépressif majeur
- Douleur neuropathique diabétique périphérique chez l'adulte (pour la duloxétine)
- Trouble anxieux généralisé (TAG) (pour la duloxétine)

Effets indésirables

- Dysurie, bouche sèche, vertiges, hypersudation, anxiété, bouffées de chaleur, alopécie, nausées, constipation, tremblements, palpitations, insomnie, tachycardie, crise hypertensive, hypertransaminasémie, hyponatrémie parfois sévère, hémorragies digestives, hémorragie de la délivrance
- Syndrome de sevrage : paresthésies, vertiges → arrêt progressif sur 1 à 2 semaines
- Risque de syndrome sérotoninergique lors d'associations (*cf.* Interactions)
- **Surdosage** : nausées, sueurs, constipation, vomissements, tachycardie, hypercapnie, convulsions (duloxétine) → surveillance médicale pendant au moins 24 heures

Précautions d'emploi et interactions médicamenteuses

- Possibilité de levée de l'inhibition, virage maniaque dans les troubles bipolaires
- Utiliser avec prudence chez les patients hypertendus ou atteints de cardiopathies (surveiller la fréquence cardiaque et la TA), chez les conducteurs et utilisateurs de machines
- Pas d'adaptation de la posologie pour la duloxétine lorsque la clairance de la créatinine est > 30 ml/min ; pour le milnacipran, réduire selon la clairance : entre 30 et 60 ml/min : 25 mg x 2 fois/24 h ; entre 10 et 30 ml/min : 25 mg/24 h
- ***Associations contre-indiquées*** : IMAO (intervalle de 15 jours entre les IMAO et l'IRSNA ou 7 jours de celui-ci aux IMAO) ; milnacipran : digitaliques, iproniazide, triptans ; duloxétine : fluvoxamine, ciprofloxacine, enoxacine, inhibiteur enzymatique CYP1A2
- ***Associations déconseillées*** : IMAO sélectifs de type A, adrénaline et noadrénaline, antidépresseurs sérotoninergiques, clonidine et apparentés, digoxine, alcool
- *Associations à utiliser avec précaution* : lithium

Antidépresseurs ou Thymo-analeptiques (III) : Inhibiteurs de la recapture de la sérotonine et de la noradrénaline (IRSNA) (II)

Venlafaxine[G] *Liste I-65 %-Coll*

EFFEXOR LP	30 gél. 37,5 mg ou 75 mg à libération prolongée	A. 75 à 225 mg/jour dans les dépressions, 25 à 75 mg/jour dans le TAG, à *instaurer par paliers de 15 jours* En 1 prise *lors d'un repas*

Contre-indications
Hypersensibilité connue aux produits, sujet < 18 ans

Propriétés
- Antidépresseur inhibant la recapture de la sérotonine et de la noradrénaline, de profil intermédiaire, d'efficacité comparable à celle des imipraminiques
- Absorption digestive correcte, liaison faible aux protéines plasmatiques (≤ 30 %), métabolisation hépatique presque totale en O-déméthylvenlafaxine active, élimination urinaire, demi-vie de 11 heures, passage transplacentaire et dans le lait maternel

Indications
- Épisode dépressif majeur
- Prévention de récidives dépressives en cas de trouble unipolaire récidivant
- Prévention des attaques de panique dans le trouble panique avec ou sans agoraphobie
- Anxiété généralisée depuis au moins 6 mois chez l'adulte, phobie sociale

Effets indésirables (moindres avec la forme LP)
- Nausées, somnolence, bouche sèche, insomnie, vertiges, douleurs abdominales, constipation, asthénie, sueurs, hyponatrémie, troubles de l'éjaculation, élévation de la TA si > 200 mg/jour, risque d'effet "amphetamine-like" à forte dose
- Rares : diarrhée, dyspepsie, vomissements, prise de poids, céphalées, agitation, tremblements, paresthésies, palpitations, HTA, troubles de l'accommodation, pollakiurie, impuissance, éruptions, hypertransaminasémie, hémorragie de la délivrance
- Risque de syndrome sérotoninergique lors d'associations (*cf.* Interactions)
- **Surdosage** : somnolence, tachycardie, allongement de QT, HTA, convulsions → surveillance cardio-respiratoire et neurologique

Précautions d'emploi et interactions médicamenteuses
- Possibilité de levée de l'inhibition chez les patients suicidaires, réaction maniaque dans les troubles bipolaires et syndrome de sevrage → arrêt progressif sur 1 à 2 semaines
- Utiliser avec prudence en cas d'antécédents convulsifs ou de pharmacodépendance, chez les conducteurs et utilisateurs de machines, et surveiller la TA à forte dose
- Réduire la posologie de 50 % en cas d'insuffisance hépatique ou rénale (cc < 30 ml/min)
- Grossesse : utilisation déconseillée (HTA gravidique, syndrome HELLP et éclampsies)
- Allaitement : innocuité non établie
- ***Associations contre-indiquées*** : IMAO sélectifs ou non (intervalle de 15 jours entre les IMAO et la venlafaxine ou 7 jours de celle-ci aux IMAO), triptans
- ***Associations déconseillées*** : IMAO sélectifs de type A, adrénaline et noradrénaline, antidépresseurs sérotoninergiques, cimétidine, clonidine, entacapone, tramadol

Antidépresseurs ou Thymo-analeptiques (IV) :
Inhibiteurs sélectifs de la recapture de la sérotonine (ISRS) (I)*

Fluoxétine^{G} *Liste I-65 %-Coll*

PROZAC	14 gél. 20 mg 28 cp. 20 mg dispersibles Sol. buv. (70 ml) à 20 mg par mesure de 5 ml	A. 20 mg/jour en 1 prise *le matin au repas* (D. max. : 60 mg/jour)

Fluvoxamine^{G} *Liste I-65 %-Coll*

FLOXYFRAL	30 cp. séc. 50 mg 15 cp. séc. 100 mg	A. 100 mg/jour en 1 prise *le soir au repas* (et jusqu'à 300 mg/jour en plusieurs prises *pendant les repas*)

Paroxétine^{G} *Liste I-65 %-Coll*

DEROXAT DIVARIUS	14 cp. séc. 20 mg Susp. buv. (150 ml) avec doseur (10 mg/5 ml)	A. 20 mg/jour en 1 prise *le matin au repas*, puis si besoin jusqu'à 60 mg/jour

Sertraline^{G} *Liste I-65 %-Coll*

ZOLOFT	7 gél. 25 mg 28 gél. 50 mg	A. 50 mg/jour *pendant un repas* puis jusqu'à 200 mg/jour E. de 6 à 17 ans : 25 mg/jour puis jusqu'à 200 mg/jour

* Voir les propriétés générales et les conditions d'emploi pages suivantes.

Antidépresseurs ou Thymo-analeptiques (V) :
Inhibiteurs sélectifs de la recapture de la sérotonine (ISRS) (II)*

Citalopram[G] *Liste I-65 %-Coll*

SEROPRAM	28 ou 98 cp. séc. 20 mg	A. 20 à 40 mg/jour en 1 prise, en débutant par 10 à 20 mg/jour (D. max. : 40 mg/jour) (1)
	Sol. buv. : 12 ml à 40 mg/ml avec une seringue graduée de 0,01 ml à 1 ml	A. 16 à 32 mg/jour en 1 prise, en débutant par 10 à 20 mg/jour (D. max. : 40 mg/jour)
SEROPRAM IV (2) *Liste I-Réservé aux hôpitaux*	10 amp. 20 mg/0,5 ml 10 amp. 40 mg/1 ml (utiliser après dilution)	Perfusion IV lente dans un soluté isotonique : A. 20 à 40 mg/jour en 1 perfusion, en débutant par 10 à 20 mg/jour (D. max. : 40 mg/jour)

1. La dose de 40 mg/jour constitue la posologie maximale chez l'adulte en raison d'un allongement dose-dépendant de l'intervalle QT. Posologie maximale de 20 mg/jour si sujet âgé et/ou insuffisance thérapeutique.
2. Administrer en une perfusion IV quotidienne, après dilution dans 250 ml de soluté salé ou glucosé isotonique, sans dépasser 20 mg/h : la durée totale du traitement par perfusion ne doit pas dépasser 8 à 10 jours (relais par voie orale).

Escitalopram[G] (3) *Liste I-65 %-Coll*

SEROPLEX	14 ou 28 ou 98 cp. 5 mg 28 ou 98 cp. séc. 10 mg 28 ou 98 cp. séc. 15 mg 28 ou 98 cp. séc. 20 mg Sol. buv. : 15 ml (300 gouttes) à 20 mg/ml soit 1 mg/goutte	A. 10 mg/jour en 1 prise, en débutant par 5 mg/jour la 1re semaine (D. max. : 20 mg/jour chez l'adulte ; 10 mg/jour au-delà de 65 ans)

3. Énantiomère S actif du citalopram (mélange racémique d'origine contenant les deux isomères S-citalopram actif et R-citalopram inactif), deux fois plus actif que le citalopram, la dose utile étant donc en théorie la moitié de la dose de citalopram, ayant les mêmes propriétés que ce dernier.

* Voir les propriétés générales et les conditions d'emploi pages suivantes.

Antidépresseurs ou Thymo-analeptiques : Inhibiteurs sélectifs de la recapture de la sérotonine (ISRS)

Contre-indications

Hypersensibilité au produit ou à l'un des excipients
Certaines associations, en particulier IMAO
Insuffisance rénale sévère (citalopram, escitalopram)
Allongement congénital ou acquis de l'intervalle QT (citalopram, escitalopram)
Certaines associations médicamenteuses (*cf.* Interactions médicamenteuses)
Fluoxétine : grossesse et allaitement

Propriétés

- Antidépresseurs sérotoninergiques purs, sans effet anticholinergique ni toxicité cardiaque
- Absorption digestive élevée, non modifiée par la prise alimentaire, forte liaison (> 80 %) aux protéines plasmatiques, pic plasmatique compris entre 6 et 8 heures, métabolisme hépatique avec un effet de premier passage, élimination principalement rénale mais également biliaire avec une demi-vie prolongée de 24 heures (fluvoxamine) à 15 jours (fluoxétine), accrue chez les sujets insuffisants hépatiques et chez les sujets âgés, ce qui explique que les concentrations plasmatiques à l'équilibre ne sont obtenues qu'après plusieurs semaines d'administration. La plupart des produits sont sécrétés dans le lait maternel

Indications

- Épisode dépressif majeur de l'adulte (et de l'enfant > 8 ans pour la fluoxétine) en association avec une prise en charge psychothérapeutique
- Prévention des récidives dépressives en cas de trouble unipolaire récidivant (sertraline)
- Trouble obsessionnel compulsif
- Trouble panique avec ou sans agoraphobie (paroxétine, citalopram, escitalopram, sertraline)
- Trouble anxieux généralisé (paroxétine, escitalopram)
- Phobie sociale (paroxétine, escitalopram)
- État de stress post-traumatique (paroxétine, sertraline, fluoxétine)
- Boulimie, en complément d'une psychothérapie

Effets indésirables, précautions d'emploi et interactions médicamenteuses

- *Cf.* page suivante

Effets indésirables

- Fréquents (1 à 10 %) : anxiété paradoxale, asthénie, fièvre, céphalées, nausées, diarrhée, constipation, troubles de l'éjaculation, insomnie, prise de poids, somnolence, hypersudation, myalgies, sinusite, baillements
- Hyponatrémie par sécrétion inappropriée d'hormone antidiurétique (sujet âgé, hypovolémique, sous diurétiques ou carbamazépine), hypoglycémie
- Rares (< 1 %) : nervosité, anxiété paradoxale, agressivité, vertiges, vomissements, bouche sèche, troubles de l'accommodation, perte de poids, hypotension orthostatique, tachycardie (ou bradycardie si FC basse), impuissance, rashs cutanés, prurit, convulsions, akathisie, risque accru d'hémorragie intracrânienne, thrombocytopénie
- Augmentation de la pression intra-oculaire et risque de glaucome (à angle ouvert et à angle fermé) → prudence si angle iridocornéen étroit
- Des cas d'idées et/ou de comportements suicidaires ont été rapportés sous traitement ou peu après son arrêt, en particulier chez l'enfant et l'adolescent
- Allongement dose-dépendant de l'intervalle QT (citalopram, escitalopram)
- Exceptionnellement élévation des transaminases, troubles extrapyramidaux, convulsions, syndrome hémorragique (risque en particulier au cours de la délivrance)
- Risque de syndrome sérotoninergique (le plus souvent lors d'association aux IMAO ou au linézolide) ou de manifestations de type syndrome malin des neuroleptiques
- **Surdosage** : nausées, tremblements des mains, vertiges, asthénie, somnolence → évacuation gastrique et surveillance médicale pendant au moins 24 heures

Précautions d'emploi

- Possibilité de levée de l'inhibition chez les patients suicidaires, réaction maniaque dans les troubles bipolaires
- Utiliser à dose progressive (en augmentant par paliers hebdomadaires)
- Utilisation déconseillée avant l'âge de 18 ans (risque suicidaire)
- Sujets > 65 ans → réduire la posologie d'environ 50 %
- Insuffisance hépatique → réduire la posologie d'environ 50 %
- Insuffisance rénale légère à modérée → posologie usuelle
- Utiliser avec prudence chez les épileptiques, conducteurs et utilisateurs de machines, diabétiques, sujets susceptibles de présenter une hyponatrémie
- Utiliser avec prudence en cas d'antécédents d'anomalies de l'hémostase ou lors d'un traitement simultané par anticoagulants oraux, autres médicaments agissant sur la fonction plaquettaire (AINS et aspirine) ou autres médicaments susceptibles d'augmenter le risque de saignement
- Arrêter le traitement en diminuant progressivement les doses sur 2 semaines à 2 mois en raison d'un syndrome de sevrage fréquent à l'arrêt du traitement : sensations vertigineuses, troubles sensoriels, perturbation du sommeil, agitation, anxiété, nausées, tremblements, céphalées
- Grossesse et allaitement : risque accru d'hypertension artérielle pulmonaire chez le nouveau-né (5/1 000 grossesses) et utilisation non recommandée. Fluoxétine : risque accru (2/100) de malformations cardio-vasculaires

Interactions médicamenteuses

- ***Associations contre-indiquées*** : IMAO (intervalle de 15 jours entre ces IMAO et le citalopram ou l'escitalopram, ou 7 jours de ceux-ci aux IMAO), linézolide, triptans, pimozide, métoprolol dans l'insuffisance cardiaque, médicaments allongeant l'espace QT (citalopram, escitalopram)
- ***Associations déconseillées*** : antidépresseurs sérotoninergiques, antidépresseurs imipraminiques, méthadone, ropinirole, tactine, clozapine, olanzapine, alcool
- *Associations à utiliser avec précaution* : AVK, carbamazépine, lithium, phénytoïne, médicaments dépresseurs du SNC, diurétiques, tramadol, millepertuis

Antidépresseurs ou Thymo-analeptiques (VI) : Agoniste mélatoninergique

Agomélatine *Liste I-65 %-Coll*

VALDOXAN	28 cp. 25 mg	A. 25 mg/jour en 1 prise au coucher (D. max. : 50 mg/jour)

Contre-indications
Hypersensibilité au produit ou aux excipients Insuffisance hépatique ou hypertransaminasémie > 3N

Propriétés

- Antidépresseur mélatoninergique agissant en tant qu'agoniste des récepteurs MT1 et MT2 et antagoniste des récepteurs 5HT2C (pas d'effet sur la recapture des monoamines)
- Action sur le sommeil (amélioration de l'endormissement et de la qualité du sommeil) par synchronisation des rythmes circadiens (induction d'une avance de la phase de sommeil, de la phase de baisse de température corporelle et de la sécrétion de mélatonine)
- Absorption à 80 %, liaison aux protéines plasmatiques de 95 %, métabolisation hépatique (CYP 1A2 principalement), biodisponibilité faible (5 %), pic plasmatique atteint en 1-2 heures, demi-vie de 1-2 heures, excrétion urinaire (80 %), passage transplacentaire et dans le lait maternel

Indications

- Épisode dépressif majeur (adulte)

Effets indésirables

- Fréquents (1 à 10 %) : céphalées, vertiges, somnolence, insomnie, nausées, diarrhée, constipation, douleur abdominale, hyperhidrose, asthénie, augmentation des transaminases > 3N (1,4 à 2,5 % selon la posologie), gamma-GT et phosphatases alcalines, anxiété
- Rares (< 1 %) : paresthésies, eczéma, myalgies, hallucinations, convulsions, rash érythémateux, hépatite grave, insuffisance hépato-cellulaire

Précautions d'emploi et interactions médicamenteuses

- Contrôle de la fonction hépatique à l'instauration du traitement puis surveillance régulière (à 3, 6, 12 et 24 semaines, puis ultérieurement en cas d'augmentation de posologie ou de nécessité clinique). Arrêt du traitement en cas de signes cliniques évoquant une atteinte hépatique ou d'une élévation des transaminases > 3N
- Utiliser avec précaution chez les patients consommant des quantités excessives d'alcool ou prenant des médicaments exposant à un risque hépatique, de même que chez les diabétiques, les obèses ou les sujets affectés de stéatose hépatique
- Ne pas utiliser chez les sujets < 18 ans ni chez les personnes > 75 ans
- Comme tous les antidépresseurs, l'agomélatine doit être utilisée avec prudence en cas d'antécédent de manie ou d'hypomanie
- Grossesse et allaitement : innocuité non établie
- ***Associations contre-indiquées*** : inhibiteurs puissants du CYP 1A2 (dont fluvoxamine, ciprofloxacine)
- ***Associations déconseillées*** : inhibiteurs modérés du CYP 1A2 (dont propranolol, grépafloxacine, énoxacine), œstrogènes

Antidépresseurs ou Thymo-analeptiques (VII)

Tianeptine[G] *Stupéfiants (règle des 28 jours)-65 %-Coll*

STABLON	30 cp. 12,5 mg	A. 12,5 mg x 3 fois/jour (12,5 mg x 2 fois/jour si insuffisance rénale et chez le sujet > 70 ans)

Contre-indications

Association avec IMAO non sélectifs, enfant < 15 ans

Propriétés

- Antidépresseur inducteur de la recapture présynaptique de la sérotonine (à l'opposé des antidépresseurs sérotoninergiques), de profil d'action intermédiaire, sans effet anticholinergique
- Absorption digestive rapide et complète, forte métabolisation hépatique, élimination urinaire essentiellement sous forme de métabolites (8 % sous forme inchangée), demi-vie d'élimination courte (150 minutes), allongée de 1 heure chez l'insuffisant rénal et le sujet âgé (> 70 ans), passage transplacentaire faible et passage dans le lait maternel

Indications

- Épisode dépressif majeur

Effets indésirables (rares)

- Troubles digestifs : gastralgies, douleurs abdominales, sécheresse buccale, nausées, vomissements, anorexie, constipation, flatulences, hépatotoxicité (parfois sévère)
- Troubles neuro-psychiques : insomnie ou somnolence, cauchemars, asthénie, vertiges, céphalées, confusion, convulsions, tremblements
- Divers : tachycardie, extrasystoles, précordialgies, bouffées de chaleur, sensation de boule dans la gorge, gêne respiratoire, myalgies, lombalgies, lipothymies, éruption maculo-papuleuse ou bulleuse (parfois grave), prurit, urticaire, acné, troubles cardio-vasculaires, hyponatrémie, thrombopénie, agranulocytose
- Toxicomanie (1 cas/1 000) avec des prises ayant pu atteindre 30 à 60 cp./jour

Précautions d'emploi

- Possibilité de levée de l'inhibition chez les patients suicidaires, réaction maniaque dans les troubles bipolaires
- Ne pas dépasser 25 mg/jour en cas d'insuffisance rénale ou après 70 ans
- Surveiller les transaminases après 15 jours, 6 semaines, puis tous les 3 mois
- Utiliser avec prudence chez les conducteurs et utilisateurs de machines (risque de somnolence)
- Grossesse et allaitement : innocuité non établie
- Arrêter le traitement en diminuant progressivement les doses sur 1 à 2 semaines

Interactions médicamenteuses

- ***Associations contre-indiquées*** : IMAO non sélectifs (intervalle de 15 jours pour passer des IMAO à la tianeptine et 24 heures de la tianeptine aux IMAO)

Antidépresseurs ou Thymo-analeptiques (VIII)

Miansérine[G] *Liste I-65 %-Coll*

MIANSÉRINE	30 cp. 10 mg ou 30 mg 14 cp. séc. 60 mg	A. 30 à 90 mg/jour le soir en 1 à 2 prises (car ne pas dépasser 60 mg par prise)

Contre-indications

Hypersensibilité ou antécédents d'agranulocytose due au produit
Porphyries, maladie cœliaque
Association aux IMAO non sélectifs

Propriétés

- Antidépresseur tétracyclique, sédatif et anxiolytique, sans effets anticholinergiques ni toxicité cardiaque
- Absorption digestive rapide, biodisponibilité de 30 %, fixation à 90 % aux protéines plasmatiques, demi-vie de 17 heures environ, métabolisation hépatique (hydroxylation et N-oxydation), élimination urinaire (70 %) et fécale (30 %), passage transplacentaire et passage très faible dans le lait maternel

Indications

- Épisode dépressif majeur

Effets indésirables

- Somnolence, constipation, bouche sèche, plus rarement convulsions, prise de poids, sensations vertigineuses par hypotension orthostatique (ne pas dépasser 60 mg par prise)
- Anomalies biologiques hépatiques et agranulocytose (exceptionnel), notamment chez les sujets > 65 ans, apparaissant généralement durant le 1er mois de traitement (NF en cas de syndrome infectieux)
- **Surdosage** : somnolence, HTA, tachycardie ou bradycardie, plus rarement coma → évacuation gastrique et traitement symptomatique

Précautions d'emploi

- Possibilité de levée d'inhibition chez les patients suicidaires, réaction maniaque dans les troubles bipolaires
- Utiliser avec prudence chez les épileptiques (augmenter éventuellement les doses d'anticonvulsivants) et chez les conducteurs et utilisateurs de machines (somnolence)
- Réduire la posologie usuelle de moitié chez le sujet âgé > 65 ans
- Arrêt progressif du traitement sur 1 à 2 semaines
- Grossesse et allaitement : innocuité non établie

Interactions médicamenteuses

- ***Associations contre-indiquées*** : IMAO non sélectifs (intervalle de 15 jours pour passer des IMAO à la miansérine et de 3 jours de la miansérine aux IMAO)
- ***Associations déconseillées*** : clonidine et produits apparentés (inhibition des effets antihypertenseurs), alcool (effets sédatifs accrus)
- *Associations à prendre en compte* : dépresseurs du SNC (effets sédatifs)

Antidépresseurs ou Thymo-analeptiques (IX)

Mirtazapine[G] *Liste I-65 %-Coll*

NORSET	30 cp. 15 mg Sol. buv. : 66 ml à 15 mg/ml	A. 15 à 45 mg/jour *au repas du soir*, à instaurer par paliers de 15 mg tous les 15 à 30 jours

Contre-indications

Hypersensibilité au produit
Porphyries, association aux IMAO non sélectifs

Propriétés

– Antidépresseur sédatif, chimiquement proche de la miansérine, d'efficacité comparable à celle des imipraminiques (sans toxicité cardiaque et avec un effet anticholinergique faible) et des ISRS
– Absorption digestive rapide, biodisponibilité de 50 %, fixation à 85 % aux protéines plasmatiques, demi-vie de 20 à 40 heures, métabolisation hépatique, élimination urinaire et fécale, passage transplacentaire et passage très faible dans le lait maternel

Indications

– Épisode dépressif majeur

Effets indésirables

– Somnolence, bouche sèche, augmentation de l'appétit et prise de poids, flou visuel
– Rares : hypotension orthostatique, convulsions, tremblements, nausées, myoclonies, œdèmes, éruptions cutanées, arthralgies, myalgies, rhabdomyolyse
– Élévation des enzymes hépatiques, leucopénie, neutropénie, thrombopénie, pancytopénie, éosinophilie, agranulocytose, hyponatrémie
– **Surdosage** : sédation prolongée → évacuation gastrique et traitement symptomatique

Précautions d'emploi

– Surveillance de l'hémogramme durant les premiers mois de traitement → arrêt immédiat en cas de neutropénie
– Possibilité de levée d'inhibition chez les patients suicidaires, réaction maniaque dans les troubles bipolaires
– En cas de syndrome infectieux ou de purpura, nécessité de réaliser une NFS à la recherche de cytopénies
– Utiliser avec prudence chez les épileptiques (augmenter éventuellement les doses d'anticonvulsivants), les conducteurs et utilisateurs de machines (somnolence), les sujets âgés, en cas d'insuffisance hépatique et/ou rénale, affections cardio-vasculaires, constipation chronique, glaucome, hypertrophie prostatique
– Arrêter le traitement en diminuant progressivement les doses sur 1 à 2 semaines
– Grossesse et allaitement : utilisation déconseillée (innocuité non établie)

Interactions médicamenteuses (inhibiteur faible du cytochrome P450)

– ***Associations contre-indiquées*** : IMAO sélectifs ou non (intervalle de 15 jours pour passer des IMAO à la mirtazapine et de 5 jours de la mirtazapine aux IMAO)
– ***Associations déconseillées*** : alcool (effets sédatifs accrus)
– *Associations à prendre en compte* : médicaments dépresseurs du SNC (effets sédatifs)

Antidépresseurs ou Thymo-analeptiques (X) : IMAO sélectifs de type A

Moclobémide[G] *Liste I-65 %-Coll*

MOCLAMINE 150 mg	30 cp. séc. 150 mg	A. 300 à 600 mg/jour en 2 à 3 prises *à la fin des repas*

Contre-indications

Hypersensibilité connue au produit, certaines associations (*cf.* Interactions)
Porphyries
États confusionnels aigus
Grossesse et allaitement, enfant < 15 ans

Propriétés
- Antidépresseur inhibant sélectivement la monoamine-oxydase de type A (métabolisant surtout la sérotonine et la noradrénaline), bien toléré et beaucoup plus maniable que les IMAO classiques, ayant un effet psychotonique, sans effet sédatif ni anxiolytique, d'efficacité comparable à celle des imipraminiques
- Absorption digestive rapide, fixation protéique à 50 %, métabolisme hépatique très important, élimination urinaire sous forme inactive, demi-vie de 1 à 2 heures

Indications
- Épisode dépressif majeur

Effets indésirables
- Fréquents (1 à 10 %) : insomnies, nausées, céphalées, vertiges, agitation, anxiété, paresthésies, sécheresse buccale, rash, prurit, urticaire
- Rares (< 1 %) : états confusionnels cédant rapidement à l'arrêt, élévation des transaminases, syndrome sérotoninergique
- Possibilité d'hypertension artérielle parfois très élevée (très rare) régressant à l'arrêt, ou d'hypotension orthostatique avec tachycardie surtout en cas d'association aux neuroleptiques et antihypertenseurs

Précautions d'emploi
- Possibilité de levée d'inhibition chez les patients suicidaires, d'inversion de l'humeur chez les patients atteints de troubles bipolaires et de réactivations délirantes chez les psychotiques
- Insuffisance hépatique sévère : réduire la posologie de 30 à 50 %
- Surveiller la TA, utiliser avec prudence chez le sujet sous antihypertenseur ou neuroleptique et chez les conducteurs et utilisateurs de machines

Interactions médicamenteuses (très nombreuses)
- ***Associations contre-indiquées*** : IMAO non sélectifs (intervalle de 15 jours pour passer des IMAO au moclobémide et 5 jours du moclobémide aux IMAO), péthidine, dextrométhorphane, mirtazapine, tramadol, sympathomimétiques, triptans, bupropion, sélégiline
- ***Associations déconseillées*** : alcool, anesthésiques généraux (arrêter le traitement 24 heures avant), antidépresseurs imipraminiques, antidépresseurs sérotoninergiques purs, milnacipran, venlafaxine, carbamazépine, lithium, millepertuis
- *Associations à utiliser avec précaution* : cimétidine (réduire de 50 % la posologie du moclobémide), morphiniques (réduire leur posologie), neuroleptiques, antihypertenseurs

Antidépresseurs ou Thymo-analeptiques (XI) : IMAO non sélectifs

Iproniazide (1) *Liste I-65 %-Coll*

MARSILID	30 cp. 50 mg quadrisécables	A. À dose progressive jusqu'à 50 à 100 mg/jour puis 25 à 50 mg/jour

1. *NDR : en raison des interactions potentiellement graves, de l'intervalle à observer en cas d'échec avant de passer à un autre antidépresseur et des effets indésirables potentiels, l'iproniazide n'est pas prescrit en première intention et son utilisation doit être restreinte.*

Contre-indications

Hypertention artérielle, phéochromocytome
Atteinte hépatique, antécédents d'hépatite due aux IMAO, porphyries
Syndromes délirants, agitation maniaque, alcoolisme chronique
Insuffisance cardiaque décompensée, grossesse, allaitement
Sujets âgés, antécédents vasculaires cérébraux

Propriétés

– Antidépresseur inhibant la monoamine-oxydase de type A (métabolisant surtout la sérotonine et la noradrénaline) et de type B (métabolisant surtout la dopamine), d'efficacité au moins égale à celle des imipraminiques (sans effets anticholinergiques)

Indications

– Épisode dépressif majeur, en deuxième intention

Effets indésirables

– Excitation, insomnie, sueurs, vertiges, éblouissements, céphalées, constipation, sécheresse buccale, rétention urinaire, polynévrites ou convulsions sensibles à la pyridoxine
– Hypotension orthostatique (lipothymies, voire syncopes → réduction de posologie ou arrêt du traitement) ou accès hypertensifs (→ chlorpromazine en IM)
– Rares : hépatites cytolytiques parfois sévères d'origine immuno-allergique

Précautions d'emploi

– Possibilité de levée d'inhibition chez les patients suicidaires, d'inversion de l'humeur chez les maniaco-dépressifs et de réactivations délirantes chez les psychotiques
– Surveiller les fonctions hépatique et rénale et la pression artérielle, utiliser avec prudence chez les épileptiques (seuil épileptogène diminué), les toxicomanes, les conducteurs et utilisateurs de machines
– Arrêter le traitement en cas de céphalées fréquentes ou sévères
– Anesthésie générale → interrompre le traitement 15 jours auparavant

Interactions médicamenteuses et alimentaires (extrêmement nombreuses)

– ***Associations contre-indiquées*** : alcool et aliments riches en tyramine (chocolat, fromages fermentés, bière...), autres antidépresseurs (intervalle de 15 jours pour passer des IMAO à ces produits), morphiniques, anesthésiques locaux avec adrénaline, anesthésiques halogénés, carbamazépine, dextrométhorphane, heptaminol, méquitazine, midodrine, raubasine, triptans, éphédrine, bupropion, mirtazapine, sélégiline
– ***Associations déconseillées*** : rilménidine, sulfamides hypoglycémiants, sympathomimétiques alpha, sympathomimétiques mixtes, médicaments hépatotoxiques

Phytothérapie antidépressive

Millepertuis (*Hypericum perforatum*) *Non remboursé*

MILDAC	40 cp. 300 mg 15 cp. 600 mg	A. 300 à 900 mg/jour en 1 à 3 prises, de préférence à horaires fixes

Contre-indications
De nombreuses associations médicamenteuses (*cf. infra*)

Propriétés

- Phytothérapie utilisée traditionnellement dans les états dépressifs. Efficacité non démontrée pour le traitement des épisodes dépressifs majeurs (c'est-à-dire caractérisés)
- En raison de son pouvoir inducteur enzymatique puissant, de nombreuses associations médicamenteuses sont contre-indiquées

Indications

- Traditionnellement utilisé dans les manifestations dépressives légères et transitoires
- *NDR : la dépression est une maladie qui peut être grave, nécessitant le recours à un médecin qui jugera de la nécessité de prescrire un antidépresseur "classique" et/ou une psychothérapie*

Effets indésirables

- Troubles digestifs, photosensibilisation

Précautions d'emploi

- Ne pas associer aux ISRS : des syndromes sérotoninergiques (nausées, vertiges, céphalées, anxiété, douleurs abdominales, agitation, confusion) ont été rapportés
- Grossesse : utilisation déconseillée en l'absence de données fiables

Interactions médicamenteuses

- Le millepertuis est un inducteur enzymatique hépatique qui peut réduire la concentration efficace d'autres médicaments lorsque le traitement de millepertuis est instauré et qui peut augmenter leur concentration lorsqu'il est stoppé
- ***Associations contre-indiquées*** : anticoagulants oraux, anticonvulsivants, contraceptifs oraux, digoxine, immunosuppresseurs, inhibiteurs de protéases, irinotécan, théophylline
- ***Associations déconseillées*** : carbamazépine, télithromycine
- *Associations à utiliser avec précaution* : antidépresseurs inhibiteurs de la recapture de la sérotonine, IMAO sélectifs et non sélectifs

Normothymiques ou Thymorégulateurs (I)

Lithium *Liste II-65 %-Coll*

TÉRALITHE LP 400 mg Carbonate de lithium	60 cp. séc. 400 mg à libération prolongée (à avaler sans les croquer et sans les sucer) ≈ 10 mmol de lithium (équivalence en cas de substitution : 1,5 cp. de Téralithe LP 400 mg remplace 2 cp. de Téralithe 250 mg)	À dose progressive en 1 prise le soir (1) : 10 à 20 mmol/jour, puis augmenter par paliers de 5 mmol jusqu'à la posologie efficace et non toxique
TÉRALITHE 250 mg Carbonate de lithium	100 cp. séc. 250 mg ≈ 7 mmol de lithium	À dose progressive en 2 à 3 prises aux repas (1) : 10 à 20 mmol/jour, puis augmenter par paliers de 3,5 mmol jusqu'à la posologie efficace et non toxique

1. Commencer par 10-20 mmol/jour et *faire une première lithiémie le matin du 5e jour* (généralement insuffisante, entre 0,2 et 0,4 mmol/l, sauf en cas d'insuffisance rénale où le lithium est *contre-indiqué*) → si elle est < 0,4 mmol/l, la posologie sera augmentée par paliers de 5 mmol environ avec nouveau dosage après 5 jours et ainsi de suite jusqu'à obtention d'une lithiémie efficace, non toxique et stable à 3 dosages successifs (*lithiémie à jeun dosée 12 heures après la dernière prise* = 0,8 à 1,2 mmol/l avec les comprimés LP ou 0,5 à 0,8 mmol/l avec les autres produits).
   - *Traitement prophylactique dans le trouble bipolaire* : l'efficacité, appréciée après 1 à 2 ans de traitement régulier est correcte dans 70 % des cas et excellente chez 30 à 50 % des patients qui présentent une parfaite stabilité thymique, mais meilleure sur les rechutes maniaques que sur les rechutes dépressives (l'efficacité maximale est observée dans les formes bipolaires et/ou avec antécédents familiaux et à cycles espacés, les résultats les moins bons dans les formes unipolaires dépressives à cycles courts où les antidépresseurs sont plus efficaces).
   - *Traitement curatif des accès maniaques* : efficacité dans 40 à 80 % des cas en 4 à 15 jours environ, le traitement étant considéré comme inefficace si le patient n'est pas amélioré au 15e jour (pour une action plus rapide, on lui associe le plus souvent un neuroleptique ou une BZD).

Contre-indications
Insuffisance rénale même modérée (clairance de la créatinine < 85 ml/min)
Déplétion hydrosodée, régime hyposodé
Grossesse au premier trimestre (*cf.* Précautions d'emploi et allaitement

Propriétés

- Métal alcalin, chef de file des thymorégulateurs ou normothymiques, ayant un effet préventif sur les troubles récidivants de l'humeur des psychoses maniaco-dépressives et un effet curatif dans les accès maniaques et les accès dépressifs
- Absorption intestinale rapide (99 %), taux maximal dans le SNC en 24 à 48 heures, pas de métabolisation, élimination urinaire (95 %), demi-vie de 24 heures (état d'équilibre en 5 à 6 jours), passage transplacentaire et dans le lait maternel

Indications (médicament essentiel)

- Prévention des rechutes dans le trouble bipolaire et le trouble schizo-affectif (*cf.* note page ci-contre)
- Traitement de l'accès maniaque ou hypomaniaque

Effets indésirables (50 à 75 % des patients, en majorité mineurs et dose-dépendants)

- *Troubles neuro-psychiques* (fréquents) : tremblement digital fin, voire difficulté pour écrire (→ bêta-bloquant si besoin), troubles mnésiques, baisse de la libido
- *Troubles endocriniens* : prise de poids de 4 kg en moyenne (70 % des patients) mais pouvant atteindre 20 kg, polyurie-polydipsie (fréquente), goitre euthyroïdien ou avec hypothyroïdie (fréquent) ou hyperthyroïdie
- *Troubles cutanés* : chute de cheveux, acné, réveil ou déclenchement d'un psoriasis
- *Troubles digestifs rares* : sensation de goût métallique, nausées, gastralgies, diarrhée
- *Troubles cardiaques* : aplatissement et inversion de l'onde T (sans conséquences), plus rarement dégénérescence myofibrillaire avec infiltrat interstitiel lymphocytaire
- Divers (rares) : hyperleucocytose, lymphopénie, syndrome néphrotique
- **Surdosage** : tremblements, asthénie, hypotonie musculaire (lithémie > 1,2 mmol/l), soif, nausées, diarrhée, dysarthrie, ataxie, confusion mentale (lithémie > 1,6 mmol/l), coma hyperréflexique, oligo-anurie (lithémie ≥ 2 mmol/l) → arrêt immédiat, lithémie en urgence, diurèse osmotique alcalinisante (voire épuration extrarénale si > 2 mmol/l)

Précautions d'emploi et interactions médicamenteuses

- *Bilan préalable* : pesée, NFS, VS, ionogramme plasmatique, clairance de la créatinine, protéinurie, ECBU, ECG, test de grossesse, bilan hépatique et thyroïdien (corriger une hypothyroïdie éventuelle avant le traitement)
- Doser la lithiémie (*à jeun, toujours 12 heures après la dernière prise*) tous les 5 jours jusqu'à obtention d'une lithiémie efficace, non toxique et stable à 3 dosages successifs, et la contrôler après 1 mois, puis chaque mois durant 3 mois, puis tous les 2 à 6 mois, avec créatininémie (tous les 2 à 6 mois) et TSH ultrasensible (une fois par an)
- Insuffisance cardiaque : à éviter en cas d'atteinte de la fonction ventriculaire
- Grossesse : risque de maladie d'Ebstein augmenté jusqu'à la fin de l'organogenèse (45 jours) → suspension du traitement au 1er trimestre + surveillance rapprochée ou carbamazépine (+ supplémentation folique pour réduire le risque d'anomalie de fermeture du tube neural) si un normothymique est indispensable
- ***Associations contre-indiquées*** : régime hyposodé ou désodé, alcoo
- ***Associations déconseillées*** : ARA II, AINS, carbamazépine, diurétiques, inhibiteurs de l'enzyme de conversion, neuroleptiques (augmentation de la toxicité du lithium)
- *Associations à utiliser avec précaution* : antidépresseurs sérotoninergiques purs, milnacipran, venlafaxine, clozapine, méthyldopa, diltiazem, vérapamil, anesthésiques généraux (arrêt du lithium 24 heures avant anesthésie et reprise si la diurèse est normale)

Normothymiques ou Thymorégulateurs (II)

Acide valproïque *Liste II-65 %-Coll*

DÉPAKOTE Divalproate de sodium	30 cp. 250 mg (présence de jaune orangé S) 60 ou 90 cp. 500 mg (présence de rouge cochenille)	A. 750 mg/jour, puis jusqu'à 1 à 2 g/jour en 2 à 3 prises (D. max. : 2 500 mg/jour)
DÉPAMIDE (1) Valpromide	30 cp. 300 mg	A. 1 200 mg/jour en 2 prises (D. max. : 1 800 mg/jour)

1. L'efficacité de ce produit n'a pas été démontrée dans le traitement des accès aigus survenant au cours des troubles bipolaires (épisodes maniaque ou dépressif).

Carbamazépine (voir ce terme)

La carbamazépine est indiquée dans la prévention et dans le traitement des accès maniaques, hypomaniaques et mixtes chez les patients souffrant de troubles bipolaires, notamment dans les cycles rapides.

Lamotrigine (voir ce terme)

La lamotrigine est indiquée dans la prévention des épisodes dépressifs chez les patients présentant un trouble bipolaire de type I et qui ont une prédominance d'épisodes dépressifs (elle n'est pas indiquée dans le traitement aigu des épisodes maniaques ou dépressifs). En raison du risque de réactions cutanées sévères (syndromes de Lyell et de Stevens-Johnson), la posologie doit être augmentée progressivement et doit être adaptée en cas d'association au valproate de sodium et produits apparentés. En cas de survenue d'une éruption ou de signes d'hypersensibilité, l'arrêt du traitement doit être immédiat (sauf si une autre cause a pu être formellement identifiée) et la lamotrigine ne doit pas être réintroduite immédiatement.

Contre-indications

Hypersensibilité au produit ou à l'un des excipients
Antécédent d'hépatite, hépatite aiguë ou chronique
Porphyries

Propriétés

- Le divalproate de sodium, composé de molécules de valproate de sodium et d'acide valproïque dans un rapport de 1/1, et le valpromide dont le métabolite actif est l'acide valproïque ont des actions anticonvulsivante, antimaniaque et stabilisatrice de l'humeur
- Absorption digestive complète, métabolisation en dérivés glycuroconjugués et bêta-oxydés, élimination essentiellement urinaire, demi-vie de 15 à 17 heures, passage transplacentaire ou dans le lait maternel

Indications

- Traitement des épisodes maniaques chez les patients souffrant de trouble bipolaire en cas de contre-indication ou d'intolérance au lithium
- Traitement prophylactique chez les patients bipolaires ayant répondu favorablement à ce médicament lors du traitement d'un accès maniaque
- Hors AMM (mais autorisé par la FDA aux États-Unis) : traitement de fond des migraines rebelles (250 mg x 2 fois/jour, sans dépasser 1 g/jour)

Effets indésirables

- Effet sédatif, hypotonie, manifestations confusionnelles (surtout en cas d'association à d'autres psychotropes), troubles digestifs transitoires, tremblement d'attitude et prise de poids avec œdèmes (parfois importants et imposant l'arrêt du traitement), alopécie transitoire, aménorrhée, irrégularités menstruelles, céphalées
- Rares cas de thrombopénie, diminution du fibrinogène, anémie, leucopénie, rashs cutanés, exceptionnellement syndrome de Lyell ou de Stevens-Johnson ou érythème polymorphe, aplasie médullaire, lupus induit
- Cas exceptionnels d'hépatites et de pancréatites (parfois fatales) imposant l'arrêt immédiat et définitif du traitement
- **Surdosage** : coma, myosis, hypotonie musculaire, hyporéflexie ostéo-tendineuse, dépression respiratoire, hypertension intracrânienne (œdème cérébral) → évacuation digestive jusqu'à la 12e heure, surveillance cardio-respiratoire, diurèse osmotique et, si besoin, épuration extrarénale

Précautions d'emploi

- Bilan préthérapeutique comportant ASAT, ALAT, TP, bilirubine, fibrinogène, bilan de coagulation, temps de saignement, NFS ; puis surveillance de la NFS, du bilan de coagulation et du temps de saignement à 15 jours ; puis surveillance des ASAT et ALAT tous les 6 mois
- Diminuer la posologie en cas d'insuffisance rénale
- Utiliser avec prudence chez le sujet âgé, les conducteurs et utilisateurs de machines
- Femme en période d'activité génitale : assurer une contraception efficace (risque malformatif multiplié par 3 ou 4) → l'utilisation pendant la grossesse ne peut être réservée qu'à l'absence totale d'alternative thérapeutique

Interactions médicamenteuses

- ***Associations contre-indiquées*** : méfloquine, millepertuis
- ***Associations déconseillées*** : carbamazépine, lamotrigine, alcool
- *Associations à utiliser avec précaution* : antidépresseurs imipraminiques, phénytoïne, phénobarbital, primidone, zidovudine, carbapénèmes, nimodipine

Neuroleptiques ou Antipsychotiques (I) : Phénothiazines

Phénothiazines aliphatiques et pipéridinées (1) *Liste I-65 %-Coll*

LARGACTIL Chlorpromazine	50 cp. séc. 25 mg 30 cp. séc. 100 mg Gouttes à 4 % : 1 mg/goutte	A. 25 à 300 mg/jour (jusqu'à 600 mg/jour) E. 1 à 5 mg/kg/jour en 2 à 3 prises
NOZINAN Lévomépromazine	20 cp. séc. 25 mg 20 cp. séc. 100 mg Gouttes à 4 % : 1 mg/goutte	A. 25 à 250 mg/jour (jusqu'à 600 mg/jour) en 2 à 3 prises
TERCIAN Cyamémazine	30 cp. séc. 25 mg 25 cp. séc. 100 mg Gouttes à 4 % : 1 mg/goutte	A. 25 à 300 mg/jour (jusqu'à 600 mg/jour) en 2 à 3 prises
NEULEPTIL Propériciazine	50 cp. séc. 25 mg 50 gél. 10 mg Gouttes à 4 % : 1 mg/goutte Gouttes à 1 % : 0,25 mg/goutte	A. 25 à 100 mg/jour E. > 3 ans : 0,1 à 0,5 mg/kg/jour en 2 à 3 prises

1. Pour les formes injectables, *cf. Neuroleptiques injectables*.

Phénothiazine pipérazinée (2) *Liste I-65 %-Coll*

PIPORTIL Pipotiazine	20 cp. séc. 10 mg Gouttes à 4 % : 1 mg/goutte	A. 10 à 20 mg/jour en 1 à 2 prises

2. Pour les formes injectables, *cf. Neuroleptiques injectables*.

Contre-indications

Hypersensibilité connue aux phénothiazines
Glaucome par fermeture de l'angle
Obstacle urétro-prostatique associé à un risque de rétention urinaire
Antécédents d'agranulocytose toxique, porphyries
Grossesse (sauf chlorpromazine)

Propriétés

– Neuroleptiques de 1re génération ayant des effets sédatifs (formes aliphatiques et pipéridinées) ou désinhibiteurs (formes pipérazinées) et des effets antiproductifs et antiémétisants, la chlorpromazine étant considérée comme un neuroleptique polyvalent

Indications

– États psychotiques aigus et chroniques (schizophrénie et trouble délirant)
– Troubles graves du comportement avec agitation et agressivité chez l'enfant > 6 ans (chlopromazine) ou > 3 ans (propériciazine)
– Anxiété (traitement de courte durée en cas d'échec des thérapeutiques habituelles) et épisode dépressif majeur (en association avec un antidépresseur) (cyamémazine)

Effets indésirables

– *Psychiques* : sédation, indifférence affective, états dépressifs, plus rarement syndrome confusionnel (favorisé par les anticholinergiques et les troubles hydro-électrolytiques)
– *Neurologiques* : dyskinésies aiguës et syndrome akinéto-hypertonique (cédant aux antiparkinsoniens anticholinergiques), syndrome hyperkinétique (akathisie, tasikinésie à traiter par propranolol ou benzodiazépine) et dyskinésies permanentes tardives (induites ou aggravées par les anticholinergiques)
– *Endocriniens* : prise de poids, aménorrhée, impuissance, frigidité, galactorrhée, gynécomastie
– *Divers* : photosensibilisation, pigmentation cutanée, dépôts cristaliniens et rétinopathie (chlorpromazine surtout), effets atropiniques, hypotension orthostatique, allongement de QT, torsades de pointe, troubles du rythme, hypothermie (35,5 °C) ou hyperthermie (> 38 °C), hépatite cholestatique ou simulant une cirrhose biliaire primitive avec la chlorpromazine (en cas de déficit génétique de la sulfoxydation hépatique), réactions allergiques, agranulocytoses exceptionnelles, syndrome malin exceptionnel (pâleur, hyperthermie, troubles neurovégétatifs), hyperglycémie, thromboses veineuses profondes
– **Surdosage** : syndrome parkinsonien, hypotension, dépression respiratoire, coma

Précautions d'emploi et interactions médicamenteuses

– Surveillance du poids, du tour de taille, de la glycémie, de la cholestérolémie et du QT corrigé
– Suspendre le traitement en cas de fièvre inexpliquée (possibilité de syndrome malin)
– Éviter l'exposition au soleil, l'association avec l'alcool, l'utilisation lors de l'allaitement
– L'utilisation prolongée chez la personne âgée souffrant de démence expose à un risque accru d'accident vasculaire cérébral (rapport bénéfice/risque à envisager précisément)
– Utiliser avec prudence chez les conducteurs et utilisateurs de machines, les sujets âgés (hypotension), parkinsoniens, épileptiques, insuffisants rénaux ou hépatiques, souffrant d'affections cardio-vasculaires ou de sclérose en plaques
– Adjonction si besoin d'un traitement de l'hyposialie (chewing-gum sans sucre ou Sulfarlem)
– ***Associations déconseillées*** : alcool, antiémétisants apparentés aux neuroleptiques (alizapride, métoclopramide, métopimazine), antiparkinsoniens, guanéthidine et apparentés, lithium, psoralènes, apomorphine, certains neuroleptiques (sulpiride, amisulpride, tiapride, pimozide, halopéridol) ou associations de deux phénothiazines
– *Associations à utiliser avec précaution* : adrafinil, anticholinergiques, antidiabétiques, antihypertenseurs, antidépresseurs, bêta-bloquants
– *Associations à prendre en compte* : autres médicaments dépresseurs du SNC
– *Topiques gastro-intestinaux* : respecter un intervalle de 2 heures entre les prises orales

Neuroleptiques ou Antipsychotiques (II) : Butyrophénones

Halopéridol = neuroleptique polyvalent (1) *Liste I-65 %-Coll*

HALDOL	40 cp. 1 mg *Remboursement 30 %* 30 cp. 5 mg	A. 1 à 20 mg/jour en 1 à 2 prises (exceptionnellement jusqu'à 40 mg/jour)
HALDOL 2 mg/ml Gouttes	Gouttes à 2 mg/ml : 15 ml (10 gouttes = 1 mg) (2)	*Idem*

1. Pour les formes injectables, *cf. Neuroleptiques injectables*.
2. Indications particulières :
   - Nausées et vomissements post-radiothérapiques (2 mg à prendre 6 à 8 fois/jour ou 1 ampoule de 5 mg par voie IM).
   - Adultes et enfants > 3 ans : chorées, maladie des tics de Gilles de la Tourette.

Butyrophénones sédatives *Liste I-65 %-Coll*

DIPIPÉRON Pipampérone	20 cp. séc. 40 mg Gouttes à 4 % : 30 ml à 40 mg/ml (1 goutte = 2 mg)	A. 40 à 120 mg/jour E. > 5 ans : 5 gouttes/année/jour en 1 à 2 prises le soir

Contre-indications
Hypersensibilité aux produits État comateux, dépression du SNC, lésions des noyaux gris Manifestations cardiaques significatives, allongement de l'espace QTc, hypokaliémie Porphyries (pipampérone) Grossesse (sauf halopéridol si nécessité), allaitement

Propriétés

- Neuroleptiques de 1re génération ayant des effets antiproductifs (en particulier sur les hallucinations), antiémétisants, sédatifs (pipampérone) ou mixtes (halopéridol, considéré comme un neuroleptique polyvalent)

Indications

- États psychotiques aigus et chroniques (schizophrénie et trouble délirant)
- Troubles du comportement sévères chez l'enfant présentant un syndrome autistique (0,02-0,2 mg/kg/jour à instaurer progressivement)
- Traitement symptomatique et de courte durée des états anxieux et des manifestations psychosomatiques (1-3 mg/jour)

Effets indésirables

- *Psychiques* : sédation, indifférence affective, états dépressifs, plus rarement syndrome confusionnel (favorisé par les anticholinergiques et les troubles hydro-électrolytiques)
- *Neurologiques* : dyskinésies aiguës et syndrome akinéto-hypertonique (cédant aux antiparkinsoniens anticholinergiques), syndrome hyperkinétique (akathisie, tasikinésie à traiter par propranolol ou benzodiazépine) et dyskinésies tardives (induites ou aggravées par les anticholinergiques)
- *Endocriniens* : prise de poids, aménorrhée, impuissance, frigidité, galactorrhée, gynécomastie, hyperprolactinémie
- *Divers* : hypotension orthostatique, hypothermie (35,5 °C) ou hyperthermie (> 38 °C), hépatite, agranulocytose, syndrome malin exceptionnel (pâleur, hyperthermie, troubles neurovégétatifs), allongement de QT, rares cas de torsades de pointe, hyperglycémie, thromboses veineuses profondes
- **Surdosage** : syndrome parkinsonien, hypotension, dépression respiratoire, coma

Précautions d'emploi

- Surveillance du poids, du tour de taille, de la glycémie, de la cholestérolémie et du QT corrigé
- Suspendre le traitement en cas de fièvre inexpliquée (possibilité de syndrome malin)
- L'utilisation prolongée chez la personne âgée souffrant de démence expose à un risque accru d'accident vasculaire cérébral (rapport bénéfice/risque à envisager précisément)
- Utiliser avec prudence chez les conducteurs et utilisateurs de machines, les sujets âgés (hypotension), parkinsoniens, épileptiques (diminution du seuil épileptogène), insuffisants rénaux ou hépatiques (risque de surdosage), dans les affections cardio-vasculaires graves et les scléroses en plaques en poussée, et éviter l'allaitement
- Adjonction si besoin d'un traitement de l'hyposialie (chewing-gum sans sucre ou Sulfarlem)

Interactions médicamenteuses

- ***Associations déconseillées*** : alcool, antiémétisants apparentés aux neuroleptiques (alizapride, métoclopramide, métopimazine, thiéthylpérazine), bromocriptine et lisuride, lévodopa, guanéthidine et apparentés, lithium, apomorphine, certains neuroleptiques (chlorpromazine, lévomépromazine, cyamémazine, sulpiride, amisulpride, tiapride, pimozide)
- *Associations à utiliser avec précaution* : adrafinil, anticholinergiques, antidiabétiques, antihypertenseurs, carbamazépine, autres neuroleptiques
- *Associations à prendre en compte* : autres médicaments dépresseurs du SNC

Neuroleptiques ou Antipsychotiques (III) : Thioxanthènes

Thioxanthènes (1) *Liste I-65 %-Coll*

FLUANXOL Flupentixol	Gouttes à 4 % : 10 ml à 1 mg par goutte	États psychotiques : A. 20 à 80 mg/jour en 1 ou 2 prises (jusqu'à 400 mg/jour) à dose progressive
CLOPIXOL Zuclopenthixol	30 ou 98 cp. 10 mg 30 ou 98 cp. 25 mg Gouttes à 2 % : 20 ml à 1 mg par goutte	Patients hospitalisés : A. 20 à 100 mg/jour (jusqu'à 200 mg/jour) à doses progressives Patients ambulatoires : A. 5 à 50 mg/jour

1. Pour les formes injectables, *cf. Neuroleptiques injectables*.

Contre-indications

Glaucome par fermeture de l'angle
Obstacle urétro-prostatique associé à un risque de rétention urinaire
Insuffisances hépatiques et/ou rénales sévères (pour le zuclopenthixol)

Propriétés

- Neuroleptiques de 1re génération ayant des effets sédatifs et des effets antiproductifs et des propriétés anticholinergiques (le profil d'activité du zuclopenthixol est proche de celui de l'halopéridol)

Indications

- États psychotiques aigus et chroniques (schizophrénie et trouble délirant)

Effets indésirables

- Effets indésirables psychiques, neurologiques, endocriniens, neurovégétatifs et interactions comparables à ceux des phénothiazines (*cf.* pages précédentes)

Précautions d'emploi

- Surveillance des transaminases chez les patients éthyliques ou souffrant d'une atteinte hépatique
- Surveillance clinique chez les patients épileptiques ou atteints de lésions cérébrales (du fait d'un abaissement du seuil épileptogène)
- L'utilisation prolongée chez la personne âgée souffrant de démence expose à un risque accru d'accident vasculaire cérébral (rapport bénéfice/risque à envisager précisément avant toute prescription)
- Grossesse et allaitement : utilisation à éviter (innocuité non établie)

Neuroleptiques ou Antipsychotiques (IV) : Pimozide

Pimozide *Liste I-65 %-Coll*

ORAP	30 cp. séc. 1 mg ou 4 mg	A. 2 à 4 mg/jour initialement, puis jusqu'à 16 mg/jour en 1 prise le soir E. 0,02 à 0,2 mg/kg/jour en 1 prise le soir

Contre-indications
QT allongé, arythmie ventriculaire Certaines associations (*cf.* Interactions)

Propriétés

– Neuroleptique de 1re génération proche des butyrophénones, ayant des effets anxiolytiques, antiproductifs et déshinibiteurs, avec une durée d'action prolongée

Indications

– États psychotiques aigus et chroniques (schizophrénie et trouble délirant)
– Troubles du comportement sévères chez l'enfant présentant un syndrome autistique
– Chorée et syndrome de Gilles de la Tourette chez l'adulte (2-8 mg/jour) et l'enfant à partir de 6 ans (0,02-02 mg/kg/jour), voire TOC résistant (hors AMM et en association à un ISRS)

Effets indésirables et précautions d'emploi

– Surveillance du poids, du tour de taille, de la glycémie, de la cholestérolémie et du QT corrigé
– Effets indésirables neurologiques et endocriniens, et interactions comparables à ceux des butyrophénones (*cf.* pages précédentes), toutefois les effets sédatifs et neurologiques sont plus discrets
– Rares : possibilité d'arythmie ventriculaire ou d'autres troubles de l'ECG et de mort subite inexpliquée → surveillance ECG, ne pas administrer en cas de préexistence d'un espace QT allongé ou d'une arythmie ventriculaire ou en association avec des médicaments responsables de torsades de pointe, instaurer à doses progressives (2 à 4 mg/jour initialement, avec un intervalle de 1 semaine au minimum entre chaque augmentation de posologie et sans dépasser 16 mg/jour chez l'adulte)
– L'utilisation prolongée chez la personne âgée souffrant de démence expose à un risque accru d'accident vasculaire cérébral (rapport bénéfice/risque à envisager précisément avant toute prescription)
– Grossesse et allaitement : à éviter (innocuité non établie)

Interactions médicamenteuses

– ***Associations contre-indiquées*** : antifongiques azolés, antiprotéases, aprépitant, delavirdine, fluoxétine, macrolides, quinidine et hydroquinidine

Neuroleptiques ou Antipsychotiques (V) : Benzamides substitués

Neuroleptiques d'action bipolaire (1) *Liste I-65 %-Coll*

DOGMATIL SYNÉDIL Sulpiride[G]	30 gél. 50 mg Sol. buv. : 200 ml à 0,5 g/100 ml à 25 mg par càc (20 gouttes = 5 mg)	A. 50 à 150 mg/jour (anxiété) E. 5 à 10 mg/kg/jour (troubles du comportement) en 2 à 3 prises
DOGMATIL 200 mg SYNÉDIL FORT Sulpiride[G]	12 cp. séc. 200 mg	A. 200 à 600 mg/jour (schizophrénie déficitaire) A. 800 à 1 600 mg/jour (schizophrénie paranoïde) en 2 à 3 prises
SOLIAN Amisulpride[G]	30 cp. séc. 100 mg 60 cp. séc. 200 mg 30 cp. séc. 400 mg Sol. buv. : 60 ml à 100 mg/ml (avec pipette doseuse graduée en mg)	A. 50 à 300 mg/jour (schizophrénie déficitaire) A. 400 à 1 200 mg/jour (schizophrénie paranoïde) en 2 prises

1. Pour les formes injectables, *cf. Neuroleptiques injectables*. Le sulpiride a une action désinhibitrice aux doses ≤ 600 mg/jour et antiproductive aux doses > 600 mg/jour. L'amisulpride a une action désinhibitrice aux doses ≤ 300 mg/jour et antiproductive aux doses > 400 mg/jour.

Neuroleptiques sédatifs (2) *Liste I-65 %-Coll*

TIAPRIDAL Tiapride[G]	20 cp. séc. 100 mg Gouttes buvables : 30 ml à 5 mg par goutte	A. 200 à 400 mg/jour (jusqu'à 800 mg/jour) E. > 7 ans : 150 mg/jour en 2 à 3 prises

2. Pour les formes injectables, *cf. Neuroleptiques injectables*.
Ces neuroleptiques sont contre-indiqués en cas d'hypokaliémie, de bradycardie < 65/min, d'association à certains médicaments (car risque de torsades de pointe potentiellement létales) et ils ont des interactions médicamenteuses particulières :
– Associations contre-indiquées : antiarythmiques, antidépresseurs imipraminiques, bêta-bloquants, clonidine et apparentés, digitaliques, médicaments entraînant des torsades de pointe (voir ce terme).
– Associations déconseillées : médicaments hypokaliémiants (amphotéricine B injectable, corticoïdes, diurétiques, laxatifs stimulants, perfusions insulino-glucosées), phénothiazines, anticholinestérasiques.

Contre-indications
Phéochromocytome, tumeurs à prolactine, porphyrie
Bradycardie < 65/min et hypokaliémie (pour le tiapride)
Allaitement

Propriétés

- Neuroleptiques dont les effets dépendent des doses utilisées : désinhibiteurs (amisulpride et sulpiride qui a également des effets antiémétisants) à faibles doses et antiproductifs (amisulpride) ou sédatifs (tiapride) à fortes doses
- Absorption digestive rapide, élimination par voie urinaire (60 % en 24 heures pour le sulpiride, environ 90 % en 24 heures pour l'amisulpride et le tiapride)

Indications

- États psychotiques aigus et chroniques (schizophrénie et trouble délirant)
- États d'agitation et états d'agressivité (tiapride)
- Algies intenses et rebelles (tiapride)
- Mouvements anormaux de type choréique, syndrome de Gilles de la Tourette (tiapride)

Effets indésirables

- *Endocriniens* (fréquents) : aménorrhée, hyperprolactinémie, gynécomastie avec ou sans galactorrhée, impuissance, frigidité, prise de poids fréquente et parfois importante
- *Neurologiques* (plus rares) : dyskinésies précoces et syndrome akinéto-hypertonique (cédant aux antiparkinsoniens anticholinergiques), syndrome hyperkinétique (akathisie et tasikinésie à traiter par propranolol ou benzodiazépine) et dyskinésies permanentes tardives (moins fréquentes qu'avec les neuroleptiques de 1re génération, pouvant être induites ou aggravées par les anticholinergiques)
- *Neuro-végétatifs* (rares) : hypotension orthostatique
- *Cardiologiques* : torsades de pointe potentiellement létales
- *Exceptionnels* : syndrome malin avec pâleur, hyperthermie, troubles neuro-végétatifs, justifiant l'arrêt impératif du traitement
- **Surdosage** : syndrome parkinsonien, hypotension, dépression respiratoire, coma

Précautions d'emploi

- Surveillance du poids, du tour de taille, de la glycémie, de la cholestérolémie et du QT corrigé
- Suspendre le traitement en cas de fièvre inexpliquée (possibilité de syndrome malin)
- Utiliser avec prudence chez les conducteurs et utilisateurs de machines, les sujets âgés (hypotension), parkinsoniens, épileptiques (diminution du seuil épileptogène), dans les affections cardio-vasculaires graves (hypotension), en cas d'insuffisance rénale sévère
- L'utilisation prolongée chez la personne âgée souffrant de démence expose à un risque accru d'accident vasculaire cérébral (rapport bénéfice/risque à envisager précisément)
- Adjonction si besoin de sulfarlem
- Grossesse : à éviter (innocuité non établie)

Interactions médicamenteuses

- ***Associations déconseillées*** : alcool, antiémétisants apparentés aux neuroleptiques (alizapride, métoclopramide, métopimazine, thiéthylpérazine), bromocriptine et lisuride, lévodopa, guanéthidine et apparentés, lithium, apomorphine
- *Associations à utiliser avec précaution* : adrafinil, anticholinergiques, antidiabétiques, antihypertenseurs, carbamazépine
- *Associations à prendre en compte* : autres médicaments dépresseurs du SNC

Neuroleptiques ou Antipsychotiques (VI) : Benzisoxazoles

Rispéridone[G] (1) *Liste I-65 %-Coll*

RISPERDAL	60 cp. séc. 1 mg ou 2 mg 30 cp. sec. 4 mg Sol. buv. à 1 mg/ml avec seringue-doseuse (fl. 30, 60 ou 120 ml)	A. 2 à 10 mg/jour (à instaurer par paliers de 2 mg/jour) (2) D. max. : 16 mg/jour en 1 ou 2 prises E. de 5 à 11 ans : 0,25 mg/jour (si < 20 kg) à 0,50 mg/jour (si ≥ 20 kg) puis par paliers (0,25 à 0,50 mg/semaine) jusqu'à 1 à 3 mg/jour en 1 ou 2 prises
RISPERDALORO	28 cp. orodispersibles à 0,5 mg, 1 mg, 2 mg, 3 mg ou 4 mg	*Idem*

1. Pour les formes injectables, *cf. Neuroleptiques injectables*.
2. Chez les sujets âgés atteints de démence, une posologie initiale de 0,5 mg x 2 fois/jour est recommandée.

Contre-indications
Hypersensibilité au produit, enfant < 5 ans, allaitement Phénylcétonurie (forme cp. orodispersible)

Propriétés

- Neuroleptique de 2e génération de la classe des benzisoxazoles, antagoniste des récepteurs alpha-adrénergiques, sérotoninergiques 5-HT3 et dopaminergiques D2
- Absorption digestive totale (non modifiée par les aliments), liaison à 88 % aux protéines plasmatiques, métabolisation partielle, élimination par voie urinaire (70 %) et fécale, demi-vie d'élimination de 24 heures, passage dans le lait maternel

Indications

- États psychotiques aigus et chroniques (schizophrénie et trouble délirant)
- Traitement à court terme des épisodes maniaques aigus modérés à sévères
- Troubles du comportement (agressivité, agitation, automutilation, impulsivité majeure ou stéréotypies sévères) chez l'enfant > 5 ans présentant un retard mental ou des troubles autistiques

Effets indésirables

- Fréquents : insomnie, constipation, sensations d'étourdissement, hypotension orthostatique, prise de poids, hyperprolactinémie, gynécomastie, aménorrhée-galactorrhée, impuissance, symptômes extrapyramidaux
- Rares : agitation, anxiété, céphalées, somnolence, fatigue, difficultés de concentration, dyspepsie, nausées, douleurs abdominales, troubles de la vision, rhinite, rash cutané, hyperglycémie, prise de poids, diabète, intoxication à l'eau (polydipsie ou sécrétion inappropriée d'ADH), allongement de QT, vomissements, priapisme, rétention urinaire, thrombo-embolies veineuses, dyskinésies tardives imposant l'arrêt
- Exceptionnels : syndrome de l'iris hypotonique peropératoire de la cataracte (< 1/1 000), syndrome malin avec pâleur, hyperthermie, troubles neuro-végétatifs, justifiant l'arrêt impératif du traitement
- **Surdosage** : somnolence, hypotension, tachycardie et troubles extrapyramidaux → évacuation digestive, charbon, laxatif, monitoring cardio-respiratoire, anticholinergique

Précautions d'emploi

- Surveillance du poids, du tour de taille, de la glycémie, de la cholestérolémie et du QT corrigé
- Suspendre le traitement en cas de fièvre inexpliquée (possibilité de syndrome malin)
- Utiliser à dose progressive (hypotention orthostatique par effet alpha-bloquant)
- Chirurgie de la cataracte : prévenir le chirurgien
- Utilisation déconseillée dans les démences (risque de maladie thrombo-embolique veineuse et d'AVC), réduire la dose chez le sujet âgé ou insuffisant hépatique ou rénal (0,5 mg x 2 fois/jour au début, puis paliers de 0,5 mg sans dépasser 4 mg/jour), et utiliser avec prudence chez les conducteurs et utilisateurs de machines, parkinsoniens, épileptiques
- Grossesse : à éviter (innocuité non établie)

Interactions médicamenteuses

- ***Associations déconseillées*** : alcool, antiémétisants apparentés aux neuroleptiques (alizapride, métoclopramide, métopimazine, thiéthylpérazine), bromocriptine et lisuride, lévodopa, guanéthidine et apparentés
- *Associations à utiliser avec précaution* : carbamazépine, inducteurs enzymatiques, fluoxétine, bêta-bloquants, phénothiazines, médicaments dépresseurs du SNC

Neuroleptiques ou Antipsychotiques (VII) : Dérivés de la quinolinone

Aripiprazole *Liste I-65 %-Coll*

ABILIFY	28 cp. 5 mg, 10 mg ou 15 mg orodispersibles (10 et 15 mg) ou pelliculés	A. et E. > 15 ans (1) : 10 à 15 mg/jour en 1 prise (D. max. : 30 mg/jour)

1. Chez l'enfant de plus de 13 ans en épisode maniaque, débuter le traitement à 2 mg puis augmenter progressivement la posologie pour atteindre 10 mg/jour.

Contre-indications

Hypersensibilité à l'aripiprazole ou à l'un des excipients

Propriétés

- Agoniste partiel des récepteurs dopaminergiques D2 et des récepteurs sérotoninergiques 5-HT1A et antagoniste des récepteurs 5-HT2A, ayant des propriétés antidéficitaires marquées et une meilleure tolérance mais dont le nombre des interactions médicamenteuses est en lien avec une forte métabolisation hépatique
- Absorption digestive à 87 %, pic plasmatique atteint en 3 à 5 heures, liaison à 99 % aux protéines plasmatiques, forte métabolisation hépatique par le CYP 3A4 et le CYP 2D6, élimination fécale (75 %) et urinaire (25 %), demi-vie de 75 heures

Indications

- Schizophrénie, à partir de 15 ans
- Traitement des épisodes maniaques modérés à sévères des troubles bipolaires de type I (à partir de 13 ans, sans dépasser 12 semaines chez l'adolescent) et prévention des récidives en cas de réponse initiale favorable

Effets indésirables

- Fréquents (1 à 10 %) : céphalées, asthénie, étourdissements, somnolence, insomnie, tremblements, akathisie, troubles visuels, nausées, vomissements, constipation, dyspepsie, accidents vasculaires cérébraux (sujets âgés avec démence)
- Rares (< 1 %) : hypotension orthostatique, tachycardie
- Exceptionnels : syndrome malin avec pâleur, hyperthermie, troubles neuro-végétatifs
- **Surdosage** : surveillance étroite, dont cardio-vasculaire, et traitement symptomatique

Précautions d'emploi et interactions médicamenteuses

- Suspendre le traitement en cas de fièvre inexpliquée (possibilité de syndrome malin)
- Utiliser avec prudence chez les conducteurs et utilisateurs de machines, les sujets âgés (hypotension), parkinsoniens, épileptiques (diminution du seuil épileptogène)
- Insuffisance hépatique légère à modérée et insuffisance rénale : posologie inchangée
- L'utilisation chez la personne âgée souffrant de démence expose à un risque accru d'accident vasculaire cérébral → éviter cette indication
- Grossesse et allaitement : à éviter (fœtotoxique et tératogène chez l'animal)
- *Associations à utiliser avec précaution* : inhibiteurs du CYP 2D6 (quinidine, fluoxétine, paroxétine) ou du CYP 3A4 (kétoconazole, itraconazole, antiprotéases) : diminuer de 50 % les doses d'aripiprazole, inducteurs du CYP 3A4 (carbamazépine, rifampicine, rifabutine, phénytoïne, phénobarbital, primidone, efavirenz, névirapine, millepertuis) : augmenter de 50 % les doses d'aripiprazole
- *Associations à prendre en compte* : alcool et médicaments dépresseurs du SNC
- Pas d'interactions avec lithium, oméprazole, valproate, warfarine

Neuroleptiques ou Antipsychotiques (VIII) : Dibenzo-oxazépines

Loxapine *Liste I-65 %-Coll*

LOXAPAC Pour les formes injectables *cf. Neuroleptiques injectables*	30 cp. 25 ou 50 ou 100 mg Gouttes : 30 ml à 25 mg/ml + seringue graduée par 5 mg	A. et E. > 15 ans : 50 à 200 mg/jour (jusqu'à 600 mg/jour) en 1 à 3 prises

Contre-indications

Hypersensibilité au produit, rétinopathie, coma barbiturique ou éthylique
Porphyries

Propriétés

- Neuroleptique polyvalent ayant des effets antiproductifs associés à de faibles effets anticholinergiques
- Absorption digestive rapide, métabolisation hépatique avec effet de premier passage hépatique important (75 %), demi-vie de 8 heures, élimination par voie urinaire

Indications

- États psychotiques aigus et chroniques
- États anxieux, d'agitation et d'agressivité

Effets indésirables

- *Neuro-psychiques* : asthénie, somnolence, dyskinésies précoces et syndrome parkinsonien (cédant aux anticholinergiques), dyskinésies permanentes tardives (induites ou aggravées par les anticholinergiques)
- *Endocriniens* (aménorrhée-galactorrhée, gynécomastie, hyperprolactinémie, frigidité, impuissance) et *neuro-végétatifs* (hypotension orthostatique, effets atropiniques)
- *Divers* : éruptions cutanées allergiques, prise de poids, rétinite pigmentaire
- Exceptionnellement syndrome malin ou agranulocytose → arrêt impératif du traitement
- **Surdosage** : troubles de la vigilance et effets atropiniques (traitement symptomatique)

Précautions d'emploi

- Surveillance du poids, du tour de taille, de la glycémie, de la cholestérolémie et du QTc
- Suspendre le traitement en cas de fièvre inexpliquée (possibilité de syndrome malin)
- Utiliser avec prudence chez les conducteurs et utilisateurs de machines, les sujets âgés (hypotension), parkinsoniens, épileptiques (diminution du seuil épileptogène), insuffisants rénaux ou hépatiques (risque de surdosage), en cas de risque de rétention urinaire ou de glaucome, et dans les affections cardio-vasculaires graves
- L'utilisation prolongée chez la personne âgée souffrant de démence expose à un risque accru d'accident vasculaire cérébral (rapport bénéfice/risque à envisager précisément)
- Adjonction si besoin d'anticholinergiques (traitement des troubles extrapyramidaux, mais risque de dyskinésies tardives), de sulfarlem, d'heptaminol
- Grossesse et allaitement : à éviter (innocuité non établie)

Interactions médicamenteuses

- ***Associations déconseillées*** : alcool, antiémétisants apparentés aux neuroleptiques (alizapride, métoclopramide, métopimazine, thiéthylpérazine), bromocriptine et lisuride, lévodopa, guanéthidine et apparentés, lithium, neuroleptiques phénothiaziniques, apomorphine
- *Associations à utiliser avec précaution* : adrafinil, anticholinergiques, antidiabétiques, antihypertenseurs, autres médicaments dépresseurs du SNC

Neuroleptiques ou Antipsychotiques (IX) : Dibenzodiazépines (I)

Olanzapine[G] *Liste I-65 %-Coll*

ZALASTA ZYPREXA ARKOLAMYL	28 cp. orodispersibles 5 mg 28 ou 56 cp. 5 mg, 7,5 mg, 10 mg, 15 mg ou 20 mg	A. 10 mg/jour en 1 prise puis 5 à 20 mg/jour selon l'état clinique (1) (D. max. : 20 mg/jour)
ZYPREXA VELOTAB	28 cp. orodispersibles à 5 mg, 10 mg ou 20 mg	*Idem*

1. La dose usuelle est de 10 mg/jour et peut être adaptée par la suite selon l'état clinique entre 5 et 20 mg/jour.
Insuffisance hépatique et/ou rénale : la dose initiale doit être de 5 mg/jour et ne sera augmentée ensuite qu'avec prudence.
Sujet > 65 ans : une dose initiale de 5 mg/jour peut être utile selon l'état clinique.
Pour les formes injectables, *cf. Neuroleptiques injectables et Neuroleptiques retard*.

Quétiapine *Liste I-65 %-Coll*

XEROQUEL LP	10, 30 ou 100 cp. LP 50 mg 30, 60 ou 100 cp. LP 300 mg 30, 60 ou 100 cp. LP 400 mg	A. À dose progressive 50 à 300 gm/jour, puis 150 à 600 mg/jour en 1 prise 1 heure avant le repas (2) (D. max. : 800 mg/jour)

2. La posologie quotidienne d'entretien est de :
– 600 mg (voire 800 mg)/jour dans la schizophrénie, le traitement des épisodes maniaques et la prévention des épisodes maniaques et dépressifs du trouble bipolaire.
– 300 mg/jour (atteints au 4e jour : 50, puis 100, puis 200, puis 300 mg) dans les épisodes dépressifs du trouble bipolaire.
– 150 à 300 mg/jour (atteints en quelques jours : 50 mg les deux premiers soirs, puis 150 mg les deux soirs suivants, avant le moment du coucher) en tant que traitement adjuvant dans les épisodes dépressifs majeurs hors trouble bipolaire.
Sujet > 65 ans ou insuffisant hépatique : posologie initiale de 50 mg/jour, augmentée par paliers de 50 mg tous les 3 à 4 jours.

Contre-indications

Risque de glaucome par fermeture de l'angle (olanzapine)

Propriétés

- Neuroleptiques de seconde génération ayant des propriétés antiproductives et antidéficitaires, mieux tolérés du point de vue extrapyramidal du fait d'une combinaison entre une action antagoniste sur les récepteurs D2 à la dopamine et une affinité pour les récepteurs cérébraux de la sérotonine (5HT2), agissant également sur d'autres récepteurs cérébraux (en particulier D1, histaminergiques, noradrénergiques et muscariniques)
- Absorption bonne, augmentée par un repas riche en graisse pour la quétiapine, forte fixation sur les protéines plasmatiques, métabolisme hépatique (CYP 1A2 pour l'olanzapine et CYP 3A4 pour la quétiapine), demi-vie de 7 à 12 heures pour la quétiapine et de 35 heures pour l'olanzapine, élimination urinaire, biliaire et fécale

Indications

- Schizophrénie
- Épisode maniaque modéré à sévère
- Épisode dépressif majeur chez un patient présentant un trouble bipolaire (quétiapine)
- Prévention des récidives d'un trouble bipolaire ayant répondu favorablement lors d'un épisode maniaque (quétiapine et olanzapine) ou dépressif (quétiapine) antérieur
- Traitement adjuvant lors d'un épisode dépressif majeur répondant de façon insuffisante à un antidépresseur en monothérapie

Effets indésirables

- Très fréquents (> 10 %) : prise de poids, somnolence, hyperprolactinémie, vertiges, céphalées, sécheresse de la bouche, syndrome de sevrage à l'arrêt (quétiapine), élévation des triglycérides et du cholestérol total et LDL (quétiapine)
- Fréquents (de 1 à 10 %) : hyperglycémie, symptômes extrapyramidaux, hypotension, constipation, élévation transitoire des transaminases, sécheresse de la bouche, vertiges, œdèmes, leucopénie, éosinophilie, tachycardie, dysfonction sexuelle, irritabilité
- Rares (< 1 %) : thrombocytopénie, élévation des CPK, allongement du QT, accident thrombo-embolique, syndrome malin, priapisme, convulsions, rash, ictère, dysphagie, photosensibilité, hyponatrémie, galactorrhée, troubles menstruels, alopécie, entérocolite nécrosante, dyspnée, myocardiopathie, amnésie, épistaxis, arthralgies
- Surdosage : somnolence, hypotension, troubles extrapyramidaux → évacuation digestive et/ou charbon si besoin, assistance cardiorespiratoire si besoin

Précautions d'emploi et interactions médicamenteuses

- Surveillance rapprochée du poids, de l'indice de masse corporelle, du tour de taille, de la glycémie, de la cholestérolémie et du QT corrigé
- Suspension du traitement lors d'une fièvre inexpliquée (risque de syndrome malin)
- L'utilisation prolongée chez la personne âgée souffrant de démence expose à un risque accru d'accident vasculaire cérébral (rapport bénéfice/risque à envisager précisément)
- Utilisation prudente chez les conducteurs et utilisateurs de machines, sujets âgés ou ayant des troubles hépatiques, rénaux (olanzapine), cardio-vasculaires, extrapyramidaux, épileptiques ou impliquant le système cholinergique (olanzapine)
- Possibilité de syndrome de l'iris hypotonique peropératoire de la cataracte
- Grossesse et allaitement : utilisation déconseillée (innocuité non établie)
- ***Associations déconseillées*** : alcool, carbamazépine, kétoconazole, agonistes dopaminergiques, fluvoxamine (olanzapine), jus de pamplemousse (quétiapine)
- *Associations à utiliser avec précaution* : médicaments dépresseurs du SNC ou allongeant le QTc, lithium, thiorizadine (quétiapine), ciprofloxacine (olanzapine)

Neuroleptiques ou Antipsychotiques (X) : Dibenzodiazépines (II)

Clozapine^G *Liste I-65 %-Coll-Prescription initiale hospitalière annuelle*

LEPONEX	7, 14 ou 28 cp. séc. 25 mg 14 ou 28 cp. séc. 100 mg	À dose progressive (1) : A. 100 à 450 mg/jour en 1 à 3 prises (jusqu'à 600 mg/jour) (2)

1. Médicament soumis à une prescription initiale hospitalière annuelle réservée aux spécialistes en psychiatrie ou neurologie, le renouvellement étant possible par tout spécialiste en psychiatrie ou neurologie ou gériatrie.
   - *Schizophrénies* : utiliser à la plus petite dose efficace, à dose progressive = 12,5 à 25 mg le 1er jour puis augmenter par paliers de 25 à 50 mg jusqu'à la posologie efficace atteinte en 3 à 6 semaines, la posologie maximale recommandée étant de 600 mg/jour (ne jamais dépasser 900 mg/jour), puis réduire prudemment la dose jusqu'à la posologie d'entretien minimale efficace.
   - *Troubles psychotiques survenant au cours de l'évolution de la maladie de Parkinson, en cas d'échec de la stratégie thérapeutique habituelle* (réduction des doses des médicaments à effet dopaminergique ou anticholinergique) : utiliser à la plus petite dose efficace, à dose progressive = 12,5 mg le 1er jour puis augmenter par paliers de 12,5 mg jusqu'à une posologie efficace moyenne de 25 à 37,5 mg/jour, la posologie maximale recommandée étant de 100 mg/jour en 1 ou 2 prises.
2. L'arrêt doit généralement être progressif (sur 2 semaines), mais en cas d'arrêt brutal nécessaire surveiller les patients en raison du risque d'exacerbation transitoire des symptômes psychotiques.

Contre-indications
Antécédents de granulopénie ou d'agranulocytose iatrogène ou d'hémopathie Psychoses alcooliques et toxiques, intoxications médicamenteuses, coma Affections cardiaques, hépatiques ou rénales sévères, épilepsie non contrôlée Risque de glaucome par fermeture de l'angle et risque de rétention urinaire par obstacle urétro-prostatique, hypersensibilité au produit

Propriétés

– Neuroleptique polyvalent puissant à la fois sur les symptômes productifs et déficitaires, une activité anticholinergique assez importante, entraînant moins d'effets extrapyramidaux que les neuroleptiques de 1re génération mais un risque d'agranulocytose
– Absorption digestive presque complète, fixation à 95 % aux protéines plasmatiques, métabolisation hépatique avec effet de premier passage hépatique important, demi-vie de 12 heures, élimination urinaire (50 %) et biliaire (40 %) sous forme de métabolites

Indications (*cf.* les autres indications dans la note ci-contre)

– Schizophrénie avec résistance ou intolérance neurologique majeure aux autres neuroleptiques

Effets indésirables

– *Hématologiques* (le plus souvent entre la 4e et la 18e semaine) : leucopénies (3 %), voire agranulocytose mortelle en l'absence d'arrêt du produit
– *Neuro-psychiques* : somnolence (fréquente), troubles extrapyramidaux peu fréquents, crises convulsives dose-dépendantes (1 à 4 %)
– Sialorrhée (fréquente), prise de poids parfois importante, hyperglycémie, hypotension orthostatique, tachycardie, effets atropiniques, constipation, nausées, vomissements, très rarement hépatite, entérocolite nécrosante, arythmies, cardiomyopathies ou syndrome malin justifiant l'arrêt
– **Surdosage** : somnolence, coma, confusion, hallucinations, troubles extrapyramidaux, convulsions, hypersalivation, mydriase, tachycardie, arythmies, dépression respiratoire → évacuation digestive, monitoring cardio-respiratoire, traitement symptomatique

Précautions d'emploi et interactions médicamenteuses

– *Surveillance stricte de la NFS avec carnet de surveillance obligatoire pour chaque patient* (NFS préalable, puis hebdomadaire pendant 18 semaines, puis mensuelle), en cas de fièvre ou signes d'infection ou leucopénie < 3 500/mm^3 et/ou neutropénie < 2 000/mm^3 → NFS 2 fois par semaine, en cas de leucopénie < 3 000/mm^3 et/ou de neutropénie < 1 500/mm^3 → interruption immédiate de la clozapine
– Surveillance du poids, du tour de taille, de la glycémie, de la cholestérolémie et du QTc
– Suspendre le traitement en cas de fièvre inexpliquée (possibilité de syndrome malin)
– L'utilisation prolongée chez la personne âgée souffrant de démence expose à un risque accru d'accident vasculaire cérébral (rapport bénéfice/risque à envisager précisément)
– Utiliser avec prudence chez les conducteurs et utilisateurs de machines, sujets âgés ou ayant des troubles hépatiques ou rénaux (posologie plus progressive) ou des troubles cardio-vasculaires, parkinsoniens, épileptiques
– Grossesse et allaitement : déconseillé (innocuité non établie et passage dans le lait)
– ***Associations déconseillées*** : alcool, antiémétisants apparentés aux neuroleptiques (alizapride, métoclopramide, métopimazine), autres neuroleptiques, carbamazépine, guanéthidine et apparentés, agonistes dopaminergiques
– *Associations à utiliser avec précaution* : fluvoxamine, lithium, phénytoïne, rifampicine
– *Associations à prendre en compte* : autres dépresseurs du SNC, anticholinergiques, antidiabétiques, antihypertenseurs, AVK, benzodiazépines, cimétidine, adrénaline

Neuroleptiques ou Antipsychotiques (XI) : Dibenzo-oxépino-pyrroles

Asénapine *Liste I-Remboursement à l'étude*

SYCREST	60 cp. orodispersibles à 5 ou 10 mg (1)	A. 10 à 20 mg/jour en 2 prises sublinguales (2) (D. max. : 20 mg/jour)

1. Le comprimé ne doit pas être écrasé. Il doit être placé sous la langue jusqu'à dissolution totale (si le comprimé est avalé, la biodisponibilté est quasi nulle : < 2 %). Il ne faut ni manger, ni boire pendant 10 minutes après administration. Lorsqu'il est utilisé en association, ce médicament doit être pris en dernier.
2. Dans l'épisode maniaque, la posologie initiale recommandée est de 10 mg x 2 fois/jour (le matin et le soir), à réduire à 5 mg x 2 fois/jour selon l'évolution clinique.
En polythérapie, la posologie initiale est de 5 mg x 2 fois/jour, à augmenter à 10 mg x 2 fois/jour le cas échéant.

Contre-indications
Hypersensibilité à tout constituant du produit

Propriétés

- Neuroleptique de seconde génération, agissant sur les récepteurs D2 et D3 à la dopamine, ainsi que sur les récepteurs 5-HT1A, 5-HT1B, 5-HT2A, 5-HT2C, 5-HT6, 5-HT7 et alpha2-adrénergiques
- Biodisponibilité de 35 % après absorption sublinguale, pic de concentration plasmatique entre 0,5 et 1,5 heure, fixation sur les protéines plasmatiques à 95 %, métabolisme hépatique par glucuronidation directe et par le cytochrome P450 (essentiellement le CYP 1A2, mais aussi le CYP 2D6 et le CYP 3A4), demi-vie de 24 heures, élimination urinaire et fécale

Indications

- Épisode maniaque modéré à sévère, dans le cadre d'un trouble bipolaire de type I chez l'adulte

Effets indésirables

- Très fréquents (> 10 %) : anxiété et somnolence
- Fréquents (1 à 10 %) : augmentation de l'appétit, prise de poids, troubles exytrapyramidaux (dystonies, dyskinésies, akathisie, parkinsonisme), sédation, nausées, dysgueusie, lésions de la muqueuse buccale (ulcérations, vésicules, inflammation), hypersalivation, lipothymies, hypoesthésie buccale, rigidité musculaire, augmentation des ALAT
- Rares (< 1 %) : hyperglycémie, crise convulsive, hypotension orthostatique, bradycardie sinusale, bloc de branche, allongement du QT, glossodynie, dysphagie, paresthésies buccales, aménorrhée, dysfonctions sexuelles, neutropénie, syndrome malin des neuroleptiques, troubles de l'accomodation, embolie pulmonaire, rhabdomyolyse, gynécomastie, galactorrhée
- **Surdosage** : agitation, confusion, akathisie, somnolence, anomalies de l'ECG (bradycardie, complexes supraventriculaires, retard de conduction intraventriculaire) → évacuation digestive et/ou charbon si besoin, assistance cardio-respiratoire si besoin, traitement symptomatique

Précautions d'emploi

- Du fait d'une biodisponibilité faible, l'asénapine doit être prise à au moins 10 minutes d'écart de tout aliment liquide ou solide
- Surveillance rapprochée du poids, de l'indice de masse corporelle, du tour de taille, de la glycémie, de la cholestérolémie et du QT corrigé
- Suspension du traitement lors d'une fièvre inexpliquée (risque de syndrome malin)
- Utilisation prudente chez les conducteurs et utilisateurs de machines, sujets âgés ou ayant des troubles hépatiques modérés, cardio-vasculaires, extrapyramidaux ou épileptiques
- Insuffisance hépatique sévère : utilisation déconseillée
- Grossesse et allaitement : utilisation déconseillée (innocuité non établie et degré d'excrétion dans le lait humain non connu)

Interactions médicamenteuses

- ***Associations déconseillées*** : alcool
- *Associations à utiliser avec précaution* : médicaments dépresseurs du SNC ou allongeant le QTc, lévodopa, agonistes dopaminergiques, fluvoxamine et tout médicament étant à la fois substrat et inhibiteur du CYP 2D6 (l'asénapine inhibe facilement le CYP 2D6)

Neuroleptiques injectables

Neuroleptiques polyvalents (1) *Liste I-65 %-Coll*

ABILIFY Injectable Délai d'action = 1 heure Durée d'action = 75 heures	1 amp. 1,3 ml = 9,75 mg Aripiprazole	Par voie **IM** : 9,75 mg x 1 à 3 fois/jour
HALDOL Injectable Délai d'action = 20 à 40 minutes Durée d'action = 12 à 24 heures	5 amp. 1 ml = 5 mg Halopéridol	Par voie **IM** : 5 mg x 1 à 4 fois/jour
LARGACTIL Injectable Délai d'action = 20 à 40 minutes Durée d'action = 6 à 8 heures	10 amp. 5 ml = 25 mg Chlorpromazine *Contenant des sulfites*	Par voie **IM** : 25 à 50 mg x 1 à 3 fois/jour
LOXAPAC Injectable Délai d'action = 10 à 20 minutes Durée d'action = 8 à 12 heures *Réservé aux hôpitaux*	10 amp. 2 ml = 50 mg Loxapine	Par voie **IM** : 50 mg x 2 à 3 fois/jour
ZYPREXA Injectable[G] Délai d'action = 15 à 45 minutes Durée d'action = 24 heures *Réservé aux hôpitaux*	Fl. 10 mg Olanzapine	Par voie **IM** stricte : A. 2,5 à 10 mg/injection (D. max. : 20 mg/24 h)

Neuroleptiques désinhibiteurs (1) *Liste I-65 %-Coll*

SOLIAN Injectable Délai d'action = 30 à 60 minutes Durée d'action = 8 à 12 heures *Réservé aux hôpitaux*	6 amp. 4 ml = 200 mg Amisulpride	Par voie **IM** : 200 mg x 1 à 2 fois/jour

Neuroleptiques sédatifs (1) *Liste I-65 %-Coll*

DROLEPTAN Injectable[G] Délai d'action = 20 minutes Durée d'action = 2 à 12 heures *Réservé aux hôpitaux*	10 amp. 1 ml = 2,5 mg 10 amp. 2 ml = 5 mg Dropéridol	Par voie **IM** : 5 mg renouvelables après 15 à 30 minutes, puis après 4 à 6 heures
NOZINAN Injectable Délai d'action = 30 à 40 minutes Durée d'action = 8 à 10 heures	10 amp. 1 ml = 25 mg Lévomépromazine *Contenant des sulfites*	Par voie **IM** : 25 à 50 mg x 2 à 4 fois/jour
TERCIAN Injectable Délai d'action = 15 à 30 minutes Durée d'action = 8 à 10 heures	5 amp. 5 ml = 50 mg Cyamémazine	Par voie **IM** : 25 à 50 mg x 1 à 4 fois/jour
TIAPRIDAL Injectable Délai d'action = 30 à 40 minutes Durée d'action = 6 à 8 heures	6 amp. 2 ml = 100 mg Tiapride	Par voie **IM ou IV** : 100 à 200 mg x 2 à 3 fois/jour (jusqu'à 1 600 mg/jour)

1. Administration uniquement dans un service d'hospitalisation, surveillance pendant 3 heures après l'injection du fait du risque de syndrome post-injection.

Neuroleptiques retard

Neuroleptiques polyvalents (1) *Liste I-65 %-Coll*

CLOPIXOL Injectable IM action semi-prolongée Zuclopenthixol *Réservé aux hôpitaux*	5 amp. 1 ml = 50 mg	Par voie **IM** profonde : 50 à 150 mg (2 injections maximum avec un intervalle de 2 à 3 jours)
CLOPIXOL Injectable IM action prolongée Zuclopenthixol	Amp. 1 ml = 200 mg	Par voie **IM** profonde : 200 à 400 mg toutes les 2 à 4 semaines
FLUANXOL LP Flupentixol	Amp. 1 ml = 100 mg 4 amp. 1 ml = 20 mg	Par voie **IM** profonde : 20 à 300 mg toutes les 2 à 3 semaines
HALDOL DÉCANOAS Halopéridol	5 amp. 1 ml = 50 mg	Par voie **IM** profonde : 50 à 300 mg (1 à 6 ml) toutes les 4 semaines
PIPORTIL L4 Pipotiazine	Amp. 4 ml = 100 mg 3 amp. 1 ml = 25 mg	Par voie **IM** profonde : 25 à 200 mg toutes les 4 semaines
RISPERDALCONSTA LP (2) Rispéridone	Fl. 25 mg/2 ml Fl. 37,5 mg/2 ml Fl. 50 mg/2 ml	Par voie **IM** profonde glutéale ou deltoïde : 25 à 50 mg tous les 14 jours
SEMAP ACEMAP Penfluridol	6 cp. 20 mg	Par voie orale : 20 à 60 mg en 1 prise hebdomadaire
XEPLION (2) Palipéridone	Fl. 25 mg, 50 mg, 75 mg, 100 mg ou 150 mg	Par voie **IM** profonde glutéale ou deltoïde : 150 mg à J1 puis 100 mg à J8 puis toutes les 4 semaines
ZYPADHERA (3) Olanzapine *Réservé aux hôpitaux*	Fl. 210 mg/1,4 ml Fl. 300 mg/2 ml Fl. 405 mg/2,7 ml	Par voie **IM** profonde : 150 à 300 mg toutes les 2 à 4 semaines

1. *En urgence, dans les états d'agitation extrême de l'adulte*, le Loxapac et le Tercian (1 à 2 ampoules), dont l'action est rapide, sont souvent utilisés. Le Droleptan est déconseillé en cas d'éthylisme.
Tous les neuroleptiques injectables sont contre-indiqués en cas d'hypokaliémie et de bradycardie.
Associations contre-indiquées : antiarythmiques, clonidine, digitaliques, produits entraînant des torsades de pointe, médicaments hypokaliémiants.
2. Risque accru du syndrome de l'iris hypotonique peropératoire de la cataracte.
3. Administration uniquement dans un service d'hospitalisation, surveillance pendant 3 heures après l'injection du fait du risque de syndrome post-injection.

Neuroleptique désinhibiteur (1) *Liste I-65 %-Coll*

MODÉCATE Fluphénazine	Fl. 5 ml = 125 mg (fl. multidose) 3 amp. 1 ml = 25 mg	Par voie **IM** profonde : 25 à 150 mg toutes les 3 à 4 semaines

Psychotrope désinhibiteur

Carpipramine *Liste I-30 %-Coll*

PRAZINIL	24 cp. 50 mg	A. 50 à 150 mg/jour (jusqu'à 400 mg/jour) en 2 à 3 prises

Contre-indications
Troubles du rythme et de la conduction cardiaque
Insuffisance hépatique sévère, insuffisance rénale sévère
Association avec les IMAO non sélectifs
Grossesse et allaitement

Propriétés
- Psychotrope désinhibiteur (ayant une parenté structurale avec les imipraminiques), antagoniste sélectif des récepteurs sérotoninergiques de type 5HT2, d'affinité bien plus faible pour les récepteurs dopaminergiques, histaminergiques et muscariniques, sans effets anticholinergiques
- Absorption digestive rapide, biotransformation intense et assez complexe, élimination biliaire et fécale prédominante par rapport à l'élimination urinaire

Indications
- Schizophrénie déficitaire
- Inhibition anxieuse

Effets indésirables
- Fréquents (1 à 10 %) : insomnie d'endormissement en cas de prise vespérale, hypotension orthostatique en particulier chez le sujet âgé
- Rares (< 1 %) : aménorrhée-galactorrhée, syndrome extrapyramidal, allongement de QTc, arythmies ventriculaires, maladie thrombo-embolique, diabète
- **Surdosage aigu** : à considérer et traiter comme une intoxication par antidépresseurs imipraminiques = intubation et ventilation, lavage gastrique jusqu'à la 12e heure puis charbon activé, diazépam si convulsions, lactate de sodium molaire si troubles de la conduction, sonde d'EES si torsades de pointe, lidocaïne si troubles de l'excitabilité, remplissage prudent voire dopamine si hypotension ou choc

Précautions d'emploi
- Suspendre le traitement en cas de fièvre inexpliquée (possibilité de syndrome malin)
- Éviter la prise vespérale en cas d'insomnies et éviter l'association avec l'alcool
- Utiliser avec prudence chez les conducteurs et utilisateurs de machines, les sujets âgés, épileptiques (réduction du seuil épileptogène), insuffisants rénaux ou hépatiques (risque de surdosage) et dans les affections cardio-vasculaires graves

Interactions médicamenteuses
- ***Associations contre-indiquées*** : IMAO non sélectifs (intervalle de 15 jours après arrêt des IMAO)
- ***Associations déconseillées*** : alcool, lévodopa, antiparkinsoniens dopaminergiques
- *Associations à prendre en compte* : anesthésiques généraux (risques de troubles de la conduction), antihypertenseurs dont les IEC (risque accru d'hypotension orthostatique), médicaments dépresseurs du SNC

Médicament utilisé dans les déviances sexuelles

Triptoréline *Liste I-100%-Réservé aux psychiatres*

SALVACYL	Fl. 11,25 mg	Par voie **IM** profonde : 11,25 mg toutes les 12 semaines

Contre-indications

Hypersensibilité à la triptoréline, à la LH-RH, aux autres analogues de la LH-RH ou aux excipients
Ostéoporose sévère

Propriétés
- Agoniste de la LH-RH, inhibiteur puissant de la sécrétion des gonadotrophines, entraînant lors d'une administration chronique une suppression de la synthèse des stéroïdes testiculaires dès 2-4 semaines de traitement avec diminution consécutive des pulsions sexuelles
- Élimination par voie hépatique et rénale
- Importante marge thérapeutique

Indications
- Déviances sexuelles sévères chez l'homme adulte

Effets indésirables
- Fréquents (1 à 10 %) : nausées, asthénie, douleur au point d'injection, œdèmes périphériques, douleurs lombaires, vertiges, céphalées
- Rares (< 1 %) : purpura, acouphènes, diabète, troubles de la vision, difficultés digestives, fièvre, frissons, réaction anaphylactique, variation du poids, variation de l'appétit, douleurs articulaires ou musculaires, confusion, modification de l'humeur, douleurs mammaires, gynécomastie, troubles respiratoires, alopécie, troubles dermatologiques bénins, épistaxis, HTA, dysérections

Précautions d'emploi
- Pas d'ajustement de posologie chez l'insuffisant rénal ou hépatique
- Changer périodiquement de site d'injection et éviter strictement toute injection intravasculaire
- Surveillance médicale stricte et prescription additionnelle d'un antiandrogène au début du traitement, du fait d'un risque d'augmentation transitoire du taux sérique de testostérone et – consécutivement – des pulsions sexuelles
- Surveillance médicale stricte et prescription additionnelle d'un antiandrogène à l'arrêt du traitement, du fait d'un risque d'augmentation de la sensibilité à la testostérone avec forte augmentation des pulsions sexuelles
- Mesurer la testostéronémie en cas de doute sur l'efficacité du traitement
- Retour à la normale du système hypophyso-gonadique à l'arrêt du traitement, dans la plupart des cas
- Surveillance de la densité osseuse du fait d'un risque d'ostéoporose (à limiter par l'arrêt du tabac, la consommation modérée d'alcool, la pratique régulière d'exercice physique et un régime riche en calcium et en vitamine D) lors de l'utilisation au long cours

Psychostimulants ou Noo-analeptiques (I)

Amphétamines (1) *Stupéfiants-Règle des 28 jours-65 %-Coll-Prescription initiale hospitalière spécialisée*

RITALINE MEDIKINET Méthylphénidate[G]	30 cp. séc. 10 mg 28 cp. 5 mg, 10 mg ou 20 mg	A. et E. > 6 ans : posologie ci-dessous
RITALINE LP *Idem* MEDIKINET LP	28 gél. 10 mg, 20 mg, 30 mg ou 40 mg 28 gél. 5 mg, 10 mg, 20 mg, 30 mg ou 40 mg 50 % libération immédiate 50 % libération prolongée *pouvant être ouvertes* (2)	A. et E. > 6 ans : utilisable en substitution à la forme simple *mais en 1 prise le matin*
CONCERTA LP *Idem*	28 cp. 18 mg, 36 mg ou 54 mg 22 % libération immédiate 78 % libération prolongée	A. et E. ≥ 11 ans : posologie ci-dessous (3)
QUASYM LP *Idem*	28 gél. 10 mg, 20 mg ou 30 mg 30 % libération immédiate 70 % libération prolongée	A. et E. > 6 ans : posologie ci-dessous (4)
STRATTERA Atomoxétine	28 gél. 10 mg, 18 mg, 25 mg, 40 mg ou 60 mg	A. et E. > 6 ans : posologie ci-dessous (5)

1. Prescription initiale réservée aux spécialistes en neurologie, psychiatrie, pédiatrie ou des centres du sommeil (renouvellement possible par tout médecin), avec prescription sur ordonnance sécurisée et délivrance limitée à 28 jours. Initier le traitement en milieu hospitalier pendant les 2 premiers mois afin de contrôler l'efficacité du traitement et définir la posologie efficace, en utilisant ce produit à *dose progressive*, adaptée à chaque patient, et en donnant le médicament aux repas :
   - Dose initiale de 5 mg le matin et à midi (soit 10 mg/jour).
   - Augmenter progressivement la dose quotidienne, par paliers de 5 à 10 mg par semaine (avec si besoin une 3ᵉ prise vers 16 h 00 chez certains sujets), la dose recommandée étant de 1 mg/kg/jour sans dépasser une dose maximale de 60 mg/jour.
   - Une fois la dose optimale atteinte, il est possible d'utiliser la Ritaline LP à la même dose.
   - Interrompre le traitement si aucune amélioration n'est observée après une période de 1 mois.
   - Chez l'enfant, l'arrêt du traitement pendant le week-end et les périodes de vacances (pour éviter un ralentissement staturo-pondéral, modéré et récupérable à l'arrêt du traitement), devra être discuté au cas par cas en fonction de chaque enfant et de chaque famille.
2. Ces gélules peuvent être ouvertes et leur contenu mélangé à un aliment semi-solide mais pas chaud (par exemple de la compote de pommes) qui doit être avalé immédiatement sans mâcher.
3. Ces comprimés de taille relativement importante ne doivent pas être fractionnés et peuvent être difficiles à ingérer notamment par les enfants, *des cas d'obstruction gastro-intestinale* ayant été décrits (utiliser de préférence les gélules LP chez l'enfant de 6 à 11 ans) :
   - Dose initiale de 18 mg/jour en 1 seule prise le matin.
   - Augmenter progressivement la dose quotidienne, par paliers de 18 mg par semaine, la dose quotidienne recommandée ne devant pas dépasser une dose maximale de 54 mg/jour.

   Équivalence posologique entre la forme simple et les comprimés à libération prolongée :
   - 5 mg x 3 fois/jour de Ritaline = 18 mg/jour de Concerta LP en 1 prise le matin.
4. Ce produit à effet retard est habituellement utilisé en relais de la forme immédiate avec une équivalence posologique : 10 mg x 2 fois/jour de Ritaline = 20 mg de Quasym LP en 1 prise le matin.
5. Les gélules ne doivent pas être ouvertes. Une ou 2 prises quotidiennes :
   - Chez les enfants/adolescents dont le poids est < 70 kg : commencer par 0,5 mg/kg/jour, cette dose devant être maintenue 7 jours au minimum, puis augmenter selon la réponse clinique et la tolérance. Dose d'entretien recommandée : environ 1,2 mg/kg/jour.
   - Chez les enfants/adolescents dont le poids est > 70 kg : commencer à 40 mg/jour, cette dose devant être maintenue 7 jours au minimum. Ne pas dépasser 80 mg/jour.

Contre-indications
Hypersensibilité connue au méthylphénidate ou à un excipient
Manifestations d'angoisse, trouble psychotique
Antécédents personnels et/ou familiaux de dépression sévère, anorexie mentale, trouble bipolaire, de tics moteurs, maladie de Gilles de la Tourette
Hyperthyroïdie, affections cardio-vasculaires sévères, glaucome
Phéochromocytome, association aux IMAO non sélectifs
Enfant < 6 ans, grossesse et allaitement

Propriétés

- Dérivé amphétaminique, augmentant la concentration en monoamines (dopamine et noradrénaline) dans la fente synaptique
- Absorption digestive rapide et complète mais biodisponibilité à 30 % seulement car important effet de 1er passage hépatique, faible liaison aux protéines plasmatiques (15 %), métabolisation hépatique importante, élimination urinaire (90 % en 48 à 96 heures)
- La durée d'action est de 3 à 4 heures pour les formes à libération immédiate et de 8 à 12 heures pour les formes à libération prolongée

Indications

- Narcolepsie avec ou sans cataplexie si échec du modafinil, chez l'adulte et l'enfant > 6 ans (aurait un effet sur la cataplexie, contrairement au modafinil)
- Troubles déficitaires de l'attention avec hyperactivité chez l'enfant > 6 ans et l'adolescent (diagnostic spécialisé)
- *NDR : les indications doivent être strictement respectées*

Effets indésirables

- Nervosité et insomnie (→ éviter la prise en fin de journée), diminution de l'appétit
- Céphalées, somnolence, vertiges, dyskinésies, plus rarement flou visuel et difficultés d'accommodation, hyperactivité, convulsions, crampes, mouvements choréo-athétosiques, tics, psychose toxique, état dépressif, priapisme
- Rares : douleurs abdominales, nausées, vomissements, bouche sèche, tachycardie, palpitations, arythmies, élévation de la TA, réactions allergiques de tous types, chute de cheveux, purpura thrombopénique, leucopénie, anémie, cas décrits d'obstruction gastro-intestinale (avec les comprimés LP, notamment chez l'enfant)
- Risque cancérogène hépatique (observé chez l'animal) non exclu chez l'homme
- **Surdosage** : agitation, tremblements, tachycardie, palpitations, HTA, arythmies, sueurs, céphalées, mydriase, bouche sèche, vomissements, convulsions, états psychotiques aigus → évacuation digestive, traitement symptomatique, anticonvulsivants si besoin

Précautions d'emploi et interactions médicamenteuses

- Ne prescrire qu'après un diagnostic confirmé par une équipe pluridisciplinaire spécialisée
- Contrôler régulièrement la TA et utiliser avec prudence en cas d'hypertension artérielle
- Utiliser avec prudence en cas d'épilepsie (→ arrêt du traitement en cas d'augmentation de la fréquence des crises), chez les sujets présentant une instabilité émotionnelle ou des antécédents de dépendance aux médicaments, aux drogues ou à l'alcool (risque d'accoutumance marquée et de dépendance psychique en cas d'usage abusif), les conducteurs et utilisateurs de machines
- ***Associations contre-indiquées*** : IMAO non sélectifs
- ***Associations déconseillées*** : alcool, anesthésiques volatils halogénés, agents vasopresseurs, guanéthidine et apparentés
- *Associations à utiliser avec précaution* : AVK, imipraminiques, phénytoïne, phénobarbital, phénylbutazone (inhibition possible du métabolisme de ces médicaments)

Psychostimulants ou Noo-analeptiques (II)

Modafinil^G *Liste I-65 %-Médicament d'exception et à prescription initiale hospitalière*

MODIODAL (1)	30 cp. 100 mg	A. 200 à 400 mg/jour en 2 prises Débuter par 200 mg/jour

1. Prescription initiale par un neurologue ou un centre du sommeil après confirmation du diagnostic par enregistrement polygraphique du sommeil, possibilité de renouvellement par tout médecin mais *avec ordonnance de médicaments d'exception.*

Contre-indications

Hypertension modérée à sévère non contrôlée, arythmie cardiaque
Anxiété majeure (en dehors des services spécialisés), allergie au produit
Grossesse et allaitement

Propriétés

- Psychostimulant non amphétaminique (métabolite actif de l'adrafinil, ayant un effet alpha-1-adrénergique au niveau cérébral) efficace dans les accès de sommeil diurne de la narcolepsie dans 56-80 % des cas, sans modifications du sommeil nocturne, mais sans effet sur les accès de cataplexie (à traiter par imipraminiques ou ISRS)
- Absorption digestive lente, pic plasmatique en 2 à 3 heures, liaison à 62 % à l'albumine, métabolisation hépatique importante, élimination sous forme de dérivés inactifs par voie urinaire (< 10 % sous forme inchangée), demi-vie d'élimination de 10 à 12 heures

Indications

- Somnolence excessive chez les patients atteints de narcolepsie, avec ou sans cataplexie

Effets indésirables

- Généralement régressifs malgré la poursuite du traitement ou en réduisant les doses : nervosité, anxiété, sensations de tension interne, excitation, agressivité, insomnie, anorexie
- Céphalées (50 %), nausées régressives avec la prise aux repas, diarrhée, éruptions cutanées allergiques (avec des cas d'érythème polymorphe et de syndrome de Stevens-Johnson), exceptionnellement dyskinésies bucco-faciales
- **Surdosage** : insomnie, anxiété, excitation → hospitalisation pour surveillance de l'état psycho-moteur et monitoring des fonctions cardio-vasculaires pendant 48 heures

Précautions d'emploi

- Déconseillé chez l'enfant car risque d'effets indésirables cutanés ou allergiques sévères
- Prudence en cas d'antécédent de psychose, de dépression ou de manie, d'alcoolisme ou de toxicomanie
- Un ECG doit être effectué après l'instauration du traitement puis la TA et la fréquence cardiaque doivent être surveillées régulièrement
- La survenue de réactions cutanées sévères ou de troubles psychiatriques tels que des idées suicidaires impose l'interruption définitive du traitement
- Réduire la posologie indiquée de 50 % en cas d'insuffisance hépatique sévère
- En cas de *cataplexie* : associer 10 à 75 mg/jour d'imipramine ou de clomipramine le soir

Interactions médicamenteuses (inducteur du CYP 3A4 et inhibiteur du CYP 2C19)

- ***Associations déconseillées*** : contraceptifs oraux minidosés (→ utiliser une pilule normodosée ou un autre mode de contraception), ciclosporine

Antiasthéniques divers

Diméthylaminoéthanol ou Déanol *Non remboursé-Coll*

DÉBRUMYL	20 amp. buv. 250 mg (+ Heptaminol 180 mg)	A. 2 amp. buv./jour en 2 prises le matin
ACTI 5	20 amp. buv. 100 mg (+ Vitamine C 200 mg)	A. 2 amp. buv./jour en 2 prises le matin

Contre-indications

Épilepsies et antécédents convulsifs, enfant < 30 mois
Hyperthyroïdie, HTA et association aux IMAO (pour l heptaminol)
Insuffisance hépatique, obstruction des voies biliaires (Acti 5)

Propriétés

- Produit non amphétaminique, d'efficacité non démontrée, augmentant chez l'animal la consommation cérébrale en oxygène et en glucose et la glycolyse anaérobie

Indications

- Traitement symptomatique des asthénies fonctionnelles

Effets indésirables, précautions d'emploi et interactions médicamenteuses

- Insomnie en cas de prise vespérale (→ prendre le matin)
- Céphalées, troubles digestifs rares (gastralgies, diarrhée)
- Grossesse et allaitement : utilisation à éviter (innocuité non établie)
- ***Associations contre-indiquées*** : IMAO non sélectifs (avec le Débrumyl car présence d'heptaminol)

Sulbutiamine *Non remboursé-Coll*

ARCALION 200 mg	30 ou 60 cp. 200 mg	A. 1 à 3 cp./jour en 1 à 2 prises le matin

Propriétés

- Molécule dérivée du noyau thiaminique (ou vitamine B1), revendiquant un effet antiasthénique et "désinhibiteur" (efficacité non démontrée)

Indications

- Proposé dans certains états d'inhibition physique ou psychique avec baisse d'activité et asthénie (en cas d'épisode dépressif avéré, ce produit ne dispense pas d'un traitement spécifique par antidépresseur)

Effets indésirables et précautions d'emploi

- Possibilité d'agitation discrète chez le sujet âgé, réactions cutanées allergiques
- **Surdosage** : agitation, euphorie et tremblements (transitoires et régressant rapidement sans séquelles)
- Grossesse et allaitement : innocuité non établie

Sevrage aux opiacés (I)

Buprénorphine[G] (substitution) *Liste I-65 %-Coll-Règle des 28 jours*

SUBUTEX Buprénorphine	7 cp. sublinguaux à 0,4 mg, 1 mg, 2 mg, 4 mg, 6 mg ou 8 mg	A. et E. > 15 ans : par voie sublinguale en 1 prise quotidienne, à dose très progressive (1) et (2)
SUBOXONE Buprénorphine + Naloxone (3)	7 cp. sublinguaux : à 2 mg + 0,5 mg de naxolone à 8 mg + 2 mg de naxolone	*Idem*

1. Traitement réservé aux adultes et adolescents volontaires, pouvant être prescrit par tout médecin (*sur ordonnance sécurisée, avec prescription limitée à 28 jours*) dans le cadre d'une pratique en réseau comprenant les centres spécialisés de soins aux **toxicomanes**, les médecins généralistes et les pharmaciens d'officine, et nécessitant une surveillance spécifique.
   La dose initiale, administrée au moins 4 heures après la dernière prise d'opiacés, est comprise entre 0,8 et 2 mg/jour, puis elle sera augmentée progressivement jusqu'à une dose d'entretien de 8 mg/jour en moyenne (**dose maximale efficace = 16 mg/jour**). Les sujets en recevant plus revendent très probablement le reste, et on estime que ce marché noir concernerait 25 à 40 % des quantités de buprénorphine vendues en France.
   En remplacement de la méthadone, réduire préalablement la dose de méthadone à 30 mg/jour au maximum (un syndrome de sevrage précipité par les effets antagonistes de la buprénorphine peut néanmoins survenir).
   Délivrance : le médecin précisera sur l'ordonnance *s'il souhaite une délivrance fractionnée et à quel rythme*. Une délivrance quotidienne est recommandée notamment pendant la période d'induction du traitement, puis des quantités pour plusieurs jours pourront être délivrées après stabilisation du patient, mais il est recommandé de *limiter la délivrance à 7 jours au maximum*.
   L'arrêt du traitement, à la demande du patient ou avec son accord, se fera en réduisant les doses de façon progressive et en portant une attention particulière aux risques de rechute.
2. Principales recommandations pour le bon usage de la buprénorphine :
   - Rechercher avec le patient la dose minimale évitant l'apparition du syndrome de manque d'héroïne.
   - Organiser, en collaboration avec le pharmacien, une dispensation fractionnée, voire quotidienne à l'officine, en particulier en début de traitement.
   - Prévenir le patient que la voie **sublinguale**, en une seule prise par jour, constitue la seule voie efficace et bien tolérée pour l'administration de ce produit. Outre le risque de contamination virale, le mésusage par voie intraveineuse majore le risque de dépression respiratoire et de surdosage, et est responsable de complications locales et systémiques.
   - Assurer un suivi régulier du patient, adapter la durée de prescription en fonction de l'état du patient et éviter les associations médicamenteuses non justifiées. Il est notamment important de revoir le patient une à plusieurs fois par semaine en début de traitement et, à tout moment, en cas de difficultés.
   - Informer le patient du danger de l'association de benzodiazépines et/ou d'alcool avec la buprénorphine, qui majore le risque d'effets indésirables, en particulier la survenue de dépressions respiratoires.
   - Orienter le patient vers des services spécialisés pour traiter d'éventuelles pathologies associées (VIH, VHC, troubles psychiatriques, etc.).
   - Assurer au patient un soutien psychologique associé à une prise en charge sociale.
   - Proposer une prise en charge des polyconsommations s'il y a lieu.
3. La naloxone est destinée à empêcher l'utilisation par voie IV.

Contre-indications
Antécédents d'atteinte hépatique due au produit
Insuffisance respiratoire ou hépatique sévère, intoxication alcoolique aiguë
Hypersensibilité à la buprénorphine, sujet < 15 ans

Propriétés

- Agoniste-antagoniste morphinique se fixant au niveau des récepteurs opiacés de type μ, dont les effets agonistes partiels limitent les effets dépresseurs notamment cardio-respiratoires → en traitement de substitution chez les héroïnomanes, la buprénorphine supprime le syndrome de manque et le désir obsédant de la drogue, et entraîne une sensation de bien-être sans effet euphorisant ni sensation de flash : elle représente une alternative à la méthadone (toxicité aiguë moindre)
- *Équivalence* : 16 mg/jour de buprénorphine en comprimés sublinguaux équivalent à 60 mg/jour de méthadone par voie orale
- Biodisponibilité de 35 à 55 % par voie sublinguale (inactivité par voie orale car effet de premier passage hépatique trop important), pic plasmatique en 90 minutes, métabolisation par N-déalkylation et glycuroconjugaison, élimination bilio-fécale (75 %) et urinaire (25 %), demi-vie terminale de 20 à 25 heures, passage dans le lait maternel

Indications

- Traitement substitutif des pharmacodépendances majeures aux opiacés dans le cadre d'une prise en charge médicale, sociale et psychologique

Effets indésirables

- Hépatites cytolytiques rares mais avec des cas mortels → arrêt immédiat en cas d'élévation des transaminases
- Surtout en début de traitement : constipation, céphalées, insomnie, asthénie, somnolence potentialisée par l'alcool et les dépresseurs du SNC, nausées, sensations vertigineuses, nervosité et sueurs, plus rarement hypotension orthostatique, voire dépression respiratoire (surtout en cas de prise associée de benzodiazépines), altérations dentaires
- Possibilité de syndrome de sevrage chez le toxicomane non sevré si administration moins de 4 heures après la dernière prise d'un stupéfiant opiacé
- *Possibilité d'usage détourné* (car pouvant être utilisé en injection, "sniffé" ou fumé)
- **Surdosage** : risque de dépression respiratoire faible en raison de l'activité agoniste partielle (*mais plusieurs décès ont été rapportés notamment en cas de prise associée de benzodiazépines*) → surveillance de l'état cardio-respiratoire et si besoin naloxone (une forte dose de naloxone est nécessaire pour neutraliser les effets dépresseurs de la buprénorphine)

Précautions d'emploi

- Utiliser avec prudence chez les conducteurs et utilisateurs de machines et les patients à risque (sujet âgé, asthme, insuffisance respiratoire, rénale ou hépatique)
- Bilan hépatique et recherche d'hépatite virale avant de commencer le traitement puis surveillance régulière des transaminases. En cas d'atteinte hépatique → arrêt immédiat
- Risque de syndrome de sevrage si arrêt brutal → l'arrêt doit être progressif si possible
- Grossesse : innocuité non démontrée (absence de données)
- Allaitement déconseillé (passage dans le lait et réduction de la sécrétion lactée)

Interactions médicamenteuses

- ***Associations déconseillées*** : alcool, méthadone, naltrexone
- *Associations à prendre en compte* : autres opiacés (analgésiques, antitussifs), benzodiazépines, dépresseurs du SNC, IMAO sélectifs ou non

Sevrage aux opiacés (II)

Méthadone

Stupéfiant (règle des 14 jours mais délivrance fractionnée pour 7 jours de traitement au maximum)-65 %-Coll-Prescription initiale particulière

MÉTHADONE AP-HP Méthadone chlorhydrate	Sirop en récipient unidose (inutilisable en injections) : – unidose de 5 mg/3,75 ml – unidose de 10 mg/7,5 ml – unidose de 20 mg/15 ml – unidose de 40 mg/15 ml – unidose de 60 mg/15 ml Gél. 1 mg, 5 mg, 10 mg, 20 mg ou 40 mg (2)	Par voie orale en 1 prise quotidienne unique, à dose très progressive (1)

1. Traitement réservé aux adultes et adolescents volontaires, avec prescription sur ordonnance sécurisée (stupéfiant), soumis à une prescription initiale réservée aux médecins exerçant en centres spécialisés de soins aux toxicomanes et aux médecins hospitaliers, et nécessitant une surveillance particulière.
   - *Mise en place du traitement* (une première analyse urinaire vérifiera la réalité de la pharmacodépendance actuelle et l'absence de prise de méthadone afin de s'assurer que le patient n'a pas plusieurs suivis avec prescription de méthadone) : la 1re dose quotidienne, administrée au moins 10 heures après la dernière prise d'opiacés, est habituellement comprise entre 20 et 30 mg selon le niveau de dépendance et sera augmentée progressivement par paliers (10 mg/semaine) jusqu'à la dose moyenne d'équilibre pour prévenir des signes de sevrage ou un surdosage et qui se situe entre 60 et 100 mg/jour (des doses supérieures peuvent être nécessaires chez certains métaboliseurs rapides, mais, à l'opposé, d'autres peuvent être équilibrés avec une dose de 20 mg/jour).
   - *Suivi du traitement* : faire des analyses urinaires 1 à 2 fois/semaine pendant 3 mois puis 2 fois/mois (contrôle portant sur la méthadone, les opiacés naturels et/ou de synthèse, l'alcool, la cocaïne, l'amphétamine, les dérivés amphétaminiques, le cannabis, le LSD).
   - *Poursuite du traitement en ville* : le médecin du centre spécialisé de soins aux toxicomanes déterminera, en collaboration avec l'équipe de soins, l'opportunité d'orienter ensuite le patient vers un médecin de ville (pour la délivrance en ville, le médecin de ville contactera le pharmacien d'officine choisi par le patient, pour recueillir l'accord de ce pharmacien et inscrire son nom sur l'ordonnance, la prescription pouvant préciser si nécessaire que la dispensation par le pharmacien d'officine doit se faire quotidiennement).
2. La forme gélules n'est pas destinée à la mise en place d'un traitement par la méthadone mais elle peut être prescrite, en phase d'entretien, en relais de la forme sirop. La première prise de gélule doit avoir lieu le lendemain de la dernière prise de sirop, à la même heure et à la même posologie.

Clonidine (voir ce terme)

La clonidine est utilisée pour prévenir ou atténuer le syndrome de privation et le syndrome déficitaire apparaissant au décours du sevrage des opiacés, sous surveillance de la TA et de la fréquence cardiaque (1/2 cp./10 kg en prises réparties sur 24 heures les premiers jours, puis à doses dégressives sur une semaine jusqu'à la dose de 1/2 cp./jour pendant 1 à 3 semaines, voire plus).

Contre-indications
Insuffisance respiratoire grave, hypersensibilité à la méthadone, sujet < 15 ans

Propriétés

- Agoniste des récepteurs opiacés de type μ, ayant les effets de tous les opiacés (effets analgésique et antitussif, dépression respiratoire, myosis, syndrome de dépendance) mais des effets euphorisants faibles et une longue durée d'action (36 à 48 heures)
- Absorption digestive (80 %) avec effet de premier passage hépatique, fixation aux protéines plasmatiques (60 à 90 %), métabolisation hépatique par N-déméthylation et cyclisation sans conjugaison en dérivés inactifs, élimination urinaire, biliaire et fécale (20 à 40 %), passage transplacentaire et dans le lait maternel

Indications

- Traitement substitutif des pharmacodépendances majeures aux opiacés dans le cadre d'une prise en charge médicale, sociale et psychologique

Effets indésirables

- *Sujet pharmacodépendant aux opiacés en début de traitement* (6 premiers mois) : somnolence ou insomnie avec agitation, fatigue, douleurs abdominales, dysurie, vertiges, hypersudation, céphalées, euphorie, nausées, vomissements, constipation, œdèmes des membres inférieurs, arthralgies, bradycardie, hypotension
- *Sujet pharmacodépendant aux opiaciés à la phase d'entretien* : troubles du sommeil, fatigue, sueurs, douleurs, états anxiodépressifs, nausées, constipation, anorexie, troubles de la libido, dysménorrhées, prise de poids
- *Sujet non dépendant physiquement des opiacés* : sédation, nausées, vomissements, constipation, insomnie, céphalées, euphorie, agitation, sécheresse buccale, anorexie, dysurie, voire rétention urinaire, spasmes des voies biliaires, bradycardie, hypotension, dépression respiratoire, possibilité d'état de choc et d'arrêt cardio-respiratoire
- Possibilité de réactions allergiques (prurit, urticaire, rashs cutanés, angio-œdème, etc.)
- Allongement de l'espace QT dose-dépendant avec possibilité de torsades de pointe
- **Surdosage** : myosis, bradypnée, dépression respiratoire, œdème pulmonaire, coma avec hypotension, bradycardie, apnée, rhabdomyolyse → réanimation symptomatique et naloxone en tenant compte de la longue durée d'action (36 à 48 heures)

Précautions d'emploi et interactions médicamenteuses

- Utiliser avec prudence chez les conducteurs et utilisateurs de machines et les patients à risque (sujet âgé, asthme, insuffisance respiratoire, insuffisance rénale ou hépatique grave, insuffisance surrénalienne, hypothyroïdie, adénome prostatique, diabète, hypokaliémie, bradycardie, allongement congénital ou acquis de l'espace QT)
- Risque de syndrome de sevrage en cas d'arrêt brutal (avec diminution de la tolérance acquise nécessitant les mêmes précautions que lors de la mise en place du traitement en cas de reprise de celui-ci) → le sevrage doit toujours être progressif (diminuer la dose d'entretien par paliers de 5 à 10 % toutes les 2 semaines)
- Grossesse : prévenir chez le nouveau-né les effets d'un sevrage brutal en méthadone
- Allaitement : la méthadone pourrait prévenir la survenue d'un syndrome de sevrage
- ***Associations déconseillées*** : agonistes-antagonistes morphiniques, naltrexone, IMAO sélectifs ou non, antidépresseurs sérotoninergiques purs, alcool, autres médicaments entraînant des torsades de pointe (voir ce terme)
- *Associations à prendre en compte* : dépresseurs du SNC, analgésiques morphiniques, antitussifs opiacés, anticholinestérasiques, cimétidine, inducteurs enzymatiques, acidifiants et alcalinisants urinaires

Sevrage alcoolique (I)

Disulfirame *Liste I-65 %-Coll*

ESPÉRAL	20 cp. séc. 500 mg (1)	En 1 prise le matin à jeun : A. 500 mg/jour pendant plusieurs semaines à plusieurs mois, puis arrêter progressivement

1. Ces comprimés sont insolubles dans l'eau plate, *mais dans une boisson gazeuse.*

Naltrexone[G] *Liste I-65 % Coll*

REVIA (2)	28 cp. séc. 50 mg	Après sevrage de l'alcool : 50 mg/jour pendant 3 mois

2. **Propriétés, indications et précautions d'emploi :**
   - Antagoniste spécifique des opiacés, utilisé dans le maintien de l'abstinence chez le sujet alcoolo-dépendant.
   - Surveillance des fonctions hépatiques et rénales.
   - Grossesse et allaitement : utilisation contre-indiquée.
   - Association contre-indiquée avec les opiacés.

Baclofène (voir ce terme) *RTU dans cette indication*

ANSM (15/11/2012) : si l'efficacité du baclofène dans la prise en charge de l'alcoolo-dépendant n'est pas encore démontrée, des données observationnelles montrent des bénéfices cliniques chez certains patients mais les données de pharmacovigilance restent limitées. Aussi le traitement par baclofène ne peut être envisagé que par des praticiens expérimentés avec une surveillance rapprochée.
ANSM (04/07/2013) : en 2012, 405 déclarations d'effets indésirables ont été recensées, effets principalement neurologiques, psychiatriques et gastro-intestinaux, dont 93 graves. L'agence recommande une prescription centralisée autour des centres d'addictologie en attendant les résultats des deux essais cliniques en cours dont la poursuite a été autorisée.
ANSM (14/03/2014) : en attendant le résultat de ces études, et afin de sécuriser l'accès au baclofène dans le traitement de la dépendance à l'alcool, une recommandation temporaire d'utilisation a été accordée après échec des autres traitements disponibles en association à la prise en charge psycho-sociale :
- dans l'aide au maintien de l'abstinence après sevrage
- dans la réduction majeure de la consommation d'alcool.

Contre-indications
Ingestion d'alcool dans les 24 heures précédentes
Hypersensibilité et/ou antécédents d'hépatite dus au produit
Insuffisance hépatique, névrite optique, épilepsie, troubles psychiques sévères
Insuffisance coronarienne, insuffisance respiratoire sévère, diabète
Grossesse et allaitement, certaines associations (*cf.* Interactions)

Propriétés
- Le disulfirame inhibe l'acétaldéhyde-déshydrogénase, ce qui bloque le catabolisme de l'alcool au stade d'acétaldéhyde (responsable d'un effet antabuse)
- Absorption digestive rapide (70 à 90 %), métabolisation hépatique rapide, durée d'action de 48 heures après une prise unique

Indications
- Adjuvant (en association à une psychothérapie) dans la prévention des rechutes au cours de l'alcoolodépendance (surtout chez les sujets pour lesquels l'envie de boire est présente en permanence, ceux ayant besoin d'un interdit fort ou lorsque les autres thérapeutiques ont échoué)

Effets indésirables
- Imputables au disulfirame seul :
  - *Toxicité hépatique* : hépatite cytolytique rare (mais grave), dans les 3 premiers mois en général (10 jours à 6 mois), observée également chez des patients non alcooliques traités pour eczéma au nickel → arrêt immédiat
  - *Troubles neurologiques* : polynévrite ou névrite optique (surtout à dose ≥ 500 mg/jour ou plus durant 6 mois) → régressifs à l'arrêt et à la prescription de vitamines B1 et B6
  - *Divers* : goût métallique, asthénie, céphalées, baisse de la mémoire, troubles sexuels, états confusionnels, crise convulsive, éruptions cutanées d'origine allergique (allergie croisée avec les produits dérivant du caoutchouc)
- Observés lors de l'ingestion d'alcool (formellement contre-indiquée) :
  - *Effet antabuse* = flush du visage, sueurs, sensations de malaise, céphalées, nausées, vomissements, tachycardie, palpitations, hypotension orthostatique, risques de troubles sévères en cas d'alcoolisation massive (collapsus cardio-vasculaire, alcalose, hyperkaliémie, troubles du rythme, crises d'angor, œdème pulmonaire, cérébral, hémorragie méningée, voire mort subite)
  - **Surdosage** : possibilité de chute tensionnelle et de troubles neuropsychiques excito-confusionnels, puis coma → réanimation symptomatique

Précaution d'emploi
- Médicament dangereux en cas d'ingestion massive d'alcool → commencer 24 heures au minimum après le début du sevrage alcoolique, en associant des vitamines B1 et B6 pendant 2 à 3 mois, et des anxiolytiques si besoin (benzodiazépines, tiapride...)
- Surveiller les transaminases pendant les premiers mois → arrêt immédiat si élévation des transaminases

Interactions médicamenteuses
- ***Associations contre-indiquées*** : toute boisson alcoolisée, nimodipine injectable et oxaflozane en soluté buvable (présence d'alcool dans ces médicaments)
- ***Associations déconseillées*** : isoniazide (troubles du comportement et troubles de la coordination), nitro-imidazolés (troubles psychiques aigus), phénytoïne (inhibition du métabolisme hépatique de la phénytoïne)
- *Associations à utiliser avec précaution* : AVK (diminution de leur métabolisme)

Sevrage alcoolique (II)

Acamprosate[G] *Liste II-65 %-Coll*

AOTAL (1)	60 cp. 333 mg gastro-résistants	À prendre avant les repas en 3 prises pendant 12 mois au maximum : A. < 60 kg : 2 cp. le matin, 1 cp. à midi et 1 cp. le soir A. > 60 kg : 2 cp. le matin, 2 cp. à midi et 2 cp. le soir

1. Ce médicament doit être pris dès le début du sevrage. Compte tenu des études, la durée conseillée de traitement est de 12 mois au maximum.

Contre-indications

Insuffisance rénale sévère, hypersensibilité connue au produit

Propriétés

- Dérivé de l'homotaurine (amino-acide à effet gabaergique), réduisant la consommation d'alcool chez l'animal préalablement rendu alcoolodépendant et le syndrome de sevrage alcoolique expérimental, et qui paraît apporter chez l'homme une aide dans la prévention des rechutes après un sevrage alcoolique (18 à 60 % d'abstinents contre 4 à 45 % d'abstinents sous placebo après 1 an dans les différentes études) : l'acamprosate interviendrait spécifiquement au stade d'alcoolodépendance en favorisant la restauration du système gabaergique, déprimé chez les sujets alcoolodépendants
- Biodisponibilité de 11 %, pic plasmatique en 3 à 8 heures, élimination urinaire sans métabolisation, demi-vie de 20 à 33 heures, état d'équilibre en 5 à 7 jours

Indications

- Maintien de l'abstinence chez le patient alcoolodépendant, en association à une psychothérapie

Effets indésirables

- Diarrhée modérée dose-dépendante fréquente cédant spontanément ou après réduction transitoire de la posologie
- Plus rarement nausées, vomissements, douleurs abdominales, flatulences, céphalées, somnolence, vertiges, prurit, éruptions maculo-papuleuses

Précautions d'emploi

- Insuffisance rénale avec clairance de la créatinine entre 30 et 50 ml/min : le traitement doit débuter par 1 cp. x 3 fois/jour
- Associer des vitamines B1 et B6 pendant 2 à 3 mois, et des anxiolytiques si besoin (benzodiazépines, méprobamate, tiapride)
- Grossesse et allaitement : innocuité non établie

Interactions médicamenteuses

- Association possible avec la naltrexone ou le disulfirame
- Pas d'interactions avec le diazépam, l'imipramine, les médicaments métabolisés par le cytochrome P450

Sevrage tabagique (I)

Nicotine percutanée : Patchs à la nicotine *Non remboursé-Coll*

NICOPATCH NICOTINELL TTS[G] NIQUITIN	7 ou 14 ou 28 patchs : – délivrant 7 mg/24 h – ou délivrant 14 mg/24 h – ou délivrant 21 mg/24 h	A. et E. > 15 ans : application percutanée 1 patch/24 h durant 6 à 12 semaines à doses décroissantes
NOCORETTESKIN	7 ou 28 patchs : – délivrant 10 mg/16 h – ou délivrant 15 mg/16 h	A. et E. > 15 ans : *idem*, mais ces patchs sont appliqués 16 h/24

Contre-indications

Dermatoses pouvant gêner l'emploi de patchs
Allaitement, utilisation chez l'enfant

Propriétés et indications

- Patchs à la nicotine prévus pour l'application 24 h/24 (Nicopatch, Nicotinell TTS, Niquitin) ou 16 h/24 (Nicoretteskin), absorption percutanée progressive, taux plasmatiques comparables à ceux obtenus en fumant 10 cigarettes/jour, métabolisation essentiellement hépatique notamment en nicotine-1-N-oxyde, élimination urinaire sous forme inchangée (20 %) et métabolisée, passage important dans le lait maternel
  → Traitement de la dépendance à la nicotine lors du sevrage tabagique (à commencer en même temps qu'un sevrage tabagique complet) : traitement à doses décroissantes (3 à 4 semaines avec le système le plus dosé si le sujet fumait plus de 20 cigarettes/jour ou avec un système intermédiaire s'il fumait moins, puis passer à un système moins dosé)
- Efficacité : 10 à 20 % d'abstinence à 1 an (importance de la motivation du sujet et de sa prise en charge)

Effets indésirables et précautions d'emploi

- *Ne pas laisser à portée des enfants et jeter les patchs utilisés après les avoir pliés*
- Locaux (10 à 25 %) : irritation transitoire, érythème léger imposant un changement quotidien du site d'application, très rarement érythème intense ou rashs cutanés → arrêt
- Systémiques : palpitations, nausées, céphalées, anxiété, irritabilité, insomnie, vertiges, troubles du transit, douleurs abdominales, toux, pharyngite, rhino-sinusite, vomissements
- **Effets toxiques aigus** (dose toxique estimée à 3 mg *per os* en pédiatrie) : vomissements, diarrhée, céphalées, vertiges, sudation, tremblements, troubles de la vision et de l'audition, faiblesse musculaire, confusion, convulsions, difficultés respiratoires
- Ne pas associer à d'autres médicaments contenant de la nicotine notamment aux gommes de nicotine à mâcher, ni au tabac inhalé → *sevrage tabagique nécessaire*
- Aucun excès de risque cardio-vasculaire → utilisation possible chez les coronariens, y compris au décours immédiat d'un infarctus myocardique
- Utiliser avec prudence en cas d'insuffisance sévère hépatique ou rénale sévère, d'ulcère gastro- duodénal évolutif
- Grossesse : n'utiliser que chez les fumeuses très dépendantes et sur prescription

Sevrage tabagique (II)

Nicotine perlinguale ou orale[G] *Remboursement limité à 50 euros/an-Coll*

NICOPASS NICORETTE Microtab	12 ou 36 ou 96 ou 144 past. 1,5 mg 30 ou 105 ou 210 cp. 2 mg 30 ou 105 cp. 4 mg pour voie sublinguale	A. 3 à 12 cp./jour (D. max. : 60 mg/jour)
NIQUITIN NIQUITINMINIS	36 ou 72 cp. à sucer à 1,5 mg, 2 mg ou 4 mg	A. 3 à 12 cp./jour (D. max. : 48 mg/jour)
NICORETTE Gommes[G] NICOTINELL Gommes	36 ou 96 gommes à mâcher à 2 mg ou 4 mg	A. 3 à 12 gommes/jour (D. max. : 60 mg/jour)
NICOPRIVE Nicotinamide + Vitamines B, B6, C	240 cp.10 mg	A. 8 cp./jour en 4 prises
NICORETTESPRAY	Fl. 150 doses à 1 mg/dose	Schéma ci-dessous (1)

1. Semaines 1 à 6 : 1 à 2 pulv./30 min à 1 h. Semaines 7 à 9 : dose réduite de moitié. Semaines 10 à 12 : réduire à 4 pulv./jour puis arrêt (D. max. : 4 pulv./heure).

Contre-indications

Allaitement, utilisation chez l'enfant

Propriétés et indications

- Nicotine à faible dose, sous forme de comprimés par voie peringuale ou de gommes à mâcher (taux plasmatiques comparables à ceux obtenus par l'inhalation d'une cigarette par heure), métabolisation hépatique notamment en nicotine-1-N-oxyde, élimination urinaire, passage important dans le lait maternel
  → Traitement de la dépendance à la nicotine lors du sevrage tabagique (*à commencer en même temps qu'un sevrage tabagique complet*) : traitement à poursuivre durant 1 à 3 mois en réduisant progressivement le nombre de prises
- Efficacité : 10 à 20 % d'abstinence à 1 an (importance de la motivation du sujet)

Effets indésirables et précautions d'emploi

- *Ne pas laisser à portée des enfants*
- En cas de mastication trop rapide des gommes : possibilité d'irritation buccale ou pharyngée, hypersalivation, hoquet, gastralgies, nausées, dyspepsie, flatulences
- En cas de consommation excessive : nausées, céphalées, palpitations, possibilité de vasoconstriction artérielle et pertes de connaissance
- Ne pas dépasser les doses maximales indiquées et 6 mois de traitement continu
- Ne pas associer à d'autres médicaments contenant de la nicotine, ni au tabac inhalé
- Aucun excès de risque cardio-vasculaire → utilisation possible chez les coronariens
- Utiliser avec prudence en cas d'œsophagite, gastrite, ulcère gastro-duodénal
- Addiction possible (risque < 10 %)
- Grossesse : n'utiliser que chez les fumeuses très dépendantes et sur prescription

Sevrage tabagique (III)

Amfébutamone ou Bupropion *Liste I-Non remboursé*

ZYBAN LP (1)	60 cp. 150 mg à libération prolongée	A. 150 mg/jour pendant 6 jours, puis si besoin 150 mg x 2 fois/jour pendant 7 à 9 semaines (D. max. : 300 mg/jour)

1. Débuter le traitement avant l'arrêt effectif du tabac et décider d'une date précise d'arrêt au cours des 2 premières semaines de traitement (de préférence au cours de la 2e semaine), mais ne pas poursuivre le traitement en l'absence d'efficacité après 7 semaines.

Contre-indications

Hypersensibilité connue au produit ou à l'un des excipients
Antécédents de troubles convulsifs, tumeurs du SNC, insuffisance hépatique sévère
Antécédents de boulimie ou d'anorexie mentale ou de troubles bipolaires, association aux IMAO sélectifs ou non sélectifs
Sevrage en cours en alcool et/ou en benzodiazépines
Grossesse (malformations cardiaques) et allaitement, sujet < 18 ans

Propriétés

- Psychotrope inhibant la recapture de la noradrénaline et de la dopamine
- Absorption digestive avec métabolisation importante par le CYP 2B6, élimination par voie urinaire sous forme de métabolites, demi-vie d'élimination de 20 à 27 heures, état d'équilibre atteint en 5 à 8 jours, passage transplacentaire et dans le lait maternel

Indications

- Aide au sevrage tabagique accompagné d'un soutien de la motivation à l'arrêt du tabac

Effets indésirables

- Insomnies (35 %), bouche sèche (10 %), réactions d'hypersensibilité nécessitant l'arrêt (prurit, urticaire, érythème polymorphe, plus rarement œdème de Quincke, bronchospasme, choc anaphylactique), fièvre, troubles du goût, nausées, douleurs abdominales, diarrhée, constipation, anxiété, tremblements, céphalées, sensations vertigineuses, ataxie, dépression, agitation
- Rares : HTA parfois sévère, tachycardie, bouffées vasomotrices, douleurs thoraciques, accidents coronariens, asthénie, confusion, anorexie, acouphènes, troubles visuels, convulsions, hypotension, agressivité, idées suicidaires, arthro-myalgies, maladie sérique, érythème polymorphe, hépatite

Précautions d'emploi et interactions médicamenteuses (inhibiteur du CYP 2D6)

- Ne pas dépasser 150 mg/jour en cas d'insuffisance hépatique légère à modérée et/ou d'insuffisance rénale et chez le sujet âgé
- Utiliser avec prudence chez les conducteurs et utilisateurs de machines
- Arrêter immédiatement le traitement en cas de convulsions, reaction d'hypersensibilité
- ***Associations contre-indiquées*** : IMAO sélectifs ou non sélectifs, ritonavir
- ***Associations déconseillées*** : amphétamines, anorexigènes, psychostimulants
- *Associations à utiliser avec précaution* : médicaments abaissant le seuil épileptogène, insuline et hypoglycémiants, médicaments métabolisés par le CYP 2D6

Sevrage tabagique (IV)

Varénicline *Liste I-Non remboursé-Coll*

CHAMPIX (1)	56 cp. 0,5 mg 28 ou 56 cp. 1 mg 11 cp. 0,5 mg + 14 cp. 1 mg	A. 0,5 à 1 mg x 2 fois/jour à instaurer progressivement par paliers de 3 puis 4 jours

1. Débuter le traitement 1 à 2 semaines avant l'arrêt du tabac par 0,5 mg une fois par jour pendant 3 jours, puis 0,5 mg deux fois par jour pendant 4 jours, puis 1 mg deux fois par jour pendant 11 à 23 semaines (arrêt au bout de 12 semaines de traitement en cas d'inefficacité).

Contre-indications

Hypersensibilité à la varénicline ou à l'un des composants du produit
Insuffisance rénale terminale
Sujet < 18 ans, grossesse

Propriétés

- Agoniste partiel des récepteurs nicotiniques alpha4bêta à l'acétylcholine, ayant à la fois une activité agoniste (avec une efficacité intrinsèque plus faible que la nicotine) et une activité antagoniste en présence de nicotine. L'efficacité de ce médicament repose sur l'association d'un soulagement du besoin impérieux et du manque (activité agoniste) à une réduction des effets de récompense et de renforcement du tabagisme (activité antagoniste, bloquant la liaison de la nicotine aux récepteurs alpha4bêta2)
- Absorption pratiquement totale, concentration plasmatique maximale en 3 à 4 heures, métabolisme réduit, élimination urinaire sous forme inchangée (24 heures)

Indications

- Sevrage tabagique chez l'adulte

Effets indésirables

- Très fréquents (> 10 %) : nausées (30 %), insomnie (14 %), rêves anormaux (10 %), céphalées
- Fréquents (1 à 10 %) : fatigue, somnolence, dysgueusie, vomissements, troubles du transit, augmentation de l'appétit, acouphènes, myopie
- Rares (< 1 %) : agitation, dysphorie, tremblements, modification de la libido, éruption, érythème, prurit, réactions d'hypersensibilité (œdème de Quincke, œdème de la face), acouphènes, troubles de la vue, spasmes musculaires, douleurs thoraciques, hématémèse, altérations gingivales, prise de poids, anorexie, hypocalcémie, glycosurie, ménorragies, dyspnée, toux, modifications de l'ECG, infarctus myocardique, épilepsie, perte de connaissance, hallucinations
- Troubles dépressifs et idées suicidaires → arrêter le traitement

Précautions d'emploi

- Ne pas dépasser 1 mg par jour en 1 prise chez l'insuffisant rénal sévère. Ne pas utiliser en cas d'insuffisance rénale terminale en l'absence de données suffisantes
- Utiliser avec prudence en cas d'antécédents de maladie psychiatrique sévère (schizophrénie, trouble bipolaire, dépression caractérisée sévère). Le traitement doit être interrompu en cas d'agitation, d'humeur dépressive, d'idées suicidaires ou de modifications du comportement
- *Pas d'interaction médicamenteuse cliniquement significative*

Notes

Chapitre 21

Rhumatologie

RHUMATOLOGIE : Schémas thérapeutiques

Ces schémas ne sont qu'un simple aide-mémoire sur un sujet éminemment évolutif (les traitements de première intention figurent en 2e colonne et les alternatives thérapeutiques en 3e colonne).

Ostéopathies

Ostéoporose (1)	Calcium ± Vitamine D si apports insuffisants (2)
	Bisphosphonate ou Dénosumab ou Tériparatide si réponse insuffisante
Maladie de Paget	Bisphosphonate (première intention), Calcitonine ± Antalgiques

1. Dans l'ostéoporose ménopausique, un traitement est indiqué en cas d'antécédent fracturaire, ou si le T score est ≤ – 3, ou si il est ≤ – 2,5 mais associé à d'autres facteurs de risque de fractures (âge > 60 ans, index de masse corporelle < 19 kg/m^2, corticothérapie systémique ancienne ou actuelle à une posologie ≥ 7,5 mg/jour d'équivalent-prednisone, ménopause précoce avant l'âge de 40 ans, antécédents familiaux d'ostéoporose ou antécédents de fracture du col du fémur chez la mère de la patiente).
La prévention de l'ostéoporose d'immobilisation repose sur le travail musculaire au lit et la verticalisation précoce (qui diminuent aussi l'incidence de la maladie thrombo-embolique).
La prévention de l'ostéoporose cortisonique repose sur un apport suffisant en calcium (et éventuellement en vitamine D en surveillant calcémie et calciurie) et/ou sur un bisphosphonate.
2. Réduisent de 25 % le risque de fracture chez le sujet âgé carencé, notamment en institution.

Arthroses douloureuses

Arthroses digitales	Antalgique et/ou AINS percutanés (ou *per os* si formes sévères), voire Infiltration de corticoïdes
Coxarthroses	Antalgiques (Paracétamol en première intention) et/ou AINS lors des poussées ± Antiarthrosiques d'action lente + Canne-béquille diminuant l'appui + Kinésithérapie + Repos en décubitus ventral + Normalisation du poids
	Prothèse de hanche (coxarthroses évoluées)
Gonarthroses (fémoro-tibiales dans 40 à 50 % des cas, fémoro-patellaires dans 30 % des cas, ou bi-compartimentales)	Antalgiques (Paracétamol en première intention) et/ou AINS lors des poussées ± Antiarthrosiques d'action lente ± Infiltrations de corticoïdes (en cas d'épanchement) ± Visco-induction par injection intra-articulaire d'acide hyaluronique + Canne + Kinésithérapie douce + Normalisation du poids
	Prothèse de genou (gonarthroses évoluées)

RHUMATOLOGIE : Schémas thérapeutiques

Lombalgies et Radiculalgies

Lumbago ou Lombalgie aiguë	Pas de repos au lit (= facteur de passage à la chronicité, donc activité maintenue autant que la douleur le permet) + Antalgique (Paracétamol en première intention), voire AINS
	Prévention du passage à la chronicité : normalisation du poids, éducation du patient, rééducation
Lombo-sciatique ou Névralgie sciatique Névralgie crurale ou Cruralgie	Traitement médical conservateur identique à celui des lombalgies (*cf.* ci-dessus) + Infiltration épidurale de corticoïdes ± Élongations ou tractions lombaires
	Traitement chirurgical en cas de sciatique compliquée, ou en cas d'échec du traitement médical bien conduit pendant 6 à 8 semaines (1)
Névralgie cervico-brachiale	Antalgique ± Myorelaxant ± Collier cervical
	Anti-inflammatoire non stéroïdien ou exceptionnellement Corticoïde ± Minerve cervicale (si forme hyperalgique)
	Extension continue ou tractions discontinues sous surveillance spécialisée en cas d'échec

1. Un traitement chirurgical d'urgence (dans les heures qui suivent) *s'impose* en cas de syndrome de la queue de cheval pour éviter des séquelles définitives.

Arthrites micro-cristallines

Chondrocalcinose articulaire (rare avant 50 ans, mais fréquente après 70 ans)	Anti-inflammatoire non stéroïdien ou Colchicine ou Infiltration de corticoïde ± Colchicine en prévention si crises répétitives (1 mg/jour)	
Crise de goutte	Colchicine ou Anti-inflammatoire non stéroïdien	
Maladie goutteuse (traitement de fond indiqué si plus de 3 crises par an et/ou en cas d'hyperuricémie majeure et/ou d'atteinte rénale)	Allopurinol ou Fébuxostat + Supprimer l'alcool + Diététique hypo-uricémiante + Diurèse alcalinisante	– Probénécide (sauf en cas d'hyperuraturie) – Colchicine en continu

RHUMATOLOGIE : Schémas thérapeutiques

Rhumatismes inflammatoires chroniques

Arthrites réactionnelles (1) ou Syndrome oculo-urétro-synovial de Fiessinger-Leroy-Reiter	Anti-inflammatoire non stéroïdien (ou Infiltrations de corticoïde en cas d'échec) en phase aiguë + Rééducation pour prévenir l'atrophie musculaire (± Cycline x 3 mois en cas de syndrome secondaire à une infection à *Chlamydiae*)

1. Les germes les plus fréquemment en cause sont *Chlamydia trachomatis*, *Yersinia enterocolitica*, *Yersinia pseudotuberculosis*, *Shigella flexneri*, moins fréquemment *Ureaplasma urealyticum*, les gonocoques, salmonelles, *Campylobacter jejuni* (mais aucun germe dans 50 % des cas).

Polyarthrite rhumatoïde : traitements symptomatiques	Anti-inflammatoire non stéroïdien et/ou Antalgique	– Infiltrations corticoïdes – Méthylprednisolone en bolus IV – Synoviorthèses
Polyarthrite rhumatoïde : traitements de fond	Hydroxychloroquine ou Sulfasalazine dans les formes débutantes et/ou peu actives --- Méthotrexate à faible dose (2) Léflunomide Inhibiteurs du TNF-alpha ou autre biothérapie (Abatacept ou Anakinra ou Rituximab ou Tocilizumab) (3) --- Éducation du patient + Ergothérapie	

2. Produit considéré comme le traitement de fond de référence.
3. Produits indiqués après échec d'au moins un traitement de fond, dont le méthotrexate.

Rhumatisme psoriasique	Anti-inflammatoire non stéroïdien ± Antalgique --- Sulfasalazine ou Méthotrexate ou Léflunomide Inhibiteurs du TNF-alpha (4)

4. Produits indiqués après échec d'un traitement de fond classique utilisé durant au moins 4 mois.

Spondylarthropathies Pelvispondylite rhumatismale Spondylarthrite ankylosante	Anti-inflammatoire non stéroïdien + Rééducation continue (pour prévenir et limiter l'ankylose et les déformations) ± Antalgique --- Sulfasalazine (formes sévères) Inhibiteurs du TNF-alpha (formes très sévères)
Pseudopolyarthrite rhizomélique ou PPR ou Rhumatisme des ceintures	Prednisone ou Prednisolone (0,5 mg/kg/jour, à diminuer très progressivement jusqu'à une dose d'entretien minimale efficace. Durée habituelle de traitement : 18 à 24 mois)
Maladie de Horton	Corticothérapie indispensable et urgente pour prévenir la cécité. Prednisone ou Prednisolone (0,7 à 1 mg/kg/jour, à diminuer progressivement après normalisation de la clinique. Durée habituelle de traitement : 2 à 5 ans)

RHUMATOLOGIE : Schémas thérapeutiques

Rhumatismes abarticulaires

Périarthrite scapulo-humérale Épaule douloureuse	Anti-inflammatoire non stéroïdien ± Antalgique et Infiltration de corticoïde en particulier dans les formes hyperalgiques ou en cas de contre-indication aux AINS Rééducation appropriée Dans certaines formes sévères et en cas d'échec du traitement médical, discuter d'une éventuelle intervention chirurgicale
Tendinites Ténosynovites Épicondylites Épitrochléites Bursites Périarthrite de hanche	Arrêt du geste en cause pendant 3 à 6 semaines (sport, geste professionnel…) + Anti-inflammatoire non stéroïdien par voie percutanée ou générale ± Immobilisation dans une orthèse sur mesure Massages transverses profonds + Physiothérapie (ultrasons, ionisations de substances antalgiques et anti-inflammatoires) après la phase aiguë Infiltrations de corticoïde (notamment si formes hyperalgiques ou rebelles aux autres traitements)
Syndrome du canal carpien Syndromes canalaires	Infiltration de corticoïde avec éventuellement une immobilisation par attelle (infiltration répétée 1 à 2 fois si besoin en cas de rechutes ultérieures) Traitement chirurgical si déficit moteur ou échec du traitement médical
Talalgies Enthésopathie calcanéenne	Infiltration de corticoïde (1 seule suffit en général)

Divers

Crampes essentielles	Étirement du muscle En cas de récidives fréquentes : – Hydratation suffisante (NaCl, K) – Étirements préventifs – Quinine

Anti-inflammatoires locaux : Corticoïdes en infiltration

Suspensions microcristallines *Liste I-65 %-Coll*

CÉLESTÈNE CHRONODOSE Bétaméthasone	1 ml = 3 mg	Voie locale : 0,5 ml à 2 ml espacés de 7 à 21 jours (1)
DIPROSTÈNE Bétaméthasone	1 ml = 7 mg Seringue préremplie	Voie locale : 0,25 ml à 2 ml espacés de 21 à 30 jours (1)
HEXATRIONE LD Triamcinolone	2 ml = 40 mg	Voie locale : 0,25 ml à 2 ml espacés de 30 jours au minimum (effet atrophiant) (1)

1. Réinjection uniquement en cas de persistance ou de récidive des symptômes et une seule fois.

Suspensions aqueuses *Liste I-65 %-Coll*

ALTIM Cortivazol	1,5 ml = 3,75 mg Seringue préremplie	Voie locale : 0,5 ml à 1,5 ml espacés de 7 à 21 jours (2)
DÉPO-MÉDROL Méthylprednisolone	1 ml = 40 mg 2 ml = 80 mg Seringues préremplies	Voie locale : 0,1 ml à 2 ml espacés de 7 à 21 jours (2)
HYDROCORTANCYL 2,5 % Prednisolone	5 ml = 125 mg	Voie locale : 0,5 ml à 2 ml espacés de 7 à 21 jours (2)
KÉNACORT-RETARD Triamcinolone	1 ml = 40 mg 2 ml = 80 mg	Voie locale : 0,25 ml à 2 ml espacés de 21 à 30 jours (2)

2. Réinjection uniquement en cas de persistance ou de récidive des symptômes et une seule fois.

Solutés hydrosolubles *Liste I-65 %-Coll*

CÉLESTÈNE 4 mg/1 ml Bétaméthasone	1 ml = 4 mg	Voie locale : 0,5 ml à 2 ml espacés de 3 à 21 jours (3)
BETNESOL Injectable Bétaméthasone	1 ml = 4 mg Seringue préremplie	Voie locale : 0,5 ml à 2 ml espacés de 3 à 21 jours (3)

3. Réinjection uniquement en cas de persistance ou de récidive des symptômes et une seule fois.

Contre-indications
Infections locales, viscérales ou générales non contrôlées
Infections à virus neurotropes (herpès, varicelle, zona)
Infection cutanée de voisinage
Traitements anticoagulants ou troubles sévères de la coagulation
Allergie aux différents constituants (notamment aux sulfites de certains produits)

Propriétés

- Corticoïdes administrables localement en infiltration, ce qui permet d'obtenir un effet anti-inflammatoire en minimisant les effets secondaires d'une corticothérapie générale
- Les suspensions ont une diffusion systémique moindre et une action prolongée, mais un effet atrophiant local notable (important dans le cas de la triamcinolone)
- Les solutés hydrosolubles, assez peu utilisés, ont, au contraire, une action brève avec une diffusion systémique rapide (comparable à celle d'une injection intramusculaire)

Indications

- Infiltrations intra-articulaires : arthrites des rhumatismes inflammatoires, des connectivites, poussée aiguë des arthroses notamment avec épanchement articulaire
- Infiltrations péri-articulaires : rhumatismes abarticulaires, épines calcanéennes, ténosynovites, bursites, tendinites, périarthrites scapulo-humérales, capsulites, syndromes canalaires, kystes synoviaux
- Infiltrations épidurales : lombo-radiculalgies sévères ou rebelles aux autres traitements
- Infiltrations intralésionnelles : cicatrices chéloïdiennes, maladie de Dupuytren

Effets indésirables

- Risque infectieux *devant être évité par une asepsie optimale* (arthrites septiques cliniquement manifestes après une latence de 24 à 72 heures environ)
- Effet atrophiant sur la peau et les tissus sous-cutanés et musculo-tendineux (maximal avec la triamcinolone qui devrait être réservée aux spécialistes) avec risque de rupture tendineuse en cas d'injection dans les tendons (*qui est strictement contre-indiquée*)
- Possibilité d'arthrites aiguës à micro-cristaux apparaissant dans les 24 premières heures et régressives en 24 à 48 heures (avec les suspensions microcristallines)
- Possibilité de réactions allergiques (le plus souvent dues aux sulfites de l'excipient de certains produits)
- *Généraux* : ceux de la corticothérapie, mais avec une fréquence et une intensité bien moindre, la répétition des infiltrations pouvant cependant entraîner un authentique état d'hypercorticisme (→ ne pas dépasser 3 infiltrations par an à un même site)

Précautions d'emploi

- *Ne pas infiltrer* une articulation inflammatoire pour laquelle aucun diagnostic n'a été posé → la ponction articulaire préalable permet un examen du liquide articulaire et représente un élément diagnostique essentiel
- *Nécessité d'une asepsie optimale* : lavage des mains au savon puis à l'alcool, puis désinfection cutanée de la zone de ponction avec un antiseptique iodé (alcool iodé ou povidone iodée) nettoyé à l'alcool après l'injection, en utilisant un matériel d'injection stérile à usage unique (*l'utilisation de seringues stériles préremplies réduit encore les risques de faute d'asepsie*)
- *Ne pas infiltrer* la partie antérieure du cuir chevelu (risque d'amaurose due à un embol de microparticules en cas d'injection intravasculaire fortuite)
- *Ne pas infiltrer dans les tendons*

Antigoutteux (I) : Colchicine

Colchicine *Liste I-65 %-Coll*

COLCHICINE OPOCALCIUM	20 cp. séc. 1 mg	Traitement curatif de la crise de goutte : A. 3 mg/jour en 3 prises le premier jour, puis 2 mg/jour en 2 prises pendant 2 jours, puis 1 mg/jour (1) (D. max. : 1 mg/prise et 3 mg/jour) Traitement au long cours : A. 0,5 à 1,5 mg/jour
COLCHIMAX (2)	20 cp. séc. 1 mg + Tiémonium méthylsulfate 50 mg + Poudre d'opium 12,5 mg	*Idem*

1. Dans la crise aiguë de goutte, la colchicine sera poursuivie à la dose de 1 à 1,5 mg/jour pendant au moins 5 à 8 jours après disparition des douleurs (et jusqu'à normalisation de l'uricémie et/ou disparition des dépôts tophacés), soit pendant 1 à 6 mois quand on instaure un traitement hypo-uricémiant ou uricosurique.
2. Spécialité contre-indiquée en cas de risque de glaucome par fermeture de l'angle et de risque de rétention urinaire par obstacle urétro-prostatique (car présence de tiémonium, antispasmodique mixte, atropinique et papavérinique).

Médicaments favorisant une hyperuricémie

- Chimiothérapies cytotoxiques
- Diurétiques
- Tacrolimus
- Ciclosporine
- Éthambutol
- Pyrazinamide
- Aspirine
- Levodopa
- Ribavirine
- Interféron
- Tériparatide

Contre-indications
Insuffisance rénale sévère, insuffisance hépatique sévère
Association avec les macrolides (sauf spiramycine) et la pristinamycine
Pour Colchimax : risque de glaucome par fermeture de l'angle et risque de rétention urinaire par obstacle urétro-prostatique

Propriétés

- Alcaloïde du colchique ayant une action spécifique dans la crise de goutte (réduction de la phagocytose des cristaux uratiques et de la production d'acide lactique par les leucocytes, empêchant l'abaissement du pH local donc la précipitation des cristaux d'urates) ; il a aussi une action anti-inflammatoire non spécifique, une action antimitotique (blocage des mitoses cellulaires en métaphase) et un effet leucopéniant transitoire
- Absorption rapide mais variable, fixation tissulaire généralisée (sauf dans le cerveau, le myocarde, les poumons, les muscles striés), diffusion intraleucocytaire, transformation hépatique en métabolites inactifs, élimination lente par voie fécale

Indications

- Goutte : traitement des crises de goutte (efficacité dans 95 % des cas après quelques jours), prévention des crises au début des traitements par hypo-uricémiant ou uricosurique (1 à 1,5 mg/jour jusqu'à normalisation de l'uricémie ou disparition des dépôts tophacés, soit durant 1 à 6 mois), prévention des crises de goutte au long cours
- Chondrocalcinose articulaire : traitement des crises (efficacité moindre que dans les crises de goutte) et prévention au long cours des crises récidivantes (1 mg/jour)
- Maladie périodique : prévention des accès inflammatoires et de l'amylose AA secondaire (1 à 2 mg/jour en continu)
- Maladie de Behçet (1 mg/jour en continu)
- Hors AMM : aphtose récidivante (1 mg/jour de façon prolongée)
- Hors AMM : vascularites cutanées (1 mg/jour au long cours)

Effets indésirables

- *Troubles digestifs* : nausées, vomissements, diarrhée. Ce sont les premiers signes d'un surdosage → arrêt du traitement
- Exceptionnels et réversibles à l'arrêt du traitement : urticaire, éruptions morbilliformes, azoospermie, troubles hématologiques parfois graves (anémie, neutropénie, agranulocytose), neuromyopathie (en particulier en cas d'insuffisance rénale), atteinte hépatique
- **Surdosage** (dose toxique = 10 mg, dose mortelle > 40 mg) : diarrhée (*imposant l'arrêt pendant 3 jours* au minimum), vomissements, douleurs abdominales, paralysie neuromusculaire, leucopénie, thrombopénie, alopécie au 10e jour, dépression respiratoire, convulsions, atteinte rénale et choc septique → lavage gastrique et réanimation

Précautions d'emploi et interactions médicamenteuses

- Vérifier les fonctions rénale et hépatique et la NFS avant traitement
- Goutte : limiter la dose cumulée par crise chez les sujets âgés et/ou en cas d'insuffisance rénale ou hépatique modérée (car risque de surdosage)
- La colchicine est un médicament à marge thérapeutique étroite : toute variation de sa concentration dans l'organisme peut entraîner des effets indésirables sévères voire le décès. Le patient doit être informé des signes de surdosage (diarrhée, nausées, vomissements) qui doivent conduire à consulter un médecin
- Grossesse : la colchicine peut être poursuivie si nécessaire (maladie périodique)
- ***Associations déconseillées*** : ralentisseurs du transit intestinal (diarrhée masquée)
- *Associations à utiliser avec précaution* : ciclosporine (troubles neuro-musculaires), antivitamines K (potentialisation des AVK)

Antigoutteux (II) : Hypo-uricémiants ou Urico-inhibiteurs

Allopurinol[G] *Liste I-65 %-Coll*

ZYLORIC	28 cp. séc. ou cap. 100 mg, 200 mg ou 300 mg	A. 100 à 300 mg/jour *au cours d'un repas* (jusqu'à 900 mg/jour (1) en 3 prises *aux repas*) (2) (D. max. : 900 mg/jour) E. > 6 ans : 10 à 20 mg/kg/jour *au cours des repas* (D. max. : 400 mg/jour en 3 prises) (D. max. : 400 mg/jour)

1. En cas d'hyperuricémie secondaire à une hémopathie.
2. Afin de limiter le risque de toxidermie grave (DRESS), le traitement doit être débuté à 100 mg/jour qui seront progressivement augmentés (tous les 1 ou 2 mois) pour obtenir une uricémie < 420 µmol/l (70 mg/l).

Fébuxostat *Liste I-65 %-Coll*

ADENURIC	28 ou 84 cp. 80 mg ou 120 mg	A. 80 mg/jour à augmenter à 120 mg si l'uricémie reste > 360 µmol/l après 4 semaines de traitement

Contre-indications
Hypersensibilité à l'allopurinol ou au fébuxostat
Grossesse et allaitement (innocuité non démontrée), enfant < 6 ans

Propriétés

- Hypo-uricémiants diminuant l'uricémie et l'uraturie en réduisant la synthèse de l'acide urique (inhibition de la xanthine-oxydase)
- Le fébuxostat a été démontré plus efficace que l'allopurinol pour réduire l'uricémie, mais il n'y a pas de différence entre les 2 produits sur l'amélioration des paramètres cliniques

Indications *(les hyperuricémies asymptomatiques ne sont pas une indication)*

- *Allopurinol* :
  - Traitement de fond de la goutte
  - Hyperuricémie symptomatique secondaire (hémopathies, néphropathies, hyperuricémies iatrogènes)
  - Traitement et prévention des lithiases urinaires uratiques
  - Prévention des récidives de lithiases calciques survenant chez les sujets ayant une hyperuricémie et/ou une hyperuraturie
- *Fébuxostat* : traitement de l'hyperuricémie chronique où un dépôt d'urate s'est déjà produit (incluant des antécédents ou la présence de tophus et/ou d'arthrite goutteuse)

Effets indésirables

- *Crises de goutte* en début de traitement, liées à une mobilisation des dépôts tissulaires d'acide urique (à prévenir par la colchicine ou par un AINS)
- *Troubles digestifs* : gastralgies, nausées, diarrhée (évitées par la prise aux repas)
- *Divers* : céphalées, vertiges, somnolence, gynécomastie, leucopénie, agranulocytose, fièvre, neuropathies sensitives distales (après 18 mois minimum) régressant à l'arrêt, alopécie réversible
- *Réactions d'hypersensibilité* très rares mais parfois graves (fièvre, érythème pigmenté fixe, éruptions cutanées pouvant aller jusqu'au syndrome de Lyell ou de Stevens-Johnson ou de DRESS), choc anaphylactique, adénopathies, arthralgies, hépatite granulomateuse, insuffissance hépatique grave, insuffisance rénale aiguë pouvant nécessiter l'épuration extrarénale, aplasie médullaire
- Exceptionnels : calculs urinaires contenant de l'oxypurinol, effets prothrombotiques (infarctus du myocarde et AVC) suspectés avec le fébuxostat

Précautions d'emploi

- Respecter un délai minimum de 15 jours après guérison d'une crise de goutte avant un traitement hypo-uricémiant et associer 1 mg/jour de colchicine jusqu'à normalisation de l'uricémie et disparition des tophus en cas de goutte tophacée
- Informer les patients des manifestations d'hypersensibilité → arrêt immédiat du traitement en cas d'éruption cutanée ou de fièvre ou d'autres types d'hypersensibilité
- Diminuer la posologie d'allopurinol en cas d'insuffisance rénale :
  - Clairance de la créatinine < 80 ml/min : 200 mg/jour maximum, < 40 ml/min : 100 mg/jour maximum, < 20 ml/min : 100 mg x 1 jour sur 2 maximum
  - Sujets dialysés : traitement inutile (épuration de l'acide urique par la dialyse)
- Ne pas associer aux pénicillines A en raison de réactions cutanées fréquentes

Interactions médicamenteuses

- ***Associations déconseillées*** : aminopénicillines et amidinopénicillines (éruptions cutanées), azathioprine et mercaptopurine (risque accru de pancytopénie), vidarabine (risque accru de troubles neuro-psychiques)
- *Associations à utiliser avec précaution* : AVK, sulfamides hypoglycémiants, théophylline et dérivés (risque de potentialisation de ces médicaments)

Antigoutteux (III) : Uricosuriques ou uricoéliminateurs

Probénécide *Liste II-30 %-Coll*

BÉNÉMIDE	30 cp. séc. 500 mg (pouvant être écrasés et dissous dans du yaourt ou de l'eau sucrée)	A. 1 cp. x 2 à 3 fois/jour E. > 2 ans : 1/2 à 2 cp./jour

Contre-indications

Hypersensibilité au probénécide, déficit en G6PD, association au méthotrexate
Lithiase urique et/ou hyperuraturie > 700 mg/24 h
Insuffisance rénale (clairance de la créatinine < 80 ml/min)

Propriétés

- Uricosurique inhibant la réabsorption tubulaire des urates, effet qui disparaît si la clairance de la créatinine est < 80 ml/min, diminuant aussi l'excrétion tubulaire de certains médicaments
- Absorption complète, métabolisation hépatique en dérivés glycuro-conjugués actifs éliminés par voie urinaire, demi-vie de 4 à 8 heures

Indications (les hyperuricémies asymptomatiques ne sont pas une indication)

- Traitement de fond de la goutte en l'absence d'hyperuraturie
- Hyperuricémies secondaires symptomatiques en l'absence d'hyperuraturie
- Adjuvant de la pénicillinothérapie, pour prolonger la pénicillinémie notamment avec les pénicillines-retard (4 cp./jour chez l'adulte, 1/2 à 2 cp./jour chez l'enfant > 2 ans)

Effets indésirables

- Fréquents (1 à 10 %) : céphalées, anorexie, nausées, vomissements, douleurs gingivales, sensations vertigineuses, mictions fréquentes, suppression du sommeil paradoxal
- Rares (< 1 %) : réactions d'hypersensibilité (prurit, dermite, urticaire, réactions anaphylactiques avec parfois fièvre)
- Très rares : nécroses hépatiques, syndrome néphrotique, anémie aplasique, anémie hémolytique en cas de déficit en G6PD
- Risque de lithiase urique si uraturie avant traitement > 700 mg/24 h (contre-indication)

Précautions d'emploi

- Respecter un délai minimum de 15 jours après guérison d'une crise de goutte avant d'entreprendre un traitement uricosurique, et associer 1 mg/jour de colchicine en début de traitement (en prévention d'accès goutteux par mobilisation des dépôts tissulaires)
- Prescrire une cure de diurèse avec alcalinisation (pH > 7) des urines (bicarbonates ou Foncitril)
- Grossesse et allaitement : utilisation déconseillée (absence de données suffisantes)

Interactions médicamenteuses

- ***Associations contre-indiquées*** : méthotrexate
- ***Associations déconseillées*** : salicylés (antagonisme)
- *Associations à utiliser avec précaution* : diprophylline, foscarnet, ganciclovir, zidovudine (réduction de leur élimination urinaire avec augmentation de leurs effets indésirables)
- Réduction de l'excrétion urinaire des bêta-lactamines (propriété utilisable en clinique)

Uricolytiques

Urate-oxydase recombinante ou Rasburicase

Liste I-Réservé aux Hôpitaux-Coll-Rétrocédable

FASTURTEC *Conserver de + 2 °C à + 8 °C*	3 fl. 1,5 mg/1 ml 1 fl. 7,5 mg/5 ml (poudre + solvant)	Perfusion **IV** en 30 minutes : 0,20 mg/kg/jour pendant 5 à 7 jours

Contre-indications

Hypersensibilité aux uricases ou à l'un des excipients
Déficit en G6PD et troubles métaboliques pouvant entraîner une anémie hémolytique

Propriétés

– Urate-oxydase recombinante, produite par génie génétique, réduisant l'uricémie et l'uraturie de façon rapide (en 4 heures contre 24 heures pour l'allopurinol) et prolongée pendant 2 à 4 jours, en dégradant l'acide urique en allantoïne qui est éliminé par les urines

Indications

– Traitement et prophylaxie de l'hyperuricémie aiguë, en vue de prévenir l'insuffisance rénale aiguë, chez les patients souffrant d'une hémopathie maligne avec masse tumorale élevée et ayant un risque de réduction ou lyse tumorale rapide lors de l'initiation de la chimiothérapie

Effets indésirables

– Fréquents (1 à 10 %) : fièvre, nausées, vomissements
– Rares (< 1 %) : diarrhée, céphalées, réactions allergiques imposant l'arrêt du traitement (rash cutané, bronchospasme, choc anaphylactique)
– Possibilité d'anémie hémolytique notamment en cas de déficit en G6PD (car production de peroxyde d'hydrogène)

Précautions d'emploi

– Perfuser sous surveillance médicale et interrompre immédiatement le traitement en cas de manifestations allergiques en assurant un traitement symptomatique adéquat
– Grossesse et allaitement : utilisation déconseillée (données insuffisantes)

Mode d'emploi

– Reconstituer chaque flacon avec son solvant, puis diluer la dose requise uniquement dans du NaCl à 0,9 % pour obtenir un volume total de 50 ml à perfuser en 30 minutes

Incompatibilités physico-chimiques

– Ne pas mélanger ce produit avec d'autres médicaments (utiliser une tubulure différente de celle utilisée pour les agents de chimiothérapie), et ne pas utiliser de soluté glucosé pour diluer ce médicament (incompatibilité)

Bisphosphonates ou Diphosphonates (I)

Acide alendronique[G] ou Alendronate monosodique *Liste I-65 %-Coll*

ADROVANCE	4 ou 12 cp. 70 mg (+ Cholécalciférol 2 800 UI)	Ostéoporose ménopausique : A. 70 mg/semaine en 1 prise *en dehors des repas*
FOSAMAX 70 mg	4 cp. 70 mg	*Idem*
FOSAVANCE 70 mg	4 cp. 70 mg (+ Cholécalciférol 2 800 UI)	
FOSAMAX 10 mg	28 cp. 10 mg	Ostéoporose ménopausique et ostéoporose masculine : A. 10 mg/jour en 1 prise *en dehors des repas*

Acide risédronique[G] ou Risédronate monosodique *Liste I-65 %-Coll*

ACTONEL 75 mg	2 ou 6 cp. 75 mg	Ostéoporose ménopausique : A. 75 mg/jour, 2 jours consécutifs par mois (soit 150 mg/mois) *en dehors des repas*
ACTONEL 35 mg	4 ou 12 cp. 35 mg	Ostéoporose ménopausique : A. 35 mg/semaine en 1 prise *en dehors des repas*
ACTONELCOMBI	4 ou 12 packs 35 mg (+ Calcium 1 000 mg + Cholécalciférol 880 UI) 163 mg de K^+/sac.	Ostéoporose ménopausique : A. 35 mg/semaine en 1 prise *en dehors des repas* + 1 sac./jour x 6 jours/7
ACTONEL 30 mg	28 cp. 30 mg	Maladie de Paget : A. 30 mg/jour *hors des repas* pendant 2 mois (cure si besoin répétée après 2 mois minimum)
ACTONEL 5 mg	28 cp. 5 mg	Ostéoporose ménopausique : A. 5 mg/jour en 1 prise *en dehors des repas* Prévention de la perte osseuse induite par la corticothérapie : A. Même posologie

Contre-indications
Hypersensibilité à l'un des composants
Insuffisance rénale sévère (clairance de la créatinine < 30 ml/min), hypocalcémie

Propriétés

- Bisphosphonates ayant un effet anti-ostéoclastique, réduisant la résorption de l'os par les ostéoclastes et entraînant un gain progressif de masse osseuse, sans effet inhibiteur sur la minéralisation osseuse en traitement à long terme (pas de risque d'ostéomalacie)
- Absorption très faible (0,7 %) pouvant être annulée en présence d'aliments ou d'ions divalents, absence de biotransformations, fixation rapide sur le tissu osseux, élimination lente sous forme inchangée par voie urinaire

Indications

- Maladie de Paget (pour l'acide risédronique)
- Traitement de l'ostéoporose post-ménopausique avérée (réduction de l'incidence de nouvelles fractures vertébrales et du col fémoral)
- Traitement de l'ostéoporose chez l'homme à haut risque de fracture
- Prévention primaire de l'ostéoporose post-ménopausique chez la femme ayant un risque élevé : densité minérale osseuse basse avec un T score ≤ – 3, ou avec un T score ≤ – 2,5 associé à un ou plusieurs autres facteurs de risque (âge > 60 ans, IMC < 19 kg/m^2, corticothérapie ancienne ou actuelle à une dose ≥ 7,5 mg/jour, ménopause avant 40 ans, antécédents familiaux d'ostéoporose ou de fracture du col fémoral)
- Prévention de la perte osseuse chez les femmes ménopausées nécessitant une corticothérapie prolongée > 3 mois et à dose > 7,5 mg/jour d'équivalent-prednisone

Effets indésirables

- Troubles digestifs : douleurs abdominales, nausées, dyspepsie, constipation, diarrhée, flatulence, régurgitations acides, ulcérations œsophagiennes (favorisées par la prise en position couchée et/ou avec trop peu d'eau), dysphagie, vomissements, météorisme
- Douleurs ostéomusculaires, céphalées, réactions cutanées allergiques, troubles oculaires rares réversibles à l'arrêt (iritis, uvéites antérieures)
- Diminutions discrètes et transitoires de la calcémie et de la phosphorémie
- Rares cas d'ostéonécrose de la mâchoire, le plus souvent à l'occasion d'extraction dentaire chez des cancéreux sous chimiothérapie, radiothérapie et/ou corticoïdes
- Rares cas de fractures atypiques du fémur
- **Surdosage** : possibilité d'hypocalcémie et troubles digestifs → ne pas induire de vomissements, rester en position verticale, administrer du lait ou des anti-acides

Précautions d'emploi, interactions médicamenteuses et alimentaires

- Par voie orale : administrer 2 heures avant un repas avec de l'eau (et non des laitages), en restant pendant 30 minutes au moins en position assise ou debout (jamais couché)
- Utiliser avec prudence en cas d'affection gastro-intestinale haute évolutive (dysphagie, pathologie œsophagienne symptomatique, gastrite, duodénite, ulcère)
- Assurer un apport suffisant en calcium et en vitamine D, et corriger préalablement les troubles du métabolisme calcique (hypocalcémie, carence en vitamine D)
- Maladie de Paget : surveillance clinique et biologique (hydroxyprolinurie, phosphatases alcalines) toutes les 6 semaines pendant les cures, tous les 3 mois dans l'intervalle des cures, avec radiographies et scintigraphie osseuse tous les 2 à 3 ans
- Nécessité d'un intervalle de 2 heures ou plus entre les prises orales avec les anti-acides et les médicaments contenant des ions divalents (aluminium, calcium, fer)
- Annulation de la résorption digestive par les prises alimentaires concomitantes
- Grossesse et allaitement : innocuité non établie

Bisphosphonates ou Diphosphonates (II)

Acide ibandronique[G]

BONDRONAT *Liste I-Réservé aux hôpitaux*	Fl. 2 mg/2 ml ou 6 mg/6 ml (à diluer)	Hypercalcémies malignes : A. 2 à 4 mg en perfusion **IV** (1) Métastases osseuses : A. 6 mg en perfusion **IV** toutes les 3 ou 4 semaines
BONVIVA *Liste I-Non remboursé*	1 ou 3 cp. 150 mg Amp. 3 mg/3 ml	Ostéoporose ménopausique : A. 150 mg/mois en 1 prise A. 3 mg **IV** tous les 3 mois

1. Diluer le produit dans 500 ml de soluté salé ou glucosé isotonique, et perfuser en 2 heures par voie IV stricte (normalisation de la calcémie chez environ 70 % des patients dans les 7 jours suivants, avec un délai médian de rechute de 18 à 26 jours) : il est possible de répéter le traitement. Incompatibilité en perfusion avec les ions divalents (formation de complexes).

Contre-indications

Hypersensibilité à l'un des composants
Insuffisance rénale sévère (clairance de la créatinine < 30 ml/min)
Grossesse, allaitement et enfants (absence de données)

Propriétés

- Bisphosphonate inhibant puissamment la résorption osseuse par inhibition de l'activité des ostéoclastes, sans effet inhibiteur sur la minéralisation osseuse : les bisphosphonates ont transformé radicalement le traitement des hypercalcémies néoplasiques
- Demi-vie de 10 à 16 heures après injection IV, absence de biotransformations, fixation sur le tissu osseux, élimination sous forme inchangée par voie urinaire

Indications

- Traitement des hypercalcémies induites par des tumeurs avec ou sans métastases, en association à une réhydratation optimale (perfusion de 4 mg en cas d'hypercalcémie ≥ 3 mmol/l ou de 2 mg en cas d'hypercalcémie < 3 mmol/l)
- Prévention des complications osseuses chez les patients atteints de cancer du sein et de métastases osseuses
- Ostéoporose post-ménopausique : 1 prise orale mensuelle de 150 mg ou une injection IV de 1 ampoule à 3 mg, en 30 secondes, tous les 3 mois

Effets indésirables

- Fièvre transitoire (9 %) dans les 3 jours suivant la perfusion, avec parfois un syndrome grippal (frissons, douleurs osseuses, arthralgies, myalgies, céphalées, sueurs)
- Hypertransaminasémies, troubles digestifs (diarrhée, vomissements), hypophosphatémie et hypomagnésémie
- Rares cas d'ostéonécrose de la mâchoire, le plus souvent à l'occasion d'extraction dentaire chez des cancéreux sous chimiothérapie, radiothérapie et/ou corticoïdes
- Risque de survenue de fractures atypiques rares du fémur
- **Surdosage** : risque d'hypocalcémie → administrer du gluconate de calcium

Précautions, mode d'emploi et incompatibilités physico-chimiques

- Hypercalcémies : commencer le traitement par une réhydratation optimale
- Surveiller la fonction rénale, la calcémie, la phosphatémie et la magnésémie
- Insuffisance hépatique sévère : absence de données

Bisphosphonates ou Diphosphonates (III)

Acide tiludronique ou Tiludronate disodique *Liste I-65 %-Coll*

SKELID	28 cp. 200 mg	A. 400 mg/jour en 1 prise *en dehors des repas*

Contre-indications

Hypersensibilité à l'un des composants
Insuffisance rénale sévère (clairance de la créatinine < 30 ml/min)
Grossesse et allaitement

Propriétés

- Bisphosphonate ayant un effet anti-ostéoclastique, réduisant la résorption de l'os sans effet direct sur la formation osseuse, diminuant l'accélération du remodelage osseux et entraînant un gain progressif de masse osseuse, paraissant sans effet inhibiteur sur la minéralisation osseuse en traitement à long terme (pas de risque d'ostéomalacie)
- Absorption digestive faible (6 %) pouvant être diminuée en présence d'aliments ou d'ions divalents, absence de biotransformations, fixation à 50 % sur le tissu osseux, élimination sous forme inchangée par voie urinaire

Indications

- Maladie de Paget (cure de 3 mois, pouvant être répétée après 6 mois d'interruption)

Effets indésirables

- Troubles digestifs dose-dépendants : douleurs abdominales (10,9 %), nausées, diarrhée, vomissements, ulcérations œsophagiennes (favorisées par la prise en position couchée et/ou avec trop peu d'eau)
- Rares (< 1 %) : asthénie, vertiges, céphalées, réactions cutanées allergiques
- Rares cas d'ostéonécrose de la mâchoire, le plus souvent à l'occasion d'extraction dentaire chez des cancéreux sous chimiothérapie, radiothérapie et/ou corticoïdes
- **Surdosage aigu** : risque d'hypocalcémie et d'insuffisance rénale → à traiter par évacuation gastrique, gluconate de calcium et traitement de l'insuffisance rénale

Précautions d'emploi, interactions médicamenteuses et alimentaires

- Par voie orale : administrer 2 heures avant un repas avec de l'eau (et non des laitages), en restant pendant 30 minutes au moins en position assise ou debout (jamais couchée)
- Suspendre le traitement jusqu'à consolidation en cas de fracture
- Clairance de la créatinine = 30 à 90 ml/min → surveiller la fonction rénale
- Maladie de Paget : surveillance clinique et biologique (hydroxyprolinurie, phosphatases alcalines) toutes les 6 semaines pendant les cures, tous les 3 mois dans l'intervalle des cures, avec radiographies et scintigraphie osseuse tous les 2 à 3 ans
- Assurer un apport suffisant en calcium et en vitamine D, et corriger avant traitement les troubles du métabolisme calcique (hypocalcémie, carence en vitamine D)
- *Nécessité d'un intervalle de 2 heures ou plus entre les prises orales* avec les anti-acides et les médicaments contenant des ions divalents (aluminium, calcium, fer)
- Annulation de l'absorption digestive par les aliments riches en calcium (fromages et laitages)

Bisphosphonates ou Diphosphonates (IV)

Acide zolédronique[G] *Liste I-65 %-Coll*

ZOMETA (1) et (2)	Fl. 4 mg/100ml	A. 4 mg en perfusion IV toutes les 3 ou 4 semaines
ACLASTA (3) et (4)	Fl. 5 mg/100 ml	A. 5 mg en perfusion IV (en administration unique)

1. Spécialité indiquée en cancérologie : solution prête à l'emploi, à perfuser en 15 minutes au moins par voie IV stricte (normalisation de la calcémie chez environ 45 % des patients au 4ᵉ jour et 88 % des patients au 10ᵉ jour, avec un délai médian de rechute de 30 à 40 jours, et il est possible de répéter le traitement en cas d'hypercalcémie récidivante ou d'efficacité insuffisante).
2. Chez les patients présentant une atteinte rénale légère à modérée (définie par une ClCr de 30 à 60 ml/min), les doses recommandées sont les suivantes :
   - Clairance de la créatine > 60 ml/min, dose recommandée : 4 mg, quantité de solution à diluer : 5 ml.
   - Clairance de la créatine entre 50 et 60 ml/min, dose recommandée : 3,5 mg, quantité de solution à diluer : 4,4 ml.
   - Clairance de la créatine entre 40 et 49 ml/min, dose recommandée : 3,3 mg, quantité de solution à diluer : 4,1 ml.
   - Clairance de la créatine entre 30 et 39 ml/min, dose recommandée : 3 mg, quantité de solution à diluer : 3,8 ml.

   En l'absence de données, l'utilisation n'est pas recommandée chez les patients présentant une atteinte rénale sévère (clairance de la créatine < 30 ml/min).
3. Spécialité indiquée dans la maladie de Paget : perfuser en 15 minutes au minimum, avec administration de 500 mg de calcium x 2 fois/jour pendant au moins 10 jours après la perfusion (ce traitement est suivi d'une période de rémission prolongée pendant au moins 18 mois chez la plupart des patients, aucune donnée spécifique n'étant disponible concernant la répétition du traitement).
4. Dans le traitement de l'ostéoporose post-ménopausique et l'ostéoporose masculine chez les patients à risque élevé de fracture : 1 perfusion IV de 5 mg en 15 minutes au minimum, 1 fois par an. Il est recommandé, chez les patients ayant une fracture récente, de donner une dose de charge de vitamine D (50 000 ou 125 000 UI) *per os* ou IV et d'attendre au moins 2 semaines avant l'administration de l'acide zolédronique. La durée optimale du traitement n'a pas été établie et le rapport bénéfice/risque doit être régulièrement réévalué, particulièrement après 5 ans.

Contre-indications
Hypersensibilité à l'un des composants
Insuffisance rénale sévère (clcr < 35 ml/min), hypocalcémie
Grossesse, allaitement et enfants (absence de données)

Propriétés

- Bisphosphonate inhibant puissamment la résorption osseuse par inhibition de l'activité des ostéoclastes, sans effet inhibiteur sur la minéralisation osseuse : les bisphosphonates ont transformé radicalement le traitement des hypercalcémies néoplasiques puisqu'ils permettent de normaliser la calcémie dans la plupart des cas en 3 à 7 jours tout en étant bien tolérés
- Demi-vie d'élimination triphasique prolongée après injection IV, pas de biotransformations, fixation sur le tissu osseux, élimination sous forme inchangée par voie urinaire

Indications

- Traitement des hypercalcémies induites par des tumeurs avec ou sans métastases (en association avec une réhydratation optimale)
- Prévention des complications osseuses chez des patients atteints de pathologie maligne à un stade avancé avec atteinte osseuse
- Maladie de Paget (en administration unique)
- Traitement de l'ostéoporose post-ménopausique et de l'ostéoporose masculine chez les patients à risque élevé de fracture, notamment chez les patients ayant eu une fracture de hanche récente secondaire à un traumatisme modéré
- Traitement de l'ostéoporose associée à une corticothérapie au long cours par voie générale chez les femmes ménopausées et les hommes à risque élevé de fractures

Effets indésirables

- Très fréquents (> 10 %) : fièvre avec parfois syndrome grippal (frissons, douleurs osseuses et/ou myalgies, céphalées, sueurs)
- Fréquents (> 1 %) : nausées, fatigue, arthralgies, fibrillation auriculaire, bradycardie, modifications du goût, soif, hyperhémie oculaire, hypocalcémie, hypophosphatémie
- Rares (< 1 %) : céphalées, conjonctivite, troubles visuels, vertiges, vomissements, rashs cutanés, prurit, douleurs osseuses ou thoraciques, fibrillation auriculaire, hypomagnésémie, anémie, thrombopénie
- Très rares (< 1 ‰) : insuffisance rénale aiguë
- Rares cas d'ostéonécrose de la mâchoire, le plus souvent à l'occasion d'extraction dentaire chez des cancéreux sous chimiothérapie, radiothérapie et/ou corticoïdes
- Risque de survenue de fractures atypiques rares du fémur
- **Surdosage** : risque d'hypocalcémie si hyperostéolyse importante → administrer du gluconate de calcium

Précautions d'emploi et incompatibilités physico-chimiques

- Hypercalcémies : commencer le traitement par une réhydratation optimale
- Surveiller la fonction rénale, la calcémie, la phosphatémie et la magnésémie
- Insuffisance hépatique sévère : absence de données
- Maladie de Paget : surveillance clinique et biologique (hydroxyprolinurie, phosphatases alcalines) tous les 3 mois, avec radiographies et scintigraphie osseuse tous les 2 à 3 ans, utiliser la calcitonine qui évite une hypercalcémie d'immobilisation chez les patients alités, ainsi que chez les sujets non répondeurs aux bisphosphonates, assurer un apport suffisant en calcium et en vitamine D, et corriger avant traitement les troubles du métabolisme calcique (hypocalcémie, carence en vitamine D)
- Incompatibilité en perfusion avec les ions divalents (formation de complexes)

Bisphosphonates ou Diphosphonates (V)

Acide pamidronique[G] ou Pamidronate de sodium *Liste I-65 %-Coll*

ARÉDIA OSTEPAM	Fl. 15 mg, 30 mg, 60 mg ou 90 mg	Hypercalcémies malignes : A. 15 à 90 mg tous les mois en perfusion IV (1) Myélome de stade III, et ostéolyses malignes avec ou sans hypercalcémie : A. 90 mg tous les mois en perfusion IV Maladie de Paget (2) : A. 120 à 180 mg en 2-3 jours consécutifs en perfusion IV

1. Diluer dans un soluté salé ou glucosé isotonique (90 mg dans 500 ml à perfuser en 4 heures, ou 15 mg dans 125 ml à perfuser en 2 heures), la dose étant fonction de la calcémie dans les hypercalcémies :
   - Calcémie ≤ 120 mg/l (3 mmol/l) : 15 à 30 mg par perfusion.
   - Calcémie = 120 à 140 mg/l (3 à 3,5 mmol/l) : 30 à 60 mg par perfusion.
   - Calcémie = 140 à 160 mg/l (3,5 à 4 mmol/l) : 60 à 90 mg par perfusion.
   - Calcémie > 160 mg/l (> 4 mmol/l) : 90 mg par perfusion.

   La perfusion pourra être répétée dans les rares cas où la calcémie ne baisse pas dans les 2 jours suivant la perfusion, et la cure pourra être répétée tous les mois si l'hypercalcémie récidive.
2. Cette cure courte pourra éventuellement être répétée, *après un intervalle libre d'au moins 6 mois*, en cas de résultats insuffisants ou de signes de reprise évolutive de la maladie de Paget.

Acide clodronique[G] ou Clodronate disodique *Liste I-65 %-Coll*

CLASTOBAN 300 mg/5 ml *Liste I-Réservé aux hôpitaux*	5 amp. 5 ml = 300 mg	Hypercalcémies malignes : A. 300 mg/jour en perfusion IV (3)
LYTOS 520 mg	30 cp. 520 mg	A. 2 cp./jour en moyenne (jusqu'à 4 cp./jour) en 1 voire en 2 prises *en dehors des repas*
CLASTOBAN 800 mg	60 cp. 800 mg	A. 800 mg x 2 fois/jour *en dehors des repas* (jusqu'à 3 200 mg/jour en prises fractionnées)

3. Diluer chaque ampoule dans 500 ml de soluté salé ou glucosé isotonique et perfuser en au moins 2 heures, le traitement étant poursuivi jusqu'au retour de la calcémie à la normale (2 à 5 jours en moyenne) sans dépasser 7 jours de traitement, le relais étant effectué ensuite si besoin par voie orale.

Contre-indications
Hypersensibilité à l'un des composants
Grossesse et allaitement (absence de données)

Propriétés

- Bisphosphonates inhibant puissamment la résorption osseuse par inhibition de l'activité des ostéoclastes, sans effet inhibiteur sur la minéralisation osseuse : les bisphosphonates ont transformé radicalement le traitement des hypercalcémies néoplasiques puisqu'ils permettent de normaliser la calcémie dans la plupart des cas en 3 à 7 jours tout en étant bien tolérés
- Absorption faible (2 à 8 %) pouvant être annulée complètement en présence d'aliments ou d'ions divalents, absence de biotransformations, fixation sur le tissu osseux (20 à 50 %), élimination sous forme inchangée par voie urinaire

Indications

- Traitement des hypercalcémies malignes (associé à une réhydratation optimale)
- Ostéolyses malignes avec ou sans hypercalcémie
- Myélome de stade III avec au moins une lésion osseuse (acide pamidronique)
- Maladie de Paget (acide pamidronique, qui présente l'avantage de cures courtes, de quelques jours seulement, au lieu de plusieurs mois avec les bisphophonates *per os*)

Effets indésirables

- *Pamidronate de sodium* : fièvre transitoire (12 % dans les 5 jours après la perfusion et durant 2 jours, avec parfois céphalées, myalgies, nausées), troubles oculaires (≤ 1 ‰, dans les 24 à 48 heures après l'injection et régressant en quelques jours à 1 mois, à type d'uvéites, sclérite, conjonctivite), lymphopénie transitoire
- *Clodronate disodique* : nausées et diarrhée (10 %), risque d'ulcérations œsophagiennes (favorisées par la prise en position couchée et/ou avec trop peu d'eau), possibilité de protéinurie transitoire immédiatement après la perfusion (et atteintes rénales graves rapportées en cas d'injection IV trop rapide à doses supérieures aux doses recommandées)
- Rares cas d'ostéonécrose de la mâchoire, le plus souvent à l'occasion d'extraction dentaire chez des cancéreux sous chimiothérapie, radiothérapie et/ou corticoïdes
- **Surdosage** : risque d'hypocalcémie si hyperostéolyse importante → administrer du gluconate de calcium

Précautions d'emploi

- Hypercalcémies : commencer le traitement par une réhydratation optimale
- Surveiller la fonction rénale, la calcémie, la phosphatémie et la magnésémie
- Par voie orale : administrer 2 heures avant un repas avec de l'eau (et non des laitages), en restant pendant 30 minutes au moins en position assise ou debout (jamais couchée)
- Insuffisance rénale sévère : réduire si nécessaire la posologie
- Enfants : utilisation déconseillée, sauf en cas d'hypercalcémie grave

Interactions médicamenteuses et alimentaires, incompatibilités

- *Nécessité d'un intervalle de 2 heures ou plus entre les prises orales* avec les anti-acides et les médicaments contenant des ions divalents (aluminium, calcium, fer)
- Diminution de l'absorption digestive par les aliments, et même annulation avec les aliments riches en calcium (fromages et laitages)
- Incompatibilité en perfusion avec les ions divalents (formation de complexes)

Modulateurs sélectifs de l'activation des récepteurs aux œstrogènes

Raloxifène[G] *Liste I-65 %-Coll*

EVISTA OPTRUMA RALOPHARM	28 ou 84 cp. 60 mg	A. 60 mg/jour en 1 prise

Contre-indications

Antécédents d'accidents thrombo-emboliques veineux
Insuffisance hépatique, insuffisance rénale sévère
Hémorragie génitale d'étiologie non déterminée, cancer de l'endomètre
Femme en âge de procréer, hypersensibilité au produit

Propriétés

- SERM (*Selective Estrogen Receptor Modulator*) = agoniste-antagoniste œstrogénique, se comportant comme un agoniste œstrogénique sur l'os (effet anti-ostéoporotique) et le profil lipidique (diminution du cholestérol total et LDL), et comme un antagoniste œstrogénique au niveau de l'utérus et des seins, mais sans effet sur les bouffées de chaleur
- Absorption rapide (60 %), forte fixation aux protéines plasmatiques (99 %), métabolisation hépatique avec effet de premier passage hépatique très important et cycle entéro-hépatique, élimination fécale, demi-vie de 28 heures

Indications

- Traitement et prévention de l'ostéoporose post-ménopausique (réduction significative de l'incidence des fractures vertébrales, mais pas du col fémoral)

Effets indésirables

- Vasodilatation avec flushs surtout en début de traitement (25 %), syndrome grippal, crampes musculaires, œdèmes périphériques
- Accidents thrombo-emboliques veineux : thromboses veineuses profondes, embolies pulmonaires, thromboses veineuses rétiniennes
- Élévation modérée des transaminases et des triglycérides
- Thrombopénie

Précautions d'emploi

- Interrompre le traitement en cas d'affection nécessitant une immobilisation prolongée (risque thrombo-embolique accru)
- Supplémentation calcique recommandée en cas d'apports calciques faibles
- Faire une exploration gynécologique soigneuse en cas de saignement utérin
- Sécurité d'emploi non étudiée suffisamment en cas de cancer du sein

Interactions médicamenteuses

- ***Associations déconseillées*** : cholestyramine (réduction du cycle entéro-hépatique)
- *Associations à utiliser avec précaution* : antivitamines K (surveiller l'INR)

Analogues de la parathormone (PTH)

Tériparatide ou rhPTH (1-34) *Liste I-65 %-Coll-Médicament d'exception*

FORSTEO *Conserver de + 2 °C à + 8 °C et pendant 28 jours maximum après la première utilisation*	Stylo prérempli de 3 ml (= 28 doses) à 20 µg par dose	A. 20 µg/jour par voie **SC** dans la cuisse ou l'abdomen pendant 24 mois maximum

Contre-indications

Insuffisance rénale sévère (clairance de la créatinine < 30 ml/min)
Maladies métaboliques osseuses autres que l'ostéoporose primitive (dont hyperparathyroïdie, maladie de Paget), antécédents d'irradiation du squelette
Hypercalcémie, élévation inexpliquée des phosphatases alcalines
Hypersensibilité au tériparatide ou à l'un des excipients

Propriétés

- Agent ostéo-formateur = séquence active des 34 acides aminés (sur 84) de l'extrémité amino-terminale de la parathormone humaine, stimulant la formation osseuse par effet direct sur les ostéoblastes sans modification de l'activité ostéoclastique, entraînant un gain progressif de masse osseuse (au bout de 18 mois, augmentation de la masse osseuse d'environ 9 % au niveau du rachis et 4 % au niveau de la hanche, réduction de 65 % de l'incidence des fractures vertébrales et de 53 % du risque de fractures périphériques), l'effet se maintenant jusqu'à 30 mois après l'arrêt du traitement
- Demi-vie d'environ 1 heure après injection, métabolisme périphérique hépatique et rénal

Indications

- Ostéoporose post-ménopausique avérée et ostéoporose masculine, notamment quand l'affection est sévère et la réponse insuffisante aux autres traitements antirésorbtifs
- NB : *le remboursement est conditionné à l'existence d'au moins 2 fractures vertébrales*
- Ostéoporose cortisonique chez les femmes et les hommes à risque élevé de fractures recevant une corticothérapie au long cours par voie générale

Effets indésirables

- Très fréquents (> 10 %) : douleurs dans les membres
- Fréquents (1 à 10 %) : nausées, céphalées, fatigue, dépression, vertiges, crampes, vomissements, douleurs thoraciques, dyspnée, hypercholestérolémie, hypersudation, anémie, palpitations, hypotension transitoire dans les 4 heures après l'injection
- Rares (< 1 %) : tachycardie, hémorroïdes, incontinence urinaire, polyurie, mictions impérieuses, réactions allergiques locales ou générales, prise de poids
- **Surdosage** : risque théorique d'hypercalcémie et hypotension orthostatique → mise en décubitus, réhydratation, surveillance de la calcémie, traitement symptomatique

Précautions d'emploi et interactions médicamenteuses

- Utilisation déconseillée chez les conducteurs et utilisateurs de machines (hypotension orthostatique et sensations vertigineuses) et en cas d'insuffisance rénale modérée
- Lithiase urinaire évolutive : innocuité non démontrée
- Élévation transitoire de la calcémie, maximale après 4 à 6 heures, avec normalisation en 16 à 24 heures → dosage de calcémie 24 heures après la dernière injection
- Un traitement de 24 mois ne doit pas être renouvelé au cours de la vie d'un patient
- Grossesse et allaitement : innocuité non établie (toxicité chez le lapin)
- *Associations à utiliser avec prudence* : digitaliques (élévation transitoire de la calcémie)

Inhibiteur des ostéoclastes

Dénosumab

PROLIA *Liste I-65 %-Coll*	1 seringue 60 mg	A. 1 injection **SC** x 1 fois tous les 6 mois
XGEVA (1) *Liste I-100 %-Coll*	Fl. 120 mg sol. inj.	A. 1 injection **SC** x 1 fois toutes les 4 semaines (2) et (3)

1. Prescription réservée aux cancérologues et aux rhumatologues.
2. Une supplémentation apportant au moins 500 mg de calcium et 400 UI de vitamine D est requise chez tous les patients, sauf en cas d'hypercalcémie.
3. – *Insuffisants rénaux* : aucune adaptation posologique n'est nécessaire si la clairance de la créatinine est ≥ 30 ml/min. En dessous, l'expérience clinique est limitée et le risque d'hypocalcémie est accru.
   – *Insuffisants hépatiques* : absence d'expérience clinique.
   – *Sujets ≥ 65 ans* : aucune adaptation posologique n'est recommandée.

Contre-indications

Hypersensibilité au produit ou à un excipient

Hypocalcémie

Propriétés

– Anticorps monoclonal humain qui inhibe sélectivement l'activation du récepteur RANK à la surface des ostéoclastes et de leurs précurseurs, réduisant la résorption osseuse dans l'os cortical et trabéculaire et le risque de nouvelles fractures. Chez des patients affectés de métastases osseuses, il entraîne une réduction des complications osseuses et/ou d'hypercalcémie

– Biodisponibilité de 78 % par voie sous-cutanée, concentration sérique maximale au 10e jour, demi-vie de 26 jours, dégradation en peptides et acides aminés

Indications

– *Prolia* : ostéoporose post-ménauposique chez les femmes à risque élevé de fractures. Traitement de la perte osseuse associée à un traitement hormono-ablatif chez les hommes atteints de cancer de la prostate, à risque élevé de fractures

– *Xgeva* : prévention des complications osseuses (fractures pathologiques, nécessité d'irradiation ou de chirurgie osseuse, compression médullaire) chez des patients adultes atteints de tumeurs solides avec métastases osseuses

Effets indésirables et précautions d'emploi

– Fréquents (1 à 10 %) : dyspnée, infections urinaires et des voies respiratoires supérieures, sciatique, cataracte, constipation, éruption cutanée, douleurs des membres : hypocalcémie parfois sévère, hypophosphatémie, diarrhée, hyperhydrose

– Rares (< 1 %) : eczéma, diverticulite, cellulite infectieuse, fracture fémorale atypique, ostéonécrose de la mâchoire

– Il est important d'avoir un apport adéquat de calcium et de vitamine D. Une correction préalable d'une hypocalcémie est indispensable

– Un examen dentaire et un traitement approprié doivent être systématiques avant le traitement

– La survenue de douleurs au niveau de la cuisse, de la hanche ou de l'aine doit faire rechercher une fracture fémorale

– Grossesse et allaitement : utilisation déconseillée

Strontium

Ralénate de strontium *Liste I-30 %-Coll*

PROTELOS	28 sac. 2 g pour susp. buv.	A. 1 sac./jour le soir au coucher au moins 2 heures après le dîner

Contre-indications

Hypersensibilité au produit ou à l'un des excipients allaitement
Antécédents ou facteurs de risque thrombo-embolique, âge > 80 ans, HTA
Antécédents de pathologie vasculaire cardiaque, cérébrale ou périphérique
Immobilisation temporaire ou permanente

Propriétés

- Cation divalent proche du calcium, stimulant la réplication des précurseurs ostéoblastiques et la formation osseuse, et réduisant la résorption osseuse en diminuant la différenciation des ostéoclastes et leur activité
- Biodisponibilité d'environ 25 % par voie orale (réduite de 60 à 70 % par les aliments et le calcium), liaison faible aux protéines plasmatiques (25 %), pas de métabolisation, élimination sous forme inchangée par voie urinaire et fécale, demi-vie d'environ 60 heures, état d'équilibre atteint après 15 jours, passage transplacentaire et dans le lait maternel

Indications

- Ostéoporose post-ménopausique sévère et ostéoporose masculine sévère
- *NDR : en raison des effets indésirables potentiellement graves, réserver le ralénate de strontium aux patients ayant un risque élevé de fracture, après échec, contre-indication ou intolérance aux alternatives médicamenteuses*
- Ostéoporose masculine sévère avec risque élevé de fracture (non remboursable)

Effets indésirables

- Très fréquents (> 10 %) : hypocalcémie (30 %), élévation des CPK résolutive sans modification du traitement
- Fréquents (1 à 10 %) : nausées, diarrhée, crampes, céphalées, troubles de la conscience, pertes de mémoire, dermatites, eczéma, pertes fécales
- Rares (< 1 %) : crises convulsives, thrombose veineuse et embolie pulmonaire, syndrome confusionnel, hallucinations, infarctus du myocarde
- Des syndromes DRESS (*drug rash with eosinophilia and systemic symptoms*), ou syndrome d'hypersensibilité médicamenteuse grave, ont été décrits (en 2007 : 16 cas rapportés dont 2 décès). En cas d'éruption cutanée, le médicament doit être interrompu

Précautions d'emploi

- Ingérer 2 heures après un repas avec de l'eau (mais jamais de lait, laitages, fromages)
- Risque accru d'infarctus du myocarde → évaluation régulière du risque vasculaire
- Utilisation déconseillée en cas d'insuffisance rénale sévère (clairance de la créatinine < 30 ml/min) et en cas de phénylcétonurie (présence d'aspartam)
- Grossesse : innocuité non établie

Interactions médicamenteuses et alimentaires

- ***Associations déconseillées***: quinolones et tétracyclines (possibilité de chélation intestinale de ces antibiotiques)
- *Associations à utiliser avec prudence* : calcium, aliments, lait et laitages (administrer le ralénate de strontium au moins 2 heures après), antiacides (administrer les antiacides au moins 2 heures après le ralénate de strontium)

Calcitonine

Calcitonine injectable[G] *Liste II-15 %-Coll*

CADENS CALSYN MIACALCIC Calcitonine de saumon *Conserver de + 2 °C à + 8 °C*	5 amp. 50 UI, 80 UI ou 100 UI	Par voie **SC** ou **IM**, ou en perfusion **IV** sur 6 heures après dilution dans 500 ml de NaCl à 9 ‰ (1)

1. Les posologies recommandées sont variables selon les indications, la voie SC étant classiquement choisie lors des traitements prolongés :
   - Maladie de Paget : au minimum 50 UI x 3 fois/semaine, dose pouvant être portée à 50 UI/jour pour une durée maximale de traitement de 3 mois.
   - Hypercalcémies d'origine maligne : 4 à 8 UI/kg/jour, en perfusion IV sur 6 heures dans 500 ml de soluté salé isotonique ou en 4 à 6 injections SC ou IM.
   - Prévention de la perte osseuse liée à une immobilisation : 100 UI x 3 fois/semaine, pendant 2 ou au maximum 4 semaines.

Contre-indications

Hypersensibilité aux calcitonines d'origine animale ou aux solvants

Propriétés

- Hormone thyroïdienne hypocalcémiante, ralentissant la résorption osseuse en inhibant l'action des ostéoclastes, ce qui induit une baisse de la calcémie
- Action analgésique (par sécrétion de bêta-endorphine)
- Volume de distribution assez faible (2,8 à 20 l), clairance métabolique élevée (100 à 850 ml/min), demi-vie de 60 à 90 minutes, passage dans le lait maternel

Indications (limitées à des traitements de courte durée)

- Maladie de Paget en deuxième intention (diminution des douleurs : 50-80 %, diminution de l'hydroxyprolinurie puis des phosphatases alcalines : 30-70 %)
- Hypercalcémies d'origine maligne : effet hypocalcémiant dès la 2e heure et maximal vers la 6e heure, mais baisse modérée et inconstante de la calcémie (25 mg/l)
- Prévention de la perte osseuse aiguë liée à une immobilisation soudaine

Effets indésirables et précautions d'emploi

- Très fréquents (> 10 %) : nausées, flush du visage, sensations vertigineuses, sensation de froid, pollakiurie
- Fréquents (1 à 10 %) : vomissements et diarrhée (troubles transitoires, survenant 30 à 90 minutes après l'injection, minimisés par l'injection en décubitus 2 heures après le repas du soir et la prise d'antihistaminique et/ou d'antiémétisant 30 à 60 minutes avant)
- Rares (< 1 %) : réactions allergiques (prurit, éruptions cutanées, œdème de Quincke), et, en utilisation prolongée, possibilité de formation d'anticorps bloquant parfois l'action du produit
- Le risque accru de cancers lors d'un traitement prolongé a fait réduire les indications à des traitements de courte durée de 2 à 4 semaines (3 mois maximum pour la maladie de Paget)
- Grossesse et allaitement : utilisation déconseillée → contraception efficace

Polyarthrite rhumatoïde (I) : Antipaludéens de synthèse

Hydroxychloroquine sulfate (1) *Remboursement 65 %-Coll*

PLAQUENIL	30 cp. 200 mg	À dose progressive : A. 200 mg x 2 fois/jour puis 200 à 400 mg/jour E. > 6 ans : 10 à 20 mg/kg/jour

1. *À noter* : chez un patient traité par hydroxychloroquine, une chimioprophylaxie antipaludéenne par chloroquine est inutile en cas de séjour dans une zone de chloroquino-sensibilité.

Contre-indications

Hypersensibilité à l'un des composants, rétinopathie, allaitement

Propriétés
- Antipaludéen dérivé de l'amino-4-quinoléine, ayant une action anti-inflammatoire et antalgique qui justifie son emploi dans les formes débutantes et modérées de polyarthrite rhumatoïde : son action est inconstante et n'apparaît qu'après 3 à 6 mois environ
- Dans la prévention des affections photo-aggravées, en particulier le lupus érythémateux, il diminue la sensibilité aux rayons ultraviolets (avec une efficacité > 50 %)
- Absorption rapide (80 à 90 %), diffusion tissulaire importante, métabolisation hépatique partielle, élimination urinaire très lente, demi-vie de 40 à 70 heures

Indications
- Traitement de fond des polyarthrites rhumatoïdes débutantes peu intenses
- Lupus érythémateux discoïde et subaigu
- Prévention des rechutes du lupus érythémateux systémique
- Prévention des affections photo-aggravées : lucite estivale bénigne, lucite polymorphe, urticaire solaire, dermatites chroniques actiniques, porphyries

Effets indésirables et précautions d'emploi
- Nausées, diarrhée, douleurs abdominales
- Prurit, éruptions cutanées lichénoïdes, pigmentation ardoisée des ongles et des muqueuses lentement réversible, céphalées, nausées, vertiges, acouphènes
- Toxicité rétinienne possible en cas de prise prolongée : troubles de l'accommodation, dyschromatopsie et opacifications cornéennes, baisse de l'acuité visuelle
- Très rares : neuromyopathie, convulsions, psychoses, agranulocytose, dysgueusies
- **Surdosage aigu** (dose > 25 mg/kg en 1 prise) : céphalées, vomissements, agitation, vertiges, vision floue, nystagmus, diplopie, mydriase, hypotension, possibilité d'arrêt cardiaque et respiratoire brutal → SAMU, perfusion d'épinéphrine (0,25 µg/kg/min), thiopental (5 mg/kg IV) après intubation, diazépam (2 mg/kg IV en 30 minutes)
- Prévention des affections photo-aggravées → débuter 7 jours avant l'exposition solaire et poursuivre durant les 15 premiers jours de l'exposition
- En prescription au long cours : surveillance hématologique et ophtalmologique (acuité visuelle, campimétrie, examen de la cornée et de la rétine, et surtout électrorétinogramme) avant le traitement puis tous les 12 mois
- Si nécessaire, peut être poursuivi pendant la grossesse

Polyarthrite rhumatoïde (II) : Dérivés sulfhydrilés (I)

D-Pénicillamine ou Pénicillamine *Liste I-65 %-Coll*

TROLOVOL	30 cp. séc. 300 mg	À dose très progressive (1) : A. 300 mg/jour le 1er mois à augmenter jusqu'à 900 mg au maximum dans la PR E. Jusqu'à 20 mg/kg/jour *en prises fractionnées à distance des repas*

1. Commencer par 150 mg/jour seulement chez les sujets de faible poids, les comprimés étant pris de préférence entre les repas (résorption digestive réduite par les aliments).
Dans la maladie de Wilson (chélateur du cuivre, dont il favorise l'élimination urinaire), la posologie chez l'adulte est de 600 à 1 800 mg/jour, en débutant par une dose de 150 mg/jour.

Contre-indications

Intolérance connue aux dérivés thiols (pénicillamine, pyritinol, thiopronine)
Néphropathies hématuriques ou protéiniques, altérations hématologiques importantes
Allergie aux pénicillines ou aux céphalosporines (allergie croisée possible)
Lupus érythémateux, myasthénie, dermatoses sévères
Grossesse (malformations vasculaires) et allaitement

Propriétés

- Traitement de fond sulfhydrylé de la polyarthrite rhumatoïde dans les formes sévères et résistantes aux autres traitements
- Absorption rapide (réduite par les aliments), diffusion ubiquitaire avec fixation au collagène, élimination urinaire et fécale rapide (80 % en 48 heures)

Indications

- Traitement de fond des polyarthrites rhumatoïdes (formes sévères et évolutives)
- Maladie de Wilson (chélateur du cuivre, et aussi du plomb et du mercure)

Effets indésirables (très fréquents)

- Imposant l'arrêt du traitement (30 à 45 % des traitements) : stomatites, toxidermies, pemphigus, agranulocytose, thrombopénie persistante, protéinurie > 1 g/24 h, lupus érythémateux, myasthénie, dermatomyosite, anémie hémolytique, thyroïdite
- Prurit et érythèmes précoces, éosinophilie (9 %), neutropénie, thrombopénie (25 %), dysgueusie (25 à 50 %), anorexie, protéinurie < 1 g/24 h (10 à 15 %), vomissements, apparition ou augmentation isolée de facteurs antinucléaires, fièvre, alopécie, cholestase, hirsutisme, hémoptysies, syndrome de Goodpasture, bronchiolite sévère

Précautions d'emploi et interactions médicamenteuses

- Nécessité d'une surveillance clinique et biologique constante, hebdomadaire les premiers mois puis mensuelle (hémogramme, recherche de protéinurie et hématurie)
- *Associations à utiliser avec précaution* : fer, topiques gastro-intestinaux (nécessité d'un intervalle de 2 heures ou plus entre les prises orales)

Polyarthrite rhumatoïde (III) : Dérivés sulfhydrilés (II)

Tiopronine *Liste I-65 %-Coll*

ACADIONE	120 cp. 250 mg	Polyarthrite rhumatoïde : 750 à 1 000 mg/jour en 2 à 3 prises puis si besoin après 2 à 3 mois jusqu'à 1 500 mg/jour Lithiase cystinique : 500 à 1 000 mg/jour en 2 à 3 prises puis si besoin à dose progressive jusqu'à 2 000 mg/jour

Contre-indications

Intolérance connue aux dérivés thiols (pénicillamine, pyritinol, thiopronine)
Néphropathies, hémopathies (leucopénies et thrombopénies notamment)
Lupus érythémateux, dermatoses sévères, myasthénie
Grossesse et allaitement

Propriétés

– Traitement de fond sulfhydrilé de la polyarthrite rhumatoïde d'action retardée (efficacité apparaissant après quelques semaines ou quelques mois), ayant aussi une action lithogytique dans les lithiases cystiniques (solubilisation de la cystine et prévention de la formation des calculs de cystine) : la tiopronine a les mêmes effets indésirables que la pénicillamine (*cf.* page précédente) mais leur fréquence est légèrement inférieure

Indications

– Traitement de fond des polyarthrites rhumatoïdes (formes sévères ou rebelles)
– Lithiases cystiniques au cours de la cystinurie (anomalie héréditaire récessive autosomale) en cas de lithiases récidivantes et rebelles aux prescriptions diététiques habituelles (cure de diurèse avec alcalinisation franche des urines pour maintenir un pH urinaire > 7, et suppression des œufs, très riches en cystine)

Effets indésirables (très fréquents)

– N'imposant pas l'arrêt du traitement :
  – Troubles régressifs lors de la réduction de la posologie : prurit, érythèmes, lichen plan, alopécie, lésions aphtoïdes, gingivites, thrombopénie modérée
  – Agueusie, protéinurie < 1 g/24 h, diarrhée, nausées, vomissements, fièvre ou malaise général après la prise des comprimés, apparition de facteurs antinucléaires
– Imposant l'arrêt du traitement (25 à 45 % des traitements)
  – Cutanéo-muqueux (20 %) : toxidermie, pemphigus
  – Hématologiques (10 %) : leucopénie, thrombopénie persistante ou sévère
  – Rénaux (10 %) : protéinurie > 1 g/24 h
  – Dysimmunitaires : myasthénie, polymyosite, lupus érythémateux induit

Précautions d'emploi

– La surveillance du traitement est identique à celle du traitement par la pénicillamine : surveillance clinique et biologique comprenant hémogramme, recherche de protéinurie, d'hématurie (à faire tous les 15 jours les premiers mois, puis tous les mois) et recherche de facteurs antinucléaires tous les 2 mois

Polyarthrite rhumatoïde (IV) : Méthotrexate

Méthotrexate[G] *Liste I-65 %-Coll*

IMETH (1)	24 cp. 2,5 mg 10 cp. séc. 10 mg	Par voie orale hebdomadaire : A. Indications et posologie ci-dessous
NOVATREX (1)	12 cp. séc. 2,5 mg	*Idem*
METOJECT (1)	1 seringue préremplie (50 mg/ml) à 7,5 mg, 10 mg, 15 mg, 20 mg ou 25 mg	Par voie **SC** ou **IM** ou **IV** hebdomadaire : A. Indications et posologie ci-dessous

1. Spécialités utilisées à faibles doses (7,5 mg à 15 mg x 1 fois/semaine, puis augmenter si besoin par paliers de 2,5 à 5 mg/semaine *jusqu'à 25 mg/semaine maximum*) dans les indications suivantes :
   - *Polyarthrite rhumatoïde sévère et active* : le méthotrexate à faible dose est l'un des traitements de fond efficaces des polyarthrites rhumatoïdes (l'amélioration, quand elle apparaît, est rapide, en 1 à 2 mois, mais disparaît rapidement à l'arrêt).
   - *Polyarthrite juvénile idiopathique* sévère et active.
   - *Psoriasis sévère et généralisé de l'adulte* : psoriasis à grandes plaques, étendu et résistant aux thérapeutiques classiques (puvathérapie, rétinoïdes), érythrodermie psoriasique, rhumatisme psoriasique, psoriasis pustuleux généralisé.
   - *Autres indications potentielles* (hors AMM) : la faible toxicité du méthotrexate à ces posologies permet de l'utiliser dans d'autres affections inflammatoires sévères (polymyosite corticorésistante ou corticodépendante, sarcoïdose corticorésistante, maladie de Still de l'adulte, spondylarthrite ankylosante, syndrome de Felty, maladie de Takayasu, vascularites nécrosantes systémiques).

   NB : *dans ces indications, une supplémentation en folates est recommandée par l'acide folique per os (5 mg/semaine d'acide folique, administrés 24 à 48 heures après le méthotrexate).*

Contre-indications

Insuffisance hépatique ou rénale sévère
Alcoolisme, anémie, leucopénie, thrombopénie sévères
Infections aiguës ou chroniques sévères en particulier à VIH
Grossesse et allaitement

Propriétés et effets indésirables sont détaillés dans le chapitre "Cancérologie"

Précautions d'emploi et interactions médicamenteuses

- Surveillance clinique et biologique mensuelle (hémogramme, transaminases et créatininémie)
- En cas de fibrose hépatique, la nécessité d'une biopsie hépatique avant et durant le traitement doit être évaluée au cas par cas
- Risque de pneumopathie interstitielle → arrêt du traitement en cas de symptômes pulmonaires
- Test de grossesse préthérapeutique et contraception efficace obligatoire durant le traitement et les 6 mois suivant son interruption (agent tératogène)
- En raison du risque de surdosage toxique par une prise quotidienne, il est recommandé d'écrire sur l'ordonnance : "prise unique par semaine" en précisant le jour et la posologie en mg par semaine
- ***Associations contre-indiquées*** : vaccin antiamaril, salicylés, triméthoprime seul ou avec cotrimoxazole, phénytoïne, probénécide
- ***Associations déconseillées*** : vaccins vivants atténués
- *Associations à utiliser avec précaution* : ciclosporine, sulfamides

Polyarthrite rhumatoïde (V) : Léflunomide

Léflunomide[G] *Liste I-65 %-Coll-Réservé aux rhumatologues et aux internistes*

ARAVA	30 cp. 10 mg ou 20 mg 3 cp. 100 mg	A. 100 mg/jour x 3 jours puis 10 à 20 mg/jour

Contre-indications

État d'immunodéficience grave (par exemple sida), infections graves
Insuffisance hépatique, hypoprotéinémie sévère (dont syndrome néphrotique)
Insuffisance rénale chronique modérée à sévère, dysfonction médullaire grave
Grossesse (tératogène chez l'animal), allaitement, sujet < 18 ans

Propriétés et indications

- Immunodépresseur inhibant la dihydro-orotate déshydrogénase et donc la synthèse des pyrimidines, avec action antiproliférative sur les lymphocytes T activés impliqués dans la polyarthrite rhumatoïde (effet significatif après 1 à 2 mois, maximal après 3 à 6 mois)
- Biodisponibilité de 90 %, biotransformation en métabolite actif très lié à l'albumine (> 99 %), élimination biliaire et urinaire, demi-vie d'élimination de 15 jours
- Traitement de fond de la polyarthrite rhumatoïde active de l'adulte et du rhumatisme psoriasique actif de l'adulte

Effets indésirables (fréquents)

- Diarrhée, infection respiratoire, hypertension artérielle, alopécie, rashs cutanés, prurit, eczémas, sécheresse cutanée
- Élévation des enzymes hépatiques (5 %) imposant l'arrêt immédiat (hépatites létales), nausées, vomissements, anorexie, douleurs abdominales, céphalées, étourdissements, asthénie, paresthésies, ténosynovite, leucopénie, anémie, thrombopénie
- Rares : éruptions cutanées, réactions anaphylactiques dont angiœdème, syndrome de Lyell ou de Stevens-Johnson, troubles respiratoires variés (pneumopathie interstitielle, insuffisance respiratoire, fibrose pulmonaire), infections sévères potentiellement fatales, psoriasis pustuleux, lupus érythémateux cutané, myosite
- Risque de malformations congénitales graves si administré pendant la grossesse

Précautions d'emploi et interactions médicamenteuses (inhibiteur du CYP 2C9)

- Bilan biologique préalable et surveillance tous les 15 jours pendant 6 mois, puis tous les 2 mois (tension artérielle, NFS, transaminases, céatininémie) → arrêt en cas d'élévation des transaminases > 2 à 3 fois la normale ou d'effets indésirables graves
- *Procédure de wash-out nécessaire* en raison de la longue demi-vie si effets toxiques, ou remplacement par un autre traitement de fond de la PR, ou quand une grossesse est désirée = administrer pendant 11 jours en moyenne soit de la cholestyramine (8 g x 3 fois/jour), soit du charbon activé (50 g x 4 fois/jour)
- Femme et homme : utiliser sous contraception efficace, et, si une grossesse est désirée, arrêt du produit avec procédure de wash-out jusqu'à ce que les taux plasmatiques de l'A 77 1726 soient inférieurs à 0,02 mg/l (à vérifier 2 fois à 15 jours d'intervalle)
- Utilisation déconseillée chez les conducteurs et utilisateurs de machines
- ***Associations déconseillées*** : autres traitements de fond de la PR (méthotrexate), cholestyramine et charbon activé, vaccins vivants, alcool
- *Associations à utiliser avec précaution* : produits hépatotoxiques et hématotoxiques, produits métabolisés par le CYP 2C9 (phénytoïne, tolbutamide, warfarine...)

Polyarthrite rhumatoïde (VI) : Inhibiteurs du TNF-alpha ou Anti-TNF-alpha (I)

Adalimumab *Liste I-65 %-Coll-Prescription initiale hospitalière spécialisée-Médicament d'exception*

HUMIRA *Conserver de + 2 °C à + 8 °C*	2 seringues préremplies 2 stylos préremplis dosés à 40 mg/0,8 ml 2 fl. 40 mg/0,8 ml pour usage pédiatrique	A. et E. ≥ 13 ans : 40 mg **SC** tous les 15 jours E. > 2 ans : 24 mg/m² **SC** tous les 15 jours

Contre-indications

Tuberculose, infections opportunistes, autre infection aiguë ou chronique, abcès
Insuffisance cardiaque congestive (NYHA classes III et IV), grossesse et allaitement

Propriétés
- Anticorps monoclonal humain recombinant dirigé contre le TNF-alpha (cytokine impliquée dans la réaction inflammatoire)
- Biodisponibilité de 64 %, demi-vie d'environ 15 jours, élimination lente (5 mois)

Indications
- Polyarthrite rhumatoïde et arthrite juvénile idiopathique polyarticulaire (âge > 2 ans), en association au méthotrexate si résistance aux traitements conventionnels
- Rhumatisme psoriasique actif et évolutif et spondylarthrite ankylosante sévère et active avec ou sans signes radiographiques mais avec signes inflammatoires biologiques ou à l'IRM chez l'adulte lorsque la réponse aux autres traitements est insuffisante
- Psoriasis en plaques modéré à sévère de l'adulte, n'ayant pas répondu aux traitements
- Rectocolite hémorragique et maladie de Crohn actives modérées à sévères n'ayant pas répondu aux traitements conventionnels bien conduits

Effets indésirables
- Très fréquents (20 %) : réactions au point d'injection (douleur, érythème, prurit)
- Fréquents (1-10 %) : asthénie, céphalées, vertiges, nausées, diarrhée, infections des voies respiratoires supérieures, pneumopathie, infections urinaires, herpès, candidoses, syndrome pseudo-grippal, prurit, éruptions cutanées, anémies
- Rares (< 1 %) : risque accru de tuberculose et d'infections graves, réactions anaphylactiques, insomnie, somnolence, dépression, agitation, paresthésies, vertiges, tremblements, troubles visuels, vomissements, constipation, douleurs abdominales, arthralgies, myalgies, leucopénie, thrombopénie, élévation des transaminases, de l'uricémie, de la LDH, des CPK, des PAL, hypokaliémie, hématurie, protéinurie, œdèmes, prise de poids, HTA, douleur thoracique, éruption pustuleuse psoriasique, lupus induit, cancers de la peau (sauf mélanome), lymphomes

Précautions d'emploi et interactions médicamenteuses
- Administrer sous surveillance pour traitement de réactions anaphylactiques
- Surveillance des infections, en particulier de la tuberculose
- Une recherche préthérapeutique d'une infection par les VHB et VHC est recommandée
- Absence d'études chez l'insuffisant hépatique ou rénal
- Femme : utiliser une contraception efficace poursuivie 5 mois au moins après l'arrêt
- ***Associations déconseillées*** : autre biothérapie, association de rifampicine et pyrazinamide (toxicité hépatique potentielle), vaccin vivant atténué

Polyarthrite rhumatoïde (VII) : Inhibiteurs du TNF-alpha ou Anti-TNF-alpha (II)

Étanercept *Liste I-65 %-Coll-Prescription initiale hospitalière spécialisée*

ENBREL *Conserver de + 2 °C à + 8 °C*	4 seringues préremplies à 25 mg ou 50 mg 4 stylos unidoses à 50 mg 4 fl. 10 mg (pédiatrie)	Par voie **SC** : A. 25 mg x 2 fois/semaine ou 50 mg x 1 fois/semaine E. 0,4 mg/kg x 2 fois/semaine

Contre-indications

Hypersensibilité à l'étanercept, aux protéines murines ou à l'un des excipients
Tuberculose, infections opportunistes, autre infection aiguë ou chronique, abcès
Grossesse et allaitement

Propriétés

- Protéine de fusion du récepteur p75 du facteur alpha de nécrose tumorale ou TNF-alpha (cytokine impliquée dans la survenue de réactions pro-inflammatoires) couplé à un fragment d'IgG humaine, se liant au TNF-alpha et donc l'empêchant d'atteindre ses récepteurs membranaires, ayant une demi-vie d'élimination d'environ 115 heures

Indications

- Polyarthrite rhumatoïde et arthrite juvénile idiopathique polyarticulaire, en association au méthotrexate, soit en deuxième intention lorsque la réponse aux traitements de fond est inadéquate, soit d'emblée dans les formes sévères, actives et évolutives
- Rhumatisme psoriasique actif et évolutif et spondylarthrite ankylosante sévère et active chez l'adulte lorsque la réponse aux autres traitements de fond a été inappropriée
- Psoriasis en plaques modéré à sévère de l'adulte, n'ayant pas répondu aux autres traitements
- Psoriasis en plaques sévère chronique de l'enfant à partir de 6 ans en cas de contrôle inadéquat ou d'intolérance aux autres traitements systémiques ou à la photothérapie

Effets indésirables

- Très fréquents (> 10 %) : réactions au point d'injection (20 à 50 %) surtout en début de traitement, infections respiratoires, céphalées, rhinite
- Fréquents (1 à 10 %) : vertiges, pharyngite, toux, asthénie, douleurs abdominales, prurit, rashs cutanés, urticaire, nausées, vomissements
- Rares (< 1 %) : risque accru de tuberculose et d'infections graves, thrombopénie, anémie, leucopénie, réactions allergiques graves (angiœdème, bronchospasme, choc anaphylactique), convulsions, éruption pustuleuse psoriasique, lupus induit
- Très rares : pancytopénie, aplasie médullaire, infections graves pouvant être mortelles

Précautions d'emploi et interactions médicamenteuses

- Une recherche préthérapeutique d'une infection par les VHB et VHC est recommandée
- Administration sous surveillance pour traitement de réactions anaphylactiques
- Surveillance régulière (NFS, plaquettes, transaminases) → arrêt si réaction grave
- Surveillance des infections, en particulier de la tuberculose
- Posologie inchangée chez le sujet âgé, l'insuffisant hépatique ou rénal
- Interrompre le traitement 1 à 2 semaines avant intervention chirurgicale programmée
- Femme : utiliser une contraception efficace poursuivie 6 mois au moins après l'arrêt
- ***Associations déconseillées*** : autre biothérapie, vaccin vivant atténué

Polyarthrite rhumatoïde (VIII) : Inhibiteurs du TNF-alpha ou Anti-TNF-alpha (III)

Infliximab[BS] *Liste I-Réservé aux hôpitaux-Coll*

REMICADE *Conserver de + 2 °C à + 8 °C*	Fl. 100 mg (reconstituer avec 10 ml d'eau ppi, puis diluer dans 250 ml de soluté salé isotonique)	Perfusion **IV** (en 2 heures) : A. 3 à 5 mg/kg/perfusion à S0, S2, S6 puis toutes les 8 semaines (D. max. : 7,5 mg/kg/perfusion)

Contre-indications

Hypersensibilité à l'infliximab, aux protéines murines ou à l'un des excipients
Tuberculose, infections opportunistes, autre infection aiguë ou chronique, abcès
Insuffisance cardiaque congestive, grossesse et allaitement

Propriétés

- Anticorps monoclonal murin-humain dirigé contre le facteur alpha de nécrose tumorale ou TNF-alpha (cytokine impliquée dans la survenue de réactions pro-inflammatoires)
- Élimination extrêmement lente (3 mois en moyenne, mais parfois jusqu'à 6 mois)

Indications et posologie

- Polyarthrite rhumatoïde et arthrite juvénile idiopathique polyarticulaire, en association au méthotrexate, soit en deuxième intention lorsque la réponse aux traitements de fond est inadéquate, soit d'emblée dans les formes sévères
- Rhumatisme psoriasique actif et évolutif et spondylarthrite ankylosante sévère et active chez l'adulte lorsque la réponse aux autres traitements de fond a été inappropriée
- Psoriasis en plaques modéré à sévère de l'adulte, n'ayant pas répondu aux autres traitements
- Maladie de Crohn et rectocolite hémorragique actives et sévères n'ayant pas répondu à un traitement corticoïde et/ou immunosuppresseur bien conduit, chez l'adulte et l'enfant de 6 à 17 ans

Effets indésirables et précautions d'emploi

- Réactions d'hypersensibilité (25 %) → arrêt définitif si réactions graves (≤ 1 %)
- Fréquents (1 à 10 %) : infections diverses, fièvre, céphalées, vertiges, hypertension, bouffées de chaleur, dyspnée, aggravation des insuffisances cardiaques, nausées, diarrhée, douleurs abdominales, sudation, sécheresse cutanée, eczéma, séborrhée, fatigue, douleur thoracique, anomalies des fonctions hépatiques
- Rares (< 1 %) : risque accru de tuberculose et d'infections graves, auto-anticorps, leucopénie, lymphadénopathie, lymphocytose, lymphopénie, anémie, thrombopénie, ecchymoses, dépression, confusion, agitation, kérato-conjonctivite, arthromyalgies, photosensibilisation, éruption pustuleuse psoriasique, lupus induit
- Rares : lymphome T hépatosplénique chez le sujet traité pour maladie de Crohn
- Administrer sous surveillance médicale spécialisée (réactions anaphylactiques) si besoin après administration préalable d'un antihistaminique et/ou de paracétamol
- Surveillance des infections, en particulier de la tuberculose
- Une recherche préthérapeutique d'une infection par les VHB et VHC est recommandée
- Absence d'études chez l'enfant < 6 ans, le sujet âgé, l'insuffisant hépatique ou rénal
- Femme : utiliser une contraception efficace poursuivie 6 mois au moins après l'arrêt
- ***Associations déconseillées*** : vaccin vivant atténué

Polyarthrite rhumatoïde (IX) : Inhibiteurs du TNF-alpha ou Anti-TNF-alpha (IV)

Certolizumab *Liste I-65 %-Coll-Prescription initiale hospitalière spécialisée*

CIMZIA *Conserver de + 2 °C à + 8 °C*	2 seringues préremplies de 1 ml = 200 mg	Par voie SC : A. 400 mg (2 injections de 200 mg le même jour) à S0, S2 et S4, puis 200 mg/2 semaines

Contre-indications

Tuberculose évolutive ou infections sévères (sepsis, infections opportunistes)
Insuffisance cardiaque modérée à sévère (NYHA III/IV)
Grossesse et allaitement

Propriétés
- Fragment Fab' d'anticorps humanisé recombinant dirigé contre le TNF-alpha (cytokine impliquée dans la survenue de réactions pro-inflammatoires) ne fixant pas le complément mais neutralisant sélectivement l'effet du TNF-alpha
- Fixation à des polymères de PEG (pegol) afin d'augmenter la demi-vie plasmatique d'élimination terminale du fragment Fab' à environ 14 jours

Indications
- Polyarthrite rhumatoïde active, modérée à sévère, de l'adulte, en association au méthotrexate, lorsque la réponse aux traitements de fond est inadéquate
- Rhumatisme psoriasique actif de l'adulte lorsque la réponse aux traitements de fond est inadéquate
- Spondyloarthrite axiale active sévère de l'adulte avec ou sans signes radiographiques mais avec signes inflammatoires biologiques ou à l'IRM, en cas de réponse inadéquate ou d'intolérance aux AINS

Effets indésirables
- Très fréquents (> 10 %) : infections bactériennes ou virales, troubles des éosinophiles, leucopénie, céphalées, hypertension, hépatite, éruption, douleur, asthénie, prurit et réaction au site d'injection
- Fréquents (1 à 10 %) : dyslipidémie, troubles de l'appétit et du poids, anxiété, troubles de l'humeur, vertiges, troubles visuels, alopécie, psoriasis
- Rares (< 1 %) : sepsis grave, tuberculose, pancytopénie, cardiomyopathie, réactions allergiques

Précautions d'emploi et interactions médicamenteuses
- Administration sous surveillance pour traitement de réactions anaphylactiques
- Surveillance régulière (NFS, plaquettes, transaminases) → arrêt si réaction grave
- Surveillance des infections, en particulier de la tuberculose
- Une recherche préthérapeutique d'une infection par les VHB et VHC est recommandée
- Posologie inchangée chez le sujet âgé, l'insuffisant hépatique ou rénal
- Interrompre le traitement 1 à 2 semaines avant intervention chirurgicale programmée
- Femme : utiliser une contraception efficace poursuivie 6 mois au moins après l'arrêt du traitement et éviter l'allaitement pendant 6 mois au moins après l'arrêt du traitement
- *Associations déconseillées* : autre biothérapie, vaccin vivant atténué

Polyarthrite rhumatoïde (X) : Inhibiteurs du TNF-alpha ou Anti-TNF-alpha (V)

Golimumab *Liste I-65 %-Coll-Prescription initiale hospitalière annuelle réservée aux rhumatologues et internistes-Médicament d'exception*

SIMPONI *Conserver de + 2 °C à + 8 °C*	1 seringue ou 1 stylo prérempli(e) de 0,5 ml = 50 mg	Par voie **SC** : A. 50 mg x 1 fois/mois

Contre-indications

Hypersensibilité au golimumab ou à l'un des excipients
Tuberculose active ou infections sévères (sepsis, infections opportunistes)
Insuffisance cardiaque modérée à sévère (NYHA III et IV)

Propriétés

- Anticorps monoclonal humain inhibant le TNF-alpha en formant des complexes stables à forte affinité avec les deux formes bioactives, transmembranaires et solubles, du TNF récepteur
- Concentrations sériques maximales atteintes entre 2 et 6 jours après une injection, demi-vie terminale estimée à 12 ± 3 jours

Indications

- Polyarthrite rhumatoïde active, modérée à sévère, en association au méthotrexate, lorsque la réponse aux traitements de fond, y compris le méthotrexate, est inadéquate
- Polyarthrite rhumatoïde active, sévère et évolutive, non traitée auparavant par méthotrexate (non remboursé)
- Rhumatisme psoriasique, seul ou en association au méthotrexate, lorsque la réponse à un précédent traitement de fond est inadéquate
- Spondylarthrite ankylosante active sévère n'ayant pas répondu à un traitement conventionnel

Effets indésirables

- Fréquents (1 à 10 %) : infections bactériennes ou virales, notamment des voies aériennes supérieures, anémie, réactions allergiques, dépression, insomnie, vertiges, paresthésies, céphalées, hypertension, nausées, dyspepsie, constipation, alopécie, dermatite, prurit, rash, fièvre, asthénie, cytolyse hépatique
- Rares (< 1 %) : choc septique, sepsis, tuberculose, infections opportunistes, leucopénie, thrombopénie, troubles endocriniens, troubles démyélinisants, thrombose veineuse, psoriasis, urticaire, vascularite, troubles gynécologiques, insuffisance cardiaque

Précautions d'emploi et interactions médicamenteuses

- Administration avec disposition immédiate des médicaments nécessaires au traitement de réactions anaphylactiques
- Surveillance régulière (NFS, plaquettes, transaminases) → arrêt si réaction grave
- Surveillance des infections, en particulier de la tuberculose
- Une recherche préthérapeutique d'une infection par les VHB et VHC est recommandée
- Posologie inchangée chez le sujet âgé, l'insuffisant hépatique ou rénal
- Interrompre le traitement 1 à 2 semaines avant intervention chirurgicale programmée
- Femme : utiliser une contraception efficace poursuivie 6 mois au moins après l'arrêt du traitement et éviter l'allaitement pendant 6 mois au moins après l'arrêt du traitement
- ***Associations déconseillées*** : autre biothérapie, vaccin vivant atténué

Polyarthrite rhumatoïde (XI) : Abatacept

Abatacept *Liste I-Réservé à l'usage hospitalier*

ORENCIA	25 mg/ml Poudre pour solution à diluer pour perfusion à 250 mg	A. < 60 kg : 500 mg (1) 60-100 kg : 750 mg (1) > 100 kg : 1 000 mg (1) E. 6-17 ans < 75 kg : 10 mg/kg

1. Administration en perfusion IV de 30 minutes. Après la première administration, nouvelle perfusion aux semaines 2 et 4, toutes les 4 semaines.

Contre-indications

Hypersensibilité aux produits ou à l'excipient
Infections sévères et incontrôlées

Propriétés et indications

- Protéine de fusion [(CTLA-4) + (Fc-IsGi)] qui inhibe sélectivement la costimulation nécessaire à l'activation complète des lymphocytes T et diminue la production antigène spécifique du TNF α, de l'interféron γ et de l'interleukine-2 par les lymphocytes T
- Polyarthrite rhumatoïde modérée à sévère, en association avec le méthotrexate, chez les adultes ayant une réponse insuffisante aux autres traitements de fond incluant le méthotrexate ou un anti-TNF
- Arthrite juvénile idiopathique polyarticulaire modérée à sévère, en association avec le méthotrexate, de l'enfant de 6 ans et plus ayant une réponse insuffisante aux autres traitements de fond incluant au moins un anti-TNF

Effets indésirables

- Très fréquents (> 10 %) : céphalées, nausées
- Fréquents (1 à 10 %) : hypertension, étourdissements, toux, douleurs abdominales, diarrhée, nausées, dyspepsie, rash, infections diverses, fatigue hypertransaminasémie
- Rares (< 1 %) : hypotension, prise de poids, tachycardie, thrombocytopénie, neutropénie, paresthésies, baisse de l'acuité visuelle, vertiges, ulcérations buccales, arthralgies, aménorrhée, dépression, carcinome basocellulaire

Précautions d'emploi et interactions médicamenteuses

- *Risque d'infection graves* : recherche initiale de tuberculose, d'hépatite B et C puis surveillance étroite, en particulier chez les sujets > 65 ans
- Interférence possible avec les lecteurs de glycémie utilisant la GDH-PQQ
- Associations déconseillées : anti-TNF, vaccins vivants
- Non recommandé chez la femme enceinte ou allaitante. Necessité d'une contraception chez les femmes en âge de procréer

Immunodépresseurs utilisés dans les PR

Sulfasalazine (voir ce terme)
Ciclosporine (voir ce terme)

Polyarthrite rhumatoïde (XII) : Anakinra

Anakinra *Liste I-65 %-Coll-Réservé aux rhumatologues et aux internistes*

KINERET *Conserver de + 2 °C à + 8 °C*	1 ou 7 ou 28 seringues préremplies à 100 mg	*PR et MAI* : A. 100 mg/jour par voie SC *CAPS* : (1)

1. Adultes, adolescents et enfants > 8 mois et de poids ≥ 10 kg : dose initiale de 1 à 2 mg/kg/jour. Dans les formes légères, cette posologie est généralement suffisante. Dans les formes sévères, augmentation à 3 ou 4 mg/kg/jour (8 mg/kg/jour au maximum).

Contre-indications

Hypersensibilité au produit ou à l'excipient ou aux protéines d'*Escherichia coli*
Insuffisance rénale sévère (clcr < 30 ml/min), neutropénie < 1 500/mm^3

Propriétés

- Immunodépresseur, antagoniste du récepteur de type I de l'interleukine-1 (cytokine pro-inflammatoire paraissant impliquée dans la pathogénie de la PR), ayant un effet significatif après 2 semaines et maximal dans les 3 mois suivant le début du traitement
- Biodisponibilité de 95 % après injection **SC**, demi-vie d'élimination de 4 à 6 heures

Indications

- Traitement symptomatique de la polyarthrite rhumatoïde active de l'adulte en association au méthotrexate, en cas de réponse insuffisante à celui-ci
- Traitement des syndromes périodiques associés à la cryopyrine (CAPS) notamment le syndrome chronique infantile neurologique, cutané et articulaire (CINCA), la maladie systémique inflammatoire à début néo-natal (NOMID), le syndrome de Muckle-Wells (MWS) et le syndrome familial auto-inflammatoire au froid (FCAS)
- *Hors AMM* : traitement des maladies auto-inflammatoires : maladie périodique sévère et résistante à la colchicine, maladie de Still sévère et résistante à la corticothérapie

Effets indésirables

- Réactions très fréquentes au point d'injection (71 %) mais pouvant disparaître après le premier mois : douleur, érythème, hématome, inflammation
- Très fréquents (> 10 %) : céphalées
- Fréquents (1-10 %) : neutropénie < 1 500/µl, infection grave
- Rares (< 1 %) : réactions allergiques (éruptions maculopapuleuses ou urticariennes)

Précautions d'emploi et interactions médicamenteuses

- Bilan préalable, puis surveillance tous les mois pendant 6 mois, puis tous les 3 mois (NFS, transaminases, créatininémie) → arrêt en cas de neutropénie < 1 500/µl
- Pour réduire les réactions locales au site d'injection : changer régulièrement de site, utiliser le produit à température ambiante, appliquer un glaçon pendant 2 ou 3 minutes avant l'injection puis proposer une crème dermocorticoïde ou antihistaminique
- Utiliser avec précaution en cas d'insuffisance rénale modérée (clcr 30 à 50 ml/min)
- Posologie inchangée chez le sujet âgé, l'insuffisant hépatique
- Grossesse et allaitement : utilisation non recommandée (absence d'études)
- ***Associations déconseillées*** : autre biothérapie, vaccin vivant atténué

Polyarthrite rhumatoïde (XIII) : Tocilizumab

Tocilizumab *Liste I-Réservé à l'usage hospitalier*

ROACTEMRA	Fl. 4 ml contenant 80 mg de tocilizumab 20 mg/ml Solution à diluer pour perfusion	A. 8 mg/kg < 60 kg : 480 mg 60-100 kg : 480 à 1 200 mg (1) > 100 kg : 1 200 mg (dose maximale) (1) E. < 30 kg : 12 mg/kg > 30 kg : 8 mg/kg

1. Administration en perfusion IV de 60 minutes, après dilution dans une solution de chlorure de sodium stérile apyrogène à 9 mg/ml (0,9 %) pour atteindre un volume final de 100 ml pour les adultes et les enfants > 30 kg et de 50 ml pour les enfants < 30 kg. Perfusion à renouveler toutes les 4 semaines chez l'adulte et 2 semaines chez l'enfant.

Contre-indications

Hypersensibilité à la substance active ou à l'un des excipients
Infections sévères ou actives

Propriétés

- Anticorps monoclonal IgG1 humanisé dirigé contre le récepteur de l'interleukine-6 (IL-6) humaine, inhibant ainsi les propriétés pro-inflammatoires de l'IL-6

Indications

- Polyarthrite rhumatoïde active, modérée à sévère, en association au méthotrexate, chez les patients adultes qui ont présenté soit une réponse inadéquate, soit une intolérance à un précédent traitement de fond, y compris anti-TNF. En cas d'intolérance au méthotrexate, le tocilizumab peut être utilisé en monothérapie
- Arthrite juvénile idiopathique systémique active chez les patients âgés de 2 ans et plus qui ont présenté une réponse inadéquate à un précédent traitement par AINS et corticoïdes systémiques, soit en monothérapie, soit en association au méthotrexate
- *RTU* : maladie de Castleman inflammatoire

Effets indésirables

- Très fréquents (> 10 %) : infections des voies respiratoires supérieures
- Fréquents (1 à 10 %) : cellulite, pneumonie, herpès labial, zona, ulcérations buccales, gastrite, rash, prurit, céphalées, vertiges, augmentation des transaminases, hypertension, leucopénie, neutropénie, hypercholestérolémie, conjonctivite
- Rares (< 1 %) : diverticulite, stomatite, urticaire, augmentation de la bilirubine, hypertriglycéridémie, réaction d'hypersensibilité

Précautions d'emploi et interactions médicamenteuses

- Des manifestations d'hypersensibilité, voire des réactions anaphylactiques ont été signalées au cours et au décours de la perfusion (disposition immédiate du médicament nécessaire au traitement)
- Risques d'infections graves : recherche systématique d'une infection, en particulier tuberculose, avant de débuter le traitement, puis surveillance régulière
- Risque hépatique et cardio-vasculaire : surveillance régulière nécessaire
- Non recommandé chez la femme enceinte ou allaitante
- Contraception nécessaire chez la femme en âge de procreer
- ***Associations déconseillées*** : autre biothérapie, vaccins vivants ou atténués

Myorelaxants

Thiocolchicoside[G] (1) *Liste I-15 %-Coll (sauf formes injectables)*

COLTRAMYL	12 ou 24 cp. séc. 4 mg	A. 1 cp. x 2 à 4 fois/jour
MIOREL	12 ou 24 gél. 4 mg	A. 1 gél. x 2 à 4 fois/jour
MIOREL Injectable *Liste I-Non remboursé*	6 amp. 2 ml = 4 mg	Par voie **IM** stricte : A. 1 amp. x 2 fois/jour

1. La durée du traitement doit être limitée à 7 jours PO ou 5 jours IM.

Méphénésine *Non remboursé-Coll*

DÉCONTRACTYL DÉCONTRACTYL Baume	24 cp. 500 mg Tube pommage 80 g	A. 1 ou 2 cp. x 3 fois/jour Massages cutanés

Contre-indications
Myasthénie, porphyries, grossesse et allaitement

Indications
– Traitement d'appoint des contractures musculaires douloureuses aiguës

Effets indésirables et précautions d'emploi
– Diarrhée et/ou gastralgies → réduire la posologie
– Somnolence, nausées
– Éruptions cutanées allergiques, fièvre, vertiges, convulsions
– Rares cas d'excitation ou d'obnubilation passagères avec la forme injectable
– ***Associations déconseillées*** : alcool, autres médicaments dépresseurs du SNC

Méthocarbamol *Liste II-Non remboursé*

LUMIRELAX	20 cp. 500 mg	A. > 15 ans : 2 cp. x 2 ou 3 fois/jour

Contre-indications
Myasthénie, antécédents de crises convulsives

Propriétés et indications
– Myorelaxant d'action centrale indiqué dans le traitement d'appoint des contractures musculaires douloureuses d'origine rhumatologique

Effets indésirables, précautions d'emploi et interactions médicamenteuses
– Somnolence, faiblesse musculaire, nausées
– Réactions cutanées allergiques, fièvre, conjonctivite, vertiges
– Utiliser avec prudence chez les conducteurs et utilisateurs de machines
– Prudence chez les sujets âgés et en cas d'insuffisance rénale (élimination urinaire)
– Risque de dépendance → à surveiller
– ***Associations déconseillées*** : alcool, autres médicaments dépresseurs du SNC

Médicaments des crampes : Quinine

Quinine *Liste I-Non remboursé*

HEXAQUINE	18 cp. 120 mg + Thiamine 32 mg	A. 1 à 2 cp. le soir (D. max. : 360 mg/jour)
	6 suppos 300 mg + Thiamine 90 mg	A. 1 suppo le soir (posologie maximale)
OKIMUS	40 cp. 80 mg + Aubépine 60 mg	A. 2 cp. x 2 fois/jour (D. max. : 480 mg/jour)
QUININE Vit C	24 cp. 40 mg + Acide ascorbique 50 mg	A. 2 cp. le soir (D. max. : 160 mg/jour)

Contre-indications

Hypersensibilité à la quinine ou à l'un des composants
Myasthénie, troubles de la conduction intraventriculaire
Administration concomitante de quinine : médicament ou boissons
Grossesse et allaitement

Propriétés et indications

- Plusieurs essais cliniques et une méta-analyse (Cochrane 2010) ont montré que la quinine réduisait plus le nombre de crampes (28 %), l'intensité des crampes (10 %) et le nombre de jours de crampes (20 %) que le placebo. Les effets indésirables sont rares mais peuvent être graves, voire entraîner le décès, d'où une prescription restreinte
- Absorption rapide et complète, pic plasmatique en 1 à 3 heures, liaison à 70 % aux protéines plasmatiques, métabolisation hépatique en dérivés inactifs et élimination urinaire en 24 heures
- Traitement d'appoint de la crampe idiopathique nocturne de l'adulte après échec des mesures non pharmacologiques

Effets indésirables

- Réactions d'hypersensibilité : prurit, érythème, purpura, photosensibilisation, choc anaphylactique imposant l'arrêt immédiat et définitif du traitement
- Réactions hématologiques : thrombopénies, microangiopathies thrombotiques
- Réactions hépatiques : cholestase, cytolyse, hépatite granulomateuse
- Réactions sensorielles : cinchonisme avec acouphènes, vertiges, troubles de la vision, céphalées, hypoacousie imposant l'arrêt immédiat et définitif du traitement

Précautions d'emploi

- La décision de prescrire de la quinine doit être basée sur la fréquence des crampes, leur impact sur la qualité de vie et sur les risques spécifiques à chaque patient
- La survenue d'accidents immuno-allergiques nécessite l'arrêt immédiat et définitif de ce traitement et l'éviction ultérieure de la quinine, notamment dans les boissons
- Ne pas dépasser la dose prescrite et avertir les patients des risques d'un surdosage
- Surveillance étroite pendant les premières semaines
- Durée maximale du traitement : 3 mois
- Arrêter le traitement en l'absence de bénéfice après 4 semaines

Antiarthrosiques d'action lente (I)

Chondroïtine sulfate ou Acide chondroïtine sulfurique

CHONDROSULF 400 mg *Remboursement 15 %-Coll*	84 gél. ou sac. 400 mg	A. 3 gél. ou 3 sac./jour *en 3 prises aux repas*
STRUCTUM 500 mg *Non remboursé*	60 gél. 500 mg	A. 1 gél. x 2 fois/jour *au cours des repas*

Contre-indications

Allergie connue à l'un des constituants
Grossesse et allaitement

Propriétés

– Mucopolysaccharide constitutif de la substance fondamentale du cartilage, de l'os et de divers autres tissus conjonctifs, ayant *in vitro* une action inhibitrice sur l'élastase (médiateur de la dégradation du cartilage) et un effet stimulant sur la synthèse des protéoglycanes par les chondrocytes en culture
– Des études cliniques avec ces produits ont montré un effet antalgique différé d'environ 2 mois, mais avec un effet rémanent à l'arrêt (durant quelques semaines, voire 2 à 3 mois), ce qui permettrait de réduire la consommation d'anti-inflammatoires non stéroïdiens et/ou d'antalgiques au long cours chez les patients arthrosiques

Indications

– Traitement symptomatique à action retardée des manifestations fonctionnelles de la gonarthrose et de la coxarthrose (effet antalgique différé d'environ 2 mois et pouvant nécessiter initialement un traitement antalgique et/ou anti-inflammatoire d'action plus rapide)

Effets indésirables

– Digestifs : nausées, gastralgies, douleurs abdominales, diarrhée
– Éruptions cutanées allergiques

Antiarthrosiques d'action lente (II)

Glucosamine *Liste II-15 %-Coll*

DOLENIO (1)	30 cp. pelliculés 1 178 mg	A. 1 cp./jour
FLEXEA (2)	60 cp. 625 mg	A. 2 cp./jour en 1 prise
OSAFLEXAN (1)	30 sachets-dose 1 178 mg	A. 1 sachet/jour
STRUCTOFLEX (2)	60 gél. 625 mg	A. 2 gél./jour en 1 prise
VOLTAFLEX (2)	60 ou 180 cp. pelliculés 625 mg	A. 2 cp./jour en 1 prise

1. Sulfate de glucosamine.
2. Chlorydrate de glucosamine.

Contre-indications

Allergie connue à la substance active ou à l'un des excipients
Allergie aux crustacés
Grossesse et allaitement

Propriétés

- La glucosamine est une substance endogène, constituant normal des chaînes de polysaccharides de la matrice du cartilage et des glycosaminoglycanes du liquide synovial. Des études *in vitro* et *in vivo* ont montré que la glucosamine stimule la synthèse des protéoglycanes et des glucosaminoglycanes physiologiques par les chondrocytes et de l'acide hyaluronique par les synoviocytes
- Une méta-analyse portant sur 25 études a montré une efficacité modeste mais supérieure au placebo sur la douleur, l'indice de Lequesne et le score WOMAC. Résultats à confirmer du fait de l'absence d'homogénéité des études

Indications

- Soulagement des symptômes liés à une arthrose légère à modérée du genou

Effets indésirables

- Très fréquents (> 10 %) : céphalées, fatigue, nausées, douleurs abdominales, dyspepsie, diarrhée, constipation
- Fréquents (1 à 10 %) : éruption cutanée, prurit, bouffées vasomotrices
- Rares (< 1 %) : vertiges, asthme, vomissements, urticaire, déséquilibre du diabète, hypercholestérolémie, œdèmes périphériques, hypertransaminasémie, ictère

Précautions d'emploi

- Utilisation déconseillée chez les insuffisants rénaux ou hépatiques (absence d'études)
- Utilisation déconseillée pendant la grossesse (absence d'études)
- Utilisation déconseillée avant 18 ans (absence d'études)

Antiarthrosiques d'action lente (III) : Fluides visco-élastiques – Visco-induction

Hyaluronate de Na (rhumatologie) (1) et (2)

Prise en charge LPPR-Remboursement forfaitaire pour 3 injections

ADANT	Seringue préremplie de 2,5 ml = 25 mg	Injection intra-articulaire : A. 1 injection par semaine x 3 semaines maximum
ARTHRUM H	Seringue préremplie de 2 ml = 40 mg	*Idem*
EUFLEXXA	Seringue préremplie de 2,25 ml = 22,5 mg	*Idem*
HYALGAN Hyalectin	Seringue préremplie de 2 ml = 20 mg	*Idem*
ORTHOVISC	Seringue préremplie de 2 ml = 30 mg	*Idem*
OSTENIL	Seringue préremplie de 2 ml = 20 mg	*Idem*
OSTENIL MINI	Seringue préremplie de 1 ml = 10 mg	*Idem*
SINOVIAL	Seringue préremplie de 2 ml = 16 mg	*Idem*
STRUCTOVIAL	Seringue préremplie de 2 ml = 20 mg	*Idem*
SUPLASYN	Seringue préremplie de 2 ml = 20 mg	*Idem*
SYNOCROM	Seringue préremplie de 2 ml = 20 mg	*Idem*
SYNVISC Hylane G-F 20 *Non remboursé*	Seringue préremplie de 2 ml = 16 mg	*Idem*
DUROLANE	Seringue préremplie de 3 ml = 60 mg	Injection intra-articulaire : A. 1 injection unique
SYNVISC ONE Hylane G-F 20	Seringue préremplie de 6 ml = 48 mg	*Idem*
OSTENIL TENDON	Seringue préremplie de 2 ml = 40 mg	Injection péritendineuse ou dans la gaine synoviale du tendon

1. Dispositifs médicaux onéreux, remboursés dans la limite de 3 injections par an et par genou (administration par un rhumatologue, un orthopédiste ou un spécialiste de médecine physique).
2. Produits à conserver à moins de + 30 °C et à l'abri de la lumière.

Contre-indications
Antécédents d'hypersensibilité aux différents produits
Articulation infectée ou très inflammatoire
Affection cutanée ou infection au site prévu d'injection
Traitement anticoagulant en cours
Stase veineuse ou lymphatique dans une jambe
Injection par voie intravasculaire

Propriétés

- Fluides visco-élastiques à base d'acide hyaluronique (polysaccharide de très haut poids moléculaire, abondant dans la substance fondamentale du tissu cartilagineux et le liquide synovial qui lui doit sa visco-élasticité)
- Ces produits agissent sur les principaux symptômes de la gonarthrose (douleurs et handicap fonctionnel), l'effet antalgique étant retardé (maximal 3 à 5 semaines après la première injection) et parfois prolongé pendant 3 à 6 mois voire 12 mois après l'arrêt
- Après injection, dégradation enzymatique et par effet mécanique, puis élimination des produits de dégradation par les canaux lymphatiques

Indications

- Traitement symptomatique de la gonarthrose et de la coxarthose douloureuses (l'efficacité est moins bonne en présence d'un épanchement abondant, dans les formes très douloureuses, et aux stades très avancés sur le plan radiographique)
- Ostenil Tendon : douleur et limitation de mobilité liées à une affection tendineuse
- *NDR : l'ensemble de ces produits fait l'objet d'une réévaluation clinique en cours (2014)*

Effets indésirables

- *Réactions inflammatoires* aseptiques (7 à 15 %) : douleurs avec parfois signes inflammatoires et hydarthrose dans les 24 à 48 heures suivant l'injection (troubles minimisés en respectant les précautions d'emploi, spontanément résolutifs en quelques jours ou semaines, et sensibles aux AINS)
- *Risque infectieux* : arthrites septiques cliniquement manifestes après une latence de 24 à 72 heures, *devant être évitées par une asepsie rigoureuse*
- Réactions allergiques rares : prurit, urticaire, fièvre, réaction anaphylactique

Précautions d'emploi

- *Nécessité d'une asepsie optimale* : lavage des mains au savon puis à l'alcool, puis désinfection cutanée de la zone de ponction (avec un antiseptique sans ammonium quaternaire) nettoyée à l'alcool après l'injection
- Pour minimiser les réactions inflammatoires locales au décours de l'injection, il est recommandé :
  - D'aspirer tout épanchement articulaire avant l'injection (cette ponction a par elle-même un effet antalgique, elle évite une dilution du produit et permet de pratiquer un indispensable examen bactériologique et cytochimique du liquide)
  - D'appliquer après l'injection une poche de glace pendant 5 à 10 minutes au niveau de la zone traitée et de limiter l'activité (réduire les déplacements pendant 24 heures)
- Grossesse, allaitement, sujet < 18 ans : utilisation déconseillée (innocuité non établie)

Incompatibilités physico-chimiques

- ***Associations contre-indiquées*** : ne pas utiliser d'ammoniums quaternaires type benzalkonium pour la désinfection cutanée avant l'injection

Antiarthrosiques d'action lente (IV)

Diacéréine *Liste I-15 %-Coll*

ART 50 mg ZONDAR 50 mg	30 gél. 50 mg	A. 1 gél. x 2 fois/jour *au cours des repas*

Contre-indications
Hypersensibilité à l'arhéine, aux substances apparentées ou aux excipients Colopathie organique inflammatoire (RCH, maladie de Crohn...) Diarrhée, syndrome occlusif ou subocclusif Syndrome douloureux abdominal d'étiologie non déterminée Insuffisance hépatique sévère, enfant < 15 ans

Propriétés

- Substance proche des laxatifs anthraquinoniques, qui aurait une activité anti-inflammatoire modérée (inférieure à celle du naproxène ou de l'indométacine) différée de 1 à 2 mois mais avec effet rémanent à l'arrêt (quelques semaines), ce qui permettrait de réduire la consommation d'AINS et/ou d'antalgiques au long cours chez les patients arthrosiques
- Absorption augmentée par les repas, effet de premier passage hépatique avec désacétylation totale sous forme de rhéine, liaison à 99 % à l'albumine plasmatique, pic plasmatique en 2,5 heures, élimination urinaire à 30 % (dont 80 % sous forme de dérivés sulfo- et glycuro-conjugués), demi-vie d'élimination de 4,5 heures, passage transplacentaire et faiblement dans le lait maternel
- *NDR : en raison d'une efficacité limitée et des effets indésirables gastro-intestinaux et hépatiques, cette prescription est déconseillée*

Indications

- Traitement symptomatique à action retardée des manifestations fonctionnelles de l'arthrose (effet différé de 1 à 2 mois, pouvant nécessiter initialement un traitement antalgique et/ou anti-inflammatoire d'action plus rapide)

Effets indésirables (fréquents, produit proche des laxatifs anthraquinoniques)

- Très fréquents (> 10 %) : selles molles ou diarrhée, coloration jaune foncé des urines, dyspepsies et douleurs épigastriques
- Mélanoses coliques, ulcérations digestives, hémorragies digestives, pancréatites, colites, réactions allergiques (urticaire, œdème de Quincke, éruptions bulleuses dont syndrome de Lyell, purpuras et vascularites), hépatites
- **Surdosage** : diarrhée profuse → traitement symptomatique et correction des troubles hydro-électrolytiques

Précautions d'emploi et interactions médicamenteuses

- Utiliser avec précaution si âge > 65 ans ou antécédents hépatiques
- Interrompre le traitement si diarrhée ou prurit
- Insuffisance rénale sévère (clairance de la créatinine < 30 ml/min) : réduire la posologie de moitié
- Grossesse et allaitement : utilisation déconseillée
- *Topiques gastro-intestinaux* : respecter un intervalle de 2 heures ou plus entre les prises

Notes

Chapitre 22

Solutés de perfusion

La perfusion périphérique sur cathéter court veineux

Matériel

– Le cathéter court est choisi en fonction du capital veineux, de la durée de la perfusion, du débit souhaité et des produits perfusés

Couleur	Gauge	Diamètre	Débit maximal
Jaune	24	0,65 mm	24 ml/min
Bleu	22	0,75 mm	33 ml/min
Rose	20	0,95 mm	63 ml/min
Vert	18	1,15 mm	110 ml/min
Gris	16	1,55 mm	215 ml/min
Orange	14	1,85 mm	315 ml/min

Prévention des infections liées aux cathéters veineux périphériques

- Pour l'ensemble de la procédure :
  - Respect des précautions générales : hygiène des mains, port de gants stériles, élimination du matériel, conduite à tenir en cas d'exposition au sang
  - Utilisation de dispositifs sécurisés
- Pose du cathéter :
  - Site d'insertion au membre supérieur chez l'adulte
  - Détersion de la peau
  - Application d'un antiseptique, de préférence en solution alcoolique
  - Insertion du cathéter après séchage
  - Mise en place d'un prolongateur
  - Pansement stérile
  - Traçabilité de la pose
- Entretien et ablation du cathéter :
  - Désinfection des embouts et des robinets à chaque utilisation
  - Examen du site d'insertion au moins 1 fois/jour
  - Retrait du cathéter dès qu'il n'est plus utile
  - Changement de dispositif toutes les 96 heures hormis produits sanguins (changement après chaque utilisation) ou émulsion lipidique (changement quotidien)
  - Réfection du pansement uniquement en cas de décollement ou de souillure
  - Information du patient sur le risque infectieux

La perfusion sous-cutanée ou hypodermoclyse

La perfusion sous-cutanée permet l'administration de solutés et/ou de médicaments dans l'espace sous-cutané (*cf.* prescriptions en soins palliatifs)

Indications

- *Prévention ou* traitement de la déshydratation, en particulier chez la personne âgée
- Apport protidique complémentaire et transitoire
- Administration de certains médicaments

Matériel

- Le matériel et les précautions sont ceux destinés à la perfusion intraveineuse : aiguilles de calibre 22 ou 24 gauges et longueur minimale de 17 mm

Perfusions veineuses

Débit des perfusions veineuses (20 gouttes de soluté hydrique = 1 m)				
Gouttes/ minute	Débit/ minute	Débit/ heure	Débit/ 2 heures	Débit/ 24 heures
4	0,2 ml	12 ml	24 ml	288 ml
6	0,3 ml	18 ml	36 ml	432 ml
10	0,5 ml	30 ml	60 ml	720 ml
12	0,6 ml	36 ml	72 ml	864 ml
15	0,75 ml	45 ml	90 ml	980 ml
20	1 ml	60 ml	120 ml	1 440 ml
25	1,25 ml	75 ml	150 ml	1 800 ml
50	2,5 ml	150 ml	300 ml	3 600 ml
100	5 ml	300 ml	600 ml	7 200 ml

Formules pratiques pour calculer le nombre de gouttes par minute nécessaire pour perfuser un volume donné en un temps donné :

Pour perfuser un volume donné en 24 heures : Nombre de gouttes/minute ≈ Volume en ml divisé par 72
Pour perfuser un volume donné en 8 heures : Nombre de gouttes/minute ≈ Volume en ml divisé par 24
Pour perfuser un volume donné en 1 heure : Nombre de gouttes/minute ≈ Volume en ml divisé par 3

PERFUSIONS : SCHÉMAS THÉRAPEUTIQUES : Troubles hydro-électriques (I)

Déshydratation
– Expansion volémique rapide si signes de choc – DEC : penser aux signes cliniques et biologiques (dont l'iono-U) – DIC : penser à la natrémie et à l'osmolalité – Surveillance : diurèse, FC, PA, signes de surcharge, ionos sang + U
Déshydratation extracellulaire (DEC)
Excès de pertes sodées rénales (NaU > 20 mmol/l) par diurétiques, ISA, NTIC, syndrome de levée d'obstacle... ou extrarénales (NaU < 20 mmol/l) par diarrhées, vomissements, aspiration gastrique, 3e secteur, grands brûlés
– Perte de poids, tachycardie, hypoTA orthostatique, pli cutané, choc – Hémoconcentration : ↑ Ht, ↑ Hb, ↑ Prot (sauf si anémie et dénutrition) ; natrémie normale si DEC pure ; possible IRA fonctionnelle
– Traitement étiologique et symptomatique (ex. : expansion volémique si choc) – Arrêt des diurétiques et adaptation des traitements si IRA fonctionnelle associée ; apport d'eau + sel, oral si possible ou IV (SSI 9 g/l ou SG 5 % + NaCl 4-6 g/l) ± KCl selon l'iono et l'étiologie ; volumes : selon perte de poids + compensation des pertes digestives + pertes insensibles
Déshydratation globale (DEC + DIC)
Pertes d'eau et de sel (eau > sel) rénales (NaU > 20 mmol/l) par hyperosmolalité diabétique, hypercalcémie, levée d'obstacle... ou extrarénales (NaU < 20 mmol/l) par diarrhées, sueurs abondantes...
– Traitement étiologique et symptomatique (ex. : expansion volémique si choc) – Arrêt des diurétiques et adaptation des traitements si IRA fonctionnelle associée ; apport d'eau oral (ou SNG) si possible ou IV (SG 2,5 % ou SG 5 %) ± NaCl selon la natrémie ± KCl selon l'iono et l'étiologie. Volumes : *cf.* DEC
Déshydratation intracellulaire (DIC)
Hypernatrémie par perte d'eau rénale (diabète insipide et néphrogénique) Hyperosmolalité plasmatique (décompensation diabétique, mannitol)
– Perte de poids, soif, sécheresse des muqueuses, hyperthermie ; signes de gravité : confusion, coma, convulsion – ↑ Osmolalité plasmatique (calculée ± mesurée), ↑ Na ≥ 145 mmol/l, possibles signes de décompensation diabétique selon l'étiologie
– Traitement étiologique – Apport d'eau oral (ou SNG) si possible ou IV de SG 2,5 % ou SG 5 % ± KCl selon l'iono et l'étiologie ; volumes (en litres) : poids habituel x 0,6 [(natrémie/140) – 1] + apports journaliers et pertes insensibles ± insuline ± desmopressine

IRA : insuffisance rénale aiguë ; IRC : insuffisance rénale chronique ; ISA : insuffisance surrénalienne aiguë ; NTIC : néphropathie tubulo-interstielle chronique ; SIADH : syndrome de sécrétion inapproprié en ADH ; SNG : sonde nasogastrique ; SSI : sérum salé isotonique

PERFUSIONS : SCHÉMAS THÉRAPEUTIQUES :
Troubles hydro-électriques (II)

Hyperhydratations = hyponatrémies

– Éliminer une fausse hyponatrémie (hyperlipidémie ? hyperprotidémie ? hyperglycémie ?) → natrémie corrigée ?
– État d'hydratation extracellulaire ?
– Ionogramme ? Traitement en cours ?
– Hors signes neurologiques, corriger progressivement (risque de myélinolyse centro-pontine) et surveiller régulièrement

Hyperhydratation globale (HEC + HIC)

Inflation hydrique et sodée (eau > sel) : insuffisance cardiaque, syndrome néphrotique, décompensation œdémato-ascitique

– HIC : nausées et vomissements, anorexie, signes de gravité : céphalées, confusion, coma, convulsions ; hyponatrémie : Na ≤ 135 mmol/l
– HEC : prise de poids, œdèmes, ascite, épanchements pleuraux, anasarque ; hémodilution : ↓ Ht, ↓ Hb, ↓ Prot

– Traitement étiologique et symptomatique
– Restriction hydrique : 400-500 ml/jour + NaCl : 4 g/jour + furosémide : 40-60 mg/jour

Hyperhydration intracellulaire + déshydratation extracellulaire (HIC + DEC)

Déplétion d'eau et de sel (sel > eau) rénale (NaU > 20 mmol/l) par diurétiques, ISA, levée d'obstacles... ou extrarénale (NaU < 20 mmol/l) par diarrhées, vomissements, 3e secteur, grands brûlés

– HIC : nausées et vomissements, anorexie ; signes de gravité : céphalées, confusion, coma, convulsions ; hyponatrémie : Na ≤ 135 mmol/l
– DEC : *cf.* ci-dessus

– Traitement étiologique et symptomatique
– Arrêt des diurétiques et adaptations posologiques des traitements si IRA fonctionnelle, apport d'eau + sel, oral si possible ou IV (SSI 9 g/l ou SG 5 % + NaCl 4-6 g/l) ± KCl selon l'iono et l'étiologie ; volumes : selon perte de poids, par ex. NaCl : 0,6 x poids x (140 – Na)
– Restriction hydrique : 400-500 ml/jour + NaCl : 4 g/jour + furosémide : 40-60 mg/jour

Hyperhydratation intracellulaire + état d'hydratation EC normal (DIC isolée)

Hyponatrémie de dilution : SIADH, potomanie, IRC

– HIC : nausées et vomissements, anorexie ; signes de gravité : céphalées, confusion, coma, convulsions
– Hyponatrémie : Na ≤ 135 mmol/l

– Traitement étiologique si possible
– Arrêt du traitement suspect si SIADH, restriction hydrique (ex. : 400-500 ml/jour), apports sodés normaux

IRA : insuffisance rénale aiguë ; IRC : insuffisance rénale chronique ; SIADH : syndrome de sécrétion inapproprié en ADH ; SNG : sonde nasogastrique ; SS : serum salé isotonique

PERFUSIONS : SCHÉMAS THÉRAPEUTIQUES :
Déséquilibres acido-basiques (I)

Acidose métabolique
↓ pH < 7,37, ↓ RA < 22 mmol/l $PaCO_2$: ↓ si compensation adaptée par hyperventilation
1. Tableau clinique et biologique : – Tachypnée/polypnée ; signes de gravité : choc, oligurie, contexte (diabète, sepsis, post-opératoire) 2. Orientation étiologique (calcul du TA = Na + K – Cl – HCO_3) : – TA > 16 = surcharge d'acide → IRA et IRC ; acidose lactique ; acidocétose (diabétique, de jeûne, alcoolique) ; intoxications par acides exogènes (aspirine, EG, alcool méthylique...) – TA non élevé = perte de bicarbonates (→ diarrhées, fistule, laxatifs ; acidoses tubulaires, ISA), dilution 3. Principes du traitement : – Traitement étiologique ± alcalinisation IV après avis d'un réanimateur si perte de bicarbonates et acidose marquée (ex. : pH < 7,20 et RA < 15), traitement étiologique inefficace, hyperkaliémie grave associée
Acidose respiratoire
↓ pH < 7,37 et ↑ $PaCO_2$ > 44 mmHg PaO_2 : souvent ↓ (↓ pH + ↑ $PaCO_2$ + ↓ PaO_2 = hypoventilation alvéolaire) ↑ RA = hypercapnie chronique ; N = hypercapnie aiguë (ou chronique + IRC)
1. Tableau clinique et biologique : – Sueurs, HTA, céphalées ; signes de gravité : confusion, coma 2. Orientation étiologique : – Pathologie pulmonaire chronique/aiguë : obstructive (BPCO, IRCO, AAG) ou restrictive (fibrose, séquelles de TBK, obésité, déformation rachidienne) – Hypoventilation alvéolaire neurologique : bradypnée par oxygénothérapie excessive, intoxication (opiacés, BZD...), AVC, SLA, SGB, myasthénie 3. Principes du traitement : – Traitement étiologique : pas d'alcalinisation IV + traitement d'un facteur iatrogène éventuel : arrêt/diminution du débit d'O_2, antagonisation BZD/opiacés – VNI voire intubation et ventilation mécanique après avis d'un réanimateur selon l'étiologie et le facteur causal aigu

AAG : asthme grave aigu ; AVC : accident vasculaire cérébral ; BCPO : broncho-pneumopathie chronique obstructive ; BZD : benzodiazépines ; Cl U : chlore urinaire ; EG : éthylène glycol ; IRA/IRC : insuffisance rénale aiguë/chronique ; IRCO : insuffisance respiratoire chronique obstructive ; ISA : insuffisance surrénale aiguë ; RA : réserve anionique (HCO_3^-) ; SGB : syndrome de Guillain-Barré ; SLA : sclérose latérale amyotrophique ; TA : trou anionique ; TBK : tuberculose ; VNI : ventilation non-invasive

PERFUSIONS : SCHÉMAS THÉRAPEUTIQUES :
Déséquilibres acido-basiques (II)

Alcalose métabolique
↑ pH > 7,43 ; ↑ RA > 25 mmol/l $PaCO_2$: parfois ↓ par compensation
1. Tableau clinique et biologique : – Signes cliniques non spécifiques + contexte (post-opératoire, traitement actuel, déshydratation...) ; signes de gravité : hypoK + anomalies ECG ; hypochlorémie fréquente 2. Orientation étiologique (Cl U et pH U aident au diagnostic étiologique) : – Pertes acides digestives (vomissements, aspirations gastriques, tumeur villeuse...) ou urinaires (furosémide, thiazidique, hypercorticisme, hyperaldostéronisme...) – Apports excessifs de bicarbonates ou alcalose de contraction (déshydratation) 3. Principes du traitement : – Traitement étiologique + correction d'un facteur d'entretien (déshydratation, hypokaliémie, hypoprotidémie...) – Recharge potassique orale ou IVSE (si VVC) si hypokaliémie profonde et signes ECG, surveillance en unité de soins intensifs
Alcalose respiratoire
↑ pH > 7,43 ; ↓ $PaCO_2$ < 36 mmHg RA parfois ↓ par compensation ; PaO_2 peut être > 100 mmHg
1. Tableau clinique et biologique : – Signes cliniques non spécifiques + contexte 2. Orientation étiologique : – Dyspnée/polypnée (+ PaO_2 "normale-basse") → EP, OAP, pneumopathie, choc ; hyperventilation → douleur, anxiété ou origine centrale (AVC) ; intoxication à l'aspirine (phase initiale), à la théophylline 3. Principes du traitement : – Traitement étiologique

AAG : asthme grave aigu ; AVC : accident vasculaire cérébral ; BCPO : broncho-pneumopathie chronique obstructive ; BZD : benzodiazépines ; Cl U : chlore urinaire ; EG : éthylène glycol ; IRA/IRC : insuffisance rénale aiguë/chronique ; IRCO : insuffisance respiratoire chronique obstructive ; ISA : insuffisance surrénale aiguë ; pH U : pH urinaire ; RA : réserve anionique (HCO_3^-) ; SGB : syndrome de Guillain-Barré ; SLA : sclérose latérale amyotrophique ; TA : trou anionique ; TBK : tuberculose ; VNI : ventilation non-invasive

Solutés glucosés injectables

Soluté glucosé hypotonique *Remboursement 65 %-Coll*

GLUCOSE à 2,5 %	Fl. 100 ml, 500 ml ou 1 000 ml	Glucose .... 25 g/l Calories .... 100 kcal/l Osmolarité = 140 mOsm/l

Soluté glucosé isotonique *Remboursement 65 %-Coll*

GLUCOSE à 5 %	Amp. 10 ml ou 20 ml Fl. 100 ml, 250 ml, 500 ml ou 1 000 ml	Glucose .... 50 g/l Calories .... 200 kcal/l Osmolarité = 280 mOsm/l

Solutés glucosés hypertoniques *Remboursement 65 %-Coll*

GLUCOSE à 10 %	Amp. 10 ml ou 20 ml Fl. 125 ml, 250 ml, 500 ml ou 1 000 ml	Glucose .... 100 g/l Calories .... 400 kcal/l Osmolarité = 560 mOsm/l
GLUCOSE à 15 %	Amp. 10 ml ou 20 ml Fl. 250 ml, 500 ml ou 1 000 ml	Glucose .... 150 g/l Calories .... 600 kcal/l Osmolarité = 840 mOsm/l
GLUCOSE à 20 %	Amp. 10 ml ou 20 ml Fl. 125 ml, 250 ml, 500 ml ou 1 000 ml	Glucose .... 200 g/l Calories .... 800 kcal/l Osmolarité = 1 120 mOsm/l
GLUCOSE à 30 %	Amp. 10 ou 20 ml Fl. 125 ml, 250 ml, 500 ml ou 1 000 ml	Glucose .... 300 g/l Calories .... 1 200 kcal/l Osmolarité = 1 680 mOsm/l
GLUCOSE à 50 %	Fl. 125 ml, 250 ml, 500 ml ou 1 000 ml	Glucose .... 500 g/l Calories .... 2 000 kcal/l Osmolarité = 2 800 mOsm/l

De nombreux solutés glucosés injectables avec apport d'ions intégrés sont également sur le marché.
Se reporter aux concentrations ioniques indiquées sur leur flacon.

Contre-indications
Inflation hydrique

Propriétés

– Solutés stériles d'eau et de glucose (glucide rapidement métabolisable apportant 4 cal/g)
– Diffusion rapide dans le secteur intracellulaire

Indications

– *Solutés hypotoniques :*
  – Réhydratation des patients au cours des états hyperosmolaires
– *Solutés isotoniques :*
  – Réhydratation en cas de déshydratation avec perte d'eau supérieure à la perte de chlorure de sodium
  – Prévention des états de déshydratation
  – Véhicule de certains médicaments administrables en perfusion IV
– *Solutés hypertoniques :*
  – Hypoglycémie sévère avec troubles neuropsychiatriques (20 ml de glucosé 30 % puis glucosé 10 % ou collation avec glucides à absorption rapide et lente)
  – Coma inexpliqué : test diagnostique par 20 ml de glucosé 30 % IVL (0,5-1 g/kg chez l'enfant, renouvelable ; délai d'action : 1 minute)
  – Apport calorique glucidique parentéral

Effets indésirables

– *Solutés hypotoniques et isotoniques* (en cas de perfusion trop abondante) :
  – Diurèse osmotique
  – Hyperhydratation extracellulaire
– *Solutés hypertoniques :*
  – **Surdosage** : hyperglycémie ; hyperosmolarité plasmatique et déshydratation intracellulaire ; risque d'hyperkaliémie en cas d'utilisation prolongée d'un soluté glucosé avec apport de chlorure de potassium
  – Trombophlébite en cas d'administration sur cathéter veineux périphérique
  – Nécrose cutanée en cas d'extravasation
  – Stéatose hépatique en cas d'utilisation prolongée

Précautions d'emploi

– *Voie d'administration :*
  – Solutés isotoniques : voie IV périphérique ou centrale, voie sous-cutanée possible
  – Solutés d'osmolarité supérieure à 800 mOsm/l : voie IV centrale
  – Asepsie rigoureuse à la pose et changement régulier des cathéters périphériques
– *Surveillance :*
  – Clinique : point de perfusion, état d'hydratation, diurèse, poids, bilan entrées/sorties
  – Biologique : glycémie/glycosurie, ionogramme sanguin, phosphorémie, hématocrite, bilan lipidique
– *Terrains particuliers :*
  – Diabétique : surveillance accrue de la glycémie capillaire et insulinothérapie si besoin
  – Alcoolique : prescription simultanée de vitamines B1, B6 et PP (risque de Gayet-Wernicke)
– *Débits de perfusion :*
  – Vitesse de perfusion régulière avec perfuseur à pompe électrique, dosiflow ou consulter le tableau en début de chapitre
  – Arrêt brutal : risque d'hypoglycémie, surtout si insulinothérapie associée

Solutés salés injectables

Solutés salés isotoniques *Remboursement 65 %-Coll*

CHLORURE DE SODIUM ISOTONIQUE à 0,9 %	Amp. 2 ml, 5 ml, 10 ml ou 20 ml Fl. 125 ml, 250 ml, 500 ml ou 1 000 ml	NaCl .... 9 g/l Sodium .... 154 mmol/l Chlore .... 154 mmol/l Osmolarité = 308 mOsm/l

Solution de Ringer[G]

RINGER	Fl. 250 ml, 500 ml ou 1 000 ml	NaCl .... 8,6 g/l Sodium .... 147 mmol/l Chlorure .... 155-156 mmmol/l Potassium .... 4 mmol/l Calcium .... 2,2 mmol/l Osmolarité = 310 mOsm/l

Solutions "balancées" de cristalloïdes *Remboursement 65 %-Coll*

RINGER LACTATE	Fl. 125 ml, 250 ml, 500 ml ou 1 000 ml	NaCl .... 6 g/l Sodium .... 130 mmol/l Chlore .... 112 mmol/l Lactate .... 28 mmol/l Potassium .... 5,4 mmol/l Calcium .... 1,82 mmol/l Osmolarité = 280 mOsm/l
ISOFUNDINE	Fl. 250 et 500 ml	NaCl .... 6,8 g/l Sodium .... 145 mmol/l Chlorure .... 127 mmol/l Potassium .... 4 mmol/l Magnésium .... 1 mmol/l Calcium .... 2,5 mmol/l Acétate .... 24 mmol/l Malate .... 5 mmol/l Osmolarité = 309 mOsm/l

Solutés salés hypertoniques *Remboursement 65 %-Coll*

CHLORURE DE SODIUM HYPERTONIQUE à 10 %	Amp. 10 ml = 1 g Amp. 20 ml = 2 g	NaCl .... 100 g/l Sodium .... 1 711 mmol/l Chlore .... 1 711 mmol/l Osmolarité = 3 418 mOsm/l
CHLORURE DE SODIUM HYPERTONIQUE à 20 %	Amp. 10 ml = 2 g Amp. 20 ml = 4 g	NaCl .... 200 g/l Sodium .... 3 422 mmol/l Chlore .... 3 422 mmol/l Osmolarité = 6 838 mOsm/l

Contre-indications

Rétention hydrosodée : insuffisance cardiaque, syndrome œdémato-ascitique des cirrhoses, syndrome néphrotique
Hyponatrémie de dilution

Propriétés

- Solutés stériles de cristalloïdes contenant de l'eau et du chlorure de sodium, associés à du lactate, du potassium et du calcium dans le Ringer lactate et à de l'acétate, du malate, du potassium, du calcium et du magnésium dans l'Isofundine
- Diffusion dans le compartiment extracellulaire avec pouvoir d'expansion volémique faible (20 à 25 %) et de courte durée d'action (1 à 2 heures)

1 g de NaCl = 17 mmol Na^+ = 400 mg Na^+
2,5 g de NaCl = 43,5 mmol Na^+ = 1 000 mg Na^+

Indications

- *Soluté isotonique, Ringer et Ringer lactate :*
  - Rééquilibration ionique par apport de chlorure et de sodium
  - Déshydratation extracellulaire et hypovolémie (choc hémorragique, sepsis sévère et choc septique, phase initiale de l'expansion volémique dans les brûlures étendues et syndromes de Lyell, etc.)
- *Isofundine :*
  - Véhicule de certains médicaments administrables en perfusion IV
  - Mêmes indications lorsqu'une acidose est imminente ou avérée
- *Solutés salés hypertoniques :*
  - Correction des pertes électrolytiques avec apport d'eau limité
  - Apport de sodium avec volume d'eau limité pour nutrition parentérale

Effets indésirables

- En cas de perfusion trop rapide et/ou trop abondante : hyperhydratation à prédominance extracellulaire et risque d'œdème aigu du poumon

Précautions d'emploi

- *Voie d'administration :*
  - Voie intraveineuse périphérique ou centrale ; solutés isotoniques : voie sous-cutanée possible
  - Asepsie rigoureuse à la pose et changement régulier des cathéters périphériques
- *Surveillance :*
  - Clinique : point de perfusion, état d'hydratation, diurèse, poids, bilan entrées/sorties
  - Biologique : ionogramme sanguin, phosphorémie, hématocrite
- *Terrains particuliers* : risque de surcharge hydrosodée en cas d'insuffisance cardiaque, de cirrhose, d'insuffisance rénale
- *Ringer lactate* : risque d'alcalose métabolique, d'hyperkaliémie, d'hypercalcémie en cas d'apports excessifs
- *Débits de perfusion* : vitesse de perfusion régulière avec perfuseur à pompe électrique, dosiflow ou consulter le tableau en début de chapitre

Incompatibilités physico-chimiques

- Amphotéricine B, norépinéphrine, lactobionate d'érythromycine (utiliser le sérum glucosé à 5 % comme vecteur pour ces produits), sang (incompatibilité avec le Ringer lactate qui contient du calcium), mannitol, streptomycine

Solutés alcalinisants injectables

Bicarbonate de sodium isotonique *Remboursement 65 %-Coll*

BICARBONATE DE SODIUM ISOTONIQUE à 1,4 %	Fl. 50 ml à 1 000 ml Amp. 10 ml ou 20 ml	$NaHCO_3$ .... 14 g/l Sodium .... 166 mmol/l Bicarbonate ...... 166 mmol/l

Solutés alcalinisants hypertoniques *Remboursement 65 %-Coll*

BICARBONATE DE SODIUM SEMI-MOLAIRE à 4,2 %	Fl. 125 ml à 500 ml Amp. 10 ml ou 20 ml	$NaHCO_3$ .... 42 g/l Sodium .... 500 mmol/l Bicarbonate ...... 500 mmol/l
BICARBONATE DE SODIUM MOLAIRE à 8,4 %	Fl. 125 ml à 250 ml Amp. 10 ml ou 20 ml	$NaHCO_3$ .... 84 g/l Sodium .... 1 000 mmol/l Bicarbonate ... 1 000 mmol/l

1 g de $NaHCO_3$ = 12 mmol de HCO_3^- + 12 mmol de Na^+

Contre-indications
Celles des alcalinisants : états d'alcalose, acidose respiratoire Celles du sodium : rétention hydrosodée, hyperosmolarité plasmatique, insuffisance cardiaque, syndrome œdémato-ascitique

Propriétés

- Solutés alcalinisants d'eau stérile et de bicarbonate de sodium
- Équilibration acido-basique du plasma par apports d'ions bicarbonate dans les acidoses métaboliques par déplétion de bicarbonates
- Effet hypokaliémiant par transfert intracellulaire de potassium

Indications

- Acidose métabolique par pertes de bicarbonates, digestives ou tubulaires : apport de 50 % de la dose calculée par la formule suivante :
  dose en mmol = poids corporel x 0,4 x ($[HCO_3^-]$ cible – $[HCO_3^-]$ mesurée)
- Hyperkaliémie menaçante : bicarbonate molaire, 50 à 100 ml sur 5 à 20 minutes
- Certaines intoxications (éthylène glycol, aspirine, phénobarbital, antidépresseurs tricycliques avec élargissement du QRS, etc.)
- Rhabdomyolyse (bénéfice non validé)
- Les acidoses lactiques et acidocétosiques relèvent essentiellement d'un traitement étiologique

Effets indésirables

- Risque d'hypokaliémie par transfert intracellulaire de potassium
- Solutés hypertoniques : risque de thrombophlébite et de nécrose cutanée en cas d'injection extraveineuse
- **Surdosage** : en cas de perfusion trop rapide et/ou trop abondante, hypokaliémie, surcharge hydrosodée et œdème aigu pulmonaire, hyperexcitabilité neuromusculaire et dépression respiratoire par alcalose métabolique

Précautions d'emploi

- *Administration après avis spécialisé et mutation en réanimation si nécessaire*
- *Voie d'administration :*
  - Solutés isotoniques : voie IV périphérique ou centrale ; solutés hypertoniques : IV centrale
  - Asepsie rigoureuse à la pose et changement régulier des cathéters périphériques
- *Surveillance :*
  - Clinique : point de perfusion, état d'hydratation, diurèse, poids, bilan entrées/sorties
  - Biologique : gaz du sang et pH sanguin/urinaire, ionogramme sanguin dont kaliémie (supplémentation potassique attentive)
  - ECG : pour les solutés hypertoniques
- *Débits de perfusion* : vitesse de perfusion régulière avec perfuseur à pompe électrique, dosiflow ou consulter le tableau en début de chapitre

Incompatibilités physico-chimiques (avec des médicaments administrés de façon concomitante)

- Bêta-lactamines, tétracyclines, aminosides, rifamycine, aspirine, atropine, chlorure et gluconate de calcium, insuline, morphine, dopamine, vitamines B, vitamine C

Solutés de remplissage vasculaire (I) :
Solutés colloïdes (I)

Hydroxyéthylamidons (HEA) *Réservé aux hôpitaux-Coll*

HYPERHES (HEA 200/0,5)	Poche de 250 ml	Hydroxyéthylamidon .... 60 g/l Sodium .... 1 232 mmol/l Chlorures .... 1 232 mmol/l Osmolarité = 2 464 mOsm/l Poids moléculaire = 200 000 daltons Taux de substitution molaire = 0,5
ISOVOL 6 % (HEA 130/0,4)	Poche de 500 ml	Hydroxyéthylamidon .... 60 g/l Chlorure de sodium .... 2,25 g/l Chlorure de potassium .... 0,30 g/l Chlorure de calcium .... 0,37 g/l Chlorure de magnésium .... 0,20 g/l Acétate de sodium .... 3,27 g/l Acide malique .... 0,67 g/l Osmolarité = 296 mOsmol/l Poids moléculaire = 130 000 daltons Taux de substitution molaire = 0,4
RESTORVOL 6 % (HEA 130/0,42)	Poche de 500 ml	Hydroxyéthylamidon .... 60 g/l Sodium .... 154 mmol/l Chlorures .... 154 mmol/l Osmolarité = 309 mOsm/l Poids moléculaire = 130 000 daltons Taux de substitution molaire = 0,42
VOLUVEN (HEA 130/0,4)	Poche de 500 ml	Hydroxyéthylamidon .... 60 g/l Sodium .... 154 mmol/l Chlorures .... 154 mmol/l Osmolarité = 308 mOsm/l Poids moléculaire = 130 000 daltons Taux de substitution molaire = 0,4

Contre-indications

Hypersensibilité aux hydroxyéthylamidons
Patients de réanimation (augmentation du risque rénal)
Patients atteints de sepsis (augmentation du risque rénal)
Patients brûlés
Insuffisance rénale ou hémodialyse
Insuffisance cardiaque congestive décompensée
Hémorragie intracrânienne ou cérébrale
Patients en surcharge hydrique dont œdème pulmonaire
Patients déshydratés, troubles hydroélectrolytiques
Troubles de l'hémostase constitutionnels ou acquis
Insuffisance hépatique sévère
Grossesse, accouchement (*cf.* Précautions d emploi)

Propriétés

- Solutés de colloïdes constitués d'hydroéthylamidons (polysaccharides naturels modifiés) de haut poids moléculaire (130 000 à 200 000 daltons) associés à du chlorure de sodium isotonique généralement ou hypertonique (Hyperhes)
- Expansion volémique rapide et transitoire (délai et durée d'action de 10 minutes et 6 à 8 heures environ respectivement), supérieure ou égale au volume perfusé
- Une réévaluation européenne en raison d'effets indésirables et d'une mortalité accrue par rapport aux autres solutés, en particulier cristalloïdes, a conduit à restreindre les indications

Indications

- Traitement de l'hypovolémie due à des pertes sanguines aiguës lorsque l'utilisation de cristalloïdes seuls est jugée insuffisante
- *NDR : le traitement doit être utilisé à la dose efficace la plus faible sur une durée la plus courte possible, sous surveillance hémodynamique continue afin que la perfusion puisse être arrêtée dès que l'objectif hémodynamique est atteint*

Effets indésirables

- Hyperhydratation avec risque d'œdème aigu pulmonaire sur terrains particuliers (cirrhose, insuffisance rénale ou cardiaque, sujet âgé)
- Insuffisance rénale aiguë postopératoire en cas d'hypoperfusion rénale concomitante
- Troubles de la coagulation et accidents hémorragiques après utilisation prolongée
- Élévation transitoire de l'amylasémie
- Réactions allergiques cutanées et chocs anaphylactiques (très rares)
- Surcharge hépatique des cellules de Küpffer en cas d'utilisation prolongée

Précautions d'emploi

- *Voie d'administration* : voie IV stricte, périphérique ou centrale
- *Surveillance* :
  - Clinique : pression artérielle, fréquence cardiaque, diurèse, auscultation pulmonaire, état d'hydratation, PVC
  - Biologique : fonction rénale, bilan d'hémostase et hématocrite
  - Risque allergique : perfusion lente des 10-20 premiers millilitres et arrêt immédiat en cas de frissons, malaises, éruption cutanée, dyspnée, aggravation du choc
- *Débit de perfusion* : 500 ml en 10 à 15 minutes chez l'adulte et l'enfant > 25 kg, renouvelable (sauf Hyperhes : administration unique), sans dépasser dose cumulée recommandée de 33 ml/kg/jour le premier jour puis de 20 ml/kg/jour ensuite
- Grossesse : contre-indication car risque de souffrance fœtale en cas de choc
- ***Associations déconseillées*** : héparine et HBPM (risque hémorragique accru)

Solutés de remplissage vasculaire (II) :
Solutés colloïdes (II)

Gélatines fluides sans calcium *Remboursement 100 %-Coll*

GÉLOFUSINE 4 % Délai d'action < 15 minutes Durée d'action = 4 à 6 heures	Poche de 500 ml	Gélatine fluide .... 40 g/l Sodium .... 154 mmol/l Chlorures .... 125 mmol/l Osmolarité = 279 mOsm/l
PLASMION Délai d'action < 15 minutes Durée d'action = 4 à 6 heures	Poche de 500 ml	Gélatine fluide .... 30 g/l Sodium .... 150 mmol/l Chlorures .... 100 mmol/l Potassium .... 5 mmol/l Lactates .... 30 mmol/l Magnésium .... 1,5 mmol/l Osmolarité = 295 mOsm/l

Contre-indications
Hypersensibilité connue ou suspectée aux solutions de gélatine
Troubles majeurs de la coagulation
Hyperkaliémie et alcalose métabolique (pour le Plasmion)
Grossesse (*cf.* Précautions d'emploi)

Propriétés

- Solutés stériles de colloïdes naturels constitués de molécules protéiques de poids moléculaire d'environ 25 000 daltons, obtenues à partir de gélatine dénaturée
- Expansion volémique rapide, en théorie égale au volume perfusé (supérieure aux solutés cristalloïdes mais inférieure aux hydroxyéthylamidons)
- Demi-vie plasmatique de l'ordre de 3 à 4 heures, extravasation rapide vers le secteur interstitiel, élimination par filtration glomérulaire
- Pas d'effets cliniques notables sur l'hémostase

Indications

- Expansion volémique au cours des chocs hémorragiques, traumatiques, septiques, toxiques, vasoplégiques
- Expansion volémique chez les grands brûlés
- Hypotension au cours des anesthésies générales

Effets indésirables

- Rares réactions allergiques cutanées, très rares chocs anaphylactiques
- Perturbation de la lecture des groupes sanguins
- Risque d'aggravation d'une hyperkaliémie pour le Plasmion
- **Surdosage** : hyperhydratation et risque d'œdème aigu pulmonaire

Précautions d'emploi

- *Voie d'administration* : voie IV stricte, périphérique ou centrale
- *Surveillance :*
  - Clinique : pression artérielle, fréquence cardiaque, diurèse, auscultation pulmonaire, état d'hydratation, PVC
  - *Risque allergique* : perfusion lente des 10 à 20 premiers millilitres et arrêt immédiat en cas de frissons, malaises, éruption cutanée, dyspnée, aggravation du choc
- *Terrains particuliers* : risque de surcharge hydrosodée en cas d'insuffisance cardiaque, cirrhose, insuffisance rénale
- *Débits de perfusion* : 500 ml en 10 à 15 minutes chez l'adulte et l'enfant de plus de 25 kg, renouvelable
- *En cas de perfusion rapide* : réchauffer la poche à 37-40 °C
- *Grossesse* : contre-indication (risque de souffrance fœtale en cas de choc anaphylactique)

Incompatibilités physico-chimiques

- Ne pas mélanger à d'autres substances médicamenteuses en perfusion

Albumine humaine

Albumine humaine iso-oncotique à 4 % et 5 %

Liste I-Réservé aux hôpitaux-Coll

ALBUNORM 40 mg/ml VIALEBEX 40 mg/ml Délai d'action = immédiat Durée d'action = 1 à 3 heures *Conserver de + 2 °C à + 25 °C et à l'abri de la lumière*	Fl. 100 ml = 4 g Fl. 250 ml = 10 g Fl. 500 ml = 20 g	Solution prête à l'emploi injectable en perfusion **IV**, de composition suivante : Albumine .... 40 g/l Sodium .... 150 mmol/l Eau ppi .... qs
ALBUNORM 50 mg/ml VIALEBEX 50 mg/ml Délai d'action = immédiat Durée d'action = 1 à 3 heures *Conserver de + 2 °C à + 25 °C et à l'abri de la lumière*	Fl. 100 ml = 5 g Fl. 250 ml = 12,5 g Fl. 500 ml = 25 g	Solution prête à l'emploi injectable en perfusion **IV**, de composition suivante : Albumine .... 50 g/l Sodium .... 157 mmol/l Eau ppi .... qs

Albumine humaine hyperoncotique à 20 % *Liste I-Réservé aux hôpitaux-Coll*

ALBUMINE 200 mg/ml ALBUNORM 200 mg/ml VIALEBEX 200 mg/ml Délai d'action = immédiat Durée d'action = 1 à 3 heures *Conserver de + 2 °C à + 25 °C et à l'abri de la lumière*	Fl. 10 ml = 2 g Fl. 50 ml = 10 g Fl. 100 ml = 20 g	Solution prête à l'emploi injectable en perfusion **IV**, de composition suivante : Albumine .... 200 g/l Sodium .... 150 mmol/l Eau ppi .... qs

Contre-indications
Hypersensibilité à l'un des composants

Propriétés

- Solutés de colloïde naturel obtenus par fractionnement de plasma humain
- Expansion volémique immédiate, égale à 80 % (albumine à 4-5 %) ou 300-400 % (albumine à 20 %) du volume perfusé
- Demi-vie plasmatique de l'ordre de 4 heures (en fonction de la perméabilité capillaire)

Indications

- *Albumine à 4 % et à 20 %*
  - Expansion volémique chez l'adulte et l'enfant, nécessitant l'utilisation d'une solution colloïdale alors que les colloïdes artificiels sont contre-indiqués ou ont été utilisés à leur posologie maximale, notamment chez les brûlés graves, au cours des échanges plasmatiques, chez la femme enceinte, dans le syndrome de Lyell
  - Expansion volémique chez la femme enceinte en situation de pré-éclampsie, en présence d'une fuite protéique importante, démontrée par une hypoprotidémie
- *Albumine à 20 %*
  - Remplissage vasculaire en présence d'un syndrome œdémateux majeur chez l'adulte et l'enfant, associé à une hypoalbuminémie profonde, notamment chez les patients de réanimation et au cours de la réaction du greffon contre l'hôte
  - Dans la cirrhose de l'adulte et de l'enfant, en cas de ponction d'ascite de volume important, d'infection spontanée du liquide d'ascite et en péri-opératoire de transplantation hépatique
  - Prévention de l'ictère nucléaire du nouveau-né en cas d'hyperbilirubinémie menaçante
  - Hypoalbuminémie profonde et symptomatique chez le nouveau-né et le nourrisson
  - Expansion volémique chez le nouveau-né en cas d'hypovolémie non corrigée par le remplissage aux cristalloïdes
  - Maladies congénitales de la bilirubine : hyperbilirubinémies libres menaçantes, notamment la maladie de Crigler-Najjar

Effets indésirables

- Rares bouffées vaso-motrices, nausées et réactions fébriles transitoires en cas d'administration trop rapide, cédant à l'arrêt ou à la réduction du débit de la perfusion
- Exceptionnels chocs anaphylactiques
- **Surdosage** : risque d'hypervolémie et d'œdème aigu pulmonaire
- Risque de transmission d'agent infectieux non nul mais très réduit par sélection stricte des donneurs, contrôle des dons et des pools de plasma vis-à-vis du VIH, VHA, VHB, VHC

Précautions d'emploi

- *Voie d'administration* : voie IV stricte, périphérique ou centrale
- *Surveillance* : pression artérielle, fréquence cardiaque, diurèse, auscultation pulmonaire, état d'hydratation, PVC
- *Terrains particuliers* : risque de surcharge hydrosodée et d'œdème aigu pulmonaire en cas d'insuffisance cardiaque et d'insuffisance rénale anurique
- *Débit de perfusion* : adapté à chaque situation particulière, de l'ordre de 1 à 2 ml/min

Remarques

- L'hypoprotidémie en elle-même n'est pas une indication
- L'albumine ne doit pas être employée comme un soluté de remplissage dans le choc septique

Notes

Chapitre 23

Toxicologie

TOXICOLOGIE : Schémas thérapeutiques

Intoxications aiguës : principes généraux de prise en charge

Mesures initiales	Arrêt cardio-respiratoire → appel du 15 (*cf.* Mémo urgences vitales) Vérification de la liberté des voies aériennes supérieures Évaluation de l'état de conscience (score de Glasgow)
Interrogatoire	Nature/quantité du/des toxique(s) ? Horaire ? Alcoolisation associée ? Contexte : intoxication volontaire/accidentelle Antécédents et traitements réguliers Appréciation du risque suicidaire éventuel
Examen clinique	Fonctions vitales Tableaux cliniques évocateurs d'étiologies toxiques ("toxidromes")
Examens paracliniques	Ionogramme sanguin, GDS (acidose ? trou anionique ?) Dosages toxicologiques éventuels ECG (troubles du rythme ou de conduction ?)

→ **Appréciation de la gravité** (avérée ou potentielle) : orientation du patient

→ **Appel du 15/de la réanimation** : avis pour évaluation de la gravité ± transfert

→ **Appel du centre antipoison** si besoin (évaluation de la gravité, produits rares et méconnus...)

Décontamination/élimination des toxiques	**Décontamination cutanée/muqueuse** si nécessaire **Décontamination digestive :** Sirop d'Ipéca → n'est plus recommandé Lavage gastrique → indications limitées ; utilisation restrictive Charbon activé (CA) → indications limitées ; utilisation restrictive --- **Alcalinisation des urines** : Intoxication aux salicylés sans critères de dialyse, après avis spécialisé --- **Épuration extrarénale (hémodialyse)** : Certaines intoxications avec signes de gravité, après avis spécialisé (salicylés, lithium, éthanol, méthanol, éthylène glycol, théophylline)
Traitements par antidotes	En cas d'antidote spécifique et en l'absence de contre-indication Après avis spécialisé si nécessaire (réanimation/centre antipoison)
Mesures symptomatiques et suppléances d'organes	Coma et troubles de la conscience (après échec d'un traitement antidotique éventuel) et/ou détresse respiratoire et anoxie : intubation trachéale et ventilation mécanique Choc : expansion volémique ± amines vasopressives et/ou inotropes Troubles hydroélectrolytiques : réhydratation et corrections Arythmies (selon les indications et l'hémodynamique) : atropine voire entraînement électro-systolique (bradycardie sinusale), cardioversion électrique, lidocaïne, sulfate de magnésium ; attention aux anti-arythmiques Trouble conductif (effet stabilisateur de membrane) : alcalinisation Convulsions : benzodiazépines Rhabdomyolyse : hydratation ; EER si insuffisance rénale anurique
Prévention	Prévention primaire : produits toxiques et pharmacie à l'abri des enfants Prise en charge du risque suicidaire ; respect des règles de prescription Prévention secondaire : évaluation psychiatrique et orientation spécialisée

TOXICOLOGIE : Schémas thérapeutiques

Intoxications aiguës : antidotes et principes de prise en charge spécifique

Principales intoxications	Traitement antidotique disponible	Prise en charge spécifique (en plus des mesures symptomatiques)
Anticoagulants	Vitamine K + CCP humain (PFC si indisponible)	Arrêt des AVK Geste d'hémostase si nécessaire
Antidépresseurs tricycliques	$NaHCO_3$ molaire si dysrythmie et/ou QRS > 100 ms et/ou hypotension	Lidocaïne si échec de l'alcalinisation BZD si convulsions EV ± noradrénaline si choc
Aspirine	Non	Alcalinisation ; EER
AINS	Non	Hydratation ; mesures symptomatiques
Benzodiazépines	Flumazénil	EV ± noradrénaline si choc
Bêta-bloquants	Gucagon IV (5-10 mg puis 1-5 mg/h) (faible niveau de preuve)	Atropine IV si bradycardie Adrénaline ou isoprénaline si échec ou état de choc BZD si convulsions
Colchicine	Non	Discuter charbon activé ± soutien transfusionnel
Cyanures	Hydroxocobalamine (EDTA dicobaltique)	Oxygène
Digitaliques	Anticorps spécifiques si critères de gravité	Discuter CA ; atropine si bradycardie ; cordarone ou EES si anticorps indisponibles (anti-arythmiques proscrits)
Éthylène-glycol (EG) Méthanol, di-EG	4-méthylpyrazol (éthanol)	Mesures symptomatiques EER
Inhibiteurs calciques	Insuline IV + Glucose IV 10 U puis 0,5 U/h	CA si forme LP ; gluconate de Ca ; glucagon ; atropine ; amines ± EV ; EES

BZD : benzodiazépines ; CA : charbon activé ; CEE : choc électrique externe ; EER : épuration extrarénale ; EES : entraînement électrosystolique ; EV : expansion volémique ; TV : tachycardie ventriculaire

TOXICOLOGIE : Schémas thérapeutiques

Intoxications aiguës : antidotes et principes de prise en charge spécifique (suite)

Principales intoxications	Traitement antidotique disponible	Prise en charge spécifique (en plus des mesures symptomatiques)
Isoniazide	Pyridoxine (vitamine B6)	Mesures symptomatiques
Lithium	Non	Discuter l'irrigation digestive Mesures symptomatiques EER si critères de gravité
Métaux lourds	Traitements chélateurs selon avis spécialisé	Mesures symptomatiques
Méthémoglobinémies toxiques	Bleu de méthylène	Éviction de l'agent causal Oxygène
Monoxyde de carbone (CO)	O_2 Oxygénothérapie hyperbare	Mesures symptomatiques
Neuroleptiques	Non	EV ± amines si choc ; Lidocaïne ou CEE si TV ; MgSO4 si torsade de pointe ; Refroidissement ou BZD si syndrome malin
Opiacés	Naloxone	Mesures symptomatiques
Organophosphorés	Pralidoxime	Mesures symptomatiques Atropine ; BZD si convulsion
Paracétamol	N-acétylcystéine	Évaluation du taux de prothrombine Paracétamolémie
Sulfamides hypoglycémiants	Octréotide IV (50-100 µg/8-12 h)	Glucosé hypertonique IV

BZD : benzodiazépines ; CA : charbon activé ; CEE : choc électrique externe ; EER : épuration extrarénale ; EES : entraînement électrosystolique ; EV : expansion volémique ; NAD : noradrénaline ; TV : tachycardie ventriculaire

Évacuation digestive : Lavage gastrique

Adulte : lavage gastrique à l'eau tiède légèrement salée (4 g de NaCl par litre d'eau), la quantité totale nécessaire étant d'environ 10 à 15 l
Enfant : lavage gastrique avec un mélange contenant 50 % d'eau tiède et 50 % de sérum physiologique, la quantité totale nécessaire étant d'environ 100 ml/kg

Contre-indications

Intoxications par ingestion de produits caustiques (eau de Javel notamment) ou de produits moussants, ou de produits dérivés du pétrole
Comas ou troubles de la conscience en l'absence d'intubation trachéale

Propriétés

- Le lavage gastrique permet de diminuer la quantité des toxiques ingérés depuis moins de 1 heure, et, en association aux prélèvements sanguins et urinaires, d'identifier un toxique non connu
- Il n'est pas utile dans les intoxications vues après la première heure ou celles par benzodiazépines et hypnotiques apparentés, et il n'est presque plus utilisé dans les services d'urgence (remplacé par le charbon activé dans les intoxications de faible à moyenne gravité, chez le patient peu ou pas symptomatique à l'admission)
- Cependant, certains produits peuvent retarder la vidange gastrique (antidépresseurs), former des agglomérats intragastriques (carbamates) ou avoir une libération digestive prolongée, et, dans ces cas, il ne peut être exclu que l'efficacité du lavage gastrique s'étende un peu au-delà de la première heure

Indications (bénéfice non établi, utilisation restrictive)

- Ingestion depuis moins de 1 heure d'une substance toxique engageant le pronostic vital
- *NDR : l'utilisation du Sirop d'Ipéca, à action émétisante, n'est plus recommandée*

Effets indésirables (fréquents)

- Réflexe nauséeux empêchant de déglutir la sonde, qui devra être réintroduite après une nouvelle lubrification par un gel d'anesthésique local
- Malaise vagal lors de l'introduction de la sonde gastrique
- Lésions traumatiques bucco-pharyngées, œsophagiennes, voire dentaires, minimisées actuellement par l'emploi de tubes souples
- Risque d'inhalation bronchique avec possibilité de pneumopathie d'inhalation en cas de troubles de la conscience si le ballonnet trachéal est insuffisamment gonflé, ou en cas d'ingestion de produits moussants ou de dérivés du pétrole
- Risque d'œsophagite et/ou perforation gastrique si ingestion de produits caustiques
- Risque d'hyponatrémie ou d'hypernatrémie en cas d'erreur dans la concentration en sodium du liquide de lavage gastrique (normalement 4 g de NaCl par litre d'eau)

Précautions d'emploi

- Troubles de la conscience → protéger absolument les voies respiratoires par une intubation trachéale avec une sonde à ballonnet correctement gonflé
- Mesurer les quantités employées ainsi que les quantités extraites
- Contrôler et rééquilibrer si besoin l'ionogramme plasmatique
- Conserver du liquide de lavage pour l'identification des toxiques

Adsorbants en toxicologie : Charbon activé

Charbon et intoxications

TOXICARB *Disponible en ville-Coll*	Suspensions prêtes à l'emploi en flacons plastiques contenant 250 ml (50 g) ou 60 ml (12 g)	Par la bouche ou par une sonde gastrique : posologie ci-dessous
CARBOMIX *Réservé aux hôpitaux-Coll*	Granulés (50 g) à diluer dans 250 ml d'eau	*Idem*

Contre-indications
Intoxications par produits caustiques ou substances mal adsorbées par le charbon : sels de métaux (fer, lithium, métaux lourds), alcools (éthanol, éthylène-glycol, méthanol) et autres agents (cyanures, solvants, acides, bases...)

Propriétés

– Charbon dit activé (car ayant subi une pyrolyse et une oxydation afin de le rendre plus adsorbant), pouvant adsorber un grand nombre de produits chimiques et de médicaments, réduisant l'absorption intestinale du toxique et celle d'éventuels métabolites excrétés dans la bile (en empêchant leur cycle entéro-hépatique)

Indications et posologie

– Intoxications et surdosages médicamenteux quand les substances en cause peuvent être présentes dans le tube digestif (après ingestion récente, dans l'heure qui suit, et/ou en raison d'un métabolisme avec cycle entéro-hépatique, en particulier pour la carbamazépine, la dapsone, la digitoxine, le phénobarbital, la quinine, la théophylline, etc.)
– Posologie : 50 g chez l'adulte (1 g/kg chez l'enfant), puis si besoin (en fonction de l'avis d'un centre antipoison) 25 g chez l'adulte (0,5 g/kg chez l'enfant) toutes les 4 à 6 heures pendant 24 à 48 heures
– Peut être utilisé, selon les cas, seul (quand le patient est conscient et que la substance ingérée est faiblement toxique) ou après l'évacuation digestive du toxique

Effets indésirables et précautions d'emploi

– Constipation, d'autant plus importante qu'on répète la prise (et qui peut réduire l'action du charbon en facilitant le relargage des toxiques) → l'évacuation intestinale peut être accélérée ensuite par le sulfate de sodium (30 g dans 250 ml d'eau chez l'adulte)
– Possibilité de vomissements en cas d'ingestion trop rapide de trop grandes quantités (pouvant entraîner des fausses routes et une pneumopathie d'inhalation)
– Le charbon peut fixer certains antidotes utilisés par voie orale (dont l'acétylcystéine) et colore les selles en noir

Toxiques carbo-adsorbables (liste non exhaustive : consulter les centres antipoison)
Paraquat (herbicide extrêmement répandu, occupant le 7e rang mondial des produits phyto-sanitaires), produits agricoles organo-chlorés et organo-phosphorés
AINS, alcaloïdes de l'ergot, amiodarone, antidépresseurs tricycliques, antihistaminiques, barbituriques, benzodiazépines, bêta-bloquants, carbamazépine, chloroquine, cimétidine, cocaïne, colchicine, cyanure, dapsone, datura, digitaliques, disopyramide, flécaïnide, inhibiteurs calciques, iode, méthotrexate, néfopam, paracétamol, phénothiazines, phénytoïne, quinine, quinidine, salicylés, sulfamides, théophylline, triméthoprime, valproate, warfarine...

Antidotes par voie orale (I)

Iodure de potassium (comprimés) *Pharmacie Centrale des Armées*

IODURE DE POTASSIUM (10 cp. sécables et solubles dosés à 65 ou 130 mg d'iodure de potassium) *Disponibles en pharmacie d'officine* *Conserver à moins de + 25 °C et à l'abri de la lumière* *Stabilité d'environ 3 ans (ne pas utiliser de comprimés devenus brunâtres, inactifs)*	Comprimés solubles dans l'eau, le lait ou un jus de fruit, pour masquer le goût métallique : A. 1 cp. E. ≥ 12 ans : 1 cp. E. < 12 ans : 1/2 cp. N. < 36 mois et nouveau-né : 1/4 cp. (prise répétée après 36 heures si besoin, en fonction des recommandations)

Propriétés

- Produit absolument indispensable en cas de contamination par l'iode radioactif afin d'en bloquer la capture thyroïdienne (prévention du risque de cancer de la thyroïde), utilisable *impérativement* même en cas de grossesse et d'allaitement, devant être à la disposition immédiate de toute la population habitant **dans un rayon de 20 km autour d'une centrale nucléaire** et chez les sujets se rendant dans des zones à risque

Indications (sur instructions formelles des autorités compétentes)

- Prévention de l'accumulation d'iode radioactif au niveau de la thyroïde en cas de possibilité de contamination par des radioéléments émis accidentellement par une installation nucléaire

Précautions d'emploi

- Pour être pleinement efficace, l'administration doit avoir lieu **dès l'alerte nucléaire**, au mieux avant la propagation du nuage radioactif (car protection presque absolue si prise dans les 12 heures précédant l'exposition, chutant à 80 % après 2 heures, 40 % après 8 heures et 7 % après 24 heures)
- Les enfants, les adolescents et les femmes enceintes présentent un plus grand risque de contamination : l'administration chez la femme enceinte (*impérative*) au cours du 3e trimestre de grossesse nécessitera un suivi obstétrical et du nouveau-né, cette dose massive d'iode pouvant induire un blocage de la fonction thyroïdienne du fœtus
- Consulter un médecin après la prise d'iodure de potassium en cas de pathologie thyroïdienne évolutive, de grossesse ou d'allaitement, ou d'enfant < 10 ans

Effets indésirables (rares)

- Troubles digestifs : gastralgies, vomissements, diarrhée
- Éruptions cutanées bénignes
- Gêne thyroïdienne douloureuse
- Exceptionnels : réactions d'hypersensibilité à l'iode (lésions cutanées hémorragiques, parotidite, fièvre, arthralgies, œdème de Quincke, dyspnée)

Interactions médicamenteuses

- Nécessité d'un intervalle d'au moins 2 heures entre la prise d'iodure et d'antiacides

Remarque

- En l'absence d'iodure de potassium, la prise de cordarone peut être envisagée en cas de contamination radioactive

Antidotes par voie orale (II)

Succimer ou DMSA ou Acide 2,3-dimercaptosuccinique

SUCCICAPTAL *Liste I-65 %-Coll* *Disponible en ville* *Conserver à moins de + 25 °C et à l'abri de la lumière et de l'humidité*	15 gél. 200 mg (excipient contenant du lactose)	Par voie orale : A. et E. > 8 kg 10 mg/kg toutes les 8 heures pendant 5 jours, puis toutes les 12 heures x 15 jours (D. max. : 1,8 g/jour)

Contre-indications

Allergie connue au produit

Galactosémie congénitale, syndrome de malabsorption du glucose et du galactose ou déficit en lactase (car présence de lactose)

Propriétés

– Antidote utilisable par voie orale, chélateur de certains métaux lourds (plomb, mercure, nickel, arsenic, cadmium) avec lesquels il forme des complexes hydrosolubles stables éliminés par les urines (75 % en 24 heures, avec une demi-vie d'élimination de 3 heures), ayant l'avantage de ne pas entraîner de déplétion en éléments essentiels (calcium, fer, cuivre, zinc)

Indications

– Intoxication par le plomb, seul en cas d'intoxication modérée (plombémie entre 2,25 et 3,5 µmol/l soit 450-700 µg/l) ou en association avec l'EDTA calcicodisodique en cas d'intoxication plus grave (> 3,5 µmol/l soit 700 µg/l) ou en présence de signes neurologiques

– Intoxication par le mercure

Effets indésirables

– Rares : nausées, vomissements, diarrhée ou constipation, perte d'appétit, élévation faible et transitoire des transaminases et phosphatases alcalines, hyperéosinophilie

– Très rares : odeur désagréable, rhinite, toux, éruptions cutanées pouvant nécessiter l'arrêt du traitement

Précautions d'emploi

– Grossesse et allaitement : utilisation déconseillée (absence de données)

– Élimination urinaire, l'administration supposant une fonction rénale normale

– Surveillance hématologique en cas de déficit en G6PD

Terre de Fuller ou Terre à foulon (Montmorillonite)

FULLER'S EARTH (après évacuation digestive)	*Per os* : 150 g de Terre de Fuller (ou 50 sachets d'Actapulgite ou de Bedelix), ou à défaut 150 g de charbon activé (produits à diluer dans 1 l d'eau)

Chélateur utilisé après vomissements provoqués par apomorphine ou lavage gastrique dans les intoxications par Paraquat (herbicide extrêmement répandu).

Antidotes injectables (I) : Antidote des benzodiazépines

Flumazénil[G] *Liste I-Réservé aux hôpitaux et à la trousse d'urgence médicale*

FLUMAZÉNIL Délai d'action = 1 à 2 minutes Durée d'action = 1 à 2 heures	Sol. inj. 0,1 mg/ml Amp. 5 ml = 0,5 mg Amp. 10 ml = 1 mg	Voie **IV** (en 15 secondes) : posologie ci-dessous

Contre-indications

Hypersensibilité au flumazénil ou aux benzodiazépines
Produit non recommandé pendant la grossesse

Propriétés

- Imidazo-benzodiazépine, antagoniste compétitif au niveau des récepteurs centraux des benzodiazépines, inhibant aussi les effets d'agonistes non-benzodiazépiniques (par exemple : zopiclone, zolpidem)
- Action très rapide (30 à 60 secondes), demi-vie de 30 minutes (action diminuant après 45 minutes environ pour disparaître en 2 heures), élimination essentiellement extrarénale après biotransformation hépatique en acide carboxylique inactif

Indications et posologie

- En soins intensifs : 0,3 mg par voie IV lente, en 15 secondes, puis titration si nécessaire (0,1 à 0,2 mg toutes les 60 secondes = 0,2 à 0,8 mg en moyenne, sans dépasser 2 mg) :
  - Diagnostic et/ou traitement d'un surdosage en benzodiazépines
  - Diagnostic étiologique d'un coma inexpliqué (mais *cf.* Précautions d'emploi)
  - Traitement des intoxications aiguës par les benzodiazépines
- En anesthésiologie : 0,2 mg par voie IV lente, en 15 secondes, puis titration si besoin (0,1 mg toutes les 60 secondes = 0,3 à 0,6 mg en moyenne, sans dépasser 1 mg) :
  - Interruption de l'anesthésie générale induite et/ou maintenue par benzodiazépine
  - Interruption des effets sédatifs des benzodiazépines utilisées lors de la prémédication avant les interventions à but diagnostique ou thérapeutique
  - Neutralisation des réactions paradoxales induites par les benzodiazépines
  - En pédiatrie : 0,01 mg/kg en IV lente toutes les 2 minutes jusqu'à obtention des signes d'éveil

Effets indésirables (rares)

- Transitoires (15 minutes environ) : nausées et/ou vomissements (en anesthésiologie surtout), angoisse, agitation, palpitations, tremblements (si injection trop rapide)
- Risque de syndrome de sevrage chez les patients traités au long cours et/ou à doses élevées par des benzodiazépines, notamment chez les épileptiques → utiliser avec prudence dans ces cas et injecter par voie IV lente une benzodiazépine si besoin

Précautions d'emploi

- Utilisation déconseillée, du fait du risque de convulsions, en cas d'intoxication polymédicamenteuse prouvée (dont les antidépresseurs tricycliques) ou suspectée (coma agité ou hypertonique, syndrome anticholinergique ou pyramidal, anomalies de l'ECG)
- Intoxications par benzodiazépines : la demi-vie courte du flumazénil (inférieure à celle de la plupart des benzodiazépines) peut nécessiter un traitement d'entretien (perfusion IV à la dose de 0,1 à 0,4 mg/h) et impose une surveillance intensive en raison des risques de réendormissement secondaire et de convulsions, notamment en cas de prise associée d'autres toxiques (alcool, antidépresseurs)
- En anesthésiologie : neutraliser complètement le bloc neuromusculaire avant l'administration, mais laisser persister en post-opératoire un certain degré de sédation chez les patients anxieux (notamment coronariens) et au décours des interventions importantes

Antidotes injectables (II) : Antidote des morphiniques

Naloxone[G] *Liste I-Non remboursé-Coll*

NARCAN Délai d'action = 30-180 secondes Durée d'action = 20 minutes à 3 heures *Conserver à l'abri de la lumière*	10 amp. 1 ml = 0,4 mg	Par voie IV, IM ou SC : posologie ci-dessous

Contre-indications
Hypersensibilité connue à la naloxone

Propriétés

- Antagoniste pur, spécifique et compétitif des opiacés, dénué de tout effet agoniste notamment sans effet dépresseur respiratoire (contrairement à la nalorphine), antagonisant les effets dépresseurs des opiacés (myosis, dont la réduction témoigne de l'action du produit, dépression respiratoire, état comateux), mais sans action sur certains de leurs effets stimulants (excitation et convulsions)
- Délai d'action de 30 secondes à 2 minutes et durée d'action de 20 à 45 minutes en IV, délai d'action de 1 à 3 minutes et durée d'action de 2 à 3 heures par voie IM ou SC, dégradation hépatique rapide avec cycle entéro-hépatique et élimination urinaire (70 % en 72 heures)

Indications et posologie

- Diagnostic différentiel des comas toxiques : 0,4 mg par voie IV à répéter à intervalles de 3 à 5 minutes (≤ 10 mg) → reconsidérer le diagnostic d'intoxication opiacée si pas de modifications cliniques
- Traitement des intoxications aiguës par des opiacés : 0,4 mg par voie IV, puis 0,1 mg par voie IV toutes les minutes jusqu'à obtention d'une ventilation efficace, en pratiquant des réinjections ou mieux une perfusion continue si besoin selon la durée d'action du produit en cause (2 mg dans 500 ml de sérum salé isotonique ou glucosé à 5 %, débit adapté pour une fréquence respiratoire ≥ 15/min)
- Dépression respiratoire néonatale d'origine morphinique : 0,01 mg par voie IV (répété si besoin après 2 à 3 minutes) ou par voie IM (répété si besoin après 20 minutes)
- Anesthésiologie : traitement des dépressions respiratoires dues aux morphiniques en fin d'intervention (1 à 2 µg/kg par voie IV à répéter si besoin après quelques minutes selon l'effet recherché)
- Confirmation de la non-dépendance aux opiacés chez le toxicomane sevré : 0,2 mg par voie IV puis 0,6 mg en l'absence de signes de sevrage après 2 à 3 minutes

Effets indésirables

- Nausées et vomissements (à fortes doses)
- En cas de réversion trop rapide des effets des morphiniques chez les sujets atteints d'affections cardio-vasculaires graves : risques de tachycardie, hypertension artérielle, troubles de l'excitabilité cardiaque et œdème pulmonaire
- Possibilité de déclenchement d'un syndrome de sevrage aigu chez les sujets en état de dépendance aux opiacés en cas d'emploi de doses trop importantes

Antidotes injectables (III)

Acétylcystéine injectable *Liste II- Réservé aux hôpitaux-Coll*

FLUIMUCIL 5 g/25 ml Acétylcystéine ou N-acétylcystéine Délai d'action = 30 minutes Durée d'action = 4 heures *Conserver à l'abri de la lumière*	Fl. 5 g/25 ml (à diluer dans du G5)	Perfusion **IV** lente : 150 mg/kg en 60 minutes *(dilués dans 250 ml de G5),* puis 50 mg/kg en 4 heures *(dilués dans 500 ml de G5),* puis 100 mg/kg en 16 heures *(dilués dans 1 000 ml de G5)*

Contre-indications

Hypersensibilité ou intolérance connue à l'acétylcystéine

Propriétés

– Précurseur du glutathion, pénètrant dans les cellules, utilisé pour neutraliser le métabolite hépatotoxique du paracétamol (N-acétyl-p-benzoquinone-imine) lors des intoxications aiguës par cet analgésique-antipyrétique

Indications

– Intoxication aiguë par le paracétamol, en cas d'intoxication grave (dose supposée ingérée ≥ 125 mg/kg ou paracétamolémie en zone toxique d'après le diagramme de Prescott) ou lorsque l'administration de N-acétylcystéine par voie orale est impossible (vomissements ou prise préalable de charbon activé)

Effets indésirables

– Nausées, vomissements
– Réactions anaphylactoïdes rares (risque et gravité majorés par un surdosage ou une vitesse de perfusion trop rapide) : rash cutané, œdème de Quincke, bronchospasme, voire choc anaphylactique imposant l'arrêt immédiat de la perfusion et la mise en place d'un traitement symptomatique
– Réaction inflammatoire locale en cas d'extravasation

Précautions d'emploi

– Toute intoxication par le paracétamol doit faire l'objet d'un dosage plasmatique en urgence, son résultat étant interprété en fonction de l'heure de la prise (s'il est connu) ou de la cinétique de la paracétamolémie (diagramme de Prescott) ; à titre indicatif : taux toxiques si > 200 mg/l à la 4e heure, 100 mg/l à la 8e heure, 60 mg/l à la 10e heure, 30 mg/l à la 15e heure
– En cas d'intoxication non grave, et en l'absence de vomissement et de prise préalable de charbon activé, l'utilisation de N-acétylcystéine par voie orale est possible (Mucomyst solution, *cf.* le chapitre "Pneumologie")
– En cas d'intoxication grave suspectée (dose intégrée ≥ 125 mg/kg) ou si le dosage n'est pas disponible en urgence, débuter le traitement sans attendre le résultat de la paracétamolémie et le poursuivre tant qu'elle reste dans la zone toxique
– En cas d'intoxication grave compliquée d'insuffisance hépato-cellulaire, prendre un avis spécialisé pour discuter l'indication de transplantation hépatique et poursuivre le traitement (300 mg/kg/24 h)

Antidotes injectables (IV)

Bleu de méthylène injectable ou Méthylthioninium injectable

METHYLTHIONINIUM CHLORIDE PROVEBLUE (1) *Conserver à l'abri de la lumière, à température ambiante*	5 amp. 10 ml = 50 mg	A. et E. : perfusion **IV** (2)

1. Réservé aux hopitaux et à l'usage en situation d'urgence.
2. Posologie : 1 à 2 mg/kg, en 5 à 10 minutes, à répéter si nécessaire après 1 heure (D. max. : 7 mg/kg).

Contre-indications
Hypersensibilité connue au chlorure de méthylthioninium Déficit en glucose-6-phosphate déshydrogénase (G6PD) et en NADPH-réductase Méthémoglobinémie induite par le nitrite de sodium ou le chlorate

Propriétés et indications

- Antidote oxydo-réducteur permettant la réduction de méthémoglobine en hémoglobine, utilisé dans les intoxications sévères induites par des produits chimiques ou des médicaments. Utilisation en réanimation pour un taux de méthémoglobine ≥ 30 % avec hypoxie
- Efficacité rapide (1 heure) sur la cyanose ; en cas d'échec, renouveler l'injection, sans dépasser la dose cumulée maximale (risque de méthémoglobinémie induite)
- En cas d'inefficacité, rechercher : un déficit en G6PD, une poursuite de l'intoxication, le rôle d'aniline ou de chlorates, une sulfhémoglobinémie associée

Précautions d'emploi

- Dilution dans du sérum glucosé à 5 % (ne pas diluer dans du chlorure de sodium) ; injection lente en IV (pas d'utilisation SC ou intrathécale)
- Hypoglycémie : administration concomitante de glucose pour l'efficacité du traitement
- Insuffisance rénale sévère : réduction des doses (élimination rénale)
- Allaitement, nouveaux-nés et nourrissons : utilisation non recommandée
- Grossesse, myasthénie : utilisation non recommandée, sauf pronostic vital engagé

Effets indésirables

- Confusion, céphalées, anxiété, nausées, vomissements, hypertension
- Risque de méthémoglobinémie induite et d'hémolyse, réactions anaphylactiques

Méthémoglobinisants (toxiques)	
Composés non organiques	Chlorates (herbicides, colorants...) Nitrites (engrais pour plantes, Ajax vitres, poudre à fusil...) Nitrates et sous-nitrates, gaz nitreux (NO, NO_2)
Composés organiques	Aminobenzène (ou aniline) et dérivés, naphtaline Anesthésiques : benzocaïne, lidocaïne, prilocaïne Appâts anti-fourmis, bleu de méthylène à forte dose Chloroquine, pentaquine, primaquine, quinine, résorcine Nitrobenzène et dérivés, nitrotoluène et dérivés Nitrites organiques, nitroglycérine *Poppers* (nitrites d'amyles) Sulfones (dapsone) et sulfamides (sulfhémoglobinémie)

Antidotes injectables (V)

Anticorps antidigitaliques *Liste I-Réservé aux hôpitaux-ATU nominative*

DIGIFAB 40 (1) Délai d'action = 30 minutes *Conserver de + 2 °C à + 8 °C*	Fl. 40 mg (diluer le flacon dans 4 ml d'eau stérile ppi puis utilisation dans les 4 heures)	Perfusion **IV** en 30 minutes à travers un filtre millipore : posologie ci-dessous

1. Mise à disposition à titre exceptionnel et transitoire.

Contre-indications

Allergie aux globulines de mouton

Propriétés

- Fragments Fab d'anticorps antidigitaliques d'origine ovine dont l'affinité pour la digoxine est plus élevée que celle de la digoxine pour son récepteur. La digoxine, attirée à distance des récepteurs du tissu cardiaque, est éliminée avec les Fab dont la demi-vie d'élimination plasmatique est d'environ 16 à 20 heures chez les sujets dont la fonction rénale est normale
- Efficacité rapide : amélioration des signes cliniques en 30 minutes

Indications

- Intoxication digitalique grave lorsque la correction des déséquilibres électrolytiques est jugée insuffisante

Posologie

- 40 mg (1 flacon) lient environ 0,5 mg de digoxine
- Ingestion aiguë d'une quantité inconnue chez l'adulte et l'enfant > 20 kg : en cas d'intoxication potentiellement mortelle, 20 flacons peuvent être administrés. Si un arrêt cardiaque semble imminent, 1 flacon peut être administré en bolus IV
- Ingestion aiguë d'une quantité connue chez l'adulte et l'enfant > 20 kg : dose proportionnelle au nombre de comprimés de digoxine (0,25 mg = 10 flacons pour 25 comprimés)
- Intoxication lors d'un traitement chronique : dose (nombre de flacons)
  = concentration sérique de digoxine (ng/ml) x poids (kg)/100
  ou = concentration sérique de digitoxine (ng/ml) x poids (kg)/1 000

Effets indésirables

- Rares cas de réactions allergiques (éruption, tremblements, frissons, urticaire, thrombocytopénie), mais le produit peut être réadministré

Précautions d'emploi

- Une surveillance ECG continue doit être assurée pendant l'administration et au moins les 24 heures suivantes
- L'administration du produit interfère avec les dosages radio-immunologiques de la digoxine
- Les concentrations sériques de potassium doivent être attentivement surveillées, en raison du risque initial potentiellement mortel d'hyperkaliémie puis celui d'hypokaliémie induit par le traitement
- La prise en charge des effets toxiques d'autres médicaments ne doit pas être négligée, en particulier en l'absence d'amélioration après 30 minutes
- Grossesse : utilisation possible si les symptômes mettent en jeu le pronostic vital

Antidotes injectables (VI)

Fomépizole ou 4-méthylpyrazole *Liste I-Réservé aux hôpitaux-Coll*

FOMÉPIZOLE AP-HP	5 amp. 20 ml = 100 mg (diluer dans 250 ml de soluté glucosé ou salé isotonique)	Par voie **IV** lente (45 minutes) : 15 mg/kg (dose de charge) puis 5 à 10 mg/kg toutes les 12 heures selon les dosages plasmatiques des toxiques

Contre-indications
Allergie connue aux pyrazolés

Propriétés

- Inhibiteur compétitif de l'alcool déshydrogénase, bloquant la formation de métabolites toxiques de l'éthylène-glycol et du méthanol qui sont alors éliminés par voie urinaire
- Le fomépizole a une plus longue durée d'action que l'éthanol (bloquant aussi l'alcool déshydrogénase à forte dose) avec l'intérêt de ne pas induire d'intoxication éthylique

Indications

- Intoxication aiguë par l'éthylène-glycol (antigel, lave-vitre, produits ménagers, etc.), l'alcool méthylique ou le méthanol et, par extension, intoxication au di-éthylène-glycol (antigel, solvants, adoucissants textiles)

Effets indésirables

- Étourdissements, vertiges, sensation d'ébriété, céphalées, nausées, vomissements, douleur au point d'injection, veinite, élévation des transaminases
- Réactions allergiques : prurit, éruptions cutanées, éosinophilie → si réaction allergique majeure, arrêt de la perfusion, traitement symptomatique, débuter un traitement par l'éthanol et envisager une hémodialyse (qui permet d'éliminer rapidement l'éthylène-glycol, le méthanol et de corriger l'acidose induite par ces toxiques)

Précautions d'emploi

- Utilisation après avis spécialisé en milieu de surveillance continue :
  - Clinique : absence de signes allergiques, amélioration des troubles de conscience
  - Biologique : ionogramme sanguin créatinine, gaz du sang (acidose métabolique à trou anionique élevé), dosage du toxique en cause ; surveillance des transaminases à distance du traitement
- Terrains particuliers :
  - Insuffisance rénale : avis spécialisé pour épuration extrarénale en urgence (coma, troubles visuels, acidose persistante, pH < 7,10 à l'admission, etc.) pendant laquelle on maintiendra une perfusion continue de 1 mg/kg/h
  - Grossesse : à n'utiliser que si nécessaire

Antidotes injectables (VII)

Pralidoxime *Non remboursé-Coll*

CONTRATHION Délai d'action = quelques minutes Durée d'action = environ 1 heure *Conserver à l'abri de la lumière*	10 fl. à 2 % (200 mg) + 10 ml de NaCl 0,9 %	Par voie **IM** ou **SC** ou orale ou **IV** lente (1 ml/min) : A. 200 à 400 mg, puis jusqu'à 400 mg/h ou 1 à 3 g toutes les 5 heures par voie orale E. 20 à 40 mg/kg, puis jusqu'à 10 mg/kg/h

Contre-indications
Hypersensibilité au pralidoxime

Propriétés

- Antidote des produits organophosphorés, agissant par régénération des cholinestérases en déplaçant les organophosphorés de leur site d'action

Indications

- Intoxication par les dérivés organophosphorés anticholinestérasiques (contenus dans certains insecticides)

Effets indésirables

- Malaise, vertiges, diplopie, vision floue, céphalée, tachycardie

Précautions d'emploi

- Commencer le traitement au plus tôt (la pralidoxime a peu d'effet si le délai entre l'intoxication et le début du traitement est supérieur à 36 heures)
- Initier une décontamination cutanée en cas d'exposition externe ou un lavage gastrique (même tardif) en cas d'ingestion
- Toujours associer le traitement symptomatique en milieu spécialisé adapté : atropine (2 mg IVD puis 2 mg toutes les 10 minutes jusqu'à apparition de signes d'atropinisation) et ventilation artificielle après intubation trachéale si nécessaire
- Diminuer la posologie en cas d'insuffisance rénale
- Grossesse : il n'y a ni données fiables de tératogénèse chez l'animal, ni données cliniques suffisantes ou pertinentes pour évaluer un éventuel effet malformatif ou fœtotoxique. Malgré cela, la pralidoxime peut être prescrite si besoin chez la femme enceinte, compte tenu de la gravité de l'intoxication
- Allaitement : à éviter (absence de données)

Antidotes injectables (VIII)

Dimercaprol *Liste II-Non remboursé-Coll*

B.A.L. Durée d'action = 4 heures environ	12 amp. 2 ml = 200 mg + Butacaïne 1 mg (solution huileuse à injecter avec une seringue en verre)	Par voie **IM** stricte (seringue en verre) : 3 mg/kg par injection toutes les 4 heures x 2 jours, toutes les 6 heures le 3e jour, puis 2 fois/jour x 10 jours

Contre-indications

Hypersensibilité au dimercaprol ou à la butacaïne ou à un autre constituant
Utilisation concomitante de fer (toxicité du complexe B.A.L.-fer)

Propriétés

– Chélateur de l'arsenic, du mercure, de l'or, du plomb, actif pendant environ 4 heures, éliminé en moins de 24 heures dans les urines sous forme de complexes stables en milieu alcalin

Indications

– Intoxications saturnines sévères (plombémie > 5 µmol/l soit 1 000 µg/l et/ou signes neurologiques), en association avec l'EDTA calcicodisodique selon avis spécialisé
– Intoxications aiguës par l'arsenic avant la phase anurique, ou par les sels d'or
– Intoxications aiguës par le mercure inorganique (mais inefficacité à la phase d'anurie et sur l'élimination du mercure intracérébral)

Effets indésirables (environ 50 % des cas)

– Dose-dépendants : hypertension artérielle avec tachycardie (réversibles en 2 heures), nausées et parfois vomissements, céphalées, sensations de brûlures au niveau des lèvres, de la gorge, du pharynx, du pénis, et parfois de constriction du thorax ou des mains, hypersécrétion lacrymale avec rhinorrhée, sialorrhée, hypersudation, douleurs abdominales, dentaires et musculaires, et poussées fébriles chez l'enfant
– Risque d'hémolyse en cas de déficit en G6PD (probablement lié à la butacaïne)
– Douleurs locales au point d'injection intramusculaire, plus rarement abcès stérile
– **Surdosage** : hypertension artérielle, tachycardie, coma, convulsions

Précautions d'emploi

– Procéder à une décontamination cutanée ou oculaire par lavage abondant en cas d'exposition cutanée ou muqueuse et discuter une décontamination digestive dans les 6 premières heures
– Associer le traitement symptomatique en milieu spécialisé (expansion volémique, assistance ventilatoire, épuration extrarénale) selon les défaillances vitales
– Tester la sensibilité individuelle (ne pas dépasser 50 mg lors de la première injection)
– Nécessité absolue d'alcaliniser les urines pour éviter une toxicité rénale
– Insuffisance rénale : réduire la posologie à 2 mg/kg toutes les 12 heures (et n'utiliser qu'en l'absence d'anurie dans les néphrites mercurielles aiguës)
– Utiliser avec prudence en cas d'insuffisance hépatique, d'hypertension artérielle et de déficit en G6PD (risque d'hémolyse)
– Grossesse : effet tératogène par chélation du zinc à forte dose chez l'animal (l'emploi chez la femme enceinte dépendra du risque de l'intoxication)

Antidotes injectables (IX)

EDTA calcicodisodique *Liste II-65 %-Coll*

CALCIUM ÉDÉTATE DE SODIUM	10 amp. 10 ml = 500 mg	Perfusion **IV** lente (en 1 heure au minimum) : 1 amp. diluée dans 250 ml de soluté isotonique glucosé ou salé x 1 à 2 fois/24 h (cure de 3 à 5 jours à répéter après un intervalle de 7 jours)

Contre-indications
Insuffisance rénale, hypersensibilité au calcium édétate de sodium

Propriétés

– Chélateur de divers métaux lourds (plomb, cadmium, chrome, cobalt, cuivre, fer, manganèse, nickel, vanadium, zinc, métaux radioactifs) éliminé par filtration glomérulaire sous forme de complexes stables avec ces métaux (72 % en 24 heures)
– Ce produit n'est pas efficace dans les intoxications par arsenic, mercure, or

Indications

– Intoxications saturnines graves, en asociation avec le B.A.L ou le DMSA (Succicaptal) après avis spécialisé

Effets indésirables

– Risque de nécrose tubulaire rénale (rare si le mode d'emploi est respecté)
– Perfusion trop rapide : malaise, fièvre, céphalées, vomissements, hypotension transitoire, congestion nasale, mictions impérieuses
– Thrombophlébite locale en cas de dilution insuffisante ou perfusion trop rapide
– Réactions allergiques (éruptions cutanées, bronchospasme)
– Risque de mort par hypertension intracrânienne brutale en cas d'injection IV dans les encéphalopathies saturnines (associer avec le dimercaprol)
– **Surdosage** : insuffisance rénale aiguë par nécrose tubulaire

Précautions d'emploi

– Contrôler la fonction rénale avant et pendant le traitement
– Grossesse : effet tératogène non exclu chez l'animal (l'utilisation chez la femme enceinte dépendra du risque de l'intoxication)
– Surveillance rapprochée des fonctions rénales et hépatiques

Antidotes injectables (X)

Hydroxocobalamine en toxicologie *Réservé aux hôpitaux-Coll*

CYANOKIT *Conserver à l'abri de la lumière et à moins de + 25 °C*	Poudre pour solution 5 g + dispositif de transfert + 1 set de perfusion IV + 1 cathéter court (enfants)	A. et E. : perfusion **IV** entre 25 à 30 minutes de 70 mg/kg (5 g environ chez un adulte) en 25 à 30 minutes, à répéter si nécessaire 1 à 2 fois (perfuser alors en 30 à 120 minutes)

Contre-indications

Hypersensibilité connue à la vitamine B12 (exceptionnelle)
(contre-indications relatives vu le risque vital de l'intoxication)

Propriétés

- Antidote d'action rapide des cyanures minéraux ou organiques, agissant par complexation du cyanure avec formation de cyanocobalamine éliminée par les urines, considéré comme le plus efficace et le moins délétère des antidotes du cyanure
- Élimination urinaire avec demi-vie d'élimination de 3 à 19 heures (10 heures en moyenne)

Indications

- Intoxications aiguës par l'acide cyanhydrique et ses dérivés ou les produits induisant la formation de cyanure, à la suite d'exposition aux fumées d'incendie, d'ingestion, d'inhalation, de projection ou d'administration de nitroprussiate de sodium

Effets indésirables

- Coloration rosée des téguments et coloration rose à violet foncé des urines disparaissant en 7 jours, possibilité de vomissements si perfusion trop rapide
- Réactions allergiques (urticaire, choc anaphylactique)

Précautions d'emploi

- Utiliser le plus rapidement possible (en urgence sur le lieu même de l'accident, sans attendre les résultats du dosage des cyanures)
- L'hydroxocobalamine ne se substitue pas à l'oxygénothérapie ni aux mesures symptomatiques et ne doit pas en retarder la mise en œuvre
- Grossesse : utilisation à discuter selon l'état clinique et l'effet thérapeutique escompté (avec surveillance ultérieure accrue de la grossesse)

Incompatibilités physico-chimiques

- Ne pas mélanger en perfusion avec des solutions de thiosulfate

Antidotes injectables (XI)

Thiosulfate de sodium injectable

SODIUM THIOSULFATE *Disponible à la PCH*	Amp. 20 ml à 25 %	Perfusion **IV** à la dose de 50 ml en 10 à 20 minutes (2,5 à 5 ml par minute)

Propriétés et indications

- Antidote d'action lente, limitée au secteur intracellulaire (chélateur des ions cyanures, les transformant en thiocyanate atoxique éliminé par voie urinaire), utilisé dans les intoxications cyanhydriques en complément de la ventilation en oxygène pur (qui représente l'essentiel du traitement), de l'hydroxycobalamine et de la réanimation symptomatique (acidose métabolique, troubles hémodynamiques, convulsions)
- Ne pas mélanger dans le même flacon que l'hydroxocobalamine

EDTA dicobaltique

KÉLOCYANOR *Liste I-Non remboursé-Coll*	6 amp. 20 ml à 1,5 % = 300 mg	Injection **IV** le plus tôt possible de 1 à 2 amp., suivie de l'injection immédiate par la même aiguille de 50 ml de soluté glucosé à 30 %

Contre-indications
Hypersensibilité à l'édétate dicobaltique, allaitement

Propriétés

- Antidote formant des complexes cyanure-cobalt très stables éliminés par voie urinaire, mais souvent mal toléré (à n'utiliser qu'en cas d'intoxication cyanhydrique confirmée)
- En cas d'efficacité insuffisante (absence de remontée de la TA), une 3e ampoule peut être injectée après 15 minutes (mais toujours suivie de l'injection de 50 ml de soluté glucosé hypertonique à 30 % par la même aiguille)

Indications

- Intoxications cyanhydriques confirmées (mais remplacé par l'hydroxocobalamine) en complément de la ventilation en oxygène pur (qui représente l'essentiel du traitement) et de la réanimation symptomatique

Effets indésirables (fréquents)

- Nausées, vomissements, hémorragies gastro-intestinales
- Éruptions cutanées, œdème de la face
- Hypotension ou hypertension, douleurs angineuses, troubles du rythme cardiaque
- Agitation, tremblements, convulsions, hypersudation

Notes

Chapitre 24

Troubles métaboliques

TROUBLES MÉTABOLIQUES : Schémas thérapeutiques

Hyperlipoprotéinémies primitives

Hypercholestérolémie pure Type II a = fréquent Xanthomatoses Type II a majeur = rare	Régime hypocholestérolémiant et normalisation du poids corporel (1)	Hypocholestérolémiant si échec du régime ou d'emblée dans les formes importantes (2)

1. Le régime hypocholestérolémiant est indiqué dès que le LDL-cholestérol est ≥1,60 g/l.
2. Un hypocholestérolémiant (Statine, Colestyramine ou Fibrate) est indiqué si, malgré le régime, le LDL-cholestérol reste ≥ 2,20 g/l en l'absence d'autres facteurs de risque, ou ≥ 1,90 g/l en présence d'un autre facteur de risque (le sexe masculin en est un), ou ≥ 1,60 g/l en présence de plusieurs facteurs de risque, ou ≥ 1,30 g/l en prévention secondaire.

Hyperlipidémie combinée Type II b = fréquent (avec de fortes variations des paramètres lipidiques) ----- Dysbêtalipoprotéinémie Type III = rare (1 à 2 sujets/10 000)	Normalisation du poids corporel, *puis si besoin* suppression des sucres à index glycémique élevé et/ou de l'alcool (3)	– Si échec des mesures précédentes : Régime hypo-cholestérolémiant – Fibrate ou Statine en cas d'échec
Hypertriglycéridémie pure Type IV = assez fréquent (les formes alcoolo-dépendantes étant plus rares que les formes glucido-dépendantes)	Normalisation du poids corporel, *puis si besoin* suppression des sucres à index glycémique élevé et/ou de l'alcool (3)	Fibrate en cas d'échec

3. La normalisation du poids corporel et la suppression de l'alcool et/ou des sucres à index glycémique élevé sont extrêmement efficaces sur la "composante triglycérides" des hyperlipidémies mixtes (types II b et III) et pleinement efficaces dans la grande majorité des hypertriglycéridémies pures.

Hyperchylomicronémie Type I = exceptionnel	Régime pauvre en graisses avec "triglycérides à chaîne moyenne" comme source de lipides

Facteurs de risque cardio-vasculaire et objectifs thérapeutiques du LDL

- La cible thérapeutique choisie pour la prise en charge d'une dyslipidémie est le taux de LDL-cholestérol
- Le niveau de LDL-c cible dépend du nombre de facteurs de risque cardio-vasculaire
- Les facteurs de risque cardio-vasculaire (autres que l'hyper LDL-cholestérolémie) sont :
  - L'âge (≥ 50 ans chez l'homme, ≥ 60 ans chez la femme)
  - Les antécédents familiaux de maladie coronaire précoce (infarctus du myocarde ou mort subite avant 55 ans chez le père ou chez un parent de premier degré de sexe masculin, infarctus du myocarde ou mort subite avant 65 ans chez la mère ou chez un parent de premier degré de sexe féminin)
  - Tabagisme actuel ou arrêté < 3 ans
  - Hypertension artérielle
  - Diabète de type II
  - HDL-c < 0,40 g/l (la présence d'un HDL > 0,60 g/l est un facteur protecteur, que l'on peut soustraire au score de risque)

TROUBLES MÉTABOLIQUES : Schémas thérapeutiques

- Un "haut risque" cardio-vasculaire est défini par la présence de l'un des éléments suivants :
  - Antécédents personnels de maladie cardio-vasculaire : maladie coronaire avérée ou maladie vasculaire avérée (AVC ischémique, artériopathie, etc.)
  - Diabète de type II avec une atteinte rénale ou associé à deux autres facteurs de risque
- Détermination de la cible thérapeutique en fonction des facteurs de risque :

Facteurs de risque cardio-vasculaire	LDL-c cible
Absence de facteur de risque	< 2,20 g/l
Un facteur de risque	< 1,90 g/l
Deux facteurs de risque	< 1,60 g/l
Plus de deux facteurs de risque	< 1,30 g/l
Haut risque	< 1 g/l

Troubles métaboliques divers

Cystathioninémie	Pyridoxine à fortes doses
Cystinose néphropathique	Cystéamine (= Mercaptamine)
Déficit en carnitine	Apport de L-carnitine
Déficit de la synthèse de l'urée	Régime hypoprotidique + Phénylbutyrate de Na
Homocystinémie par déficit en cystathionine-ß-synthétase	Pyridoxine à fortes doses si dépendance Sinon : Régime restrictif en méthionine + Bétaïne + Supplémentation en cystine et acide folique
Hypocalcémie	Calcium *per os* (ou par voie IV dans les formes sévères) + Vitamine D
Hyperkaliémie	En fonction de l'étiologie et de la rapidité d'installation : Supprimer les aliments riches en potassium ± Résine hypokaliémiante + Soluté alcalinisant en IV en cas d'hyperkaliémie menaçante (traitement impératif si troubles de l'ECG) voire épuration extrarénale
Hypokaliémie (1)	Traitement étiologique + Potassium (*per os* ou KCL en perfusion IV si kaliémie < 2,5 mmol/l) + Sulfate de magnésium IV si hypomagnésémie

1. En cas d'hypokaliémie franche, il faut arrêter les médicaments qui allongent l'espace QT, mettre le patient sous ECG continu et recourir à l'EES en cas de torsades de pointe. Le traitement de la cause est impératif.

TROUBLES MÉTABOLIQUES : Schémas thérapeutiques

Troubles métaboliques divers (suite)

Hypomagnésémie Carence en magnésium avérée	Apport de magnésium	
Hyperphosphorémie	Traitement étiologique + Carbonate de calcium ou Sévélamer (et Dialyse dans les cas sévères)	
Hypophosphorémie Diabète phosphaté	Traitement étiologique + Apport de phosphore *per os* (ou par voie IV dans les formes sévères)	
Hyperuricémie	En fonction de l'étiologie :	
	Abstention en cas d'uricémie < 450 mmol/l et asymptomatique	– Allopurinol – Febuxostat – Uricosurique – Urate-oxydase
Hyperuraturie	Diurèse alcalinisante ± Allopurinol	
Kwashiorkor et Marasme = Malnutrition protéinocalorique	Correction des troubles hydro-électrolytiques + Apport de protéines (jusqu'à 2 g/kg/jour) par lait sucré au début puis avec céréales, sucre et huile (afin de fournir 40-45 calories/kg/jour) + Vitamines + Antiparasitaire intestinal polyvalent	
Maladie de Gaucher de type I	Imiglucérase (enzyme substitutif) ou Miglustat	
Phénylcétonurie	Réduction de l'apport en phénylalanine	

Carences vitaminiques ou Avitaminoses

Carence en vitamine A : Héméralopie et Xérophtalmie	Vitamine A pendant quelques semaines (jusqu'à reconstitution du stock hépatique) + Correction d'autres carences assez souvent associées
Carence en vitamine D : Rachitisme et Ostéomalacie	Traitement prophylactique : Vitamine D Traitement curatif = Vitamine D + Calcium
Carence en vitamine C : Scorbut Maladie de Möller-Barlow	Vitamine C + Correction d'autres carences assez souvent associées
Carence en vitamine B1 : Béri-béri Polynévrites éthyliques Encéphalopathie alcoolique Syndrome de Korsakoff Syndrome de Gayet-Wernicke	Vitamine B1 (+ chez l'éthylique arrêt définitif de l'alcool avec association de vitamines B6 et PP + Folates ± Autres vitamines) + Magnésium en cas d'hypomagnésémie (facteur de résistance à la thiamine)
Carence en vitamine B6 : Polynévrites éthyliques Carences d'origine iatrogène (D-pénicillamine, isoniazide, hydralazine, œstroprogestatifs)	Vitamine B6 (+ chez l'éthylique arrêt définitif de l'alcool avec association de vitamines B1 et PP + Folates ± Autres vitamines)

TROUBLES MÉTABOLIQUES : Schémas thérapeutiques

Carences vitaminiques ou Avitaminoses (suite)

Carence en vitamine B12 : Maladie de Biermer	Vitamine B12 (à vie si on ne peut traiter la cause : gastrectomie totale, etc.) + Traitement étiologique quand il est possible par voie IM
Carence en folates : Anémie mégaloblastique Carences d'origine iatrogène	Acide folique (+ chez l'éthylique arrêt définitif de l'alcool avec association de vitamines B1, B6 et PP ± Autres vitamines), en association avec médicaments antifoliques (méthotrexate, Bactrim, AZT)
Carence en vitamine PP : Pellagre Dermatoses pellagroïdes	Nicotinamide (+ chez l'éthylique arrêt définitif de l'alcool avec association de vitamines B1 et B6 + Folates ± Autres vitamines)
Ariboflavinose (très rare)	Apport de vitamine B2 ou Riboflavine

Dépendances vitaminiques (rares)

Anémies et convulsions dites "pyridoxino-sensibles"	Besoins accrus jusqu'à 10 mg/jour de pyridoxine chez le nourrisson et 600 mg/jour chez l'adulte
Ataxie avec déficit isolé en vitamine E ou AVED	Vitamine E (empêche l'aggravation des troubles neurodégénératifs et les prévient probablement)
Dépendances en vitamine B12	Besoins accrus jusqu'à 1 000 µg/jour
Dépendances en biotine	Besoins accrus jusqu'à 10 mg/jour chez l'enfant
Hyperhomocystéinémie	Folates

Surcharge pondérale

Surcharge pondérale = IMC > 25 kg/m² ----- Obésité = IMC ≥ 30 kg/m²	Correction des erreurs alimentaires évidentes : supprimer l'alcool et les sucres à index glycémique élevé, manger le matin (faire 3 repas par jour), supprimer tout grignotage entre les repas et assurer un apport en protéines suffisant quand il ne l'est pas (= 0,8 à 1 g/kg de poids idéal/jour) + Activité physique régulière ----- Régime hypocalorique en cas d'échec

Hypolipémiants (I) :
Inhibiteurs de l'HMG-CoA réductase ou Statines

Statines non associées (1) *Liste I-65 %-Coll*

ELISOR VASTEN Pravastatine[G]	28 cp. 10 mg 28 ou 84 cp. séc. 20 mg ou 40 mg	A. 10 mg/jour au début (D. max. : 40 mg/jour)
LODALES ZOCOR Simvastatine[G]	28 ou 50 ou 84 ou 90 cp. séc. 20 mg ou 40 mg 28 cp. 5 mg *Non remboursé*	A. 5-10 mg/jour au début (D. max. : 40 mg/jour, exceptionnellement 80 mg/jour en 2 prises)
FRACTAL LESCOL FRACTAL LP 80 mg LESCOL LP 80 mg Fluvastatine[G]	30 ou 90 gél. 20 mg ou 40 mg 30 ou 90 cp. 80 mg à libération prolongée	A. 20 mg/jour au début (D. max. : 80 mg/jour en 2 prises) A. 80 mg/jour en 1 prise (substitution à la forme à libération immédiate)
TAHOR Atorvastatine	28 ou 90 cp. 10 mg, 20 mg, 40 mg ou 80 mg 30 cp. à croquer 10 mg ou 20 mg	A. 10 mg/jour au début (D. max. : 80 mg/jour)
CRESTOR Rosuvastatine[G]	30 ou 50 ou 90 cp. 5 mg, 10 mg ou 20 mg	A. 5-10 mg/jour au début (D. max. : 40 mg/jour)

1. Adaptation posologique : les doses initiales indiquées seront maintenues durant 4 à 6 semaines (délai d'efficacité de ces produits), puis, si nécessaire, augmentées par paliers mensuels (chacun d'une dose équivalente à la dose initiale) sans dépasser les doses maximales recommandées.

Statines en associations à doses fixes *Liste I-65 %-Coll*

INEGY 10/20 INEGY 10/40 VYTORIN	30 ou 50 ou 90 cp. 10 mg d'ézétimibe + 20 mg ou 40 mg de simvastatine	A. 10/20 mg/jour à 10/40 mg/jour en 1 prise le soir (3)
PRAVADUAL	30 cp. 40 mg de pravastatine + 81 mg d'aspirine	A. 1 cp./jour (4)
CADUET 5/10 CADUET 10/10	30 ou 90 cp. 5 mg ou 10 mg d'amlodipine + 10 mg d'atorvastatine	A. 1 cp./jour (5)

3. Associations destinées au *traitement des HCE et hyperlipidémies* mixtes lorsque l'utilisation d'une bithérapie est appropriée : la dose maximale recommandée est de 10 mg/80 mg/jour en 1 prise.
4. Association indiquée en prévention secondaire : réduction de la mortalité et de la morbidité cardio-vasculaire chez les patients avec antécédent d'infarctus du myocarde ou d'angor instable et un taux de cholestérol normal ou élevé (*cf.* Aspirine pour les conditions d'emploi de ce produit).
5. Prévention des événements cardio-vasculaires chez les patients hypertendus ayant trois facteurs de risque cardio-vasculaire, associés avec un cholestérol normal à modérément élevé, sans maladie coronaire avérée.

Contre-indications
Grossesse (effet tératogène non exclu), allaitement, hypersensibilité à l'un des produits Affection hépatique évolutive, élévation des transaminases > 3 N, myopathies, polynévrites, certaines associations (*cf.* Interactions médicamenteuses) Insuffisance rénale sévère (pour pravastatine, fluvastatine, rosuvastatine), enfants

Propriétés

- Hypocholestérolémiants inhibant de façon compétitive l'HMG-CoA réductase (hydroxy-méthyl-glutaryl coenzyme A réductase, qui catalyse l'étape précoce de la biosynthèse du cholestérol), ayant un effet hypocholestérolémiant puissant
- Absorption rapide, effet de premier passage hépatique important, liaison variable aux protéines plasmatiques (50-99,5 %), métabolisation hépatique, élimination biliaire

Efficacité sur les paramètres lipidiques (maximale après 4 à 6 semaines)

- Réduction du cholestérol total de 30 %, du LDL cholestérol de 20 à 40 %, de l'Apo B de 30 %, des triglycérides de 10 %, élévation faible du HDL cholestérol (≤ 10 %) : ces produits ont une *efficacité supérieure à celle des fibrates de 2e génération dans les hypercholestérolémies pures* (ils sont toutefois peu actifs dans l'hypercholestérolémie familiale homozygote avec absence quasiment complète de récepteurs des LDL, et ont un effet moindre sur l'abaissement des triglycérides et l'élévation du HDL-cholestérol)

Indications (toujours en association à un régime adapté et à la correction des autres facteurs de risque cardio-vasculaire)

- Hypercholestérolémie essentielle pure (type IIa), hyperlipidémies mixtes (type IIb et III), hypercholestérolémie familiale homozygote et hétérozygote
- Prévention de l'IDM et réduction de la mortalité chez le sujet ayant une HCE modérée à sévère malgré un régime adapté et assidu
- Prévention des décès de cause coronaire et des récidives d'IDM chez les patients en post-infarctus ayant un cholestérol normal ou chez les diabétiques de type II
- Hyperlipidémies après transplantation d'organe chez les patients recevant un traitement immunosuppresseur (pravastatine à la dose de 40 mg/jour)

Effets indésirables (dose-dépendants)

- Troubles digestifs (10 %) : constipation, nausées, crampes gastro-intestinales, troubles dyspeptiques, flatulences, diarrhée
- Myopathies avec myalgies sans gravité (1-6 %), élévation des CPK (3-5 %) atteignant parfois 10 fois la normale (0,1-0,5 %) et imposant l'arrêt, rares cas de rhabdomyolyse
- Rares : céphalées, asthénie, dépression, réactions cutanées allergiques, élévation modérée et transitoire des transaminases, tendinites, neuropathies sensitivo-motrices, protéinurie, élévation de la glycémie à jeun et de l'hémoglobine glycosylée, confusion, perte de mémoire
- Exceptionnels : insomnie, alopécie, hypoglycémie, hyperglycémie, pancréatite, photosensibilisation, impuissance, thrombopénie, pneumopathie interstitielle

Précautions d'emploi et interactions médicamenteuses

- Surveillance : transaminases après 4 à 6 semaines, puis tous les 3 mois pendant 1 an, puis régulièrement (→ arrêt en cas d'élévation > 3 N), dosage préalable des CPK et en cas de myalgies ou de faiblesse musculaire (→ contre-indication ou arrêt si > 5 N ou myopathies ou polynévrites), bilan lipidique après 1 à 2 mois puis régulier
- Examen ophtalmologique préalable puis tous les ans (cataractes chez le chien)
- ***Associations contre-indiquées*** (risque de rhabdomyolyse) : antiprotéases, délavirdine, antifongiques azolés, acide nicotinique à forte dose, stiripentol, fucidine
- ***Associations déconseillées*** : fibrates (risque de rhabdomyolyse augmenté), AVK, ciclosporine, diltiazem, vérapamil, macrolides, inducteurs et inhibiteurs enzymatiques dont le jus de pamplemousse (la pravastatine a moins d'interactions que les autres)
- *Association possible à la colestyramine* (prise 2 heures après ou 4 heures avant)

Hypolipémiants (II) :
Fibrates

Gemfibrozil *Liste II-65 %-Coll*

LIPUR	60 cp. 450 mg	A. 900 mg/jour en 1 prise à un repas

Fénofibrate[G] *Liste II-65 %-Coll*

LIPANTHYL 67 mg FÉGÉNOR 67 mg	60 ou 90 gél. 67 mg micronisées	A. 2 à 4 gél./jour en 1 à 3 prises aux repas E. > 10 ans : 1 gél./20 kg/jour au maximum (traitement réservé aux spécialistes)
SECALIP 100 mg ou 300 mg (1)	48 gél. 100 mg 30 gél. 300 mg	
FÉGÉNOR 140 mg	30 ou 90 gél. 140 mg	A. 140 mg/jour en 1 prise à un repas
LIPANTHYL 145 mg	30 ou 90 cp. 145 mg	A. 145 mg/jour en 1 prise à un repas
LIPANTHYL 160 mg	30 ou 90 cp. 160 mg	A. 160 mg/jour en 1 prise à un repas (2)
LIPANTHYL 200 mg FÉGÉNOR 200 mg	30 ou 90 gél. 200 mg micronisées	A. 200 mg/jour en 1 prise à un repas
FÉNOFIBRATE 300 mg	30 gél. 300 mg	A. 300 mg/jour en 1 prise

1. Dosages disponibles uniquement pour le produit générique.
2. Posologie habituellement recommandée.

Bézafibrate *Liste II-65 %-Coll*

BEFIZAL 200 mg	84 cp. 200 mg	A. 600 mg/jour en 3 prises aux repas

Ciprofibrate[G] *Liste II-65 %-Coll*

LIPANOR 100 mg	30 gél. 100 mg	A. 100 mg/jour en 1 prise à un repas (D. max. : 100 mg/jour)

Contre-indications
Allergie à l'arachide
Insuffisances rénales ou hépatiques sévères, lithiase biliaire pouvant migrer
Hypersensibilité ou intolérance aux différents produits et au kétoprofène
Grossesse et allaitement, certaines associations (*cf.* Interactions médicamenteuses)

Propriétés

- Les fibrates de 2e génération ont un effet hypotriglycéridémiant avec un effet hypocholestérolémiant modéré (réduction de la synthèse hépatique des VLDL et du cholestérol par inhibition de 50 % de l'activité de l'HMG-CoA réductase), le fénofibrate ayant aussi un effet uricosurique intéressant (réduction de l'uricémie de 25 % environ). Aucun essai contrôlé à long terme n'a démontré l'efficacité des fibrates en prévention 1 ou 2 de la maladie arthéromateuse
- Absorption digestive correcte, liaison aux protéines plasmatiques > 95 %, élimination urinaire sous forme inchangée et glycuroconjuguée (réduite si insuffisance rénale)

Efficacité sur les paramètres lipidiques

- Réduction des TG (45 %), du cholestérol total et LDL (10-25 %), de l'apo B (10 %), avec élévation du HDL cholestérol (15-25 %) et de l'Apo A1 (25 %)

Indications (toujours en association à un régime adapté et à d'autres mesures non pharmacologiques : exercice, perte de poids)

- Hypertriglycéridémie sévère associée ou non à un faible taux de cholestérol HDL
- Hyperlipidémie mixte quand une statine est contre-indiquée ou non tolérée
- Hyperlipidémie mixte chez les patients à risque cardio-vasculaire élevé en association à une statine lorsque les taux de triglycérides et de cholestérol HDL ne sont pas contrôlés de façon adéquate

Effets indésirables (assez rares)

- Impuissance non exceptionnelle (pathogénie inconnue), nausées et diarrhée (< 5 %), céphalées, vertiges, asthénie, élévation des transaminases (≤ 20 %) le plus souvent transitoire, lithiase biliaire (fréquence doublée), crampes musculaires, alopécie, prise de poids et tension des seins
- Réactions cutanées allergiques (1 %), possibilité de photosensibilisation ou photo-allergie (réaction croisée avec le kétoprofène)
- Atteinte musculaire *dose-dépendante* (myalgies, rhabdomyolyses) notamment en cas d'insuffisance rénale même modérée ou d'hypoalbuminémie (syndrome néphrotique), hypothyroïdie ou association aux inhibiteurs de l'HMG-CoA réductase (à proscrire)
- Hépatites très exceptionnelles (augmentation des transaminases)

Précautions d'emploi

- *Surveillance* : créatininémie et transaminases tous les 2 ou 3 mois pendant 1 an puis régulièrement (→ arrêt du traitement en cas d'augmentation des transaminases à plus de 100 UI/l), bilan lipidique après 3 à 6 mois puis régulièrement (→ revoir le traitement en cas de résultat insuffisant après 3 à 6 mois), recherche périodique de lithiase biliaire
- *Réduire la posologie* de 30 à 60 % en cas d'insuffisance rénale ou hépatique et en cas d'hypoalbuminémie (dans les syndromes néphrotiques notamment)
- *Chez l'enfant* : innocuité non établie (utilisation réservée aux hyperlipidémies sévères)

Interactions médicamenteuses

- ***Associations contre-indiquées*** : fibrates associés entre eux, fénovérine (risque de rhabdomyolyse accru), répaglinide (hypoglycémie), bexarotène (avec le gemfibrozil)
- ***Associations déconseillées*** : statines (uniquement par prescripteur spécialisé : risque de rhabdomyolyse), produits hépatotoxiques (méthyldopa, kétoconazole, IMAO, dantrolène...)
- *Associations à utiliser avec précaution* : AVK (réduire leur posologie d'environ 30 %)
- Association possible avec la colestyramine en cas d'efficacité insuffisante

Hypolipémiants (III) :
Résines chélatrices des sels biliaires

Cholestyramine *Liste I-65 %-Coll*

QUESTRAN	50 sac. de poudre à diluer dans de l'eau (4 g par sac.)	À doses très progressives : 1 sac./jour puis jusqu'à 1 sac. x 3 à 4 fois/jour avant les repas (1) et (2)

1. *Préparation du produit* : ne pas prendre la résine sèche, mais après dilution de la poudre dans de l'eau, la dose quotidienne utile *étant préparée au mieux la veille de l'utilisation* (la diluer dans un récipient de taille suffisante en raison du pouvoir gonflant de la poudre).
   La colestyramine est utilisée par les spécialistes dans certaines hypercholestérolémies majeures à des doses bien plus élevées (jusqu'à 6 voire même 9 sachets/jour).
   Elle peut également être utilisée dans certaines diarrhées avec colite par accélération du transit et effet agressif des sels biliaires sur le côlon.
2. Utilisation chez l'enfant : pas de développement spécifique, n'utiliser qu'en cas d'absolue nécessité.

Contre-indications
Obstruction complète des voies biliaires, constipation chronique sévère, phénylcétonurie

Propriétés

– Résine basique échangeuse d'ions, de haut poids moléculaire, non résorbée par la muqueuse digestive, fixant les acides biliaires sous forme d'un complexe insoluble (par échange avec ses ions chlore) ce qui inhibe leur cycle entéro-hépatique et augmente leur élimination fécale (multipliée par 3 à 10) → effet hypocholestérolémiant plus marqué qu'avec les fibrates (par activation secondaire de la 7 alpha-hydroxylase, qui transforme le cholestérol en acides cholique et chénodésoxycholique) mais utilisation limitée par son effet constipant et sa mauvaise tolérance digestive

Efficacité sur les paramètres lipidiques

– Réduction du cholestérol total et du LDL cholestérol de 15 à 20 % (jusqu'à 25 à 30 % à la dose de 24 g par jour), mais avec augmentation modérée des triglycérides → hypocholestérolémiant efficace mais réservé aux hypercholestérolémies pures

Indications (toujours en association à un régime hypocholestérolémiant assidu)

– Hypercholestérolémie essentielle pure (type IIa) : une étude multicentrique contrôlée de prévention primaire ayant duré 7 ans chez des hommes hypercholestérolémiques a montré une réduction de 19 % des accidents coronariens par rapport aux témoins
– Prurit des cholestases hépatiques incomplètes (chélation intestinale des sels biliaires)

Effets indésirables

– *Constipation très fréquente*, minimisée par une posologie progressive (mais pouvant parfois aller jusqu'à un syndrome pseudo-occlusif nécessitant l'arrêt du traitement), plus rarement nausées, gastralgies, météorisme, douleurs abdominales, éructations
– Augmentation modérée des triglycérides → réservée aux hypercholestérolémies pures
– Possibilité théorique de malabsorption des vitamines liposolubles (A, D, E et K) et d'hypoprothrombinémie lors des traitements prolongés
– Stéatorrhée rare (seulement aux doses supérieures à 24 g par jour)
– Possibilité théorique d'acidose hyperchlorémique (à doses très fortes chez l'enfant)

Précautions d'emploi

– *Utiliser à doses très progressives* en débutant par 1 sachet par jour, puis augmenter la posologie par paliers de 1 sachet chaque semaine jusqu'à la posologie efficace
– *Chez l'enfant* : l'innocuité à long terme et les effets sur le développement ne sont pas connus → l'utilisation doit être réservée aux hypercholestérolémies majeures
– *Grossesse* : le traitement est généralement interrompu, malgré l'absence de résorption digestive, en raison du risque potentiel de malabsorption des vitamines liposolubles
– *Traitements associés* : laxatif lubrifiant en cas de constipation, vitamines A et D *par voie parentérale* lors des traitements prolongés, inhibiteurs de l'HMG-CoA réductase en cas d'efficacité insuffisante, notamment lorsque la cholestérolémie dépasse 3,5 g/l (→ réduction du cholestérol total et du LDL cholestérol de 30 à 50 %) ou fibrates

Interactions médicamenteuses

– ***Associations déconseillées*** : acides biliaires antilithiasiques (chélation)
– *Nécessité d'un intervalle de 2 heures au moins entre les prises orales* notamment avec antivitamines K, contraceptifs oraux, digitaliques, hormones thyroïdiennes... et par prudence avec tout autre médicament (dont la résorption digestive peut être inhibée)

Hypolipémiants (IV)

Ezétimibe[G] *Liste I-65 %-Coll*

EZETROL	28 ou 90 cp. 10 mg	A. 10 mg/jour en 1 prise *pendant ou hors d'un repas*
INEGY + Simvastatine	30 ou 50 cp. 20 mg ou 40 mg de simvastatine	A. 10 mg/20 à 80 mg/jour

Contre-indications

Hypersensibilité à la substance active ou à l'un des constituants
Affection hépatique évolutive, élévation des transaminases, grossesse et allaitement

Propriétés

- Hypocholestérolémiant inhibant sélectivement l'absorption intestinale du cholestérol alimentaire et biliaire et des phytostérols apparentés (sitostérol, campestérol), par action au niveau de la bordure en brosse de l'intestin grêle, action synergique avec une statine
- Absorption digestive rapide, liaison à 99 % aux protéines plasmatiques, importante glycuroconjugaison intestinale et hépatique en dérivé actif, élimination fécale (80 %) et urinaire sous forme inchangée et glycuroconjuguée, réduite en cas d'insuffisance hépatique modérée à sévère (score de Child-Pugh > 9), passage dans le lait maternel
- Aucune démonstration d'efficacité sur la morbi-mortalité cardio-vasculaire

Efficacité sur les paramètres lipidiques

- Réduction du cholestérol total (17 %), du LDL-cholestérol (19 %), de l'apo B (14 %), sans modifications significatives du HDL-cholestérol et des triglycérides

Indications (toujours en association à un régime adapté et assidu)

- Hypercholestérolémie essentielle pure (type IIa) ou hypercholestérolémie familiale homozygote en association à une statine ou en monothérapie en cas d'intolérance aux statines
- Traitement adjuvant des sitostérolémies familiales homozygotes (maladies très rares)

Effets indésirables (généralement légers et transitoires)

- Fréquence < 10 % : céphalées, gastralgies, diarrhée, douleurs abdominales, constipation, flatulences, nausées, fatigue, myalgies
- Élévation des transaminases ≥ 3 N (0,5 % en monothérapie, 1,3 % en association avec une statine), des CPK
- Quelques cas de rhabdomyolyse, lithiases biliaires, cholécystites, pancréatites aiguës, éruptions cutanées, angiœdèmes, thrombopénies → arrêt du traitement

Précautions d'emploi

- Surveillance des transaminases au début, notamment en cas d'association avec une statine, recherche périodique de lithiase biliaire, surveillance également des créatines phosphokinases
- Insuffisance hépatique modérée à sévère (score de Child-Pugh > 9) : non recommandé
- Enfant < 10 ans : innocuité non établie (utilisation non recommandée)

Interactions médicamenteuses (pas d'action sur les cytochromes)

- ***Associations déconseillées*** : fibrates (risque de lithiase biliaire accru ?)
- *Associations à utiliser avec précaution* : cholestyramine (ingérer l'ézétimibe 2 heures avant ou 4 heures après), ciclosporine (augmentation de l'AUC de l'ézétimibe)

Hypolipémiants (V)

Acides oméga 3 polyinsaturés *Non remboursé-Coll (sauf autre mention)*

OMACOR *Remboursé à 65 % dans le post-infarctus*	28 cap. 1 g	A. 1 cap./jour dans le post-infarctus A. 2 à 4 cap./jour dans l'hypertriglycéridémie (maximum 4 cap./jour) *au cours des repas*
TRIGLISTAB YSOMEGA	30 cap. 1 g 30 ou 60 cap. 1 g	A. 1 cap. x 3 fois/jour *au cours des repas*

Contre-indications
Allergie à l'un des constituants (soja : excipient à effet notoire)

Propriétés

– Produits à base d'huile de chair de poissons à forte teneur en acides gras oméga 3 à longue chaîne : acide eicosa-penta-énoïque (EPA), acide docosa-hexa-énoïque (DHA)
– Ces deux acides gras essentiels, présents dans les poissons, surtout les poissons gras (1,2 à 2,5 % dans les harengs, maquereaux, sardines, saumons, thons et truites de mer), ont un effet *anti-athérogène*(diminution du cholestérol total, du cholestérol LDL et surtout des triglycérides, sans modification du cholestérol HDL) et *antiagrégant plaquettaire* (réduction du thromboxane A2 et augmentation de la prostacycline)
– Les données récentes, méta-analyses et essais cliniques ne confirment pas l'intérêt en prévention secondaire. N'a pas sa place dans la stratégie thérapeutique

Indications (toujours en association à un régime adapté et assidu)

– Hypertriglycéridémies endogènes isolées ou prédominantes impossibles à normaliser malgré la suppression de l'alcool et des sucres à absorption rapide et la normalisation du poids : hypertriglycéridémie pure (type IV), hyperlipidémie combinée (type IIb), dysbêta-lipoprotéinémie (type III) en association aux statines
– Post-infarctus du myocarde, traitement adjuvant en prévention secondaire de l'IDM (Omacor à la dose de 1 cap./jour) en association aux traitements de référence (statines, antiagrégants plaquettaires, bêta-bloquants, IEC)

Effets indésirables (rares)

– Nausées, éructations avec odeur de poisson, diarrhée, constipation, vomissements, hypersensibilité, vertiges, dysgueusie, céphalées, acné, malaises, hyperglycémie
– Allongement du temps de saignement

Précautions d'emploi

– Prescrire dans tous les cas un régime adapté à l'hyperlipidémie. N'est pas indiqué dans les hyperchylomicronémies
– Surveillance : bilan lipidique après 2 à 3 mois puis régulièrement, transaminases surtout si maladie hépatique connue et posologie élevée
– Patients sous anticoagulants : surveillance particulière pour adapter la posologie des anticoagulants (car l'EPA a un effet *antiagrégant plaquettaire in vitro* et *in vivo* avec allongement modéré du temps de saignement)
– Grossesse et allaitement : utilisation déconseillée (absence de données)

Potassium

1 g de K^+ = 25 mmol de K^+ / 1 g de KCl = 13 mmol de K^+	
Aliments riches en potassium (teneurs en mmol pour 100 g)	
Levure de bière sèche 47 Abricots secs 40 Légumes secs 20 à 35 Autres fruits secs et oléagineux 15 à 20 Jambon fumé 15 Champignons, épinards 12 Pommes de terre, bettes 12 Poissons gras, caviar 10 à 12 Chocolat, bananes, cassis 10	Crustacés, mollusques 6 à 10 Poissons divers 8 Viandes, abats 4 à 8 Légumes frais 5 à 7 Fruits frais 6 Jus de fruits (pour 100 ml) 3,5 Laitages, œufs, yaourts 2,5 Pâtes, céréales, pain, riz 2,5 Haricots verts, petits-pois 2,5

Chlorure de potassium *Remboursement 65 %-Coll*

DIFFU-K 600 mg --- KALÉORID LP 600 mg KALÉORID LP 1 000 mg	40 gél. 8 mmol à libération prolongée --- 30 cp. 8 mmol 30 cp. 13,4 mmol	Avaler avec un verre d'eau sans croquer en 2 ou 3 prises à la fin des repas en fonction de la carence
POTASSIUM INJECTABLE Délai d'action = immédiat	7,46 % : 10 mmol/10 ml 10 % : 13,4 mmol/10 ml 15 % : 20 mmol/10 ml 20 % : 26,8 mmol/10 ml	Perfusion **IV lente** *sous surveillance ECG et sans dépasser* 40 mmol/l et 20 mmol/h (1)
POTASSIUM Richard Chlorure + gluconate de K^+	Sirop 3 % : fl. 250 ml à 50 mg/ml 20 sac. 15 ml à 440 mg/15 ml	A. 10 à 50 mmol/jour E. 3 à 25 mmol/jour en 2 à 3 prises *à la fin des repas* (1)

1. En prévention des hypokaliémies iatrogènes (diurétiques hypokaliémiants, corticoïdes, laxatifs) une dose de 10 à 50 mmol/jour par voie orale est suffisante dans la majorité des cas.
En cas d'hypokaliémie importante (< 3,6 mmol/l), commencer par une dose de 50 mmol/jour en 3 prises orales après les repas, sous surveillance de la kaliémie.
La perfusion **IV lente** n'est indiquée qu'en cas d'hypokaliémie majeure (< 2,5 mmol/l).

Tartrate de potassium *Remboursement 65 %-Coll*

NATI-K 500 mg	40 cp. 4,26 mmol gastro-résistants	3 à 6 cp./jour en 2 à 3 prises *à la fin des repas*

Gluconate de potassium *Remboursement 65 %-Coll*

Gluconate de potassium H_2 PHARMA	Sirop 250 ml = 10 mmol par càs	A. 2 à 4 càs/jour (20 à 40 mmol) E. 1 à 8 càc/jour

Contre-indications
Hyperkaliémie, acidose métabolique non traitée, injection IV directe
Insuffisance rénale, syndromes addisoniens, diabète non contrôlé
Certaines associations (*cf.* Interactions médicamenteuses)

Propriétés

- Cation intracellulaire prépondérant jouant un rôle essentiel dans la polarisation membranaire, l'activité neuro-musculaire, l'automatisme cardiaque et dans de nombreuses réactions enzymatiques : besoins quotidiens de 13 à 36 mmol, généralement couverts par l'alimentation (apportant environ 65 mmol par jour), sauf en cas de vomissements ou diarrhée (perte de 50 à 100 mmol par litre)
- Les variations de l'équilibre acido-basique influencent les mouvements du potassium (pénétration intracellulaire en cas d'alcalose, et à l'opposé transfert extracellulaire en cas d'acidose), l'excrétion normale étant essentiellement urinaire

Indications

- Traitement préventif et curatif des hypokaliémies, en particulier au cours des diarrhées et/ou vomissements, et au cours des traitements par médicaments hypokaliémiants (diurétiques hypokaliémiants, glucocorticoïdes, laxatifs)

Effets indésirables

- *Par voie orale* : nausées, gastralgies, vomissements, diarrhée (les comprimés de KCl à délitement rapide, pouvant entraîner des ulcérations et perforations digestives par délitement local brutal, ont été retirés du marché)
- *Par voie veineuse* : possibilité d'irritation veineuse en cas de concentration trop élevée (> 100 mmol/l) et risque d'arrêt cardiaque en cas d'injection trop rapide
- **Surdosage** : *hyperkaliémie* potentiellement mortelle (augmentation fugace de l'onde T, troubles de la conduction intracardiaque, choc cardiogénique, risque de mort subite par arrêt cardiaque) → suppression de tout apport de potassium, et, en fonction de la gravité, résine hypokaliémiante (*cf.* page suivante) ou bicarbonate de sodium molaire

Précautions d'emploi

- Contrôler la kaliémie pendant le traitement
- Utiliser le chlorure de potassium et non les sels neutres de potassium dans la majorité des hypokaliémies (car une alcalose hypochlorémique est souvent associée)
- *Par voie orale* : pour des raisons de tolérance digestive, utiliser en première intention l'apport alimentaire de potassium, puis si besoin les préparations buvables, voire les comprimés ou gélules (toujours ingérés debout ou assis avec de l'eau, et après les repas)
- La perfusion de potassium, indiquée uniquement en cas de déficit potassique majeur (kaliémie < 2,5 mmol/l), doit être réalisée *sous ECG continu et dosages répétés de la kaliémie*, après dilution dans du mannitol à 5 % plutôt que dans du glucosé à 5 % (qui contribue à une stimulation insulinique et à une baisse de la kaliémie), *sans dépasser une concentration de 40 mmol/l et un débit de perfusion de 20 mmol/h*

Interactions médicamenteuses

- ***Associations à surveiller*** (sauf hypokaliémie) : diurétiques hyperkaliémiants (anti-aldostérones, amiloride et triamtérène), inhibiteurs de l'enzyme de conversion, antagonistes de l'angiotensine II, tacrolimus, sels de régime désodés au potassium

Hypokaliémiants

Polystyrène sulfonate de sodium (1) *Liste II-100 %-Coll*

KAYEXALATE	Boîte de 454 g à 15 g par mesure	A. Par voie orale (2) : 15 g x 1 à 4 fois/jour en suspension dans un peu d'eau Par voie rectale : lavement à garder pendant 4 à 10 heures, et à répéter si besoin 2 à 3 fois/jour (3) : 50 à 60 g dilués dans 100 ml de soluté glucosé à 10 % à température corporelle E. 1 g/kg/jour en plusieurs prises (4) Nouveau-né : 0,5 à 1 g/kg/jour uniquement par voie rectale (5)

1. 1,65 g de Na par cuillère-mesure.
2. À titre indicatif, à adapter à chaque patient en fonction du taux de la chronicité de la fonction rénale : 1 g de résine entraîne une diminution de 1 mmol de K^+.
3. L'échange de K^+ se faisant essentiellement dans le côlon, la voie rectale est plus rapide.
4. En traitement d'attaque, puis 0,5 g/kg/jour.
5. Jamais par voie orale ou en cas de diminution de la motricité intestinale.

Sulfonate de polystyrène calcique (6)

RESIKALI	Poudre orale et rectale 500 g à 20 g/mesure à mélanger à 150 ml de liquide	A. 1 à 3 cuillères-mesures/jour en 3 prises dans de l'eau au cours des repas E. 0,5 à 1 g/kg/jour en 3 prises dans de l'eau Lavement : 40 g dans 150 ml x 1 à 3 fois/jour à retenir 6 heures après un lavement rectal

6. Apport de 36 mmol/cuillère mesure.

Solutés alcalinisants molaires injectables (voir ce terme)

L'alcalinisation par les solutés molaires *représente le traitement d'urgence des hyperkaliémies sévères* car elle abaisse la kaliémie en 15 minutes environ par transfert intracellulaire du potassium : elle est indiquée, sous contrôle continu de l'ECG, dans les hyperkaliémies menaçantes et de façon impérative quand l'hyperkaliémie est accompagnée d'anomalies électrocardiographiques.

Contre-indications
Kaliémie ≤ à 5 mmol/l ou 5 mEq/l
Association au sorbitol (*cf.* Interactions médicamenteuses)
Pathologie intestinale obstructive
Resikali : pathologie avec hypercalcémie

Propriétés

– Résine échangeuse de cations, non résorbée par le tube digestif, fixant des ions potassium en libérant des ions sodium, abaissant la kaliémie d'environ 1 à 2 mmol/l *mais seulement en 3 à 4 heures* → les solutés alcalinisants molaires d'action plus rapide (15 minutes environ) *doivent être utilisés préférentiellement en cas d'hyperkaliémie menaçante et* même impérativement si l'hyperkaliémie est accompagnée d'*anomalies électrocardiographiques*

Indications

– Hyperkaliémies (en particulier chez les insuffisants rénaux oligo-anuriques ou dialysés chroniques)

Effets indésirables

– Constipation fréquente, plus rarement nausées et irritation gastrique, vomissements
– **Surdosage** : hypokaliémie, possibilité de surcharge sodée avec le polystyrène de sodium (surtout en cas d'insuffisance cardiaque)
– *Resikali* : hypercalcémie

Précautions d'emploi

– *Arrêter le traitement* jusqu'au retour d'une motricité colique normale en cas de constipation ayant une incidence clinique
– *Limiter les apports de potassium*, qu'ils soient alimentaires (*cf.* les aliments riches en potassium page précédente) ou médicamenteux (pénicillinate de potassium, sang conservé, sels désodés au potassium, etc.)
– *Surveiller régulièrement* kaliémie, calcémie, phosphorémie, magnésémie et natrémie

Interactions médicamenteuses

– ***Associations contre-indiquées*** : sorbitol (risque de nécrose colique parfois fatale)
– ***Associations déconseillées*** : digitaliques (risque de troubles du rythme en cas d'hypokaliémie), topiques anti-acides (diminution de l'action de la résine), lithium, L-thyroxine (diminution de l'absorption)
– Antiacides : risque d'alcaloses systémiques, diminution de l'efficacité

Phosphore

1 g de phosphore = 32 mmol de phosphore

Formes orales *Liste II-65 %-Coll*

PHOSPHONEUROS	Soluté buvable : 120 ml apportant 78,8 mg pour 10 gouttes soit 2,5 mmol de phosphore + 1,5 mmol de sodium	A. 150 à 200 gouttes/jour E. > 10 ans : 75-100 gouttes/jour E. < 10 ans : 50 gouttes/jour en 3 prises (voire 4 prises) *à la fin des repas*
PHOSPHORE ALKO (1)	20 cp. 750 mg effervescents (+ 7 mmol de sodium et 5 mmol de potassium)	A. 1 à 2 cp./jour E. > 10 ans : 1 à 2 cp./jour E. < 10 ans : 1 cp./jour en 1 à 2 prises *à la fin des repas*

1. En cas de rupture de stock, mise à disposition des pharmacies hospitalières de la spécialité PHOSPHATE SANDOZ 500 importée du Royaume-Uni.

Formes injectables *Réservé aux hôpitaux-Coll (sauf autre mention)*

PHOCYTAN 0,33 mmol/ml Glucose-phosphate disodique	20 fl. 100 ml Phosphore : 330 mmol/l Phosphates : 330 mmol/l Glucose : 330 mmol/l Osmolarité : 1 000 mOsm/l	Perfusion IV lente *Alimentation parentérale* : 7,5 à 15 mmol pour 1 000 calories non protidiques *Hypophosphorémie* : 9 à 10 mmol en 12 h → retour à phosphorémie de 0,7 mmol/l
PHOCYTAN 0,66 mmol/l *Idem*	10 amp. 10 ml *65 %-En ville* 50 amp. 10 ml Phosphore : 660 mmol/l Phosphates : 660 mmol/l Glucose : 660 mmol/l Osmolarité : 1 800 mOsm/l	*Idem*
PHOSPHATE DIPOTASSIQUE	10 amp. 10 ml *soit* 174,20 mg/ml Phosphore : 1 000 mmol/l Phosphates : 1 000 mmol/l Potassium : 2 000 mmol/l Osmolarité : 3 000 mOsm/l	Perfusion IV après dilution en fonction des résultats du ionogramme plasmatique
PHOSPHATE MONOPOTASSIQUE	10 amp. 10 ml *soit* 136,10 mg/ml Phosphore : 1 000 mmol/l Phosphates : 1 000 mmol/l Potassium : 1 000 mmol/l Osmolarité : 2 000 mOsm/l	*Idem*

Contre-indications
Hyperphosphorémie, insuffisance rénale, hypocalcémie
Hypercalcémie (risque de précipitation de sels de calcium dans les tissus mous)
Hypersensibilité à l'un des constituants

Propriétés

- L'administration orale de phosphore à doses suffisantes permet de *diminuer la calciurie* en réduisant l'absorption intestinale du calcium par formation accrue de phosphate de calcium non résorbable, et *d'augmenter la magnésurie* (rôle antilithogène, mais cette action antilithiasique intéressante est limitée par sa médiocre tolérance digestive)
- Le phosphore a également une *activité stimulante sur le renouvellement des os* par l'hyperparathyroïdie réactionnelle qu'il induit, et un *effet hypocalcémiant non utilisé en pratique* en raison de la mauvaise tolérance digestive des doses efficaces (2 à 3 g/jour *per os*) et du risque de précipitations tissulaires de sels phospho-calciques
- Résorption intestinale à 70 % environ (diminuée par un excès de calcium), élimination par voie urinaire (filtration-réabsorption) et fécale

Indications

- Rachitisme hypophosphorémique
- Diabète phosphaté héréditaire ou acquis
- Hypercalciurie avec fuite urinaire de phosphates ou hypophosphatémie avec ou sans lithiase urinaire calcique associée
- Formes injectables : apport de phosphore lors de la nutrition parentérale, correction des hypophosphorémies majeures (brûlures, états septiques)

Effets indésirables

- Intolérance digestive fréquente (améliorée par le fractionnement des prises et la prise au cours des repas) : nausées, vomissements, gastralgies, diarrhée
- Possibilité de calcifications extrasquelettiques en traitement prolongé à très fortes doses (au-delà de 2,5 g/jour de phosphore)
- Possibilité d'hypocalcémie en cas de perfusion trop rapide ou trop abondante

Précautions d'emploi

- Surveiller la calcémie, la *calciurie*, la phosphaturie
- Régime désodé : prendre en compte la teneur en sodium
- Insuffisance rénale : prendre en compte la teneur en potassium
- Déconseillé pendant l'allaitement

Interactions médicamenteuses

- *Topiques gastro-intestinaux antiacides :* respecter un intervalle d'au moins 2 heures entre les prises orales pour éviter une réduction de la résorption digestive du phosphore

Hypophosphorémiants (I)

Carbonate de calcium *Remboursement 65 %-Coll*

CALCIDIA	20 sac. de granulés à diluer apportant 1 540 mg de calcium soit 38,5 mmol dans un verre d'eau	A. 1 sac. x 2 à 3 fois/jour au cours des repas à dissoudre dans un verre d'eau

Contre-indications

Hypercalcémie (> 105 mg/l soit 2,6 mmol/l),
hypercalciurie (chez l'adulte > 300 mg/24 h soit 7,5 mmol/24 h,
et chez l'enfant > 5 mg/kg/24 h soit 0,125 mmol/kg/24 h)
Lithiase urinaire calcique, néphrocalcinose, calcinose tissulaire
Immobilisations prolongées avec hypercalciurie et/ou hypercalcémie
Hyperphosphorémie initiale > 65 mg/l soit 2,2 mmol/l (*cf.* Précautions d'emploi)

Propriétés

– Seules spécialités contenant uniquement du *carbonate de calcium* et ayant en France une AMM dans l'ostéodystrophie rénale : cet apport important de calcium augmente la calcémie et freine la sécrétion de parathormone ce qui entraîne une diminution de la phosphorémie chez l'insuffisant rénal (le carbonate de calcium a aussi un effet anti-acide puissant mais non utilisé car avec effet rebond sur la sécrétion acide gastrique). Le pH gastrique permet l'ionisation du Ca^{++}

Indications

– Ostéodystrophie rénale :
  – Hyperphosphorémie et hypocalcémie des insuffisants rénaux chroniques (l'apport de carbonate de calcium est la règle chez tous les dialysés, et les insuffisants rénaux dont la filtration glomérulaire s'abaisse en dessous de 30 ml/min)
  – Prévention de l'ostéodystrophie rénale due à l'hyperparathyroïdie secondaire avant le stade d'hyperphosphorémie et d'hypocalcémie (apport dès que la filtration glomérulaire devient < 60 ml/min chez l'adulte ou < 80 ml/min/1,73 m^2 chez l'enfant)

Effets indésirables

– Troubles gastro-intestinaux discrets (tendance à la constipation)
– **Surdosage** : hypercalcémie, déshydratation, anorexie, asthénie, soif intense, polyurie, nausées, vomissements, constipation, hypertension artérielle, troubles vaso-moteurs, arrêt de croissance chez l'enfant → arrêt de tout apport calcique et en vitamine D, boissons abondantes, réhydratation et, si besoin, hypocalcémiants (furosémide, corticoïdes, calcitonine, dialyse péritonéale)

Précautions d'emploi et interactions médicamenteuses

– *Surveillance régulière* de la calcémie et de la calciurie (hebdomadaire en cas d'association à la vitamine D à forte dose) → arrêt de tout apport calcique et de vitamine D en cas d'hypercalcémie et/ou d'hypercalciurie
– Hyperphosphorémie initiale > 65 mg/l soit 2,2 mmol/l → la prise de carbonate de calcium à forte dose ne débutera qu'après une séance d'épuration extrarénale ou un traitement transitoire de 1 à 2 semaines par l'$Al(OH)_3$
– Interactions médicamenteuses du calcium (augmente la toxicité de la digitaline ; à distance des tétracyclines : interférence possible avec leur absorption)
– Présence de saccharose

Hypophosphorémiants (II)

Acétate de calcium *Liste II-65 %-Coll*

PHOSPHOSORB	200 cp. pelliculés 660 mg	A. 2 cp. x 3 fois/jour, puis augmentation progressive jusqu'au taux de Ph souhaité sans hypercalcémie : 3 à 4 cp. à avaler entiers à chaque repas

Contre-indications

Hypersensibilité à l'acétate de calcium ou à l'un des excipients
Hypophosphatémie, hypercalcémie
Intolérance au fructose et au galactose
Pas de données pédiatriques

Propriétés

– L'acétate de calcium, pris pendant les repas, forme avec le phosphate contenu dans l'alimentation du phosphate de calcium peu soluble qui est éliminé dans les selles

Indications

– Hyperphosphatémie des insuffisants rénaux chroniques dialysés

Effets indésirables

– Risque d'hypercalcémie plus ou moins élevée
– Fréquents : nausées, vomissements, sensation de satiété, éructation, constipation, diarrhées

Précautions d'emploi

– Ne pas prendre d'autres médicaments dans les 2 heures qui précèdent ou qui suivent : interaction de type complexation avec de nombreux médicaments
– Risque d'hypercalcémie en cas d'administration simultanée de vitamine D
– Surveillance régulière de la calcémie et de la phosphorémie

Interactions médicamenteuses

– Les sels de calcium peuvent influencer l'absorption de nombreux principes actifs anioniques en formant des sels peu solubles
– Le calcium augmente l'effet des glucosides digitaliques (digoxine), ce qui peut aboutir à une intoxication digitalique incluant un risque d'arythmie cardiaque. Le calcium peut réduire les effets pharmacologiques du vérapamil et problablement d'autres bloqueurs des canaux calciques
– Peut chélater les tétracyclines, les biphosphonates, les fluorures
– Risque d'hypercalcémie en présence de vitamine D et de diurétiques thiazidiques
– Complexation possible avec certains antiacides

Hypophosphorémiants (III)

Sévélamer *Liste I-65 %-Coll*

RENAGEL Chlorhydrate	180 cp. 800 mg	A. Posologie ci-dessous (2) *(à prendre aux repas, à distance des autres médicaments)* *Avaler les comprimés entiers*
RENVELA Carbonate	90 sac. 2,4 g (1) 180 cp. 800 mg	

1. Suspension buvable. Diluer la poudre dans 60 cc d'eau à boire dans les 30 minutes.
2. – Posologie initiale : 1 à 2 cp. x 3 fois par jour ou 1 ou 2 sachets au cours des repas, sous contrôle du phosphore sérique toutes les 2 à 3 semaines jusqu'à stabilisation.
   – Posologie d'entretien : 1 à 5 cp. x 3 fois par jour ou 1 ou 2 sachets au cours des repas, sous contrôle du phosphore sérique régulièrement (phosphorémie < 1,76 mmol/l) ; dose moyenne : 7 g/jour.

Contre-indications

Hypersensibilité au sévélamer ou à l'un des excipients
Hypophosphorémie, syndrome subocclusif ou occlusif

Propriétés
– Chélateur du phosphore au niveau intestinal, non résorbé, n'apportant pas de calcium contrairement au carbonate de calcium, ni d'aluminium

Indications (chélateur du phosphore indiqué en première intention)
– Hyperphosphorémie des insuffisants rénaux chroniques hémodialysés ou en dialyse péritonéale. En association à des suppléments calciques, de la 1,25 OHD_3 en prévention de l'ostéodystrophie rénale si taux de phosphore > 1,78 mmol/l

Effets indésirables
– Constipation ou diarrhée, douleurs abdominales, occlusion intestinale, diverticulite, perforation intestinale, dyspepsie, crampes musculaires, oppression thoracique, dyspnée, toux, éruption cutanée, prurit, flèvre, œdèmes périphériques, vertiges, étourdissements, carences en vitamines liposolubles (A, D, E, K) et acide folique
– Risque d'ostéomalacie iatrogène en cas d'hypophosphorémie prolongée
– Risque d'hyperchlorémie

Précautions d'emploi et interactions médicamenteuses
– Surveillance de la phosphorémie qui ne doit pas être abaissée à moins de 0,8 mmol/l ou 25 mg/l, de la calcémie, de la chlorémie, du TP (risque de carence en vitamine K)
– Utiliser avec prudence en cas de troubles de la déglutition, gastroparésie, troubles du transit gastro-intestinal, maladie inflammatoire intestinale
– Le sévélamer seul ne permet pas de prévenir l'hyperparathyroïdie (associer si besoin des suppléments calciques, du calcitriol ou un autre analogue de la vitamine D)
– Grossesse et allaitement, enfant : absence de données
– Absence d'études chez l'hémodialysé, mais possibilité au long cours de réduction de l'absorption digestive des vitamines liposolubles (A, D, E, K) et de l'acide folique
– Le traitement doit être pris à distance des autres médicaments, en particulier anticonvulsivants, antiarythmiques, ciprofloxacine, levothyrox, furosémide, IPP
– Surveillance des concentrations de ciclosporine, mycophénolate mophétyl, tacrolimus (baisse des taux)

Hypophosphorémiants (IV)

Lanthane *Liste I-65 %-Coll*

FOSRENOL	90 cp. à croquer 250 mg, 500 mg, 750 mg ou 1 000 mg 90 sac. poudre orale 750 mg ou 1 000 mg	Posologie en fonction du taux initial de phosphore, à prendre au cours ou immédiatement après un repas (1) et (2)

1. Dose quotidienne initiale en fonction du taux de phosphates sériques avant le traitement : > 1,8 et ≤ 2,4 mmol/l : 750 mg, > 2,4 et ≤ 2,9 mmol/l : 1 500 mg, > 2,9 mmol/l : 2 250 mg. Un contrôle de la phosphorémie a été obtenu dès la dose de 750 mg, la plupart des patients ayant atteint un taux acceptable avec une dose de 1 500 à 3 000 mg de lanthane par jour.
2. Ne pas avaler entier.

Contre-indications

Hypersensibilité à l'un des composants
Grossesse et allaitement, pas de données en dessous de 18 ans

Propriétés

– L'activité du carbonate de lanthane hydraté en tant que chélateur du phosphate résulte de la forte affinité des ions lanthane pour le phosphate alimentaire. Il se forme du phosphate de lanthane insoluble qui réduit l'absorption du phosphate. Pas de métabolisation

Indications

– Contrôle de l'hyperphosphorémie chez les patients souffrant d'insuffisance rénale chronique sous hémodialyse ou sous dialyse péritonéale continue ambulatoire
– Insuffisance rénale chronique chez les patients non dialysés si phosphorémie ≥ 1,78 mmol/l

Effets indésirables

– Fréquents (1 à 10 %) : douleurs abdominales, constipation, diarrhée, dyspepsie, nausées et vomissements. Ces effets sont diminués si le produit est pris au cours d'un repas. L'hypocalcémie est le seul autre effet indésirable fréquemment rapporté, ainsi que les céphalées
– Rares (< 1 %) : augmentation du taux d'aluminium sanguin, des gamma-GT, des transaminases, des phosphatases alcalines, perte de poids, réactions allergiques sévères, fibrose systémique néphrogénique, modifications transitoires de l'intervalle QT
– Produit radio-opaque semblable à un produit de contraste

Précautions d'emploi et interactions médicamenteuses

– Les patients souffrant d'insuffisance rénale risquent de développer une hypocalcémie. La calcémie doit donc être contrôlée à intervalles réguliers dans cette population de patients et une supplémentation calcique doit être administrée en cas d'hypocalcémie
– Aucune donnée n'est disponible chez les patients atteints d'insuffisance hépatique sévère. Il conviendra donc d'être prudent chez ces patients car l'élimination du lanthane absorbé pourrait être réduite (élimination biliaire)
– Pas de données au-delà de 2 ans : risque de dépôts osseux avec le temps (données animales)
– Traitement plutôt de deuxième intention
– *Associations nécessitant des précautions d'emploi* : produits connus pour leur interaction avec les anti-acides (chloroquine, hydroxychloroquine, kétoconazole), tétracycline, doxycycline, floxacines. Séparer les prises de 4 heures

Calcium (I)

Aliments riches en calcium (teneurs en mg pour 100 g) 1 g de calcium = 25 mmol de calcium 1 g de chlorure de calcium = 4,56 mmol de calcium	
Fromages à pâte ferme 750 à 1 100	Fèves, pois chiche, figue sèche 150
Fromages à pâte molle 150 à 300	Lait (100 ml), crèmes glacées 130
Amandes, noisettes, cresson 200 à 250	Clovisses, coques, haricots blancs 130
Bigorneaux, escargots, persil 165	Crevettes, moules, chocolat 100
Fromage blanc, yaourt (un) 160	Crème fraîche, petits-suisses 100

Formes orales[G] et injectables *Remboursement 65 %-Coll*

OSTRAM Phosphate de calcium	30 sac. 600 mg ou 1 200 mg	A. 1 000-1 500 mg/jour E. 500-1 000 mg/jour
CACIT CALCIDOSE CALCIPRAT (1) CALPEROS (1) CALPRIMUM (1) CALTRATE DENSICAL (1) FIXICAL (1) OROCAL (1) Carbonate de calcium	30 ou 60 cp. efferv. 500 mg ou 1 000 mg 60 sac. 500 mg 30 ou 60 cp. à sucer 500 mg ou 750 mg ou 1 000 mg 60 cp. à sucer 500 mg 60 cp. à croquer 500 mg 60 cp. séc. 600 mg 60 cp. à sucer 600 mg 60 cp. à sucer 500 mg 60 cp. à sucer 500 mg	*Idem*
CALCIUM SANDOZ CALCIFORTE 500 mg Gluconate de calcium = 500 mg de Ca élément	30 sac. 500 mg de Ca élément 20 cp. efferv. sans sodium 500 mg ou 1 000 mg 30 amp. buv. 10 ml	*Idem*
CALCIUM CHLORURE 10 % Chlorure de calcium *Réservé aux hôpitaux*	100 amp. 10 ml = 1 g (4,46 mmol de calcium ou 183 mg de calcium)	Injection IV très lente (en 5 à 15 minutes) : A. 100 à 200 mg puis 1 à 2 mg/kg/h (2) E. 50 mg/kg/24 h
CALCIUM GLUCONATE 10 % (3) Gluconate de calcium	10 ou 20 ou 50 ou 100 amp. 10 ml (soit 89,4 mg/amp.) pour injection IV	*Idem*

1. Ces produits, contenant de l'aspartam, sont contre-indiqués en cas de phénylcétonurie.
2. Les hypocalcémies sévères seront traitées par injection IV de 5 mg/kg en 15 minutes suivie d'une perfusion de 1 à 2 mg/kg/h pendant 24 à 36 heures maximum, associé ou non à la vitamine D, sous surveillance de la calcémie et de la calciurie.
3. Il existe des formats de 50 ampoules buvables à 1 g/10 ml ou de 20 ou 100 ampoules buvables à 2 g/20 ml.

Contre-indications

Traitement digitalique (*contre-indication formelle* du calcium injectable)
Hypercalcémie (> 105 mg/l soit 2,6 mmol/l)
Hypercalciurie (chez l'adulte > 300 mg/24 h soit 7,5 mmol/24 h,
et chez l'enfant > 5 mg/kg/24 h soit 0,125 mmol/kg/24 h)
Lithiase urinaire calcique, néphrocalcinose, calcifications tissulaires
Immobilisations prolongées avec hypercalciurie et/ou hypercalcémie

Propriétés

– Cation stocké essentiellement au niveau des os (qui contiennent 98 % du calcium de l'organisme), ayant un rôle très important dans la constitution du squelette et un rôle essentiel dans la perméabilité membranaire
– Absorption intestinale à environ 30 à 40 % **nécessitant la vitamine D**, taux plasmatique remarquablement stable (régulé par la calcitonine et par la parathormone), élimination urinaire (filtration-réabsorption), fécale et sudorale

Indications

– Par voie parentérale : hypocalcémie aiguë et tétanie hypocalcémique
– Par voie orale : carence calcique en période de croissance ou lors de la grossesse et de l'allaitement, rachitisme (en complément de la vitamine D), traitement d'appoint de la déminéralisation osseuse après immobilisation prolongée (à la remobilisation), traitement d'appoint de l'ostéoporose (en cas d'apport calcique insuffisant) en association aux traitements de fond
– En toxicologie : antidote des hypocalcémies aiguës induites par fluorures et oxalates (antirouilles, détachants, encres bleues), utilisé par voie orale, en perfusion IV (pas en injection IV directe), et par voie locale en pansement en cas de contamination cutanée
– N'est pas un traitement de l'ostéoporose seul

Effets indésirables

– Troubles gastro-intestinaux discrets exceptionnels (tendance à la constipation)
– **Surdosage** : hypercalcémie, déshydratation, anorexie, soif intense, polyurie, nausées, vomissements, constipation, hypertension artérielle, troubles vaso-moteurs, arrêt de croissance chez l'enfant → arrêt de tout apport calcique et en vitamine D, boissons abondantes, réhydratation, et si besoin hypocalcémiants (furosémide, corticoïdes, calcitonine, dialyse péritonéale)

Précautions d'emploi

– *Surveillance régulière* de la calcémie et de la calciurie (hebdomadaire si association à la vitamine D à forte dose) → arrêt de tout apport calcique et de vitamine D en cas d'hypercalcémie et/ou d'hypercalciurie
– *Injection veineuse* : à faire très lentement, sans dépasser 10 ml en 5 minutes, chez un sujet allongé, par voie IV stricte, *mais jamais chez un sujet digitalisé*

Interactions médicamenteuses

– ***Associations contre-indiquées*** : digitaliques avec calcium IV (troubles du rythme)
– ***Associations déconseillées*** : strontium, zinc par voie orale
– *Associations à utiliser avec précaution* : digitaliques (avec calcium *per os*), diurétiques thiazidiques (risque d'hypercalcémie)
– *Nécessité d'un intervalle de 3 heures entre les prises orales* avec diphosphonates, fluorure de sodium, magnésium, tétracyclines, estramustine
– Retarde l'absorption digestive des sels de fer

Calcium (II) :
Associations à la vitamine D

Associations de calcium et vitamine D3 : cholécalciférol[G] (1)

Remboursement 65 %-Coll

CACIT VITAMINE D3	30 ou 90 sac. = 1 000 mg de Ca + 880 UI de cholécalciférol 60 cp. à sucer ou croquer = 500 mg de Ca + 440 UI de cholécalciférol	A. 1 sac. ou 2 cp./jour *en dehors des repas*
EPTAVIT	30 ou 90 cp. effervescents = 1 000 mg de Ca + 880 UI de cholécalciférol	A. 1 cp./jour *en dehors des repas*
FIXICAL VITAMINE D3 CALCIPRAT D3	30 ou 90 cp. à sucer ou croquer = 1 000 mg de Ca + 800 UI de cholécalciférol 60 cp. à sucer ou croquer = 500 mg de Ca + 400 UI de cholécalciférol	A. 1 cp./jour *en dehors des repas*
OSTRAM VITAMINE D3	30 ou 90 sac. = 1 200 mg de Ca + 800 UI de cholécalciférol	A. 1 sac./jour *en dehors des repas*
CALCIDOSE VITAMINE D3 DENSICAL VITAMINE D3	60 sac. = 500 mg de Ca + 400 UI de cholécalciférol	A. 1 sac. x 2 fois/jour *en dehors des repas*
CALCIFORTE D3 400 UI CALCOS VITAMINE D3 CALPEROS D3 IDÉOS OSSEANS D3	60 ou 180 cp. à sucer ou croquer = 500 mg de Ca + 400 UI de cholécalciférol	A. 1 cp. x 2 fois/jour ou 2 cp./jour en 1 prise unique *en dehors des repas*
CALTRATE D3 METOCALCIUM NATECAL D3 Orodispersible	60 cp. = 600 mg de Ca + 400 UI de cholécalciférol	
OROCAL D3	60 ou 180 cp. = 500 mg de Ca + 400 UI de cholécalciférol 60 ou 180 cp. = 500 mg de Ca + 200 UI de cholécalciférol	A. 1 sac. ou 2 cp./jour *en dehors des repas*

1. Les besoins quotidiens minimaux recommandés en vitamine D sont de 400 UI pour les femmes ménopausées âgées de 50 à 70 ans, 600 UI pour celles de plus de 70 ans et 800 à 1 000 UI en cas d'exposition au soleil peu fréquente : mais de nombreux experts recommandent 800 UI/jour au moins pour toutes les femmes ménopausées.

Contre-indications

Hypercalcémie (> 105 mg/l soit 2,6 mmol/l)
Hypercalciurie (chez l'adulte > 300 mg/24 h soit 7,5 mmol/24 h)
Lithiase urinaire calcique, néphrocalcinose, calcinose tissulaire
Immobilisations prolongées avec hypercalciurie et/ou hypercalcémie
Hypersensibilité connue à la vitamine D (exceptionnelle)

Propriétés

– Associations à doses fixes de calcium et de vitamine D, destinées à la femme ménopausée et aux sujets ayant un apport alimentaire insuffisant en calcium et vitamine D, dont les sujets *vivant confinés sans exposition au soleil* (sujets cloîtrés, etc.)

Indications

– Correction des carences vitamino-calciques chez le sujet âgé
– Apport vitamino-calcique associé aux traitements spécifiques de l'ostéoporose chez les patients carencés ou à haut risque de carence vitaminoD-calcique

Effets indésirables

– Troubles gastro-intestinaux discrets exceptionnels (tendance à la constipation)
– **Surdosage** : hypercalciurie (= premier signe), hypercalcémie, déshydratation, soif intense, polyurie, anorexie, nausées, vomissements, augmentation des phosphatases alcalines → arrêt de tout apport calcique et en vitamine D, boissons abondantes, réhydratation, et si besoin hypocalcémiants (furosémide, corticoïdes, calcitonine, dialyse péritonéale)

Précautions d'emploi

– *Surveillance régulière* de la calcémie et de la calciurie → arrêt de tout apport calcique et de vitamine D en cas d'hypercalcémie et/ou d'hypercalciurie
– *Surveillance régulière* de la fonction rénale chez le sujet âgé → adapter la posologie selon la clairance de la créatinine en cas d'insuffisance rénale

Interactions médicamenteuses

– ***Associations déconseillées*** : strontium, zinc par voie orale
– *Associations à utiliser avec précaution* : digitaliques (avec calcium *per os*), diurétiques thiazidiques (risque d'hypercalcémie)
– *Nécessité d'un intervalle de 3 heures entre les prises orales* avec diphosphonates, fluorure de sodium, magnésium, tétracyclines

Remarque

– On peut utiliser également un *apport annuel* de vitamine D à forte dose (*cf.* pages suivantes) associé à un *apport quotidien* adéquat de calcium (apport alimentaire ou sous forme médicamenteuse)

Vitamine D (I) :
Cholécalciférol ou Vitamine D3 naturelle

Cholécalciférol ou Vitamine D3 naturelle (1)

ZYMAD 10 000 UI/ml *Remboursement 30 %-Coll*	Fl. 10 ml : 333 gouttes à 300 UI par goutte (10 000 UI/ml)	*Prophylaxie* : N. 600 à 2 000 UI/jour (1) *Traitement curatif* : E. 4 000 à 8 000 UI/jour pendant 1 à 2 mois A. 4 000 à 20 000 UI/jour
ZYMAD 200 000 UI *Liste II-65 %-Coll* --- ZYMAD 80 000 UI *Liste II-65 %-Coll*	1 amp. 200 000 UI 2 ml = solution huileuse buvable --- 1 amp. 80 000 UI 2 ml = solution huileuse buvable	*Prophylaxie* : N. 80 000 UI x 2 à 4 fois/an E. 200 000 UI x 1 à 2 fois/an A. 200 000 UI x 1 à 2 fois/an
VITAMINE D3 BON en solution huileuse *Liste II-65 %-Coll* --- VITAMINE D3 BON en solution alcoolique *Liste II-65 %-Coll*	1 amp. 200 000 UI = solution huileuse buvable ou injectable par voie IM stricte --- 1 amp. 200 000 UI = solution alcoolique buvable (ne pas l'utiliser avant 3 ans)	*Prophylaxie* : E. 200 000 UI x 2 fois/an A. 200 000 UI x 2 fois/an *Traitement curatif* : E. 200 000 UI (puis prophylaxie 6 semaines après) A. 200 000 UI par semaine
UVEDOSE *Liste II-65 %-Coll*	1 amp. 100 000 UI = solution huileuse buvable 2 ml	*Prophylaxie* : E. 100 000 UI x 4 fois/an A. 100 000 UI x 4 fois/an
ADRIGYL *Liste II-65 %-Coll*	Fl. 10 ml : 300 gouttes à 333 UI par goutte (10 000 UI/ml)	*Prophylaxie* : E. 3 gouttes/jour A. 2 à 6 gouttes/jour *Traitement curatif* : E. 6 à 12 gouttes/jour A. 6 à 60 gouttes/jour (2)

1. La posologie recommandée pour la prophylaxie du rachitisme chez le nourrisson est la suivante :
   - Nourrisson à peau blanche si allaitement par lait enrichi en vitamine D : 600 à 800 UI/jour.
   - Nourrisson à peau blanche si allaitement maternel ou par lait de vache : 1 200 UI/jour.
   - Nourrisson à peau pigmentée si allaitement par lait enrichi en vitamine D : 1 200 à 1 600 UI/jour.
   - Nourrisson à peau pigmentée si allaitement maternel ou par lait de vache : 1 600 à 2 000 UI/jour.
2. Jusqu'au retour à la normale de la calcémie et de la phosphorémie.

Vitamine D3 associée au fluor :
cf. le chapitre "Oto-Rhino-Laryngologie Stomatologie"

Contre-indications
Hypercalcémie (> 105 mg/l soit 2,6 mmol/l), lithiase urinaire calcique
Hypercalciurie (chez l'adulte > 300 mg/24 h soit 7,5 mmol/24 h, et chez l'enfant > 5 mg/kg/24 h soit 0,125 mmol/kg/24 h)
Immobilisation prolongée (pour les fortes doses)
Hypersensibilité connue à la vitamine D (exceptionnelle)

Propriétés

- La vitamine D favorise l'absorption intestinale du calcium et sa fixation sur le tissu ostéoïde et elle est *indispensable à la prévention du rachitisme chez le jeune enfant* (l'association à la vitamine A ou à d'autres vitamines n'a pas ici d'utilité évidente) : les dérivés hydroxylés de la vitamine D *ne doivent pas être utilisés à la place de celle-ci dans ses indications habituelles* mais réservés à des cas précis et sous surveillance stricte (calcémie, calciurie, phosphorémie, créatininémie, phosphatases alcalines)
- *Le cholécalciférol ou vitamine D naturelle* est synthétisé par la peau sous l'influence des rayons UV à partir du déhydro-7-cholestérol, puis hydroxylé au niveau hépatique en *hydroxy-25-cholécalciférol ou calcifédiol*, puis hydroxylé au niveau rénal en *dihydroxy-1, 25-cholécalciférol ou calcitriol* (qui est le métabolite actif de la vitamine D)
- *L'ergocalciférol*, forme synthétique obtenue par irradiation UV de l'ergostérol d'origine végétale, a une activité et des indications identiques à celles du cholécalciférol
- *L'alfacalcidol* est un précurseur de synthèse directement hydroxylé en calcitriol actif

Indications (*cf.* page suivante celles des dérivés hydroxylés)

- Traitements prophylactiques (cholécalciférol ou ergocalciférol) :
  - Prophylaxie du rachitisme (indispensable jusqu'à 18 mois chez le nourrisson nourri au sein ou qui ne boit pas de lait supplémenté en vitamine D ou qui en absorbe moins de 500 ml/jour, puis en automne et en hiver chez l'enfant jusqu'à l'âge de 5 ans environ)
  - Prophylaxie des carences en vitamine D chez les sujets exposés : sujets âgés ou vivant confinés (sujets cloîtrés), femme enceinte ou qui allaite, malabsorption intestinale, obstruction biliaire, insuffisance hépato-cellulaire, traitements anticonvulsivants, etc.
- Traitements curatifs (cholécalciférol ou ergocalciférol) :
  - Rachitisme (traitement à faire suivre par un traitement prophylactique)
  - Ostéomalacie (traitement jusqu'à la disparition des douleurs et la normalisation de la calcémie et de la phosphorémie, à faire suivre par un traitement prophylactique)
  - Tétanie hypocalcémique

Effets indésirables

- Spécifiques : prurit, éruption cutanée, érythème, œdème
- **Surdosage** : hypercalciurie (= premier signe), hypercalcémie, déshydratation, soif intense, polyurie, anorexie, nausées, vomissements, augmentation des phosphatases alcalines → arrêt de tout apport calcique et en vitamine D, boissons abondantes, réhydratation, et si besoin hypocalcémiants (furosémide, corticoïdes, calcitonine, dialyse péritonéale)

Précautions d'emploi

- Rachitisme et ostéomalacie : associer, notamment chez l'enfant, une *calcithérapie qui sera commencée quelques jours avant pour prévenir une éventuelle tétanie précoce* (assez fréquente si la vitamine D est administrée seule dans le rachitisme) et *surveiller la calcémie et la calciurie* (chaque semaine si association vitamino-calcique) → arrêt de tout apport calcique et de vitamine D en cas d'hypercalcémie et/ou d'hypercalciurie
- Ne pas utiliser les solutions alcooliques buvables avant l'âge de 3 ans
- Ne pas utiliser à forte dose chez les sujets immobilisés de façon prolongée
- Grossesse : possibilité d'anomalies fœtales en cas de prescription à doses excessives → ne pas prescrire plus de 400 à 600 UI/jour de cholécalciférol ou d'ergocalciférol

Vitamine D (II) : Ergocalciférol

Ergocalciférol ou Vitamine D2 (1)

STÉROGYL Gouttes *Remboursement 65 %-Coll*	Fl. 20 ml soit 1 000 gouttes à 400 UI par goutte 2 MUI % ml	*Prophylaxie* : Prématuré : 1 600 UI/jour N. 400 à 2 000 UI/jour E. 400 à 2 000 UI/jour Femmes enceintes ou qui allaitent : 400 à 600 UI/jour A. 400 à 2 000 UI/jour *Traitement curatif* : E. 2 000 à 4 000 UI/jour pendant 1 à 2 mois A. 2 000 à 4 000 UI/jour jusqu'à guérison
STÉROGYL 15 H (2) *Liste II-65 %-Coll* STÉROGYL 15 A (2) *Liste II-65 %-Coll*	1 amp. 600 000 UI = solution huileuse buvable ou injectable par voie IM stricte 1 amp. 600 000 UI 1,5 ml = solution alcoolique buvable	*Prophylaxie* : A. 600 000 UI x 1 fois/an *Traitement curatif* : A. 600 000 UI tous les 15 jours jusqu'à guérison
UVESTÉROL D (3) *Remboursement 65 %-Coll*	Fl. 20 ml sol. buv. à 1 500 UI/ml avec piston gradué	*Prophylaxie* : N. et E. < 5 ans : 1 dose N° 1(1 000 UI) (4)

1. La posologie recommandée pour la prophylaxie du rachitisme chez le nourrisson est la suivante :
   - Nourrisson à peau blanche si allaitement par lait enrichi en vitamine D : 400 à 800 UI/jour.
   - Nourrisson à peau blanche si allaitement maternel ou par lait de vache : 1 200 UI/jour.
   - Nourrisson à peau pigmentée si allaitement par lait enrichi en vitamine D : 1 200 à 1 600 UI/jour.
   - Nourrisson à peau pigmentée si allaitement maternel ou par lait de vache : 1 600 à 2 000 UI/jour.

   Chez les enfants échappant à une surveillance médicale régulière ou dont les parents paraissent inaptes à assurer un apport quotidien de vitamine D, on peut préférer un apport périodique à forte dose, *mais cet apport doit être inscrit sur le carnet de santé de façon à éviter tout surdosage*.
2. Spécialités contre-indiquées chez l'enfant, pendant la grossesse et pendant l'allaitement.
3. Administrer ces spécialités chez le nourrisson *en position semi-assise et lentement* pour éviter un malaise vagal, probablement lié à une fausse route (éventuellement dilué dans un peu d'eau ou de lait, mais pas de jus de fruit).
4. Dose L : 300 UI ; dose N° 1 : 1 000 UI ; dose N° 2 : 1 500 UI. Tenir compte de l'enrichissement ou non du lait en vitamine D.

Vitamine D2 associé au fluor *Liste II-Non remboursé-Coll*

UVESTÉROL ADEC (5) (+ Vitamine A 3 000 UI/ml + Vitamine E 5 mg/ml + Vitamine C 50 mg/ml)	Fl. 20 ml à 1 000 UI/ml avec pipette de 1 ml graduée par unités de 0,2 ml	*Prophylaxie* : N. et E. 1 ml/jour (6)

5. Administrer ces spécialités chez le nourrisson *en position semi-assise et lentement* pour éviter un malaise vagal, probablement lié à une fausse route (éventuellement dilué dans un peu d'eau ou de lait, mais pas de jus de fruit).
6. Réservé aux nouveaux-nés et aux nourrissons ayant un risque de déficit en vitamines liposolubles A, D et E et en vitamine C.

Vitamine D (III) :
Dérivés hydroxylés de la vitamine D

Calcifédiol ou Hydroxy-25-cholécalciférol ou 25 (OH) D3

DÉDROGYL *Liste II-30 %-Coll*	Fl. 10 ml 15 mg/100 ml soit 300 gouttes à 5 µg par goutte	À dose progressive : A. 10 à 25 gouttes/jour E. 4 à 20 gouttes/jour

Indications (*cf.* conditions d'emploi à Colécalciférol pages précédentes)
- Ostéodystrophie rénale et hémodialyse prolongée, rachitismes et ostéomalacies avec hypocalcémie, rachitismes vitamino-résistants
- Hypoparathyroïdie idiopathique ou post-chirurgicale
- Hypocalcémies du nouveau-né, des affections hépatiques, de l'hypoparathyroïdie idiopathique, des traitements par corticothérapie ou anticonvulsivants

Calcitriol ou Dihydroxy-1,25-cholécalciférol ou 1,25 $(OH)_2$ D3

ROCALTROL *Liste I-65 %-Coll*	30 cap. 0,25 µg	À dose progressive : A. 0,5 µg/jour puis jusqu'à 2 µg/jour E. 0,25 µg/jour puis jusqu'à 1 µg/jour

Indications (*cf.* conditions d'emploi à Cholécalciférol pages précédentes)
- Ostéodystrophie rénale, rachitismes et ostéomalacies vitamino-résistants
- Hypoparathyroïdies et pseudo-hypoparathyroïdies

Alfacalcidol ou 1α (OH) D3

UN-ALFA ALFACALCIDOL[G] *Conserver les gouttes de + 2 °C à + 8 °C* *Liste I-65 %-Coll*	Fl. 200 gouttes 10 ml à 0,1 µg par goutte 30 cap. 0,25 µg 30 cap. 0,50 µg 30 cap. 1 µg	À dose progressive : A. 0,5 µg/jour puis jusqu'à 6 µg/jour E. < 20 kg : 0,05 µg/kg/jour puis jusqu'à 6 µg/jour
UN-ALFA IV *Conserver de + 2 °C à + 8 °C* *Réservé aux hôpitaux*	10 amp. 0,5 ml = 1 µg 10 amp. 1 ml = 2 µg	Injection **IV** en 30 secondes en fin de séance de dialyse : A. 0,5 à 1 µg E. < 20 kg : 0,05 µg/kg/jour

Indications (*cf.* conditions d'emploi à Cholécalciférol pages précédentes)
- Ostéodystrophie rénale, rachitismes pseudo-carentiels, rachitismes et ostéomalacies par hypophosphatémie vitamino-résistante (association avec un supplément de PO_4)
- Hypoparathyroïdies et pseudo-hypoparathyroïdies, prévention de l'hypocalcémie post-parathyroïdectomie en cas d'hyperparathyroïdisme primaire ou tertiaire
- Alfacalcidol injectable : traitement de l'hyperparathyroïdisme secondaire non freinable chez l'insuffisant rénal chronique en hémodialyse

Vitamine A ou Rétinol

Aliments riches en vitamine A (teneurs en UI pour 100 g)	
Huile de foie de flétan 2 à 40 millions	Congre, espadon 1 600
Huile de foie d'esturgeon 4 millions	Cresson, ciboulette 1 600
Huile de foie de thon 0,5 à 6 millions	Brocolis, patate douce 1 600
Huile de foie de morue 0,06 à 0,3 millions	Bettes, poireaux, salades 1 000
Foie de poissons 0,03 à 0,5 millions	Rognons 1 000
Foie de veau 10 000 à 100 000	Pruneaux, brugnons 1 000
Foie d'autres animaux 10 000 à 30 000	Fromages 1 000
Carottes, oseille 6 000	Crème fraîche 800
Jaune d'œuf 3 000	Sardines à l'huile 700
Cerfeuil, persil 3 000	Œuf entier (pour 1 œuf) 500
Beurre 2 500	Fruits frais 100 à 600
Anguille, abricots secs 2 500	Légumes frais 100 à 400
Épinards, pissenlits 2 000	Laitages non écrémés 70 à 170

Formes médicamenteuses *Liste I-65 %-Coll*

A 313 Capsules molles	30 cap. molles à 50 000 UI	Par voie orale (1) : A. 50 000 UI tous les 10 à 15 jours en traitement curatif E. > 8 ans : même dose
VITAMINE A Injectable	6 amp. 2 ml = 100 000 UI	Par voie **IM** profonde : A. 100 000 UI par mois E. 50 000 UI par mois ou 100 000 UI tous les 2 mois si cholestase

1. Le traitement curatif d'une avitaminose A avérée sera poursuivi pendant quelques semaines pour reconstituer un stock hépatique normal, *mais sans prolonger inutilement le traitement* pour éviter une intoxication chronique, par prises espacées tous les 10 à 15 jours (sans dépasser 100 000 UI par prise, et en respectant un intervalle de 10 à 15 jours au minimum entre 2 prises pour éviter une intoxication aiguë).
Le traitement préventif fait appel à des doses de 50 000 UI par mois ou 100 000 UI tous les 2 mois chez l'adulte, posologie réduite de moitié chez l'enfant < 8 ans.

Contre-indications
Hypersensibilité à l'un des constituants
Malabsorption chronique et troubles de l'absorption des lipides (utiliser la voie IM)
Grossesse et allaitement (*cf.* Précautions d'emploi)

Propriétés

- Vitamine liposoluble jouant un rôle important dans la formation du pourpre rétinien (nécessaire à l'adaptation de la vision quand la lumière diminue), la multiplication cellulaire et la trophicité épithéliale et tissulaire
- Absorption digestive dans l'intestin grêle (liée à celle des lipides) avec un stockage hépatique très important (couvrant les besoins pendant plusieurs mois)
- Besoins quotidiens (assurés par l'alimentation, sauf dans les pays où sévit la malnutrition ou en cas de malabsorption digestive) = 3 000 UI chez l'adulte, 1 400 à 3 000 UI chez l'enfant et l'adolescent, 1 400 UI chez le nourrisson

Indications

- Prophylaxie et traitement des carences en vitamine A : carence d'apport (très fréquente chez les enfants dans les pays où sévit la malnutrition) et carences d'absorption (mucoviscidose, cholestase hépatique, insuffisance pancréatique, malabsorptions digestives, nutrition entérale élémentaire)

Effets indésirables (si surdosage aigu ou chronique)

- Hypervitaminose A aiguë (si prise > 150 000 UI chez l'enfant ou 1 MUI chez l'adulte) : troubles digestifs (anorexie, nausées, vomissements, diarrhée), neuro-psychiques (céphalées, somnolence, irritabilité, asthénie, hypertension intracrânienne, confusion mentale, délires, voire convulsions), œdème papillaire, possibilité de troubles cutanés retardés (sécheresse, prurit, desquamation, chute de cheveux) → arrêt du traitement par la vitamine A et si besoin corticoïdes
- Hypervitaminose A chronique (si dose > 10 000 UI/jour pendant 1 à 3 mois chez le nourrisson, 10 000-30 000 UI/jour pendant 2 à 6 mois chez l'enfant, 50 000-100 000 UI/jour pendant 6 à 12 mois chez l'adulte) : troubles comparables à ceux du surdosage aigu avec amaigrissement, myalgies, arthralgies, arrêt de croissance et hyperostose des os longs chez l'enfant, et possibilité de *fibrose portale et périportale* après doses cumulées de 240 MUI (gros foie dur avec hypertension portale, les signes extrahépatiques n'étant présents que dans 30 % des cas seulement) voire *cirrhose hépatique* après des doses cumulées de 480 MUI (intoxications observées chez des sujets prenant ces doses énormes pour la prévention hypothétique des cancers épidermoïdes, mais sans aucune démonstration d'efficacité) → arrêt immédiat et impératif

Précautions d'emploi

- Ne pas dépasser les doses et les durées de traitement indiquées
- Arrêter le traitement en cas de signes évoquant une intoxication vitamin que A
- Grossesse : effet tératogène évoqué à des doses dépassant 20 000 UI/jour en prises prolongées, voire en prises plus courtes à plus fortes doses → l'apport en vitamine A ne doit pas dépasser 6 000 UI/jour (apport alimentaire inclus)
- Allaitement : risque d'intoxication chez le nourrisson à doses élevées

Interactions médicamenteuses

- ***Associations déconseillées*** (risque d'hypertension intracrânienne lié à une hypervitaminose A) : rétinoïdes (acitrétine, isotrétinoïne), bêta-carotène

Vitamines du groupe B (I)

Vitamine B1 ou Thiamine[G]

BÉNERVA BÉVITINE *Non remboursé-Coll*	40 cp. 250 mg 20 cp. 250 mg	Par voie orale : 250 à 500 mg/jour
BÉNERVA Injectable BÉVITINE Injectable *Remboursement 65 %-Coll*	10 amp. 500 mg/5 ml pour injection IM 5 amp. 100 mg/2 ml	Par voie IM : 500 mg/jour Par voie IV (Bévitine) : 100 à 200 mg/jour

Contre-indications

Hypersensibilité à l'un des constituants (exceptionnelle)
Intolérance au gluten, présence de saccharose

Propriétés

- Vitamine hydrosoluble jouant un rôle métabolique essentiel (décarboxylation des acides pyruvique et alpha-cétoglutarique, dégradation des glucides), nécessaire au fonctionnement cellulaire et à la transmission de l'influx nerveux, apportée par les levures, céréales, en quantité moindre par les légumineuses, les œufs, les viandes, les poissons et les laitages
- *Besoins quotidiens* : 1,3 à 1,5 mg chez l'adulte et l'adolescent, 1,5 à 1,8 mg chez la femme enceinte ou qui allaite, 0,3 à 1 mg chez l'enfant
- La carence, fréquente en Extrême-Orient (béri-béri) et chez les alcooliques, se traduit par une polynévrite avec apathie (forme neurologique), parfois compliquée de troubles neuropsychiques gravissimes (syndrome de Korsakoff, syndrome de Gayet-Wernicke) et/ou d'insuffisance cardiaque à débit élevé avec ou sans œdèmes extensifs (forme humide du béri-béri)

Indications

- Traitement curatif des carences en thiamine : béri-béri, insuffisance cardiaque carentielle, syndrome de Korsakoff et encéphalopathie de Gayet-Wernicke (administration initiale dans ces indications par voie IM), avec relais par voie orale après une dizaine de jours
- Prévention des carences en thiamine : éthylisme chronique, syndromes de malabsorption, régimes de restriction pondérale, nutrition parentérale exclusive

Effets indésirables et précautions d'emploi

- Hypotention fugace après l'injection, troubles gastro-intestinaux pour la voie orale
- Réactions allergiques exceptionnelles (rash cutané, dyspnée, bronchospasme), mais le classique choc thiaminique après injection était dû à des impuretés absentes des préparations actuelles
- Comprimés : présence de saccharose, donc contre-indication en cas d'intolérance au fructose, syndrome de malabsorption du glucose et du galactose ou déficit en sucrase-isomaltase

Vitamines du groupe B (II)

Vitamine B6 ou Pyridoxine[G] *Non remboursé (sauf formes injectables)-Coll*

BÉCILAN	40 cp. séc. 250 mg	A. 250 à 750 mg/jour
VITAMINE B6[G] Richard	20 cp. séc. 250 mg	*Idem*
BÉCILAN Injectable[G] *Remboursement 65 %-Coll*	5 amp. 5 ml = 250 mg	Par voie IM ou IV : A. 250 à 500 mg/jour

Contre-indications

Allergie aux sulfites (pour les formes injectables)
Apparition de neuropathies sensitives sous traitement
Association à la lévodopa en l'absence d'inhibiteur de la dopadécarbolylase périphérique (inhibition des effets de la lévodopa)

Propriétés

- Vitamine hydrosoluble très répandue dans les aliments, intervenant comme coenzyme dans de nombreuses réactions notamment celles qui impliquent les acides aminés : la carence en pyridoxine est rarement isolée, l'avitaminose expérimentale entraîne une anémie microcytaire, des troubles neurologiques (convulsions, polynévrites) et des troubles cutanéo-muqueux (hyperkératose, séborrhée)
- *Besoins quotidiens* : environ 2 mg chez l'adulte et l'adolescent, 2,5 mg chez la femme enceinte ou qui allaite, 0,6 à 1,6 mg chez l'enfant

Indications

- Traitement des carences avérées en vitamine B6 (seule AMM)
- Adjuvant des traitements par D-pénicillamine (20-100 mg/jour), isoniazide, cyclosérine ou dihydralazine (10-40 mg/jour), contraceptifs œstro-progestatifs (20-40 mg/jour chez la femme ayant des signes dépressifs avec ces pilules)
- Homocystinurie par déficit en cystathionine-ß-synthétase : pyridoxine dans la forme dépendant de la pyridoxine (100-1 000 mg/jour, après réplétion en acide folique) ou régime très restrictif en méthionine (< 200 mg/24 h) avec bétaïne dans les formes résistantes à la pyridoxine
- Cystathioninurie
- Convulsions et anémies pyridoxino-sensibles (exceptionnelles) : besoins augmentés à 10 mg/jour chez le nourrisson et jusqu'à 600 mg/jour chez l'adulte

Effets indésirables et précautions d'emploi

- Possibilité de *neuropathies sensitives* réversibles en 6 mois environ à l'arrêt en cas d'utilisation à forte dose (> 2 g/jour) voire à des doses de 100-200 mg/jour en traitement prolongé pendant plusieurs mois ou années = paresthésies nocturnes des extrémités, sensations de brûlure, de piqûre, prurit et engourdissement des membres → *arrêt immédiat de la pyridoxine*
- Possibilité de réactions anaphylactiques aux sulfites (avec les formes injectables)
- Grossesse et allaitement : utilisation à éviter (données insuffisantes)

Interactions médicamenteuses

- ***Associations contre-indiquées*** : lévodopa utilisée sans inhibiteur de la décarboxylase périphérique (inhibition des effets de la lévodopa)

Vitamines du groupe B (III)

Vitamine PP ou Vitamine B3 ou Nicotinamide (1) *Non remboursé-Coll*

NICOBION 500	30 cp. 500 mg	A. 500 à 1 000 mg/jour
VITAMINE PP Injectable *Réservé aux hôpitaux*	10 amp. 100 mg/2 ml	Par voie **IV** : A. 250 à 500 mg/jour

1. À forte dose, risque d'hépatite, flush, nausées, vomissements.

Contre-indications

Hypersensibilité à l'un des constituants

Propriétés

- Vitamine hydrosoluble synthétisée à partir du tryptophane, entrant dans la composition de deux co-enzymes intervenant dans les réactions d'oxydo-réduction (le NAD et le NADP), apportée par les levures, viandes, poissons, fruits secs et oléagineux, céréales (sauf le maïs, le sorgho et le millet), abats (foie), champignons, légumes secs
- Sa carence entraîne la pellagre (érythème des parties découvertes, glossite, stomatite ulcéreuse, entérite avec diarrhée, insomnie, polynévrites, confusion mentale, états dépressifs, délires, hallucinations) = forme primaire observée dans les pays où le maïs était l'aliment de base, forme secondaire observée dans les pays développés (en cas d'alcoolisme, cirrhose, diarrhée chronique, syndrome carcinoïde, maladie de Hartnup)
- *Besoins quotidiens* : 15 à 18 mg chez l'adulte et l'adolescent, 6 à 14 mg chez l'enfant, 20 mg chez la femme enceinte ou qui allaite

Indications

- Traitement de la pellagre (guérison en 3 à 4 semaines)
- Alcoolisme chronique (carence fréquente, associée généralement aux autres carences en vitamines du groupe B), malabsorptions
- Adjuvant des traitements par isoniazide ou carbidopa (besoins accrus)

Vitamine H ou Vitamine B8 ou Biotine *Non remboursé-Coll*

BIOTINE	20 ou 60 cp. 5 mg	A. 5 mg x 3 fois/jour pendant 6 semaines
BIOTINE Injectable	6 amp. 1 ml = 5 mg	Par voie **IM** : A. 5 à 10 mg x 3 fois/semaine pendant 6 semaines

Contre-indications

Hypersensibilité à l'un des constituants (notamment aux parabens pour la forme IM)

Propriétés et indications

- Vitamine hydrosoluble intervenant comme co-enzyme des carboxylases (impliquées dans le métabolisme des glucides, des lipides et des acides aminés), très répandue dans les aliments qui couvrent les besoins quotidiens (estimés à 150 µg chez l'adulte et 50 à 90 µg chez l'enfant)
- Indiquée dans les dépendances en biotine (exceptionnelles) : besoins = 10 mg/jour
- Utilisée (sans action démontrée) dans les alopécies diffuses ou les pertes de cheveux en association à la vitamine B5

Vitamines du groupe B (IV)

Vitamine B2 ou Riboflavine

BÉFLAVINE *Non remboursé-Coll*	20 cp. 10 mg	A. 20 à 30 mg/jour
RIBOFLAVINE Injectable *Réservé aux hôpitaux*	6 amp. 2 ml = 10 mg	Par voie **IM** (ou **IV** lente) : 10 à 20 mg/jour

Propriétés et indications

- Vitamine hydrosoluble entrant dans la composition du FAD (coenzyme des réactions d'oxydation), apportée par la plupart des aliments
- *Besoins quotidiens* : 1,5 à 1,8 mg chez l'adulte et l'adolescent, 0,4 à 1,4 mg chez l'enfant, 1,8 mg chez la femme enceinte ou qui allaite
- Indiquée dans l'ariboflavinose prouvée (affection extrêmement rare)
- Utilisée dans les troubles évoquant une carence (perlèche, cheilite, glossite, stomatite, dermite séborrhéique, conjonctivite, kératite) et le syndrome des pieds brûlants

Effets indésirables

- Coloration jaune habituelle des urines (sans conséquences)
- Injection IM douloureuse → aiguille différente pour prélever le soluté et pour l'injecter

Vitamine B5 ou Dexpanthénol ou Acide pantothénique

BÉPANTHENE *Non remboursé*	20 ou 60 cp. 100 mg	A. 300 mg/jour pendant 6 semaines
BÉPANTHENE Injectable *Non remboursé*	6 amp. 2 ml = 500 mg (mélange possible avec la bitine dans la même seringue)	Par voie **IM** (ou **IV** lente) : 500 à 1 000 mg x 3 fois/semaine pendant 6 semaines

Propriétés et indications

- Vitamine hydrosoluble intervenant comme constituant essentiel du coenzyme A, très largement répandue dans la plupart des aliments : l'alimentation couvre les besoins quotidiens (7 à 10 mg chez l'adulte et 2 à 10 mg chez l'enfant)
- Utilisée dans les alopécies diffuses en association avec la vitamine B8

Effets indésirables

- Réactions allergiques très rares (urticaire, érythème, bronchospasme, angiœdème)

Vitamine B9 : acide folique
Vitamine B12 : hydroxocobalamine, cyanocobalamine
Cf. le chapitre "Hématologie"

Vitamines du groupe B (V)

Vitamines B associées *Non remboursé-Coll*

BÉCOZYME	20 cp. contenant : B1 et B2 (15 mg de chaque) + B5 (25 mg) + B6 (10 mg) + PP (50 mg)	A. 2 à 4 cp./jour sans dépasser 4 semaines
VITAMINE B1-B6 Bayer	20 ou 40 ou 100 cp. contenant : B1 (250 mg) + B6 (35 mg)	A. 1 à 3 cp./jour sans dépasser 4 semaines
BÉCOZYME Injectable	12 amp. contenant : B1 (10 mg) + B2 (5,5 mg) + B5 (6 mg) + B6 (4 mg) + PP (40 mg)	Par voie **IM** ou **IV** : A. 1 à 2 amp./jour

Contre-indications
Hypersensibilité à l'un des constituants Association à la lévodopa en l'absence d'inhibiteur de la dopadécarboxylase périphérique (car présence de pyr doxine)

Propriétés et indications

- Associations de vitamines du groupe B (mais sans acide folique, dont la carence est cependant la plus fréquente des carences en vitamines hydrosolubles), utilisées *per os* en traitement d'appoint de l'asthénie fonctionnelle, et par voie parentérale en prévention des avitaminoses B lors de la nutrition parentérale exclusive

Effets indésirables (les comprimés sont assez gros, donc difficiles à avaler)

- Vitamine B1 : le classique et rarissime choc thiaminique après injection IV était très probablement dû à des impuretés absentes des préparations actuelles
- Vitamine B2 : coloration jaune habituelle des urines (sans conséquences)
- Vitamine B5 : réactions allergiques très rares (urticaire, érythème, bronchospasme, angiœdème)
- Vitamine B6 : possibilité de neuropathies sensitives réversibles en 6 mois environ à l'arrêt en cas d'utilisation à forte dose (> 2 g/jour) voire à des doses de 100 à 200 mg/jour en traitement prolongé pendant plusieurs mois ou années = paresthésies nocturnes des extrémités, sensations de brûlure, de piqûre, prurit et engourdissement des membres → *arrêt de la pyridoxine*

Précautions d'emploi

- Grossesse et allaitement : utilisation à éviter (données insuffisantes)

Interactions médicamenteuses (pour la pyridoxine ou vitamine B6)

- ***Associations contre-indiquées*** : lévodopa en l'absence d'un inhibiteur de la décarboxylase périphérique (inhibition des effets de la lévodopa)

Vitamine C ou Acide ascorbique

Aliments riches en vitamine C (1) (teneurs en mg pour 100 g)	
Goyave, kiwi 300 Persil, paprika 170 Cassis, groseilles 150 Estragon, oseille, poivrons 120 Brocolis, choux, chou-fleur 50-100 Cresson, raifort 75 Citrons, fraises, oranges 50 Pamplemousses, mangues 45 Foies d'animaux 25-30 Épinards, pissenlits, tomates 25 Radis, brugnons, châtaignes 25 Ananas, avocats, mâche 20 Framboises, kakis 15 Petits pois, poireaux 15 Laitue, germes de soja 13	Cervelle 13 Bananes, abricots secs 12 Abricots, cerises, pêches 10 Pommes et autres fruits 5-10 Abats, jambon, melon 10 Asperges, endives, salsifis 9 Pommes de terre, navets 8,5 Concombres, courgettes 7 Carottes, céleri, oignons 5 Autres légumes 1-4 *Aliments pauvres en vitamine C* : Lait, laitages, yaourts 0 à 2 Viandes et poissons 0 à 2 Crustacés et coquillages 0 à 2

1. La vitamine C est soluble dans l'eau et très sensible à la chaleur et à la lumière : le lavage des aliments, leur cuisson, leur dessication et leur exposition prolongée à la lumière (sur un étal de vente par exemple) entraînent une perte importante en vitamine C, contrairement à la congélation, à la surgélation (ou congélation ultra-rapide) et à l'appertisation (conserves, notamment en boîtes métalliques) qui préservent mieux les vitamines hydrosolubles, dont la vitamine C.

Formes médicamenteuses (2) *Non remboursé-Coll*

VITAMINE C 1 000 mg LAROSCORBINE 1 000 mg (3) VITASCORBOL 1 000 mg	10 ou 20 ou 40 sac. 1 g 15 ou 20 ou 30 cp. 1 g effervescents avec ou sans sucre	A. 500 à 1 000 mg/jour
VITAMINE C 500 mg LAROSCORBINE 500 mg (4) VITASCORBOL 500 mg (4)	15 ou 30 cp. 500 mg à croquer ou à sucer 12 ou 24 cp. 500 mg	A. 500 à 1 000 mg/jour E. 250 à 500 mg/jour
LAROSCORBINE^{G} 1 g/5 ml	6 amp. 5 ml = 1 g	Par voie IV uniquement : A. 500 à 1 000 mg/jour

2. La vitamine C existe en association à du calcium sous forme d'ascorbate de calcium. En granulés : donne 400 mg d'acide ascorbique et 41 mg de Ca/cuillère mesure et 5,1 g de sucre.
3. Contient du saccharose et de l'aspartam, excipients à effet notoire. L'aspartam est contre-indiqué en cas de phénylcétonurie.
4. Formes sans sucre.

Contre-indications
Lithiases urinaires oxalocalciques (pour les doses > 1 g/jour), déficit en G6PD Hypersensibilité aux parahydroxybenzoates (pour les formes injectables)

Propriétés

- Vitamine hydrosoluble largement répandue dans le monde vivant, apportée avant tout par les végétaux (fruits frais, crudités, salades, légumes), nécessaire à l'homme, aux primates et à certaines autres espèces animales pour les réactions d oxydo-réduction
- Absorption digestive correcte avec absence d'accumulation, l'organisme ayant une capacité d'absorption limitée (à environ 3 g/jour chez l'adulte)
- *Apports conseillés* : 60 à 100 mg/jour chez l'adolescent et l'adulte (jusqu'à 120 mg/jour chez le sujet fumeur), 80 à 100 mg/jour chez la femme enceinte ou qui allaite, 40 à 60 mg/jour chez l'enfant, 35 à 40 mg/jour chez le nourrisson (besoins couverts par une alimentation variée comportant des fruits et des légumes)
- La carence entraîne l'apparition de scorbut (asthénie, gingivite, hémorragies gingivales et cutanées, œdèmes douloureux des membres inférieurs, anémie, douleurs osseuses par hémorragies sous-périostées notamment chez l'enfant)

Indications

- Traitement du scorbut et de la maladie de Möller-Barlow ou scorbut infantile : 500 à 1 000 mg/jour chez l'adulte, 250 à 500 mg/jour chez l'enfant, 100 à 250 mg/jour chez le nourrisson, administrés en 3 prises orales quotidiennes jusqu'à disparition des signes cliniques (le plus souvent rapide, en 1 à 2 semaines, les carences profondes pouvant toutefois nécessiter 10 semaines de supplémentation)
- Prévention du scorbut si l'alimentation est insuffisante ou déséquilibrée (les apports conseillés ci-dessus dépassent les besoins → un apport quotidien de 10 à 50 mg selon l'âge est suffisant pour prévenir le scorbut)
- Prévention de l'avitaminose C en nutrition parentérale exclusive (forme injectable)
- Proposée à doses pharmacologiques (indiquées ci-contre) mais avec une efficacité non démontrée dans diverses affections : asthénies fonctionnelles, infections virales (états grippaux, coryzas), convalescence des maladies infectieuses, alcaptonurie, méthémoglobinémie idiopathique du nourrisson, troubles capillaires et veineux
- Utilisée comme réducteur dans les méthémoglobinémies (0,5 à 3 g/jour)

Effets indésirables

- À forte dose (> 1 g/jour) : possibilité de gastralgies, diarrhée, insomnie, nervosité, hyperoxalurie et lithiase urinaire, scorbut du nouveau-né en cas d'administration à forte dose chez la femme enceinte, et hémolyse chez les sujets déficients en G6PD
- À dose > 2 g/jour : interférence avec les dosages sanguins et urinaires de la créatinine et du glucose

Précautions d'emploi

- Ne pas administrer en fin de journée
- Lithiase urinaire et grossesse : ne pas administrer plus de 1 g/jour
- Apport sodé : 0,257 g/cp.

Interactions médicamenteuses

- *Associations à utiliser avec précaution* : déféroxamine (surveiller la fonction cardiaque car possibilité d'insuffisance cardiaque réversible à l'arrêt avec des doses de vitamine C > 500 mg/jour et risque d'augmentation de l'élimination du complexe ferrioxamine-fer avec des doses de vitamine C ≤ 200 mg/jour)

Vitamine E ou Tocophérol

Alpha-Tocophérol[G] *Non remboursé-Coll (sauf autre mention)* (1)

DERMORELLE *Remboursement 65 %*	90 cap. 200 mg	200 mg/jour dans les carences
VITAMINE E 100 mg/2 ml *Réservé aux hôpitaux*	6 ou 12 amp. 100 mg/2 ml	Par voie **IM** profonde : A. 100 mg/mois E. 5 à 10 mg/kg tous les 15 jours
TOCO 500 mg TOCOLION TOCOPA TOCOPHÉROL VITAMINE E 500 mg	30 cap. 500 mg	A. 500 mg/jour dans les hypercholestérolémies, en adjuvant du régime
VEDROP *Liste I-65 %-Prescription initiale hospitalière réservée aux spécialistes de pédiatrie et de gastro-entérologie-Rétrocédable*	Fl. 20 ou 60 ml sol. buv. à 50 mg/ml	E. 0,34 ml/kg/jour par voie orale dans un peu d'eau, soit 17 mg/kg d'alpha-tocophérol sous forme de tocofersolan (2) et (3)

1. Uniquement remboursé dans les carences avérées en vitamine E.
2. Pas d'administration chez le prématuré.
3. Conversion :

$$\text{Vedrop ml} = \frac{\text{dose d'alpha-tocophénol}}{50} \text{ mg.}$$

Contre-indications

Hypersensibilité connue aux produits
Prématuré (Vedrop)

Propriétés

- Vitamine liposoluble agissant comme agent anti-oxydant et au niveau de la synthèse de l'hème, très répandue dans tous les aliments, une alimentation suffisante et variée couvrant les besoins, sauf dans certaines pathologies décrites ci-dessous
- La vitamine E est le principal antioxydant liposoluble dans l'organisme. Son action correspond à celle d'une molécule qui brise les chaînes de radicaux libres, arrête la peroxydation des acides gras polyinsaturés et elle contribue au maintien de la stabilité et de l'intégrité des membranes cellulaires. Une autorisation de mise sur le marché "sous circonstances exceptionnelles" a été octroyée à ce médicament
- Besoins quotidiens : 12 à 15 mg chez l'adulte et l'enfant, 3 à 7 mg chez le nourrisson

Indications

- Traitement et prévention des carences en vitamine E pouvant survenir au cours des malabsorptions digestives
- Traitement et prévention de l'ataxie avec déficit isolé en vitamine E ou AVED (affection génétique affectant surtout les populations maghrébines = incidence de 1/50 000)
- Forme injectable : carence en vitamine E quand la voie orale est impossible, supplémentation au cours de la nutrition entérale élémentaire, malabsorption digestive de la vitamine E (mucoviscidose, cholestase hépatique, insuffisance pancréatique, autres malabsorptions digestives)
- Proposée à la dose de 500 mg/jour comme adjuvant du régime dans les hypercholestérolémies modérées (mais une grande étude contrôlée contre placebo prolongée sur 10 ans n'a pas montré de différences en termes d'incidence d'évènements cardio-vasculaires ou de cancers, avec, par contre, un risque accru d'insuffisance cardiaque)
- *Pour Védrop* : carence en vitamine E due à une malabsorption digestive dans la population pédiatrique atteinte de cholestase chronique congénitale ou de cholestase chronique héréditaire, depuis la naissance (nouveau-nés à terme) jusqu'à 16 ou 18 ans, selon la région

Effets indésirables

- Formes injectables : possibilité de réactions anaphylactiques à l'excipient
- À forte dose : possibilité d'allongement du temps de saignement, hémorragies en cas de déficit en vitamine K, troubles digestifs (diarrhée, douleurs abdominales), quelques cas de thrombophlébite
- *Pour Védrop :*
  - Fréquents : diarrhée
  - Peu fréquents : alopécie, prurits, éruption cutanée, asthénie, maux de tête, concentration sérique en sodium, en potassium anormale, augmentation des transaminases

Précautions d'emploi et interactions médicamenteuses

- *Pour Védrop :*
  - Compte tenu de la toxicité rénale potentielle des polyéthylène-glycols, Vedrop doit être administré avec prudence et sous une surveillance étroite de la fonction rénale chez les patients souffrant d'insuffisance rénale. La fonction rénale et l'osmolarité sérique doivent être évaluées. Pas de données en cas d'insuffisance hépatique
  - Contient du parahydroxybenzoate de méthyle sodique (E219) et du parahydroxybenzoate de propyle sodique (E217) qui peuvent causer des réactions allergiques (éventuellement retardées). Ce médicament contient moins de 1 mmol de sodium (23 mg) et moins de 1 mmol (39 mg) de potassium
  - Peut également augmenter l'absorption intestinale d'autres vitamines liposolubles concomitantes (A, D, E, K) ou celle de médicaments fortement lipophiles (tels que stéroïdes, antibiotiques, antihistaminiques, cyclosporine, tacrolimus)

Polyvitamines à doses physiologiques

Polyvitamines orales Non remboursé-Coll

HYDROSOL Polyvitaminé	Gouttes : fl. 20 ml (2 ml = 50 gouttes)	A. 25 gouttes/jour E. 20 gouttes/jour N. 15 gouttes/jour

Polyvitamines orales avec oligo-éléments *Non remboursé*

BEROCCA ELEVIT VITAMINE B9	15 ou 30 cp. effervescents ou pelliculés 30 ou 100 cp.	A. et E. > 12 ans : 1 cp. ou 1 gél./jour

Polyvitamines injectables *Liste II-Non remboursé-Coll*

CERNÉVIT (1) SOLUVIT (1)	Fl. de lyophylisat = vitamines A, D, C, E, B1, B2, B5, B6 + Nicotinamide + Acide folique + Biotine + Cyanocobalamine	Par voie **IM** ou **IV** lente ou mélangé aux solutés de perfusion ou de nutrition : A. 1 fl./jour E. >10 kg : même dose E. < 10 kg : 1 ml/kg/jour
VITALIPIDE Adulte VITALIPIDE Enfant	Amp. 10 ml = vitamines A, D, E et K (vitamines liposolubles)	En perfusion IV lente (à mélanger à l'Intralipide) : A. 1 amp. Adulte/jour E. > 11 ans : même dose E. 2 à 3 amp. Enfant/jour N. 1 à 2 amp. Enfant/jour

1. Diluer préalablement le contenu du flacon dans de l'eau pour préparation injectable (2,5 ml pour l'injection par voie IM ou 5 ml pour l'injection par voie IV).

Contre-indications

Hypersensibilité à l'un des composants
Phénylcétonurie (pour Plényl et Berroca car présence d'aspartam)
Surcharge martiale et enfant < 12 ans (pour spécialités avec oligo-éléments)

Propriétés

– Associations polyvitaminées équilibrées à doses physiologiques (couvrant les besoins quotidiens de l'organisme), associées dans certaines spécialités à des oligo-éléments à doses physiologiques : ces associations polyvitaminées ne *sont pas destinées au traitement curatif d'une avitaminose spécifique* mais à un apport vitaminique préventif

Indications

– Formes orales : prévention des carences vitaminiques (et en oligo-éléments pour les produits qui en contiennent), notamment lors des régimes de restriction pondérale ou des régimes carencés ou déséquilibrés
– Solutés injectables : prévention des carences vitaminiques lorsque l'apport oral est contre-indiqué, impossible ou insuffisant, notamment au cours de la nutrition parentérale prolongée, des états de dénutrition, des malabsorptions digestives

Effets indésirables

– Par voie IM : possibilité de douleurs au point d'injection
– Par voie IV : l'injection IV en bolus du Cernévit peut entraîner une élévation modérée, isolée et réversible des transaminases (notamment chez les patients présentant une entérocolite inflammatoire évolutive)
– Le classique et rarissime choc thiaminique après injection veineuse était dû très probablement à des impuretés absentes des préparations actuelles
– **Surdosage** : possibilité d'hypervitaminose A et d'hypervitaminose D en cas d'administration à doses excessives

Incompatibilités physico-chimiques

– Solutés injectables : ne pas mélanger en perfusion avec du sang ou du plasma

Interactions médicamenteuses (pour la vitamine B6)

– *Associations contre-indiquées* : lévodopa en l'absence d'un inhibiteur de la décarboxylase périphérique (inhibition des effets de la lévodopa)

Magnésium

Aliments riches en magnésium (teneurs en mg pour 100 g)	
Cacao en poudre 420 Bigorneaux, pilpil de blé 400 Chocolat à croquer 290 Fruits oléagineux 130 à 260 Buccins et autres mollusques 160 à 240	Sarrasin (ou blé noir) 220 Légumes secs, avoine, orge 130 à 160 Flocons d'avoine 130 Chocolat noir, maïs, bettes 110 Lentilles, riz brun 90 à 100

Formes médicamenteuses (1) *Non remboursé (sauf carences avérées)-Coll*

MAGNÉSIUM SULFATE IV Sulfate de magnésium 15 % Délai d'action = immédiat Durée d'action = 30 minutes	10 amp. 1,5 g/10 ml (150 mg = 6 mmol de Mg) 10 amp. 3 g/20 ml (300 mg = 12 mmol de Mg)	Par voie **IV très lente** : A. Posologies ci-contre E. 7 à 10 mg/kg/24 h (en mg de magnésium)
MAGNÉSIUM CHLORURE Chlorure de magnésium à 10 %	10 ou 100 amp. 10 mg	Dans les carences avérées : 5 à 6 g/24 h en association avec du potassium
MAGINJECTABLE 0,8 % Pidolate de magnésium	12 amp. 10 ml	Par voie **IM** ou **IV** : A. 2 à 3 amp./jour E. > 8 kg : 0,3 à 0,4 mmol/kg/jour
TOP MAG Pidolate de magnésium	30 sac. 190 mg	A. 2 à 3 sac./jour E. 1 à 2 sac./jour N. 1/2 à 1 sac./jour
MAG 2 BUVABLE Pidolate de magnésium	30 sac. 184 mg Mg élément sans sucre	A. 3 amp. ou 2 sac./jour E. 1 amp. ou 1 sac./jour N. 1/2 à 1 amp. buv./jour
MAG 2 COMPRIMÉS Carbonate de magnésium	60 cp. 100 mg	A. 3 à 4 cp./jour E. > 6 ans : 1 à 2 cp./jour
OROMAG Lactate et citrate de magnésium SARGEMAG Oxyde et carbonate	60 cp. 120 mg à sucer 30 sac. 182,5 mg	A. 3 cp./jour E. > 2 ans : 1 à 2 cp./jour
SPASMAG Sulfate de magnésium	30 amp. buv. 118 mg 60 gél. 59 mg	A. 2 à 3 amp. ou cp./jour ou 4 à 6 gél./jour E. 1 à 2 amp. buv./jour N. 1/2 à 1 amp. buv./jour
SPASMAG injectable *Remboursement 65 %*	5 amp. 10 ml 0,12 g/ml	Par voie **IV** très lente : A. Posologies ci-contre E. 25 à 75 mg/kg/24 h
MAGNÉSPASMYL Lactate de magnésium	50 cp. 47,4 mg Granulé : 100 à 1,9 %	A. 3 à 6 cp. ou càc/jour E. 2 à 4 càc/jour
MÉGAMAG Aspartate de magnésium	60 ou 120 gél. 45 mg	A. 6 à 10 gél./jour E. > 6 ans : 3 à 6 gél./jour

1. Existe en association avec divers composés : glycine, saccharomyces cerevisiae, vitamine B6 à 5 ou 10 mg. Un gramme de sulfate de magnésium = 8 mmol.

Contre-indications

Insuffisance rénale sévère (clairance de la créatinine < 30 ml/min)
Myasthénie, hypersensibilité aux différents produits

Propriétés

- Cation intracellulaire le plus important après le potassium, ayant un rôle indispensable à plusieurs niveaux (perméabilité cellulaire, activités enzymatiques, métabolisme énergétique, excitabilité neuro-musculaire)
- Les besoins sont estimés à 5 mg/kg/jour (250-350 mg/jour chez l'adulte), un peu plus chez la femme enceinte ou qui allaite (400 mg/jour) et les sujets très actifs ou sportifs (400-600 mg/jour) → les apports alimentaires (environ 120 mg pour 1 000 calories) peuvent être un peu insuffisants dans certains cas
- Absorption digestive saturable (prendre en plusieurs prises quotidiennes) et influencée par plusieurs facteurs (*cf.* Interactions), variant entre 25 et 60 % des doses ingérées, élimination essentiellement urinaire

Indications

- Par voie veineuse :
  - *Sulfate de magnésium IV* : traitement curatif des torsades de pointe (bolus IV de 2 g puis perfusion IV de 3-20 mg/min), prévention et traitement de la crise d'éclampsie (4 g en 20 à 30 minutes, à répéter si besoin sans dépasser 8 g dans la 1re heure, puis 2 à 3 g/h pendant 24 heures après la dernière crise), hypokaliémie aiguë avec hypomagnésémie (6 à 8 g/24 h, avec du potassium en complément), apport en magnésium lors de la nutrition parentérale et de la rééquilibration hydro-électrolytique (1,5 à 2 g de sulfate de magnésium heptahydraté soit 6 à 8 mmol/24 h)
- Par voie orale :
  - Prévention des éventuelles carences d'apport en magnésium, notamment au cours des régimes hypocaloriques, dans les états de dénutrition sévères, les malabsorptions, l'alcoolisme chronique
  - Prévention des lithiases urinaires oxalo-calciques chez les très rares sujets ayant une hypomagnésurie (rôle inhibeur du magnésium sur la formation et la croissance des cristaux urinaires de phosphate et d'oxalate de calcium)
  - Carence magnésienne avérée avec magnésémie < 12 mg/l ou 0,5 mmol/l (exceptionnelle)
- Utilisé en l'absence d'activité démontrée dans la "spasmophilie" (= manifestations de "tétanie normo-calcémique", asthénie, nervosité, irritabilité, troubles du sommeil)

Effets indésirables

- Possibilité de diarrhée à forte dose
- Exceptionnellement : syndrome du restaurant chinois avec le pidolate de magnésium (céphalées, diarrhée et douleurs abdominales), le pidolate étant un pyro-glutamate et les glutamates alimentaires étant impliqués dans ce syndrome
- Par voie parentérale : vasodilatation généralisée, douleur au point d'injection IM
- **Surdosage** (risque d'accumulation seulement en cas d'apport trop important par voie parentérale chez l'insuffisant rénal) : troubles de l'ECG, troubles de la transmission neuromusculaire, risque de dépression respiratoire

Précautions d'emploi

- L'injection IV doit être très lente (< 150 mg d'ion magnésium/min) : en perfusion IV, diluer dans une solution saline ou glucosée isotonique
- Infection urinaire : traiter préalablement toute infection urinaire (risques de précipitation de phosphates ammoniaco-magnésiens)

Interactions médicamenteuses

- ***Associations déconseillées*** : quinidiques (risque de surdosage en quinidiques)
- *Intervalle de 3 heures au moins entre les prises orales* avec calcium et tétracyclines

Oligo-éléments (I)

Oligo-éléments associés injectables *Liste I-65 %-Réservé aux hôpitaux et à la nutrition parentérale à domicile*

DECAN	Fl. 40 ml = chrome, cobalt, cuivre, fer, fluor, iode, manganèse, zinc + molybdène et sélénium	Par voie IV (à diluer dans 500 ml de G5 ou G10 ou 250 ml de NaCl à 0,9 %) : A. 40 à 80 ml/jour
NONAN	Fl. 40 ml = cobalt, cuivre, fer, fluor, iode, manganèse, zinc + molybdène et sélénium	Par voie IV (diluer dans les solutés de nutrition ou dans les solutés glucosés) : A. 40 à 80 ml/jour
TRACITRANS	10 amp. 10 ml = molybdène, sélénium, fer, zinc, manganèse, cuivre, chrome, fluor, iode	Par voie IV (à diluer dans une solution de glucosé) : A. 1 amp./24 h, au cours de la nutrition parentérale prolongée
TRACUTIL	Amp. 10 ml = chrome, cuivre, fer, fluor, iode, manganèse, zinc + molybdène et sélénium	Par voie IV (à diluer dans 250 ml de G5 ou G10 ou du NaCl à 0,9 %) : A. 10 à 20 ml/jour
SOLUTION injectable D'OLIGO-ELEMENTS enfants et nourrissons	Fl. 10 ou 40 ml = chrome, cobalt, cuivre, fer, fluor, iode, manganèse, zinc + molybdène et sélénium	Par voie IV (diluer dans les solutés de nutrition ou dans les solutés glucosés) : E. 1 ml/kg/jour N. 1 ml/kg/jour

Contre-indications
Maladie de Wilson, hémochromatose, hémosidérose
Hypersensibilité à l'un des constituants

Propriétés
– Solutions permettant un apport d'oligo-éléments par voie veineuse

Indications
– Apport équilibré en oligo-éléments lors de la nutrition parentérale

Effets indésirables
– Cas isolés de réactions anaphylactiques (notamment au fer, à l'iode)

Précautions d'emploi
– Surveiller les taux plasmatiques de fer, de cuivre, de zinc et de manganèse

Oligo-éléments (II)

Sélénium

SÉLÉNIUM Injectable Sélénite de sodium *Non remboursé-Coll*	10 fl. 10 ml = 100 µg soit 10 µg/ml	Par voie **IV** (dilué dans les solutés de nutrition ou des solutés isotoniques) : A. 30 à 150 µg/jour E. 2 à 5 µg/kg/jour N. 2 à 10 µg/kg/jour Prématuré : 2-4 µg/kg/jour
BIO-SÉLÉNIUM SELENION 40 µg *Non remboursé*	60 cap. 35 µg 60 cap. 40 µg	A. 35 à 150 µg/jour avant les repas
SÉLÉNIUM Oligosol100 µg *Non remboursé*	14 amp. buv. 100 µg	*Idem*

Propriétés

- Oligo-élément qui est un constituant essentiel de la glutathion-peroxydase, enzyme ayant un rôle important d'anti-oxydant
- *Besoins quotidiens* de 30 à 100 µg chez l'adulte et l'enfant de plus de 5 ans, et 2 µg/kg chez le jeune enfant (apport alimentaire dépendant de la richesse des sols et des eaux, et par les céréales complètes, les viandes et les poissons)

Carence en sélénium

- La carence en sélénium est à l'origine du syndrome de Keshan (insuffisance cardiaque prévenue par l'apport de sélénium) observé dans des régions de Chine où les sols et les eaux sont pauvres en sélénium

  Une carence en sélénium est aussi fortement suspectée devant la fréquence très élevée des infarctus du myocarde survenant en Nord-Carélie (région de la Finlande où les sols et les eaux sont pauvres en sélénium)

  Une carence en sélénium a été également observée chez des patients soumis à une nutrition parentérale prolongée (douleurs, fatigabilité musculaire et cardiomyopathie régressant lors de l'apport de sélénium)

Indications

- Prévention et correction des carences en sélénium (nutrition parentérale ou entérale prolongée, dénutrition avancée, états hypercataboliques, cirrhoses, fistules digestives, entéropathies, mucoviscidose...)

Effets indésirables

- **Surdosage** (au delà de 500 µg/jour en traitement prolongé) : possibilité d'asthénie, nausées, vomissements, chute des cheveux, altérations des ongles

Oligo-éléments (III)

Zinc (Gluconate de zinc)

ZINC Injectable *Agréé Coll*	10 fl. 10 ml = 10 mg (à diluer dans les solutés isotoniques de perfusion IV ou de nutrition parentérale)	Carences en zinc (voie IV) : A. 3 à 15 mg/jour E. 5 mg/jour N. 0,1 à 0,2 mg/kg/jour Prématuré : 0,3 mg/kg/jour
EFFIZINC RUBOZINC *Remboursement 30 %-Coll* GRANIONS de ZINC *Non remboursé*	30 ou 60 gél. 15 mg 30 gél. 15 mg 30 amp. buv. 15 mg	Acné inflammatoire : 30 mg/jour le matin à jeun x 3 mois, puis 15 mg/jour Acrodermatite entéropathique : 15 mg/jour le matin à jeun jusqu'à la puberté, puis 15 à 30 mg/jour

Propriétés

– Oligo-élément qui est un constituant essentiel de très nombreux enzymes et a un rôle dans la synthèse des protéines et des acides nucléiques, *guérissant l'acrodermatite entéropathique* (affection autosomique récessive rare liée à un trouble de l'absorption et/ou du métabolisme du zinc), et *agissant sur la composante inflammatoire de l'acné* par un mécanisme mal connu et avec un délai d'action de 6 à 8 semaines (activité démontrée et comparable à celle des tétracyclines dans les acnés inflammatoires)
– *Besoins quotidiens* de 12 mg chez l'adulte, 20 à 25 mg chez la femme enceinte ou qui allaite, 3 à 15 mg selon l'âge chez l'enfant (apport alimentaire surtout par les aliments d'origine animale : coquillages, abats, viandes, poissons, crustacés, jaune d'œuf)

Indications

– Prévention et correction des carences en zinc (dénutrition avancée, hypercatabolisme, fistule digestive, diarrhée chronique, entéropathies, insuffisance hépatique, nutrition parentérale ou entérale prolongée...)
– Acné inflammatoire microkystique et/ou nodulaire
– Acrodermatite entéropathique (guérison spectaculaire mais traitement à vie)

Effets indésirables

– Gastralgies spontanément résolutives (moins fréquentes qu'avec le sulfate de zinc)
– **Surdosage** : carence en cuivre (anémie sidéroblastique et/ou leucopénie par aplasie médullaire, diminution du HDL-cholestérol)

Interactions médicamenteuses et alimentaires

– *Associations déconseillées* (chélation du zinc administré par voie orale) : calcium, fer, tétracyclines, topiques gastro-intestinaux, aliments riches en acide phytique (pain, céréales, germes de soja, noix et autres oléagineux), œufs durs, lait et laitages, café
– *Respecter un intervalle de 2 heures entre les prises orales* avec les fluoroquinolones

Troubles métaboliques rares (I) : Maladie de Wilson

Acétate de zinc

WILZIN *Liste I-Réservé aux hôpitaux-Prescription initiale hospitalière annuelle-Coll*	250 gél. 25 mg ou 50 mg	*Ingérer 1 heure avant ou 2 à 3 heures après les repas* : posologie ci-dessous A. 50 mg x 3 fois/jour

Contre-indications
Hypersensibilité au zinc ou à l'un des excipients, allaitement

Propriétés

- Oligo-élément qui est un constituant essentiel de très nombreux enzymes et a un rôle dans la synthèse des protéines et des acides nucléiques, utilisé ici pour bloquer l'absorption intestinale du cuivre provenant de l'alimentation et la réabsorption du cuivre endogène sécrété, *afin de maintenir le taux de cuivre à un niveau sous-toxique dans la maladie de Wilson* (cuivre libre plasmatique < 250 µg/l, cuivre urinaire < 125 µg/24 h)
- Ce traitement permet de résorber progressivement la surcharge en cuivre dans 90 % des cas, généralement au cours de la première année de traitement

Indications et posologie (traitement à vie, alternative à la pénicillamine)

- *Maladie de Wilson* : 50 mg x 3 fois/jour chez l'adulte et l'adolescent de plus de 16 ans ou de plus de 57 kg, 25 mg x 3 fois/jour chez la femme enceinte et l'enfant de 6-16 ans, 25 mg x 2 fois/jour chez l'enfant < 6 ans et le nourrisson (D. max. : x 5 fois/jour)

Effets indésirables

- Rares : gastralgies, plus rarement anémie sidéroblastique, neutropénie, hyperamylasémie, hyperlipasémie, possibilité d'aggravation clinique en début de traitement, élévation des phosphatases alcalins
- **Surdosage** : carence en cuivre (anémie sidéroblastique et/ou leucopénie par aplasie médullaire, diminution du cholestérol HDL)

Précautions d'emploi

- Chez l'enfant et les sujets ne pouvant avaler, *les gélules peuvent être ouvertes pour mélanger leur contenu à de l'eau sucrée ou aromatisée avec un sirop*
- Le médicament doit être pris à jeûn : en cas de gastralgies, il peut être pris *avec un peu de protéines* (viande par exemple), mais pas d'autres aliments (*cf.* Interactions)
- Les patients symptomatiques doivent être prétraités par pénicillamine ou trientine, ce traitement chélateur étant poursuivi pendant 2 à 3 semaines lors du relais par le zinc
- Suivi par dosages du cuivre libre plasmatique et du cuivre urinaire, hemogramme et dosage des lipides, surveillance hépatique
- La bonne observance peut être évaluée par des dosages du zinc urinaire (devant être > 2 mg/24 h) ou du zinc plasmatique (devant être < 250 µg/l)
- Faible expérience chez la femme enceinte mais pas d'effet délétère jusqu'ici

Interactions médicamenteuses et alimentaires

- ***Associations déconseillées*** (chélation du zinc administré par voie orale) : calcium, fer, tétracyclines, topiques gastro-intestinaux, aliments riches en acide phytique (pain, céréales, germes de soja, noix et autres oléagineux), œufs durs, lait et laitages, café
- *Respecter un intervalle de 2 heures entre les prises orales* avec les fluoroquinolones et les chélateurs du cuivre

Troubles métaboliques rares (II) : Maladie de Gaucher (I)

Imiglucérase ou Bêta-glucocérébrosidase *Réservé aux hôpitaux et aux centres de référence*

CÉRÉZYME *Conserver de + 2 °C à + 8 °C et à l'abri de la lumière*	Fl. 10 ml 400 UI (diluer dans du NaCl à 0,9 %)	Perfusion IV en 1-2 heures : posologie ci-dessous

Contre-indications

Hypersensibilité connue au produit

Propriétés

– Traitement enzymatique substitutif (bêta-glucocérébrosidase recombinante), enzyme qui catalyse l'hydrolyse en glucose et céramide d'un glycolipide (glucocérébroside) dont l'accumulation est responsable des manifestations de la maladie de Gaucher de type I avec atteinte viscérale et osseuse : anémie et thrombopénie parfois sévères, hépatosplénomégalie, complications osseuses (ostéonécrose, ostéopénie et fractures pathologiques, absence de remodelage osseux, ostéosclérose, crises de douleurs osseuses)

Indications (médicament hors GHS)

– Traitement enzymatique substitutif de longue durée des manifestations de la maladie de Gaucher de type I (210 cas en France en 2005 = améliore en quelques mois les manifestations hématologiques et viscérales – splénomégalie et hépatomégalie – et interrompt la progression de la maladie osseuse dans 70 % des cas environ) et de la maladie de Gaucher de type III à forme neuronopathique chronique (5 cas en France en 2005) ayant des manifestations non neurologiques

Posologie

– Perfusion IV toutes les 2 semaines de 60 UI/kg, dose pouvant être réduite progressivement en cas d'amélioration après 6 à 12 mois (25 UI/kg/perfusion, allongement de l'intervalle entre 2 perfusions à 1 mois) → en l'absence totale d'effets (30 % des cas), arrêt du traitement après avis du Comité d'Evaluation du Traitement de la maladie de Gaucher (CETG) avec recherche d'anticorps neutralisants
– La dose doit être doublée (120 UI/kg) dans la maladie de Gaucher de type III

Effets indésirables (rares)

– Locaux : gêne locale, prurit, sensation de brûlure cutanée, œdème local, abcès aseptique sur le site de perfusion
– Réactions d'hypersensibilité (3 % des patients) pendant ou peu de temps après la perfusion : prurit, rougeur du visage, urticaire, angioœdème, gêne thoracique, dyspnée, tachycardie
– Apparition d'anticorps anti-imiglucérase de type IgG (environ 15 % des cas)
– Rares : céphalées, nausées, vomissements, crampes abdominales, diarrhée, asthénie, fièvre, frissons, sensations vertigineuses, hypotension, paresthésies, arthralgies, dorsalgies

Précautions d'emploi

– Médicament à prescription réservée aux médecins spécialisés dans la prise en charge de la maladie de Gaucher
– Grossesse et allaitement : 150 cas de grossesse, action bénéfique, pas de fœtotoxicité

Troubles métaboliques rares (III) : Maladie de Gaucher (II)

Miglustat *Liste I-Réservé aux hôpitaux-Prescription particulière*

ZAVESCA 100 mg	84 gél. 100 mg	A. 100 mg x 3 fois/jour (1)

1. Maladie de Niemann-Pick : 200 mg x 3 fois/jour.

Contre-indications

Hypersensibilité connue au produit ou à l'un des excipients
Insuffisance rénale sévère
Grossesse : pas de données

Propriétés

- Inhibiteur de la glucosyl-céramide synthétase, enzyme responsable de la première étape de la synthèse de la plupart des glucolipides, diminuant l'accumulation lysosomale du glucosyl-céramide (à l'origine de la maladie de Gaucher)
- Absorption digestive rapide, pic plasmatique en 2 heures, élimination principalement rénale, demi-vie de 6 à 7 heures

Indications (médicament hors GHS ou T2A)

- Traitement de la maladie de Gaucher de type I légère à modérée de l'adulte (ne devant être utilisé que pour des patients chez lesquels la thérapie de remplacement enzymatique ne convient pas)
- Manifestations neurologiques progressives des adultes et des enfants atteints de maladie de Niemann-Pick de type C (posologie : 200 mg x 3 fois/jour ou 100 mg x 3 fois/jour si < 12 ans)

Effets indésirables

- Très fréquents (≥ 10 %) : diarrhée (86 %), perte de poids, perte d'appétit, anorexie (64 %), tremblements (30 %), étourdissements (30 %), neuropathies périphériques (19 %), céphalées, troubles cognitifs, troubles visuels, flatulences, douleurs abdominales, nausées, diarrhée, vomissements, thrombocytopénie, paresthésies, ataxie
- Peu fréquents (< 1 %) : dyspepsie, asthénie, spasme musculaire, dépression, insomnie
- Effet délétère sur la spermatogénèse et diminution de la fertilité chez le rat

Précautions d'emploi

- Médicament à prescription réservée aux médecins spécialisés dans la prise en charge de la maladie de Gaucher
- Bilan neurologique et des fonctions cognitives préalables puis régulièrement, surveiller les concentrations de vitamine B12 (carence fréquente dans la maladie de Gaucher)
- Diminuer la dose en cas de tremblements, assurer une contraception fiable chez l'homme comme chez la femme pendant le traitement et les 3 mois suivant son arrêt, éviter la conduite automobile si étourdissements (très fréquents)
- Insuffisance rénale : réduire la posologie initiale à 200 mg/jour si clairance de la créatinine < 70 ml/min, et à 100 mg/jour si clairance de la créatinine < 50 ml/min, déconseillé si clairance de la créatinine < 30 ml/min
- Insuffisance hépatique, sujets < 18 ans ou > 70 ans, grossesse et allaitement : utilisation déconseillée (absence de données)
- Chez les patients atteints de maladie de Niemann-Pick, le bénéfice sur les atteintes neurologiques doit être réévalué tous les 6 mois

Troubles métaboliques rares (IV) : Maladie de Gaucher (III)

Vélaglucérase alpha *Liste I-100 %-Coll-Rétrocession-Prescription hospitalière*

VPRIV	Fl. 400 U = 10 mg Contient 12,15 mg de sodium par flacon soit 1 ml = 100 U après reconstitution	A. et E. 60 U/kg administré toutes les 2 semaines en *perfusion continue IV de 60 minutes* La vitesse maximale de perfusion ne doit pas dépasser 1 U/kg/min

Contre-indications

Hypersensibilité à la substance active (taliglucérase alfa) ou à l'un des excipients
Grossesse et allaitement (pas de données)

Propriétés

– La substance active se substitue à la béta-glucocérébrosidase, enzyme qui catalyse l'hydrolyse de la glucocérébroside. La vélaglucérase alpha est une glycoprotéine présentant la même séquence d'acides aminés que la glucocérébrosidase humaine naturelle. Elle catalyse l'hydrolyse des résidus de glucose liés en G de la glucocérébroside permettant ainsi l'hydrolyse des glycosphingolipides intracellulaires (glucocérébroside glycolipidique en glucose et céramide) dans les lysosomes

Indications

– Traitement enzymatique substitutif au long cours chez des patients atteints de la maladie de Gaucher non neuropathique (type I)

Effets indésirables

– Les plus sévères : réactions d'hypersensibilité, céphalées, vertiges
– Moins fréquents (> 3 % chez les patients naïfs et > 2 % chez les patients prétraités) : douleurs osseuses et articulaires, tachycardie, flush, urticaire, rash, hypertension et hypotension, asthénie et fièvre
– Effets indésirables plus souvent observés chez les enfants que chez les adultes (> 10 %) : infection des voies aériennes supérieures, rash, augmentation du temps de thromboplastine partiel activé et fièvre

Précautions d'emploi

– Réactions d'hypersensibilité, patients sans régime désodé
– Chez les patients naïfs de traitement, la majorité des réactions liées à la perfusion ont été observées au cours des 6 premiers mois de traitement. La prise en charge des réactions liées à la perfusion est fonction de la sévérité de la réaction, depuis une réduction du débit de perfusion, un traitement médicamenteux tel que des antihistaminiques, des antipyrétiques et/ou des corticostéroïdes, et/ou l'interruption puis la reprise de la perfusion avec une durée de perfusion plus longue. Un traitement préalable par antihistaminiques et/ou corticostéroïdes est susceptible d'empêcher l'apparition de réactions ultérieures dans ces situations où un traitement symptomatique était requis
– Il est possible que les anticorps jouent un rôle dans les réactions observées chez les patients traités par vélaglucérase alpha. Au cours des études cliniques, 1 des 94 patients (1 %) a développé des anticorps anti-vélaglucérase alpha. Un dosage *in vitro* des anticorps chez ce patient a montré qu'il s'agissait d'anticorps neutralisants

Troubles métaboliques rares (V) :
Déficit du cycle de l'urée (I)

Acide carglumique *Liste I-Réservé aux hôpitaux-Coll*

CARBAGLU *Conserver de + 2 °C à + 8 °C*	5 ou 60 cp. 200 mg (sécables et orodispersibles, à diluer dans 5 à 10 ml d'eau)	En 2 à 4 prises *avant les repas ou les tétées* : 100 à 250 mg/kg/jour puis 10 à 100 mg/kg/jour selon les dosages d'ammoniémie (1)

1. Peut être débuté dès les premiers jours de vie.

Contre-indications

Hypersensibilité connue au produit ou à un excipient, grossesse et allaitement

Propriétés
- Analogue structural du N-acétyl-glutamate (activateur naturel de la première enzyme du cycle de l'urée, la carbamoyl phosphate synthétase)
- Pic plasmatique atteint en 3 heures, 5 % de la dose ingérée étant retrouvée dans les urines et 60 % dans les fèces sous forme inchangée, demi-vie terminale de 5,6 heures

Indications (traitement de référence)
- Traitement substitutif de référence de l'hyperammoniémie secondaire au déficit en N-acétyl-glutamate synthétase, forme la plus rare des troubles du cycle de l'urée (seul traitement régulièrement actif, normalisant l'ammoniémie dans les 24 heures dans la plupart des cas, permettant une croissance et un développement psychomoteur normal si le traitement est institué avant l'apparition de lésions cérébrales irreversibles après des crises d'hyperammoniémie)
- Également indiqué dans l'hyperammonièmie secondaire à une acidémie isovalérique, méthylmalonique ou propionique

Effets indésirables
- Aucun effet indésirable grave n'a été noté, mais expérience limitée, vu la rareté de l'affection traitée, n'ayant montré que de rares cas d'hypersudation ou d'élévation des transaminases

Précautions d'emploi
- Traitement à instituer et à surveiller par un médecin spécialisé dans le traitement des troubles métaboliques, pouvant être commencé dès le premier jour de la vie (à titre indicatif, chez un enfant comateux, une dose initiale de 100 à 250 mg/kg/jour permet de normaliser l'ammoniémie en quelques heures, la dose étant adaptée ensuite individuellement pour maintenir un taux d'ammoniémie normal)
- Surveiller les taux plasmatiques de l'ammoniaque, de l'arginine et des acides aminés essentiels et des protides (à maintenir dans les limites de la normale), l'hémogramme, les fonctions hépatique, rénale et cardiaque
- Un régime hypoprotidique et une supplémentation en arginine peuvent être indiqués en cas de tolérance faible aux protéines
- Grossesse et allaitement : absence de données sur l'utilisation de ce produit

Interactions médicamenteuses
- Absence d'étude spécifique disponible

Troubles métaboliques rares (VI) : Déficit du cycle de l'urée (II)

Phénylbutyrate de sodium

AMMONAPS *Liste I-Réservé aux hôpitaux-Coll*	250 cp. 500 mg (62 mg de sodium/cp.) Granulés à 940 mg/g : (124 mg de sodium/g) 266 g avec mesures à 0,95 g, 2,9 g ou 8,6 g	En 3 prises *aux repas* (1) : Poids < 20 kg : 450 à 600 mg/kg/jour Poids > 20 kg : 9,9 à 13 g/m²/jour
PHEBURANE *ATU-Prescription hospitalière*	Granulés à 483 mg/g avec mesure à 3 g (124 mg de sodium/g)	N. et E. < 20 kg : 450 à 600 mg/kg/jour E. > 20 kg : 9,9 à 13,0 g/m²/jour (2) et (3)

1. Boire abondamment avec les comprimés (risque d'ulcérations œsophagiennes).
2. La dose quotidienne doit être répartie de façon égale sur les repas (de 3 à 6) en fonction de l'âge. Elle doit être adaptée individuellement en fonction de la tolérance protidique du patient et des apports protidiques alimentaires nécessaires à sa croissance et à son développement.
3. Le traitement doit être associé à un régime hypoprotidique et, dans certains cas, à une supplémentation en acides aminés essentiels et en carnitine.

Contre-indications

Ammonaps : hypersensibilité connue au produit ou à un excipient
Grossesse et allaitement (du fait des données animales)
Phéburane : intolérance au galactose
Grossesse et allaitement

Propriétés

- Prodrogue métabolisée en phénylacétate de sodium, qui permet l'élimination d'une partie de l'azote en excès provenant des protéines de l'alimentation par une voie alternative à la synthèse de l'urée, dans les déficits de la synthèse de l'urée (incidence estimée à 1 cas pour 8 200 à 30 000 naissances, les déficits complets se révélant dans les 28 premiers jours de la vie)
- Absorption digestive rapide, oxydation en phénylacétate, conjugaison en phénylacétyl-glutamine éliminée par voie urinaire (80 à 100 % en 24 heures)

Indications (médicament hors GHS, mais traitement de référence)

- *Ammonaps* :
  - Traitement adjuvant dans la prise en charge au long cours des désordres du cycle de l'urée par déficits en carbamylphosphate synthétase, en ornithine transcarbamylase ou en arginosuccinate synthétase (effet favorable sur la mortalité et prévention partielle des crises d'encéphalopathie et de leurs séquelles en termes de déficit intellectuel)
  - Dans les formes néonatales, mais aussi à révélation plus tardive
- *Phéburane* :
  - Utilisé chez les nourrissons et les enfants ne pouvant pas avaler les comprimés et chez les patients dysphagiques comme traitement adjuvant dans la prise en charge au long cours des désordres du cycle de l'urée impliquant les déficits en carbamylphosphate synthétase, ornithine transcarbamylase ou argininosuccinate synthétase

Effets indésirables

- Mauvaise odeur corporelle (4 %), diminution de l'appétit (4 %), goût perçu comme désagréable (3 %), aménorrhée et cycles menstruels irréguliers (23 %), dépression, irritabilité
- Rares (≤ 2 %) : troubles digestifs, éruptions cutanées, céphalées, œdèmes, prise de poids, arythmie, syncope, acidose tubulaire rénale, dépression, anémie aplasique
- Biologiques : acidose, alcalose, hyperchlorémie, hypophosphatémie, hyperuricémie, hyperphosphatémie, hypernatrémie, hypokaliémie, hypoalbuminémie, diminution des protides totaux, anémie, leucopénie, thrombopénie, élévation des phosphatases alcalines, des transaminases, de la bilirubine

Précautions d'emploi et interactions médicamenteuses

- Surveiller les taux plasmatiques de l'ammoniaque, de l'arginine, des acides aminés essentiels et des protides (à maintenir dans les limites de la normale) et celui de la glutamine (à maintenir < 1 000 µmol/l)
- Associer un régime hypoprotidique, une supplémentation en acides aminés essentiels dans certains cas, et en arginine ou en citrulline dans certains déficits
- Utiliser avec précaution en cas d'insuffisance hépatique ou rénale, et d'insuffisance cardiaque congestive ou risque de rétention hydrosodée car forte teneur en Na
- Du fait de la haute teneur en sodium, attention aux insuffisants cardiaque et rénaux
- Risque de fuite urinaire en potassium concomittante : surveillance
- *Associations à utiliser avec précaution* : probénécide, halopéridol, valproate, corticoïdes
- Haute teneur en saccharose
- Des cas d'hyperammoniémie provoquée par l'halopéridol ou le valproate ont été publiés. Les corticoïdes peuvent accroître le catabolisme des protéines de l'organisme et donc augmenter les taux d'ammoniaque plasmatique. Des contrôles plus fréquents de l'ammoniémie sont conseillés lorsque ces médicaments doivent être utilisés

Troubles métaboliques rares (VII) :
Déficit du cycle de l'urée (III)

ARGININE VEYRON 1 g/5 ml (1) Chlorhydrate d'arginine	20 amp. 5 ml Solution buvable Fl. 250 ml	250 à 500 mg/kg/jour

1. Remboursement uniquement dans les hyperamnoniémies par déficit du cycle de l'urée.

Contre-indications

Ne pas administrer en cas d'obstruction des voies biliaires et d'insuffisance hépatocellulaire grave

Propriétés
– Dans le cas des déficits héréditaires de l'uréogenèse, l'arginine permet la détoxification et l'élimination de l'ammoniaque sous forme de citrulline ou d'acide argino-succinique

Indications
– Hyperammoniémies congénitales par déficit du cycle de l'urée

Effets indésirables
– Diarrhée à forte dose

Précautions d'emploi
– Ne pas administrer en cas d'obstacle sur les voies biliaires et d'insuffisance hépatocellulaire grave
– En cas de diabète ou de régime hypoglucidique, tenir compte de la teneur en saccharose (0,8 g par ampoule)
– En cas de diarrhée ou de douleurs abdominales, la prise du produit doit être suspendue

Interactions médicamenteuses
– Aucune

Troubles métaboliques rares (VIII) : Cystinose

Mercaptamine ou Cystéamine *Liste I-Réservé aux hôpitaux-Col*

CYSTAGON	100 gél. 50 mg ou 150 mg (on peut les ouvrir pour mélanger la poudre à du lait ou à des aliments dont pommes de terre, mais pas à un aliment acide type jus d'orange)	À dose très progressive sur 4 à 6 semaines, en 4 prises par jour : ≤ 12 ans : 50 mg/kg/jour (soit 1,30 g/m²/jour) > 12 ans et > 50 kg : 2 g/jour

Contre-indications

Hypersensibilité à la cystéamine ou à la pénicillamine, grossesse et allaitement (tératogène chez l'animal)

Propriétés

- La cystéamine réduit l'accumulation de cystine dans certaines cellules (leucocytes, myocytes, hépatocytes) et retarde l'apparition d'une insuffisance rénale si le traitement est commencé tôt, chez les patients atteints de cystinose néphropathique (qui seraient environ 2 000 dans le monde, dont 800 en Europe et 150 en France)
- Pharmacocinétique mal connue : pic plasmatique de 4 µg/ml en 90 minutes après ingestion, faible liaison aux protéines plasmatiques (10 à 18 %), demi-vie d'élimination de 5 heures, élimination en majeure partie dans les urines sous forme de sulfate

Indications (traitement à instaurer par un médecin expérimenté dans la cystinose)

- Traitement de la cystinose néphropathique confirmée qui doit être débuté rapidement pour retarder l'apparition d'une insuffisance rénale

Effets indésirables (réduire les posologies)

- Produit pouvant entraîner une mauvaise odeur de l'haleine et du corps
- Nausées et/ou vomissements (35 %), anorexie (31 %), fièvre (22 %), diarrhée (16 %), asthénie (11 %), éruptions cutanées (7 %), somnolence, céphalées
- Quelques cas de déshydratation, hypertension artérielle, douleurs abdominales, ulcération et hémorragie digestive, crises convulsives, dépression, hallucinations, néphrite interstitielle, anémie, leucopénie, élévation des transaminases, syndrome néphrotique
- Ostéopénie, genu valgum, hyperlaxité ligamentaire, scoliose

Précautions d'emploi et interactions médicamenteuses

- Détermination préalable du taux de cystine intraleucocytaire, puis contrôle de ce taux (mesuré 5 à 6 heures après la prise) tous les mois au début puis tous les 3 à 4 mois
- Le but de ce traitement est de maintenir un taux de cystine intraleucocytaire inférieur à 1 nmol/hémicystine/mg de protéine, sachant que ce taux est habituellement :
  < 0,2 nmol/hémicystine/mg de protéine chez les sujets sains
  < 1 nmol/hémicystine/mg de protéine chez les sujets hétérozygotes
  > 2 nmol/hémicystine/mg de protéine chez les sujets atteints de cystinose
- La cystéamine orale ne prévient pas les dépôts oculaires (à traiter par voie oculaire)
- Surveiller régulièrement la NFS, les transaminases
- Peut être administrée avec les électrolytes et les minéraux de substitution nécessaires au traitement du syndrome de Fanconi, la vitamine D et les hormones thyroïdiennes, et ayant été utilisée avec les immunodépresseurs après transplantation rénale (ne contient pas de phosphore)

Troubles métaboliques rares (IX) : Tyrosinémie héréditaire

Nitisinone *Liste I-Réservé aux hôpitaux-Coll*

ORFADIN *Conserver de + 2 °C à + 8 °C (et sur une seule période de 3 mois à température ≤ + 25 °C)*	60 gél. 2 mg, 5 mg ou 10 mg (pouvant être ouvertes pour mélanger le contenu à un aliment)	A. et E. En 2 prises quotidiennes : 1 mg/kg/jour, puis jusqu'à 1,5 mg/kg/jour (D. max. : 2 mg/kg/jour)

Contre-indications
Hypersensibilité connue au produit ou à un excipient, grossesse et allaitement

Propriétés

- Inhibiteur compétitif de la 4-hydroxyphénylpyruvate déshydrogénase, inhibant le catabolisme normal de la tyrosine chez les patients atteints de tyrosinémie héréditaire de type 1 (HT-1), ce qui empêche l'accumulation de produits intermédiaires toxiques tels que le maleylacétoacétate et le fumarylacétoacétate (amélioration de la probabilité de survie et réduction du risque de survenue d'un hépatocarcinome)
- Pharmacocinétique mal connue : métabolisation par le CYP 3A4 limitée, demi-vie de 52 à 54 heures, passage transplacentaire et dans le lait maternel chez l'animal

Indications

- Traitement de patients avec diagnostic confirmé de tyrosinémie héréditaire de type 1 (HT-1), en association avec un régime à faible teneur en tyrosine et en phénylalanine, le plus tôt possible

Effets indésirables

- Liés au mécanisme d'action : élévation de la concentration plasmatique en tyrosine, pouvant être associée à des opacités de la cornée et à des lésions hyperkératosiques (et nécessitant un régime alimentaire à faible teneur en tyrosine et en phénylalanine)
- Fréquents (1 à 10 %) : thrombopénie, leucopénie, granulopénie, conjonctivite, douleurs oculaires, photophobie, kératite, opacité de la cornée
- Peu fréquents (1 ‰ à 1 %) : leucocytose, blépharite, prurit, rashs cutanés érythémateux, érythrodermie, dermatite exfoliatrice, lésions hyperkératosiques

Précautions d'emploi et interactions médicamenteuses

- Traitement à instituer et à surveiller par un médecin expérimenté dans le traitement de la tyrosinémie héréditaire de type 1 (HT-1). Patient à voir en consultation tous les 6 mois
- Associer un régime alimentaire à faible teneur en tyrosine et en phénylalanine (avec surveillance de la concentration plasmatique de ces acides aminés)
- Examen ophtalmologique préalable avec lampe à fente, puis surveillance régulière : en cas d'apparition de troubles visuels, déterminer si le patient adhère bien à son régime pauvre en tyrosine et mesurer la concentration plasmatique de tyrosine (instituer un régime encore plus pauvre en tyrosine et en phénylalamine si elle est > 500 µmol/l)
- Surveiller régulièrement la NFS et les plaquettes, les tests fonctionnels et l'imagerie hépatique, la concentration sérique en alpha-fœtoprotéine et la concentration urinaire en succinylacétone (qui doit être indétectable dans les urines ou la plasma quand la dose de nitisinone est correctement ajustée)
- *Associations à utiliser avec précaution* : inducteurs ou inhibiteurs du CYP 3A4 (voir ce terme) qui peuvent nécessiter un ajustement de la posologie de la nitisinone, mais faible métabolisme par cette voie

Troubles métaboliques rares (X) : Déficit en carnitine

Carnitine[G] *Liste I-65 %-Coll-Prescription initiale hospitalière*

LEVOCARNIL L-carnitine ou Lévocarnitine	Sol. buv. : 10 fl. 10 ml = 1 000 mg (100 mg/ml)	Par voie orale, dilué dans de l'eau sucrée : A. 50 à 75 mg/kg/jour E. 75 à 100 mg/kg/jour en 2 à 4 prises
LEVOCARNIL INJECTABLE L-carnitine ou Lévocarnitine	Sol. injectable : 5 amp. 5 ml = 1 000 mg (200 mg/ml)	Par voie **IV** lente ou **IM** : A. 25 à 75 mg/kg/jour E. 25 à 75 mg/kg/jour

Propriétés

- La L-carnitine, isomère naturel de la DL-carnitine apportée par l'alimentation (viandes et laitages surtout) et synthétisée par le foie à partir de la lysine, est un constituant de l'organisme jouant un rôle fondamental dans l'utilisation des lipides (transport des acides gras à longue chaîne à travers la membrane mitochondriale), qui intervient aussi dans le métabolisme intermédiaire (stimulation de l'utilisation oxydative du pyruvate, de la décarboxylation des acides aminés à chaine ramifiée) et dans la cétogénèse hépatique
- Concentrations sériques maximales 4 heures environ après prise orale, demi-vie d'élimination d'environ 17 heures, état d'équilibre atteint dès le 3e jour

Indications (de la seule L-carnitine, car la D-carnitine est inactive)

- Déficits primaires en carnitine généralisés ou à forme myopathique (affections rarissimes mais *d'évolution régulièrement mortelle* en l'absence de traitement substitutif par la L-carnitine). Le diagnostic doit être confirmé par un taux plasmatique de carnitine effondré
- Déficits en carnitine secondaires aux aciduries organiques, diagnostic confirmé par un profil spécifique d'acides organiques anormaux à la chromatographie des acides organiques urinaires
- Déficits de la bêta-oxydation des acides gras, diagnostic confirmé par l'étude de l'oxydation des acides gras sur lymphocytes fibroblastes ou myoblastes en culture, soit par les dosages enzymatiques spécifiques de chaque déficit enzymatique

Effets indésirables

- Possibilité de diarrhée à forte dose disparaissant à la réduction de la posologie, gastralgies, nausées, douleurs abdominales, odeur particulière du sujet traité Troubles généraux et anomalies au site d'administration
- *À noter* : la DL-carnitine n'est plus employée car elle pouvait être responsable d'un syndrome myasthénique sévère

Remarques

- Hormis le produit ci-dessus et dans les seules indications citées, les données scientifiques ne permettent en aucun cas de justifier une supplémentation en carnitine : les allégations des fabricants de "produits à base de carnitine", onéreux et inefficaces, sont infondées, que ce soit concernant l'amélioration des performances physiques, l'augmentation de la masse musculaire chez le sportif, un effet favorable sur le métabolisme lipidique ou un effet amaigrissant
- Son utilisation a été recommandée par l'Afssaps en 2005 pour le traitement de certaines anémies chez l'hémodialysé

Troubles métaboliques rares (XI) : Maladie de Pompe

Alpha alglucosidase *Liste I-Coll-Réservé à l'usage hospitalier*

MYOZYME 50 mg	1 ou 10 fl. 50 mg Poudre pour solution à diluer pour perfusion	20 mg/kg toutes les 2 semaines en **IV**

Contre-indications
Hypersensibilité à la substance active ou à l'un des excipients Grossesse et allaitement

Propriétés

– Forme recombinante de l'alpha-glucosidase acide humaine. La maladie de Pompe est une myopathie métabolique rare, évolutive et fatale touchant 1 pour 40 000 naissances. Maladie de surcharge du glycogène de type II (GSD-II), déficit en maltase acide (DMA) et glycogénose de type II. La maladie de Pompe est due à un déficit d'une hydrolase lysosomiale naturelle, l'alpha-glucosidase acide (GAA) qui dégrade le glycogène lysosomial en glucose, ce qui entraîne une accumulation du glycogène dans différents tissus, en particulier dans les muscles cardiaque, respiratoires et squelettiques

Posologie

– Le traitement doit être supervisé par un médecin ayant l'expérience de la prise en charge de patients atteints de la maladie de Pompe ou d'autres maladies métaboliques héréditaires ou neuromusculaires

– L'administration des perfusions doit être progressive. Il est recommandé de commencer la perfusion par un débit de 1 mg/kg/h et d'augmenter graduellement de 2 mg/kg/h toutes les 30 minutes en l'absence de réaction associée à la perfusion (RAP) jusqu'à un débit maximal de 7 mg/kg/h

Indications

– Traitement enzymatique substitutif à long terme chez les patients ayant un diagnostic confirmé de maladie de Pompe (déficit en alpha-glucosidase acide)

– **NB** : les bénéfices du produit pour les patients atteints de la forme tardive de la maladie de Pompe sont limités

Effets indésirables et précautions d'emploi

– D'intensité légère à modérée, la plupart surviennent pendant la perfusion ou les 2 heures qui suivent. Des réactions d'hypersensibilité/anaphylaxie sévères chez 3 % des patients à la perfusion ont été observées incluant : urticaire, râles, tachycardie, baisse de la saturation en oxygène, bronchospasme, tachypnée, œdème péri-orbitaire et hypertension, nausées, vomissements, conjonctivite, arthralgie, apnée, arrêt respiratoire

– En raison de réactions anaphylactiques potentiellement sévères associées à la perfusion, des mesures médicales d'urgence appropriées doivent être immédiatement disponibles lorsque le produit est administré. Si des réactions anaphylactiques ou des réactions sévères se produisent, un arrêt immédiat de la perfusion doit être envisagé et un traitement médical adéquat doit être initié

– Apparition d'AcIgG anti-Rh GAA dont le titre a tendance à diminuer avec le temps (signification non connue)

Troubles métaboliques rares (XII) : Hyperphénylalaninémie

Saproptérine dichlorhydrate *Liste I-65 %-Coll-Prescription hospitalière*

KUVAN 100 mg	30 ou 120 cp. 100 mg pour suspension buvable	*Cf.* ci-dessous (1)

1. La dose initiale chez l'adulte et l'enfant atteints de PCU est de 10 mg/kg de poids corporel, 1 fois/jour. La dose est ajustée, habituellement entre 5 et 20 mg/kg/jour, pour atteindre et maintenir les taux sanguins requis de phénylalanine tels que définis par le médecin.
La dose initiale chez l'adulte et l'enfant atteints de déficit en BH4 est de 2 à 5 mg/kg de poids corporel, 1 fois/jour. Les doses peuvent être ajustées jusqu'à 20 mg/kg/jour. Il peut être nécessaire de diviser la dose quotidienne totale en 2 ou 3 prises, réparties sur la journée, afin d'optimiser l'effet thérapeutique.

Propriétés

- L'hyperphénylalaninémie (HPA) correspond à une élévation anormale des taux sanguins de phénylalanine, habituellement due à des mutations récessives autosomiques des gènes codants pour la phénylalanine hydroxylase (dans le cas de la phénylcétonurie, PCU) ou pour les enzymes impliquées dans la biosynthèse ou la régénération de la 6R-tétrahydrobioptérine (6R-BH4) (dans le cas du déficit en BH4). Dans les deux cas, la phénylalanine ne peut être efficacement transformée en tyrosine, un acide aminé, ce qui entraîne une élévation des taux sanguins de phénylalanine
- La saproptérine est une version synthétique de la 6R-BH4 naturelle, qui est un cofacteur des phénylalanine, tyrosine et tryptophane hydroxylases

Indications

- Traitement de l'hyperphénylalaninémie (HPA) chez l'adulte et chez l'enfant ≥ 4 ans atteints de phénylcétonurie (PCU) identifiés comme répondeurs
- Traitement de l'hyperphénylalaninémie (HPA) chez l'adulte et chez l'enfant atteints du déficit en tétrahydrobioptérine (BH4) identifiés comme répondeurs

Effets indésirables

- Fréquents : rhinorhée, céphalée, douleur pharyngolaryngée, congestion nasale, toux, diarrhée, vomissement, douleur abdominale. Un rebond, défini par une élévation des taux sanguins de phénylalanine, peut survenir à l'arrêt du traitement

Précautions d'emploi et interactions médicamenteuses

- Les patients traités doivent continuer à suivre un régime pauvre en phénylalanine, qui est le pivot du traitement, et à subir des examens cliniques réguliers
- Favorise la survenue de convulsions chez les enfants prédisposés
- Non testé chez les enfants < 4 ans
- Grossesse et allaitement : pas de données
- Bien que l'administration concomitante d'inhibiteurs de la dihydrofolate réductase (comme le méthotrexate ou le triméthoprime) n'ait pas été étudiée, de tels médicaments peuvent interférer avec le métabolisme de la BH4. La prudence est recommandée
- La BH4 est un cofacteur de l'oxyde nitrique synthétase. La prudence est recommandée en cas d'utilisation concomitante de tous les agents induisant une vasodilatation (comme le trinitrate de glycéryle, le dinitrate d'isosorbide, le nitroprussiate de sodium et la molsidomine), les inhibiteurs de la phosphodiestérase de type 5 (PDE-5) et le minoxidil
- Lévodopa : une augmentation de l'excitabilité et de l'irritabilité est possible en cas de déficit en BH4

Troubles métaboliques rares (XIII) :
Maladie de Fabry (I)

Algasidase bêta *Liste I-100 %-Coll-Rétrocession-Prescription hospitalière*

FABRAZYME 35 mg	Fl. de poudre 35 mg Poudre pour solution à diluer pour perfusion	1 mg/kg IV x 1 fois toutes les 2 semaines Vitesse de perfusion : 15 mg/h

Contre-indications
Hypersensibilité à l'un des composants et aux protéines de hamster

Propriétés

– La maladie de Fabry est une maladie évolutive héréditaire hétérogène et multisystémique, qui touche à la fois les hommes et les femmes. Elle se caractérise par un déficit en alpha-galactosidase. L'activité réduite ou nulle de l'alpha-galactosidase provoque une accumulation de GL-3 dans les lysosomes de nombreux types de cellules, dont les cellules endothéliales et parenchymateuses, ce qui finit par entraîner des détériorations cliniques mettant en jeu le pronostic vital du patient en raison des complications rénales, cardiaques et cérébrovasculaires. L'objectif du traitement enzymatique substitutif est de rétablir un niveau d'activité enzymatique suffisant pour supprimer le substrat accumulé dans les tissus organiques afin de prévenir, de stabiliser ou d'inverser le déclin fonctionnel progressif de ces organes avant l'apparition de troubles irréversibles

Indications

– Traitement enzymatique substitutif à long terme chez les patients ayant un diagnostic confirmé de la maladie de Fabry (déficit en alpha-galactosidase A)

Effets indésirables

– Rhinopharyngites, céphalées, dysesthésies, larmoiements, acouphènes, vertiges, tachycardie, palpitations, bouffées vasomotrices, hypertension, œdèmes des muqueuses aériennes supérieures, nausées, vomissements, douleurs abdominales, prurit, urticaire, éruption cutanée, érythème, prurit généralisé, œdème de Quincke, gonflement du visage, éruption maculopapuleuse, douleur des extrémités, myalgie, dorsalgie, spasmes musculaires, arthralgie, constriction musculaire, raideur musculosquelettique, frissons, pyrexie, sensation de froid

Précautions d'emploi

– Comme pour tout produit protéinique administré par voie intraveineuse, des réactions d'hypersensibilité de type allergique sont possibles
– Pas de connaissance chez le sujet insuffisant rénal, hépatique ou âgé
– L'agalsidase bêta (r-alphaGAL) étant une protéine recombinante, le développement d'anticorps IgG est attendu chez les patients avec peu, voire pas d'activité enzymatique résiduelle

Interactions médicamenteuses

– Compte tenu de son métabolisme, il est improbable que l'agalsidase bêta présente une interaction médicamenteuse à médiation du cytochrome P450
– Ne doit pas être administré en association à la chloroquine, l'amiodarone, le monobenzone ou la gentamicine, en raison d'un risque théorique d'inhibition de l'activité intracellulaire de l'alpha-galactosidase
– Grossesse et allaitement : il n'existe pas de données suffisamment pertinentes concernant l'utilisation d'agalsidase bêta chez la femme enceinte. Les études animales n'indiquent pas d'effets délétères directs ou indirects par rapport au développement embryonnaire/fœtal. Ne doit pas être utilisé pendant la grossesse à moins d'une nécessité absolue

Troubles métaboliques rares (XIV) :
Maladie de Fabry (II)

Agalsidase alpha *Liste I-Coll-Prescription hospitalière*

REPLAGAL 1 mg/ml	Fl. 1 ml ou 3,5 ml Solution à diluer pour perfusion	0,2 mg/kg IV en 40 minutes 1 semaine sur 2 (1)

1. Pas de limitation de dose chez l'insuffisant rénal.

Contre-indications
Hypersensibilité à la substance active ou à l'un des excipients Ne doit pas être associé à la chloroquine, à l'amiodarone, au monobenzone ou à la gentamicine, car ces substances ont le potentiel d'inhiber l'activité intracellulaire de l'alpha-galactosidase Enfant < 7 ans, allaitement (passage dans le lait)

Propriétés

- Protéine humaine alpha-galactosidase A produite par génie génétique dans une lignée cellulaire humaine

Indications

- Indiqué dans les enzymothérapies substitutives à long terme, lorsque le diagnostic médical a permis de confirmer la présence de la maladie de Fabry (déficit en alpha-galactosidase A) chez les patients

Effets indésirables

- Les plus fréquents : réactions légères liées à la perfusion incluant principalement frissons, pyrexie, bouffées congestives, céphalées, nausées et dyspnée, similaires à ceux décrits avec l'agalsidase bêta, douleurs neuropathiques. À noter : déficit du réflexe cornéen et désaturation en O_2, œdèmes périphériques, acné, livedo reticularis

Précautions d'emploi

- *Réactions idiosyncrasiques liées à la perfusion* : 13,7 % des patients traités au cours d'études cliniques ont souffert de réactions idiosyncrasiques liées à la perfusion (frissons, céphalées, nausées, pyrexie, bouffées congestives et fatigue, urticaire, nausées/vomissements, œdème angioneurotique avec sensation de boule pharyngée, stridor et tuméfaction de la langue). D'autres symptômes liés à la perfusion peuvent inclure vertiges et hyperhidrose
- *Réactions d'hypersensibilité de type allergique* : comme avec tous les produits protéiniques administrés par voie intraveineuse, des réactions d'hypersensibilité (allergies) sont possibles. Si des réactions allergiques sévères ou à type anaphylactiques se produisent, il faut interrompre immédiatement l'administration et débuter un traitement approprié
- *Anticorps IgG anti-protéine* : comme avec tous les produits pharmaceutiques protéiniques, les patients sont susceptibles de développer des anticorps IgG à la protéine. Une réponse par anticorps IgG de faible titre a été observée chez environ 24 % des patients de sexe masculin traités. D'après des données limitées, ce pourcentage s'est révélé inférieur (7 %) chez la population pédiatrique masculine. Apparemment, ces anticorps IgG apparaissent après environ 3 à 12 mois de traitement. Après 12 à 54 mois de traitement, 17 % des patients traités continuaient à être positifs en anticorps, tandis que 7 % d'entre eux montraient des signes de tolérance immunologique, prouvée par la disparition des anticorps IgG avec le temps. Les 76 % restants sont restés négatifs en anticorps tout au long de l'étude. On n'a détecté aucun anticorps IgE chez aucun des patients recevant le produit
- Mêmes précautions chez l'insuffisant hépatique, l'insuffisant rénal, le sujet âgé et la femme enceinte

Interactions médicamenteuses

- Ne doit pas être associé à la chloroquine, à l'amiodarone, au monobenzone ou à la gentamicine, car ces substances ont le potentiel d'inhiber l'activité intracellulaire de l'alpha-galactosidase

Troubles métaboliques rares (XV) :
Mucopolyscharidose MPS I (I)

L-iduronidase alpha ou laronidase *Liste I-Réserve hospitalière*

ALDURAZYME 100 U/ml	Fl. 5 ml Solution à diluer pour perfusion	100 U/kg par voie veineuse pendant 3-4 heures x 1 fois/semaine

Contre-indications
Hypersensibilité sévère (ex. : réaction anaphylactique) à la substance active ou à l'un des excipients
Pas de connaissance chez la femme enceinte ou allaitant

Propriétés

- Forme recombinante de l'alpha-L-iduronidase humaine, produite par la technique de l'ADN recombinant sur cellules de mammifères (ovaire de hamster chinois, CHO)
- Les troubles du stockage des mucopolysaccharides sont dus à un déficit en enzymes lysosomales spécifiques, nécessaires au catabolisme des glycosaminoglycanes (GAGs). La MPS I est une maladie hétérogène et multiviscérale, caractérisée par un déficit en alpha-L-iduronidase, hydrolase lysosomale qui agit en tant que catalyseur de l'hydrolyse des résidus alpha-L-iduroniques terminaux du dermatane sulfate et de l'héparane sulfate. L'activité réduite ou nulle de l'alpha-L-iduronidase entraîne une accumulation des GAGs, dermatane sulfate et héparane sulfate, dans de nombreux types de cellules et tissus
- L'objectif du traitement enzymatique substitutif est de rétablir un niveau d'activité enzymatique suffisant pour hydrolyser le substrat accumulé et prévenir toute nouvelle accumulation

Indications

- Traitement enzymatique substitutif à long terme chez les patients ayant un diagnostic confirmé de mucopolysaccharidose de type I (MPS I ; déficit d'alpha-L-iduronidase), afin de traiter les manifestations non neurologiques de la maladie

Effets indésirables

- Diminution de la saturation en oxygène, tachycardie, céphalée, paresthésie, vertige, détresse respiratoire, dyspnée, toux, douleur abdominale, vomissement, diarrhée, œdème angioneurotique, urticaire, prurit, alopécie, hyperhidrose
- Arthropathie, douleur musculosquelettique, bouffées vasomotrices
- Hypotension, pâleur, froideur des extrémités, pyrexie, réaction au site de perfusion
- Frissons, sensation de chaleur, sensation de froid, fatigue
- Syndrome pseudogrippal, réaction anaphylactique
- Augmentation de la pression artérielle, anticorps IgG contre la laronidase

Précautions d'emploi

- Les patients traités peuvent développer des réactions associées à la perfusion (RAP), définies comme tout effet indésirable associé à la perfusion, apparaissant pendant la perfusion ou avant la fin de la journée de la perfusion. Certaines de ces RAP peuvent être sévères. Les patients traités doivent être étroitement surveillés et tous les cas de réactions associées à la perfusion, de réactions retardées ou d'éventuelles réactions immunologiques doivent être rapportés. Le statut immunologique (présence d'anticorps) doit faire l'objet d'une surveillance et de comptes rendus réguliers

Interactions médicamenteuses

- Ne doit pas être administré simultanément à la chloroquine ou à la procaïne, en raison d'un risque potentiel d'interférence avec la captation intracellulaire de la laronidase

Troubles métaboliques rares (XVI) :
Mucopolysccharidose MPS VI, syndrome de Maroteaux-Lamy (II)

Galsulfase (1) *Liste I-Réserve hospitalière*

NAGLAZYME 1 mg/ml	Fl. 5 ml Solution à diluer pour perfusion	1 mg/kg par perfusion en 4 heures x 1 fois/semaine

1. Une autorisation de mise sur le marché “sous circonstances exceptionnelles” a été délivrée pour ce médicament. Cela signifie qu’en raison de la rareté de cette maladie, il n’a pas été possible d’obtenir des informations complètes de cette spécialité pharmaceutique.

Contre-indications
Hypersensibilité à la substance active ou à l'un des excipients

Propriétés

- Forme recombinante de la N-acétylgalactosamine 4-sulfatase humaine, produite par la technique de l'ADN recombinant sur cultures cellulaires de mammifères (cellules d'ovaire de hamster chinois, CHO)
- Les troubles du stockage des mucopolysaccharides sont dus à un déficit en enzymes lysosomiales spécifiques, nécessaires au catabolisme des glycosaminoglycanes (GAG). La MPS VI est une maladie multisystémique avec pathologie hétérogène, se caractérisant par un déficit en N-acétylgalactosamine 4-sulfatase, une hydrolase lysosomiale catalysant l'hydrolyse du radical sulfate du glycosaminoglycane, le dermatane sulfate. La diminution ou l'absence d'activité N-acétylgalactosamine 4-sulfatase se traduit par l'accumulation de dermatane sulfate dans de nombreux types cellulaires et tissus
- Le traitement enzymatique substitutif est destiné à rétablir un niveau d'activité enzymatique suffisant pour hydrolyser le substrat accumulé et empêcher toute nouvelle accumulation

Indications

- Traitement enzymatique substitutif à long terme chez les patients présentant un diagnostic confirmé de mucopolysaccharidose de type VI (MPS VI ; déficit en N-acétylgalactosamine 4-sulfatase ; syndrome de Maroteaux-Lamy). Comme pour toutes les pathologies lysosomiales génétiques, il est primordial, notamment dans les formes sévères, d'instaurer le traitement le plus tôt possible, avant l'apparition de manifestations cliniques irréversibles de la maladie
- Il est fondamental de traiter les jeunes patients âgés de moins de 5 ans souffrant d'une forme sévère de la maladie, même si l'étude pivot de phase 3 n'a pas inclus de patients de moins de 5 ans

Effets indésirables

- Otalgies, dyspnées douleurs abdominales. Ces réactions se sont manifestées le plus souvent par de la fièvre, des frissons, une éruption et une urticaire, mais une hypotension, des nausées, des vomissements, une dyspnée, un bronchospasme, une douleur rétrosternale, une douleur abdominale, des céphalées, un malaise, des difficultés respiratoires, un œdème de Quincke et des douleurs articulaires ont également été rapportés
- 52/54 patients (96 %) sous Naglazyme dans les différentes études présentaient des anticorps anti-galsulfase. La signification clinique de ces anticorps n'est pas connue

Précautions d'emploi

- La prudence s'impose lors de la prise en charge et du traitement des patients ayant des troubles respiratoires : l'utilisation d'antihistaminiques ou d'autres sédatifs doit être limitée ou étroitement surveillée. L'instauration d'une ventilation en pression positive pendant le sommeil, ainsi qu'une trachéostomie potentielle dans les situations cliniques appropriées, doivent aussi être envisagées
- Risque de majoration d'une compression médullaire pré-existante

Interactions médicamenteuses

- Pas de données

Troubles métaboliques rares (XVII) : Mucopolysccharidose MPS II, syndrome de Hunter (III)

Idursulfate *Liste I-Coll-Réserve hospitalière*

ELAPRASE 2 mg/ml	Fl. 3 ml Solution à diluer pour perfusion Chaque flacon de 3 ml contient 6 mg d'idursulfase	0,5 mg/kg par perfusion en 3 heures toutes les semaines

Contre-indications

Hypersensibilité à la substance active ou à l'un des excipients
Il n'y a aucune expérience clinique chez l'enfant < 5 ans, ni chez la femme enceinte

Propriétés

- L'idursulfase est produite par technologie de l'ADN recombinant sur lignée cellulaire continue humaine
- Le syndrome de Hunter est une affection liée au chromosome X due à un déficit en iduronate-2-sulfatase (enzyme lysosomale). L'iduronate-2-sulfatase joue un rôle dans le catabolisme du dermatane sulfate et de l'héparane sulfate (glycosaminoglycanes ou GAG) en clivant les portions sulfate liées à l'oligosaccharide. Du fait de l'absence ou du déficit de l'iduronate-2-sulfatase chez les patients atteints du syndrome de Hunter, les glycosaminoglycanes s'accumulent progressivement dans les cellules, conduisant à un engorgement cellulaire, une organomégalie, une destruction des tissus et un dysfonctionnement des fonctions organiques

Indications

- Traitement à long terme de patients atteints du syndrome de Hunter (mucopolysaccharidose de type II, MPS II)

Effets indésirables

- Céphalées, état vertigineux, tremblements, arythmie, cyanose, hypertension
- Hypotension, bouffées vasomotrices, bronchospasme, embolie pulmonaire, toux, respiration sifflante, tachypnée, dyspnée
- Dyspepsie, douleurs abdominales, nausées, diarrhée, œdème lingual
- Urticaire, éruption cutanée, prurit, œdème de la face, érythème, eczéma
- Douleurs thoraciques, arthralgie, pyrexie, œdème au point d'injection
- Œdème périphérique

Précautions d'emploi et interactions médicamenteuses

- Une attention particulière doit être accordée lors de l'administration de la perfusion à des patients atteints d'affections des voies respiratoires sous-jacentes sévères. Ces patients devront être étroitement surveillés et perfusés dans un cadre clinique approprié. Une attention particulière doit être portée à la prise en charge et au traitement de ce type de patients en limitant ou en surveillant étroitement l'administration d'antihistaminiques et autres substances pharmaceutiques sédatives. La mise en place d'une pression positive des voies aériennes pourra être nécessaire dans certains cas
- Les patients présentant des anticorps IgM ou IgG ont plus de risques de développer des réactions à la perfusion et autres réactions indésirables, néanmoins, l'apparition d'anticorps IgE n'a pas été observée
- Pas de réaction d'interaction signalée

Troubles métaboliques rares (XVIII) : Mucopolysaccharidose MPS de type IV A (syndrome de Morquio A, MPS IV A) (III)

Elosulfase alpha *ATU de cohorte-Médicament orphelin*

VIMIZIM	Solution pour perfusion à diluer (1 mg/ml) Fl. 5 ml	2 mg/kg x 1 fois/semaine pendant 4 h (1) en milieu hospitalier

1. Un traitement préalable par des antihistaminiques avec ou sans antipyrétiques doit être administré 30 à 60 minutes avant le début de la perfusion.
Augmenter très progressivement le débit de perfusion par palier en commençant par 6 ml/h.

Contre-indications

Hypersensibilité à l'un des composants

Propriétés

– La MPS IV A se caractérise par l'absence ou une réduction marquée de l'activité N-acétylgalactosamine-6-sulfatase. La réduction ou l'absence d'activité sulfatase se traduit par l'accumulation de substrats de glycosaminoglycane, de kératane sulfate et de chondroïtine 6 sulfate (C6S), dans le compartiment lysosomal des cellules dans tout le corps. L'accumulation provoque des troubles cellulaires, tissulaires et organiques importants. Le produit est destiné à fournir l'enzyme exogène, la N-acétylgalactosamine-6-sulfatase, qui est captée dans les lysosomes et augmente le catabolisme des GAG, du KS et de la C6S. Le captage de l'enzyme par les cellules dans les lysosomes est médié par les récepteurs du mannose-6-phosphate

Indications

– Traitement de la mucopolysaccharidose de type IV A (syndrome de Morquio A, MPS IV A)

Effets indésirables

– Très fréquents : céphalées, vertiges, diarrhée, vomissements, douleur oropharyngée, douleur abdominale, nausées, dyspnée, frissons, pyrexie (réaction à la perfusion)
– La présence d'anticorps chez 80 % des patients ne semble pas diminuer l'efficacité du produit ni être associée aux réactions d'hypersensibilité

Précautions d'emploi

– Risque d'anaphylaxie et de réactions allergiques sévères, introduction très progressive, attention en cas de réintroduction
– Risque d'aggravation des signes de compression médullaire : surveiller l'apparition de douleurs lombaires, la paralysie des membres en dessous du niveau de compression, l'incontinence urinaire et fécale
– Pas d'interaction documentée, pas de données en cours de grossesse ou d'allaitement

Troubles métaboliques rares (XIX) : Homocystinurie

Bétaïne anhydre *Liste I-65 %-Coll-Rétrocession-Prescription hospitalière*

CYSTADANE 1 g	Fl. (+ 3 cuillères de 1 g, 150 mg et 100 mg) de 180 g Poudre orale	A. et E. > 6 ans : 6 g/jour en 2 prises de 3 g

Contre-indications
Hypersensibilité à la bétaïne

Propriétés

– Il a été montré que la bétaïne abaissait les concentrations plasmatiques de l'homocystéine dans les trois types d'homocystinurie, soit un déficit en CBS, un déficit en MTHFR ou une anomalie relative à la cbl. L'ampleur de cet effet était dépendante du degré absolu de l'hyperhomocystéinémie et était plus importante dans les hyperhomocystéinémies graves
– La bétaïne agit comme donneur de groupe méthyle dans la reméthylation de l'homocystéine en méthionine chez les patients atteints d'homocystinurie. Il en résulte que les concentrations plasmatiques de l'homocystéine devraient diminuer de 20 à 30 % chez ces patients, comparativement aux concentrations pré-traitement
– Les concentrations plasmatiques élevées de l'homocystéine sont associées à des événements cardiovasculaires tels qu'une thrombose, une ostéoporose, des anomalies du squelette et une luxation du cristallin

Indications

– Traitement adjuvant de l'homocystinurie, avec déficiences ou anomalies au niveau de la cystathionine bêta-synthase (CBS), la 5,10-méthylène tétrahydrofolate réductase (MTHFR), la cobalamine, cofacteur du métabolisme (cb1)
– Doit être utilisé en complément des autres traitements tels que la vitamine B6 (pyridoxine), la vitamine B12 (cobalamine), l'acide folique et un régime spécifique

Effets indésirables

– Élévation de la méthionine sanguine
– Des cas peu fréquents d'œdème cérébral grave et d'hyperméthioninémie ont été décrits dans les 2 semaines à 6 mois suivant l'instauration du traitement. L'arrêt du traitement a entraîné une guérison complète
– Peu fréquents : anorexie, agitation, dépression, irritabilité, troubles de la personnalité, troubles du sommeil, œdème cérébral, affections dentaires, diarrhée, glossite, nausées, inconfort gastrique, vomissements, alopécie, urticaire, odeur corporelle désagréable, incontinence urinaire

Précautions d'emploi et interactions médicamenteuses

– Des cas peu fréquents d'œdème cérébral grave et d'hyperméthioninémie ont été décrits dans les 2 semaines à 6 mois suivant l'instauration du traitement (*cf.* effets indésirables). L'arrêt du traitement a entraîné une guérison complète
– Pas d'expérience chez femme enceinte ou allaitant
– Pas de données d'interaction, mais possibilité d'interaction avec la vigabatrine ou les analogues du GABA

Notes

Chapitre 25

Urologie

Traitement des coliques néphrétiques de l'adulte

- Douleur lombo-abdominale aiguë par mise en tension brutale de la voie excrétrice urinaire en amont d'une obstruction. Dans 80 % des cas, un calcul est en cause
- Diagnostics différentiels : pyélonéphrite aiguë, tumeur rénale, infarctus rénal, fissuration d'anévrysme, colique biliaire, endométriose, grossesse extra-utérine...
- La colique néphrétique fébrile constitue une urgence chirurgicale
- Le soulagement du malade nécessite la prescription :
  - En ambulatoire : kétoprofène 100 mg IM lente (contre-indiqué si insuffisance rénale ou grossesse)
  - À l'hôpital : kétoprofène 100 mg dans 100 ml de glucose 5 % en perfusion IV lente en 20 minutes à renouveler jusqu'à 3 fois par jour si nécessaire (contre-indiqué si insuffisance rénale, grossesse, ulcère évolutif, hémorragie)
- En cas de vomissements : métoclopramide 10 mg 1 ampoule IM ou IV lente
- En cas de douleurs intenses et non calmées : morphine en titration IV
- Boissons libres
- Recueil et tamisage des urines
- Examens complémentaires à réaliser sans urgence en l'absence de signes de gravité :
  - NFS, CRP, créatinine, ECBU
  - ASP + échographie abdomino-pelvienne
- En cas de fièvre, de tableau hyperalgique ou d'une oligo-anurie → hospitalisation et scanner abdomino-pelvien en urgence, si possible avec injection
- Une lithotritie extracorporelle ou un traitement chirurgical (urétéroscopie, néphrolithotomie percutanée, chirurgie laparoscopique ou à ciel ouvert) sont indiqués si le calcul urinaire a une situation ou un volume (> 6 mm) empêchant son élimination par voie naturelle ou créant un obstacle qui menace le parenchyme rénal, ou de lithiase infectée ou de struvite ou d'état de mal

UROLOGIE : Schémas thérapeutiques

Ces schémas ne sont qu'un simple aide-mémoire sur un sujet évolutif (les traitements de première intention figurent en 2e colonne et les alternatives thérapeutiques en 3e colonne).

Lithiases urinaires ou Calculs urinaires (1)

Colique néphrétique	Antalgique et/ou AINS IM ou IV ± Traitement chirurgical si État de mal néphrétique
Lithiase calcique = le plus souvent oxalate de calcium (80 % des lithiases urinaires)	Cure de diurèse avec une eau pauvre en calcium (type Evian : 78 mg/l, Volvic : 10 mg/l, Charrier : 2,6 mg/l) + Suppression des aliments riches en acide urique et acide oxalique (mais l'alimentation doit être normocalcique)
	Diurétique thiazidique si lithiase récidivante avec Hypercalciurie idiopathique
	Succinimide (traitement d'appoint) si Hyperoxalurie majeure ou échec de la diététique
Lithiase urique (10 % des lithiases urinaires)	Cure de diurèse alcalinisante (si pH ≥ 7 contrôlé 3 fois/jour, elle peut dissoudre les calculs d'acide urique non calcifiés) + Suppression des aliments riches en acide urique
	Allopurinol en cas d'hyperuraturie et/ou uricémie supérieure à 75 mg/l Contre-indication des médicaments uricosuriques
Lithiase cystinique compliquant la cystinurie (10 % des lithiases urinaires chez l'enfant)	Cure de diurèse importante (≥ 3 l/jour) + Alcalinisation urinaire franche (pH urinaire ≥ 7,5) + Suppression des œufs (très riches en cystine)
	Tiopronine si cystinurie restant > 144 mg/l
Struvite ou Lithiase phospho-ammoniaco-magnésienne (complication des infections chroniques)	Ablation du calcul + Traitement de toute infection et de toute cause de stase urinaire + Cure de diurèse avec une eau peu minéralisée (Evian, Volvic ou Charrier) + Acidifier les urines (pH urinaire < 5)

1. Toujours évoquer une lithiase d'origine médicamenteuse ; 2 produits principaux sont responsables de lithiases : la sulfadiazine et l'indinavir. La vitamine C (oxalates) peut également être en cause.

UROLOGIE : Schémas thérapeutiques

Affections urologiques diverses

Adénome prostatique ou Hypertrophie bénigne de la prostate (1)	Extraits de plantes ou Inhibiteurs de la 5-alpha-réductase ou Alpha-1-bloquants ou Tadalafil	Résection par voie endoscopique ou Adénomectomie par voie haute

1. Le traitement chirurgical s'impose en cas de gêne fonctionnelle marquée, de retentissement sur le haut appareil urinaire (vessie de lutte, diverticules vésicaux, dilatation des voies urinaires, insuffisance rénale obstructive) ou si l'adénome est associé à une lithiase urinaire et/ou compliqué d'infections urinaires.

Enurésie (5 à 7 % des enfants de 7 à 8 ans avec prédominance de garçons)	Rechercher des signes d'uropathie, de troubles neurologiques, d'infection urinaire En cas d'énurésie secondaire, rechercher un contexte psychologique (divorce, naissance, maltraitance...)
	Desmopressine *per os* voire Imipraminiques si énurésie *nocturne isolée* chez l'enfant > 6 ans
	Oxybutynine si énurésie *diurne et nocturne* par Immaturité vésicale chez l'enfant > 6 ans
Impuissances Troubles de l'érection Insuffisance érectile	Bilan métabolique et endocrinien (2)
	Inhibiteur de la PDE5 en première intention
	Injections intracaverneuses

2. Le dépistage de facteurs de risque cardio-vasculaire (diabète, hyperlipidémies, HTA, tabagisme, obésité abdominale) et la recherche d'athérome sont indispensables, de même que la recherche de pathologies endocriniennes (insuffisance hypophysaire...) ou métaboliques (hématochromatose...).

Vessie instable ou Hypercontractilité vésicale ou Instabilité du détrusor	Antispasmodique anticholinergique (Oxybutynine, etc.) ou musculotrope, voire plus rarement traitement chirurgical (après épreuves urodynamiques)

Modificateurs du pH urinaire : Alcalinisants

Alcalinisants urinaires

EAU DE VICHY SAINT-YORRE Bicarbonate de sodium	1 l = 4 g de $NaHCO_3$ *soit* 48 mmol de HCO_3^-	2 à 6 g/jour de $NaHCO_3$ *soit* 500 à 1 500 ml/jour
EAU DE VICHY CÉLESTINS Bicarbonate de sodium	1 l = 3 g de $NaHCO_3$ *soit* 36 mmol de HCO_3^-	2 à 6 g/jour de $NaHCO_3$ *soit* 750 à 2 000 ml/jour
FONCITRIL 4 000 Citrate de sodium + Citrate de potassium *Non remboursé*	30 sac. contenant 200 mg de sodium + 293 mg de potassium	1 à 4 sac./jour
ALCAPHOR Trométamol + Citrate de sodium + Citrate de potassium *Liste I-Non remboursé*	Fl. 250 ml à 10 mmol par càs + 46 mg de sodium + 157 mg de potassium	2 à 4 càs/jour au cours des repas

Contre-indications

Lithiases phospho-ammoniaco-magnésiennes ou struvites
États d'alcalose, insuffisance rénale sévère
Diarrhée des gastrectomisés et des colectomisés (pour Alcaphor)

Propriétés

– L'alcalinisation des urines favorise la transformation de l'acide urique (très peu soluble sous forme ionisée) en urates très solubles, et la dissociation de la cystine (acide aminé très peu soluble sous forme non dissociée, prépondérante au pH urinaire normal)

Indications

– Lithiases uriques et hyperuraturies > 700 mg/24 h (obtenir un pH > 7 en permanence avec contrôle 3 fois/jour, ce qui peut permettre la dissolution des calculs d'acide urique non calcifiés)
– Lithiases cystiniques (obtenir un pH > 7)
– Association aux uricosuriques, acidose tubulaire rénale

Effets indésirables et précautions d'emploi

– Trométamol : accélération initiale du transit intestinal
– Traitement anti-infectieux simultané en cas d'infection urinaire (indispensable)
– Insuffisance rénale : utiliser avec prudence en raison du risque d'alcalose
– Attention à l'apport sodé avec l'eau de Vichy (HTA, insuffisance cardiaque, rétention hydrosodée)

Interactions médicamenteuses

– *Associations à utiliser avec précaution* : quinidiques (risque de surdosage)

Anticalciuriques

Diurétiques thiazidiques *Liste II-65 %-Coll*

ESIDREX (1) Hydrochlorothiazide	30 ou 90 cp. séc. 25 mg	A. 25 à 50 mg/jour (2) en 1 prise le matin

1. *Cf.* les propriétés et précautions d'emploi dans le chapitre "Cardiologie".
2. La réduction de l'hypercalciurie nécessite souvent une posologie de 50 mg/jour, ce qui nécessite de surveiller la kaliémie. Par contre, il n'y a pas de risque d'hypercalcémie (en cas d'élévation, recherche d'un adénome parathyroïdien).

Chélateurs du calcium : Phytate de sodium *Remboursement 30 %-Coll*

PHYTAT DB Acide fytique	Sirop : 250 ml par càc Acide fytique : 354 mg Na : 91 mg Saccharose : 3,2 g Alcool : 70 mg	A. 2 càc aux 3 repas

Contre-indications

Hypocalcémie, rachitisme, ostéomalacie

Propriétés

- Anticalciurique agissant comme chélateur du calcium au niveau intestinal (précipitation intestinale de phytate de calcium insoluble et non résorbable), mais dont l'intérêt est réduit en raison de sa tolérance digestive très médiocre et parce qu'il tend à majorer l'oxalurie (facteur lithogène) par augmentation de l'absorption intestinale d'oxalates et à diminuer la magnésurie (facteur antilithogène)

Indications

- Hypercalciurie idiopathique compliquée de lithiase calcique récidivante (avec cure de diurèse par des eaux peu minéralisées et suppression des aliments riches en acide urique et en acide oxalique)

Effets indésirables

- Troubles digestifs fréquents : ballonnement abdominal, selles molles voire diarrhée (à traiter par les antidiarrhéiques)

Précautions d'emploi

- *Surveiller la calciurie* après 1 semaine de traitement, puis après 2 mois, puis surveiller régulièrement la calcémie et la calciurie

Le phosphore a pu être utilisé par voie orale dans les lithiases calciques avec hypercalciurie car il permet, à dose suffisante, de *réduire la calciurie* en diminuant la résorption intestinale du calcium (par formation de phosphate de calcium non résorbable) et *d'augmenter la magnésurie* (rôle antilithogène), mais cette action antilithiasique intéressante est limitée par sa tolérance digestive assez médiocre.

Antioxaluriques

Succinimide *Liste II-Non remboursé*

SUCCINIMIDE PHARBIOL	30 sac. 3 g	A. 3 sac./jour (jusqu'à 4) avant les repas

Contre-indications
Hypersensibilité ou intolérance connue au succinimide Grossesse et allaitement

Propriétés
– Médicament antioxalurique ayant une action préventive sur la formation des calculs urinaires oxaliques, agissant en réduisant l'élimination urinaire de l'acide oxalique
– Absorption digestive rapide, métabolisation partielle en acide succinique, élimination urinaire en majeure partie sous forme de succinimide, et aussi sous forme d'acide succinique libre et conjugué

Indications
– Traitement d'appoint des lithiases oxaliques récidivantes, quand elles sont associées à une hyperoxalurie majeure ou en cas d'échec des mesures diététiques (cure de diurèse et suppression des aliments riches en acide oxalique)

Effets indésirables
– Intolérance digestive
– Réactions cutanées allergiques
– Modifications tensionnelles
– Diminution de la libido

Précautions d'emploi
– Le régime doit être appauvri en calcium (suppression des laitages) et en oxalates
– Réservé à l'adulte

Médicaments de l'adénome prostatique (I) : Extraits végétaux

Produits extraits de plantes *Remboursement 30 %-Coll*

PERMIXON[G] PRODINAN Extrait de *Serenoa repens* ou *Palmier de Floride* ou *Saw Palmetto*	60 ou 180 gél. 160 mg	A. 1 gél. x 2 fois/jour *au cours des repas* durant 6 à 8 semaines
TADENAN Extrait de *Pygeum africanum* ou *Prunus africanus*	30 ou 60 cap. 50 mg	A. 1 cap. x 2 fois/jour *avant les repas* durant 6 à 8 semaines

Contre-indications

Hypersensibilité aux produits

Propriétés

– Médicaments extraits de plantes, de mécanisme d'action mal connu (l'extrait de *Serenoa repens* agirait au niveau prostatique en inhibant la transformation de testostérone en dihydrotestostérone, l'extrait de *Pygeum africanum* aurait une action au niveau prostatique et vésical)
– Efficacité démontrée dans des études *versus* alpha-bloquants ou finastéride (supérieure à celle du placebo et comparable à celle du finastéride)

Indications

– Manifestations fonctionnelles de l'adénome prostatique en l'absence de retentissement sur le haut appareil (cure de 6 à 8 semaines à renouveler si besoin)

Effets indésirables

– Céphalées, troubles gastro-intestinaux bénins, éruptions cutanées, œdèmes, gynécomastie

Précautions d'emploi

– Traitement à utiliser sous surveillance urologique (dosage du PSA puis toucher rectal chaque année) → un traitement chirurgical devra être proposé en cas de dysurie importante et s'imposera en cas de retentissement de l'adénome sur le haut appareil (vessie de lutte, diverticules vésicaux, dilatation des voies urinaires, insuffisance rénale obstructive) ou si l'adénome est associé à une lithiase urinaire ou compliqué d'infection urinaire

Tadalafil

Tadalafil (CIALIS), un inhibiteur de la PDE 5 (voir ce terme), est également indiqué dans le traitement symptomatique de l'hypertrophie bénigne de la prostate chez l'homme adulte, à raison de 5 mg par jour en 1 prise.

Médicaments de l'adénome prostatique (II) : Inhibiteurs de la 5 alpha-réductase

Inhibiteurs de la 5 alpha-réductase *Liste I-30 %-Coll*

AVODART Dutastéride	30 cap. molles 0,5 mg	A. 1 cap./jour
CHIBRO-PROSCAR Finastéride[G]	28 cp. 5 mg	A. 1 cp./jour

Contre-indications

Hypersensibilité à l'un des produits
Insuffisance hépatique sévère, femme et enfant

Propriétés

- Inhibiteurs de la 5 alpha-réductase (qui permet la formation, à partir de la testostérone, de la dihydrotestostérone ou DHT entraînant le développement prostatique), induisant, après environ 6 mois, une diminution de 20 à 30 % du volume de la prostate, une amélioration des symptômes liés à un adénome prostatique (55 à 80 % des cas), et une réduction du risque de survenue de rétention aiguë d'urines (50 à 60 % des cas)
- Le dutastéride inhibe la formation de DHT au niveau de la peau et du foie de façon plus importante que le finastéride
- Absorption digestive (60 %), non modifiée par les aliments, fixation protéique ≥ 95 %, forte métabolisation en dérivés inactifs, élimination fécale et accessoirement urinaire, demi-vie d'élimination de 9 heures (finastéride) à 5 semaines (dutastéride)

Indications *(en deuxième intention, après échec de la phytothérapie et/ou des alpha-bloquants)*

- Manifestations fonctionnelles de l'adénome prostatique en l'absence de tout retentissement sur le haut appareil
- Réduction du risque de rétention aiguë d'urines et de chirurgie chez les patients ayant des symptômes modérés à sévères d'hypertrophie bénigne de la prostate
- Utilisé dans l'alopécie androgéno-génétique chez l'homme (*cf.* Propecia)

Effets indésirables (réversibles à l'arrêt)

- Troubles de la fonction sexuelle (5 à 10 %) : impuissance, diminution de la libido et du volume de l'éjaculat, gynécomastie, douleurs des testicules
- Réactions allergiques rares imposant l'arrêt : éruptions, prurit, urticaire, angiœdème
- Une augmentation des cancers de la prostate de haut grade a été observée au cours d'une étude de suivi prolongée (7 ans)

Précautions d'emploi

- *Doser préalablement le PSA* dont les concentrations sériques sont diminuées de 50 % environ par ces produits (une élévation du PSA sous traitement peut témoigner soit d'un manque de compliance au traitement, soit d'une tumeur maligne)
- Traitement à utiliser sous surveillance urologique (dosage du PSA puis toucher rectal chaque année) → un traitement chirurgical devra être proposé en cas de dysurie importante et s'imposera en cas de retentissement de l'adénome sur le haut appareil (vessie de lutte, diverticules vésicaux, dilatation des voies urinaires, insuffisance renale obstructive) ou si l'adénome est associé à une lithiase urinaire ou compliqué d'infection urinaire
- Insuffisance hépatique : pharmacocinétique et posologie non étudiées

Médicaments de l'adénome prostatique (III) : Alpha-1-bloquants en urologie

Alfuzosine[G] *Liste I-30 %-Coll*

XATRAL 2,5 mg URION	30 cp. 2,5 mg	À dose progressive : A. 2,5 mg x 2 à 3 fois/jour (D. max. : 10 mg/jour)
XATRAL LP 10 mg	30 cp. 10 mg à libération prolongée	A. 10 mg/jour en 1 prise *après le repas du soir*

Doxazosine[G] *Liste I-30 %-Coll*

ZOXAN LP 4 mg ZOXAN LP 8 mg	30 cp. 4 mg ou 8 mg à libération prolongée	À dose progressive : A. 4 mg/jour en 1 prise *après le repas du soir* (D. max. : 8 mg/jour)

Silodosine *Liste I-30 %-Coll*

UROREC SILODYX	30 gél. 4 mg ou 8 mg	A. 8 mg/jour en 1 prise

Tamsulosine[G] *Liste I-30 %-Coll*

JOSIR LP 0,4 mg MECIR LP 0,4 mg OMEXEL LP 0,4 mg OMIX LP 0,4 mg	30 gél. 0,4 mg à libération prolongée	A. 0,4 mg/jour en 1 prise *après le repas du soir*
COMBODART 0,5/0,4	30 gél. 0,4 mg + dutastéride 0,5 mg	A. 1 gél./jour *après le repas du soir*

Térazosine[G] *Liste I-30 %-Coll*

DYSALFA HYTRINE	15 cp. 1 mg 28 cp. 5 mg	À dose progressive : A. 1 mg/jour le soir le 1er jour puis 2 mg/jour le soir pendant 1 semaine, puis jusqu'à 5 mg/jour le soir

La prazosine (Minipress), alpha-1-bloquant antihypertenseur, est aussi utilisée à la dose de 1 à 2 mg/jour en 2 prises.

Contre-indications

Hypersensibilité connue aux quinazolines, hypotension orthostatique
Insuffisance hépatique sévère (classe C de la classification de Child-Pugh)
Antécédents de syncope mictionnelle, association de plusieurs alpha-1-bloquants
Œdème de Quincke, allergie aux sulfamides (tamsulosine)
Femme et enfant

Propriétés

- Médicaments agissant par blocage des récepteurs alpha-1 post-synaptiques (comme la prazosine, mais avec effet préférentiel sur les récepteurs situés au niveau du trigone vésical, de l'urètre et de la prostate), améliorant les symptômes liés à un adénome prostatique dans 60 à 85 % des cas dès le premier mois, sans effet sur la taille de la prostate
- Absorption digestive correcte (60 à 70 %), forte liaison aux protéines plasmatiques (90 à 99 %), métabolisation hépatique en dérivés inactifs, élimination urinaire et biliaire

Indications

- Manifestations fonctionnelles de l'adénome prostatique en l'absence de retentissement sur le haut appareil
- Traitement adjuvant au sondage vésical dans la rétention aiguë d'urine

Effets indésirables (nécessitant l'arrêt dans 5 à 10 % des cas)

- Fréquents (1 à 10 %) : étourdissements, éjaculation rétrograde
- Rares (< 1 %) : hypotension orthostatique (liée à la dose, rare avec les formes LP, avec tendance lipothymique et rarement syncope, palpitations, constipation, diarrhée, vomissements, asthénie, céphalées, rhinite, congestion nasale, rash cutané, prurit, urticaire
- Exceptionnels (< 1 ‰) : angiœdème, syncope, réapparition ou aggravation d'un angor chez le coronarien (→ arrêt du produit), hépatite, priapisme
- *Combodart* : *cf.* effets indésirables et précautions d'emploi du dutastéride pages précédentes et risque accru d'insuffisance cardiaque
- **Surdosage** : hypotension orthostatique → à traiter par mise en décubitus, et si besoin restauration de la volémie et utilisation de sympathomimétiques

Précautions d'emploi

- Traitement à utiliser sous surveillance urologique (dosage du PSA puis toucher rectal chaque année) → un traitement chirurgical devra être proposé en cas de dysurie importante et s'imposera en cas de retentissement de l'adénome sur le haut appareil (vessie de lutte, diverticules vésicaux, dilatation des voies urinaires, insuffisance rénale obstructive) ou si l'adénome est associé à une lithiase urinaire ou compliqué d'infection urinaire
- Utiliser avec prudence chez le sujet âgé (hypotension orthostatique) ou coronarien ou sous antihypertenseur et chez les conducteurs et utilisateurs de machines
- Lors d'une intervention sur la cataracte, la prise d'alpha-bloquants peut favoriser la survenue d'un syndrome d'iris hypotonique → prévenir l'ophtalmologiste
- *Combodart* : prudence en cas d'antécédents d'allergie médicamenteuse, d'insuffisance cardiaque ou d'insuffisance rénale sévère

Interactions médicamenteuses

- ***Associations contre-indiquées*** : alpha-1-bloquants associés entre eux, inhibiteurs de la PDE5 (sauf pour la tamsulosine LP)
- ***Associations déconseillées*** : antihypertenseurs vasodilatateurs (minoxidil, urapidil)
- *Associations à utiliser avec précaution* : bêta-bloquants, inhibiteurs calciques (bépridil, dihydropyridines, diltiazem, vérapamil), IEC, antidépresseurs, neuroleptiques, anesthésiques généraux, inhibiteurs du CYP 3A4

Médicaments de la vessie instable (I)

Antispasmodiques anticholinergiques

DITROPAN Oxybutynine[G] DRIPTANE ZATUR *Liste II-30 %-Coll*	60 cp. séc. 5 mg	A. 2,5 mg x 3 fois/jour, puis 5 mg x 2 à 3 fois/jour (1) (D. max. : 20 mg/jour) E. > 5 ans : 2,5 mg/jour x 2 à 3 jours, puis 2,5 à 5 mg x 2 fois/jour
CERIS Trospium[G] *Liste I-30 %-Coll*	30 cp. 20 mg	A. 20 mg x 2 fois/jour (2)
DÉTRUSITOL Toltérodine[G] *Liste II-Non remboursé*	28 cp. 1 mg ou 2 mg	A. 1 à 2 mg x 2 fois/jour (3)
TOVIAZ LP Fosétérodine *Liste II-Non remboursé*	30 cp. 4 mg ou 8 mg à libération prolongée	A. Débuter à 4 mg x 1 fois/jour puis 8 mg x 1 fois/jour si nécessaire (dose maximale) (4)
VESICARE Solifénacine *Liste II-30 %-Coll*	30 cp. 5 mg ou 10 mg	A. 5 mg/jour, puis si besoin jusqu'à 10 mg/jour en 1 prise quotidienne (5)

1. Chez le sujet âgé, la dose initiale est de 2,5 mg x 2 fois/jour, puis une dose de 5 mg x 2 fois/jour est généralement suffisante, notamment chez les sujets de faible corpulence.
2. Ne pas dépasser 10 mg/jour ou 1 jour sur 2 en cas d'insuffisance rénale sévère (clairance de la créatinine entre 10 et 30 ml/min), contre-indiqué en cas d'insuffisance rénale dialysée (clairance de la créatinine < 10 ml/min).
3. Ne pas dépasser 1 mg/jour en cas d'insuffisance rénale sévère, d'insuffisance hépatique modérée (contre-indication en cas d'insuffisance hépatique sévère), déconseillé en association à un inhibiteur puissant du CYP 3A4 chez les métabolisateurs lents du CYP 2D6.
4. En cas d'insuffisance rénale sévère ou hépatique, ne pas dépasser 4 mg par jour.
5. Ne pas dépasser 5 mg/jour en cas d'insuffisance rénale sévère, d'insuffisance hépatique modérée (contre-indication en cas d'insuffisance hépatique sévère) ou d'association à un inhibiteur puissant du CYP 3A4.

Contre-indications
Hypersensibilité à l'un des produits
Risque de glaucome par fermeture de l'angle, syndrome dysurique et notamment risque de rétention urinaire par obstacle urétro-prostatique, myasthénie
Atonie intestinale, occlusion intestinale, mégacôlon toxique, colite ulcéreuse sévère
Insuffisance rénale dialysée (trospium, solifénacine), insuffisance hépatique sévère
Enfant < 5 ans

Propriétés

- Antispasmodiques anticholinergiques (antagonistes des récepteurs muscariniques impliqués dans la contraction des muscles lisses et la sécrétion salivaire), diminuant la contractilité du détrusor (responsable de mictions impérieuses), l'amplitude et la fréquence des contractions vésicales, et la pression intravésicale, ayant une plus grande affinité pour les muscles lisses de la vessie que pour le tissu des glandes salivaires
- Absorption digestive rapide, liaison à 80 % aux protéines plasmatiques, métabolisme hépatique intense (sauf le trospium), élimination urinaire surtout, demi-vie de 2 à 20 heures, passage transplacentaire et dans le lait maternel

Indications

- Traitement symptomatique de l'incontinence urinaire et/ou de l'impériosité urinaire et/ou de la pollakiurie en cas d'instabilité vésicale

Effets indésirables

- Effets atropiniques fréquents pouvant nécessiter l'arrêt : bouche sèche, mydriase, troubles de l'accommodation, élévation de la pression intra-oculaire, constipation, risque de rétention urinaire en cas d'obstacle urétro-prostatique et de glaucome aigu en cas de glaucome à angle fermé, possibilité de troubles psychiques notamment chez le sujet âgé et l'enfant (agitation, cauchemars, confusion mentale, hallucinations), tachycardie, arythmies cardiaques
- Dyspepsie, douleurs abdominales, vomissements, céphalées, somnolence, nervosité, paresthésies, sécheresse cutanée, réactions cutanées allergiques, angiœdème
- **Surdosage** : effets atropiniques décrits ci-dessus, tachycardie et effets sur le SNC (agitation, confusion mentale, hallucinations, puis coma) → arrêt, évacuation digestive, et éventuellement ésérine (1 à 2 mg par voie SC, IM ou IV lente à répéter si besoin) ou prostigmine (0,5 à 2,5 mg par voie IM ou IV lente à répéter si besoin)

Précautions d'emploi

- Utiliser avec prudence chez le sujet âgé, les conducteurs et utilisateurs de machines, en cas de syndrome obstructif vésical, troubles obstructifs gastro-intestinaux, hernie hiatale, neuropathie végétative, pathologie rénale ou hépatique
- Ne pas utiliser dans l'énurésie nocturne isolée de l'enfant (effets atropiniques)
- Prudence chez la femme enceinte ; non recommandé pendant l'allaitement

Interactions médicamenteuses

- ***Associations contre-indiquées*** : inhibiteurs puissants du CYP 3A4
- *Associations à utiliser avec précaution* : agonistes dopaminergiques de type lisuride (risque de confusion mentale), inducteurs et inhibiteurs du CYP 3A4 (voir ce terme) avec la solifénacine et la toltérodine, inhibiteurs de la cholinestérase utilisés dans la maladie d'Alzheimer, prokinétiques type métoclopramide ou dompéridone (diminution de leurs effets prokinétiques)
- Majoration des effets atropiniques avec les autres anticholinergiques : atropine, antiparkinsoniens, antispasmodiques, antisécrétoires, antidépresseurs imipraminiques, disopyramide, maprotiline, néfopam, certains antihistaminiques H1, phénothiazines

Médicaments de la vessie instable (II)

Antispasmodiques musculotropes *Remboursement 30 %-Coll*

URISPAS Flavoxate	42 cp. 200 mg	A. 1 cp. x 3 fois/jour

Contre-indications

Glaucome par fermeture de l'angle
Hémorragies gastro-intestinales
Obstructions pyloriques et duodénales, lésions obstructives intestinales

Propriétés

- Antispasmodique musculotrope, sans effets anticholinergiques à dose thérapeutique, diminuant le seuil d'excitation vésicale lors de la distension de la vessie et augmentant ainsi la capacité vésicale
- Absorption digestive rapide, pic plasmatique en 90 minutes, métabolisation hépatique en dérivé actif éliminé par voie urinaire (90 % en 24 heures), demi-vie d'élimination de 1,3 ± 0,5 heure

Indications

- Impériosité urinaire chez la femme, avec ou sans fuite, exclusivement en cas de vessie instable, à l'exclusion des incontinences d'effort

Effets indésirables

- Constipation, bouche sèche, nausées, céphalées
- Risque de glaucome par fermeture de l'angle

Précautions d'emploi

- Enfant < 5 ans et sujet âgé : absence d'études
- Grossesse et allaitement : utilisation déconseillée (absence d'études)

Autres médicaments utilisables dans l'incontinence urinaire

Les alpha-sympathomimétiques, utilisés comme décongestionnants de la muqueuse rhino-pharyngée, ont une action certaine dans l'incontinence urinaire (par renforcement de l'action sphinctérienne et relâchement du détrusor).

Antiénurétiques

Desmopressine (voir ce terme)

La desmopressine, analogue de l'hormone antidiurétique d'action prolongée (10 à 20 heures), a un effet de mécanisme mal expliqué et *peut être utilisée par voie orale uniquement en première intention dans l'énurésie nocturne de l'enfant > 6 ans* (traitement de 1 à 3 mois ou épisodique au cours des voyages, des colonies de vacances, etc.), avec des résultats comparables à ceux des imipraminiques, soit dans 50 à 70 % des cas en 2 à 4 semaines.

Imipraminiques (voir ce terme)

L'amitriptyline, la clomipramine et l'imipramine, utilisées par ailleurs comme antidépresseurs, ont une action à faible dose (10 à 30 mg par jour) dans l'énurésie nocturne isolée chez l'enfant > *6 ans* (efficacité dans 50 à 70 % des cas), *mais doivent être réservées aux énurésies rebelles*.

Oxybutinine (voir ce terme)

L'oxybutinine est réservée au traitement des troubles urinaires de l'enfant > *6 ans* liés à un syndrome d'immaturité vésicale (*avec des troubles urinaires diurnes*) dans les formes avec pollakiurie, mais non indiquée dans l'énurésie nocturne isolée, dans les formes rétentionnistes et/ou chez l'enfant < 6 ans.

BCG intravésical

BCG pour instillation vésicale *Liste I-100 %-Coll-Prescription réservée aux urologues et aux oncologues- Prescription initiale hospitalière*

BCG-MEDAC *Conserver de + 2 °C à + 8 °C et à l'abri de la lumière* *Ne pas congeler*	Fl. poudre + solvant	Instillations endovésicales : A. Mode d'administration et posologie ci-dessous (1)
IMMUCYST *Conserver de + 2 °C à + 8 °C et à l'abri de la lumière* *Ne pas congeler*	Fl. 81 mg (lyophilisat) + 1 fl. 3 ml de solvant	Instillations endovésicales : A. Mode d'administration et posologie ci-dessous (2)

1. Le contenu d'un flacon est requis pour une instillation vésicale. Le produit doit être remis en suspension dans une solution de NaCl à 0,9 % stérile puis administré par l'intermédiaire d'un système d'instillation *via* une sonde uréthrale. Le patient ne doit pas boire au cours des 4 heures précédant l'instillation et pendant 2 heures après l'instillation. Le traitement d'induction puis le traitement d'entretien sont comparables à ceux de l'Immucyst (*cf.* note 2).
2. Chaque flacon reconstitué doit être dilué ensuite dans 50 ml de solution physiologique stérile sans conservateur, ce qui donne un volume de 53 ml → drainer la vessie par une sonde urétrale, puis instiller lentement par gravité dans la vessie du patient (qui restera allongé 15 minutes), puis retirer la sonde, le patient devant retenir cette suspension aussi longtemps que possible et au maximum 2 heures, puis uriner en position assise.
   Traitement d'induction (à commencer 15 jours au minimum voire 3 semaines après la biopsie ou la résection et en l'absence de toute hématurie macroscopique) : 1 instillation par semaine pendant 6 semaines, puis fenêtre thérapeutique de 4 semaines, puis 1 instillation par semaine pendant 1 à 3 semaines (3 semaines chez les patients présentant toujours des signes de cancer vésical).
   Traitement d'entretien : 1 instillation par semaine pendant 1 à 3 semaines, à faire 6 mois après le début du traitement, puis tous les 6 mois jusqu'à 36 mois.

Contre-indications

Patients recevant un traitement immunosuppresseur
(corticothérapie, chimiothérapie, radiothérapie)
ou présentant un déficit immunitaire ou une tuberculose active
Antécédents de radiothérapie de l'aire urinaire
Antécédents de symptômes graves ou de réaction systémique au BCG
Infection urinaire jusqu'à guérison de celle-ci
Résection transurétrale ou biopsie ou cathétérisme vésical traumatisant
(notamment avec hématurie) effectués dans les 15 jours précédents
Allaitement

Propriétés

- L'instillation vésicale de souches bacillaires vivantes de Calmette-Guérin entraîne une réaction inflammatoire granulomateuse et immunologique locale aiguë

Indications

- Traitement du carcinome urothélial non invasif de la vessie :
  - Traitement préventif et curatif du carcinome urothélial *in situ*
  - Traitement prophylactique des rechutes : carcinome urothélial *in situ*, ou limité à la muqueuse, ou envahissant la lamina propria mais non la musculeuse (pT_1), ou pTa G_1-G_2 si tumeur multifocale ou récidivante, ou pTa G_3

Effets indésirables (plus fréquents lors du traitement d'entretien)

- Fièvre < 38,5 °C pendant moins de 48 heures (17 à 31 %) → à traiter par paracétamol
- Signes d'irritation vésicale durant moins de 48 heures : dysurie (26 à 46 %), pollakiurie (14 à 34 %), hématurie macroscopique (11 à 19 %) → à traiter par antispasmodiques
- Réactions locales plus graves (≤ 1 %) : prostatite granulomateuse, orchi-épididymite pouvant évoluer jusqu'à l'abcès caséeux, obstruction urétérale ou abcès rénal
- Réactions allergiques (< 1 %) : éruption cutanée, arthralgies, arthrite migratoire, pneumopathie interstitielle, insuffisance rénale, érythème noueux
- Réaction systémique au BCG (< 1 %) : fièvre ≥ 38,5 °C pendant au moins 48 heures ou fièvre ≥ 39,5 °C pendant au moins 12 heures, arthralgies, éruptions cutanées, hépatite granulomateuse, miliaire pulmonaire à BCG, septicémie à BCG, voire choc septique

Précautions d'emploi et interactions médicamenteuses

- Différer l'administration d'au moins 15 jours voire 3 semaines après résection transurétrale ou biopsie ou cathétérisme vésical traumatisant (par exemple avec hématurie)
- Faire un ECBU dans les 36 heures avant chaque instillation → reporter l'instillation jusqu'à guérison en cas d'infection urinaire
- Signes d'irritation vésicale d'une durée ≥ 48 heures → traitement antispasmodique et report de la suite du traitement jusqu'à résolution complète (si persistance après 1 semaine, administration d'isoniazide à la dose de 300 mg/jour)
- Réactions locales graves → arrêt du produit et traitement de 3 à 6 mois par isoniazide (300 mg/jour) et rifampicine (600 mg/jour)
- Réactions allergiques → administration d'antihistaminiques ou d'AINS (en l'absence de réponse, administration d'isoniazide à la dose de 300 mg/jour pendant 3 mois)
- Réaction systémique au BCG → arrêt du produit et traitement antituberculeux associant trois produits pendant 6 mois (isoniazide + rifampicine + éthambutol par exemple, mais noter que le pyrazinamide est inefficace sur les souches de la spécialité Immucyst), et envisager une corticothérapie courte à forte dose
- Grossesse : traitement déconseillé
- *Associations à utiliser avec précaution* : antibiotiques (réduction possible de l'efficacité), immunodépresseurs ou radiations (réduction de la réponse ou bécégite généralisée)

Médicaments des troubles sexuels chez l'homme (I) :
Insuffisance érectile (I)

Inhibiteurs de la PDE5 *Liste I-Non remboursé*

CIALIS Tadalafil Délai d'action = 15-25 minutes Durée d'action = 24-36 heures	28 cp. 2,5 mg ou 5 mg (1) 4 cp. 10 mg 4 ou 8 cp. 20 mg	A. 10 à 20 mg par voie orale *à jeun ou lors d'un repas*, à prendre 25 à 60 minutes avant l'activité sexuelle (2) et (3) (D. max. : 20 mg/prise et 1 seule prise/24 h)
LEVITRA Vardénafil Délai d'action = 15-25 minutes Durée d'action = 5 heures	4 ou 8 ou 12 cp. 5 mg, 10 mg ou 20 mg 4 cp. 10 mg orodispersibles	A. 5 à 20 mg par voie orale *à jeun ou lors d'un repas*, à prendre 25 à 60 minutes avant l'activité sexuelle (2) et (4) (D. max. : 20 mg/prise et 1 seule prise/24 h) A. 10 mg/jour (à déposer sur la langue) (D. max. : 10 mg/jour)
SPEDRA Avanafil	4 ou 8 cp. 50 mg 2 ou 4 ou 8 ou 12 cp. 100 mg 4 ou 8 ou 12 cp. 200 mg	A. 100 mg par voie orale à prendre 30 minutes avant l'activité sexuelle (D. max. : 200 mg/prise et 1 seule prise/24 h)
VIAGRA VIZARSIN Sildénafil[G] Délai d'action = 15-25 minutes Durée d'action = 4 heures	4 ou 8 cp. 25 mg, 50 mg ou 100 mg 8 cp. orodispersibles 50 mg ou 100 mg	A. 25 à 100 mg par voie orale *à jeun de préférence*, à prendre 25 à 60 minutes avant l'activité sexuelle (2) et (5) (D. max. : 100 mg/prise et 1 seule prise/24 h)

1. Tadalafil est également indiqué dans le traitement symptomatique de l'hypertrophie bénigne de la prostate chez l'homme adulte (5 mg par jour en 1 prise).
2. La tolérance de la posologie maximale peut être moins bonne chez les sujets ≥ 65 ans.
3. Insuffisance rénale, insuffisance hépatique légère à modérée et sujet âgé → ne pas dépasser une dose de 10 mg par prise.
4. Insuffisance rénale, insuffisance hépatique légère à modérée et sujet âgé → débuter à faible dose (5 mg par prise, puis si besoin 10 mg, voire 20 mg par jour au maximum).
   Prise d'érythromycine ou autres macrolides (sauf spiramycine) → ne pas dépasser 5 mg par jour.
5. Insuffisance rénale, insuffisance hépatique légère à modérée et sujet âgé → débuter à faible dose (25 mg par prise).

Contre-indications
Activité sexuelle déconseillée (angor instable, infarctus du myocarde ou AVC récent, insuffisance cardiaque sévère...)
Neuropathie optique ischémique antérieure non artéritique, rétinite pigmentaire
Hypotension (TA ≤ 90/50 mmHg), troubles du rythme non contrôlés
Insuffisance hépatique sévère, insuffisance rénale terminale nécessitant une dialyse
Hypersensibilité connue aux différents produits, sujets < 18 ans
Non indiqué chez la femme

Propriétés

- Inhibiteurs puissants et spécifiques de la phosphodiestérase de type 5 ou PDE5 (isoenzyme des corps caverneux inactivant le GMP cyclique) → augmentation du taux de GMPc et de la réponse physiologique érectile du pénis à une stimulation sexuelle (par relâchement des muscles lisses et engorgement vasculaire des corps caverneux)
- Biodisponibilité variable (vardénafil : 15 %, sildénafil : 25 à 63 %), pic plasmatique atteint en 30 à 120 minutes à jeun (retardé de 1 heure par un repas gras, sauf pour le tadalafil), métabolisation hépatique par le CYP 3A4 surtout, élimination bilio-fécale (80 %) et urinaire sous forme de métabolites inactifs, demi-vie d'élimination de 17,5 heures (tadalafil), de 6 à 17 heures (avanafil) ou de 4 à 5 heures (sildénafil, vardénafil)

Indications

- Traitement de la dysfonction érectile chez l'homme adulte
- Le tadalafil a une AMM dans le traitement symptomatique de l'hypertrophie bénigne de la prostate
- Le sildénafil a une AMM dans le traitement de l'HTAP (*cf. Sildénafil* et *HTAP*)

Effets indésirables (dose-dépendants)

- Constants : diminution discrète de la pression artérielle, mais *risque d'hypotension brutale* en cas d'association à certains produits dont les dérivés nitrés (*cf.* Interactions)
- Très fréquents (> 10 %) : céphalées, rougeur de la face, dyspepsie
- Fréquents (1 à 10 %) : nausées, congestion nasale, sensations vertigineuses, acouphènes, vision trouble ou colorée ou sensibilité augmentée à la lumière, diarrhée, rashs cutanés, arthralgies, myalgies, dyspepsie, hématurie, hémospermie
- Rares (< 1 %) : photosensibilité, hypertonie, HTA, accidents cardio-vasculaires en particulier chez les sujets à risque (angor, IDM, arythmies, accidents ischémiques cérébraux), surdité, priapisme, dyspnée, épistaxis, élévation des transaminases, gamma-GT, CPK
- **Surdosage** : *risque d'hypotension* sévère → arrêt et traitement symptomatique

Précautions d'emploi

- Un bilan cardiologique et ophtalmologique est indispensable avant toute prescription chez les sujets à risque cardio-vasculaire
- Utiliser avec prudence en cas d'anomalie anatomique du pénis, de pathologies prédisposant au priapisme (drépanocytose, polyglobulie, thrombocytémie, myélome, leucémies), d'ulcère gastro-duodénal évolutif, de troubles hémorragiques, et chez les conducteurs et utilisateurs de machines (troubles visuels, vertiges, etc.)
- Il est recommandé de ne pas dépasser une seule prise par jour

Interactions médicamenteuses

- *Associations contre-indiquées* : dérivés nitrés sous toutes leurs formes, nicorandil, sydnonimines, molsidomine, nitrite d'amyle, "poppers", nitroprussiate de sodium (nécéssité absolue d'un intervalle d'au moins 24 heures), alpha-1-bloquants
- *Associations déconseillées* : inhibiteurs enzymatiques puissants du CYP 3A4 (*cf.* CYP 3A4), inhibiteurs calciques, alpha-bloquants, pamplemousse

Médicaments des troubles sexuels chez l'homme (II) : Insuffisance érectile (II)

Yohimbine[G] Non remboursé

YOCORAL 5 mg	50 ou 100 cp. séc. 5 mg	A. 3 à 4 cp./jour *en dehors des repas* (D. max. : 10 mg/prise et 20 mg/24 h)

Contre-indications

Hypersensibilité à la yohimbine
Situations où l'activité sexuelle est déconseillée : angor instable, infarctus du myocarde récent, insuffisance cardiaque sévère...
Insuffisance rénale ou hépatique sévère

Propriétés

– Antagoniste des récepteurs alpha-2 adrénergiques présynaptiques, abolissant la réponse tensionnelle à l'adrénaline et à la noradrénaline entraînant une vasodilatation des corps caverneux, ayant à forte dose une action sympatholytique (par inhibition des récepteurs alpha-adrénergiques postsynaptiques)

Indications

– Traitement d'appoint de l'insuffisance érectile

Effets indésirables

– Rares, surtout à forte dose : nervosité, irritabilité, insomnie, céphalées, vertiges, tremblements, nausées, vomissements, diarrhée, plus rarement tachycardie, priapisme
– **Surdosage** : nausées, gastralgies, vomissements, diarrhée, fourmillements, bouffées vasomotrices, frissons, tachycardie, hypotension, précordialgies, réduction du flux urinaire, priapisme prolongé → rétablissement de l'équilibre volémique et si besoin adrénergiques injectables

Précautions d'emploi

– Utiliser avec prudence chez les sujets ayant des antécédents d'AVC
– Utiliser avec prudence en cas d'anomalie anatomique du pénis ou de pathologie prédisposant au priapisme (drépanocytose, myélome, leucémies)

Interactions médicamenteuses

– *Associations déconseillées* : antihypertenseurs centraux type clonidine et produits apparentés (inhibition de leurs effets antihypertenseurs)

Médicaments des troubles sexuels chez l'homme (III) :
Insuffisance érectile (III)

Alprostadil intracaverneux

Liste I-Non remboursé sauf exceptions-Coll
Remboursé à 30 % comme médicament d'exception, notamment chez les diabétiques

CAVERJECT CAVERJECTDUAL *Conserver à moins de + 25 °C*	Fl. 10 µg ou 20 µg 2 cartouches à 10 µg ou 20 µg avec aiguilles	A. Injection de 5 à 20 µg par voie intracaverneuse stricte (D. max. : 20 µg)
EDEX *Conserver à moins de + 25 °C*	Fl. 5 µg, 10 µg ou 20 µg 2 cartouches à 10 µg ou 20 µg avec aiguilles	*Idem*

Contre-indications

Activité sexuelle déconseillée (angor instable, infarctus du myocarde récent, insuffisance cardiaque sévère...), hypotension (TA ≤ 90/50 mmHg)
Sujets prédisposés au priapisme (drépanocytose, myélome, leucémies)
Hypersensibilité connue aux prostaglandines, patients dont la partenaire est enceinte ou susceptible de l'être (car passage dans le sperme)

Propriétés

– Analogue de la prostaglandine E1, dilatant les artères péniennes, relaxant les muscles lisses des corps caverneux, entraînant en 5 à 10 minutes une érection rigide pendant 60 minutes environ (sans stimulation sexuelle, contrairement aux autres produits), éliminé sous forme de métabolites inactifs dans les urines

Indications

– Traitement de l'impuissance en auto-injection par le patient, après échec des traitements non invasifs (efficacité jugée satisfaisante par 50 à 85 % des patients)

Effets indésirables

– Douleurs à l'injection pouvant entraîner un malaise vagal, hématome au point d'injection, sensations de brûlure ou de tension du pénis, céphalées, étourdissements
– Rares : hypotension orthostatique, arythmies cardiaques, érection prolongée, nodules des corps caverneux, douleurs testiculaires ou périnéales, déviation pénienne, injection dans l'urèthre (mauvaise technique d'injection)
– **Surdosage** : hypotension, voire priapisme (érection rigide durant plus de 3 heures → traitement d'urgence en milieu spécialisé pour éviter une impuissance définitive)

Précautions d'emploi et interactions médicamenteuses

– Apprentissage des injections en centre spécialisé. Décubitus dans les 30 minutes suivantes
– Ne pas faire plus de 2 injections par semaine (et intervalle de 24 heures entre 2 injections)
– Utiliser avec prudence en cas d'anomalie anatomique du pénis
– Déconseillé en cas d'accident cardio-vasculaire dans les 3 mois précédents
– Utilisation avec prudence chez les conducteurs et utilisateurs de machines
– ***Associations déconseillées*** : alpha-1-bloquants, papavérine et yohimbine (risque accru de priapisme), héparine et antivitamines K (car effet antiagrégant plaquettaire)
– *Associations à utiliser avec précaution* : vasodilatateurs, antihypertenseurs, antidépresseurs

Médicaments des troubles sexuels chez l'homme (IV) : Éjaculation précoce

Dapoxétine *Liste I-Non remboursé*

PRILIGY	3 ou 6 cp. 30 mg ou 60 mg	A. 30 mg 1 à 3 heures avant l'activité sexuelle (1)

1. Le traitement ne doit pas être initié à la dose de 60 mg. Il ne doit pas être pris plus d'une fois par 24 heures. Il n'est pas destiné à une utilisation quotidienne en continu.
Si la réponse à 30 mg est insuffisante et si le patient n'a pas présenté d'effets indésirables modérés ou graves, la dose peut être augmentée à 60 mg, dose maximale recommandée.
L'efficacité et la sécurité n'ont pas été établies chez le sujet ≥ 65 ans.

Contre-indications

Insuffisance cardiaque (NYHA II à IV), troubles de la conduction, cardiopathie ischémique, valvulopathies significatives, antécédents de syncope
Antécédents de manie ou de dépression sévère
Insuffisance hépatique modérée ou sévère

Propriétés

- Inhibiteur sélectif et puissant de la recapture de la sérotonine (ISRS) qui entraîne une potentialisation de ce neurotransmetteur au niveau des récepteurs pré- et postsynaptiques. L'éjaculation, médiée par le système nerveux sympathique, provient d'un réflexe spinal sous l'influence des noyaux préoptiques médiaux et paraventriculaires
- Biodisponibilité de 42 %, Cmax entre 1 et 2 heures, fixation > 99 % aux protéines plasmatiques, biotransformation hépatique et rénale (CYP 2D6, CYP 3A4 et FM01), élimination urinaire sous forme conjuguée, demi-vie de 19 heures

Indications

- Éjaculation précoce chez les hommes de 18 à 64 ans (temps de latence intravaginal < 2 minutes avec une stimulation sexuelle minimale, une souffrance personnelle importante, un mauvais contrôle de l'éjaculation et des antécédents identiques depuis 6 mois)

Effets indésirables (liés à la dose)

- Très fréquents (> 10 %) : nausées, vertiges, céphalées
- Fréquents (1 à 10 %) : anxiété, insomnie, fatigue, somnolence, paresthésies, vision trouble, acouphènes, flush, diarrhée, vomissements, douleurs abdominales, hyperhidrose, dysfonction érectile, HTA
- Rares (< 1 %) : dépression, confusion, perte de la libido, mydriase, prurit, troubles visuels, bradycardie voire arrêt sinusal, tachycardie, hypotension orthostatique, syncope

Précautions d'emploi et interactions médicamenteuses

- Recherche préalable d'une hypotension orthostatique et hydratation suffisante
- Prévenir le sujet du risque d'hypotension et de syncope → s'allonger en cas de prodromes, éviter les situations à risque, y compris la conduite et l'utilisation de machines
- Non recommandé en cas d'insuffisance rénale sévère
- ***Associations contre-indiquées*** : IMAO, médicaments sérotoninergiques (L-tryptophane, triptans, tramadol, linézolide, ISRS, IRNS, millepertuis), inhibiteurs puissants du CYP 3A4, du CYP 2D6, inhibiteurs de la PDE5, drogues récréatives, alcool

Anesthésiques urétraux de contact

Lidocaïne en gel urétral stérile *Liste II-65 %-Coll*

XYLOCAÏNE 2 %	Seringue préremplie 10 g	Application locale au niveau de l'urètre (1)
INSTILLAGEL	10 seringues de 230 mg/11 ml (+ Chlorhexidine)	Application locale au niveau de l'urètre (1)

1. Bien inspecter la seringue avant usage pour s'assurer qu'il n'y a aucun fragment de plastique dans le gel.

Contre-indications

Allergie à la lidocaïne (exceptionnelle) ou au parahydroxybenzoate de méthyle (ou à la chlorhexidine pour Instillagel)
Porphyries, épilepsies non contrôlées
Infection ou traumatisme important de la zone d'application

Propriétés

- Anesthésique local du groupe des anesthésiques à liaison amide (sans groupe amino en para, contrairement à la procaïne) présenté en gel lubrifiant
- Passage systémique très faible lors de l'application sur les muqueuses (concentration plasmatique ≤ 1 µg/ml), la très faible fraction absorbée étant métabolisée au niveau hépatique puis éliminée par voie urinaire sous forme de dérivés inactifs

Indications

- Anesthésie locale de contact de l'urètre avant les explorations en urologie

Effets indésirables

- Réactions allergiques très exceptionnelles avec la lidocaïne, mais des réactions allergiques dont des chocs anaphylactiques ont été décrits avec la chlorhexidine
- **Surdosage** (si concentrations plasmatiques > 5 µg/ml donc très peu probable) : agitation, tremblements, nystagmus, logorrhée, céphalées, nausées, acouphènes, tachypnée, hypotension, puis convulsions, dépression respiratoire, troubles du rythme et de la conduction, collapsus, apnée ou arrêt cardiaque → réanimation cardiaque et respiratoire, atropine si bradycardie, benzodiazépines si convulsions

Précautions d'emploi et posologie

- Ne pas injecter par voie IM ou IV
- Désinfecter préalablement le méat urinaire
- Utiliser avec précaution en cas de muqueuse traumatisée ou inflammatoire (augmentation du passage systémique)
- Chez l'homme : déposer une goutte de gel sur le méat urinaire, puis injecter lentement le contenu de l'unidose ou de la seringue dans l'urètre, sans forcer, et en pinçant le méat sur la canule, puis placer ensuite une pince molle au niveau du sillon balano-préputial pendant 3 minutes (l'anesthésie de l'urètre est complète après 5 à 10 minutes)
- Chez la femme : faire pénétrer quelques millilitres de gel dans l'urètre, puis imprégner un petit bâtonnet de gel et l'introduire dans l'urètre pour éviter un reflux
- Chez l'enfant : adapter la quantité utilisée au poids de l'enfant et à la croissance du canal urétral (en pratique 2 à 4 ml, sans dépasser 0,225 ml/kg)
- Ne pas utiliser en ophtalmologie (cas décrits : endophtalmies et/ou uvéites)

Lubrification des sondes urinaires

Goménol *Liste I-Non remboursé*

GOMÉNOLÉO *Melaleuca viridiflora*	10 amp. 5 ml à 2 % et à 5 %	A. : 1 ampoule (1)

1. Réservé à l'adulte et à l'enfant > 6 ans.

Contre-indications

Enfant ayant des antécédents de convulsions
Enfant < 6 ans

Propriétés

– Dérivé terpénique lubrifiant susceptible d'abaisser le seuil épileptogène

Indications

– Lubrification des sondes urinaires et des instruments d'endoscopie
– Traitement des rhinites croûteuses post-traumatiques et soins post-opératoires en chirurgie endonasale

Effets indésirables et précautions d'emploi

– Les dérivés terpéniques peuvent entraîner, à doses excessives, des accidents neurologiques à type de convulsions → pas d'utilisation avant 6 ans
– Des pneumopathies huileuses ont été décrites lors d'instillations nasales au long cours → traitement le plus restreint possible (< 1 mois)

Notes

Chapitre 26

Vaccins
Immunoglobulines

La couverture vaccinale est primordiale pour la réussite d'un programme de vaccination. La poliomyélite pourrait être ainsi la deuxième maladie virale éradiquée après la variole. Les rappels vaccinaux sont à faire scrupuleusement et un carnet de santé bien tenu devrait aider à mémoriser les dates de ces rappels.

Vaccins (calendrier)

Calendrier vaccinal français

Âge	Vaccins
Dès la naissance	Hépatite B → séro-vaccination systématique du nouveau-né de mère porteuse de l'Ag HBs (avant la 24e heure post-natale) Recommandation BCG si risque
À partir de 2 mois (entre 2 à 3 mois)	Diphtérie/Tétanos/Poliomyélite/Coqueluche/Haemophilus b : 1re injection Hépatite B : 1re injection ; Pneumocoque 13 valences
À l'âge de 3 mois (entre 3 à 4 mois)	Diphtérie/Tétanos/Poliomyélite/Coqueluche/Haemophilus b : 2e injection
À l'âge de 4 mois (entre 4 à 5 mois)	Hépatite B : 2e injection ; Pneumocoque 13 valences
Entre 6 et 12 mois	Haemophilus b chez l'enfant non vacciné → faire 2 injections espacées de 1 mois (puis 1 rappel à 18 mois)
À 11 mois	Diphtérie/Tétanos/Poliomyélite/Coqueluche/Haemophilus b = rappel de ce vaccin pentavalent
À partir de 12 mois	Rougeole/Rubéole/Oreillons **(tous les enfants)** Haemophilus b chez l'enfant non encore vacciné → faire 1 seule injection et jusqu'à 5 ans seulement Méningocoque C : 1 injection Pneumocoque 13 valences
Entre 16 et 18 mois	Rougeole/Rubéole/Oreillons : 2e dose recommandée
Avant 24 mois	Pneumocoque : vaccination recommandée avec 3 injections M_2, M_3 et M_4 et 1 rappel entre 12 et 15 mois
À l'âge de 6 ans	Diphtérie/Tétanos/Poliomyélite/Coqueluche : 2e injection de rappel
Entre 11 et 13 ans	Diphtérie/Tétanos/Poliomyélite/Coqueluche : 3e injection de rappel de ce vaccin tétravalent (avec un vaccin coquelucheux acellulaire) Rougeole/Rubéole/Oreillons (injection de rattrapage si non faite avant) Hépatite B si vaccin non fait (des rappels ne sont plus conseillés ensuite)
À 14 ans	Vaccin contre les infections à papilloma virus 6, 11, 16 et 18 (réservé aux filles en France) (rattrapage entre 15 et 23 ans si patiente vierge)
Entre 16 et 18 ans	Diphtérie/Tétanos/Poliomyélite/Coqueluche : 4e injection de rappel Rubéole (chez la femme non vaccinée, mais *sous contraception efficace*)
Adulte à partir de 18 ans	Diphtérie/Tétanos/Poliomyélite/Coqueluche : rappel tous les 10 ans Rougeole/Oreillons/Rubéole Hépatite B (si haut risque de contamination et anticorps < 10 mUI/ml) Grippe tous les ans (si le sujet ne souhaite pas être atteint)
Avant 24 ans	Méningocoque C 1 dose (rattrapage de l'adulte)
À 25 ans	Coqueluche
À 25 ans, 45 ans, 65 ans et 85 ans	Diphtérie/Tétanos/Poliomyélite Grippe tous les ans (vaccin recommandé chez le sujet ≥ 65 ans)

Vaccins (généralités)

Vaccins dans les pays défavorisés

Programme vaccinal minimum proposé par l'OMS chez les enfants	
Chez le nouveau-né	BCG
Dès l'âge de 2 à 3 mois	Diphtérie/Tétanos/Poliomyélite/Coqueluche = 3 injections espacées de 1 mois
À l'âge de 9 mois	Rougeole
Entre 16 et 18 mois	Diphtérie/Tétanos/Poliomyélite/Coqueluche = rappel à faire un an après la 3ᵉ injection
À l'âge de 15 ans	Tétanos/Poliomyélite = rappel par 2 injections espacées de 1 mois

Vaccins et terrain physio-pathologique

Vaccins et grossesse	
Vaccins possibles sans risque	Vaccins antitétanique, antipolio injectable, antihépatite B, antigrippal, antiméningococcique, antirabique, anticholérique
Vaccins contre-indiqués théoriquement (1)	Vaccins antiamaril (contre-indiqué au 1ᵉʳ trimestre sauf risque majeur de contamination), antidiphtérique, antibrucellique, antipneumococcique, antileptospires, anticoquelucheux
Vaccins contre-indiqués car à virus vivants atténués (2)	Vaccins antipolio buvable, antirubéoleux, antirougeoleux, antiourlien, antivaricelle
Vaccins déconseillés par principe	BCG (mais en fait sans risques décrits pour le fœtus)
Vaccins d'innocuité non établie	Vaccins antihépatite A, antityphoïdique
Vaccins et infection antérieure	
Vaccins inoffensifs mais inutiles en cas d'infection antérieure	Vaccins antiourlien, antirougeoleux, antirubéoleux, antipolio injectable, antihépatites A et B
Vaccins et anticoagulants	
Le risque d'hématome conduit à déconseiller la voie IM : dans ce cas, on peut utiliser la voie SC en regard d'un plan osseux sous-jacent (face antéro-externe du bras, ou éventuellement face dorsale de l'*avant-bras, juste au dessus du poignet*), afin de pouvoir exercer une bonne compression.	
Vaccins et déficits immunitaires	
Vaccins possibles sans risque	Vaccins antitétanique, antipolio injectable, antidiphtérique, antihépatites A et B, antigrippal, antipneumococcique
Vaccins contre-indiqués (3)	BCG (contre-indiqué si déficit touchant l'immunité cellulaire, y compris les infections à VIH) Vaccins à virus vivants atténués (antipolio buvable, antiamaril, antiourlien, antirougeoleux, antirubéoleux, antivaricelle)

1. Risque d'avortement ou accouchement prématuré par hyperthermie post-vaccinale éventuelle.
2. Mais l'administration accidentelle ne doit pas faire pratiquer une IVG (pas de malformation décrite).
3. Vaccins contre-indiqués car risque de maladie post-vaccinale.

Vaccins (généralités)

Vaccins chez les voyageurs

Vaccin	Remarques
Choléra	Ce vaccin n'est pas recommandé habituellement pour les voyageurs, mais il peut être éventuellement **préconisé** pour le personnel de santé allant travailler auprès des patients ou dans des camps de réfugiés en période d'épidémie et dans des situations épidémiques particulières
Diphtérie	Mise à jour **utile** avant un séjour dans les zones de recrudescence actuelle de la maladie (notamment dans les pays de l'ex-URSS, dont la Russie et l'Ukraine, et en Algérie)
Encéphalite japonaise	Vaccin **recommandé** par l'OMS uniquement pour les séjours de plus de 1 mois en milieu rural et en période de mousson (mai à septembre) dans les zones d'endémie (Extrême-Orient de l'Inde au Japon, Asie du Sud-Est, Sri Lanka, Indonésie)
Encéphalite à tiques	Vaccin **indiqué** chez les résidents ou voyageurs devant séjourner en plein air (campeurs, randonneurs...) en zones d'endémie (Est de la France, Allemagne, Autriche, Suisse, Europe centrale et Europe de l'Est, Ukraine, Sud de la Scandinavie, Sibérie, Asie)
Fièvre jaune	Vaccin **indispensable** avant voyage en Afrique intertropicale (entre 15° de latitude nord et 20° de latitude sud) et en Amérique latine (entre 10° de latitude nord et 20° de latitude sud), **obligatoire** en Guyane
Hépatite A	Vaccin non indispensable pour un séjour court mais **utile** avant voyage prolongé au contact de la population en zones à haute endémicité (régions tropicales et subtropicales d'Afrique, d'Amérique et d'Asie, pays de l'Est de l'Europe sauf Hongrie et Allemagne)
Hépatite B	Vaccin **indispensable** pour les soignants, **recommandé** aux adultes et adolescents avant voyage prolongé au contact de la population dans les zones à haute endémicité (notamment Afrique intertropicale, Chine, Asie du Sud-Est et Amérique latine)
Méningites des types A et C	Vaccin **obligatoire** avant un pèlerinage à La Mecque ou à Médina, **recommandé** aux résidents et aux voyageurs effectuant un séjour prolongé en zone d'endémicité (zone dite "ceinture de la méningite" = Amérique du Sud et Afrique Centrale de l'Atlantique à la Mer Rouge, entre les isohyètes 300 et 1 100 mm)
Poliomyélite	Mise à jour **indispensable** chez tout sujet, voyageur ou non
Rage	Vaccin **recommandé** aux professionnels exposés (vétérinaires), **utile** pour les résidents et les voyageurs au long cours en zones d'enzootie rabique d'Amérique du Sud, d'Amérique centrale, d'Afrique et d'Asie (notamment l'enfant dès qu'il marche, car plus exposé que l'adulte)
Tétanos	Mise à jour **indispensable** chez tout sujet, voyageur ou non
Typhoïde	Vaccin **obligatoire** pour les personnels des laboratoires et militaires, **recommandé** aux soignants et aux voyageurs avant séjour au contact de la population en zones d'endémie (Afrique, Sud-Est asiatique dont le sous-continent indien, Indonésie, Amérique latine)

Vaccins (généralités)

Vaccins rapides (programmes)

Quelques programmes utilisables avant voyage, embauche, etc.	
J0 J15	Rappel [Tétanos + Poliomyélite ± Diphtérie] + Fièvre jaune Typhim Vi
J0 J20 J30	1re injection [Tétanos + Poliomyélite ± Diphtérie] + Fièvre jaune 2e injection [Tétanos + Poliomyélite ± Diphtérie] Choléra (si encore exigé)
J0 J15 J30	Rappel [Tétanos + Poliomyélite ± Diphtérie] + Fièvre jaune + Hépatite B (1re injection) + Hépatite A (avec rappel après 6 à 12 mois) Typhim Vi Hépatite B (2e injection + rappel après 6 mois)
J0 J12 J26 J36 J50	1re injection [Tétanos + Poliomyélite ± Diphtérie] + Typhim Vi Fièvre jaune 2e injection [Tétanos + Poliomyélite ± Diphtérie] BCG + Choléra (si encore exigé) 3e injection [Tétanos + Poliomyélite ± Diphtérie]
J0 J22 J32 J50	1re injection [Tétanos + Poliomyélite ± Diphtérie] + Fièvre jaune Choléra (si encore exigé) 2e injection [Tétanos + Poliomyélite ± Diphtérie] + Méningites A et C BCG + Choléra (si encore exigé et non fait à J22) ± Immunoglobulines
J0 J12 J26 J36 J50	1re injection [Tétanos + Poliomyélite ± Diphtérie] + Hépatite B Fièvre jaune + Hépatite A (avec rappel après 6 à 12 mois) 2e injection [Tétanos + Poliomyélite ± Diphtérie] + Typhim Vi Hépatite B (2e injection + rappel après 6 mois) + Méningites A et C 3e injection [Tétanos + Poliomyélite ± Diphtérie]

Vaccins (associations vaccinales)

Quelques associations vaccinales possibles (à des sites d'injection séparés)
[Rougeole/Rubéole/Oreillons] + [DTCP ± Haemophilus b]
Hépatite B + [DTCP ± Haemophilus b]
Hépatite B + Hépatite A (existe sous forme associée)
Typhim Vi + [DTP] ou + Rougeole ou + Méningites A et C
L'association du vaccin antiamaril et du vaccin anticholérique est *l'une des seules* à être déconseillée (intervalle de 3 semaines, le vaccin antiamaril étant effectué en premier)

Vaccins (voies d'injection)

Sauf pour le BCG (intradermique), la voie intramusculaire (dans le deltoïde chez l'adulte et l'enfant, ou le quadriceps chez le nourrisson) est *recommandée car plus efficace* et mieux tolérée que la voie SC : mais celle-ci serait aussi efficace qu'en IM pour les vaccins polysaccharidiques (ROR, haemophilus, pneumocoques, méningocoques, fièvre jaune)

Vaccin antituberculeux ou BCG

VACCIN BCG SSI Fl. multidoses = 10 doses de 0,1 ml ou 20 doses de 0,05 ml *Conserver de + 2 °C à + 8 °C* *Remboursement 65 %-Coll*	Injection *intradermique stricte* avec une aiguille courte et fine à biseau court, à la dose exacte de *0,1 ml* (0,05 ml chez l'enfant avant 2 ans) en créant une papule intradermique de 5 à 8 mm de diamètre

Contre-indications

Déficits immunitaires touchant l'immunité cellulaire, dont les infections à VIH
Dermatoses infectieuses en évolution (contre-indication temporaire)

Propriétés et indications

- Vaccin microbien à bacilles vivants atténués, préparé à partir de bacilles tuberculeux non pathogènes issus de la souche obtenue en 1913 par Calmette et Guérin
- Le BCG *diminue le risque de tuberculose dans les 10 ans qui suivent chez 80 % des sujets vaccinés et dans les 20 ans qui suivent chez 50 % d'entre eux*, la durée de la protection étant parallèle à celle de l'allergie tuberculinique
- Un virage des tests tuberculiniques est observé dans 90 à 95 % des cas avec le vaccin intradermique ou par bague (contre 60 à 70 % des cas avec le vaccin par scarification utilisé antérieurement), mais *une résistance au vaccin est possible* dans 1 à 5 % des cas avec absence de virage des tests tuberculiniques malgré plusieurs BCG
- *Morbidité et mortalité de la tuberculose en 2004 selon l'OMS* : **endémie majeure,** deuxième cause de décès par maladies infectieuses après le sida (= environ 9 millions de cas et 1,7 millions de décès dans le monde, dont 33 % en Asie du Sud-Est et en Inde, 29 % en Afrique, 22 % dans le Pacifique occidental, 7 % en Méditerranée orientale, 5 % en Europe, 4 % aux Amériques)
- En France, la fréquence de la tuberculose est **25 fois plus élevée** chez les réfugiés et les sans-abri que dans la population générale

Effets indésirables

- *Micro-ulcération superficielle* normale au site d'inoculation, apparaissant après 15 à 20 jours et cicatrisant rapidement (à traiter par pansement sec)
- *Adénites régionales inflammatoires simples* (6 à 12 %) apparaissant 3 à 5 semaines après le vaccin et disparaissant spontanément en 1 mois
- *Adénites suppurées* ou *"bécégites" favorisées par une technique défectueuse et par le jeune âge* (5 ‰ avant l'âge de 2 ans, 0,5 à 1,5 ‰ après 2 ans, 0,15 ‰ après 6 ans), guérissant par résorption ou calcification ou après fistulisation, ou évoluant vers la suppuration sur plusieurs semaines ou mois (nécessitant alors l'évacuation du caséum, et si besoin 1 à 3 injections locales d'isoniazide à la dose de 1 ml, voire un drainage ou plus rarement une exérèse chirurgicale)
- *Bécégites généralisées mortelles exceptionnelles* avant l'apparition de l'épidémie de sida (35 cas mondiaux répertoriés, dans des déficits graves de l'immunité cellulaire)

Précautions d'emploi

- La vérification préalable de la négativité des tests tuberculiniques sert essentiellement à ne pas attribuer au BCG des symptômes liés à une tuberculose
- Effectuer le vaccin BCG après nettoyage puis dégraissage de la peau à l'éther, dans la région deltoïdienne ou à la face interne du tiers moyen du bras
- Grossesse : vaccin déconseillé par principe (vaccin vivant atténué)

Associations vaccinales

- L'intervalle légal (et théorique) entre le BCG et d'autres vaccins est de 1 mois, mais le BCG (inoculé à part) peut être fait le même jour que tout autre vaccin

Remarques

- Le BCG n'est recommandé que chez les enfants à risque élévé de tuberculose
- Le BCG **doit être proscrit chez le nouveau-né de mère VIH-séropositive**
- La vaccination de masse **ne doit pas être remise en question** dans les pays ou les groupes à forte prévalence
- Le Monovax (bague vaccinale) n'est plus commercialisé en France depuis fin 2005

Tests tuberculiniques : Tuberculine purifiée	
TUBERTEST Tuberculine en solution, en fl. multidoses de 1 ml (soit 10 doses) *Conserver de + 2 °C à + 8 °C* *Remboursement 65 %-Coll*	Injection *intradermique stricte* de 1 dose de 0,1 ml, à lire 48 ou mieux 72 heures après l'injection → **positivité si induration *palpable* d'au moins 5 mm**

Propriétés

- Test à effectuer après nettoyage puis dégraissage de la peau à l'éther, à la face antérieure ou externe de l'avant-bras, utilisé pour rechercher l'allergie tuberculinique spontanée (témoignant d'un contact avec le bacille) ou post-vaccinale (indiquant une protection contre la maladie)
- L'intradermo-réaction (IDR) est le plus fiable des tests tuberculiniques (et le seul restant disponible en France), mais elle peut être négative dans 20 % des cas de tuberculose, notamment en Afrique (dénutrition et/ou exposition de la tuberculine à la chaleur ?) et dans les formes ganglionnaires, fulminantes ou au cours du sida

Précautions d'emploi

- Disposer toujours d'adrénaline et surveiller le patient pendant 15 minutes après l'injection, car très rares mais réelles réactions anaphylactiques graves (décrites notamment au Canada)

Remarques

- **Le contrôle de l'allergie post-vaccinale par la tuberculine** n'a plus lieu d'être pratiqué en France depuis fin 2004, sauf dans l'enquête après un cas de tuberculose, comme aide au diagnostic de tuberculose, et comme test de référence dans le cadre de la surveillance de certaines professions (articles R.3112-1 et 3112-2 du Code de la Santé publique)
- Le Monotest (bague tuberculinique) n'est plus commercialisé en France depuis 2004

Vaccin antirubéoleux (vaccin vivant atténué)

Vaccins associés (rubéole + rougeole + oreillons) : ROR VAX PRIORIX M-M-R Vax Pro *Conserver de + 2 °C à + 8 °C* *Remboursement 100 %-Coll*	Injection **IM** ou **SC** *unique chez tout enfant entre 12 et 15 mois*, avec les vaccins antiourlien et antirougeoleux, et avec *rappel chez tout enfant avant la puberté* (chez la femme séronégative et en âge de procréer, assurer une ***contraception efficace*** *poursuivie dans les 2 mois suivants*) Injection de rattrapage [rougeole/rubéole/oreillons] entre 3 et 6 ans (ou entre 11 et 13 ans si non faite)

Contre-indications

Grossesse (contre-indication formelle, mais *cf.* Précautions d'emploi)
Déficit immunitaire congénital ou acquis, dont infections à VIH et traitements par immunodépresseurs ou corticothérapie (*cf.* Précautions d'emploi)
Injection récente de gamma-globulines (*cf.* Interactions), allergie à la néomycine

Propriétés

- Vaccin viral vivant atténué (souche Wistar RA 27/3 M) cultivé sur des cellules diploïdes humaines, *assurant une protection absolue chez l'enfant et presque absolue chez l'adulte* apparaissant en 15 jours et persistant pendant 18 ans au moins
- Rubéole (embryopathies) : encore 5 cas/100 000 naissances en France, dont surdités et malformations oculaires (87 %), cardiopathies (59 %), canal artériel, sténose de l'artère pulmonaire, retard mental, panencéphalite subaiguë tardive, microcéphalie...

Indications (la vaccination de tous les enfants permettrait une éradication mondiale)

- Prévention de la rubéole et des embryopathies rubéoliques : vacciner avant la puberté tous les enfants (filles et garçons)
- Femme en âge de procréer : une seule injection de ROR sans sérologie préalable
- *À noter* : il n'y a aucun risque à vacciner contre [rougeole/rubéole/oreillons] un sujet ayant déjà eu l'une de ces trois maladies, ceci le protégera contre les autres

Effets indésirables (bénins, entre le 3e et le 12e jour, plus fréquents chez l'adulte)

- Réaction fébrile (10 à 20 %), exanthème rubéolique (5 à 10 %), arthralgies (1 % chez l'enfant, mais 5 à 10 % chez l'adulte), adénopathies (15 à 20 %, surtout chez l'adulte), négativation transitoire des tests tuberculiniques
- Ceux des vaccins antirougeoleux et antiourlien associés : *cf.* pages suivantes

Précautions d'emploi et interactions médicamenteuses

- Enfant de mère VIH positive : la sérologie VIH est ininterprétable jusqu'à l'âge de 9 à 10 mois où l'enfant peut être vacciné s'il est séronégatif (avis spécialisé s'il est infecté)
- Femmes séronégatives en période d'activité génitale : *faire auparavant une réaction de grossesse et vacciner sous contraception efficace poursuivie pendant les 2 mois suivants*, puis contrôler la séroconversion et revacciner si le sérodiagnostic est < 1/20
- Grossesse : **contre-indiqué**, mais aucune malformation observée sur plus de 1 000 femmes enceintes vaccinées accidentellement (→ pas d'IVG systématique)
- ***Associations contre-indiquées*** : traitements immunodépresseurs, corticothérapie
- Vaccin rendu inefficace en cas d'injection de gamma-globulines dans les 6 semaines précédentes ou dans les 2 semaines suivantes
- Vaccin compatible avec les vaccins contre la coqueluche, le tétanos, la diphtérie, les oreillons, la rougeole, la poliomyélite et avec le BCG

Vaccin antirougeoleux (vaccin vivant atténué)

Vaccin non associé : ROUVAX *Vaccin associé* : *cf.* page précédente *Conserver de + 2 °C à + 8 °C* *Remboursement 100 %-Coll*	Injection **IM** ou **SC** *unique chez tout enfant entre 12 et 15 mois*, avec les vaccins antiourlien et antirubéoleux (mais le Rouvax est possible dès 9 mois si enfant vivant en collectivité : faire alors 6 mois après un vaccin triple “rougeole/oreillons/rubéole”) --- Injection de rattrapage “rougeole/oreillons/rubéole” entre 3 et 6 ans (ou de 11 à 13 ans si non faite)

Contre-indications

Déficit immunitaire congénital ou acquis, dont infections à VIH et traitements par immunodépresseurs ou corticothérapie (*cf.* Précautions d'emploi)
Hyperthermie ou maladie infectieuse évolutive, grossesse
Allergie vraie aux protéines de l'œuf (exceptionnelle) ou à la néomycine
Injection récente de gamma-globulines (*cf.* Interactions)

Propriétés

- Vaccin viral vivant atténué (souche Schwarz) préparé sur des cultures d'embryons de poulet, *assurant une protection quasi-absolue contre la rougeole* (96 %) apparaissant à partir du 4e jour et persistant au moins pendant 20 ans
- *Morbidité et mortalité de la rougeole* : 545 000 cas en France en 1987 *versus* 4 448 cas en 2004, et, selon l'OMS, plus de 30 millions de cas et plus de 1 million de décès par an dans le monde, surtout dans les pays défavorisés (où se posent les problèmes de la conservation du vaccin au froid jusqu'aux minutes précèdant l'injection et de l'accès aux nourrissons entre la perte de leurs anticorps maternels et la maladie naturelle)

Indications (la couverture vaccinale des enfants de 24 mois serait de 82 % en France)

- Prévention de la rougeole (vaccinoprophylaxie efficace dans les 4 jours après contage)
- *À noter* : il n'y a aucun risque à vacciner contre [rougeole/oreillons/rubéole] un sujet ayant déjà eu l'une de ces trois maladies, ceci le protégera contre les autres

Effets indésirables (assez rares et bénins, survenant entre le 5e et le 12e jour)

- *Réaction fébrile* (15 %) jusqu'à 39 °C, cédant en 24 à 48 heures, exceptionnellement compliquée de convulsions hyperthermiques → à prévenir par paracétamol
- *Rougeole à minima* (2 à 5 %) parfois sans catarrhe ni érythème mais avec signe de Köplick, cédant en 3 à 5 jours, thrombopénie spontanément résolutive, négativation transitoire des tests tuberculiniques, réactions allergiques exceptionnelles

Précautions d'emploi et interactions médicamenteuses

- Enfant de mère VIH-positive : la sérologie VIH est ininterprétable jusqu'à l'âge de 9 à 10 mois où l'enfant peut être vacciné s'il est séronégatif (avis spécialisé s'il est infecté)
- Déficit immunitaire acquis : vaccin possible si le sujet a une rémission ou un arrêt du traitement immunodépresseur 3 mois avant et 3 à 12 mois après le vaccin
- Grossesse : vaccin sans intérêt et contre-indiqué (mortalité fœtale possible ?) mais ne devant pas inciter à pratiquer une IVG s'il est effectué par erreur
- ***Associations contre-indiquées*** : traitements immunodépresseurs, corticothérapie
- Vaccin rendu inefficace en cas d'injection de gamma-globulines dans les 6 semaines précédentes ou dans les 2 semaines suivantes
- Vaccin compatible avec les vaccins contre la coqueluche, le tétanos, la diphtérie, les oreillons, la rubéole, la poliomyélite et avec le BCG

Vaccin antiourlien (vaccin vivant atténué)

Vaccin associé : *cf.* pages précédentes	Injection **IM** ou **SC** *unique chez tout enfant entre 12 et 15 mois*, associé avec les 2 vaccins contre la rubéole et la rougeole ----- Injection de rattrapage [rougeole/rubéole/oreillons] entre 3 et 6 ans (ou de 11 à 13 ans si non faite)

Contre-indications

Déficit immunitaire congénital ou acquis, dont infections à VIH et traitements par immunodépresseurs ou corticothérapie, et grossesse (*cf.* Précautions d'emploi)
Allergie vraie aux protéines de l'œuf (exceptionnelle) ou à la néomycine
Injection récente de gamma-globulines (*cf.* Interactions)

Propriétés

– Vaccin viral vivant atténué (souche Jeryl-Lynn qui entraîne 10 fois moins de méningites post-vaccinales que la souche Urabe AM-9 de l'ancien vaccin IMOVAX), *assurant une prévention presque absolue des oreillons* apparaissant en 15 jours et persistant au moins pendant 10 ans
– *Morbidité des oreillons* : toujours plus de 17 000 cas par an en France, pouvant être compliqués de *méningites* (plus fréquentes que dans toutes les autres viroses infantiles = jusqu'à 8 % des cas), *surdité* (unilatérale le plus souvent), orchites (20 % des cas après la puberté, parfois responsables de stérilité si bilatérales), encéphalites, névrites optiques, atteinte des nerfs crâniens, pancréatite aiguë

Indications (la vaccination de tous les enfants permettrait une éradication mondiale !)

– Prévention des oreillons et de leurs complications ou séquelles parfois définitives (surdité, stérilité) : vacciner avant la puberté **tous les enfants (filles et garçons)**
– *À noter* : il n'y a aucun risque à vacciner contre [rougeole/rubéole/oreillons] un sujet ayant déjà eu l'une de ces trois maladies, ceci le protégera contre les autres

Effets indésirables (rares, survenant entre le 5e et le 30e jour)

– Érythème et/ou nodule au point d'injection (9 %), fièvre modérée (3,6 %), parotidite unilatérale indolore fugace (1 %), négativation transitoire des tests tuberculiniques, méningite lymphocytaire post-vaccinale rapidement réversible (1 cas/1 million), très rarement orchi-épididymites post-vaccinales
– Exceptionnellement possibilité de réaction allergique (néomycine, protéines de l'œuf)

Précautions d'emploi et interactions médicamenteuses

– Enfant de mère VIH-positive : la sérologie VIH est ininterprétable jusqu'à l'âge de 9 à 10 mois où l'enfant peut être vacciné s'il est séronégatif (avis spécialisé s'il est infecté)
– Grossesse : vaccin contre-indiqué par principe, mais la vaccination accidentelle d'une femme enceinte n'a jamais entraîné de malformations et ne justifie pas une IVG
– *Associations contre-indiquées* : traitements immunodépresseurs, corticothérapie
– Vaccin rendu inefficace en cas d'injection de gamma-globulines dans les 6 semaines précédentes ou dans les 2 semaines suivantes
– Vaccin compatible avec les vaccins contre la rubéole et la rougeole (associés dans ROR VAX et PRIORIX), la coqueluche, la diphtérie, le tétanos, la poliomyélite

Vaccin antiamaril (vaccin vivant atténué)

STAMARIL Seringue de 0,5 ml *Conserver de + 2 °C à + 8 °C* *Non remboursé-Réservé aux centres de vaccin antiamaril*	A. et E. > 6 mois : injection unique par voies **IM** ou **SC** (vaccin effectué uniquement dans les centres de vaccination contre la fièvre jaune, qui délivrent un *certificat international valable pendant 10 ans* à compter du 10e jour suivant la primo-vaccination ou du jour du rappel)

Contre-indications

Déficit immunitaire congénital ou acquis (excepté les infections à VIH)
Traitements par immunodépresseurs, cytotoxiques ou corticothérapie
Affection aiguë ou chronique évolutive
Antécédents d'affection neurologique
Allergie vraie aux protéines de l'œuf (exceptionnelle)
Grossesse (*cf.* Précautions d'emploi), enfant < 6 mois

Propriétés

- Vaccin viral vivant atténué cultivé sur cellules d'embryon de poulet, assurant dans près de 100 % des cas une protection efficace contre la fièvre jaune *apparaissant 10 jours après l'injection* et persistant *pendant 10 ans* (rappel tous les 10 ans si exposition)
- *Morbidité et mortalité de la fièvre jaune* : l'OMS estime à 200 000 le nombre de cas annuels (quelques cas mortels observés en France après voyage au Sénégal), la mortalité étant en moyenne de 15 à 30 % des cas (par hépato-néphrite aiguë)

Indications

- Prévention de la fièvre jaune avant un voyage dans les zones d'endémicité amarile = Afrique intertropicale (entre 15° de latitude nord et 20° de latitude sud) et Amérique intertropicale (entre 10° de latitude nord et 20° de latitude sud) : *vaccin absolument recommandé tant aux habitants des zones d'endémie qu'aux voyageurs s'y rendant*
- Étant donnée l'endémie amarile, ce vaccin est *obligatoire dans le département de la Guyane* (il peut être effectué chez l'enfant dès l'âge de 6 mois)

Effets indésirables

- Bénins (10 % des cas) : syndrome pseudo-grippal du 4e au 10e jour (fièvre, céphalées et courbatures cédant en 2 à 4 jours), douleur modérée au point d'injection
- Exceptionnels : réactions allergiques chez les sujets allergiques aux protéines de l'œuf (urticaire, œdème de Quincke, bronchospasme, voire choc anaphylactique)
- Rarissimes : complications neurologiques ou hépato-néphrites post-vaccinales

Précautions d'emploi

- Grossesse au 1er trimestre : contre-indiqué sauf risque majeur de contamination
- Infections à VIH : vaccin possible si lymphocytes CD4 > 200/mm^3

Interactions médicamenteuses et associations vaccinales

- ***Associations contre-indiquées*** : traitements immunodépresseurs, chimiothérapies cytotoxiques, corticothérapie
- ***Association déconseillée*** avec le vaccin anticholérique (intervalle de 3 semaines, le vaccin antiamaril étant réalisé en premier)
- Vaccin compatible avec les autres vaccins (effectués à un site différent)

Vaccin antivaricelle (vaccin vivant atténué)

VARILRIX VARIVAX *Conserver de + 2 °C à + 8 °C* *Remboursement 65 %-Coll*	Injection **SC** de 1 dose de 12 mois à 12 ans, et de 2 doses espacées de 2 mois après l'âge de 12 ans Un éventuel rappel n'est à envisager qu'après un dosage des anticorps antivaricelle

Contre-indications

Grossesse (risque de varicelle néonatale), allergie à la néomycine
Sujets en aplasie médullaire ou en imminence d'aplasie médullaire prévisible dans les 8 jours (< 500 lymphocytes/mm^3 ou < 500 polynucléaires neutrophiles/mm^3)
Sujets sous traitement immunosuppressif intense (phase d'induction de traitement pour leucémie, chimiothérapie anticancéreuse ou radiothérapie généralisée)
Sujets dont le système immunitaire cellulaire est déficient, dont infection par le VIH

Propriétés

- Vaccin viral vivant atténué (souche OKA), destiné à la prévention de la varicelle chez les enfants exposés au risque des formes graves de la maladie et aux enfants et adultes immunocompétents sans antécédents connus de varicelle (ou avec sérologie négative) et pouvant être en contact avec des sujets immunodéprimés
- *Morbidité et mortalité de la varicelle en France* : environ 700 000 cas par an (90 % des cas en 1 et 15 ans), dont plus de 1 000 hospitalisations et environ 20 décès

Indications

- Pas d'indication systématique
- Femme en âge de procréer si sérologie négative
- Adolescent entre 12 et 18 ans si sérologie négative
- Femme sans antécédent de varicelle dans les suites d'une grossesse, après test négatif de grossesse
- Schéma vaccinal classique chez l'enfant séropositif par le VIH

Effets indésirables

- Locaux (17 %) : douleur, érythème et induration modérés au point d'injection
- Éruptions varicelliformes survenant dans un délai de 1 à 12 jours (14 % après la 1re injection et 5 % après la 2e injection), fièvre > 38,5 °C (4 %)
- Exceptionnellement possibilité de réaction allergique (à la néomycine surtout)

Précautions d'emploi et interactions médicamenteuses

- Vérifier préalablement la NFS → les lymphocytes doivent être > 500/mm^3 ainsi que les polynucléaires neutrophiles
- Vaccin inactivé rapidement à température ambiante → injecter dès la reconstitution
- Efficacité pouvant être diminuée par les gamma-globulines spécifiques antivaricelle → respecter un délai de 3 mois après une immunisation spécifique passive
- Chimiothérapie continue → observer une fenêtre thérapeutique de 1 semaine avant et après chaque injection de ce vaccin
- Administration de corticoïdes → corticothérapie à remettre à plus de 2 semaines après chaque injection de ce vaccin
- Inactivation par l'alcool, l'éther et les antiseptiques

Vaccin antirotavirus (vaccin vivant atténué)

ROTARIX ROTATEQ Solution buvable 1,5 ml en applicateur prérempli *Conserver de + 2 °C à + 8 °C* *Vaccin non remboursé-Coll*	Prise orale de 2 doses espacées de 4 semaines au moins, la 1re à partir de l'âge de 6 semaines et la 2e avant la fin du sixième mois, plus 1 dose à 4 semaines de la 2e pour Rotateq

Contre-indications

Hypersensibilité à la substance active ou à l'un des constituants
Antécédents d'hypersensibilité à une prise antérieure de vaccins antirotavirus
Antécédents d'invaginations intestinales, malformation congénitale prédisposant à une invagination intestinale, immunodéficience connue ou suspectée
Transitoires : maladies fébriles sévères aiguës, diarrhée ou vomissements

Propriétés

- Vaccin antiviral vivant atténué, dirigé contre les rotavirus de sérotypes G1, G2, G3 et G9P8, paraissant très efficace chez les nourrissons de moins de 6 mois (protection à 96 % contre les gastro-entérites sévères)
- *Morbidité et mortalité des infections à rotavirus* : les rotavirus sont la principale cause de gastro-entérites aiguës du jeune enfant (30 à 50 % des hospitalisations pour diarrhée sévère dans les pays développés

Indications

- Immunisation active des nourrissons à partir de l'âge de 6 semaines pour la prévention des gastro-entérites dues à une infection à rotavirus

Effets indésirables

- Très fréquents (> 10 %) : irritabilité, perte d'appétit
- Fréquents (1 à 10 %) : diarrhée, vomissements, flatulences, douleurs abdominales, régurgitation alimentaire, fièvre, fatigue
- Peu fréquents (< 1 %) : pleurs, troubles du sommeil, somnolence, constipation
- Rares (< 1 ‰) : enrouement, rhinorrhée, infection des voies respiratoires supérieures, dermatite, éruption cutanée, crampes musculaires

Précautions d'emploi

- Utiliser uniquement par voie orale (ne jamais injecter)
- Le schéma vaccinal doit être de préférence administré avant l'âge de 4 mois et doit être terminé avant l'âge de 6 mois
- Sujets VIH asymptomatiques : utilisation non recommandée (données insuffisantes)
- Utiliser avec prudence chez les sujets en contact avec des patients immunodéprimés, tels que patients atteints d'affections malignes ou sous traitement immunosuppresseur
- *À noter* : un vaccin vivant oral antirotavirus différent (RotaShield) a été retiré du marché aux États-Unis en raison d'une association probable avec des cas d'invagination intestinale

Associations vaccinales

- Vaccin compatible avec les vaccins inactivés antitétanique, antidiphtérique, antipolio injectable, anticoquelucheux, antihépatite B, antihaemophilus, antipneumococcique

Vaccin antipolio buvable (vaccin vivant atténué)

VACCIN POLIO ORAL Ampoule buvable de 0,5 ml *Conserver de + 2 °C à + 8 °C* *Depuis 1999, ce vaccin n'est plus commercialisé en France*	Primovaccination en 3 doses espacées de 4 à 6 semaines, puis 1 dose de rappel 1 à 2 ans après la 3e prise puis tous les 5 ans (mais ce vaccin est réservé aux situations d'épidémie de poliomyélite, où 2 doses orales espacées de 8 jours assurent une *protection apparaissant dès la 1re prise*)

Contre-indications

Déficit immunitaire congénital ou acquis, dont infections à VIH et traitements par immunodépresseurs ou corticothérapie (*cf.* Précautions d'emploi)
Grossesse, hyperthermie, maladie infectieuse évolutive, diarrhée

Propriétés

– Vaccin viral vivant atténué, préparé à partir des 3 types de poliovirus (souche Sabin) cultivés sur cellules de rein de singe, *assurant une protection absolue contre la poliomyélite dès la première prise orale* (intérêt en cas d'épidémie), protection qui persiste au moins pendant 5 ans après le premier rappel
– Ce vaccin, employé pour son faible coût dans les pays défavorisés, peut être inactif en période d'infection intestinale par un autre virus (le différer après guérison)

Indications

– Prévention de la poliomyélite (**mais ce vaccin est réservé aux situations d'épidémie de poliomyélite**)

Effets indésirables (rarissimes mais réels : 1 cas pour 6,2 millions de doses)

– Poliomyélite vaccinale (3 cas en 2001 aux Philippines), apparaissant chez le sujet vacciné (30 jours après) ou dans son entourage non vacciné (60 jours après), le risque étant maximal chez les sujets ayant un déficit immunitaire

Précautions d'emploi

– Vaccin contre-indiqué en cas de déficit immunitaire ou traitement immunodépresseur *chez le sujet à vacciner ou dans son entourage*
– *Le risque rarissime mais réel de poliomyélite vaccinale* doit inciter, en dehors d'une épidémie de poliomyélite, à toujours utiliser le *vaccin inactivé* injectable
– L'injection par erreur du vaccin buvable est sans danger mais inefficace
– Après primovaccination par le vaccin injectable, les rappels faits par le vaccin buvable doivent comporter 2 prises orales espacées de 6 semaines
– Après primovaccination par le vaccin buvable, les rappels peuvent être faits sans problème par le vaccin injectable
– Grossesse : vaccin contre-indiqué en théorie, mais risque paraissant nul pour le fœtus (utiliser cependant le *vaccin inactivé* injectable chez la femme enceinte)

Interactions médicamenteuses et associations vaccinales

– ***Associations contre-indiquées*** : immunodépresseurs, corticothérapie
– Vaccin compatible avec les gamma-globulines et les vaccins contre le tétanos, la diphtérie, la coqueluche, la rougeole, la rubéole, les oreillons, la fièvre jaune

Vaccin antipolio injectable (vaccin inactivé)

Vaccin non associé : IMOVAX POLIO *Vaccin associé* : *cf.* Vaccins combinés pages suivantes *Conserver de + 2 °C à + 8 °C* *Remboursement 65 %-Coll*	Vaccin à partir de l'âge de 2 mois, *obligatoire* avant l'âge de 18 mois : 3 injections **IM** ou **SC** espacées de 1 mois (jusqu'à 3 mois entre les 1er et 2e et jusqu'à 6 mois entre les 2e et 3e) + rappel 1 à 2 ans après la 3e, puis tous les 5 ans jusqu'à l'âge adulte, puis tous les 10 ans chez l'adulte et le sujet âgé (avec le vaccin antitétanique)

Contre-indications

Aucune (même chez la femme enceinte et dans les déficits immunitaires)

Propriétés

- Vaccin viral inactivé préparé à partir des 3 types de poliovirus cultivés sur lignée cellulaire Vero et inactivés par le formol, *assurant une protection absolue contre la poliomyélite* apparaissant dès la 2e injection et persistant au moins pendant 5 ans après le premier rappel et de façon efficace après rappels tous les 10 ans
- *Morbidité de la poliomyélite* : 37 000 cas en 1945 (12 en 1983) aux États-Unis, 4 000 cas en 1958 en France (108 de 1977 à 1989 dont 47 cas importés chez des voyageurs après séjour en zone d'endémicité, aucun depuis 1989 sauf 1 cas importé en 1995), plus de 13 000 cas mondiaux déclarés à l'OMS en 1991 (dont 70 % dans 4 pays limitrophes = Bangladesh, Inde, Pakistan, Chine)... et 68 cas aux Pays-Bas en 1992 dans une secte proscrivant les vaccinations !

Indications (en France, 1 adulte sur 2 ne serait pas à jour de ce vaccin indispensable)

- Prévention de la poliomyélite : *vaccin à généraliser dans toute la population*, avec des rappels chez l'adulte et le sujet âgé (car titre d'anticorps souvent faible après l'âge de 50 ans, par ailleurs les sujets nés avant 1945 peuvent n'avoir jamais été vaccinés)
- Chez la femme enceinte, ce vaccin inactivé bien toléré permet d'obtenir chez l'enfant une immunité passive jusqu'à l'âge de 6 mois (où il sera protégé par son vaccin)
- **Seul utilisé chez l'enfant**

Effets indésirables (très rares)

- *Réactions locales bénignes* : douleurs et/ou érythème local disparaissant en 24 à 48 heures, nodule indolore persistant plusieurs semaines (5 à 10 %), très exceptionnellement abcès aseptique spontanément curable
- Très exceptionnelles myélites post-vaccinales d'origine allergique, régressant lentement mais faisant alors déconseiller la poursuite de ce vaccin

Associations vaccinales

- Vaccin compatible avec gamma-globulines et les vaccins contre tétanos, diphtérie, coqueluche, typhoïde, tuberculose, rougeole, rubéole, oreillons, fièvre jaune

Remarques importantes

- La vaccination généralisée des humains permettrait une éradication mondiale de cette redoutable maladie, dont on peut espérer qu'elle sera la *deuxième maladie infectieuse virale éradiquée après la variole*, puisque son réservoir est humain, que les trois virus ont une durée de vie brève et que les vaccins ont une efficacité constante
- *Élimination certifiée* depuis 1995 dans la région OMS des Amériques, depuis 2000 dans la région Pacifique ouest et en Chine, depuis 2002 en Europe (mais il persiste des foyers importants dans le monde, dont Bangladesh, Inde et Pakistan)

Vaccin antitétanique (anatoxine purifiée)

Vaccin non associé : VACCIN TÉTANIQUE Seringue de 0,5 ml *Conserver de + 2 °C à + 8 °C* *Remboursement 65 %-Coll* *Vaccin associé* : *cf.* Vaccins combinés et vaccin antigrippal pages suivantes	Vaccin à partir de l'âge de 3 mois, *obligatoire* avant l'âge de 18 mois : 3 injections **IM** (ou **SC**) espacées de 1 mois (jusqu'à 3 mois entre les 1er et 2e et jusqu'à 6 mois entre les 2e et 3e) + rappel 1 à 2 ans après la 3e, puis tous les 5 ans jusqu'à l'âge adulte, puis tous les 10 ans chez l'adulte Adulte non ou mal vacciné : 2 injections **IM** (ou **SC**) espacées de 4 à 6 semaines + rappel 6 à 12 mois après, puis tous les 10 ans y compris chez le sujet âgé (au mieux avec le vaccin antipolio injectable)

Contre-indications

Aucune (même chez la femme enceinte et dans les déficits immunitaires)

Propriétés

- Anatoxine tétanique purifiée et concentrée, adsorbée sur hydroxyde d'aluminium pour renforcer son pouvoir antigénique, *assurant une protection absolue contre le tétanos* apparaissant dès la deuxième injection et persistant pendant 10 ans après les rappels
- *Morbidité du tétanos* : en France, 1 000 décès en 1945, 369 cas dont 171 décès en 1975, 29 cas dont 9 décès en 2000, encore 41 cas dont 13 mortels entre 2005 et 2007 (80 % chez des sujets de plus de 70 ans)... et 100 000 décès annuels dans le monde par tétanos néonatal

Indications (en France, 1 adulte sur 2 ne serait pas à jour de ce vaccin indispensable)

- Prévention du tétanos *devant être généralisée dans toute la population y compris les femmes enceintes et le sujet âgé*, notamment chez les sujets exposés : travail manuel, jardinage, bricolage, sports, pêche, chasse (outre ses obligations légales = enfants avant l'âge de 18 mois, personnel des services médicaux et sociaux, militaires)

Effets indésirables (rares et bénins) et associations vaccinales

- Réactions locales bénignes : douleurs ou érythème local cédant en 24 à 48 heures, nodule indolore persistant plusieurs semaines (5 à 10 %), exceptionnellement abcès aseptique spontanément curable
- Vaccin compatible avec les gamma-globulines (injectées à un autre site) et tous les vaccins (l'immunité est renforcée par son association avec l'anatoxine diphtérique)

Plaies (traitement antitétanique)

Type de blessure	Sujet ayant un rappel < 10 ans	Sujet ayant un rappel ≥ 10 ans	Sujet non vacciné ou vaccin en cours
Blessure propre superficielle	Aucun traitement antitétanique	Rappel vaccinal simple	Vaccin antitétanique complet
Blessure propre mais profonde ou avec risque de tétanos	Rappel vaccinal simple	Rappel vaccinal + 250 UI d'IgG antitétaniques	Vaccin antitétanique complet + 250 UI d'IgG antitétaniques
Débridement tardif ou incomplet avec risque de tétanos	Rappel vaccinal simple	Rappel vaccinal + 500 UI d'IgG antitétaniques	Vaccin antitétanique complet + 500 UI d'IgG antitétaniques

Vaccin antidiphtérique (anatoxine purifiée)

REPEVAX BOOSTRIX TETRA *Conserver de + 2 °C à + 8 °C* *Remboursement 65 %-Coll*	Vaccins quadrivalents (DTCP) destinés aux rappels tous les 10 ans chez l'adulte (contenant le vaccin anticoquelucheux acellulaire et une teneur réduite en antigène diphtérique) : 1 injection **IM** (ou **SC profonde**)

Pour la primovaccination : *cf.* Vaccins combinés pages suivantes.

Contre-indications

Hyperthermie, maladie infectieuse évolutive
Grossesse (*cf.* Précautions d'emploi), allergie à l'anatoxine diphtérique (rare)

Propriétés

- Anatoxine diphtérique purifiée, *assurant une protection absolue contre la diphtérie* dès la deuxième injection, des rappels étant conseillés tous les 10 ans chez l'adulte
- Chez l'enfant, on utilise les vaccins combinés à 30 UI/dose décrits pages suivantes (vaccins Diphtérie/Tétanos/Poliomyélite/Coqueluche ± Haemophilus b ± Hépatite B)
- *Morbidité de la diphtérie* : en France, 45 541 cas en 1945 avec 30 % de décès (environ 1 000 cas en 1960, 100 cas en 1968, aucun depuis 1989), mais persistance à l'état endémique dans les pays défavorisés, et recrudescence après 1990 dans les états de l'ex-URSS, surtout en Russie et Ukraine (160 000 cas et plus de 4 000 décès entre 1990 et 2001), en Algérie et en Amérique du Sud

Indications (en France, 50 % des adultes n'ont plus d'anticorps après l'âge de 50 ans)

- Prévention conjuguée de [diphtérie + tétanos + coqueluche + poliomyélite] tous les 10 ans chez tous les adultes en contact professionnel avec un nourrisson n'ayant pas encore eu 3 doses de vaccin anticoquelucheux, ou susceptibles de devenir parents, ou des membres du foyer d'une femme enceinte (père et enfants, en vaccinant ensuite la mère après l'accouchement)
- *À noter* : le vaccin DTP est **obligatoire** chez l'enfant avant entrée à l'école et pour les soignants, et **recommandé** chez les voyageurs se rendant en zones d'endémie et les immigrants ou réfugiés venant de ces pays

Effets indésirables (rares)

- Réactions locales bénignes : douleurs ou érythème local cédant en 24 à 48 heures, nodule indolore persistant plusieurs semaines (5 à 10 %), exceptionnellement abcès aseptique spontanément curable
- Réactions allergiques rares (surtout chez l'adulte et l'enfant > 10 ans sensibilisés par des injections antérieures) : réaction inflammatoire locale, hyperthermie, urticaire, crise d'asthme, œdème de Quincke

Précautions d'emploi et associations vaccinales

- Adultes vaccinés antérieurement : éviter les rappels avec les vaccins à 30 UI/dose → contrôler si besoin l'immunité par titrage de l'antitoxine (taux minimal d'anticorps entre 0,01 et 0,03 UI/ml), et, si un rappel est indiqué, utiliser les vaccins à 2 UI/dose cités ici
- Grossesse : différer ce vaccin pouvant entraîner une hyperthermie (risque d'avortement ou d'accouchement prématuré)
- Vaccin compatible avec les gamma-globulines (injectées à un site différent) et avec tous les autres vaccins

Vaccin anticoquelucheux (vaccin inactivé)

Vaccin associé : *cf.* Vaccins combinés pages suivantes *Conserver de + 2 °C à + 8 °C* *Remboursement 65 %-Coll*	Primovaccination dès l'âge de 2 mois : 3 injections **IM** ou **SC** espacées de 1 mois (jusqu'à 3 mois entre les 1er et 2e et jusqu'à 6 mois entre les 2e et 3e) Rappel 1 à 2 ans après la 3e injection (vers l'âge de 18 mois) + **Rappel tardif** entre 11 et 13 ans

Contre-indications

Encéphalopathie évolutive convulsivante ou non, hyperthermie ou infection évolutive
Réaction importante lors d'une injection antérieure (*cf.* Précautions d'emploi)
Grossesse (*cf.* Précautions d'emploi)

Propriétés (le vaccin "acellulaire" a remplacé l'ancien vaccin dit "entier" ou "cellulaire")

- Vaccin assurant une protection contre la coqueluche (95 % des cas dès la deuxième injection), mais qui diminue nettement environ 25 ans après la primovaccination
- Ce vaccin non obligatoire **est absolument recommandé chez le nourrisson**, car une résurgence de la maladie a suivi la diminution de sa pratique ou son abandon en 1978 dans certains pays (Allemagne, Suède, Italie et Japon) qui ont attendu l'arrivée des vaccins acellulaires en 1995 pour vacciner à nouveau les enfants
- *Morbidité et mortalité de la coqueluche* : chaque année près de 60 millions de cas dans le monde dont 600 000 décès, surtout chez les nourrissons < 1 an et dans les pays défavorisés où la vaccination est insuffisante voire absente, cette mauvaise couverture vaccinale rendant l'éradication de cette maladie hélas hypothétique

Indications (la couverture vaccinale des enfants de 24 mois serait de 89 % en France)

- Prévention de la coqueluche : vaccin absolument recommandé chez le nourrisson, **par ailleurs l'immunité tend à disparaître chez l'adulte**, qui peut contaminer les jeunes nourrissons, ce qui fait recommander un **rappel tardif** entre 11 et 13 ans, et un **rappel tous les 10 ans** chez l'adulte désirant un enfant ou en contact avec de jeunes nourrissons (*cf.* REPEVAX et BOOSTRIX TETRA page précédente)

Effets indésirables (tolérance nettement améliorée avec le vaccin acellulaire actuel)

- *Réactions locales bénignes* : douleur et/ou érythème local (50 % des cas) cédant en 24 à 48 heures, nodule indolore durant plusieurs semaines, exceptionnellement réaction inflammatoire ou abcès aseptique spontanément curables
- *Réaction fébrile* à 38-39 °C dans les 24 à 48 heures suivant l'injection (30 % des cas)
- *Réactions importantes exceptionnelles* (survenant dans les 48 heures et faisant contre-indiquer la poursuite de ce vaccin) : fièvre ≥ 40 °C, convulsions (0,1 ‰), syndrome du cri persistant (0,06 ‰), état de choc (0,05 %), encéphalite (0,001 ‰)

Précautions d'emploi et associations vaccinales

- *Administration préventive systématique d'antipyrétique* (et d'anticonvulsivant en cas d'antécédents convulsifs non liés au vaccin ou à une encéphalopathie convulsivante)
- *Ne pas poursuivre cette vaccination* en cas de forte réaction à une injection antérieure (fièvre ≥ 40 °C, convulsions, syndrome du cri persistant, état de choc, encéphalite)
- Vaccin compatible avec les gamma-globulines, le BCG, les vaccins contre le tétanos, la poliomyélite et la diphtérie (mais il peut être utile de faire le DTP à intervalle de 1 mois)
- Grossesse : vaccin peu utile et contre-indiqué (car une forte réaction, hyperthermie en particulier, peut occasionner un avortement ou un accouchement prématuré)

Vaccin antihaemophilus influenzae de type b

Vaccin non associé : ACT-HIB Seringues de 0,5 ml *Conserver de + 2 °C à + 8 °C* *Remboursement 65 %-Coll*	E. < 6 mois : 3 injections **IM** ou **SC** espacées de 1 à 2 mois (à 2 mois, 3 mois, 4 mois) + Injection de rappel 1 an après la primovaccination Rattrapage vaccinal jusqu'à 5 ans

Vaccins associés : cf. Vaccins combinés pages suivantes.

Contre-indications

Hypersensibilité à l'un des composants, notamment à la protéine tétanique

Propriétés

- Vaccin PRP-T constitué du polyoside de la capsule de *Haemophilus influenzae de type b* (PRP) couplé avec une protéine porteuse, l'anatoxine tétanique (T), pour stimuler la mémoire immunitaire chez l'enfant < 15 mois, mais cette anatoxine ne remplace en aucun cas le vaccin antitétanique, absolument indispensable
- L'efficacité de ce vaccin est démontrée par une **quasi-disparition des infections invasives dont les méningites** depuis sa pratique systématique, notamment en Finlande, en France, en Grande-Bretagne, en Suède et aux États-Unis
- Morbidité des infections à *Haemophilus influenzae de type b* (surtout avant l'âge de 5 ans) : méningites (25 cas par an/100 000 enfants avant l'adoption du vaccin, ce germe étant impliqué dans 40 à 60 % des méningites bactériennes de l'enfant < 5 ans), autres infections invasives plus rares (8 cas par an/100 000 enfants)

Indications

- Prévention chez le nourrisson à partir de l'âge de 2 mois et l'enfant < 5 ans des infections invasives à *Haemophilus influenzae de type b* (notamment les méningites, septicémies, cellulites, arthrites, épiglottites...)

Effets indésirables (rares)

- Réactions bénignes : érythème et/ou douleur au point d'injection (10 à 21 %), fièvre modérée dans les 72 heures suivant l'injection (6 à 15 %)
- Possibilité de réaction inflammatoire locale ou poussée fébrile correspondant à un phénomène d'Arthus chez l'enfant préalablement vacciné contre le tétanos

Précautions d'emploi

- Effectuer l'injection par voie IM (ou SC) au tiers moyen de la face antéro-latérale de la cuisse ou dans la région fessière chez le nourrisson < 2 ans, ou dans la région deltoïdienne chez l'enfant > 2 ans
- Différer l'injection en cas de fièvre ou d'infection aiguë
- Grossesse et allaitement : vaccin non étudié et non recommandé

Associations vaccinales

- Vaccin compatible avec les vaccins contre la coqueluche, la diphtérie, la polio et le tétanos (il est d'ailleurs possible selon les laboratoires Mérieux de mélanger le vaccin antihaemophilus et le vaccin DTCoq-Polio afin de ne faire qu'une seule injection, et ceci sans perte d'efficacité)

Vaccins combinés (vaccins inactivés)

Vaccins hexavalents

INFANRIX HEXA (1) *Conserver de + 2 °C à + 8 °C* *Remboursement 65 %-Coll*	Primovaccination : 3 injections **IM** (ou **SC**) espacées de 1 mois, soit à 2 mois, 3 mois et 4 mois Rappel : 1 injection **IM** (ou **SC**) effectuée 1 an après la primovaccination (entre 16 et 18 mois)

1. Vaccin destiné à la vaccination des nourrissons, comportant 6 valences (tétanos, diphtérie, poliomyélite, coqueluche acellulaire, *Haemophilus* de type b et hépatite B).

Vaccins pentavalents

INFANRIX QUINTA (2) PENTAVAC (2) *Conserver de + 2 °C à + 8 °C* *Remboursement 65 %-Coll*	Primovaccination : 3 injections **IM** (ou **SC**) espacées de 1 mois, soit à 2 mois, 3 mois et 4 mois Rappel : 1 injection **IM** (ou **SC**) effectuée 1 an après la primovaccination (entre 16 et 18 mois)

2. Vaccins destinés à la vaccination des nourrissons, comportant 5 valences (tétanos, diphtérie, poliomyélite, coqueluche acellulaire et *Haemophilus* de type b).

Vaccins tétravalents

INFANRIX TETRA (3) TETRAVAC (3) *Conserver de + 2 °C à + 8 °C* *Remboursement 65 %-Coll*	Rappel : 1 injection **IM** (ou **SC**) effectuée 1 an après la primovaccination (entre 16 et 18 mois) et en rappel tardif chez l'enfant (entre 11 et 13 ans)

3. Vaccins comportant 4 valences (tétanos, diphtérie, poliomyélite, coqueluche acellulaire).

Vaccins trivalents

DT POLIO (4) REVAXIS (5) *Conserver de + 2 °C à + 8 °C* *Remboursement 65 %-Coll*	Primovaccination : 3 injections **IM** (ou **SC**) espacées de 1 à 2 mois Rappel : 1 injection **IM** (ou **SC**) effectuée 1 an après la primovaccination, puis tous les 5 ans jusqu'à l'âge adulte, puis tous les 10 ans

4. Vaccin comportant 3 valences (tétanos, poliomyélite + diphtérie à 30 UI/dose).
5. Vaccin comportant 3 valences (tétanos, poliomyélite + diphtérie à 2 UI/dose).

Contre-indications
Hypersensibilité à l'un des composants, hyperthermie ou infection évolutive Pour le vaccin anticoquelucheux : encéphalopathie évolutive convulsivante ou non, ou réaction importante à une injection antérieure (*cf.* Précautions d'emploi)

Propriétés

- Vaccins combinés comportant diverses valences vaccinales (tétanos, diphtérie, poliomyélite, coqueluche, *Haemophilus* de type b, hépatite B), ce qui a l'avantage d'administrer ces vaccins dans une même injection, *sans diminuer la tolérance ni l'efficacité*
- Le vaccin anticoquelucheux classique dit "entier" ou "cellulaire" est remplacé dans tous ces vaccins par le vaccin "acellulaire", mieux toléré et aussi efficace

Indications

- Prévention conjointe des maladies concernées par les diverses valences vaccinales : diphtérie, tétanos, coqueluche, poliomyélite, hépatite B, infections invasives dues à *Haemophilus influenzae de type b* (méningites, septicémies, cellulites, arthrites, épiglottites...)

Effets indésirables

- *Réactions locales bénignes* : douleurs et/ou érythème local cédant en 24 à 48 heures (5 à 20 %), nodule indolore persistant plusieurs semaines (5 à 10 %), exceptionnellement abcès aseptique spontanément curable
- *Liés au vaccin anticoquelucheux* : réaction fébrile à 38-39 °C dans les 24 à 48 heures suivant l'injection (30 %), réactions importantes exceptionnelles dans les 48 heures suivant l'injection avec fièvre ≥ 40 °C, convulsions (0,1 ‰), syndrome du cri persistant (0,06 ‰), état de choc (0,05 %), très exceptionnellement encéphalite (0,001 ‰)
- *Liés au vaccin antidiphtérique* : réactions allergiques rares essentiellement chez l'adulte et l'enfant > 10 ans vaccinés antérieurement (réaction inflammatoire locale, hyperthermie, urticaire, crise d'asthme, œdème de Quincke)
- *Liés au vaccin antipoliomyélitique* : exceptionnelles myélites post-vaccinales d'origine allergique régressant lentement mais faisant déconseiller la poursuite de ce vaccin
- *Liés au vaccin antihaemophilus de type b* : fièvre modérée dans les 72 heures suivant l'injection (6 à 15 %)
- *Liés au vaccin antihépatite B* : céphalées et asthénie (10-19 %), fièvre modérée transitoire (0,5-3 %) nausées (0,01 %), diarrhée (0,001 ‰), arthralgies

Précautions d'emploi

- *Vaccin anticoquelucheux* : administration préventive systématique d'antipyrétique (et d'anticonvulsivant en cas d'antécédents convulsifs non liés au vaccin ou à une encéphalopathie convulsivante) et ne pas poursuivre ce vaccin en cas de forte réaction à une injection antérieure (fièvre ≥ 40 °C, convulsions, syndrome du cri persistant, état de choc, encéphalite)

Mode d'emploi

- Injecter par voie IM (meilleure tolérance que par voie SC) dans la face antéro-latérale de la cuisse au tiers moyen (chez le nourrisson) ou dans le deltoïde (après cet âge)

Vaccin antigrippal saisonnier (vaccin inactivé)

Vaccins dits "classiques" *Conserver de + 2 °C à + 8 °C* *Remboursement 65 %-Coll*	AGRIPPAL – FLUARIX – IMMUGRIP – INFLUVAC – MUTAGRIP – PREVIGRIP – VAXIGRIP (1)
Vaccin avec adjuvant au squalène (MF59C.1) *Conserver de + 2 °C à + 8 °C* *Remboursement 65 %-Coll*	GRIPGUARD (pour sujet ≥ 65 ans)
Vaccin préparé sur cellules souches et non sur œuf	OPTAFLU IM (2)

1. Vaxigrip : recommandé chez la femme enceinte quelque soit le terme.
2. Réservé à l'adulte.

Schéma vaccinal

Âge	Dose	Nombre de doses
De 6 à 35 mois	0,25 ml	1 ou 2 (3)
De 3 à 8 ans	0,5 ml	1 ou 2 (3)
> 9 ans	0,5 ml	1

3. Deux doses à 2 mois d'intervalle en primovaccination.

Contre-indications
Allergie vraie aux protéines de l'œuf (exceptionnelle) et aux protéines de poulet
Temporaires : hyperthermie ou maladie infectieuse évolutive

Propriétés

- Vaccin viral inactivé, préparé à partir de virus grippaux cultivés sur œufs de poule embryonnés puis inactivés par le formol ou par la bêta-propiolactone, constitué d'un mélange de virus appartenant aux 3 sérotypes prévalents et *adapté chaque année en fonction des données épidémiologiques, assurant une protection correcte contre la grippe* (≥ 80 % des cas) apparaissant en 10 à 15 jours et persistant pendant 1 an
- Mortalité due à la grippe : la pandémie de 1918 ("grippe espagnole") a causé environ 30 millions de morts dans le monde, celle de 1957 ("grippe asiatique") a causé 98 000 morts environ aux États-Unis, celle de 1968 ("grippe de Hong-Kong") a causé 18 000 morts environ en France
- *À noter* : en période d'épidémie, environ 1 enfant sur 3 et 1 adulte sur 10 sont touchés
- **En 2010-2011, l'OMS a recommandé d'intégrer la souche A(H1N1)v dans la composition du vaccin saisonnier de l'hémisphère nord pour toutes les spécialités : soit analogue souche X-179A soit analogue souche X-181**

Indications (moins de 50 % des sujets à risque seraient bien vaccinés en France)

- *Prévention de la grippe chez les sujets à risque* : sujets > 65 ans ou atteints de maladie chronique (cardiopathies, insuffisance respiratoire, mucoviscidose, asthme, bronchite chronique, diabète, insuffisance hépatique avec ou sans cirrhose, néphropathies, sujets hémodialysés, transplantés et/ou immunodéprimés) = *remboursement à 100 %*
- *Prévention de la transmission de la grippe aux sujets à risque* (**vaccination utile** des médecins et personnels des professions paramédicales, des personnes vivant au voisinage des sujets à risque y compris des enfants, du personnel navigant des avions, trains et bateaux de croisière, des accompagnants de groupes de voyageurs)
- Prévention des personnes séjournant dans un établissement de santé de moyen ou long séjour, ou dans un établissement médicosocial
- Enfants et adolescents sous acide acétylsalicylique au long cours
- Entourage de nourrissons < 6 mois à risque (prématurés, bronchodysplasie, cardiopathie congénitale, pathologie pulmonaire, neurologique ou neuromusculaire)
- Personnes infectées par le VIH

Mode d'emploi

- *Vaccin annuel* par injection **IM** ou **SC** *avant* les pics épidémiques (novembre à avril dans l'hémisphère nord, ou juin à octobre dans l'hémisphère sud) : 1 dose (0,5 ml) chez l'adulte et l'enfant > 36 mois, ou 2 doses de 0,25 ml espacées de 1 mois chez le nourrisson âgé de 6 mois à 35 mois en cas de risque élevé de complications
- Grossesse : vaccin sans danger chez la femme enceinte (préconisé même par certains pour prévenir un avortement ou un accouchement prématuré)

Effets indésirables (rares)

- Bénins : douleur et inflammation locales (20 %) et/ou fièvre modérée pendant 12 à 48 heures avec myalgies, sensation de malaise, céphalées (3 à 14 %)
- Exceptionnelles réactions allergiques en cas d'allergie vraie aux protéines de l'œuf (urticaire, œdème de Quincke, bronchospasme, voire choc anaphylactique)

Vaccin antipneumococcique à 13 valences

PREVENAR 13 Seringue de 0,5 ml *Conserver de + 2 °C à + 8 °C* *Remboursement 65 %-Coll*	E. de 6 semaines à 6 mois : 4 injections **IM** espacées de 1 mois + rappel entre 11 et 15 mois E. de 7 à 11 mois : 2 injections **IM** espacées de 1 mois + rappel lors de la 2e année E. de 12 à 23 mois : 2 injections **IM** espacées de 2 mois E. de 2 à 5 ans : 1 injection **IM**
Non remboursé	A. > 18 ans : 1 injection **IM**

Contre-indications
Hypersensibilité au vaccin ou aux excipients ou à l'anatoxine diphtérique Thrombocytopénie ou autre trouble de la coagulation (CI de la voie IM) Temporaires : maladies fébriles aiguës évolutives

Propriétés

- Vaccin antimicrobien conjugué (efficace dans 97,4 % des cas chez l'enfant < 2 ans), dirigé contre 7 des sérotypes de pneumocoques (sur 83 sérotypes connus) les plus souvent impliqués dans les infections invasives (méningites, bactériémies, septicémies, pneumonies), très efficace pour la prévention des méningites et des pneumonies, mais d'efficacité moindre pour celle des otites moyennes aiguës (environ 25 % sont occasionnées par l'un des 7 sérotypes visés par le vaccin)
- Depuis sa commercialisation en 2000 aux États-Unis, le taux annuel d'infections invasives à pneumocoques chez l'enfant < 5 ans a diminué de 94 %
- Sérotypes couverts : 1, 3, 4, 5, 6A, 6B, 7F, 9V, 14, 18C, 19A, 19F, 23F

Indications

- Immunisation active contre les infections invasives à pneumocoques (appartenant aux sérotypes 4, 6B, 9V, 14, 18C, 19F et 23F) des nourrissons de 2 mois à 2 ans, et des enfants de 2 à 5 ans non précédemment vaccinés auxquelles s'ajoutent les valences 1, 3, 5, 6B, 7F et 19A pour Prevenar 13
- Ce vaccin est recommandé pour tous les enfants âgés de 6 semaines à 5 ans s'ils sont à haut risque d'infection invasive à pneumocoque : asplénie, trépanocytose homozygote, infection par le VIH, déficits immunitaires congénitaux ou secondaires (insuffisance rénale, syndrome néphrotique, immunosuppresseur, lymphome, leucémie, transplantation d'organe), cardiopathie congénitale cyanogène, insuffisance cardiaque, pneumopathie chronique et diabète
- Immunisation des adultes de 50 ans et plus

Effets indésirables

- Très fréquents (≥ 10 %) : érythème, induration et/ou douleur au point d'injection (36 à 58 %), fièvre ≥ 38 °C (28 à 41 %), irritabilité, somnolence, sommeil agité, perte d'appétit, diarrhée, vomissements
- Fréquents (1 à 10 %) : tuméfaction et érythème local > 2,4 cm, sensibilité gênant les mouvements, fièvre > 39 °C (1,2 %)
- Peu fréquents (0,1 à 1 %) : rash cutané, urticaire
- Rares (0,1 ‰ à 1 ‰) : convulsions, épisodes d'hypotonie-hyporéactivité

Précautions d'emploi

- Administration préventive systématique d'antipyrétique (paracétamol)

Associations vaccinales

- Vaccin compatible avec les autres vaccins (effectués à un autre site d'injection), mais respecter un intervalle de 2 mois entre Prevenar et Pneumo 23
- Ce vaccin est plus immunogène que le vaccin antipneumococcique 23-valent chez l'enfant de 2 mois à 5 ans présentant un risque accru d'infections invasives

Vaccin antipneumococcique à 23 valences

PNEUMO 23 Vaccin Seringue de 0,5 ml *Conserver de + 2 °C à + 8 °C* *Remboursement 65 %-Coll*	A. et E. > 2 ans : injection **IM** ou **SC** unique Rappel tous les 5 ans recommandé pour les sujets à risque d'infection pneumococcique

Contre-indications

Grossesse, forte réaction après une injection antérieure
Injection antérieure ou infection pneumococcique datant de moins de 5 ans
Maladies infectieuses ou affections respiratoires aiguë évolutives

Propriétés

- Vaccin antimicrobien constitué de polysaccharides extraits de la capsule de 23 sérotypes de pneumocoques (sur 83 sérotypes connus) représentant 88 % des sérotypes isolés en pathologie humaine, élevant le taux d'anticorps contre ces germes dans les 15 jours suivant l'injection et durant 5 ans environ, avec un taux de protection de 50 à 70 % contre les pneumonies à pneumocoques
- *Morbidité et mortalité des infections pneumococciques* : 200 000 à 1 million de cas par an aux États-Unis (dont 15 000 à 70 000 décès), 130 000 cas par an en France (dont 6 000 à 16 000 décès, survenant dans 30 à 40 % des cas chez des sujets de 50 à 69 ans et dans 60 % des cas chez des sujets > 70 ans)

Indications (vaccin recommandé par l'OMS chez tout sujet > 65 ans)

- Prévention des infections pneumococciques, notamment respiratoires, chez les sujets présentant un risque accru : cirrhose, alcoolisme, insuffisance cardiaque, respiratoire ou rénale, cancers, maladies coronariennes, asplénie ou splénectomie, diabète, drépanocytose, maladie de Hodgkin, bronchites chroniques, sujets porteurs d'une brèche ostéoméningée, sujets > 65 ans

Effets indésirables

- Bénins : rougeur et douleur locales disparaissant en 48 heures (50 % des cas), fièvre modérée ≤ 38 °C avec myalgies durant 24 à 48 heures (10 % des cas)
- Réactions anaphylactiques très rares (5 cas sur 1 million)
- Risque de réactions générales et locales importantes mais réversibles sans séquelles (phénomène d'Arthus) en cas de revaccination trop rapprochée

Précautions d'emploi

- Revacciner entre 3 et 5 ans
- Utiliser avec prudence en cas d'insuffisance cardiaque ou respiratoire sévère
- Efficacité vaccinale aléatoire chez l'enfant < 2 ans et les immunodéprimés
- Grossesse : vaccin contre-indiqué (indication éventuelle exceptionnelle)

Associations vaccinales et interactions médicamenteuses

- Vaccin compatible avec les vaccins contre le tétanos et la grippe (effectués à un autre site d'injection)
- Diminution ou annulation de l'efficacité vaccinale par les immunodépresseurs

Vaccin antihépatite A (vaccin inactivé)

AVAXIM 160 U (sujet > 16 ans) HAVRIX 1440 U (adulte) HAVRIX 720 U (enfant ≥ 1 an) *Conserver de + 2 °C à + 8 °C* *Non remboursé* *(sauf mucoviscidose* *et hépatites chroniques)-Coll*	A. et E. ≥ 1 an : 1 dose **IM** dans le deltoïde (ou le quadriceps chez le nourrisson) + Rappel unique 6 à 12 mois après la première injection

Contre-indications

Infections fébriles sévères, hypersensibilité à un constituant (alumine, néomycine) ou au conservateur (phénoxyéthanol)

Propriétés

- Vaccin antiviral inactivé, préparé à partir de la souche HM 175 du virus de l'hépatite A cultivée sur cellules diploïdes humaines, adsorbé sur alumine, entraînant une séroconversion avec des titres protecteurs (titre > 20 mUI/ml) *en 15 jours chez 90 % des sujets et en 1 mois chez 100 % des sujets*, avec une protection pendant 1 an au moins après la primovaccination et 25 ans au moins après une injection de rappel unique
- *Morbidité et mortalité l'hépatite A* : environ 10 millions de cas par an dans le monde, avec possibilité d'hépatite fulminante (0,1 % des cas)

Indications

- Prévention de l'hépatite A : ***vaccin recommandé*** chez les sujets professionnellement exposés (médecins, dentistes, personnel de soins, employés des services d'entretien des réseaux d'eaux usées, plombiers, éboueurs, employés des crèches et institutions d'enfants ou d'adolescents, militaires allant dans des zones à haute endémicité), les sujets-contact des patients présentant une hépatite A, les voyageurs se rendant en zones à haute endémicité, les sujets à risque particulier (sujets vivant en collectivités, hémophiles, homosexuels, toxicomanes), les cuisiniers et employés de la restauration et du secteur alimentaire (qui risquent d'exposer leurs clients)

Effets indésirables (rares et bénins, régressant dans les 2 jours suivant l'injection)

- Douleur locale modérée (18 à 20 %), érythème et induration au site d'injection (14 %), céphalées (11 %), anorexie (8 %), fièvre modérée (6 %), nausées, vertiges, asthénie

Remarques

- Vaccin *sans risque mais inutile* chez le sujet ayant déjà eu une hépatite A → la recherche préalable d'anticorps anti-VHA est moins coûteuse que 2 doses de vaccin et présente un intérêt chez les personnes ayant des antécédents d'ictère
- La voie SC est utilisable en cas de risque hémorragique grave, dont l'hémophilie
- L'injection simultanée de gamma-globulines (à un site différent) est possible en cas de risque élevé de contamination, et des administrations répétées du vaccin pourraient être recommandées en fonction de la réponse sérologique, qui peut être plus faible chez les insuffisants rénaux dialysés et les sujets ayant un déficit immunitaire
- Grossesse et allaitement : absence d'évaluation (mais risque fœtal négligeable)

Associations vaccinales

- Vaccin compatible (si administré en un site différent) avec les gamma-globulines et les vaccins inactivés (antitétanique, antidiphtérique, antipolio injectable, antihépatite B)

Vaccin antihépatite B (vaccin inactivé)

GENHEVAC B (= tout âge) ENGERIX B 10 µg (= enfant) ENGERIX B 20 µg (= adulte) HBVAXPRO 5 µg (= enfant) HBVAXPRO 10 µg (= adulte) HBVAXPRO 40 µg (= dialysés) FENDRIX 20 µg (= dialysés) *Conserver de + 2 °C à + 8 °C* *Remboursement 65 %-Coll*	Injections **IM** (dans le deltoïde chez l'adulte et chez l'enfant ou dans le quadriceps chez le nourrisson) : adulte, enfant et nourrisson : 2 injections (J0, J30 **+ Rappel unique** 5 à 12 mois après la 2e injection) Un schéma à 4 injections (0-1-2-6 mois) est indiqué chez les sujets dialysés avec le vaccin Fendrix Rappels ultérieurs si vaccin après l'âge de 25 ans, avec haut risque de contamination et anticorps anti-HBs < 10 mUI/ml (mais sans dépasser 6 injections)

Contre-indications

Infections fébriles sévères, hypersensibilité à l'un des constituants (alumine surtout)

Propriétés

- Vaccin antiviral inactivé préparé à partir d'une fraction antigénique et non infectante, conférant une immunité contre l'hépatite B (100 % chez le nourrisson, > 95 % avant l'âge de 20 ans, > 90 % après) *apparaissant environ 1 mois après la 2e injection* et qui persiste probablement bien au-delà de 10 ans, voire peut-être plus longtemps
- *En France, les hépatites B professionnelles ont quasiment disparu depuis son usage*
- *Morbidité et mortalité de l'hépatite B dans le monde* : près de 2 milliards d'humains ont rencontré ce virus, dont plus de 350 millions sont porteurs chroniques, tous contagieux même si 50 % sont asymptomatiques, plus de 60 millions de cas de cirrhose et environ 2 millions de décès annuels par cirrhose ou cancer du foie (15-20 ans après l'infection)

Indications

- Prévention de l'hépatite B si risque d'infection *professionnel* (médecins, personnel des établissements de soins, de secours et sécurité), *médical* (hémophiles, dialysés, polytransfusés, transplantés), *familial* (nouveau-né de mère infectée = séro-vaccination dans les 12 à 24 heures après la naissance, entourage familial des porteurs) *ou personnel* (enfants et personnel séjournant en institution spécialisée, voyageurs en pays d'endémie, hétérosexuels à partenaires multiples, homosexuels, prostituées, héroïnomanes, détenus et gardiens de prisons, sujets porteurs du VHC non immunisés contre le VHB)

Effets indésirables

- Douleur et/ou induration locale transitoire (18-23 %), céphalées et asthénie (10-19 %), fièvre modérée transitoire (0,5-3 %) nausées (0,01 %), diarrhée (0,001 ‰), arthralgies

Remarques (vaccin dénué de tout risque chez le sujet déjà porteur de l'antigène HBs)

- Vaccin non recommandé en cas d'antécédents personnels ou familiaux de sclérose en plaques ou autres maladies auto-immunes (*par simple précaution, car une conférence de consensus **a exclu sa responsabilité** dans la survenue de telles affections*)
- La voie SC est utilisable en cas de risque hémorragique grave, dont l'hémophilie
- Contrôler l'apparition d'anticorps anti-HBs à un titre protecteur (≥ 10 mUI/ml) chez les sujets à risque (personnel des centres d'hémodialyse et laboratoires, hémodialysés...)
- Grossesse et allaitement : utilisable sans risques particuliers s'il paraît nécessaire
- Vaccin compatible (à condition d'être administré à un site différent) avec les vaccins antihépatite A, antitétanique, antidiphtérique, antipolio injectable, anticoquelucheux, antiourlien, antirougeoleux, antirubéoleux, antihaemophilus, antiamaril

Vaccins combinés antihépatites A + B (inactivés)

VACCIN TWINRIX Adulte et Adolescents > 16 ans (1 ml) VACCIN TWINRIX Enfant et Nourrisson ≥ 1 an (0,5 ml) *Conserver de + 2 °C à + 8 °C* *Liste II-Non remboursé-Coll*	Injections **IM** (dans le deltoïde chez l'adulte et chez l'enfant, ou dans le quadriceps chez le nourrisson) : Primovaccination : 3 injections (J0, J30 + 1 injection 6 mois après la première)
	Pour l'hépatite A : **rappel unique** 6 à 12 mois après la première injection
	Pour l'hépatite B : **rappel** uniquement chez le sujet vacciné après l'âge de 25 ans, à haut risque de contamination et si anticorps anti-HBs < 10 mUI/ml

Contre-indications

Infections fébriles sévères, hypersensibilité à l'un des constituants (alumine surtout)

Propriétés

- Vaccins antiviraux inactivés associés, assurant une protection contre les hépatites A et B apparaissant environ 1 mois après la 2e injection, persistant pendant 25 ans pour l'hépatite A, et probablement bien au-delà de 10 ans voire peut-être plus longtemps pour l'hépatite B (l'immunité est comparable à celle obtenue avec les deux vaccins monovalents, avec l'avantage de réduire le nombre d'injections)

Indications

- Prévention combinée des hépatites A et B chez les sujets à risque d'infection par ces deux virus (*cf.* pages précédentes les indications détaillées de ces deux vaccins)

Effets indésirables

- Douleur locale (43 %), rougeur et induration locale (11 %), asthénie (11 %), céphalées (8 %), malaise (5-7 %), nausées (3 %), fièvre modérée (0,5-3 %) durant 24 à 48 heures, diarrhée (0,001 ‰)

Remarques

- Vaccin dénué de tout risque chez le sujet déjà porteur de l'antigène HBs
- Vaccin sans risque mais inutile chez le sujet ayant déjà eu une hépatite A
- Vaccin non recommandé d'une manière générale en cas d'antécédents personnels ou familiaux de sclérose en plaques ou d'autres maladies auto-immunes (par précaution, car aucune étude n'a démontré sa responsabilité dans la survenue de ces affections)
- La voie SC est utilisable en cas de risque hémorragique grave, dont l'hémophilie
- Grossesse et allaitement : absence d'évaluation (mais comme avec tout vaccin inactivé, le risque fœtal semble négligeable)
- Contrôler l'apparition d'anticorps anti-HBs à un titre protecteur (≥ 10 UI/l) chez le sujet à haut risque (personnels des centres d'hémodialyse et des laboratoires notamment)

Associations vaccinales

- Vaccin compatible (à condition d'être administré à un site différent) avec les vaccins antitétanique, antidiphtérique, antipolio injectable, anticoquelucheux, antiourlien, antirougeoleux, antirubéoleux, antihaemophilus influenzae, antiamaril

Vaccin anti-papillomavirus (I)

Vaccin anti-papillomavirus des sérotypes 16 et 18, recombinant avec adjuvant adsorbé

CERVARIX *Liste I-65 %*	Seringue préremplie de 0,5 ml	3 doses administrées avant 14 ans chez les jeunes filles selon le schéma suivant : 0, 1 et 6 mois

Contre-indications
Hypersensibilité aux substances actives ou à l'un des excipients

Propriétés

- Cervarix est un vaccin recombinant non infectieux, préparé à partir de pseudoparticules virales (VLP pour *virus-like particles*) hautement purifiées de la principale protéine L1 de la capside des HPV oncogènes de types 16 et 18. Puisque les VLP ne contiennent pas d'ADN viral, elles ne peuvent pas infecter les cellules, ni se multiplier, ni provoquer de maladie. Les études chez l'animal ont montré que l'efficacité des vaccins VLP L1 résulte principalement d'une réponse immunitaire à médiation humorale
- Les HPV 16 et HPV 18 sont responsables d'environ 70 % des cancers du col de l'utérus dans le monde

Indications

- Prévention des néoplasies intra-épithéliales cervicales de haut grade (CIN de grades 2 et 3) et du cancer du col de l'utérus dus aux Papillomavirus humains (HPV) de types 16 et 18 chez la fille entre 11 et 14 ans, avant toute activité sexuelle
- Vaccination possible après l'âge de 19 ans quelque soit l'activité sexuelle antérieure

Effets indésirables

- Très fréquents : céphalées, myalgie
- Fréquents : troubles gastro-intestinaux incluant nausées, vomissements, diarrhée et douleur abdominale, démangeaisons/prurit, éruption cutanée, urticaire, arthralgie
- Peu fréquents : sensation vertigineuse

Vaccin anti-papillomavirus (II)

Vaccin anti-papillomavirus des sérotypes 6, 11, 16 et 18, recombinant adsorbé

GARDASIL *Liste I-65 %*	Seringue préremplie de 0,5 ml	3 doses de 0,5 ml chacune administrées avant 14 ans chez les jeunes filles et espacées de 2 mois entre la 1re et la 2e et de 6 mois entre la 2e et la 3e

Contre-indications

Hypersensibilité aux substances du vaccin

Propriétés

- Vaccin quadrivalent recombinant non infectieux préparé à partir de pseudo-particules virales (VLP pour *virus-like particles*) hautement purifiées de la principale protéine L1 de la capside des HPV de types 6, 11, 16 et 18. Les VLP ne contiennent pas d'ADN viral, elles ne peuvent pas infecter les cellules, se multiplier, ni provoquer de maladie
- Pour ce qui concerne les types d'HPV contenus dans le vaccin :
  - Les HPV de types 16 et 18 sont responsables d'environ 70 % des cas de dysplasies de haut grade du col de l'utérus (CIN 2/3) et des cas d'adénocarcinomes *in situ* (AIS), et d'environ 70 % des cas de dysplasies de haut grade de la vulve (VIN 2/3) chez les femmes jeunes. Les HPV de types 16 et 18 sont également responsables de la majorité des lésions malpighiennes de haut grade du vagin (VaIN 2/3). Les autres types d'HPV non contenus dans le vaccin sont responsables de 20 à 30 % des autres cas de CIN 2/3, de VIN 2/3 et de VaIN 2/3. Le CIN 3 est un précurseur immédiat reconnu du cancer invasif du col de l'utérus. Le VIN 3 est un facteur de risque important pour le développement du cancer de la vulve chez les jeunes femmes infectées par des types d'HPV carcinogènes
  - Les HPV de types 6 et 11 sont responsables d'environ 90 % des cas de condylomes acuminés
  - Les HPV de types 6, 11, 16 et 18 sont responsables de 35 à 50 % des cas de CIN 1, ou de dysplasies de bas grade du col de l'utérus
- L'indication est fondée sur la démonstration de l'efficacité chez les femmes adultes de 16 à 26 ans et sur la démonstration de l'immunogénicité chez les enfants et adolescents de 9 à 15 ans. L'efficacité protectrice n'a pas été évaluée chez les sujets de sexe masculin

Indications

- Vaccin pour la prévention des dysplasies de haut grade du col de l'utérus (CIN 2/3), des cancers du col de l'utérus, des dysplasies de haut grade de la vulve (VIN 2/3) et des verrues génitales externes (condylomes acuminés) dus aux Papillomavirus humains (HPV) de types 6, 11, 16 et 18 chez la fille de 11 à 14 ans et avant toute activité sexuelle ou après 19 ans quelque soit l'activité sexuelle antérieure

Vaccin antityphoïdique Vi (vaccin inactivé)

TYPHERIX TYPHIM Vi *Conserver de + 2 °C à + 8 °C* *Non remboursé-Coll*	A. et E. > 2 ans : injection **IM** unique (la durée de la protection contre la typhoïde est de 3 ans au moins, un rappel paraissant utile tous les 3 ans notamment chez les professionnels exposés)
TYAVAX (= vaccin contre la typhoïde et l'hépatite A) *Conserver de + 2 °C à + 8 °C* *Non remboursé-Coll*	A. et E. > 16 ans : injection **IM** unique (la durée de la protection contre la typhoïde est de 3 ans au moins, la protection à long terme contre l'hépatite A nécessite un rappel unique 6 à 12 mois après l'injection)

Contre-indications

Hypersensibilité à l'un des composants
Grossesse et enfant < 2 ans (*cf.* Précautions d'emploi)

Propriétés (*cf.* pages précédentes les conditions d'emploi du vaccin antihépatite A)

- Vaccin antimicrobien préparé à partir de l'antigène polysaccharidique Vi (pour virulence) présent dans la capsule de toutes les souches de *Salmonella typhi*, assurant une protection contre la typhoïde (séroconversion dans 95 % des cas) *apparaissant en 15 jours après l'injection* et persistant pendant au moins 3 ans (la durée de protection n'est pas encore bien établie) : ce vaccin, aussi efficace que l'ancien vaccin TAB, a le grand avantage d'être très bien toléré et d'être effectué avec une seule injection
- *Morbidité et mortalité de la typhoïde* : l'OMS estime à 16 millions par an dont environ 600 000 décès le nombre de cas en zones d'endémie (Afrique, Sud-Est asiatique dont le sous-continent indien, Indonésie, Amérique latine) ; dans les pays industrialisés, la plupart des cas est contractée lors d'un voyage à l'étranger

Indications

- Prévention de la typhoïde chez l'adulte et l'enfant > 2 ans : vaccination *obligatoire* en France pour le personnel des laboratoires d'analyses médicales et les militaires, *recommandée* aux soignants et voyageurs se rendant en zones d'endémie pour un séjour prolongé et/ou dans de mauvaises conditions d'hygiène au contact de la population locale
- Prévention conjointe de la typhoïde et de l'hépatite A (pour le Tyavax)

Effets indésirables (rares et bénins)

- Douleur locale modérée dans les 48 heures (plus fréquente avec le Tyavax), plus rarement rougeur et induration locales (1 à 5 %), fièvre modérée, céphalées

Précautions d'emploi

- Différer la vaccination en cas de fièvre ou d'infection aiguë
- Enfant < 5 ans : réponse en anticorps mal connue, probablement insuffisante avant 2 ans, s'améliorant par la suite (vacciner éventuellement les enfants entre 2 et 5 ans en fonction du contexte épidémiologique)
- Grossesse : innocuité non démontrée (évaluer le bénéfice attendu au cas par cas)

Associations vaccinales

- Vaccin compatible (mais à des sites différents) avec les autres vaccins, utilement associé avec le vaccin antihépatite A dans Tyavax car les *zones d'endémie de la typhoïde et de l'hépatite A se recouvrent*

Vaccin antibrucellique (vaccin inactivé)

VACCIN BRUCELLIQUE PI Seringue de 0,5 ml *Conserver de + 2 °C à + 8 °C* *Remboursement 65 %-Coll*	A. 2 injections **IM** ou **SC** de 0,5 ml espacées de 15 jours, puis injection de rappel après 18 mois en fonction du risque d'exposition et si le résultat du test brucellique est négatif (la vaccination ne positive pas ce test)

Contre-indications

Antécédents connus de brucellose, sujets préalablement sensibilisés
Hyperthermie ou maladie infectieuse évolutive
Tuberculose, diabète non équilibré
Grossesse (*cf.* Précautions d'emploi)

Propriétés

- Vaccin antimicrobien inactivé préparé à partir de fractions antigéniques phénolo-insolubles extraites de *Brucella abortus* (souche Buck 19), *assurant une protection efficace contre la brucellose* (95 à 100 %) apparaissant dès la deuxième injection et persistant pendant au moins 18 mois
- *Morbidité de la brucellose* : en France 40 cas déclarés en 2005 et 30 cas en 2006 (mais sans doute 4 à 5 fois plus nombreux), dont 50 % par contamination d'origine professionnelle

Indications

- Prévention de la brucellose, à recommander largement aux sujets exposés au risque de brucellose et qui ont un test d'allergie cutanée brucellique négatif : vétérinaires, personnels des laboratoires et des services vétérinaires, éleveurs, bergers, agriculteurs, travailleurs des abattoirs, taxidermistes, bouchers

Effets indésirables (bénins, plus fréquents lors de la première injection)

- Réactions locales (80 %) : douleurs, induration et érythème pendant quelques heures ou quelques jours
- Réactions générales (10 à 15 %) : fièvre, frissons, myalgies, malaise général

Précautions d'emploi

- Recherche préalable de l'allergie cutanée brucellique avant primovaccination et avant les rappels car les sujets déjà sensibilisés ne doivent pas être vaccinés ni revaccinés → test brucellique PS en intradermo-réaction (test positif en cas d'induration locale palpable > 5 mm après 48 heures)
- Grossesse : vaccin déconseillé en raison du risque de réaction générale (fièvre notamment) pouvant entraîner un avortement ou un accouchement prématuré

Vaccin antileptospires (vaccin inactivé)

SPIROLEPT Seringue de 1 ml *Conserver de + 2 °C à + 8 °C* *Non remboursé-Coll*	A. 2 injections **SC** espacées de 15 jours, puis injection de rappel après 6 mois, puis tous les 2 ans si l'exposition persiste

Contre-indications
Hyperthermie ou affection aiguë évolutive

Propriétés

- Vaccin antimicrobien monovalent préparé à partir de leptospires du sérogroupe *Leptospira icterohaemorrhagiae* inactivés par le formol et purifiés, *assurant une protection efficace contre la leptospirose due à ce sérogroupe* (séroconversion dans 95 à 100 % des cas) apparaissant 15 jours environ après la deuxième injection et persistant pendant 2 ans après chaque rappel
- *Morbidité et mortalité des leptospiroses* : environ 12,5 cas/an/100 000 habitants à l'île de La Réunion et 0,53 cas/an/100 000 habitants en France métropolitaine (avec une mortalité comprise entre 6 % et 8 % des cas)

Indications (en France, seulement 10 % des sujets exposés seraient vaccinés)

- Prévention de la leptospirose due au sérogroupe *icterohaemorrhagiae* chez les sujets exposés professionnellement à cette zoonose transmise par les urines des rongeurs (égouttiers, employés des voiries, personnel de traitement d'eaux usées, travailleurs agricoles en particulier des rizières, employés d'abattoirs, gardes-pêche, gardes-chasse, gardes forestiers, plongeurs professionnels)
- Cette vaccination paraît judicieuse aussi pour les sujets pratiquant des loisirs nautiques de façon intensive en eau douce, notamment la natation, le canoë-kayak, le triathlon, les pêcheurs, baigneurs et véliplanchistes en eau douce (étangs, lacs ou rivières), les plongeurs, les spéléogues, etc.

Effets indésirables (rares, transitoires, plus fréquents si injections répétées)

- Possibilité de réaction locale d'hypersensibilité survenant généralement après la quatrième injection (10 % des cas), parfois accompagnée de fièvre, asthénie, vomissements

Remarques (maladie reconnue comme une maladie professionnelle)

- Les mesures de prévention primaire sont la dératisation et l'information des sujets exposés professionnellement (port de gants, de bottes et de lunettes de protection éventuellement, et désinfection de la moindre plaie ou égratignure)
- Aucun vaccin n'assure une protection totale puisque le genre *Leptospira* comprend 27 sérogroupes et 128 sérotypes à spécificité immunologique très étroite : le sérogroupe *icterohaemorrhagiae* est toutefois responsable de la majorité des formes graves de la maladie (≈ 60 % des cas) contre lesquelles ce vaccin assure *une protection très efficace* (aucun cas n'a été constaté chez les égouttiers de la ville de Paris vaccinés de façon correcte depuis 1976)
- Grossesse : différer ce vaccin pouvant entraîner une hyperthermie (avec risques d'avortement ou d'accouchement prématuré)

Vaccin antiméningococcique C

MÉNINGITEC MENJUGATE KIT NEISVAC *Conserver de + 2 °C à + 8 °C* *Liste I-Non remboursé-Coll*	N. de 2 à 12 mois : injection **IM** de 2 doses espacées de 2 mois et rappel dans la 2e année E. > 12 mois, adolescent et adulte : injection **IM** de 1 dose unique La nécessité de rappels n'a pas été établie

Contre-indications

Hypersensibilité à un composant,
y compris à l'anatoxine diphtérique et tétanique (conjuguée)
Contre-indication transitoire : maladie fébrile ou infection aiguë

Propriétés

- Vaccins oligosidiques et conjugués, dirigés contre les méningocoques du sérogroupe C, utilisables chez le jeune enfant dès l'âge de 2 mois (contrairement aux vaccins polyosidiques, peu efficaces chez le jeune enfant), assurant dans 98 % des cas une protection à partir du 10e jour après l'injection et pendant 3 ans minimum
- *Morbidité des infections méningococciques* : environ 50 000 cas par an dans le monde, surtout en Afrique dont au Sahel pendant la saison sèche (sérogroupe A prédominant) et en Amérique du Sud (sérogroupe C prédominant), et plus de 8 000 cas par an en Europe (sérogroupe B dans 54 à 65 % des cas, sérogroupe C dans 32 % des cas, sérogroupe W-135 dans 5 à 8 % des cas, autres sérogroupes plus rarement)

Indications

- Immunisation active des enfants à partir de l'âge de 2 mois, des adolescents et adultes pour la prévention des maladies invasives dues aux méningocoques du sérogroupe C
- Enfants atteints de déficit en fraction terminale du complément en properdine, ou ayant une asplénie

Effets indésirables

- Très fréquents (≥ 10 %) : réaction inflammatoire au site d'injection, et, chez le jeune enfant, troubles digestifs (anorexie, vomissements, diarrhée), irritabilité, somnolence, pleurs, troubles du sommeil
- Fréquents (1 à 10 %) : fièvre ≤ 39 °C, céphalées, somnolence, malaise, myalgies, arthralgies, nausées
- Très rares (< 0,01 %) : réactions d'hypersensibilité (rash, urticaire prurit, réactions anaphylactiques), sensations vertigineuses, convulsions y compris convulsions fébriles

Associations vaccinales

- Vaccin compatible (si effectué à un site différent) avec les vaccins contre le tétanos, la diphtérie, la coqueluche, la poliomyélite, la rougeole, la rubéole, les oreillons

Remarques

- La chimioprophylaxie des méningites à méningocoques, *à effectuer chez tous les sujets-contacts*, repose sur l'administration de rifampicine pendant 2 jours (spiramycine pendant 5 jours si contre-indication à la rifampicine)
- Grossesse et sujet âgé : vaccin utilisable sans risque si voyage en zone endémique
- Le Conseil supérieur d'hygiène publique recommande de réserver ce vaccin aux groupes à risque : sujets-contacts d'un cas, épidémie ou incidence élevée, certains déficits immunitaires (asplénie, déficits en fractions terminales du complément, en properdine)

Vaccin antiméningococcique A + C

VACCIN MÉNINGOCOCCIQUE POLYOSIDES A + C *Conserver de + 2 °C à + 8 °C* *Liste I-Non remboursé-Coll*	A. et E. ≥ 18 mois : injection **IM** ou **SC** de 1 dose unique

Contre-indications

Hypersensibilité à l'un des composants

Contre-indication transitoire : maladie fébrile ou infection aiguë

Propriétés

– Vaccin préparé à partir d'antigènes polyosidiques purifiés de méningocoques des sérogroupes A et C, assurant dans environ 97 % des cas une protection à partir du 10e jour suivant l'injection et qui persiste pendant environ 4 ans

– *Morbidité des infections méningococciques* : environ 50 000 cas par an dans le monde, surtout en Afrique dont au Sahel pendant la saison sèche (sérogroupe A prédominant) et en Amérique du Sud (sérogroupe C prédominant), et plus de 8 000 cas par an en Europe (sérogroupe B dans 54 à 65 % des cas, sérogroupe C dans 32 % des cas, sérogroupe W-135 dans 5 à 8 % des cas, autres sérogroupes plus rarement)

Indications

– Prévention des méningites à méningocoques des sérogroupes A et C, recommandée lors des voyages en zones d'hyperendémicité (zone dite "Ceinture de la méningite" = Amérique du Sud et Afrique Centrale de l'Atlantique à la mer Rouge), et en cas d'épidémie due à l'un de ces sérogroupes de méningocoques en complément de l'antibioprophylaxie

Effets indésirables

– Réaction inflammatoire locale pendant 1 à 2 jours, avec parfois fièvre ≤ 39 °C, malaise, céphalées

– Des réactions d'hypersensibilité ont été décrites

Associations vaccinales

– Vaccin compatible (si effectué à un site différent) avec les vaccins contre le tétanos, la diphtérie, la rougeole, la poliomyélite (vaccin injectable), la typhoïde

Remarques

– La chimioprophylaxie des méningites à méningocoques, *à effectuer chez tous les sujets-contacts*, repose sur l'administration de rifampicine pendant 2 jours (spiramycine pendant 5 jours si contre-indication à la rifampicine)

– Nourrisson : ce vaccin n'est efficace qu'à partir de l'âge de 6 mois pour le type A et de 18 mois pour le type C → il est déconseillé chez l'enfant < 18 mois (sauf en cas de contact avec un malade atteint de méningite à méningocoques des sérogroupes A ou C, où il peut être administré dès l'âge de 6 mois)

– Grossesse et sujet âgé : vaccin utilisable sans risque si voyage en zone endémique

Vaccin antiméningococcique A + C + Y + W-135

MENACTRA MENCEVAX NIMENRIX *Conserver de + 2 °C à + 8 °C* *Non remboursé*	A. et E. ≥ 24 mois : injection par voie **SC** de 1 dose unique Un rappel peut être indiqué après 3 à 5 ans en cas d'exposition à des épidémies récurrentes
MENVEO Vaccin conjugué à la protéine CRM-197 de *Corynebacterium Dyphteriae* *Conserver de + 2 °C à + 8 °C* *Non remboursé*	A. et enfant > 24 mois : injection par voie **IM** de 1 dose de 0,5 ml

Contre-indications

Hypersensibilité à l'un des composants
Contre-indication transitoire : maladie fébrile ou infection aiguë

Propriétés

- Vaccin préparé à partir d'antigènes polyosidiques purifiés de méningocoques des sérogroupes A, C, Y et W-135, assurant une protection contre les méningites dues à ces sérogroupes dans environ 97 % des cas
- *Morbidité des infections méningococciques* : environ 50 000 cas par an dans le monde, surtout en Afrique dont au Sahel pendant la saison sèche (sérogroupe A prédominant) et en Amérique du Sud (sérogroupe C prédominant), et plus de 8 000 cas par an en Europe (sérogroupe B dans 54 à 65 % des cas, sérogroupe C dans 32 % des cas, sérogroupe W-135 dans 5 à 8 % des cas, autres sérogroupes plus rarement)
- Préparation halal pour Menveo

Indications (vaccin exigé par l'Arabie Saoudite avant un pèlerinage à La Mecque)

- Prévention des méningites à méningocoques des sérogroupes A, C, Y et W-135 de l'adulte et de l'enfant > 24 mois pour Mencevax et > 24 mois pour Menveo (un nouveau variant de méningocoque qui paraît se répandre dans la "Ceinture africaine de la méningite" = de l'Atlantique à la mer Rouge), recommandée lors des voyages dans les régions où le risque de ces infections est avéré et aux sujets-contacts d'un cas d'infection systémique à méningocoques de ces sérogroupes en complément de l'antibioprophylaxie
- Enfants ayant un déficit en fraction terminale du complément en properdine, ou ayant une asplénie

Effets indésirables

- Réaction inflammatoire locale pendant 1 à 2 jours, avec parfois fièvre ≤ 39 °C, frissons, malaise, céphalées
- Des réactions d'hypersensibilité ont été décrites

Remarques

- Le Haut Conseil de Santé Publique recommande de privilégier les vaccins tétravalents conjugués chez les enfants > 24 mois
- La chimioprophylaxie des méningites à méningocoques, *à effectuer chez tous les sujets-contacts*, repose sur l'administration de rifampicine pendant 2 jours (spiramycine pendant 5 jours si contre-indication à la rifampicine)
- Grossesse et allaitement : données insuffisantes, cependant la gravité des infections à méningocoques ne doit pas faire exclure ce vaccin quand le risque d'exposition est clairement défini

Vaccin anticholérique oral (vaccin inactivé)

DUKORAL *Conserver de + 2 °C à + 8 °C* *Liste I-Non remboursé-Coll*	A. et E. ≥ 6 ans : 2 doses *per os* espacées d'au moins 7 jours (mais de moins de 6 semaines) E. de 2 à 6 ans : 3 doses *per os* espacées d'au moins 7 jours (mais de moins de 6 semaines)

Contre-indications

Hypersensibilité aux substances actives ou à l'un des excipients
Transitoires : trouble gastro-intestinal aigu ou maladie fébrile aiguë

Propriétés

- Vaccin oral à base de bactéries tuées, contenant les bactéries *Vibrio cholerae* sérogroupe O1 inactivées par la chaleur et la sous-unité B non toxique de la toxine cholérique recombinante (rCTB), assurant une protection dans plus de 85 % des cas pendant 6 mois et plus de 60 % des cas pendant 2 ans après la primovaccination : la protection apparaît en 10 jours environ, mais décline rapidement après 6 mois chez les enfants en bas âge (un rappel unique pourra être proposé 6 mois après chez l'enfant de 2 à 6 ans ou 2 ans après chez l'enfant plus âgé et l'adulte, pour une protection plus longue)
- Ce vaccin ne protège pas contre *Vibrio cholerae* sérogroupe O139 (autre sérogroupe apparu en Inde et au Bangladesh en 1992, qui a rapidement diffusé en Asie et pourrait atteindre d'autres continents), ni contre les autres espèces de vibrions cholériques
- *Morbidité du choléra* : en 2003, 45 pays ont déclaré à l'OMS plus de 111 000 cas et près de 2 000 décès (chiffres à multiplier par 10 à 20 très vraisemblablement), dont la majorité des cas en Afrique, en Inde et au Bangladesh

Indications

- Immunisation active contre le choléra à *Vibrio cholerae* sérogroupe O1 chez l'adulte et l'enfant de 2 ans et plus se rendant dans des régions où cette maladie est endémo-épidémique (ce vaccin n'est pas recommandé habituellement pour les voyageurs, mais il peut être éventuellement préconisé pour le personnel de santé allant travailler auprès des patients ou dans des camps de réfugiés en période d'épidémie, et dans des situations épidémiques particulières)

Effets indésirables

- Peu fréquents (> 1 ‰ et < 1 %) : diarrhée, douleurs abdominales, crampes abdominales, flatulences, gêne abdominale, céphalées
- Rares (> 0,1 ‰ et < 1 ‰) : fièvre, malaise, nausées, vomissements, anorexie, symptômes pseudo-grippaux, vertiges
- Très rares (< 0,1 ‰) : fatigue, somnolence, dyspepsie, frissons, arthralgies, mal de gorge, dysgueusie, sueurs, insomnie, déshydratation, éruptions cutanées

Précautions d'emploi

- Éviter de manger et de boire ou de prendre tout autre médicament ou vaccin par voie orale 1 heure avant et 1 heure après l'ingestion de ce vaccin (labile en milieu acide)
- Enfant < 2 ans : efficacité protectrice non établie
- Grossesse et allaitement : données expérimentales insuffisantes

Remarque

- Le moyen le plus efficace pour éradiquer le choléra (transmis par voie féco-orale, par l'eau et les aliments contaminés) est d'élever le niveau d'hygiène

Vaccin antirabique (vaccin inactivé)

RABIPUR (= souche Flury LEP) VACCIN RABIQUE PASTEUR (= souche Wistar Rabies) *Conserver de + 2 °C à + 8 °C* *Non remboursé-Coll*	Vaccin préventif : 1 dose **IM** dans le deltoïde à J0, J7, J28 + rappel tous les 2 à 5 ans Vaccin curatif : 1 dose **IM** à J0, J3, J7, J14, J28

Contre-indications

Vaccin curatif : aucune pour le vaccin curatif, même en cas de grossesse
Vaccin préventif : affection fébrile évolutive, grossesse, ATCD d'allergie à ces vaccins

Propriétés (les 2 vaccins ont une efficacité comparable selon l'OMS)

- Vaccins antiviraux inactivés à usage préventif ou curatif après exposition : *un taux d'anticorps ≥ 0,5 UI/ml* (considéré comme protecteur) est obtenu dans 99 à 100 % des cas dans un délai de 28 à 30 jours, l'immunité devant être entretenue par des rappels si le risque d'exposition persiste
- Chez les sujets soumis à une exposition continue, *contrôler le taux d'anticorps tous les 6 mois* pour le personnel des laboratoires manipulant le virus rabique, *ou au moins tous les 2 ans* chez les autres sujets exposés, et *faire un rappel* si leur taux d'anticorps est < 0,5 UI/ml (en règle générale, un rappel est nécessaire tous les 2 à 5 ans)
- *Rage humaine* : dernier cas français en 1924 (mais 20 cas importés depuis 1977), l'OMS estimant le nombre de cas de rage humaine à environ 70 000 chaque année dans le monde, dont la majorité en Inde (dixième rang des maladies infectieuses mortelles)

Indications (le vaccin préventif peut être administré par tout médecin)

- *Vaccin préventif avant exposition* (peut être fait chez l'enfant dès l'âge de la marche) : **recommandé** aux sujets exposés par leur profession (personnel des laboratoires manipulant le virus rabique, vétérinaires et leurs assistants, personnel des abattoirs, taxidermistes) ou exposés en zones d'enzootie (garde-chasses, forestiers agriculteurs, chasseurs) et aux voyageurs séjournant en zones d'enzootie d'Afrique (dont les pays du Maghreb), d'Asie (Inde notamment), d'Amérique du Sud et d'Amérique centrale
- *Vaccin curatif après exposition* avérée ou suspectée (en centre antirabique) : à débuter le plus tôt possible (dès le 1er jour) et *avec des immunoglobulines antirabiques* en cas de risque d'exposition grave, *la rage humaine ne s'étant jamais déclarée chez les sujets ainsi traités*

Effets indésirables (rares)

- Réactions locales bénignes (10-15 %) : douleur, induration, érythème, prurit
- Plus rarement : asthénie transitoire et fièvre modérée cédant en 24 à 48 heures, frissons, malaise, céphalées, vertiges, arthralgies, myalgies, nausées, douleurs abdominales
- Possibilité de réactions anaphylactiques à la streptomycine, à la néomycine, à la polymyxine B, à l'amphotéricine B, à la chlortétracycline (présentes à l'état de traces dans ces vaccins) ou aux protéines de poulet pour Rabipur

Mesures générales à prendre après exposition (en plus du vaccin)

- *Patient* : désinfection de la ou des plaies *sans suture*, prophylaxie antitétanique, antibiothérapie en cas de surinfection, immunoglobulines antirabiques en cas de risque d'exposition grave (morsures graves et/ou multiples, ou morsures à la face, à la tête, au cou ou aux mains, et/ou morsures de jeunes enfants)
- *Animal suspect* : surveillance vétérinaire pendant 15 jours (s'il est mort adresser sa tête à un centre antirabique dans un emballage isotherme avec de la glace)

Vaccin antiencéphalite japonaise (vaccin inactivé)*

JEVAX *Conserver de + 2 °C à + 8 °C* *Sous ATU nominative, réservé aux centres de vaccin antiamaril*	A. et E. > 3 ans : 1 dose de 1 ml **SC** à J0, J7, J28 + rappel après 2 ans chez le sujet exposé E. de 1 an à 3 ans : réduire les doses de moitié (soit 0,5 ml par injection)
IXIARO Sans gélatine, sans formol *Conserver de + 2 °C à + 8 °C* *Non remboursé*	A. 1 dose de 0,5 ml **IM** à J0 et J28

* L'encéphalite japonaise (environ 50 000 cas par an, avec décès dans 25 à 30 % des cas et séquelles neurologiques dans 30 à 50 % des cas) est due à un flavivirus transmis par des moustiques du genre *Culex* (surtout en période de mousson, d'avril à octobre, et près des fermes élevant des porcs).

Contre-indications
Réaction allergique après une injection (type urticaire généralisé ou angiœdème)
Allergie prouvée ou suspectée à des protéines de rongeurs ou d'origine neuronale
Hypersensibilité au merthiolate

Propriétés

– Vaccin antiviral inactivé, préparé à partir de la souche japonaise Biken Nakayama-NIH cultivée sur cerveau de souris, inactivé par le formol et purifié, entraînant une séroconversion avec titres d'anticorps protecteurs dans 99 % des cas apparaissant environ 10 jours après la troisième injection et persistant pendant au moins 2 ans

Indications

– Prévention de l'encéphalite japonaise chez les sujets ≥ 1 an pour Jevax et chez les adultes pour Ixiaro, recommandée par l'OMS pour les séjours de plus de 1 mois en milieu rural et en période de mousson dans les zones d'exposition, ainsi que chez les personnels des laboratoires de recherche

Effets indésirables (plus fréquents lors des premières injections)

– Locaux (3 à 6 %) : douleur locale avec parfois érythème au site d'injection
– Généraux (≤ 5 %) : fièvre modérée, frissons, céphalées, malaise, éruptions cutanées, vertiges, myalgies, nausées, vomissements, douleurs abdominales
– Réactions allergiques sévères (1 %) contre-indiquant la poursuite du vaccin : urticaire généralisé ou angiœdème → antihistaminiques, corticoïdes, voire adrénaline

Remarques

– Risque d'urticaire généralisé ou d'angiœdème dans les 10 jours suivant l'injection → le sujet vacciné doit être prévenu de consulter alors immédiatement un médecin
– La troisième dose doit être injectée **au moins 10 jours avant le début du voyage**
– Exceptionnellement, la primovaccination peut être effectuée avec 2 doses à 1 semaine d'intervalle chez les résidents des pays d'endémie
– Aucune recommandation définitive n'est disponible pour les rappels au-delà de 2 ans
– Enfant < 1 an : absence d'évaluation (repousser la vaccination après 1 an)
– Grossesse et allaitement : absence d'évaluation (mais comme avec tout vaccin inactivé, le risque fœtal semble négligeable)
– Associations vaccinales : non étudiées, mais faire tout autre vaccin à un site différent

Vaccin antiencéphalite à tiques (vaccin inactivé)

TICOVAC ADULTES 0,5 ml TICOVAC ENFANTS 0,25 ml *Conserver de + 2 °C à + 8 °C* *Réservé aux centres de vaccin antiamaril-Coll*	A. 1 dose de 0,5 ml **IM** (dans le deltoïde) à J0, puis à J30, puis 5 à 12 mois après la 2e dose + rappel à 3 ans chez les sujets exposés, puis tous les 5 ans E. de 1 à 15 ans : utiliser le "Ticovac Enfants" à 0,25 ml (minimise les réactions fébriles > 40 °C)
ENCEPUR (souche K23) *Conserver de + 2 °C à + 8 °C* *Non remboursé*	A. et E. > 12 ans : 3 injections à M0, M3 et M12 ou à J0, J7 et J21 si résultat rapide attendu Rappel à 3 ans

Contre-indications

Infections fébriles aiguës

Allergie vraie aux protéines de l'œuf (exceptionnelle)

ou à l'un des composants (traces de gentamicine, néomycine sulfate de protamine)

Propriétés

- Vaccin antiviral inactivé, préparé à partir du virus de la méningo-encéphalite à tiques inactivé par le formaldéhyde, entraînant une séroconversion avec effet protecteur chez 90 % des sujets immunocompétents après 2 injections et 98 % des sujets immunocompétents après 3 injections, l'immunité persistant pendant 3 ans
- L'encéphalite à tiques est due à un flavivirus transmis par les tiques (la période de transmission allant d'avril à octobre, avec des pics en mai et octobre) dans les zones d'endémie (Est de la France, Allemagne, Autriche, Suisse, Europe centrale et de l'Est, Ukraine, Sud de la Scandinavie, Sibérie, Asie), cette maladie étant moins sévère en Europe (mortalité = 1 à 2 % des cas) qu'en Extrême-Orient (mortalité = 20 à 40 % des cas) sans qu'on puisse incriminer le sous-type *Eastern* de ce flavivirus dont il existe 3 sous-types (*Eastern* en Extrême-Orient, *Central Siberian* en Russie et Sibérie, *Western* en Europe de l'Ouest et en Europe Centrale)

Indications

- Prévention de l'encéphalite à tiques chez les sujets adultes et enfants > 12 ans (Encepur) ≥ 1 an (Ticovac) : vaccin indiqué chez les résidents ou voyageurs devant séjourner en plein air en zones d'endémie (campeurs, randonneurs...) et chez les professionnels des zones rurales de ces régions (garde-chasses, bûcherons, forestiers, agriculteurs...)

Effets indésirables

- Douleur locale (25 % des cas) avec parfois érythème au site d'injection
- Fièvre dans 10 à 20 % des cas (parfois > 40 °C) avec ou sans symptômes pseudo-grippaux et/ou convulsions, céphalées et/ou cervicalgies, paresthésies, étourdissements et démarche chancelante, disparaissant généralement sans séquelles
- Réactions allergiques (érythème avec ou sans prurit), nausées, vomissements, myalgies, arthralgies, obnubilation, troubles visuels (vision trouble, photophobie, douleur oculaire), plus rarement névrites, encéphalites

Remarques

- Les 2 premières injections doivent être effectuées **pendant la saison froide** pour assurer une protection dès le printemps (période de transmission = avril à octobre)
- Vaccin non recommandé d'une manière générale en cas d'antécédents personnels ou familiaux de sclérose en plaques ou d'autres maladies auto-immunes
- Enfant < 1 an : absence d'évaluation (repousser la vaccination après 1 an)
- Grossesse et allaitement : absence d'évaluation (mais comme avec tout vaccin inactivé, le risque fœtal semble négligeable)
- Vaccin compatible avec les autres vaccins (mais effectués à un site différent)

Immunoglobulines polyvalentes humaines (I)

Préparations pour perfusion IV *Liste I-100 %-Coll-Prescription hospitalière*

TÉGÉLINE (1) (contient du saccharose) *Conserver à moins de + 25 °C et à l'abri de la lumière*	Fl. 0,5 g/10 ml Fl. 2,5 g/50 ml Fl. 5 g/100 ml Fl. 10 g/200 ml	Perfusion IV à l'aide d'une tubulure munie d'un filtre, *sans dépasser un débit de* 1 ml/kg/h pendant les 30 premières minutes puis de 4 ml/kg/h ensuite : *cf.* posologie ci-contre
GAMMAGARD (2) *Conserver à moins de + 25 °C et à l'abri de la lumière*	Fl. 0,5 g/10 ml Fl. 2,5 g/50 ml Fl. 5 g/100 ml Fl. 10 g/200 ml	*Idem*
KIOVIG *Conserver à moins de + 25 °C et à l'abri de la lumière*	Fl. 25 ml, 50 ml, 100 ml ou 200 ml	*Idem*
PRIVIGEN *Conserver à moins de + 25 °C et à l'abri de la lumière*	Fl. 25 ml, 50 ml, 100 ml, 200 ml ou 400 ml à 100 mg/ml	*Idem*
CLAIRYG *Conserver à moins de + 25 °C et à l'abri de la lumière*	Fl. 20 ml, 50 ml, 100 ml, 200 ml ou 400 ml à 50 mg/ml	*Idem*
OCTAGAM *Conserver à moins de + 25 °C et à l'abri de la lumière*	Fl. 20 ml, 50 ml, 100 ml ou 200 ml à 100 mg/ml	*Idem* IgA max. : 0,4 mg/ml

1. Administration possible à domicile chez les patients ayant un déficit immunitaire primitif ou secondaire préalablement traités pendant au moins 6 mois à l'hôpital sans effet indésirable.
2. Préparation à teneur réduite en IgA (< 0,06 mg/g au lieu de 1 à 17 mg/g dans les autres) réservée aux rares patients ayant un déficit en IgA.

Contre-indications
Intolérance aux immunoglobulines humaines, spécialement lors des rares cas de déficit complet en Ig A et quand le patient présente des anticorps anti-Ig A (*cf.* notes 1 et 2 ci-contre)

Propriétés

- Immunoglobulines humaines polyvalentes constituées essentiellement d'IgG (demi-vie de 21 jours), obtenues à partir de plasmas de milliers de donneurs et comportant donc un large spectre d'anticorps contre divers agents infectieux : leur mode de préparation permet d'inactiver les virus enveloppés (VIH, VHC, VHB), mais l'efficacité des procédés utilisés reste plus limitée sur certains virus non enveloppés

Indications et posologie

- Traitement substitutif des déficits immunitaires primitifs avec hypogammaglobulinémie ou atteinte fonctionnelle de l'immunité humorale : 200 à 800 mg/kg en moyenne toutes les 2 à 4 semaines (maintenir un taux résiduel d'IgG de 4 à 6 g/l)
- Infections bactériennes récidivantes chez l'enfant infecté par le VIH : 200 à 400 mg/kg en moyenne toutes les 3 à 4 semaines (maintenir un taux résiduel d'IgG de 4 à 6 g/l)
- Certains déficits immunitaires secondaires, notamment leucémie lymphoïde chronique ou myélome avec hypogammaglobulinémie associée à des infections à répétition : 200 à 400 mg/kg toutes les 3 à 4 semaines (maintenir un taux résiduel d'IgG de 4 à 6 g/l)
- Maladie de Kawasaki : 400 mg/kg/jour x 5 jours *en association à l'aspirine* (traitement qui préviendrait la formation d'anévrysmes au niveau des coronaires)
- Purpura thrombopénique idiopathique (remontée des plaquettes en 2 à 3 jours dans 70 % des cas, mais rechute possible) : 400 mg/kg/jour x 2 à 5 jours (à répéter si réapparition de thrombopénie sévère, sans dépasser 500 mg/kg/mois en traitement d'entretien)
- Allogreffe de cellules souches hématopoïétiques (en prévention des infections et de la maladie du greffon contre l'hôte) : 500 mg/kg 1 semaine avant, puis le jour de la greffe, puis tous les 15 jours pendant 3 mois, puis tous les mois pendant 9 mois
- Rétinochoroïdite en birdshot : 1,6 g/kg sur 2 à 4 jours tous les mois pendant 6 mois, puis 1,2 g/kg sur 2 à 4 jours toutes les 4 à 10 semaines en traitement d'entretien
- Neuropathie motrice multifocale : 2 g/kg sur 2 à 5 jours tous les mois pendant 6 mois, puis en traitement d'entretien selon la période de réapparition des symptômes
- Syndrome de Guillain-Barré : 400 mg/kg/jour pendant 5 jours (efficacité équivalente à celle des échanges plasmatiques, que les immunoglobulines tendent à supplanter)

Effets indésirables, précautions d'emploi et interactions médicamenteuses

- Rares : réactions de type frissons et hyperthermie, avec parfois nausées, céphalées isolées cédant aux antalgiques, vomissements, arthralgies, lombalgies modérées, thromboses artérielles (cérébrales, myocardiques ou périphériques) ou veineuses, réactions allergiques et hypotension, voire choc anaphylactique, méningite aseptique survenant dans les 7 jours après le début et réversible en quelques jours (notamment chez les patients ayant une thrombopénie idiopathique), insuffisance rénale aiguë réversible en 10 à 60 jours (favorisée par altération préalable de la fonction rénale, débit trop rapide, surdosage, présence de saccharose), chute de cheveux
- Ne pas mélanger avec d'autres solutions ou médicaments et injecter dès reconstitution
- Surveillance médicale continue durant l'injection et au moins les 20 minutes suivantes (notamment pour traiter des réactions anaphylactiques ou un état de choc éventuels)
- Surveillance de la fonction rénale au cours et au décours du traitement
- Risque d'inefficacité des vaccins à virus vivants (rougeole, rubéole, oreillons, peut-être pas avec les vaccins antipolio buvable et antiamaril) si l'injection d'immunoglobulines est effectuée dans les 15 jours suivant ces vaccins ou si ces vaccins sont effectués dans les 6 semaines (voire 3 mois) après les immunoglobulines

Immunoglobulines polyvalentes humaines (II)

Préparations pour pompe SC (1) *Liste I-100 %-Coll-Prescription hospitalière*

GAMMANORM (2) *Conserver de + 2 °C à + 8 °C*	Fl. 10 ml ou 20 ml à 165 mg/ml	0,6 ml/kg/semaine 10 ml/h/pompe, puis 14 ml/h/pompe sans dépasser 40 ml/h/2 pompes
HIZENTRA (3)	Fl. 5 ml = 1 g Fl. 10 ml = 2 g Fl. 20 ml = 4 g	Débit initial : 15 ml/h, puis 25 ml/h/site sans dépasser 50 ml/h pour tous les sites

1. Administration SC par pousse-seringue à un débit initial de 10 ml/h/pompe, ce débit pouvant être augmenté de 1 ml/h/pompe à chaque administration consécutive, sans dépasser un débit maximal de 20 ml/h/pompe (le site d'injection devant être changé tous les 5 à 15 ml). *Si la voie SC est contre-indiquée*, ce produit peut exceptionnellement être injecté par voie IM mais la voie IV est formellement contre-indiquée (risque de choc).
2. IgG > 95 % et IgA ≤ 5 %.
3. IgG à 98 % et IgA < 0,050 mg/ml.

Contre-indications

Intolérance aux immunoglobulines humaines, spécialement lors des rares cas de déficit complet en Ig A et quand le patient présente des anticorps anti-Ig A (*cf.* notes 1 et 2 ci-contre)

Propriétés

- Immunoglobulines humaines polyvalentes constituées essentiellement d'IgG (demi-vie de 21 jours), obtenues à partir de plasmas de milliers de donneurs et comportant donc un large spectre d'anticorps contre divers agents infectieux : leur mode de préparation permet d'inactiver les virus enveloppés (VIH, VHC, VHB), mais l'efficacité des procédés utilisés reste plus limitée sur certains virus non enveloppés

Indications et posologie

- Traitement substitutif des déficits immunitaires primitifs avec hypogammaglobulinémie ou atteinte fonctionnelle de l'immunité humorale : 200 à 800 mg/kg en moyenne toutes les 2 à 4 semaines (maintenir un taux résiduel d'IgG de 4 à 6 g/l)
- Infections bactériennes récidivantes chez l'enfant infecté par le VIH : 200 à 400 mg/kg en moyenne toutes les 3 à 4 semaines (maintenir un taux résiduel d'IgG de 4 à 6 g/l)
- Certains déficits immunitaires secondaires, notamment leucémie lymphoïde chronique ou myélome avec hypogammaglobulinémie associée à des infections à répétition : 200 à 400 mg/kg toutes les 3 à 4 semaines (maintenir un taux résiduel d'IgG de 4 à 6 g/l)
- Maladie de Kawasaki : 400 mg/kg/jour x 5 jours *en association à l'aspirine* (traitement qui préviendrait la formation d'anévrysmes au niveau des coronaires)
- Purpura thrombopénique idiopathique (remontée des plaquettes en 2 à 3 jours dans 70 % des cas, mais rechute possible) : 400 mg/kg/jour x 2 à 5 jours (à répéter si réapparition de thrombopénie sévère, sans dépasser 500 mg/kg/mois en traitement d'entretien)
- Allogreffe de cellules souches hématopoïétiques (en prévention des infections et de la maladie du greffon contre l'hôte) : 500 mg/kg 1 semaine avant, puis le jour de la greffe, puis tous les 15 jours pendant 3 mois, puis tous les mois pendant 9 mois
- Rétinochoroïdite en birdshot : 1,6 g/kg sur 2 à 4 jours tous les mois pendant 6 mois, puis 1,2 g/kg sur 2 à 4 jours toutes les 4 à 10 semaines en traitement d'entretien
- Neuropathie motrice multifocale : 2 g/kg sur 2 à 5 jours tous les mois pendant 6 mois, puis en traitement d'entretien selon la période de réapparition des symptômes
- Syndrome de Guillain-Barré : 400 mg/kg/jour pendant 5 jours (efficacité équivalente à celle des échanges plasmatiques, que les immunoglobulines tendent à supplanter)

Effets indésirables, précautions d'emploi et interactions médicamenteuses

- Rares : réactions de type frissons et hyperthermie, avec parfois nausées, céphalées isolées cédant aux antalgiques, vomissements, arthralgies, lombalgies modérées, thromboses artérielles (cérébrales, myocardiques ou périphériques) ou veineuses, réactions allergiques et hypotension, voire choc anaphylactique, méningite aseptique survenant dans les 7 jours après le début et réversible en quelques jours (notamment chez les patients ayant une thrombopénie idiopathique), insuffisance rénale aiguë réversible en 10 à 60 jours (favorisée par altération préalable de la fonction rénale, débit trop rapide, surdosage, présence de saccharose), chute de cheveux
- Ne pas mélanger avec d'autres solutions ou médicaments et injecter dès reconstitution
- Surveillance médicale continue durant l'injection et au moins les 20 minutes suivantes (notamment pour traiter des réactions anaphylactiques ou un état de choc éventuels)
- Surveillance de la fonction rénale au cours et au décours du traitement
- Risque d'inefficacité des vaccins à virus vivants (rougeole, rubéole, oreillons, peut-être pas avec les vaccins antipolio buvable et antiamaril) si l'injection d'immunoglobulines est effectuée dans les 15 jours suivant ces vaccins ou si ces vaccins sont effectués dans les 6 semaines (voire 3 mois) après les immunoglobulines

Immunoglobulines spécifiques humaines (I)

Immunoglobulines antitétaniques *Liste I-100 %-Coll*

GAMMATÉTANOS *Conserver de + 2 °C à + 8 °C*	Seringue de 250 UI/2 ml	Injection strictement **IM** (fesse ou deltoïde)

Contre-indications
Le risque mortel lié au tétanos lève toute contre-indication éventuelle

Propriétés

– Immunoglobulines **humaines** d'origine plasmatique (IgG antitétaniques neutralisant la toxine tétanique, ayant une demi-vie de 21 jours), dont le mode de préparation permet d'inactiver les virus enveloppés (VIH, VHC, VHB), mais l'efficacité des procédés utilisés reste plus limitée sur certains virus non enveloppés

Indications et posologie

– Séroprévention du tétanos en cas de plaie souillée chez les sujets dont la vaccination est incomplète, trop ancienne ou inconnue : 250 UI chez l'enfant et l'adulte < 80 kg, mais 500 UI en cas de poids > 80 kg ou de traitement tardif (> 24 heures après la blessure) ou si la plaie est très souillée ou déjà infectée
– Traitement curatif du tétanos en service de réanimation : 3 000 à 6 000 UI

Effets indésirables, précautions d'emploi, interactions médicamenteuses

– Douleurs au point d'injection (injecter en plusieurs sites si dose > 4 ml)
– Exceptionnellement : frissons, hyperthermie, érythème au point d'injection
– Injection IM stricte (mais injection SC possible avec compression manuelle prolongée au point d'injection en cas de traitement anticoagulant ou troubles de la coagulation)
– Vérifier toujours et mettre à jour ou réaliser le vaccin antitétanique simultanément (mais en l'injectant à un site différent de celui des immunoglobulines)
– Risque d'inefficacité des vaccins à virus vivants (rougeole, rubéole, oreillons, peut-être pas avec les vaccins antipolio buvable et antiamaril) si l'injection d'immunoglobulines est effectuée dans les 15 jours suivant ces vaccins ou si ces vaccins sont effectués dans les 6 semaines (voire 3 mois) après les immunoglobulines

Plaies (traitement antitétanique)			
Type de blessure	Sujet ayant un rappel < 10 ans	Sujet ayant un rappel ≥ 10 ans	Sujet non vacciné ou vaccin en cours
Blessure propre superficielle	Aucun traitement antitétanique	Rappel vaccinal simple	Vaccin antitétanique complet
Blessure propre mais profonde ou avec risque de tétanos	Rappel vaccinal simple antitétaniques	Rappel vaccinal + 250 UI d'IgG antitétaniques	Vaccin antitétanique complet + 250 UI d'IgG
Débridement tardif ou incomplet avec risque de tétanos	Rappel vaccinal simple antitétaniques	Rappel vaccinal + 500 UI d'IgG antitétaniques	Vaccin antitétanique complet + 500 UI d'IgG

Immunoglobulines spécifiques humaines (II)

Immunoglobulines antirhésus *Liste I-100 %-Coll*

RHOPHYLAC *Conserver de + 2 °C à + 8 °C*	Seringue préremplie : – à 200 µg/2 ml (1 000 UI) – à 300 µg/2 ml (1 500 UI)	Injection **IM** (ou **IV** *sans dépasser 4 ml/min*) : posologie ci-dessous

Contre-indications

Sujets Rh(D)-positifs, hypersensibilité à l'un des composants
Thrombopénie sévère ou troubles de l'hémostase (pour la voie IM)

Propriétés

- Immunoglobulines humaines d'origine plasmatique (IgG spécifiques dirigés contre l'antigène D des hématies humaines, ayant une demi-vie de 21 jours), dont le mode de préparation permet d'inactiver les virus enveloppés (VIH, VHC, VHB), mais l'efficacité des procédés utilisés reste plus limitée sur certains virus non enveloppés

Indications

- Prévention de l'allo-immunisation fœto-maternelle Rh(D) chez la femme Rh(D)-négatif :
  - Grossesse, accouchement d'un enfant Rh(D)-positif
  - IVG ou fausse couche, menace de fausse couche, GEU ou môle hydatiforme
  - Circonstances et manœuvres traumatiques anté-natales (amniocentèse, ponction de sang fœtal, biopsie de villosité choriale, cerclage du col utérin, version céphalique externe), traumatisme abdominal, hémorragie transplacentaire secondaire à une hémorragie pré-partum
- Traitement des sujets Rh(D)-négatifs après transfusion incompatible de sang Rh(D)-positif ou d'autres produits sanguins contenant des hématies Rh(D)-positif

Posologie

- Prophylaxie avant l'accouchement : 300 µg en IM ou IV à 28-30 semaines de grossesse
- Prophylaxie après l'accouchement : 300 µg en IM ou 200 µg en IV dans les 72 heures suivant l'accouchement
- Incidents, circonstances et manœuvres traumatiques anté-natales : 200 µg en IM ou IV dans les 72 heures suivant l'évènement à risque
- Transfusion incompatible : 20 µg pour 2 ml de sang ou 1 ml de concentré érythrocytaire

Effets indésirables

- Douleur au point d'injection IM (fractionner la dose en des sites d'injection différents si la dose requise dépasse 5 ml), malaise, céphalées
- Rares : nausées, vomissements, hypotension, réactions allergiques imposant l'arrêt

Précautions d'emploi et interactions médicamenteuses

- Rechercher la présence d'anticorps anti-D avant chaque injection, puis après 6 mois (pour vérifier l'efficacité de la prévention) et à chaque grossesse ultérieure
- Surveillance médicale pendant au moins 20 minutes après l'administration
- Risque d'inefficacité des vaccins à virus vivants (rougeole, rubéole, oreillons, peut-être pas avec les vaccins antipolio buvable et antiamaril) si l'injection d'immunoglobulines est effectuée dans les 15 jours suivant ces vaccins ou si ces vaccins sont effectués dans les 6 semaines (voire 3 mois) après les immunoglobulines

Immunoglobulines spécifiques humaines (III)

Immunoglobulines antihépatite B *Liste I-100 %-Coll-Rétrocédable*

IVHEBEX *Conserver au réfrigérateur*	Fl. 5 000 UI + 100 ml d'eau ppi	Perfusion IV à l'aide d'une tubulure munie d'un filtre de 15 µm, *sans dépasser un débit de* 1 ml/kg/h pendant les 30 premières minutes et 4 ml/kg/h ensuite

Contre-indications

Déficit complet en IgA lorsque le patient présente des anticorps anti-IgA (rares)
Hypersensibilité à l'un des constituants (traces de pepsine d'origine porcine)

Propriétés

– Immunoglobulines humaines d'origine plasmatique, assurant une immunoprotection spécifique contre l'hépatite B (IgG ayant une demi-vie de 21 jours), dont le mode de préparation permet d'inactiver les virus enveloppés (VIH, VHC, VHB) mais l'efficacité des procédés utilisés reste plus limitée sur certains virus non enveloppés

Indications et posologie

– Prévention de la réinfection du greffon lors des greffes hépatiques chez les sujets porteurs du VHB : 10 000 UI/jour en peropératoire et pendant les 7 jours suivant la greffe, puis 10 000 UI à renouveler autant que nécessaire pour éviter un taux sérique d'anticorps anti-HBs < 100 UI/l chez les patients négatifs par l'ADN/HBV et < 500 UI/l chez les patients positifs (chez l'enfant : 10 000 UI/l/1,73 m^2)

Effets indésirables

– Très rares : réactions de type frissons et hyperthermie, avec parfois nausées, céphalées, vomissements, arthralgies et lombalgies modérées, réactions allergiques, hypotension, voire choc anaphylactique

Interactions médicamenteuses

– Risque d'inefficacité des vaccins à virus vivants (rougeole, rubéole, oreillons, peut-être pas avec les vaccins antipolio buvable et antiamaril) si l'injection d'immunoglobulines est effectuée dans les 15 jours suivant ces vaccins ou si ces vaccins sont effectués dans les 6 semaines (voire 3 mois) après les immunoglobulines

Immunoglobulines spécifiques humaines (IV)

Immunoglobulines antihépatite B

Ig-humaine spécifique	100 UI (2 mg) Seringue préremplie	8 UI/kg en **IM** (D. max. : 500 UI) Nouveau-nés : 30 UI/kg en **IM** dès la naissance

Propriétés

- Immunoglobulines humaines d'origine plasmatique, assurant une immunoprotection spécifique contre l'hépatite B (IgG ayant une demi-vie de 21 jours), dont le mode de préparation permet d'inactiver les virus enveloppés (VIH, VHC, VHB) mais l'efficacité des procédés utilisés reste plus limitée sur certains virus non enveloppés

Indications

- Immunoprophylaxie VHB hémodialysé
- Prévention en cas de contamination accidentelle
- Prévention VHB du nouveau-né de mère porteuse du virus VHB
- Séro-vaccination systématique des nouveau-nés de mère porteuse de l'antigène HBs : 30 UI/kg à la naissance, répétés jusqu'à obtention d'une immunoprotection vaccinale
- Séroprotection systématique des sujets à risque non vaccinés, en cours de vaccination ou non répondeurs au vaccin : 8 UI/kg (maximum 500 UI)
- Séroprévention de l'hépatite B chez un sujet HBs négatif en cas de contact sexuel avec un sujet porteur ou en cas de contamination accidentelle par un produit Ag HBs positif (5 000 UI dans les 24 heures, dose doublée après ce délai)

Immunoglobulines spécifiques humaines (V)

Immunoglobulines antirabiques *Liste I-Réservé aux centres antirabiques*

IMOGAM RAGE *Conserver de + 2 °C à + 8 °C*	Fl. 1 500 UI + 10 ml d'eau ppi	Injection strictement **IM** : posologie ci-dessous

Contre-indications

Le risque mortel lié à la rage lève toute contre-indication éventuelle

Propriétés

– Immunoglobulines humaines d'origine plasmatique, assurant une immunoprotection spécifique contre la rage (IgG ayant une demi-vie de 21 jours), dont le mode de préparation permet d'inactiver les virus enveloppés (VIH, VHC, VHB) mais l'efficacité des procédés utilisés reste plus limitée sur certains virus non enveloppés

Indications

– Suspicion d'exposition au virus de la rage, en particulier en cas d'exposition grave : morsures graves et/ou multiples, morsures à la face, à la tête, au cou ou aux mains, morsures chez des jeunes enfants

Posologie

– Administration IM unique de 20 UI/kg chez l'adulte et l'enfant : injecter de préférence dans la zone mordue, la moitié de la dose autour de la plaie et l'autre moitié dans les muscles abdominaux ou fessiers (injection effectuée au moment de la première dose de vaccin antirabique, lequel sera injecté à un site différent)

Effets indésirables

– Rares : frissons, hyperthermie, rashs cutanés, nausées, vomissements, hypotension, tachycardie, exceptionnellement réactions d'intolérance en cas de déficit en IgA avec anticorps anti-IgA

Précautions d'emploi

– Ne pas injecter par voie veineuse (injection IM stricte) et administrer exclusivement en association avec le vaccin antirabique (effectué à un site différent) dans un centre antirabique sous surveillance médicale
– Faire une désinfection de la ou des plaies *sans suture*, une prophylaxie antitétanique et une antibiothérapie en cas de surinfection

Interactions médicamenteuses

– Risque d'inefficacité des vaccins à virus vivants (rougeole, rubéole, oreillons, peut-être pas avec les vaccins antipolio buvable et antiamaril) si l'injection d'immunoglobulines est effectuée dans les 15 jours suivant ces vaccins ou si ces vaccins sont effectués dans les 6 semaines (voire 3 mois) après les immunoglobulines

Sérum antidiphtérique d'origine équine

Antitoxine antidiphtérique *Remboursement 65 %-Coll*

SÉRUM ANTIDIPHTÉRIQUE PASTEUR *Conserver de + 2 °C à + 8 °C*	Amp. 10 ml = 10 000 UI	Posologie ci-dessous

Contre-indications

Hypersensibilité connue ou probable aux sérums hétérologues d'origine équine notamment chez les sujets ayant déjà reçu antérieurement un tel sérum

Propriétés et indications

- Antitoxine diphtérique d'origine équine (obtenue à partir de sérums de chevaux hyper-immunisés), assurant une immunisation passive immédiate et pendant 15 à 21 jours, indiquée le plus précocément possible dans le traitement de la diphtérie déclarée, en association à la réanimation respiratoire, à un antibiotique (macrolide ou pénicilline G pendant 14 jours, qui ne modifie pas l'évolution mais réduit le risque de contagion) et au vaccin ultérieur du patient **car la diphtérie ne confère pas d'immunité**
- Les sujets-contacts bénéficieront, quant à eux, d'une antibioprophylaxie par macrolide après prélèvement de gorge et d'une mise à jour de leur vaccin antidiphtérique

Posologie

- Méthode de Besredka = injections par voie SC à intervalles de 15 minutes à doses très progressives (0,1 ml, puis 0,25 ml) avant d'injecter le reste de la dose utile par voie IM
- **La dose utile dépend de l'atteinte clinique et non de l'âge** = de 10 000 UI en cas de simple atteinte nasale à 100 000 UI en cas de diphtérie sévère → arrêter les injections à la moindre manifestation anaphylactique et instituer alors le traitement adéquat (adrénaline injectable, etc.)

Effets indésirables

- Réactions anaphylactiques immédiates de tous les types pouvant aller jusqu'au choc anaphylactique (fréquent dans les 10 minutes après l'injection, à traiter par adrénaline injectable, remplissage vasculaire et corticoïdes injectables en traitement d'appoint)
- Maladie sérique retardée (8e jour au 12e jour) : fièvre, arthralgies fugaces, érythèmes, urticaires, œdème de Quincke, polyadénopathies, plus rarement glomérulonéphrite aiguë ou polynévrites (troubles évoluant en règle générale vers la guérison spontanée sans séquelles en quelques jours)

Précautions d'emploi

- Éviter (sauf risque vital) l'utilisation de sérums hétérologues chez le sujet ayant déjà reçu auparavant un tel sérum (risque de sensibilisation et de choc anaphylactique)
- *Utiliser en milieu hospitalier* après prélèvements biologiques et mise du patient sous *surveillance médicale intensive* (voie d'abord veineuse, monitoring cardiaque, mesure de la TA, SaO_2, disponibilité immédiate d'adrénaline injectable, soluté de remplissage vasculaire, corticoïde IV, oxygène et ventilation assistée)
- Injecter auparavant 4 mg/kg d'hydrocortisone en IV en cas d'antécédents ou suspicion d'allergie

Notes

Chapitre 27

Prescriptions chez des patients à risque
Iatrogénie
Informations réglementaires

Nous remercions le Pr Pierre Cochat
pour la rédaction des conseils de prescription chez l'enfant.

Patients à risque (I) : Prescription chez l'enfant (I)

Principes généraux

La pédiatrie s'étend de la naissance, parfois prématurée, à l'âge de 18 ans. C'est une période où de nombreux changements physiologiques se déroulent : croissance staturale et pondérale, maturation des différents systèmes, modification des compartiments de l'organisme, évolution psychomotrice et cognitive.

Principaux paramètres de croissance et maturation susceptibles d'influencer la pharmacocinétique et la pharmacodynamique chez l'enfant

Paramètre	Prématuré	Nouveau-né à terme (0-28 jours)	Nourrisson (1-23 mois)	Enfant (2-12 ans)	Adolescent (12-18 ans)
Surface corporelle (m^2)	0,10	0,20	0,45	0,85	1,50
Volume sanguin (ml)	120	150	320	1 200	3 750
Compartiment hydrique (% poids corporel)	80	75	70	60	60
Compartiment adipeux (% poids corporel)	1	15	25	12	18
Activités enzymatiques (% par rapport à l'adulte)	20	70	100	100	100
Filtration glomérulaire (ml/min pour 1,73 m^2)	10	20	100	120	120

L'évaluation spécifique des médicaments en pédiatrie reste encore limitée et la pharmacopée n'est pas aussi étendue que chez l'adulte. En outre, la galénique et la sapidité des médicaments ne sont pas toujours adaptées à l'âge.

Toutefois, depuis juin 2006, le Parlement européen a donné son accord sur un règlement concernant les médicaments pédiatriques. Ce règlement principalement destiné aux industriels, assortit des incitations financières à une obligation nouvelle, de manière à tenter de mieux couvrir les besoins thérapeutiques en pédiatrie avec, en outre, un dispositif de pharmacovigilance.

Cette démarche impose la réalisation d'essais cliniques, spécifiques sur de nombreux plans, pharmacologique, physiologique, légal et éthique.

Voies d'administration

Les formes buvables des médicaments sont trop peu nombreuses, et l'utilisation des gélules et comprimés n'est théoriquement pas possible avant l'âge de 6 ans, en raison du risque de fausse route. Cela oblige souvent à des reconditionnements à partir de présentations pour adultes, avec un risque d'erreur non négligeable. Les présentations pour administration intraveineuse ne doivent pas être utilisées par voie orale, sauf évaluation spécifique de leur biodisponibilité. Le développement de formes galéniques adaptées à l'enfant (suspensions, sirops, comprimés orodispersibles) est conditionné par le marché potentiel qu'elles représentent, sans tenir compte des indications rares (exemple : le paracétamol existe sous de nombreuses formes pédiatriques, alors qu'il n'en existe aucune pour les antivitamines K). L'utilisation de formes orales à libération prolongée n'est pas possible si un déconditionnement est nécessaire, sauf s'il s'agit de microgranules. Il en est de même pour les conditionnements gastroprotégés.

La voie sublinguale est limitée à quelques produits et ne peut être utilisée chez les enfants trop jeunes pour des raisons de compréhension.

Les thérapeutiques inhalées sont largement développées chez l'enfant avec du matériel bien adapté et bien accepté, notamment pour les traitements bronchodilatateurs et corticoïdes.

La voie rectale est très utilisée en France, contrairement à beaucoup d'autres pays mais, si elle trouve son intérêt en situation d'urgence, de somnolence, de nausées et vomissements, il faut en connaître les limites : absorption irrégulière, risque d'expulsion du produit, mauvaise perception physique et psychologique de la voie d'administration par l'enfant.

La voie nasale est souvent employée et doit être réservée aux produits de tolérance parfaite, comme le sérum physiologique. En effet, l'absorption muqueuse est d'autant plus importante que l'enfant est jeune, et expose donc au risque de surdosage et d'effets indésirables.

La voie percutanée est rarement utilisée, notamment chez les jeunes enfants en raison des variations d'absorption en fonction de l'âge (3 fois plus importante chez le nouveau-né que chez l'adulte). C'est ainsi que l'on a pu rapporter des intoxications à l'iode ou à l'alcool chez des nouveau-nés et des nourrissons.

La voie intramusculaire doit être évitée chez les jeunes enfants en raison de la douteur qu'elle entraîne. Lorsqu'elle est incontournable, elle doit être réalisée à la face antérieure de la cuisse afin de ne pas léser le nerf sciatique au niveau de la fesse.

La voie sous-cutanée doit aussi tenir compte de la douleur, qui peut être réduite par une crème anesthésiante (Emla). Les zones utilisables augmentent avec l'âge et sont réduites chez le nouveau-né.

La voie veineuse peut poser des problèmes techniques, notamment chez les jeunes enfants, mais elle est finalement peu douloureuse, sûre et donc volontiers recommandée. Elle peut être ponctuelle ou peut utiliser un microcathéter, voire un cathéter profond ou une chambre implantable.

Patients à risque (I) : Prescription chez l'enfant (I)

Pharmacocinétique et pharmacodynamique

Pharmacocinétique et pharmacodynamique varient énormément de la naissance à l'âge adulte et, pour des raisons techniques et éthiques, il est fastidieux d'envisager des études spécifiques pour toutes les tranches d'âge. Il en résulte souvent une méconnaissance de ces paramètres chez l'enfant, notamment chez le nouveau-né. Il est ainsi courant d'extrapoler à l'enfant les données validées chez l'adulte, ce qui expose à de grandes imprécisions et à des risques de sur- ou sous- dosage. Les méthodes d'étude de pharmacocinétique de population peuvent avoir ici un intérêt majeur.

Pharmacocinétique

Du fait de l'immaturité gastro-intestinale physiologique, l'absorption digestive est souvent diminuée chez le nouveau-né et le nourrisson.

La distribution dépend essentiellement de la liaison des médicaments aux protéines, habituellement moindre chez le nouveau-né ; il s'ensuit une augmentation du volume de distribution de la forme libre. En outre, l'accès à certains compartiments dépend de l'âge et de l'état des tissus concernés (exemple : passage méningé des antibiotiques, accru en période néonatale d'autant plus qu'il existe une méningite).

Les réactions de biotransformation hépatique (oxydation, réduction et hydrolyse sous la dépendance majoritaire du cypochrome P450 ; conjugaison) subissent de nombreuses étapes de maturation, notamment durant les premiers mois de vie.

L'élimination des médicaments ainsi rendus hydrophiles se fait surtout par filtration glomérulaire mais aussi par sécrétion tubulaire. La filtration glomérulaire est de l'ordre de 20 ml/min pour 1,73 m^2 à la naissance et double en 2 semaines, pour n'atteindre les valeurs adultes que vers l'âge d'un an.

Globalement, la demi-vie des médicaments est d'autant plus allongée que l'enfant est jeune (exemple de l'indométacine : 14 à 20 heures chez le nouveau-né, 2 à 11 heures chez l'adulte).

À ces variations physiologiques liées à l'âge, s'ajoutent des variations individuelles génétiques, avec notamment des métaboliseurs lents et des métaboliseurs rapides.

Règles de prescription chez l'enfant

– Prescrire un médicament utile
– Choisir un médicament ayant une AMM
– Utiliser une forme galénique adaptée
– Prescrire la posologie adaptée à l'âge de l'enfant, basée sur son poids ou sa surface corporelle
– Respecter les modalités d'administration
– Éviter les polythérapies, qui augmentent le risque d'effets indésirables
– Rédiger parfaitement l'ordonnance (prénom, nom, âge, poids)
– Expliquer l'ordonnance aux parents et la durée du traitement

Posologie

La posologie des médicaments doit être adaptée à l'âge. Pour cela, l'ajustement est fait par rapport au poids ou, de préférence, par rapport à la surface corporelle.

Sur cette base, plusieurs produits à large diffusion pédiatrique sous forme buvable disposent d'un système d'administration par kg de poids (mais pipettes ou cuillères ne sont pas interchangeables d'un produit à l'autre). À l'inverse, la meilleure formule d'adaptation d'une posologie adulte à un enfant lorsqu'elle n'est pas connue consiste à l'ajuster sur la surface corporelle : posologie enfant = posologie adulte x surface corporelle de l'enfant/1,73 m^2.

Pharmacopée

Le plus souvent, pour une famille médicamenteuse donnée, seul un petit nombre de produits est disponible pour l'enfant, car son efficacité et ses effets secondaires sont connus (exemple : énalapril parmi les inhibiteurs de l'enzyme de conversion).

Dans ce contexte, le prescripteur est contraint d'utiliser des molécules efficaces mais qui n'ont pas eu et n'auront probablement jamais d'évaluation pédiatrique spécifique. De ce fait, et compte tenu du besoin incontournable de certains médicaments d'utilisation rare ou exceptionnelle en pédiatrie, la prescription doit être guidée par des recommandations établies par des équipes qui en ont l'expérience.

Pharmacovigilance

Du fait des insuffisances d'adaptation à l'enfant, l'utilisation hors AMM des médicaments est importante : 94 % en soins intensifs, 67 % à l'hôpital et 30 % en pratique de ville. Il en résulte une incidence élevée d'effets indésirables : 35 pour 1 000 avant 1 an, 26 pour 1 000 entre 1 et 4 ans, 14 pour 1 000 entre 4 et 7 ans, et 7 pour 1 000 entre 7 et 14 ans. Les trois quarts des effets indésirables graves impliquent des médicaments ne possédant pas l'AMM pour l'âge.

Observance

La pharmacologie pédiatrique ne peut être dissociée de l'observance. Celle-ci se fait par procuration via les parents chez les plus jeunes enfants, mais devient caduque à l'adolescence lorsque le patient croit savoir gérer son traitement ou le rejette. Certains indicateurs peuvent être utilisés (concentration du médicament, dosages biologiques, réapprovisionnements en pharmacie, boîtiers électroniques), mais rien ne remplace l'éducation thérapeutique et les entretiens singuliers.

Patients à risque (I) : Prescription chez l'enfant (II)

Traitement de la douleur

Traitement curatif

- *Antalgiques de palier I pour les douleurs de faible intensité*
  - Paracétamol : 15 mg/kg toutes les 6 heures PO ou IV (maximum : 60 mg/kg par 24 heures – attention au surdosage par erreur !), sans limite d'âge. La voie rectale est aléatoire
  - Éventuellement associé à : ibuprofène (PO de préférence). De 3 mois à 15 ans : 20 à 30 mg/kg/jour en 2 à 3 prises. Au-delà de 15 ans : 200 à 400 mg/prise toutes les 4 à 6 heures, sans dépasser 1 200 mg par jour
- *Antalgiques de palier II pour les douleurs modérées*
  - Codéine (AMM dès l'âge de 1 an pour le Codenfan) : 0,5 mg/kg PO pour la 1re prise, puis 0,5 à 1 mg/kg toutes les 6 heures sans dépasser 1 mg/kg en dose unique. L'associer volontiers avec le paracétamol et/ou l'ibuprofène
  - Tramadol (AMM dès l'âge de 3 ans) : 1 à 2 mg/kg toutes les 6 heures PO sans dépasser 400 mg/24 heures
- *Antalgiques de palier III pour les douleurs fortes*
  - Association systématique avec des antalgiques de palier I et avec un laxatif
    - Nalbuphine IV (AMM dès l'âge de 18 mois) : 0,2 mg/kg toutes les 4 heures (IVL en 20 à 30 minutes) ou en débit continu à la seringue auto-pousseuse à raison de 1,2 mg/kg/jour sans dépasser 0,3 mg/kg par prise
    - Posologie par voie intrarectale : 0,3 à 0,4 mg/kg toutes les 4 à 6 heures
    - Sulfate de morphine PO : 0,5 mg/kg (sans dépasser 20 mg), puis 0,2 mg/kg toutes les 4 heures
    - Chlorhydrate de morphine PO (0,5 à 1 mg/kg toutes les 4 heures) ou IV (PCA sous surveillance)
  - Signes d'intoxication morphinique : sédation, puis dépression respiratoire
  - Antagoniste spécifique : naloxone à la dose initiale de 0,01 mg/kg IVD
- *Traitement préventif*
  - La prise en charge de la douleur de l'enfant doit être anticipée chaque fois que cela est possible
    - Sérum glucosé à 30 % ou saccharose, 2 minutes avant le soin chez le nouveau-né (exemple : prélèvement capillaire)
    - Crème anesthésique à la prilocaïne (Emla), 1 à 2 heures avant le soin (exemple : ponction lombaire)
    - Anesthésie locale par injection sous-cutanée de lidocaïne, 5 minutes avant le geste (exemple : petite chirurgie)
    - MEOPA, Kalinox en inhalation 3 minutes avant le soin (exemple : biopsie)
    - Midazolam en IV (0,05 mg/kg IVL 5 minutes avant le soin) ou par voie intrarectale (0,4 mg/kg 15 minutes avant le soin) (exemple : sondage vésical)

Patients à risque (I) : Prescription chez l'enfant (III)

Traitement de la fièvre

La fièvre ne représente pas un danger en soi.

La recherche de l'étiologie est essentielle et un traitement symptomatique peut être envisagé en cas de fièvre supérieure à 38,5 °C dans un contexte aigu.

Conseils de base visant à assurer le confort de l'enfant
- Éviter de trop couvrir l'enfant
- Aérer la pièce
- Faire boire le plus souvent possible
- Bain, enveloppement humide et vessie de glace sont d'indication exceptionnelle et vont à l'encontre du confort de l'enfant

Prescription médicamenteuse
- Ne prescrire qu'un seul médicament antipyrétique : le bénéfice de l'alternance de 2 molécules n'est pas démontré. Cette combinaison peut néanmoins être envisagée si la fièvre persiste au-delà de 24 heures.
- Choisir le produit en fonction de ses contre-indications potentielles et vérifier que l'enfant n'a pas déjà reçu un traitement antithermique.
- Le traitement doit être prescrit en continu, et à posologie efficace sans chercher à adapter la prescription au degré de température.
- En pratique, la voie orale est prioritaire, facilitée par les pipettes graduées en kg de poids :
  - Paracétamol (toujours en première intention en l'absence d'hypersensibilité au paracétamol ou d'insuffisance hépatocellulaire) : 15 mg/kg par prise toutes les 6 heures, sans dépasser 80 mg/kg par jour
  - Ibuprofène (à éviter en cas de varicelle et à manipuler comme tous les AINS) : 7,5 mg/kg par prise toutes les 6 heures ou 10 mg/kg par prise toutes les 8 heures
  - Aspirine : les indications sont actuellement limitées

Le traitement causal de la fièvre doit être entrepris en parallèle lorsqu'il est possible.

La meilleure prévention des convulsions fébriles (5 % des enfants < 5 ans) est le traitement optimal de la fièvre et non pas l'administration prophylactique de diazepam

Deux situations potentiellement graves doivent être signalées et l'hospitalisation est généralement nécessaire :
- Avant l'âge de 3 mois, une fièvre isolée doit être considérée comme une infection bactérienne sévère potentielle pouvant nécessiter un traitement urgent
- À tout âge, tout purpura fébrile doit être considéré comme un purpura fulminans potentiel jusqu'à preuve du contraire → HOSPITALISATION EN URGENCE

Patients à risque (II) : Prescription chez la femme enceinte*

Quelques médicaments utilisables chez la femme enceinte (y compris au 1er trimestre de la grossesse)

Classe	Médicaments utilisables
Médicaments analgésiques et antispasmodiques	Analgésiques purs : Paracétamol Antispasmodiques musculotropes : Phloroglucinol
Médicaments anti-infectieux	Pénicillines : pénicilline G et V, pénicillines M (Isoxalolylpénicillines), aminopénicillines, carboxypénicillines, pivmécillinam Céphalosporines, streptogramines Macrolides : érythromycine, midécamycine, josamycine, spiramycine Antituberculeux : isoniazide, rifampicine, éthambutol Antifongiques *per os* : amphotéricine B, nystatine, miconazole
Médicaments anti-inflammatoires	Corticoïdes Colchicine
Médicaments utilisés en cardiologie	Digitaliques, furosémide (en cas d'urgence), dérivés nitrés Antihypertenseurs : aténolol, labétalol, inhibiteurs calciques, dihydropyridiques Antiarythmiques : quinidine, striadyne
Médicaments utilisés en endocrinologie	Hormonothérapie substitutive
Médicaments utilisés en gastro-entérologie	Antiémétisants : Métoclopramide, métopimazine, odansétron Anti-acides : inhibiteurs de la pompe à protons, hydroxyde d'aluminium, hydroxyde de magnésium, phosphate d'aluminium Laxatifs : lactulose, laxatifs mucilagineux Antiseptiques intestinaux : Nifuroxazide
Médicaments utilisés en hématologie	Antianémiques : sels de fer, acide folique, vitamine B12 Anticoagulants : héparine non fractionnée ou de bas poids moléculaire
Médicaments utilisés dans les troubles métaboliques	Antidiabétiques : insuline Divers : vitamine D, vitamine B1, chlorure de calcium, chlorure de potassium, bicarbonate de sodium
Médicaments utilisés en neurologie	Antiépileptiques : benzodiazépines sans restriction, lamotrigine
Médicaments utilisés en obstétrique	Progestérone et didrogestérone Salbutamol
Médicaments utilisés en ophtalmologie	Acétazolamide par voie IV en urgence (glaucome aigu)
Médicaments utilisés en parasitologie	Antipaludéens : chloroquine, proguanil, quinine Amœbicides de contact : tilbroquinol Antihelminthiques : pipérazine, voire niclosamide
Médicaments utilisés en pneumologie	Bronchodilatateurs bêta-2-stimulants : salbutamol, terbutaline Cromoglycate disodique Antitussifs opiacés : codéine et codéthyline
Vaccins pouvant être faits sans risques particuliers chez la femme enceinte	Vaccin antitétanique, vaccin antipoliomyélitique injectable (mais pas le vaccin buvable), vaccin antigrippal, vaccin antihépatite B, vaccin antirabique Aucun vaccin vivant atténué

* Consulter le site www.ansm.sante.fr, dans la rubrique de première page "Dossiers", consulter l'item : "Médicaments et grossesse".
Consulter le site du Centre de référence sur les agents tératogènes : www.lecrat.org.

Médicaments tératogènes ou fœtotoxiques* (liste non exhaustive)

Médicaments	Effets tératogènes observés
Androgènes, Anabolisants stéroïdiens, Danazol	Masculinisation des fœtus femelles
Anti-inflammatoires non stéroïdiens, dont aspirine à fortes posologies	Risque de fermeture prématurée du canal artériel et d'HTAP Altérations de la fonction rénale fœtale, entérocolite nécrosante CONTRE-INDICATION à partir du 6e mois L'aspirine à faible dose ne pose pas de problème
Antithyroïdiens : Carbimazole	Goître fœtal et néonatal, hypothyroïdie, aplasie circonscrite du cuir chevelu, atrésie choanale et de l'œsophage → propylthiouracile recommandé
Antivitamines K	Hypoplasie du nez, anomalies squelettiques et du SNC : CONTRE-INDICATION → remplacer par héparine
Carbamazépine	Spina bifida, fentes faciales, malformations cardiaques, anomalies de l'appareil urinaire
Diéthylstilbestrol	Malformations tubaires, utérines, vaginales Adénocarcinomes du vagin chez les filles de mères exposées Anomalies de la reproduction ultérieures chez les garçons exposés
Hydantoïnes : Phénytoïne	Retard de croissance intra-utérin, retard psychomoteur Anomalies crânio-faciales, hypoplasie des phalanges distales
Inhibiteurs de l'enzyme de conversion (IEC) et Sartans	Anomalies de la voûte crânienne, néphropathies tubulaires Insuffisance rénale anurique à la naissance : CONTRE-INDICATION au cours de la grossesse
Lithium	Malformations des valves tricuspides (maladie d'Ebstein)
Méthotrexate	Malformations des membres, anomalies du SNC : CONTRE-INDICATION
Misoprostol	Anomalies oculaires (syndromes de Mœbius) : CONTRE-INDICATION
Mycophénolate mofétil	Tératogène : microtie ou anotie, fente palatine et autres anomalies
Quinolones	Anomalie du cartilage et du développement osseux
Rétinoïdes par voie orale : Isotrétinoïne, Acitrétine, Alitrétinoïde	Effet tératogène majeur : CONTRE-INDICATION ABSOLUE Contraception orale obligatoire : – poursuivie 1 mois après arrêt isotrétinoïne/alitrétinoïde – poursuivie 2 ans après arrêt acitrétine
Sulfamides hypoglycémiants	Effets tératogènes à fortes doses chez l'animal L'insulinothérapie est recommandée pendant toute la grossesse
Thalidomide	Effet tératogène majeur : CONTRE-INDICATION ABSOLUE
Tétracyclines	Anomalies des dents (coloration des dents, hypoplasie de l'émail)
Valproate et Divalproate	Défaut de fermeture du tube neural, malformations diverses et retard intellectuel : CONTRE-INDICATION

* Consulter le site www.ansm.sante.fr, dans la rubrique de première page "Dossiers", consulter l'item : "Médicaments et grossesse".
Consulter le site du Centre de référence sur les agents tératogènes : www.lecrat.org.

Patients à risque (III) : Prescription chez la femme qui allaite*

Quelques médicaments contre-indiqués ou autorisés pendant l'allaitement

Classe	Produits contre-indiqués	Produits autorisés
Médicaments analgésiques et antirhumatismaux	Aspirine à fortes posologies Morphine et morphiniques Anti-inflammatoires non stéroïdiens	Aspirine à faibles posologies Paracétamol
Médicaments anti-infectieux	Tétracyclines Thiamphénicol Sulfamides Streptomycine (allaitement possible avec autres aminosides si traitement de courte durée) Lincosanides Quinolones Triméthoprime, Pyriméthamine Halofantrine, Méfloquine Clofazimine Fluconazole, Terbinafine Médicaments anti-HIV Antiseptiques externes iodés : Betadine, Alcool iodé	Pénicillines Céphalosporines de 1re génération (éviter Ceftriaxone, Aztréonam) Macrolides (troubles digestifs possibles chez l'enfant allaité) Synergistines Métronidazole (allaitement possible si prise brève) Praziquantel (allaitement possible 72 heures après la dernière prise) Chloroquine Proguanil Quinine
Médicaments utilisés en cardiologie, anticoagulants	Amiodarone, Sotalol Diurétiques	Antivitamines K Héparines Propranolol (passage plus faible qu'avec autres bêta-bloquants) Dihydralazine Epinéphrine
Médicaments utilisés dans les troubles endocriniens et métaboliques	Antithyroïdiens de synthèse Iode et iodures Biguanides Sulfamides hypoglycémiants Androgènes et Anabolisants Progestatifs macro-dosés Cyprotérone Danazol	Hormones thyroïdiennes Insuline Glucagon Corticoïdes Cholestyramine
Médicaments utilisés en neurologie et psychiatrie	Antidépresseurs Lithium	Benzodiazépines ponctuelles

* Consulter le site www.ansm.sante.fr, dans la rubrique de première page "Dossiers", consulter l'item : "Médicaments et grossesse".
Consulter le site du Centre de référence sur les agents tératogènes : www.lecrat.org.

Quelques médicaments contre-indiqués ou autorisés pendant l'allaitement

Classe	Produits contre-indiqués	Produits autorisés
Médicaments divers	Laxatifs salins ou anthraquinoniques Atropine (même en collyres) Anticholinergiques Ephédrine, Pseudo-éphédrine Théophylline à fortes doses Vitamine D à fortes doses Anticancéreux Éléments radioactifs Allergènes (désensibilisation) Tabac et nicotine (toutes formes)	Laxatifs mucilagineux Adsorbants : Charbon, Kaolin Salbutamol Terbutaline

Compte tenu des connaissances limitées concernant le passage des médicaments dans le lait maternel, ne sont cités ici que les médicaments absolument contre-indiqués pendant l'allaitement et quelques médicaments qu'il est possible de prescrire sans risques pour l'enfant (consulter le site ansm.sante.fr pour tout autre médicament), en sachant qu'il ne faut prescrire que les médicaments absolument nécessaires à une femme qui allaite, et la mettre en garde contre les excitants (café, thé, tabac), les boissons alcoolisées, l'automédication (antitussifs, hypnotiques, laxatifs, etc.) et les produits à usage local sur les seins.

Médicaments modifiant le volume de la lactation

Augmentation du volume de la lactation	Diminution du volume de la lactation
Alizapride Cimétidine Métoclopramide Neuroleptiques (Phénothiazines, Butyrophénones, Benzamides) Théophylline et dérivés	Agonistes dopaminergiques (Bromocriptine, Lisuride, etc.) Alcool Androgènes et Anabolisants stéroïdiens Atropine et autres anticholinergiques Contraceptifs oraux Diurétiques

Patients à risque (IV) : Prescription sur défaillance viscérale

Insuffisance hépato-cellulaire (IHC)
– Hépatopathie aiguë : arrêt de tout traitement non indispensable – Hépatopathie chronique : risque thérapeutique au stade de cirrhose. Éviter si possible les médicaments hépatotoxiques – Prévention de l'encéphalopathie carentielle (vitamine B1: 500 mg/jour IV)
Respect des contre-indications et adaptations posologiques Vérifier les contre-indications et la posologie des médicaments à métabolisme hépatique et à forte liaison protéique, par exemple : – Anticomitiaux : acide valproïque, phénobarbital, phénytoïne – Anti-infectieux : aminosides, antituberculeux, antirétroviraux (rifampicine et isoniazide, pyrazinamide contre-indiqué), clindamycine, cyclines, glycopeptides, lincomycine, métronidazole, péfloxacine, sulfamides – Azathioprine – Barbituriques et carbamates – Paracétamol, morphine et dérivés morphiniques – Propranolol : adaptation progressive de la posologie
Risques iatrogènes spécifiques (exemples) – AINS : accidents hémorragiques, pathologie ulcéreuse, insuffisance rénale – AVK (déconseillés) : accidents hémorragiques – Biguanides (contre-indiqués si Child-Pugh B ou C) : acidose lactique – BZD : troubles de la conscience, coma → adaptation posologique (diazépam) ou molécules à métabolisme rénal (exemple : oxazépam) – Diurétiques : troubles hydro-électrolytiques, encéphalopathie, syndrome hépato-rénal (par exemple spironolactone : suspendre si Na < 125 mmol/l) – Aminosides (contre-indiqués) : risque d'insuffisance rénale – Insuline : risque accru d'hypoglycémies – Opiacés "cachés" (codéine antitussive et antidiarrhéique) : coma

Insuffisance respiratoire chronique
– Favoriser et aider le sevrage tabagique – Kinésithérapie respiratoire et réhabilitation à l'effort – Éducation thérapeutique : risques de l'O_2 et de l'auto-médication
Risques iatrogènes spécifiques – Oxygénothérapie mal conduite : risque d'encéphalopathie hypercapnique → repérer les patients hypercapniques chroniques : ↑ RA (iono ou GDS) → adapter les débits d'O_2 (exemple : 1-2 l/min d'O_2 pour 90-92 % de SpO_2) → prescrire les aérosols en air (et non sous O_2 comme gaz vecteur) – Parasympatholytiques – Sédatifs (dont BZD) : risque d'hypercapnie par hypoventilation alvéolaire – Corticoïdes inhalés : fonte musculaire, immunodépression – Sédatifs "cachés" (antitussifs, myorelaxants) : risque de somnolence

Insuffisance rénale chronique
– Repérer la réduction de la fonction rénale, en particulier chez le patient âgé – Évaluer le débit de filtration glomérulaire (DFG) : Cockcroft ou MDRD – Limiter la prescription aux seuls médicaments indispensables – Préférer les médicaments à élimination hépatique, si disponibles – Éducation thérapeutique : risques des surdosages et de l'auto-médication – Consultation en cas de déshydratation (exemple : fièvre, diarrhée, canicule...)
Respect des contre-indications et adaptations posologiques Vérifier les contre-indications et la posologie (dose initiale et espacement des prises) des médicaments à élimination rénale, en fonction du DFG, par exemple : – Antibiotiques (*cf.* Chapitre "Antibiotiques") : adaptation et espacement des doses pour les aminosides et les glycopeptides avec surveillance des taux ; adaptation posologique et/ou espacement des doses : → à partir de DFG < 80 ml/min : colistine → à partir de DFG < 60 ml/min : fosfomycine, ticarcilline, lévofloxacine → à partir de DFG < 50 ml/min : ceftazidine, ofloxacine → à partir de DFG < 40 ml/min : pipéracilline + tazobactam, mezlocilline, céfaclor, céfadroxil → à partir de DFG < 30 ml/min : pénicilline A et co-amoxiclav, ciprofloxacine, Bactrim → à partir de DFG < 20 ml/min : céfuroxime, céfradine → à partir de DFG < 10 ml/min : pénicillines → DFG < 5 ml/min : céfotaxime, ceftriaxone Pas d'adaptation pour les macrolides, le métronidazole, la doxycycline, la rifampicine – Bêta-bloquants à élimination rénale (exemple : aténolol, nadolol, sotalol) – Antihypertenseurs centraux : réduction posologique – Digoxine : réduction posologique – Anticancéreux : selon rapport bénéfice/risque et avec adaptation posologique (exemple : sels de platine) – Ciclosporine et tacrolimus : adaptation et surveillance des taux sériques
Risques iatrogènes spécifiques – AINS : risque d'insuffisance rénale aiguë aggravant l'insuffisance rénale chronique – Aspirine : risque accru d'intoxication – Biguanides (contre-indiqués) : risque d'acidose lactique – BZD : sensibilité accrue (sans surdosage) → prudence et surveillance – HBPM : risque hémorragique accru → surveiller l'activité anti-Xa pour un DFG entre 30 et 60 ml/min (contre-indiqué si DFG < 30 ml/min) – IEC et ARA II : risque d'hyperkaliémie et d'IRA → surveillance biologique – Insuline et sulfamides hypoglycémiants : risque accru d'hypoglycémies – Potassium "caché" (sels de régime) : risque d'hyperkaliémie – Produits de contraste iodés → selon le rapport bénéfice/risque de l'examen ou gadolinium de préférence – Statines : risque accru de myalgies et de rhabdomyolyse – Thiazidiques (contre-indiqués) : risque d'hypercalcémie et d'hyperuricémie

Patients à risque (V) : Prescription chez la personne âgée (I)

Principes généraux

Éviter la iatrogénie médicamenteuse chez la personne âgée
Une iatrogénie fréquente qui entraîne un risque d'hospitalisation Une iatrogénie souvent évitable par une identification des facteurs de risque Des effets indésirables parfois trompeurs, à évoquer systématiquement devant des signes non spécifiques Deux écueils à éviter : 1. l'excès de prescription et la iatrogénie, 2. le défaut de prescription par l'abstention erronée

Repérer les facteurs de risque (FDR)			
FDR liés à l'âge	**FDR socio-environnementaux**	**FDR par mésusage**	**FDR liés aux médicaments**
– Âge > 85 ans – Polypathologie – Fonction rénale altérée – Dénutrition – Fonte musculaire – Chutes – Troubles visuels et auditifs	– Isolement et dépendance – Altération des fonctions cognitives – Mode/lieu de vie changés – Risques climatiques	– Prescription inadaptée – Surveillance inadaptée – Information insuffisante – Mauvaise observance – Automédication – Incompréhension	– Classes à risque – Nombre de médicaments – Interactions – Rapport efficacité/sécurité mal évalué

Identifier les situations à sur-risque
Les épisodes infectieux → déshydratation ; interactions avec les antibiotiques L'arrêt et l'introduction de traitement → syndromes de sevrage et nouvelles interactions Le passage aux urgences et les hospitalisations → arrêts inopinés de traitements, nouvelles interactions

Avant la prescription
– *Évaluer l'indication* : niveau de preuve de l'indication ? objectifs thérapeutiques ? possibilité d'abstention ? – Recenser *les traitements en cours* (prescription et auto-médication) et hiérarchiser les traitements – Préciser, avec l'aide du médecin référent/des proches, l'historique *des traitements antérieurs* (motifs d'arrêt ?) – Préciser *les capacités de compréhension*, d'observance, de surveillance – Évaluer méthodiquement *le rapport bénéfice/risque* de la nouvelle prescription – *Bilan pré-thérapeutique* clinique (poids, TA, FC, glaucome, miction) et paraclinique (iono, créatinine ± ECG)

Prescription
– Limiter le nombre de médicaments – Se méfier des médicaments à index thérapeutique étroit, à forte liaison protéique, à élimination rénale – Adapter si nécessaire la posologie et les schémas thérapeutiques – Prévoir et expliquer la durée du traitement, les modalités de surveillance (clinique et biologique) et d'arrêt – Éduquer le patient et ses proches : observance, auto-médication, surveillance, effets indésirables possibles

Délivrance en pharmacie
– Vérifier l'historique des prescriptions, la compréhension, l'observance – Expliquer au patient, aux proches et aux aidants, l'ordonnance et les changements (intérêt des piluliers) – Inscrire posologies, rythme des prises et durée sur les conditionnements si nécessaire – Éviter les changements de marque et de générique

Surveillance
Au long cours, réévaluer régulièrement l'ordonnance et le rapport bénéfice/risque, en particulier en cas : – D'introduction de nouveaux traitements (éviter les cumuls, exemple : traitement d'un effet secondaire) – D'évolution physiologique (exemple : dégradation de la fonction rénale) – D'évolution de la maladie (exemple : baisse des besoins d'insuline, diminution des chiffres tensionnels) – De modification des objectifs thérapeutiques (exemple : prise en charge palliative proche de la fin de vie) En cas de consultation en urgence, en particulier lorsque le prescripteur n'est pas le médecin référent habituel : – Vérifier les effets indésirables éventuellement en cause (surdosages, interactions, sevrage…) – Suspendre si besoin le(s) traitement(s) à risque en cas d'événement intercurrent (infection, diarrhées) – Être attentif aux nouvelles interactions possibles avec les prescriptions (antibiotiques, diurétiques)

Patients à risque (V) : Prescription chez la personne âgée (II)

Classes thérapeutiques particulièrement à risque

(qui nécessitent avant tout une surveillance accrue)

1. Médicaments cardio-vasculaires
– Tous les hypertenseurs : risque accru d'hypoTA, de malaises et de chute → mesures non médicamenteuses (lever prudent, bas de contention) – Diurétiques : risques de troubles ioniques, de déshydratation, d'IRA fonctionnelle → surveillance ionique et TA, en particulier si fièvre et/ou diarrhées ; attention aux interactions (IEC, ARA II) – IEC et ARA II : hypoTA, hyperkaliémie, IRA → paliers posologiques – Digoxine : risques de surdosage → taux sériques, associations à risque : macrolides, antiarythmiques, médicaments hypokaliémiants – Bêta-bloquants : risque de troubles conductifs et de bradycardie, de décompensation cardiaque gauche... → réévaluation du rapport bénéfice/risque selon l'indication. Attention : sevrage progressif – Antiarythmiques (troubles conductifs ou de l'excitabilité), cardarone (dysthyroïdies)

2. Anticoagulants
– HBPM : risque accru d'accident hémorragique → évaluation attentive du rapport bénéfice/risque, vérification de la fonction rénale (contre-indication si clairance de la créatinine < 30 ml/min), surveillance de l'activité anti-Xa – AVK : risque accru d'accidents hémorragiques graves → évaluation attentive du rapport bénéfice/risque (en particulier dans l'ACFA), si besoin après avis spécialisé et échographie cardiaque, pas de dose de charge, vérification fréquente des interactions et de l'INR en cas de nouveau traitement

3. Psychotropes
– Anxiolytiques et hypnotiques : risque de dépendance, de syndrome de sevrage en cas d'arrêt brutal, de troubles de conscience en cas de surdosage → mesures non médicamenteuses, durée limitée, sevrage progressif ; zopiclone et zolpidem plus adaptés pour l'insomnie chez la personne âgée – Neuroleptiques : risque d'hypoTA, de rétention d'urines, de confusion, de somnolence → indication limitée aux troubles psychotiques avérés (posologie réduite et surveillance accrue) ; pas en première indication en cas d'agitation : avant tout, éviction des facteurs iatrogènes et métaboliques + mesures non médicamenteuses – Imipraminiques : risque d'hypoTA, de rétention d'urines... → indication non recommandée chez la personne âgée – Inhibiteurs de la recapture de la sérotonine : hyponatrémie, confusion → évaluation du rapport bénéfice/risque

4. Antibiotiques
– Utilisation rationnelle, guidée si possible par les prélèvements (ECBU), réévaluée à court terme (efficacité et tolérance, diagnostic alternatif) – Aminosides : risque accru d'IRA → adaptation + surveillance des taux sériques (pic et résiduel) – Fluoroquinolones : risques de confusion → adaptation posologique à la fonction rénale et surveillance – Amoxicilline + acide clavulanique : risque de diarrhées puis déshydratation → surveillance et réévaluation, recherche de toxines de clostridium

5. Anti-inflammatoires
– AINS : risque accru en cas de comorbidités et d'interactions : IRA, pathologie ulcéreuse, HTA → utilisation limitée, respect des contre-indications et interactions (IEC, ARA II, AVK…), envisager un IPP – Glucocorticoïdes : risque de rétention hydrosodée, d'ostéoporose et de tableaux septiques masqués (sigmoïdite…)

6. Antidiabétiques
– Évaluation rigoureuse des indications, des posologies et des objectifs thérapeutiques → surveillance accrue (dextros) et éducation des aidants – Ne pas fixer des objectifs trop stricts : l'hypoglycémie est plus dangereuse que l'hyperglycémie – Sulfamides : risque accru d'accidents hypoglycémiques → contre-indication si clairance de la créatinine < 30 ml/min ; surveillance accrue – Biguanides : risque d'acidose lactique → savoir les suspendre en cas d'accident aigu (déshydratation, IDM…) et respect strict des contre-indications

7. Traitement de la démence
– Anticholinestérasiques et mémantine → indications très limitées et respect strict des contre-indications et de la surveillance recommandée – Galantamine et rivastigmine → vérification de la fonction rénale

Mise au point ANSM, "Prévenir la iatrogénie médicamenteuse chez le sujet âgé" (2005), www.ansm.sante.fr

Recommandation professionnelle HAS, "Confusion aiguë chez la personne âgée : prise en charge initiale de l'agitation" (2009), www.has-sante.fr

Patients à risque (VI) : Prescription en soins palliatifs

Principes généraux
Respect du cadre législatif et déontologique relatif aux soins palliatifs
Implication et information du patient et/ou de ses proches (personne de confiance si présente) Processus décisionnel adapté aux souhaits et à l'état de conscience du patient
Décision collégiale de prise en charge palliative, après concertation pluridisciplinaire Décision notifiée dans le dossier médical et infirmier, transmise aux acteurs de soins
Arrêt des traitements devenus inutiles en privilégiant les soins de confort et en réévaluant régulièrement le rapport bénéfice/inconfort des traitements (exemple : HBPM, dextros et insuline...)
Soutien psychologique proposé au patient et aux proches et adapté au contexte

Perfusion sous-cutanée (hypodermoclyse) : principes généraux	
Indications	Prévention et traitement de la déshydratation en l'absence d'abord veineux, en remplacement ou en complément de la voie orale Voie particulièrement pratique en soins palliatifs et en gériatrie
Contre-indications (relatives)	Troubles de la coagulation et traitement anticoagulant Zone d'œdème ou d'infection cutanée
Site	Face externe de la cuisse, face latérale de l'abdomen, zone sous-claviculaire ; changer de site à chaque changement d'aiguille (tous les 7 jours environ) et en cas d'œdème localisé
Aiguille	Aiguille épicrânienne (ne pas utiliser les cathéters IV) ; insertion sous-cutanée (à 30°, biseau vers le haut) après anesthésie locale (patch)
Solutés	Sérum salé isotonique (risque de nécrose cutanée si hypertonique) Sérum glucosé 2,5 ou 5 % ± 2-4 g/l de NaCl
Débit	1 200 ml maximum/site/24 heures ; possibilité d'utiliser 2 sites simultanés pour augmenter les apports

Principaux médicaments utilisables par voie sous-cutanée (y compris hors AMM) (1)		
Antalgiques	Morphine Fentanyl Buprénorphine Nalbuphine Néfopam, tramadol	Douleur Dyspnée Toux rebelle
Antinauséeux	Métoclopramide Ondansétron	Nausées, vomissements
Antibiotiques	Amikacine Ceftriaxone Teicoplanine Thiophénicol	Infections bactériennes
Anti-inflammatoires non stéroïdiens	Kétoprofène Ibuprofène	Douleurs
Antisécrétoires	Octréotide Scopolamine Néostigmine Atropine	Occlusion intestinale, fistule digestive cutanée Hypersécrétion bronchique et encombrement respiratoire, occlusion intestinale
Benzodiazépines	Midazolam Lorazépam Diazépam Clonazépam	Anxiété, sédation pour symptômes réfractaires en fin de vie Crise comitiale
Biphosphonates	Clodronate	Douleurs osseuses métastatiques, hypercalcémie d'origine néoplasique
Corticoïdes	Méthylprednisolone Déxaméthasone Cortivazol	Compression médullaire, douleurs de métastases osseuses, dyspnée, HTIC, occlusion intestinale…
Neuroleptiques	Halopéridol Lévomépromazine	Syndrome confusionnel (avec traitement étilogique), anxiété avec hallucinations, hoquet
Non recommandés	Chlorpromazine, furosémide (discuté), paracétamol, chlorazépate dipotassique, diazépam	
Utilisations combinées	Par exemple, dans un même PSE : midazolam, morphine, halopéridol, scopolamine	

1. Voir aussi les recommandations :
   - "Soins palliatifs : spécificité d'utilisation des médicaments courants, hors antalgiques", "ansm.sante.fr".
   - "Conférence de consensus sur l'accompagnement des personnes en fin de vie et de leurs proches", www.has-sante.fr.

Patients à risque (VII) : Canicule et médicaments

Principaux médicaments et produits ayant des effets potentiellement délétères sur l'adaptation de l'organisme à la chaleur (liste non exhaustive) (1)	
Médicaments perturbant la thermorégulation centrale	Antidépresseurs imipraminiques, sérotoninergiques et IMAO Neuroleptiques Sélégiline (IMAO utilisé comme antiparkinsonien)
Médicaments diminuant la sudation (donc la perte de chaleur qui en résulte)	Anticholinergiques : atropine, antidépresseurs imipraminiques, antiparkinsoniens anticholinergiques, antispasmodiques anticholinergiques, oxybutynine, toltérodine, trospium, neuroleptiques à effets anticholinergiques (phénothiazines, clozapine, thioxanthènes), disopyramide, pizotifène, scopolamine, etc. Inhibiteurs de l'anhydrase carbonique : acétazolamide, topiramate
Médicaments perturbant la thermorégulation centrale et diminuant la sudation	Antihistaminiques H1 dérivés des phénothiazines (prométhazine, alimémazine, etc.) et neuroleptiques à effets anticholinergiques Associations de [Neuroleptique + Anticholinergique] utilisées en traitement des effets extrapyramidaux des neuroleptiques
Médicaments augmentant la sudation (donc la perte hydrosodée qui en résulte)	Parasympathomimétiques agonistes cholinergiques : pilocarpine Anticholinestérasiques utilisés dans les démences, dont la maladie d'Alzheimer : donepezil, galantamine, rivastigmine Anticholinestérasiques utilisés dans la myasthénie : ambénonium, néostigmine
Médicaments augmentant la température du corps	Sympathomimétiques (augmentent la température du corps par vasoconstriction cutanée et augmentation de l'activité musculaire) : amphétamine et dérivés, bupropion, éphédrine, pseudoéphédrine, méthylphénidate, etc.
Médicaments augmentant le risque d'insuffisance rénale fonctionnelle	Diurétiques Anti-inflammatoires non stéroïdiens Inhibiteurs de l'enzyme de conversion Antagonistes de l'angiotensine II
Médicaments avec toxicité pouvant être accrue en cas de déshydratation	Médicaments à marge thérapeutique étroite, éliminés par les urines sous forme inchangée ou de métabolite actif (risque de surdosage) : lithium, flécaïnide, metformine, sulfamides hypoglycémiants, etc.
Produits divers	Alcool, amphétamines, caféine, cannabis, cocaïne, ecstasy

1. Consulter sur le site www.ansm.sante.fr le dossier thématique "Canicule et produits de santé".

Patients à risque (VIII) : Myasthénie et médicaments

Médicaments contre-indiqués ou à n'utiliser qu'avec la plus extrême prudence

Médicaments formellement contre-indiqués	
Médicaments curarisants	Tous les curarisants, sauf l'atracurium (TRACRIUM) si besoin
Benzodiazépines utilisées en anesthésiologie	Flunitrazépam (NARCOZEP)
Bêta-bloquants	Tous les bêta-bloquants, y compris les collyres
Anti-histaminiques	En raison de leur effet sédatif
Anesthésiques généraux	Halothane (FLUOTHANE) Alfentanil (RAPIFEN)
Médicaments antispastiques	Baclofène (LIORÉSAL) Dantrolène (DANTRIUM)
Antibiotiques susceptibles d'entraîner un blocage neuro-musculaire	Aminosides ou aminoglycosides Polypeptides cycliques : Colistine Tétracyclines injectables (Mg2+ dans le solvant) Télithromycine (KETEK)
Sels de magnésium	MAGNÉ B6, MAG 2, MÉGAMAG, SPASMAG, etc.
Alcaloïdes du quinquina ayant des effets curarisants	Quinine (NIVAQUINE, QUININE, QUINIMAX, OKIMUS, HEXAQUINE, etc.) Hydroquinidine (SÉRÉCOR)
Médicaments sulfhydrylés	D-pénicillamine (TROLOVOL) et Tiopronine (ACADIONE)
Antispasmodiques intestinaux et urinaires	Mébévérine (DUSPATALIN, SPASMOPRIV, COLOPRIV) Oxybutynine (DITROPAN, DRIPTANE, ZATUR) Toltérodine (DETRUSITOL) Trospium (CERIS) Solifénacine (VESICARE)
Toxine botulique	AZZALURE, BOTOX, DYSPORT, NEUROBLOC, VISTABEL, XEOMIN
Antiarythmiques	Disopyramide (ISORYTHM, RYTHMODAN)
Anxiolytiques	Étifoxine (STRESAM) Clinidium-chlordiazépoxide (LIBRAX)
Médicaments à utiliser avec la plus extrême prudence	
Anxiolytiques	Benzodiazépines (toutes)
Hypnotiques divers	Cyclopyrrolones : Zopiclone (IMOVANE) Imidazopyridines : Zolpidem (STILNOX)
Myorelaxants divers	Méphénésine (DÉCONTRACTYL) Méthocarbamol (LUMIRELAX) Thiocolchicoside (COLTRAMYL)
Médicaments divers	Phénothiazines (LARGACTIL, MODECATE, NEULEPTIL, NOZINAN, PIPORTIL, TERCIAN) Carbamazépine (TEGRETOL) Métopimazine (VOGALENE) Attention aux médications familiales disponibles sans prescription : APAISYLGEL, HISAPAISYL, FLUISEDAL, PROMETHAZINE, RHINATHIOL PROMETHAZINE, PHENERGAN, BI-QUI-NOL, VOGALIB

Patients à risque (IX) : Porphyries et médicaments

Médicaments porphyrinogéniques contre-indiqués dans les porphyries hépatiques (1)	
Anesthésiques généraux Myorelaxants	Barbituriques, Baclofène, Etomidate, Halothane, Kétamine, Méphénésine, Méthocarbamol
Anesthésiques locaux	Bupivacaïne, Lidocaïne, Mépivacaïne, Prilocaïne, Ropivacaïne
Analgésiques Antispasmodiques	Fénoprofène, Floctafénine, Mébévérine, Paracétamol injectable, Pentazocine, Tramadol
Anti-inflammatoires	Acide méfénamique, Alminoprofène, Flurbiprofène, Ibuprofène
Anti-infectieux	Acide pipémidique, Céfaclor, Cefpodoxime, Céfuroxime, Chloroquine, Clindamycine, Dapsone, Econazole, Erythromycine, Fluconazole, Fluméquine, Griséofulvine, Halofantrine, Isoniazide, Kétoconazole, Lincomycine, Méfloquine, Métronidazole et Nitro-imidazolés, Miconazole, Pentamidine, Proguanil, Pyrazinamide, Quinine et dérivés, Roxithromycine, Sulfamides, Terbinafine, Tilbroquinol, Tiliquinol
Médicaments utilisés en cardiologie Anticoagulants Antiagrégants	Amiodarone, Bépridil, Bisoprolol, Captopril, Cibenzoline, Ciclétanine, Clonidine, Clopidogrel, Disopyramide, Enalapril, Etamsylate, Irbésartan, Isradipine, Méthyldopa, Méxilétine, Nifédipine, Nitrendipine, Piribédil, Propafénone, Quinapril, Ramipril, Rilménidine, Sotalol, Spironolactone, Ticlopidine, Urapidil, Vinburnine
Médicaments utilisés dans les troubles endocriniens et métaboliques	Androgènes, Benzylthiouracile, Bromocriptine, Clomifène, Cyprotérone, Danazol, Fibrates, Glibenclamide, Mifépristone, Œstrogènes, Œstroprogestatifs, Probénécide, Progestatifs, Statines, Sulfamides hypoglycémiants, Tamoxifène
Médicaments utilisés en neurologie et psychiatrie	Adrafinil, Alizapride, Alprazolam, Barbituriques, Bipéridène, Buspirone, Carbamazépine, Clobazam, Clorazépate, Clonazépam, Diazépam, Dosulépine, Doxépine, Ethosuximide, Etifoxine, Fluvoxamine, Gabapentine, Hydantoïnes, Hydroxizine, IMAO sélectifs ou non, Loflazépate, Loprazolam, Loxapine, Miansérine, Moclobémide, Nitrazépam, Nordazépam, Phénobarbital, Phénytoïne, Pipampérone, Prazépam, Primidone, Sertraline, Succinimides, Sulpiride, Témazépam, Tétrazépam, Tiapride, Trimipramine, Valproate, Valpromide, Vigabatrin, Zolpidem
Médicaments divers	Ambroxol, Betahistine, Cyclophosphamide, Dimenhydrinate, Famotidine, Fenspiride, Flavoxate, Flunarizine, Ifosfamide, Mesna, Méthylergométrine, Nizatidine, Oxétorone, Oxybutynine, Ranitidine, Théophylline et apparentés, Triptans
Autres produits	Alcool

1. Consulter le site du Centre français des porphyries : www.porphyrie.net.

Patients à risque (X) :
Maladie cœliaque, dermatite herpétiforme et médicaments

Du gluten masqué peut être présent, en très petites quantités, soit dans les excipients (l'enrobage), soit dans les principes actifs d'un certain nombre de médicaments.

Hormis pour les spécialités contre-indiquées, il faut bien évaluer le rapport bénéfice/risque de quelques milligrammes de gluten avant d'exclure un médicament. Il faut noter enfin que la plupart des spécialités contenant de l'amidon de blé sont substituables.

Exemples de médicaments contenant du gluten		
ARTANE ATHYMIL DANTRIUM DI-HYDAN	DOLIPRANE FLAGYL IMOVANE LIORESAL	LUDIOMIL TERALITE TERCIAN THERALENE

Boissons déconseillées
Les alcools de grains (hormis le whisky qui est autorisé) Les différentes sortes de bières Les vinaigres de blé Les vinaigres d'alcool aromatisés Les vinaigres maltés

Déficit en G6PD et médicaments (1)

Médicaments et aliments contre-indiqués et déconseillés (2)	
Médicaments analgésiques	Aspirine à forte dose (> 60 mg/kg/24 h), Floctafénine
Médicaments anti-infectieux	Antipaludéens : Amino-8 quinoléines (Primaquine) Macrolides (Spiramycine) Nitrofuranes : Nitrofurantoïne Phénicolés : Thiamphénicol Quinolones de 1re génération et Fluoroquinolones Sulfamides : Triméthropine-Sulfaméthoxazole Sulfones : Dapsone (utilisation possible sans dépasser 50 mg/jour) Quinine
Autres produits	Acide ascorbique ou Vitamine C (même à faible dose), Acide para-amino-benzoïque, Bleu de méthylène (Méthylthioninium), Bleu de toluidine, Dimercaprol (BAL), Doxorubicine, Monoxyde d'azote, Probénécide, Quinidine, Rasburicase, Sulfaxalazine Naphtalène (ingestion accidentelle de produits anti-mites)
Aliments et boissons	Fèves (favisme = hémolyses parfois brutales et sévères) Sodas contenant de la quinine (Schweppes, Tonics, Gini)

1. Ce déficit enzymatique est la plus fréquente des anomalies héréditaires du globule rouge avec environ 200 millions d'individus atteints dans le monde, la répartition mondiale épousant assez fidèlement celle des zones impaludées car *cette anomalie confère une protection vis-à-vis du paludisme* : sujets de race noire (10 % des noirs américains mâles sont atteints) en particulier.
2. Consulter le site www.gs-im3.fr/G6PD/G6PDMedica2.html.

Iatrogènie (I)

Médicaments à effet antabuse

Anti-infectieux	Céfamandole, Ceftriaxone, Griséfulvine, Métronidazole, Ornidazole, Secnidazole, Tinidazole
Antidiabétiques	Glibenclamide, Gliclazide, Glipizide
Médicaments du sevrage alcoolique	Disulfirame
Divers	Nilutamide, Procarbazine, Sulfirame, Tacrolimus topique

Médicaments photosensibilisants

Médicaments	Agents photosensibilisants par voie systémique
Psoralènes	8-Méthoxypsoralène
Médicaments assez souvent impliqués	Amiodarone Diurétiques sulfamidés (Furosémide, Bumétanide, Thiazidiques) Neuroleptiques phénothiaziniques (notamment Chlorpromazine, Prométhazine) Quinolones, Fluoroquinolones, Tétracyclines Sulfamides antibactériens

Médicaments responsables de neuropathies

Médicaments	Agents photosensibilisants par voie systémique
Anticancéreux	Thalidomide, lénalidomide, pomalidomide, bortézomib Cisplatine, oxaliplatine, carboplatine Docétaxel, paclitaxel, éribuline Vincristine, vinblastine, fludarabine, nélarubine Trioxyde d'arsenic, bévacizumab, chlorambucil, étoposide, hydroxycarbamide, pémétrexed…
Antibiotiques	Nitrofurantoïne, isoniazide, éthionamide, éthambutol, dapsone, linézolide, ciprofloxacine
Antiparasitaires	Métronidazole, pentamidine, méfloquine
Antifongiques	Itraconazole, griséofluvine, flucytosine, amphotéricine B
Antiviraux	Didanosine, stavudine, étravirine, saquinavir, ritonavir, interféron alpha, ribavirine, telbivudine
Médicaments cardio-vasculaires	Fibrates, flécaïnide, amiodarone, disopyramide, captopril
Médicaments utilisés en rhumatologie	Léflunomide, hydroxychloroquine, colchicine
Médicaments utilisés en neurologie	Phénytoïne, amitriptyline
Divers	Déféroxamine, tacrolimus, disulfirame, almitrine, podophyllotoxine

Iatrogènie (II)

Médicaments dépresseurs du SNC

Classe	Médicaments
Anticonvulsivants	Acide valproïque ou Valproate de sodium, Valpromide Benzodiazépines, Carbamazépine, Phénobarbital, Primidone
Antidépresseurs	Antidépresseurs imipraminiques ou sérotoninergiques ou IMAO Miansérine
Antihistaminiques H1	La plupart (sauf Cétirizine, Loratadine) Hydroxyzine, Kétotifène
Anxiolytiques	Benzodiazépines, Buspirone Captodiame, Carbamates, Hydroxyzine
Hypnotiques	Benzodiazépines, Barbituriques, Zolpidem, Zopiclone Antihistaminiques H1 sédatifs
Morphiniques et opiacés	Analgésiques morphiniques, Antitussifs opiacés
Divers	Clonidine et apparentés, Neuroleptiques Myorelaxants (Baclofène, Benzodiazépines)

Allongement de QT et torsades de pointe iatrogènes

Syndrome du QT long congénital : médicaments contre-indiqués ou déconseillés	
Médicaments hypokaliémiants (l'hypokaliémie favorise les torsades de pointe)	Diurétiques hypokaliémiants Laxatifs stimulants Corticoïdes Amphotéricine B
Antiarythmiques	Classe Ia : Cibenzoline, Disopyramide, Hydroquinidine, Quinidine Classe III : Amiodarone, Sotalol Autres : Flécaïnide, Propafénone
Antihistaminiques H1	Tous les antihistaminiques H1 sont déconseillés
Médicaments anti-infectieux	Amantadine, Amphotéricine B en IV, Chloroquine, Cotrimoxazole, Erythromycine (autres macrolides déconseillés par précaution), Halofantrine, Kétoconazole, Itraconazole, Méfloquine, Miconazole, Moxifloxacine, Pentamidine, Quinine
Neuroleptiques	Amisulpride, Apomorphine, Chlorpromazine, Clozapine, Cyamémazine, Dropéridol, Fluphénazine, Flupentixol, Halopéridol, Lévomépromazine, Loxapine, Olanzapine, Penfluridol, Pimozide, Pipampérone, Pipotiazine, Propériciazine, Rispéridone, Sertindol, Sulpiride, Sultopride, Tiapride (Tous les autres neuroleptiques sont déconseillés)
Médicaments divers	Antidépresseurs imipraminiques, Citalopram, Maprotiline, Méthadone, Lithium, Torémifène, Trioxyde d'arsenic, Vincamine Inhibiteurs de la thyrosine kinase

Iatrogènie (III)

Hépatites iatrogènes (1)

Principaux médicaments et produits impliqués	
Anesthésiques halogénés	Desflurane, Enflurane, Halothane, Isoflurane, Méthoxyflurane, Sévoflurane
Analgésiques et anti-inflammatoires	Celecoxib, Indométacine, Méloxicam, Nimésulide, Paracétamol (si surdosage), Sulindac
Antirétroviraux	Amprénavir, Didanosine, Indinavir, Lamivudine, Nelfinavir, Névirapine, Ritonavir, Saquinavir, Stavudine, Zidovudine
Autres anti-infectieux	Acide clavulanique, Cyclines, Griséofulvine, Intetrix, Isoniazide, Itraconazole, Kétoconazole, Linézolide, Macrolides, Nitrofurantoïne, Pyrazinamide, Rifampicine, Rifamycine, Sulfamides, Terbinafine
Médicaments utilisés en cardiologie	Amiodarone, IEC, Méthyldopa, Nicorandil,Phénindione, Propafénone, Sartans, Ticlopidine
Médicaments utilisés en neurologie et psychiatrie	Acide valproïque, Antidépresseurs imipraminiques, Barbituriques, Carbamazépine, Dantrolène, Disulfirame, Entacapone, Gabapentine, Iproniazide, Lamotrigine, Paroxétine, Phénothiazines, Phénytoïne, Prégabaline, Riluzole, Sertraline, Sulpiride, Topiramate
Médicaments utilisés dans les troubles métaboliques	Acarbose, Fibrates, Orlistat, Répaglinide, Statines, Sulfamides hypoglycémiants
Médicaments divers	Allopurinol, Anti-androgènes, Antihistaminiques H1 et H2, Azathioprine, Bosentan, Ciclosporine, Gemcitabine, Leflunomide, Mercaptopurine, Méthotrexate, Œstrogènes, Progestatifs, Ranitidine, Rétinoïdes, Tamoxifène, Vitamine A en cas de surdosage chronique
Excipients	Crémophor, Phosphate monosodique et disodique, Polysorbate, Propylène glycol, Saccharinate de sodium
Produits de phytothérapie	Chélidoine, Germandrée, Kava, Séneçon, Valériane

1. Consulter le site de l'Association française pour l'étude du foie : www.meditis.net/groupes/afef/Accueil/accueil.asp, "Espace professionnel" puis "Hépatox", analyse bibliographique actualisée.

Pancréatites iatrogènes

Principaux médicaments incriminés	
Médicaments analgésiques et anti-inflammatoires	Morphine et et dérivés (Codéïne), Paracétamol, Sulindac Prednisone, Prednisolone, Cortisone, Tétracoside
Médicaments anti-infectieux	Didanosine, Lamivudine, Stavudine, Zidovudine Antimoniate de méglumine, Cotrimoxazole, Erythromycine, Métronidazole, Pentamidine, Rifampicine, Tétracyclines
Médicaments divers	Acide valproïque, Asparaginase, Azathioprine et Mercaptopurine, Carbamazépine, Ciclosporine, Cimétidine, Cytarabine, Diurétiques thiazidiques, Furosémide, IEC, Œstrogènes, Œstroprogestatifs, Statines, Fibrates, Mésalazine et Sulfasalazine, Méthyldopa, Octréotide

Iatrogènie (IV)

Dysthyroïdies iatrogènes

Principaux médicaments impliqués	
Amiodarone	Goître hypothyroïdien (4-22 % des patients, à traiter par thyroxine), ou hyperthyroïdie dite de type 1 (à traiter par arrêt de l'amiodarone si possible + Antithyroïdien à forte dose ± Perchlorate de potassium), ou hyperthyroïdie dite de type 2 (guérissant spontanément en 5 à 6 mois ou à traiter par Corticothérapie avant tout ± Propylthiouracile)
Bétadine	Dysthyroïdies possibles lors de traitements prolongés sur de grandes surfaces ou chez le grand brûlé ou chez le nourrisson
Bexarotène	Hypothyroïdie (29 % des patients, à traiter par thyroxine)
Interférons alpha	Hypothyroïdie (4-9 % des patients) ou hyperthyroïdie (2-3 %)
Lithium	Goître euthyroïdien (7-50 % des patients), hypothyroïdie (8-19 % des patients, à traiter par thyroxine) ou hyperthyroïdie (rare)
Produits de contraste iodés	Risque de passage en hyperthyroïdie des thyroïdes prétoxiques, pouvant être prévenu par administration de carbimazole (20 mg/jour pendant 2 semaines, en débutant la veille de l'examen)

Œsophagites iatrogènes (1)

Principaux médicaments impliqués	
Doxycycline	Les gélules de doxycycline sont interdites en France en raison d'une adhérence à la muqueuse œsophagienne, mais ce risque n'est pas exclu avec les autres formes solides et les autres tétracyclines
Autres médicaments assez souvent impliqués	Anti-inflammatoires non stéroïdiens, Aspirine, Bisphosphonates, Fer (tous les sels), Pinavérium, Potassium (tous les sels), Quinidine

1. La prévention des ulcérations œsophagiennes est simple : *il faut ingérer tout médicament sous forme solide* (gélules, comprimés, capsules) en position debout ou assise (jamais couché), avec un verre d'eau (100 ml au moins), et *ne pas s'allonger pendant 30 à 60 minutes après la prise*.

Calculs urinaires iatrogènes (1 à 2 % des lithiases)

Médicaments ayant été identifiés dans la composition de calculs urinaires	Médicaments pouvant favoriser la formation de calculs urinaires
Atazanavir +++	Inhibiteurs de l'anhydrase carbonique
Indinavir +++	= Acétazolamide, Dorzolamide, Topiramate ++
Sulfamides (surtout la sulfadiazine) +++	Uricosuriques (Probénécide)
Triamtérène +++	Calcium à forte dose
Aciclovir	Furosémide à forte dose
Allopurinol (calculs d'oxypurinol)	Laxatifs stimulants (Bisacodyl, Bourdaine...)
Amoxicilline	Naftidrofuryl
Anti-acides et pansements digestifs (silicates)	Vitamine C à forte dose
Ceftriaxone	Vitamine D à forte dose
Floctafénine	
Méthotrexate	
Primidone	
Quinolones	
Sulfasalazine	
Sulindac	

Iatrogènie (V)

Glaucome et médicaments (1)

Médicaments contre-indiqués en cas de risque de glaucome par fermeture de l'angle irido-cornéen

Classe	Médicaments contre-indiqués
Médicaments analgésiques et antispasmodiques	Néfopam : ACUPAN Tous les antispasmodiques anticholinergiques
Médicaments utilisés en cardiologie	Atropine injectable Antiarythmiques : quinidiques et disopyramide : RYTHMODAN
Médicaments utilisés en gastro-entérologie	Antiémétisants : AGYRAX, VOGALENE Tous les antinaupathiques (scopolamine et antihistaminiques) Tous les antisécrétoires anticholinergiques
Médicaments utilisés en immuno-allergologie	Tous les antihistaminiques H1 sauf ceux qui n'ont pas de propriétés anticholinergiques : Cétirizine, Loratadine, etc.
Médicaments utilisés en nutrition	Orexigènes antihistaminiques : PÉRIACTINE
Médicaments utilisés en neurologie	Antimigraineux : SANMIGRAN, ÉLAVIL, LAROXYL Tous les antiparkinsoniens anticholinergiques
Médicaments utilisés en ophtalmologie	Collyres mydriatiques parasympatholytiques (ATROPINE...) Collyres anticholinestérasiques Collyres hypotenseurs alpha-mimétiques Collyres vasoconstricteurs alpha-mimétiques
Médicaments utilisés en oto-rhino-laryngologie	Vasoconstricteurs ORL par voie orale ou nasale Antivertigineux : AGYRAX
Médicaments utilisés en pneumologie	Bronchodilatateurs contenant des alpha-sympathomimétiques Antitussifs contenant des anticholinergiques ou antihistaminiques
Médicaments utilisés en psychiatrie	Antidépresseurs imipraminiques : ANAFRANIL, TOFRANIL... Antidépresseurs tétracycliques : LUDIOMIL Neuroleptiques phénothiaziniques : LARGACTIL, NOZINAN... Autres neuroleptiques : FLUANXOL, PRAZINIL Amphétaminiques Divers : ATARAX
Médicaments divers	Colchicine : COLCHIMAX (effet anticholinergique modéré) Oxybutynine : DITROPAN Prostaglandines : Dinoprostone, Sulprostone

1. Cette liste non limitative n'est qu'un aide-mémoire pour le praticien, en raison du nombre élevé de spécialités contenant des substances pouvant déclencher une poussée aiguë de glaucome par fermeture de l'angle irido-cornéen (anticholinergiques, atropine, belladone, datura, hyoscyamine, jusquiame, scopolamine, éphédrine et autres produits alpha-sympathomimétiques).

Myopies iatrogènes

Principaux médicaments impliqués	
Produits cholinergiques	Pilocarpine
Médicaments divers parfois impliqués	Sulfamides (Cotrimoxazole notamment), Diurétiques thiazidiques, Indapamide, Chlortalidone, Acétazolamide, Dorzolamide
Médicaments divers rarement impliqués	Bromocriptine, Métronidazole, Olsalazine, Cyclophosphamide, Immunoglobulines antilymphocytes, Isotrétinoïne, Glibenclamide, Quinine, Tétracycline, Isosorbide dinitrate, Topiramate

Iatrogènie (VI)

Gynécomasties iatrogènes

Classe	Principaux médicaments et produits impliqués
Hormones	Agonistes de la LH-RH Androgènes et anabolisants stéroïdiens Gonadotrophines HCG Œstrogènes
Anti-hormones	Antiandrogènes stéroïdiens (Cyprotérone) ou autres (Bicalutamide, Flutamide, Nilutamide) Inhibiteurs de la 5-alpha-réductase (Dutastéride, Finastéride)
Anti-infectieux	Isoniazide, Kétoconazole, Métronidazole et autres Nitro-imidazolés
Anti-ulcéreux	Antihistaminiques H2 (Cimétidine, Ranitidine, etc.) Inhibiteurs de la pompe à protons (Oméprazole, etc.)
Médicaments utilisés en cardiologie	Amiodarone Digitaliques (Digoxine) Diurétiques de type antialdostérone : Eplérénone, Spironolactone Inhibiteurs de l'enzyme de conversion (Captopril, Enalapril, etc.) Méthyldopa, Nifédipine, Vérapamil
Psychotropes	Antidépresseurs tricycliques, Diazépam Neuroleptiques (Halopéridol, Phénothiazines, etc.)
Divers	D-Pénicillamine, Phénytoïne
Drogues	Alcool (++), amphétamines, cannabis, héroïne

Impuissances iatrogènes

Classe	Principaux médicaments et produits impliqués
Médicaments utilisés en cardiologie	Amiodarone Antihypertenseurs centraux : Clonidine, Méthyldopa Bêta-bloquants Digoxine Diurétiques de type antialdostérone : Spironolactone Prazosine
Médicaments utilisés en endocrinologie, dans les troubles métaboliques, et en cancérologie	Agonistes de la LH-RH Agonistes dopaminergiques (Bromocriptine, etc.) Antiandrogènes stéroïdiens (Cyprotérone) ou autres (Bicalutamide, Flutamide, Nilutamide) Fibrates (Bézafibrate, Ciprofibrate, Fénofibrate, Gemfibrozil) Statines (Atorvastatine, Fluvastatine, Pravastatine, Simvastatine) Œstrogènes en cancérologie (Diéthylstilbestrol, Estramustine)
Médicaments utilisés en gastro-entérologie	Antihistaminiques H2 (Cimétidine, etc.), Métoclopramide Inhibiteurs de la pompe à protons (Oméprazole, etc.)
Médicaments utilisés en neurologie et psychiatrie	Agonistes dopaminergiques (Bromocriptine, etc.) Antidépresseurs (tous), Méthadone, Neuroleptiques (tous)
Divers	Anti-inflammatoires non stéroïdiens, Kétoconazole, Thalidomide Inhibiteurs de la 5 alpha-réductase (Finastéride, Dutastéride)

Iatrogènie (VII)

Troubles ioniques iatrogènes

Hyponatrémie	Hypernatrémie
Molécules souvent en cause : – Hydrochlorothiazide – Antidépresseurs : inhibiteurs de la recapture de la sérotonine (fluoxétine, fluvoxamine, paroxétine, sertraline, escitalopram) ; inhibiteurs de la recapture de la sérotonine et de la noradrénaline (minalcipran, duloxétine, venlafaxine) – Anticonvulsivants : carbamazépine, oxcarbazépine, acide valproïque, lamotrigine – Antipsychotiques : aripiprazole *Molécules moins souvent en cause :* – Diurétiques (tous types) ; desmopressine – Chimiothérapies : cyclophosphamide, vincristine, vinblastine, 5-FU, cisplatine, anthracyclines – Terlipressine – IEC et sartans – IPP : oméprazole, ésoméprazole – Anti-infectieux : triméthoprime-sulfaméthoxazole, antirétroviraux (analogues non nucléosidiques, analogues nucléosidiques, antiprotéases)	*Molécules souvent en cause :* – Diurétiques de l'anse – Solutés de perfusion : sérum salé isotonique et hypertonique, mannitol, bicarbonates – Biphosphonates *Préparations coliques* avant endoscopie
Hypokaliémie	**Hyperkaliémie**
Molécules souvent en cause : – Diurétiques (anse, thiazidiques, acétazolamide) – Corticoïdes ; insuline – Bêta-2-stimulants : salbutamol, terbutaline... – Résines hypokaliémiantes – Solutés alcalinisants injectables – Laxatifs stimulants *Molécules moins souvent en cause :* – Anti-infectieux : amphotéricine B – Immunosuppresseurs : sirolimus, léflunomide – Temsirolimus ; carbamazépine ; pénicilline G	*Molécules souvent en cause :* – Sels de potassium et potassium IV (attention aux solutés de perfusion/nutrition parentérale) – Diurétiques hyperkaliémiants : amiloride, canrénoate de potassium, éplénérone, spironolactone, triamtérène – IEC, sartans, aliskiren – Immunosuppresseurs : ciclosporine, tacrolimus – Digoxine (surdosage) – Bêta-bloquants *Molécules moins souvent en cause :* – Héparines ; époïétines ; AINS ; triméthoprine
Hypocalcémie	**Hypercalcémie**
– Biphosphonates – Transfusion massive – Traitement prolongé par corticoïdes, phénytoïne, sels de platine – Aminosides – Antirétroviraux (toutes classes)	– Vitamine D – Diurétiques de l'anse et diurétiques thiazidiques – Lithium

Iatrogènie (VIII)

Inducteurs enzymatiques et inhibiteurs enzymatiques du cytochrome P450

Cytochrome P450 = système d'isoenzymes (une trentaine, surtout au niveau des hépatocytes et de l'intestin grêle chez l'homme), dont 5 sont impliquées dans le métabolisme oxydatif de 90 % environ des médicaments (CYP 1A2, CYP 2C9, CYP 2C19, CYP 2D6 et CYP 3A4).
Les produits soulignés présentent **un risque majeur d'interactions médicamenteuses** par induction ou par inhibition enzymatique.
L'induction accélère la transformation du substrat en dérivés. La conséquence thérapeutique (activité et toxicité) dépend des rôles respectifs du substrat et des dérivés. Le plus souvent l'induction réduit l'activité. Les principaux inducteurs enzymatiques ne sont généralement pas spécifiques d'un système enzymatique : Antiépileptiques (carbamazépine, fosphénytoïne, phénytoïne, phénobarbital, primidone, rufinamide), Anti-infectieux (éfavirenz, étravirine, griséofulvine, lopinavir, nelfinavir, névirapine, rifampicine, rifabutine, ritonavir), Autres (alcool en prise chronique, aprépitant, bosentan, méprobamate, millepertuis, modafinil, tabac (CYP 1A2), vémurafénib).
L'inhibition, à l'inverse, ralentit la transformation du substrat en dérivés et favorise l'accumulation du substrat. Le plus souvent elle accroît l'activité.
Les substrats *en italique* sont métabolisés par les enzymes concernés **en dérivés actifs**, tous les autres sont métabolisés en dérivés moins actifs ou inactifs (cas le plus fréquent).

CYP 3A4 (concerne environ 50 % des médicaments)	
Substrats	Analgésiques (alfentanil, fentanyl, sufentanyl, buprénorphine, méthadone, morphiniques, tramadol), Antialdostérones, Antiarythmiques (amiodarone, disopyramide, lidocaïne, quinidine), Antiasthmatiques (montélucast, salmétérol), Anticancéreux (bortézomib, *cyclophosphamide*, doxorubicine, erlotinib, étoposide, *ifosfamide*, imatinib, sorafénib, tamoxifène, taxanes, vinca-alcaloïdes), Antidépresseurs (citalopram, *imipraminiques*, mirtazapine, sertraline), Antiémétisants (aprépitant, dompéridone), Antifongiques azolés, Antihistaminiques (chlorphénamine, loratadine, mizolastine), Antimigraineux (triptans), Antiviraux (antiprotéases, delavirdine, efavirenz, névirapine), Anxiolytiques (benzodiazépines, buspirone), Bosentan, Bromocriptine, *Carbamazépine*, Cinacalcet, Clopidogrel, Colchicine, Coxibs, Dapsone, Digoxine, Ethosuximide, Finastéride, Galantamine, *Glibenclamide*, Halofantrine, Hormones (androgènes, corticoïdes, éthinylestradiol, mifépristone, progestatifs), Hypnotiques (zolpidem, zopiclone), Immunodépresseurs (ciclosporine, évérolimus, sirolimus, tacrolimus), Inhibiteurs calciques (dihydropyridines, diltiazem, vérapamil), Inhibiteurs de la PDE5, Macrolides, Méfloquine, Modafinil, Neuroleptiques (aripiprazole, clozapine, halopéridol, pimozide), Phénylbutazone, Phénytoïne, Quinine, Répaglinide, Rétinoïdes, Sétrons, Sibutramine, Statines (sauf pravastatine), Tamoxifène, Terbinafine, Toltérodine, Warfarine, Zonisamide, Cannabis
Inhibiteurs	Acide valproïque, Amiodarone, Antidépresseurs (fluoxétine, fluvoxamine), Anti-infectieux (acide fusidique, doxycycline, isoniazide, macrolides, synergistines), Antifongiques azolés (fluconazole et autres azolés), Antiviraux (antiprotéases, delavirdine), Aprépitant, Ciclosporine, Cimétidine, Cisapride, Danazol, Diltiazem, Erlotinib, Félodipine, Imatinib, Nicardipine, Olanzapine, Proguanil, Quinidine, Silymarine, Télithromycine, Vérapamil Ail, jus de pamplemousse, oranges amères, cannabis, réglisse

CYP 2D6 (concerne environ 25 % des médicaments) (1)	
Substrats	Analgésiques (*codéine*, dextrométhorphane, *hydrocodone*, méthadone, morphine, *tramadol*), Antiarythmiques (*flécaïnide*, lidocaïne, méxilétine, propafénone, certains bêta-bloquants : cartéolol, *carvédilol*, métoprolol, pindolol, propranolol, timolol), Antidépresseurs (*imipraminiques*, *fluoxétine*, fluvoxamine, maprotiline, miansérine, mirtazapine, paroxétine, *venlafaxine*), Bortézomib, Diltiazem, Dompéridone, Galantamine, Nelfinavir, Neuroleptiques (aripiprazole, halopéridol, phénothiazines, rispéridone, zuclopentixol), *Tamoxifène*, Toltérodine, Ecstasy (MDMA)
Inhibiteurs	Antiviraux (delavirdine, efavirenz, nelfinavir, ritonavir), Antiarythmiques (amiodarone, flécaïnide, propafénone, quinidine), Anticancéreux (doxorubicine, imatinib), Antidépresseurs (citalopram, clomipramine, fluoxétine, fluvoxamine, moclobémide, paroxétine), Bupropion, Célécoxib, Chloroquine, Cimétidine, Cinacalcet, Dextropropoxyphène, Diphenhydramine, Halofantrine, Halopéridol, Phénothiazines, Luméfantrine, Mémantine, Méthadone, Métoclopramide, Rispéridone, Télithromycine, Terbinafine, Cocaïne

1. Isoenzyme absent chez 10 % des sujets caucasiens, qui métabolisent lentement ses substrats.
À noter que l'effet des inducteurs sur le CYP CD6 est faible voire insignifiant.

CYP 2C9 et CYP 2C19	
Substrats	Anticancéreux (bortézomib, cyclophosphamide, tamoxifène), Anticonvulsivants (acide valproïque, fos phénytoïne, phénytoïne, phénobarbital), Antidépresseurs (citalopram, escitalopram, fluoxétine, fluvoxamine, *imipraminiques*, moclobémide), Antidiabétiques oraux (glinides, sulfamides hypoglycémiants), AINS (célécoxib, diclofénac, fénamates, flurbiprofène, ibuprofène, indométacine, naproxène, oxicams), Antiprotéases (nelfinavir, ritonavir), AVK (Acénocoumarol, Warfarine), Benzodiazépines (Clobazam, Diazépam, Flunitrazépam), Bosentan, Clozapine, Désogestrel, Entacapone, Fluvastatine, Inhibiteurs de la pompe à protons, Montélucast, Pindolol, Progestérone, *Proguanil*, *Sartans*, Sibutramine, Tamoxifène, Terbinafine, Testostérone, Voriconazole
Inhibiteurs	Acide valproïque, Amiodarone, Antifongiques azolés (fluconazole, voriconazole), Antiviraux (delavirdine, efavirenz, nelfinavir), Antidépresseurs (fluoxétine, fluvoxamine, moclobémide), Artémisinine, Benzbromarone, Chloramphénicol, Cimétidine, Clopidogrel, Disulfirame, Felbamate, Fluoro-uracile, Fluvastatine, Gemfibrozil, Imatinib, Inhibiteurs de la pompe à protons (lansoprazole, oméprazole, pantoprazole), Isoniazide, Lévomépromazine, Métoclopramide, Métronidazole, Modafinil, Nifédipine, Olanzapine, Oxcarbazépine, Probénécide, Sartans, Silibinine et Silymarine, Soraténib, Sulfaméthoxazole, Topiramate

CYP 1A2	
Substrats	Anticancéreux (bortézomib, erlotinib, flutamide, *ifosfamide*), Antidépresseurs imipraminiques, Caféine et Théophylline, Cinacalcet, Flutamide, Lidocaïne, Méxilétine, Naproxène, Neuroleptiques (chlorpromazine, clozapine, halopéridol, olanzapine), Œstrogènes, Péginterféron, Phénytoïne, Propranolol, Riluzole, Ropinirole, Sibutramine, Terbinafine, Vérapamil, Warfarine
Inhibiteurs	Antibiotiques (clarithromycine, érythromycine, fluoroquinolones), Antidépresseurs (fluvoxamine, paroxétine), Antifongiques azolés (itraconazole, kétoconazole), Amiodarone, Cimétidine, Péginterféron, Ticlopidine, jus de pamplemousse

Médicaments et pamplemousse (inhibiteur enzymatique) (1) (2) et (3)

Certaines statines	Simvastatine (le plus souvent), Atorvastatine
Immunosuppresseurs	Ciclosporine, Tacrolimus
Antiarythmiques	Dronédarone, Ivabradine
Antidépresseurs	Sertraline
Taxanes	Docétaxel

1. Ces interactions se traduisent par une majoration de la fréquence et de la gravité des effets indésirables de ces médicaments. La consommation de jus de pamplemousse doit être évitée.
2. L'ANSM (29 novembre 2012) estime qu'aucune publication scientifique n'a mis en évidence une relation entre la consommation de pamplemousse et le risque de baisse d'efficacité d'un traitement antibiotique, anticancéreux (autres que ceux cités) ou contraceptif.
3. Il n'y a pas d'interactions décrites avec les autres agrumes (orange, citron) ou la pomme.

Inducteurs et inhibiteurs de la glycoprotéine P (4)

Glycoprotéine P ou P-gp	
Substrats	Anticancéreux (amsacrine, daunoribicine, doxorubicine, étoposide, imatinib, paclitaxel, topotécan, vinblastine, vincristine, vindésine), Antiprotéases (amprénavir, indinavir, nelfinavir, saquinavir), Ciclosporine, Ciprofloxacine, Colchicine, Dexaméthasone, Digoxine, Diltiazem, Dompéridone, Erythromycine, Evérolimus, Féxofénadine, Hydrocortisone, Ivermectine, Lopéramide, Morphine, Ondansétron, Posaconazole, Quinidine, Rifampicine, Statines (pravastatine, lovastatine, simvastatine), Tacrolimus, Vérapamil
Inducteurs	Antiprotéases (amprénavir, ritonavir), Clotrimazole, Déxaméthasone, Efavirenz, Phénothiazines, Réserpine, Rifampicine Ail, <u>Millepertuis</u>
Inhibiteurs	Antidépresseurs sérotoninergiques, Amiodarone, Antifongiques azolés (fluconazole, itraconazole, kétoconazole), Antiprotéases (le ritonavir agit parfois, moins souvent, comme inducteur), Bromocriptine, Carvédilol, Ciclosporine, Lopéramide, Macrolides (clarithromycine, érythromycine), Quinidine, Soraténib, Tamoxifène, Vérapamil Jus de pamplemousse, <u>Silymarine</u> et <u>Silibinine</u>

4. Transporteur membranaire dont l'expression a un impact sur l'absorption, la distribution et l'effet des médicaments, en particulier en cancérologie.

Médicaments et millepertuis (inducteur enzymatique) CYP P450

Contraception orale œstroprogestative	Baisse d'efficacité Risque de grossesse
Digoxine	Risque de surdosage en cas d'arrêt brutal
Théophylline	Induction de la glycoprotéine P
Ciclosporine	Risque de surdosage en cas d'arrêt brutal
Indinavir et autres antirétroviraux	Diminution de l'effet

Informations réglementaires (I)

Médicaments : listes des substances et préparations vénéneuses

Inscription	Stupéfiants	Liste I	Liste II
Emballage	Cadre rouge	Cadre rouge	Cadre vert
Stockage	Armoires et locaux fermés à clef		Locaux sans accès aux personnes étrangères
Ordonnance	Elle doit comporter lisiblement le nom, l'adresse, et la qualité du prescripteur, sa signature, la date de la prescription, la dénomination, la posologie et le mode d'emploi du médicament, la quantité prescrite ou la durée du traitement, éventuellement le nombre de renouvellements, ainsi que les nom, prénom, sexe et âge du malade, ainsi que le poids s'il s'agit d'enfants		
Type de papier	Ordonnance sécurisée	Simple ordonnance sur papier libre datée de moins de 3 mois, sauf pour la buprénorphine (1)	
Durée de la prescription	Limitée à 7 ou 14 ou 28 jours (2) et pas de chevauchement des ordonnances	Prescription limitée à 12 mois (quantité délivrée en 1 seule fois pour 30 jours maximum), sauf pour les hypnotiques, les anxiolytiques, les anorexigènes, labuprénorphine (*cf.* ces produits)	
Posologie	En toutes lettres	En chiffres ou en lettres	
Renouvellement	Délivrance limitée à 7, 14 ou 28 jours et pour la durée qui reste à courir	Possible seulement sur indication écrite du prescripteur	Possible sauf indication contraire du prescripteur
Adresse du patient	Obligatoire	Facultative	

1. La buprénorphine en comprimés (Temgésic, Subutex) est inscrite en liste I mais doit cependant être prescrite aux patients non hospitalisés sur ordonnance sécurisée avec la posologie en toutes lettres comme pour les autres stupéfiants et une limitation de la durée de prescription à 28 jours.
2. *Prescription de 7 jours maximum* : Fentanyl injectable, Morphine injectable (sauf par pompe), Péthidine.
   Prescription de 14 jours maximum : Méthadone en sirop.
   Prescription de 28 jours maximum : Buprénorphine (sublingual et injectable), Fentanyl (transmuqueux, sublingual, par voie nasale, percutané), Méthylphénidate ou ses sels, Morphine par voie orale ou administrée à l'aide de systèmes de perfusion, Tianeptine
   Prescription et délivrance des benzodiazépines : la durée maximale de prescription des anxiolytiques est limitée à 12 semaines et celle des hypnotiques à 4 semaines. Pour certaines benzodiazépines particulièrement recherchées par les toxicomanes (clonazépam, clorazépate dipotassique), la prescription sur ordonnace sécurisée est obligatoire.

Informations réglementaires (II)

Médicaments à prescription restreinte

Consulter le site www.ansm.sante.fr.

- Cinq catégories :
  - médicaments réservés à l'usage hospitalier
  - médicaments à prescription hospitalière
  - médicaments à prescription initiale hospitalière (1)
  - médicaments à prescription réservée à certains médecins spécialistes
  - médicaments nécessitant une surveillance particulière pendant le traitement

1. Médicaments soumis à une prescription initiale hospitalière.
Renouvellement de la prescription :
→ Pendant l'année suivant cette prescription initiale, *le renouvellement est possible en ville par tout médecin*, la délivrance en officine non hospitalière ne pouvant se faire que sur présentation de l'ordonnance initiale et de l'ordonnance de renouvellement.
→ Au bout d'un an, une nouvelle prescription initiale hospitalière sera nécessaire.

Médicaments d'exception (2)

Consulter le site www.meddispar.fr de l'Ordre des pharmaciens.

Classe	Principaux médicaments concernés (liste évolutive)
Antalgique spécifique	Sumatriptan (IMIJECT) dans l'algie vasculaire de la face
Sétrons et anti-substance P (Antiémétisants)	Toutes les spécialités
Érythropoïétine (EPO)	Toutes les spécialités
Hormone de croissance et analogues	Somatropine et Mécasermine : toutes les spécialités
Anti-TNF	Toutes les spécialités sauf Infliximab
Interférons bêta	Toutes les spécialités
Divers	Aflibercept (EYLEA), Alprostadil (CAVERJECT, EDEX), Anakinra (KINERET), Androstanolone (ANDRACTIM), Canakinumab (ILARIS), implant ophtalmique de dexaméthasone (OZURDEX), Fingolimod (GILENYA), Glatiramère (COPAXONE), Modafinil (MODIODAL), Omalizumab (XOLAIR), Pégaptanib (MACUGEN), Ranibizumab (LUCENTIS), Tacrolimus (PROTOPIC), Tériparatide (FORSTEO), Tétrabénazine (XENAZINE), Ustékinumab (STELARA), Vertéporfine (VISUDYNE)

2. Médicaments ayant le statut de médicament d'exception, c'est-à-dire remboursables uniquement quand ils sont prescrits conformément à une fiche d'information thérapeutique publiée au Journal Officiel, et si l'ordonnance est accompagnée d'un bordereau N° 60-3976 à 4 volets délivré par les caisses primaires d'assurance maladie à tout médecin, hospitalier ou non, qui en fait la demande par téléphone ou par écrit (bordereau appelé "Ordonnance de médicaments d'exception", Cerfa 12708*01, à 4 volets).

Informations réglementaires (III)

SMR ou Service médical rendu (1)

Le SMR conditionne le taux de remboursement du médicament.

Intérêt du médicament	Remboursement
Important ou majeur	65 %
Modéré	30 %
Faible	15 %
Insuffisant	Pas de remboursement

1. Le SMR est déterminé par la Commission de la transparence (HAS) en fonction du rapport bénéfice/risque du médicament, de la gravité de l'affection à traiter et de sa place prévue dans la stratégie thérapeutique, de la nature du traitement et de l'impact attendu sur la santé publique.

ASMR ou Amélioration du service médical rendu (2)

L'ASMR est un élément important dans la fixation du prix du médicament.

Niveau d'ASMR	Signification
I	Progrès thérapeutique majeur
II	Amélioration importante en termes d'efficacité thérapeutique et/ou de réduction des effets indésirables
III	Amélioration modeste en termes d'efficacité thérapeutique et/ou de réduction des effets indésirables
IV	Amélioration mineure en terme d'efficacité thérapeutique et de réduction des effets indésirables
V	Absence d'amélioration avec avis favorable à l'inscription (par exemple les génériques)

2. L'ASMR est déterminé par la Commission de la transparence (HAS) en 5 niveaux qui ne déterminent pas, dans l'absolu, la valeur d'un médicament et son importance, mais comparent, dans une indication donnée, un médicament aux autres thérapeutiques existant déjà sur le marché dans la même indication. Cette ASMR aide le Comité économique des produits de santé (CEPS) à déterminer le prix des médicaments. Les niveaux ASMR I, II et III permettent un dépôt de prix européen.

Tarif forfaitaire de responsabilité

Le tarif forfaitaire de responsabilité (ou "prix de référence"), arrêté par le ministre de la Santé et de la Sécurité sociale après avis du Comité économique des produits de santé (CEPS), permet de rembourser des groupes de spécialités pharmaceutiques qui contiennent une même substance (avec un même dosage, une même forme et des boîtes de même contenance) sur la base d'un prix commun, qu'il s'agisse de la spécialité princeps ou de ses génériques. Les spécialités concernées portent des *vignettes spécifiques* mentionnant le tarif forfaitaire à côté du prix de la spécialité.

Médicaments ayant obtenu un niveau I ou II d'ASMR (amélioration majeure ou importante) en 2010, 2011, 2012 et 2013

L'ASMR apprécie le progrès thérapeutique que le médicament est susceptible d'apporter par rapport aux autres traitements disponibles dans la même indication.

Médicament	Année de l'ASMR	Indication
ASMR niveau I (amélioration majeure)		
FIBROGAMMIN	2010	Hémorragie (déficit en facteur XIII)
PREVENAR 13	2010	Vaccin antipneumococcique
FLUCORTAC	2011	Insuffisance surrénale
RIASTAP	2011	Hémorragie (déficit en fibrinogène)
NIMENRIX	2012	Vaccin antiméningococcique
ASMR niveau II (amélioration importante)		
ILARIS	2010	Syndrome auto-inflammatoire
REVOLADE	2010	Thrombopénie
FLOLAN	2011	Hypertension artérielle pulmonaire
ENBREL	2012	Arthrite juvénile idiopathique polyarticulaire
Immunoglobulines hum. hépatite B	2012	Immunoprophylaxie hépatite B
KALYDECO	2012	Mucoviscidose
LUCENTIS	2012	Dégénérescence maculaire liée à l'âge
MABTHERA	2012	Lymphome folliculaire
SOLIRIS	2012	Thrombopénie
VOTUBIA	2012	Astrocytome sous-épendymaire
HUMIRA	2013	Spondylarthrite axiale
REMICADE	2013	Rectocolite hémorragique sévère

Informations réglementaires (IV)

Dopage : Médicaments et procédés dopants interdits

Liste des spécialités pharmaceutiques françaises contenant des produits dopants d'après le décret 2007-41 du 11 janvier 2007 (JO du 12 janvier 2007), le décret 2011-1947 du 23 décembre 2011 (JO du 27 décembre 2011) et le décret 2013-1286 du 27 décembre 2013 (JO du 31 décembre 2013).
Consulter le site www.afld.fr

Mélanges racémiques : Stéréoisomères - Énantiomères - Isomères

Quelques définitions

Beaucoup de médicaments sont des mélanges racémiques de stéréoisomères : il peut s'agir soit d'énantiomères (images en miroir non superposables), désignés par convention par les lettres R (Rectus) ou S (Sinister), soit d'isomères géométriques (ou diastéréo-isomères), désignés par convention par les termes cis et trans.
Les stéréoisomères composant ces médicaments peuvent avoir des propriétés semblables, ou différentes, voire antagonistes, leur activité, leur pharmacocinétique et leur toxicité pouvant donc être différentes de celles de leur mélange racémique.
À l'échéance du brevet d'un médicament, certains fabriquants commercialisent un stéréoisomère de ce médicament en le présentant comme un nouveau médicament d'activité supérieure et/ou de toxicité moindre, ce qui n'est pas toujours le cas (la lévofloxacine représente une exception).

Quelques exemples

Mélanges racémiques	Stéréoisomères
Cétirizine	Lévocétirizine = Isomère R actif de la cétirizine, 2 fois plus actif que le mélange racémique, la dose utile étant 2 fois plus faible
Citalopram	Escitalopram = Isomère S du citalopram, 2 fois plus actif que le mélange racémique, la dose utile étant 2 fois plus faible
Méthylphénidate	Diméthylphénidate = Isomère R du méthylphénidate, plus actif que l'isomère S, sans avantage patent par rapport au mélange
Ofloxacine	Lévofloxacine = Isomère S de l'ofloxacine, environ 2 fois plus actif notamment sur les pneumocoques résistants aux pénicillines
Oméprazole	Esoméprazole = Isomère S de l'oméprazole, moins métabolisé par le CYP 2C19 que celui-ci, donc aussi efficace à dose plus faible
Salbutamol ou Albutérol	Lévalbutérol = Isomère R de l'albutérol, responsable de l'activité bronchodilatatrice (l'isomère S paraît associé au contraire à une bronchoconstriction), sans avantage patent par rapport à l'albutérol
Zopiclone	Eszopiclone = Isomère S de la zopiclone, plus actif que le mélange racémique, donc aussi efficace à dose plus faible

Informations réglementaires (V)

Liste des médicaments orphelins avec désignation orpheline et AMM

Les médicaments orphelins sont destinés au diagnostic, à la prévention et au **traitement de maladies rares, très graves**, ou entraînant une menace pour la vie et dont la prévalence ne dépasse pas 5 cas sur 10 000 personnes dans l'Union européenne. Les entreprises pharmaceutiques sont peu enclines à développer ces médicaments dans les conditions normales du marché, leur coût de mise sur le marché ne pouvant être compensé par les ventes escomptées en l'absence de mesures d'incitation. Aussi les pouvoirs publics ont mis en place des mesures incitatives à l'attention des industries de la santé et des biotechnologies. (1)

1. Règlement CE n° 141/2000 du 16 décembre 1999 : règlement européen sur la désignation orpheline europénne. Règlement CE n° 847/2000 du 27 avril 2000 : disposition d'application des critères de désignation de médicaments en tant que médicaments orphelins.

	AMM/ATU	SMR/ASMR	Indications
Voies digestives et métabolisme			
ALDURAZYME	2003	Important/IV	Mucopolysaccharidose de type I
CARBAGLU	2003	Important/I	Hyperammoniémie induite par diverses acidémies
CYSTADANE	2007/ATU	Important/III	Homocystinurie
ELAPRASE	2007	Important/II	Mucopolysaccharidose de type II (maladie de Hunter)
FABRAZYME	2001	Important/II	Maladie de Fabry
KUVAN	2008/ATU	Important/III	Hyperphénylalaninémie
MYOZYME	2006	Faible/IV	Glycogénose de type II
NAGLAZYME	2006	Important/III	Mucopolysaccharidose de type VI
ORFADIN	2005	Important/II	Alcaptonurie Tyrosémie de type I
REPLAGAL	2001	Important/II	Maladie de Fabry
VPRIV	2010	Important/V	Maladie de Gaucher
WILZIN	2004	Important/IV	Maladie de Wilson
ZAVESCA	2002	Important-Modéré/IV	Maladie de Gaucher Maladie de Niemann-Pick de type C
Sang et organes hématopoïétiques			
NPLATE	2010	Important/II	Purpura thrombopénique idiopathique (PTI)
SIKLOS	2007	Important/IV	Drépanocytose
Système cardio-vasculaire			
PEDEA	2004	Important/I	Canal artériel persistant
REVATIO	2005	Important/I	Hypertension artérielle pulmonaire
TRACLEER	2002	Important/I Important/V	Hypertension artérielle pulmonaire Sclérodermie systémique

VENTAVIS	2003	Important/II	Hypertension artérielle pulmonaire primitive
VOLIBRIS	2008	Important/V	Hypertension artérielle pulmonaire
Hormones systémiques			
INCRELEX	2007	Important/III	Syndrome d'insensibilité primaire à l'hormone de croissance
SIGNIFOR	2012	Important/IV	Maladie de Cushing
SOMAVERT	2001	Important/III	Acromégalie
Anti-infectieux			
CAYSTON	2009	Important/V	Infections pulmonaires chez les patients atteints de mucoviscidose
TOBI PODHALER	2011	Important/V	Infections pulmonaires chez les patients atteints de mucoviscidose
Anticancéreux : très nombreuses molécules			
Système nerveux			
DIACOMIT	2007	Important/III	Épilepsie myoclonique sévère de l'enfant
FIRDAPSE	2009	Modéré/IV	Syndrome de Lambert-Eaton
INOVELON	2007	Important/IV	Syndrome de Lennox-Gastaut
PRIALT	2005	Important/IV	Analgésie intrathécale
VYNDAQEL	2011	Modéré/IV	Amylose à transthyrédine
Système respiratoire			
KALYDECO	2012	Important/II	Mucoviscidose (mutation GSSID)
Autres			
EXJADE	2006	Modéré/III	Surcharges en fer secondaires
SAVENE	2006	Important/III	Extravasation des anthracyclines

Informations réglementaires (VI)

Liste des affections dites de longue durée

La liste des ALD 30, établie par le décret n° 2011-77 du 19 janvier 2011, contient 30 affections nécessitant chacune un traitement prolongé et une thérapeutique particulièrement coûteuse et pour lesquelles **le ticket modérateur est supprimé**. Une ordonnance bizone doit être utilisée. Des maladies graves "hors liste" peuvent être prises en charge. L'hypertension artérielle ne fait plus partie de la liste.

ALD 1	Accident vasculaire cérébral invalidant
ALD 2	Insuffisances médullaires et autres cytopénies chroniques
ALD 3	Artériopathies chroniques avec manifestations ischémiques
ALD 4	Bilharziose compliquée
ALD 5	Insuffisance cardiaque grave, troubles du rythme graves, cardiopathies valvulaires graves, cardiopathies congénitales graves
ALD 6	Maladies chroniques actives du foie et cirrhoses
ALD 7	Déficit immunitaire primitif grave nécessitant un traitement prolongé, infection par le virus de l'immuno-déficience humaine (VIH)
ALD 8	Diabète de type I et diabète de type II
ALD 9	Formes graves des affections neurologiques et musculaires
ALD 10	Hémoglobinopathies, hémolyses chroniques constitutionnelles et acquises sévères
ALD 11	Hémophilies et affections constitutionnelles de l'hémostase graves
ALD 13	Maladie coronaire
ALD 14	Insuffisance respiratoire chronique grave
ALD 15	Maladie d'Alzheimer et autres démences
ALD 16	Maladie de Parkinson
ALD 17	Maladies métaboliques héréditaires nécessitant un traitement prolongé spécialisé
ALD 18	Mucoviscidose
ALD 19	Néphropathie chronique grave et syndrome néphrotique primitif
ALD 20	Paraplégie
ALD 21	Vascularites, lupus érythémateux systémique, sclérodermie systémique
ALD 22	Polyarthrite rhumatoïde évolutive
ALD 23	Affections psychiatriques de longue durée
ALD 24	Rectocolite hémorragique et maladie de Crohn évolutives
ALD 25	Sclérose en plaques
ALD 26	Scoliose idiopathique structurale évolutive (angle égal ou supérieur à 25 degrés)
ALD 27	Spondylarthrite grave
ALD 28	Suites de transplantation d'organe
ALD 29	Tuberculose active, lèpre
ALD 30	Tumeur maligne, affection maligne du tissu lymphatique ou hématopoïétique

Informations réglementaires (VII)

Médicaments retirés du marché pour raisons de pharmacovigilance depuis 2004 (I)

Médicaments	Date	Effets indésirables observés
UROSIPHON	2004	Troubles neurologiques et insuffisance rénale dus à un excipient (diéthylène glycol)
TRIACANA (Tiratricol) et Préparations magistrales à base d'éphédrine, d'éphédra ou de tiratricol	*Idem*	Troubles cardio-vasculaires parfois sévères, hyperthyroïdies, atteintes hépatiques
VIOXX (Rofécoxib)	*Idem*	Augmentation de la fréquence des infarctus du myocarde et accidents vasculaires cérébraux
MELLERIL (Thioridazine)	2005	Torsades de pointe potentiellement mortelles
BEXTRA (Valdécoxib)	*Idem*	Retiré aux États-Unis et en Europe (risque de syndrome de Lyell)
DYNASTAT (Parécoxib)	*Idem*	Retiré en Suisse en mai 2005 (car prodrogue du valdécoxib)
VIRALGIC	*Idem*	Produit "à base de plantes" présenté comme une alternative à la trithérapie anti-HIV
HALCION	*Idem*	Amnésie antérograde, troubles du comportement
PREPULSID Adultes (Cisapride)	*Idem*	Torsades de pointe, troubles du rythme cardiaque
Antibiotiques par voie nasale ou par voie locale oro-pharyngée	*Idem*	Produits inefficaces et présentant un risque de sélection de souches bactériennes résistantes
AK FLUOR 10 %	*Idem*	Reprise de la distribution de fluorescéine sodique, Faure 10 %
DUXIL (Almitrine + Raubasine)	*Idem*	Risque de neuropathies périphériques
Vaccin HEXAVAC	*Idem*	Protection insuffisante vis-à-vis de l'hépatite B
BIOSTIM, IMOCUR, IMURDON, IRSA, RIBOMUNYL (Immunostimulants)	*Idem*	Efficacité non établie Réactions allergiques parfois graves
MELAGATRAN et EXANTA (Ximélagatran)	2006	Risque d'hépatite grave
Préparations à base d'EXTRAITS THYROÏDIENS	*Idem*	Hyperthyroïdies graves
SILOMAT (Clobutinol)	2007	Allongement de QT sur l'ECG Risques de troubles graves du rythme cardiaque
AGREAL (Véralipride)	*Idem*	Effets indésirables psychiatriques (dépression) et neurologiques (dyskinésies, syndromes parkinsoniens)
TRASYLOL (Aprotinine)	2008	Rapport bénéfice/risque défavorable
IONSYS (système d'administration transdermique du Fentanyl)	*Idem*	Système de délivrance défectueux
ACOMPLIA (Rimonabant)	*Idem*	Dépression, risque suicidaire

Médicaments retirés du marché pour raisons de pharmacovigilance depuis 2004 (II)

Médicaments	Date	Effets indésirables observés
RAPTIVA (Efalizumab)	2009	Leuco-encéphalite multifocale progressive
DI-ANTALVIC (Dextropropoxyphène)	*Idem*	Risques d'intoxications mortelles
MEDIATOR (Benfluorex)	*Idem*	Altération des valves cardiaques
SIBUTRAL (Sibutramine)	2010	Accidents vasculaires : IM, AVC
PARFÉNAC Crème (Bufexamac)	*Idem*	Allergies sévères de contact
AVANDIA, AVANDAMET, AVAGLIM (Rosiglitazone)	*Idem*	Accidents vasculaires : IM, AVC
THÉLIN (Sitaxentan)	*Idem*	Hépatites graves
CELANCE (Pergolide)	*Idem*	Altération des valves cardiaques
FONZYLANE (Buflomédil)	2011	Hépatites, convulsions, troubles du rythme
NIZORAL (Kétoconazole)	*Idem*	Hépatites graves
LIPIOCIS (Acides gras – iode RA)	*Idem*	Atteintes pulmonaires graves
NOCTRAN (Acéprométazine + Clorazépate)	*Idem*	Confusion mentale, syndrome parkinsonien
ACTOS, COMPETACT (Pioglitazone)	*Idem*	Cancer de vessie
MEPRONIZINE (Acéprométazine + Méprobamate)	2012	Chutes et états confusionnels
EQUANIL PO (Méprobamate)	*Idem*	Comas et décès par surdosage
PAPS Poudre	*Idem*	Toxicité neurologique, convulsions
PREPULSID Enfants et nourrissons (Cisapride) Forme adulte retirée en 2005	*Idem*	Torsades de pointe, troubles du rythme cardiaque
BUTAZOLIDINE (Phénylbutazone)	*Idem*	Agranulocytoses
VIDORA (Indoramine)	2013	Toxicité cardio-vasculaire
MYOLASTAN (Tétrazépam)	*Idem*	Toxicité cutanée
Dérivés de l'ergot de seigle (SEGLOR, DHE, ISKEDYL, SERMION, VASOBRAL...)	*Idem*	Fibroses ou ergotisme
VECTARION (Almitrine)	*Idem*	Neuropathies périphériques
NEXEN (Nimésulide)	*Idem*	Hépatites graves

Arrêts de commercialisation relevés de 2010 à 2014

(liste non exhaustive, faute de transparence)

ALDALIX
ANAHELP
ANZEMET
ASPEGIC CODEINE
ATARAX IM
ATHYMIL
BAYPEN
BECLONE
BETANOL Collyre
BETASEPTIC
BOROSTYROL
BRISTOPEN 500 et sirop
BUSPAR
CALCIFORTE
CAPTOLANE
CARDIORYTHMINE
CARDIOSOLUPSAN
CATALGINE
CELANCE
CEPROTIN
CERUMENOL
CIBACALCINE
CIBLOR
CIDERMEX Collyre
CILEST
CISPLATYL
CLARAMID
CLARINASE
CLOTTAGEN
COLIMYCINE PO
COLOCARB
CORBIONAX
COTEVETEN
CYCLEANE
DEXAGRANE
DEXIR SIROP
DEXTRARINE PHENYLBUTA.
DIARSED
DIDRONEL
DIOSMIL
DOGMATIL Inj.
DOLOSAL
DOPACARD
DOPERGINE
EDENELLE
EFEZIAL
EPHYDION
EQUANIL
ERCEFURYL
ESTRADERM TTS
ESTULIC
EUGLUCAN
EULEXINE
EVAPAUSE
EXANTA
EXUBERA
FANSIDAR
FLAVOQUINE
FLUBILAR
FONGERYL
FUCIDINE Inj.
FURADOINE
GEVATRAN
GLUCIDORAL
GLUTRIL
GYNOMYK
HICONCIL
HYDRACORT
HYPNOVEL
HYPOSTAMINE
INSADOL
INTRINSA
IVEMEND
JONCTUM 200
KAOLOGEAIS
KAPANOL
KOREC
LACRISERT
LEUCOMAX
LITHIAGEL
MABCAMPATH
MAXEPA
METHYL-GAG
MEXITIL
MIGLUEAU
MIKELAN
MILLIGYNON
MINIPHASE
MODITEN
MUCOFLUID
MUCOLATOR
MUTESA
NALOREX
NAVOBAN
NEPRESSOL
NEPRON
NEUROLITHIUM
NIASPAN
NIBIOL
NISASOL
NOCERTONE
NOPRON
NORMACOL
NYOLOL COLLYRE
OCADRIK LP
OESCLIM
OLIGODERM
OLMIFON
ORGAMETRIL
ORNICETIL
ORTHOCLONE OKT3
OSTEOCAL
PARFENAC
PEPDINE
PERICAL
PERISTALTINE
PEVARYL Lotion
PHENYLBUTAZONE
PILOBLOQ
PLETAL
PLUREXID
POLIODINE
POVANYL
PRACTAZIN
PRACTON
PRAXINOR
PRECYCLAN
PRIMYXINE Pommade
PYOCEFAL
RANEXA
REFLUDAN
REGRANEX
REPSILENE
RETIN A
REVASC
RHEOBRAL
ROHYPNOL
RUDIVAX
SAFLUTAN Collyre
SALIPRAN
SIBELIUM
SPAGULAX
SPIR
SUBCUVIA
SUDAFED
SULTOPIZIDE
SURVANTA
SUSTIVA
SYNERCID
TAGAMET
TETAGRIP
TINSET
TORENTAL
TRASICOR
TRASITENSINE
TRICILEST
TUSSILENE
UFT
ULTRALAN
UNICORDIUM
VIRACEPT
XENID
XIGRIS
YOHIMBINE
ZEEFRA
ZENAPAX
ZIKIALE

Chapitre 28

Adresses utiles

Les numéros de téléphone, de fax et les adresses postales et e-mail cités ici sont susceptibles de changements et sont donc donnés sous toutes réserves.

Adresses utiles

HAUTE AUTORITÉ DE SANTÉ (HAS)
2, av. du stade de France
93218 Saint-Denis-la-Plaine cedex
Tél. : 01 55 93 70 00. Fax : 01 55 93 74 00
Site Internet : http://www.has-sante.fr
– Commission de la transparence
– Communiqués de presse
– EPP infos
– Lettres d'informations
– Recommandations professionnelles

AGENCE NATIONALE DE SÉCURITÉ DU MÉDICAMENT ET DES PRODUITS DE SANTÉ (ANSM, ex-AFSSAPS)
143-147, bd. Anatole-France
93285 Saint-Denis cedex
Tél. : 01 55 87 30 00. Fax : 01 55 87 30 12
Site Internet : http://www.afssaps.sante.fr
– Commission d'Autorisation de Mise sur le Marché des médicaments (AMM)
– Commission de pharmacovigilance
– Commission chargée du contrôle de la publicité et de la diffusion des recommandations sur le bon usage des médicaments

CENTRE DE RÉFÉRENCE SUR LES AGENTS TÉRATOGÈNES
Mme le Dr Élisabeth Eléfant
Hôpital Trousseau
26, av. du Dr Arnold-Netter
75012 Paris
Tél./Fax : 01 43 41 26 22
elisabeth-elefant@trs.aphp.fr
Site Internet : http://www.lecrat.org

INSTITUT DE VEILLE SANITAIRE
12, rue du Val d'Osne
94415 Saint-Maurice cedex
Tél. : 01 41 79 67 00. Fax : 01 41 79 67 67
Site Internet : http://www.invs.sante.fr

PCH-AP : PHARMACIE CENTRALE DES HÔPITAUX DE L'ASSISTANCE PUBLIQUE
8, rue des Fossés-Saint-Marcel
75005 Paris
Tél. : 01 43 37 95 96

7, rue du Fer-à-Moulin
75005 Paris
Tél. : 01 43 31 49 58

ÉTABLISSEMENT FRANÇAIS DU SANG
Siège : 20, av. du Stade de France
93218 La-Plaine Saint-Denis cedex
Tél. : 01 55 93 95 00. Fax : 01 55 93 95 03
accueil@efs.sante.fr

ORDRE NATIONAL DES MÉDECINS

180, bd. Haussmann
75008 Paris
Tél. : 01 53 89 32 00
conseil-national@cn.medecin.fr

ORDRE NATIONAL DES PHARMACIENS

4, av. Ruysdaël
75379 Paris cedex 08
Tél. : 01 56 21 34 34

ENTREPRISES DU MÉDICAMENT (LEEM)

88, rue de la Faisanderie
75782 Paris cedex 16
Tél. : 01 45 03 88 88
Site Internet : www.leem.org

SOINS PALLIATIFS (SFAP)

106, av. Émile-Zola
75015 Paris
Tél. : 01 45 75 43 86
Site Internet : www.sfap.org

URGENCES MÉDICALES À PARIS

SOS MÉDECINS
Tél. : 01 47 07 77 77

UMP-URGENCES MÉDICALES DE PARIS
Tél. : 01 53 94 94 94

GMP-GARDE MÉDICALE DE PARIS
Tél. : 01 42 72 88 88

SERVICES D'AIDE ET D'ÉCOUTE

ACCUEIL DES SANS-ABRI
Tél. : 115 ou 0 800 306 306

ALLO ENFANCE MALTRAITÉE
Tél. : 119 ou 0 800 054 141

DROGUES INFO SERVICE
Tél. : 0 800 231 313

SIDA INFO SERVICE – Tél. : 0 800 840 800

SOS AMITIÉ – Tél. : 0 820 066 066

VIOLENCES CONJUGALES
Femmes Info Service
Tél. : 01 40 33 80 60

VIOLS FEMMES INFORMATIONS
Tél. : 0 800 059 595

Centres régionaux de pharmacovigilance

AMIENS
Tél. : 03 22 08 70 96. Fax : 03 22 08 70 95
pharmacovigilance@chu-amiens.fr

ANGERS
Tél. : 02 41 35 45 54. Fax : 02 41 35 55 02
pharmacovigilance@chu-angers.fr

BESANÇON
Tél. : 03 81 21 83 99. Fax : 03 81 21 83 98
pharmacovigilance@chu-besancon.fr

BORDEAUX
Tél. : 05 56 98 16 07. Fax : 05 57 57 46 60
pharmacovigilance@pharmacologiebordeaux2.fr

BREST
Tél. : 02 98 49 18 17. Fax : 02 98 34 79 77
crpv.brest@chu-brest.fr

CAEN
Tél. : 02 31 06 46 72. Fax : 02 31 06 46 73
pharmacovigilance@chu-caen.fr

CLERMONT-FERRAND
Tél. : 04 73 75 48 31. Fax : 04 73 27 48 32
pharmacovigilance@chu-clermontferrand.fr

DIJON
Tél. : 03 80 29 37 42. Fax : 03 80 29 37 23
pharmacovigilance@chu-dijon.fr

GRENOBLE
Tél. : 04 76 76 51 45. Fax : 04 76 76 56 55
pharmacovigilance@chu-grenoble.fr

LILLE
Tél. : 03 20 96 18 18. Fax : 03 20 44 56 87
crpv@chru-lille.fr

LIMOGES
Tél. : 05 55 05 67 43. Fax : 05 55 05 62 98
pharmacovigilance@chu-limoges.fr

LYON
Tél. : 04 72 11 69 97. Fax : 04 72 11 69 85
pharmacovigilance@chu-lyon.fr

MARSEILLE
Tél. : 04 91 74 75 60. Fax : 04 91 74 07 80
marie-joseph.jean-pastor@ap-hm.fr

MONTPELLIER
Tél. : 04 67 33 67 57. Fax : 04 67 33 67 51
pharmacovigilance@chu-montpellier.fr

NANCY
Tél. : 03 83 85 27 60. Fax : 03 83 32 33 44
crpv@chu-nancy.fr

NANTES
Tél. : 02 40 08 40 96 Fax : 02 40 08 40 97
pharmacovigilance@chu-nantes.fr

NICE
Tél. : 04 92 03 47 08. Fax : 04 92 03 47 09
pharmacovigilance@chu-nice.fr

PARIS ET RÉGION PARISIENNE

PARIS Hôpital Européen Georges-Pompidou
Tél. : 01 56 09 39 88. Fax : 01 56 09 39 92
pharmacovigilance@hop.egp.ap-hop-paris.fr

PARIS Hôpital Henri-Mondor
Tél. : 01 49 81 47 00. Fax : 01 49 81 47 63
pharmacovigilance@hmn.ap-hop-paris.fr

PARIS Hôpital Fernand-Widal
Tél. : 01 40 05 43 34. Fax : 01 40 35 76 28
pharmacovigilance.fwd@lrb.ap-hop-paris.fr

PARIS Hôpital Pitié-Salpêtrière
Tél. : 01 42 16 16 79. Fax : 01 42 16 16 88
pharmaco.vigilance@psl.ap-hop-paris.fr

PARIS Hôpital Saint-Antoine
Tél. : 01 43 47 54 69. Fax : 01 43 07 07 11
michel.biour@upmc.fr

PARIS Cochin-Port-Royal
Tél. : 01 43 35 59 16. Fax : 01 43 35 59 17
pvigilance.bavoux@svp.ap-hop-paris.fr

POITIERS
Tél. : 05 49 44 39 38. Fax : 05 49 44 38 45
pharmaco.clin@chu-poitiers.fr

REIMS
Tél. : 03 26 78 77 80. Fax : 03 26 83 23 79
pharmacovigilance@chu-reims.fr

RENNES
Tél. : 02 99 28 43 63. Fax : 02 99 28 24 26
pharmacovigilance@chu-rennes.fr

ROUEN
Tél. : 02 32 88 90 79. Fax : 02 32 88 90 49
pharmacovigilance@chu-rouen.fr

SAINT-ÉTIENNE
Tél. : 04 77 12 77 37. Fax : 04 77 12 77 74
pharmacovigilance@chu-st-etienne.fr

STRASBOURG
Tél. : 03 88 11 64 80. Fax : 03 88 11 67 26
pharmacovigilance@chru.strasbourg.fr

TOULOUSE
Tél. : 05 61 25 51 12. Fax : 05 61 25 51 16
pharmacovigilance.toulouse@cict.fr

TOURS
Tél. : 02 47 47 37 37. Fax : 02 47 47 38 26
crpv@chu-tours.fr

Centres antipoison et/ou de toxicovigilance

ANGERS
Tél. : 02 41 48 21 21. Fax : 02 41 35 55 07
centre-antipoison@chu-angers.fr

BORDEAUX
Tél. : 05 56 96 40 80. Fax : 05 56 79 60 96
centre-antipoison@chu-bordeaux.fr

LILLE
Tél. : 03 20 44 44 44. Fax : 03 20 44 56 28
cap@chru-lille.fr

LYON
Tél. : 04 72 11 69 11. Fax : 04 72 11 69 85
centre.antipoison@chu-lyon.fr

MARSEILLE
Tél. : 04 91 75 25 25. Fax : 04 91 74 41 68
mhayek@ap-hm.fr

NANCY
Tél. : 03 83 32 36 36. Fax : 03 83 85 26 15
cap@chu-nancy.fr

PARIS
Tél. : 01 40 05 48 48. Fax : 01 40 05 41 93
cap. paris@lrb.aphp.fr

REIMS
Tél. : 03 26 78 48 21. Fax : 03 26 78 41 36
toxicologie-clinique-reims@chu-reims.fr

RENNES
Tél. : 02 99 59 22 22. Fax : 02 99 28 42 30
centre.antipoison@chu-rennes.fr

ROUEN
Tél. : 02 32 88 80 50. Fax : 02 32 88 81 28
jean-philippe.leroy@chu-rouen. fr

STRASBOURG
Tél. : 03 88 37 37 37. Fax : 03 69 55 18 99
flesch.francoise@chru-strasbourg.fr

TOULOUSE
Tél. : 05 61 77 74 47. Fax : 05 61 77 25 72
cap.sec@chu-toulouse.fr

VALEURS BIOLOGIQUES USUELLES

Hémogramme chez l'adulte

	Homme	Femme
Hématies (M/µl)	4,2 à 5,7	4,0 à 5,3
Hémoglobine (g/100 ml)	13 à 17	12 à 16
Hématocrite	40 à 50 %	37 à 46 %
VGM	Volume globulaire moyen = 85 à 95 μ^3	
CCMH	Concentration corpusculaire moyenne en Hb = 32 à 36 %	
Globules blancs/µl	4 000 à 10 000	
– PN neutrophiles	2 000 à 7 500 (40 à 75 %)	
– PN éosinophiles	100 à 400 (1 à 4 %)	
– PN basophiles	0 à 150 (0 à 1 %)	
– Lymphocytes	1 500 à 4 000 (20 à 45 %)	
– Monocytes	200 à 1 000 (2 à 8 %)	
Plaquettes/µl	150 000 à 400 000	
Réticulocytes/µl	25 000 à 75 000 (0,5 à 1,5 % des hématies)	

Hémogramme chez l'enfant

	Nouveau-né	1 an	3 à 10 ans
Hématies (M/µl)	4,3 à 6	3,6 à 4,8	4 à 5,4
Hémoglobine (g/100 ml)	16,5 à 21,5	11 à 13	12 à 14,5
Hématocrite	44 à 64 %	31 à 39 %	36 à 45 %
VGM	100 à 128 μ^3	70 à 86 μ^3	74 à 91 μ^3
CCMH	30 à 34 %	28 à 33 %	28 à 33 %
Globules blancs/µl	9 000-30 000	6 000-15 000	5 000-11 000
– PN neutrophiles	60 à 75 %	35 à 45 %	38 à 57 %
– PN éosinophiles	1 à 4 %	1 à 4 %	1 à 4 %
– PN basophiles	0 à 1 %	0 à 1 %	0 à 1 %
– Lymphocytes	26 à 36 %	44 à 56 %	38 à 50 %
– Monocytes	2 à 8 %	2 à 8 %	2 à 8 %
Plaquettes/µl	150 000 à 400 000		
Réticulocytes/µl	250 000	25 000 à 75 000 (0,5 à 1,5 % des hématies)	

Constantes biologiques	en g/l	en mol/l
Acide folique ou Folates ou Vitamine B9	Sérum : 5-15 µg/l Érythrocytes : > 130 µg/l LCR : 15-45 µg/l µg × 2,26 = nmol	Sérum : 11-34 nmol/l Érythrocytes 340 nmol/l LCR : 34-100 nmol/l nmol × 0,441 = µg
Acide lactique ou Lactates sanguins	Artériel : 30-100 mg/l Veineux : 50-200 mg/l mg × 0,011 = mmol	Artériel : 0,33-1,1 mmo/l Veineux : 0,55-2,2 mmo/l mmol × 90,9 = mg
Acide urique sanguin ou Uricémie	Homme : 35-70 mg/l Femme : 25-60 mg/l mg × 5,95 = µmol	Homme : 210-420 µmol/l Femme : 150-360 µmol/l µmol × 0,168 = mg
Acide urique urinaire ou Uraturie	250-700 mg/24 h mg × 0,006 = mmol	1,5-4,2 mmol/24 h mmol × 168 = mg
ACTH plasmatique ou Corticotrophine	À 8 heures ⩽ 50 ng/l À 20 heures ⩽ 10 ng/l ng × 0,22 = pmol	À 8 heures ⩽ 11 pmol/l À 20 heures ⩽ 2 pmol/l pmol × 4,54 = ng
Activité rénine plasmatique ou ARP	Couché : 0,50-1,25 pmol/l ou 10-25 pg/ml Debout : 0,75-2,00 pmol/l ou 15-40 pg/ml	
ADH ou Vasopressine ou Hormone antidiurétique	Sans restriction hydrique : 1,85-4,8 pmol/l Après restriction hydrique : 4,4-7 pmol/l	
Adrénaline	Sang : 10-130 pg/ml pg × 5,46 = pmol Urines : 5-20 µg/24 h µg × 5,46 = nmol	Sang : 50-710 pmol/l pmol × 0,183 = pg Urines : 27-110 nmol/24 h nmol × 0,183 = µg
Albumine sérique	Adultes : 35-50 g/l 3 à 16 ans : 33-45 g/l	1 mois à 3 ans : 30-42 g/l Nouveau-né : 36-55 g/l
Aldolase sérique	Adultes : 2-8 UI/l 3 ans à 10 ans : 4-15 UI/l Avant 3 ans : 10-25 UI/l	
Aldostérone sérique	Couché : 10-125 ng/l Debout : 70-300 ng/l ng × 2,77 = pmol	Couché : 28-345 pmol/l Debout : 190-830 pmol/l pmol × 0,36 = ng
Aldostérone urinaire en régime normosodé	< 18 µg/24 h (30-40 si régime sans sel) µg × 2,77 = nmol	< 50 nmol/24 h (80-140 si régime sans sel) nmol × 0,36 = µg
Alpha-1-antitrypsine ou AAT	À 1 mois : 1,30-2,95 g/l Adultes : 2-4 g/l Clairance fécale : 1 à 8 ml/24 h	
Alpha-fœtoprotéine (en dehors de la grossesse)	AFP < 8 ng/ml (marqueur des cancers du testicule, de l'ovaire, du foie)	
Ammoniaque plasmatique ou Ammoniémie ou $NH4^+$	Artérielle : 0,27-0,85 mg/l Veineuse : 0,25-0,65 mg/l mg × 58,7 = µmol	Artérielle : 15-50 µmol/l Veineuse : 14-38 µmol/l µmol × 0,017 = mg

➤

Constantes biologiques	en g/l	en mol/l
Amylasémie	Adulte : 10-55 UI/l	Enfant : 10-45 UI/l
Amylasurie	N = 36-152 UI/l (< 160)	
Antigène carcino-embryonnaire ou ACE	N < 5 ng/ml (marqueur des cancers colorectaux, médullaire de la thyroïde, de l'estomac, du foie, du poumon, du sein, de l'ovaire, du pancréas)	
Antigène prostatique spécifique ou PSA	N < 2,5 ng/ml avant 50 ans et < 4 ng/ml après 60 ans PSA libre/PSA total > 20 % est en faveur d'une hypertrophie bénigne	
Antithrombine ou AT	0,21-0,35 g/l (80-120 %) < 80 % si déficit héréditaire	
Apolipoprotéines (seules sont dosées les Apo A1 et les Apo B en routine)	Apolipoprotéine A1 : Homme : 1,20-1,60 g/l (⩾ 1,20) Femme : 1,30-2,10 g/l (⩾ 1,30) Apolipoprotéine B : 0,50-1,30 g/l (⩽ 1,30)	
Atrial Natriuretic Peptide ou ANP	< 70 ng/l ng × 0,33 = pmol	< 23 pmol/l pmol × 3 = ng
Bêta-2-microglobuline sérique et urinaire	Adultes : 1-2,4 mg/l De 2 à 10 ans : 0,4-3 mg/l Dans les urines < 0,4 mg/24 h	Avant 2 ans : 0,8-4 mg/l Nouveau-né : 2-5,4 mg/l
Bicarbonates ou HCO_3^-	Adulte : 25-28 mEq/l Enfant : 20-28 mEq/l Nourrisson : 18-27 mmol/l Nouveau-né : 15-25 mmol/l	Adulte : 25-28 mmol/l Enfant : 20-28 mmol/l Nourrisson : 18-27 mEq/l Nouveau-né : 15-25 mEq/l
Bilirubine sérique	Totale : 3-10 mg/l Libre : 2-7 mg/l Conjuguée : 2-5 µmol/l mg × 1,71 = µmol	Totale : 5-17 µmol/l Libre : 3-12 µmol/l Conjuguée : 1-3 mg/l µmol × 0,584 = mg
Brain Natriuretic Peptide ou BNP pro-BNP	< 100 pg/ml (marqueur d'insuffisance cardiaque) < 300 pg/ml (*idem*)	
CA 15-3 (Antigène CA 15-3)	< 30 U/ml = intérêt pour la surveillance des cancers du sein	
CA 19-9 (Antigène CA 19-9)	< 37 U/ml = intérêt pour la surveillance des cancers du pancréas ou certains cancers de l'ovaire (mucineux)	
CA 125 (Antigène CA 125)	< 35 U/ml = intérêt pour la surveillance des cancers de l'ovaire	
Calcium sérique ou Calcémie ou Ca^{++}	90-105 mg/l mg × 0,025 = mmol	2,25-2,60 mmol/l mmol × 40 = mg
	Ces valeurs sont dépendantes du taux de protéines plasmatiques	
Calcium urinaire ou Calciurie	1-4 mg/kg/24 h (Adulte < 300 mg/24 h) mg × 0,025 = mmol	0,025-0,1 mmol/kg/24 h (Adulte < 7,5 mmol/24 h) mmol × 40 = mg

➤

Constantes biologiques	en g/l	en mol/l
Carboxyhémoglobine ou HbCO	Non fumeur : 1 à 2 % Fumeur : 2 à 7 % Intoxication chronique au CO : 10 à 20 % Intoxication aiguë au CO : > 15 %	
Chlore plasmatique ou Chlorémie ou Cl^-	100-110 mEq/cl (1 mEq = 1 mmol)	100-110 mmol/l (1 mmol = 1 mEq)
Cholestérol total ou CT	Adulte : 1,5-2,5 g/l Adolescent : 1,3-2 g/l Enfants : 1,3-1,7 g/l g × 2,58 = mmol	Adulte : 3,87-6,45 mmol/l Adolescent : 3,3-5 mmol/l Enfants : 3,3-4,3 mmol/l mmol × 0,387 = g
Cholestérol HDL ou CHDL	Homme ⩾ 0,45 g/l Femme ⩾ 0,55 g/l g × 2,58 = mmol	Homme ⩾ 1,16 mmol/l Femme ⩾ 1,42 mmol/l mmol × 0,387 = g
Cholestérol LDL ou CLDL par formule de Friedewald = CT – CHDL – (TG/5)	N < 1,60 g/l si pas d'autres facteurs de risque N < 1,30 g/l si autre(s) facteur(s) de risque N < 1 g/l en prévention cardio-vasculaire secondaire	
Clairance de la créatinine	Adulte : 80 à 120 ml/mn (diminution d'environ 1 % par an à partir de 40 ans) Insuffisance rénale si clairance < 60 ml/mn Nourrisson : 50 à 80 ml/mn Nouveau-né : 20 à 50 ml/mn	
	Clairance évaluée selon la formule de Cockroft : $\frac{[(140 - \text{âge en années}) \times (\text{poids en kg})] \times K}{\text{Créatininémie (en µmol/l)}}$ (K = 1,25 chez l'homme et K = 1 chez la femme)	
Cortisol plasmatique	8 heures : 70-250 µg/l 20 heures < 100 µg/l µg × 2,76 = nmol	8 heures : 190-685 nmol/l 20 heures < 276 nmol/l nmol × 0,362 = µg
Cortisol libre urinaire	8-50 µg/24 h µg × 2,76 = nmol	22-140 nmol/24 h nmol × 0,362 = µg
Créatine phospho-kinase : CPK totales CPK-MB	Homme : 15 à 130 UI/l Femme : 15 à 95 UI/l Fraction CPK-MB < 3 % (> 5 % dans l'IDM)	
Créatinine plasmatique ou Créatininémie	Femme : 6-11 mg/l Homme : 7-13 mg/l Enfant : 2-10 mg/l mg × 8,85 = µmol	Femme : 50-100 µmol/l Homme : 60-120 µmol/l Enfant : 20-90 µmol/l µmol × 0,113 = mg
Créatinine urinaire ou Créatininurie	14-26 mg/kg/24 h mg × 8,85 = µmol	124-230 µmol/kg/24 h µmol × 0,113 = mg
Bêta-Crosslaps sérique	N = 140 à 440 µg/ml = marqueur de la résorption osseuse (efficacité thérapeutique et observance)	
CRP (C-Réactive Protéine)	N < 5 mg/l (> 20 mg/l si syndrome inflammatoire)	
D-Dimères	N < 500 µg/l. La normalité écarte fortement une thrombo-embolie	

➤

Constantes biologiques	en g/l	en mol/l
Densité urinaire	N = 1005 à 1030	
Enolase neuro-spécifique ou NSE	6-8 ng/ml (< 12,5 ng/ml) = marqueur des cancers du poumon à petites cellules et des neuroblastomes	
Enzyme de conversion de l'angiotensine ou ECA	Angioconvertase : 30 à 80 UI/l (augmentation dans 70 % des cas de sarcoïdose)	
Fer sérique ou Sidérémie	Adulte : 0,5-1,7 mg/l À 1 an : 0,3-0,9 mg/l mg × 17,9 = µmol	Adulte : 9-30 µmol/l À 1 an : 5-15 µmol/l µmol × 0,056 = mg
Ferritine sérique	Homme : 30-300 µg/l Femme : 20-200 µg/l	Enfant : 15-80 µg/l Nouveau-né : 50-400 µg/l
Fibrinogène plasmatique	2-4 g/l g × 3 = µmol	6-12 µmol/l µmol × 0,33 = g
Fibronectine	Fibronectine plasmatique = 200-400 mg/l (dépistage des patientes pré-éclamptiques)	
Fructosamine (intérêt si HbA1c ininterprétable)	Valeurs normales = 1,5 à 2,8 mmol/l Diabète bien équilibré < 3,5 mmol/l Diabète non équilibré = 3,5 à 6,5 mmol/l Reflète les glycémies des 2-4 semaines précédentes	
Gamma-GT ou γ-glutamyl-transpeptidase	Homme : 8-35 UI/l Femme : 5-25 UI/l	De 4 à 14 ans : 5-15 UI/l Enfant ⩽ 1 mois : 10-120 UI/l
Glucose sanguin ou Glycémie (à jeun et après charge en glucose ou 2 h après un repas)	À jeun : 0,7-1,10 g/l 60 min : < 1,60 g/l 90 min : < 1,40 g/l 120 min : < 1,26 g/l g × 5,55 = mmol	À jeun : 3,9-6 mmol/l 60 min : < 9 mmol/l 90 min : < 8 mmol/l 120 min : < 7 mmol/l mmol × 0,18 = g
Haptoglobine	Adulte : 0,5-2,5 g/l 6 mois : 0,2-0,7 g/l Nouveau-né < 0,1 g/l g × 15,5 = µmol	Adulte : 7,75-39 µmol/l 6 mois : 3,1-10,8 µmol/l Nouveau-né < 1,5 µmol/l µmol × 0,0645 = g
HCG plasmatique ou Bêta-HCG plasmatique	Femme non enceinte = 0 Grossesse (confirmation) ⩾ 10 UI/l dès le 10e jour 2e semaine : 500 UI/l 4e semaine : 28000 UI/l 6e semaine : 95000 UI/l 8e semaine : 76000 UI/l 15e semaine : 35800-63000 UI/l 17e semaine : 24000-45000 UI/l Cancers : Marqueur des cancers du testicule, de l'ovaire, et des tumeurs du placenta	
HCG urinaire	Femme non enceinte = 0 Grossesse : 1-2 semaines 250-1000 UI/24 h 2-4 semaines 500-10000 UI/24 h 4-8 semaines 10000-100000 UI/24 h 2-3 mois 50000-200000 UI/24 h 2e trimestre 10000-50000 UI/24 h 3e trimestre 1000-10000 UI/24 h	

➤

Constantes biologiques	en g/l	en mol/l
Hémoglobine glycosylée ou glyquée ou HbA1c	Valeurs normales : 4 à 6 % Reflète les glycémies des 2 mois précédents	
	Diabète traité mais avec HbA1c > 6,5 % → Envisager une modification du traitement	
Hydroxyproline urinaire	Adulte : 8-45 mg/24 h Enfant : 15-110 mg/24 h < 1 an : 10-70 mg/24 h mg × 7,63 = µmol	Adulte : 60-340 µmol/24 h Enfant : 115-835 µmol/24 h < 1 an : 75-530 µmol/24 h µmol × 0,131 mg
Immunoglobulines A sériques ou IgA sériques	Adulte : 0,90-4,50 g/l 10 ans : 0,75-3,50 g/l 1 an : 0,20-1,00 g/l	
Immunoglobulines D sériques ou IgD sériques	IgD = 0,03-0,35 g/l	
Immunoglobulines E sériques totales ou IgE sériques totales	Allergie atopique probable si taux supérieurs à : Adulte : 150 UI/ml 6-8 ans : 100 UI/ml 4-6 ans : 60 UI/ml	 2-4 ans : 45 UI/ml 1-2 ans : 30 UI/ml 1-6 mois : 15 UI/ml
Immunoglobulines E sériques spécifiques ou IgE sériques spécifiques	Classe 0 < 0,35 U/ml Classe 1 0,35-0,75 U/ml Classe 2 0,75-3,5 U/ml Classe 3 3,5-17,5 U/ml Classe 4 17,5-52,5 U/ml Classe 5 > 52,5 U/ml	= IgE indétectables = Taux faible = Taux modéré = Taux élevé = Taux très élevé = Taux maximal
Immunoglobulines G sériques ou IgG sériques	Adulte : 8-18 g/l 10 ans : 8-18 g/l 5 ans : 6,8-15,5 g/l 1 an : 4-10 g/l	
Immunoglobulines M sériques ou IgM sériques	Adulte : 0,75-2,60 g/l 1 an : 0,55-1,75 g/l 1 mois : 0,25-0,75 g/l	
Inhibiteurs anti-activateurs du plasminogène	Activité PA-inhibiteurs : 2-15 U/ml de plasma Dosage immunologique : 5-20 mg/ml de plasma	
Insulinémie à jeun et après charge en glucose	À jeun : 3-20 mUI/l 60 min : 10-150 mUI/l 120 min : 6-80 mUI/l 180 min : 4-30 mUI/l mUI × 7,17 = pmol	À jeun : 21-145 pmol/l 60 min : 72-1 080 pmol/l 120 min : 43-580 pmol/l 180 min : 29-215 pmol/l pmol × 0,139 = mUI
Iode sérique et urinaire	Sérum : 40-100 µg/l Urines : 100-300 µg/24 h µg × 7,87 = nmol	Sérum : 315-790 nmol/l U : 790-2 360 nmol/24 h nmol × 0,127 = µg
Lactico-déshydrogénase sérique totale ou LDH	Adulte : 160 à 320 UI/l De 4 à 16 ans : 180 à 420 UI/l De 1 à 3 ans : 240 à 640 UI/l Enfant de 1 mois : 300 à 780 UI/l	

➤

Constantes biologiques	en g/l	en mol/l
LH plasmatique ou Hormone lutéinisante	Phase folliculaire : 0,5-5 UI/l Pic ovulatoire : 10-50 UI/l Phase lutéale : 1-10 UI/l Ménopause : 15-80 UI/l Hommes : 1-7 UI/l Enfants impubères : < 1,5 UI/l	
Lipase sérique et urinaire	Sérum < 190 U/l	Urines < 1 U/24 h
Lipides totaux	N = 5 à 7 g/l (à jeun)	
Lipoprotéines sériques (électrophorèse à la 12e heure de jeûne)	Alpha-lipoprotéines : 30-40 % (HDL) Pré-bêta-lipoprotéines : 10-20 % (VLDL) Bêta-lipoprotéines : 40-50 % (LDL) Chylomicrons : Absence à jeun	
Lipoprotéine (a) ou Lp (a)	N < 0,30 g/l Risque cardio-vasculaire élevé si > 0,30 g/l	
Lymphocytes : marqueurs lymphocytaires	T totaux : T_3 ou CD_3 : 65-80 % = 1 000-2 000/mm^3 T helpers : T_4 ou CD_4 : 35-55 % = 500-1 000/mm^3 T suppresseurs cytotoxiques : T_8 ou CD_8 : 20-35 % = 200-800/mm^3 B totaux : CD_{19} = 5-15 % = 120-400/mm^3	
Magnésium sérique et urinaire ou Mg^{++}	Sérum : 18-22 mg/l Urines : 60-200 mg/24 h mg × 0,041 = mmol	Sérum : 0,75-0,90 mmol/l Urines : 2,5-8,2 mmol/24 h mmol × 24,39 = mg
Méthémoglobine	N < 2,5 % de l'hémoglobine totale Cyanose si > 5 % (cyanose sévère si > 10 %) Signes d'anoxie si > 30 % (coma mortel si > 70 %)	
Noradrénaline	Sang : 90-650 pg/ml pg × 5,92 = pmol Urines : 10-80 µg/24 h µg × 5,92 = nmol	Sang : 530-3 850 pmol/l pmol × 0,169 = pg Urines : 60-475 nmol/24 h nmol × 0,169 = µg
5'-Nucléotidase	Adultes : 1,5-5,5 UI/l	Enfants : 0,5-3,5 UI/l
Œstradiol plasmatique ou 17-bêta-oestradiol (E2)	Phase folliculaire 20-260 ng/l Pic ovulatoire 140-420 ng/l Phase lutéale 60-230 ng/l Ménopause < 30 ng/l Hommes 10-50 ng/l Enfants 5-35 ng/l ng × 3,67 = pmol	73-955 pmol/l 514-1540 pmol/l 220-844 pmol/l 120 pmol/l 37-184 pmol/l 18-130 pmol/l pmol × 0,272 = ng
Œstriol plasmatique (E3) pendant la grossesse (valeurs moyennes)	24e semaine 42 µg/l 32e semaine 128 µg/l 40e semaine 240 µg/l µg × 3,46 = nmol	140 nmol/l 430 nmol/l 800 nmol/l nmol × 0,289 = µg
Œstriol urinaire (E3) pendant la grossesse (valeurs moyennes)	24e semaine 6 mg/24 h 32e semaine 12 mg/24 h 40e semaine 20 mg/24 h mg × 3,46 = µmol	20 µmol/24 h 40 µmol/24 h 68 µmol/24 h µmol × 0,289 = mg

➤

Constantes biologiques	en g/l	en mol/l
Orosomucoïde ou Alpha-1-glycoprotéine acide	Homme : 0,40-1,40 g/l Femme : 0,35-1,25 g/l ⩾ 1 an : 0,35-1,25 g/l	6 mois : 0,20-1,00 g/l 1 mois : 0,10-0,85 g/l Nouveau-né : 0,05-0,45 g/l
Osmolarité plasmatique et urinaire (pour les calculs, utiliser les paramètres en mmol/l)	Pression osmotique du plasma ou Osmolarité plasmatique = 300 ± 10 mOsm/l Calcul = (Sodium × 2) + Glycémie + Urée + 10	
	Osmolarité urinaire = 50-1 400 mOsm/l Calcul = [(Sodium + Potassium) × 2] + Urée	
Ostéocalcine sérique ou Gla-protéine osseuse	Adulte : 3-12 ng/ml 7 à 15 ans : 10-25 ng/ml	16 à 19 ans : 4-18 ng/ml 0 à 6 ans : 15-45 ng/ml
Oxyde de carbone ou CO sanguin (oxycarbonémie)	Calcul (mmol/l) = HbCO (%) × Hb (g/100 ml) × 0,006 Non fumeur : < 0,35 mmol/l (HbCO = 1 à 2 %) Sujet fumeur : 0,45-0,9 mmol/l (HbCO = 2 à 7 %) Intoxication chronique : > 0,45 mmol/l (HbCO > 10 %) Intoxication aiguë : > 1,35 mmol/l (HbCO > 15 %)	
$PaCO_2$ PaO_2	40 ± 4 mmHg > 90 mmHg (1) 1 mmHg = 0,133 kPa	4,8-5,8 kPa > 12 kPa 1 kPa = 7,5 mmHg
pH sanguin	pH artériel : 7,40 ± 0,02 I pH veineux : 7,36 ± 0,02	
pH urinaire	pH urinaire : 5,4 à 7,2	
Phosphatases alcalines totales	Adulte : 40 à 130 UI/l < 20 ans : 100 à 400 UI/l	
Phosphatases alcalines leucocytaires ou PAL	Activité normale : 20 à 100 Activité < 5 dans les LMC et crises hémolytiques Activité > 100 dans les syndromes myéloprolifératifs	
Phosphore sérique ou Phosphorémie ou HPO_4^{--}	Adulte : 25-45 mg/l Enfant : 40-60 mg/l mg × 0,032 = mmol	Adulte : 0,80-1,45 mmol/l Enfant : 1,28-1,92 mmol/l mmol × 31 = mg
Phosphates urinaires ou Phosphaturie ou HPO_4^{--}	650-1 400 mg/24 h mg × 0,032 = mmol	20-45 mmol/24 h mmol × 31 = mg
Potassium sanguin ou Kaliémie ou K^+	K^+ = 3,8-5,2 mEq/l Hypokaliémie < 3,5 mEq/l Hyperkaliémie > 5,2 mEq/l	K^+ = 3,8-5,2 mmol/l Hypokaliémie < 3,5 mmol/l Hyperkaliémie > 5,2 mmol/l
Potassium urinaire ou Kaliurèse	K^+ = 1 564-3 910 mg/24 h mg × 0,0256 = mmol	K^+ = 40-100 mmol/24 h mmol × 39,1 = mg
Préalbumine	Sérum : 0,2-0,5 % *soit* 0,1-0,4 g/l LCR : 3-8 % *soit* 10-40 mg/l	
Procalcitonine	< 0,25 µg/l	
Produits de dégradation de la fibrine ou PDF	N : 0,5 à 5 µg/ml (< 10 µg/ml)	

➤

1. PaO_2 (mmHg) = 104 – 0,27 × âge (ans) ± 12.

Constantes biologiques	en g/l	en mol/l
Progestérone sérique en dehors de la grossesse	Phase folliculaire ≤ 2,5 µg/l Pic ovulatoire 0,5-4,5 µg/l Phase lutéale 5,5-27 µg/l Ménopause < 0,5 µg/l Hommes < 0,5 µg/l µg × 3,18 = nmol	≤ 7,8 nmol/l 1,6-14,3 nmol/l 17,5-85 nmol/l < 1,6 nmol/l < 1,6 nmol/l nmol × 0,32 = µg
Progestérone sérique pendant la grossesse (valeurs moyennes)	4e semaine 20 µg/l 14e semaine 40 µg/l 22e semaine 50 µg/l 30e semaine 80 µg/l 40e semaine 160 µg/l µg × 3,18 = nmol	63 nmol/l 127 nmol/l 159 nmol/l 254 nmol/l 508 nmol/l nmol × 0,32 = µg
Prolactine	Homme : 2-15 ng/ml Femme : 3-20 ng/ml	Grossesse : 18-92 ng/ml Ménopause : 2-15 ng/ml
Protéine C	3-5 mg/l (70-130 %)	< 70 % si déficit héréditaire
Protéine S	15-30 mg/l (70-130 %)	< 60 % à plusieurs reprises si déficit héréditaire
Protéines sériques : Électrophorèse des protéines sériques	Protéines totales : 60-75 g/l Albumine : 35-50 g/l Globulines : 20-35 g/l – α1-globulines : 2-4 g/l – α2-globulines : 4-8 g/l – β-globulines : 5-9 g/l – γ-globulines : 8-16 g/l	 60 % 40 % 3-6 % 6-10 % 8-12 % 12-20 %
Sodium plasmatique ou Natrémie ou Na^+	Na^+ : 135-145 mEq/l	Na^+ : 135-145 mmol/l
Sodium urinaire ou Natriurèse	Na^+ : 100-300 mEq/24 h soit 2,3 à 6,9 g/24 h g × 43,5 = mmol	Na^+ : 100-300 mmol/24 h mmol × 0,023 = g
Test de Guthrie	Test systématique chez le nouveau-né pour dépister une phénylcétonurie (N < 40 mg/l)	
Testostérone totale	Homme : 2-10 µg/l Femme : 0,10-0,9 µg/l Enfant : < 0,20 µg/l µg × 3,47 = nmol	Homme : 7-35 nmol/l Femme : 0,3-3,10 nmol/l Enfant : < 0,70 nmol/l nmol × 0,288 = µg
Thyréostimuline ou TSH	N = 0,15 à 5,0 µU/ml	
Thyrocalcitonine (TCT) ou Calcitonine	Normale < 10 ng/l (< 50 ng/l si insuffisance rénale) et < 20 ng/l après stimulation par la pentagastrine = marqueur des cancers médullaires de la thyroïde	
Thyroglobuline	5-25 ng/ml et jusqu'à 100 ng/ml en fin de grossesse = marqueur des cancers différenciés de la thyroïde	
Thyroxine libre ou T4 libre ou FT4	7,5-23 ng/l ng × 1,29 = pmol	9,6-29 pmol/l pmol × 0,78 = ng

➤

Constantes biologiques	en g/l	en mol/l
Thyroxine totale ou T4 totale	45-130 μg/l μg × 1,29 = nmol	58-166 nmol/l nmol × 0,78 = μg
Transaminases ou Aminotransférases	ASAT ou TGO : 5-40 UI/l	
	ALAT ou TGP : 5-45 UI/l	
Transferrine plasmatique ou Sidérophiline Coefficient de saturation de la transferrine	Adultes : 2 à 4 g/l	1 mois : 1,7 à 3,3 g/l
	Capacité totale de fixation du fer par la transferrine : CTF = 45 à 72 μmol/l Coefficient de saturation en fer de la transferrine : CS = Fer sérique/CFT = 15 à 40 % (si > 45%, suspicion d'hémochromatose)	
	Récepteurs solubles de la transferrine = 3 à 8 μg/l Rapport IgA sériques/Transferrine < 1,4 (l'élévation est en faveur d'une intoxication éthylique chronique)	
Triglycérides plasmatiques – Sérum opalescent si > 2 g/l – Sérum lactescent si > 5 g/l	Homme : 0,40-1,50 g/l Femme : 0,30-1,40 g/l Enfant : 0,30-1,30 g/l g × 1,14 = mmol	Homme : 0,45-1,70 mmol/l Femme : 0,35-1,60 mmol/l Enfant : 0,35-1,50 mmol/l mmol × 0,877 = g
Triiodothyronine libre ou T3 libre ou FT3	2-5,6 ng/l ng × 1,53 = pmol	3-8,5 pmol/l pmol × 0,653 = ng
Triiodothyronine totale ou T3 totale	0,7-2,2 μg/l μg × 1,53 = nmol	1,07-3,37 nmol/l nmol × 0,653 = μg
Troponine Troponine ultra-sensible (Tn Hs)	N < 0,3 μg/l (marqueur d'ischémie myocardique – SCA) 99e percentile : 14 ng/l (si > 85 ans : 100 ng/l)	
Urée	Sang : 0,10-0,50 g/l Urine : 15-35 g/24 h g × 16,66 = mmol	Sang : 1,66-8,33 mmol/l Urine : 250-580 mmol/24 h mmol × 0,06 = g
Vitesse de sédimentation (VS)	Homme : < âge/2 Femme : $< \frac{\text{âge} + 10}{2}$ L'accélération de la VS témoigne d'une élévation des protéines de l'inflammation (α2-globulines) et/ou d'une élévation polyclonale ou monoclonale des immunoglobulines (γ-globulines)	
Zinc	Sérum : 0,6-1,3 mg/l Hématies : 10-15 mg/l Urines : 0,4-0,6 mg/24 h mg × 15,4 = μmol	Sérum : 9-20 μmol/l Hématies : 150-230 μmol/l Urines : 6-9,3 μmol/24 h μmol × 0,065 = mg

Ionogramme plasmatique

Type	Ions	mmol/l	mEq/l
Cations	Sodium (Na^+)	135 à 145	135 à 145
	Potassium (K^+)	3,8 à 5,2	3,8 à 5,2
	Calcium (Ca^{++})	2,25 à 2,6	4,5 à 5,2
	Magnésium (Mg^{++})	0,75 à 0,90	1,5 à 1,8
Anions	Chlorures (Cl^-)	95 à 110	95 à 110
	Bicarbonates (HCO_3^-)	25 à 28	25 à 28
	Phosphates (HPO_4^{--})	0,8 à 1,35	1,6 à 2,7
	Sulfates (SO_4^{--})	0,30 à 0,36	0,6 à 0,72
	Protéines	2	16
	Anions inorganiques	5 à 7	5 à 7
Osmolarité plasmatique calculée (mOsm/l)	= (Sodium × 2) + Glycémie + Urée + 10 Valeur normale : 300 ± 10 mOsm/l		

Ionogramme urinaire

Type	Ions	mmol/24 h	mg/24 h
Cations	Sodium (Na^+)	100 à 300 (Na/K > 1)	2300 à 6900
	Potassium (K^+)	40 à 100 (K/Na < 1)	1564 à 3910
	Ammoniaque (NH_4^+)	20 à 60	350 à 1 000
	Calcium (Ca^{++})	1,25 à 7,5	50 à 300
	Magnésium (Mg^{++})	2,5 à 8,2	60 à 200
Anions	Chlorures (Cl^-)	80 à 250	2800 à 9000
	Phosphates (HPO_4^{--})	16 à 45	500 à 1400
	Sulfates (SO_4^{--})	21 à 36	2000 à 3500

Trou anionique ou indosés anioniques

Trou anionique normal = $[(Na^+ + K^+) - (Cl^- + HCO_3^-)]$ = 12 mmol/l environ	
Intérêt	Trou anionique > 16 mmol/l → Acidose métabolique par accumulation d'acides : acidocétose diabétique, acidose lactique, insuffisance rénale, cétose de jeûne, intoxications (salicylés, éthylène-glycol, alcool méthylique, ...) Trou anionique ≈ 16 mmol/l → Acidose métabolique par perte de bases : pertes digestives (diarrhée, fistule colique ou du grêle), acidose d'origine tubulaire, nutrition parentérale, inhibiteurs de l'anhydrase carbonique

Gaz du sang artériel

	PaO_2	PCO_2	SaO_2	pH
Ventilation normale	⩾ 90 mmHg soit ⩾ 12 kPa	35-45 mmHg soit 4,6-6 kPa	95-98 %	7,38-7,42
Hypoventilation	< 80 mmHg soit < 10,7 kPa (hypoxie)	> 46 mmHg soit > 6 kPa (hypercapnie)	< 94 %	< 7,36 (1)
Hyperventilation	⩾ 100 mmHg soit ⩾ 13,3 kPa	< 33 mmHg soit < 4,4 kPa (hypocapnie)	> 98 %	> 7,42 (2)

Facteurs de conversion : kPa × 7,50 = mmHg soit mmHg × 0,133 = kPa

1. Acidose respiratoire non compensée.
2. Alcalose respiratoire non compensée.

Examen cytobactériologique urinaire (ECBU)

Hématies	Normalement < 2 000/min (≈ 5/mm³) Hématurie microscopique = hématies > 2 000/min Hématurie macroscopique = hématies > 500 000/min
Leucocytes	Normalement < 2 000/min (≈ 5/mm³)
Cylindres	Normalement < 5 à 6/min
Bactéries	Normalement : Bactériurie < 10^3/ml Infection douteuse : Bactériurie = 10^3 à 10^5/ml Infection certaine : Bactériurie ⩾ 10^6/ml

Selles : examen des selles

Poids des selles	Adulte : 200 g/24 h Enfant de 8 à 12 ans : 100 g/24 h Enfant de 1 à 6 ans : 80 g/24 h Nourrisson < 1 an : 30 g/24 h
Aspect macroscopique	Selles moulées (normalement 80 % d'eau) Couleur brun-ocre (jaune d'or chez l'enfant au sein)
Aspect microscopique	Amidon très rare ou absent Cellulose indigestible = 4,8 g/100 g Cellulose digestible absente ou en faible quantité Absence de fibres musculaires, hématies, leucocytes
Examen bactériologique	Flore Gram – prédominante (colibacilles) Flore Gram + peu abondante (clostridies) Flore iodophile peu abondante
Lipides fécaux	Adulte : 3 à 7 g/24 h Enfant de 6 à 12 ans : 2 à 4 g/24 h Enfant de 1 à 6 ans : 1 à 2 g/24 h Nourrisson < 1 an : < 0,8 g/24 h

Ascite : liquide d'ascite

Cirrhose hépatique	Liquide citrin (jaune et limpide) Cellules = 20 à 200/mm^3 (cellules mésothéliales) Densité < 1 016 dans 95 % des cas Protéines < 25 g/l (5 à 15 g/l) dans 95 % des cas
Cancer	Liquide citrin ou hémorragique ou chyleux Cellules ⩾ 1 000/mm^3 (cellules de tous types) Densité = variable (> 1 016 dans 50 % des cas) Protéines > 25 g/l (30 à 50 g/l) dans 75 % des cas
Tuberculose péritonéale	Liquide citrin ou trouble, ou parfois rosé, voire chyleux Cellules ⩾ 1 000/mm^3 (lymphocytes > 70 %) Densité = variable (> 1 016 dans 50 % des cas) Protéines > 25 g/l (30 à 60 g/l) dans 50 % des cas
Péritonite à pyogènes	Liquide trouble ou purulent Cellules ⩾ 300 à 500/mm^3 (polynucléaires surtout) Densité > 1 016 si liquide purulent Protéines > 25 g/l si liquide purulent
Insuffisance cardiaque	Liquide citrin (jaune et limpide) Cellules < 1 000/mm^3 (cellules mésothéliales) Densité = variable (< 1 016 dans 60 % des cas) Protéines < 25 g/l dans la plupart des cas (15 à 50 g/l)

Liquide d'épanchement pleural

Transsudats (mécaniques)	Liquide clair, jaune citrin Densité < 1 016 Albumine < 30 g/l LDH basse (LDH pleural/LDH sérique < 0,6) Hématies < 10 000/mm^3 Globules blancs < 1 000/mm^3 (avec lymphocytes > 50 %)
Exsudats (inflammatoires)	Liquide clair, trouble ou purulent Densité > 1 016 Albumine > 30 g/l LDH élevée (LDH pleural/LDH sérique > 0,6) Fibrinogène > 2 à 3 g/l Hématies variables (suspicion de cancer, d'infarctus ou de traumatisme si > 100 000/mm^3) Globules blancs > 1 000/mm^3 (infarctus ou inflammation aiguë si polynucléaires > 50 %, suspicion de tuberculose ou de cancer si lymphocytes > 50 %)

Épanchement articulaire : liquide synovial

Liquide synovial normal	
Aspect	Liquide jaune clair, transparent (< 3,5 ml au genou)
Cellules	Leucocytes < 200/mm³ dont polynucléaires < 25 %
Glucose	Taux comparable à la glycémie
Acide hyaluronique	Taux = 2,5 à 4 g/l
Cristaux	Absents
Bactériologie	Cultures négatives
Variations pathologiques	
Épanchement mécanique	Liquide clair Leucocytes ⩽ 2 000/mm³ Polynucléaires < 25 %
Arthrites microcristallines	Liquide clair ou opalescent Leucocytes = 5 000 à 50 000/mm³ Polynucléaires > 70 % Glucose = 90 % de la glycémie Cristaux présents dans le liquide et dans les cellules : – Urates de sodium = Goutte – Pyrophosphates de calcium = Chondrocalcinose
Arthrites de la polyarthrite rhumatoïde	Liquide trouble ou opalescent Leucocytes = 5 000 à 50 000/mm³ Polynucléaires > 65 % Glucose < 75 % de la glycémie
Autres arthrites inflammatoires	Liquide trouble ou opalescent Leucocytes = 5 000 à 50 000/mm³ Polynucléaires > 50 % Glucose ⩽ 75 % de la glycémie
Arthrites septiques	Liquide très trouble, puriforme voire purulent Leucocytes = 30 000 à 200 000/mm³ Polynucléaires ⩾ 75 % Glucose < 50 % de la glycémie Cultures bactériologiques souvent positives (en l'absence de traitement antibiotique préalable)
Arthrites tuberculeuses	Liquide légèrement trouble Leucocytes = 10 000 à 25 000/mm³ Polynucléaires ⩾ 60 % Glucose < 50 % de la glycémie Recherche de BK inconstamment positive (biopsie synoviale souvent indispensable)

Liquide céphalo-rachidien

Liquide céphalo-rachidien normal

Aspect macroscopique	Liquide incolore et limpide (« eau de roche »)
Examen cytologique	⩽ 5 éléments/mm³ dont 95 % de lymphocytes et 5 % de monocytes (polynucléaires et plasmocytes = 0)
Examen biochimique	Protéinorachie = 0,20 à 0,45 g/l (< 0,50) et Ig G < 12 % Glycorachie = 0,45 à 0,50 g/l (> 50 % de la glycémie) Chlorurachie = 6,85 à 7,55 g/l
Examen bactériologique	Absence de germes à l'examen direct et après culture
Examen manométrique	Pression en décubitus dorsal = 5 à 15 cm d'eau (< 20) Épreuve de Queckenstedt-Stookey : élévation rapide vers 30 cm d'eau puis retour rapide à la valeur initiale

Variations pathologiques

Méningite purulente d'origine bactérienne	Liquide trouble à purulent, pression élevée, pléiocytose importante (> 1 000/mm³) à polynucléaires neutrophiles Protéinorachie souvent très augmentée (jusqu'à 5 g/l) Glycorachie très diminuée (< 50 % de la glycémie) Germe responsable isolé dans 70 % des cas environ Antigène soluble spécifique souvent positif
Méningite lymphocytaire aiguë bénigne (virale)	Liquide clair, pression normale ou élevée, pléiocytose modérée (10 à 500/mm³) à lymphocytes prédominants, avec parfois plasmocytes nombreux Protéinorachie normale ou peu augmentée (0,3 à 1 g/l) Chlorurachie et glycorachie normales et LCR stérile
Méningite tuberculeuse	Liquide clair ou trouble, pression élevée Pléiocytose modérée (⩽ 500/mm³) à lymphocytes et à polynucléaires, ou à lymphocytes prédominants Protéinorachie augmentée (jusqu'à 2 à 3 g/l) Glycorachie effondrée ou très abaissée (< 0,3 g/l) Chlorurachie abaissée (< 6,5 g/l) BK souvent absent à l'examen direct ; cultures et PCR
Hémorragie méningée	Liquide rosé à rouge, surnageant xanthochromique et culot hématique, pression généralement augmentée Protéinorachie souvent augmentée et LCR stérile
Dissociation protéino-cytologique	Liquide clair à citrin et protéinorachie élevée (1 à 3 g/l) Examen cytologique normal et LCR stérile (Guillain-Barré, tumeurs, accident vasculaire cérébral)
Syndrome de Froin	Liquide xantochromique (jaune) Protéinorachie = 5 à 40 g/l Méningites chroniques, tumeurs médullaires ou méningées avec compression médullaire
Sclérose en plaques	Liquide clair et protéinorachie faiblement élevée (< 1 g/l) Leucocytes faiblement augmentés (< 50/mm³) Synthèse intrathécale d'IgG (bandes oligoclonales spécifiques)

Coagulation sanguine : bilan de la coagulation

Exploration de l'hémostase primaire

Thrombocytes ou Plaquettes sanguines	Normalement = 150 000 à 400 000/mm³ Risque d'hémorragies provoquées si < 40 000/mm³ Risque d'hémorragies spontanées si < 20 000/mm³
Temps de saignement	Méthode de Duke = 2 à 4 minutes (< 5 minutes) Méthode d'Ivy = 4 à 8 minutes (< 10 minutes)
Adhésivité plaquettaire	Test de Salzman = 20 à 50 %

Exploration globale de la coagulation

Temps de Howell	Normalement = 90 à 150 secondes Sous héparine = 2 à 3 fois le temps du témoin
Temps de coagulation	Normalement = 8 à 12 minutes (< 15 minutes)

Exploration de la voie endogène de la coagulation

Test de consommation de la prothrombine	Normalement < 60 secondes
TCA ou temps de céphaline en présence d'un activateur	Normalement = 30 à 40 secondes (selon le réactif) Sous héparine = 1,5 à 3 fois le temps du témoin
Dosage spécifique des facteurs VIII, IX, XI, XII	Facteurs VIII et IX (hémophilies) Facteurs XII et XII (déficits rares)

Exploration de la voie exogène de la coagulation

INR et Temps de Quick (facteurs II, V, IX, X)	Temps de Quick normal = 80 à 100 % (> 70 %) INR sous AVK = 2 à 4 (selon l'indication)
Dosage spécifique des facteurs II, V, VII, X	Dosages intéressants pour les CIVD, insuffisances hépato-cellulaires, hypovitaminoses K, et dans les déficits isolés de ces facteurs (récessifs et rares)

Exploration de la phase finale de la coagulation

Temps de thrombine	Normalement égal au témoin (15 à 20 secondes)

Exploration de la fibrinolyse

Fibrinogène plasmatique	2-4 g/l (g × 3 = μmol)	6-12 μmol/l (μmol × 0,33 = g)
Temps de lyse des euglobines	Normalement ⩾ 180 minutes Fibrinolyse aiguë < 30 minutes Fibrinolyse suraiguë < 120 minutes	
Produits de dégradation de la fibrine (PDF sériques)	Normalement = 0,5 à 5 μg/ml (< 10 μg/ml) Augmentés dans les CIVD et les fibrinolyses	
D-Dimères	Normalement < 500 μg/l Augmentés dans les thromboses veineuses et les embolies pulmonaires : excellente sensibilité Augmentés dans les syndromes inflammatoires, les cancers, en post-opératoire, au cours de la grossesse → donc spécificité médiocre	

Diagnostic différentiel entre CIVD et fibrinolyse primitive

	CIVD	Fibrinolyse
Fibrinogène plasmatique	Diminué	Diminué
Taux de prothrombine	Diminué	Diminué
Temps de thrombine	Allongé	Allongé
TCA	Plus ou moins allongé	Plus ou moins allongé
Facteur V	Diminué	Normal ou diminué
Facteur VIII	Diminué	Normal ou diminué
PDF sériques	++	++
D-Dimère	Augmenté (> 50 µg/ml)	Augmenté
Test à l'éthanol	Positif	Négatif
Complexes solubles	Présents (30 % des cas)	Absents
Temps de lyse des euglobines	Normal (> 3 heures)	Très raccourci (<1 heure)
Plaquettes	Diminuées	Normales

Taux plasmatiques des médicaments (1)

Médicaments	Concentrations plasmatiques	
	Thérapeutiques	Toxiques
Digoxine	0,5 à 2,5 µg/l	> 2,6 µg/l
Acide valproïque	40 à 100 µg/ml	> 130-150 µg/ml
Carbamazépine	4 à 12 µg/ml	⩾ 12-15 µg/ml
Clonazépam	20 à 70 µg/l	–
Phénobarbital	15 à 30 µg/ml	> 30 µg/ml
Phénytoïne	5 à 15 µg/ml	> 15-20 µg/ml
Lithium	0,5 à 0,8 mmol/l	> 1,2 mmol/l
Théophylline	5 à 15 µg/ml	⩾ 20 µg/ml
Amikacine	15 à 25 µg/ml	–
Gentamicine	2 à 9 µg/ml	12 µg/ml
Nétilmicine	7 à 10 µg/ml	–
Streptomycine	15 à 30 µg/ml	40 µg/ml
Tobramycine	4 à 6 µg/ml	12 µg/ml
Vancomycine	10 µg/ml	80 µg/ml
Amphotéricine B (voie IV)	0,5 à 2 µg/ml	–
Flucytosine	35 à 70 µg/ml	> 100 µg/ml
Griséofulvine	1,5 à 3 µg/ml	–
Fluconazole	5 à 20 µg/ml	–
Kétoconazole	3 à 4 µg/ml	–
Miconazole (voie IV)	2 à 9 µg/ml	–
Ciclosporine (sang total)	100 à 300 µg/l (résiduel)	400 µg/l
Tacrolimus (sang total)	5-15 ng/ml	
Sirolimus (sang total)	4-12 ng/ml	
Evérolimus (sang total)	3-8 ng/ml	
Mycophénolate mofétil (sang total)	2,5-4,5 ng/ml Chez les transplantés hépatiques, renaux et cardiaques en traitement d'entretien (taux résiduel)	

1. Les taux sont donnés à titre indicatif mais les paramètres cliniques et paracliniques d'efficacité et de tolérance sont importants à prendre en compte.

TABLES DE SURFACE CORPORELLE

Surface corporelle (adulte et grand enfant)

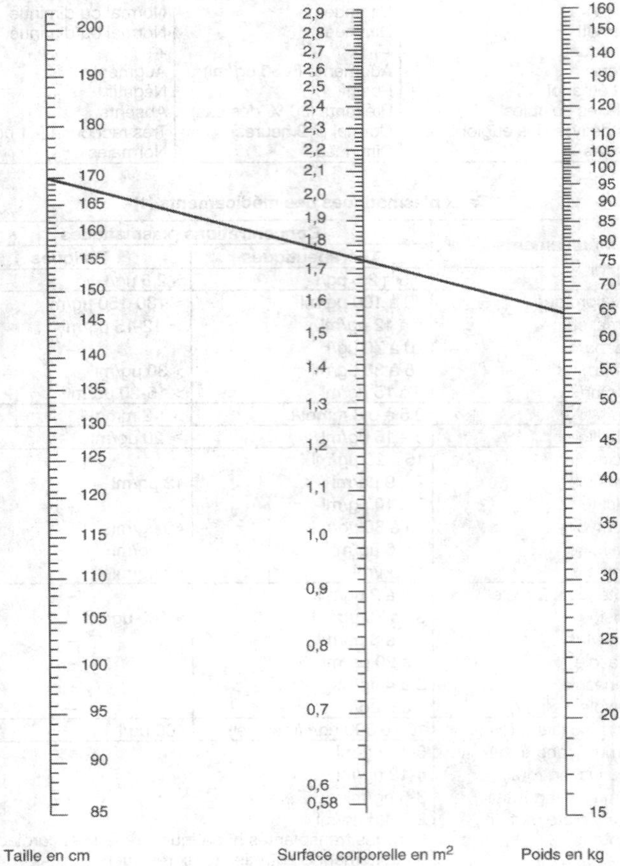

La surface corporelle est lue sur l'échelle centrale au point où elle est coupée par la droite reliant les échelles de taille et de poids (soit dans l'exemple indiqué 1,75 m² pour 170 cm et 65 kg).

Surface corporelle (nourrisson et jeune enfant)

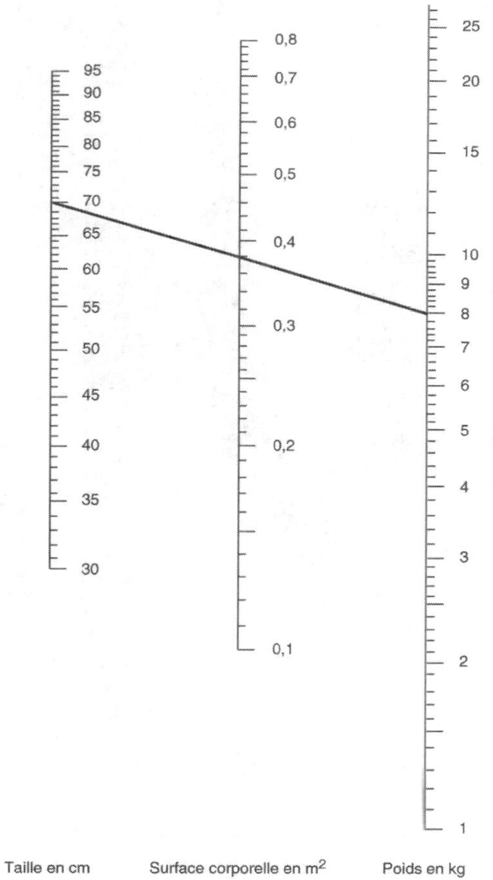

La surface corporelle est lue sur l'échelle centrale au point où elle est coupée par la droite reliant les échelles de taille et de poids (soit dans l'exemple indiqué 0,38 m² pour 70 cm et 8 kg).

Index alphabétique

Cet index alphabétique comporte plusieurs entrées, comme indiqué dans les exemples suivants :
Noms de spécialités pharmaceutiques (exemple : CLAMOXYL).
Dénominations communes internationales ou DCI (exemple : Amoxicilline).
Classes pharmacologiques (exemple : Aminopénicillines).
Familles thérapeutiques (exemple : Bêta-lactamines).
Maladies, syndromes et symptômes (exemple : **Migraines**).
Bactéries, champignons, parasites et virus (exemple : *Herpesvirus*).
Adresses utiles (exemple : *Centres de pharmacovigilance*, *Centres anti-poison et de toxicovigilance*, etc.)
Le lecteur notera l'emploi de caractères d'imprimerie différents pour faciliter sa recherche : ainsi, les noms commerciaux des médicaments sont composés en CAPITALES, les noms des maladies, syndromes et symptômes sont en caractères gras, ceux des micro-organismes pathogènes, adresses et renseignements utiles en pratique médicale sont en *italique*.
La table des matières thématique figurant en début d'ouvrage offre une vision d'ensemble des différentes spécialités médicales et médicaments utilisés dans ces disciplines, des classes pharmocologiques et des familles thérapeutiques, et complète utilement cet index alphabétique.

3TC 252
4-méthylpyrazole 1604

A

A 313 Capsules molles 1642
Abacavir 260
Abatacept 1559
ABBOTICINE 154
Abcès
amibien hépatique 1318
cérébraux 83
dentaire aigu 1289
du poumon 78
intra-abdominaux 81
péridiverticulaire 81
Abciximab 604
Abeilles 1324
ABELCET 218
ABILIFY 1494
Injectable 1502
Abiratérone acétate 465
ABLE SPACER 1438
ABRAXANE 388
ABSEAMED 1010
Absences du petit mal 1115
ABSORB BORDER 702
Absorption percutanée
des médicaments 620
ABSTRAL 34
ABUFENE 990
ACADIONE 1551
Acamprosate[G] 1516
Acanthamoeba 1320
Acarbose[G] 738
ACARDUST 699
Acaricides 699
Accident(s)
ischémique transitoire 1113
vasculaires cérébraux 1113
Accouchement
date 993
prématuré (menace) 923
Acébutolol[G] 500
Acéclofénac[G] 52
Acédapsone 676
ACEMAP 1503
Acénocoumarol 1022

Acétate
de calcium 1631
de zinc 1661
Acétazolamide 1254
Acétyl-leucine 1291
Acétylcystéine[G] 1410
injectable 1601
Acétylsalicylate de lysine 10
Achalasie cardiale 837
Aciclovir[G] 294
Pommade OPH 1250
local[G] en dermatologie 682
ACICLOVIVAX 682
Acide(s)
2,3-dimercaptosuccinique 1598
5-aminolévulinique 718
5-aminosalicylique 880
13-cis-rétinoïque 640
acétylsalicylique 596
alendronique[G] 1536
ascorbique 1001, 1650
azélaïque 638, 642
biliaires 916
carglumique 1665
chondroïtine sulfurique 1564
clavulanique 112
clodronique[G] 1542
cyanhydrique (intoxication) 1608
docosa-hexa-énoïque 1623
eicosa-penta-énoïque 1623
flavodique 612
folinique[G] 1006
folique[G] 1005
fusidique[G] 681
fytique 1692
hyaluronique 1567
ibandronique[G] 1538
isospaglumique 1301
L-folinique[G] 1006
lactique 646
méfénamique 48
niflumique 55, 62
oméga 3 polyinsaturés 1623
pamidronique[G] 1542
pantothénique 1647
para-aminobenzoïque 655
pipémidique 195
rétinoïque 634
risédronique[G] 1536
salicylique 644, 684
tiaprofénique[G] 54
tiludronique 1539
tout-trans-rétinoïque 394
tranexamique[G] 1034
ursodéoxycholique[G] 916
valproïque[G] 1116, 1482
zolédronique[G] 1540
Acidifiants coliques 884
Acidocétose diabétique 726
Acidose
métabolique 1576
respiratoire 1576
Acinetobacter 91
Acitrétine 646
ACLASTA 1540
Aclidinium bromure 1394
ACLOTINE 1057
Acné
polymorphe juvénile 621
rosacée 642
Acrodermatite entéropathique 622
Acromégalie 793
ACT-HIB 1731
ACTAPULGITE 848
ACTI 5 1509
ACTIFED
ALLERGIE 1078
LP 1294
Rhume 1294
Rhume J et N 1294
ACTILYSE 606
Actinobactériose 97
Actinomyces israelii 97
Actinomycine D 379
ACTIQ 32
ACTISORB 705
ACTISSON 887
Activateurs des canaux potassiques 521
ACTIVELLE 952
ACTIVIR Crème 682
ACTONEL 1536
ACTOSOLV 610
ACTRAPID 732
ACUILIX[G] 551
ACUITEL 551
ACULAR 1270
ACUPAN 15
ADALATE 570

Adalimumab 625, 649, 1554
ADANCOR 521
ADANT 1566
Adapalène 637
+ Peroxyde de benzoyle 637
ADAPTIC 706
ADARTREL 1180
ADC 404
ADCETRIS 404
ADCIRCA 1428
Adéfovir dipivoxil 900
Adénome
à prolactine 793
prostatique 1690
toxique 792
ADENOSCAN 30 mg/10 ml 586
Adénosine
injectable 586
phosphate 614
Adenoviridae 244
ADENURIC 1532
ADENYL 614
ADEPAL 936
ADIARIL 872
ADIPODIET Poudre 776
ADOPORT 1086
ADRÉNALINE 64, 524
Adresses utiles 1812
Adriamycine 376
ADRIBLASTINE 376
ADRIGYL 1638
ADROVANCE 1536
Adsorbants antidiarrhéiques 877
ADVAGRAF 1086
ADVATE 1038
ADVIL 46
400 mg 52
5 % Gel[G] 62
ADVILCAPS 46
ADVILEFF 46
ADVILMED 46
ADVILTAB RHUME 1294
ADVILTABS 46
AERIUS 1078
AEROCHAMBER PLUS 1438
Aeromonas hydrophila 91
AETOXISCLEROL 616
Affections
dentaires 1289
dites de longue durée 1807
AFFERA 1388
Afibrinogénémies 1001
AFINITOR 446
Aflibercept 449, 1278
AFTAGEL 1312
Agalsidase alpha 1676
Agammaglobulinémie 1070
Agents
antiparathyroïdiens 808
de détersion des plaies 710
différenciateurs 394
inotropes 524
intercalants 368
osmotiques 1192
scindants 382
Agitation 1444
Agomélatine 1473
Agonistes
-antagonistes morphiniques 37
de la LH-RH 470
Agranulocytose 1001
AGRASTAT 604
AGRIPPAL 1734
AGYRAX 1293
AINS 46
percutanés 62
AIROMIR Autohaler 1378
Akathisie des neuroleptiques 1113
AKILÉINE Antitranspirant 722
AKINETON LP 1190
ALAIRGIX 1078
Albendazole 1358
Albumine humaine 1588
ALBUNORM 1588
ALBUSTIX 749
Alcaligenes 91
Alcalinisants urinaires 1691
Alcaloïdes
de la pervenche ou Vinca-Alcaloïdes 383, 384
du quinquina 1338
Alcalose
métabolique 1577
respiratoire 1577
ALCAPHOR 1691

Alcool
 éthylique 670
 IODÉ 664
 méthylique (intoxication) 1604
Alcoolisme chronique 1447
ALD 30 1807
ALDACTAZINE[G] 544
ALDACTONE 544
ALDARA 5 % Crème 716
Aldesleukine 456
ALDOMET 519
ALDURAZYME 1678
Alendronate monosodique 1536
ALEPSAL 1122
ALEVETABS 48
Alfacalcidol 1641
ALFALASTIN 1436
ALFATIL 122
Alfuzosine[G] 1696
Algasidase bêta 1674
ALGÉSAL SURACTIVÉ 62
Algie vasculaire de la face 3, 1113
Alginates 704, 846
 de calcium 1067
ALGISITE M 704
ALGODOL 6
 Caféiné 6
ALGOPLAQUE
 BORDÉ 700
 FILM 700
 HP 700
 PÂTE 700
 SACRUM 700
ALGOSTERIL 704, 1067
 MÈCHES 704
ALHYDRATE 872
Alimémazine 1080, 1462
Aliments
 aphtogènes 1312
 composition moyenne 758
 hyperprotidiques 776
 pour phénylcétonurie 777
 riches en acide oxalique 770
 riches en acide urique 770
 riches en calcium 1634
 riches en cholestérol 762
 riches en fibres 771
 riches en glucides 729
 riches en magnésium 1656
 riches en potassium 1624
 riches en sodium 767
 riches en vitamine A 1642
 riches en vitamine C 1650
 sans gluten 768
ALIMTA 346
ALISKIREN 560
Alitrétinoïne 621
 par voie orale 714
 topique 713
Alizapride 853
ALKÉRAN 314
ALKONATREM 831
Alkylants 313
ALL-BRAN 887
Allaitement
 et VIH 239
 interruption 923
Allergie(s)
 alimentaires 842
 au latex 929
 aux additifs alimentaires 842
 aux hyménoptères 1324
 aux protéines du lait de vache (PLV) 842
ALLERGIFLASH 1273
ALLERGOCOMOD 1273
ALLERGODIL 1274
 Nasal 1301
Alleschériose 215
ALLEVYN
 ADHÉSIVE 702
 GENTLE 702
 GENTLE BORDER HEEL ou SACRUM 703
 GENTLE BORDER LIFE 702
ALLI 780
Allongement de QT et torsades de pointe iatrogènes 1791
Allopurinol[G] 1532
Allylamines 687
ALMIDE 1273
Alminoprofène 53
ALMOGRAN 1160
Almotriptan 1160
ALODONT 1306
Alopécie(s) 621
 iatrogènes 302
ALOPEXY 660

ALOPLASTINE 712
ALOSTIL 660
ALOXI 854
ALPAGELLE 932
Alpha-1-bloquants (antihypertenseurs) 513
 en urologie 1696
Alpha-1 antitrypsine humaine 1436
Alpha-Tocophérol[G] 1652
Alpha alglucosidase 1672
ALPHAGAN 1264
Alphaherpesvirinae 244
ALPHALARM 1280
Alphavirus 241
Alprazolam[G] 1450
ALPRESS LP 514
Alprostadil intracaverneux 1707
ALTEIS 556
ALTEISDUO 558
Altéplase 606
ALTIM 1528
Altizide 544
Altrétamine 335
Alvérine 42
ALVESCO 1404
Amantadine 1188
AMARANCE 936
AMAREL 740
Ambénonium 1194
AMBISOME 218
Ambrisentan 1432
Ambroxol[G] 1410
Amélioration du service médical rendu (ASMR) 1802
Améthoptérine 342
AMÉTYCINE 340
Amfébutamone 1519
Amibiase 1318
Amidines 667
Amidinopénicillines 196
Amifampridine 1196
Amifostine 474
Amikacine[G] 148
Amiloride 496, 546
Amino-4-quinoléines 1334
Aminoglycosides 148
AMINOMIX 788
Aminopénicillines 110
Aminophylline 1400
Aminosides 148
AMINOVEN 788
Amiodarone 582
Amisulpride[G] 1490
Amitriptyline 1464
Amlodipine[G] 558, 566
AMLOR 566
AMMONAPS 1666
Ammoniums quaternaires 673
AMODEX 110
Amorolfine[G] 691
Amoxapine 1464
Amoxicilline[G] 112
 injectable 110
 par voie orale 110
AMPECYCLAL 614
Amphétamines 1447
Amphotéricine B
 injectable 218
 orale 216
AMUKINE 665
AMYCOR 688
 ONYCHOSET 690
Amygdalites 77
Amylose
 AL 310
 à transthyrétine (TTR) 1227
Amœbicides
 de contact 1332
 diffusibles 1330
Anabolisants androgèniques 809
Anaérobies stricts 96
ANAFRANIL 1464
Anagrélide 310, 451
Anakinra 1560
Analgésiques
 opioïdes faibles 16
 opioïdes forts 22
 périphériques 6
Analogue(s)
 d'insuline en mélanges fixes 734
 de l'hormone somatotrope 818
 de l'insuline d'action lente 733
 de l'insuline d'action rapide 732
 de la GH 822
 de la parathormone 1545
 du GLP1 746
 nucléosidique de la transcriptase inverse 250

ANANDRON 466
ANAPEN 524
Anastrozole[G] 463
Anatoxine
diphtérique 1729
tétanique 1728
ANAUSIN LP 851
ANCOTIL 220
Ancylostoma
brasiliense 1320
caninum 1320
duodenale 1321
ANDRACTIM 810
ANDROCUR 468, 960
ANDROGEL 810
Androgènes 809
Androstanolone 810
ANDROTARDYL 810
Anémie
aiguë 999
conduite à tenir 998
Anémones de mer (contact) 1325
ANESDERM 5 % Crème 68
Anesthésiques locaux 1305
de surface 66
injectables 64
Anétholtrithione 1310
ANGELIQ 952
Angine(s) 77
de poitrine 489
de Vincent 92
diphtérique 87
Angiocholites 81
ANGIODROP 1267
Angiomatose bacillaire 93
Angiostrongylose 1320
Angiostrongylus 1320
ANGIOX 1024
Angiœdèmes héréditaires 1104
Angoisse de situation 1447
Angor d'effort stable 489
Anguillulose 1321
Anidulafungine 225
Animaux
marins venimeux 1325
venimeux 1324
Anisakiose 1321
Anisakis 1321
Anites candidosiques 213
Ankylostomose 1321
Anneau vaginal contraceptif 941
Anorexie mentale 1448
Anovulation fonctionnelle 922
ANSATIPINE 204
ANTADYS 52
Antagonisme des AVK 1021
Antagoniste(s)
de l'angiotensine II 556
de l'interleukine-1 1560
de l'interleukine-6 1561
de la bradykinine 1104
des récepteurs NMDA 1204
ANTALNOX 54
ANTALYRE Unidoses 1244
ANTARENE 46
CODÉINE 16 400 mg 52
Anthelminthiques 1354
Anthocyanosides 612
Anthracènediones 378
Anthracéniques 892
Anthracyclines 372, 1208
Anthraniliques 55
Anthrax 79
Anti-inflammatoires
coliques 879
non stéroïdiens 46
percutanés 62
Anti-poux 696
ANTI-VEGF 1237
Antiacides 870
Antiacnéiques 630
Antiagrégants plaquettaires 597
Antialdostérones 544
Antiallergiques par voie nasale 1300
Antialopéciques 660
Antiamibiens 1330
Antiandrogènes 465
Antianémiques 1002, 1004
Antiarthrosiques d'action lente 1564
Antiarythmiques 574
Antiasthéniques divers 1509
Antibactériens
locaux cutanés 681
urinaires 195
Antibilharziens 1361
ANTIBIO-SYNALAR 1302
Antibiothérapies courtes validées 98

Antibiotiques
antiacnéiques 632
glycopeptidiques 166
phosphoniques 164
ANTIBIOTREX 636
Anticholinergiques 588
antiasthmatiques en inhalation 1392
antiparkinsoniens 1190
antispasmodiques 44
par voie nasale 1298
Anticholinestérasiques 1194, 1198
Anticoagulants 1014
et soins dentaires 1290
Anticonvulsivants 1116
Anticorps
anti-IL-12/23 649
antidigitaliques 1603
monoclonal antilymphocytaire T 1096
monoclonaux en cancérologie 398
Anticortisoliques 804
Anticouperosiques locaux 643
Antidépresseur(s) 1445
imipraminiques 1464
ou Thymo-analeptiques 1468
Antidiabétiques oraux 736
Antidiarrhéiques 872
Antidote(s) 1593
de l'héparine 1036
des benzodiazépines 1599
des morphiniques 1600
des thrombolytiques 1034
Antiémétiques 850
Antiénurétiques 1701
Antiépileptiques 1116
Antifibrinolytiques 1034
Antifilariens 1362
Antifoliques 342
Antifongique(s)
à usage local 688
azolés 226
gynécologiques 986
oraux en dermatologie 686
polyèniques 216
Antiglaucomateux 1254
Antigonadotrophines et analogue 812
ANTIGONE 944
Antigoutteux 1530
Antigrippaux 286
Antihémorroïdaires locaux 898
Antiherpétiques 294
locaux 682
Antihistaminique
H1 1078, 1294
H2 862
Antihypertenseurs
centraux 516
vasodilatateurs 513
Antileishmaniens 1348
Antilépreux 676
Antileucotriènes 1396
Antilithiasiques biliaires 916
Antimétabolites 342
Antimigraineux 1160
Antimoniate de méglumine 1348
Antimoniés 1348
Antimyasthéniques 1194, 1196
Antinaupathiques 858
Antioxaluriques 1693
Antipaludéens 1333
Antiparasitaires externes 696
Antiparkinsoniens 1170
Antipelliculaires 658
Antiperspirants locaux 722
Antiphlogistiques 712
Antiphotosensibilisants 654
Antiprogestérone 948
Antiprotéase 272 703
Antiprurigineux locaux 721
Antipsychotiques 1484
Antipuriques 348
Antipyrétiques 4
Antipyrimidiques 358
Antireflux (alginates)[G] 846
Antiscabieux 696
Antiséborrhéiques 660
Antisécrétoires
gastriques 860
intestinaux 875
Antiseptique(s)
en stomatologie 1306
par voie nasale 1299
externes 664
gynécologiques 988
Antisérotoninergiques 1166
Antispasmodiques 42
Antispastiques 1214
Antisudoraux 722

Antithrombine III humaine 1057
Antithyroïdiens de synthèse 798
Antitoxine diphtérique 1765
Antituberculeux 200
Antitussifs opiacés 1414
Antiulcéreux 860
Antivertigineux 1291
Antiviraux locaux en OPH 1250
Antivitamines K 1022
Antiœdémateux cérébraux 1192
Antiœstrogènes anticancéreux 460
Anxiété 1453, 1454, 1455, 1465, 1468
 aiguë 1451
Anxiolytiques 1450
ANY 8 % Pommade 657
AOTAL 1516
Aoûtats 620, 1318
APAROXAL 1122
Aphtes buccaux 1312, 1313
Aphtose(s) 1289, 1312
 sévères 420
Apidés 1324
APIDRA 732
 SOLOSTAR 732
Apixaban 1032
APOKINON 1186
Apomorphine injectable 1186
Apraclonidine 1264
APRANAX 54
Aprépitant 856
APROKAM 1248
APROVEL 556
APSOR 4 mg/g 650
APTIVUS 281
APURONE 195
AQUACEL
 Compresses 705
 FOAM 702
 FOAM TALON ou SACRUM 703
 Mèche 705
AQUAFLO 704
AQUAREST 1266
AQUATABS 1370
Arachnidés venimeux 1324
ARACYTINE 362
Araignées 1324
ARA II 556
ARANESP 1010
ARAVA 1553
ARCALION 1509
ARCOXIA 56
ARÉDIA 1542
Arenaviridae 243
ARESTAL 874
ARGANOVA 1025
Argatroban 1000, 1025
Argiles 848
ARGININE VEYRON 1668
Ariboflavinose 1615
ARICEPT 1200
ARIMIDEX 463
Aripiprazole 1494
ARIXTRA 1028
ARKOLAMYL 1496
AROLAC 826
AROMASINE 464
Arrêt(s)
 cardio-respiratoire 487
 de commercialisation 1810
Arsenic (intoxication) 1606
ART 50 mg 1568
ARTANE 1190
ARTELAC Hypromellose 1267
Artéméther 1344
Arténimol 1346
Artériopathie oblitérante chronique 488
Artérite
 giganto-cellulaire 1238
 temporale 1238
ARTEX 498
Arthrites
 de Lyme 95
 gonococciques 88
 infectieuses 78
 micro-cristallines 1525
 réactionnelles 1526
ARTHROCINE 60
Arthroses douloureuses 1524
ARTHRUM H 1566
ARTISIAL Solution 1310
ARTISS Colle 1064
ARTOTEC 50
Arylcarboxyliques 50
Arythmie complète 490
ARZERRA 412
ASASANTINE LP 596
ASCABIOL 696
Ascaridiase 1321

ricoides 1321
11
1002
1500
290
705
700
PARENT 700
EC 1402
NEX 1406
MASAL Clickhaler 1380
SMELOR NOVOLIZER 1384
ASMR 1802
Asparaginase 450
Aspartam 774
Aspartate de magnésium 1656
ASPÉGIC 10, 12
 Injectable 12
Aspergillose 214
Aspergillus species 214
Aspirine[G] 10
 PROTECT 596
 UPSA 596
Asplénie 1070
Asthme 1375
Astringents 712
Astrocytome anaplasique 337
Astroviridae 241
ATACAND 556
ATARAX 1452
Atazanavir 280
ATEBEMYXINE 1248
Aténolol[G] 499, 570
 injectable 502
ATIMOS 1384
Atomoxétine 1506
Atonie
 du post-partum 923
 intestinale 838
Atorvastatine 566, 1616
Atosiban 984
Atovaquone 1352
ATRA 394
ATRAUMAN 708
ATRIANCE 356
ATRIPLA 262, 264
Atropine 588, 1240
 Injectable 588
ATROVENT 1392
 Nasal 1298
Attapulgite de Mormoiron 848
Attaques de panique 1447, *1465, 1468*
ATURGYL 1296
ATUXANE 1414
AUGMENTIN 112
AURÉOMYCINE
 1 % 1248
 Pommade 681
AURICULARUM 1302
AUXITRANS 885
AVADENE 952
AVAMYS 1300
Avanafil 1704
AVASTIN 406
AVAXIM 1739
AVIBON Pommade 712
Avitaminoses 1614, 1615
AVK 1021
 accidents hémorragiques 996
 surdosage 996
AVLOCARDYL 496
 Injectable 502
AVODART 1695
AVONEX 1206
AVONEXPEN 1206
Avortement
 menace 923
 provoqué 928
AXELER 558
AXEPIM 134
Axitinib 438
AZACTAM 146
Azacytidine 357
AZADOSE 156
AZANTAC 862
AZARGA 1260
Azaspirocécanediones 1454
Azathioprine 1092
Azélastine 1301
Azidothymidine 250
AZILECT 1176
Azithromycine[G] 156
AZOPT 1260
AZT 250
Aztréonam 146
AZYTER 1248

B

Babesia 1318
Babésiose 1318
BABYCHECK 1 Direct 992
BABYHALER 1438
BACICOLINE 1268
Bacille(s)
Gram négatif : entérobactéries 89
Gram positif 87
pyocyanique 92
Bacillus anthracis 87
BACILOR 876
Bacitracine 1268
Baclofène[G] 1214, 1514
Bacteroides 96
BACTOX 110
BACTRIM 182
BACTROBAN 681
Bains de bouche antiseptiques 1306
B.A.L. 1606
Balantidiose 1318
Balantidium coli 1318
Bambutérol 1390
Bamifylline 1398
Bandelettes réactives 749
BARACLUDE 901
Barbituriques 1122, 1447
Bartonella
bacilliformis 91
henselae 97
Bartonellose 91
BASDENE 798
Bases
lavantes sans savon 720
xanthiques 1398
Basiliximab 1096
Baumes
analgésiques 62
anti-inflammatoires 62
BCG 1718
MEDAC 1702
intravésical 1702
BEAGYNE 226
Bécégite 101
BÉCILAN 1645
BÉCLO-RHINO 1300
BÉCLOJET[G] 1402
Béclométasone
dipropionate[G] 1402
nasale 1300
BÉCLOSPIN 1402
BÉCLOSPRAY 1402
BECONASE 1300
BÉCOTIDE 1402
BÉCOZYME 1648
BEDELIX 848
BÉFLAVINE 1647
Béjel 95
BELANETTE 940
BELARA 937
Bélatacept 1098
Belimumab 1097
BÉLUSTINE 323
BÉMÉDREX 1402
Bénazépril[G] 551
Bendamustine 341
BENE FIX 1040
BÉNÉMIDE 1534
BÉNERVA 1644
BENLYSTA 1097
Bensérazide[G] 1170
Benzalkonium 673
Benzamides substitués 1490
Benzathine-benzylpénicilline 107
Benzimidazoles 860
Benzisoxazoles 1492
Benzoate de benzyle 696
Benzodiazépines 1447, 1450
et épilepsie 1118
hypnotiques 1460
surdosage ou intoxication 1599
Benzylpénicilline 104
Benzylthiouracile 798
BEPANTHEN 5 % 712
BÉPANTHENE 1647
Béri-béri 1614
BERINERT 1101
BERIPLAST 1064
BEROCCA 1654
Besoins hydro-électrolytiques de base du nourrisson 873
Bêta-2-stimulants inhalés 1378
Bêta-alanine 990
Bêta-bloquants 493
cardio-sélectifs 499

injectables 502
non cardio-sélectifs 496
Bêta-carotène 654
Bêta-glucocérébrosidase 1662
Bêta-stimulants (utérorelaxants) 982
BÊTA ADALATE 570
BÉTADINE 664
5 % OPH 1244
Buccale 1306
OVULES 988
VAGINALE 988
BETAFACT 1040
BETAFÉRON 1206
BETAGAN 1256
Betaherpesvirinae 245
Bétahistine[G] 1292
Bétaméthasone[G] 650, 1075, 1313, 1528
BETASERC 1292
BETATOP 499
Bétaxolol[G] 499, 1256
BETESIL 626
BETNESALIC 644
BETNESOL 1075
Injectable 1076, 1528
Solution rectale 879
BETNEVAL 626
BETOPTIC 1256
Beurre 764
Bévacizumab 406
BÉVITINE 1644
Bexarotène 396
Bézafibrate 1618
BI-PROFÉNID 53
BI-TILDIEM 562
BIAFINE Émulsion 720
BIATAIN
CAVITY 703
SILICONE LITE 702
Bicalutamide[G] 466
Bicarbonate de sodium 1582
BICIRKAN 612
BICNU 324
Bifonazole 688
BIGONIST 472
Biguanides 736
BILASKA 1078
Bilastine 1078
Bilharzioses 1321
BILTRICIDE 1361
Bimatoprost 1262
BINOCRIT 1010
BIO-SÉLÉNIUM 1659
BIOCALYPTOL 1416
BIOCIDAN 1299
Unidoses Collyre 1244
BIODALGIC 18
BIOTINE 1646
Bipéridène 1190
BIPÉRIDYS 850
BIPÉRIDYSFLASH 850
BIPRETERAX[G] 552
BIRODOGYL 192
Bisacodyl 892
BISEPTINE 668
Bismuth 868
BISOCE 499
BISOLVON 1410
Bisoprolol[G] 499
Bisphosphonates 1536
Bivalirudine 1024
Blastomyces
brasiliensis 214
dermatitidis 214
Blennorragie 88
Bléomycine[G] 382
BLEPHACLEAN 1281
BLEPHAGEL 1281
Blépharites 1238
Blépharospasme 1113
Bleu de méthylène 1001
injectable 1602
Bloc
auriculo-ventriculaire 489
enzymatique en 21-bêtahydroxylase 807
sino-auriculaire 489
BLUE BERRY 1280
BLUETEST Grossesse 992
Bocéprévir 902
Bois de Panama 562
BONDRONAT 1538
BONVIVA 1538
BOOSTRIX TETRA 1729
Bordetella pertussis 91
Bornaviridae 243
Borrelia 95
Borrélioses 95
Bortézomib 310, 418

Bosentan 1430
BOSULIF 430
Bosutinib 430
Bothriocéphalose 1322
BOTOX 1220
Botulisme 96
Bouchon de cérumen 1287
BOUILLET Sel désodé 773
Boulimie 1448, 1471
Bourdons 1324
Bouton d'Orient 1319
BPCO 1376
Bradycardie 489
Branhamella catarrhalis 88
BREAKYL 32
BREEZHALER 1386
Brentuximab 404
BRETARIS GENUAIR 1394
BRÉVIBLOC 502
BREXIN 58
BRIAZIDE[G] 551
BRICANYL
 5 mg/2 ml 1381
 Injectable 1382
 LP 5 mg 1390
 Turbuhaler 1380
BRIEM 551
BRILIQUE 602
Brimonidine[G] 1264
Brinzolamide 1260
Bromazépam[G] 1450
Bromhexine 1410
Bromocriptine[G] 826, 1178
Bromphéniramine 1080
BRONCATHIOL 1410
Bronchectasie 1375
Bronchiolites aiguës 242
Bronchites
 aiguës virales 78
 chroniques 1376
Bronchodilatateurs 1378
BRONCHODUAL 1392
BRONCHOKOD 1410
Bronchopneumopathie obstructive 1376
Bronchospasme sévère 1375
BRONCOCLAR 1410
Brucella 91
Brucellose 91
BRUFEN 52
Brugia malayi 1323
BUCCOBET 1313
BUCCOLAM 1120
Budésonide[G] 1075, 1406
 nasale 1300
Bumétanide 538
Bunyaviridae 243
Buprénorphine[G]
 analgésique 37
 substitution 1510
Bupropion 1519
BURINEX 538
Burkholderia 93
Bursites 1527
Buséréline 472
BUSILVEX 339
Buspirone[G] 1454
Busulfan 339
Butyrophénones 1486
BYETTA 746

C

C1-INH d'origine humaine 1102
Cabazitaxel 392
Cabergoline[G] 826
CACIT 1634
 VITAMINE D3 1636
CADENS 1548
Cadexomère iodé 710
CADUET 566, 1616
CAELYX 376
Caféine 14, 1412
CALCIDIA 1630
CALCIDOSE 1634
Calcifédiol 1641
CALCIFORTE 1634
 D3 1636
Calcimimétiques 808
CALCIPARINE 1014
Calcipotriol[G] 650
CALCIPRAT 1634
Calcitonine 1548
Calcitriol 1641
 topique 650
Calcium 1634
 CHLORURE 1634
 dobésilate 614

GLUCONATE 1634
SANDOZ 1634
CALCOS VITAMINE D3 1636
Calculs
biliaires 840
salivaires 1290
urinaires 1689
urinaires iatrogènes 1793
CALDINE 566
Calendrier vaccinal français 1714
Caliciviridae 241
CALMICORT 628
CALMIXENE 1418
CALPEROS 1634
CALPRIMUM 1634
CALSYN 1548
CALTRATE 1634
Calvitie 621
Calymmatobacterium 91
CAMOLID 1281
CAMPTO 368
Campylobacter 91
Campylobactériose 91
Canakinumab 1105
Cancer(s)
bronchique 407
bronchique non à petites cellules 432
chimiothérapies 305
colorectal 409, 410, 449
colorectal métastatique 407, 437
de l'ovaire 371, 455
de la prostate 459, 465-471
de la prostate métastatique 392
du pancréas 367
du poumon 440
du rein 407, 436, 438, 439, 445, 447, 457
du rein avancés 435
du sein 393, 401, 434, 460-464
du sein métastatique 399, 407
épithélial de l'ovaire 407
médullaire de la thyroïde 441
CANCIDAS 222
CANDÉREL 774
Candésartan[G] 556, 558
Candida albicans 212
Candidoses
cutanées 212
digestives 213
disséminées 214
urinaires 214
vulvo-vaginales 213
Canicule et médicaments 1786
Cannabis 1447
Canrénoate de potassium 544
CANTABILINE 918
Capécitabine[G] 360
CAPRELSA 441
Caps 1105, 1560
Capsaïcine 71
CAPSION 800
CAPTEA[G] 555
Captodiame 1455
Captopril[G] 555
Carate 95
CARBAGLU 1665
Carbamazépine[G] 1128
Carbanilides 666
Carbapénèmes 138
Carbétocine injectable 972
Carbidopa[G] 1170
Carbimazole 798
Carbo-adsorbables (toxiques) 1596
CARBOCAÏNE 64
Carbocistéine[G] 1410
CARBOLEVURE 847
CARBOMIX 1596
Carbonate
de calcium 1630
de lithium 1480
de magnésium 848, 1656
CARBONET 705
Carboplatine[G] 328
CARBOSORB 705
CARBOSYLANE 847
Carboxypénicillines 116
Carcinome
basocellulaire 448
urothélial 383
CARDENSIEL 499
CARDIOCOR 499
Cardiopathies ischémiques 489
Cardiospasme 837
Cardiovirus 241
CARDIOXANE 476
Carence(s)
en magnésium avérée 1614
martiale 999

œstrogéniques 922
vitaminiques 1614, 1615
Carie dentaire 1289
CARLIN
20[G] 937
30[G] 937
CARLYTENE 594
Carmustine 324
Carnitine[G] 1671
Caroténoïdes 654
Carpipramine 1504
CARTÉOL 1256
Cartéolol 1256
CARTREX 52
Carvédilol[G] 498
CARYOLYSINE 316
CASODEX 466
Caspofungine 222
Catalepsie 1229, 1230
CATAPRESSAN 518
Cataracte 1236, 1269
CATIONORM 1267
Catumaxomab 411
CAVERJECT 1707
CAVERJECTDUAL 1707
CAYA 930
CAYSTON 146
CÉBÉMYXINE 1248
CÉBÉSINE 1239
CEBROLUX 1281
CÉBUTID 52
Cécité des rivières 1323
Céfaclor[G] 122
Céfadroxil[G] 121
Céfalexine[G] 121
CÉFAPÉROS 122
Céfatrizine[G] 122
Céfazoline 121, 122
Céfépime 134
Céfixime 131
CEFOTAXIME 126
Céfotiam hexétil 133
Céfotoxine 124
Cefpirome 134
Cefpodoxime 132
CEFROM 134
Ceftaroline fosamil 136
Ceftazidime 130
Ceftriaxone 128
Céfuroxime 124, 1248
axetil[G] 124
CELEBREX 56
Célécoxib[G] 56
CÉLECTOL 501
CELESTAMINE 1075
CELESTENE 1075, 1528
CHRONODOSE 1077
Injectable 1076
CELGENE 420
Céliprolol[G] 501
CELLCEPT 1094
CELLOSORB ADHÉSIF 702
CELLTOP 380
Cellulites 79
CELLUSON 887
CELLUVISC UNIDOSES 1267
CELSENTRI 283
CÉMAFLAVONE 612
Centres
antipoison et/ou de toxicovigilance 1814
régionaux de pharmacovigilance 1813
Cénurose 1323
Céphalées 3
Céphalosporines
de 1re génération 121
de 2e génération 124
de 3e génération 126
de 4e génération à spectre élargi 134
de 5e génération 136
Céphamandole 124
Ceplene 456
CÉPOREXINE 121
CERAZETTE 944
CÉRÉZYME 1662
CERIS 1698
CERNÉVIT 1654
CERTICAN 1090
Certolizumab 1557
CÉRUBIDINE 374
CÉRULYSE 1304
Céruménolytiques 1304
CERVAGEME 978
CERVARIX 1742
Cervicite
candidosique 213
gonococcique 88
non gonococcique 80
CERVOXAN 594

Cestodoses
intestinales 1322
tissulaires 1323
CETAVLEX AQUEUX 668
CETAVLON 673
Céthexonium 1244
Cétirizine 1294
Cétirizine^G 1078
CETORNAN 779
Cétrimide 673
Cétuximab 408
CGrA 1056
Chalazion 1238
Chambres d'inhalation 1438
CHAMPIX 1520
Chancre mou 92
Chancroïde 92
Charbon
Maladie du 87
topique digestif 847
activé 1596
Chardon-Marie 917
Chélateurs
du calcium 1692
du fer 1061
Chenilles processionnaires 1324
CHIBRO-CADRON 1268
CHIBRO-PROSCAR 1695
CHIBROXINE 1248
Chikungunya 241
Chirurgie et actes invasifs sous AVK 997
Chlamydia 94
Chloasma 622
Chlorambucil 313
CHLORAMINOPHENE 313
Chloramphénicol 178
Chlordiazépoxide 44
Chlore 665
Chlorhexidine^G 668
CHLORHYDRATE D'OXYBUPROCAÏNE 1239
CHLORIDE PROVEBLUE 1602
Chlormadinone^G 960
Chlorméthine 316
Chlorodéoxyadénosine 352
Chloroquine 1334
Chlorphénamine 1294
Chlorpromazine 1484
Chlortalidone 540
Chlorure
d'aluminium 722
de potassium 1624
de strontium 417
Choc
cardiogénique 487
vagal 489
Cholagogues 918
Cholangite sclérosante 840
Cholécalciférol 1638
Cholécystites 81
Cholélitholytiques 916
Choléra 93
Cholérétiques 918
Cholestyramine 1620
CHOLURSO 916
Chondrocalcinose articulaire 1525
Chondroïtine sulfate 1564
CHONDROSULF 1564
Chordopoxvirinae 246
Chorioméningite lymphocytaire 243
Chromomycoses 213
CHRONADALATE LP 570
CHRONO-INDOCID 60
Chute de cheveux 621
CIALIS 1694, 1704
CIBACENE 551
CIBADREX 551
Cibenzoline 578
Cicatrisants en ophtalmologie 1252
Ciclésonide 1404
Ciclétanine^G 543
Ciclopirox^G 692
Ciclopiroxolamine^G 658, 692
Ciclosporine 1084
Cidofovir 292
CIELLA 0,1 % 1244
CIFLOX 186
Cilazapril^G 548
CILOXAN collyre 1248
Cimétidine^G 864
CIMZIA 1557
Cinacalcet 808
Cinchonisme 1339
Cinétoses 837
CINRYSE 1102
CIPRALAN 578
Ciprofibrate^G 1618

Ciprofloxacine[G] 186, 1304
CIRCADIN 1458
Circoviridae 247
CIRKAN-PREDNACINOLONE 898
Cirrhose
 alcoolique 840
 biliaire primitive 840
Cisplatine[G] 330
Citalopram[G] 1470
CITRAFLEET 896
Citrate
 de caféine 14
 de clomifène 964
 de potassium 1691
 de sodium 1691
Citrobacter 89
Citroflavonoïdes 612
CIVD 1001, 1831
CIVIGEL 1266
Cladribine 311, 352
Clairance de la créatinine 1818
CLAIRYG 1756
CLAMOXYL 110
CLARADOL 6
 CODÉINE 16
 500 mg 6
CLAREAL 944
CLARELUX 626
Clarithromycine 152
CLARITYNE 1078
CLARIX 1410, 1417
 TS 1414
Clasdosporium carrionii 213
CLASTOBAN 1542
CLAVENTIN 118
CLEARBLUE 992
CLÉRIDIUM 601
CLIKSTAR 735
CLIMARA 950
CLIMASTON 952
Climbazole 658
CLIMENE 952
Clindamycine 162
 topique cutanée 632
Clinidium bromure 44
CLINIMIX 788
CLINOLEIC 20 % 789
CLIP DERM 709
CLIPTOL 62
Clobazam 1118, 1450
Clobétasol 626
CLOBEX 626
Clodronate disodique 1542
Clofarabine 350
Clofazimine 678
CLOMID 964
Clomifène 964
Clomipramine[G] 1464
Clonazépam 1118
Clonidine 518, 1512
Clonorchiase 1322
Clonorchis sinensis 1322
Clopamide 497
Clopidogrel[G] 597
CLOPIXOL 1488
 Injectable IM 1503
Clorazépate dipotassique 1450
Clostridium 96
Clotiazépam 1450
Clotrimazole 688
CLOTTAFACT 1050
Cloxacilline 108
Clozapine[G] 1498
Cluster headache 3
CMV 245
Co-amoxiclav 112
CO-RENITEC 548
Co-ticarciclav 118
Coagulation intravasculaire
 disséminée (CIVD) 1001
COALGAN 1067
COAPROVEL 558
Cocaïne 1447
Cocci anaérobies 96
Coccidioides immitis 214
Coccidioïdomycose 214
Cocci
 Gram négatif 88
 Gram positif 86
Cockroft 1818
Codéine
 analgésique 16
 antitussif, seule ou en association 1416
CODENFAN 16
Codéthyline 1414
CODOLIPRANE 16
CODOTUSSYL 1410, 1417
Cofacteur de l'héparine 1057

COKENZEN 558
Colchicine 1312, 1530
 OPOCALCIUM 1530
COLCHIMAX 1530
COLD-CREAM SALICYLÉ 644
COLIMYCINE Injectable 180
Colique
 hépatique 840
 néphrétique 1689
Colistine 1268
 Injectable 180
Colite
 candidosique 213
 pseudomembraneuse 81
 spasmodique 838
 ulcéreuse 839
COLIXAN Auriculaire 1304
Collagène hémostatique résorbable 1066
Colles
 biologiques 1064
 pour sutures 711
COLLODION SALICYLÉ 684
Collyre(s)
 alpha-2-adrénergique + Bêta-bloquant 1264
 anesthésiques 1239
 antiallergiques 1273
 antiglaucomateux 1256
 anti-inflammatoires 1268
 antiœdémateux 1252
 atropiniques 1240
 aux prostaglandines 1262
 Bleu 1246
 cicatrisants 1252
 entamés (conservation) 1233
 et gels bêta-bloquants 1256
 et pommades antibiotiques 1248
 et pommades antiseptiques 1244
 et pommades cortisoniques 1268
 mydriatiques 1242
 parasympatholytiques 1240
 parasympathomimétiques 1258
COLOFOAM 879
COLOKIT 896
Côlon irritable 838, 890
Colopathie fonctionnelle 838
COLOPEG 894
Colorants
 antiseptiques 672
 à usage OPH 1239
COLPOSEPTINE 955
COLPOTROPHINE 955
COLPRONE 960
COLTRAMYL 1562
Coma
 hyperosmolaire 726
 hypoglycémique 726
 hypothyroïdien 792
COMBANTRIN 1355
COMBIDERM 702
 NON ADHÉSIF 702
COMBIVIR 252
COMBODART 1696
COMBUR 749
 2 TEST 749
COMFEEL 700
 PLUS TRANSPARENT 700
Comitialité 1115
Compère-loriot 1238
Compléments alimentaires 781
Complexe prothrombique 1049
COMTAN[G] 1172
Concentré(s)
 de complexe prothrombique (CCP) 996, 1049
 de granulocytes 1056
 de plaquettes 1051
 érythrocytaires 1012
CONCERTA LP 1506
Condoms 929
CONDYLINE 685
Condylomes acuminés 246
CONEBILOX 501
Conestat alfa 1103
Cônes venimeux 1325
CONFIDEX 1049
Conjonctivite(s) 1236
 à inclusions 94
 allergique 1107
Connectivites 1071
Conseils pour l'entretien et le port des lentilles 1282
CONSTELLA 890
Constipation 838, 890
CONTALAX 892
Contentions élastiques 492

Contraception 926
efficacité 924
en préménopause 960
hormonale 927, 936
hormonale et risque vasculaire 925
locale 929
CONTRACNÉ 640
Contractures musculaires 1113
CONTRAMAL 18
CONTRATHION 1605
CONVULINE 940
Convulsions 1115
COOLMETEC 558
COPA 702
ISLAND 702
COPAXONE 1210
COPEGUS 904
Coqueluche 91
CORDARONE 582
CORDIPATCH 508
CORGARD 496
Coronaviridae 241
COROTROPE 534
Corps gras alimentaires 764
Correcteurs
des hyposialies 1310
des hypotensions 590
Cors 622
CORTANCYL 1074
Corticoïdes 1312
de synthèse 1072
en infiltration 1528
en inhalation 1402
injectables 1076
par voie nasale 1300
par voie rectale 879
topiques cutanés 626
CORTISAL Crème 62
Cortivazol 1528
CORVASAL 520
CORVITEC 1281
Corynebacterium 87
Coryza 240
COSMEGEN 379
COSOPT 1260
Unidoses 1260
COTAREG 558
COTRIATEC 553
Cotrimoxazole 182
COUMADINE 1022
Coumariniques 1022
Coup de chaleur d'exercice 4
Couperose 622
COVATINE 1455
COVERAM 552, 566
COVERSYL 552
Cowpox virus 246
Coxarthroses 1524
Coxibs 56
Coxiella burnetii 93
Coxsackievirus 240
COZAAR 556
CPA 1051
Crampes 1527, 1563
essentielles 1113
Crème(s)
anesthésique locale[G] 68
DE DALIBOUR 674
fraîche 764
spermicides 932
Crémophor EL 1085, 1270
CRÉON 914
CRESTOR 1616
Crêtes de coq 246
Crevasses du sein 923
Crise(s)
d'angoisse 1451
d'angor 489
d'asthme 1375
d'éclampsie 923
d'épilepsie 1115
de goutte 1525
migraineuse 3
suicidaire 1444
vertigineuse 1288
Cristal violet 695
CRIXIVAN 276
Crizotinib 440
CROMABAK 1273
CROMADOSES 1273
CROMEDIL 1273
CROMOFREE 1273
Cromoglycate disodique 1082, 1401
Cromones 1401
CROMOPTIC 1273
CROMORHINOL 1301
Crotamiton 721
Croûtes de lait 621

Cruralgie 1525
Cryptococcose 214
Cryptococcus neoformans 214
Cryptorchidie 793
Cryptosporidiose 1318
Cryptosporidium species 1318
CUBICIN 172
Culots globulaires 1012
CURACNÉ 640
CURAFIL 704
CURANAIL 691
CURASORB 704
Cure de diurèse 770
CURITY 706
CUROSURF 1435
CUTACNYL 630
CUTERPES 683
CUTICELL 708
Cyamémazine 1484
Cyanoacrylate (colles) 711
Cyanocobalamine 1008
CYANOKIT 1608
Cyanure (intoxication) 1608
CYCLADOL 58
Cyclamates 774
CYCLEANE
 20^G 937
 30^G 937
Cyclines 176
CYCLO 3
 Crème 615
 FORT 612
Cyclopentolate 1240
Cyclophosphamide 320
Cyclopyrrolones 1456
Cyclospora cayetanensis 1318
Cyclosporose 1318
CYMBALTA 1467
CYMEVAN 288
CYNOMEL 794
CYP
 1A2 1798
 2C9 1798
 2C19 1798
 2D6 1798
 3A4 1797
Cyproheptadine 1080
Cyprotérone^G 468, 960
CYRDANAX 476
CYSTADANE 1684
CYSTAGON 1669
Cystathioninémie 1613
Cystéamine 1669
Cysticercose 1323
Cystine 663
Cystinose 1669
 néphropathique 1613
Cystinurie 1689
Cystite aiguë 80
Cytarabine^G 362
CYTÉAL 668
Cytochrome P450 1797
Cytomegalovirus 245
Cytoprotecteurs 473
Cytosine-arabinoside 362
CYTOTEC 866, 948

D

D-Pénicillamine 1550
D4T 258
Dabigatran 1026
Dabrafénib 444
Dacarbazine 338
DACOGEN 364
Dacryocystite
 aiguë 1238
 récidivante 1238
DACRYOSÉRUM 1244
DACRYUM Unidoses 1244
Dactinomycine 379
DACUDOSES Unidoses 1244
DADDS 676
DAFALGAN 6, 8, 9
 CODÉINE 16
DAFLON 612
DAILY 936
DAIVOBET 650
DAIVONEX 650
DAKIN COOPER 665
DAKTARIN Gel oral 234
DALACINE 162
 T TOPIC 632
Daltéparine sodique 1016
Danaparoïde 1000, 1020
DANATROL 812
Danazol 812
DANTRIUM 1216
Dantrolène 1216

DAONIL 740
Dapoxétine 1708
Dapsone 676
Daptomycine 172
Darbépoétine alfa 1010
Darunavir 282
Dasatinib 310, 428
DASSELTA 1078
Daunorubicine 374
liposomale 374
DAUNOXOME 374
DCCNa 1370
DDAVP 828
DdI 256
DDS 676
Déanol 1509
Débit des perfusions veineuses 1573
DÉBRIDAT 42
DÉBRUMYL 1509
Décalage horaire (jet lag) 1449
DECALOGIFLOX 187
DECAN 1658
DÉCAPEPTYL 470
Décitabine 364
Déclaration obligatoire des maladies infectieuses 75
Décollement de rétine 1236
Décongestionnants ORL 1294, 1296
DÉCONTRACTYL 1562
DECTANCYL 1075
DÉDROGYL 1641
DÉFANYL 1464
Déférasirox 1001, 1062
Défériprone 1001, 1063
Déféroxamine 1001, 1061
Déficit(s)
congénital en facteur VII 1045
congénital en facteur IX 1041
congénital en facteur XI 1046
congénital en facteur XIII 1047
constitutionnel en facteur VIII (hémophilie A) 1048
de la synthèse de l'urée 1613
du cycle de l'urée 1665
en carnitine 1613, 1671
en facteur II 1000
en facteur V 1000
en facteur VII 1000
en facteur VIII 1000
en facteur IX 1000
en facteur X 1000
en facteur XI 1000
en facteur XIII 1000
en G6PD et médicaments 1789
héréditaire thrombogène 1001
primitif en alpha-1 antitrypsine 1436
immunitaires 1070
somatotrope 793
Dégarelix 469
Dégénérescence maculaire 1236
DÉLIDOSE 950
DELIPROCT 898
Delirium tremens 1446, 1451
Deltaméthrine 1368
Deltaretrovirus 239
Deltavirus 239
DELTAZEN 562
DÉLURSAN 916
Déméclocycline 831
DEMI-CANDÉREL 774
Dengue 240
Dénosumab 1546
DENSICAL 1634
DENTEX 1306
Dents (numérotation) 1315
DÉPAKINE 1116
DÉPAKOTE 1482
DÉPAMIDE 1482
Dépendances vitaminiques 1615
Dependovirus 247
Dépigmentants locaux 657
DEPO-MÉDROL 1077, 1528
DÉPO-PRODASONE 458
DÉPO-PROVERA 947
DEPOCYTE 362
DÉPRÉNYL[G] 1176
DÉRINOX 1296
Dérivé(s)
coumariniques 1022
de carboxamide 1128
de l'artémisinine 1344
de l'ergot de seigle 1162
de l'imidazolone 534
de l'indane-dione 1022
de la bipyridine 534
de la camptothécine 368
de la quinolinone 1494
de la rosaniline 695

de la vitamine A 715
du mercapto-imidazole 798
du thiouracile 798
globulaire antiporphyrie 1059
hydroxylés de la vitamine D 1641
nitrés 504
quinidiniques 576
sulfhydrilés 1550
terpéniques 1410
DERMABOND 711
DERMAGOR Antitranspirant 722
Dermatite
atopique 621
des nageurs 1321
herpétiforme 622
rampante 1320
séborrhéique 621
herpétiforme 1789
Dermatophyties 212
Dermatopolymyosites 1071
Dermatoses pellagroïdes 1615
DERMAZOL 688
DERMESTRIL 950
Septem 950
Dermite
de contact 621
péri-orale 621
Dermo-hypodermite aiguë 79
Dermocorticoïdes 626
DERMOCUIVRE 674
DERMORELLE 1652
DERMOVAL[G] 626
DEROXAT 1469
Déséquilibres acido-basiques 1576
DÉSERNIL 1164
DESFÉRAL 1061
Déshydratation 1574
extracellulaire 1574
globale 1574
intracellulaire 1574
Desloratadine[G] 1078
Desmodontite aiguë 1289
Desmopressine 828, 1000
DESOBEL
20 937
30 937
Désogestrel[G] 944
DÉSOMÉDINE 1299
Collyre 1244
Désonide 626, 898
DESOPOP 944
Désoxycortone 803
Désoxyribonucléase recombinante 1408
Destruction des acariens 699
DETENSIEL 499
DÉTICENE 338
DÉTRUSITOL 1698
DÉTURGYLONE 1296
Déviances sexuelles 470
DEXA-FREE 1268
DEXAMBUTOL 206
DEXAMÉTHASONE 1076
Dexaméthasone[G] 62, 310, 1075, 1268, 1272
Dexchlorphéniramine 1080
DEXERYL[G] Crème 721
Dexkétoprofène 53
Dexpanthénol 712, 1647
Dexrazoxane 478
DEXTROCIDINE 1414
Dextrométhorphane[G] 1414
DI-ACTANE 593
Di-éthylène glycol (intoxication) 1604
DI-HYDAN 1124
Diabète(s) 726
insipide 793
phosphaté 1614
sucré 726
Diacéréine 1568
DIACOMIT 1153
DIACUTIS Pommade 681
DIAFAM Diaphragme 931
DIAFUSOR 508
DIAMICRON 740
DIAMOX 1254
Diaphragmes 930
DIARFIX 875
DIARMONIS 878
Diarrhée(s) 838
aiguës de l'enfant 873
d'origine virale 247
du voyageur 843
post-antibiotiques 81
DIASEPTYL 668
DIASTABOL 738
DIASTROLIB 874
Diazépam[G] 1118, 1450
Diazoxide 752

Dibenzo-oxazépines 1495
Dibenzodiazépines 1496
DICÉTEL 42
Dichlorhydrate d'histamine 456
Diclofénac[G] 50, 62
 antalgique 48
 dermique 717
DICODIN LP 60 mg 16
DICYNONE 1037
Didanosine 256
Didéoxyinosine 256
Dientamoeba fragilis 1318
DIERGO-SPRAY 1162
Diéthylcarbamazine 1364
Diéthylstilbestrol 459
DIETIFINE Poudre 776
DIETLINE Poudre 776
DIFFERINE 637
DIFFU-K 1624
Diflucortolone valérianate 626
Difluprednate 626
DIFRAREL 612
DIFRAVISION 1280
DIGIFAB 40 1603
Digitaliques 536
 intoxication 1603
Digoxine 536
Dihexyvérine 44
Dihydralazine injectable 512
Dihydrate d'érythromycine 154
Dihydro-propoxyméthyl-guanine (DHPG) 288
Dihydrocodéine 16
Dihydroergotamine 1162
Dihydropyridines 566
Dihydroxy-1,25-cholécalciférol 1641
DILANTIN 1124
Dilatation des bronches 1375
DILATRANE 1398
 SIROP 1398
Diltiazem 562
DIMÉGAN 1080
Dimenhydrinate 858
Dimercaprol 1606
DIMETANE 1416
Diméthylaminoéthanol 1509
Diméthylbiguanide 736
Diméticone 848
Dinoprostone
 injectable 974
 par voie locale 976
DIO 612
DIOPTEC 1280
Diosmectite[G] 848
Diosmine 612
DIOVENOR 612
DIPENTUM 880
DIPEPTIVEN 789
Diphenhydramine 858
Diphosphonates 1536
Diphtérie 87
Diphyllobothrium latum 1322
DIPIPÉRON 1486
DIPROLENE 626
DIPROSALIC 644
DIPROSONE 626
DIPROSTENE 1077, 1528
Dipylidium caninum 1322
Dipyridamole 596, 601
DISCOTRINE 508
Disopyramide 574
Dispositifs intra-utérins 934
DISTILBENE 459
Distomatoses 1322
Disulfirame 1514
DISULONE 676
DITAVENE Crème 643
DITROPAN 1698
DIU 934
Diurétiques
 de l'anse 538
 hyperkaliémiants 544
 hypokaliémiants 538
 osmotiques[G] 1192
 thiazidiques 540
Divalproate de sodium 1482
DIVARIUS 1469
Diverticulites aiguës 81
Diverticulose colique 838
DIVINA 952
DMLA 1236
DMSA 1598
DNID 726
Dobutamine 530
Docétaxel[G] 390
Doconasol 683
Docusate sodique 892

DODÉCAVIT 1008
DOGMATIL 1490
DOLENIO 1565
DOLIALLERGIE 1078
DOLI Mal de gorge 1306
DOLIPRANE 6, 8, 9
DOLIRHUME 1294
DOLIRHUMEPRO 1294
DOLKO 6, 8
DOLSTIC 8
Dompéridone[G] 850
Donepezil[G] 1200
DONORMYL 1462
Donovanose 91
Dopage 1804
Dopamine 528
DOPERGINE 826
DOPRAM 1413
DORIBAX 144
Doripénème 144
Dornase alpha 1408
Dorzolamide 1260
DOSES-O-SON 887
Doses équi-analgésiques 5
DOSTINEX 826
Dosulépine 1464
Douleur(s) 2
 aiguë 24, 25
 neuropathique 2, 1467
 rebelles 1465
Douve 1322
Doxapram 1413
Doxazosine[G] 1696
Doxépine 1464
DOXIUM 614
Doxorubicine[G] 376
 liposomale 376
Doxycycline[G] 176
 anhydre 176
Doxylamine[G] 1294, 1462
DOXYLIS 176
DOXYPALU 176
Dracunculose 1323
Dracunculus medinensis 1323
Drépanocytose 365
DRICLOR Détranspirant 722
DRILL 1410, 1414
 ALLERGIE 1078
 RHUME 1294
DRIPTANE 1698
DROLEPTAN Injectable[G] 853, 1502
Dronédarone 584
Dropéridol 25, 853, 1502
DROSPIBEL
 20 940
 30 940
Drospirénone 940
DT POLIO 1732
DUAL RETNAL 1280
DUKORAL 1750
DULCILARMES 1267
DULCOLAX 892
Duloxétine 1467
Dumping syndrome 772
DUODERM E 700
DUODOPA 1170
DUOFILM 684
DUOPLAVIN 598
DUOTRAV 1262
DUOVA 952
DUPHALAC 884
DUPHASTON 958
Durillons 622
DUROGÉSIC 30
DUROLANE 1566
DUSPATALIN 42
Dutastéride 1695, 1696
Dydrogestérone 958
DYNASTAT 56
DYNEXAN 1312
 2 % 66
DYNEXANGIVAL 1312
 1 % 66
DYSALFA 1696
Dysbêtalipoprotéinémie 1612
Dyschésie rectale 838
Dysenterie
 amibienne 1318
 bacillaire 90
Dysfibrinogénémies 1001
Dysglobulinémies malignes 310
Dysménorrhée essentielle 922
DYSPAGON 874
DYSPORT 1220
Dysthyroïdies 792
 iatrogènes 1793
Dystonies focales primitives 1113

E

Eau(x)
de boisson (désinfection) 1370
minérales (composition) 770
oxygénée 671
Ébastine[G] 1078
EBIXA 1204
Ebola-like virus 242
EBV 245
ECALTA 225
ECAZIDE 555
Échinocandines 222
Echinococcose alvéolaire 1323
Echinococcus
granulosus 1323
multilocularis 1323
Echovirus 240
Éclampsie 923
ECLARAN 630
ÉCOBEC 1402
Éconazole[G] 688, 986
ECOVITAMINE B12 0,05 % 1252
Écrans solaires 656
Ecthyma 79
Ectoparasitoses 620, 1318
Éculizumab 999, 1060
Eczéma 621
chronique des mains 715
du conduit auditif 1287
EDENELLE[G] 937
EDEX 1707
EDISTON 878
EDTA
calcicodisodique 1607
dicobaltique 1609
ÉDUCTYL 889
Édulcorants sans sucre 774
EDURANT 266
Efavirenz[G] 264
EFEZIAL
20 937
30 937
EFFACNÉ 630
EFFALA 718
EFFEDERM 634
EFFENTORA 34
EFFERALGAN 6, 8, 9
CODÉINE 16
Effet antabuse 1515, 1790
EFFEXOR LP 1468
EFFICORT 626
EFFIPREV 937
EFFIZINC 1660
EFFORTIL 591
EFIENT 600
Eflornithine percutanée 723
EGATEN 1356
EGERY 154
Ehrlichia canis 93
Ehrlichiose 93
Eikenella corrodens 91
Éjaculation précoce 1708
EKLIRA GENUAIR 1394
ELAPRASE 1682
ELAVIL 1464
ELDISINE 385
Électroconvulsivothérapie 1445
Élétriptan 1160
ELEVIT VITAMINE B9 1002, 1654
ELIGARD 470
ELIQUIS 1032
ELISOR 1616
ELLAONE 943
ELLE-TEST 992
Elosulfase alpha 1683
ELOXATINE 332
Eltrombopag 1000, 1055
ELUDRIL 1306
ELUDRILPERIO 1306
Elvitégravir 285
ELVORINE 1006
Embolie(s)
artérielles 1026
pulmonaire 491, 607
Embryopathies rubéoliques 241
EMEND 856
EMLA 5 % Crème 68
EMLAPATCH 68
Émollient 721
Emplâtres anti-inflammatoires (AINS percutanés) 62
Emtricitabine 254
EMTRIVA 254
Émulsions lipidiques injectables 789
Énalapril[G] 548
Énantiomères 1804
ENANTONE LP 470
ENBREL 1555

Encéphalite
à tiques 240
herpétique 244
japonaise 240
Encephalitozoon intestinalis 1319
Encéphalopathie
alcoolique 1614
hépatique 840
spongiforme bovine 247
Encoprésie 1448
Endocardites
Bactériennes 84
Prophylaxie 85
Endométriose 470, 922
Endométrite 80
ENDOTELON 612
ENDOXAN 320
Enfuvirtide 248
ENGERIX B 1740
Énoxacine 190
Enoxaparine sodique 1018
Enoximone 534
ÉNOXOR 190
Entacapone[G] 1172
Entamœba histolytica 1318
Entecavir 901
Enterobacter 89
Enterobius vermicularis 1321
Entérocolite iatrogène 81
Entérocoques 87
Enterocytozoon bieneusi 1319
Enterovirus 240
Enthésopathie calcanéenne 1527
ENTOCORT 1075
ENTONOX 40
Énurésie 1448, 1690
Envenimations 1324
Enzalutamide 467
ÉOSINE 672
Éosinophilie pulmonaire primitive 1376
Épaule douloureuse 1527
Éphédrine 1296
Épicondylites 1527
Epidermophyton 212
Épididymites 80
EPIDUO 637
Épiglottite aiguë 1287
Épilepsies 1115, 1451
Épinéphrine 524
EPINITRIL 508
Épirubicine[G] 372
Épisclérites 1234, 1237
Épisode(s)
dépressif 1445, 1446, 1465, 1467, 1468, 1471, 1473-1477
dépressif caractérisé 1448
hypomaniaques 1446
maniaque 1446, 1493, 1501
psychotiques 1446
Épistaxis 1287
ÉPITOMAX 1136
EPITOPIC 0,05 % 626
Épitrochléites 1527
EPIVIR 252
Éplérénone 544
Époétine 1010
Éponges vaginales spermicides 932
Époprosténol[G] 1420
EPORATIO 1010
Éprazinone 1410
EPREX 1010
Éprosartan 556
Epstein-Barr virus 245
Eptacog alfa activé 1044
EPTAVIT 1636
Eptifibatide 604
EQUITAM 1450
Équivalences
glucidiques 729
nutritionnelles 760
ERAZABAN 683
ERBITUX 408
ERCESTOP 874
Erdostéine 1410
ERGIX 1410, 1414
Ergocalciférol 1640
Ergotamine 1162
Éribuline 393
ERIVEDGE 448
Erlotinib 433
Ertapénem 142
ERY 154
ÉRYACNÉ 632
ÉRYFLUID 632
ERYLIK 634
Érysipèle 79

Érysipèloïde 87
Erysipelothrix rhusiopathiae 87
Érythème
automnal 620, 1318
fessier 622
migrant 95
noueux lépreux 102
Érythermalgie 488
Érythrasma 87
ÉRYTHROCINE 154
ÉRYTHROGEL 632
Érythromycine 154
topique cutanée 632
Érythropoïétine 999, 1010
Erythrovirus 247
ESB 247
ESBERIVEN
Crème 615
FORT 612
ESBRIET 1434
Escarres 701
Escherichia coli 89
Escitalopram[G] 1470
Esdépalléthrine 698
ESIDREX 540, 1692
ESKAZOLE 1358
Eslicarbazépine 1134
Esmolol injectable 502
ESMYA 963
Esoméprazole[G] 860
ESPÉRAL 1514
Espundia 1319
ESST 247
Estazolam 1460
Esters sulfoniques 339
ESTIMA 958
ESTRACYT 318
ESTRADERM TTS 950
Estradiol
17 bêta 950
G GAM 950
Estramustine 318
ESTRAPATCH 950
ESTRÉVA 954
GEL 950
Estriol 954
ESTROFEM 954
Etamsylate 1037
Étanercept 625, 649, 1555
État(s)
anxieux 1487
de mal asthmatique 1375
de mal épileptique 1115
de mal néphrétique 1689
Éthambutol 206
Éthanol 670
Éthanolamines 1462
ETHINYL-ŒSTRADIOL 954
Éthosuximide 1135
Éthylène-imines 334
Éthylène glycol (intoxication) 1604
Éthylmorphine 1414
Éthylsuccinate d'érythromycine[G] 154
ETHYOL 474
ETIAXIL Détranspirant 722
Étifoxine 1455
Etiléfrine 591
ETIOVEN 614
Étodolac 54
Étonogestrel 946
ÉTOPOPHOS 380
Étoposide[G] 380, 1001
phosphate 380
Étoricoxib 56
Étravirine 270
EUCREAS 744
EUFLEXXA 1566
EUPANTOL 860
EUPHYLLINE LA 1398
EUPRESSYL 513
EURAX 721
EURAXSEPTI 668
EURELIX LP 538
EUROBIOL 914
EURONAC 1252
EUTHYRAL 794
ÉVANECIA 936
Évérolimus 446, 1090
EVICEL Colle 1064
EVIPLERA 262, 266
EVISTA 1544
EVOLTRA 350
EVRA 941
EVRARTESIM 1346
EXACOR 578
EXACYL 1034
Exanthème subit 245
EXELON[G] 1198

Exemestane[G] 464
Exénatide 746
EXFORGE 558
EXJADE 1062
EXOCINE 1248
EXOMUC 1410
EXOTOUX 1410
EXPANDOX 500 mg 6
EXTAVIA 1206
EXTOVYL 1292
Extraits pancréatiques 914
Extrasystoles
  supraventriculaires 490
  ventriculaires 490
Extravasation
  d'anthracyclines 478
  des anticancéreux 302
EYLEA 1278
Ezétimibe[G] 1622
EZETROL 1622

F

FABRAZYME 1674
FACTANE 1038
Facteur
  VII activé recombinant 1044
  VIII humain THP 1038
  VIII recombinant 1038
  VIII spécial von Willebrand 1042
  IX humain 1040
  IX recombinant 1040
  XI humain 1046
  XIII humain 1047
  antihémophilique A 1038
  antihémophilique B 1040
  von Willebrand THP 1043
Famciclovir[G] 298
Famotidine[G] 862
Fampridine 1209
FAMPYRA 1209
FANASIL 184
FANOLYTE 872
FARMORUBICINE 372
Fasciite(s)
  à éosinophiles 1071
  nécrosante 79, 410, 435
Fasciolase 1322
Fasciolopsis buski 1322
FASLODEX 461
FASTURTEC 535
Favisme 1789
FAZOL 688, 986
Fébuxostat 1532
Fécalomes 838
FÉGÉNOR 1618
FEIBA 1048
Felbamate 1152
FELDENE 58
FELIXITA
  20 937
  30 937
Félodipine[G] 566
FEMARA 462
FEMSEPT 950
FEMSEPTCOMBI 954
FEMSEPTEVO 954
Fénamates 55
FENDRIX 1740
Fénofibrate[G] 1618
Fénoprofène 48
Fénotérol 1392
Fenspiride 1419
Fentanyl[G] 36
  oral transmuqueux 32
  par voie injectable 36
  par voie nasale 36
  percutané 30
  sublingual ou gingival 34
Fenticonazole 688
Fer
  (hydroxyde ferrique) par voie intraveineuse 1004
  (sels ferreux) par voie orale 1002
  AP-HP 1002
FERINJECT 1004
Fermeture aiguë de l'angle iridocornéen 1234
FERO-GRAD-Vitamine C 1002
FERRIPROX 1063
FERRISAT 1004
FERROSTRANE 1002
FERVEX 1080
Fexofénadine 1078
Fibres alimentaires 837
Fibrillation
  atriale 573
  auriculaire 490
  ventriculaire 491

Fibrinogène humain 1050
Fibrinolyse(s) 1831
primitives pures sans CIVD 1001
FIBROGAMMIN 1047
Fibromes utérins 470, 922
Fibrose(s)
kystique du pancréas 1376
pulmonaire 339, 382, 432, 433, 441, 1376
Fièvre(s) 4
boutonneuse 93
de Lassa 243
de la vallée du Rift 243
de Malte 91
des tranchées 93
hémorragique à hantavirus 243
hémorragique Crimée-Congo 243
hémorragique Ebola 242
hémorragique Marburg 242
jaune 240
pourprée 93
Q 93
récurrentes 95
typhoïde 90
typhoparatyphoïdiques 90
varicelliforme 93
Filaire 1323
Filarioses 1323
Filgrastim 480
Films adhésifs semi-perméables 709
Filoviridae 242
FINACEA 642
Finastéride[G] 661, 1695
Fingolimod 1212
FIRAZYR 1104
FIRDAPSE 1196
FIRMAGON 469
Fissure anale 839
Fistule ano-rectale 839
FIVASA 880
FIXICAL 1634
VITAMINE D3 1636
FIXORINOX 1300
FLAGYL 192, 988, 1328, 1330
OVULES 1328
FLAMMACÉRIUM 681
FLAMMAZINE Crème 681
FLANID 54
FLAVAN 612
Flaviviridae 240
Flavobacterium 91
Flavonoïdes 612
Flavoxate 1700
FLECAÏNE 580
Flécaïnide 580
FLECTOR 50, 62
Gel 62
FLEET 896
FLEXEA 1565
FLISINT 1369
FLIXONASE 1300
FLIXOTIDE 1404
FLIXOVATE[G] 626
Floctafénine 13
FLODIL LP 566
FLOLAN 1420
Flores
bactériennes 876
levuriques 876
FLORGYNAL 955
FLOXYFRAL 1469
FLUANXOL 1488
LP 1503
FLUARIX 1734
Flubendazole 1354
FLUCON 1268
Fluconazole 226
FLUCORTAC 803
Flucytosine 220
FLUDARA 354
Fludarabine 354
FLUDEX 542
FLUDITEC 1410
Fludrocortisone 803
FLUIDABAK 1267
Fluides visco-élastiques 1566
FLUIMUCIL 1410
5 g/25 ml 1601
Fluindione 1022
FLUISÉDAL 1418
FLUMAZÉNIL 1599
Flumazénil[G] 1599
Fluméquine 195
Flunarizine 1168
FLUOCARIL 1308
Fluor en stomatologie 1308
FLUORESCÉINE Collyre 1239
FLUOREX 1308

Fluoro-uracile[G] 358
Fluorométholone[G] 1268
Fluoroquinolones 186
FLUOSTÉROL 1308
Fluoxétine[G] 1469
Flupentixol 1488
Flurbiprofène[G] 48, 52, 1270
FLUSTIMEX 1294
Fluticasone 626, 1404
  nasale 1300
FLUTIFORM 1388
Flutter auriculaire 490
FLUVERMAL 1354
Fluvoxamine[G] 1469
Folates 1005
Folinate de calcium 1006
FOLINORAL 1006
Folliculites 79
Follitropine
  alpha 965
  bêta 965
Fomépizole 1604
FONCITRIL 1691
Fondaparinux 1028
FONGAMIL 688
FONGILÉINE 688
Fonsecaea species 213
FONX 688
FORADIL 1384
FORLAX 885
FORMOAIR 1384
FORMODUAL 1388
Formotérol 1384, 1388
Formule
  de Calvert 328
  de Chatelut 328
  de Cockroft 1818
FORSTEO 1545
FORTIGEL 810
FORTRANS 894
FORTUM 130
FORTZAAR[G] 558
FOSAMAX 1536
Fosamprénavir 274
FOSAVANCE 1536
Foscarnet 290
FOSCAVIR 290
Fosétérodine 1698
FOSFOCINE 164
Fosfomycine
  injectable 164
  par voie orale 197
  Trométamol[G] 197
FOSFOPHARM 197
Fosinopril[G] 553
Fosphénytoïne sodique 1126
FOSRENOL 1633
FOSTIMON 965
FOSTIMONKIT 965
Fotémustine 322
FOZIRETIC 553
FOZITEC 553
FRACTAL 1616
FRAGMINE 1016
FRAKIDEX 1268
Framycétine 1268
FRAMYXONE Auriculaire 1302
Francisella tularensis 91
FRAXIPARINE 1019
FRAXODI 1019
Frelons 1324
Frovatriptan 1160
FRUCTINES 892
FSH
  recombinante 965
  urinaire purifiée 965
FUCIDINE 160
  Crème 681
  Pommade 681
FUCITHALMIC 1248
FULLER'S EARTH 1598
Fulvestrant 461
FUMAFER 1002
Fumagilline 1369
FUNGIZONE
  Injectable 218
  Orale 216
FUNGSTER 687
FUNHALER 1438
FURADANTINE 199
Furoncle du conduit auditif 1287
Furonculose 79
Furosémide[G] 538, 546
Fusidanines 160
Fusobacterium 96
FUZEON 248
FYCOMPA 1159

G

G-CSF[BS] 480
 glycosylé 480
 pégylé 480
G-TEST SCREEN 992
GABACET 1228
Gabapentine[G] 1140
GABITRIL 1138
GALACTOGIL 991
Galantamine[G] 1202
Gale 620, 1318
Galsulfase 1680
GALVUS 744
GAMMAGARD 1756
Gammaherpesvirinae 245
GAMMANORM 1758
GAMMATÉTANOS 1760
Ganciclovir 288
 Gel OPH 1250
GANFORT 1262
Gangrène gazeuse 96
GARDASIL 1743
GARDÉNAL 1122
Gardnerella vaginalis 91
Gastrectomie totale 999
Gastrinome 837
Gastrites 837
Gastro-entérites 81
GASTROPULGITE 848
GAVISCON 846
Gazes hémostatiques résorbables 1065
GCSF 1001
Géfitinib 432
GEL-LARMES 1266
GELDENE 62
GÉLOFUSINE 4 % 1586
GÉLOPECTOSE 877
GELOX 870
GELTIM 1256
GÉLUCYSTINE 663
GELUPRANE 500 mg 6
Gemcitabine 366
Géméprost 978
Gemfibrozil 1618
GEMZAR 366
GENAC 1252
Gène KRAS 409, 410
GENHEVAC B 1740
GÉNOTONORM 814
Gentamicine 148
Geotrichum candidum 213
GES 45 872
Giardia intestinalis 1318
Giardiase 1318
GILENYA 1212
Ginkgo biloba[G] 594
GINKOGINK 594
GINKOR
 FORT 612
 Gel 615
Glatiramère 1210
Glaucome 1236
 et médicaments 1794
Glibenclamide[G] 740
GLIBÉNESE 740
Gliclazide[G] 740
Glimépiride[G] 740
Glinides 742
Glioblastome 337
Glipizide[G] 740
GLIVEC 426
Glossodynies 1290
GLUCAGEN 750
Glucagon 750
Glucagonomes 841
GLUCANTIME 1348
Gluconate de potassium 1624
GLUCOPHAGE 736
GLUCOR 738
Glucosamine 1565
Glucosides cardiotoniques 536
GLUCOVANCE 736
Glutaraldéhyde 722
Gluten (intolérance) 768, 1789
Glycérine chromée 616
Glycoprotéine P 1799
Glycopyrronium bromure 1394
Glycylcyclines 174
GLYPRESSINE 913
Gnathostoma spinigerum 1320
Gnathostomiase 1320
Goitre
 euthyroïdien diffus 792
 multinodulaire toxique 792
Golimumab 1558
Goménol 1710
GOMÉNOLÉO 1710

Gonadoréline 968
Gonadotrophines
 chorioniques 966
 urinaires 965
GONAL-F 965
GONAPEPTYL 470
Gonarthroses 1524
Gonococcies 88
Gonocoques 88
Goséréline 472
Gouttes auriculaires 1302
Grande douve 1322
GRANIONS 1280
 de ZINC 1660
Granisétron[G] 854
GRANOCYTE 480
GRANUDOXY 176
Granulomatose 1071
Granulome
 annulaire 622
 inguinal 91
 moniliasique 214
GRASSOLIND Neutral 708
GRAZAX 1106
GRIPGUARD 1734
Grippe 242
GRISÉFULINE 686
Griséofulvine 686
Grossesse
 traitement préventif 999
 et VIH 239
Guaïfénésine 1410
Guêpes 1324
GUTRON 2,5 mg 590
GYDRELLE 955
GYMISO 948
Gynécomastie(s)
 idiopathique 793
 iatrogènes 1795
GYNELLE 934
GYNERGENE-CAFÉINÉ 1162
GYNO-DAKTARIN 986
GYNO-PEVARYL 986
GYNOPURA 986
GYNOTROSYD 986

H

Haemophilus 92
HAEMOPRESSIN 913
HALAVEN 393
HALDOL 1486
 DÉCANOAS 1503
 Injectable 1502
HALFAN 1342
Halichondrine 393
Halofantrine 1342
Halopéridol 1486
HANSOLAR 675
HARMONET 937
Haverhilliose 93
HAVLANE 1460
HAVRIX 1739
HBVAXPRO 1740
HCG 965
HCT 558
HEA 1584
HELICIDINE 1417
Helicobacter pylori 91, 844, 860, 869
HELICOBACTER TEST INFAI 844
Héliodermie 625
HELIXATE 1038
Helminthiases 1320
HELMINTOX 1355
HÉMASTIX 749
Héméralopie 1614
Hémicrânie paroxystique 3
HEMIDAONIL[G] 740
HÉMIGOXINE 536
Hémine arginine 1059
HÉMOCCULT 845
HEMOCLAR Crème 615
Hémoglobinurie paroxystique
 nocturne 999, 1060
HEMOLEVEN 1045
Hémophiles A ou B 1045
Hémophilie
 A 1000
 acquise 1045
 B 1000, 1041
Hémorragies
 de la délivrance 923
 utérines 922
Hémorroïdes 839
Hémostatiques
 à usage externe 1067
 généraux 1035
 locaux 1064
Hepacivirus 240

Hepadnaviridae 239
Héparine
de bas poids moléculaire (HBPM) 1016
non fractionnée 1014
SODIQUE 1014
Hépatite(s)
alcoolique 840
chronique auto-immune 840
chroniques virales 840
iatrogènes 1792
virale A 241
virale B 239
virale C 240
virale delta 239
virale E 241
Hépatotropes 917
HEPSERA 900
HEPT-A-MYL 591
Heptaminol 591, 612, 614
HERCEPTIN 398
Hernie hiatale 837
Herpangine 240
Herpès 244
Herpesvirus 244
Herrellea vaginicola 91
Heterophyes heterophyes 1322
HEXALYSE 1313
Hexamidine[G] 667, 1299
HEXAQUINE 1563
HEXARHUME 1294
HEXASPRAX 1306
HEXASTAT 335
HEXATRIONE LD 1528
HEXOMÉDINE 667
HEXTRIL 1306
HIBIDIL 668
HIBISCRUB 668
Hirsutisme idiopathique 793
HIRUCRÈME Crème 615
Hirudines 1000
Histréline 470
HIZENTRA 1758
HMG 965
HOLOXAN 319
Homatropine 1240
Homocystinémie 1613
Homocystinurie 1684
Hoquet 837
Hormone(s)
de croissance (GH) 814
folliculo-stimulante 965
glucocorticoïdes 802
hyperglycémiante 750
hypoglycémiante 730
lutéinisante 966
somatotrope 814
surrénaliennes 802
thyroïdiennes 794
HPV 246
HSV 244
HTLV 239
Huile
acalorique 773
alimentaires 765
de paraffine, de vaseline ou d'arachide 773, 888
HUMALOG 732
MIX 734
HUMAPEN LUXURA 735
HUMEX 1273, 1300, 1410
ALLERGIE 1078
Mal de gorge 1306
Rhinite allergique 1294
RHUME 1294
HUMIRA 1554
HUMOXAL 1296
HUVANOF 10
HYABAK 1266
Hyalectin 1566
HYALGAN 1566
HYALINE 1266
Hyaluronate de Na (rhumatologie) 1566
HYCAMTIN 370
Hydantoïnes 1124
Hydatidose 1323
HYDRÉA 365
HYDRIGOZ 872
Hydrocellulaires 702
Hydrochlorothiazide 496, 540, 546, 548, 550, 551, 553, 554, 555
HYDROCOLL 700
Hydrocolloïdes 700
HYDROCORTANCYL 2,5 % 1528
Hydrocortisone 802, 1268
acéponate 626
butyrate 626
HYDROFILM 709

Hydrogels 704
Hydrogène peroxyde 671
Hydromorphone 26
Hydrophydés 1325
Hydroquinidine 576
Hydroquinone 657
Hydrosadénite 79
HYDROSOL Polyvitaminé 1654
HYDROSORB 704
HYDROTAC 702
 CONFORT 702
HYDROTUL 706
Hydroxocobalamine 1008, 1608
Hydroxy-25-cholécalciférol 1641
Hydroxycarbamide 365
Hydroxychloroquine 1549
Hydroxychlorure d'aluminium 722
Hydroxyde
 d'aluminium 848, 870
 de magnésium 870
Hydroxyéthylamidons 1584
Hydroxyquinoléines 1332
Hydroxyurée 310, 365
Hydroxyzine 1452
Hylane G-F 20 1566
HYLOCOMOD 1266
HYLOVIS 1266
 MULTI 1266
Hymécromone 918
Hymenolépiase 1322
Hymenolepis
 diminuta 1322
 nana 1322
Hyménoptères 1324
Hyperaldostéronisme primaire 793
Hyperammoniémie 840
Hyperandrogénie primaire 793
Hypercalcémie 1796
Hypercalciurie idiopathique 1689
Hypercholestérolémie pure 1612
Hyperchylomicronémie 1612
Hypercontractilité vésicale 1690
Hypercorticismes 793
HYPERGEL 704
Hyperglycémiants 750
HYPERHES 1584
Hyperhidrose 622
Hyperhomocystéinémie 1615
Hyperhydratation 1575
 globale 1575
HYPERIUM 516
Hyperkaliémie 1613, 1796
Hyperlipidémie combinée 1612
Hyperlipoprotéinémies primitives 1612
Hypernatrémie 1796
Hyperoxalurie 1689
Hyperparathyroïdie 792
Hyperphénylalaninémie 1673
Hyperphosphorémie 1614
Hyperpigmentation cutanée 622
Hyperprolactinémie 793
HYPERPROTIDINE 776
Hyperséborrhée 622
Hypersudation 622
Hypertension
 artérielle 407, 488
 artérielle pulmonaire 487, 1376
 intracrânienne 1113
 intra-oculaire 1236
 portale 840
Hyperthermie 4
Hyperthyroïdie 792
Hypertrichoses 793
Hypertriglycéridémie pure 1612
Hypertrophie bénigne de la prostate 1690
Hyperuraturie 1614
Hyperuricémie 1530, 1614
Hypervitaminose A 1643
Hypnotiques 1456
Hypo-uricémiants 1532
Hypocalcémie 1613, 1796
Hypochlorite de sodium 665
Hypodermoclyse 1572, 1784
Hypogammaglobulinémies 1070
Hypoglycémie 726
 tardive 772
Hypogonadismes 793
Hypokaliémiants 1626
Hypokaliémie 1613, 1796
Hypolacrimie 1237
Hypolipémiants 1616
Hypomagnésémie 1614
Hyponatrémie 1575, 1796
Hypoparathyroïdie 792
Hypophosphorémiants 1630

Hypophosphorémie 1614
Hypoprothrombinémie 1000
Hyposialies 1290
Hypotension orthostatique 487
Hypothyroïdie 792
Hypovitaminose K 1000
HYTACAND 558
HYTRINE 1696
HYZAAR 558

I

Ibacitabine 683
Ibritumomab + Tiuxétan 415
IBUFETUM 62
Ibuprofène[G] 46, 52, 62, 1162
IBUTABS 46
Icatibant 1104
ICAZ LP 566
Ichtyoses 622
ICLUSIG 431
Ictère gravidique 923
IDARAC 13
Idarubicine[G] 373
IDÉOS 1636
Ifenprodil 594
IFFEZA 1388
IFIRMACOMBI 558
IFIRMASTA 556
Ifosfamide 319
Ig-humaine spécifique 1763
ILARIS 1105
ILAST HYDRA 1281
Iléo-colite régionale 838
ILOMÉDINE 592
Iloprost 592
  en inhalation 1424
ILUVIEN 1272
IMAO
  non sélectifs 1478
  sélectifs de type A 1477
  sélectifs de type B 1176
Imatinib 311, 426
IMETH 1552
Imidapril 554
Imidazopyridines 1457
IMIDs 420
Imiglucérase 1662
IMIGRANE 1160
IMIJECT 1160
Imipénème[G] 138
Imipramine 1464
Imiquimod 685, 716
Immaturité vésicale 1690
IMMUCYST 1702
IMMUGRIP 1734
Immunisation Rhésus 923
Immunoglobulines
  antihépatite B 1762
  antihépatite B 1763
  antirabiques 1764
  antirhésus 1761
  antitétaniques 1760
  polyvalentes 1756
  spécifiques 1760
Immunomodulateur
  anticancéreux 420
  polypeptidique 1210
Immunosuppresseur 1084, 1211, 1212
IMNOVID 424
IMODIUM 874
IMODIUMLINGUAL 874
IMOGAM RAGE 1764
IMOSEPTYL 878
IMOVANE 1456
IMOVAX POLIO 1727
Impétigos 79
Implants intravitréens de corticoïdes 1272
IMPORTAL 884
Impuissances 1690
  iatrogènes 1795
IMUKIN 1100
IMUREL 1092
INCIVO 902
INCRELEX 818
Incrétinomimétiques 744
Indacatérol 1386
Indapamide[G] 542, 552
INDERMIL 711
INDICATEST 992
Indinavir 276
INDOBIOTIC 1270
INDOCID 60
INDOCOLLYRE 1270
Indoliques 60
Indométacine[G] 60, 1270

Inducteurs
de l'ovulation 964
enzymatiques 1797
INE 1258
1 % 1258
INEGY 1616, 1622
INEXIUM 860
INFANRIX
HEXA 1732
QUINTA 1732
TETRA 1732
Infarctus myocardique 609
Infections
biliaires 81
broncho-pulmonaires 78
cutanées 79
de plaie 79
digestives 81
intra-abdominales 81
neuro-méningées 82
ORL 77
ostéo-articulaires 78
pharyngées 77
sous-cutanées 79
uro-génitales 80
INFLACED 58
Infliximab^{BS} 625, 649, 1556
Influenzavirus 242
INFLUVAC 1734
INH 200
Inhibiteur(s)
calciques 562
de fusion du VIH 248
de l'ADN 294
de l'anhydrase carbonique 1254
de l'aromatase 462
de l'enképhalinase 875
de l'enzyme de conversion (IEC) 548
de l'HMG-CoA réductase 1616
de l'hormone somatotrope ou GH 820
de l'intégrase 284, 285
de l'interleukine-1 1560
de l'interleukine Iβ 1105
de la 5 alpha-réductase 1695
de la C1-estérase 1101, 1102, 1103
de la COMT 1172
de la DDP4 744
de la décarboxylase 1170
de la mTOR 1088
de la PDE5 1704
de la prolactine 826
de la protéase du VIH 272
de la recapture de la sérotonine et de la noradrénaline (IRSNA) 1468
de protéase du virus C 902
de protéines kinases 426
de la phosphodiestérase de type 5 1427, 1429
de la pompe à protons 860
de l'hormone antidiurétique ou ADH 831
des alpha-glucosidases 738
des canaux potassiques 1209
des lipases 780
des neuraminidases 286
des ostéoclastes 1546
des phosphodiestérases 534
du récepteur CCR5 283
du virus respiratoire syncytial (VRS) 299
du protéasome 418
du TNF-alpha 649, 1554
du VEGF 1278
enzymatiques 1797
sélectif du courant I^f 522
sélectifs de la recapture de la sérotonine (ISRS) 1469
INIPEPSIA 860
INIPOMP 860
INLYTA 438
INNOHEP 1018
INNOVAIR 1388
INNTI 264
INOFER 1002
INORIAL 1078
INOVELON 1132
INSECT ÉCRAN 1367
Insectes venimeux 1324
Insomnie 1449, 1451, 1453, 1456-1458, 1461, 1463
familiale fatale 247
INSPRA 544
Instabilité du détrusor 1690
INSTANYL 36
INSTILLAGEL 1709
Insuffisance
cardiaque 487
coronarienne 489
érectile 1690
hépato-cellulaire (IHC) 1778
lacrymale 1237

lutéale 922
ovarienne 922
pancréatique 841
rénale chronique 1779
RÉNALE ET ANTIBIOTIQUES 99
respiratoire chronique 1376, 1778
surrénale 792
surrénalienne 807
thyroïdienne 792
veineuse 492
INSULATARD 733
Insuline
aspart 732
détémir 733
glargine 733
glulisine 732
lispro 732
retard 734
isophane 733
ordinaire 732
pour pompe 732
Insulinothérapie 730
INSUMAN Infusat 732
INTEGRILIN 604
INTELENCE 270
INTERCRON 1082
INTERCYTON 612
INTERFACE S 706
Interféron
alpha 311
alpha-2a 910
alpha-2b 910
alpha pégylé 909
bêta-1a 1206
bêta-1b 1206
gamma-1b 1100
Interleukine-2 humaine 456
Interruption de la grossesse 928
INTETRIX 1332
INTI 250
Intolérance au gluten 839
Intoxication
digitalique 491
aiguë 1592-1594
alimentaire 843
INTRALIPIDE 789
INTRASITE 704
INTRONA 910
INVANZ 142
INVIRASE 278
Iode
antiseptique 664
131 800
radioactif (contamination) 1597
Iododésoxycytidine 683
IODOSORB POUDRE 710
IODURE 131 800
Iodure de potassium 1597
Ionogramme
plasmatique 1825
urinaire 1825
IOPIDINE
0,5 % 1264
1 % 1264
IPERTEN 568
Ipilimumab 414
IPP 860
IPRAALOX 860
Ipratropium bromure[G] 1392
IPRATROVENT 1392
Iproniazide 1478
Irbésartan[G] 556, 558
IRESSA 432
Iridocyclites 1237
Irinotécan[G] 368
Iritis 1237
IRSNA 1468
Ischémie aiguë d'un membre 488
ISENTRESS 284
ISIMIG 1160
ISOBAR 546
ISOCARD SPRAY 506
Isoconazole 688
ISODRIL Unidoses 1246
ISOFUNDINE 1580
Isomères 1804
Isoniazide 200
Isoprénaline 532, 588
ISOPTINE 564
ISOPTO-HOMATROPINE Collyre 1240
ISOPTO-PILOCARP 1258
ISOPTO-PILOCARPINE
0,5 % 1258
2 % 1258
Isosorbide
dinitrate[G] 507
mononitrate 507
Isospora belli 1318

Isosporose 1318
Isotrétinoïne orale 640
Isotrétinoïne
 topique cutané 636
 TEVA 640
ISOVOL 6 % 1584
Isoxazolylpénicillines 108
Ispaghul 886
Isradipine 566
ISRS 1469
ISUPREL 532
ITEM Anti-poux Lotion 698
ITINHALER 1438
Itraconazole 228
Ivabradine 522
Ivacaftor 1407
IVELIP 20 % 789
Ivermectine 1362
IVG
 chirurgicale 928
 médicamenteuse 928
IVHEBEX 1762
IXEL 1467
IXIARO 1752
Ixodidés 1324
IXPRIM 18
IZILOX 188

J

JAKAVI 442
JAMYLENE 892
JANUMET 744
JANUVIA 744
JASMINE[G] 940
JASMINELLE CONTINU[G] 940
JAVLOR 383
JAYDESS 934
JELONET 708
JENTADUETO 744
JEVAX 1752
JEVTANA 392
JEXT 524
JOSACINE 150
Josamycine 150
JOSIR LP 1696
JUSTOR 548

K

K-OTHRINE 1368
KABIVEN 787
Kala-azar 1319
KALÉORID LP 1624
KALETRA 272
KALINOX 40
KALYDECO 1407
KANEURON 1[illegible]22
KANOKAD 1049
KARAYAL 886
KARDÉGIC 596
 Injectable 596
KASKADIL 1049
KAYEXALATE 1626
KÉAL 867
KEFORAL 121
KÉLOCYANOR 1609
KENACORT-RETARD 1077, 1528
KENZEN 556
KEPIVANCE 477
KEPPRA 1146
KÉRAFILM 684
Kératite
 épithéliale aiguë 1234
 herpétique 244
 zostérienne 244
Kératoconjonctivites sèches 1237
Kératodermie palmo-plantaire 622
Kératolytiques 644
Kératoses actiniques 622
KERLONE 499
KESTIN 1078
KESTINLYO 1078
KETEK 155
KETESSE 53
Kétoconazole 688
KETOCONAZOLE TOPIQUE 658
KÉTODERM 688
KÉTODIABUR TEST 5 000 749
KÉTODIASTIX 749
Kétoprofène[G] 48 53, 62, 1162
 Gel[G] 62
Kétotifène 1083
KÉTREL 634
KETUM 53, 62
KIDROLASE 450

KINERET 1560
KINUREA H 899
KIOVIG 1756
KIVEXA 260
KLEAN-PREP 894
Klebsiella pneumoniae 89
KLIOGEST 952
KLIPAL-CODÉINE 16
Kobuvirus 241
KOGENATE 1038
KOMBOGLYSE 744
KREDEX 498
KRENOSIN 6 mg/2 ml 586
KSHV 245
Kuru 247
KUVAN 1673
Kwashiorkor 1614
Kyste hydatique 1323
KYTRIL 854

L

L-asparaginase 450
L-carnitine 1671
L-dopa 1170
L-iduronidase alpha 1678
L-ornithine 779
L-THYROXINE 794
Labétalol[G] 498, 502
Lacidipine 566
Lacosamide 1154
LACRIFLUID 1266
LACRIGEL 1266
LACRINORM 1266
LACRYVISC 1266
Lactate de magnésium 1656
LACTÉOL 876
Lactitol 884
Lactobacillus
  acidophilus 876
  casei 876
Lactobionate d'érythromycine 154
Lactulose[G] 884
LAMALINE 20
Lambliase 1318
LAMICTAL 1144
LAMISIL 687
  1 % 693
LAMISILATE 693
LAMISILDERMGEL 693
Lamivudine[G] 252
Lamotrigine[G] 1144
LAMPRENE 678
LANGORAN 507
Langue noire candidosique 213
Lanréotide 820
Lansoprazole[G] 860
LANSOYL
  FRAMBOISE 888
  SANS SUCRE 888
Lanthane 1633
LANTUS 733
LANVIS 349
LANZOR 860
Lapatinib 434
Larbish 1320
Lard et lardons 764
LARGACTIL 1484
  Injectable 1502
LARIAM 1340
LARMABAK 1267
LARMES ARTIFICIELLES 1267
LAROSCORBINE 1650
LAROXYL 1464
Larva migrans 1320
Laryngite
  sous-glottique 1287
  supraglottique 1287
LASILIX 538
Lassa virus 243
Latanoprost[G] 1262
Latrodectisme 1324
Lauromacrogol 616
Lavage
  gastrique 1595
  oculaire 1244
Lavement
  hypertonique 897
  ou mousses rectales 879
Laxatifs
  anthraquinoniques 892
  de lest 886
  hypoammoniémiants 884
  lubrifiants 888
  mucilagineux 886
  osmotiques 884
  par voie rectale 889

péristaltogènes 890
salins 892
stimulants 892
LCMV 243
Lecteurs de glycémie 748
LEDERFOLINE 1006
LEDERMYCINE 831
LEDERTREXATE 342
LEELOO 936
Léflunomide 1553
LÉGALON 917
Legionella pneumophila 92
Leishmania 1319
Leishmanioses 1319
Lénalidomide 310, 422
Lénograstim 480
Lentivirus 238
Lépidoptérisme 1324
LEPONEX 1498
Lèpre 102, 420
LEPTICUR 1190
Leptosphaeria 213
Leptospira 95
Leptospiroses 95
Leptotrichia buccalis 92
LERCAN 568
Lercanidipine[G] 548, 568
LERCAPRESS 548
LÉRO PERVULANE 1280
LESCOL 1616
Létrozole[G] 462
Leucémie 311
à tricholeucocytes 353
aiguë 453
aiguë lymphoblastique 356, 431
aiguë myéloïde 364, 457
myéloïde chronique 310, 427, 428, 430, 431
Leuco-encéphalite postérieure 407
Leucocianidol 612
LEUCODININE B 657
Leucovorine 1006
Leuproréline 470
LEUSTATINE 352
LEVACT 341
LEVEMIR 733
Lévétiracétam[G] 1146
LEVITRA 1704
Levobunolol 1256
LEVOCARNIL 1671
Lévocarnitine 1671
Lévocétirizine 1078
Lévodopa 1170
Lévofloxacine[G] 186
Lévofolinate de calcium 1006
LEVOFREE 1273
Lévomépromazine 1484
Lévonorgestrel 944
LEVOPHTA 1273
LEVOTHYROX 794
Lévothyroxine[G] 794
LÉVOTONINE 1224
LEXOMIL 1450
LH recombinante 966
LIBRAX 44
Lichen 623
LIDENE 1462
Lidocaïne[G] 64
avec adrénaline[G] 64
emplâtre médicamenteux 70
en gel urétral 1709
injectable 577
Linaclotide 890
Linagliptine 744
LINCOCINE 162
Lincomycine 162
Lincosanides 162
LINDILANE 16
Linézolide 170
LIORÉSAL 1214
Liothyronine 794
LIPANOR 1618
LIPANTHYL 1618
LIPIDEM 20 % 789
Lipopeptides cycliques 172
LIPOSIC 1266
LIPROCIL 778
LIPROGRAM 778
LIPUR 1618
LIQUIGEN 778
Liraglutide 746
Lisinopril[G] 550
Listeria monocytogenes 87
Listériose 87
Lisuride 826
LITAK 352
Lithiase
biliaire 840

salivaire 1290
urinaire 1689
LITHIODERM 663
Lithium 1480
percutané 663
LIVIAL 956
Loa-loa 1323
Loase 1323
LOCACID 634
LOCALONE 644
LOCAPRED 628
LOCATOP 626
LOCERYL 691
LOCOÏD 626
LODALES 1616
LODINE 54
LODOZ[G] 499
LOFENALAC 777
Loflazépate d'éthyle 1450
LOGIFLOX 187
LOGIMAX 566
LOGIRENE 546
LOGROTON 499
Lombalgies 1525
Lombo-sciatique 1525
Loméfloxacine 187
LOMEXIN
2 % Crème 688
600 mg Vaginal 986
LOMUDAL 1401
LOMUSOL 1301
Lomustine 323
LONOTEN 511
LOPERAMIDE 874
Lopéramide[G] 874
Lopinavir 272
Loprazolam 1460
LOPRESSOR 499
LOPRIL 555
LORAMYC cp. gingival 234
Loratadine[G] 1078
Lorazépam[G] 1450
Lormétazépam[G] 1460
Losartan[G] 556, 558
Lotions
"anti-chute" 662
antifongiques 659
antipelliculaires 659
anti-poux 698
kératolytiques 644
LOVAPHARM 936
LOVAULO 936
LOVENOX 1018
LOXAPAC 1495
Injectable 1502
Loxapine 1495
LOXEN 568
LUBENTYL 888
MAGNÉSIE 892
Lubrifiant
pour préservatifs 929
vaginal 991
LUCENTIS 1278
Lucite
estivale bénigne 624
polymorphe 624
LUDEAL 936
LUDIOMIL 1464
Lumbago 1525
Luméfantrine 1344
LUMIDERM 6000 709
LUMIGAN 1262
LUMIRELAX 1562
Lupus
érythémateux chronique 623
érythémateux disséminé 1071
érythémateux systémique 1097
LUTENYL 960
LUTÉRAN 960
LUTRELEF 968
Lutropine alpha 966
LUVERIS 966
Lymécycline 176
Lymphangite 79
Lymphogranulome vénérien 94
Lymphome(s)
anaplasique 405
de Hodgkin 312
lymphoblastique 356
non hodgkiniens (LNH) 312
hodgkinien 405
LYRICA 1142, 1455
LYSANXIA 1450
LYSO 6 Comprimés 1313
LYSOCLINE 176
LYSODREN 832
LYSOPAÏNE 1313

Lysozyme 1313
Lyssavirus 242
LYTOS 1542

M

M-M-R Vax Pro 1720
MAALOX 870
MABTHERA 402
Macroglobulinémie 310
Macrogol 885
Macrolides 150
MACUGEN 1278
MACULA 1 STEP 1280
MACULAZ 1280
Madurella 213
MAG 2 1656
MAGINJECTABLE 1656
Magnésie hydratée 892
Magnésium 1656
CHLORURE 1656
SULFATE IV 1656
MAGNÉSPASMYL 1656
Maladie
auto-inflammatoire 1560
cœliaque 839, 1789
d'Addison 792
d'Alzheimer 1113, 1198
de Basedow 792
de Behçet 420
de Biermer 999
de Bornholm 240
de Bouveret 490
de Bruton 1070
de Carrington 1376
de Chagas 1320
de Creutzfeld-Jakob 247
de Crohn 838
de Cushing 793
de Darier 623
de Darling 214
de Fabry 1674
de Gaucher 1614, 1662
de Gélineau 1113
de Horton 1238, 1526
de Kahler 310
de Kawasaki 1757
de Kawasaki 1759
de Lyme 95
de Marchiafava-Micheli 999
de Ménière 1288
de Minkowski-Chauffard 999
de Möller-Barlow 1614
de Nicolas-Favre 94
de Paget 1524
de Parkinson 1114
de Pompe 1672
de Trousseau 3
de Vaquez 310
de Waldenström 310
de Whipple 97
de Willebrand 1000, 1042, 1043
de Wilson 1661
des aquariums 103
des griffes du chat 97
des spéléologues 214
du charbon 87
du hamburger 843
du sommeil 1320
goutteuse 1525
hémolytique néo-natale 1000
hémorragique néo-natale 1000
hypertensive 488
post-phlébitique 491
sexuellement transmissible 924
thrombo-embolique 491
Malaria 1319
MALARONE 1352
Malassezia 212
Malathion 697
Mal des transports 837
Malmignatte 1324
Malnutrition protéinocalorique 1614
MALOCIDE 1347
Manidipine[G] 568
Mannitol injectable 1192
Mansonella ozzardi 1323
Mansonellose américaine 1323
MANTADIX 1188
Maprotiline 1464
Marasme 1614
Maraviroc 283
Marburg-like virus 242
Margarines 764
Marron d'Inde 612
MARSILID 1478
Masque de grossesse 622
Mastadenovirus 244
Mastocytose systémique 353

Mastopathies bénignes 922
MATRIFEN 30
MAXALT 1160
MAXALTLYO 1160
MAXIDEX 1268
MAXIDROL 1268
MCJ 247
MCP 1051
Mébévérine[G] 42
Mébutate d'ingénol 622, 719
Méchloroéthamine 316
MECIR LP 1696
Méclozine 1293
MECTIZAN 1362
MEDIALIPIDE 20 % 789
MÉDIATENSYL 513
MÉDIBRONC 1410
Médicaments
à effet antabuse 1790
à prescription restreinte 1801
de l'HTAP 1420, 1432
d'exception 1801
dépresseurs du SNC 1791
hypokaliémiants 1791
orphelins 1805
photosensibilisants 1790
porphyrinogéniques 1788
responsables de neuropathies 1790
MEDIKINET 1506
LP 1506
MÉDIPLEX TRANSFER 702
MEDIVEINE 612
MEDNUTRIFLEX 786
Médrogestone 960
MEDROL 1074
Médroxyprogestérone 458
Méduses (contact) 1325
Méfloquine 1340
MEGACE 458
Mégacôlon acquis 838
Mégalérythème épidémique 247
MÉGAMAG 1656
Mégaœsophage idiopathique 837
Mégestrol 458
MÉLADININE 652
Mélanges
binaires : solutions d'acides aminés avec glucose 788
racémiques 1804
ternaires : lipido-protidoglucidiques 786
Mélanome 414, 444
malin 338, 443
Mélasma 622
Mélatonine 1458
MELGISORB 704
MELIANE 937
Mélioïdose 93
MELODIA 937
Meloxicam[G] 58
Melphalan 310, 314
Mémantine[G] 1204
MEMOPTIC 1281
MENACTRA 1749
MENAELLE 958
MENCEVAX 1749
Méningite 88
bactérienne 82
tuberculeuse 101
MÉNINGITEC 1747
Méningocoques 88
Méningoencéphalite amibienne 1320
MENJUGATE KIT 1747
Ménopause 922, 928
MÉNOPUR 965
Ménotropine 965
MENVEO 1749
MEOPA 40
Méphénésine 1562
MÉPILEX 702
MÉPITEL 706
Méquinol 657
Méquitazine 1078
MERCALM 858
Mercaptamine 1669
Mercaptopurine 348
MERCILON 937
MERCRYL 668
Mercure (intoxication) 1606
MERIFORM 709
MÉRONEM 140
Méropénème[G] 140
Mésalazine 880
Mesna 473
Mésothéliome pleural 347
MESTACINE 176
MESTINON 1194
Métacycline 176

Métaglinides 742
Metagonimus yokogawai 1322
METALYSE 606
Métastases osseuses 1546
METASTRON 417
Métaux lourds (intoxication) 1598
MÉTÉOSPASMYL 42
Metformine 736
Méthadone 1512
Méthanol (intoxication) 1604
Méthémoglobinémies 1001
Méthémoglobinisants (toxiques) 1602
MÉTHERGIN 970
Méthocarbamol 1562
Méthotrexate[G] 342, 1552
Méthoxalène 652
Méthoxypsoralènes 652
Méthyclothiazide 546
Méthyldopa 519
Méthylergométrine 970
Méthylphénidate[G] 1229, 1506
Méthylprednisolone 1074, 1076, 1528
Méthylthioninium injectable 1602
Méthylxanthine 14, 1398
Méthysergide 1164
METOCALCIUM 1636
Métoclopramide[G] 851
METOJECT 1552
Métopimazine 852
MÉTOPIRONE 804
Métoprolol[G] 499, 566
Métronidazole 868, 878, 1328, 1330
 Antianaérobies 192
 + Spiramycine[G] 192
 topique cutané 642
Métrorragies fonctionnelles 922
METVIXIA 718
Métyrapone 804
MEXALOSE 888
MEXILÉTINE AP-HP 1225
MEZAVANT 880
MIACALCIC 1548
MIANSÉRINE 1475
Miansérine[G] 1475
Micafungine 224
MICARDIS 556
MICARDISPLUS 558
Miconazole 234, 658
Microangiopathie thrombotique (MAT) 1000
MICROLAX 889
MICROPAKINE LP 1116
Micropilules progestatives 944
MICROPUR 1370
Microsporidioses 1319
Microsporum 212
MICROVAL 944
Midazolam[G] 1120, 1459
Midécamycine 150
Midodrine 590
MIFÉGYNE 948
Mifépristone[G] 948
MIFLASONE 1402
MIFLONIL 1406
Miglitol 738
Miglustat 1663
MIGPRIV 10, 1162
Migraines 3
MIKICORT 1075
MILDAC 1479
Miliaires tuberculeuses 101
Millepertuis 1479, 1799
Milnacipran[G] 1467
Milrinone[G] 534
Mima polymorpha 91
MIMPARA 808
MINALFÈNE 53
Minéralocorticoïdes 803
MINESSE 937
MINIDIAB 740
MINIDRIL[G] 936
MINIPRESS 514
MINIRINMELT 828
MINISINTROM 1022
Minocycline[G] 176
Minoxidil 511
 topique cutané[G] 660
MINULET 937
MIOCHOLE 1276
MIOREL 1562
MIOSTAT 1276
MIRCERA 1010
MIRENA 52 mg 934
Mirtazapine[G] 1476
MISOONE 948
Misoprostol 866
 en obstétrique 948

MISSILOR 192
Mitomycine C 340
MITOSYL Irritations 712
Mitoxantrone[G] 378, 1208
MIXTARD 30 734
Mizolastine[G] 1078
MIZOLLEN 1078
MNI 245
MOBIC 58
Mobiluncus 91
MOCLAMINE 1477
Moclobémide[G] 1477
Modafinil[G] 1229, 1508
MODAMIDE 546
MODANE 892
MODÉCATE 1503
MODIGRAF 1086
MODIODAL 1229, 1508
MODOPAR 1170
MODUCREN 496
Modulateur synthétique sélectif des récepteurs de la progestérone 963
MODURETIC 546
MOEX 550
Moexipril 550
MOGADON 1460
Molluscipoxvirus 246
Molluscum contagiosum 246
Molsidomine[G] 520
Mométasone 1300, 1406
MONA LISA 934
MONAZOL
  Crème 688
  Ovules 986
MONEVA 937
MONICOR LP 507
Monkeypox virus 246
MONO-TILDIEM LP 562
MONOALGIC LP 18
Monobactames 146
MONOCRIXO LP 18
MONOFLOCET 187
MONOKETO 1274
Monométhylhydroquinone 657
MONONINE 1040
Mononucléose infectieuse 245
MONOOX 1248
MONOPROST 1262
MONOSEPT 1244
Monosporium apiospermum 215
MONOTRAMAL LP 18
MONO VITAMINE B12 1252
MONOZECLAR 152
Montelukast[G] 1396
Montmorillonite 848
MONURIL 197
MOPRAL 860
Moraxella catarrhalis 88
Morbillivirus 242
Morganella morganii 89
Morniflumate 55
Morphine 5, 24, 25
  injectable 21
  orale 22
Morphiniques (surdosage ou intoxication) 1600
Morpions 620, 1318
Morsure
  d'araignées 1324
  de scolopendres 1324
  de serpents 1326
  de tiques 1324
Morve 93
MOSIL 150
MOTILIUM 850
Moutardes à l'azote 313
MOVICOL 885
MOVIPREP 894
Moxifloxacine[G] 188
Moxisylyte 594
Moxonidine[G] 517
MOXYDAR 870
MOZOBIL 479
MST 924
Mucilages 886
Mucite buccale 477, 1290
MUCITUX 1410
Muco-adhésif 234
MUCOMYST 1410
MUCOMYSTENDO Solution 1409
Mucopolysaccharidose
  MPS I 1678
  MPS II, syndrome de Hunter 1682
  MPS de type IV A, syndrome de Morquio A, MPS IV A 1683
  MPS VI, syndrome de Maroteaux-Lamy 1680

Mucorégulateurs 1410
Mucormycoses 214
Mucor species 214
MUCOTHIOL 1410
Mucoviscidose 1376
Muguet 213
MULTAQ 584
MULTILOAD 934
MULTISTIX 8 et 10 749
MUPHORAN 322
MUPIDERM[G] 681
Mupirocine 681
MUTAGRIP 1734
Mutations
activatrices de l'EGFR 433
activatrices de l'EGFR-TK 432
MUXOL 1410
Myalgie épidémique 240
MYAMBUTOL 206
Myasthénie 1114, 1194
et médicaments 1787
MYCAMINE 224
Mycétomes fongiques 213
Mycobactéries atypiques 103
Mycobacterium
leprae 102
tuberculosis 101
MYCOHYDRALIN 688
Ovules 986
MYCONAIL 692
Mycophénolate 1094
Mycoplasma 94
MYCOSEDERMYL 688
Mycoses
cutanées 212
des ongles 212
digestives 213
profondes 214
sous-cutanées 213
vaginales 213
Mycosis fongoïde 623
MYCOSTATINE 216
MYCOSTER
1 % 692
8 % 692
MYDRIASERT 1243
MYDRIATICUM 1240
Mydriatiques 1242
Myélofibrose primitive 310, 442
Myélome multiple 310, 425
MYFORTIC 1094
MYLERAN 339
MYLEUGYNE 986
MYLEUGYN LP 986
MYNOCINE 176
MYOCET 376
Myoclonies 1228
Myonécrose clostridiale 96
Myopies iatrogènes 1794
Myorelaxants 1562
Myosites 96
MYOZYME 1672
Myrtécaïne 62
MYSOLINE 1122
MYTÉLASE 1194
Myxœdème 792

N

N-acétyl-p-benzoquinone imine 7
N-acétylcystéïne injectable 1601
NAABAK 1273
NABUCOX 52
Nabumétone 52
Nadolol 496
Nadroparine calcique 1019
Naegleria fowleri 1320
NAEMIS 952
Nafaréline 472
Naftazone 614
Naftidrofuryl[G] 593
NAFTILUX 593
NAGLAZYME 1680
Nairovirus 243
NALADOR 980
Nalbuphine 38
NALGESIC 48
Naloxone[G] 1600
Naltrexone[G] 1514
Naphazoline 1296
Naphtoquinones 1352
Naproxène[G] 48, 54
NARAMIG[G] 1160
Naratriptan 1160
NARCAN 1600
Narcolepsie-cataplexie 1113
NAROPEÏNE 64
NASACORT 1300

NASONEX 1300
Natalizumab 1211
NATECAL D3 1636
NATI-K 1624
NATISPRAY 506
NATULAN 336
NATUROPHTA Macula 1280
NATUVIT 887
Nausées 837
 et chimiothérapies 303
NAUSICALM 858
NAUTAMINE 858
NAVELBINE 384
NAVIBLEF 1281
NAVITAE 1266
Naxolone 1510
NEBCINE 148
NEBIDO 810
NEBILOX 501
Nébivolol[G] 501
Necator americanus 1321
NÉCYRANE 1299
Néfopam[G] 15
Neisseria 88
NEISVAC 1747
Nélarabine 356
Nématodoses
 cutanées 1320
 généralisées 1320
 intestinales 1321
NÉO-CODION 1416
NÉO-MERCAZOLE 798
NEODEX 1075
Néomycine 1268
NÉORAL 1084
NEORECORMON 1010
NÉOSYNÉPHRINE Collyre 1242
NEPRESSOL 512
NERISALIC 644
NERISONE 626
 C 628
NESVITAL 776
NEULASTA 480
NEULEPTIL 1484
NEUPOGEN 480
NEUPRO 1185
NEUROBLOC 1220
Neuroleptiques 1446, 1484
 injectables 1502
 retard 1503
NEURONTIN 1140
Neuropathie
 amyloïde 1114
 motrice multifocale 1114
 optique rétrobulbaire 1238
Neurosyphilis 95
Neutropénie fébrile 304
NEVANAC 1270
Névirapine[G] 268
Névralgie
 cervico-brachiale 1525
 crurale 1525
 du trijumeau 3
 faciale essentielle 3
 sciatique 1525
Névrite
 optique rétrobulbaire 1238
 lépreuse aiguë 102
 vestibulaire 1288
Névrodermite circonscrite 623
NEXAVAR 439
NEXPLANON 946
NEXTHALER 1388
Nicardipine[G] 568
Niclosamide 1360
NICOBION 1646
NICOPASS 1518
NICOPATCH 1517
NICOPRIVE 1518
Nicorandil[G] 521
NICORETTE
 Gommes[G] 1518
 Microtab 1518
NICORETTESPRAY 1518
Nicotinamide 1646
NICOTINELL
 Gommes 1518
 TTS[G] 1517
Nicotine
 percutanée 1517
 perlinguale ou orale[G] 1518
NIDREL 568
Nifédipine[G] 570
NIFLUGEL 62
NIFLURIL 55
Nifuroxazide[G] 878

NILEVAR 809
Nilotinib 310, 429
Nilutamide 466
NIMENRIX 1749
Nimodipine 1222
NIMOTOP 1222
NIPENT 351
NIQUITIN 1517, 1518
NIQUITINMINIS 1518
NISIS 556
NISISCO 558
Nitisinone 1670
Nitrate d'argent 675, 712
Nitrazépam 1460
Nitrendipine[G] 568
NITRIATE 510
NITRIDERM TTS 508
Nitro-imidazolés 192, 1328, 1330
Nitrofuranes
 intestinaux 878
 urinaires 199
Nitrofurantoïne 199
NITRONAL 504
Nitroprussiate de sodium 510
Nitroso-urées 322
NIVAQUINE 1334
NIVESTIM 480
Nizatidine 862
NIZAXID 862
Nocardia asteroïdes 97
Nocardiose 97
NOCERTONE 1166
NOCORETTESKIN 1517
NOCTAMIDE 1460
NOCTYL 1462
Nodules des trayeurs 246
NOLVADEX 460
Nomegestrol[G] 960
Nonacog alfa 1040
NONAN 1658
Noo-analeptiques 1506
NOOTROPYL 1228
NORADRÉNALINE 526
NORDAZ 1450
Nordazépam 1450
NORDITROPINE 814
Norelgestromine 941
Norépinéphrine 526
Noréthandrolone 809
NORLEVO 942
NORMACOL 886
 Lavement 897
NORMISON 1460
NORMLGEL 704
NORMOSANG 1059
Normothymiques 1480
Norovirus 241
Norprégnanes 960
NORPROLAC 826
NORSET 1476
Nortestostérone 962
NORVIR 272
Noscapine 1414
NOTÉZINE 1364
NOVANTRONE 378
NOVATREX 1552
NOVOFEMME 952
NOVOMIX 734
NOVONORM 742
NOVOPEN 735
NOVOPTINE Collyre et Unidoses 1244
NOVOPULMON 1406
NOVORAPID 732
NOVOSEVEN 1044
NOXAFIL 232
NOZINAN 1484
 Injectable 1502
NP 100 789
NP2 ENFANTS AP-HP 789
NPLATE 1054
NUBAIN 38
NUCTALON 1460
NUGEL 704
NULOJIX 1098
Numérotation des dents 1315
NUMETAH G13 789
NUMETAH G16 789
NUREFLEX 46
 400 mg 52
NUROFEN 46
 RHUME 1294
NUROFENFLASH 46
NUROFENTABS 46
NUTRASWEET 774
NUTRILAMINE 788
NUTRILARM 1280

Nutrition artificielle
entérale 781
parentérale 784
NUTRIVISC 1267
NUTROF Total 1280
NUTROPINAQ 814
NUVARING[G] 941
Nystatine 216

O

Obésité 1615
Obturateurs vaginaux 930
OCTAGAM 1756
OCTAPLEX 1049
OCTIM Spray 830
Octocog alfa 1038
Octopyrox 658
Octréotide 821, 912
OCUFEN Collyre 1270
Ocytociques 970
ODRIK 550
Œdème
aigu du poumon 487
angio-neurotique 1070
angioneurotique héréditaire 1101-1104, 1034
cérébral 1113, 1114
cutané lépreux 102
de la glotte 1287
Œil sec 1237
ŒMINE Vision 1280, 1281
ŒNOBIOL 1281
ŒSCLIM 950
Œsophagite
iatrogène 1793
par reflux 837
Œstro-progestatifs 936
ŒSTRODOSE 950
ŒSTROGEL 950
Œstrogènes
anticancéreux 459
par voie orale 954
par voie vaginale *955*
Œstrogénothérapie substitutive 950
Ofatumumab 412
OFLOCET 187
Auriculaire 1304
Ofloxacine[G] 187
OFTAN MACULA 1280
OGAST 860
OGASTORO 860
OKIMUS 1563
Olanzapine[G] 1496
OLICLINOMEL 786
Oligo-éléments 1658
Oligomères procyanidoliques 612
OLIMEL 787
Olmésartan 556, 558
OLMETEC 556
Olsalazine 880
OMACOR 1623
Omalizumab 1395
OMEDIPROL 860
OMEGAVEN 789
Oméprazole[G] 860
OMEXEL LP 1696
OMIX LP 1696
OMNITROPE 814
Omoconazole 688
ONBREZ 1386
Onchocercose 1323
ONCOVIN 386
Ondansétron[G] 854
ONGLYZA 744
Onychomycoses 212
ONYTEC 8 % 692
OPATANOL 1274
OPHTACALM 1273
OPHTAFRESH 1281
Ophtalmie des neiges 1237
OPHTASILOXANE 1252
OPHTIM 1256
Opiacés 1448
surdosage ou intoxication 1600
Opistorchiase 1322
Opium 20
OPRYMEA 1182
OPSITE
FLEXIGRID 709
POST-OP 709
OPTAFLU IM 1734
OPTIBIOL 1281
OPTICRON 1273
OPTIDRIL 936
OPTILOVA 936
OPTINESSE 937
OPTISKIN 709
OPTIVE 1266

OPTREX Flacon 1244
OPTRUMA 1544
OP'DDD 832
ORACÉFAL 121
ORACILLINE 106
ORALAIR 1107
ORAP 1489
ORAVIR 298
ORBÉNINE 108
Orchi-épididymites 80
ORDIPHA 156
Oreillons 242
ORÉLOX 132
ORENCIA 1559
ORFADIN 1670
Organophosphorés (intoxication) 1605
Organoplatines 328
ORGARAN 1020
Orgelet 1238
Orlistat[G] 780
ORMANDYL 466
Ornidazole 192, 1330
Ornithose 94
OROCAL 1634
  D3 1636
OROKEN 131
OROMAG 1656
OROMONE 954
OROPERIDYS 850
OROZAMUDOL 18
Orthobunyavirus 243
Orthomyxoviridae 242
ORTHOVISC 1566
Ortie blanche 662
OSAFLEXAN 1565
Oseltamivir 286
OSLIF BREEZHALER 1386
Osmolarité plasmatique 1825
OSSEANS D3 1636
Ostéites
  aiguës 78
  chroniques 78
OSTENIL 1566
  TENDON 1566
Ostéomalacie 1614
Ostéomyélites 78
Ostéopathies 1524
Ostéoporose 1524
  masculine 1547
  post-ménopausique 1547
OSTEPAM 1542
OSTRAM 1634
  VITAMINE D3 1636
OTIPAX 1305
Otites
  barotraumatiques 1287
  chroniques 77
  externes 1287
  externes purulentes 1304
  moyennes aiguës 77
  mycosiques 1287
  séreuses 1288
OTOFA 1304
Otomycoses 1287
OTRASEL 1176
Oursins 1325
OVITRELLE 966
Ovules spermicides 932
Oxaliplatine[G] 332
Oxazépam 1450
Oxazolidinones 170
Oxcarbazépine[G] 130
Oxéladine 1417
OXEOL 1390
Oxétorone 1166
Oxicams 58
Oxiconazole 688
Oxitriptan 1224
Oxomémazine[G] 1418
Oxybate de sodium 1230
Oxybuprocaïne 1239
Oxybutynine[G] 1693
Oxycodone 28
OXYCONTIN LP 28
Oxyde d'aluminium 870
Oxygénothérapie 1440
Oxymétazoline 1296
OXYNORM 28
OXYNORMORO 28
Oxytétracycline 1268
Oxytocine[G] 971
Oxyurose 1321
OZIDIA 740
OZURDEX 1272

P

P-gp 1799
PABAL 972
PABASUN 655
PACILIA 936
Paclitaxel[G] 388
Paclitaxel albumine 388
Pains sans savon 720
Palifermin 477
Palipéridone 1503
Palivizumab 299
Palonosétron 854
Paludisme 1319
  chimioprophylaxie 1333
PALUDRINE 1336
Pamidronate de sodium 1542
Pamplemousse 1799
Panaris 79
Pancréatine 914
Pancréatite
  aiguë 841
  chronique 841
  iatrogène 1792
PANFUREX 878
PANGEN 1066
Panitumumab 410
PANNOGEL 630
PANOTILE 1302
PANRETIN 713
Pansements
  à base de charbon actif 705
  à l'acide hyaluronique 708
  à l'argent 707
  alginates 704
  digestifs 846
  en fibres de carboxyméthylcellulose (ou hydrofibres) 705
  gras 708
  hydrocellulaires 702
  hydrocolloïdes 700
  hydrogels 704
  interface 706
PANTESTONE 810
PANTOLOC 860
Pantoprazole[G] 860
PANTOZOL 860
PAPCLAIR 630
Papillite linguale 1290
Papillomaviridae 246
Papillonite 1324
Papillons à poils urticants 1324
Para-aminosalicylate 880
Paracétamol[G] 6, 16
  intoxication 1601
Paracoccidioïdes brasiliensis 214
Paracoccidioïdomycose 214
PARAGERM AK 699
Paragonimose 1322
Parainfluenza virus 242
PARALYOC 6, 8
Paralysie
  de Bell 1114
  faciale a frigore 1114
  périodique hypokaliémique 1114
PARAMINAN 655
Paramyxoviridae 242
PARA PLUS 697
Parapsoriasis 623
Paraquat (intoxication) 1598
Parasitoses cutanées 620, 1318
PARATERAX 552
Parechovirus 241
Parécoxib injectable 56
PARIET 860
PARKINANE LP 1190
PARLODEL 826, 1178
Parodontopathies 1290
PAROEX 1306
Paroxétine[G] 1469
Parvoviridae 247
Parvovirus B19 247
Pasiréotide 824
Pasteurella multocida 92
Pasteurellose 92
Patch(s)
  à la nicotine 1517
  à la trinitrine[G] 508
  contraceptif 941
  œstro-progestatifs 954
  œstrogéniques 950
Pathologies du sommeil 1229, 1230
PAXELADINE 1417
PAXENE 388
Pazopanib 436
PECFENT 36
PECTIBRAN 887

PEDIAVEN
G15 AP-HP 789
G20 AP-HP 789
Pédiculicides 696
Pédiculoses 620, 1318
Pediculus humanus 620
PÉFLACINE 188
MONODOSE 188
Péfloxacine 188
Pégaptanib 1278
PÉGASYS 909
Pegfilgrastim 480
Peginterféron
alpha-2a 909
alpha-2b 909
Pegvisomant 822
Pelade 623
Pellagre 1615
Pellicules du cuir chevelu 622
Pelvispondylite rhumatismale 1526
Pémétrexed 346
Pemphigoïde bulleuse 623
Pemphigus 623
PENFILL 733
Pénicillamine 1550
Pénicillines
du groupe A 110
du groupe G 104
du groupe M 108
G 104
retard 107
V 106
Pénicilliose 214
Pénicillium marneffei 214
PENTACARINAT 1350
Pentaérythritol 885
Pentamidine 1350
PENTASA 880
PENTAVAC 1732
Pentostatine 311, 351
Pentoxyvérine 1417
PEPCIDAC 862
PEPCIDDUO 862
PEPSANE 848
Peptococcus 96
Peptostreptococcus 96
Pérampanel 1159
PERCUTALGINE 62
PERFALGAN 6
PERFANE 534
Perfusion sous-cutanée 1572, 1784
PERGOTIME 964
PERGOVERIS 966
PÉRIACTINE 1080
Périartérite noueuse 1071
Périarthrite
de hanche 1527
scapulo-humérale 1527
PÉRIDYS 850
PERIKABIVEN 787
PERINDOPRIL 552
Perindopril[G] 552
PERINUTRIFLEX 786
PERIOLIMEL 787
Perionyxis 409
Péristaltogènes intestinaux 1194
Péritonites 81
PERJETA 400
PERLEANE 937
Perlèche 623
PERMAFOAM 702
COMFORT 702
Perméthrine 698, 1367
PERMIXON[G] 1694
PERNAZENE 1296
Peroxyde de benzoyle 630
PERSANTINE 601
Pertuzumab 400
Peste 90
PETERS 1414
Péthidine 27
Petit mal épileptique 1115
PÉVARYL 688
Lotion 659
PEVISONE 628
PHAEVA 937
Pharmacovigilance 1813
PHARMATEX 932
Pharyngites bactériennes 77
PHEBURANE 1666
Phénazone 1305
PHÉNERGAN 1080
Phénicolés 178
Phénobarbital 1122
Phénothiazines 1484
antihistaminiques 1080
hypnotiques 1462
Phénoxyméthylpénicilline 106

Phénylbutyrate de sodium 1666
Phénylcétonurie 1614
Phényléphrine 1296
 collyre 1242
Phénytoïne 1124
Phialophora verrucosa 213
Phlebovirus 243
Phloroglucinol[G] 42
Phobie sociale 1471
PHOCYTAN 1628
Pholcodine[G] 1416
PHOSPHALUGEL 870
Phosphate d'aluminium 870
Phosphodiestérase de type 5 1429
Phospholipides 1435
Phosphore 1628
PHOSPHOSORB 1631
Photochimiothérapie 652
Photodermatoses 624
PHOTOFRIN 452
Photothérapie dynamique 622
Phtiriases 1318
Phtirius pubis 620, 1318
PHYLARM 1244
Physalies (contact) 1325
PHYSIODOSE 1267, 1281
PHYSIOGINE
 1 mg 954
 Crème 955
 Ovules 955
PHYSIOMYCINE 176
PHYSIOTENS 517
PHYSIOTULLE 706
PHYTAT DB 1692
Phytate de sodium 1692
Phytoménadione 1035
Pian 95
PIASCLÉDINE 1314
PICATO 719
PICOLITE 872
PICOPREP 896
Picornaviridae 240
Picosulfate de sodium 892
Pidolate de magnésium 1656
Pilocarpine
 collyre 1258
 FAURE 1258
 par voie orale 1311
Pilule
 contraceptive 936
 du lendemain 926
Piméthixène 1418
Pimozide 1489
Pinavérium[G] 42
Pindolol 497
Pinta 95
Pipampérone 1486
Pipéracilline 120
Pipéraquine 1346
Pipéronyl butoxyde 698
PIPORTIL 1484
 L4 1503
Pipotiazine 1484
PIPRAM FORT 195
Piqûre
 accidentelle et VIH 239
 d'hyménoptères 1324
 d'oursins 1325
 de cônes venimeux 1325
 de poissons venimeux 1325
 de scorpions 1324
Piracétam[G] 1228
Pirétanide 538
Pirfénidone 1434
Piribédil 593, 1184
PIRILENE 208
Piroctone olamine 658
Piroplasmose 1318
Piroxicam[G] 58, 62
 ß-cyclodextrine 58
Pityriasis
 capitis 622
 rosé de Gibert 245
 versicolor 212
PIVALONE 1300
Pivmécillinam 196
Pizotifène 1167
Plaies
 traitement antitétanique 1728
 cornéennes non transfixiantes 1237
PLAQUENIL 1549
Plasma frais congelé 1052
PLASMION 1586
Plasmodium 1319
PLAVIX 597
Plérixafor 479

Pleurésies
purulentes 78
tuberculeuses 101
PLIAGLIS 68
PLITICAN 853
Plomb (intoxication) 1606
PLUREXID 668
PM Antiperspirant 722
PNEUMO 23 Vaccin 1738
Pneumocoques 86
Pneumocystis jirovecii 215
Pneumocystose 215
Pneumonie 78
à éosinophiles 1376
atypique 78
chronique 1377
Pneumopathie interstitielle 391, 403, 441
PNEUMOREL 1419
Pneumovirus 242
Podophyllotoxine 685
Poisons du fuseau 383, 384
Poissons venimeux 1325
POLARAMINE 1080
POLERY 1416
Poliomyélite antérieure aiguë 240
Poliovirus 240
Pollen
de graminée de phéole des prés 1106
de graminées diverses 1107
Pollinose 1288
Polyangéite (de Wegener) 1071
Polyarthrite rhumatoïde 1526, 1559-1561
Polychondrite atrophiante 1071
POLYDEXA Auriculaire 1302
Polyéthylène glycol 885, 894
Polyglobulie
de Vaquez 365
primitive 310
POLYGYNAX 988
VIRGO 988
Polymyosites 1071
Polymyxines 180
B 1268
Polynévrites éthyliques 1614
Polyomaviridae 245
Polypeptides cycliques 180
Polypose naso-sinusienne 1300
Polyradiculonévrite aiguë 1114
Polysilane 848
POLYSKIN II 709
Polystyrène sulfonate de sodium 1626
Polyvidone iodée 664
Polyvitamines 1654
Pomalidomide 424
Pommades
antiverrues 684
cicatrisantes OPH 1252
coricides 684
cortisoniques OPH 1268
kératolytiques 644
MO COCHON 684
Ponatinib 431
PONSTYL 48
Poractant alpha 1435
Porfimère sodique 452
Porphyrie
cutanée tardive 624
et médicaments 1788
hépatique 1059
hépatique aiguë 1001
Porphyromonas 96
Posaconazole 232
Potassium 1624
Potentialisation des AVK 1021
Pouvoir sucrant des édulcorants 774
Poux 620, 1318
Povidone iodée[G] 664, 1306
Poxvirus 246
PPR 1526
PPSB 996, 1000
humain 1049
PRADAXA 1026
Pralidoxime 1605
Pramipexole[G] 1182
Pramocaïne 721
Prasugrel 600
PRAVADUAL 1616
Pravastatine[G] 1616
PRAXILENE 593
Prazépam[G] 1450
PRAZINIL 1504
Praziquantel 1361
PRAZOPANT 860
Prazosine 514
Pré-éclampsie 923
PREDICTOR 992

Prednisolone[G] 62, 1074, 1528
Prednisone[G] 1074
PREDYL 1306
Prégabaline 1142, 1455
PRÉMATURÉS AP-HP 789
Préménopause 922
PRÉPACOL 897
Préparation colique 894
PREPIDIL 976
Presbyacousie 1288
Préservatifs masculins 929
PRESERVISION 1280
PRESTOLE 546
PRETERAX[G] 552
PRETERVAL 552
PREVIGRIP 1734
PRÉVISCAN 1022
Prevotella 96
PREXIDINE 1306
PREZISTA 282
PRIALT 39
PRILIGY 1708
PRIMACARD 992
PRIMALAN 1078
PRIMASTICK 992
PRIMENE 788
 10 % 789
Primidone 1122
Primo-infection tuberculeuse 101
PRIMPÉRAN 851
PRINIVIL 550
PRINZIDE[G] 550
PRIODERM 697
Prions 247
PRIORIX 1720
Pristinamycine 158
PRITOR 556
PRITORPLUS 558
PRIVIGEN 1756
PROALLERGODIL 1301
Probénécide 1534
Procarbazine 336
PROCORALAN 522
PROCTOLOG 898
PROCUTA 640
PRODILANTIN 1126
PRODINAN 1694
Produits dopants 1804
PROFEMIG 53
PROFEMIGR 1162
PROFÉNID 53
PROGESTAN Gé 958
Progestatifs
 antiandrogéniques 468
 de synthèse 960
 microdosés 944
Progestérone 958
 Retard 958
PROGESTOGEL 958
PROGLICEM 752
PROGRAF 1086
Proguanil 1336
PROGYNOVA 954
PROKINYL LP 851
Prolactinome 793
PROLEUKIN 456
PROLIA 1546
Promégestone 960
Promestriène 955
Prométhazine 1080
PRONERGYL Poudre 776
Propafénone 579
PROPECIA 661
Propériciazine 1484
PROPESS 976
Propionate d'érythromycine[G] 154
Propranolol[G] 496
 injectable 502
PROPYLEX 798
Propylthiouracile 798
PRORHINEL RHUME 1299
Prostaglandines
 antiulcéreuses 866
 ocytociques 974
Prostatites 80
PROSTIGMINE 1194
PROSTINE E2
 Gel 976
 Injectable 974
PROTAMINE 1036
Protecteur
 de la muqueuse buccale 477
 de la muqueuse vésicale 473
Protecteur
 détoxifiant 474
 du myocarde 476
Protection solaire 656

Protéine
C humaine 1058
de fusion antilymphocytaire T 1098
PROTEIN POWDER 776
PROTELOS 1547
Proteus 90
mirabilis 89
PROTEXEL 1058
PROTHIADEN 1464
PROTICAL Poudre 776
PROTIDIET Poudre 776
PROTIFAR Poudre 776
Protocoles
anticancéreux 305
contraceptifs d'urgence 926, 927
PROTOPIC 629
Protoporphyrie érythropoïétique 624
Protoxyde d'azote 40
Protozooses 1318
PROVAMES 954
Providencia
rettgeri 89
stuartii 90
PROZAC 1469
Prucalopride 890
Prurigo strophulus 624
Prurit 624
gravidique 923
Pseudallescheria boydii 215
Pseudallescheriose 215
Pseudo-cowpox 246
Pseudo-hypoparathyroïdie 792
Pseudoéphédrine 1294
Pseudomonas 93
aeruginosa 92
Pseudopolyarthrite rhizomélique 1526
Psittacose 94
Psoralènes 652
Psoriasis 624, 649
du cuir chevelu 650
Psychostimulants 1506
Psychothérapie 1445
PSYLIA 886
Psyllium 886
Ptéroïs 1325
Puberté précoce 470, 793
PULMICORT 1406
PULMODEXANE 1414
PULMOZYME 1408
Pulpite aiguë 1289
PUREGON 965
Purgatifs 896, 897
PURILON GEL 704
PURINÉTHOL 348
PURIVIST 1274
Purpura thrombopénique 1000, 1054, 1055
PUVAthérapie 652
Pyélonéphrite aiguë 80
PYLERA 868
Pyodermites 79
PYOSTACINE 158
Pyrantel 1355
Pyrazinamide 208
Pyréthrines 698
Pyridones 692
Pyridoxine 1645
Pyriméthamine 1347
Pyrithione-zinc 658

Q

QLAIRA 940
QUADRAMET 416
QUADRASA 880
QUASYM LP 1506
QUESTRAN 1620
Quétiapine 1496
QUIÉTILINE 1450
Quinagolide 826
Quinapril^G 551
Quinidine 576
QUINIMAX 1338
Quinine 1338, 1563
urée (solution) 899
QUINOFREE 1248
Quinolones
de 1re génération 195
de 2e génération 186
QUITAXON 1464
QUTENZA 71
QVAR 1402
QVARSPRAY 1402

R

Rabéprazole^G 860
RABIPUR 1751

Racécadotril 875
Rachitisme 1614
Radiculalgies 1525
Radio-immunothérapie 415
Radio-isotopes anticancéreux 416
Rage
- **de dent** 1289
- **humaine** 242

Raies armées 1325
Ralénate de strontium 1547
Ralentisseurs du transit 874
Râles agoniques 1377
RALOPHARM 1544
Raloxifène[G] 1544
Raltégravir 284
Raltitrexed 344
Ramipril[G] 553
Ranibizumab 1278
RANIPLEX 862
Ranitidine[G] 862
RAPAMUNE 1088
RAPILYSIN 608
RAPISCAN 586
Rasagiline 1176
Rasburicase 1535
Rascasses 1325
RASILEZ 560
RATIOGRASTIM 480
RD RETINAL 1280
Réactifs urinaires 749
Réaction
- **allergique** 1070
- **d'Herxheimer** 95
- **lépreuse** 102

REANUTRIFLEX 786
REBETOL 904
REBIF 1206
Recherche de sang dans les selles 845
Rectites
- **candidosiques** 213
- **gonococciques** 88

Rectocolite
- **hémorragique** 839
- **post-radique** 839

RECTOGESIC 898
Réducteurs 650
REFACTO AF 1038
Reflux gastro-œsophagien 837
REFRESH 1267
Regadénoson 586
Régime
- de la goutte 772
- des colopathies 771
- des diabétiques 728
- des gastrectomisés 772
- des lithiases urinaires 770
- hypo-uricémiant 772
- hypocalorique 760
- hypocholestérolémiant 762
- hyposodé 766
- riche en fer 772
- sans gluten 768
- sans résidus 771

Regorafenib 437
Réhydratation orale 872
RELENZA 286
RELISTOR 891
RELPAX 1160
REMICADE 1556
REMINYL 1202
REMODULIN 1422
REMOVAB 411
RENAGEL 1632
RENITEC 548
RENVELA 1632
RÉOPRO 604
Reoviridae 247
Répaglinide[G] 742
REPEVAX 1729
REPLAGAL 1676
REPLENS 991
REQUIP 1180
RESIKALI 1626
Résine
- chélatrice des sels biliaires 1620
- de podophylline 685

RESOLOR 890
RESTORVOL 1584
RESTRICAL 773, 888
RETACNYL 634
RETACRIT 1010
Retards de croissance 793
Rétéplase 608
Rétigabine 1156
Rétinite à CMV 245
Rétinoïdes
- acétyléniques 648
- aromatiques 646

Rétinol 1642
Rétinopathie diabétique 1237
RETROVIR 250
Retroviridae 238
REVATIO 1426
REVAXIS 1732
REVELATEST 992
REVIA 1514
REVLIMID 422
REVOLADE 1055
Rexinoïdes 396
REYATAZ 280
Rhabdoviridae 242
RHÉOFLUX 612
RHINAAXIA 1301
RHINADVIL
Maux de gorge 1306
RHUME 1294
RHINAMIDE 1296
RHINATHIOL 1410, 1418
Rhinite
allergique 1107, 1288, 1300
inflammatoire à éosinophiles 1300
purulente 77
vasomotrice 1288
RHINO-SULFURYL 1296
RHINOCORT 1300
RHINOFLUIMUCIL 1296
RHINOMAXIL 1300
Rhinopharyngites 77
Rhinosinusites allergiques 1288
RHINOTROPHYL 1299
Rhinovirus 240
RHINUREFLEX 1294
Rhodococcus equi 87
RHOPHYLAC 1761
RhPTH (1-34) 1545
RHUMAGRIP 1294
Rhumatisme
abarticulaire 1527
des ceintures 1526
inflammatoire 1526
psoriasique 1526
Rhume 240
des foins 1288
RIAMET 1344
RIASTAP 1050
Riboflavine 1647
Rickettsia 93
Rifabutine 204
RIFADINE 202
Rifampicine 202
Rifamycine 202, 1248
RIFATER 200
RIFINAH 200
Rilménidine^{G} 5[illegible]6
Rilpivirine 266
RILUTEK 1218
Riluzole^{G} 1218
RIMACTAN 202
RIMENDIA 940
Rimexolone 1268
RIMIFON 200
RINGER 1580
RINOCLENIL 1300
Risédronate monosodique 1536
RISORDAN
10 mg/10 ml 504
20 mg 507
RISPERDAL 1492
RISPERDALCONSTA LP 1503
RISPERDALORO 1492
Rispéridone^{G} 1492
Risque vasculaire et contraception hormonale 925
RITALINE 1229, 1506
LP 1506
Ritiométan 1299
Ritonavir 272
Rituximab 312, 402, 1000
Rivaroxaban 1030
Rivastigmine^{G} 1198
RIVOTRIL 1118
Rizatriptan^{G} 1160
ROACCUTANE GEL 636
ROACTEMRA 156[illegible]
ROCALTROL 1641
ROCEPHINE 128
ROCGEL 870
Rochalimaea 93
RODOGYL 192
ROFÉRON-A 910
Romiplostim 1000, 1054
Ropinirole^{G} 1180
Ropivacaïne 64
ROR VAX 1720

Rosacée 621, 642
 oculaire 1238
Roséole 245
Roseolovirus 245
ROSICED 642
Rosuvastatine[G] 1616
ROTARIX 1725
ROTATEQ 1725
Rotavirus 247
Rotigotine 1185
Rougeole 242
Rouget du porc 87
ROUVAX 1721
ROVALCYTE 288
ROVAMYCINE 150
ROWASA 880
Roxithromycine[G] 155
ROZACRÈME 642
ROZAGEL 642
ROZEX 642
RU-486 948
Rubéole 241
Rubivirus 241
RUBOZINC 1660
Rubulavirus 242
RUCONEST 1103
Rufinamide 1132
RUFOL 198
RULID 155
Rupatadine 1078
Rutoside 595, 612
Ruxolitinib 310, 442
RYTHMODAN 574
RYTHMOL 579

S

SABRIL 1150
Saccharinate de sodium 774
Saccharomyces boulardii 876
Saignement occulte 845
Saindoux 764
SAIZEN 814
SALAGEN 1311
SALAZOPYRINE 882
SALBUMOL 982
Salbutamol[G] 1378, 1380-1382
 utérorelaxant 982
Salicylate 62
Salicylé 10, 62
Salmétérol 1384, 1388
Salmonella
 paratyphi 90
 typhi 90
Salmonelloses 90
Salpingites 80
SALVACYL 470, 1505
Samarium-153 Lexidronam 416
SANCUSO 854
SANDIMMUN 1084
SANDOSTATINE 821
SANMIGRAN 1167
Sapovirus 241
Saproptérine dichlorhydrate 1673
Saquinavir 278
Sarcoïdose 1377
Sarcome
 de Kaposi 245
 des tissus mous 436, 455
Sarcoptes
 scabiei 1318
 scabiei hominis 620
SARGEMAG 1656
Sartans 556
SAVARINE 1336
SAVENE 478
Saxagliptine 744
Scabicides 696
Scabiose 620, 1318
Scarlatine 86
Scedosporium apiospermum 215
Schistosoma 1321
Schizophrénie 1446
SCLEREMO 616
Sclérite 1234
Sclérodermie 625
Sclérosants
 hémorroïdaires 899
 veineux 616
Sclérose en plaques 1114, 1206
 latérale amyotrophique 1114
SCOBUREN 44
Scolopendres 1324
SCOPODERM TTS 858, 1437
Scopolamine[G] 1437
 injectable 44
 percutanée 858

Scorbut 1614
Scorpions 1324
SEASORB 704
SEBIPROX 1,5 % 692
SEBIVO 907
SECALIP 1618
Sécheresse
buccale 1290
oculaire 1237
Secnidazole 1328
SECNOL 1328
SECTRAL 500
SEDACOLLYRE 0,025 % 1244
SEEBRI BREEZHALER 1394
Sélégiline 1176
SELENION 40 mg 1659
Sélénium 1659
Oligosol 100 mg 1659
SELEXID 196
SELOKEN 499
SELOZOK LP 499
Sels
désodés au potassium 773
d'or (intoxication) 1606
SELSUN 694
SEMAP 1503
Sennosides 892
SENSIVISION 1267
SEP 1114
SEPTÉAL 668
SEPTIVON 668
SERC 1292
SÉRÉCOR 576
SERELYS 990, 991
SÉRESTA 1450
SERETIDE 1388
Diskus 1388
SEREVENT
25 mg 1384
Diskus 50 mg 1384
SEROPLEX 1470
SEROPRAM 1470
Serpents
marins venimeux 1325
terrestres venimeux 1326
Serratia 90
Sertaconazole 688
Sertraline[G] 1469
Sérum
antidiphtérique 1765
antilymphocytaire 1099
antivenimeux 1327
physiologique (lavage nasal) 1299
Service médical rendu 1802
SETOFILM 854
Sévélamer 1632
SEVIKAR 558
Sevrage alcoolique 1451, 1514, 1516-1520
Shampoings
anti-poux 698
antipelliculaires 658
antiséborrhéiques 662
au kétoconazole[G] 658
Shigella 90
SIADH 793
SIBELIUM 1168
SICCAFLUID 1266
SIFROL 1182
SIGMACCILINA 107
Sigmoïdites diverticulaires 81
SIGNIFOR 824
SIKLOS 365
Sildénafil[G] 1426, 1704
Silicates 848
Silicones 848
SILKIS 650
Silodosine 1696
SILODYX 1696
Silymarine 917
Simplexvirus 244
SIMPONI 1558
SIMULECT 1096
Simvastatine[G] 1616
SINEMET 1170
SINGULAIR 1396
SINOVIAL 1566
SINTROM 1022
Sinusite aiguë 77, 1286
allergique 1288
chronique 77
Siroctid 821, 912
Sirolimus 1088

Sitagliptine 744
SKELID 1539
SKENAN LP 22
SKIACOL 1240
SKINOREN 638
SLA 1114
SMECTA 848
SMECTALIA 848
SMOFKABIVEN 787
SMOFLIPID 200 mg/ml 789
SMON 1332
SMR 1802
Sodoku 93
Sofosbuvir 906
Soins palliatifs 1784
SOLARAZE 717
SOLIAN 1490
 Injectable 1502
Solifénacine 1698
SOLIRIS 1060
SOLISPASM 42
SOLMUCOL 1410
SOLUBACTER 666
SOLUDACTONE 544
SOLUMÉDROL 1076
SOLUPRED 1074
Solutés
 alcalinisants 1582
 colloïdes 1584, 1586
 de remplissage 1586
 glucosés 1578
 salés 1580
Solutions
 "balancées" de cristalloïdes 1580
 d'acides aminés 788
 d'acides aminés par voie IV à usage pédiatrique 789
 de lavage nasal et antiseptiques locaux 1299
 DE MILIAN 672, 695
 de réhydratation orale (SRO) 872
SOLUTRICINE 1306
SOLUVIT 1654
Somatostatine 912
Somatropine recombinante 814
SOMATULINE LP 820
SOMAVERT 822
SOM PROTÉINE 776
Son
 de blé 887
 d'orge 887
SOPHIDONE LP 26
SOPHTAL 0,1 % 1244
Sorafénib 439
SORBALGON PLUS 704
Sorbitol 885
SORIATANE 646
SOTALEX 498
Sotalol[G] 498
SOVALDI 906
SP95 Poudre 776
SPAGULAX 886
SPANOR 176
SPASFON 42
SPASMAG 1656
 injectable 1656
Spasme(s)
 hémifacial 1113
 en flexion-extension 1114
 viscéraux 2
SPASMOCALM 42
SPASMODEX 44
Spasticité 1114
SPÉCIAFOLDINE 1005
Spécialités contenant du paracétamol 9
Spectinomycine 194
SPEDIFEN 46
SPEDRA 1704
Spermicides 932
Sphérocytose héréditaire 999
SPIFEN 46
 400 mg 52
Spiramycine[G] 150, 192
Spirillum minus 93
SPIRIVA 1394
Spirochètes 95
SPIROCTAN 544
SPIROCTAZINE 544
SPIROLEPT 1746
Spironolactone[G] 544
Splénectomisés 1070
Splénomégalie myéloïde 310, 365
Spondylarthrite ankylosante 1526
Spondylarthropathies 1526
Spondylodiscites 78
SPORANOX 228

Sporothrichose
cutanée 213
systémique 215
Sporothrix schenckii 213
SPOTOF 1034
SPRAY PAX 698
SPRÉGAL 698
Sprue tropicale 839
SPRYCEL 428
Stabilisants du fuseau 388
STABLON 1474
STAGID 736
STALEVO 1172
STAMARIL 1723
Staphylococcus 86
Statines 1616
Stavudine 258
Stéatorrhée 841
STÉDIRIL 940
STELARA 649
Sterculia 886
STERDEX 1268
Stéréoisomères 1804
STÉRIDOSE Unidoses 1244
STERILENE 673
Stérilets 934
Stérilité féminine 922
STERIMAR 1299
STERLANE 673
STÉROGYL 1640
Stéroïdes
anabolisants 809
anticancéreux 458
Stibiés 1348
STILNOX 1457
Stimulant de la thrombopoïèse 1054
Stiripentol 1158
STIVARGA 437
Stomatites candidosiques 213
Stomatodynies 1290
STOMÉDINE 864
STRATTERA 1506
STREFEN 48
STREPTASE 610
Streptobacillus moniliformis 93
Streptococcus 86, 87
Streptogramines 158
Streptokinase 610
Streptomycine 209
Streptozotocine 326
STRESAM 1455
Stress post-traumatique 1471
Striadyne 573, 586
STRIBILD 285
STROMECTOL 1362
Strongyloides stercoralis 1321
Strongyloïdose 1321
Strontium 1547
89 417
STRUCTOFLEX 1565
STRUCTOKABIVEN 787
STRUCTOVIAL 1566
STRUCTUM 1564
Struvite 1689
Stylos
à insuline réutilisables 735
Génotonorm 814
Nordipen 814
SUBOXONE 1510
Substituts salivaires 1310
SUBUTEX 1510
SUCARYL 774
SUCCICAPTAL 1598
Succimer 1598
Succinimide 1693
Sucralfate[G] 867
SUCRÉDULCOR Sucrettes 774
Sulbactam 114
Sulbutiamine 1509
Sulfadiazine 681
Sulfadoxine 184
Sulfaméthizol 198
Sulfaméthoxazole 182
Sulfamides 182
hypoglycémiants 740
retard 184
urinaires 198
SULFARLEM 1310
Sulfasalazine 882
Sulfate
de cuivre 674
de magnésium 1656
de morphine 22
de protamine 1036
Sulfiram 696
Sulfonate de polystyrène calcique 1626
Sulfones 676

Sulfonylurées 740
Sulfure de sélénium 694
Sulindac 60
Sulpiride[G] 1490
Sulprostone 980
Sumatriptan 1160
Sunitinib 435
SUNVUE 1280
SUPLASYN 1566
Suppléments nutritionnels 789
SUPRASORB
F 706, 709
G 704
H 700
P 702
SUPREFACT 472
SURBRONC 1410
Surcharge pondérale 1615
Surdité brusque 1288
Surfactifs cationiques 673
SURGAM 54
SURGESTONE 960
SURGICEL 1065
SURMONTIL 1464
SURQUINA 1338
SUSTIVA 264
SUTENT 435
SUVEAL Duo 1280
SVR SPIRIAL Antitranspirant 722
SYCREST 1500
Sydnonimines 520
SYLVIANE 937
SYMBICORT Turbuhaler 1388
Sympathomimétiques 524
SYNACTHENE 807, 1193
SYNAGIS 299
SYNAREL 472
Syncope vaso-vagale 489
SYNCORTYL 803
Syndrome(s)
5q 311
canalaires 1527
carcinoïde 839
cholinergique 369
coronaire aigu 489
d'activation macrophagique (SAM) 1001
de Conn 793
de Cushing 793
de défibrination 1001
de Gayet-Wernicke 1614
de Gilles de la Tourette 1114
de Guillain-Barré 1114
de Korsakoff 1614
de Muckle-Wells 1105
de privation 1512
de Raynaud 488
de Reye 11
de Sjögren 1290
de West 807
de Zollinger-Ellison 837
des jambes sans repos 1114
du canal carpien 1527
du QT long congénital 1791
du restaurant chinois 839
main-pied 361, 391, 435, 436, 438, 443
malin des neuroleptiques 4 **Syndrome oculaire sec** 1237
myélodysplasiques (SMD) 311
myéloprolifératifs 310
oculo-urétro-synovial de Fiessinger-Leroy-Reiter 1526
périodiques 1560
périodiques associés à la cryopyrine (CAPS) 1105
pied-main-bouche 240
post-ponction lombaire 14
post-prandial tardif 772
prémenstruel 922
pulmonaire à hantavirus 243
SYNÉDIL 1490
Synergistines 158
SYNOCROM 1566
SYNTHOL 1306
SYNTOCINON 971
SYNVISC 1566
ONE 1566
Syphilis 95
endémique 95
SYSTANE 1267

T

Tabagisme 1447
Table d'obstétrique 993
Tacalcitol 650
Tachycardie
atriale focale 490

jonctionnelle 490, 573
sinusale 490
ventriculaire 491, 573
Tacrolimus[G] 629, 1086
Tadalafil 1428, 1694, 1704
TADENAN 1694
Taenicides 1360
Tafamidis meglumine 1227
TAFINLAR 444
TAHOR 1616
TAKADOL 18
TAKETIAM 133
Talalgies 1527
TALOXA 1152
TAMIFLU 286
Tamoxifène 460
Tamsulosine[G] 1696
TANAKAN 594
Tanapoxvirus 246
TANATRIL 554
TANGANIL 1291
TARCEVA 433
TARDYFERON 1002
TAREG 556
TARGINACT 28
TARGOCID 168
TARGRETIN 396
Tarif forfaitaire 1802
TARKA LP 564
Tartrate de potassium 1624
TASIGNA 429
TASMAR 1174
Taux plasmatiques des médicaments 1831
TAVANIC 186
Taxanes 388
Taxoïdes 388
TAXOL 388
TAXOTERE 390
Tazarotène 648
Tazobactam 120
TAZOCILLINE 120
TCM 778
TEATROIS 796
TÉDRALAN LP 1398
TEGADERM 702, 704, 709
+ PAD 709
FOAM ADHÉSIVE 702
HYDROCOLLOID 700
HYDROCOLLOID TAIN 700
HYDROGEL 704
TÉGÉLINE 1756
TÉGRÉTOL 1128
Téicoplanine 168
Télangiectasies 622
Télaprévir 902
Telbivudine 907
TELFAST 1078
Télithromycine 155
Telmisartan[G] 556, 558
TELZIR 274
Témazépam 1460
TEMERIT 501
TEMERITDUO 501
TÉMESTA 1450
TEMGÉSIC 37
TÉMODAL 337
TEMODIS 1226
Témozolomide[G] 337
Temsirolimus 445
Tendinites 1527
Ténectéplase 606
Ténia 1322
Ténofovir disoproxil 262, 908
TENORDATE 570
TÉNORETIC 499
TÉNORMINE 499
Injectable 502
Ténosynovites 1527
Ténoxicam 58
TENSTATEN 543
TÉRALITHE 1480
LP 400 mg 1480
Térazosine[G] 1695
Terbinafine[G] 687, 693
Terbutaline[G] 1380-1382, 1390
utérorelaxant 982
TERCIAN 1484
Injectable 1502
TERGYNAN 988
Tériparatide 1545
Terlipressine[G] 913
TERLOMEXIN 986
Terre
à foulon 1598
de Fuller 1598
Terreurs nocturnes 1449
Tertatolol 498

Test(s)
à la prostigmine 1195
au synacthène 1193
brucellique PS 1745
d'éradication de Helicobacter pylori 44
de grossesse 992
de recherche de saignement occulte 845
de stimulation endocrinologique 806, 807
streptococciques 77
tuberculiniques 1719
TESTOPATCH 810
Testostérone 810
Tétanos 96
Tétrabénazine[G] 1226
Tétrabromofluorescéine 672
TÉTRACAÏNE Faure 1239
Tétracosactide 807
Tétracoside 1193
Tétracycline 176, 868
TETRALYSAL 176
TETRAVAC 1732
TEVAGRASTIM 480
TEVETEN 556
TEXODIL 133
THAÏS 950
SEPT 950
Thalidomide 310, 420, 680, 1312
THALIDOMIDE CELGENE 680
Theilovirus 241
Théophylline[G] 1398
THÉOSTAT LP 1398
THERACAP 800
THERALENE 1080, 1418, 1462
Thérapie cognitivo-comportementale 1447
Thiamazole 798
Thiamine 1644
Thiamphénicol 178
Thiazidiques 540
Thiocolchicoside[G] 1562
Thioguanine 349
THIOPHÉNICOL 178
Thiosulfate de sodium 1609
THIOTÉPA 334
Thiouraciles 798
THIOVALONE 1306
Thioxanthènes 1488
Thrombasthénie de Glanzmann 1045
Thrombicula autumnalis 1318
Thrombocytémie essentielle 310, 365, 451
Thrombolytiques 606
Thrombopénie
induite par l'héparine 1000, 1025
sévère 1000
Thromboses veineuses profondes 491
Thymo-analeptiques 1464
THYMOGLOBULINE 1099
Thymorégulateur 1445, 1480
Thymoxamine 594
THYROGEN 806
Thyroïdites 792
Thyrotropine alfa 806
THYROZOL 798
Tiagabine 1138
Tianeptine[G] 1474
TIAPRIDAL 1490
Injectable 1502
Tiapride[G] 1490
TIBERAL 1330
Antianaérobies 192
Tibolone[G] 956
Ticagrelor 602
Ticarcilline 116
TICARPEN 116
TICLID 599
Ticlopidine[G] 599
TICOVAC 1754
Tics incoercibles 1114
TIELLE 702
TIENAM 138
Tigécycline 174
TIGREAT 1160
TILAVIST 1273
Tilbroquinol 1332
TILCOTIL 58
TILDIEM 562
Tiliquinol 1332
Tiludronate disodique 1539
TIMABAK 1256
TIMACOR 496
TIMOCOMOD 1256
TIMOFEROL 1002
Timolol[G] 496, 1256, 1260

TIMOPTOL 1256
LP 1256
Tinzaparine sodique 1018
Tioconazole 688, 986
Tiopronine 1551
TIORFAN 875
TIORFAST 875
Tiotropium bromure 1394
Tipranavir 281
TIPSHALER 1438
Tiques 1324
Tiratricol 796
Tire-tique 1324
Tirofiban[G] 604
TISSUCOL KIT 1064
TITANORAL 612
TITANOREÏNE 898
Titration de la morphine 24, 25
Tiuxétan 415
Tixocortol 1300, 1306
TOBI 148
PODHALER 148
TOBRABACT 1248
TOBRADEX 1268
Tobramycine 148, 1268
TOBREX 1248
TOC 1447
Tocilizumab 1561
TOCLASE 1417
TOCO 500 mg 1652
TOCOLION 1652
TOCOPA 1652
Tocophérol 1652
TOCTINO 714
TOFRANIL 1464
Togaviridae 241
Tolcapone 1174
TOLEXINE 176
Toltérodine[G] 1698
TOLUCOMBI 558
TOLURA 556
TOMUDEX 344
Tonicardiaques 524
TOPAAL 846
TOPALGIC 18
TOPIALYSE PALPEBRA 1281
Topiques
antiacides 870
antihémorroïdaires 898
antiulcéreux 867
veinotoniques 615
Topiramate[G] 1136
TOPLEXIL 1413
TOP MAG 1656
Topotécan 370
TOPREC 48
TORISEL 445
Torsades de pointe 491
Torticolis spasmodique 1113
TOTAMINE CONCENTRÉE avec électrolytes 788
TOT'HEMA 1002
Tourista 843
Toux 1377
TOVIAZ LP 1698
Toxémie gravidique 923
Toxi-infections alimentaires 843
TOXICARB 1596
Toxine botulique 1220
Toxocarose 1320
Toxoplasmose 1319
Trabectédine 454
Trachome 94
TRACITRANS 1658
TRACLEER 1430
TRACTOCILE 984
TRACUTIL 1658
TRAJENTA 744
Tramadol 18
TRAMISAL 594
TRANDATE 498
Trandolapril[G] 550, 564
TRANSACALM 42
Transfusion sanguine 1012
TRANSILANE 886
TRANSIPEG 885
Transmission sexuelle du VIH 239
TRANSULOSE 888
TRANSVERCID 684
TRANXENE 1450
Trastuzumab 398
TRAVATAN 1262
Travoprost 1262
TRÉDÉMINE 1360
Trématodoses 1321
Tremblement essentiel 1114
TRENTADIL 1398
Treponema 95

Tréponematoses endémiques 95
Tréprostinil sodique 1422
Trétinoïne
 orale 394
 topique cutanée 634
TRI-MINULET 937
TRIACEFAN 128
TRIAFEMI 937
Triamcinolone 1077, 1300, 1528
Triamtérène 546
TRIATEC 553
Triazènes 336
Trichinellose 1320
Trichinose 1320
Trichocéphalose 1321
Trichomonacides 1328
Trichomonas vaginalis 1320
Trichomonose uro-génitale 1320
Trichophyton 212
Trichostrongylose 1321
Trichuris trichiura 1321
Triclabendazole 1356
Triclocarban 666
TRIDESONIT 628
TRIELLA 936
Triéthylène-thiophosphoramide 334
TRIFLUCAN 226
Trifluorothymidine 1251
Trifluridine 1251
TRIGLISTAB 1623
Triglycérides à chaîne moyenne 778
Trihexyphénidyle 1190
TRILEPTAL 1130
Trimébutine[G] 42
Triméthoprime + Sulfaméthoxazole 182
Trimipramine 1464
TRINIPATCH 508
Trinitrine
 injectable 504
 percutanée 508
 sublinguale 506
TRINORDIOL 936
TRIO-DÉPIGMENTANT 657
TRIOPTEC 1280
Trioxyde d'arsenic 453
Triphénylméthanes 695
Triptans 1160
Triptoréline 470, 1505
TRISENOX 453
TRISEQUENS 952
TRIVASTAL 593, 1184
TRIZIVIR 260
TROBALT 1156
TROBICINE 194
Troclosene 1370
Trolamine 720
TROLOVOL 1550
Trombicula autumnalis 620
Trombidiose automnale 620, 1318
Trométamol 1691
TRONOTHANE 721
Tropatépine 1190
Tropheryma whipplei 97
TROPHICRÈME 955
TROPHIGIL 955
Tropicamide 1240
Trospium[G] 1698
TROSYD Crème 688
Trou anionique 1825
Trouble(s)
 anxieux généralisé 1447, 1455, 1467, 1471
 bipolaire 1445, 1501
 de l'érection 1690
 de l'hémostase 1000
 de l'humeur 1445, 1446
 de la conduction 489
 délirant (anciennement délire paranoïaque) 1446
 du comportement 1493
 du rythme 490
 du sommeil 1449
 hydro-électriques 1574
 hyperactif avec déficit de l'attention (THADA ou ADHD) 1449
 ioniques iatrogènes 1796
 métaboliques rares 1661
 obsessionnel compulsif 1447, 1471
 panique 1471
 phobique 1447
 psychotiques 1446
 psychotique bref 1446
 schizophréniforme 1446
Troxérutine 612
TRUSOPT 1260
TRUVADA 262
Trypanocides 1350

Trypanosomiase 1320
TT 380 934
Tuaminoheptane 1296
Tuberculine purifiée 1719
Tuberculome cérébral 101
Tuberculose 101
TUBERTEST 1719
Tularémie 91
TULLE GRAS SOLVAY 708
Tumeurs
  carcinoïdes 839
  neuro-endocrines 435, 447
  stromales gastro-intestinales 427, 435
TUSSIDANE 1414
TUSSISÉDAL 1414
TUXIUM 1414
TWYNSTA 558
TYAVAX 1744
TYGACIL 174
TYPHERIX 1744
TYPHIM Vi 1744
Typhoïde 90
Typhus 93
Tyrosinémie héréditaire 1670
TYSABRI 1211
TYVERB 434

U

Ulcère
  de Buruli 103
  de jambe 492
  gastro-duodénal 837
Ulipristal acétate 963
ULTEC PRO 700
ULTRA-LEVURE 876
ULTRAPROCT 898
UMATROPE 814
UMULINE 733, 734
UN-ALFA 1641
UNACIM 114
UNIFLOX 186
UNIFLUID 1267
UNILARM 1267
UNIPEXIL 660
  5 % 660
UPFEN 46
Urapidil 513
Urate-oxydase recombinante 1535
URBANYL 1113, 1450
Ureaplasma urealyticum 94
Urétrite
  gonococcique 88
  non gonococcique 80
URGO
  CLEAN 705
  CLEAN Mèche 705
  HYDROGEL 704
URGOCELL Ag 707
URGOMED 700
URGOSORB 704
URGOSTART 703
URGOTUL 706
  ABSORB 702
  ABSORB TALON 703
  Ag 707
  LITE 702
  LITE BORDER 702
URIAGE ISOPHY 1281
Urico-inhibiteurs 1532
Uricolytiques 1535
Uricosuriques ou uricoéliminateurs 1534
URIDOZ 197
URION 1696
URISPAS 1700
URITEST 749
Urofollitropine 965
Urokinase 610
UROMITEXAN 473
UROREC 1696
URSOLVAN 916
Urticaire
  chronique 625
  solaire 624
Ustekinumab 625, 649
UT 380 934
Utérorelaxants 982
UTROGESTAN 958
UVEDOSE 1638
Uvéite
  antérieure 1237
  antérieure aiguë 1234
  postérieure 1237
UVESTÉROL 1640

V

Vaccin(s)
antiamaril 1723
antibrucellique 1745
anticholérique oral 1750
anticoquelucheux 1730
antidiphtérique 1729
antiencéphalite à tiques 1754
antiencéphalite japonaise 1752
antihaemophilus 1731
antigrippal saisonnier 1734
antihépatite A 1739
antihépatite B 1740
antileptospires 1746
antiméningococcique 1747
antiourlien 1722
anti-papillomavirus 1742, 1743
antipneumococcique 1736
antipolio buvable 1726
antipolio injectable 1727
antirabique 1751
antirotavirus 1725
antirougeoleux 1721
antirubéoleux 1720
antitétanique 1728
antituberculeux 1718
antityphoïdique Vi 1744
antivaricelle 1724
associations vaccinales 1717
BCG SSI 1718
BRUCELLIQUE PI 1745
calendrier 1714
chez les voyageurs 1716
combinés 1732
dans les pays défavorisés 1715
et anticoagulants 1715
et grossesse 1715
et infection antérieure 1715
hexavalents 1732
pentavalents 1732
POLIO ORAL 1726
RABIQUE PASTEUR 1751
rapides (programmes) 1717
TÉTANIQUE 1728
tétravalents 1732
TWINRIX 1741
voies d'injection 1717
Vaccine 246
VADILEX 594
Vaginite
bactérienne 91
candidosique 213
gonococcique 88
non gonococcique 80
Valaciclovir 296
VALDOXAN 1473
Valganciclovir 288
VALIUM 1118, 1450
Valproate de sodium 1116
Valpromide 1482
Valsartan[G] 556, 558
VAMINE 788
VAMINOLACT 788, 789
VANCOCINE[G] 166
Vancomycine 166, 878
Vandetanib 441
VANIQA 723
VANTAS 470
Vardénafil 1704
Varénicline 1520
Varicelle 244
Varicellovirus 244
Varices 492
œsophagiennes 840
VARILRIX 1724
Variole 246
VARIVAX 1724
VARNOLINE 937
CONTINU 937
Vascularites à ANCA+ 1071
Vasculoprotecteurs 612
VASELINE SALICYLÉE 644
VASELITULLE 708
VASTAREL 595
VASTEN 1616
VAXIGRIP 1734
VECTIBIX 410
VECTRINE 1410
VEDROP 1652
Végétations vénériennes 246
VEGETOSERUM 1414
VEINAMITOL 612
Veinotoniques 612
locaux 615
VEINOTONYL 612

Vélaglucérase alpha 1664
VELBÉ 387
VELCADE 418
VELITEN 612
VELMETIA 744
Vémurafénib 443
VENACLAR 612
Vénéneuses (substances) 1800
VÉNIRENE 612
Venlafaxine[G] 1468
VENOFER[G] 1004
VENTAVIS 1424
VENTILASTIN Novolizer 1380
VENTOLINE 1378
 à inhaler 1381
 Injectable 1382
Vérapamil 564
VÉRATRAN 1450
Verrues 625
 ano-génitales 246
VERRUFILM 684
VERRUTOP 684
VERSATIS 5 % 70
VERSIVA XC 705
Ver solitaire 1322
Vert de méthyle 695
Vertéporfine 1277
Vertiges 1288
VESANOID 394
VESICARE 1698
Vespidés 1324
Vessie instable 1690
Veuve noire 1324
VEXOL 1268
VFEND 230
VIAGRA 1704
VIALEBEX 1588
VIASORB 709
VIATOL 872
VIBRAMYCINE N 176
VIBRAVEINEUSE 176
Vibrio 93
VICKS 1410
 PECTORAL 1417
VICTAN 1450
VICTOZA 746
VICTRELIS 902
VIDAZA 357
VIDEX 256
Vieillissement cutané 625
Vigabatrine 1150
Vignettes 1802
VIH 238
Vildagliptine 744
VIMIZIM 1683
VIMPAT 1154
 Solution 1154
Vinblastine 387
Vinburnine 594
Vinca-Alcaloïdes 384
Vincaleucoblastine 387
Vincamine 595
VINCARUTINE 595
Vincristine[G] 386
Vindésine 385
Vinflunine 383
Vinorelbine[G] 384
VINTENE 788
Vipères (morsures) 1326
VIPERFAV 1327
Vipomes 841
VIRAFÉRONPEG 909
VIRAMUNE 268
VIREAD 262, 908
VIRGAN 1250
Virilisme primaire 793
VIRLIX 1078
VIROPHTA 1251
VIRUCALM 682
Virus
 à ADN double brin 244
 à ADN simple brin 247
 à ARN double brin 247
 à ARN simple brin 240
 à transcriptase inverse 238
 de la vaccine 246
 de l'Orf 246
 respiratoire syncytial 242
VISANNE 962
Visco-induction 1566
VISIODOSE Unidoses 1246
VISIOPREV 1280
VISKALDIX 497
VISKEN 497

VISMED 1266
MULTI 1266
Vismodégib 448
VISTIDE 292
VISUDYNE 1277
VITABACT 1244
VITADROP 1266
VITALIPIDE 1654
VITALOGINK 594
Vitamines
A 1642
A acide 634
A Collyre 1252
B associées 1648
B1 1644
B1-B6 1648
B2 1647
B3 1646
B5 1647
B6 1645
B8 1646
B9 1005
B12 1008
B12 Collyre 1252
C 1650
D 1638
E 1652
H 1646
K 996, 1021, 1035
P 612
PP 1646
VITASCORBOL 1650
Vitiligo 625
VITRECOR 1280
VIVELLEDOT 950
Vives 1325
VIZARSIN 1704
VOGALENE 852
VOGALIB 852
Voie sous-cutanée 1785
VOLIBRIS 1432
VOLTAFLEX 1565
VOLTARENACTIGO 62
VOLTARENDOLO[G] 48
VOLTARÈNE 50
Emulgel[G] 62
VOLTARENOPHTA 1270
VOLTARENOPHTABAK 1270
VOLTARENPLAST 62
VOLUVEN 1584
Vomissements 837
chez l'enfant 873
pendant la grossesse 928
post-radiothérapiques 1486
Voriconazole 230
VORTEX 1438
VOTRIENT 436
VOTUBIA 446
VPRIV 1664
VYNDAQEL 1227
VYSEO
BLEPHACURA 1281
PROTECT 1280
TEARS AGAIN 1267, 1281
VYTORIN 1616
VZV 244

W

Wangellia dermatitidis 213
Warfarine 1022
WELLVONE 1352
WILFACTIN 1043
WILSTART 1042
WILZIN 1661
Wuchereria bancrofti 1323
WYSTAMM 1078
WYTENS 499

X

X-PREP 897
XAGRID 451
XALACOM[G] 1262
XALATAN 1262
XALKORI 440
XAL Sel désodé 773
XALUPRINE 348
XAMIOL 650
XANAX 1450
XANTHIUM LP 1398
Xanthomatoses 1612
Xanthomonas maltophilia 93
XARELTO 1030
XATRAL 1696
XELEVIA 744

XELODA 360
XENAZINE 1226
XENICAL 780
XENID Gel 62
XEOMIN 1220
XEPLION 1503
XERCLEAR Crème 682
XEROFORM 708
Xérophtalmie 1614
XEROQUEL 1496
Xérostomie 1290
XGEVA 1546
XOLAAM 870
XOLAIR 1395
XTANDI 467
Xylène 1304
XYLOCAÏNE 64
 2 % 1709
 à 5 % À LA NAPHAZOLINE 66
 Visqueuse 1312
XYLOCARD 577
XYREM 1230
XYZALL 1078

Y

Yatapoxvirus 246
YAZ 940
YELLOX 1270
Yersinia 90
Yersinioses
 intestinales 90
 systémiques 90
YERVOY 414
YOCORAL 1706
YONDELIS 454
YSOMEGA 1623
Yttrium-90 415

Z

ZADITEN 1083
ZALASTA 1496
ZALDIAR 18
ZALERG 1274
ZALERGONIUM 1274
ZALTRAP 449
ZAMUDOL LP 18
Zanamivir 286
ZANEXTRA 548
ZANIDIP 568
ZANOSAR 326
ZAPRILIS 1078
ZARONTIN 1135
ZARZIO 480
ZATUR 1698
ZAVEDOS 373
ZAVESCA 1663
ZEBINIX 1134
ZECLAR 152
ZEFFIX 252
ZELBORAF 443
ZELITREX 296
ZENTEL 1358
ZERIT 258
ZESTORETIC 550
ZESTRIL 550
ZEVALIN 415
ZIAGEN 260
Ziconotide 39
Zidovudine 250
ZIKIALE 936
Zinc 639, 1660
 Injectable 1660
ZINDACLINE 632
ZINFORO 136
ZINNAT 124
ZITHROMAX 156
ZOCOR 1616
ZOELY 940
ZOFENIL 554
ZOFENILDUO 554
Zofénopril[G] 554
ZOFORA 58
ZOLADEX 472
Zolmitriptan[G] 1160
ZOLOFT 1469
Zolpidem[G] 1457
ZOLTUM 860
ZOMACTON 814
ZOMETA 1540
ZOMIG 1160
ZOMIGORO 1160
Zona 244
ZONDAR 50 mg 1568
ZONEGRAN 1148
Zonisamide 1148

ZOPHREN 854
Zopiclone[G] 1456
ZORAC 648
ZOVIRAX 294
Crème 682
OPH 1250
ZOXAN LP 1696
Zuclopenthixol 1488
ZUMALGIC 18
ZYBAN LP 1519
ZYLORIC 1532
ZYMAD 1638
ZYMADUO 1308
ZYMAFLUOR 1308
ZYPADHERA 1503
ZYPREXA 1496
Injectable[G] 1502
VELOTAB 1496
ZYRTEC Buvable 1078
ZYRTECSET 1078
ZYTIGA 465
ZYVOXID 170

Sommaire

Préface ... VII
Avant-propos ... IX
Table des matières ... XI
Abréviations ... LXXIII

1. Analgésiques, Antipyrétiques, Antispasmodiques, Anti-inflammatoires non stéroïdiens, Anesthésiques locaux ... 1
2. Antibiotiques et antibactériens à action systémique, Antituberculeux ... 73
3. Antifongiques ... 211
4. Antiviraux ... 237
5. Cancérologie, Hémopathies malignes ... 301
6. Cardiologie ... 483
7. Dermatologie ... 619
8. Diabètes de type I et de type II ... 725
9. Diététique et Nutrition ... 755
10. Endocrinologie ... 791
11. Gastro-Entérologie et Hépatologie ... 835
12. Gynécologie-Obstétrique et Contraception ... 921
13. Hématologie ... 995
14. Immunologie-Allergologie ... 1069
15. Neurologie ... 1111
16. Ophtalmologie ... 1233
17. Oto-Rhino-Laryngologie, Stomatologie ... 1285
18. Parasitologie, Médecine tropicale ... 1317
19. Pneumologie ... 1373
20. Psychiatrie et Addictologie ... 1443
21. Rhumatologie ... 1523
22. Solutés de perfusion ... 1571
23. Toxicologie ... 1591
24. Troubles métaboliques ... 1611
25. Urologie ... 1687
26. Vaccins, Immunoglobulines ... 1713
27. Prescriptions chez des patients à risque, Iatrogénie, Informations réglementaires ... 1767
28. Adresses utiles ... 1811

Valeurs biologiques usuelles ... 1815
Tables de surface corporelle ... 1832
Index alphabétique ... 1835